TRAITÉ PRATIQUE

DES

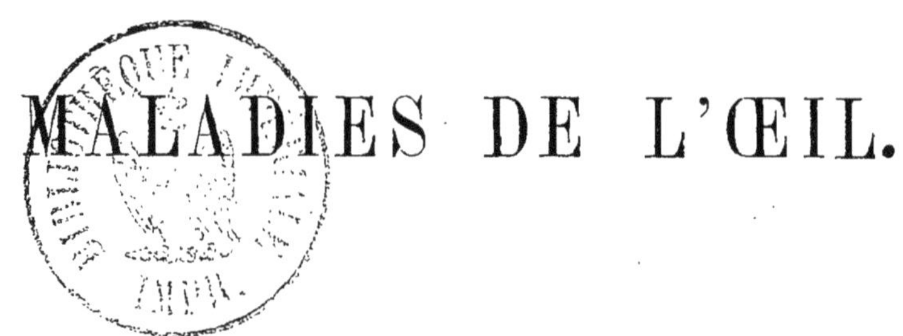

MALADIES DE L'ŒIL.

Cet ouvrage se trouve aussi à Bruxelles, au bureau des **Annales d'Oculistique,** *rue Notre-Dame-aux-Neiges, 27.*

BRUXELLES. — TYP. DE J. VANBUGGENHOUDT,
Rue de Schaerbeck, 12.

TRAITÉ PRATIQUE

DES

MALADIES DE L'ŒIL

PAR

W. MACKENZIE,

Chirurgien-oculiste de S. M. B., professeur d'ophthalmologie
à l'Université de Glascow;
chirurgien de l'hôpital ophthalmique de la même ville.

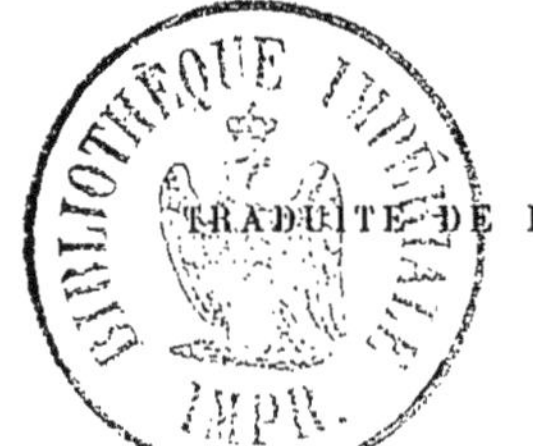

Quatrième Édition

TRADUITE DE L'ANGLAIS ET AUGMENTÉE DE NOTES

PAR

LE DOCTEUR E. WARLOMONT,

Membre de l'Académie de médecine de Belgique, rédacteur en chef des ANNALES D'OCULISTIQUE,

ET

A. TESTELIN, D. M. P.

TOME PREMIER.

PARIS,

VICTOR MASSON, LIBRAIRE-ÉDITEUR,

Place de l'École de Médecine, 17.

1856

AU

DOCTEUR FALLOT,

MÉDECIN EN CHEF HONORAIRE DE L'ARMÉE,
VICE-PRÉSIDENT DE L'ACADÉMIE ROYALE DE MÉDECINE DE BELGIQUE,
OFFICIER DES ORDRES DE LÉOPOLD ET DE LA LÉGION D'HONNEUR.

La part que vous avez prise aux progrès des connaissances ophthalmologiques, dont vous avez été un des principaux promoteurs en Belgique, nous fait un devoir de vous dédier cet ouvrage en témoignage de notre haute considération.

LES TRADUCTEURS,

A. TESTELIN. — E. WARLOMONT.

AVERTISSEMENT

DE

LA QUATRIÈME ÉDITION ANGLAISE.

De nombreux matériaux ont été ajoutés à la présente édition, et l'auteur s'est efforcé d'y signaler, autant qu'il l'a pu, tous les perfectionnements importants introduits dans la pathologie et le traitement des maladies des yeux pendant ces quatorze dernières années.

Il est redevable au docteur John Ritchie Brown de la plupart des gravures sur bois qui ont été ajoutées.

Il s'est attaché, dans cette édition, à indiquer à chaque tête de chapitre les synonymes les plus remarquables, et à renvoyer aux ouvrages dans lesquels on peut trouver les meilleures figures représentant chaque maladie. Voici la liste des auteurs qu'il a principalement consultés dans ce but :

AMMON, Friedrich August von, Klinische Darstellungen der Krankheiten und Bildungsfehler des menschlichen Auges. 3 Theile. Berlin, 1838, 1841.

BECK, Karl Joseph, Abbildungen von Krankheitsform aus dem Gebiete der Augenheilkunde. Heidelberg und Leipzig, 1835.

BEER, G. Joseph, Lehre von den Augenkrankheiten. 2 Bände. Wien, 1813, 1817.

BOYER, Lucien-A.-H., Recherches sur l'opération du strabisme. Paris, 1842, 1844.

DALRYMPLE, John, Pathology of the Human Eye. London, 1852.

DEMOURS, A.-P., Traité des maladies des yeux, 4 vol. Paris 1818.

DEVERGIE, M. N., Clinique de la maladie syphilitique, 2 vol. et atlas. Paris, 1826, 1833.

DIEFFENBACH, J.-F., Ueber das Schielen und die Heilung desselben durch die Operation. Berlin, 1842.

EBLE, Burkard, Ueber den Bau und die Krankheiten der Bindehaut des Auges. Wien, 1828.

GRÆFE, Carl Ferdinand, Die epidemisch-contagiöse Augenblennorrhöe Aegyptens in den Europäischen Befreiungsheeren. Berlin, 1823.

HOOPER, Robert, Morbid Anatomy of the Human Brain. London, 1828.

JONES, Thomas Wharton, Manual of the Principles and Practice of Ophthalmic Medicine and Surgery. London, 1847.

MÜLLER, J.-B., Die neuesten Resultate über das Vorkommen, die Form und Behandlung einer ansteckenden Augenliederkrankheit unter den Bewohnern des Niederrheins. Leipzig, 1823.

Panizza, Bartolomeo, Annotazioni anatomico-chirurgiche sul fungo midollare dell'occhio. Pavia, 1821. Sul fungo midollare dell'occhio, Appendice. Pavia, 1826.

Ritterich, Friedrich Philipp, Jährliche Beiträge zur Vervollkommnung der Augenheilkunst. Erster Band. Leipzig, 1827.

Saunders, John Cunningham, Treatise on some Practical Points relating to the Diseases of the Eye. London, 1811.

Scarpa, Antonio, Trattato delle principali malattie degli occhi, 2 tomi. Pavia 1816.

Sichel, J., Iconographie ophthalmologique. Paris, 1852.

Soemmerring, Wilhelm, Beobachtungen über die organischen Veränderungen im Auge nach Staaroperationen. Frankfurt am Main, 1828.

Travers, Benjamin, Synopsis of the Diseases of the Eye. London, 1820.

Vetch, John, Practical Treatise on Diseases of the Eye. London, 1820.

Walton, H. Haynes, Treatise on Operative Ophthalmic Surgery. London, 1853.

Wardrop, James, Essays on the Morbid Anatomy of the Human Eye, 2 vol. London, 1818, 1819.

Weller, Carolus Henricus, Icones ophthalmologicæ. Fasciculus I. Lipsiæ, 1824.

Willis, Robert, Illustrations of Cutaneous Diseases. London, 1841.

C'est un sujet de satisfaction bien vive, pour l'auteur d'un traité sur une des branches de l'art de guérir, de voir son ouvrage, bien qu'il ne s'occupe que de l'observation et de la description minutieuse d'une seule classe de maladies, atteindre trois éditions successives; d'apprendre qu'il a été reproduit par la presse américaine, et qu'il a été jugé digne d'être traduit dans les trois plus belles langues de l'Europe moderne, l'allemand, le français et l'italien. Un pareil accueil, sur lequel il était loin de compter, lui prouve que le travail de tant d'années qu'il y a consacrées n'a pas été complétement perdu.

J'ai un mot à dire sur la traduction française de cet ouvrage par MM. Richelot et Laugier, sur laquelle il en a été fait une en italien. C'est qu'elle constitue un véritable acte d'injustice envers les nombreux auteurs français et italiens que j ai cités, et également envers moi-même. En effet, le texte de mon ouvrage a été traduit, il est vrai, avec autant de soin que de fidélité, mais toutes mes notes bibliographiques ont été omises. Le lecteur se trouve ainsi privé de la faculté de consulter les auteurs originaux pour beaucoup de faits rapportés, et ceux-ci sont dépouillés de la juste part de mérite qui leur en revient. Il peut se faire ainsi que le lecteur français ou italien attribue à l'auteur de ces pages le mérite de choses qui, dans l'édition anglaise, sont fidèlement attribuées à ceux auxquels on les a empruntées.

Glascow, 27 septembre 1854.

W. MACKENZIE.

PRÉFACE DES TRADUCTEURS.

« En présence d'une réimpression répétée jusqu'à quatre fois
« en peu d'années, rendue nécessaire chaque fois par l'épuise-
« ment des éditions parues, et d'une reproduction dans les prin-
« cipales langues en usage chez les nations civilisées, il y aurait
« quelque bonhomie, pour ne rien dire de plus, à se faire l'apo-
« logiste, et peut-être quelque fatuité à se constituer le critique
« du livre que nous annonçons. La mesure de son mérite peut
« être calculée par celle des épreuves dont il est sorti triomphant.
« Le temps, si fatal aux publications vulgaires, n'a fait qu'en
« accroître le succès, et sa comparaison avec plusieurs produc-
« tions analogues, qui ne se sont pas beaucoup gênées pour y
« faire de nombreux emprunts, ne peut servir qu'à en mieux
« faire comprendre la supériorité. Fruit d'une vaste expérience
« personnelle, préparée et fécondée par de fortes études spé-
« ciales et acquises dans la direction d'un hôpital consacré aux
« maladies des yeux et dans une clientèle étendue; dicté par un

« esprit d'observation où la sagacité s'allie à la profondeur, dans « un style remarquable par sa clarté et par sa concision, ce traité « constitue, dans sa rédaction substantielle, le manuel d'ophthal- « mologie pratique le plus complet que nous connaissions. »

Nous ne pouvions mieux faire, pour donner une idée de la valeur de l'ouvrage dont nous avons entrepris la traduction, que de citer ces lignes écrites, il y a peu de temps, dans un compte rendu par un de nos critiques les plus savants et les plus consciencieux, le docteur Fallot. Un éloge aussi complet, émanant d'une source si pure, ne pouvait nous laisser de doute sur l'utilité du travail que nous venons d'entreprendre. Nous y avons d'ailleurs été décidés par d'autres considérations dont la valeur ne saurait être contestée.

Quatorze années se sont écoulées depuis l'apparition de la troisième édition du *Traité pratique* de Mackenzie. Depuis cette époque, une révolution complète s'est opérée dans l'ophthalmologie. L'auteur, placé dans les plus heureuses conditions pour en suivre pas à pas les progrès, a recueilli, pendant cette longue période d'années, une foule d'observations nouvelles qu'il a consignées dans sa dernière édition. Elles en font un livre entièrement neuf et le traité pratique le plus riche que la spécialité possède.

La traduction française, exécutée par MM. Laugier et Richelot, sur la troisième édition, était donc désormais insuffisante malgré l'incontestable mérite qui la distingue. Non-seulement elle remonte à une époque déjà fort reculée, mais elle manque encore de diverses autres conditions nécessaires à un travail parfait. La suppression des notes bibliographiques, dont l'auteur se plaint dans la préface de sa dernière édition, constitue une lacune regrettable; d'autre part, les figures intercalées dans le texte original ont disparu dans l'édition française. Nous avons résolu de rétablir les unes et les autres. Notre traduction reproduit les renseignements bibliographiques et les figures dont le texte anglais est abondamment pourvu.

Quelque complet que soit le magnifique traité du chirurgien de Glascow, il en est néanmoins certaines parties qui exigent de nouveaux développements. A l'époque où M. Mackenzie entreprenait la publication de sa dernière édition, les recherches au moyen de l'ophthalmoscope commençaient seulement à jeter quelque jour sur le diagnostic des maladies des yeux. L'auteur ne pouvait encore, à cet instant, en profiter; aussi, les données ophthalmoscopiques sont-elles à peine effleurées dans son livre. Notre traduction, paraissant un peu plus tard, a pu puiser à cette source féconde d'enseignements séméiotiques et n'y a pas failli. Le docteur Liebreich, de Berlin, professeur de physiologie oculaire et d'ophthalmoscopie à la clinique du docteur Graefe, s'est chargé, à notre demande, de faire, au point de vue de l'ophthalmoscopie, toutes les annotations nécessaires pour mettre notre livre au courant des découvertes les plus importantes et les plus nouvelles qu'elle a amenées. La collaboration du docteur Liebreich donne à cette partie de notre travail toutes les garanties désirables.

Nous nous sommes assuré en outre, le concours actif de plusieurs confrères de la Belgique et de l'étranger, qui nous permettra de poursuivre avec une certaine rapidité notre publication et de l'enrichir d'annotations précieuses. Ces annotations, puisées dans les traités spéciaux les plus récents, dans les journaux les plus recommandables, publiés pendant ces dernières années en Allemagne, en Amérique, en Angleterre, en Belgique, en France, en Hollande et en Italie, et dans les enseignements de notre pratique personnelle, nous permettront de combler les vides, rares à la vérité, qui pourraient exister dans le livre de l'illustre auteur écossais, de faire, en un mot, de notre traduction un ouvrage sans lacunes de quelque importance, et un traité pratique aussi complet que possible, de pathologie oculaire (1).

Pour assurer à notre traduction toute la fidélité désirable, et rendre bien exactement le sens de l'original, nous l'avons fait passer sous les yeux de M. le docteur JAMES DIXON, chirurgien au *Royal London Ophthalmic Hospital, Moorfields*, etc., à Londres, qui a bien voulu la revoir avec soin et nous indiquer, le cas échéant, ce qu'elle a de fautif. Nous lui en offrons publiquement nos remercîments les plus vifs et les plus sincères.

Les traducteurs,

E. WARLOMONT, A. TESTELIN.

(1) Les additions faites par les traducteurs ne se distinguent du texte qu'en ce qu'elles sont comprises entre des [ ] et marquées des initiales T. W. (Testelin-Warlomont). Les observations critiques ont été renvoyées, aussi entre crochets, au bas des pages. — Les crochets ont été supprimés pour les *section Ire* de divers chapitres, concernant les abnormités congénitales, bien qu'elles n'appartiennent pas à l'édition anglaise. Le lecteur saura qu'elles ont été fournies par M. Cornaz.

DE L'EXAMEN DE L'ŒIL

AU MOYEN DE

L'OPHTHALMOSCOPE

PAR

LE DOCTEUR RICHARD LIEBREICH DE BERLIN (1).

§ I. — Invention de l'ophthalmoscope par M. Helmholtz.

L'iris est percé d'une ouverture qui livre passage aux rayons lumineux et leur permet le traverser les milieux transparents de l'œil pour venir en frapper les membranes nternes. Un grand nombre d'auteurs ont déjà recherché pourquoi rien de ces rayons n'est réfléchi au dehors de manière à être vu par l'observateur; pourquoi, en un mot, la oupille est ordinairement d'un noir parfait. La couleur sombre du pigment, l'obscurité de 'intérieur de l'œil par rapport au monde extérieur, et, avant tout, les propriétés réfringentes des milieux transparents, sont toutes circonstances qui, tour-à-tour, ont servi à lonner une explication plus ou moins satisfaisante de ce phénomène; explication qui ne se trouve pas en réalité dans l'une de ces conditions, prise isolément, mais bien dans leur association. L'absence de l'une d'elles suffit déjà pour transformer le noir parfait de la pupille en un gris clair. Lorsque la quantité du pigment noir de la choroïde est moindre que dans l'état normal (albinisme) et que, par conséquent, l'absorption des rayons par ce pigment est imparfaite, l'ouverture pupillaire cesse de se trouver dans une obscurité absolue. En effet, une quantité de lumière beaucoup plus grande que de coutume se trouve alors réfléchie par la face interne de la sclérotique. Un résultat analogue est la conséquence de la dilatation de la pupille (mydriase), qui permet à une quantité de lumière bien plus considérable qu'à l'état normal, de pénétrer dans l'intérieur de l'œil. Enfin, la diminution de l'intensité du noir pupillaire peut aussi résulter de ce que la surface réfléchissante du fond de l'œil se trouve anormalement placée en avant du plan focal des milieux réfringents; condition qui peut être le résultat soit d'un état d'hyperpresbyopie, soit de la présence d'une tumeur dans le globe de l'œil. En un mot, aussi bien dans les cas d'albinisme que dans ceux de mydriase et d'hyperpresbyopie, la pupille prend une teinte d'un gris clair miroitant en rougeâtre.

Mais la perte complète de la couleur noire de la pupille et l'éclat brillant que cette dernière peut revêtir dans certaines circonstances, trouvent surtout leur raison d'être dans certaines conditions dioptriques des milieux oculaires. Lorsqu'un corps lumineux projette des rayons sur l'œil, ces rayons sont réfractés par les milieux réfringents de cet organe et vont se réunir en un certain point pour y former une image renversée et parfaitement nette du corps dont ils émanent. Ce point se trouve naturellement plus ou moins rapproché de la rétine, selon que l'œil est plus ou moins exactement accommodé pour la distance à laquelle le corps lumineux se trouve placé. L'image renversée éclaire une certaine place déterminée du fond de l'œil, et l'on comprend qu'un observateur pourra apercevoir, dans une certaine direction, cette place éclairée de la profondeur de

(1) Travail original appartenant à la traduction.

l'organe. Si nous recherchons quelle est cette direction, nous trouvons que les milieux réfringents placés devant le point éclairé du fond de l'œil réfractent la lumière qui émane de ce point, de manière à lui faire prendre en sortant de l'œil une direction qui répond plus ou moins exactement à la position occupée par le corps lumineux. Il s'ensuit que l'observateur, à mesure qu'il se rapproche de ce dernier, reçoit une quantité de plus en plus grande des rayons qui, renvoyés par le fond de l'œil observé, se dirigent de nouveau vers la source lumineuse d'où ils sont partis. C'est sur ce principe que reposent les diverses méthodes de faire luire l'œil. *M. Bruecke* a imaginé de placer devant une lampe servant à l'expérience, un écran qui lui permit de diriger son regard vers l'œil observé, tout en étant lui-même placé immédiatement derrière la flamme, sans cependant en être ébloui. Dans ces conditions, il a vu que la pupille luisait d'autant plus que l'œil était moins accommodé pour la distance de la lampe. *Cumming*, de son côté, arrivait par la même méthode à un résultat semblable. *M. d'Erlach* avait déjà remarqué que les yeux d'un de ses amis lui paraissaient luire lorsqu'il était lui-même placé en face d'une lampe de manière à pouvoir regarder l'œil de son ami au travers de l'image spéculaire de la lampe qui se formait sur ses propres lunettes (1).

Lorsque *M. Helmholtz* inventa l'ophthalmoscope, il jugea que le principe sur lequel était fondée l'observation de *M. d'Erlach* était celui qui lui permettrait de réaliser l'éclairage le plus intense du fond de l'œil. La quantité de lumière que réfléchit une plaque de verre plane est d'autant plus grande que l'angle d'incidence sous lequel elle est reçue est plus grand. Des calculs très-exacts firent découvrir à *M. Helmholtz* que l'incidence sous un angle de 70° était la plus avantageuse pour l'éclairage de l'œil dans le cas où l'on fait usage d'une simple plaque de verre plane. Il reconnut de plus qu'on peut obtenir la même intensité lumineuse au moyen d'une incidence de 60°, lorsqu'au lieu d'une seule plaque de verre plane on en emploie trois superposées, et d'une incidence de 50° lorsqu'on en emploie quatre. En effet, les images spéculaires dues à plusieurs surfaces parallèles et placées les unes derrière les autres se recouvrant à peu près exactement, donnent lieu à une somme de clarté égale à celle des quantités de lumière provenant de toutes ces images ensemble. On voit par là qu'il y a deux procédés pour arriver à obtenir le degré d'éclairage nécessaire : d'une part, la grandeur de l'angle d'incidence; d'autre part, la multiplicité des plaques. C'est à ce dernier moyen que *M. Helmholtz* a eu recours, parce qu'il a trouvé qu'il était plus avantageux et plus commode de ne pas regarder trop obliquement à travers les verres, et que d'ailleurs le système de plaques de verre planes et parallèles a, en outre, l'avantage d'agir comme un appareil de polarisation pour modérer l'intensité incommode du reflet cornéen (2).

(1) Quant à la théorie du châtoiement de l'œil, nous n'en devons dire que ce qui est nécessaire pour arriver à notre but pratique; pour tout le reste, nous renvoyons le lecteur aux travaux de : MERY. Annales de l'Académie des sciences, 1704. — LA HIRE. Annales de l'Académie des sciences, 1709. — PREVOST. Bibliothèque britannique, XLV. — GRUITHUISEN. Beiträge zur Physiognosie und Eautognosie. S. 199.—RUDOLPHI. Physiologie. I. 197.—J. MÜLLER. Zur vergleichenden Physiologie der Gesichtsins. Leipzig. S. 49.—ESSER. Kastner's Archiv, VIII. 399. — HASSENSTEIN. De luce ex quorundam animalium oculis prodeunte atque de tapeto lucido. Jenac.— BEHR. Hecker's Annalen. Bd. I. S. 373. — E. BRUECKE. Ueber die physiologische Bedeutung der stabförmigen körperchen. Müller's Archiv für Anatomie und Physiologie, 1844. S. 444. — E. BRUECKE. Anatomische Untersuchungen über die sogenanten leuchtenden Augen bei den Wirbelthieren. Müller's Archiv für Anatomie und Physiologie, 1845. S. 387. — KUSSMAUL. Die Farbenerscheinungen im Grunde des menschlichen Auges. Heidelberg. — W. CUMMING. Medico-Chirurgical Transactions, XXIX, 284.—E. BRUECKE. Ueber das leuchten der menschlichen Augen. Müller's Archiv, 1847. S. 225 und 479.

(2) La lumière qui est jetée sur l'œil par cet appareil polarisateur, se trouve dépolarisée par le fond de l'œil. La partie de cette lumière qui est réfléchie par la cornée reste, au contraire, polarisée et n'est plus susceptible de passer au travers des plaques de verre pour arriver à l'œil de l'observateur. Il en résulte que le reflet cornéen se trouve affaibli par cet appareil de polarisation en proportion de la netteté du fond de l'œil.

Un premier point était donc acquis à la construction de l'ophthalmoscope, à savoir la partie de l'instrument qui devait servir à éclairer l'intérieur de l'œil. Restait à trouver un moyen qui permît à l'observateur d'obtenir une image distincte du fond de l'œil éclairé; il fallait, pour cela, faire diverger les rayons émanant en état de convergence, de l'œil en observation. C'est dans ce but que *M. Helmholtz* adapta à son appareil des verres concaves et qu'il lui donna, en définitive, la disposition que nous allons décrire :

Description de l'ophthalmoscope de M. Helmholtz. — Les plaques de verre rectangulaires (fig. II *b*) qui servent à l'éclairage, sont fixées sous un angle de 56° (correspondant à l'angle d'incidence) contre un petit disque de métal (fig. I *a*), à l'aide d'un cadre en laiton ayant la forme d'un prisme tétraèdre droit. Elles sont susceptibles de se mouvoir autour d'un arc placé perpendiculairement sur le centre de ce disque. Un cylindre creux, assez court, destiné à recevoir dans son intérieur une ou plusieurs lentilles concaves (fig. II *c*), est ajusté par l'une de ses extrémités sur le disque. L'extrémité opposée est fermée par une plaque ronde, percée d'un trou en son milieu, et fixée au moyen d'un pas de vis (fig. II *d*). En outre, ce cylindre est fixé à une tige courte (fig. I *b*) qui sert de support à l'appareil. La force de la lentille concave introduite dans le cylindre doit être subordonnée, d'une part, à la longueur de la vue du patient, de l'autre, à celle de la vue de l'observateur. En effet, la lentille concave doit être d'autant plus forte que les rayons renvoyés par l'œil en expérience arrivent à l'observateur sous un angle de convergence plus aigu. D'un autre côté, elle doit être d'autant plus puissante que les rayons ont besoin d'une plus grande divergence pour venir se croiser exactement sur la rétine de l'observateur. On voit par là qu'il est nécessaire de choisir une lentille à distance focale d'autant plus courte que la myopie du patient ou celle de l'observateur est plus prononcée.

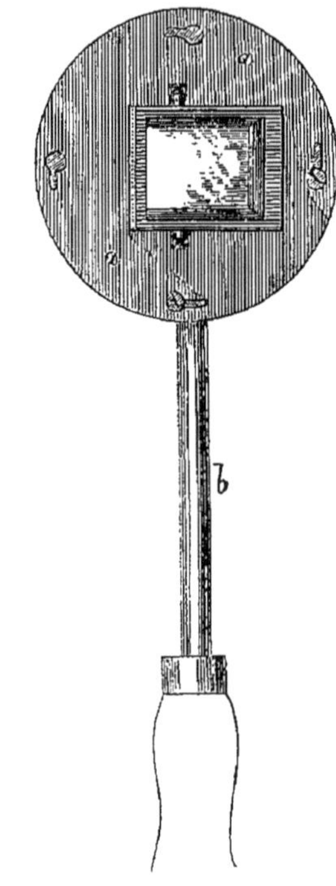

Fig. I.

Les diverses modifications qui ont été apportées plus tard à la confection de cet instrument ne sont que d'une très minime importance. La plupart ont pour but de faciliter le changement des verres concaves. C'est ainsi que *M. Rekoss*, opticien à Kœnigsberg, a imaginé de remplacer le court cylindre destiné à recevoir les lentilles concaves, par deux disques mobiles l'un sur l'autre et susceptibles de tourner autour d'un même axe. Chacun de ces disques est percé de cinq trous dont quatre sont fermés par des verres concaves d'une distance focale de six à treize pouces, et dont le cinquième reste ouvert. Par la simple rotation des deux disques, les ouvertures peuvent être amenées tour à tour devant le diaphragme; de sorte que l'œil de l'observateur peut s'armer à volonté, et avec facilité, soit d'une seule de ces huit lentilles, soit de deux à la fois.

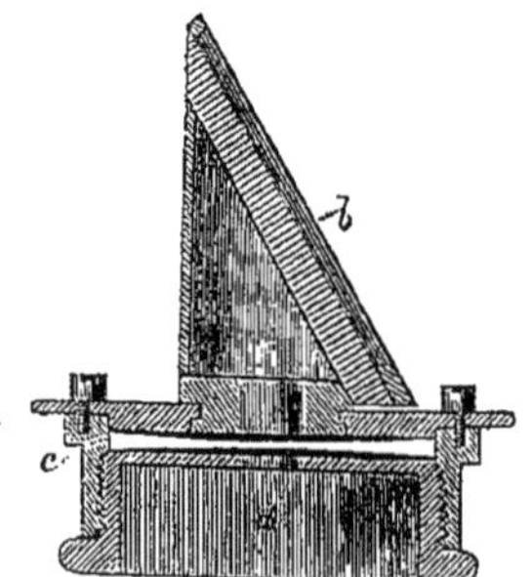

Fig. II.

MM. Follin et Nachet ont imaginé de fixer l'instrument sur un pied au moyen d'une articulation. Ce pied peut être allongé et raccourci à volonté; il porte un bras horizontal destiné à supporter une lumière, et devant celle-ci une lentille convexe. Les rayons qui partent de la lumière ne se trouvent que peu concentrés par la lentille et viennent tomber, encore divergents, sur le miroir. (Il est en effet à remarquer que la lumière est placée en dedans de la distance focale de la lentille.) On ne peut donc, par ce moyen, obtenir un éclairage aussi intense qu'à l'aide d'une lampe susceptible d'être déplacée avec facilité en divers sens et donnant une flamme bien plus grande que celle d'une bougie.

§ II. Description des divers ophthalmoscopes.

Dans son mémoire sur l'ophthalmoscope, *M. Helmholtz* avait énuméré les diverses méthodes à suivre pour la construction de cet instrument. Plusieurs praticiens ont cru plus tard devoir donner la préférence précisément à celles qu'il n'avait pas choisies, et ont ainsi mis au jour une foule d'ophthalmoscopes des formes les plus diverses. Dans tous ces instruments, nous trouvons le principe d'*Erlach* abandonné, et les simples plaques de verre de l'ophthalmoscope de *M. Helmholtz* remplacées par des plaques de verre ou des lentilles étamées, des miroirs métalliques ou des prismes. *M. Helmholtz* faisait tomber dans l'œil observé des rayons divergents; ses successeurs y firent au contraire arriver une lumière convergente réalisée par divers systèmes de réflecteurs. Nous diviserons ces derniers, d'après *M. Zehender*, en deux catégories : les *homocentriques* et les *hétérocentriques*. La première de ces catégories renferme les simples miroirs concaves, comme ceux de *MM. Ruete, Jaeger, Stellwag, Anagnostakis, Ulrich* jeune, *Hasner* et *Liebreich*. La seconde comprend les réflecteurs où la lumière, avant d'être réfléchie, doit traverser des surfaces à centres de courbure différents. Cette catégorie comprend les subdivisions suivantes :

1° Les réflecteurs formés par la combinaison d'un miroir plan et d'une lentille convexe. (L'instrument de *M. Coccius* et celui de *MM. Epkens* et *Donders*.)

2° Les réflecteurs formés par la combinaison d'un miroir convexe et d'une lentille convexe. (Ophthalmoscope de *M. Zehender*.)

3° Les réflecteurs formés par une lentille étamée. (Instruments de *MM. Jaeger, Klaunig, Burow, Hasner, Zehender*).

4° Les miroirs prismatiques. (Instruments de *MM. Ulrich, Meyerstein, Coccius, Zehender*.)

Après avoir terminé la description de ces instruments, nous dirons un mot de l'ophthalmoscope sans réflecteur, dû aussi à *M. Helmholtz*.

La partie dioptrique de ces différents instruments n'est pas formée seulement par des lentilles concaves, mais aussi par des verres convexes, ou même exclusivement par ceux-ci. *Il est en effet deux méthodes distinctes applicables à l'examen du fond de l'œil éclairé :* celle par l'*image droite* et celle par l'*image renversée*. Lorsqu'on suit la première de ces méthodes, on se sert des milieux transparents de l'œil comme d'une loupe au moyen de laquelle on voit une image virtuelle et fortement grossie (fig. III, AB) du fond de l'œil (*ab*), et qui est placée derrière lui. Il peut arriver que l'on trouve cette loupe naturelle *trop fortement réfringente*, et, dans ce cas, l'on en affaiblit l'effet par l'in-

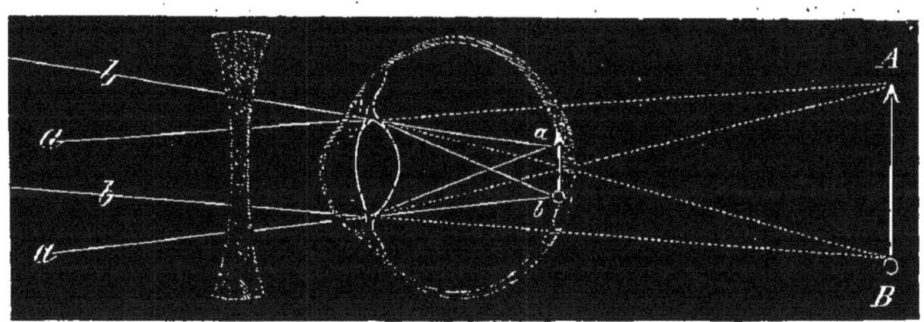

Fig. III.

terposition d'un verre concave que l'on choisit d'une certaine force, déterminée par les circonstances déjà mentionnées plus haut, à propos de l'ophthalmoscope de *M. Helmholtz*.

Dans la méthode d'observation par l'image renversée, on fait jouer, au contraire aux milieux réfringents de l'œil (fig. IV, A) le rôle de l'objectif d'un télescope astronomique, c'est-à-dire qu'ils projettent une image réelle et renversée du fond de l'œil. (fig. IV,

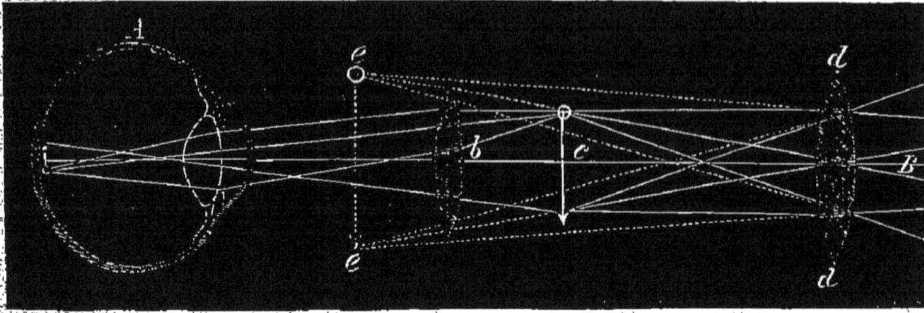

Fig. IV.

Cette image se trouve dans un plan qui répond à la distance pour laquelle l'œil est accommodé. Lorsque l'objectif en question est *trop faible*, on le renforce par l'adjonction d'une lentille convexe (*b*). Par ce moyen, l'on rapproche l'image réelle, aérienne (*c*), du plan de la figure du patient; ce qui permet de l'amener dans le domaine de la vision distincte et de l'observer avec facilité. Dans le cas où l'on désire grossir encore davantage cette image, on peut combiner l'objectif du télescope avec un oculaire (*d*), en un mot, observer l'image à l'aide d'un verre convexe dont on arme son propre œil.

A. Ophthalmoscopes a réflecteur homocentrique.

1. *Ophthalmoscope de* M. Ruete. — *M. Ruete* a été le premier à employer, dans la construction d'un ophthalmoscope, un miroir concave percé d'une ouverture à son centre. Ce miroir (fig. V, 4) est d'une distance focale de dix pouces et d'un diamètre de trois. Il est fixé sur un pied, de manière à pouvoir être élevé ou abaissé, et tourné autour d'un axe horizontal et d'un axe vertical. Le bras supporte en outre deux bras horizontaux : le plus court (7) sert à soutenir un écran noirci, destiné à protéger l'observateur, et aussi, le cas échéant, une partie du miroir; le plus long (8) est divisé en douze pouces et porte deux tiges verticales (9, 10) susceptibles d'être avancées ou reculées, et destinées à supporter diverses lentilles concaves ou convexes.

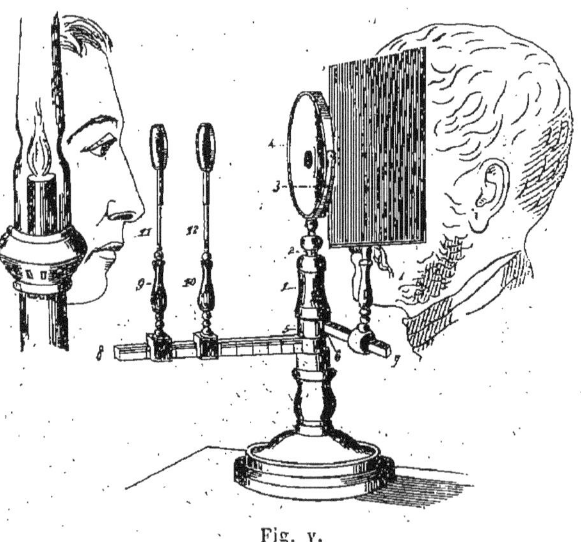

Fig. V.

Supposons que nous placions sur l'une de ces tiges un verre concave d'une distance focale de huit à neuf pouces, par exemple : les rayons qui proviennent de l'œil du patient dans un état de convergence, sont rendus divergents par cette lentille concave. C'est donc comme si nous observions le fond de l'œil avec un télescope de *Galilée*. L'objectif du télescope, c'est ici l'ensemble des milieux réfringents de l'œil du patient; l'oculaire, c'est la lentille concave. En avançant et en reculant l'oculaire, nous pouvons adapter l'instrument à des vues différentes. On peut, du reste, se construire aussi un télescope astronomique à la place du télescope de Galilée. Pour cela, il suffit de remplacer la lentille concave par un ou bien par deux verres convexes, en donnant une distance focale d'un pouce et demi au premier et de trois pouces au second, à celui qui est situé en arrière de l'autre. On se sert alors de cet appareil, comme nous l'avons déjà indiqué, pour projeter et grossir une image renversée.

II. *Ophthalmoscope de* M. Édouard Jaeger. — Cet instrument, tout en étant de dimensions peu considérables et d'une forme peu compliquée, a l'avantage de pouvoir être employé, à volonté, comme l'ophthalmoscope de *M. Helmholtz*, ou bien comme un simple miroir concave (fig. VI et VII). Il consiste en un tube court (fig. VI *a*), mobile autour d'un axe horizontal et porté par un manche (*b*). Il est tronqué en avant sous un angle de 60° et présente à son bord antérieur deux échancrures destinées à recevoir les extrémités de l'axe (fig. VII *e*) qui sert à fixer le miroir. Sur le côté externe de la paroi du tube et à des places correspondantes aux deux échancrures, se trouvent deux ressorts qui fixent le miroir dans celles-ci (*f*). Le tube est pourvu, en outre, dans son intérieur, d'un diaphragme percé d'une ouverture de trois lignes de largeur. Dans la partie postérieure du tube se trouve

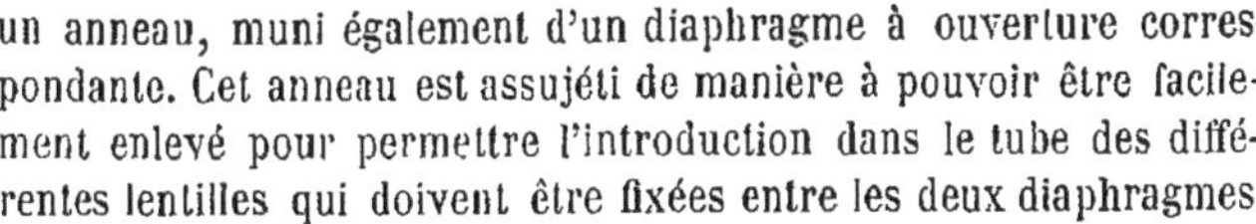

un anneau, muni également d'un diaphragme à ouverture correspondante. Cet anneau est assujéti de manière à pouvoir être facilement enlevé pour permettre l'introduction dans le tube des différentes lentilles qui doivent être fixées entre les deux diaphragmes.

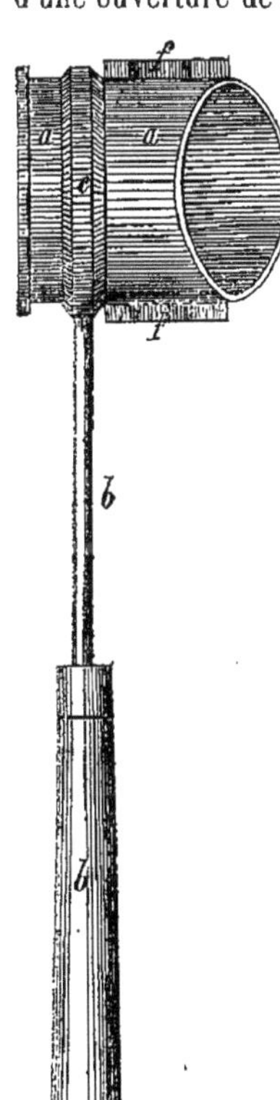

Fig. VI.

Fig. VII.

L'instrument de *M. Ed. Jaeger* est ordinairement accompagné de huit lentilles concaves (nos 2, 3, 4, 5, 6, 8, 10, 12) et de quatre lentilles convexes (nos 2, 6, 8, 12). Ces différentes lentilles peuvent être introduites avec facilité dans la partie postérieure du tube.

A la partie antérieure de l'instrument s'adapte un système de plaques de verre planes et parallèles, tandis qu'on place dans sa partie postérieure une lentille concave convenable. L'ophthalmoscope de *M. Helmholtz* se trouve ainsi réalisé. D'un autre côté, au lieu de munir la partie antérieure de plaques de verre non étamées, on peut la pourvoir d'un miroir concave. On peut alors se servir de l'appareil de la même manière que de *l'ophthalmoscope de M. Ruete*, en tenant librement à la main, tantôt le verre concave, tantôt le verre convexe qu'on tient devant l'œil du patient. Dans ce dernier cas, on peut fixer derrière le miroir, entre les deux diaphragmes, un autre verre convexe servant d'oculaire; ce qui est d'ailleurs plus avantageux que de placer le second verre convexe devant le miroir.

III. *Simple miroir concave d'après* MM. Stellwag von Carion *et* Anagnostakis. — *M. Stellwag von Carion* a cherché à expliquer le mode d'action des différents ophthalmoscopes, en s'appuyant sur des données mathématiques. Il a taché de démontrer que l'éclairage par le moyen d'un simple miroir concave, *derrière* lequel se trouve placé l'appareil dioptrique, suffit parfaitement au but désiré. Son instrument, dont il donne la description, consiste en un miroir concave d'une distance focale de quelques pouces, et muni d'une ouverture à son centre. Il est fixé sur un manche par une articulation qui permet de le mouvoir dans tous les sens. En arrière de ce miroir se trouve placé, excentriquement, le disque de *M. Rekoss*, de manière à ce qu'on puisse amener à volonté derrière le trou dont est percé le centre du miroir, une de ses huit lentilles ou bien deux placées l'une devant l'autre.

M. Anagnostakis, d'Athènes, a publié la description d'un ophthalmoscope consistant en un miroir concave de deux pouces, d'une distance focale de quatre pouces de diamètre et percé d'une ouverture à son centre. Ce miroir est monté sur un manche droit (1).

IV. *Ophthalmoscopes de* MM. Ulrich, Hasner et Liebreich. — Ces instruments sont tous destinés à faire voir l'image renversée, et possèdent, comme moyen d'éclairage, un simple miroir concave combiné avec une lentille objective située devant lui et une lentille oculaire placée derrière, à peu près comme dans un télescope.

L'ophthalmoscope de *M. Ulrich* consiste en deux tubes réunis bout à bout sous un angle de 40° environ. Le premier de ces tubes est muni à l'une de ses extrémités d'un miroir concave d'une distance focale de trois pouces, et à l'autre d'une lentille convexe, tandis que le second est simplement destiné à diriger la lumière sur le miroir. Ce dernier est fixé d'une manière inamovible, de telle sorte que son axe fasse le même angle avec l'axe de chacun des tubes. La lentille objective est placée dans un cadre qui permet de l'avancer ou de la reculer à volonté, et la distance qui la sépare de l'œil du patient est déterminée par un petit tube d'allongement qui s'appuie sur le bord de l'orbite de cet œil. Derrière le miroir se trouve en outre une lentille oculaire possédant une distance focale de quatre pouces et demi. La flamme que l'on emploie pour l'éclairage peut être dirigée vers le miroir au moyen d'un anneau.

M. Hasner a sensiblement amélioré cet instrument. Il a réuni le miroir et l'objectif par un système de deux tubes susceptibles de rentrer l'un dans l'autre, et qui permet d'éloigner jusqu'à une distance de huit pouces la lentille objective du miroir, tandis qu'une échelle graduée permet de déterminer immédiatement cette distance. Dans l'ophthalmoscope de *M. Ulrich*, la lentille objective était immobile et placée perpendiculairement à l'axe du tube, d'où il résultait que le reflet de sa face antérieure et celui de sa face postérieure se recouvraient l'un l'autre, circonstance fort gênante pendant l'observation. Dans l'instrument de *M. Hasner*, l'objectif est au contraire susceptible de se mouvoir autour d'un axe vertical.

L'ophthalmoscope que j'ai fait construire dans le but de servir à des dessins, à des mesures exactes et à des démonstrations cliniques, réalise une fixation aussi complète que possible de la lentille, du miroir, de l'œil et de la tête du patient. Il se compose (fig. VIII) de deux tubes courts, A et B, mobiles l'un sur l'autre au moyen d'un pas de vis. L'un de ces tubes, A, celui qui est tourné du côté de l'observateur, présente à son côté droit une échancrure analogue à celle du porte-objet d'un microscope, et dans laquelle un petit miroir métallique concave est fixé par deux ressorts doubles, comme le miroir de l'instrument de Jaeger. Ce miroir est, par conséquent, susceptible de tourner autour de son axe vertical et peut être éloigné avec facilité. L'autre tube, B, porte, du côté qui est tourné vers le patient, un cadre fixé de la même manière que le miroir, mobile autour de son axe vertical et facile à enlever; une lentille convexe, jouissant d'une distance focale d'un et trois quarts à quatre pouces, est insérée dans ce cadre. Au-dessus de lui se trouve une baguette de laiton G à section quadrangulaire, longue de quatre pouces et épaisse de trois lignes, placée de telle manière qu'un étrier B G, muni de coussinets et fixé à sa partie antérieure, puisse être mû par elle dans une direction horizontale. L'étrier a pour but de fixer le front du patient et de maintenir son visage à une distance du verre convexe variable selon les exigences de l'examen. La fixité de la tête est encore assurée par une mentonnière F, qui, sans être reliée aux deux tubes, peut se mouvoir comme eux au moyen d'une tige verticale

(1) L'instrument dont se sert M. Desmarres consiste en deux miroirs concaves appliqués l'un contre l'autre par leur face étamée. Ces deux miroirs sont de distance focale différente : l'un est de douze centimètres, l'autre de neuf.

L'ouverture centrale est remplacée par une ouverture plus petite, placée, pour chaque miroir, tout près de la circonférence. Tout l'instrument est renfermé, avec un verre convexe, dans une monture d'écaille, qui le rend très-portatif.

vissée à la table. La mentonnière consiste en une espèce de petite tasse rembourrée qui est fixée à deux règles (*e* et *e'*) mobiles et placées l'une au-dessus de l'autre, et par consé-

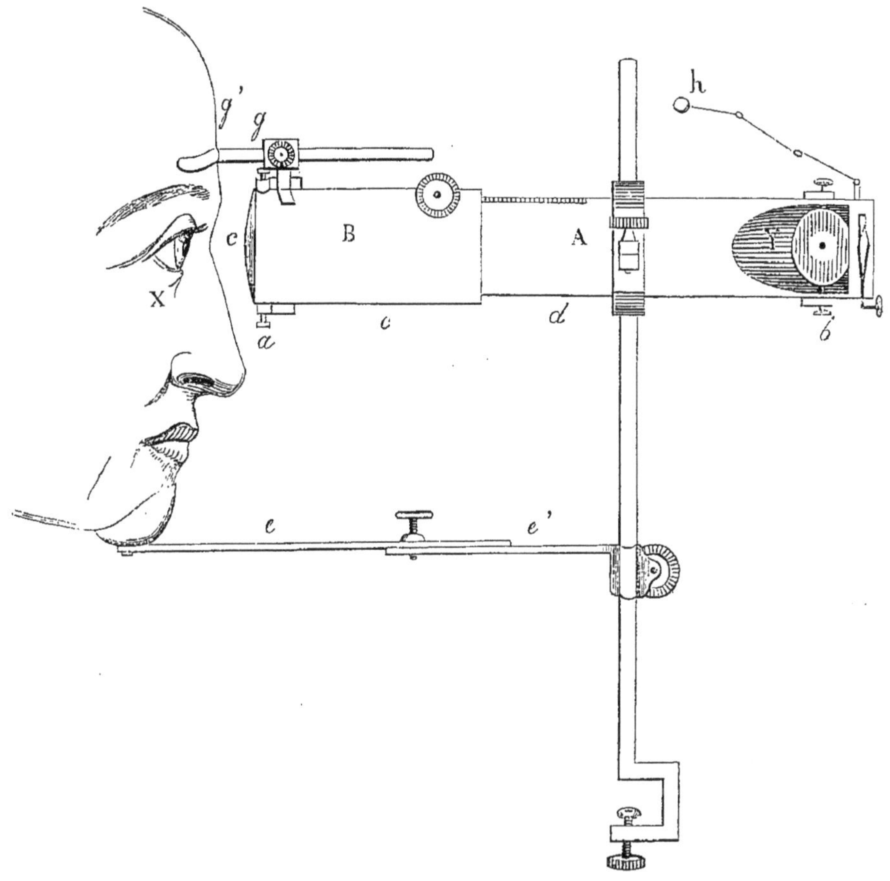

Fig. VIII.

quent prendre les positions les plus diverses par rapport à l'instrument. Pour donner à l'œil du patient une direction déterminée, on lui fait regarder fixement un petit bouton de laiton *h* assujéti à l'extrémité d'une branche articulée, longue de dix pouces. Ce bouton est placé à l'extrémité oculaire du tube, de manière à rester dans toutes les positions possibles qu'on lui assigne par rapport à l'œil du patient. Un petit écran, de la forme d'un demi-ovale, placé derrière le miroir, protège, contre la lumière de la lampe, l'œil de l'observateur; un autre un peu plus grand protège celui du patient. Dans le but de permettre des mesures exactes, des déterminations de grossissement, etc., on trouve sur la ferronnière et au tube interne des divisions décimales au moyen desquelles on peut voir exactement la distance qui sépare l'œil de l'observateur de la lentille et la lentille du miroir. Il est facile de mesurer la distance du petit bouton à l'œil et à l'axe des tubes. — Au moyen d'une chambre claire, on peut projeter sur la table l'image produite dans le tube(1).

B. Ophthalmoscopes a réflecteur hétérocentrique.

I. *Ophthalmoscopes de* M. Coccius *et de* MM. Epkens *et* Donders. — Dans ces instruments, la lumière est concentrée par une lentille convexe, de manière que les rayons

(1) On peut se procurer cet instrument chez *Paetz et Flohr*, opticiens à Berlin.

viennent tomber, à l'état de convergence, sur un petit miroir plan carré qui les renvoie sur l'œil du patient, tandis que l'observateur regarde à travers une ouverture dont est percé le miroir. Dans l'un de ces instruments comme dans l'autre, la lentille peut être à volonté rapprochée ou éloignée du miroir sans que son centre cesse pour cela d'être à une hauteur parfaitement identique à celle où se trouve l'ouverture percée dans le centre du miroir plan. On peut, d'ailleurs, mettre de côté la lentille pour n'éclairer l'œil que par le miroir plan, ce qui est important, par exemple, pour l'examen de la *macula lutea*. L'appareil dioptrique n'est, du reste, point disposé de la même manière dans l'un et dans l'autre ophthalmoscope, et la construction mécanique de ces derniers offre de notables différences.

M. Coccius décrit son instrument de la manière suivante (*V.* fig. IX) :

Il consiste en un petit miroir plan carré (fig. IX *a*) de 14 lignes de diamètre et percé à son centre d'une ouverture large de 2 lignes et dont le bord est usé du côté qui regarde l'œil à observer. Le miroir est fixé dans un cadre en laiton dont le bord inférieur est muni d'un appendice ou prolongement *b*, destiné à l'assujétir sur une tige verticale. Le nœud d'union de ce cadre et de la tige est tel qu'aucune espèce de mouvement n'y est possible. En effet, la tige est pourvue, à la partie supérieure, d'une profonde rainure située dans un plan vertical, ou, si l'on aime mieux, cette tige (*b*) est fendue à son extrémité en deux branches. Ces deux branches sont percées transversalement par une vis (*c*) qui peut les rapprocher l'une de l'autre. Le prolongement dont est muni le cadre est lui-même percé d'une ouverture et s'adapte dans la rainure qui sépare les deux branches de la tige. La vis qui sert à rapprocher les deux branches passe au travers du trou dont ce prolongement est percé, et il suffit de la tourner pour pincer le cadre entre les deux branches, de manière à empêcher qu'il s'incline d'un côté ou de l'autre. La tige, les deux branches comprises, est longue de 21 lignes. Elle repose sur une règle horizontale (*d*), munie d'une fente allongée destinée à livrer passage à la partie inférieure et amincie de la tige. Celle-ci est reçue au-dessous de la règle dans le pas de vis d'un manche (*e*) qui sert à la fixer sur la règle. Lorsqu'on veut faire avancer ou reculer le miroir dans la fente de celle-ci, il suffit de desserrer le manche. La règle, longue de 18 lignes, porte, en outre du miroir et à l'extrémité opposée à celui-ci, une tige (*g*) surmontée d'un anneau ouvert (*f*) qui peut admettre, comme dans un cadre, une lentille convexe. Le centre de la lentille se trouve placé précisément vis-à-vis du trou dont est percé le centre du miroir. Toutes les parties métalliques de l'instrument sont noircies à l'aide du nitrate d'argent.

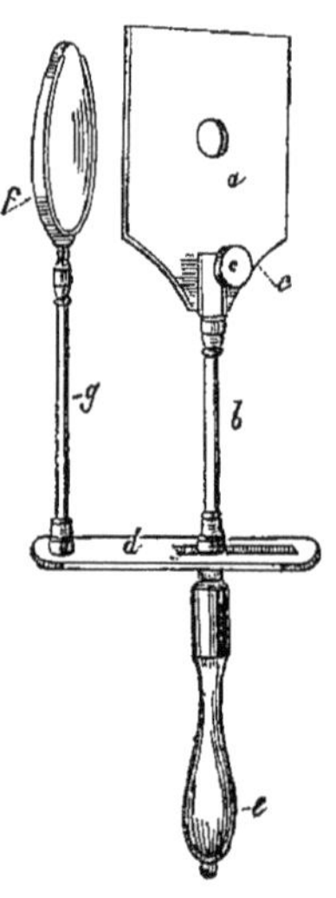

Fig. IX.

Les verres convexes et concaves, qui sont nécessaires à l'examen de l'image renversée, peuvent être placés d'une manière quelconque devant l'œil du patient et devant celui de l'observateur, comme, par exemple, à l'aide d'une monture de lunettes. Parmi les modifications que *M. Coccius* lui-même ainsi que d'autres ont apportées à cet instrument, nous mentionnerons celle de *M. O. Saemann*. (*De speculo oculi.* Regiomonti.) Celui-ci enferme le miroir dans une caisse de forme cubique, semblable à celle qui contient le miroir carré de l'instrument construit par *MM. Epkens* et *Donders*. La lentille d'éclairage et les lentilles de correction doivent être appliquées sur deux parois placées l'une à côté de l'autre.

M. Epkens, opticien à Amsterdam, a construit un instrument dont une description a été donnée par *M. Van Trigt* dans sa dissertation. Cet ophthalmoscope, à la suite de diverses modifications qu'y a apportées *M. Donders*, a pris la forme suivante :

Le miroir, carré et percé d'une ouverture à son milieu, est mobile autour d'un axe vertical et fixé dans une caisse de forme cubique. Des quatre faces verticales de ce cube, il n'y en a qu'une qui soit fermée : celle qui lui est directement opposée présente une large ouverture destinée à livrer passage à la lumière incidente ; les deux autres sont munies chacune d'une petite ouverture pour l'œil de l'observateur et pour celui du patient. Celle de ces petites ouvertures qui correspond à l'œil de l'observateur est pourvue d'un disque semblable au disque de *M. Rekoss* (dont nous avons déjà parlé plus haut, à propos de l'ophthalmoscope de *M. Helmholtz*), ce qui permet d'amener à volonté devant l'ouverture différentes lentilles concaves ou convexes. Cette caisse cubique est reliée à deux tubes susceptibles de rentrer l'un dans l'autre, et dont le plus extérieur peut être fermé à son extrémité libre par une lentille convexe. La distance qui sépare cette lentille du point d'intersection des rayons dirigés dans l'œil du patient peut se mesurer à l'aide d'une échelle dont est muni le tube intérieur. On peut aussi remplacer la lentille convexe en question par un micromètre qui permette de mesurer l'éloignement réciproque de deux pointes faisant saillie dans l'intérieur du tube, et qu'on peut amener à une place quelconque de l'ouverture en tournant le micromètre. L'ombre que projettent ces deux pointes se fait reconnaître sur le fond de l'œil du patient dès que cet œil est accommodé pour la distance où elles se trouvent. Nous expliquerons plus bas, au chapitre intitulé : *De quelques considérations spéciales à certains instruments*, comment on peut calculer, à l'aide de ce mécanisme, la grandeur réelle des objets sur le fond de l'œil et leur degré de grossissement.

II. *Ophthalmoscope de* M. Zehender. — Cet instrument a, au point de vue mécanique, la plus grande analogie avec l'ophthalmoscope de *M. Coccius*, que nous avons décrit plus haut. Il consiste en un petit miroir métallique convexe, percé d'une petite ouverture en son milieu et porté par un manche assez court. A ce miroir sont fixés latéralement deux bras mobiles, dont l'un porte la lentille convexe qui sert à l'éclairage, et l'autre la lentille destinée à être placée, dans un but dioptrique, derrière le trou dont est percé le miroir. Le manche est muni d'un court pas de vis qui permet de le visser à volonté à deux points opposés l'un à l'autre du bord du miroir, selon qu'on veut avoir la lentille d'éclairage du côté droit ou du côté gauche. Le miroir a, d'ordinaire, un rayon de courbure de six pouces, et la lentille d'éclairage en a trois de distance focale.

Lorsqu'un faisceau de rayons lumineux convergents vient à être projeté sur un miroir convexe, ces rayons sont réfléchis dans un état de parallélisme réciproque, à supposer, du moins, qu'ils eussent dû se couper au foyer apparent du miroir. Au contraire, lorsque ces rayons viennent couper l'axe, soit en avant, soit en arrière de ce foyer, ce parallélisme disparaît. Dans le premier cas, ils convergent après la réflexion; dans le second, ils divergent. La convergence et la divergence sont d'autant plus considérables que le point où les rayons viennent couper l'axe est plus éloigné du foyer. Dans l'ophthalmoscope de *M. Zehender*, tous les rayons lumineux qui tombent sur la large surface de la lentille convexe sont concentrés par celle-ci sur un cercle bien plus petit du miroir. C'est, du reste, ce qu'on peut aussi réaliser à l'aide de l'ophthalmoscope de *M. Coccius*, mais avec cette différence que, dans l'instrument de *M. Zehender*, le faisceau de rayons lumineux qui tombe sur le miroir convexe dans un état de *forte convergence*, est susceptible d'être réfléchi par lui dans un état de *faible convergence*, tandis que le miroir plan de l'ophthalmoscope de *M. Coccius* le réfléchit sans modifier aucunement son degré de convergence. Pour pouvoir comparer la valeur relative de ces deux instruments, supposons que nous leur donnions des lentilles d'éclairage de grosseur parfaitement semblable, qui concentrent les rayons lumineux sur le miroir dans un cercle également petit pour tous deux. Il est clair que les rayons lumineux renvoyés dans l'œil observé par le miroir plan de *M. Coccius*, devront se couper bien en avant du fond de l'œil. A partir de ce point d'intersection, ils vont en divergeant frapper une étendue du fond de l'œil qui est d'autant plus grande que la convergence en était plus forte auparavant, c'est-à-dire que le point d'intersection en est moins rapproché de la rétine; mais la quantité de lumière qui tombe sur chaque point éclairé est naturellement d'autant moindre. Au contraire, les rayons lumineux sont réfléchis par le miroir de *M. Zehender* dans un état de convergence bien moins considérable, et il en résulte que leur intersection n'a lieu qu'immédiatement au-devant du fond de l'œil. Ils donnent, par suite, lieu, sur la rétine, à une image de la flamme, petite et assez nette, et chaque point isolé de la petite portion éclairée du fond de l'œil reçoit une quantité de lumière d'autant plus considérable. Cette intensité de lumière est encore augmentée par la circonstance que les rayons qui ont été déviés par l'aberration de sphéricité sont réfléchis par le miroir convexe, de manière à tomber en partie dans la lumière centrale de l'image de la flamme sur la rétine, en partie dans la demi-lumière qui forme une lisière étroite sur le bord de cette image. Le haut degré de convergence des rayons réfléchis par le miroir plan fait que les rayons déviés tombent trop loin de la lumière centrale pour pouvoir être utilisés.

III. *Lentilles étamées de* MM. Ed. Jaeger, Klaunig, Burow, Hasner *et* Zehender. — On peut employer comme miroirs, en ayant soin de les couvrir d'un côté avec de l'amalgame d'étain, les lentilles collectives (lentilles bi-convexes, plano-convexes et concave-convexes), aussi bien que les lentilles dispersives (lentilles bi-concaves, plano-concaves et convexo-concaves); selon les rapports de courbure de leurs surfaces, ils font alors l'office de miroirs plans, convexes ou concaves. Ces derniers surtout sont les plus propres à être employées avec avantage comme ophthalmoscopes; il faut, dans ce but, ou bien les percer d'une ouverture à leur centre, ou bien enlever à cette place une petite portion du tain. Dans ce dernier cas, l'observateur est obligé d'examiner l'œil du patient au travers de la lentille, ce qui lui permet d'utiliser l'image droite, dans le cas, du moins, où cette lentille est divergente. Au contraire, lorsque la lentille est convergente, le miroir ne peut servir qu'à l'étude de l'image renversée. La lentille sert alors d'oculaire destiné à grossir l'image renversée, projetée par la lentille objective.

M. Ed. Jaeger emploie des lentilles de diverses courbures portées sur deux manches, et qu'il introduit dans l'appareil que nous avons décrit plus haut, ou bien il les fixe à une tige et s'en sert comme d'une lorgnette.

M. Klaunig recommandait dans l'origine l'emploi d'une lentille bi-convexe, étamée sur l'une de ses faces et percée à son centre d'une ouverture. Cette lentille a une largeur de 15 lignes et une distance focale de 14 pouces; l'ouverture est large de 2 lignes. *M. Klaunig* pensait arriver par là à modérer le reflet cornéen pendant l'observation de l'image droite. Lorsqu'on veut employer l'instrument à observer l'image renversée, on remplace cette lentille bi-convexe par une lentille plano-convexe, large de 22 lignes, jouissant d'une distance focale de 18 pouces et dont la face plane est étamée. Plus tard, *M. Klaunig* renonça à faire percer la lentille en son centre pour l'observation de l'image non renversée, et il eut recours à une lentille concave, possédant une distance focale de 12 pouces, qu'il fit appliquer sur une lentille bi-convexe étamée, et jouissant d'une distance focale de 14 pouces, lentille qu'on avait eu soin de dépouiller de son amalgame à son centre sur une largeur d'une ligne.

M. Burow emploie des lentilles convergentes périscopiques, dont la face concave est étamée et qui possèdent à leur centre une petite place dépourvue d'amalgame. L'instrument sert à l'étude de l'image renversée du fond de l'œil, ainsi qu'à l'examen des parties moins profondes de cet organe.

M. Hasner, au contraire, se sert de lentilles de dispersion, périscopiques, de distance focale diverse, dont il fait étamer la face convexe, c'est-à-dire celle dont le rayon de courbure est le plus grand. Le centre est dépouillé de son étamage pour permettre à l'observateur de voir au travers. *M. Hasner* a soin de choisir des lentilles dont le rayon de la face concave a un peu plus d'un tiers de la longueur du rayon de la face convexe, de sorte qu'elles jouent toujours le rôle de miroirs concaves. En même temps, l'observateur qui regarde au travers de leur centre dépouillé d'étamage, en fait usage comme de lentilles de dispersion de force différente. Pour étudier l'image non renversée, il suffit d'avoir à sa disposition un étui renfermant sept ou huit de ces lentilles.

M. le docteur *Zehender*, dans son second article sur la manière d'éclairer l'intérieur de l'œil, calcule plus exactement les propriétés des lentilles étamées et les effets qu'elles produisent. Nous relèverons ici quelques-unes des conclusions auxquelles il est arrivé.

Dans l'examen de l'œil *à une distance aussi rapprochée que possible*, les miroirs hétérocentriques fournissent un éclairage tout spécialement avantageux, lorsque leur première face, c'est-à-dire leur face réfringente, réunit les rayons incidents sur une partie plus restreinte de la face réfléchissante, et que celle-ci les renvoie dans l'œil sous un angle de convergence moins obtus. Ces conditions sont le mieux remplies par l'instrument de *M. Zehender*, que nous avons décrit précédemment. Lorsque ces conditions sont réalisées par des lentilles étamées, il faut avoir recours à un ménisque dispersif jouissant d'une distance focale dioptrique quelconque, et à face convexe étamée, ou bien à un ménisque collectif dont la distance focale dioptrique soit plus petite que le double de la distance focale de la surface réfléchissante et à face concave étamée, ou bien enfin à une lentille bi-convexe étamée ayant une distance focale dioptrique plus grande que le double et plus petite que le sextuple de la distance focale catoptrique.

Il est à remarquer que, quelle que soit du reste celle de ces trois formes que l'on emploie, l'intensité de l'éclairage augmente en raison directe de l'épaissseur de la lentille et en raison inverse de la distance focale de la catoptrique.

IV. *Miroirs prismatiques* DE MM. ULRICH, MEYERSTEIN, COCCIUS, ZEHENDER. — Dans son mémoire sur l'ophthalmoscope, *M. Ruete* décrit les miroirs prismatiques imaginés par M. le professeur *Ulrich* (aîné) et *M. Meyerstein*, mécanicien. Le premier emploie deux prismes droits hypothénusiens à cathètes égales. Il les place base contre base, de manière à ce que l'une des cathètes de l'un des prismes soit appliquée contre une cathète de l'autre et que les deux faces hypothénusiennes fassent entre elles un angle droit. Supposons maintenant que d'une lumière placée latéralement, des rayons partent pour venir tomber perpendiculairement sur l'une des faces qui comprennent l'angle droit dans le prisme inférieur. Il arrivera alors, conformément à la loi de la réflexion totale, que le faisceau de rayons sera réfléchi totalement par la face hypothénusienne contre la seconde des faces qui comprennent l'angle droit et que, traversant cette face sur laquelle il tombe perpendiculairement, il pourra venir éclairer le fond de l'œil à observer. Les rayons qui sont renvoyés par celui-ci et qui viennent frapper verticalement l'une des cathètes du prisme supérieur sont, conformément à la même loi, réfléchis totalement par l'hypothénuse de ce prisme, et ressortent perpendiculairement à la seconde des faces qui forment l'angle droit, de manière à venir tomber dans l'œil de l'observateur. Afin de concentrer la lumière et d'obtenir par là un éclairage plus intense de l'œil en observation, ainsi qu'une plus grande netteté de l'image, on peut faire tailler en surfaces convexes les cathètes du prisme. Les prismes reçoivent, par suite, les propriétés d'une lentille ordinaire; en outre, on peut encore, à l'aide d'un oculaire, observer plus exactement l'image du fond de l'œil qui vient se former à côté du prisme.

M. Meyerstein emploie un seul prisme (fig. x *a b c*) à faces planes, muni d'une ouverture (*d*) allant de l'une des faces qui comprennent l'angle droit à la face hypothénusienne. La lumière est ici, de la même manière que dans l'instrument de *M. Ulrich*, réfléchie totalement par la face hypothénusienne et renvoyée par elle dans l'œil en observation. Les rayons qui reviennent de celui-ci parviennent à l'observateur en passant par le canal dont le prisme est muni. La monture du prisme est pourvue d'un tube (*e*) fort mince dans lequel on introduit, derrière le prisme, les lentilles convexes qui sont nécessaires à la projection et a l'observation de l'image renversée. La source lumineuse peut être adaptée à l'instrument au moyen d'un bras mobile.

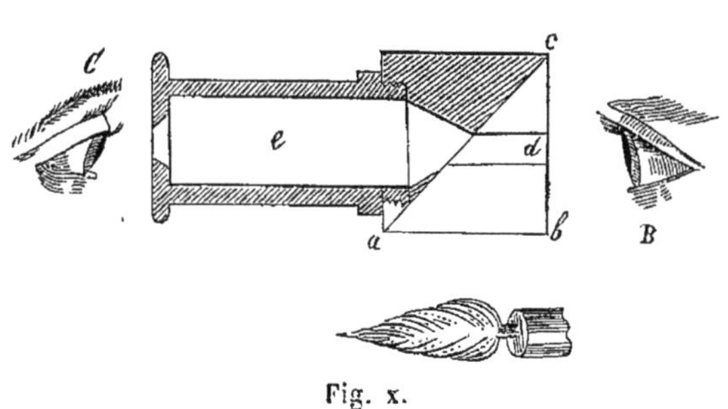

Fig. x.

M. Coccius emploie un seul prisme dont les faces ne sont pas égales entre elles, mais dont l'un des angles est cependant droit comme dans le cas précédent, et il en tourne l'hypothénuse du côté de la source de lumière. Les rayons qui traversent celle-ci se trouvent dirigés par la réfraction sur la face qui est tournée vers l'observateur, et sont renvoyés par elle au travers de la seconde des faces qui comprennent l'angle droit, jusque dans l'œil observé. Le prisme repose sur un plancher en laiton, dans lequel vient se visser un manche de longueur modérée. Ce manche porte en même temps une monture destinée à recevoir une lentille concave qui se trouve par là fixée dans la position voulue relativement au prisme. Cette monture est ouverte de côté afin de permettre l'introduction de lentilles différentes. Le verre concave se trouve lui-même toucher immédiatement au prisme. L'observateur doit tenir son œil très près de la face du prisme qui réfléchit la lumière venant de la lampe, et, par conséquent, tout près de l'arête du prisme.

M. Zehender emploie des prismes dans lesquels les faces qui comprennent l'angle droit sont diversement taillées en surfaces convexes ou concaves. Il y trouve divers avantages. qui ressortent du reste des principes que nous avons énoncés plus haut. L'épaisseur est, en effet, dans ces prismes, plus grande que dans de simples lentilles; de plus, les trois rayons de courbure des faces du prisme sont trois valeurs parfaitement indépendantes les unes des autres, tandis que dans les miroirs hétérocentriques et centrés, le premier et le troisième rayons qui entrent en considération dans le calcul ont nécessairement toujours une seule et même grandeur.

La quantité d'effet dioptrique qui est perdue dans cette méthode peut être regagnée par un second prisme qui corrige l'effet du premier. Enfin, un autre avantage des miroirs prismatiques consiste en ce que la lumière peut tomber perpendiculairement sur la première face du miroir, et non pas seulement sous un angle très-ouvert, comme cela a lieu dans le cas des miroirs centrés.

C. Ophthalmoscope dépourvu de réflecteur.

A une époque peu éloignée de celle où il avait fait connaître, pour la première fois, son instrument, *M. Helmholtz* reprit de nouveau le même sujet, et, dans le mémoire qu'il rédigea sur la forme la plus simple à donner à un spéculum oculaire, il nous a montré combien étaient réduites les exigences qu'un but si élevé demandait pour être réalisé. C'était une conséquence de la découverte antérieure, due à son génie, qui avait frayé la voie dans cette direction, et qui l'avait su dégager dès l'abord de toutes les difficultés principales.

Une petite lentille convexe, d'une distance focale d'un pouce et demi à deux pouces, suffit pour examiner le fond du globe de l'œil, pourvu qu'on fasse l'observation tangentiellement à la flamme d'une lampe, selon la méthode indiquée par *M. Bruecke*, et qu'on tienne la lentille devant l'œil en examen. Le rôle de la lentille consiste d'abord à renforcer l'intensité de l'éclairage en grossissant les cercles de dispersion qui viennent se former à la place de l'image de la flamme au fond de l'œil, lorsque celui-ci n'est pas accommodé pour la distance même à laquelle cette flamme se trouve. En outre, les rayons renvoyés par l'œil en observation sont condensés par la lentille de manière à venir produire de l'autre côté de celle-ci une image réelle, distincte, que l'observateur peut facilement voir dès qu'il se place à la distance convenable.

Nous pouvons ajouter, de plus, qu'il est des cas où il n'est pas même nécessaire de recourir à cette lentille. Il est clair, en effet, qu'un sujet excessivement myope se trouvera placé tout naturellement, au point de vue qui nous occupe ici, dans les mêmes conditions que nous produisons artificiellement chez un individu à vue normale, ou chez un presbyte, en plaçant une lentille convexe devant son œil. Les milieux réfringents d'un œil myope n'ont besoin d'aucune lentille, pour projeter une image renversée du fond de l'œil, à une distance peu considérable, puisque le plan dans lequel cette image est projetée, est le plan pour la distance duquel l'œil en observation est accommodé. L'observateur peut, par conséquent, la voir dès que le regard qu'il dirige sur l'œil observé rase la flamme d'une lampe, tout en se trouvant accommodé, non pour la distance où se trouve l'œil en expérience, mais pour celle du plan en question. Cependant, cette méthode d'observation offre un inconvénient notable : le champ visuel se trouve toujours considérablement restreint par l'iris du patient, et c'est là une circonstance qui, comme on le comprend facilement, s'oppose à ce que cette méthode entre dans la pratique. Le manque de liberté dans les mouvements fait que ce procédé, même dans le cas où l'on a recours à une lentille convexe, a une valeur plus théorique que pratique.

§ III. — Choix d'un ophthalmoscope.

Tous les instruments que nous avons passés en revue sont susceptibles d'être utilisés pour l'examen du fond de l'œil. Nous les avons tous essayés, et nous sommes arrivés à ce résultat, qu'à vrai dire les uns se laissent manier avec plus de facilité que les autres, que ceux-ci illuminent un peu mieux, ceux-là un peu moins bien le fond de l'œil, que tels d'entre eux enfin se recommandent tout particulièrement par la facilité avec laquelle ils réalisent certains buts, tandis que tels autres en réalisent d'autres, mais nous avons, d'un autre côté, acquis la conviction que quiconque s'est familiarisé avec les recherches ophthalmoscopiques, peut aisément employer avec fruit l'un ou l'autre de ces instruments. Il n'en est que plus difficile pour un médecin qui n'a pas l'occasion de les voir tous, les uns à côté des autres, de manière à pouvoir les comparer, de se décider pour celui-ci plutôt que pour celui-là. C'est ce qui nous engage à présenter ici quelques considérations dont on pourra tirer parti lorsqu'il s'agira de choisir un ophthalmoscope.

La première question qui se présente est celle de savoir si l'on se déterminera à prendre un des grands appareils compliqués que nous avons décrits, ou si l'on s'arrêtera de préférence à l'un ou l'autre des petits réflecteurs de moindre prix, munis des lentilles de correction nécessaires. En général, le praticien préférera ces derniers, parce qu'ils sont moins compliqués, moins chers, et plus commodes à manier.

Il est cependant des circonstances où l'on devra choisir de préférence un des appareils compliqués. Ainsi, lorsqu'il s'agit, dans des démonstrations cliniques, de faire voir l'image ophthalmoscopique à des élèves novices dans ce genre d'observation, surtout lorsque ceux-ci sont en grand nombre, ou bien lorsqu'on veut prendre des mesures exactes, ou dessiner des figures du fond de l'œil, il faut prendre un des ophthalmoscopes dans lesquels le miroir, les lentilles et l'œil du patient sont complétement indépendants de la manière dont se comportera l'observateur, et maintenus les uns par rapport aux autres dans les rapports déterminés chaque fois. Il faut également s'attacher à ce que l'instrument employé facilite à l'observateur la découverte et l'examen de l'image cherchée; ce qu'on obtient au moyen d'un appareil disposé de façon à intercepter toute lumière étrangère. Ces qualités sont tout spécialement réalisées par l'ophthalmoscope de *MM. Epkens* et *Donders*, pour l'image droite, et par celui dont j'ai indiqué la construction pour l'image renversée.

Parmi les petits ophthalmoscopes qu'on tient librement à la main, nous devons attirer tout particulièrement l'attention sur ceux de *M. Coccius* et de *M. Zehender*, ainsi que sur les simples miroirs concaves. Nous avons déjà eu l'occasion d'exposer les avantages qu'offrent les premiers, de même que les prismes et les lentilles de verre étamées, avantages qui se résument surtout dans la grande clarté qu'on obtient par un éclairage à petites distances. Nous reconnaissons qu'une clarté intense est souvent une condition d'une immense importance dans l'étude de l'image non renversée, mais nous pensons cependant que l'intensité de l'éclairage obtenu par un simple miroir concave est en général parfaitement suffisante. Il faut seulement que, dans la construction de ces miroirs, on ait égard à certaines circonstances dont nous dirons un mot en passant.

D'abord, pour ce qui tient à la distance focale du miroir, notre choix se trouve subordonné à l'éloignement de la lampe et à celui de l'observateur, éloignement différent selon les méthodes employées; et cela d'autant plus que la marche des rayons réfléchis par le miroir se trouve modifiée, soit par les milieux réfringents de l'œil du patient, soit par les lentilles convexes qu'on peut être appelé à placer devant celui-ci. Aussi, bien que la distance focale du miroir ne soit pas en général un point capital, on fait bien de ne la choisir guère au-dessous de cinq pouces ni au-dessus de dix.

L'ouverture du miroir doit être peu considérable, afin de permettre d'amener le réflecteur aussi près que possible de l'œil du patient, point fort important dans l'étude de l'image droite. D'ailleurs, dans l'observation de l'image renversée, cas où toute la lumière réfléchie par le miroir peut réellement entrer dans la pupille, un miroir trop large causerait au patient un éblouissement qui n'aurait aucune utilité. Une largeur de cinq centimètres est parfaitement suffisante.

Nous préférons les miroirs de verre percés dans leur centre à ceux dans lesquels la partie centrale de l'amalgame est simplement enlevée. Ces derniers offrent, il est vrai, l'avantage de permettre à une certaine quantité de lumière d'être encore réfléchie par la partie de la surface qui est précisément opposée à la pupille de l'observateur; mais ce petit avantage est plus que contrebalancé par divers inconvénients. Par contre, nous préférons (et en cela nous partageons l'avis de *M. Zehender*) les miroirs métalliques aux miroirs de verre percés. En effet, il est toujours possible de travailler un miroir métallique aussi mince que l'on veut dans la partie qui avoisine le trou central, et l'on évite par là les désavantages qui résultent du canal creusé dans l'épaisseur de la lame de verre. Ces désavantages sont, dans ces miroirs de verre, d'autant plus considérables, qu'il n'est pas possible d'observer au travers du trou suivant l'axe du miroir. L'axe visuel forme alors avec ce dernier un angle plus ou moins grand.

Il faut tenir compte également du diamètre de l'ouverture centrale. En effet, lorsqu'on veut étudier l'image droite sans avoir recours à une mydriase artificielle de l'œil en expérience, il faut que l'ouverture ne soit pas trop grande (son diamètre ne doit pas dépasser trois à quatre millimètres); sans cela, trop peu de lumière pénètre par la pupille. C'est ce qu'on comprend facilement lorsqu'on considère que l'ouverture pratiquée dans le miroir donne naissance à un cône obscur qui pénètre droit dans la pupille.

Le miroir doit être muni d'une pièce particulière destinée à fixer une partie de l'appareil dioptrique. Il faut que cette pièce soit confectionnée de manière à permettre de rapprocher la lentille aussi complétement que possible du miroir, et d'incliner légèrement cette lentille sur l'axe. (Nous ne croyons pas pouvoir recommander l'emploi du disque de *M. Rekoss*.)

§ IV. — Manière de se servir de l'ophthalmoscope.

Il n'y a que peu de différence dans la manière d'employer les divers ophthalmoscopes que nous avons passés en revue. Aussi, pour éviter des répétitions inutiles, nous bornerons-nous à décrire le cas où l'on se sert d'un réflecteur simple, par exemple d'un miroir concave semblable à celui dont nous venons de parler. Nous reviendrons plus tard sur quelques considérations spéciales à chaque instrument en particulier.

Le patient et l'observateur sont placés dans une chambre obscure, et assis l'un vis-à-vis de l'autre, de manière à pouvoir rapprocher réciproquement et avec facilité leurs visages. Une lampe est disposée à côté de la tête du patient, à une distance de quelques pouces de cette dernière et du même côté que l'œil à observer. La flamme de la lampe n'est protégée que par sa cheminée de verre, et doit se trouver à la hauteur de l'œil du patient et de celui de l'observateur. (Pour plus de simplicité, nous désignerons ces derniers par les termes d'*œil objectif* et d'*œil subjectif*.) (1).

(1) Il est urgent qu'un commençant s'astreigne à remplir exactement ces conditions, bien qu'une personne exercée en vienne facilement à pouvoir se passer de ces exigences de détail. Quand on est habitué à ce genre d'observation, il n'y a pas grand inconvénient à ce que la

L'observateur tient alors l'ophthalmoscope devant son œil, de manière à appliquer le bord supérieur de celui-ci contre son arcade suprà-orbitaire; ce qui lui permet de pouvoir plonger son regard, au travers de l'ouverture centrale, dans l'œil objectif. La pupille de celui-ci se montre vivement illuminée dès qu'il tourne légèrement le miroir du côté de la lampe et qu'il dirige ainsi sur la pupille objective l'image renversée de la flamme que projette ce miroir. Il peut alors observer les milieux réfringents de l'œil du patient et son bord pupillaire. Il faut pour cela que l'observateur soit placé à une distance de l'œil objectif variant de cinq à dix pouces, selon la portée de sa vue distincte. Il ordonne au patient de mouvoir alternativement son œil vers le haut et vers le bas, à droite et à gauche, afin de pouvoir l'examiner dans diverses directions. On peut passer ensuite à l'étude du fond de l'œil, et pour cela il est préférable d'observer d'abord l'image renversée, parce que la faiblesse du grossissement et la grande étendue du champ visuel rendent plus facile le coup-d'œil d'ensemble. On éclaire la pupille de la manière que nous venons d'indiquer, en ayant soin cependant de s'éloigner davantage du patient. La distance convenable varie de dix à quinze pouces environ.

Lorsque la pupille se montre d'un rouge brillant, ou même d'un blanc éclatant, l'œil étant tourné de vingt degrés en dedans, l'observateur saisit entre le pouce et l'index de la main gauche une lentille convexe jouissant d'une distance focale d'un pouce trois quarts à trois pouces; en même temps, il appuie son petit doigt contre le front du patient et amène la lentille devant l'œil objectif, de telle sorte que les rayons de lumière renvoyés par le miroir soient condensés par elle de manière à former un petit disque lumineux à contours parfaitement nets et à centre obscur. Ce centre obscur doit venir coïncider exactement avec le centre de la pupille. L'image réelle et renversée du fond de l'œil se trouve alors projetée à peu près sur le plan focal de la lentille convexe, du côté qui regarde l'observateur. Celui-ci peut la voir distinctement, pourvu que son œil soit accommodé exactement pour cette distance.

Son attention se trouve tout d'abord attirée par le nerf optique qui, dans la position que nous venons de décrire, est placé à peu près au milieu de l'image. C'est lui qui sert de point de repère pour la suite des observations. L'observateur passe alors à l'examen des parties périphériques du fond de l'œil, et dans ce but fait exécuter à l'œil les mouvements nécessaires. Lorsqu'on veut obtenir un grossissement un peu plus fort, tout en s'en tenant toujours à l'image renversée, on peut ou donner une plus grande distance focale à la lentille objective, ou placer encore derrière le miroir une lentille convexe d'une distance focale de cinq à dix pouces; mais il est alors nécessaire, tout en conservant le même mode d'observation que précédemment, de se rapprocher du patient d'une distance répondant à la force du verre convexe.

Cela terminé, l'on peut passer à l'étude de l'image droite. Nous avons ici à lutter avec le désavantage de n'avoir qu'un champ visuel très restreint, conséquence de la force du grossissement; mais ce désavantage est compensé par la possibilité de mieux saisir les finesses de détail. On gagne dans ce cas-ci à se placer aussi près que possible de l'œil objectif. Aussi, pour éviter de toucher d'autres parties du visage, il est bon d'incliner un peu la tête en avant; ce qui a pour résultat de ramener le menton en arrière et de pousser en avant l'arcade sus-orbitaire. On doit donner à la tête du patient une position analogue. On dirige alors le reflet du miroir sur l'œil du patient de manière que le disque lumineux, muni de sa tache obscure au centre, vienne tomber exactement sur le milieu de la pupille. Si l'on regarde à ce moment au travers de l'ouverture pratiquée dans le miroir, on aperçoit, projetée sur le fond de l'œil, la petite image renversée de la flamme de la lampe. Cette image brillante se détache assez nettement sur un fond plus ou moins sombre et peut

chambre ne soit pas parfaitement obscure, ni à ce que la lampe soit placée un peu plus haut ou un peu plus bas. Il est même facile alors de passer de l'examen de l'un des yeux à celui de l'autre sans avoir besoin de changer la lampe de position.

On peut même se contenter de la lumière du jour, surtout pour l'observation de l'image droite. Il va cependant sans dire que la lumière d'une lampe est bien préférable.

être promenée çà et là à l'aide de petits mouvements imprimés au miroir. Mais au moment où l'on amène cette petite flamme sur la papille du nerf optique, on la voit perdre sa forme auparavant nettement dessinée, et le disque répondant au point d'insertion du nerf optique se montre illuminé dans toute son étendue. Lorsque les contours de la papille nerveuse ne se marquent pas assez nettement, non plus que ceux des vaisseaux qui en sortent (ce qui peut être dû aussi bien à la myopie de l'observateur qu'à celle du patient), il faut avoir recours à un verre concave. L'observateur le tient librement à la main devant l'œil du patient, comme nous l'avons déjà vu plus haut à l'occasion du verre convexe, ou bien il l'assujétit derrière le miroir. La distance focale de ce verre concave doit être d'autant plus courte que la myopie du patient et celle de l'observateur sont plus prononcées. Nous en avons dit plus haut la raison.

§ V. — De quelques considérations spéciales à certains instruments.

Il ne faut pas oublier que, dans l'ophthalmoscope de *M. Helmholtz*, les rayons lumineux doivent tomber sur les plaques de verre non étamées sous un angle beaucoup plus grand que cela n'a lieu pour les autres miroirs. La lampe doit, par conséquent, être placée de côté, mais un peu en avant de la tête du patient, et non point à côté de celle-ci. Dans ce cas, il est bon d'intercepter au moyen d'un écran les rayons qui tombent directement de la lampe dans l'œil du patient; mais la limite de l'ombre projetée par cet écran doit raser l'œil sans aller au delà. La marche de l'observation est du reste la même que celle que nous avons indiquée précédemment. Il est entendu que cet instrument ne permet que l'examen de l'image droite.

Quant à l'ophthalmoscope de *M. Ruete*, la manière de s'en servir ne diffère pas de celle que nous venons d'indiquer. Il est cependant à remarquer que le miroir et la lentille ne sont point tenus librement à la main, mais fixés sur un pied reposant lui-même sur une table placée entre le patient et l'observateur. Les lentilles ne peuvent être placées que devant le miroir et jamais derrière, et la construction de l'instrument n'admettant point l'observation à une distance très petite, ce qui serait très avantageux dans l'examen de l'image non renversée, on est forcé de se tenir toujours à une certaine distance de l'œil à observer.

Quant à ce qui concerne les ophthalmoscopes de *MM. Jaeger, Stellwag, Anagnostakis*, nous n'avons rien à ajouter à ce que nous en avons dit précédemment.

Les instruments de *MM. Ulrich* et *Hasner* doivent être maniés avec les deux mains à la fois. L'une des mains tient, entre le pouce et l'index, l'extrémité objective du tube, tandis que son petit doigt s'appuie sur le front du patient, et maintient la lentille objective à une distance constante de l'œil de celui-ci. Dans l'ophthalmoscope de *M. Ulrich*, cette constance de la distance s'obtient en appuyant le tube d'allongement contre le bord de l'orbite du patient. La seconde main soutient l'extrémité oculaire, et tandis que l'observateur regarde au travers du tube, il fait mouvoir, l'une sur l'autre, les deux pièces qui le composent, jusqu'à ce qu'il ait trouvé le point où l'image acquiert la plus grande netteté possible. Cette distance entre l'oculaire et l'objectif étant une fois trouvée, la position relative des pièces du tube est rendue invariable à l'aide d'une petite vis. La valeur de cette distance est indiquée par une échelle adaptée au tube. Si l'observateur est presbyte au point qu'il ne soit pas possible de rendre cette distance suffisamment grande (par suite d'une trop grande brièveté du tube), il arme son œil d'un verre convexe qu'il adapte à l'extrémité oculaire du tube.

Dans l'instrument construit par moi, les tubes ne sont point tenus par l'observateur, mais portés sur un support muni d'une tige verticale le long de laquelle les tubes peuvent glisser. On a soin de les placer à la hauteur de l'œil de l'observateur, et de celui du patient. Pour plus de commodité, il est bon que le patient soit séparé de l'observateur par l'angle d'une table sur lequel le pied de l'ophthalmoscope est vissé. La table porte, en outre, une lampe placée de manière à envoyer la lumière, à travers l'échancrure du tube, sur le miroir concave et à ce que les rayons lumineux, réfléchis par ce miroir, viennent au travers du tube et du verre objectif tomber sur l'œil du patient. Ce dernier est maintenu, au moyen des fixateurs du front et du menton, devant l'extrémité objective de l'instrument. La distance qui sépare la lentille de l'œil du patient varie d'un pouce et demi à trois pouces au plus, selon la distance focale de la lentille objective dont on se sert. On lui donne l'inclinaison voulue en dedans en enjoignant au patient de regarder fixement un bouton auquel on peut donner la position que l'on veut par rapport à l'instrument. Cela fait, on peut se servir de l'ophthalmoscope pour dessiner ou pour prendre des mesures exactes. La manière dont on procède dans ce but, ressort tout naturellement de la description que nous avons donnée de cet instrument.

L'ophthalmoscope de *M. Coccius* s'emploie comme le simple miroir concave, sauf qu'il faut en outre placer d'une manière convenable la lentille convexe destinée à rendre convergents les rayons que la lampe projette sur le miroir. Cette lentille doit être placée un peu obliquement par rapport au miroir, de manière à ce que l'axe du verre coïncide avec une ligne passant par la lampe et le centre du miroir. En desserrant la vis qui fixe la tige du miroir, on peut faire mouvoir celui-ci sur la règle fendue, et lorsqu'on l'a rapproché suffisamment de la lentille, on le fixe de nouveau en resserrant la vis. On supprime totalement cette lentille convexe lorsqu'on éclaire à l'aide du miroir plan, par exemple, lorsqu'on veut examiner la *macula lutea*.

Lorsqu'on se sert de l'ophthalmoscope de *MM. Epkens et Donders*, la flamme doit être placée sur le prolongement de l'axe du tube, au delà de la distance focale de la lentille. Le patient et l'observateur appliquent chacun leur œil contre l'un des anneaux noircis dont sont munies les ouvertures pratiquées dans la caisse cubique. L'observateur doit être placé du côté du disque de *Rekoss*. Il pose la main droite sur la tête du patient, tandis qu'il réserve l'autre pour modifier, selon les besoins, la position du miroir et la direction suivant laquelle son regard atteint l'œil objectif. C'est ce qu'il réalise en faisant tourner le miroir et la caisse autour d'un axe vertical, et le tube entier en même temps que la caisse autour d'un axe horizontal.—Veut-on prendre des mesures exactes, il faut d'abord calculer la grandeur réelle d'un objet vu sur le fond de l'œil, en amenant dans ce but les deux points sur le bord de cet objet. On mesure alors, au moyen de l'échelle, la distance qui sépare ces deux points l'un de l'autre, ainsi que celle qui sépare le micromètre du point d'intersection des rayons directeurs. La distance réelle entre les deux points et celle qui existe entre les ombres, sont alors entre elles dans le même rapport que la distance du micromètre au point d'intersection des rayons directeurs et la distance du fond de l'œil à ce même point d'intersection. Cette dernière est considérée comme une valeur constante. (16^{mm}.) Une fois qu'on a calculé la grandeur absolue de l'objet, on peut arriver facilement à reconnaître la force du grossissement en mesurant la grandeur de l'image projetée à une certaine distance. On doit avoir recours dans ce but à une plaque de verre mince, inclinée de 15° vers l'observateur, et amenée devant son œil de manière à ce qu'il puisse projeter sur la table l'image observée pour la dessiner. Pour l'employer de la même manière que les simples réflecteurs, il faut donner à la lentille d'éclairage la même inclinaison par rapport au miroir que pour l'instrument de *M. Coccius*.

Les précautions indispensables dans l'emploi des lentilles étamées et des miroirs prismatiques ressortent tout naturellement de la description que nous avons donnée de ces instruments (1).

(1) Ouvrages à consulter sur la matière :

H. Helmholtz. Beschreibung eines Augenspiegel zur Untersuchungen der Netzhaut im lebenden Auge. Berlin 1852. — Th. Ruete. Der Augenspiegel und das Optometer. Goettingen, 1851. — H. Helmholtz. Ueber eine neue einfachste Form des Augenspiegels in Vierort's Archiv für physiologische Heilkunde. II. p. 827.—A. Coccius. Ueber die Ernaehrungweise der Hornhaut. Leipzig, 1852. — Follin. Archives générales de médecine, juillet 1852. — Froebelius. Medicin. Zeitung Russlands, 1852, n° 46. — A. Coccius. Ueber die Anwendung des Augenspiegels nebst Angabe eines neuen Instruments. Leipzig, 1853. — A. C. Van Trigt. Dissertatio de speculo

§ VI. — Des phénomènes présentés par le fond de l'œil.

1° ÉTAT NORMAL.

Il est évident que si nous voulons pouvoir étudier avec exactitude les modifications pathologiques que le fond de l'œil peut être appelé à subir, la première condition à remplir est de connaître parfaitement l'aspect sous lequel cette région se présente à l'état normal. Sans cette connaissance préliminaire, l'interprétation raisonnée des divers états pathologiques n'est point possible.

Nous allons donc rechercher d'abord de quelle façon se présentent les diverses parties anatomiques des tissus accessibles à l'observation, et la part que prend chacune d'elle à l'impression totale que leur image *in globo* communique à l'observateur; puis, nous nous attacherons à déterminer jusqu'à quel point les modifications, dont les détails du fond de l'œil sont susceptibles, peuvent varier suivant les sujets; enfin, nous essayerons de nous rendre compte des causes de ces différences et de reconnaître la ligne de démarcation qui sépare les modifications purement physiologiques de celles qui sont du domaine de la pathologie. Tout observateur qui aura examiné un nombre assez considérable d'yeux normaux, en tenant compte des circonstances indiquées, se trouvera promptement en état d'apprécier convenablement les diverses modifications pathologiques, autant, du moins, que le permet l'état actuel de nos connaissances. Par contre, si l'on a négligé l'étude préalable des rapports normaux, on ne retirera aucun avantage de l'observation d'un nombre même très considérable de cas pathologiques, et l'on s'exposera ainsi à commettre les plus grandes erreurs.

Il est évident que la vue même des objets, que l'examen personnel, en un mot, est ici

oculi. Utrecht. Nederlandsch Lancet Ser. 3, Dl. II, 430. Deutsch mit Zusaetzen von Schauenburg. Lahr, 1854. — H. A. O. Saemann. De speculo oculi. Regiomonti, 1853. — R. Ulrich. Beschreibung eines neuen Augenspiegels, in Henle und Pfeuffer Zeitschrift für rationelle Medicin. Neue Folge, IV, 175. — Meyerstein. Beschreibung eines neuen Augenspiegels, Henle und Pfeuffer, S 310 — Follin et Nachet. Mémoires de la Société de Chirurgie, 1853, III. — F. Pauli. Ueber den Follin'schen Augenspiegel, illustrirte Medicin. Zeitung, III, 4, 1853. — E. Jaeger. Ueber staar und Staaroperationen. Wien, 1854, p. 91. — Klaunig. Construction und Verfahren bei den Gebrauch meines Augenspiegels. Deutsche Klinick, 1854, n°s 16, 27, 28. — V. Pastau. Beschreibung eines von Professor Burow angegebenen Augenspiegels. — Hulcke. Nutzen des Augenspiegels. — Saemann. Ueber den Augenspiegel. Deutsche Klinick, 1854, 2, 3.—Spencer Wells. Medical Times. September 1853.— Donders. Verbeteringen van den oogspiegel in onderzoekingen gedaan in het physiologisch Laboratorium der Utrechtsche Hoogschool. Jaar VI, bl. 131-153. — Anagnostakis. Essai sur l'exploration de la rétine et des milieux de l'œil sur le vivant, au moyen d'un nouvel ophthalmoscope. Paris, 1854, et Annales d'Oculistique, février et mars 1854.—Stellwag von Carion. Théorie des Augenspiegels. Wien, 1854. — F. A. Leonhard. De variis oculorum speculis illorumque usu. Leipzig, 1854. — Th. Ruete. Bildliche Darstellungen der krankheiten des menschlichen Auges. Leipzig. Lieferung I und II auch unter dem Titel physicalische Untersuchung des Auges. S. 23-37. — W. Zehender. Ueber die Beleuchtung der inneren Auges mit specieller Beruecksichtigung eines nach eigener Angabe konstruirten Augenspiegels, Graefe's Archiv für Ophthalmologie, I, 1, S. 121. — Liebreich. Graefe's Archiv für Ophthalmologie I. I, S. 348. — Stellwag von Carion. Zeitschrift der Aerzte zu Wien XI, S. 65. — C. Bader und Br. Roberts. On the Means of Diagnosing the Internal Diseases of the Eye. Brit. Review, April 1855. — Klaunig. Einige Bemerkungen über Augenspiegel von Glas. Deutsche Klinick, 1855. — Von Hasner. Ueber den Augenspiegel. Prager Vierteljahrschrift, XII, 3, 1855. — Id. Ueber die Benutzung foliirter Glasslinsen. Prag. 1855. — Ryba. Zur Theorie und prakt. Anwendung der Augenspiegel. Prager Viertelj. XII, 3, 1855. — Schauenburg. Die ophthalmoscop. Méthode. Archiv für wissenschaftliche Heilkunde II, p. 248. — Herzberg. De ophthalmoscopiorum constructionibus. Halle 1855. V Zehender. Ueber die Beleuchtung des innern Auges. Graefe's Archiv Band II, 2. Helmholtz. Physiologische Optik (Algemeine Encyclopädie der Physick herausgegeben von Karsten).

d'une utilité inappréciable; cependant, cet examen peut être singulièrement facilité par un résumé des connaissances acquises jusqu'à ce jour, et nous pensons, en conséquence, devoir nous y arrêter quelques instants.

Supposons que nous observions un œil normal tourné légèrement en dedans (d'environ 15 à 20°), de la manière déjà indiquée plus haut. Nous apercevons alors au centre du champ visuel un petit disque circulaire blanc et brillant, du milieu duquel émergent les vaisseaux centraux de la rétine. Ce disque n'est rien autre que la papille du nerf optique. Les vaisseaux se ramifient et se répandent dans toutes les directions sur un fond plus ou moins rouge. Avant tout, il s'agit de savoir ce que c'est que ce fond rouge. Est-ce la rétine? est-ce la choroïde, ou seulement une couche de cette dernière membrane? Ces questions ont reçu les solutions les plus diverses. Pour ce qui nous concerne, nous pensons que le véritable état des choses est celui que nous allons décrire :

Le nerf optique et la rétine, la choroïde et la sclérotique ont leur part dans la production des images que présente le fond de l'œil. Les rayons lumineux qui tombent sur la couche antérieure de ces membranes sont en partie absorbés, en partie réfléchis. Les rayons qui ont traversé la première couche sont, à leur tour, en partie renvoyés par la seconde et en partie admis par elle pour venir en frapper une troisième, et ainsi de suite. Mais il est clair que les couches qui sont les plus voisines de l'observateur et qui sont traversées pour la seconde fois par ces rayons que leur renvoient les couches plus profondes, il est clair, disons-nous, que ces couches doivent exercer une influence essentielle sur la couleur et la clarté de la lumière réfléchie par les différentes membranes. Nous observons le fond de l'œil pour ainsi dire à la lumière incidente et, en même temps, par transparence.

La membrane qui, dans l'état normal, réfléchit la plus grande quantité de lumière est *la sclérotique*, et, en particulier, sa face antérieure. La plus grande partie des rayons lumineux qui tombent sur cette dernière sont réfléchis par elle et viennent illuminer la choroïde et la rétine; il n'y en a qu'une faible partie qui pénètre jusque dans la sclérotique elle-même. Dans des conditions favorables, nous pourrons encore percevoir parfois une partie de ces rayons renvoyés par la substance même de la sclérotique, c'est-à-dire que nous pourrons la voir jusqu'à la surface postérieure de cette membrane. Je me suis assuré de ce fait pour la première fois sur une jeune fille albinos chez laquelle je pus poursuivre, dans son parcours au travers de la sclérotique, un vaisseau de la choroïde qui traversait obliquement la première. Je vis, par conséquent, la substance de la sclérotique devant le vaisseau, lequel formait pour ainsi dire le fond du tableau. Le vaisseau qui, dans le reste de son parcours, présentait une couleur d'un rouge intense, offrait à cette place une coloration notablement affaiblie par le tissu sclérotical qui le recouvrait.

Ce fait peut s'observer constamment chez les lapins blancs, dont la sclérotique délicate en facilite la constatation bien plus encore que l'albinisme le plus parfait d'un œil humain. Les taches grisâtres que nous trouvons normalement sur le fond de l'œil d'un lapin blanc (1) ont leur siége, non pas dans la rétine, mais dans la sclérotique, et ne sont pas autre chose que les points où les vaisseaux ciliaires courts traversent cette membrane. Lorsqu'on les observe avec soin, en particulier lorsque, tournant le manche du spéculum, on les éclaire alternativement au moyen de la lumière centrale directe et au moyen de la demi-lumière (*Halblicht*), la lumière centrale étant tournée de côté, on acquiert bientôt la conviction que toutes ces taches se laissent poursuivre comme une continuation des troncs les plus forts des vaisseaux choroïdiens. Lorsqu'on extirpe tout simplement un bulbe oculaire et qu'on examine aussitôt le fond de l'œil à l'aide de l'ophthalmoscope, on ne trouve plus aucune trace de ces taches, au moins dans les cas où le sang des vaisseaux de la choroïde s'est complétement échappé. Mais si, avant de procéder à l'extirpation, on

(1) Van Trigt en parle de la manière suivante : « Çà et là l'on remarque entre eux (c'est-à-dire entre les *vasa vorticosa*) une tache d'un gris mat, qui paraît être située dans la rétine. Cependant, comme ces taches se présentent presque constamment, il n'est guère possible de les considérer comme pathologiques. »

a eu la précaution de maintenir une injection naturelle de la choroïde au moyen de ligatures appropriées, on voit parfaitement les taches de la même manière que sur l'animal vivant. On reconnaît également avec certitude qu'elles ne sont que des vaisseaux, lorsqu'on observe la sclérotique de l'extérieur et en faisant glisser sur elle l'image d'une flamme projetée au moyen des milieux réfringents. Les vaisseaux ciliaires longs qui traversent la sclérotique dans une direction très-oblique et suivent, par conséquent, un parcours assez considérable dans sa substance, même avant d'arriver à la surface externe de la choroïde, se présentent à l'ophthalmoscope sous la forme de longues raies d'un brun rouge, s'étendant d'arrière en avant de chaque côté du bulbe et se continuant ensuite dans les troncs vasculaires bien dessinés.

La choroïde est sans aucun doute la membrane qui exerce la plus grande influence sur les variétés individuelles si multiples que le fond de l'œil présente, quant à ses dessins, à sa couleur et à sa clarté. La quantité relative de lumière qui peut arriver à la sclérotique dépend de celle plus ou moins grande de pigment qu'elle contient, et c'est cette quantité aussi qui détermine si nous observons l'œil à la lumière réfléchie ou par transparence. — Il est facile, dans les cas favorables, de distinguer, au moyen de l'ophthalmoscope, les *vasa vorticosa*, le stroma qui les supporte, les artères, quelquefois les capillaires qui s'étendent devant eux, et enfin la couche de pigment proprement dit de la choroïde, et l'on peut constater alors différentes particularités propres à chacune de ces parties. Certains cas sont tout particulièrement instructifs : ce sont ceux où la couche de cellules pigmentaires polygonales ne contient qu'une quantité peu considérable de pigment. C'est ce qui a lieu, sauf pour quelques cas exceptionnels bien décidés, chez la grande majorité des personnes blondes. On voit alors les fines artères ciliaires pénétrer dans la région qui avoisine la tache jaune, se ramifier en serpentant et se continuer en partie dans les *vasa vorticosa*. On peut s'assurer distinctement de la manière dont ces derniers se réunissent en formant des branches toujours plus grosses jusqu'à ce qu'enfin, arrivés dans la région équatoriale du bulbe, chacun de ces troncs disparaisse subitement comme s'il était coupé. Vers ce même point convergent aussi les veines, en général plus fines, qui appartiennent au même vortex et qui viennent de la partie antérieure de l'œil. L'observation à l'aide du spéculum, surtout l'observation par l'image renversée, est, en pareil cas, aussi instructive pour l'étude des vaisseaux de la choroïde que pourraient l'être les injections les plus habiles. J'ai vu le parcours des vaisseaux choroïdiens de la manière la plus nette, précisément chez cette jeune fille albinos dont j'ai parlé plus haut, et chez ses frères et sœurs, chez lesquels le pigment n'était pas beaucoup plus développé. Cependant, il m'a été facile d'apercevoir les veines et les artères même les plus fines, ou tout au moins les rameaux externes de ces dernières sur un grand nombre d'individus d'un blond très clair. Les rameaux antérieurs des artères ciliaires qui passent devant les veines ne peuvent, il est vrai, être reconnus qu'avec peine, même dans les cas les plus favorables ; mais cela provient surtout de ce que leur parcours seul (et non leur couleur) peut nous servir de caractère distinctif. La couleur ne répond pas, dans les vaisseaux de la choroïde, au caractère veineux ou artériel, comme cela a lieu, par exemple, dans ceux de la rétine, mais dépend presque uniquement du calibre ; de sorte qu'il n'est pas possible de trouver la moindre différence de couleur entre une artère et une veine ayant le même diamètre, si ce n'est dans les longs vaisseaux ciliaires.

J'ai trouvé à peu près constamment, chez les personnes brunes à iris bleu, et aussi parfois chez celles à iris brun, que la couche pigmentaire proprement dite de la choroïde était assez claire, tandis que le pigment était déposé en grande abondance dans le stroma entre les veines choroïdiennes. Ceci se reconnaît à ce que les *vasa vorticosa* se dessinent d'une manière assez nette, tandis que les mailles du réseau qu'ils forment sont remplies par des taches sombres, grises, qui chatoient parfois presque en violet. Représentons-nous, en effet, les deux couches antérieures de la choroïde enlevées ; il est clair qu'alors, si les espaces compris entre les veines sont remplis par un stroma qui ne renferme que peu ou pas de pigment, leur couleur devra paraître à peu près semblable à celle de la sclérotique, ou seulement un peu plus mate et plus jaunâtre. Les veines d'un rouge-clair, larges, communiquant entre elles par de nombreuses anastomoses, devront se détacher par des contours très nets sur un fond encore clair ou d'un blanc-jaunâtre. Plus, au contraire, la masse du pigment est considérable, plus aussi la couleur des espaces intra-vasculaires doit prendre une teinte brunâtre sombre, allant jusqu'au bleu-gris, et ces espaces se détacheront alors entre les vaisseaux comme des taches et des raies sombres et irrégulières. La netteté avec laquelle ce phénomène se présente (comme par exemple dans les cas d'absence pathologique des deux couches antérieures) est, il est vrai, plus ou moins restreinte; mais elle n'en reste pas moins suffisamment distincte dans bien des cas par la pigmentation de l'épithélium à l'état normal.

Lorsque la couche pigmentaire est tout particulièrement sombre, comme cela se trouve parfois chez des gens à cheveux très noirs, on n'aperçoit pas même de traces des veines, même lorsqu'on examine le fond de l'œil dans la région qui répond à l'équateur du bulbe. Et cependant, on voit d'ordinaire facilement à cette place les vaisseaux et les espaces intra-vasculaires, sous la forme de raies à peu près parallèles qui s'étendent sur la surface papillaire brillante qu'on voit en raccourci. — Dans le plus grand nombre des cas, la couche pigmentaire ne forme cependant pas d'enduit d'un brun sombre si impénétrable qu'elle puisse nous cacher les *vasa vorticosa* et, avec eux, la petite quantité de lumière qui est réfléchie par les régions profondes. Elle ajoute plutôt d'ordinaire à la couleur des vaisseaux qui sont au-dessous d'elle, une teinte d'un jaune-gris qui va jusqu'à un brun de café, et donne habituellement au fond de l'œil une apparence granuleuse particulière. Lorsqu'on obtient une image parfaitement nette à un grossissement fort considérable, il est possible, dans les cas du moins où la couche de pigment n'est pas trop épaisse, d'apercevoir les cellules pigmentaires à forme hexagonale disposées régulièrement les unes à côté des autres.

A l'origine des observations ophthalmoscopiques, le fond de l'œil se résumait, pour ainsi dire, dans l'aspect de la rétine. On sait aujourd'hui que cette membrane ne joue, au contraire, qu'un rôle très secondaire dans la coloration du fond de l'œil et dans les autres phénomènes qu'il présente.

La substance de *la rétine*, vu son haut degré de diaphanéité, ne réfléchit qu'une petite quantité d'une lumière diffuse qui suffit cependant à nous révéler sa présence. Il nous est d'autant plus facile de l'apercevoir, que cette petite quantité de lumière réfléchie est moins éclipsée par celle qui est renvoyée par les membranes plus profondes. C'est pourquoi nous reconnaissons la présence de la rétine avec moins de difficulté chez les individus à pigment sombre, où elle forme comme un léger nuage bleuâtre flottant sur un fond à couleur rouge-brun sombre. Cependant, même dans les cas où le fond de l'œil présente une teinte d'un rouge vif, la rétine se reconnaît, du moins lorsqu'on l'examine par l'image droite, à des raies fines et claires qui vont en rayonnant, à partir du nerf optique, vers la périphérie, et en devenant de plus en plus diffuses, mais qui sont beaucoup plus nettes à certaines places, à celles, par exemple, où le fond est formé par les vaisseaux rétiniens. Chez un petit nombre d'individus présentant du reste des yeux normaux, j'ai observé un phénomène particulier qui devait sans doute son origine à un miroitement tout spécial de certaines parties de la rétine. Chez ces individus qui étaient presque tous jeunes, et dont le fond de l'œil présentait une image très brillante, les vaisseaux rétiniens étaient accompagnés de raies fines à éclat extrêmement vif, qui, lorsqu'on imprimait au miroir de petits mouvements de rotation, sautaient d'un côté du vaisseau à l'autre, et qu'on ne pouvait jamais apercevoir qu'aux places où tombait précisément la lumière centrale (*Kernlicht*) la plus claire du miroir. A l'examen de l'image renversée, le fond de l'œil paraissait revêtu d'une espèce d'éclat adipeux tout particulier, dont l'intensité atteignait son maximum dans la région des plus gros rameaux vasculaires, tandis qu'il manquait complétement dans toute l'étendue de la tache jaune. Ce même éclat donnait lieu, tout autour de cette place d'un mat obscur, à des cercles concentriques brillants.

Ce n'est pas seulement le fond de l'œil qui est susceptible de présenter des variations assez considérables suivant les sujets dans l'état normal, on les observe aussi à la papille du nerf optique, tant pour la forme et la couleur que pour la netteté des contours et les différents jeux d'ombre et de lumière que nous y observons.

Dans l'état normal, il est fort rare de voir les limites du nerf optique se marquer *dans le plan de la rétine*, tandis qu'on les y reconnaît parfois d'une manière suffisamment distincte à la suite d'altérations pathologiques. Les lignes fines qui partent en rayonnant de la papille optique, et qui, comme nous avons déjà eu l'occasion de le faire remarquer plus haut, nous indiquent la marche des faisceaux de fibres nerveuses, se détachent à la périphérie, dans le voisinage immédiat du nerf optique, sur le fond relativement plus sombre qui est formé par la choroïde. Il s'ensuit qu'elles ressortent à cette place d'une manière bien plus évidente qu'à la partie centrale de la papille nerveuse. En effet, au travers de cette dernière, nous apercevons les régions plus profondes du nerf optique qui réfléchissent très vivement la lumière. Leur vif éclat surpasse celui des fibres nerveuses superficielles et le rend insensible; si bien qu'il ne nous est permis d'apercevoir ce dernier que dans certaines circonstances et qu'à l'aide d'un éclairage particulier.

Le contour proprement dit du disque formé par la papille optique a son siége *dans le plan de la choroïde*. Il est dû au bord de l'ouverture de la choroïde qui est destinée à livrer passage au nerf visuel (fig. XI *b*). La forme de cette ouverture est très variable : rarement elle est parfaitement ronde; d'ordinaire, elle est légèrement et irrégulièrement anguleuse ou ovale. Il est fréquent de trouver, immédiatement autour du bord libre de cette ouverture, le pigment déposé en plus grande abondance dans le tissu de la choroïde, tantôt sous l'apparence de petits points noirs ou de lignes noires à côté du disque clair, tantôt sous l'apparence d'un croissant grisâtre (*b'*) et peu large, pareillement situé.

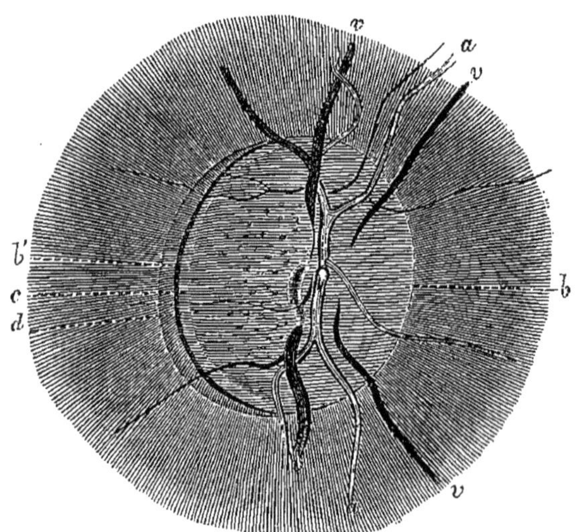

Fig. XI.

Le disque clair qui remplit l'ouverture de la choroïde nous présente, du reste, différents dessins. C'est d'abord un arc fin et très clair (*c*), disposé d'ordinaire parallèlement au contour du disque, arc produit par les rayons lumineux qui sont réfléchis par la tunique du nerf optique à la place où celle-ci se continue dans la sclérotique. Cet arc est d'autant plus large que la choroïde empiète moins sur les limites de la tunique du nerf, et même il atteint, dans certains cas, une largeur telle qu'on serait tenté d'y voir un phénomène pathologique. En dedans de cette ligne arquée se montre la substance nerveuse proprement dite, qui se délimite par un trait grisâtre (*d*) délicat. Le disque ainsi démarqué présente à sa surface un réseau à éclat brillant. C'est la *lame criblée*, dont les petites mailles grises sont formées par les faisceaux nerveux qui perdent à cette place les contours obscurs qui leur sont habituels. Le réseau brillant est développé, surtout au centre de la papille et forme dans cette région un petit arc de cercle qui frappe dès l'abord par son grand éclat, et qui entoure les vaisseaux sanguins là où ils surgissent du sein de la substance nerveuse pour apparaître au regard.

La place d'émersion des vaisseaux est située d'ordinaire un peu en dedans du centre de la papille (c'est-à-dire un peu du côté nasal). Les premiers rameaux vasculaires se dirigent d'ordinaire sur la papille même, en majeure partie du côté interne, de sorte que, dans la majorité des cas, la plus grande moitié de la surface du nerf optique, qui est tournée du côté externe, reste libre et claire, n'étant traversée que par un ou deux vaisseaux minces dans une direction horizontale, tandis que la moitié interne plus petite est recouverte d'un réseau vasculaire beaucoup plus complexe. La manière dont les vaisseaux se groupent sur la papille est, du reste, sujette à de nombreuses variétés individuelles. La disposition la plus habituelle est la suivante : le tronc de l'artère (*a*) qui devient visible dans la région de la lame criblée (1) pénètre droit en avant presque jusqu'à la surface du nerf optique. Là, il donne naissance à deux rameaux qui s'écartent de lui à peu près sous un angle droit, l'un vers le haut, l'autre vers le bas, et dont chacun se divise à son tour en deux branches avant même d'avoir quitté la surface de la papille optique. Ces quatre rameaux artériels sont, d'ordinaire, accompagnés de quatre veines correspondantes (*v*). Mais ces dernières se réunissent sous un angle plus aigu en un tronc commun à un point situé plus profondément dans la masse du nerf optique. Les artères se distinguent facilement des veines, soit par leur couleur plus claire, soit par leur diamètre moindre, soit enfin par le reflet clair qui se produit au sommet de la courbure de leurs parois cylindriques, et qui se traduit sous la forme d'une raie jaunâtre.

Les vaisseaux montrent une certaine régularité dans leur distribution ultérieure sur la rétine, distribution qui n'est pas soumise à d'aussi grandes variations individuelles que le réseau vasculaire sur la papille optique même. En effet, l'on voit toujours deux artères accompagnées de deux veines cheminer de concert vers le haut et vers le bas : l'une d'elles forme un arc et se dirige du côté nasal ; l'autre prend obliquement sa route vers le côté externe. Sur leur parcours, ces vaisseaux donnent naissance à un grand nombre de fins ramuscules qui se distribuent dans toutes les directions. Une partie de ces ramuscules, à savoir de petites branches nées des vaisseaux qui se dirigent horizontalement vers le côté externe, environnent de tous les côtés et avec une certaine régularité la tache jaune.

Les veines de la rétine présentent, dans l'état normal, un phénomène qui s'observe constamment chez beaucoup d'hommes et qui, chez d'autres, ne s'y produit que dans des circonstances exceptionnelles, comme, par exemple, à la suite d'une vive excitation ou d'un mouvement violent du corps. Ce phénomène, qu'il est facile de produire artificiellement chez tout le monde, est *le pouls veineux*, constitué par la systole et la diastole rythmiques des gros troncs veineux, aux endroits où, pénétrant dans les parties non transparentes du nerf optique, ils sont sur le point d'échapper à l'œil de l'observateur. Les changements de forme, qu'affecte cette partie des veines en se remplissant et en se vidant alternativement, sont très variés. Ils dépendent de la direction suivant laquelle les ramifications tendent à se réunir à un tronc principal, de celle qu'elles suivent pour pénétrer dans la partie non-transparente du nerf optique, et de leur relation avec quelques artères situées dans leur voisinage.

Il est facile d'imiter, par des moyens artificiels, le phénomène de la pulsation dans des yeux qui ne le présentent pas naturellement, par exemple par une simple pression légère et uniforme exercée sur le globe. Si cette pression vient à cesser tout à coup, tous les vaisseaux s'emplissent plus fortement, et, en même temps, tous les phénomènes de pulsation disparaissent. Quand la pression est un peu plus forte et un peu plus longtemps continuée, on peut observer dans *les artères* un mouvement rythmique, qui ne se produit jamais *spontanément* dans l'état physiologique, mais seulement dans certaines condi-

(1) M. Helmholtz a déjà attiré l'attention sur ce fait, qu'on voit surgir les vaisseaux des parties profondes de la papille optique ; fait qui a été néanmoins contesté plus tard. Il est cependant possible de se convaincre, dans presque tous les cas, de l'exactitude de cette observation, dès que l'on a soin, dans l'examen de l'image non renversée, de s'armer de verres concaves suffisamment forts pour voir très-nettement jusqu'à la lame criblée. Si l'on imprime alors de petits mouvements à sa propre tête, on voit dans la papille nerveuse du sujet la partie postérieure du tronc artériel visible se déplacer par rapport à la partie antérieure.

tions pathologiques déterminées, et qui diffère complétement du pouls veineux. Dans ce cas, l'artère vidée est remplie, dans toute la longueur de son parcours sur la papille optique, par le sang qui y entre par saccades, au moment même où les veines se rétrécissent. Les cas où l'on peut le mieux s'en convaincre sont ceux où l'on réussit à produire simultanément, d'une manière artificielle, le pouls artériel et le pouls veineux, ainsi que dans les cas pathologiques, assez rares à la vérité, où les deux phénomènes sont perceptibles en même temps.

On peut aussi produire par la pression des phénomènes de pulsation aux *veines choroïdiennes;* M. Donders l'a observé le premier sur des lapins blancs. J'ai vu le pouls veineux chez des hommes dont les yeux étaient pauvres en pigment, en même temps que je voyais le tronc des veines choroïdiennes pâlir sensiblement et se resserrer dès que j'exerçais une légère pression sur le globe. (Quand on veut observer le tronc d'un des cinq ou six *vasa vorticosa*, on doit faire regarder les malades très fortement en haut ou en bas et en même temps un peu sur la droite ou sur la gauche.) Les auteurs les plus estimés, Van Trigt (1), Coccius (2), Jaeger (3), Graefe (4), Donders (5), ont avancé, pour l'explication de tous ces phénomènes, diverses théories dont il serait trop long de parler ici, et pour lesquelles nous renvoyons aux ouvrages originaux.

L'étude ophthalmoscopique de *la macula lutea*, cette partie si importante du fond de l'œil, n'est pas dépourvue de certaines difficultés particulières. La concentration exacte des rayons lumineux que l'appareil dioptrique de l'œil effectue suivant son axe, le rétrécissement considérable de la pupille, conséquence nécessaire de l'éclairage intense auquel on soumet la partie la plus sensible de la rétine, enfin la concentration du reflet cornéen, si incommode à l'observateur, sont autant de circonstances qui rendent à un homme encore peu expérimenté l'étude de la *macula lutea* à peu près impossible, même dans les cas où il est en état d'examiner avec une exactitude satisfaisante les autres parties du fond de l'œil. Pour faciliter cette étude, il faut choisir, dans le commencement, des individus jeunes, presbytes, à pupille large. On voit alors la tache jaune se présenter sous la forme d'une tache obscure plus ou moins arrondie, dans le domaine de laquelle la rétine est complétement dépourvue de cet éclat particulier ou de ce léger voile grisâtre que nous avons décrit plus haut, et que nous avons vu régner à des degrés divers sur tout le reste du fond de l'œil. Cette tache offre des dimensions un peu plus grandes que celles de la papille du nerf optique. Lorsque le grossissement n'est pas trop faible, nous pouvons déjà reconnaître dans son centre obscur un point brillant qui se montre à nous encore plus distinctement dans l'examen de l'image non renversée. C'est là le reflet dû à la *fosse centrale de la rétine*, fosse qui se montre, à un fort grossissement, sous la forme d'un point brillant, ou bien d'un cercle, ou bien d'un petit crochet qui modifie son lieu sur une orbite circulaire, et dont la grosseur est à peu près égale au calibre de l'artère centrale de la rétine.

Il est à peine besoin d'ajouter que cette place aussi présente de grandes variations individuelles à l'état normal, suivant l'âge de l'individu, la richesse en pigment de la choroïde, la largeur de la pupille et mainte autre circonstance.

(1) Nederlandsche Lancet, 5e série, 2 Jargang, p. 456.
(2) Ueber die Anwendung des Augenspiegels. S. 5.
(3) Ueber Staar und Staaroperationen. S. 104; und Wiener med. Wochenschrift, 1854, nos 3, 4, 5.
(4) Archiv für Ophthalmologie, Band I, 1, S. 385.
(5) Archiv für Ophthalmologie, Band I, 2, S. 75.

2° ÉTAT PATHOLOGIQUE.

1. — Altérations pathologiques des milieux réfringents.

Si nous employons l'ophthalmoscope pour examiner les milieux réfringents de l'œil, nous pouvons observer soit à la lumière réfléchie, soit à la lumière incidente, les obscurcissements dont ces milieux sont susceptibles. Les circonstances qui font prédominer l'une de ces deux lumières ou qui n'en laissent subsister qu'une à l'exclusion de l'autre, sont de diverse nature. Ce sont d'une part l'étendue et l'épaisseur des obscurcissements à observer, de l'autre le mode d'éclairage que l'on aura choisi. La lumière *réfléchie* que nous employons est la lumière diffuse renvoyée par le fond de l'œil, et qui nous fait voir la pupille éclairée en rouge. Dans ce cas, les obscurcissements, quelle qu'en soit la couleur, nous apparaissent sombres sur un fond rouge, parce que la petite quantité de lumière que ces obscurcissements eux-mêmes réfléchissent est peu sensible. Mais lorsque les obscurcissements ont une certaine étendue, alors cette lumière devient appréciable, et nous pouvons en augmenter l'intensité en faisant converger la lumière par l'ophthalmoscope vers le plan de l'œil dans lequel se trouve la surface antérieure des obscurcissements. De cette manière nous les observons à la lumière *directe*, et nous ne les voyons plus sombres, mais de la couleur qui leur est propre.

Il est très important de déterminer à quelle profondeur de l'œil se trouvent les objets observés. Nous possédons pour cela différents moyens : Le premier consiste à observer les déplacements que subissent les objets dans le champ visuel quand l'œil se meut. Supposons que l'axe visuel de l'observateur passe par le centre de rotation de l'œil objectif; alors, quand ce dernier viendra à se mouvoir, tous les objets qui auparavant se trouvaient, par exemple, dans l'axe visuel même de l'observateur, s'éloigneront de cet axe; tandis que le centre de rotation conservera seul sa position. Tout ce qui est placé devant lui passera dans le champ visuel du même côté que la cornée; tout ce qui est placé derrière lui passera du côté opposé. Plus les objets sont éloignés du centre de rotation, plus l'étendue de ces mouvements est considérable. Le reflet de la cornée restant dans l'axe visuel, le bord pupillaire de l'iris, et pour les parties plus profondes, les objets qui occupent le fond de l'œil, bien que ne paraissant pas très nettement, facilitent ici une détermination assez exacte. Mais l'avantage que nous retirons, pour cette détermination, de l'examen subsidiaire du fond de l'œil est surtout sensible quand nous observons, non par l'image droite, mais par l'image renversée, les déplacements que subissent les obscurcissements dans les mouvements de l'œil.

Pour les objets qui ne sont pas très éloignés de la rétine, je recommanderais par-dessus tout un moyen qui permet d'observer et de reconnaître facilement les plus petites différences relatives à leur profondeur. Il consiste à faire avec la lentille convexe de petits mouvements perpendiculairement à son axe, tandis que l'œil de l'observateur et celui du patient conservent invariablement leur position. Les images du fond de l'œil et celles des obscurcissements des milieux réfringents se trouvent alors placées dans des plans différents, l'un derrière l'autre; mais elles peuvent être vues en même temps d'une manière suffisamment nette. Plus les objets observés sont près de l'observateur, plus ils se meuvent fortement du côté vers lequel on fait mouvoir la lentille. Ainsi, par exemple, si un obscurcissement filiforme va, traversant tout le corps vitré, du pôle postérieur du cristallin au centre de la rétine, nous le verrons comme un point si nous regardons dans l'axe optique du patient. Cependant, dès que nous faisons mouvoir la lentille à droite ou à gauche, l'extrémité antérieure de l'obscurcissement filiforme passe devant l'extrémité postérieure, du côté correspondant, et nous ne le voyons plus alors comme un point, mais comme une ligne, qui devient d'autant plus large que nous dévions davantage la lentille de son axe, et qui se présente à nous tantôt par son côté droit, tantôt par son côté gauche.

Un moyen plus complet de juger de la profondeur des obscurcissements repose sur l'emploi de lentilles concaves et convexes pour observer par l'image droite : Les objets qui se trouvent à la *distance focale* d'un appareil dioptrique ou en arrière de cette distance ne peuvent être vus par l'image droite qu'à l'aide de lentilles concaves ; tandis qu'à l'œil nu, et même avec des verres convexes, les objets peuvent encore être vus nettement par l'image droite s'ils se trouvent suffisamment éloignés de la distance focale de cet appareil dioptrique ; de sorte qu'alors le jugement que nous porterons sur le lieu occupé par les objets déterminera la force des verres convexes ou concaves que nous devrons employer.

En observant les milieux réfringents, nous employons principalement l'ophthalmoscope pour les parties les plus profondément situées.

Pour ceux qui occupent la moitié antérieure du bulbe, nous possédons un moyen dont l'emploi nous conduit à des résultats beaucoup plus exacts : nous voulons parler de l'*éclairage latéral* dont nous dirons quelques mots avant de passer à l'étude des altérations pathologiques des milieux réfringents.

De l'éclairage latéral. — Il n'est pas sans inconvénient, lorsqu'on veut examiner, au moyen des procédés ophthalmoscopiques, les modifications pathologiques siégeant dans les parties antérieures des milieux réfringents de l'œil, d'y appliquer un éclairage trop intense ou un grossissement trop considérable. On comprend que les conditions optiques n'étant plus les mêmes pour l'éclairage de ces parties que pour celui du fond de l'œil, il était plus naturel de placer sur le côté de l'œil le miroir chargé d'y apporter la lumière, et de regarder librement à côté de ce dernier, que d'examiner suivant l'axe du cône lumineux projeté dans l'œil par un miroir concave. Les avantages de cet éclairage latéral sont surtout manifestes lorsqu'on emploie, pour le réaliser, au lieu d'un miroir concave, une lentille convexe d'une ligne et demie de foyer, et qu'on examine à l'aide d'une forte loupe les parties ainsi éclairées. Ce procédé avait déjà été utilisé par Helmholtz dans ses recherches sur l'accommodation de l'œil. J'en ai fait ressortir les avantages (1) à une époque où, recommandé déjà par d'autres pour obtenir certains résultats, l'éclairage latéral était cependant encore peu connu des praticiens.

Parmi les avantages les plus essentiels de cette méthode, je mentionnerai les suivants :

1° Au moyen d'un léger mouvement de rotation de la lentille d'éclairage, des plans successifs situés à différentes profondeurs, et, dans ces plans, quelques points seulement, peuvent être éclairés l'un après l'autre, tandis que les parties situées devant et derrière eux restent dans l'obscurité. C'est ainsi que, dans l'œil normal, par exemple, la lueur bleuâtre qui résulte de la projection diffuse de la lumière *directe* peut permettre d'observer, l'une après l'autre, la face antérieure de la cornée, de l'iris, des capsules cristallines antérieure et postérieure. Les obscurcissements isolés, situés à des profondeurs différentes, se montrent clairement l'un après l'autre dans leurs positions respectives.

2° Si des couches entières, d'une suffisante épaisseur, sont obscurcies, alors, à l'éclairage ophthalmoscopique antérieur, elles réfléchissent tant de lumière que toutes les parties situées derrière elles deviennent invisibles; tandis qu'au moyen de l'éclairage latéral, on peut s'arranger de façon que les parties plus profondément situées soient fortement éclairées, et deviennent ainsi visibles à travers la couche obscurcie, mais non éclairée, qui est située devant elles. Nous reconnaissons ainsi, par exemple, la grandeur et la couleur du noyau brun d'une cataracte, même dans le cas où la couche corticale est si fortement obscurcie qu'à la lumière ordinaire du jour ou à l'examen avec l'ophthalmoscope, elle nous le cache complétement.

3° Enfin, l'avantage principal de cette méthode consiste en ce que, sans trop gêner le patient par l'intensité d'une lumière extraordinairement forte, nous pouvons examiner son œil sous un grossissement considérable. Quelque simple que soit le moyen dont nous nous occupons ici, la manière de l'employer est cependant encore assez compliquée, au moins lorsqu'on veut obtenir au plus haut degré possible tous les avantages que nous

(1) Archiv für Ophthalmologie, t. I, 2, p. 351.

venons de mentionner. On ne peut donner, sur la manière de mettre ce moyen en pratique, qu'un très petit nombre de règles générales. Elles se rapportent principalement à la forme du cône lumineux à diriger sur l'œil, à l'inclinaison que nous devons donner à son axe par rapport à l'axe optique du patient, et à la profondeur à laquelle nous devons faire pénétrer dans l'œil le sommet du cône lumineux. Dans la suite de ce travail, nous aurons soin d'indiquer ces règles en parlant des différents obscurcissements à étudier.

De petits mouvements de la main rendent possibles, dans quelques cas, des diagnostics qu'on ne pourrait établir par aucune autre méthode d'examen. Savoir faire convenablement ces petits mouvements de main, c'est ce qu'évidemment la pratique seule peut apprendre.

A. Altérations pathologiques du système cristallinien.

Dans l'état physiologique, le cristallin examiné à l'ophthalmoscope se marque en général excessivement peu, et presque pas chez les individus jeunes; chez les vieillards, la lumière rouge diffuse l'obscurcit déjà plus ou moins. A l'éclairage latéral, au contraire, la capsule antérieure, aussi bien que la substance de la lentille, se marque suffisamment pour permettre d'en reconnaître l'existence et les moindres changements qui ont pu survenir dans sa position. Les moindres changements de transparence des fibres de la lentille et de la capsule apparaissent à l'instant de la manière la plus évidente, alors qu'avec l'ophthalmoscope nous n'en pouvons rien apercevoir. Cet instrument se trouve encore en défaut lorsqu'il s'agit d'obscurcissements déjà trop avancés pour laisser passer la lumière que renvoie le fond de l'œil.

L'éclairage latéral, au contraire, nous sert parfaitement dans tous les cas d'obscurcissement du système cristallinien, de quelque nature qu'ils soient, et nous pouvons, par son moyen, pousser le diagnostic au plus grand degré de précision qu'on puisse atteindre sur un sujet vivant. Nous nous occuperons donc surtout, en décrivant les obscurcissements du système cristallinien, de leur examen à l'éclairage latéral.

1. Opacités de la capsule. 1° Après les inflammations de l'iris, des *exsudats* se déposent en couches minces sur la face antérieure de la capsule, aussi bien dans les points où cette dernière baigne librement dans la chambre antérieure que dans ceux où l'iris est en contact avec elle. Des adhérences de l'iris avec la capsule par le moyen de ces exsudats, il résulte que, lorsque l'iris se rétracte, soit par la guérison de l'inflammation, soit par l'action des mydriatiques, une quantité plus ou moins abondante de l'épithélium du pigment reste attachée à la capsule. Tandis qu'avec l'ophthalmoscope on les voit comme des ombres obscures sur un fond rouge, les exsudats et le pigment apparaissent, à l'éclairage latéral, avec leur couleur naturelle; et souvent on peut même apercevoir l'image du bord pupillaire représenté par une petite couronne régulière de points sur la capsule à laquelle il avait antérieurement adhéré.

2° Les épaississements de la capsule et les dépôts à sa face interne ne sont pas rares dans les cas de cataracte lenticulaire. Ils s'élèvent de la partie équatoriale, en forme de presqu'île, dans la région de la pupille, ou bien présentent des taches centrales, légèrement arrondies, quelquefois polygonales, d'une blancheur de lait, et il n'est pas rare que la capsule se montre très régulièrement plissée dans les points qu'ils occupent. Il est d'autant plus important de les observer, qu'ils peuvent souvent nous mettre sur la voie d'une complication de la cataracte avec des affections amblyopiques, et particulièrement avec des décollements de la rétine.

3° On voit dans les cas de cataracte secondaire : *a*) de petites pellicules très fines, brillantes et presque complétement transparentes; *b*) des sortes de membranes opaques, d'un blanc de lait, formées par la capsule épaissie, auxquelles adhèrent des fibres cristalliniennes incrustées de sels calcaires ou ayant subi la dégénérescence graisseuse, et autour desquelles on rencontre encore une quantité plus ou moins considérable de substance cristalline transparente. Il importe, pour l'opération, de déterminer la quantité de cette dernière;

pour cela, il faut tenir compte de la distance à laquelle l'opacité se trouve du bord pupillaire de l'iris, de la position et de l'étendue de la lueur bleuâtre que la partie transparente de la substance cristallinienne manifeste à l'éclairage latéral, de l'influence qu'exerce cette opacité sur le fond de l'œil éclairé par l'ophthalmoscope, et enfin de l'action qu'ont sur la vue du malade de forts verres convexes. *c*) M. Graefe, dont nous suivons ici la division, décrit comme troisième forme ces cordons et ces membranes complétement opaques, d'un blanc éclatant, d'une consistance extrêmement forte et coriace, que l'on voit principalement se produire après de fortes exsudations.

2. Opacités du cristallin. 1° *Ramollissement de la substance corticale.* Par l'obscurcissement simultané d'un assez grand nombre de fibres lenticulaires placées l'une à côté de l'autre et qui, par suite de leur disposition anatomique propre, passant au delà de l'équateur du cristallin, s'approchent à différents degrés des pôles antérieur et postérieur, on voit dans la région pupillaire, éclairée en rouge, des ombres noires cunéïformes dont le gros bout est tourné vers la périphérie, et la pointe vers le centre. La largeur, le nombre et l'éloignement réciproque de ces taches varient extraordinairement. Plus l'opacité augmente, plus elles deviennent nombreuses, larges et foncées, et ne laissent plus paraître entre elles que de petites raies claires, jusqu'à ce qu'elles cachent enfin complétement la lumière que renvoie le fond de l'œil. A l'éclairage latéral, on peut encore les reconnaître à leur configuration et à leur couleur d'un blanc grisâtre, voir quelle profondeur l'opacité a atteinte, et distinguer clairement les figures appartenant à la substance corticale postérieure, de celles qui appartiennent à l'antérieure. Pour obtenir ce dernier résultat, nous poussons le cône lumineux assez fortement sur le côté pour qu'il éclaire seulement un peu d'un côté la substance corticale antérieure, tandis que sa pointe, dirigée vers la substance corticale postérieure, l'éclaire si vivement qu'à travers le noyau et la substance corticale antérieure, obscurcie mais non éclairée, elle nous apparaît encore suffisamment distincte.

2° *Opacités stationnaires de la substance corticale.* Sous ce titre nous devons comprendre celles qui, ayant attaqué une partie déterminée du cristallin, y restent ordinairement bornées, bien que, naturellement, cela n'empêche pas qu'une cataracte générale ne puisse venir s'y joindre.

a) La *cataracte stratifiée* (Schichtstaar) a été décrite par Graefe dans les termes suivants : (Voir t. II, p. 372).

b) *Opacité d'une couche de la substance corticale postérieure.* Cette forme, qui ne se présente pas très fréquemment, se distingue en ce qu'elle ne constitue qu'un obstacle léger à l'éclairage du fond de l'œil par l'ophthalmoscope qui fait apparaître la pupille d'un rouge uniforme, mais un peu terne. A l'éclairage latéral, l'opacité se présente sous l'aspect d'une surface d'un éclat argentin, profondément située, s'étendant régulièrement sur toute la région pupillaire, quelquefois, mais rarement, sous celui d'une forme étoilée.

c) *La cataracte polaire postérieure* est beaucoup plus fréquente et se complique le plus souvent de maladies de la choroïde et du corps vitré. Elle consiste en un obscurcissement de forme arrondie, circonscrit, situé près du pôle postérieur de la lentille. A cause de cette position dans l'axe et à peu de distance en avant du point de rotation de l'œil, il apparaît comme une petite tache noire au centre de la pupille éclairée, tandis que le reflet de la cornée, se jouant devant cette tache, ne dépasse que peu ou pas du tout la région qu'elle occupe. A l'éclairage latéral, cette tache paraît d'un jaune blanchâtre, et l'on peut la voir plus manifestement encore lorsque, par suite de la formation d'une cataracte générale survenue plus tard, la substance lenticulaire placée en avant de la tache est déjà notablement obscurcie.

d) *L'arc sénile de la lentille.* Il se révèle par une opacité très opaque, entourant, en tout ou en partie, l'équateur de la lentille, et dont les pointes, courtes et larges, s'élèvent un peu en deçà et dans la direction des faces antérieure et postérieure de cette dernière. A cette forme, ainsi qu'à celle précédemment mentionnée, s'ajoute aussi parfois une cataracte générale; pourtant elle doit être considérée comme restant elle-même stationnaire, et lorsque la cataracte est complétement formée, elle tranche encore, par sa couleur et son dessin, sur le reste de la substance lenticulaire.

e) Obscurcissements punctiformes de la lentille. Lorsqu'ils sont en petit nombre, c'est à peine s'ils s'aperçoivent dans le fond rouge de la pupille, et même, lorsque le nombre en est plus grand, ils ne s'y marquent que très faiblement. Ils se manifestent, au contraire, à l'éclairage latéral, avec un éclat extrêmement vif, sous l'apparence de petites gouttes excessivement fines et claires, sur un fond noir, et irrégulièrement disséminées dans la lentille. Dans l'axe et entre les *vortices* de la lentille, elles se réunissent quelquefois en figures régulières qui présentent ce qu'on nomme « *la cataracte à trois branches,* » et se distinguent parfois par la lumière bleue particulière qu'elles réfléchissent.

3° *Obscurcissements du noyau. a) La sclérose sénile.* Lorsqu'elle commence, l'éclat de la pupille est seulement un peu amorti dans une partie centrale qui n'est pas très nettement limitée. Quand cet amortissement est assez sensible, les fines bandes dont il a été fait mention plus haut, à propos du ramollissement cortical, s'y joignent peu à peu, et ce n'est que lorsque la formation de la cataracte est très-avancée, et beaucoup plus tard que dans le ramollissement de la lentille, que ces bandes interceptent complétement la lumière venant du fond de l'œil. Alors il est encore réservé à l'éclairage latéral de déterminer sûrement la grandeur du noyau et la consistance de la substance corticale environnante. Dans ce but, on laisse tantôt tomber la lumière concentrée sur la face antérieure du noyau qui se marque alors par un fort reflet d'un gris-bleu ; tantôt on fait passer le cône lumineux de la partie équatoriale antérieure d'un côté à la partie équatoriale postérieure de l'autre, à travers la substance de la lentille, de telle sorte que le noyau se présente transparent dans sa couleur jaune d'ambre. On fait alors attention à la grandeur, à la couleur et à la position du noyau. Les altérations dans la position, comme elles se présentent dans le cas d'un ramollissement complet de la substance corticale, se marquent alors, malgré l'obscurité de cette dernière, avec une netteté parfaite.

b) La cataracte du noyau des sujets jeunes. Obscurcissement blanc, augmentant de la périphérie vers le centre, et, comme le remarque Graefe, beaucoup plus rare qu'on ne l'avait cru jusqu'ici; attendu que ce qui donnait lieu à diagnostiquer cette forme rare, c'est qu'on la confondait avec d'autres cataractes, notamment avec la cataracte stratifiée.

B. Altérations pathologiques du corps vitré.

Autant sont visibles, autant sont faciles à diagnostiquer ces obscurcissements du corps vitré, qui, dans les mouvements de l'œil, volent comme des corps sombres à travers la région pupillaire brillante, autant, d'un autre côté, l'observateur même le plus exercé a de peine à reconnaître avec certitude les obscurcissements les plus fins, ou à s'assurer de la parfaite pureté du corps vitré, ce qui est, dans beaucoup de cas, d'une haute importance. Une petite partie du corps vitré, celle qui est située le plus près des parties les plus antérieures de la choroïde, échappe presque toujours à l'examen ; cette partie, soustraite aux investigations, est d'autant plus grande que la pupille est plus étroite. Il suit de là qu'il est très essentiel de dilater la pupille aussi complétement que possible, ce qui est malheureusement impraticable dans beaucoup de ces cas où, à cause de l'inflammation de l'iris et de la partie antérieure de la choroïde, on peut soupçonner des obscurcissements précisément dans les parties du corps vitré, dont l'accès est le plus difficile.

Certains mouvements de l'œil objectif sont ici d'une grande importance. Ainsi il est très utile d'y faire exécuter, dans différents sens, des mouvements vifs et rapides, que l'on fait ensuite cesser brusquement. L'ébranlement qu'éprouve par là le corps vitré et qui persiste après qu'a cessé le mouvement de l'œil, fait passer dans le champ visuel des obscurcissements qui jusque-là étaient invisibles. Apparaissant tout à coup, les figures sombres se développent, puis, retombant peu à peu dans leur position précédente, disparaissent de nouveau. La liberté et l'abondance de leur mouvement diffèrent notablement dans les différents cas et nous permettent d'apprécier le degré de diffluence du corps vitré. Il faut cependant ne pas oublier que tout obscurcissement est susceptible d'une certaine mobilité, même quand la consistance du corps vitré n'est pas altérée. Cette mobilité se traduit par un léger tremblement à peine sensible et en rapport avec la consistance normale du milieu. D'un autre côté, une diffluence complète du corps vitré peut échapper au diagnostic lorsque, comme cela arrive dans quelques cas, il ne renferme aucune espèce de corps opaques.

Quant à ce qui concerne la forme des obscurcissements, elle est extraordinairement variée, et c'est sur elle que la plupart des classifications en ont été établies. Ainsi, les fils fins, tendus d'un bout à l'autre du corps vitré, les petits corps *dentelés*, les membranes larges et minces qui, lorsque l'œil se meut, se plient dans les formes les plus diverses et se déplient de nouveau, échappent difficilement à l'observateur lorsqu'ils se placent dans son champ visuel. Au contraire, il est très-difficile de reconnaître ces obscurcissements ponctiformes extrêmement fins, dont la présence se révèle par l'obscurité que revêt le fond de l'œil, malgré l'emploi de tous les appareils dioptriques. Il faut, pour observer ces petits points et ces fils extrêmement fins, un grossissement aussi fort que possible. Pour l'obtenir, on doit avoir égard à la force du verre convexe, à l'éloignement de l'observateur et accommoder son œil selon les différentes profondeurs du corps vitré auxquelles il s'agit d'atteindre. Alors, si les obscurcissements punctiformes n'occupent pas toute la largeur du corps vitré, mais sont seulement réunis dans un même plan, comme en une fine membrane, la recherche de ce plan exige souvent beaucoup de temps.

En regard de ces obscurcissements ténus se place une forme d'opacités qui est susceptible d'empêcher complétement, d'une part, la puissance visuelle, de l'autre, l'éclairage du fond de l'œil. La pupille éclairée par l'ophthalmoscope paraît complétement sombre; à l'éclairage latéral, la fossette antérieure et son entourage apparaissent comme une membrane grisâtre.

Pendant le temps que ces obscurcissements mettent à se résoudre, et qui est d'une année environ, on reconnaît que d'autres obscurcissements également opaques entourent toute la périphérie du corps vitré, et sont même établis dans son intérieur à la façon de fausses membranes. Ces obscurcissements peuvent disparaître complétement et la puissance visuelle se rétablir entièrement.

La couleur des obscurcissements du corps vitré est le plus souvent d'un gris-blanchâtre. Ce n'est que dans des cas extrêmement rares qu'ils ont la teinte sombre du pigment. Assez souvent ils sont colorés par le sang, qui leur donne des teintes variables, depuis le jaune de rouille clair jusqu'au rouge-brun foncé. Nous avons déjà exposé plus haut comment on peut distinguer leur coloration réelle de leur coloration apparente.

Les cristaux de cholestérine qui se produisent dans le corps vitré, comme dans toutes les parties de l'œil, se reconnaissent manifestement lorsque, dans les mouvements de l'œil, ils viennent se présenter, comme une pluie d'or, à la région pupillaire.

Les cysticerques du corps vitré qui ont été diagnostiqués jusqu'ici sur des sujets vivants ont été observés dans la clinique du docteur de Graefe. J'ai donc eu occasion de les examiner complétement.

Deux de ces cas (1), presque complétement semblables par la forme et la position, différaient essentiellement des autres cas, par leur origine, leur forme et la manière dont ils se comportèrent dans la suite. Tous deux, datant probablement de la plus tendre enfance, n'avaient été remarqués que beaucoup plus tard et seulement par hasard, et ne montrèrent pas à l'examen, pendant la durée d'une année, les moindres changements. D'avant en arrière s'étendait, à travers le corps vitré, une bulle allongée d'un gris-bleuâtre qui était reliée en arrière à une vésicule un peu plus sombre, parfaitement ronde et qui semblait flotter librement en sens divers dans le corps vitré lorsque l'œil se bougeait. L'examen par l'image renversée fit voir la forme et la position de ces parties sous un tout autre jour.

(1) Archiv für Ophthalmologie. I, 2. S. 345, tab. VI; fig. 2; et II, 1, S. 265.

Le trouble que nous avions vu d'abord, se montra sous la forme d'une figure d'un blanc brillant formant un ovale transverse; derrière cette figure et au-dessus d'elle on voyait s'étendre une vésicule allongée, d'un gris-bleu, au travers du corps vitré entier. L'extrémité antérieure pyriforme me sembla être la tête d'un cysticerque; la partie rétrécie venant ensuite, son cou, et la partie ovale sombre et à limites bien tranchées, sa vésicule. L'animal entier était évidemment enveloppé d'une fine membrane qui se continuait en arrière sous la forme d'un boyau mince, transparent, qu'on pouvait poursuivre jusqu'au fond de l'œil. Sur le fond de l'œil même, outre un dépôt de pigment irrégulier, on remarquait une forte décoloration de la papille et le manque des vaisseaux rétiniens de la partie supérieure et interne (à l'image renversée). Les mouvements constatés dans l'examen par l'image droite furent reconnus avec certitude pour n'être que des mouvements apparents dus à la variation de la parallaxe des diverses parties de l'animal situées les unes derrière les autres. Mais la question de savoir si, indépendamment de ces changements de position apparents, des mouvements véritables provenaient de petites modifications dans la forme de l'animal, question de laquelle seulement dépend la fixation certaine du diagnostic, ne put pas être résolue avec certitude, malgré des observations répétées avec la plus grande persévérance. En effet, il n'était pas possible d'écarter complétement les chances d'erreur provenant de légers mouvements de la tête ou de l'œil.

Dans les autres cas, les animaux s'étaient développés tout à coup lorsque les malades avaient atteint toute leur croissance; ils avaient été remarqués par eux et bientôt livrés à l'examen ophthalmoscopique, qui, au bout de peu de temps, révélait déjà dans l'œil et dans l'animal des altérations plus ou moins notables. Dans tous ces cas, le cysticerque s'était développé immédiatement au-dessus ou au dedans de la rétine, puis s'était frayé sa route plus avant. Il ne paraissait pas aussi allongé que dans les deux cas précédents, mais, à l'état de repos, il ressemblait à une bulle verdâtre à contour très-fin, à laquelle était implantée tantôt vers son milieu, tantôt sur le côté, la partie cervicale à apparence plus délicate et jaunâtre. Cette dernière, divisée en articles et portant la tête à son extrémité, se mouvait parfois librement en sens divers; parfois aussi elle se retirait dans l'intérieur de la vésicule, de sorte que l'on ne pouvait en reconnaître que vaguement les contours au travers des parois de celle-ci. Les mouvements de la vésicule elle-même consistaient en ondulations annulaires cheminant à sa surface et donnaient une certitude parfaite au diagnostic. Il n'est cependant pas toujours possible de reconnaître d'une manière aussi positive la présence du cysticerque. Il se forme en effet souvent un système de membranes concentriques autour de la vésicule, membranes qui rendent cette vésicule moins distincte et qui paraissent se former régulièrement dans le corps vitré, lorsque le ver atteint un degré de développement plus avancé. Une seule fois, un cysticerque fut extirpé du corps vitré par M. le docteur Graefe (1) et put être observé durant vingt minutes encore vivant sous le microscope.

Il arrive parfois que des *corps étrangers* qui ont pénétré dans l'intérieur de l'œil par suite d'un accident, laissent cependant l'organe dans un état qui permet de l'examiner encore à l'aide de l'ophthalmoscope. La voie que le corps étranger a parcourue dans l'intérieur du corps vitré se montre alors sous la forme d'un trouble dont la couleur est bleuâtre à la lumière incidente et noirâtre lorsqu'on observe par transparence. A l'extrémité de cette voie, le corps étranger se laisse reconnaître par sa forme et peut-être aussi, mais seulement çà et là, par sa couleur; la couleur est en effet, d'ordinaire, tellement voilée par le trouble qui enveloppe l'objet, qu'elle se perd dans une nuance gris-bleuâtre. C'est ainsi que j'ai eu l'occasion d'observer une fois un fragment d'une capsule d'arme à feu et une autre fois un grain de grenaille qui avaient percé la sclérotique et avaient pénétré jusque dans le corps vitré.

(1) Voyez une description plus circonstanciée de ce cas dans : Archiv für Ophthalmol., t. I, 1 ; I, 2 ; II, 1 ; II, 2 et III, 2.

2. — Altérations pathologiques de la choroïde.

A. Anomalies de l'appareil de la circulation.

Le diagnostic des anomalies de l'appareil de la circulation dans la choroïde est un des plus difficiles de l'ophthalmoscopie. Nous avons à y considérer les déviations de l'état normal que subissent les vaisseaux quant à leur couleur et quant à leur forme. Mais combien sont grandes les différences que nous trouvons sous ce rapport dans les yeux, même à l'état physiologique!

Une teinte plus ou moins foncée de l'*épithélium du pigment* fait que les vaisseaux choroïdiens nous paraissent tantôt d'un rose clair et à contours bien marqués, tantôt d'un rouge-brun et à contours mal dessinés; quelquefois même nous ne les voyons pas du tout. D'une pigmentation plus ou moins forte *du stroma* dépendent d'autre part les grandes différences qui se remarquent dans la configuration du réseau des vaisseaux choroïdiens. Le stroma n'est-il que peu ou pas pigmenté, nous apercevons alors les ramifications même les plus fines de tous les vaisseaux choroïdiens qui couvrent tout le fond de l'œil d'un réseau à mailles serrées et assez irrégulier. Un stroma, au contraire, couvert d'un pigment sombre cache plus ou moins complétement les vaisseaux plus fins et ne laisse apercevoir que ceux qui ne le cèdent que peu en épaisseur à la couche de la choroïde qui les supporte. Nous apercevons alors sur le fond de l'œil un réseau vasculaire beaucoup plus régulier, à mailles plus larges, avec des espaces intervasculaires obscurs et paraissant dépourvus de vaisseaux.

Les rameaux vasculaires qui constituent ce réseau ont encore une épaisseur très variable aux différentes places du fond de l'œil, et il faut tenir compte de cette épaisseur, ainsi que des conditions dans lesquelles se trouve le pigment, dans chaque cas en particulier, et selon l'endroit sur lequel on porte son attention, avant de pouvoir déclarer pathologiques, les injections de vaisseaux que l'on y observe. D'un autre côté, dans plus d'un cas, il pourra y avoir une hypérémie très considérable de la choroïde, sans qu'il soit cependant possible de la constater à l'ophthalmoscope, parce qu'une couche pigmentaire très obscure cache complétement les vaisseaux.

Parmi les altérations des vaisseaux qui se montrent souvent avec une grande netteté, nous ferons remarquer les suivantes :

1. *Une dilatation plus forte et simultanée des artères et des veines* est manifestement visible quand elle ne s'étend pas sur toute la choroïde, mais se déploie seulement sur quelques parties de celle-ci. Cela se rencontre très fréquemment dans les environs d'un foyer d'inflammation circonscrit de la choroïde, de même que dans la sclérotico-choroïdite postérieure, notamment dans les cas où, tant par les symptômes subjectifs que par les symptômes objectifs, dont il sera fait mention plus tard, l'on a pu constater que cette altération est récente ou qu'elle a pris depuis peu du développement. Il arrive souvent alors qu'au pôle postérieur du bulbe, là où, dans l'œil à l'état normal, les vaisseaux sont plus cachés qu'en d'autres endroits par la pigmentation de la choroïde, précisément plus sombre dans cette région, il arrive souvent, disons-nous, qu'on y voit très clairement quelques veines et quelques artères plus fortement remplies et d'une couleur plus foncée.

2. *La dilatation des veines seules* a lieu principalement dans les affections anciennes, non-seulement de la choroïde, mais aussi des autres parties de l'œil. Dans des conditions de pigmentation favorables, on peut la constater dans tout le fond de l'œil; mais on la remarque le mieux dans la région équatoriale du bulbe.

Si l'œil objectif est tourné fortement en haut ou en bas, et en même temps quelque peu en dehors, l'observateur est tout surpris, lorsqu'il fait cette épreuve pour la première fois, même dans un œil normal, de l'énorme épaisseur sous laquelle apparaissent les veines à leur lieu d'émergence, où tous les rameaux d'un *vortex* se sont réunis en un ou deux troncs débouchant tout près l'un de l'autre. On voit ici facilement des altérations pathologiques considérables. Si l'on veut diagnostiquer, d'une manière sûre, des altérations peu importantes, on doit, après avoir fait une étude approfondie de l'état normal, pour n'être pas trompé par les états dioptriques, établir des comparaisons avec la grosseur sous laquelle nous apparaissent d'autres parties, telles que la papille optique et les vaisseaux de la rétine.

3. L'*oblitération complète*. On l'a remarquée assez souvent sur quelques vaisseaux dans le voisinage d'exsudations choroïdiennes ; on n'a observé cependant que quelques cas où elle s'étendait à la plus grande partie de la choroïde ; et notamment dans un de ces cas où la plus grande partie de la choroïde était vide de sang, la différence entre ces places et les places voisines à l'état normal se manifestait de la manière la plus marquée. Une couche très mince de pigment, le stroma étant revêtu d'un pigment sombre, laissait voir tout le réseau des plus forts vaisseaux choroïdiens très régulièrement distribués, les vaisseaux oblitérés d'un blanc jaune, séparés par des espaces intervasculaires d'une couleur mate, brun de café, tandis que les espaces entre les vaisseaux remplis de sang présentaient une couleur plus rouge-brun. On peut se faire une idée très-exacte de l'image qu'offrent les parties oblitérées si l'on tend sur une plaque de verre une choroïde ainsi privée de sang, qu'on l'éclaire par une image de flamme renversée, et qu'on l'observe dans des conditions dioptriques analogues.

Quant à ce qui est de la membrane chorio-capillaire, jamais on n'en peut observer les détails dans l'œil normal, mais seulement l'effet de couleur que produit leur ensemble, et encore cet effet est-il excessivement minime. Ce n'est pas ici la finesse des vaisseaux ou l'étroit espace qui les sépare qui s'oppose à l'observation ; car les grossissements dont nous pouvons nous servir dans nos recherches nous les feraient parfaitement reconnaître si nous n'en étions empêchés par certains effets de couleur ou d'éclairage. Avant toutes choses, nous ne pouvons pas nous représenter la couche chorio-capillaire sur un sujet vivant, comme nous sommes habitués à nous la figurer par des préparations injectées ou par les dessins qui en sont faits. Ainsi, dans les injections, la matière colorante opaque, comme le cinabre, le chromate de plomb, le bleu de Prusse, etc., se montrent avec tant d'intensité, même dans les couches les plus minces, que, par exemple, un capillaire de la choroïde bien injecté est capable de cacher presque les plus gros vaisseaux qui se trouvent sous lui. Mais il en est tout autrement dans la masse naturelle d'injection, le sang. Celui-ci, dans des colonnes minces comme celles que contiennent les capillaires, colore seulement en orange extrêmement pâle, tandis que, dans des colonnes de l'épaisseur des plus forts vaisseaux choroïdiens, la couleur paraît déjà rouge.

En somme, les capillaires de la choroïde ne contribuent à l'image ophthalmoscopique du fond de l'œil qu'en ce qu'ils ajoutent une couche d'une couleur orange excessivement pâle aux parties de couleur intense situées derrière eux.

S'il s'agit de reconnaître les détails d'un réseau si faiblement coloré à un grossissement peu considérable et avec la seule intensité de lumière que l'ophthalmoscope est en état de fournir, cela sera surtout facile si nous voyons ce réseau sur un fond blanc pur. Ce sera déjà plus difficile si le fond présente cette teinte d'un rouge-jaune sale ou un ton plus rouge-brun, comme les espaces intervasculaires à pigment plus clair ou plus foncé. Ce sera plus difficile encore sur le rouge éclatant des plus forts vaisseaux choroïdiens. Mais toute observation de ce genre devient impossible dès qu'une couche, si peu colorée qu'elle soit, comme pourrait être la couche pigmentaire intérieure de la choroïde, se trouve encore entre l'observateur et cet objet délicat.

Ce n'est que sur des *lapins blancs* que j'ai pu observer, d'une manière parfaitement exacte et uniformément sur tout le fond de l'œil, les capillaires de la choroïde jusque dans leurs plus fines ramifications. Une immobilité parfaite, un éclairage extrêmement intense, un fort grossissement et l'absence de pigment se réunissent ici pour étendre, d'une façon très notable, les services que peut rendre l'examen ophthalmoscopique ; je dois cependant avouer que déjà, pendant de longues années, j'avais recommencé de temps en temps à examiner avec le plus grand soin l'œil du lapin, sans que jamais les capillaires de la choroïde se fussent dessinés nettement à mes regards. Ce n'est que dans ces derniers temps, lorsque je me remis à poursuivre de nouveau, pendant des heures entières, ce but unique, qu'ils m'apparurent enfin presque subitement avec la netteté la plus complète. Les petits troncs de la couche capillaire apparaissaient, là où ils reposaient sur de gros vaisseaux, comme de petits points rouges extrêmement fins, d'où rayonnaient les embranchements qui semblaient encore à peine colorés et qui formaient un réseau qu'on pouvait suivre aussi loin au delà des gros vaisseaux qu'au delà des espaces intervasculaires blancs.

A l'occasion de ces recherches, j'aperçus aussi, pour la première fois, un phénomène qui est peut-être l'un des plus intéressants qu'on puisse voir avec l'ophthalmoscope : *c'est la circulation dans les veines choroïdiennes.*

Tout à coup, dans un vaisseau que, depuis longtemps déjà, on croyait voir avec la netteté la plus parfaite, la vie se révèle; on voit le sang se précipiter à travers ce vaisseau avec une extrême rapidité. Une courte branche qui unit deux veines, passant l'une auprès de l'autre, pâlit; il n'y a plus qu'un mince trait rouge qui montre encore où est le chemin par lequel veulent s'efforcer de passer quelques globules de sang; tandis que déjà, à l'autre extrémité, un cône de sang vient se jeter en mouvements cadencés et prend enfin le dessus; de sorte que le sang parcourt violemment, et dans une direction opposée à sa direction première, la courte branche de jonction, jusqu'à ce que, au bout de quelque temps, le premier état soit rétabli. Cette décoloration subite se montre en plusieurs endroits de la choroïde, nommément aux origines à pointes coniques des veines, qui, pour cela, semblent fréquemment se raccourcir. J'avais déjà été frappé de cet effet longtemps avant d'avoir vu la circulation. La difficulté qu'éprouve, à chaque nouvelle tentative pour observer cette dernière, celui-là même qui en est déjà venu à bout à plusieurs reprises, tient, je crois, à deux causes principales : la première, c'est qu'avec la très forte intensité d'éclairage dont on a besoin, la rétine qui se trouve devant la colonne de sang et les parois du vaisseau réfléchissent une masse de lumière qui empêche l'observation; il faut y obvier en tournant l'instrument de telle sorte que les vaisseaux soient vus exclusivement à la lumière transparente à travers elle; la seconde, c'est que la netteté avec laquelle se présentent les vaisseaux, quand l'œil est accommodé *presqu'*exactement, nous prive du criterium que nous offrirait le défaut de netteté pour accommoder notre œil avec la précision nécessaire pour observer la circulation.

4. *Extravasation du sang des vaisseaux choroïdiens.* Les phénomènes auxquels elle donne lieu sont très différents selon la direction qu'a suivie le sang extravasé. Traverse-t-il la rétine, il se produit des obscurcissements du corps vitré (1); passe-t-il en plus grande quantité entre la choroïde et la rétine, il donne lieu alors à des décollements de cette dernière, dont nous parlerons plus amplement ci-dessous. De petites quantités s'étendent en couches minces sur la face interne de la choroïde et se présentent sous l'aspect de taches rouges de sang, qu'on voit, dans le cours de leur résorption, se briser, pâlir et enfin, soit disparaître complétement, soit laisser derrière elles de légères altérations de la couche pigmentaire.

Les *imbibitions* du stroma de la choroïde ne peuvent être aperçues avec certitude que dans des cas rares et dans des conditions particulièrement favorables. Cela m'a réussi dans quelques cas de contusion de l'œil où j'ai vu clairement la couche pigmentaire s'étendre au delà des taches rouge-sombre, circonscrites, entre les vaisseaux choroïdiens visibles. Après la résorption, il restait, à la place du sang, une tache d'un jaune sale autour de laquelle le stroma de la choroïde se montrait toujours considérablement plus pigmenté. La persistance, sans altération, de cette tache fut établie par une longue et constante observation de ces cas, et parce que, dans beaucoup d'autres où l'on eut occasion de constater une contusion remontant à plusieurs années, il était resté des taches toutes pareilles.

(1) Archiv für Ophthalmologie, t. I, p. 351.

B. Altérations de l'épithélium du pigment et de la lame élastique de la choroïde.

Nous avons dû répéter à diverses reprises combien grande était l'influence de la couche pigmentaire sur l'aspect général du fond de l'œil et sur les particularités qu'on peut reconnaître dans les couches isolées placées derrière elle. Nous avons encore plus souvent, dans ce qui va suivre, à considérer l'importance de cette couche pour le diagnostic différentiel des altérations du fond de l'œil.

Avant tout, nous ferons remarquer ici que, par sa position, sa couleur et ses rapports avec les couches environnantes, elle permet à l'observation ophthalmoscopique de s'étendre même à l'étude des détails *histologiques*.

Non-seulement on peut reconnaître les cellules isolées de l'épithélium dans leur forme caractéristique, mais on peut encore juger du degré de capacité pigmentaire de chacune d'elles et même indiquer la place du noyau, dans les cas les plus favorables, avec le grossissement le plus fort possible, et avant tout avec une accommodation bien exacte.

On reconnaît très-fréquemment des *altérations du contenu pigmentaire des cellules*. On trouve ordinairement des parties où les cellules sont entièrement ou presque entièrement dépourvues de ce *contenu* pigmentaire, et ces parties sont entourées ou traversées par d'autres, dont les cellules sont si démesurément remplies de pigment, qu'elles paraissent complétement noires et cachent entièrement tout ce qui est placé derrière elles.

Distinguer sûrement, d'une part, une simple diminution du pigment, de la résorption ou du détachement des cellules elles-mêmes; d'autre part, un simple accroissement de pigment, de l'entassement des cellules les unes sur les autres, c'est ce qui naturellement n'est jamais facile, ce qui n'est pas même possible dans tous les cas.

C'est surtout *devant* les foyers d'inflammation circonscrits dans la choroïde que nous trouvons la diminution du pigment, et, *aux limites* de ces foyers, l'accroissement de ce produit dans les cellules de l'épithélium.

Des taches noires isolées, formées par un groupe de cellules de l'épithélium complétement noires, se trouvent parfois dans un œil tout à fait normal et n'ont aucune signification pathologique. Ainsi, par exemple, j'ai vu pareille tache tout près de la *macula lutea* d'un œil parfaitement sain; elle avait environ l'étendue de la papille du nerf optique, était quelque peu anguleuse, complétement noire et couverte par la rétine qui se reconnaissait à sa teinte bleuâtre transparente. Aux alentours du nerf optique, au lieu des petites *faulx* ou des points ordinaires, dont le siége est principalement dans le stroma de la choroïde, j'ai vu également une couronne parfaitement noire, ou une faulx, de la largeur du nerf optique lui-même, dont le siége était évidemment dans la couche épithéliale.

Des images particulières se produisent parfois par le changement de la capacité pigmentaire, lorsque ce changement reconnaît pour cause la dégénérescence de la lame élastique de la choroïde, dégénérescence décrite par MM. Donders et H. Müller. Lorsqu'après la première description faite par M. Donders, de la métamorphose colloïde (1) de la choroïde, j'eus vu les nombreuses préparations de ce physiologiste distingué et que je me fus bientôt convaincu moi-même, par hasard, de la fréquence de ces altérations pathologiques, j'appliquai toute mon attention à prouver, par des observations ophthalmoscopiques faites à ce sujet, l'identité d'une image ophthalmoscopique déterminée avec l'altération anatomique de cette membrane. Cela me réussit enfin, mais sur une image à laquelle je n'aurais pas présumé cette origine. Chez un patient, qui souffrait du reste d'une affection de la rétine

(1) M. Donders regardait ces sphères brillantes comme des sphères colloïdes qui semblaient se développer des noyaux des cellules pigmentaires. H. Müller les attribue à des épaississements de la lamelle vitreuse de la choroïde et les assimile aux épaississements des autres membranes hyaloïdes de l'œil. (Voir Arch. für Ophth., t. I, 2, p. 101 et ibid. t. II, 2, p. 1.)

pour laquelle je l'examinais souvent et avec attention, je fus frappé par des figures particulières dans la choroïde. Elles n'étaient que faiblement marquées et auraient facilement échappé à une observation moins attentive. Examinées avec soin, elles se présentaient comme des couronnes un peu sombres que limitaient de petites taches un peu plus claires. Elles étaient formées par des cellules pigmentaires qui, remplies un peu plus fortement, environnaient des groupes de cellules faiblement remplies. Elles s'étendaient du reste, séparées par de petits intervalles, sur toute la choroïde visible. L'individu n'ayant que 26 ans, je ne pensai pas devoir les attribuer à cette altération des membranes hyaloïdes qui se produit principalement dans la vieillesse, et je fus tout surpris, en faisant la dissection des yeux, d'y reconnaître cette cause. Les épaississements *globiformes* de la lame élastique de la choroïde se montraient uniformément développés sur une grande partie de cette dernière. Les plus grands seulement d'entre eux avaient détruit les cellules pigmentaires sur lesquelles ils pressaient. Mais tous avaient occasionné une diminution du contenu pigmentaire des cellules placées devant eux, et une augmentation du contenu de celles qui les entouraient. C'était là ce qui formait ces figures qui, chez un individu à pigment sombre, auraient certainement paru plus frappantes que chez cet homme aux yeux bleus et d'un blond tout à fait clair.

C. EXSUDATIONS DE LA CHOROÏDE.

Ce que nous avons dit, à propos des extravasations, sur les différentes directions que peut prendre le sang venant des vaisseaux choroïdiens, s'applique naturellement aussi aux exsudations. Elles peuvent pénétrer dans le corps vitré après avoir percé la rétine et se développer en une couche mince entre la choroïde et cette dernière, ou bien, plus considérables, soulever cette membrane. D'un autre côté, elles peuvent imbiber le stroma de la choroïde seulement; ou bien enfin, s'épanchant entre la choroïde et la sclérotique, séparer de la sclérotique la rétine avec la choroïde, de telle sorte que celle-ci s'avance dans le corps vitré sous la forme d'une bosselure fortement tendue.

Ce n'est pas seulement cette différence de l'emplacement, mais aussi celle de la coloration, de la masse et de la transparence qui donne lieu aux aspects si divers sous lesquels se présentent les exsudations dans l'image ophthalmoscopique.

Nous examinerons d'abord les exsudations qui altèrent *par places* l'aspect de la choroïde elle-même. Il n'est pas rare qu'une couche d'exsudation fine, étendue sur la face interne de la choroïde, forme un voile grisâtre délicat couvrant quelque peu les cellules pigmentaires, et assez semblable à celui qu'accuse parfois la rétine. De même que ce dernier, il se manifeste d'autant plus clairement que le fond est plus sombre.

Les exsudations transparentes et séreuses qui pénètrent le stroma de la choroïde elle-même n'exercent qu'une influence immédiate minime sur l'image du fond de l'œil, tandis que les exsudations épaisses, d'un blanc opaque, que nous trouvons si fréquemment, sont susceptibles de cacher le tissu en partie ou si complétement que l'on ne voit plus qu'à grande peine çà et là, dans les taches blanches, un vaisseau ou un tissu pigmenté. Pour le diagnostic de ces exsudations, il y a la difficulté de les distinguer des taches dues à l'absence de la choroïde et à la *dénudation* de la sclérotique, qui en est la conséquence. C'est là un problème qu'on ne peut naturellement pas toujours résoudre; mais, dans un bon nombre de cas, la solution nous en est facilitée par certains éléments parmi lesquels il faut particulièrement ranger : une légère saillie des taches d'exsudation, une faible coloration (bleuâtre ou grisâtre); en outre, l'état de certains vaisseaux choroïdiens plus fortement gorgés, qui sont encore visibles là où tout le reste est déjà caché; enfin, la présence d'une couche générale ou partielle des cellules épithéliales, que celles-ci soient intactes ou altérées de la manière ci-dessus décrite. L'existence des épithélium nous permet de distinguer ces taches d'exsudations de la dénudation de la sclérotique, puisque, dans une atrophie de la choroïde, on ne saurait imaginer que l'épithélium se conserve seul.

L'inflammation chronique de la choroïde se présente sous deux aspects qu'il faut savoir distinguer. Le plus souvent, sous celui de *sclérotico-choroïdite postérieure* (1), beaucoup plus rarement à l'état de *choroïdite disséminée*.

1. *Sclérotico-choroïdite postérieure.* Cette affection a été décrite par M. de Graefe dans un article qui a été résumé par les traducteurs dans le corps de l'ouvrage (V. t. II, p. 64) et dont nous donnerons ici un extrait plus complet dans ce qui y a trait à l'ophthalmoscopie.

« Le *diagnostic* en est très facile, en ce sens qu'il faut toujours diriger son attention sur un seul et même point du fond de l'œil, l'insertion du nerf optique. On y remarque une figure blanche qui touche au bord extérieur de la papille. Cette figure, lorsqu'elle n'est encore que peu développée, a la forme d'un croissant, dont le bord concave est en quelque sorte fondu dans la papille du nerf optique, tandis que le bord convexe en est tourné du côté du pôle postérieur de l'œil. Lorsque la maladie continue à s'étendre, cette tache blanche augmente d'étendue, son bord externe s'écarte graduellement de l'insertion du nerf optique, et sa forme change d'une manière plus ou moins notable. Tantôt, dans la suite de son développement, cette image conserve sa direction vers le dehors et prend alors l'aspect d'une bande transversale, partant du nerf optique; tantôt elle s'étend en haut et en bas, et forme dans ce cas des figures blanches à forme très variable, qui entourent la moitié extérieure de la papille optique et qui se détachent souvent d'une manière assez tranchée sur les parties voisines du fond de l'œil, en formant des échancrures, séparées entre elles par des espèces de promontoires anguleux. L'altération peut enfin circonscrire aussi le côté interne de la base du nerf optique, de sorte que la papille optique forme alors une espèce d'île entourée dans tout son pourtour d'une surface blanche, ou parfois d'un vert clair, dont la partie située du côté externe est toujours bien plus développée et plus large que celle qui siége au côté interne. La lumière qui est renvoyée par cette surface se distingue avant tout par son intensité; elle est beaucoup plus claire et plus blanche que celle que réfléchit la papille du nerf optique, au point que celle-ci paraît relativement moins éclairée et à peu près rougeâtre. Sur cette surface blanche on voit s'étaler, d'une manière encore plus manifeste que dans l'état normal, les vaisseaux délicats de la rétine qui vont en rayonnant dans la direction de l'*ora serrata*. On peut même reconnaître, à une lumière intense, les vaisseaux les plus fins, ce qui peut conduire à estimer l'hypérémie de la rétine bien plus considérable qu'elle n'est en réalité. Une autre erreur, qui peut résulter de l'éclairage, consiste en ce que les vaisseaux rétiniens ont l'air de disparaître dans le bord convexe extérieur, ou en général à la périphérie de la figure blanche, de telle manière qu'ils semblent s'enfoncer dans les parties profondes du tissu, ou se perdre dans des masses de pigment accumulées à cette place. Ce phénomène s'explique par le fait que les vaisseaux deviennent relativement moins distincts parce qu'ils rampent sur un fond plus obscur. Il n'est pas rare de voir, dans les environs de l'altération, de petites places blanches en forme d'îles, dont la signification est la même que celle de la figure principale et qui ne se différencient de cette dernière que par leur moindre étendue. Ces taches sont souvent en grand nombre et concentrées vers le bord de la figure principale, de telle sorte que ce bord prend un aspect irrégulier, déchiqueté ou dentelé, ce qui annonce un progrès rapide de la maladie. Lorsque ces taches manquent, et que la figure principale présente des contours nettement tranchés et colorés par du pigment, on peut y voir au contraire un signe d'un arrêt de la maladie. — *La manière dont se comporte le pigment* est tout à fait particulière. Lorsque la figure blanche n'est que faiblement développée, il manque d'ordinaire totalement en dedans des limites de celle-ci, mais il se trouve alors amassé le long du bord extérieur du croissant en quantité bien plus considérable que dans le reste du fond de l'œil. On pourrait croire que son amoncellement à cette place provient de ce qu'il a été repoussé peu à peu par le dévelop-

(1) Archiv für Ophthalmologie, t. I, p. 390.

pement de la figure blanche; il n'est même pas rare d'apercevoir une bande brune bien marquée qui entoure cette dernière. Lorsque la figure a pris une très grande extension, il est fort rare qu'elle soit dans toute son étendue dénuée de toute trace de pigment anormalement développé. On voit bien plutôt que le reflet blanc en est interrompu à certaines places par des taches brunes ou noires et des figures irrégulières de tout genre, au-dessus desquelles les vaisseaux rétiniens suivent leur parcours accoutumé. C'est ce qui arrive particulièrement au pôle postérieur du globe oculaire, ainsi qu'à tous les promontoires qui font saillie entre les échancrures du bord de la figure blanche.

On ne trouve d'ordinaire rien d'anormal dans la rétine. On y reconnaît cependant, dans certains cas, de petites taches grisâtres, aussi bien dans la partie qui est située au-dessus de la tache blanche, que dans le reste de la membrane. Ces taches se distinguent manifestement par l'intensité moins grande de la lumière qu'elles renvoient et par la manière dont elles se comportent par rapport aux vaisseaux rétiniens; aussi ne peut-on les confondre avec les taches blanches que nous avons mentionnées plus haut. Par contre, la choroïde n'est jamais naturelle dans les points avoisinants, et l'on peut tout au moins constater toujours une différence anormale entre la lumière réfléchie par les vaisseaux choroïdiens et celle qui est renvoyée par les espaces intravasculaires. Les premiers paraissent d'un rouge clair, tandis que les espaces intravasculaires sont sombres, bleuâtres ou même violets; en même temps il n'est pas rare qu'une lueur claire s'aperçoive au travers de la membrane. Ces phénomènes s'expliquent par la macération du pigment. Parfois ces modifications sont réparties d'une manière excessivement irrégulière dans la choroïde, de sorte que cette membrane semble comme bigarrée de diverses couleurs; cela a lieu surtout lorsque des ecchymoses se forment dans son tissu, ce qui n'est point un phénomène rare. Ces modifications diffuses sont du reste dans un rapport constant avec l'étendue du développement de la figure blanche autour du nerf optique. »

Bien que l'on n'ait encore fait qu'un très petit nombre de dissections de cas de cette affection, celui très considérable des malades qui la présentent et le temps pendant lequel ils ont pu être observés, ont permis de se faire une idée exacte de sa marche et de son développement.

Si je m'en rapporte à mon observation, je suis porté à penser que la première altération qui annonce le commencement de cette maladie consiste dans le dépôt d'une couche mince d'exsudations sur la face interne de la choroïde. L'espace occupé par cette couche est toujours très nettement limité; il est de grandeurs différentes, embrasse ordinairement, sous la forme d'un croissant, la partie extérieure, et parfois la partie extéro-inférieure de la papille du nerf optique. Mais, dans beaucoup d'autres cas, il a de suite une largeur double de celle du nerf optique, et même plus grande encore. Bientôt aussi se montrent alors les conséquences d'une *imbibition* du stroma par l'exsudation. Cette imbibition a lieu ordinairement dans une région circonscrite par les figures dont nous venons de parler, et cette partie devient ainsi toujours plus claire et se distingue manifestement du reste du fond de l'œil. Cependant, aussi longtemps que la maladie n'a pas dépassé un certain degré, on peut toujours reconnaître quelques raies et points grisâtres, et çà et là un vaisseau sur la face blanc-jaunâtre de la tache décrite. Quand l'affection est arrivée à un plus grand développement, il semble se déposer des exsudations, d'une consistance assez grande pour cacher la couleur du stroma et préluder à l'atrophie du tissu. Alors la tache ne paraît plus d'un jaune sale, mais d'un blanc brillant tournant quelquefois un peu au bleuâtre. Aux limites de la tache se produisent, par le trop plein mentionné plus haut des cellules pigmentaires, des lignes et de petites taches étroites et noires (1). Longtemps après que cette maladie s'est arrêtée, on la voit quelquefois se produire de

(1) Comme ces lignes noires ressemblent beaucoup à celles qui se trouvent à la limite de la papille optique normale, et que fréquemment, en pareil cas, la couleur de cette dernière ne diffère que peu de celle de la plaque blanche qui l'entoure, il arrive souvent que les commençants ne s'aperçoivent pas de cette affection, parce qu'ils prennent le nerf optique, *avec la*

nouveau et une couche mince d'exsudations s'attacher alors à la plaque blanche, de la même manière que celle qui, au commencement de la première période, s'était attachée au nerf optique. On peut alors observer, l'une à côté de l'autre, diverses phases de la même altération. Si la place affectée prend une certaine extension, des altérations choroïdales ne tardent point à se produire dans la région du pôle postérieur du globe oculaire. Ce qu'on remarque principalement alors, ce sont des irrégularités de pigmentation et des altérations des vaisseaux (dilatation et oblitération); plus rarement voit-on des exsudations circonscrites et seulement dans quelques cas des plaques régulières et aussi nettement limitées que celles qui entourent la papille optique.

Vers l'équateur du bulbe, on ne trouve que rarement, dans la scléro tico-choroïdite postérieure, des plaques isolées; au contraire, la figure partant de la papille optique, quand elle a pris un très grand développement, s'étend insensiblement avec des prolongements pointus jusque dans cette région.

A de pareils degrés de développement, les plaques d'exsudation ont ordinairement une épaisseur considérable, de sorte qu'elles présentent souvent une saillie visible au-dessus du niveau de la choroïde. Ces épaisseurs ne se montrent pas jusqu'aux limites de la figure blanche; le plus souvent les plaques y paraissent sous la même forme qu'au début de la maladie.

2. *Choroïdite disséminée.* Elle ne commence jamais dans la partie de la choroïde qui entoure immédiatement l'entrée du nerf optique, et, comme il est fort rare qu'elle s'y manifeste plus tard, la choroïdite disséminée se distinguerait déjà, par son siége seul, de la sclérotico-choroïdite postérieure, infiniment plus fréquente.

La choroïdite disséminée n'affecte pas de préférence un endroit déterminé et unique de la choroïde, mais elle en envahit d'ordinaire à la fois plusieurs points, situés la plupart les uns à côté des autres, et à quelque distance de la papille optique, et se présentent sous l'aspect de petites taches plus claires que le reste du fond de l'œil, légèrement arrondies, allongées, ou tout à fait irrégulières. L'épithélium y paraît faiblement pigmenté ou manquant tout à fait. Au commencement, on continue à voir encore clairement les vaisseaux choroïdiens; les contours en sont même plus vifs, et la couleur plus rouge. Cela est d'autant plus sensible que la couche du pigment de l'œil est plus distincte, car alors on ne peut pas suivre les prolongements des raies rouges au delà des limites des plaques. Dans le cours de la maladie, les plaques deviennent toujours plus nombreuses et plus grandes, et se confondent en partie les unes avec les autres. D'autre part, elles se détachent toujours de plus en plus des parties normales, deviennent plus claires, et les vaisseaux choroïdiens qu'on y apercevait auparavant disparaissent peu à peu; des taches obscures de pigment, dont la formation est la même que celle ci-dessus mentionnée, limitent et séparent les plaques placées les unes auprès des autres. Les parties atteintes de la choroïde prennent ainsi un aspect marbré, très bigarré, surtout lorsque des extravasations viennent augmenter encore les couleurs des images. Dans les cas anciens, dès que le développement a atteint son plus haut degré, l'image reprend une plus grande uniformité. Les taches jusqu'alors isolées, s'élargissant davantage, se fondent presque toutes ensemble, et changent ainsi la plus grande partie, ou même la totalité du fond de l'œil accessible à l'ophthalmoscope, en une surface blanche presque uniforme.

plaque qui l'entoure, pour le seul nerf optique normal. L'ampleur plus considérable de cette figure pathologique ne prémunit pas contre cette erreur, car la myopie qui se lie à cette affection fait que, dans l'image renversée, toutes choses égales d'ailleurs, le grossissement est moins considérable. Mais l'observation attentive des vaisseaux de la rétine dans leurs rapports avec la figure blanche au dessus de laquelle ils passent, suffit déjà pour assurer le diagnostic.

3. — Altérations pathologiques de la rétine.

A. — Anomalies de la circulation.

A l'ophthalmoscope, les vaisseaux de la rétine se présentent dans de tout autres conditions que ceux de la choroïde. Ceux-ci, avec leurs innombrables ramifications intriquées les unes dans les autres, comme des cheveux mêlés, rampent dans un lit de stroma, et sont recouverts en outre par un épithélium pigmentaire qui, dans certaines circonstances, est susceptible de les cacher complétement. Il en est tout autrement pour les vaisseaux de la rétine. Il n'y a ici que les éléments les plus intimes d'une membrane essentiellement transparente, la rétine, qui les séparent de l'appareil dioptrique, et ils se présentent isolés et élégamment développés sur une large surface. Mais cette surface est-elle propre à nous faciliter l'observation des objets qui se déploient sur elle? Si elle était blanche, elle serait assurément plus avantageuse. En effet, les vaisseaux fins se voient beaucoup mieux sur le disque clair de la papille optique et sur les places blanches qui se produisent morbidement dans le fond de l'œil; et cependant la couleur du reste de ce fond diffère toujours notablement de celle des vaisseaux de la rétine. Si la quantité du pigment est peu abondante, comme dans les cas où le fond est d'un rouge très clair, alors les rameaux des vaisseaux minces et également colorés en rouge clair ne se détachent pas d'une manière très nette (1), bien qu'en se donnant quelque peine, on puisse encore parfaitement les suivre. Il n'y a que les capillaires de la rétine qui échappent complétement à l'observation, tandis qu'on peut suivre, comme je l'ai fait sur le lapin, ceux de la choroïde. On sait d'ailleurs que, sans tenir compte de la largeur des mailles formées par les capillaires de la rétine, et de leur situation beaucoup plus favorable, ceux-ci ont un diamètre à peine de moitié aussi grand que celui des capillaires de la choroïde, ce qui explique suffisamment la cause de cette différence. Sur les grands vaisseaux au contraire, parmi lesquels les artères se distinguent partout aisément des veines, on peut observer avec la plus grande netteté et mesurer exactement les plus légères altérations dans la quantité de leur contenu et les plus faibles mouvements de leurs parois. Les altérations les plus notables qui s'observent dans le système vasculaire de la rétine sont les suivantes :

1. *Turgescence des artères et des veines.* D'après ce qui précède, on pourrait croire que nous considérons comme très facile le diagnostic de cet état des vaisseaux de la rétine, et trouver naturel que des praticiens moins expérimentés se flattent de pouvoir le déterminer sûrement. Il n'en est rien. Il est facile de produire par diverses manœuvres une turgescence des vaisseaux dans des yeux à l'état normal; une pression sur l'œil, de violents mouvements de la tête, celle-ci étant baissée, et toutes les excitations exercées sur la rétine, suffisent pour la produire. En examinant l'organe avant et après ces expériences, il est aisé de distinguer ce qui est normal de ce qui est pathologique. Mais il en est tout autrement quand on examine un patient pour la première fois, et que, sur le soupçon qu'ont peut être éveillé quelques symptômes subjectifs, on veut constater si la circulation de sa rétine est complétement normale, ou si elle est exagérée. Pour faire cette distinction, il faudrait pouvoir assigner une différence bien tranchée entre l'état physiologique et l'état morbide; mais la grande diversité qui s'observe à cet égard dans les différents individus rend impossible cette appréciation. Tel développement des vaisseaux qui, chez tel individu, ne se produit que dans des conditions pathologiques, est, chez tel autre, complétement normal. Il faut y joindre la difficulté d'apprécier convenablement ces développements, difficulté qui résulte des grossissements différents qu'exige l'appareil dioptrique de

(1) Un fond autrement coloré, noir ou brun-foncé par exemple, rend l'examen beaucoup plus difficile, comme on a fréquemment l'occasion de s'en convaincre dans les cas pathologiques.

l'œil ; d'un autre côté, la comparaison avec l'autre œil n'est pas toujours suffisante. Aussi, en faisant des recherches consciencieuses, s'apercevra-t-on bientôt que la détermination d'états congestifs *légers* est loin d'être facile, et que souvent on ne peut les constater qu'après les changements qu'a produits, par exemple, un traitement anti-congestif, sur l'état des vaisseaux (1).

Une distension considérable des artères aussi bien que des veines est en général facile à constater, mais elle ne se présente que rarement. Parmi un nombre considérable d'ouvriers travaillant au feu (serruriers, forgerons, fondeurs de métaux) que j'ai eu l'occasion d'examiner, j'ai trouvé fréquemment, lorsqu'il n'y avait encore que des affections subjectives légères, une hypérémie modérée, mais cependant déjà clairement appréciable, de tous les vaisseaux de la rétine; et ce n'est que chez quelques-uns, qui avaient une amblyopie considérable, que j'ai constaté cet état des vaisseaux à un degré tout à fait extraordinaire.

Le *pouls veineux*, bien que souvent très fort, même dans l'œil normal, semble pourtant se produire ici avec plus de violence encore. Dans ces cas, j'ai souvent pu montrer facilement que le mouvement de la paroi des veines était perceptible encore bien au delà de la région de la papille, ce qui n'est pas aisé à constater dans des yeux à l'état normal. Dans un cas même, j'ai vu le pouls que j'ai pu suivre distinctement au delà de la papille optique, à une distance deux fois grande comme la largeur de cette papille, s'y produire à un endroit où la veine était dichotomisée. Il se produisit en même temps un phénomène très étrange; on voyait à cet endroit l'éclat que montre parfois la couche la plus intérieure de la rétine se manifester très ostensiblement et d'une manière rhythmique, sur une petite place tout contre cette division, dès que la veine se vidait, et disparaître de nouveau quand elle se remplissait: on observait donc de cette manière le mouvement de la partie de la rétine adhérente au vaisseau.

La modification dont nous allons parler ci-après s'observe beaucoup plus fréquemment que l'hypérémie de tous les vaisseaux de la rétine :

2. *Turgescence des veines, les artères étant à l'état normal, ou faiblement remplies.* Dans presque toutes les affections de la rétine, à l'exception de quelques formes moins bien déterminées, nous voyons cet état des vaisseaux, et nous aurons à en faire mention à plusieurs reprises quand nous décrirons ces affections.

Nous ne voulons en parler ici qu'en tant qu'il présente par lui-même une forme de maladie déterminée, donnant assez souvent lieu à des symptômes subjectifs considérables.

Au commencement, la différence entre les artères et les veines, c'est-à-dire le calibre plus fort et la coloration plus foncée de ces dernières, ne se manifeste pas beaucoup plus qu'à l'état normal. Plus tard, on voit les veines, quand on les suit dans leurs ramifications à partir du nerf optique, se rétrécir plus lentement qu'à l'ordinaire, et, jusqu'à l'endroit où elles passent plus ou moins brusquement de la position verticale à l'horizontale, ne perdre presque rien de leur grosseur un peu augmentée. Après cela, on remarque un plus fort entortillement des veines dans le plan de la rétine, et aussi peu à peu des sinuosités plus fortes dans un plan perpendiculaire à celui-ci, c'est-à-dire que les veines montent plus fréquemment que dans l'état normal à la surface de la rétine pour s'éloigner ensuite davantage de cette même surface. Dans le principe, cela ne se passe que dans les gros vaisseaux ; plus tard aussi dans les plus fins. Par suite de cette circulation irrégulière, il n'est pas rare que le diamètre des vaisseaux augmente *par places* et de telle sorte qu'il existe entre les courbures et les dilatations un rapport qu'on ne saurait méconnaître. Ces dernières paraissent même, à cause de ces courbures, plus considérables qu'elles ne le sont réellement, lorsque les convexités sont placées plus près de la superficie. Elles paraissent alors saturées de rouge et diffèrent ainsi plus fortement encore des parties qui, plongeant plus profondément dans la substance de la rétine, paraissent d'une couleur plus

(1) Après les soustractions de sang, on doit naturellement ne commencer cet examen que lorsque la réaction qui suit immédiatement la décharge est déjà passée.

amortie à cause des éléments qui passent au-dessus d'elles. Cet état est surtout frappant lorsque la substance de la rétine est pathologiquement troublée d'une manière quelconque. (Il est très rare, lorsque l'état des vaisseaux en est venu à ce degré, qu'il n'y ait pas l'une ou l'autre des altérations de la rétine dont nous parlerons plus bas.)

Les artères qui, lors d'un petit élargissement des veines, paraissent encore à l'état normal, sont ordinairement plus tard minces et pâles.

3. *Diminution de la plénitude, oblitération et disparition des vaisseaux de la rétine.* Il n'est pas rare de voir les vaisseaux de la rétine pâles et ténus. Quelquefois ils se montrent ainsi à la suite de maladies pendant lesquelles ils s'étaient présentés dans l'état opposé, c'est-à-dire dans celui que nous venons de décrire. J'ai vu cette diminution du calibre des vaisseaux dans des cas qui avaient parcouru toutes leurs périodes, cas d'apoplexie de la rétine que j'avais observés pendant des années entières, de même que dans un cas également parachevé de dégénérescence graisseuse de la rétine à la suite de la maladie de Bright; mais cette diminution accompagne surtout l'atrophie et la dégénérescence du tissu cellulaire du nerf optique, soit par suite d'affections de l'organe central, soit après d'autres maladies. Les artères et les veines paraissent uniformément plus minces et plus pâles, se distinguent moins les unes des autres par leur couleur, et tranchent beaucoup plus faiblement qu'à l'état normal sur le fond rouge, surtout quand ce fond est rouge-clair. Les premières ramifications même ne peuvent, à cause de cela, en être suivies qu'avec peine, et les plus fines échappent tout à fait à l'observation. Si l'obstacle à la circulation est plus grand encore, alors quelques-uns des grands vaisseaux restent entièrement vides: ordinairement ce sont d'abord les artères. Cependant ils ne deviennent pas invisibles pour cela; ils se détachent au contraire toujours très-vivement sur le fond rouge comme de fines lignes *blanches*. On peut même les suivre encore très distinctement sur le disque clair du nerf optique. Souvent, sur la papille, et même à quelque distance d'elle, ils sont encore rouges; alors ils ont des deux côtés un bord blanc, et là où le sang cesse tout à fait de passer, ces deux bords finissent par se confondre de façon à ne plus représenter qu'une ligne blanche. Tantôt ce ne sont que quelques vaisseaux isolés qu'on voit ainsi changés en lignes blanches; tantôt ce sont ceux d'une moitié tout entière, la moitié inférieure, par exemple, de la rétine; tantôt tous les vaisseaux de l'œil. Ce n'est que dans quelques-uns de ces cas (1) que les vaisseaux disparaissent enfin complétement, au moins de telle sorte qu'on n'en peut plus découvrir de trace avec l'ophthalmoscope, et que la papille apparaît comme un disque d'un blanc mat uniforme.

Nous verrons plus bas que cette couleur blanche provient encore d'autres causes que de la seule absence du sang. Nous voulons seulement faire remarquer ici que la couleur plus ou moins rougeâtre du nerf optique ne permet absolument pas de rien conclure quant à la circulation de la rétine, et surtout qu'on ne doit pas s'imaginer pouvoir, comme on l'entend et comme on le lit si souvent, tirer de semblables conclusions de la rougeur ou de la pâleur de cette membrane. Bien mieux, la *rétine* ne paraît jamais rougie par suite de l'*hypérémie* soit des grands vaisseaux, soit des capillaires, et ceux qui diagnostiquent une telle rougeur la confondent le plus souvent avec celle du fond de l'œil, c'est-à-dire principalement avec celle de la choroïde.

4. *Apoplexie de la rétine.* Si nous faisons abstraction des petites taches isolées de sang extravasé que nous avons occasion d'observer çà et là dans diverses affections de la rétine, nous avons à faire les remarques suivantes sur les affections de cette membrane dont l'imbibition par le sang sorti de ses vaisseaux constitue le phénomène le plus saillant :

Si nous commençons l'examen à l'entrée du nerf optique, nous sommes immédiatement frappés d'altérations essentielles de ce nerf. Son contour net a complétement disparu, de même que les dessins et les ombres dont nous avons fait mention en décrivant le nerf optique normal. (Voir page XXVII.) Au lieu de cela, cette place forme un disque rougeâtre,

(1) Archiv für Ophthalmologie; t. I, 1, p. 408.

ne différant souvent que peu ou point de la couleur du reste du fond de l'œil, dans lequel on peut reconnaître une fine rayure se dirigeant, en manière de rayon, du centre vers la circonférence. La transparence du nerf optique, et en même temps la possibilité de plonger le regard dans sa profondeur, n'existent plus du tout, en sorte que les vaisseaux disparaissent à nos yeux dès qu'ils se courbent pour se plonger dans la substance du nerf. Les vaisseaux eux-mêmes sont altérés d'une manière extraordinaire. Les *veines* à l'état de turgescence que nous avons précédemment décrit, irrégulièrement gonflées, fortement contournées en spirales, s'abaissent et s'élèvent alternativement, tandis que les portions situées plus à la surface, et pour la plupart plus épaisses, se montrent très nettement dans leur couleur rouge-foncé, et que les parties intermédiaires sont fortement couvertes. Les artères, au contraire, suivant leur parcours régulier, apparaissent très minces et pâles, et ne peuvent se distinguer qu'avec peine, même sur le nerf optique, et souvent pas du tout à d'autres endroits de la rétine. Cela ne tient pas uniquement à leur peu de plénitude (car dans d'autres états on voit beaucoup plus clairement des vaisseaux encore bien plus minces), mais principalement *à la coloration de la substance de la rétine*. En effet, dans ce seul et unique cas, la rétine elle-même est réellement rougie, et cela par du sang extravasé qui augmente considérablement l'apparence rayée de la rétine, parce que les globules de sang isolés se déposent par rangs entre les faisceaux des fibres du nerf optique. J'ai eu plusieurs fois l'occasion de me convaincre de cet état par des dissections. Les fines rayures rouges se montrent principalement sur le nerf optique et sur les parties avoisinantes de la rétine qui contiennent plus de capillaires et moins de grands vaisseaux, tandis que, le long de ces derniers, le sang extravasé apparaît en taches plus grandes, de forme arrondie et d'un rouge foncé, qui en partie cachent les veines, en partie s'attachent à côté d'elles; circonstance importante pour le diagnostic différentiel entre les hémorrhagies de la choroïde et celles de la rétine.

Il est rare que l'extravasation sanguine soit assez abondante pour donner à des parties tout entières de la rétine une couleur d'un rouge sombre répandant un éclat uniforme. Dans plusieurs cas, notamment chez quelques personnes d'un âge très avancé, les taches passablement grandes étaient si nombreuses, si serrées les unes contre les autres, et si sombres, qu'il ne restait entre elles que de petits espaces plus clairs, et qu'il devenait extrêmement difficile de découvrir çà et là un morceau d'un vaisseau de la rétine. D'ailleurs, entre des cas aussi graves et ceux où notre attention n'est éveillée que par l'état caractéristique des vaisseaux, la papille à contours indécis, et çà et là quelques raies fines et quelques petits points rouges, tous les degrés intermédiaires existent.

Il est très intéressant d'étudier la marche rétrograde de ces altérations et les métamorphoses, souvent très rapides, dont elles deviennent le siége.

Tandis que, dans les premiers temps de la résorption, ces fines raies rouges disparaissent, les taches rouges plus grandes perdent leur uniformité parce qu'elles sont parcourues par des lignes et des taches jaunâtres demeurées plus claires; ces dernières gagnent de plus en plus en étendue et en clarté, et s'élargissent à certaines places où elles limitent les vaisseaux, entre ceux-ci et les taches de sang, pour prendre peu à peu la place de ces taches après qu'elles ont disparu. Entretemps, le nerf optique a aussi changé d'aspect; la rayure est devenue moins uniforme, pendant que certaines parties, beaucoup plus claires et en forme de touffes, rayonnent dans diverses directions(1). Si, bientôt après, les taches jaunes disparaissent aussi, la papille se dégage de plus en plus et reprend son contour net; les artères redeviennent aussi plus visibles. Enfin l'on ne voit que la trop faible plénitude des vaisseaux (car les veines passent aussi peu à peu de leur état antérieur à l'état opposé, comme nous l'avons déjà dit ci-dessus), qu'une certaine couleur blanc-mat de la papille, et par-ci par-là une petite tache de sang très sombre qui a résisté plus longtemps que les autres à la résorption : ce n'est plus que l'ombre de l'image aupara-

(1) Voir une figure représentant un cas d'apoplexie de la rétine. (Archiv für Ophth., t. I, 2, pl. VI, fig. 1.)

vant si frappante. En d'autres cas où la maladie ne suit pas ce cours favorable, nous observons une image tout à fait semblable dans la première période d'une affection très importante de la rétine, la *dégénérescence graisseuse* dont nous allons en conséquence donner de suite ici la description :

B. — Dégénérescence graisseuse de la rétine.

Le développement de cellules granuleuses dans la rétine se reconnaît clairement à l'ophthalmoscope, à cause de la grandeur et de la haute puissance réflective de ces corps dès qu'ils se trouvent réunis, même en petit nombre. Ces corpuscules forment alors sur la rétine des taches blanches d'une transparence opaline particulière, légèrement proéminentes et d'une grandeur qui varie depuis celle de petits points à peine visibles jusqu'à la grandeur de l'entrée du nerf optique et au delà ; ou bien encore des parties tout entières de la rétine deviennent pareillement colorées et fortement épaissies.

L'hypérémie et l'apoplexie de la rétine paraissent presque toujours précéder cette dégénérescence.

Le plus souvent, lorsque l'apoplexie de la rétine a atteint son plus haut degré, on voit se produire, dans quelques-unes des extravasations qui la caractérisent, ou auprès d'elles, des taches blanches, ovales ou arrondies, dont les plus grandes touchent ordinairement aux grands vaisseaux de la rétine, tandis que d'autres, plus fines et en grand nombre, se montrent dans ces parties du fond de l'œil qui sont circonscrites par les vaisseaux se dirigeant horizontalement à droite et à gauche, c'est-à-dire dans les parties de la rétine parcourues seulement par les vaisseaux fins et les capillaires. Au reste, le fond de l'œil présente encore le même aspect que nous avons signalé en décrivant l'apoplexie de la rétine. La papille rouge. rayée, à contours vagues ou tout à fait nuls ; les artères minces et en partie cachées ; les veines fortement et irrégulièrement remplies et entortillées ; les extravasations disposées en partie comme des raies fines radiées et comme de petits points, en partie comme des taches arrondies, couvrent en quelques endroits les vaisseaux et çà et là aussi les taches blanches nouvellement formées. Mais peu à peu, à mesure que le sang épanché se résorbe, les taches blanches se montrent de plus en plus, et dans certaines circonstances se multiplient considérablement.

Lorsque la maladie a atteint ce développement, elle coïncide presque toujours avec une maladie du cœur ou des reins, plus rarement avec d'autres affections générales, ou aucune de ces affections. Mais les individus chez qui l'altération de la rétine prend toujours un développement croissant sont ceux qui sont atteints de la *maladie de Bright*.

Dans ces cas, les taches vont s'agrandissant de plus en plus et se confondent à la fin tellement, qu'elles forment une sorte de large rempart autour du lieu d'entrée du nerf optique. Celui-ci ne paraît pas plus rouge, mais plutôt légèrement gris, le contour en est toujours aussi peu accusé, et il passe insensiblement dans une partie grisâtre de la rétine qui sépare le nerf optique du rempart qui l'environne. Ce rempart, à son côté intérieur, passe doucement au delà de la partie grise, tandis que son contour extérieur est nettement arrêté ; il est en grande partie composé d'arcs courts, et là où les plus gros vaisseaux le traversent, il s'étire sensiblement. A l'extérieur du rempart, il ne se montre plus que quelques groupes de petits points fins plus nombreux vers le pôle postérieur du bulbe, tandis que plus loin, sur le devant, la rétine reste complétement transparente. Les vaisseaux apparaissent encore comme auparavant, si ce n'est qu'ils plongent complétement par places dans l'épais rempart, tandis qu'à d'autres endroits ils en suivent le relief. L'épaisseur de ce rempart est déjà assez considérable pour se faire très bien remarquer.

La rétine peut rester assez longtemps dans cet état, puis tout à coup changer complétement d'aspect. Tantôt ce sont des *extravasations profuses* qui couvrent une grande partie du rempart graisseux et le changent en une surface uniformément rouge-foncé ;

tantôt c'est un soulèvement de la rétine qui, au lieu de toute une partie du fond de l'œil jusqu'alors inaltérée, nous montre un sac flottant, plissé et d'un vert-bleuâtre. Que si maintenant on me demande encore la marche ultérieure de ces phénomènes, je dois dire que, parmi ceux dont les yeux étaient affectés à un si haut degré, la plupart succombaient à la maladie de Bright. Mais j'ai pu observer chez quelques-uns qui ont guéri, la disparition insensible des extravasations et des plaques de graisse, le rétablissement de la papille et des vaisseaux, et même, dans un cas, le recollement complet de la rétine détachée.

C. — Décollement de la rétine d'avec la choroïde.

En se séparant de la choroïde, la rétine se rapproche de la lentille, ce qui modifie ses rapports avec l'appareil dioptrique de l'œil, à tel point qu'on n'a plus besoin, pour rendre la rétine visible, de l'éclairage particulier par l'ophthalmoscope, ni d'aucun moyen dioptrique. C'est-à-dire que, dans certains cas favorables, on peut reconnaître le décollement de la rétine sans le secours de l'ophthalmoscope. Il va sans dire, cependant, que cette constatation est toujours beaucoup plus facile, et surtout beaucoup plus exacte à l'aide de l'éclairage ophthalmoscopique.

Si, placé à une certaine distance, on commence par explorer la transparence des milieux de l'œil bien éclairé, on est tout d'abord frappé de ce que, sans faire usage de lentilles, on aperçoit nettement l'image des vaisseaux de la rétine. Après s'être assuré, par des mouvements de tête, que l'on n'a pas affaire à une image renversée (image qui, dans les cas de très grande myopie de l'œil objectif, peut être produite par les milieux réfringents à une très faible distance de cet œil) mais bien à une image droite, on recherche l'image renversée en se servant comme d'habitude d'une lentille convexe. On voit alors les vaisseaux très flexueux et déviés de leur direction normale; et, en imprimant à la lentille que l'on tient devant l'œil de légers mouvements de latéralité, on remarque que les extrémités de ces vaisseaux qui sont tournées du côté de l'observateur, se déplacent considérablement par rapport à celles qui sont tournées de l'autre côté, parce que les vaisseaux se dirigent vers lui, non pas dans un plan parallèle à la sclérotique, mais bien plutôt d'arrière en avant sur une surface courbe et ondoyante.

Les autres caractères distinctifs de l'image varient beaucoup selon les différents cas. Il faut mentionner d'abord *ce qu'on nomme la couleur de la rétine décollée.*

Si l'on veut se servir de cette expression, il doit être avant tout bien entendu qu'il ne s'agit pas du tout ici de la couleur de la *rétine*, et que nous commettons, à proprement parler, la même faute que ceux qui parlent de la *rétine rouge* dans l'œil normal, tandis qu'en réalité ils veulent parler *du fond de l'œil.* Même dans le décollement de la rétine, la rétine elle-même ne contribue que peu, et pas beaucoup plus que dans l'état normal, à la coloration de la partie affectée. Cette coloration dépend bien plutôt de la nature du fluide qui remplit l'espace compris entre la rétine et la choroïde. Si ce fluide est parfaitement clair et transparent, la partie affectée ne paraît presque pas différer, quant à la couleur, du fond de l'œil normal, et en diffère d'autant moins que le fond est de lui-même plus clair. J'ai vu des cas, qui certes ne sont pas fréquents, dans lesquels, à travers le sac formé par la rétine décollée, on pouvait voir d'une manière parfaitement nette les vaisseaux de la choroïde situés derrière lui.

Plus au contraire le fluide contenu dans le sac est opaque, plus il réfléchit fortement lui-même la lumière, et plus il l'empêche d'arriver à la choroïde. La coloration qui se produit ainsi varie du bleu gris-clair au vert-bleuâtre tout à fait saturé et montre en outre, toutes choses égales d'ailleurs, une teinte d'autant plus foncée que le fond de l'œil est par lui-même plus sombre.

La meilleure manière de bien juger de ces états, c'est d'étudier les cas où le contenu du sac n'est pas homogène, mais consiste en partie en un fluide clair, en partie en coagulations solides et non transparentes. Dans ces cas, si l'on regarde fixement un point de la rétine (un vaisseau par exemple) placé précisément devant la limite qui sépare la substance transparente de celle qui ne l'est pas, on peut, en déplaçant sa tête, et en changeant la direction suivant laquelle on regarde dans l'œil, considérer alternativement ce point de la rétine, tantôt devant la partie transparente, tantôt devant la partie opaque. De cette manière on reconnaît, d'une part, que ce n'est pas la rétine qui cause la coloration gris-foncé ou verdâtre; d'autre part, on dégage très facilement, par cet examen, l'aspect véritable de la substance même de la rétine.

Déjà, dès qu'elle cesse d'être tendue bien lisse entre la choroïde et le corps vitré, la rétine perd un peu de sa transparence, et elle la perd encore plus, lorsqu'il vient s'y joindre des obscurcissements de ses éléments, ou un dépôt de cellules granuleuses dans sa substance. Cette légère perte de transparence n'a pas d'autre résultat que de faire naître à la surface de la rétine un reflet pâle et grisâtre qui présente à peu près la couleur et la clarté de celui qu'on projette par l'éclairage latéral sur la cornée et la lentille.

Si l'on concentre la lumière juste sur la place qu'on veut observer pendant qu'on y projette une petite image de flamme renversée, et si l'on emploie en outre une loupe faible pour observer par l'image droite, on voit très exactement quelques faisceaux de fibres nerveuses se présenter comme de fines raies, et derrière elles de petits points extrêmement fins dont je ne veux pas prendre sur moi de dire ici la signification. Dans ces états on voit aussi les plus fines ramifications des vaisseaux plus facilement et plus clairement que dans l'œil normal, et, quand on recherche les capillaires, c'est aussi dans ces cas-là qu'on a le plus de chances de les apercevoir.

Les *cristaux de cholestérine* qui sont alors souvent réunis par groupes comme de petites taches brillantes et opalescentes, offrent un coup d'œil des plus élégants. On les voit rarement dans le *contenu* du sac parce que celui-ci est rarement clair, et bien que l'on ait découvert par les dissections qu'ils s'y rencontrent en réalité plus fréquemment. Quand au contraire le fluide est clair, on les voit s'élever et s'abaisser comme dans le corps vitré (1).

Quant aux vaisseaux, ils offrent ici cette contradiction apparente de s'écarter de l'état normal autant que dans n'importe quelle autre affection, dans l'image qu'en donne l'ophthalmoscope, bien que, à mon sens du moins, la circulation dans la rétine *ne soit pas altérée*. Ces modifications se présentent : *a*) *dans leur cours :* forcés de suivre la rétine dans tous ses plis et ses mouvements, ils s'écartent plus ou moins brusquement de leur route habituelle pour se diriger vers l'observateur en s'élevant et en s'enfonçant. Il en résulte qu'on les voit tantôt sur toute leur surface, tantôt fort en raccourci; qu'ici un tronc de vaisseau disparaît tout à coup à nos regards comme s'il était coupé; que là plusieurs rameaux émergent l'un à côté de l'autre, et qu'ils semblent n'avoir pas de tronc commun, etc., etc.; *b*) *dans leur couleur* : ils paraissent, sur la rétine décollée, d'un rouge très foncé, parfois presque noirs. Il n'en faut excepter que les cas où le contenu du sac formé par la rétine est transparent. Cette exception pourrait déjà éveiller notre attention sur ce point, que la cause de cette obscurité ne réside pas dans un phénomène optique. Et en effet, on peut s'en convaincre en se servant du même moyen recommandé plus haut dans un autre but : c'est-à-dire que si, dans les cas favorables, on regarde fixement un vaisseau de la rétine auquel, par le changement de la direction suivant laquelle on l'examine, on donne pour fond tantôt une partie opaque du sac paraissant gris-bleu ou verdâtre, tantôt une partie de ce même sac transparente, et conséquemment d'un aspect rouge, on reconnaîtra clairement que, sur le fond rouge, le vaisseau paraît normal, tandis que, sur le fond bleu, il semble d'un rouge très sombre et d'autant plus noirâtre que le fond est par lui-même plus obscur (2).

(1) Archiv für Ophth., t. II, 2, p. 319.

(2) Par la même raison, les dessinateurs pourront représenter très fidèlement les vaisseaux si, sur le fond rouge comme sur le fond verdâtre, ils emploient un seul et même rouge pour représenter aussi bien les parties rouges que les parties sombres des vaisseaux.

Je crois, en conséquence, qu'on s'est trompé en regardant ces vaisseaux comme oblitérés. Même dans des décollements très anciens de la rétine, j'ai trouvé la circulation complétement normale. Mais naturellement il se présente des anomalies dans les cas où l'affection de la rétine était venue se joindre à d'autres affections déjà existantes, comme, par exemple, à la maladie de Bright.

Quant à la forme et à l'étendue de la partie décollée, on voit immédiatement dans le plus grand nombre de cas une partie considérable de la moitié inférieure de la rétine soulevée. Vers le haut, cette partie se sépare assez nettement de la rétine normale par une ligne droite ou légèrement courbe, horizontale ou oblique de dedans en dehors. Quand le décollement s'étend davantage, on voit la ligne de séparation monter jusqu'à l'endroit où le nerf optique pénètre dans l'œil, puis s'élever des deux côtés de la papille, surtout du côté externe, à cause de l'obstacle mécanique qu'elle oppose à son développement. Elle n'épargne plus alors que le secteur interne et supérieur, jusqu'à ce qu'enfin il soit décollé comme le reste. La rétine prend ainsi la forme d'un entonnoir dont l'ouverture la plus large correspondrait à *l'ora serrata*, la plus étroite au lieu d'entrée du nerf optique. Généralement, même lorsque le décollement est total, la moitié inférieure se distingue encore en ce que la rétine y est plus éloignée de la choroïde, et forme ainsi un sac plus volumineux, plus proéminent et aussi plus tremblotant dans les mouvements de l'œil. La même circonstance fait que la limite périphérique de la partie inférieure du sac, c'est-à-dire celle qui est tournée vers *l'ora serrata*, est toujours située si fort en avant qu'elle se trouve en dehors du champ de la vision, tandis qu'au delà de la limite périphérique supérieure que l'on peut constater, on aperçoit encore une partie adhérente de la rétine.

On voit beaucoup plus rarement le décollement de la moitié externe, et plus rarement encore celui de la moitié supérieure *seule*. Presque jamais il ne commence à la partie interne et supérieure. Ceci ne s'applique naturellement pas aux cas isolés dans lesquels un point de la rétine s'est soulevé sous la forme d'une petite bulle circonscrite, ni à ceux où cette bulle s'est formée par le développement sous la rétine d'un *cysticerque celluleux* qui ne la soulève que dans l'étendue nécessaire à son occupation (1).

On voit alors, dans l'intérieur d'un sac verdâtre et arrondi, et près de sa circonférence, un second contour extrêmement délicat, régulièrement rond (le contour de la bulle de l'animal); vers le centre, une tache plus jaunâtre et opaque qu'on peut reconnaître sûrement pour son cou et sa tête, dès que l'animal se meut.

Ces mouvements consistent, d'une part, en dilatations et en contractions ondulatoires de la bulle, ce qui fait que son contour perd sa régularité, et que la tête se présente alternativement plus matte et plus claire; d'autre part, dans les mouvements sinueux du cou et de la tête. L'animal perce-t-il la rétine pour entrer dans le corps vitré, il apparaît d'abord plus nettement encore, et non-seulement on voit sa tête tantôt entrer dans la bulle, tantôt s'avancer en dehors et tâtonner tout autour; mais on reconnaît aussi très manifestement (comme nous l'avons déjà dit plus haut en décrivant le cysticerque du corps vitré) les suçoirs qui n'étaient auparavant qu'indiqués, jusqu'à ce que les membranes qui se forment dans le corps vitré rendent plus difficile l'observation de l'animal.

Le sac de la rétine qui auparavant était fortement tendu avec ses vaisseaux, par-dessus l'animal, est maintenant retombé, ne s'attache plus lisse à la choroïde, mais paraît ridé moins transparent et d'une couleur bleuâtre plus prononcée.

Les *tumeurs* qui se développent dans l'intérieur du globe de l'œil peuvent déterminer un décollement de la rétine qui, au commencement, ne se distingue en rien du décollement ordinaire, mais qui plus tard, quand la rétine très dégénérée est pressée contre la lentille, présente *l'œil de chat amaurotique* (2). Comme la rétine, colorée en jaune d'or, est située très en avant, il suffit, pour l'examiner, d'employer l'éclairage latéral, attendu que l'ophthalmoscope ne présente pas ici grand avantage.

(1) Archiv für Ophth., t. II, 1, p. 259, t. II, 2, p. 334.
(2) *Id.*, t. II, 1, p. 214.

D. — Décollement de la rétine et de la choroïde d'avec la sclérotique.

Cette affection ne s'offre que très rarement à l'observation ophthalmoscopique. Parmi plusieurs centaines de cas de décollement de la rétine, je ne l'ai vue que quatre fois, dont trois dans la clinique du docteur de Graefe et une dans celle du docteur Ross, à Hambourg. Elle se manifeste sous la forme d'une tumeur lisse, à contours extrêmement vifs, d'un jaune-rougeâtre, de la forme d'un segment de sphère pénétrant dans le corps vitré. Arrivés près d'elle, les vaisseaux de la rétine quittent le plan du fond de l'œil et poursuivent leur cours sans variation par-dessus la tumeur saillante. Comme les conditions dioptriques produites par la saillie de cette tumeur sont les mêmes que celles déterminées par un décollement ordinaire de la rétine, elles permettent de voir les vaisseaux, même à une plus grande distance et par l'image droite. Par la même raison, la pupille semble, quand l'œil se meut, tantôt offrir une lueur rouge comme à l'ordinaire, tantôt présenter un ton jaunâtre et mat sillonné de vaisseaux vivement dessinés, selon que les parties normales du fond de l'œil et celles qui sont poussées en avant tombent ou non dans notre axe visuel. Les signes distinctifs de cette affection sont : l'absence de tout plissement et de tout flottement; la coloration tirant plus sur le rougeâtre, malgré l'opacité de la tumeur; et surtout un symptôme qui seul assure le diagnostic, c'est que la choroïde se laisse tant soit peu apercevoir à travers la rétine derrière laquelle elle est immédiatement située, c'est-à-dire à la surface de la tumeur; et, selon la couleur du fond de l'œil, elle se montre sous différents aspects. Dans un de ces cas, chez une femme blonde aux yeux bleus, les vaisseaux de la choroïde se présentaient avec une netteté toute particulière, et les extravasations dans la choroïde et dans la rétine donnaient à l'image un aspect encore plus bigarré. Dans l'angle que formait la saillie de la choroïde avec la partie attenante du fond de l'œil, la rétine s'était un peu séparée de la choroïde et s'étendait ainsi au delà de cet angle. On pouvait ici, par des mouvements de tête, observer parfaitement bien le déplacement lentement progressif, par rapport à la choroïde, des vaisseaux et des extravasations de la rétine; on pouvait en outre dégager la même légère coloration de la rétine que dans les décollements où le contenu du sac est transparent. (Voir le parag. précédent C.) Celui qui voit pour la première fois cette tumeur avec sa coloration particulière, sa fermeté et son grand volume, ne peut se défendre de l'idée qu'elle constitue une affection de mauvaise nature. Lors même que le décollement s'étend à toute la rétine, cette erreur est encore facile jusqu'au moment où l'irido-choroïdite, se présentant enfin, amène l'atrophie de l'œil et fait évanouir les craintes d'une issue plus fâcheuse encore.

E. — Développement du pigment dans la rétine.

Nous ne parlerons pas ici des cas isolés où une petite tache de pigment se produit dans la rétine, d'autant plus que ces cas ne sont pas fréquents et n'ont pas une grande importance. Nous nous occuperons au contraire d'une maladie qui, à l'ophthalmoscope, présente comme signe frappant, sinon comme le plus important, le développement de taches noires dans la rétine. C'est une maladie qui, peut-être, de toutes celles qui conduisent à l'amaurose, a la marche la plus lente et les symptômes les plus constants (1).

(1) Déjà dans l'enfance le champ de la vision se rétrécit de telle façon qu'au bout de vingt, trente ans ou plus, la cécité complète survient par suite de cette limitation concentrique progressive. Les premiers symptômes que les malades accusent sont ceux de l'héméralopie joints à une certaine difficulté à s'orienter, résultant de la réduction du champ visuel, en même temps que la vue centrale conserve quelquefois longtemps toute son intégrité, circonstance qui explique pourquoi la plupart de ces malades ne se présentent au médecin que lorsque leur affection a déjà fait des progrès considérables. La plupart de ces cas sont héréditaires. (Archiv für Ophthalm., t. II, 2, p. 282.)

Dans une zone du fond de l'œil, située entre le nerf optique et l'équateur, nous remarquons certaines lignes irrégulières et des figures constellées qui, par leur couleur d'un noir très foncé, se distinguent de toutes les pigmentations de la choroïde. Si l'on considère quelques-unes de ces lignes les plus longues et dirigées en ligne droite, on peut, en les observant avec attention, reconnaître qu'elles sont situées sur la face antérieure d'un vaisseau de la rétine, et conséquemment dans la rétine. La forme des taches de pigment est extrêmement variable et irrégulière: tantôt ce ne sont que des lignes isolées avec de courtes branches, et de petits points fins situés entre elles; tantôt ce sont des lignes considérablement épaissies par places et reliées par des branches dentelées de manière à former un réseau à larges mailles; tantôt enfin apparaît, formé par de larges taches ovales avec de courts appendices, un réseau dont les mailles sont si étroites qu'il fait paraître complétement noires des parties tout entières du fond de l'œil. La *masse* du pigment est d'après cela très variable, selon les divers cas; mais elle n'est nullement en rapport avec le développement et l'ancienneté de la maladie. Je crois plutôt qu'elle dépend de circonstances accessoires très peu importantes, comme, par exemple, de la pigmentation générale de l'individu.

Il y a au contraire un rapport très décidé entre l'*étendue et la position* de la partie de la rétine occupée par les taches de pigment, et la date ainsi que le degré des altérations fonctionnelles de la vision.

Généralement, les taches de pigment occupent un espace limité par des cercles concentriques dont le centre est occupé tantôt par le nerf optique, tantôt par la *macula lutea*, le plus souvent par un point situé près de cette dernière. Plus la maladie est avancée, plus la limite intérieure est près du centre. La limite extérieure, qui est ordinairement plus irrégulière, paraît au contraire occuper à peu près la place qu'elle avait au commencement de la maladie. Il est clair que, vu le développement extrêmement lent de cette maladie, ce n'est pas du long examen d'un seul cas qu'on peut tirer de telles conclusions, mais seulement de la comparaison de beaucoup de cas remontant à des époques différentes. La pigmentation n'est pas la seule altération qui affecte la rétine dans cette maladie (1). Nous avons déjà une indication dans l'état du nerf optique. La papille s'en montre toujours essentiellement altérée, plus petite et irrégulière, le plus souvent de forme ovale ou presque triangulaire. Le contour et les différentes ombres du disque ne peuvent plus être reconnus que parce qu'ils luisent à travers le tissu, grisâtre et plus brillant qu'à l'état normal, des fibres nerveuses qui se déploient en rayonnant. Par le même motif, les vaisseaux paraissent aussi quelque peu voilés et ne peuvent pas être suffisamment suivis dans leur profondeur. En outre, ils sont considérablement amincis (et cela d'autant plus que la maladie est plus ancienne), à tel point qu'il est parfois difficile de les suivre dans la zone pigmentaire de la rétine et au delà de cette zone. Dans tous les cas anciens, l'image ophthalmoscopique devient encore plus compliquée par les altérations de la choroïde. Ces altérations semblent commencer par l'épaississement de la lamelle vitreuse et l'atrophie de la couche pigmentaire, qui se constatent de la manière ci-dessus mentionnée; de sorte qu'il n'est pas rare, chez des individus d'âge moyen, de trouver les vaisseaux de la choroïde presque dénudés, limités d'une manière extrêmement nette vers les espaces intervasculaires. Plus tard encore, ces vaisseaux s'oblitèrent dans certaines parties, de sorte qu'ils y sont d'un blanc-jaunâtre et que les espaces compris entre eux présentent les altérations qui résultent de l'absence de la couleur du sang.

(1) DONDERS. Archiv für Ophth., t. III, 1, p. 139.

4. — Altérations pathologiques de la papille du nerf optique.

Du rapport anatomique de la rétine avec le nerf optique il résulte que presque jamais l'on n'observe d'affections étendues de la première sans rencontrer en même temps des altérations quelconques de la papille. Cette connexion étroite nous a forcé déjà, dans le chapitre précédent, de mentionner ces altérations, en tant qu'elles apparaissent en même temps que les dégénérescences qu'on peut observer sur la rétine. Si nous consacrons un chapitre spécial au sujet qu'indique le titre de celui-ci, nous ne le faisons qu'au point de vue purement ophthalmoscopique, auquel nous nous efforçons de nous tenir. C'est de ce point de vue que nous voulons examiner les affections qui se constatent dans l'image ophthalmoscopique, *principalement ou exclusivement par l'aspect de la papille* (quand bien même l'anatomie pathologique et la symptomatologie doivent en reconnaître d'autres comme étant plus essentiels encore).

Si nous laissons de côté les cas isolés dans lesquels de plus grandes extravasations, des taches de pigment, des cristaux de cholestérine, etc., que chacun interprétera facilement, se montrent sur le disque de la papille optique, il nous reste encore à parler ici de trois groupes d'images ophthalmoscopiques. Ce sont : A, celles que nous obtenons lorsqu'il y a des troubles dans les fibres nerveuses; B, celles qui résultent de l'atrophie de ces fibres et du développement de tissu cellulaire; C, celles qui sont produites par la concavité partielle ou totale de la papille.

A. *Trouble des fibres nerveuses.* En décrivant le fond de l'œil normal (voyez p. XXVII), nous avons fait mention de divers dessins et ombres qu'on remarque sur le lieu d'entrée du nerf optique. Comme il est particulièrement important d'en tenir compte pour juger des états pathologiques, nous allons y revenir encore, et, pour abréger, nous leur donnerons des noms déterminés.

Le contour le plus extérieur du disque clair (qui sépare ce disque du reste du fond de l'œil) s'appellera la *limite choroïdienne* (*bb*). La ligne claire qui est située immédiatement après dans l'intérieur de ce contour se nommera la *limite scléroticale* (*c*), et la ligne fine plus sombre qui se trouve en dedans de cette dernière prendra le nom de *limite propre du nerf* (*d*); sous le nom de *fond de la papille*, nous désignerons le dessin que présentent le réseau clair de la *lamina cribrosa* et les espaces maillés plus sombres des faisceaux nerveux. Aucune des parties par lesquelles sont formées toutes ces lignes (la choroïde, la sclérotique et la partie non transparente du nerf optique) n'est située immédiatement derrière les milieux réfringents; toutes sont séparées de la face postérieure du corps vitré par la partie transparente du nerf optique. De là cette conséquence, très importante pour le diagnostic, que du degré de transparence des fibres nerveuses dépend en très grande partie la clarté de ces dessins, et que, d'autre part, un trouble des fibres nerveuses fait complétement disparaître ces derniers.

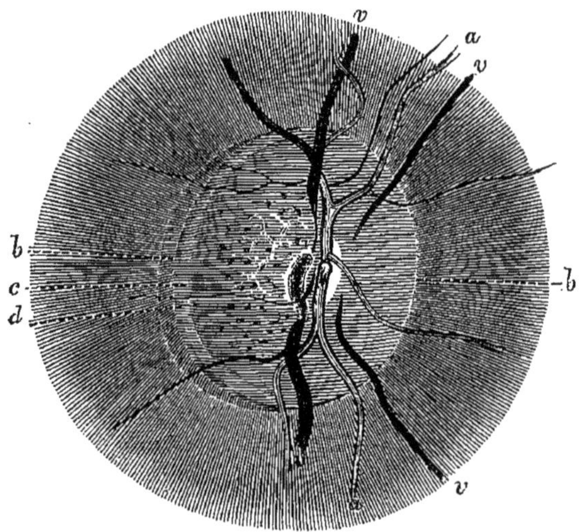

Fig. XII.

Déjà, en décrivant l'apoplexie et la dégénérescence graisseuse de la rétine, nous avons dû mentionner cette disparition des contours arrêtés et des dessins que présente la papille optique. On la remarque aussi dans des cas où il n'y a pas d'altérations générales de la rétine, et alors elle a une signification pathologique essentiellement différente. La papille optique apparaît comme un disque rond d'un blanc mat, à contour distinct mais très doux. Comme ce disque est uniformément clair et qu'il ne s'y remarque aucun autre dessin que la rayure radiée se produisant avec une netteté anormale, il est complétement privé de l'éclat et de la convexité apparente qu'il présente à l'état physiologique. Il se distingue également alors par un diamètre un peu plus grand qu'à l'ordinaire. Mais le grossissement du disque clair n'est pas le résultat d'une augmentation réelle de volume du nerf optique; il dépend uniquement de ce qu'ici cette limite du nerf optique se trouve dans le plan de la rétine, tandis que, dans l'œil normal, celle-ci nous échappe complétement, ainsi que nous l'avons déjà dit (page XXVII).

Comme le nerf optique, après avoir pénétré à travers l'étroite ouverture de la sclérotique et de la choroïde, courbe un peu ses faisceaux nerveux pour les diriger vers la périphérie, il en résulte qu'il a déjà acquis un développement sensible dans le plan de la rétine, et que sa limite se présente ici comme un plus grand cercle débordant de partout celui qui est formé par l'ouverture de la choroïde. On peut s'en convaincre dans les cas où l'opacité du nerf optique est çà et là incomplète et où par conséquent la limite choroïdienne est par places un peu visible. La mollesse du contour du disque clair résulte de ce qu'il ne s'agit pas ici d'une limite anatomique nettement déterminée entre le nerf optique et la rétine, mais de la dispersion rapide des fibres du nerf optique qui, serrées les unes contre les autres jusqu'à cette limite, se déploient, à partir de là, d'une manière assez brusque pour constituer la grande surface de la rétine.

Les vaisseaux de la rétine, qui se trouvent du reste dans l'état que nous avons décrit, (p. XLVI) (turgescence des veines, les artères étant plus vides) montrent dans la région de la papille une disposition qui caractérise bien la maladie; c'est-à-dire que, dès qu'ils entrent dans le disque clair, la couleur rouge foncé des veines est amortie par une légère couche grise qui augmente d'intensité à mesure qu'elle se rapproche du centre. Dès qu'ils commencent à s'incliner un peu vers la profondeur, l'épaisseur qu'acquiert cette couche rayée ne permet plus de voir les vaisseaux que comme des ombres, et une partie d'entre eux qui, dans l'état de transparence normale du nerf optique, se reconnaissent encore distinctement, échappent ici complétement à l'observation par le défaut de transparence des fibres nerveuses.

Que ces phénomènes présentés par la papille accusent réellement le trouble des fibres, et non la présence d'un produit étranger interposé (ce que sembleraient indiquer par-ci par-là quelques petits grains arrondis) c'est ce dont, à vrai dire, je n'ai pu me convaincre jusqu'ici que par l'observation ophthalmoscopique; la preuve anatomique et décisive manque encore. Nous avons par contre appris par Virchow la signification anatomique d'une autre anomalie qui présente dans son aspect ophthalmoscopique plusieurs points communs avec la forme que nous venons de décrire.

Dans cette anomalie, la partie transparente du nerf optique n'est pas troublée tout entière, mais seulement dans une partie; celle-ci est complétement privée de transparence, parce que les fibres nerveuses qui la constituent n'ont pas perdu leurs contours sombres à partir de là région de la *lamina cribrosa*, mais les ont conservés bien au delà de cette lame et encore dans une certaine étendue de leur parcours sur la rétine. En conséquence, à l'examen ophthalmoscopique, cette partie du nerf optique diffère essentiellement du reste de la papille. Si, par exemple, la moitié externe de celle-ci est seule altérée, on en voit la moitié interne colorée d'une manière tout à fait normale, avec son contour vif, les diverses lignes de démarcation et le dessin du fond du nerf. Mais du côté externe tout cela disparaît tout à coup, et, à la place de l'aspect que nous venons de décrire, et tout à fait à la superficie, on voit un tissu réfléchissant une lumière blanche intense, et composé de fibres brillantes entrelacées les unes dans les autres, mais se développant principalement en manière de rayons (1). Ce tissu n'est pas limité à la partie externe du nerf optique; il se prolonge encore un peu sur la rétine, et ne s'y termine pas avec un contour parallèle au circuit du nerf optique, mais en forme d'une large flamme avec une ou plusieurs pointes. Les vaisseaux même qui ne présentent pas, dans leur état de réplétion, ni dans leur cours, la plus légère anomalie, deviennent complétement invisibles dès qu'ils entrent dans la région de ce tissu non-transparent, à moins que çà et là, aux endroits où ils s'avancent très près de la superficie, ils ne brillent un peu comme à travers une fente du tissu.

Cette anomalie anatomique, qui du reste n'a vraisemblablement aucune signification pathologique, aussi bien que l'altération du nerf optique précédemment décrite, altération qui ne se rencontre que dans l'amaurose ou l'amblyopie parvenue à un haut degré, se présente très rarement à l'observation.

Par contre, on voit très fréquemment, limité à des parties plus ou moins grandes du nerf optique, un *léger* trouble des fibres nerveuses, qui par-ci par-là s'étend plus loin sur la rétine. Les raies claires qui se produisent par là sur le nerf optique et les parties avoisinantes, particulièrement auprès des vaisseaux, ne réfléchissent la lumière qu'avec un éclat modéré et ne paraissent pas complétement privées de transparence. C'est précisément sur cela que repose la difficulté d'en établir dans chaque cas la nature pathologique. En effet, même dans l'œil normal, le reflet propre aux fibres optiques transparentes se produit pareillement à certaines places avec un peu plus d'intensité; il faut donc, pour pouvoir déclarer que le phénomène est pathologique, observer au préalable avec beaucoup de soin la pigmentation de l'œil et les conditions d'éclairage (p. XXVII). Ainsi, par exemple, on devra considérer que, chez un individu jeune, à choroïde très foncée, dont le fond de l'œil est éclairé d'une manière très intense, un aspect des faisceaux nerveux, grisâtre, d'un éclat graisseux et se produisant par places avec beaucoup de force, peut être encore complétement normal, tandis que, dans des conditions contraires, le même aspect aurait déjà une grande signification pathologique. Les légères anomalies de circulation avec lesquelles cette altération paraît se lier principalement, se reconnaissent plutôt par des symptômes subjectifs que par les phénomènes objectifs présentés par la rétine.

B. L'*atrophie du nerf optique*, par laquelle ce nerf est peu à peu changé en un cordon de tissu cellulaire, se trouve dans un assez grand nombre de cas d'amblyopies avancées ou d'amauroses, et se présente le plus souvent accompagnée de phénomènes généraux annonçant une affection de la moëlle cérébrale ou épinière. Dans ces cas, la papille est parfaitement claire et à contour vif, mais la ligne claire que nous avons désignée comme limite sclérale est ordinairement un peu plus distincte et plus large qu'à l'état normal: la limite propre du nerf est nettement arrêtée. La couleur et le dessin du fond du nerf sont très altérés. La face blanc de chaux tirant parfois sur le bleuâtre est dépourvue de tout mélange du gris rougeâtre qui autrement lui est propre. Le réseau de la *lamina cribrosa* paraît épaissi, tandis que les espaces plus sombres situés entre les mailles, et rapetissés dans le principe, disparaissent entièrement plus tard; de sorte que tout le fond prend alors uniformément un éclat pareil à celui des tendons. Les vaisseaux, dans l'état de trop faible plénitude ou d'oblitération que nous avons décrit p. XLVII, paraissent déjà en moins grand nombre sur la papille, tandis que les plus grands vaisseaux, alors même qu'ils sont aussi considérablement plus minces et plus pâles, sont visibles : les plus fins rameaux qui d'ordinaire se dirigent horizontalement vers l'extérieur et l'intérieur ont déjà complétement disparu. Dans les cas très anciens, on voit à la fin, comme nous l'avons dit plus haut, les grands vaisseaux eux-mêmes ne plus présenter que l'apparence de fines raies blanches, ou, ce qui est assurément très rare, disparaître tout à fait; ce qui rend naturellement l'aspect du nerf optique encore beaucoup plus anormal.

(1) Les parties qui se comportent d'une manière analogue dans l'œil normal du lapin, présentent avec ce cas la plus grande ressemblance.

Une chose importante à observer, c'est que, dans cette dégénérescence, le diamètre du nerf paraît quelque peu réduit. Arrêtons-nous un instant sur ce point. Presque tous les observateurs ont, à diverses reprises, parlé du grossissement et de l'amoindrissement de la papille, sans s'être entendus jusqu'ici sur ce qu'il s'agissait proprement de mesurer dans une telle détermination de grandeur. En général, on a bien presque toujours entendu par là tout le disque clair jusqu'à sa séparation nette et la plus extérieure d'avec le fond de l'œil (la limite choroïdienne); mais si l'on réfléchit de quelle importance est la moindre diminution ou dispersion *de la substance du nerf*, et si d'autre part on considère par combien de circonstances accessoires, accidentelles et sans importance, le diamètre de *ce disque clair* peut paraître agrandi ou diminué, on accordera qu'un jugement sur le diamètre du nerf ne saurait s'appuyer sur de pareilles déterminations. Supposons en effet deux yeux à l'état normal dans l'un desquels le nerf optique doit pénétrer à travers une ouverture excessivement étroite de la choroïde, tandis que, dans l'autre, l'ouverture très étroite de la sclérotique n'est pas couverte par celle moins étroite de la choroïde; alors la ligne claire de la limite sclérale est à peine visible dans le premier, tandis que dans le second elle paraît d'une largeur qui grandit assez considérablement le diamètre du *disque clair*. Et cependant, malgré ces différences produites dans les images ophthalmoscopiques par la manière d'être de la choroïde, le diamètre du nerf optique peut être parfaitement le même dans les deux yeux.

Aussitôt que le nerf optique est entré dans la région de la sclérotique, il diminue très rapidement d'épaisseur, et il paraît le plus mince à l'endroit où ses fibres, ayant passé à travers le crible de la *lamina cribrosa*, sont complétement transparentes, serrées les unes contre les autres, et dépourvues du tissu cellulaire qui jusque-là en séparait les faisceaux les uns des autres. Mais immédiatement après il redevient plus large, attendu que ses fibres se courbent pour passer dans la rétine. L'extrémité du nerf optique a d'après cela une forme quelque peu compliquée, et si nous voulons donner l'épaisseur de ce nerf en en mesurant *une* coupe transversale, il sera nécessaire, pour comparer les observations, de déterminer une fois pour toutes à quel endroit cette section aura été faite. L'endroit le plus convenable, vu l'absence de tout autre tissu et la disposition compacte des fibres, pourrait bien être précisément cet endroit resserré dont nous parlions tout à l'heure; mais c'est aussi précisément celui qui, dans l'image ophthalmoscopique, se présente à nous clairement limité par cette fine ligne grise qui, située immédiatement en dedans de la limite sclérale, a été désignée sous le nom de limite propre du nerf (*V.* fig. XII, *d*). Je crois, en conséquence, qu'*on ne doit mesurer que la partie située en dedans de cette limite, et non tout le disque clair du lieu d'entrée; et j'ai toujours pris cette manière de voir pour base de mes observations*.

Si, à la vérité, dans l'atrophie du nerf optique, on trouve en la mesurant ainsi une diminution de sa superficie, on ne doit cependant pas s'attendre à trouver un rapport exact entre cette diminution et le degré de la maladie. C'est ainsi que j'ai vu la papille à peine réduite dans ses dimensions dans un cas d'amaurose où la dissection montra le nerf optique transformé en une sorte de cordon de tissu cellulaire et offrant à peine çà et là une trace de fibres nerveuses.

C. *Concavité partielle ou totale de la papille. Glaucome.* La convexité du lieu d'entrée du nerf optique, qui y a fait donner la plupart de ses noms (*papille*, *colliculus* du nerf optique, etc.), avait été depuis longtemps déjà considérée comme un phénomène cadavérique, résultant de ce que « les parties avaient perdu leur position et leur tension réciproques » (Brücke), lorsque la convexité si considérable qu'on crut apercevoir avec l'ophthalmoscope sur le vivant sembla confirmer les descriptions plus anciennes qu'on en avait données. J'ai établi ailleurs (*Archiv f. Ophth.*, t. I, 2), d'une manière plus explicite, que cette convexité qui nous apparaît parfois si nettement prononcée dans l'œil normal, repose sur une combinaison fortuite de lumière et d'ombres qui, bien que parfaitement ndépendantes de la forme de la papille, sont susceptibles de donner lieu à la même illusion qu'une représentation plane bien exécutée d'un corps sphérique. La teinte plus claire de la partie centrale, alors que la périphérie est relativement plus foncée, et la petite lumière réfléchie par la limite sclérale tout contre le pourtour, produisent cet effet, bien qu'elles viennent de points situés à des distances très différentes de la superficie du nerf. Mais cette superficie elle-même est en général parfaitement plane, si nous ne tenons pas compte d'un relief de la périphérie, relief extrêmement minime et à peine appréciable, et d'un léger enfoncement de la partie moyenne (1). Cependant, dans un petit nombre d'yeux à l'état normal, cet enfoncement devient déjà plus considérable; de sorte que la partie centrale contraste vivement avec la partie périphérique qui se distingue du centre brillamment éclairé par sa couleur un peu moins vive. Dans les cas *pathologiques*, cet enfoncement, développé sur une bien plus large surface, s'étend de tous les côtés à partir du centre, mais le plus souvent plus rapidement du côté externe, tandis que du côté interne (c'est-à-dire du côté du nez) une partie voisine de la circonférence conserve encore assez longtemps la position normale. Dans les cas en voie de progrès, toute la superficie de la

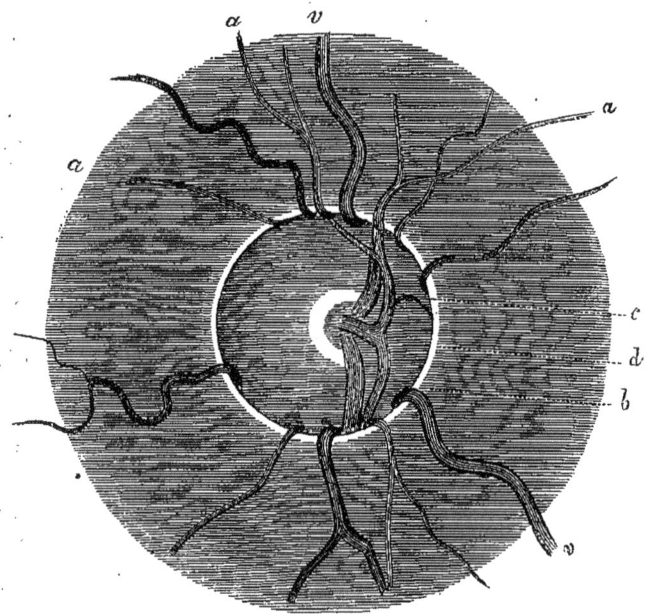

Fig. XIII.

papille, jusqu'à son contour, paraît affaissée; ce qui fait que l'aspect de cette région semble s'écarter beaucoup de l'état normal. Le contour le plus extérieur (la limite choroïdienne) n'est ordinairement revêtu que d'une couche de pigment mince et irrégulière, et ne tranche que vaguement sur la limite sclérale, qui a pris des proportions deux ou trois fois plus considérables qu'à l'état normal, et même plus et présente, au lieu d'une fine ligne claire, un anneau large, le plus souvent un peu jaunâtre, entourant tout le nerf optique. (*V.* fig. XIII.) Ce dernier en est séparé par sa limite propre beaucoup plus vivement que d'ordinaire; il paraît très régulier, de forme circulaire, et la plupart du temps très altéré

(1) Ainsi, par exemple, j'ai trouvé la papille complétement plane dans deux yeux à l'état normal que j'observai immédiatement après l'extirpation du globe, atteint de carcinome. Tous deux (l'un était celui d'une jeune fille de 19 ans, l'autre celui d'un homme de 50 et quelques années) examinés précédemment à l'ophthalmoscope, avaient présenté cette convexité apparente qu'on pouvait encore reproduire dans des préparations, avec un éclairage convenable.

dans sa couleur. Bien que très différente pour chaque cas particulier, cette couleur pourrait cependant le plus souvent être rendue par l'addition d'un léger mélange de vert ou de bleu à la couleur ordinaire du nerf. A la périphérie, elle se mêle avec un ton plus grisâtre qui devient rapidement de plus en plus foncé jusqu'à la circonférence. Cette nuance de couleur, ce contour vif et de forme régulièrement circulaire font que la papille se présente, au premier aspect, comme une saillie sphérique.

L'état des vaisseaux est bien caractéristique dans cette affection. Si nous les suivons de la périphérie au centre, nous les voyons disparaître tout à coup, comme s'ils étaient coupés, au moment où ils atteignent la limite de l'enfoncement (dans le cas d'excavation totale, c'est la limite propre du nerf), tandis qu'on peut encore en voir les extrémités faisant une courte inflexion en forme de crochet du côté de la profondeur. Si nous cherchons maintenant la continuation, la partie papillaire des vaisseaux, nous la trouvons assurément dans la région de l'excavation, mais elle ne paraît avoir aucune connexion avec la partie de la rétine appartenant à cette région. Abstraction faite de la couleur plus claire et du contour moins déterminé de ces parties, lorsque nous les suivons du centre vers la périphérie, ils disparaissent également, comme s'ils étaient coupés, à la limite de l'enfoncement; mais vers l'extrémité des parties de la rétine qui en dépendent, ils paraissent considérablement repoussés sur le côté, souvent d'une distance du double de leur largeur. Si l'excavation s'est avancée vers l'extérieur jusqu'à la limite du nerf, tandis que du côté du nez une partie en est restée intacte, on voit les vaisseaux repoussés de ce côté, et il n'y a que les veines, qui se plongent entièrement dans la partie extérieure du nerf optique pour se réunir dans la profondeur de ce nerf en un tronc commun, qui montrent à un haut degré ce phénomène de déplacement, tandis qu'il n'est peut-être encore qu'à peine indiqué pour les artères.

Il nous reste à démontrer, avant tout, que dans toute cette image il s'agit réellement d'une concavité du nerf optique; nous expliquerons ensuite plus exactement les détails de cette image.

La face du fond du nerf, plus ou moins colorée et ombrée, distinguée par le réseau de la *lamina cribrosa*, est située aussi dans l'œil normal à une profondeur sensiblement plus grande que la rétine; ce n'est donc pas sur cette face, comme on le fait si souvent à tort, qu'il faut porter son attention dans ces déterminations. Il reste à prouver que la *superficie* du nerf, tournée du côté du corps vitré, est devenue convexe en arrière, c'est-à-dire qu'elle se trouve derrière le plan superficiel de la rétine et est ainsi plus éloignée de l'œil de l'observateur. Quoique cette superficie, aussi bien que toute la substance du nerf optique qui se trouve devant le fond du nerf, ne réfléchisse que fort peu de lumière à cause de leur grande transparence, cette lumière suffit pourtant pour déterminer la place qu'elles occupent, aussitôt qu'une substance plus transparente, comme le corps vitré, s'y enfonce et vient, par conséquent, se placer auprès d'elles, pour l'observateur. Mais, en outre, les vaisseaux parcourent la partie transparente, de telle sorte qu'ils sont pour la plupart situés très près de la superficie, et qu'une propulsion de celle-ci en arrière doit apporter à leur cours des modifications qui nous permettent les déterminations les plus exactes.

Les moyens dont nous nous servons pour ces déterminations reposent : 1°) sur l'emploi des lentilles; 2°) sur l'exécution de certains mouvements qui changent tout à la fois et la direction selon laquelle nous observons, et la position relative des parties observées.

Si nous observons à l'*image droite*, la force des verres concaves, dont nous avons besoin pour voir avec une netteté parfaite, et l'une après l'autre, chacune des parties de la papille et de ses vaisseaux, déterminera la profondeur relative de chacune de ces parties, attendu que nous devons employer, comme on le sait (*V.* pag. VII et VIII) un verre concave d'autant plus fort que l'objet s'éloigne davantage en arrière des milieux réfringents. Si nous faisons pendant l'observation de légers mouvements de tête d'un côté et de l'autre, alors les parties semblent changer de position, de sorte que celles qui sont le plus tournées de notre côté font les mouvements les plus étendus dans le sens opposé, et celles qui sont tournées du côté opposé à nous, c'est-à-dire les plus profondes, font le plus fort mouvement du même côté. Mais ces déplacements de parties situées à des profondeurs différentes se voient d'une manière bien plus facile et plus synoptique *dans l'image renversée*, si nous les produisons de la manière que nous avons recommandée (p. XXX), c'est-à-dire en faisant avec la lentille convexe de petits mouvements perpendiculairement à leur axe : les objets se meuvent alors d'autant plus fortement du même côté que la lentille, qu'ils sont situés plus près de l'observateur. Si, pendant de pareils mouvements, on observe par l'image renversée un nerf optique dont toute la surface est devenue concave jusqu'à sa limite, on voit cet anneau jaunâtre que nous avons décrit plus haut (la limite sclérale grossie) avec les vaisseaux de la rétine s'infléchissant en lui en forme de crochets, se mouvoir un peu çà et là comme un cadre devant le disque du fond du nerf; et comme si ce cadre était un peu trop petit, les limites de l'image située derrière lui sont élargies quelque peu par le mouvement, tantôt d'un côté, tantôt de l'autre pour l'image située derrière lui. Si l'on observe les vaisseaux, on voit ceux qui courent sur le nerf s'allonger et se raccourcir alternativement en se dirigeant vers la périphérie, si l'on fait mouvoir la lentille dans la direction de ces vaisseaux; si au contraire on fait mouvoir la lentille perpendiculairement à cette direction, de haut en bas, par exemple, pour un vaisseau horizontal, on voit les déplacements précédemment décrits des vaisseaux par rapport les uns aux autres, devenir alternativement plus forts, cesser, ou même changer à tel point que, par exemple, une partie qui semblait poussée vers le haut à la partie périphérique des vaisseaux se déplace, au contraire, vers le bas après un mouvement de la lentille.

L'explication de ce phénomène qui, au premier abord, est très surprenant, est tout simplement celle-ci : La papille étant refoulée en arrière, les vaisseaux qui se dirigent vers le fond du nerf et la concavité de sa partie transparente, ne courant pas dans le plan de la rétine jusqu'auprès de l'axe de la papille pour se plonger alors dans sa profondeur, n'offrent plus une *convexité* tournée du côté de l'observateur, mais, se dirigeant dans la profondeur en tournant brusquement court à la limite du nerf, pour se diriger vers l'axe au moment où ils approchent du fond, ils offrent une *concavité* tournée du côté de l'observateur. Il en résulte que cette partie des vaisseaux, qui descend le long de la paroi de l'excavation, se dérobe en partie à la vue, à cause du raccourcissement dans lequel nous la voyons (de haut en bas), et les parties des vaisseaux auxquels ces tronçons semblent avoir été enlevés se déplacent en apparence indépendamment les uns des autres, parce que nous faisons mouvoir notre tête perpendiculairement à leur direction et qu'ils sont situés dans des plans inégalement éloignés de nos yeux. La différence entre l'état des artères et celui des veines dans l'excavation partielle, s'explique par la position des artères en dedans de l'axe du nerf et parce que leur division dans leurs rameaux principaux a lieu ordinairement près de la superficie du nerf. On peut très bien se représenter cet état au moyen de n'importe quel modèle tout simple. On dessine par exemple sur le fond d'une tasse et le long de sa paroi interne un vaisseau se dirigeant vers le haut; en faisant alors les mouvements correspondants, on voit se produire sur ce vaisseau les mêmes phénomènes que nous venons de décrire.

On trouve l'excavation du nerf optique développée aussi bien sur une partie que sur toute la superficie de la papille, dans différentes formes d'amblyopie et d'amaurose, rarement chez des individus jeunes, plus souvent chez des sujets déjà âgés; mais c'est dans le *glaucome* qu'elle se montre de la façon la plus marquée.

Ce n'est que dans le glaucome que l'on voit sur la papille ainsi altérée le pouls artériel (*V.* pag. XXVIII et XXIX) battre spontanément ou sous l'action d'une légère pression sur le globe. On voit alors l'artère se remplir et se vider de sang par petites saccades, dans tout son parcours sur la papille, et même plus loin; et ce pouls artériel alterner avec le pouls veineux également visible. En outre, dans le glaucome, on remarque ordinairement à l'ophthalmoscope une série d'autres phénomènes unis à ceux que nous venons de décrire. Parmi ces phénomènes, nous mentionnerons, sans parler des troubles des milieux réfringents : l'hypérémie des veines de la choroïde et de la rétine, quelquefois des extravasations dans ces deux membranes, des irrégularités dans la pigmentation de la choroïde, et exceptionnellement des décollements de la rétine.

RÉTINOSCOPIE PHOSPHÉNIENNE

OU

EXPLORATION SUBJECTIVE

DE

LA RÉTINE,

PAR LE DOCTEUR SERRE D'UZÈS, A ALAIS (1).

L'exploration *objective* de la rétine par les appareils ophthalmoscopiques, accueillie avec un empressement justifié, du reste, par les résultats les plus remarquables et les plus inespérés, est sans doute une conquête définitivement acquise à la séméiologie oculaire; mais il est, en dehors de cette voie, des phénomènes d'un tout autre ordre qu'on peut interroger avec non moins de fruit: ce sont ceux qui appartiennent à la *subjectivité* de la fonction visuelle. Ils constituent une série de faits, inaperçus ou dédaignés jusqu'ici comme autant de manifestations stériles ou phantasmatiques de l'activité organique, et qui est devenue aujourd'hui, nous ne craignons pas de le dire, une source de signes diagnostiques d'autant plus certains qu'ils sont de nature à défier les prestiges et les complications inséparables de l'examen objectif. Il y a plus: les obstacles matériels de toute sorte que ce dernier est naturellement exposé à rencontrer, sans pouvoir les franchir, loin d'être une entrave à l'exercice et aux exhibitions de la vue phosphénienne, sont autant de circonstances qui la rendent plus nette et plus sûre, en éliminant la concurrence de la lumière extérieure, seule capable de l'obscurcir.

Ce n'est plus, au reste, une faible lueur, *lucula*, à peine appréciable, que nous indiquons comme moyen d'investigation; c'est un phénomène lumineux, d'une éclatante splendeur, tout aussi certain, aussi réel que la vue objective de son objet provocateur, et dont la couleur, la forme, les dimensions et la direction graphique sont parfaitement évidentes, appréciables, susceptibles conséquemment de fournir les indications séméiologiques et diagnostiques les plus positives et les plus exactes.

§ 1. — Du phosphène en général.

1. Phénomènes de sensations subjectives. L'organe oculaire est celui de tous nos appareils sensoriaux qui offre le plus grand nombre de phénomènes subjectifs et où ils se manifestent dans les conditions les plus explicites et sous les apparences les plus merveilleuses.

(1) M. Serre d'Uzès, à qui la science doit la découverte du phosphène dans ses applications au diagnostic des maladies de la rétine, a bien voulu se charger d'en exposer le résumé dans ce travail original, rédigé à notre intention. Le lecteur, curieux de connaître dans tous ses détails l'histoire de la rétinoscopie phosphénienne, les trouvera dans le magnifique ouvrage du même auteur : *Essai sur les phosphènes ou anneaux lumineux de la rétine*, etc. ; Paris, 1853. ictor Masson, 1 vol. in-8°, p. 449.

Dans la nuit, en l'absence de toute excitation extérieure et sous l'influence d'une attention soutenue, on voit naître spontanément, dans le champ visuel, des images lumineuses de couleurs brillantes et se succédant d'une manière régulière et isochrone. L'ébranlement ressenti par l'œil dans l'acte de l'éternûment s'accompagne d'une vive lueur.

Le toucher de la sclérotique provoque une apparition lumineuse à laquelle nous avons donné le nom de PHOSPHÈNE et dont la forme est déterminée par celle du corps compresseur. Cette apparition se montre à l'opposite du point comprimé et dans la direction d'une ligne formée par le centre de pression sur la sclérotique et le centre du cristallin. Dans le voisinage de la partie excitée, on remarque une autre image lumineuse, beaucoup moins apparente, infiniment plus petite. La première a reçu le nom de GRAND PHOSPHÈNE et la seconde celui de PETIT PHOSPHÈNE ou PHOSPHÈNE DE BREWSTER (qui l'a découvert, décrit et signalé le premier à l'attention des savants).

Les images n'ont pas toute la netteté des empreintes qui les provoquent; l'épaisseur des membranes oculaires en altère la pureté, comme le fait celle d'un lambeau d'étoffe grossière pour l'application d'un timbre sec. — Voilà pourquoi elles offrent toutes des contours arrondis (fig. 1).

2. IDENTITÉ DES DEUX VUES, SUBJECTIVE et OBJECTIVE. L'image qui correspond à chaque objet compresseur affecte une position inverse de celle sous laquelle l'objet lui-même

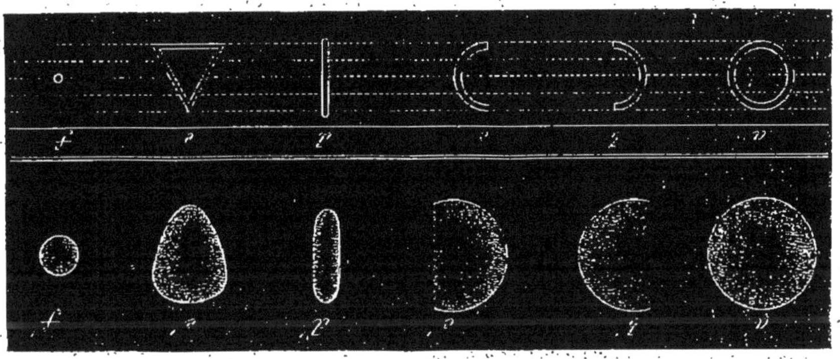

Fig. 1.

est présenté, et les rapports de configurations sont tels, que la forme de cette image sensorielle nous fait connaître celle du corps comprimant, sa grandeur et sa position. (Fig. 1.)

L'apparence phosphénienne de l'objet est vue précisément sur le trajet de la sensation objective provoquée par son image daguerrienne; de sorte que, si à l'aide d'un seul œil on remarque un point matériel éclairé dans le monde extérieur, et qu'on presse, en même temps, à travers la sclérotique, la rétine dans le lieu où ce point va se peindre, les deux images, objective et subjective, se superposent.

Pressez, dans un œil, la région pariétale gauche, atteinte de paralysie hémiopique, rien de lumineux ne se montre dans la partie droite du champ visuel. Pressez la région opposée conservée à la sensibilité, et tout aussitôt le phosphène éclaire la partie gauche du champ visuel.

Que le sujet regarde ensuite, de l'œil malade, deux objets placés devant lui, à une certaine distance l'un de l'autre, celui de droite n'est pas vu, tandis que celui de gauche est nettement distingué. L'image de l'objet situé à droite heurte inutilement la partie gauche de la rétine hémiplégiée, et celle de l'objet situé à gauche donne lieu à une perception lumineuse, parce qu'elle impressionne la partie droite de la membrane conservée à la sensibilité visuelle.

De même que les sensations *objectives* sont perçues retournées ou *redressées*, par rapport aux images lumineuses matérielles, faites sur la membrane par le monde extérieur, de même aussi les sensations phosphéniennes ou *subjectives* sont perçues retournées ou *redressées*, relativement aux empreintes faites par les corps comprimants. Remarquez la flamme d'une bougie placée sur l'extrême limite du champ visuel, l'œil regardant d'ailleurs droit devant lui; comprimez en même temps avec la pulpe unguéale du doigt la portion de rétine impressionnée par cette lumière, la corde du croissant phosphénien tournée en arrière se confond aussitôt avec le corps lumineux lui-même. Or, cette corde, représentant la défaillance de la sensation subjective sur la limite sensible de la membrane nerveuse, représente donc aussi celle de la fonction visuelle ordinaire expirant sur la même ligne. Toucher, en conséquence, la rétine par l'image lumineuse des objets, ou par leur propre relief en forme de timbre sec, c'est donner lieu à une perception lumineuse fondamentalement la même dans les deux cas. Il y a donc ainsi parfaite identité entre la vue subjective et la vue objective, entre toutes les perceptions lumineuses, quelle qu'en soit la provenance.

La lumière phosphénienne doit dès lors traduire fidèlement l'état de la rétine, en localiser les moindres altérations. Elle devient, en effet, un élément de diagnostic infaillible là où la science objective elle-même, l'ophthalmoscopie directe, reste muette, ou ne fournit que des conjectures incertaines, dès qu'un voile quelconque, s'interposant dans les milieux oculaires, s'oppose à la pénétration du regard dans le fond de l'œil, ou qu'aucun changement anatomique appréciable ne peut révéler encore un changement correspondant dans la fonction.

3. Dénominations. Nous appelons *phosphène nasal* celui que provoque la pression opérée à l'angle interne de l'œil, à côté de la racine du nez (fig. II): phosphène *temporal*, celui qui se produit par la compression de l'angle externe de l'œil, à côté de la tempe (fig. III); phosphène *frontal*, celui qui apparaît sous la pression de la partie supérieure au-dessus du front (fig. IV); phosphène *jugal*, celui qu'on sollicite par la pression de la partie inférieure de l'œil au-dessus de la joue (fig. V).

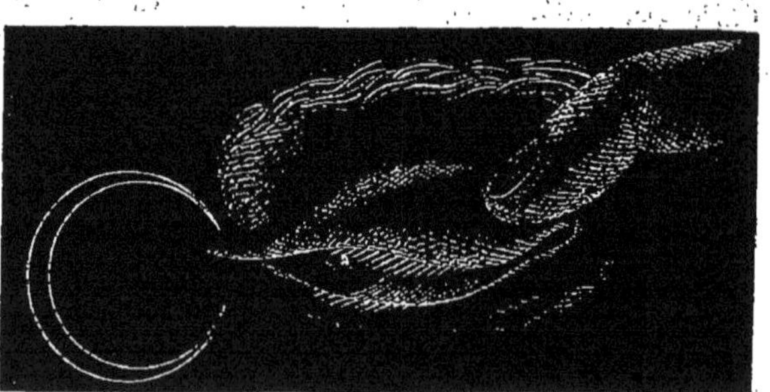

Fig. II.

4. Formes. La figure du phosphène n'est pas entière, quand le corps comprimant offre une surface aussi étendue que la pulpe du doigt indicateur: l'anneau n'est pas achevé, et il apparaît sous la forme d'un croissant plus ou moins fermé, dont l'échancrure confine fatalement la ligne péri-orbitaire du champ de la vision extérieure.

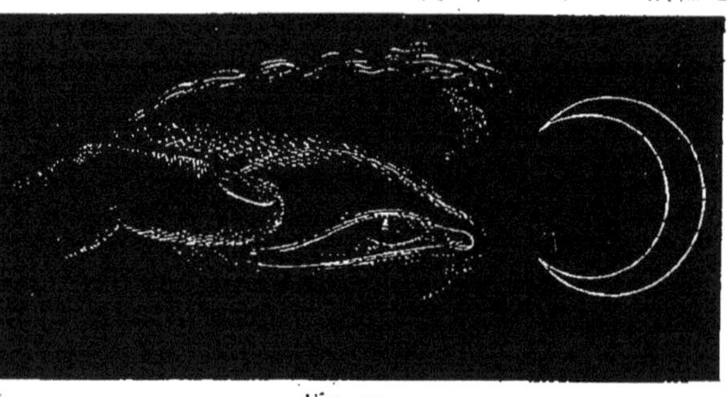

Fig. III.

Cette échancrure, toujours en arrière de l'image lumineuse, très faible dans le *nasal*, augmente dans le *temporal*, et s'accroît encore dans le *frontal* et le *jugal*.

Si, au lieu du doigt, on se sert d'une petite boule fixée au bout d'une tige et qu'on exerce des pressions successives, des parties profondes à celles qui avoisinent les corps ciliaires, on voit apparaître, les uns après les autres, d'abord un cercle bien terminé, puis d'autres à échancrures ou coches incessamment plus grandes et ressemblant ainsi aux phosphènes *nasal*, *temporal*, *frontal* et *jugal* (figure VI). Dans la figure VI, qui reproduit idéalement les avancements du doigt explorateur aux quatre points cardinaux (jugal, frontal, temporal et nasal), les anneaux sont toujours incomplets : c'est que ce même doigt, ne pénétrant nulle part assez avant dans l'orbite, la ligne de pression circulaire, exercée au lieu d'excitation, vient toujours s'achever en dehors de la limite de la rétine, ou du moins sur des points de sa surface dépourvus de sensibilité en vertu de leur extrême excentricité.

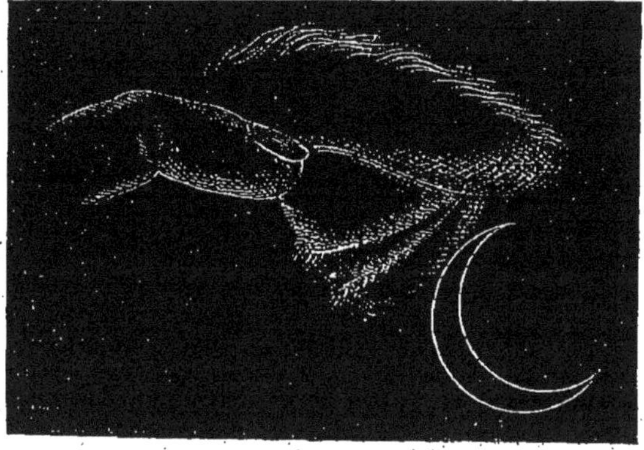

Fig. IV.

Fig. V.

5. Siége réel. La lumière constituant le grand phosphène n'est pas, comme nous l'avions cru, le résultat d'une excitation produite par le contre-coup, mais celui de la compression médiate exercée sur la partie la plus rapprochée du corps comprimant.

6. Manière de produire le phosphène. L'examen peut se faire le jour comme la nuit, mais mieux vaut que ce soit dans l'obscurité ou dans un appartement faiblement éclairé, *le dos tourné du côté* d'où vient la clarté. Les yeux doivent être à peine entr'ouverts, et les paupières très relâchées. Au bord unguéal de la pulpe du doigt indicateur, nous préférons le bout arrondi d'un porte-plume, simple ou armé d'une petite boule d'ivoire, pour provoquer le phosphène. A l'exploration par petites saccades, nous préférons maintenant la douce pression en allées et venues sur le globe, afin de rendre permanente l'image subjective, qui persiste ainsi, mais en changeant de place, tant que dure cette pression mobilisée. Le sujet portera son attention vers le lieu où l'anneau doit paraître, celui qui est opposé à la pression, et tournera le globe de l'œil de ce côté, afin de rendre accessibles à la compression les portions de rétine habituellement cachées sous le rebord orbitaire. Une attention scrupuleuse et les soins les plus attentifs sont recommandés afin d'éviter les erreurs inséparables d'observations trop légères et trop peu renouvelées. Le malade viendra lui-même en aide au médecin, sans fatiguer ses yeux, et s'assurera, la nuit surtout, des différences remarquées dans le jour par ce dernier.

Une très faible partie de la rétine échappe à cette exploration : elle n'a pas plus d'un centimètre d'étendue, lorsque l'œil a sa mobilité normale; et encore cette partie reculée

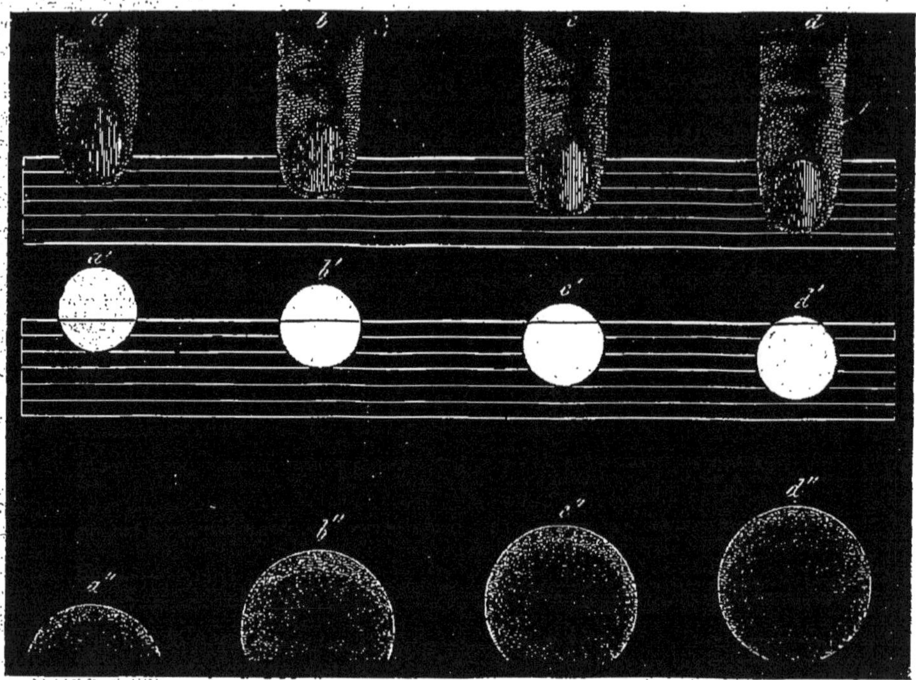

Fig. VI.

de la membrane n'est-elle pas entièrement soustraite à l'investigation phosphénienne chez les malades intelligents, puisque de petites *saccades* imprimées à l'organe provoquent une lumière, faible il est vrai, mais très appréciable dans le milieu et un peu en dehors du champ visuel — c'est celle du choc du globe de l'œil contre le nerf optique — répondant à la sollicitation par l'ébranlement de sa propre papille. Telle est, du moins en l'état, notre dernière opinion sur le siége réel du petit phosphène et le parti que l'on peut en tirer comme agent explorateur.

Du reste, pour s'exercer à la manifestation de la lumière subjective, il faut d'abord expérimenter sur soi-même, en prenant les précautions indiquées; — c'est le moyen le plus simple et le plus efficace de se familiariser avec cette nouvelle méthode d'exploration oculaire. Des médecins, qui n'avaient pu réussir à produire leurs phosphènes, ont été étonnés, après une seule expérience faite par nous-mêmes sur leurs propres yeux, de voir si facilement ensuite les merveilleuses flammes tactiles, dont la splendeur, pendant la nuit surtout, surpasse celle de l'éclairage le plus puissant qu'on puisse artificiellement provoquer, lorsque la pression agit simultanément sur la partie supérieure des yeux fortement tournés en bas.

Sur plusieurs milliers de malades soumis à notre observation, nous en avons rencontré à peine cinq ou six chez lesquels la sensibilité extrême des paupières a rendu difficile la perception des phosphènes. Chez quelques autres la profondeur, l'exiguïté de l'œil et la paralysie des muscles ont été un obstacle; mais, avec un peu de patience, il a été possible encore de recourir à l'exploration subjective. Enfin, il y a eu des sujets à peu près dépourvus d'intelligence qui n'ont pu nous donner les renseignements demandés : à part ces exceptions, heureusement fort rares, l'exploration phosphénienne est un véritable jeu à la portée de tout le monde et tout à fait innocent.

§ II. — Du phosphène comme moyen de diagnostic.

1. Amaurose. On trouve constamment le phosphène lorsque la rétine est saine : on le retrouve encore, mais altéré, lorsqu'elle est un peu souffrante; mais il ne se montre pas lorsqu'elle est complétement paralysée; et cependant ces sujets conservent encore un sentiment vague et confus de la lumière : ils distinguent même parfois le jour de la nuit.

L'absence des phosphènes aux quatre points cardinaux, est ici un fait constant, majeur, capital, rare dans une science d'observation. On peut donc considérer cette absence comme le signe *pathognomonique* de l'amaurose, comme son fidèle et invariable révélateur, quelle que soit la cause qui l'a préparée ou occasionnée.

2. Survivance de la vue a la disparition des phosphènes. L'absence bien constatée des quatre phosphènes peut précéder l'abolition de la vue; mais, dans cette circonstance, il faut s'attendre à voir celle-ci disparaître bientôt, si des remèdes énergiques ne sont pas employés.

Ainsi donc, l'absence des phosphènes où l'*aphosphénie* (1) n'est pas seulement le signe de la souffrance actuelle de la fonction, il annonce en outre l'amaurose *imminente*, l'anéantissement prochain et complet de la vue, alors que la diagnosie objective reste silencieuse à cet égard. Les faits de cette nature, au lieu de constituer de décourageantes exceptions, viennent au contraire confirmer la loi en vertu de laquelle l'état de la rétine est religieusement traduit par celui des phosphènes.

3. Amblyopies. Dans ce genre d'altération de la vue, l'indication phosphénienne rend les plus grands services, car il s'agit de constater l'existence d'une lésion *commençante* de la rétine, alors que nul autre moyen ne peut parfois l'établir, surtout lorsque la fonction subjective est à peine modifiée, la pupille ayant d'ailleurs conservé toute sa mobilité, et aucun changement anatomique appréciable n'étant survenu dans la constitution apparente ou intime de la rétine. Toutes les fois, en effet, qu'un ou plusieurs phosphènes cardinaux font défaut dans un œil, on dénoncera un état amblyopique *réel* ou *virtuel*, et dans tous les cas la paralysie de la portion de rétine insensible à la perception de l'anneau. Si l'expérience est bien faite, que l'absence partielle en question ne soit pas douteuse, l'autre œil distinguant tous les siens, on peut d'avance dénoncer l'organe affecté.

4. Ordre de disparition des phosphènes. Au premier degré d'anesthésie, le phosphène *jugal* disparaît le premier. Au deuxième c'est le *frontal*. Ce sont là les avant-coureurs, les prodromes de l'anesthésie rétinienne. A ce point, la vue peut ne pas avoir souffert d'atteinte sensible. Au troisième, on remarque l'absence du *temporal*, et avec celle-ci l'absence simultanée du *frontal* et du *jugal*. A ce niveau d'abaissement phosphénien, l'amblyopie est d'ordinaire nettement dessinée et la vue considérablement affaiblie. L'observation nous apprend cependant que cette fonction peut se conserver passable et directe malgré l'existence isolée du *nasal*. Au quatrième enfin, le phosphène nasal disparaît, et avec lui l'exercice possible de la fonction visuelle, sauf les cas déjà mentionnés : la rétine qui n'est plus impressionnée par le toucher cesse de l'être par la lumière, son excitant naturel.

La valeur séméiologique des phosphènes s'établit donc ainsi qu'il suit : *jugal*, *frontal*, *temporal*, *nasal*. L'absence du premier dénonce l'état anesthésique de l'extrême périphérie rétinienne; celle du deuxième, celui d'une zone plus reculée, et celle du troisième et du quatrième la paralysie d'autres zones plus reculées encore (*V*. fig. VI).

L'expérience nous apprend que la vue peut se conserver bonne et directe, momentanément du moins, bien que le phosphène nasal existe seul; ce qui prouve que la sensibilité de la pulpe nerveuse est altérée dans sa périphérie et non dans sa partie cupulaire.

5. Ordre de réapparition. L'anesthésie rétinienne dans sa marche rétrograde repasse

(1) Heureuse expression que nous empruntons à M. Jacquemot, professeur agrégé de l'école de Montpellier.

par les degrés franchis, mais en sens inverse. Le phosphène *nasal* renaît le premier; puis viennent le *temporal*, le *frontal* et enfin le *jugal*, dans l'ordre de leur importance hiérarchique. Ainsi le sommeil ou la mort anesthésique de la rétine gagne de proche en proche de la périphérie au centre (ou plutôt à la papille du nerf optique), et le reveil en sens inverse, du centre sensoriel à la périphérie. Si l'influence morbide n'a pas uniformément agi sur toute la partie antérieure ou marginale de la rétine, qu'une zone latérale demeure saine à côté, et au milieu d'autres zones malades jusqu'au fond de l'œil, alors l'absence ou le retour régulier des anneaux se trouve interverti : l'axe de la vue est notablement déplacé et le champ considérablement réduit dans le côté opposé à la paralysie latéralisée.

6. Indépendance et solidarité des deux rétines. Lorsque la perte de la vue d'un œil s'est effectuée par des causes intra-oculaires, locales, on constate la présence de tous les phosphènes dans l'autre œil et l'on peut dès lors rassurer le malade sur la conservation de la vue de ce côté. On doit penser, au contraire, que la cause est chiasmatique ou cérébrale et que la vue se perdra insensiblement, lorsque le phosphène nasal seul apparaît sous la pression successive des quatre points cardinaux de l'organe conservé intégralement dans le jeu de sa fonction (les mouvements de la pupille sont cependant irréprochables). C'est là ce que nous appelons l'amblyopie *virtuelle*, sur l'importance de laquelle nous appelons d'une manière plus spéciale l'attention du lecteur.

7. Survivance des phosphènes a l'affaiblissement de la vue. La survivance des phosphènes à l'affaiblissement de la vue a lieu lorsque l'anesthésie commence par la cupule de la rétine, par suite d'une disposition renversée du siége de l'amblyopie, relativement à ce qui survient dans les cas ordinaires, où l'affection débute au contraire par les zones les plus excentriques de la rétine.

Si l'œil pouvait être directement exploré dans le *centimètre* qui échappe à l'action du toucher, nul doute que le phosphène correspondant à la cupule ne repondît de manière à nous éclairer sur la souffrance de cette partie. Quant à la lueur provoquée par la secousse du globe contre le nerf optique, elle est trop incertaine pour qu'on puisse compter sur ses données. L'ophthalmoscope doit alors être employé, afin d'aider l'investigation phosphénienne, qui, à son tour, peut prêter ailleurs un précieux concours à cet instrument; l'un et l'autre deviennent ainsi un moyen réciproque d'appui et de contrôle.

Mais telle n'est pas la cause la plus commune de l'affaiblissement de la vue lorsque tous les phosphènes se montrent partout : des recherches plus complètes signalent le plus souvent un état kopiopique subordonné à l'altération des milieux oculaires, et plus spécialement à la perte de la faculté d'accommodation trop de fois méconnue et malencontreusement confondue avec l'amaurose commençante.

La survivance des phosphènes à l'affaiblissement de la vue doit être considérée comme un signe de bon augure relativement à la conservation de la sensibilité spéciale de la rétine. Deux sujets exceptés, tous les autres malades que j'ai observés dans ces conditions ont recouvré l'usage de leurs yeux.

On ne confondra pas avec le phosphène régulier la *lueur vague* perçue dans une direction anormale, dans celle, par exemple, du voisinage du corps compresseur, dans la partie du champ visuel où elle ne doit pas se montrer. On se méfiera alors de ses indications. Ce changement de direction dénote un changement analogue dans l'appareil instrumental de la rétine, une altération de cette membrane et conséquemment une souffrance dans ses fonctions.

8. Obstacles matériels au passage des rayons lumineux. Lorsque les milieux oculaires sont troublés dans leur transparence, l'usage de l'ophthalmoscope ne peut plus servir à faire connaître les changements de structure éprouvés par la membrane optique. C'est surtout dans ces cas, où l'opacité des milieux oculaires frappe l'ophthalmoscopie objective d'une radicale impuissance, qu'éclate la supériorité de l'exploration phosphénienne, supériorité qui alors a quelque chose de saisissant et de merveilleux.

Supposez, en effet, l'existence d'un trouble glaucomateux, cristallinien, blanc, gris, vert, noir; ajoutez l'immobilité de la pupille, son oblitération, un épanchement de fluide opaque, pus, sang, dans la chambre antérieure, l'opacité entière de la cornée ; couvrez, si vous voulez, d'un voile épais la tête et les yeux du malade, mettez enfin celui-ci dans l'obscurité la plus profonde : dans ces conditions, qui rendent impossible l'exploration objective de la rétine, la rétinoscopie phosphénienne trouve autant de circonstances qui rendent son application plus facile et plus sûre. Elle n'en dira que mieux si la membrane entière est paralysée ; — si elle n'est que partiellement atteinte, à quelle profondeur s'est arrêtée la paralysie, quel est le côté sur lequel elle a été se cantonner; si la rétine commence à souffrir, quoique la vue soit conservée intacte, et si enfin, au milieu des complications les plus difficiles et les plus décourageantes, on aura l'espérance de jouir bientôt et longtemps encore des bienfaits de cette vue, sans laquelle la vie semble ne devoir être qu'une mort anticipée.

Là ne se bornent pas les services rendus par la lumière phosphénienne : les questions les plus élevées de la physiologie de la vision ont passé par l'épreuve de cet important phénomène « tantôt comme support, tantôt comme mobile, ici comme excitant, là comme criterium. » — (Amédée Latour. *Union Médicale*) : *Extériorité, direction, limitation, redressement; vision simple, double; conditions vitales du relief*, etc., toutes ces questions, si longtemps et vainement débattues ont reçu une clarté nouvelle, tirée de prémisses expérimentales qui lui appartiennent et dont la simplicité seule égale la haute signification scientifique. On le voit maintenant, en dehors des données anatomiques, d'ailleurs si attrayantes et si fécondes, la science peut trouver des enseignements utiles et d'un ordre supérieur. Dans l'étude pure de la force vivante, son action et ses défaillances seules, abstraction faite des lésions instrumentales, conduisent infailliblement à d'importantes découvertes. Il faut donc respecter et encourager les tendances de l'antique école, qui, dans ses exagérations mêmes, conserve, avec tant de sollicitude, cet esprit de synthèse et de généralisation.

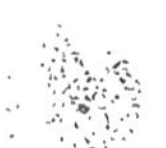

TRAITÉ PRATIQUE

DES

MALADIES DE L'ŒIL.

CHAPITRE PREMIER.

MALADIES DE L'ORBITE.

SECTION Ire.

ABNORMITÉS CONGÉNITALES (1).

L'ensemble de l'orbite, ou l'un des os qui concourent à le former, présente assez souvent des difformités congénitales qui ont généralement un intérêt plus anatomique que pratique. Il est inutile d'énumérer ici ceux de ces faits que l'on peut reconnaître pendant la vie, tels qu'un écartement trop considérable ou trop faible, une direction oblique des orbites, etc. Nous ne ferons que signaler les télangiectasies congénitales et diverses tumeurs datant également de la naissance, par exemple un lipôme (Hauser) et un kyste (Barnes).

[(1) Le docteur Ed. Cornaz, médecin et chirurgien en chef de l'hôpital Pourtalès, à Neuchâtel (Suisse), a bien voulu se charger de nous fournir, sous forme d'annotations, un résumé *essentiellement pratique* de tératologie oculaire exclusivement destiné à notre traduction. Il nous indique ci-après les principales sources à consulter sur l'ensemble des vices de naissance et des maladies congénitales des yeux :

J.-C. Sybel. De quibusdam materiæ et formæ oculi aberrationibus a statu normali. Halæ, 1799; trad. en allem. dans : Reils Archiv für die Physiologie, t. V (1802), cah. 1, p. 1-66, et cah. 3, p. 557-581.—James Wardrop. An Essay on the Morbid Anatomy of the Human Eye. London, 2 vol.—F. Mayor, de Ballens (Suisse). Essai sur quelques maladies congénitales des yeux. Thèse de Montpellier, 1808, in-4°, pp. 25. — V. Laroche, d'Angers. Essai d'anatomie pathologique sur les monstruosités ou vices de conformation primitifs de la face. Thèse de Paris, 1823, n° 41, in-4°, pp. 76 et 3 planches. — J. Dubocrg. Des vices de conformation de la face, soit congénitaux, soit accidentels, auxquels il est possible de remédier par des opérations. Thèse de Paris, 1828, n° 45, in-4° pp. 57. - Matth.-joh.-Albr. Schoen. Handbuch der pathologischen Anatomie des menschlichen Auges. Hamburg, 1828, in-8°.—Burck. W. Seiler. Beobachtungen ursprünglicher Bildungsfehler und gänzlichen Mangels der Augen bei Menschen und Thieren. Dresden, 1833, in-fol., 2 pl.— A.-T. Von Ammon. Klinische Darstellungen und 3ter Theil : Klinische Darstellungen der Krankheiten des Auges und der Augenlieder. Berlin, 1841, in-fol., 2 pl.—Beger. Art. Augen (Bildungsfehler des). 1er vol., Schmidt's Encyklopädie. Leipzig, 1841. — Fischel. De oculi neonati morbis. Diss. inaug. Bonnæ, 1841, in-8°, p. 16-30. — W.-R.-A. Wilde. An Essay upon the Malformations and Congenital Diseases of the Organ of Sight, in-8°, 104 pp. (Extr. de : The Dublin Quarterly Journal of Medical Science, 1845.) — C.-G. Ruete. Dans Rud. Wagner's Handwörterbuch der Physiologie. 20e liv. (t. III, 2e p., 3e liv.), 1849, p. 519-529. — Ch.-Aug.-Ed. Cornaz, de Neuchâtel (Suisse). Des abnormités congénitales des yeux et de leurs annexes. Lausanne, 1848, in-8°, pp. VIII-168 et IV. — Quelques obs. d'abn. cong. des yeux et de leurs annexes. Ann. d'Oculistique, vol. XXIII. Bruxelles, 1850, in-8°, pp. 36. — Matériaux pour servir à l'histoire des abn. cong. des yeux et de leurs annexes. 1er fasc. Ann. d'Oculistique, vol. XXVII, 1852, in-8°, p. ij et 35. T. W.]

SECTION II.

BLESSURES DE L'ORBITE.

Dans un chapitre destiné à l'étude des lésions traumatiques de l'orbite, on ne peut se dispenser de mentionner les effets que ces lésions peuvent déterminer sur les parties qui revêtent cette cavité et sur celles qui y sont contenues. De même il y a lieu d'exposer, en parlant des blessures qui traversent les parois de l'orbite, tout ce qui a rapport aux lésions qui peuvent atteindre par cette voie le cerveau et les autres organes avoisinants. Il est des cas, en effet, où il est impossible de préciser, soit au dedans, soit au dehors, soit au delà de l'orbite, le siége de l'altération à laquelle les phénomènes observés doivent être rapportés. C'est ainsi que l'amaurose, par exemple, une des conséquences les plus graves des blessures de l'orbite, est due tantôt à la lésion d'une des branches de la cinquième paire située hors de cette cavité, tantôt à celle du nerf optique ou des autres nerfs de l'intérieur de l'orbite, tantôt enfin à celle de l'œil lui-même ou à celle du cerveau.

§ Ier. — Contusions du rebord de l'orbite.

Les coups, les chutes et autres accidents semblables peuvent, surtout chez les enfants scrofuleux, ainsi que je l'expliquerai plus au long dans la prochaine section, déterminer une inflammation susceptible de se terminer par suppuration et d'attaquer le périoste et la substance même des os qui constituent le rebord orbitaire. Les coups supportés par le rebord de l'orbite, surtout ceux qui atteignent sa partie supérieure, peuvent encore entraîner des conséquences plus graves, telles qu'un épanchement de sang à l'intérieur du crâne, la commotion du cerveau, l'inflammation de sa substance ou celle de ses membranes ; et parfois, tandis que toute l'attention est fixée sur les altérations survenues dans les parties molles ou les os, on constate trop tard, à l'intérieur du crâne, des désordres qui doivent se terminer fatalement par la mort.

[M. Velpeau fait, à l'égard de ces contusions, les remarques suivantes (1) : « Les plaies *du contour, de la base de l'orbite*, sont en général de peu d'importance dans sa moitié inférieure, où elles diffèrent à peine des autres plaies de la face. Quand elles occupent la région du sourcil, elles rentrent dans la catégorie des lésions décrites à ce mot ; il ne me reste, par conséquent, à examiner que les *plaies de l'angle orbitaire externe*, ou mieux, les plaies des tissus qui recouvrent l'apophyse temporale de l'orbite. Dans ce lieu, les plaies de l'orbite se font par un mécanisme qui n'a pas jusqu'ici fixé convenablement l'attention des praticiens : elles ont lieu fréquemment par suite d'une

[(1) Répertoire des sciences médicales, t. XXII, p. 298, et suiv.]

chute sur la tête. La région que je viens d'indiquer, étant une des plus saillantes ou des plus anguleuses du visage, est par cela même une de celles qui se heurtent le plus fréquemment contre les objets, contre les plans résistants de l'extérieur. L'os frontal, représenté là par un bord presque tranchant, fait que toutes les plaies dont il s'agit offrent les caractères des blessures par instrument tranchant, quoiqu'elles soient en réalité dues à l'action des corps contondants. Soit qu'elles aient lieu par suite d'un coup porté d'avant en arrière contre l'orbite, soit qu'elles résultent d'une chute contre le sol ou quelque corps solide extérieur, elles n'en présentent pas moins cette particularité remarquable, que les tissus se trouvent alors divisés bien plus par l'action vulnérante de l'apophyse orbitaire externe que par celle du corps qui a porté contre la tête. En effet, les téguments se trouvent nécessairement pressés, en pareil cas, entre le corps extérieur qui, plus ou moins plane ou arrondi, représente plutôt un point d'appui qu'un instrument tranchant, et l'apophyse orbitaire externe, qui remplit exactement le rôle d'un couteau mousse. C'est d'ailleurs là une particularité que l'anatomie chirurgicale retrouve partout où des saillies osseuses en forme de crête ou de pointes se montrent à nu sous la peau, et dont M. Bouchacourt a déjà fait pressentir l'importance il y a quelques années. (Thèse, nº 366. Paris, 1836.)

Ces sortes de plaies, s'effectuant des os vers l'extérieur, présentent en outre plusieurs autres caractères spéciaux :

On voit d'abord qu'elles doivent toutes comprendre le périoste en première ligne, et que leur premier inconvénient est de pénétrer presque inévitablement jusqu'à l'os. A la différence des plaies qui s'opèrent de l'extérieur vers les parties profondes, elles sont nécessairement plus étendues du côté des plans osseux que du côté de l'épiderme ; si bien qu'elles sont toujours accompagnées d'une sorte de décollement qui permettrait jusqu'à un certain point de les comparer à un abcès qu'on vient d'ouvrir.

Toutes choses égales d'ailleurs, les plaies de l'angle externe de l'orbite sont plus graves que les plaies des autres points du contour de cette cavité. Facilement retenus derrière les téguments, les fluides qui s'épanchent des tissus divisés, et qui se trouvent entourés de parties contuses, provoquent plus vite une inflammation assez vive. L'inflammation et le pus, appuyés sur un angle osseux, tendent à fuser dans les régions voisines. Du côté du front, les tissus sont si denses et si serrés que les liquides et la phlegmasie s'y portent rarement ; c'est donc vers la tempe, ou plutôt encore vers la paupière supérieure, que la maladie gagne de préférence. Du côté de la tempe, elle porte à craindre la formation d'un phlegmon diffus ou d'une large phlegmasie érysipélateuse : arrivée dans la paupière, elle y occasionne rapidement une tuméfaction considérable, et bientôt une suppuration énorme qui prend presque immédiatement les caractères du phlegmon gangréneux. Toutefois, il est juste de dire que, retenue par le ligament palpébral qui la limite en arrière, cette phlegmasie pénètre moins souvent dans l'orbite qu'on ne s'y attendrait de prime abord.

Le traitement des plaies de l'angle externe de l'orbite, envisagé du point de vue où je me suis placé dans les considérations précédentes, se rattache, du reste, à un petit nombre de principes faciles à bien saisir. Si le chirurgien est appelé avant le début des symptômes inflammatoires, il devra établir avant tout une compression exacte de bas en haut et d'avant en arrière contre la face inférieure de l'apophyse orbitaire, à l'aide de petits rouleaux de charpie, de plaques d'agaric ou de compresses graduées, et de quelques diagonales de bandes ou de bandelettes de diachylon qu'on applique sur la face cutanée de la paupière supérieure, en ayant bien soin de laisser la plaie libre au-dessus. Cette précaution étant prise, les lèvres de la division se trouvent naturellement rapprochées, et il suffit dès lors de les couvrir d'un linge criblé, d'un gâteau de charpie et d'une petite compresse que l'on fixe en définitive par un bandage contentif simple. Ce dernier pansement, qui doit être renouvelé chaque jour, reste tout à fait indépendant de la compression palpébrale qui doit rester là en permanence pendant quatre à cinq jours pour empêcher toute extension de la maladie par en bas. Lorsqu'on est appelé plus tard, et que la suppuration est déjà établie, il importe de ramollir avant tout les bords et le voisinage de la plaie en les couvrant matin et soir d'un large cataplasme émollient. Si des foyers purulents existaient d'une manière évidente dans le corps de la paupière, il faudrait les ouvrir sans hésiter. Mais pour peu qu'il y ait de doute, et quand même le boursouflement de la paupière aurait acquis son plus haut degré, le genre de compression que j'ai signalé plus haut en est encore le meilleur remède. Établie comme je l'ai dit, comme je l'ai faite et fait faire un très grand nombre de fois dans les hôpitaux, cette compression produit réellement des effets miraculeux. A son aide, on dissipe en vingt-quatre heures les inflammations les plus vives, et l'on réduit à peu de chose un gonflement qui déformait la veille le malade d'une manière hideuse, qui rendait impossible l'examen de l'œil, et qui, selon toute apparence, devait se terminer par une vaste suppuration. Du reste, une fois qu'on a triomphé ainsi du phlegmon palpébral, on peut faire abstraction de la compression et s'en tenir à l'emploi des cataplasmes, qui doivent être continués jusqu'à ce que la plaie soit complétement modifiée et qu'elle ne suppure plus que par ses bords : c'est alors seulement qu'on peut sans danger s'en tenir au pansement simple pour en compléter la cicatrisation.

Je ne terminerai point ce paragraphe sans ajouter *que sur tous les autres points du contour de l'orbite,* les blessures exposent à un gonflement rapide, à une inflammation diffuse qui devient facilement gangréneuse, et que tous les liquides infiltrés dans les tissus de cette région occasionnent sans peine un boursouflement qui cache bientôt les yeux et empêche les malades d'entr'ouvrir les paupières. Il faut dire, en outre, qu'au-dessous du sourcil les blessures du contour de l'orbite exposent à la lésion du nerf frontal et, par suite, à des accidents tout spéciaux, soit du côté de l'œil et de la vision, soit du côté du crâne. » T. W.]

Obs. 1. — Henri II, roi de France, fut frappé, dans un tournoi, au-dessus du sourcil droit. La peau du front fut déchirée en travers jusqu'à l'angle externe de l'œil gauche; on remarquait, enfoncés dans l'œil, de petits morceaux du bois de la lance fracassée. Il n'y avait pas de fracture. La blessure fut suivie de la mort, qui survint le onzième jour. En ouvrant le crâne, Paré trouva au niveau de la partie moyenne de l'occipital, une grande quantité de sang épanché entre la dure-mère et la pie-mère. La consistance et la coloration du cerveau en ce point étaient altérées (1).

Obs. 2. — M. Dease fut appelé auprès d'une femme qui avait reçu un coup d'un pot d'étain au-dessus de l'œil gauche; il en était résulté une plaie d'un pouce et demi de longueur qui avait mis l'os à nu. Elle mourut le vingt-sixième jour. A l'autopsie, on trouva la dure-mère décollée et légèrement parsemée de pus dans le point correspondant à la plaie, la partie antérieure de l'hémisphère gauche du cerveau en suppuration, et une matière fluide tapissant la fosse antérieure gauche du cerveau (2).

Obs. 3. — Un homme est atteint d'une plaie de 18 lignes de long au-dessus du sourcil droit. Le troisième ou quatrième jour, il est pris de fièvre et d'insomnie; les lèvres de la plaie deviennent douloureuses et gonflées; vomissements bilieux, délire; l'abdomen est douloureux, surtout l'hypochondre droit. Les symptômes empirent rapidement; le resserrement des mâchoires survient, et le malade meurt le septième jour. On trouve à l'intérieur du crâne une grande quantité de pus en contact avec la faux cérébrale et la tente du cervelet; la surface du cerveau est fortement injectée et d'une couleur plus foncée que de coutume; le foie est volumineux et son enveloppe péritonéale épaissie; les intestins contractés présentent çà et là des parcelles d'exsudation purulente (3).

On a vu des accidents aussi graves succéder à des blessures analogues portant sur le bord inférieur de l'orbite. Ainsi Petit rapporte un cas de paralysie à gauche, suivie de mort, dépendant d'une suppuration de l'hémisphère droit du cerveau, consécutive à une blessure du bord inférieur de l'orbite droit, près de la sortie du nerf sous-orbitaire qui cependant ne paraissait pas avoir été atteint (4).

La contusion de la portion temporale a quelquefois été suivie du développement de tumeurs enkystées ou autres à l'intérieur de l'orbite. Nous nous en occuperons dans un paragraphe spécial, ainsi que de l'inflammation des diverses parties contenues dans l'orbite, et du développement d'exostoses produit par la même cause.

(1) OEuvres d'Ambroise Paré, liv. X, cap. 9. Paris, 1607.
(2) Observations on Wounds of the Head, p. 107. London, 1766.
(3) Journal de médecine de Corvisart. déc. 1808, cité par Ansiaux, Clinique chirurgicale, p. 48. Liége, 1829.
(4) Nouveau système du cerveau, par F.-P. du Petit, dans OEuvres diverses de Louis, t. II, p. 41. Paris, 1788.

§ II. — Fractures du rebord orbitaire.

Le seul exemple récent de cet accident que je me rappelle, a été produit par le choc de l'extrémité d'une longue pièce de bois contre le bord inférieur de l'orbite ; il s'en détacha un fragment que je pris pour l'angle antérieur de l'os malaire. La portion d'os fracturé, que le doigt pouvait d'abord faire mouvoir aisément dans différentes directions, fut réunie au bout de quelques semaines. On n'employa aucun bandage. Il peut néanmoins se présenter des cas où il serait bon d'appliquer, après avoir fait fermer les paupières, quelques compresses soutenues à l'aide d'une bande roulée autour de la tête, afin de maintenir, jusqu'à consolidation parfaite, la portion fracturée dans ses rapports.

Obs. 4. — Un boucher sautant d'un baril à terre, sans prendre garde à un crochet à viande suspendu près de lui, fut accroché par le milieu de l'arcade orbitaire gauche; la portion d'os correspondante fut arrachée, ainsi que la peau et le sourcil qui la recouvraient. La plaie guérit de telle façon que la paupière se trouvait divisée à sa partie moyenne et que le blessé ne pouvait fermer l'œil complétement, ce qui exposait cet organe à de fréquentes inflammations. Il me consulta pendant la durée de l'une d'elles, plusieurs années après l'accident. L'absence de la portion d'os était facile à reconnaître et ajoutait à la difformité produite par cette lagophthalmie. L'ophthalmie était puro-muqueuse et céda promptement à l'usage d'une solution de nitrate d'argent.

Obs. 5. — Le docteur Scott rapporte qu'un soldat qui parcourait à cheval, pendant une nuit de décembre, la ville de Douglas, dans l'île de Man, fut atteint par le crochet en fer d'un poteau à réverbère, qui, venant se fixer au-dessous du bord sourcilier de l'orbite droit, arracha complétement cette portion d'os et blessa le cerveau. Au bout de quelques semaines il fut parfaitement rétabli (1).

Obs. 6. — Biermayer a rapporté l'histoire d'un jeune garçon qui fut frappé par une pierre à l'angle interne de l'un des yeux ; cinq jours après, il fut pris de tétanos et mourut en quelques heures. A l'autopsie, on trouva, flottant dans l'abcès qui s'était développé dans le lieu de la blessure, une petite portion de l'apophyse nasale de l'os maxillaire supérieur; cette portion d'os était en contact avec une des branches du nerf sous-orbitaire (2).

Dans les fractures du rebord orbitaire qui s'étendent jusqu'aux sinus frontal ou maxillaire, ou bien jusqu'aux cellules ethmoïdales, lorsque le blessé vient à se moucher, l'air s'échappe quelquefois à travers la fracture et s'introduit dans le tissu cellulaire des paupières qui s'enflent tout à coup et crépitent à la pression. Nous aurons à revenir sur ce phénomène, et nous en traiterons dans un paragraphe spécial sous le titre d'*emphysème des paupières*. Disons seulement que l'air, par sa présence, ne détermine aucun accident : il n'est, par conséquent, presque jamais nécessaire de lui ouvrir une issue à l'aide de la lancette ; il faut seulement recommander au malade d'éviter de se moucher jusqu'à ce que la fracture soit parfaitement consolidée.

[*Obs.* 7. — Chez un caporal du 2e régiment léger, qui, au combat de Sig, expédition de Mascara, avait eu la paupière supérieure complétement déchirée par une balle dont le

(1) DUNCAN's Annals of Medicine, vol. I, p. 358. Edinburgh, 1796.
(2) Musæum nosocomii Vindobonensis, p. 45. Vindobonæ, 1816.

choc avait détruit les enveloppes de l'œil, et qui ensuite était venue se loger en avant du pavillon de l'oreille, où j'en fis l'extraction, la paroi orbitaire externe avait été brisée, et une foule d'esquilles mobiles et adhérentes, remises en place, se soudèrent. Quand la guérison fut complète, la paupière n'offrait d'autre lésion qu'une fente longitudinale et médiane qui, de son bord libre, s'étendait à 6 lignes au-dessus. Les lèvres de la plaie furent avivées comme dans l'opération du bec de lièvre et une réunion immédiate s'opéra très-rapidement à l'aide d'un point de suture (1). T. W.]

[M. Hiffelsheim cite (2) l'observation d'une fracture directe de l'apophyse zygomatique et de l'arcade du trou sous-orbitaire avec compression du nerf dentaire antérieur et sous-orbitaire, suivie d'anesthésie partielle de la face, et déterminée par une chute faite en avant sur la glace. La joue et la narine de ce côté étaient insensibles et il existait une gêne vague au niveau du trou sous-orbitaire. Les fractures au niveau du trou sous-orbitaire sont excessivement rares; il n'en est fait mention dans aucun auteur. T. W.]

§ III. — Fractures des parois de l'orbite accompagnant les fractures du crâne.

Les fractures du crâne s'étendent assez souvent jusque dans l'un ou l'autre orbite, et il est digne de remarque que, lorsque la voûte orbitaire se fracture de cette façon, il y a souvent en même temps déchirure de la dure-mère et lésion des lobes antérieurs du cerveau qui reposent sur l'orbite. Si cet accident survient en même temps qu'une fracture du crâne avec dépression, à la région temporale par exemple, lors même qu'à l'aide du trépan on aura relevé et mis en place la portion d'os enfoncée, le blessé n'éprouvera très-probablement aucune amélioration; les symptômes de compression cérébrale ou d'inflammation des parties internes de la tête demeureront ce qu'ils étaient, et la mort surviendra, contrairement à ce qu'on aurait peut-être pu espérer si la fracture de la région temporale eût été la seule lésion. Ce n'est très-vraisemblablement qu'à l'autopsie qu'on découvrirait, en semblable circonstance, la cause de la mort.

Obs. 8. — Sir George Ballingall (3) a publié un cas de fracture compliquée de l'os frontal, dans lequel, après que l'on eut enlevé les pièces d'os enfoncées, on vit le malade reprendre ses sens et répondre avec lucidité aux questions qu'on lui adressait. Néanmoins, il tomba bientôt dans le coma et mourut 48 heures après avoir été blessé. A l'autopsie, on trouva que la fracture s'étendait en arrière le long des deux voûtes orbitaires du frontal et traversait l'ethmoïde derrière l'apophyse *crista-galli*. La dure-mère, au niveau des fractures de la voûte de l'orbite, était largement déchirée et laissait saillir des portions considérables de matière cérébrale. Les lobes antérieurs du cerveau étaient écrasés et désorganisés, on distinguait parfaitement de la matière purulente sur l'arachnoïde qui recouvre l'un et l'autre hémisphères, bien que le malade n'eût survécu que peu de temps à la blessure, qu'il eût perdu une quantité de sang considérable et qu'il ne se fût manifesté aucun symptôme d'inflammation.

[(1) DESMARRES. Traité théorique et pratique des maladies des yeux, 2e édit., vol. I, p. 100. Paris, 1854.]

[(2) Gaz. méd. de Paris, 1854, p. 149.]

(3) Clinical Lecture in the Royal Infirmary of Edinburgh, p. 5. March, 1828.

Dans les cas de fracture du crâne s'étendant jusqu'à l'orbite, il arrive quelquefois que certaines portions des parois de cette cavité sont si complétement détachées, qu'elles peuvent s'enlever facilement lorsqu'on panse la blessure, ou qu'on cherche à relever les portions enfoncées des os du crâne. La circonstance qu'une portion d'os est complétement mobile ne suffit pas pour autoriser à l'enlever; car elle peut avoir conservé des adhérences par ses deux faces avec les membranes qui la recouvrent, et être susceptible de se réunir; mais si l'os a été broyé et que des fragments en ont traversé en partie la dure-mère, on ne peut qu'en approuver l'extraction.

Obs. 9. — Cheselden a recueilli une observation de ce genre dans la pratique de M. Cagua. On enleva cinq esquilles du crâne enfoncées dans la substance cérébrale; la plus grande comprenait une partie de la voûte orbitaire du frontal, de la grande aîle du sphénoïde et de la suture qui réunit l'apophyse orbitaire du frontal à l'angle supérieur de l'os malaire. L'extraction de cette esquille fut suivie de la sortie d'une portion de matière cérébrale; néanmoins le blessé, garçon de 10 ans, guérit parfaitement (1).

Obs. 10. — Le docteur Klein rapporte un cas semblable qui se termina aussi favorablement. On enleva plusieurs portions considérables de l'os frontal : la voûte de l'un des orbites était complétement détachée; on voyait un vaste hiatus séparant l'ethmoïde des os voisins et se portant en arrière vers la base du crâne; des portions considérables de cerveau s'échappèrent (2).

Obs. 11. — Je fus consulté, en octobre 1842, par un homme dont l'œil droit était complétement amaurotique, abaissé et tourné en dehors. En passant la main sur le front, on sentait à droite une élévation triangulaire indiquant le siége d'une fracture antérieure. Six mois auparavant, il avait reçu un coup violent sur la tempe droite; on n'avait point, sur le moment, découvert de fracture. Il resta privé de sentiment pendant les quatorze premiers jours qui suivirent l'accident. L'os était dénudé dans l'étendue d'un pouce. On vit survenir tous les symptômes de la commotion du cerveau. L'œil droit fit une saillie considérable, comme s'il eût été poussé en avant par du sang épanché dans l'orbite. Actuellement, au contraire, il est revenu en arrière. Je crois qu'il y avait eu ici fracture de l'orbite.

§ IV. — Fractures des parois de l'orbite, accompagnant la fracture des os de la face.

L'exemple suivant suffira pour donner une idée de cette sorte d'accident :

Obs. 12. — John Lewis, âgé de 11 ans, eut la face écrasée par la roue d'une voiture; les os du nez et de la joue furent fracturés. Il restait étendu, donnant peu de signes de connaissance; néanmoins, quand on l'excitait, il comprenait les questions et y répondait. Point de paralysie; mais on crut voir, par intervalles, de petites contractions convulsives dans le côté gauche. Il existait une ecchymose autour des deux yeux, une déchirure sous le gauche et une autre près du nez. Il mourut le sixième jour.

En enlevant la peau du crâne, on remarqua entre elle et les os plusieurs points ecchymotiques; le plus considérable était situé à la partie postérieure de la tête. La peau avait

(1) Philosophical Transactions for 1740, vol. XLI. Part II, p. 495.

(2) Græfe und Walther's Journal der Chirurgie und Augenheilkunde, vol. II, p. 192 : Berlin, 1821.

perdu ses adhérences au niveau des ecchymoses; partout ailleurs l'adhérence était considérable. La surface interne de la dure-mère était d'un rouge clair; à gauche, entre elle et l'arachnoïde, existait une couche assez généralement étendue d'une lymphe puriforme de couleur jaune clair mêlée d'une teinte de vert, adhérant partie à la dure-mère, partie à l'arachnoïde. Elle s'enfonçait entre les deux hémisphères, mais ne dépassait point le côté gauche de la faux cérébrale. A la partie inférieure du lobe antérieur gauche, existait une portion du cerveau de la grandeur d'un schelling, ramollie jusqu'à la profondeur d'un demi-pouce; on voyait dans le même point quelques-unes de ces petites taches ecchymotiques, telles qu'on en rencontre dans les cas de déchirure du cerveau. La dure-mère n'était que très-peu déchirée, mais une portion de la voûte orbitaire gauche avait été refoulée en dedans, de façon à contondre le cerveau dans le point dont nous avons parlé. La fracture se continuait à travers l'os sphénoïde, le long du côté gauche du sinus caverneux; il y avait en cet endroit au-dessous de la dure-mère une grande quantité de sang extravasé et coagulé (1).

§ V. — Fractures de l'orbite par un coup reçu sur l'œil.

Quelques auteurs ont considéré comme un exemple de cette sorte d'accident le fait cité par Duverney (2), que nous allons reproduire; mais il est plus que douteux que dans ce cas la fracture de l'orbite ait été produite par l'intermédiaire de l'œil.

Obs. 13. — Un gentilhomme eut l'œil gauche écrasé d'un coup de pierre et l'orbite refoulé en dedans contre le cerveau. Après le premier moment d'émotion passé et jusqu'à sa mort, qui survint le septième jour, ses facultés demeurèrent intactes, de sorte que quelques-uns des médecins qui le soignaient déclarèrent qu'il était impossible que le cerveau fût lésé. A l'autopsie, on trouva la substance cérébrale ramollie; des fragments d'os y étaient mêlés. Toute la substance du cerveau, y compris celle du cervelet, était altérée. La partie antérieure de la selle turcique était fracturée.

§ VI. — Fractures de l'orbite par contre-coup.

On voit quelquefois survenir des fractures de l'orbite par ce que les français appellent *contre-coup* (3), à la suite de coups ou de chutes sur le front, ou même sur l'occiput.

Obs. 14. — Bohnius a ouvert le corps d'un homme qui mourut des suites d'un coup de bâton reçu contre le sourcil droit. Dans le lieu qui avait été frappé existait une ecchymose, mais point de plaie : au-dessous de l'ecchymose, l'os était sain et entier; mais à la voûte orbitaire il y avait une fissure d'un pouce et demi de long, se dirigeant vers la selle turcique; la portion correspondante de la dure-mère était déchirée (4).

Quand, à la suite d'une chute ou d'un coup sur la tête, on voit survenir un épanchement de sang dans la paupière supérieure sans que celle-ci ait été contusionnée, on doit soupçonner une fracture par contre-coup de la voûte orbitaire; quand c'est la paupière inférieure, une fracture du plancher de l'orbite.

[MM. Laugier et Richelot s'expriment en ces termes sur la valeur

(1) Bright. Report of Medical Cases, vol. II, p. 36. London, 1831.
(2) Mémoires de l'Académie royale des sciences, année 1703, p. 353. Amsterdam, 1738.
(3) Chopart. Mémoire sur les lésions de la tête par contre-coup, p. 1. Paris, 1771.
(4) De renunciatione vulnerum, p. 168. Lipsiæ 1755.

séméiologique de ce symptôme, signalé pour la première fois par M. Velpeau (1) : « Dans les percussions de la voûte du crâne sans contusion directe des paupières, l'ecchymose de l'une ou l'autre est tellement caractéristique aux yeux des chirurgiens expérimentés, qu'elle suffit pour faire admettre, sans autre signe, une fracture par contre-coup des parois de l'orbite. Alors, quand la paupière supérieure est ecchymosée, c'est le plus souvent la voûte orbitaire qui est fracturée. Ce pourrait être la zône supérieure de la paroi externe de cette cavité, et dans ce cas l'ecchymose procède de la partie externe à la partie antérieure et moyenne de la paupière. La fracture de la paroi externe de l'orbite peut donner lieu à l'ecchymose des deux paupières; elle se dirige alors obliquement de la région temporale à la région zygomatique. Il est évident que les fractures de l'os maxillaire supérieur donnent lieu aussi à l'ecchymose de la paupière inférieure. La connaissance de l'accident éprouvé ajoute donc à la précision du diagnostic. Un caractère de ces ecchymoses symptomatiques qui n'a point été signalé, c'est qu'elles se prononcent de plus en plus dans les premiers jours, à la manière de celles qui suivent les contusions profondes, et qu'elles ne sont pas nécessairement et même ordinairement accompagnées de tuméfaction notable des paupières. Dans les contusions directes de celles-ci, au contraire, le gonflement et l'épanchement sanguin les distendent aussitôt. L'ecchymose symptomatique de la fracture de l'orbite arrive graduellement à la paupière qu'elle colore de plus en plus; celle de la contusion directe s'étend, au contraire, des paupières aux parties voisines (2). »

M. Vidal de Cassis (3) établit quelques caractères différentiels des ecchymoses, basés sur des données anatomiques que l'on saisira facilement. « Il y a, dit ce chirurgien, un feuillet aponévrotique qui s'étend du pourtour de l'orbite aux cartilages tarses, et qui sépare le tissu cellulaire intra-orbitaire et sous-conjonctival d'avec le tissu cellulaire des paupières. Lors donc que, par le fait d'une contusion ou d'une plaie, du sang s'épanche sur l'aponévrose occipito-frontale, il pourra bien venir constituer une ecchymose dans l'épaisseur des paupières, mais jamais il n'infiltrera le tissu sous-conjonctival. Si l'ecchymose sanguine paraît de bonne heure aux paupières et s'y manifeste avant qu'on puisse la voir sur la peau qui est entre l'orbite et le lieu où existe la plaie, c'est à cause de la texture et de la transparence du tissu palpébral. Il va sans dire que si le point contus était placé à la partie postérieure du crâne, ce serait sous la peau du cou que se propagerait l'extravasation du sang.

[(1) Répertoire des sciences médicales, t. XXII, p. 307.]

[(2) Mackenzie. Traduction de la 3e édition, p. vij.]

[(3) Vidal de Cassis. Traité de pathologie externe et de médecine opératoire, t. II, p. 740-741, 3e édition, en 5 vol. J.-B. Baillière, 1851.]

Quant aux ecchymoses sous-conjonctivales, elles reconnaissent deux causes distinctes : 1° une contusion ou une déchirure des vaisseaux de la conjonctive ; 2° un amas de sang dans la cavité orbitaire, quel que soit le lieu d'où il y est conduit. Lorsque l'ecchymose conjonctivale apparaît à la suite d'un coup sur l'œil, c'est une preuve que la violence n'a pas borné son action aux paupières et que le globe oculaire a été lui-même contus. Quand au contraire il existe une fracture du crâne, l'ecchymose envahit d'abord la conjonctive ; et bien qu'elle puisse s'étendre consécutivement au tissu cellulaire palpébral après avoir percé l'aponévrose qui est entre lui et le tissu cellulaire intra-orbitaire, l'époque différente de sa formation ne permet pas de la confondre avec celles qui tiennent à une lésion des parties extérieures du crâne. Je noterai encore que, dans le cas de fracture, c'est la paupière inférieure qui devient le siége de l'infiltration sanguine. »

MM. Denonvilliers et Gosselin (1) attribuent les caractères suivants à l'ecchymose palpébrale survenant à la suite des fissures orbitaires :

« 1° Elle ne paraît ordinairement que trente-six à quarante-huit heures après l'accident ; 2° elle commence par la paupière inférieure ; 3° elle se montre à la surface conjonctivale plutôt qu'à la surface cutanée ; elle est précédée par une ecchymose de la conjonctive oculaire. Tous ces phénomènes tiennent à la marche suivie par le sang que fournissent les vaisseaux rompus. Après s'être épanché dans le crâne, le liquide tend, en vertu de sa pesanteur, à s'infiltrer dans le tissu cellulaire lâche de la cavité orbitaire ; une fois arrivé là, il gagne de proche en proche, du fond vers l'orifice, et s'étend d'abord à la surface de l'œil dans le tissu sous-conjonctival. Ce n'est que plus tard et quand le liquide est abondant, qu'il pénètre et se montre dans les paupières dont il est séparé par l'aponévrose tendue entre le pourtour de l'orbite et les cartilages tarses. Enfin il doit naturellement apparaître d'abord dans le plan le plus profond, c'est-à-dire au-dessous de la conjonctive, et à la partie la plus déclive, c'est-à-dire à la partie inférieure. » T. W.]

Ce n'est guère qu'après la mort qu'on peut se prononcer positivement sur l'existence d'une semblable fracture. Il n'y a, à la vérité, pas grande importance à la reconnaître pendant la vie, puisqu'elle n'exige aucun traitement particulier ; toute l'attention doit être fixée sur les symptômes de commotion ou d'inflammation du cerveau qui peuvent accompagner les fractures par contre-coup.

§ VII. — Plaies pénétrantes des parois de l'orbite.

Le poli et la mobilité du globe de l'œil, joints à la petitesse relative de cet organe, comparée à la grandeur de la cavité dans laquelle il est

[(1) Traité théorique et pratique des maladies des yeux, p. 875. Paris, 1854. Labé.]

logé, la résistance qu'il présente, la laxité des parties situées entre lui et l'orbite, servent à expliquer comment des instruments pointus dirigés contre cet organe le laissent souvent intact, tandis qu'ils vont s'enfoncer profondément dans l'orbite, ou même traverser ses parois et pénétrer dans une des cavités avoisinantes. Le côté nasal de l'orbite et la voûte sont les deux points qui, à raison de leur peu d'épaisseur, sont le plus souvent traversés. La perforation de la voûte orbitaire, surtout, est un accident qui frappe tout d'abord l'attention de celui qui étudie la chirurgie. Le peu d'épaisseur et la fragilité de cette voûte, la facilité avec laquelle le cerveau peut être atteint par les agents qui l'ont traversée, l'instantanéité de la mort qu'on a vue alors survenir, sont des points qui se gravent de bonne heure dans l'esprit du jeune chirurgien. M. John Bell dit, après avoir attribué le peu d'épaisseur de la voûte orbitaire « au mouvement continuel de va et vient de l'œil » — remarquons que l'œil n'est jamais en contact avec ce point et que par conséquent ses mouvements ne peuvent l'amincir — ajoute : « C'est un point de mire pour le spadassin ; nous avons vu, dans ce pays, un jeune homme tué par un coup de fleuret qui avait perdu son bouton (1).

Les conséquences des plaies pénétrantes de l'orbite sont très-variables ; plusieurs cas peuvent se présenter. Ainsi, l'instrument qui a fait la blessure peut avoir été retiré au moment même ; il peut être resté dans la plaie, mais de façon à pouvoir être saisi ; il peut s'être enfoncé de telle façon qu'il ne présente plus de prise. Quant aux effets de la blessure, ils peuvent être légers et passagers, ou intenses et immédiatement dangereux, ou enfin leur durée peut être très-prolongée. Il est évident qu'un poignard, ou tout autre arme dirigée en dehors de façon à pénétrer dans la fosse temporale à travers la suture qui existe entre le sphénoïde et l'os malaire, ou dirigé en bas de telle sorte qu'il fracture le plancher de l'orbite et pénètre dans le sinus maxillaire, n'entraînera pas de conséquences aussi fâcheuses que s'il a traversé l'ethmoïde au niveau de l'os planum, ou la voûte orbitaire du frontal, ou fracturé le sphénoïde dans le point où il laisse passer le nerf optique. Je traiterai séparément des blessures de l'orbite par armes à feu ; mais je ferai remarquer ici que leurs effets correspondent si bien à ceux des blessures pénétrantes ordinaires, que l'on peut s'attendre à voir survenir après les unes comme après les autres des hémorrhagies, des extravasations de sang, la cécité, le strabisme, la syncope, des vomissements, le coma, des convulsions, la paralysie, et même la mort comme conséquences immédiates ; et comme effets consécutifs, la fièvre, le délire, la suppuration, la carie, l'exfoliation

(1) Bell's Anatomy. vol. 1, p. 49. London 1811. La minceur de la voûte orbitaire, comme celle de la partie moyenne de l'iléum ou du scapulum, doit être considérée comme l'effet de la conformation naturelle des os, et non comme le résultat de la pression du cerveau ou des mouvements de l'œil.

des os, etc. A la suite de ces blessures, les symptômes de paralysie sont presque toujours dus à un épanchement de sang à l'intérieur du crâne ; la fièvre et le délire indiquent l'inflammation des membranes ; les frissons, la suppuration, le coma, les convulsions, et la dilatation des pupilles, un abcès du cerveau.

1. *Insignifiance de la plaie extérieure.* — Un instrument vulnérant peut, tout en ne faisant à l'extérieur qu'une plaie si petite qu'elle n'éveille aucun soupçon de danger, traverser complétement l'orbite et pénétrer profondément dans le cerveau.

Obs. 15. — Ruysch rapporte le cas d'un homme qui fut blessé, dans l'orbite gauche, par l'extrémité d'un bâton qui n'était pas très-pointu. La plaie paraissait insignifiante : néanmoins le malade mourut peu de temps après. Ruysch fut désigné par les magistrats pour rechercher la cause d'une mort aussi soudaine. A l'extérieur, il ne trouva qu'une légère ecchymose de la paupière supérieure ; mais ayant ouvert le crâne, il vit que la blessure s'étendait dans le cerveau jusqu'à une profondeur considérable (1).

Obs. 16. — Pierre Borel mentionne le cas, beaucoup plus remarquable encore, d'un homme qui reçut un coup d'épée dans l'orbite gauche. Croyant que la blessure n'avait point pénétré profondément, il se borna à la couvrir d'un emplâtre ; après quoi il fit deux lieues à pied, but et mangea joyeusement avec ses compagnons, comme un homme bien portant, car il ne ressentait aucune souffrance. Le lendemain matin, on le trouva mort. On ouvrit le crâne et on reconnut que l'épée avait pénétré jusqu'au cervelet (2).

Ces faits (3) démontrent avec quel soin nous devons examiner toute blessure qui paraît avoir pénétré dans la direction de la voûte orbitaire, et quelle réserve il faut mettre alors dans le pronostic. Dans le cas suivant, les symptômes graves se montrèrent de bonne heure et furent combattus convenablement, mais malheureusement sans succès.

Obs. 17. — Le 12 avril 1832, on amène au *London Hospital* un homme atteint d'une plaie par arrachement de la paupière supérieure droite. Il raconte que, pendant qu'il travaillait à bord d'un vaisseau à décharger du charbon, un crochet destiné à soulever les charges l'atteignit à l'œil gauche, et qu'il fut ainsi enlevé à plusieurs pieds de hauteur. Ses compagnons s'apercevant de ce qui était arrivé, lâchèrent brusquement la corde, de telle sorte que le malheureux tomba pesamment sur le pont. Il retira immédiatement lui-même le crochet et, à son entrée à l'hôpital, il ne paraissait avoir aucune lésion grave. Le globe de l'œil était intact, et l'on ne put découvrir aucune fracture. La respiration était naturelle ; le pouls à 76, plein, mais pas plus qu'on ne devait s'y attendre chez un homme robuste ; pupilles sensibles à l'action de la lumière ; pas de céphalalgie. — Saignée de vingt onces ; lotions froides sur le front ; deux grains de calomel toutes les deux heures. — La nuit fut tranquille. Le lendemain matin, le pouls était à 74, plein, mais sans dureté. Douleur de tête légère ; il y a eu trois selles. — Application de douze sangsues au front, et continuation du calomel. — Vers six heures du soir, il survient brusquement des symptômes de compression du cerveau ; respiration stertoreuse ; pupilles contractées et insensibles à l'action de la lumière ; pouls à 52 et embarrassé ; aucun bruit ne parvient à le rappeler à lui. A ce moment une quantité de sang paraissant mélangé de substance cérébrale, et qu'on peut évaluer à deux onces, s'échappe de la

(1) Ruyschii Observationum centuria. Obs. 54. Amstelodami, 1691.
(2) Petri Borelli historiarum et observationum centuria II. Obs. 19. Francofurti, 1676.
(3) Voyez un cas semblable, par Diemerbroeck, dans Anatome corporis humani, p. 637. Ultrajecti, 1672.

blessure. — Nouvelle saignée de vingt onces; le sang est couenneux et relevé en coupe. On applique douze sangsues aux tempes. — Il languit dans cet état jusqu'à deux heures du matin, puis meurt.

On trouva la voûte orbitaire du frontal complétement broyée, et une portion considérable du lobe antérieur du cerveau, qui s'était échappée par la plaie, manquait (1).

[*Obs.* 18. — Quelques gamins s'amusaient à faire partir un petit canon d'enfant. Pour rendre la détonation plus forte, ils imaginèrent d'y enfoncer un morceau de tuyau de pipe. Une petite fille se trouvait à quelques pas en face du canon; lorsqu'on y eut mis le feu, elle tomba sur-le-champ, et quand on l'apporta à l'hôpital elle était morte. Au premier aspect, on n'aperçut aucune blessure, mais seulement une petite goutte de sang. En explorant soigneusement à l'aide d'une sonde, on découvrit une petite plaie juste au niveau de la caroncule. L'autopsie montra que le morceau de tuyau de pipe était entré par là, avait perforé la voûte orbitaire et pénétré profondément dans le lobe antérieur du cerveau, où on le retrouva (2). T. W.]

2. *Différences dans la situation et l'étendue des fractures de l'orbite.* — Il est digne de remarque que ce n'est pas seulement la portion orbitaire du frontal qui se fracture lorsqu'un instrument vulnérant est dirigé contre la voûte de l'orbite, et qu'on peut jusqu'à un certain point juger du degré de violence employée par la main qui tenait l'arme, rien qu'en voyant à l'autopsie, dans les cas malheureux, quelle est la situation de la fracture.

Nous empruntons à Bonet le cas suivant de blessure du cerveau faite au travers de l'orbite et de l'ethmoïde :

Obs. 19. — Un paysan, âgé de 55 ans, fut invité à se garer par quelqu'un qu'il rencontra sur sa route; mais comme il ne pouvait le faire, attendu qu'il transportait un lourd fardeau, il refusa. Irrité de ce refus, son antagoniste le frappa violemment de son fouet entre les épaules; puis le manche de cet instrument s'étant cassé, il en lança l'extrémité aiguë de l'un des fragments à la figure du paysan. Celui-ci ne croyant pas les coups qu'il avait reçus dangereux, suivit, en portant son fardeau sur le dos, sa voiture chargée de bois; lorsqu'il fut arrivé au marché, situé à près d'un quart de mille du lieu où la scène s'était passée, il tomba mort. Schmid fut désigné pour faire la visite du corps. En examinant la tête extérieurement, il constata que l'extrémité aiguë du manche avait pénétré vers l'angle interne de l'œil droit. Il essaya de reconnaître, à l'aide d'une sonde, si la blessure pénétrait jusqu'au cerveau; mais l'étroitesse de la plaie l'en empêcha. Le crâne ouvert, le cerveau et ses membranes, à première vue, lui parurent sains; mais quand il souleva l'hémisphère antérieur du cerveau, il vit que l'extrémité nasale de la faux était endommagée : l'instrument avait pénétré jusque dans le troisième ventricule, où se trouvait une quantité considérable de sang caillé (3).

Obs. 20. — Un homme qui se tenait à la tête d'un cheval tombé dans la rue, fut tout à coup frappé à la face par l'animal qui vint à se relever sans qu'il s'y attendît. Le coup fut si violent qu'il en fut renversé, mais sans en être étourdi. D'après lui, ce n'était pas la tête du cheval qui l'avait heurté, mais quelque partie du harnachement. Il y avait entre l'œil gauche et le nez une plaie saignante d'environ un pouce de long, comprenant le canal lacrymal et le tendon du muscle palpébral. On introduisit dans la plaie une sonde qui pénétra jusqu'à une profondeur de trois quarts de pouce, dans la direction de la paroi

(1) Lancet, May 12, 1852, p. 190.

[(2) Leçons sur les plaies de l'orbite, par White Cooper. Annales d'Oculistique, t. XXXIII, p. 222.]

(3) Joannis Schmidii miscellanea, cité par Bonet dans son Sepulchretum, t. III, p. 380. Lugduni, 1700.

interne de l'orbite, mais on ne put sentir l'os. L'œil gauche était intact. Le droit, bien qu'il parût l'être également, avait complétement perdu la faculté visuelle, la pupille était dilatée à l'extrême, et bien qu'il eût conservé sa sensibilité générale et l'intégrité de ses mouvements, une lumière placée tout contre lui ne déterminait ni contraction de la pupille, ni aucune sensation lumineuse. Le malade répondait promptement et clairement aux questions, et, à part une légère céphalalgie, il n'offrait aucun symptôme qui pût faire croire à une lésion cérébrale. On examina les os du nez, mais sans obtenir de crépitation; à droite pas la moindre ecchymose qui pût déceler l'existence d'un coup. Néanmoins, le jour suivant, on vit survenir du délire et de la stupeur. Comme on attribua ces symptômes à une méningite, le malade fut saigné et purgé, et mis à l'usage répété du calomel et de l'antimoine. Apparition de convulsions dans la soirée, le bras et la jambe gauches sont raides et contracturés, tandis que les membres droits sont sans cesse en mouvement; la pupille de l'œil droit est maintenant resserrée. Comme le malade ne peut plus avaler de pilules, on lui dépose le calomel sur la langue; on lui applique aussi un vésicatoire à la nuque. On voit survenir ensuite la paralysie des membres gauches, tandis que l'agitation cesse dans les droits. Il meurt au milieu des convulsions le cinquième jour après l'accident.

A l'autopsie, on trouve le cerveau et ses membranes fortement injectés; il existe sur les deux hémisphères un dépôt abondant de lymphe plastique entre l'arachnoïde et la pie-mère. Chacun des ventricules latéraux est distendu par du sérum contenant de la matière purulente en suspension. Toute la face inférieure des lobes antérieurs adhère à la dure-mère par l'intermédiaire d'une lymphe coagulable. En mettant à nu les nerfs optiques, on voit que le droit a été complétement déchiré en travers; ses deux bouts ne tiennent plus que par une membrane délicate qui les réunit au niveau du trou optique. La base du cerveau, depuis la moëlle allongée jusqu'au chiasma, est recouverte d'une couche épaisse de lymphe plastique qui empêche de suivre les racines des nerfs. A la partie postérieure du lobe antérieur, tout contre le point où le nerf optique est lésé, et près de la corne antérieure du ventricule latéral, le cerveau est contus, ramolli et ecchymosé. Ces lésions ont été produites par la fracture de la lame criblée de l'ethmoïde et de la portion du sphénoïde qui forme la voûte du trou optique. Le fragment d'os fracturé est lâchement uni par la dure-mère à la partie antérieure de la selle turcique, au-dessus du sinus caverneux droit. En introduisant une sonde par la plaie extérieure, on peut, à l'aide d'une certaine manœuvre, la faire saillir à l'intérieur du crâne. Il est donc de toute évidence que la plaie avait dû être produite par un corps pointu qui avait pénétré dans l'orbite et heurté l'os planum qu'il avait refoulé en dedans; le choc se transmettant en même temps en haut, avait déterminé la fracture de la lame criblée de l'éthmoïde et la déchirure du nerf optique du côté opposé (1).

Obs. 21. — Le 10 décembre 1819, j'assistai à l'examen du corps d'un homme qui, la veille au soir, pendant une rixe dans la rue, était tombé subitement mort par suite d'une plaie pénétrante de l'orbite, produite par l'extrémité aiguë d'un parapluie. Il s'était écoulé beaucoup de sang par le nez et la bouche. La paupière supérieure était gonflée et livide, et la conjonctive soulevée par du sang épanché. Il existait, juste au-dessus du tendon de l'orbiculaire, une plaie pénétrante qui permettait au petit doigt de s'introduire facilement jusqu'au fond de l'orbite, entre la paroi interne et, le globe de l'œil. L'extrémité du doigt sentait l'orbite fracturé. — En ouvrant le crâne, on trouve dans la cavité de l'arachnoïde et celle de la pie-mère une grande quantité d'un sang noir et fluide. La dure-mère est déchirée juste au-dessus du bord qui limite la fosse moyenne de la base du crâne, et qui est formé par la petite aîle du sphénoïde. Le cerveau est déchiré en ce point, et une petite portion en est complétement détachée. En enlevant la dure-mère, la fracture, qu'on avait pu distinguer dès qu'on avait soulevé le cerveau, est complétement mise a nu. La petite aile du sphénoïde fracturée est séparée du frontal le long de la suture sphénoïdale. La fracture s'étend d'arrière en avant sur la voûte orbitaire du frontal dans la moitié environ de son étendue; mais ce qui est beaucoup plus remarquable, la portion relativement épaisse et résistante du sphénoïde, qui complète en arrière la voûte de l'orbite, est rompue en travers à son extrémité interne; preuve, ainsi que l'état de la dure-mère et du cerveau, de la violence avec laquelle avait été dirigé l'instrument de mort. Je dois

(1) Medical Gazette, vol. XXVII, p. 587. London, 1841.

noter que le nerf optique et le globe de l'œil étaient intacts, la cornée transparente, les humeurs de l'œil et la rétine bien conservées (1).

3. *Hémorrhagie.* — Bien qu'une hémorrhagie plus ou moins abondante accompagne toujours les cas dont nous nous occupons, je ne connais cependant qu'un seul fait, dans lequel la mort puisse être attribuée complétement à la perte de sang.

Obs. 22. — Dans une dispute, un cloutier retira toute rouge, du feu, une verge à fabriquer des clous, et la plongea dans l'œil d'un homme âgé de 28 ans, qui tomba aussitôt lourdement et resta quelques instants insensible; quand il eut été reporté chez lui, il reprit complétement connaissance et vomit une grande quantité de sang. Lorsque le docteur Little le vit le lendemain matin, il constata une plaie insignifiante à la paupière supérieure gauche, immédiatement au-dessous de l'angle orbitaire interne du frontal, ne présentant aucun des caractères d'une brûlure récente, et déjà réunie. La paupière était enflée et noire par l'ecchymose, elle était étroitement appliquée sur l'œil resté intact et sans inflammation. La face était pâle, la voix faible, et l'aspect général celui d'une personne qui a perdu beaucoup de sang. Pouls à 50, plein, mou et régulier. L'intelligence est intacte, et il a du goût pour la nourriture. Pupilles régulières et contractiles. On le purge, et le second jour après l'accident, on le saigne au bras à cause de l'existence du mal de tête. Le quatrième jour, il commença à uriner dans son lit, et perdit la faculté de mouvoir la jambe gauche et en partie le bras du même côté. Jusqu'au quatrième jour son état parut s'améliorer; le pouls persiste à 50; le malade n'éprouve aucune douleur; son intelligence est en pleine activité, l'appétit vif; néanmoins il continue d'uriner involontairement, et la paralysie des extrémités persiste. Ce jour-là il fut pris tout à coup d'une violente épistaxis évidemment artérielle; immédiatement après le coma survint, et trois heures après il était mort.

La dure-mère et l'arachnoïde sous-jacente sont parfaitement saines. Pas de sérum dans les ventricules. En soulevant les lobes antérieurs du cerveau, on aperçoit un gros caillot sanguin, du poids de trois onces environ, couché sur la voûte orbitaire du frontal. Le caillot enlevé, on met à découvert une ouverture ovalaire, à bords tranchants et déchiquetés, d'un demi-pouce de diamètre, occupant la voûte orbitaire du frontal et la lame criblée de l'ethmoïde et venant se terminer à côté de l'apophyse crista-galli. Pas une goutte de pus ne s'était formée ni à l'intérieur, ni dans le trajet de la blessure, qui était presque complétement guérie à l'extérieur. On ne put découvrir le vaisseau qui avait fourni à cette hémorrhagie mortelle. Le docteur Little croit que c'était l'artère cérébrale antérieure; il pense que c'est ce même vaisseau qui avait fourni le sang que le blessé avait avalé, puis vomi, et qu'un caillot ou une escharre, bouchant son orifice, avait en se séparant fini par occasionner la mort (2).

Ce cas offre plusieurs circonstances remarquables. La permanence du pouls à 50, l'apparition de la paralysie le cinquième jour sans aucun nouveau symptôme survenu du côté de la tête, l'amélioration dans la santé générale du malade, se montrant à cette époque jusqu'au jour de sa mort, l'absence de lésion du cerveau et de toute inflammation, la cause comprimante découverte à l'autopsie et existant du même côté que la paralysie : tout mérite une attention particulière.

4. *Suppuration.* — *Convulsions.* — Les observations que je vais maintenant rapporter serviront à confirmer ce qui ressort déjà de

(1) Voyez un cas semblable dans BRIGHT's Reports of Medical Cases, vol. II, p. 611. London, 1831.

(2) Dublin Quarterly Journal of Medical Science, vol. XII, p. 226. Dublin, 1851.

celles que nous avons données, c'est-à-dire qu'il peut n'exister d'abord rien d'alarmant, si ce n'est la situation suspecte de la plaie; puis à mettre en relief un symptôme qu'on a toujours considéré comme excessivement grave, sinon comme constamment mortel, dans les plaies du cerveau : les convulsions ; enfin, à faire voir à quelle époque survient la suppuration et quels sont les effets qu'elle produit. La rapidité avec laquelle l'arachnoïde sécrète du pus dans les cas de blessures du cerveau est déjà démontrée d'une manière frappante par l'observation que nous avons extraite des leçons cliniques de Sir G. Ballingall.

Quant aux convulsions qui dépendent d'une irritation du cerveau, et qui surviennent assez souvent immédiatement ou très-peu de temps après une blessure grave de la tête, je crois qu'elles sont dues plutôt à la compression exercée par les fragments d'os fracturés ou le sang épanché, qu'à un changement quelconque survenu dans la structure du cerveau, et qu'elles annoncent, comparativement, un danger moindre que celles qui sont consécutives à la désorganisation produite par l'inflammation. Ces dernières sont presque toujours accompagnées de strabisme et de coma, et se montrent quelque temps après le développement des symptômes dits secondaires, parce qu'ils surviennent des jours ou des semaines après la blessure ; elles sont alors les avant-coureurs d'une mort presque toujours inévitable.

Obs. 23. — On apporte à onze heures du soir, à l'hôpital de Brest, un soldat blessé par une fourche, à la partie moyenne de la paupière. La plaie, oblique, a environ trois lignes d'étendue et paraît n'avoir intéressé que la peau et le muscle orbiculaire; peu d'écoulement de sang; paupière tuméfiée; conjonctive enflammée. La simplicité apparente de la plaie, le bon état du pouls, l'exercice régulier de toutes les fonctions, dictaient un pronostic favorable; le malade affirmait qu'il n'avait rien ressenti de particulier au moment de la blessure et qu'il avait à peine été étourdi. — Application sur la plaie de compresses imbibées d'un mélange d'eau et d'eau-de-vie. — Le malade repose bien la nuit; le lendemain il est tout à fait gai, il se promène dans les salles, n'accusant qu'une légère douleur dans la plaie, et mangeant même avec appétit. Ce même jour, à sept heures du soir, il fut saisi de convulsions, que ceux qui l'entouraient prirent pour une attaque d'épilepsie. Le jour suivant, on le mit à la diète et on le saigna au bras; les convulsions revinrent, on le saigna au pied. On vit survenir des vomissements, du malaise, de l'agitation et du délire; le pouls devint faible et contracté; des sueurs froides se montrèrent et le malade mourut vers deux heures du matin.

A l'autopsie, on trouve les paupières œdémateuses et la plaie déjà réunie. En incisant la paupière supérieure et l'orbiculaire, on rencontre dans l'orbite une collection purulente circonscrite entre la voûte et l'élévateur de la paupière supérieure. Cette collection de pus communique avec l'intérieur du crâne, à travers la voûte orbitaire du frontal, qui avait été traversée par une des dents de la fourche. L'œil enlevé, on voit que le plancher de l'orbite a été fracturé et presque complétement enfoncé dans le sinus maxillaire. M. Massot, qui a recueilli l'observation, compare cette fracture à la dépression qui se produirait à l'aide du pouce refoulant en dedans la coquille d'un œuf. Le crâne ouvert, on trouve la dure-mère perforée au niveau de l'ouverture de l'os; elle est altérée en ce point. Les fosses cérébrales antérieures sont couvertes de pus, les lobes antérieurs du cerveau sont en suppuration, le reste de l'organe est sain. M. Massot regarde comme probable qu'au moment de l'introduction de la dent de la fourche dans l'orbite et le crâne, le globe de l'œil, fixé et violemment comprimé entre elle et le plancher de l'orbite, a réagi sur la mince paroi du maxillaire supérieure qui, ne pouvant résister, s'est enfoncée sous l'action du globe de l'œil comprimé par la fourche (1).

[*Obs.* 24. — M. Richard Montgomery, chirurgien du dispensaire d'Ardee, rapporte le fait suivant (2) :

« Le 28 avril 1852, John Clarke, âgé de quinze ans, fut atteint à la partie interne de la paupière de l'œil gauche, pendant qu'il était baissé à côté d'un compagnon de travail, par une fourche à trois dents recourbées qui sert à charger les voitures de fumier. Il ne tomba point après l'accident, et put se rendre à pied à son domicile distant de deux milles ; son œil fut lavé, et comme il ne se plaignait pas beaucoup, on se borna à des lotions sur la partie malade. Le 1er mai, il se présenta au dispensaire d'Ardee avec une inflammation considérable de la paupière supérieure de l'œil gauche : elle était gonflée et d'un rouge écarlate. En entr'ouvrant en partie les paupières, ce qui ne pouvait se faire qu'avec peine, on apercevait sur la conjonctive, vers l'angle externe, une légère apparence de blessure ; le reste de l'œil était sain, sans trace de blessure à l'extérieur, sans symptôme d'inflammation interne, ni de lésion du cerveau. — Application de quatre sangsues au voisinage de l'œil, fomentations continues et purgatif drastique. — 4 mai. — Les symptômes, à ce que j'apprends, sont les mêmes que lorsque j'ai vu le malade ; le gonflement n'a pas diminué. — Lotions avec une solution de sous-acétate de plomb, nouveau purgatif. Depuis ce jour je n'entends plus parler de ce garçon au dispensaire. — 10 mai. — Le malade est vu à son domicile par un autre médecin. Les symptômes de compression du cerveau sont alors évidents, les pupilles sont dilatées, mais l'œil n'est pas enflammé ; le blessé se plaint d'un violent mal de tête, mais parle raisonnablement et avec suite ; pas de convulsions, respiration naturelle : il y a bien encore un peu de rougeur à la partie interne de la paupière, mais pas assez pour attirer l'attention sur le point blessé. Le malade a pu se lever chaque jour et se promener. La mort arriva pendant la nuit du 10 au 11. Quelque temps après avoir parlé à son père, le blessé se tourna sur le côté et mourut sans agitation. Jusqu'au jour même de la mort, la famille ne croyait pas le malade en danger, et quand je le vis, il n'existait aucun symptôme alarmant. L'autopsie, pratiquée quarante-deux heures après la mort, fit découvrir à la voûte orbitaire du frontal une blessure assez large pour admettre la pointe d'une pince à disséquer ; on y voyait trois esquilles détachées et flottantes. La pointe de la fourche avait pénétré obliquement en haut et en dedans, traversant la voûte orbitaire à un pouce environ de la base de l'orbite. En soulevant le cerveau, on trouva une forte cuillerée à thé de pus ; en pressant sur l'œil, on voyait jaillir le pus à travers l'ouverture de la voûte orbitaire ; le cerveau était intact, mais ses membranes étaient le siége d'une inflammation considérable et étendue. » T. W.]

5. *Paralysie.* — Les plaies qui pénètrent à la partie supérieure ou interne de l'orbite amènent quelquefois la paralysie, par suite des épanchements de sang auxquels elles donnent lieu à l'intérieur du crâne. Généralement, mais pas toujours, la paralysie se montre du côté opposé à la blessure. Ce sont les extrémités supérieures et les inférieures, ainsi que le sphincter de la vessie, qui se paralysent le plus vite. Cette paralysie se montre tantôt immédiatement après la blessure, tantôt seulement après plusieurs jours. Lorsque l'écoulement de sang s'arrête, le malade peut survivre, et la paralysie disparaître lentement, à mesure que le sang se résorbe. Si l'écoulement persiste ou se renouvelle après avoir cessé, le coma et la mort arrivent alors ordinairement.

(1) Journ. de médecine. t. III, p. 530, cité dans le Diction. des sciences médicales, t. XXXVII. p. 558. Voyez un cas par Hewet, d'un enfant dont l'orbite fut traversé par un crayon de plomb. Medic. Gazette, vol. XLI, p. 553. London, 1848.

[(2) R. Montgomery. Annales d'oculistique, t. XXIX, p. 55.]

Obs. 25. — Le fils du général Excelmans, élève à l'École polytechnique à Paris, reçut, en faisant des armes, un coup de fleuret qui traversa la voûte de l'orbite; il devint hémiplégique du côté du corps opposé à la blessure. L'œil fut conservé (1).

Obs. 26. — Thomas Hale, âgé de 35 ans, aidait à faire du foin. On avait élevé un échafaudage à côté de la meule; un de ses compagnons, nommé Joslyn, étant occupé à empiler le foin, manqua son coup, et sa fourche vint frapper Hale au niveau du sourcil droit. Au lieu de retirer sa fourche, Joslyn, la croyant dans le foin, l'enfonça plus profondément, de sorte qu'une des dents pénétra dans l'orbite, tandis que l'autre vint se montrer à la partie externe de la tête.

Quand la fourche eut été retirée, ce qui ne se fit qu'avec difficulté, Hale voulut quitter le champ; il éprouvait une sensation qui lui faisait croire que son œil avait été arraché de la tête; il n'avait pas parcouru plus de quelques yards, que son côté gauche s'affaissa sous lui, et qu'il tomba. Il se rétablit, mais la paralysie persista; les doigts de la main gauche restèrent contracturés, et son pied gauche ballottant de côté et d'autre; néanmoins, au bout de quelques mois, il put marcher assez bien pour parcourir un mille en 30 minutes. Le docteur Roe qui a publié ce cas, avait essayé la strychnine à l'intérieur et l'électro-magnétisme sans amélioration bien évidente. Hale a conservé l'intégrité du goût, de l'odorat et de la vue (2).

Obs. 27. — M. Geach a aussi rapporté un cas semblable. Il ne dit pas cependant que le cerveau fut lésé, mais seulement que l'instrument vulnérant vint frapper la paroi interne de l'orbite, laissant dans le doute la question si les symptômes de paralysie qui suivirent devaient être attribués à un épanchement de sang à l'intérieur du crâne ou à une lésion plus directe du cerveau. L'instantanéité de la chute du malade lorsqu'il reçut le coup, ressemble beaucoup à un effet d'une blessure du cerveau; tandis que, d'un autre côté, la lenteur du pouls et l'hémiplégie sont plutôt des symptômes de compression par un épanchement de sang. Mais quand même on supposerait que la petite épée qui avait produit la plaie n'avait pas traversé l'ethmoïde pour arriver jusqu'au cerveau, le cas n'en serait que plus intéressant, car il mènerait à conclure qu'une plaie des os de l'orbite, sans perforation, peut déterminer la rupture de vaisseaux situés à l'intérieur du crâne, et par conséquent la compression du cerveau et la paralysie. A l'époque où M. Geach rédigea son observation, le bras et la cuisse paralysés commençaient à récupérer lentement leur mouvement de flexion et d'extension (3).

6. *Corps étrangers restés dans l'orbite.* — Dans tous les cas que nous avons rapportés jusqu'à présent, l'instrument vulnérant avait toujours été extrait immédiatement après la production de la blessure; mais on en rencontre d'autres où le corps étranger est resté dans la plaie. En pareille circonstance, nous l'enlevons sur-le-champ; car il survient bientôt un tel degré de gonflement qu'il rend cette extraction très-difficile, sinon tout à fait impossible : si on laisse l'instrument dans la plaie, on doit, d'un autre côté, s'attendre à une inflammation destructive du globe de l'œil, de l'orbite et des parties avoisinantes parmi lesquelles se trouve le cerveau.

Obs. 28. — Un ouvrier en frappa violemment un autre avec la pointe d'une longue latte vers l'angle interne de l'œil gauche. Celle-ci se cassa de telle sorte, qu'un morceau long de deux pouces et demi, large d'un demi-pouce, et d'un quart de pouce d'épaisseur, resta dans l'orbite, et si profondément enfoui qu'on pouvait à peine le voir ou le saisir. Il

(1) Traité théorique et pratique des blessures par armes de guerre, rédigé d'après les leçons cliniques de Dupuytren, par Paillard et Marx, t. II, p. 216. Paris, 1834.
(2) Medical Times., March. 22, 1851, p. 316.
(3) Philosophical Transactions for 1763, vol. LIII, p. 234.

se rendit à cheval jusqu'à un mille de distance, à Barnet, où M. Morse pratiqua avec difficulté l'extraction du fragment ; il tenait si fort que plusieurs personnes avaient déjà cherché en vain à l'extraire. Cet homme fut pendant longtemps dans un état grave : il finit par se rétablir complétement, conservant l'usage de son œil et de ses muscles ; mais même longtemps après qu'il fut rétabli, il lui suffisait de se pencher en avant, pour être pris d'un violent mal de tête (1).

A l'époque où les javelots et les flèches constituaient les principales armes de guerre, il a dû se présenter beaucoup de cas difficiles de cette nature. Albucasis en rapporte brièvement deux observés par lui. Dans l'un, une flèche pénétra au côté nasal de l'orbite et fut extraite au-dessous de l'oreille. Le malade guérit sans lésion permanente de l'œil. Dans l'autre, il s'agit d'un juif qui fut frappé au-dessous de la paupière inférieure par une grande flèche non barbelée partie d'un arc turc. Elle s'était enfoncée si profondément, que ce ne fut qu'avec la plus grande difficulté qu'Albucasis put atteindre le point où le fer s'unit au bois. Ce blessé guérit aussi sans conséquence fâcheuse (2).

Il faut quelquefois employer une très-grande force pour extraire un corps étranger enfoncé à travers les parois de l'orbite. On connaît le cas heureux de Paré (3), qui dut employer des tenailles de maréchal pour extraire, chez le duc de Guise, l'extrémité rompue d'une lance. Celle-ci avait pénétré au-dessus de l'œil droit, vers la racine du nez, et était venue ressortir entre la nuque et l'oreille, déchirant dans son trajet les vaisseaux et les nerfs et fracturant les os.

Obs. 29. — Percy a donné ses soins à un maître d'armes qui, dans un assaut, avait reçu un si violent coup de fleuret sur l'œil droit, que l'arme avait pénétré de près d'un demi-pied dans la tête et s'y était cassée. Le blessé perdit connaissance, et il survint promptement un gonflement si considérable que le corps étranger resta complétement caché. Percy, afin de pouvoir s'en saisir, ouvrit l'œil et évacua son contenu. Ses pinces n'étant pas assez fortes, il envoya emprunter chez un horloger du voisinage des pinces à écrou avec lesquelles il parvint à saisir l'extrémité rompue du fleuret et réussit à l'extraire. Le maître d'armes mourut quelques semaines après, plutôt par suite d'intempérance que des conséquences de sa blessure (4).

Percy, en commentant ce cas, recommande d'enlever plutôt l'œil que de laisser dans l'orbite un corps étranger volumineux ; il rapporte, à l'appui de son opinion, une observation de Bidloo, dans laquelle on abandonna à la suppuration le soin d'entraîner hors de l'orbite un éclat de bois. L'œil finit par éclater après les accidents les plus formidables et avec menace de destruction pour l'autre œil par inflammation sympathique (5).

(1) Ibid. for 1748, vol. XLV, p. 520.
(2) Albucasis, Methodus medendi, lib. II, cap. XCIV, p. 166. Basileæ, 1541.
(3) A. Paré, Apologie et voyages.— Voyage de Boulogne, 1545.
(4) Percy. Manuel du chirurgien d'armée, p. 111. Paris, 1792.
[(5) Nous ne pouvons nous dispenser de relever ce qu'a d'excessif un pareil précepte venant d'un homme aussi justement célèbre que Percy. Sans doute il faut faire tous ses efforts pour

Obs. 30. — Sabatier rapporte un cas de blessure par un coup de couteau qui traversa la paupière supérieure en endommageant le bord du frontal. Ce ne fut qu'après quatre heures de tentatives, dit-il, que le chirurgien put réussir, à l'aide d'un écrou à main, à extraire la portion de la lame du couteau qui était restée dans l'orbite, et qui faisait à peine saillie hors de la plaie. Le malade criait qu'on lui arrachait l'œil. Cet accident ne fut suivi d'aucune conséquence fâcheuse; la cure fut prompte et la vue bien conservée (1).

7. *Dangers qui suivent l'extraction du corps étranger.* — Il ne faut pas s'imaginer qu'une fois le corps étranger extrait de l'orbite, il n'y ait plus rien à redouter. On peut, au contraire, voir surgir une inflammation destructive de l'œil, ou même une inflammation mortelle du cerveau, comme dans le cas déjà cité par Percy : il y a plus, on a vu le blessé expirer subitement, immédiatement après l'extraction du corps étranger.

Obs. 31. — Un ouvrier, âgé de 41 ans, coupant du bois dans une forêt, trébucha contre la racine d'un arbre, et heurta de tout le poids de son corps son œil gauche contre l'extrémité d'une lime qu'il tenait à la main. La lime se brisa en travers et un fragment en resta dans l'orbite. Le blessé, dans un état d'insensibilité complète, fut transporté à une petite ville située à trois milles de là, et où trois chirurgiens essayèrent vainement tour à tour d'extraire le corps étranger, que la sonde et les pinces leur faisaient sentir au-dessous de la partie moyenne du sourcil. Ils élargirent la plaie, et firent avec le bistouri pendant trois jours des tentatives réitérées d'extraction; mais le corps étranger resta immobile.

Le 4e jour, le malade fut apporté à la clinique chirurgicale de Prague. La paupière est très-gonflée, il existe vers sa partie moyenne une plaie triangulaire à bords renversés. Le globe de l'œil est immobile, et tellement poussé en bas et en dehors, qu'il repose presque sur la joue, entraînant au devant de lui la paupière inférieure. La cornée paraît plus brillante qu'à l'ordinaire. Le malade est presque dans le coma. Fritz s'efforça d'enlever le corps étranger à l'aide de fortes tenailles et de pinces à polype, mais ces instruments plièrent sous la pression. Il réussit enfin, à l'aide d'une petite tenette à lithotomie très-forte, à saisir et à extraire à l'aide de ses deux mains le morceau de lime. Il était de forme triangulaire, long d'un pouce et demi; sa pointe était mousse et dentelée.—Le malade ne répond que très-lentement aux questions, ou pas du tout; sa face est pâle et abattue, ses yeux fermés; il est étendu sans mouvement, si ce n'est qu'il porte souvent sa main gauche vers la partie gauche de sa tête. Respiration lente; pouls déprimé et dur. La plaie est largement béante; la paupière, complétement partagée en deux moitiés, est d'un rouge sombre, et si gonflée qu'elle ne laisse voir qu'une petite portion de l'œil déplacé. Malgré l'emploi répété de la saignée et des sangsues, et les applications froides tenues

extraire les corps étrangers de l'orbite, mais on doit toujours respecter l'œil quand il est intact, et même quand il ne l'est pas, dans l'espoir de conserver un moignon capable de supporter un œil artificiel. L'espace considérable qui existe entre l'orbite et le globe, et la mobilité de celui-ci, qui se prête à des déplacements vraiment extraordinaires, souvent sans en souffrir, font que sa présence doit être bien rarement un obstacle insurmontable à l'extraction des corps étrangers. D'ailleurs, la tolérance des orbites pour des corps d'un volume surprenant devra engager le plus souvent le chirurgien à temporiser, plutôt qu'à recourir au moyen extrême recommandé par Percy. En effet, il arrive parfois, comme dans l'observation 32, que le corps étranger, d'abord inaccessible aux instruments dirigés contre lui en vue de son extraction, se présente au bout de quelque temps pour se laisser enlever sans efforts. Nous pensons donc que l'extirpation de l'œil dans ces circonstances est une énormité à laquelle le chirurgien ne devra point se résoudre, à moins d'accidents formidables qu'il ne saurait conjurer autrement, ce qui arrivera bien rarement. Dans l'observation 58, nous voyons le docteur Baudens, après avoir retiré de l'orbite quelques esquilles osseuses et de gros caillots de sang, replacer les portions d'os qui avaient encore conservé quelques adhérences, et ménager soigneusement la coque oculaire dont les humeurs s'étaient échappées, afin de conserver un moignon mobile qui pût permettre l'application d'un œil artificiel. (T. W.)]

(1) Sabatier. Médecine opératoire, t. I, p. 409. Paris, 1822.

constamment sur l'œil, la cornée se remplit de pus, et se rompit vers le 12e jour, ce qui donna lieu à une hernie de l'iris. En fin de compte, la cornée resta opaque et atrophiée, la plaie suppura abondamment, et pendant quelque temps on put introduire, sans occasionner de douleur, une sonde jusqu'à la profondeur de cinq pouces; elle se portait en arrière et en dedans, et passait au-dessous et au travers de la portion orbitaire du frontal. A la fin la plaie se ferma, mais la paupière supérieure resta paralysée. La santé générale du malade se rétablit parfaitement (1).

Obs. 32. — Une jeune enfant de 10 ans, jouant avec d'autres près d'une machine à filer du coton, tomba sur une des broches pointues, de cinq à six pouces de long, sur lesquelles on place la bobine. L'instrument pénétra dans l'orbite entre sa paroi interne et le globe de l'œil jusqu'à la profondeur de deux pouces, et se rompit en travers, de telle sorte qu'il ne formait au-dessus du niveau de la peau qu'une saillie de 2 à 3 lignes. On fit des tentatives pour l'extraire, mais on éprouva tant de difficultés qu'on ne persista point. Dix jours après, le morceau de fer faisait une saillie de 9 à 10 lignes; un mois plus tard, cette saillie était encore plus considérable; il paraissait alors tenir si peu, qu'on le saisit avec les doigts et qu'on l'enleva. Cette opération était à peine terminée que l'enfant fut prise de convulsions, et un quart d'heure après elle était morte. La vue avait toujours été conservée pendant le séjour du corps étranger dont la présence dans l'orbite ne paraît pas avoir déterminé de symptômes bien marqués. L'enfant avait toujours pu aller et venir (2).

8. *Luxation de l'œil.* — Il importe de faire remarquer que différents chirurgiens ont mentionné des cas où l'œil a été luxé ou chassé hors de l'orbite par un corps étranger enfoncé dans l'intérieur de cette cavité, ou qui en traversait les parois. Il faut, en semblable circonstance, non-seulement extraire le corps étranger, mais encore réduire l'œil; on a pu quelquefois le faire avec conservation parfaite de la vision.

Par ces mots *luxé*, *chassé hors de l'orbite*, il faut entendre que le globe de l'œil a dépassé la couche fibreuse des paupières; cette couche est une continuation du périoste et se trouve située au-dessous de l'orbiculaire des paupières. Naturellement, à la suite d'un pareil accident, le nerf optique se trouve allongé et les paupières ne recouvrent plus le globe chassé en avant.

Obs. 33. — M. B. Bell rapporte un cas dans lequel l'œil fut presque complétement expulsé de l'orbite par un morceau de fer aigu qui s'était introduit par la partie inférieure de cette cavité. Ce morceau avait traversé une portion des parois et il y resta attaché l'espace d'un quart d'heure pendant lequel le blessé ressentit des douleurs extrêmes. La vue était abolie du côté de l'œil luxé, et la saillie était si considérable qu'on ne pouvait s'empêcher de craindre la rupture du nerf optique. M. Bell douta même qu'il y eût quelque utilité à le replacer. Néanmoins, après qu'il eût extrait cette sorte de coin de fer, ce qui ne put se faire qu'avec difficulté, car il était enfoncé dans la tête, la vision revint sur-le-champ, même avant que l'œil eût été replacé. Après qu'il le fut, on fit un traitement préventif de l'inflammation, et la vision fut parfaitement conservée (3).

9. *Plaies cachées de l'orbite. — Corps étrangers non extraits.* — On a quelquefois laissé sans les extraire les corps étrangers qui

(1) Fischer. Klinischer Unterricht in der Augenheilkunde, p. 52. Prag., 1832.
(2) Demours. Traité des maladies des yeux, t. II, p. 45. Paris, 1818.
(3) Bell's System of Surgery, vol. IV, p. 162. Edinburgh, 1801.

avaient produit des plaies de l'orbite, soit parce qu'on n'en avait pas soupçonné la présence, soit parce que le chirurgien n'avait point suffisamment exploré la plaie à l'aide de la sonde; dans d'autres cas, on les a abandonnés dans l'orbite ou la cavité du crâne, à cause de l'impossibilité de les extraire sans compromettre l'existence.

Les cas de corps étrangers enfoncés par la seule force de la main au travers de l'orbite et abandonnés dans la cavité crânienne, sont fort rares. Mais la science possède un grand nombre de cas de plaies d'armes à feu, où le corps étranger a été laissé à l'intérieur de cette cavité, et il est évident, qu'en tant que corps étranger, ses effets doivent être les mêmes, soit qu'il ait pénétré à travers l'orbite dans le cerveau par la seule force de la main ou par celle de la poudre. La mort, en pareil cas, survient presque toujours, soit immédiatement, soit après quelques jours : on a cependant recueilli quelques observations remarquables de corps étrangers ayant séjourné plusieurs années dans le cerveau lui-même, sans qu'il en fût résulté d'inconvénients apparents (1).

Obs. 34. — Un lieutenant d'un régiment de highlanders, en courant pendant une nuit obscure pour échapper à une averse, vint heurter un vieillard trop irascible, qui lui lança un coup de pointe avec son parapluie dont le bout l'atteignit au-dessous du sourcil gauche. Cette blessure occasionna si peu de douleur et d'ébranlement que l'officier se rendit à pied à la distance d'un demi-mille chez sir Philip Crampton, et après lui avoir raconté son aventure sans y attacher d'ailleurs d'importance, il le pria d'examiner la plaie de sa paupière qui continuait à saigner légèrement.

Sir Philip reconnut qu'il existait une plaie de trois quarts de pouce de long à la paupière supérieure, dans le point où l'action d'ouvrir l'œil et de regarder en haut détermine la formation d'un pli. Quand l'œil était dirigé dans ce sens, on n'apercevait pas la moindre trace de plaie; mais quand la paupière était close, la plaie devenait béante et laissait voir la conjonctive, qui recouvrait encore la partie supérieure du globe de l'œil. La vision était parfaitement conservée. La plaie fut réunie à l'aide de deux points de suture, et le malade retourna chez lui à pied. Sir Philip alla le voir le lendemain matin et le trouva à déjeuner; il ne se plaignait plus que d'un peu de raideur de la paupière. Le surlendemain à 7 heures du matin, sir Philip fut appelé en toute hâte auprès de son malade; il le trouva en proie à de si violentes convulsions, que deux personnes avaient peine à le maintenir dans son lit. Les convulsions persistèrent, avec de courts intervalles de coma, jusqu'à huit ou neuf heures du soir où il expira.

A l'autopsie, on trouva que le bout en cuivre du parapluie, long de deux pouces, avait traversé la portion orbitaire du frontal et s'était logé dans la substance de l'hémisphère gauche du cerveau; il était recouvert d'une légère couche de sang coagulé qui se prolongeait un peu dans le ventricule latéral gauche; les deux ventricules contenaient une petite quantité de sang coagulé (2).

Quant aux corps étrangers qui n'ont point intéressé le cerveau et qui, après s'être introduits par l'un ou l'autre côté de l'orbite, y ont été laissés, ils donnent lieu à une irritation plus ou moins forte, détruisent

(1) Quesnay. Sur les plaies du cerveau. Mémoires de l'Académie royale de chirurgie, t. II, p. 131, 12mo. Paris, 1780.

(2) Quarterly Journal of Medical Science, vol. XI, p. 352. Dublin, 1855I. A la page 354 du même volume, on trouve l'observation d'un morceau de tuyau de pipe enfoncé dans le cerveau après avoir traversé l'orbite, ce qu'on ne reconnut qu'à l'autopsie.

les os dans une étendue variable, et prennent différentes routes pour s'échapper au dehors; le plus souvent ils passent à travers le sinus maxillaire, ou par la fente sphéno-maxillaire, dans la gorge, et sont expulsés au bout d'un temps variable.

Obs. 35. — Marchetti a donné ses soins à un mendiant qui, un jour d'été qu'il demandait la charité avec trop d'importunité à un noble Padouan, reçut de ce bourru un coup de manche d'éventail à l'angle interne de l'œil; le coup avait été porté avec une telle force qu'un morceau de l'éventail, de trois pouces de long, avait pénétré dans l'orbite, s'y était rompu, et enfoncé hors de la vue dans la direction du palais. Lorsque cet homme entra à l'hôpital, Marchetti enleva quelque petits morceaux qu'il trouva adhérents à l'angle interne de l'œil, combattit l'inflammation, laissa la plaie se fermer et renvoya le malade comme guéri. Trois mois après, celui-ci revint avec une enflure considérable à la région palatine; quand Marchetti y pratiqua une incision, son bistouri rencontra le manche de l'éventail, dont il fit immédiatement l'extraction au moyen de pinces. Le malade se rétablit rapidement (1).

Obs. 36. — M. White rapporte le cas d'une personne à qui on enfonça la petite extrémité d'une pipe à travers la partie moyenne de la paupière inférieure. Ce corps passa entre le globe de l'œil et la circonférence inférieure et externe de l'orbite, et pénétra à travers la portion du maxillaire qui en forme la partie inférieure et interne. La pipe se cassa, et le fragment détaché, que par l'inspection du reste on jugea être de trois pouces, ne pouvait être ni vu, ni senti. Le malade ne put donner aucun renseignement sur ce qu'il était devenu. L'œil était luxé en haut, comprimant la paupière supérieure contre le haut de l'orbite; la pupille dirigée perpendiculairement en haut, le muscle abaisseur de l'œil fortement allongé : le malade ne distinguait plus rien de cet œil. M. White appliqua l'un de ses pouces au-dessus, l'autre au-dessous de l'œil, et après quelques tentatives de réduction, celui-ci glissa brusquement dans l'orbite. Le blessé recouvra sur-le-champ la vue et n'éprouva d'autre incommodité que la sensation dans le nez d'une odeur continuelle de tabac qui dura longtemps après l'accident. La pipe, ainsi qu'il le dit à M. J. White, venait justement de servir. Environ deux ans plus tard, il vint trouver M. White pour lui apprendre que le matin même il venait, dans un accès de toux, de rejeter de sa gorge un morceau de tuyau de pipe long de deux pouces, et qui s'était échappé avec une telle violence qu'il avait été lancé à sept *yards* de l'endroit où il se trouvait. Six semaines après environ, il rejeta de la même façon un morceau de tuyau long d'un pouce, et par la suite il n'éprouva plus la moindre incommodité (2).

Le fait suivant, extrait d'une lettre adressée à Horstius, servira à démontrer quel long espace de temps un corps étranger peut mettre à s'échapper de cette façon :

Obs. 37. — Un garçon de 14 ans reçut, en jouant, un coup de flèche. Celle-ci resta fortement fixée dans l'orbite; mais l'enfant l'arracha et la jeta à terre. Un chirurgien survint, et les petits camarades du blessé lui firent voir la flèche privée de son bout en fer. Le chirurgien essaya d'explorer la plaie à l'aide d'une sonde; mais l'enfant s'étant évanoui, il s'arrêta, de sorte que la pointe en fer fut laissée dans l'orbite. La plaie extérieure se cicatrisa, et l'enfant se rétablit; l'œil resta transparent et mobile, mais privé de la vision. Ceci se passait au commencement d'août 1594, et l'on n'entendit plus parler de la pointe de fer jusqu'en octobre 1624. A cette époque, à la suite de fièvre et d'un catarrhe qui s'accompagna de fréquents éternûments, elle descendit dans la narine gauche, de là dans la gorge, d'où elle fut expulsée par la bouche. Pendant les trente ans et trois mois qu'elle avait séjourné dans la tête, elle n'avait pas occasionné la moindre douleur (3).

(1) Petri de Marchetti. Observationum Sylloge. Obs. 23. Londini, 1729.
(2) Cases in Surgery, by Charles White, p. 131. London, 1770.
(3) Gregorii Horstii Observationum, lib. I. Operum, t. II, p. 226. Norimbergæ, 1660.

§ VIII. — Plaies de l'orbite par instruments tranchants.

Dans les coups de sabre sur la tête, l'orbite se trouve quelquefois fendu ; dans quelques cas rares, à la suite de la séparation complète d'une portion de ses parois, l'orbite a été largement ouvert et les parties qu'il contient ont été mises à nu.

Obs. 38. — Marchetti rapporte brièvement le cas d'un soldat allemand qui fut blessé au front par une épée large et pesante. L'os frontal et le cerveau furent coupés jusqu'au niveau de yeux, et la vue fut abolie sur le champ. En deux mois il fut rétabli de sa blessure, mais il resta aveugle, bien que les pupilles fussent claires (1).

Obs. 39. — Edward Power reçut un coup affreux avec une épée à dos; la blessure s'étendait du sommet du frontal à l'orbite gauche, formant un hiatus étendu et effrayant, dans lequel se trouvaient compris les os, les membranes et le cerveau. La plaie saigna considérablement, et resta près de trois heures exposée au grand air, le blessé n'ayant même pas un chiffon pour la couvrir. On devait redouter la fièvre et l'inflammation du cerveau; néanmoins au bout de cinq semaines, par l'usage de deux saignées et de quelques autres antiphlogistiques, il guérit sans exfoliation et sans qu'on eût pratiqué la moindre opération (2).

Les observations suivantes démontrent l'utilité qu'il y a de tenter la réunion par première intention, même dans les cas où une portion des parois osseuses de l'orbite a été complétement séparée par un instrument tranchant :

Obs. 40. — Un jeune homme reçut une blessure faite avec un instrument tranchant, et s'étendant obliquement de la partie supérieure de la fosse temporale gauche, en traversant la racine du nez, jusqu'à la fosse canine droite. La peau, les branches temporales de la portion dure de la septième paire, le muscle auriculaire antérieur, une partie du muscle temporal, l'orbiculaire des paupières et le sourcilier, la branche frontale du nerf ophthalmique, et l'artère sourcilière, toutes ces parties pendant au-dessus de la joue, formaient un lambeau dans lequel se trouvaient aussi une partie de la portion orbitaire du frontal et son apophyse externe, de sorte qu'une partie de la cavité de l'orbite et de celle du crâne se trouvait ouverte et laissait apercevoir le globe de l'œil et les mouvements du cerveau. Le nerf nasal et l'artère nasale, les muscles pyramidaux, et dans une petite étendue les os du nez, étaient divisés; du nez à la fosse canine droite il n'y avait que la peau d'intéressée. La portion de cerveau mise à nu paraissait intacte; l'œil aussi avait l'air parfaitement sain, aucune de ses parties n'ayant été touchée excepté l'élévateur de la paupière supérieure, qui avait été divisé en travers à la partie moyenne, et dont la moitié antérieure était relâchée et attirée en bas et en avant par le lambeau qui pendait sur la joue.

Le blessé n'avait éprouvé ni commotion, ni perte de connaissance; mais quand M. Ribes le vit, il paraissait fort abattu. Un chirurgien, qui l'avait vu avant lui, avait déjà fait un pansement. Probablement, à l'imitation de Magatus, qui conseille en pareil cas d'appliquer sur la dure-mère une plaque d'or ou de plomb percée de trous, et de rapprocher simplement les lèvres de la plaie sans les fermer par la suture, ce chirurgien avait placé entre les lèvres de la plaie un linge enduit de cérat sur l'une et l'autre face, pour livrer passage à la suppuration qui ne devait pas manquer de se développer; il avait ensuite remis le lambeau en place et l'avait soutenu à l'aide d'une bande. M. Ribes enleva le morceau de linge, rapprocha exactement les lèvres de la plaie, et les maintint à l'aide de bandelettes agglutinatives. En six semaines le blessé fut guéri sans fièvre ni suppuration.

(1) Marchetti Op. cit. Obs. 17. Londini, 1729.

(2) O'Halloran. On Injuries of the Head, Transactions of the Royal Irish Academy, vol. IV, p. 157.

Néanmoins, l'œil qui avait été mis à nu perdit la faculté de voir, et la paupière supérieure resta immobile. Dix ans après, l'œil avait encore sa forme et sa transparence, mais son volume était diminué. M. Ribes pense que la perte de la vue, dans ce cas, a été due à une action sympathique exercée sur la rétine par la section des branches de la cinquième paire. Il considère la rétine comme n'étant pas seulement une expansion du nerf optique, mais une membrane nerveuse dans la composition de laquelle entrent des filets du grand sympathique, des nerfs ciliaires ou de l'iris, en même temps que des filets du nerf optique. C'est à cause de cela que, suivant lui, les blessures du grand sympathique ou celles de la cinquième paire peuvent entraîner la cécité, sans que le nerf optique ait été touché (1).

Bien que, dans ce cas, la portion détachée de l'orbite paraisse s'être réunie, il arrive quelquefois que les parties molles seules s'unissent, les os restant divisés. En voici un exemple que nous empruntons au docteur Hennen :

Obs. 41. — Un officier reçut, à la bataille de Waterloo, un coup de sabre en travers des yeux ; la plaie, dirigée obliquement en dedans, pénétrait à une telle profondeur qu'elle permettait de voir le pharynx. Un des yeux fut détruit. La fente était si considérable, qu'on fut obligé de soutenir la mâchoire supérieure à l'aide de morceaux de liége, placés dans la bouche, qui agissaient comme des arcs-boutants, mais permettaient le passage d'aliments liquides. Le blessé fut pansé sur le champ de bataille, puis dirigé sur Bruxelles, où il tomba entre les mains d'un barbier qui coupa les ligatures, enleva les bandelettes qui maintenaient en place la portion inférieure de la face, et bourra la plaie de charpie. On n'enleva celle-ci qu'au bout de quelques jours, après quoi on affronta de nouveau les parties à l'aide de bandelettes et d'un bandage, mais cela ne put se faire sans occasionner de vives douleurs qui amenèrent le délire. Le malade guérit cependant. Des granulations s'étant formées de toutes parts, les parties molles s'unirent, mais non les os (2).

§ IX. — Blessures de l'orbite par armes à feu.

Les coups de feu qui intéressent l'orbite, ainsi que les explosions, de quelque nature qu'elles soient, sont les blessures qui présentent le plus de variété dans leur direction. La profondeur à laquelle elles pénètrent, leur étendue, leurs effets, varient aussi considérablement.

1. *Lésions des parties externes de l'orbite.* — L'arcade sourcilière et les autres parties externes de l'orbite sont souvent intéressées par les coups de feu. Quelquefois, une balle traverse la paroi externe de l'orbite; d'autres fois, la personne étant penchée en avant au moment où elle reçoit le coup, la balle traverse l'arcade sourcilière, puis se porte le plus souvent, à travers le plancher de l'orbite, dans le sinus maxillaire ou dans la narine, détruisant l'œil sur son passage.

Le sinus frontal, quand il est fort développé, sépare en deux tables la portion orbitaire du frontal, et forme une cavité dans laquelle on a souvent vu se loger une balle de mousquet. Cet accident est accompagné le plus souvent de la dépression de la table interne, ce qui nécessite l'opération du trépan (3). Les anciens chirurgiens n'appliquaient pas

(1) Mémoires de la Société médicale d'Émulation, vol. VII, p. 86. Paris, 1811.

(2) Hennen's Observations on some important points in Military Surgery, p. 370. Edinburgh, 1818.

(3) Baudens. Clinique des plaies d'armes à feu, p. 162. Paris, 1836.

le trépan au niveau de ces sinus, tant par la crainte de déterminer une fistule incurable, qu'à cause de la difficulté de scier, sans intéresser la dure-mère, les deux tables de l'os, situées obliquement l'une au-devant de l'autre. On ne redoute plus maintenant la fistule ; quant à la seconde difficulté, on l'élude en partie en faisant usage de deux couronnes de trépan, une plus grande pour la table externe, une plus petite pour l'interne. On peut ainsi relever un enfoncement, ou extraire une balle fixée, soit dans la table interne, soit dans la voûte de l'orbite. On a quelquefois abandonné une balle dans le sinus frontal, d'où elle a fini par sortir en se faisant jour lentement.

Obs. 42. — Le général français T. reçut à Waterloo une balle dans l'orbite gauche. Après avoir déchiré le globe de l'œil, elle traversa la portion supérieure de la paroi interne de l'orbite et alla se loger dans le sinus frontal. Elle y resta pendant 12 ans sans déterminer aucun effet : au bout de ce temps, le général s'éveilla une nuit avec la sensation d'un corps qui lui tombait dans la gorge. C'était la balle, qu'il rendit immédiatement dans un effort de toux (1).

2. *Les os de l'orbite sont susceptibles de réunion.* — Les os de l'orbite fracassés par une balle sont, dans quelques cas, susceptibles de se réunir ; on ne doit donc pas se hâter, même quand on les sent mobiles, de les enlever après une blessure de ce genre. La grande quantité de sang qui afflue dans toutes les parties de la face, fait que les os y montrent bien plus de tendance à la guérison que dans aucun autre point du système osseux.

Obs. 43. — Poneyes a donné ses soins à un soldat dont une balle de mousquet avait fracassé la paroi antérieure des sinus frontaux, la partie supérieure des os du nez, et l'angle interne de l'orbite droit. Il tomba au moment de la blessure, vomit peu après, perdit connaissance et saigna par le nez. Poneyes enleva la portion d'os qui constitue les sinus frontaux, mais il laissa les os du nez et la portion détachée de l'orbite. La paroi postérieure des sinus frontaux n'avait pas été fracturée. Il survint du délire et de l'assoupissement ; mais ces symptômes cédèrent aux saignées répétées. Les pièces d'os mobiles se réunirent, et la guérison était complète au bout de deux mois et demi (2).

3. *Différences dans la direction du trajet des projectiles à travers l'orbite.* — Les balles qui traversent l'orbite directement d'avant en arrière, déterminent généralement la mort en pénétrant dans le cerveau, tandis que celles qui y entrent obliquement, bien qu'elles abolissent le plus souvent la vision, soit en frappant le globe de l'œil, soit en divisant le nerf optique, respectent ordinairement cet organe. Une balle qui pénètre transversalement, ou seulement avec un léger degré d'obliquité, à travers l'un des orbites, ou à travers tous les deux, détermine la mort, si la lame cribriforme de l'ethmoïde est fracturée, le choc que l'apophyse crista galli communique au cerveau et à ses membranes déterminant la cérébrite et la méningite.

(1) Ibid., p. 163.
(2) Mémoires de l'Académie royale de chirurgie, t. VI, p. 202, 12 mo. Paris, 1787.

Le docteur John Thomson rapporte un cas dans lequel la balle, entrée presqu'au milieu des deux sinus, traversa le sinus gauche et parut se loger dans la cavité de l'orbite, produisant la cécité et un gonflement considérable de l'œil et des parties voisines. Dans un autre, où la balle pénétra dans la face à la partie supérieure et gauche du nez et sortit au-devant de l'oreille droite, le blessé devint amaurotique de l'œil droit. L'œil gauche fut affecté de la même façon dans un cas où la balle entra au côté droit du nez, et sortit au-devant de l'oreille gauche. Chez un blessé, la balle entra à l'angle interne de l'œil gauche et sortit au-devant de l'oreille du même côté. Une autre fois, la balle entra au-dessus de l'angle interne de l'œil droit, et sortit au-devant de l'oreille droite. Dans l'un et l'autre cas, l'œil correspondant au côté par où la balle s'était introduite, fut détruit. Dans un cas où la balle entra dans l'œil droit et sortit entre l'œil gauche et l'oreille correspondante, l'œil gauche devint amaurotique (1).

Obs. 44. — Wepfer a rapporté le fait d'une personne qui fut blessée accidentellement par son compagnon de voyage, pendant qu'elle était couchée à terre. La balle entra un peu au-dessous du lobe de l'oreille droite, et passant derrière l'angle de la mâchoire, au-dessus de la voûte palatine, derrière la racine du nez, traversa l'orbite gauche et vint sortir à travers la paupière supérieure. Le globe de l'œil fut chassé de sa place, de sorte qu'il pendait hors de l'orbite avec la cornée déchirée : il y eut en même temps une portion du frontal détachée de l'orbite. Il s'écoula du sang par les deux ouvertures de la plaie par les narines et par la bouche, et, pendant quelques jours, cet écoulement se renouvela chaque fois que le blessé faisait quelque mouvement. Il ne s'échappa jamais de pus par le nez ni par la bouche. Il n'y eut pas de convulsions. Le malade put toujours avaler, bien qu'au début il éprouvât de la difficulté à mâcher et à ouvrir la bouche. L'œil droit et les parties avoisinantes restèrent ecchymosés pendant un certain nombre de jours.

L'ouverture de sortie livra passage à une copieuse quantité de pus louable. Un abcès s'étant formé au-dessus de l'angle interne de l'œil, on y pratiqua une incision de plus d'un pouce de long ; elle resta ouverte jusqu'à la sortie de quelques esquilles détachées de l'os frontal, puis elle se ferma. Au début, non-seulement l'œil se trouvait sorti de l'orbite, mais les muscles, la glande lacrymale et le tissu graisseux de cette région, se trouvaient exposés à la vue. Il s'écoula du pus en petite quantité de l'orbite ; l'œil retourna à sa place ; on excisa à l'aide d'un coup de ciseaux un repli épais de la conjonctive, et la cicatrisation se fit. L'ouverture située près de l'angle de la mâchoire livra passage à beaucoup de pus ; elle resta ouverte pendant huit semaines, jusqu'à la sortie de quelques fragments d'os. Ensuite le blessé guérit parfaitement, mais avec la perte d'un œil (2).

Obs. 45. — A la bataille de Pultusk, un boulet de canon venant frapper une baïonnette, lança celle-ci de façon qu'elle vint heurter un soldat à la tempe droite ; elle pénétra à deux travers de doigt en arrière et un peu au-dessus de l'orbite, et se portant en avant et en bas, traversa le maxillaire gauche au-devant duquel elle fit une saillie de cinq pouces. Le chirurgien s'efforça en vain d'extraire la baïonnette sur le champ de bataille ; mais un camarade du blessé le fit asseoir sur la neige, et lui plaçant le pied sur la tête, arracha l'instrument avec ses deux mains. Le blessé fut guéri en trois mois avec perte de l'œil droit (3).

(1) Thomson's Report of Observations in the Military Hospitals, after the Battle of Waterloo, p. 64. Edinburgh, 1816.

(2) De affectibus capitis internis et externis. Obs. II, p. 27. Scaphusii, 1727.

(3) Extrait du Journal général de médecine, t. XXXV, p. 387, par Briot, dans son Histoire de la chirurgie militaire en France, p. 111. Paris, 1817.

4. *Balles traversant les deux orbites.* — On a recueilli beaucoup de faits dans lesquels une balle a passé d'une tempe à l'autre à travers les deux orbites.

Obs. 46. — Heister a publié un cas de cette nature. La personne guérit; seulement, elle perdit la vue au moment de la blessure et resta aveugle pour toujours. L'entrée et la sortie de la balle se trouvaient situées, de chaque côté, juste au niveau de l'angle que l'apophyse zygomatique fait avec l'apophyse de l'os malaire, au moment où elle se porte en haut pour se joindre au frontal. La balle avait dû traverser la partie postérieure de chaque orbite, divisant probablement le nerf optique, les nerfs et les muscles de l'œil sans atteindre cet organe ni le cerveau. Les yeux étaient parfaitement transparents, et sans inflammation, mais immobiles et complétement amaurotiques (1).

A la suite de pareilles blessures, diverses parties peuvent être lésées, et leurs effets consécutifs permettent parfois de déterminer quels sont les organes qui ont été atteints. Les parois externe et interne de l'orbite, et quelquefois la lame cribriforme de l'ethmoïde, sont réduites en esquilles; le muscle temporal et son aponévrose, de nombreux filets nerveux provenant de la portion dure de la septième paire et des trois divisions de la cinquième, des branches nombreuses des artères maxillaires interne et externe, peuvent avoir été divisés; les nerfs situés à l'intérieur de l'orbite, les muscles de l'œil, les branches de l'artère ophthalmique, peuvent avoir plus ou moins souffert.

Un coup de feu qui traverse les deux orbites doit être considéré comme moins grave que celui dans lequel la balle ne se dirige pas aussi exactement en travers d'un côté de la tête à l'autre; soit que celle-ci, prenant sa course en arrière, pénètre dans le cerveau; soit que sa force de projection étant en partie épuisée, elle se loge dans les os. Heister, en parlant des blessés devant Mons en 1709, dit que la plupart de ceux qui étaient blessés à une seule tempe mouraient immédiatement, ou peu après avoir reçu le coup.

Le docteur Thomson rapporte qu'après la bataille de Waterloo, il a vu huit ou dix blessés chez lesquels une balle avait passé derrière les yeux d'une tempe à l'autre. Chez tous, il était survenu un gonflement considérable, de la douleur, et une tension de la tête et de la face. Il dit qu'un examen superficiel aurait pu faire croire que dans ces cas la balle avait pénétré dans la cavité crânienne. Il fait observer qu'on a rapporté des cas de cette espèce, dans lesquels on a attribué la cécité qui avait suivi, à la lésion de la partie inférieure des lobes antérieurs du cerveau par la balle, mais qu'il est plus que probable qu'en semblable circonstance le cerveau n'avait pas été touché.

Dans un des cas observés par le docteur Thomson, un des yeux fut détruit par l'inflammation; l'autre devint amaurotique. Dans un autre, où la balle avait suivi la même direction, aucun des yeux ne s'en-

(1) Medical, Chirurgical and Anatomical Cases and Observations, translated by Wirgman. Obs. LXXIV, p. 92; London, 1755.

flamma, mais tous deux restèrent amaurotiques. Il dit que chez quelques-uns de ceux qui furent affectés d'amaurose, il y avait tout lieu de croire, d'après le trajet suivi par la balle, que les nerfs optiques avaient été divisés; mais chez un nombre assez considérable, il était évident, au contraire, que le projectile n'avait pas touché ces nerfs. Il a aussi rencontré divers cas dans lesquels la balle, traversant les deux orbites, avait passé derrière la racine du nez sans la briser. Dans un cas où la balle avait passé derrière et sous les yeux, le blessé, au bout de quelques semaines, fut pris de spasmes douloureux de la face, qui, par leur intensité et le mode des attaques, ressemblaient à un *tic douloureux* (1).

Obs. 47. — On cite souvent, d'après Valleriola, le cas d'un soldat dont la tête fut traversée d'une tempe à l'autre par une balle qui, entrant à gauche, vint sortir un peu plus haut à droite. Il survint des symptômes apoplectiques dont il guérit; mais il resta aveugle et sourd (2).

Obs. 48. — Dans un des engagements qui eurent lieu en 1830 entre les Français et les Algériens, un caporal français reçut une balle à travers les orbites. Elle pénétra à un pouce en arrière et à six lignes au-dessus de l'apophyse orbitaire externe à droite, et sortit au point diamétralement opposé. Le blessé présenta des symptômes de commotion cérébrale, et le docteur Baudens pensa que la face antérieure et inférieure du cerveau avait été lésée. Bien que les plaies d'armes à feu s'accompagnent rarement d'hémorrhagie, le blessé était couvert de sang qui s'échappait des tempes et encore plus des narines. Quand il arriva à l'ambulance, il était en syncope, ce qui contribua à arrêter l'écoulement du sang. La face était considérablement enflée, surtout au niveau de la région naso-orbitaire.

Les esquilles furent enlevées, les plaies lavées et pansées, recouvertes de larges compresses trempées dans l'eau froide. On en continua l'usage pendant six jours, aussi bien pour prévenir l'inflammation du cerveau que pour modérer l'écoulement du sang. Le docteur Baudens ne voulut pas arrêter brusquement cet écoulement, parce qu'il le considérait comme salutaire pour le blessé. Pendant les quinze premiers jours, il survint parfois du délire; mais les applications froides et la soustraction de sang à l'aide de ventouses entre les épaules, modérèrent ce symptôme. Il se forma dans les orbites et les narines une multitude de vers provenant d'œufs de mouche. Craignant qu'ils ne pénétrassent jusqu'au cerveau, le docteur Baudens les détruisit à l'aide d'une faible solution de sublimé corrosif.

Au nombre des effets consécutifs de cette blessure, le docteur Baudens a noté les suivants: une plume introduite dans les narines ne détermine aucune sensation, mais les corps aigus sont parfaitement sentis; bien que la pituitaire ne fût pas entièrement privée de sensibilité, la présence des vers n'y déterminait aucun prurit; les cornées devinrent opaques, se détruisirent, et les yeux s'affaissèrent; l'odorat fut aboli, et le goût émoussé; l'intelligence affaiblie. Le malade a conservé la mémoire de tout ce qui lui était arrivé avant son accident; mais pour tout ce qui s'était passé depuis lors, il ne se rappelait plus le matin les choses survenues la veille au soir. Il ne connaissait pas toute l'étendue de son infortune et nourrissait encore l'espoir de recouvrer la vue. Ses plaies s'étaient cicatrisées en deux mois (3).

5. *Balles extraites de l'orbite, ou abandonnées dans cette cavité.* — On peut quelquefois découvrir et enlever une balle qui a pénétré à

(1) Op. cit., p. 65.
(2) Memoirs of the Literary and Philosophical Society of Manchester, vol. IV, p. 25. Manchester, 1793.
(3) Op. cit., p. 127.

l'intérieur de l'orbite. D'autres fois, on ne peut ni l'extraire, ni même reconnaître le trajet qu'elle a suivi ; de sorte que, si l'individu survit, il faut laisser au temps le soin de l'expulser par le gosier ou par toute autre voie.

On doit, si on le peut, rechercher et extraire jusqu'aux grains de plomb qui auraient pu pénétrer dans l'orbite ou se fixer dans ses parois. Si on les laisse dans la substance des os, ils peuvent provoquer la formation d'exostoses. Dans les cas où l'on abandonne ainsi une balle de mousquet, on doit s'attendre à des douleurs intenses et prolongées, à la carie, à l'exfoliation des os, à la formation de foyers profonds de suppuration, à la mortification des membranes muqueuses, à des gonflements œdémateux de la partie du corps vers laquelle se porte la balle, enfin à une guérison fort pénible. Il se forme, avant la sortie de la balle, des trajets fistuleux qui persistent après sa sortie, et il y a généralement danger à provoquer leur fermeture. Il faut attendre que les parties profondes soient revenues à leur état normal, et alors les fistules guérissent d'elles-mêmes.

Obs. 49. — Le docteur Hennen rapporte (1) le cas d'un soldat qu'on lui amena quelques semaines après qu'il eut été blessé, pour qu'il lui pratiquât l'extraction d'une balle qui lui occasionnait des souffrances excessives, gênait la respiration et la déglutition, l'empêchait de parler distinctement, entretenait une irritation dans le gosier, et provoquait un flux constant de salive, avec tendance aux vomissements. Il la trouva à la partie postérieure de la gorge, formant en arrière une tumeur qui était presque en contact avec le voile du palais. Elle avait pénétré, en fracturant l'os, à l'angle interne de l'œil. Bien que la perte de la vision eût été le résultat immédiat de la blessure, le globe de l'œil n'était point détruit ; la cicatrice apparente et l'état d'inflammation de l'organe étaient les seuls indices du passage d'un corps étranger auprès de cet organe.

Obs. 50. — Un des exemples les plus remarquables d'une balle ayant traversé l'orbite, pour sortir plus tard de la tête, est celui du docteur Fielding qui fut blessé à la bataille de Newberry, du temps des guerres civiles. La balle était entrée par l'orbite droit et s'était portée en dedans. Après 30 ans de séjour dans les parties et une multitude d'exfoliations dans le trajet de la plaie, le nez et la bouche, après plusieurs gonflements inflammatoires autour de la mâchoire, elle fut enfin extraite par une incision pratiquée au voisinage de la pomme d'Adam (2).

Obs. 51. — Un soldat des armées de Napoléon reçut une balle de mousquet juste au-dessus de l'orbite gauche; mais comme un de ses voisins était tombé mort au même instant, le blessé pensa que la balle qui l'avait frappé avait ricoché sur sa tête et tué son camarade. Pendant plus de vingt-quatre ans il fut sujet à de violentes douleurs dans l'œil gauche et la tête; son œil faisait une saillie marquée hors de l'orbite. Les divers chirurgiens auxquels il s'adressa de temps en temps, ajoutant foi à son histoire du rebondissement de la balle, ne lui procurèrent que peu ou pas de soulagement. En 1837, il vint à l'hôpital de Vérone, où le docteur de Borsa, après un examen attentif, arriva à cette conclusion, que la saillie de l'œil s'étant montrée au moment de l'accident, ne pouvait être due qu'à la présence d'un corps étranger dans l'orbite; une portion d'os, exfoliée à la suite du coup, aurait dû être éliminée ou absorbée après un laps de temps aussi long.

(1) Op. cit., p. 361.
(2) Philosophical Transactions, abridged by Jones, vol. V, p. 205.

On enleva une portion de l'orbite à l'aide d'une couronne de trépan. On trouva le trajet de la balle ossifié, à l'exception d'une petite ouverture d'où s'échappait de temps en temps un peu de liquide. L'os enlevé, une sonde rencontra la balle au fond de l'orbite : on l'enleva au moyen de pinces. L'œil rentra alors dans sa cavité, et après quelques semaines il s'atrophia. Les violentes douleurs disparurent complétement, et cet homme vécut encore cinq ans; après quoi il mourut d'une pleuropneumonie. A l'autopsie, on reconnut que le trépan n'avait pas ouvert la cavité du crâne. Vis-à-vis du point où l'on avait enlevé une portion d'os, existait un dépôt de substance osseuse (1).

6. *Balles ou autres corps étrangers introduits à travers l'orbite et abandonnés dans le crâne.* — Bien que d'ordinaire les plaies d'armes à feu qui intéressent le cerveau, après avoir traversé l'orbite, déterminent une mort immédiate, il existe cependant quelques cas rares dans lesquels une balle ou tout autre corps étranger a pu rester longtemps dans l'intérieur du crâne sans déterminer d'accident.

Obs. 52. — Petit racontait dans ses leçons le cas d'un soldat qui avait reçu une balle de mousquet à l'angle interne de l'œil. La blessure parut très-simple et se cicatrisa sous l'influence du traitement en usage à l'hôpital. L'homme, se croyant guéri, voulut quitter l'hôpital malgré l'avis du chirurgien qui lui conseillait d'attendre encore. A peine était-il dehors, qu'il fut pris de frissons, obligé de rentrer, et qu'il mourut en deux jours. A l'autopsie, on trouva la balle logée au-dessous de la selle turcique et des trous optiques. Il y avait un abcès dans le cerveau (2).

Obs. 53. — Le docteur Hennen (3) rapporte l'histoire d'un soldat français blessé à Waterloo. La balle avait pénétré dans l'œil droit; le gauche, bien qu'il ne parût nullement lésé, perdit complétement la vue. Le docteur Hennen palpa au-dessous de l'apophyse zygomatique le long du voisinage de la blessure; mais l'état œdémateux des parties ne lui permit pas de découvrir le trajet de la balle. Le blessé lui-même était convaincu qu'elle avait pénétré dans le cerveau. Il retourna en France convalescent.

En regard des cas dans lesquels une petite plaie du cerveau, à travers l'orbite, a déterminé une mort immédiate, on peut citer ceux où des corps tels que la culasse d'un fusil, un morceau de fer de plus de trois pouces de long et pesant plus de trois onces, ont passé, à travers le frontal, dans le cerveau, et en ont été extraits, dans le premier cas, au bout de deux mois, et dans le second le vingt-septième jour après l'accident. Dans le premier cas recueilli par M. Waldon, la voûte orbitaire avait dû être détruite, car c'est par cette voie qu'on fit l'extraction d'une des vis du chien. Le blessé mourut trois jours après que la culasse eut été extraite du cerveau (4). Dans le second cas, qui appartient au docteur Rogers, le blessé guérit avec la perte d'un œil (5).

7. *Balles ou autres corps étrangers traversant l'orbite et le cerveau; perte de substance du cerveau à la suite des plaies d'armes à feu et des autres blessures de l'orbite.*—Les effets de semblables blessures

(1) Extr. de Bresciani Di Borsa, dans la Medico-Chirurgical Review d'avril, 1846, p. 558.
(2) Garengeot, Traité des opérations de chirurgie, t. III., obs. XX, p. 155. Paris, 1731.
(3) Op. cit., p. 561.
(4) Memoirs of the Medical Society of London, vol. V, p. 409. London, 1799.
(5) Medico-Chirurgical Transactions, vol. XIII, p, 285, London, 1827.

doivent, en général, ressembler à ceux que Wepfer a décrits dans l'observation que nous allons rapporter; il est étonnant que, dans ce cas, la mort ne soit pas survenue plus vite. On cite des exemples bien plus remarquables encore, de balles ou d'autres corps lancés par une force explosive, ayant traversé l'orbite et le cerveau, et où il y a eu guérison.

Obs. 54. — Un chasseur, dit Wepfer (1), tenant le bout de son fusil à la main, toucha accidentellement la gâchette avec son pied. Le coup partit, et deux balles entrant par le côté droit de la mâchoire inférieure, traversèrent l'orbite gauche et vinrent sortir à travers le pariétal gauche près de la suture lambdoïde. L'œil gauche fut chassé hors de l'orbite. L'intelligence du blessé parut intacte, et jusqu'à la fin du quatrième jour tous ses membres continuèrent à se mouvoir facilement. Vers cette époque, il se mit à chanter; mais une heure ou deux avant sa mort, la parole cessa d'être distincte, bien qu'il témoignât encore par des signes de tête qu'il comprenait ce qu'on lui disait. Il commença à porter ses bras de côté et d'autre, comme s'il était en proie à la souffrance; il survint de petits accès convulsifs, du délire pendant la nuit, et le malade succomba le cinquième jour. Pendant la vie, un écoulement ichoreux abondant s'était produit par l'ouverture située près de la mâchoire. A l'autopsie, on put suivre le trajet de la balle à travers le cerveau, du pariétal à l'orbite; on remarqua que ce trajet était rempli d'un ichor semblable à celui qui s'écoulait de la plaie de la mâchoire.

L'observation suivante d'un coup de feu traversant l'orbite et le crâne, et suivi de guérison, ressemble à beaucoup d'égards à l'observation de fracture de l'orbite de M. Cagua que nous avons citée page 8.

Obs. 55. — Un garçon de 17 ans fut atteint par une balle de mousquet, qui, se dirigeant de bas en haut, traversa la lèvre supérieure, la narine droite, la voûte de l'orbite, le crâne, et vint sortir à la partie supérieure de l'os frontal, tout près de la suture sagittale, point où elle détermina une large blessure des téguments avec perte de substance. Il survint un tel gonflement que la tête en devint effrayante.

On pratiqua une incision sur le point blessé de l'orbite, et dès le premier pansement, on en vit sortir une portion des deux substances du cerveau de la grosseur d'un petit œuf de poule. L'œil était énormément gonflé, principalement la paupière supérieure, à laquelle on pratiqua une incision pour permettre la sortie du sang qu'on y supposait extravasé; mais au lieu de sang il en sortit une esquille et un morceau de matière cérébrale égalant en volume le tiers de la portion déjà sortie. On pansa les plaies légèrement, et le malade fut fréquemment saigné. Il s'échappa encore quelques parcelles du cerveau. Le quatrième jour, celui-ci tomba en suppuration; le cinquième, l'écoulement devint très-considérable. Le malade alla assez bien depuis le moment où il avait été saigné jusqu'au onzième jour. Le lendemain il était plus faible. Le treizième jour, le pus du cerveau, qui s'était jusque-là échappé par les ouvertures d'entrée et de sortie, fut en partie retenu; le blessé tomba dans un état d'assoupissement et d'accablement général.

M. Bagieu, chargé du traitement, ayant de nouveau examiné minutieusement les plaies, enleva une large esquille provenant du sommet du crâne. Aucun soulagement ne suivit cette extraction; les symptômes allèrent en empirant jusqu'au quinzième jour, où chacun s'attendait à voir mourir le blessé. M. Bagieu s'aperçut qu'en comprimant la peau dans le point d'où il avait extrait l'esquille, on faisait sourdre du pus, ce qui le porta à soupçonner une accumulation de ce liquide dans cet endroit. Dirigé par cette idée, il enleva la peau et quelques portions de la dure-mère, de façon à livrer une libre voie à la sortie des liquides. Le pouls se releva et, le lendemain, le blessé put parler; ensuite la suppuration diminua lentement. Vers le dix-neuvième jour, les parties molles commencèrent à bourgeonner, et la plaie du sommet de la tête fut bientôt fermée. Il n'en fut pas

(1) Op. cit. obs., XV, p. 55.

de même de celle de la paupière, où il se forma un gros champignon, dû à la présence d'esquilles qui se séparaient de l'os voisin. On eut beau couper et brûler ce champignon, il fallut attendre patiemment la sortie des esquilles; alors on en vint facilement à bout : la plaie se ferma et le blessé se rétablit complétement (1).

Les deux cas suivants de guérison sont, à quelques égards, encore plus remarquables :

Obs. 56. — Nicolas-Joseph Brune, âgé de 17 ans, voulant décharger un fusil, commença par enlever les balles à l'aide du tire-bourre qu'on emploie d'ordinaire ; mais il ne put parvenir à enlever de même le papier et la poudre. Il brûla, dans le même but, plusieurs amorces. A la fin, il se décida à faire rougir la grosse extrémité de la baguette, et à l'introduire dans le canon du fusil. A l'instant la poudre s'enflamma et lança la baguette qui vint atteindre Brune à l'orbite droit, dans le lieu où l'os unguis s'unit à l'apophyse nasale du maxillaire supérieur. Se dirigeant en haut et en arrière, elle vint faire une saillie de dix pouces au côté droit de l'angle supérieur de l'occipital.

Au bruit de l'explosion, le père, effrayé, accourut au secours de son fils, qu'il trouva tombé à terre. Il le releva sur-le-champ, et saisissant à deux mains la grosse extrémité de la baguette, il la lui arracha de la tête. Deux onces de sang environ et quelques débris de matière cérébrale s'échappèrent des deux ouvertures. Un chirurgien pansa les plaies, prescrivit la diète, mais ne pratiqua pas de saignée. Il ne survint aucun symptôme fâcheux, à part l'inflammation de l'œil qui fut détruit. Il s'écoula par les deux plaies une quantité considérable de pus, et du trente-sixième au cinquante-deuxième jour, il sortit quelques portions d'os nécrosées. Au bout de trois mois la cicatrisation était complète.

Le professeur Ansiaux a eu plusieurs fois depuis l'occasion de l'examiner et de le faire voir à ses élèves. Sa santé est parfaite et il peut se livrer aux travaux les plus rudes (2).

Obs. 57. — Phinéas P. Gage, âgé de 25 ans, était en train de charger de poudre une mine creusée dans le roc. On a l'habitude, en achevant de remplir le trou, de recouvrir la poudre avec du sable. La charge étant convenablement disposée, Gage prescrivit à son aide de mettre le sable; puis, au bout de quelques secondes, supposant, car il avait la tête tournée, que le sable avait été bien mis, il bourra comme d'ordinaire la charge avec une barre de fer. L'aide n'avait point accompli son ordre; la barre de fer, faisant jaillir une étincelle du roc, alluma la poudre qui fit explosion. Gage se tenait alors au-dessus du trou, penché en avant, la face un peu tournée de côté; la barre de fer fut lancée directement en haut à une grande hauteur, après lui avoir traversé la tête. La plaie, ainsi faite, était oblique et traversait le crâne, suivant une ligne droite s'étendant de l'angle de la mâchoire inférieure gauche à la partie moyenne du frontal, près de la suture sagittale. La barre pesait 13 1/4 livres : elle avait 3 pieds 7 pouces de long et 1 1/4 pouce de diamètre. L'extrémité qui avait pénétré la première était pointue, la portion amincie mesurait 7 pouces et avait 1/4 de pouce de diamètre, circonstances auxquelles le blessé dut probablement la vie. La barre fut ramassée couverte de sang et de matière cérébrale, à plusieurs verges du blessé

Malgré une hémorrhagie considérable et la perte de matière cérébrale, le blessé fut guéri dans l'espace de deux mois; l'œil gauche resta amaurotique et privé de la faculté de se porter en dehors et en haut; la paupière supérieure fut affectée de ptosis. Pendant toute la durée du traitement, il ne survint aucun symptôme de commotion, de compression ou d'inflammation du cerveau.

Ce cas a été traité par le docteur Harlow, et habilement commenté par le professeur Bigelow (3).

8. *Portion de l'orbite enlevée par un coup de feu.* — L'angle tem-

(1) Mémoires de l'Académie royale de chirurgie, t. I, partie II, p. 127, 12mo. Paris, 1780.
(2) Clinique chirurgicale, par N. Ansiaux, p. 276. Liége, 1829.
(3) American Journal of the Medical Sciences. New Series, Vol. XX, p. 13. Philadelphia, 1850.

poral de l'orbite est surtout sujet à cet accident. Quelquefois, une portion considérable de la face est détruite conjointement avec le bord inférieur de l'orbite ou son plancher; néanmoins, la guérison peut avoir lieu. On a vu la voûte orbitaire elle-même être tellement fracassée qu'il a fallu l'enlever; la vie a pu être conservée.

Obs. 58. — Le capitaine M..., âgé de 38 ans, officier français, fut blessé d'un coup de feu le 1er avril 1836, dans une affaire contre les Algériens. La balle pénétra à la partie inférieure et externe de la base de l'orbite, et vint sortir derrière l'oreille, emportant l'os malaire, à l'exception d'une partie de sa face supérieure et de ses angles supérieur et inférieur, que le docteur Baudens (1) n'enleva pas, bien qu'ils fussent complétement mobiles. Toutes les parties molles, jusqu'à l'oreille, étaient lacérées et offraient une plaie contuse effrayante, dont le fond correspondait à la fosse temporale.

En introduisant doucement le doigt dans le trajet de la plaie, le docteur Baudens put retirer quelques petites esquilles osseuses, mêlées de gros caillots de sang. Il replaça les portions d'os qui avaient conservé quelques adhérences, et ménagea soigneusement la coque oculaire dont les humeurs s'étaient échappées, afin de conserver un moignon mobile qui pût permettre l'application d'un œil d'émail. Ayant ensuite égalisé les bords de la plaie, il les rapprocha à l'aide de la suture.

La cure dura deux mois; il n'y eut aucuns symptômes cérébraux; un *tinnitus aurium* fort gênant fut dompté à l'aide de saignées locales; la suppuration ne fut pas considérable; les bords de la plaie se réunirent parfaitement, laissant une cicatrice linéaire; il n'y eut pas d'exfoliation.

Obs. 59. — Guibon (2), âgé de 30 ans, fut blessé, le 10 décembre 1832, d'un coup de mitraille à la partie inférieure droite du frontal. La plaie était contuse et déchirée, avec des esquilles enfoncées dans l'orbite. On enleva toutes les esquilles, et parmi elles une portion considérable de la voûte orbitaire; il s'écoula de la matière cérébrale; mais il ne survint ni perte de la sensibilité ou du mouvement, ni altération de l'intelligence. Le 2 janvier la guérison était fort avancée (3).

Obs. 60. — Louis Vauté fut frappé obliquement à la face par un boulet de canon, qui lui enleva toute la mâchoire inférieure et les trois quarts de la supérieure. Les deux maxillaires supérieurs, les os propres du nez, le vomer, l'ethmoïde, les deux os malaires et zygomatiques furent brisés; les parties molles correspondant à ces os, broyées; l'œil droit rompu; la langue coupée en travers; le pharynx et l'ouverture postérieure des narines, ainsi qu'une des cavités glénoïdes complétement mis à nu. Tel était l'état de cette plaie que les camarades de ce soldat, le croyant mort, l'avaient déposé dans un coin d'un des hôpitaux français d'Alexandrie. Quand Larrey le vit pour la première fois, son pouls était à peine sensible, le corps était froid et sans mouvement.

Comme il n'avait rien pris depuis deux jours, le premier soin de Larrey fut d'administrer au blessé, à l'aide d'une sonde œsophagienne, un peu de soupe et de vin. La force lui revint; il se leva seul et témoigna la plus vive reconnaissance. Larrey lava la plaie, enleva les corps étrangers qui y adhéraient, retrancha les parties molles désorganisées, lia plusieurs vaisseaux qu'il avait ainsi ouverts, rapprocha les lambeaux, et les maintint autant que possible à l'aide de la suture. Il réunit aussi à l'aide de la suture les deux moitiés de la langue. Il recouvrit le tout d'un linge troué trempé dans du vin chaud, puis de charpie fine, de compresses et d'un bandage. Toutes les trois heures on administrait à l'aide de la sonde un peu de soupe et quelques cuillerées de vin. Le pansement fut fréquemment renouvelé à cause de l'écoulement constant de salive et d'autres liquides. La

(1) Op. cit., p. 151.

(2) Paillard. Relation chirurgicale du siége de la citadelle d'Anvers, p. 145. Paris, 1833.

(3) Larrey. Mémoires de chirurgie militaire, t. II, p. 140. Paris, 1812. Vauté survécut 18 ans à sa blessure et mourut à Charenton de mort violente. On trouve dans le Diction. des sciences médicales, t. XXXIX, pl. 2, un dessin de son aspect pendant la vie, et dans le Journal complément. du Dictionnaire, t. VIII, p. 119, une figure représentant son crâne disséqué.

suppuration s'établit, les escarres se détachèrent, les bords de cette énorme plaie se rapprochèrent, les parties rapprochées s'unirent; trente-cinq jours après sa blessure, cet homme était en état d'être transporté; enfin la cicatrisation fut parfaite. Après avoir été nourri pendant quinze jours à l'aide de la sonde, il put prendre ses aliments lui-même à l'aide d'une cuiller.

Le malade retourna en France et, deux ans après, quand Larrey publia son ouvrage, il vivait en bonne santé à l'Hôtel des Invalides. Il pouvait même parler assez pour se faire comprendre, surtout quand la large ouverture de sa face était fermée à l'aide d'une plaque d'argent doré.

Je viens d'essayer de classer méthodiquement les différentes blessures qui peuvent atteindre l'orbite, et les diverses conséquences qu'elles entraînent; j'ai cité des exemples à l'appui. Il ne me reste plus que quelques mots à dire sur deux points.

1. *Pronostic.*—Il ressort très évidemment des cas que nous venons de passer en revue, que, bien qu'une mort immédiate soit la conséquence ordinaire d'une plaie de l'orbite s'étendant jusqu'au cerveau, il y a néanmoins des cas où il n'en est pas ainsi. Dans quelques-uns la vie s'est maintenue plusieurs jours; dans d'autres, le blessé a guéri complétement.

Laissant de côté l'importante question de savoir si un gros vaisseau a été ouvert et s'il y a eu du sang épanché, on peut dire que ce n'est pas tant l'étendue de la lésion cérébrale que la soudaineté avec laquelle elle s'est produite, qui constitue le danger. Nous avons vu des exemples dans lesquels des portions considérables du cerveau se sont désorganisées lentement, et où cependant la vie s'est prolongée pendant plusieurs années, tandis que les plus petites plaies du cerveau, à travers une perforation de la voûte orbitaire, ont déterminé une mort immédiate. Les pathologistes ont généralement essayé d'expliquer les effets soudains et funestes de ces plaies du cerveau, en disant qu'elles privent subitement le cœur ou les organes de la respiration, de l'influx nerveux nécessaire à l'exercice de leurs fonctions. Mais comment se fait-il que la mort survienne si subitement dans certains cas, tandis que d'autres blessés souffrent si peu à la suite d'une plaie soudaine et étendue du cerveau, qu'ils languissent, comme le malade de M. Waldon avec sa culasse de fusil dans la tête, ou guérissent comme ceux de MM. Cagua, Bagieu et Harlow? C'est ce que l'on ne peut expliquer, pas plus qu'on ne peut dire pourquoi un homme aura un membre enlevé par un boulet de canon sans éprouver le moindre symptôme d'agitation corporelle ou mentale, tandis que la plus légère blessure déterminera chez un autre une pâleur mortelle, des vomissements copieux, une perspiration abondante, un tremblement général. Dire que cela dépend de différences dans la susceptibilité nerveuse, c'est exprimer la chose en d'autres mots, ce n'est pas l'expliquer.

2. *Traitement général.* — Quant au traitement général des plaies de l'orbite, il est facile à établir. Il doit consister dans la tranquillité et le repos, une diète sévère, la saignée, s'il survient quelque réaction,

les opiacés, les laxatifs, les légers diaphorétiques, quelquefois une pilule mercurielle, si l'action du foie se dérange, comme on le voit souvent à la suite d'un repos prolongé; l'entretien d'une grande propreté des parties blessées, et l'usage de cataplasmes ou de pansements simples fréquemment renouvelés. Il ne faut pas négliger l'emploi de la saignée, mais il faut aussi se garder d'user de ce moyen trop tôt ou trop abondamment. On doit examiner souvent les parties, afin d'extraire promptement les esquilles ou tout corps étranger capable d'entretenir l'irritation. Aussitôt que les eschares sont éliminées et l'inflammation tombée, il faut rapprocher les lèvres de la plaie et les maintenir en contact autant que possible; néanmoins, l'on doit garder une juste mesure, ne pas abuser de la sonde, ou vouloir trop agir, ou fermer prématurément les issues par où le pus et les corps étrangers doivent s'échapper. Dans certains cas, il faudra inciser les parties molles, ou même appliquer le trépan, pour permettre la sortie du sang extravasé, évacuer la matière purulente, relever les pièces d'os enfoncées, enlever celles qui sont détachées. Toutes choses égales d'ailleurs, la cure marche d'autant plus favorablement qu'il existe une issue plus facile pour les fluides extravasés ou pour ceux que doit fournir la plaie. Une simple fissure avec effusion de sang, suivie d'inflammation, est souvent plus dangereuse qu'une fracture avec esquilles, même compliquée de perte de la substance cérébrale.

SECTION III.

PÉRIOSTITE, OSTÉITE, CARIE ET NÉCROSE DE L'ORBITE (1).

Nous n'avons jusqu'à présent étudié que les affections de l'orbite produites par les causes extérieures dans toutes leurs variétés ; il nous reste à examiner celles qui sont dues à l'inflammation ou à ses conséquences.

Les os sont susceptibles des mêmes affections que les parties molles; ils s'enflamment, et alors ils rougissent, se gonflent, deviennent douloureux, et sont le siége d'épanchements; à des périodes diverses, ou lorsque les circonstances diffèrent, on les voit se durcir ou se ramollir; ils suppurent, s'ulcèrent, se mortifient, tombent en gangrène. A raison de la matière minérale qu'ils contiennent, dans la proportion de 2 contre 1 de substance animale, tous les phénomènes, soit naturels, soit morbides, qui s'accomplissent dans les os, bien qu'ils soient abondamment pourvus de vaisseaux sanguins, parcourent leurs périodes beaucoup plus lentement que les phénomènes analogues qui s'exécutent dans les parties molles. L'inflammation, l'ulcération et la mortification avec

(1) Pour les maladies des os, consultez CUMIN, Edinburgh Medical and Surgical Journal, vol. XXIII, p. 5. STANLEY. On Diseases of the Bones. London, 1849. GOODSIR. Monthly Journal of Medical Science, vol. X, p. 99. Edinburgh, 1850.

tous leurs phénomènes concomitants, marchent surtout très-lentement dans les os. On peut y rencontrer l'inflammation aiguë ou chronique; mais cette dernière est de beaucoup la plus fréquente. Le périoste, qui les enveloppe partout étroitement, possède un degré de vitalité beaucoup plus élevé que les os eux-mêmes; et comme cette membrane n'est pas seulement adhérente à leur surface, mais qu'elle envoie de nombreux vaisseaux dans le réseau non interrompu de canaux et de cellules creusé dans leur substance, on voit presque toujours les os s'altérer lorsque leur périoste devient malade. Le périoste peut cependant se détacher d'un os sans que celui-ci meure; de même un os peut s'enflammer ou se carier sans que le périoste s'en sépare. Tous les changements qu'entraîne l'inflammation dans les os, ont leur siége dans les canaux de Havers, aussi bien que toutes les tumeurs malignes ou non malignes.

La dure-mère, en s'échappant par les nombreuses ouvertures que présente le crâne, se continue dans le périoste. Lorsque l'enveloppe que la dure-mère fournit au nerf optique est parvenue au point d'origine des muscles droits de l'œil, elle se divise en deux lames, une extérieure qui vient se confondre avec le périoste de l'orbite, une autre interne, plus blanche, plus dense, plus épaisse, qui forme en dehors du névrilème un étui tubulaire au nerf, et vient se perdre dans la sclérotique. Entre ces deux lames, existe un canal destiné au passage de l'artère ophthalmique. Ce n'est pas par le trou optique seul que la dure-mère pénètre dans l'orbite; elle ferme en partie la fente sphéno-orbitaire et elle envoie par cette ouverture dans l'orbite un prolongement qui se confond avec le périoste de cette cavité. C'est à travers ce prolongement que les nerfs de la 3e de la 4e, de la 6e paires et la première branche de la 5e pénètrent dans l'orbite, et que s'en échappe la veine ophthalmique. A la base de l'orbite, le périoste de cette cavité se continue avec celui de la face et avec le fascia palpébral ou couche-fibreuse des paupières. Les os de l'orbite ne tirent pas leur nourriture du périoste seul; ceux de la voûte sont aussi alimentés à leur face supérieure par la dure-mère; ceux du plancher, à leur face inférieure, et ceux de la paroi interne, à leur partie moyenne, par la muqueuse des cavités nasales, et enfin ceux de la paroi externe par le périoste de la fosse temporale.

Causes. — L'inflammation du périoste et des os de l'orbite peut être le résultat de causes diverses; par exemple : 1° de blessures, probablement de celles qui s'accompagnent de fracture; 2° de l'action du froid et des autres causes ordinaires d'inflammation; 3° de la syphilis, de la scrofule, ou de toute autre affection constitutionnelle agissant localement; 4° de l'extension de l'inflammation des parties voisines, et surtout de celle des parties molles contenues dans l'orbite. On peut appeler celle qui survient à la suite des trois premiers ordres de causes, inflammation *primaire*, et inflammation *secondaire* celle qui succède au dernier ordre.

L'inflammation du périoste et des os de l'orbite, qu'elle soit primaire ou secondaire, peut se terminer par résolution. Si le périoste reste épaissi, on donne à ce gonflement le nom de *nodus* ou *périostose*. S'il reste à l'intérieur ou à la surface de l'os enflammé un dépôt de matière osseuse en excès, on l'appelle *hyperostose* ou *nodus osseux*. La périostite et l'ostéite peuvent se terminer par la formation de pus, et ce liquide peut se déposer soit entre le périoste et l'os, soit dans les cellules de celui-ci. Quand la maladie détermine l'absorption ulcérative de la substance osseuse, on l'appelle *carie*, et *nécrose* quand elle amène la mortification de la portion d'os enflammée.

La périostite ou l'ostéite de l'orbite, suite des deux premiers ordres de causes que nous avons énumérés, affecte plus souvent une marche aiguë, et s'accompagne plutôt de douleur vive, de fièvre, et d'un danger immédiat, que celle qui est due aux deux derniers ordres de causes. Quand elle est aiguë, il y a probabilité que le pus se déposera entre le périoste et les os; que le globe de l'œil sera déplacé, si l'affection siége complétement à l'intérieur de l'orbite; et enfin qu'il se développera du côté du cerveau une inflammation sympathique mortelle. L'inflammation chronique, au contraire, détermine plus souvent l'épaississement du périoste et la destruction des os.

Je ne crois pas utile de décrire plus au long que je ne l'ai fait dans la section précédente, les accidents inflammatoires qui accompagnent les blessures de l'orbite. Dans les plaies pénétrantes, et surtout dans celles par armes à feu, on doit s'attendre à l'inflammation des os et du périoste, inflammation presque inévitablement suivie de suppurations, d'escarres, de fistules, de caries, de nécroses et d'exfoliations prolongées.

Demours (1) parle de l'inflammation *primaire* du périoste de l'orbite comme d'une affection extrêmement commune; mais le symptôme qu'il lui assigne n'est, bien évidemment, que la névralgie circum-orbitaire, qui, s'accroissant chaque soir et diminuant le matin, accompagne quelques ophthalmies internes. Il me paraît plus rationnel de rapporter en pareil cas, les douleurs aux branches de la 5e paire qui s'irradient hors de l'orbite, qu'au périoste.

La cause la plus fréquente de l'inflammation des os de l'orbite paraît être l'inflammation, se terminant par suppuration, du tissu cellulaire de l'orbite ou de la glande lacrymale, et les abcès que, par timidité ou négligence, on s'est abstenu d'ouvrir. Dans certains cas de violente inflammation du globe de l'œil, l'affection se propage non-seulement aux parties molles voisines, mais aussi au périoste et aux os. Les

(1) Demours. Traité des maladies des yeux, t. I, p. 91. Paris, 1818.

tumeurs de l'orbite qui tombent en suppuration peuvent produire les mêmes effets.

Les inflammations des os de l'orbite varient sous le rapport du siége et de l'étendue. Les points qu'on a trouvés le plus souvent affectés sont: sa circonférence externe, la fossette lacrymale, la partie moyenne d'une ou de plusieurs de ses parois, enfin le sommet de l'orbite dans le point où il communique avec le crâne.

§ I. — Périorbitis aiguë.

Les symptômes de l'inflammation aiguë du périoste et des os de l'orbite sont presque tous renfermés dans l'observation que nous allons rapporter. Le cas d'une dame, cité par le docteur Abercrombie (1), et dans lequel une tumeur de la paupière supérieure, ayant été ponctionnée, donna issue à du pus, tandis qu'une sonde introduite pénétra profondément dans l'orbite et fit sentir l'os dénudé, se rapporte jusqu'à un certain point au sujet que nous traitons. La douleur dans la tempe gauche, dont la malade fut prise soudainement au début de sa maladie, se rapporte très-bien à l'inflammation du périoste qui tapisse la voûte orbitaire, et il y a quelque raison de croire que l'inflammation mortelle de la dure-mère et de l'arachnoïde qui s'est développée du côté droit, n'a été qu'un effet sympathique de la maladie antécédente de l'orbite gauche.

Obs. 61. — Un garçon de quinze ans portait une tumeur à la joue droite et était atteint de mal de dents. Au bout de quelques jours, la douleur passa au côté gauche de la tête et occupa entièrement l'œil et ses dépendances. Il fut alors pris d'attaques irrégulières de fièvre, avec insomnie et perte d'appétit, et, vers le septième jour, d'un délire intense. Le huitième jour, la paupière supérieure était gonflée au point de cacher l'œil; en la soulevant, on voyait celui-ci plus proéminent que de coutume. Nausées, céphalalgie intense et fièvre modérée, mais avec conservation de la connaissance; il survient un peu de délire la nuit, et le gonflement s'étend au delà des paupières, sur le front. Le neuvième jour, le délire est permanent; le dixième jour, survient le coma, puis la mort.

La paupière gauche et les téguments du front du même côté sont infiltrés de pus; le frontal est dénudé et carié dans une étendue considérable; l'abcès pénétrait dans l'orbite, et l'on trouva du pus dans la partie postérieure et inférieure de cette cavité; l'os était aussi dénudé dans ce point. La carie du frontal occupe toute son épaisseur et s'étend en hauteur un peu au delà de la naissance des cheveux; transversalement, elle va de l'apophyse orbitaire externe jusqu'au delà du nez.

La dure-mère est détachée et recouverte de pus dans un espace qui correspond à l'affection externe, mais elle n'est point séparée de la voûte de l'orbite. L'arachnoïde est recouverte de matière purulente; il n'y a que très-peu de liquide dans les ventricules, et le cerveau, sous tout autre rapport, paraît sain (2).

Dans la périorbitis aiguë, quelque limitée que soit l'inflammation, on doit, à toute évidence, recourir à des moyens antiphlogistiques

(1) Pathological and Practical Researches on Diseases of the Brain and Spinal Cord, p. 29. Edinburgh, 1829.

(2) Extr. par le docteur Abercrombie de la nouvelle série du Journal de Médecine, t. XI, p. 525. Voyez un cas de périostite de la face, s'étendant à la dure-mère, dans un Mémoire sur la périostite, par P. Crampton. Dublin Hospital Reports, vol. I, p. 537. Dublin, 1818.

énergiques. On doit aussi inciser avec le bistouri le périoste enflammé, aussitôt qu'on a pu reconnaître la nature et le siége de l'affection.

§ II. — Périorbitis chronique.

La périorbitis chronique reconnaît généralement pour cause la syphilis, ou l'usage immodéré du mercure. C'est à M. Hamilton, de Dublin, que nous sommes surtout redevables de la connaissance de ses symptômes (1).

1. Les paupières sont gonflées et d'un rouge pâle, ou œdémateuses.

2. Le globe de l'œil fait saillie hors de l'orbite, et le plus souvent il est abaissé; la conjonctive est le siége d'un chémosis séreux; le malade voit double, l'une des images se montrant au-dessus de l'autre; la vision est confuse, les mouvements de l'œil sont empêchés, et il y a quelquefois ptosis.

3. Il existe de la douleur dans l'orbite et au-dessus du sourcil; elle s'étend quelquefois à toute la tête et s'exaspère la nuit. Un des signes les plus pathognomoniques est une sensibilité marquée qui se développe lorsque l'on comprime le rebord ou les parois de l'orbite, ou même le front et les tempes. La pression doit s'exercer perpendiculairement à la surface de l'os malade; en haut, par exemple, quand c'est la voûte de l'orbite qui est affectée. La douleur se manifeste chaque fois que la pression s'exerce; ce n'est pas comme la douleur qu'on développe en comprimant le nerf dans la névralgie sus-orbitaire, et qui, dans le cours de la même journée, se manifeste à un moment et manque à un autre.

4. Dans quelques cas, il y a peu de gonflement apparent du périoste; dans d'autres, au contraire, le gonflement est distinctement senti en dedans du rebord de l'orbite; on perçoit même quelquefois la fluctuation. Ce gonflement peut être assez considérable pour empêcher la paupière supérieure de se relever et de découvrir l'œil. Il peut se former dans le point où la membrane est malade un abcès qui vienne s'ouvrir à travers la peau.

5. Si l'affection continue de marcher, elle attaque les os et détermine la carie des parois de l'orbite. Si c'est la voûte qui est prise, le sinus frontal et même la cavité crânienne peuvent être perforés. Dans le premier cas, le pus s'écoule par les narines; dans le second, la dure-mère s'enflamme; on peut voir survenir l'hémiplégie, le coma, et la mort est la terminaison fatale.

6. Les deux tiers internes de la portion orbitaire du frontal, dans le point où l'os est le moins protégé par les parties molles, sont les régions qui sont de beaucoup le plus sujettes à cette affection.

(1) Dublin Journal of Medical Science, vol. IX, p. 255. Dublin, 1836. Ibid., vol. XXVII, p. 385. Dublin, 1845.

7. On trouve, pour expliquer les divers symptômes, un simple épaississement du périoste de l'orbite, un épanchement d'un liquide séreux ou de pus entre les os et le périoste, ou même un dépôt de substance cartilagineuse ou osseuse dans le même point.

Traitement. — Il consiste : 1. dans l'usage du mercure à l'intérieur et à l'extérieur. A mesure que la bouche s'affecte, on voit les symptômes s'amender avec une rapidité extraordinaire. C'est le sublimé corrosif qu'on emploie de préférence à l'intérieur; à l'extérieur, on pratique des frictions autour de l'orbite avec l'onguent mercuriel.

2. L'iodure de potassium et les autres préparations d'iode sont très-utiles. On les emploie souvent concurremment avec la salsepareille ou le mercure. Si les symptômes ne cèdent point à cette médication, et que la fluctuation soit obscure dans la tumeur, on doit y pratiquer une ponction exploratrice, suivie d'une incision, s'il s'échappe quelque liquide.

§ III. — Carie et nécrose de l'orbite.

Quel que soit le point de la cavité affecté et quelle que soit la cause de la maladie, on trouve en général, dans la carie ou la nécrose de l'orbite, les paupières plus ou moins rouges et gonflées, chaudes et douloureuses, et souvent extrêmement œdémateuses. A la fin, un point particulier de la paupière supérieure ou de l'inférieure s'élève en pointe et crève; l'ouverture laisse échapper ordinairement pendant longtemps un pus mal lié : la peau est enfoncée, et quelquefois largement ulcérée au niveau de l'ouverture; mais le plus souvent celle-ci devient fistuleuse et s'entoure parfois de granulations fongueuses. La sonde introduite par le trajet fistuleux, sent l'os à nu, raboteux, et carié ou nécrosé; quelquefois l'exfoliation a lieu, et après un intervalle de plusieurs mois, ou même de plusieurs années, la guérison s'opère; l'ouverture extérieure se ferme, mais la peau adhère au périoste, et il reste une cicatrice fortement déprimée, accompagnée d'un raccourcissement plus ou moins considérable de la paupière, état qu'on a appelé *lagophthalmos*, et d'un degré plus ou moins prononcé d'*ectropion* ou renversement en dehors de la paupière. On peut donc distinguer quatre périodes dans cette affection : la première ou d'inflammation pure; la seconde ou d'abcédation; la troisième ou d'établissement de la fistule, et la quatrième ou de distorsion des paupières.

1. *Carie du pourtour de l'orbite.* — L'inflammation chronique des os de l'orbite se rencontre beaucoup plus fréquemment à l'angle inférieur et externe de cette cavité qu'en tout autre point. La maladie s'est communément déclarée à la suite d'une chute, d'un coup, et les malades sont ordinairement des enfants qui ont souffert ou qui souffrent encore de quelque affection scrofuleuse d'autres os, ou d'autres organes. On voit survenir au niveau de la portion malaire du contour de l'orbite une tumé-

faction qui le plus souvent, mais non constamment, s'accompagne de douleur et de rougeur; bientôt elle devient fluctuante. L'une des paupières ou les deux deviennent généralement œdémateuses; la conjonctive rougit, l'œil ne supporte plus la lumière, et la fièvre se déclare plus ou moins. Le gonflement devient d'un rouge sombre et de plus en plus proéminent; il s'élève en pointe à travers la peau, se rompt, et laisse échapper un pus mal lié. L'ouverture qui s'est ainsi formée est située tout contre le rebord de l'orbite. Le gonflement diminue, mais ne disparaît pas entièrement. La rougeur persiste aussi, ainsi qu'une inflammation scrofulo-catarrhale de la conjonctive. La matière qui s'échappe de l'ouverture est ordinairement ténue, mais quelquefois épaisse et grumeleuse; elle détermine quelquefois l'excoriation de la peau avoisinante. Les bords de l'ouverture se renversent en dedans et contractent adhérence avec le périoste. En introduisant la sonde, le périoste paraît épaissi et détaché de l'os; celui-ci est à nu et rugueux. L'œdème diminue, ainsi que la conjonctivite; on continue cependant à voir quelques vaisseaux se porter vers la cornée, qui souvent est nébuleuse. La peau, en s'affaissant, entraîne la paupière vers l'ouverture fistuleuse; elle se renverse fortement (fig. 1) et finit par rester adhérente au périoste. Plus l'écoulement dure, et probablement aussi la carie et les petites exfoliations, plus les adhérences sont intimes. En disséquant un enfant scrofuleux chez lequel il existait une adhérence de la paupière avec le rebord de l'orbite par suite de carie, le docteur Von Ammon (1) a rencontré une union si intime de l'os, du périoste et de la paupière amincie, quoique indurée, qu'il lui a été tout à fait impossible de séparer ces diverses parties; elles constituaient une masse solide, fibreuse et semblable à du cartilage.

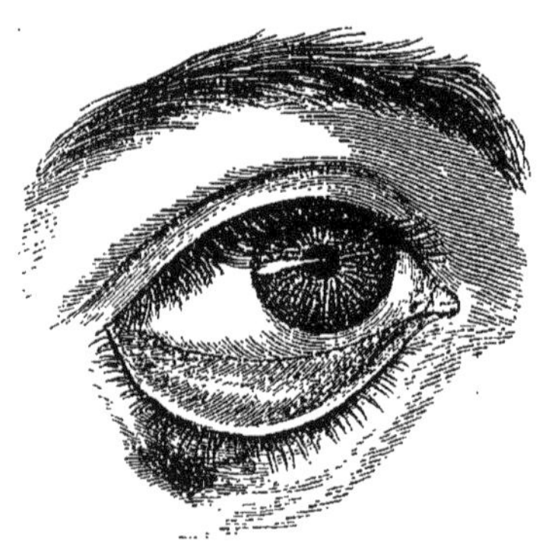

Fig. 1.

La carie de l'os malaire se rencontre aussi chez l'adulte, mais elle suit une marche plus longue, elle se termine même quelquefois par la mort (2).

2. *Carie de l'intérieur de l'orbite auprès de sa base.* — J'ai rencontré plusieurs cas dans lesquels une tumeur fluctuante s'étant formée juste au-dessous du sourcil, généralement à sa partie moyenne, s'ouvrit, donna issue à du pus, et fut suivie de l'établissement d'une ouverture fistuleuse qui persista longtemps, et par laquelle on pouvait sentir une portion de la voûte orbitaire dénudée et rugueuse. Dans presque tous, il s'agissait de gens âgés qui ne pouvaient assigner aucune cause à cette affection; au début elle ressemblait à une attaque

(1) Zeitschrift für die Ophthalmologie, vol. I, p. 41. Dresden, 1830.
(2) HAYNES WALTON's Operative Ophthalmic Surgery, p. 229. London, 1853.

d'érysipèle. Chez un vieillard, malade au *Eye Infirmary* de Glascow, l'un des orbites fut pris d'abord, puis se guérit; l'autre s'affecta ensuite. Chez un autre individu, il survint un raccourcissement considérable de la paupière; l'œil n'étant plus suffisamment recouvert s'enflamma, et il se forma un abcès dans la cornée. Je ne sais quel a été, dans ce cas, le résultat définitif, mais il y avait lieu de craindre que la cornée ne se perforât et ne devînt staphylomateuse. Dans le plus grand nombre des cas de cette nature que j'ai observés (fig. 2), le trajet fistuleux s'est fermé sans donner naissance à un degré bien prononcé de lagophthalmie.

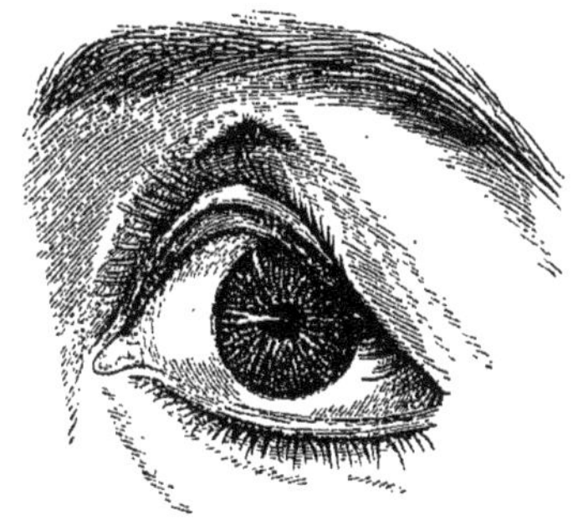

Fig. 2.

[*Obs.* 63. — *Inflammation de la paroi interne de l'orbite. Carie de l'ethmoïde et de l'unguis.* — *Guérison* (1). M. L., 29 ans, a ressenti, tout à coup, au moment où il se portait parfaitement, une vive douleur à droite dans les dents, la tempe et l'œil. Quelque temps après, l'œil et les parties voisines rougirent et se tuméfièrent. Quelques jours plus tard, un abcès de l'œil, faisant saillie à la partie moyenne du bord adhérent de la paupière inférieure droite, fut incisé et donna issue à une grande quantité de pus.—Les paupières sont saines, quoique un peu rouges et poussées en avant par le globe oculaire qui fait une légère saillie; la supérieure a une tendance à rester abaissée. Une ouverture fistuleuse, bourgeonnante, existe dans le point où l'incision a été pratiquée; à cet endroit, les téguments sont fixés à l'os malaire qui est sain. Un stylet pénètre sous le globe à une profondeur de plus d'un pouce d'avant en arrière et de dehors en dedans, c'est-à-dire vers la paroi formée par l'ethmoïde et l'unguis; en appuyant légèrement, on fait avancer l'instrument dans un tissu osseux fragile dont la pénétration donne la sensation ordinaire de la carie. Il arrive ainsi jusque dans la fosse nasale droite à la hauteur du cornet supérieur. Une injection aqueuse pratiquée par la fistule déterge une grande quantité de pus et s'échappe par la narine et le pharynx. Au moyen d'un stylet introduit dans la fistule interne, M. Desmarres ébranla et brisa une partie de l'unguis et de l'ethmoïde pour détruire les parties d'os malades et pratiquer un passage plus grand à la suppuration. M. L. a continué longtemps à moucher du pus; quatre nouveaux morceaux d'os nécrosé appartenant à l'ethmoïde sont sortis à différentes reprises. Dix-huit mois après, il était entièrement guéri. T. W.]

3. *Carie secondaire de la fosse lacrymale.* — On rencontre assez souvent, chez les enfants scrofuleux, de la suppuration à l'intérieur de l'orbite, au niveau de l'angle externe du frontal; il se forme un trajet fistuleux qui conduit dans la fosse lacrymale, et il y a en définitive un haut degré d'ectropion et de lagophthalmie (fig. 3). On pense généralement que c'est la conséquence d'une inflammation de la glande lacrymale. On suppose que cette inflammation s'étend

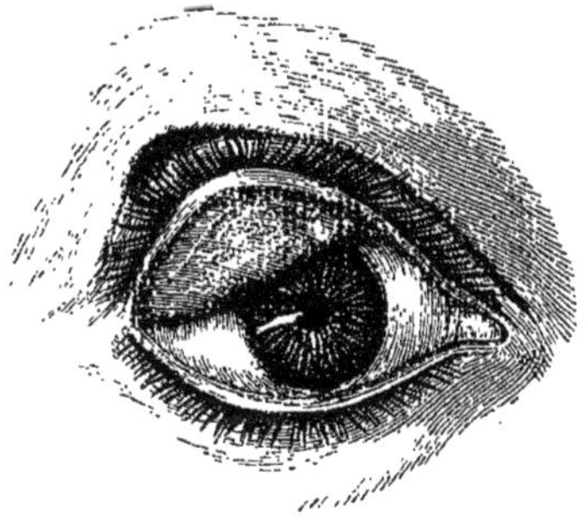

Fig. 3.

(1) Gazette des Hôpitaux, 1853. nº 25.

de la glande au périoste, qui, venant à se détacher ou à sécréter du pus à sa face interne, amène l'inflammation de l'os, qui tombe en suppuration, ou se nécrose dans une certaine étendue.

4. *Carie secondaire profonde de l'orbite.* — Il peut survenir, dans un point plus ou moins profondément situé, une inflammation du tissu cellulaire de l'orbite, se terminant par suppuration : entre la voûte orbitaire du frontal et l'élévateur de la paupière supérieure ; ou bien au-dessous du globe de l'œil, entre le droit inférieur et le plancher de l'orbite. L'inflammation et la suppuration, dans ces points, s'accompagnent de douleur, de fièvre, d'immobilité et de distorsion du globe de l'œil et d'un gonflement considérable des paupières. Si l'on reconnaît la maladie dès le début, et qu'on mette en usage un traitement antiphlogistique énergique, on pourra prévenir la suppuration, lorsque celle-ci vient de se former. On peut encore prévenir tout désordre grave en ouvrant l'abcès de bonne heure ; mais, négligé ou méconnu, un abcès, même lorsqu'il n'est pas profondément situé, qui vient soulever, par exemple, l'une ou l'autre paupière et y faire sentir la fluctuation, peut étendre ses effets nuisibles jusqu'au périoste et aux os, ou s'insinuer dans quelque cavité voisine : dans la narine par le canal nasal, dans la fosse zygomatique par la fente sphéno-maxillaire, dans le sinus maxillaire à travers le plancher de l'orbite, ou même dans la cavité du crâne à travers la voûte orbitaire du frontal. Le pus, dans ces trois derniers cas, pénètre à travers les os par le processus auquel on a donné le nom d'*absorption progressive;* dans ce processus, les os comprimés s'amincissent en partie, mais restent rarement atteints de carie ou de nécrose. Ce n'est pas dans les points où il se forme des perforations, qui font communiquer l'orbite avec les cavités voisines, que la carie et la nécrose se rencontrent ; on ne les voit que là où l'inflammation s'est étendue au périoste et à l'os.

L'inflammation qui se développe à la partie postérieure de l'orbite, ou dans la membrane celluleuse qui enveloppe immédiatement le nerf optique, est d'un caractère encore plus dangereux. La vision est alors toujours endommagée et souvent détruite par la suppuration ; l'œil est poussé en avant, et cet état d'*exophthalmos* est souvent suivi d'*exopthalmie*, c'est-à-dire d'inflammation désorganisatrice. J'ai même observé un cas où l'un de ces abcès profonds de l'orbite a déterminé la mort : le malade présenta pendant un jour ou deux des symptômes de compression du cerveau et mourut apoplectique. J'ai à peine besoin de dire qu'en pareille circonstance le périoste et les os sont souvent pris, surtout si la maladie s'est prolongée et si l'on n'a rien fait pour évacuer l'abcès qui a pu se former.

Il peut arriver que différentes portions de l'orbite soient malades en même temps, et déterminent la formation de plusieurs fistules qui viennent s'ouvrir à travers les paupières, dans la direction des parties malades, et quelquefois à la tempe. En pareil cas, les téguments sont toujours boursouflés et fortement tuméfiés. Un tel état de choses est ordinairement le résultat d'une inflammation interne et générale de la membrane cellulaire de l'orbite, se terminant par suppuration. Quand le plancher ou la paroi interne devient le siége d'une carie ou d'une nécrose développée de cette façon, on trouve presque toujours l'os détruit dans toute son épaisseur, sur une étendue plus ou moins considérable, ce qui permet au pus de s'échapper dans la narine ou dans le sinus maxillaire. Demours a publié une observation de ce genre, rédigée d'une façon aussi prolixe que peu méthodique.

Obs. 64. — Le malade était un chanoine de Besançon, chez lequel il paraîtrait que tout le tissu cellulaire de l'orbite avait été détruit par la suppuration, et une portion de la paupière supérieure par la gangrène. Le globe de l'œil était détruit, la paupière supérieure renversée et raccourcie; il y avait quatre trajets fistuleux dans l'orbite, deux s'ouvrant au bord supérieur et deux à l'angle interne. Il s'en écoulait une matière fétide, mélangée de grumeaux; quelques portions d'os s'échappèrent. Les injections passèrent pendant quelque temps de l'orbite dans le sinus maxillaire et les narines; à la fin, l'écoulement s'arrêta, les trajets fistuleux se fermèrent, et on appliqua un œil artificiel pour cacher la difformité autant que possible. La santé générale ne paraît pas avoir été altérée. Le traitement local consista surtout en injections adoucissantes fréquemment répétées chaque jour (1).

Bien que la carie de l'orbite s'accompagne ordinairement d'un abcès (si toutefois celui-ci n'a pas été lui-même la cause de la carie) développé dans les parties voisines, dans l'une ou l'autre des paupières par exemple, et de l'établissement de fistules externes, il se rencontre cependant des cas où la maladie, située très-profondément dans l'orbite, dans le sphénoïde par exemple, à l'endroit où il livre passage au nerf optique et aux autres nerfs de l'orbite, détermine l'amaurose, et même la mort, avant que la suppuration des parties, longtemps cachée, se révèle au dehors par aucun indice.

3. *Carie syphilitique de l'orbite.* — Quand les os de l'orbite s'enflamment à la suite de la syphilis, et après qu'une douleur, qui n'est pas en général très-vive, s'est manifestée au voisinage du point malade, on voit survenir un gonflement de la paupière, qui s'accompagne, au début, de peu de rougeur et de sensibilité au toucher; mais la rougeur, la douleur et la tuméfaction augmentent lentement, jusqu'à ce qu'arrive la fluctuation : la tumeur s'ouvre alors d'elle-même ou est incisée à l'aide de la lancette. On a rarement occasion d'observer le début et les progrès de cette affection. Le plus souvent, le malade ne réclame des conseils que lorsque l'abcès est déjà ouvert et suppure depuis un certain temps.

Il est de toute impossibilité de reconnaître par la seule inspection de

(1) Op. cit., t. II, p. 33. Voyez une observation semblable de Saint-Yves, Nouveau traité des maladies des yeux, p. 80. Paris, 1722.

l'os malade, quelle est la nature de l'inflammation qui a produit la carie ou la nécrose, si elle est syphilitique, scrofuleuse ou autre. Il faut s'en rapporter pour décider ce point, quand c'est possible, à l'histoire de la maladie et aux symptômes constitutionnels.

Dans les cas syphilitiques il existe ordinairement une violente douleur s'exaspérant la nuit. D'autres os sont presque toujours alors affectés de la même façon que ceux de l'orbite. Les os du nez, le frontal, dans sa partie qui répond au front, ont beaucoup plus de tendance que les parois de l'orbite à devenir le siége d'une inflammation syphilitique. Sur un malade que j'ai observé et où les deux orbites étaient pris, l'acromion droit avait été affecté de la même façon; il y avait eu un nodus douloureux sur la partie gauche du front, et pendant les dix-huit mois qui avaient précédé l'invasion de l'affection orbitaire, des chancres et des bubons fréquents. De tels antécédents portaient naturellement à penser que la maladie des orbites était syphilitique (1).

Pronostic. — Il est évident que le pronostic et le traitement doivent varier suivant les cas. Le pronostic sera beaucoup plus favorable et le traitement plus simple chez un adulte sain, chez qui l'affection des os sera le résultat d'une cause traumatique, que chez un enfant scrofuleux, ou chez un individu infecté de syphilis, ou dont la constitution aura été affaiblie par des traitements mercuriels nombreux.

Sous le rapport du pronostic, je dois dire que la carie de l'orbite menace l'œil de destruction, par cela seul qu'elle amène la lagophthalmie, ou impossibilité de fermer les paupières. Dans presque tous les cas de carie de l'orbite que j'ai observés, il y avait, soit renversement des paupières, soit lagophthalmie, soit l'un et l'autre; et par suite de l'impossibité dans laquelle se trouvaient les malades de protéger complétement l'œil en fermant les paupières, la conjonctive était toujours enflammée, et quelquefois la cornée finissait par devenir nébuleuse. Dans un cas que j'ai déjà mentionné, et dans lequel le lagophthalmos était très-prononcé, la paupière supérieure était attirée d'une manière permanente en haut et en arrière dans l'orbite, de façon qu'une portion considérable du globe de l'œil se trouvait constamment en contact avec l'air et avec les particules qui y flottent: il y avait pustule de la cornée et onyx. Je n'ai vu ce malade qu'une fois; mais je ne doute pas que la cornée n'ait dû se rompre peu après ma consultation, et que l'œil n'ait fini par rester staphylomateux ou atrophié. La carie existait à la voûte orbitaire immédiatement derrière la partie moyenne de l'arc sus-orbitaire.

Quand la carie marche pendant plusieurs années sans être arrêtée, surtout dans les cas de scrofule ou de syphilis, l'une ou l'autre des

(1) Voyez, pour les cas de carie syphilitique de l'orbite, HAWKINS, Medical and Physical Journal, vol. LVII, p. 318. London, 1827. LISTON, Medical Gazette, vol. V, p. 845. London. 1850.

paupières peut être complétement détruite, à l'exception de son bord ciliaire. On voit alors de larges plis de la conjonctive enflammée faire saillie en avant.

[M. Sichel a signalé (1) une forme de carie orbitaire dont il a souvent rencontré des exemples, et qui n'a pas été décrite par les auteurs : c'est le soulèvement du périoste orbitaire par un liquide sécrété entre lui et l'os, liquide dont la pression produit l'épaississement de cette membrane et en fait une espèce de tumeur fibreuse.

Obs. 62. — Un homme de 27 ans, maçon, présente à la partie inférieure antérieure de l'orbite droit une tumeur transversalement ellipsoïde, occupant dans le sens horizontal et vertical un peu moins que l'espace limité en avant par la paupière inférieure. Cette tumeur adhérente à l'os par sa base, mais pourtant un peu mobile, est rénitente, assez semblable par tous ces caractères à une tumeur fibreuse, et paraît être le siége d'une fluctuation obscure et peu étendue. Une cicatrice presque verticale qui, traversant une partie du front et les deux paupières, vient se terminer au-dessous du milieu du rebord orbitaire inférieur dans les téguments de la joue, fait soupçonner une lésion traumatique des os de l'orbite et un décollement du périoste, comme causes de la tumeur qui vient d'être décrite. Le commémoratif confirme cette opinion : il y a deux mois, cet homme est tombé d'environ un mètre de haut sur un tas de pierres, et la tête a porté la première. — Il s'agit là d'une de ces tumeurs périostiennes pseudo-fibreuses, tumeurs qu'il faut ouvrir promptement par l'instrument tranchant et dans lesquelles le stylet trouve un point dénudé et d'ordinaire rugueux de l'os. — Un stylet enfoncé au delà d'un centimètre de profondeur ne donna issue qu'à du sang et à quelques gouttes d'un pus de mauvaise nature. Un stylet introduit trouva l'os presque dénudé et recouvert seulement d'une couche excessivement mince de parties molles; mais le surlendemain le stylet, placé dans une direction différente, découvrit un autre point de l'os entièrement dénudé et rugueux à sa surface.

De pareilles tumeurs guérissent toujours très-lentement, elles sont très-longues à s'affaisser et à perdre leur forme, à cause de l'épaisseur considérable que le périoste a acquise. Les tumeurs par lesquelles débute cette espèce de carie orbitaire ont cela de particulier, qu'après leur ponction, il ne s'écoule que très-peu de liquide, et que leur volume, leur forme circonscrite et leur rénitence ne diminuent presque pas dans le moment de l'opération et ne disparaissent que très-lentement. T. W.]

Traitement. — Le traitement doit varier aux diverses périodes de l'affection. Dans la *première* ou période d'inflammation pure, il doit être exclusivement antiphlogistique, le but étant de prévenir la suppuration. Dans la *seconde* ou période d'abcédation, l'on doit s'efforcer de provoquer l'absorption du pus, ou lui frayer une issue vers l'extérieur. Dans la *troisième* ou période d'établissement des fistules, il faut tâcher d'empêcher que le travail d'ulcération de l'os aille en augmentant, et favoriser l'exfoliation des portions nécrosées. Dans la *quatrième*, ou période de distorsion, il faut ramener autant que possible la paupière à sa position naturelle et obvier aux mauvais effets de la dénudation de l'œil.

(1) Gazette des Hôpitaux, 1853, n° 84.

Le traitement des deux premières périodes se présente si naturellement à l'esprit, que je crois superflu d'entrer dans des détails à cet égard. Les remarques qui vont suivre s'appliquent surtout au traitement de la troisième et de la quatrième périodes.

Il est donc de toute évidence que dans la *première* période, celle d'inflammation, on doit appliquer largement les sangsues autour de l'orbite. Je suis d'autant plus porté à recommander l'emploi de ce moyen dans tous les cas de contusion du contour de l'orbite, que j'en ai vu qui, traités trop légèrement et sans emploi des sangsues, ont parcouru toutes les périodes que nous avons décrites, et qui très-probablement se seraient arrêtés, si l'on avait eu recours à un traitement antiphlogistique bien dirigé.

On peut aussi retirer quelqu'avantage des contro-stimulants. Dans quelques cas, le mercure, employé avec précaution, fera du bien; l'iodure de potassium sera encore plus souvent avantageux. Si les antiphlogistiques et les absorbants ne parviennent pas à empêcher la suppuration ou à la faire disparaître, on doit ouvrir, autant que possible à travers la conjonctive, l'abcès formé dans la *seconde* période. Si on ne le peut pas, il faut l'ouvrir à travers la peau, aussi loin que l'on pourra du bord libre de la paupière, afin d'éviter le renversement qui a une si grande tendance à se produire.

Obs. 65. — Un enfant scrofuleux, âgé de six ans, reçut un coup à la partie inférieure et externe de l'orbite; pendant plusieurs mois il n'en ressentit rien. Quand le docteur Cunier le vit pour la première fois, il trouva à l'angle externe de l'œil, une tumeur fluctuante qu'il ouvrit à travers la conjonctive. Il s'en échappa une grande quantité de pus mêlé de sang. En introduisant une sonde il sentit qu'une portion du bord de l'orbite était mobile. Le lendemain, il réussit à la saisir avec des pinces et à l'enlever. Elle avait quatre lignes de long sur deux de large et était complétement nécrosée. Au bout de sept jours la plaie de la conjonctive fut guérie. On prescrivit le calomel à doses altérantes, l'huile de foie de morue, des bains iodés, et le malade se rétablit parfaitement. La dépression de l'angle externe qui était d'abord considérable s'effaça au point de ne laisser qu'une légère difformité (1).

Il peut arriver que, dans certains abcès développés sur le rebord de l'orbite, l'os se trouve simplement dénudé. Une large incision faite de bonne heure empêche souvent la maladie de l'os de s'étendre, comme elle ne manquerait pas de le faire par la temporisation. On a recommandé d'ouvrir ces abcès, quand ils sont scrofuleux, avec la potasse caustique, de préférence au bistouri.

Dans la *troisième* période, nous devons nous proposer, s'il y a carie, d'arrêter le travail ulcératif de l'os, et, s'il y a nécrose, de provoquer la séparation et l'expulsion des parties mortes.

Il n'y a guère moyen de remplir ces indications sans agrandir les ouvertures qui conduisent aux os malades. On peut atteindre ce but,

(1) Annales d'Oculistique, t. VII, p. 8. Bruxelles, 1842.

en partie à l'aide du bistouri, en partie à l'aide de tentes. On élargit la fistule avec le bistouri, puis on la maintient dilatée à l'aide d'une mèche de charpie trempée dans l'huile, qu'on pousse jusqu'à ce qu'elle arrive en contact avec l'os malade.

Chez les enfants ou chez les adultes qui redoutent le bistouri, on est forcé de recourir aux tentes d'éponge préparée, bien que cette méthode soit, en réalité, beaucoup plus douloureuse que l'autre, si douloureuse même, qu'on ne peut quelquefois pas la supporter. S'il existe des granulations fongueuses au pourtour de l'ouverture fistuleuse, il faut commencer par les détruire au moyen du caustique lunaire. On introduit alors un morceau d'éponge préparée, taillé comme un crayon, et on l'y maintient pendant 10 à 12 heures. On augmente progressivement la grosseur des morceaux d'éponge, jusqu'à ce que l'ouverture s'élargisse assez pour admettre une tente de charpie qu'on renouvelle tous les jours.

Quelques chirurgiens se bornent aux applications émollientes. D'autres recommandent divers moyens de cautériser l'os mis à nu ; ce sont surtout le précipité rouge en poudre, le caustique lunaire solide ou en dissolution, les acides minéraux, l'acide phosphorique. Je crois qu'il y a plus de chances de voir ces substances déterminer de nouvelles inflammations de l'os, et, par conséquent, l'extension de la maladie, qu'il n'y a de bénéfice à attendre de leur emploi (1).

En général, il n'y a pas de guérison sans que des portions d'os se séparent. Cette séparation n'est pas toujours évidente. Quelquefois l'exfoliation ne consiste que dans la chute de petites écailles qui adhèrent à la tente de charpie, ou qui sont entraînées par les injections dont on fait usage ; dans d'autres, au contraire, il se détache une portion considérable, dont la sonde révèle la mobilité, et qu'on doit extraire à l'aide d'une petite gouge ou d'une pince. Cette période d'exfoliation a une durée illimitée. Tantôt elle s'accomplit en un mois ; tantôt elle en dure plusieurs. Ce sont les causes traumatiques qui

[(1) Nous ne sommes pas surpris que M. Mackenzie, qui témoigne de son peu de goût pour la cautérisation en général contre la carie, ne dise pas un mot de l'emploi du cautère actuel dans le traitement des caries de l'orbite. Mais nous nous étonnons que les autres auteurs aient gardé le même silence, à l'endroit de ce modificateur puissant et héroïque. Nous savons que la crainte d'intéresser le globe oculaire et celle de déterminer de vives réactions dans le cerveau, qui est si voisin des parties à atteindre, ont dû rendre circonspect ; mais il nous semble que cette crainte ne doit pas faire abandonner une médication qui a d'ailleurs de si grands avantages. Le cautère actuel, et surtout le cautère électrique, pourront être utilement appliqués dans les caries de l'orbite, au moins dans celles du pourtour et de la base, si le voisinage du cerveau empêche de l'oser dans celles de la voûte. Ce dernier peut être introduit à froid dans les parties, sans endommager aucunement l'œil, et quand il a atteint le lieu à cautériser, être rendu incandescent par le jeu de l'appareil ; ou bien, si l'on veut éviter la brûlure des parties molles, on y parvient à l'aide d'un petit spéculum d'ivoire (A). Il nous semble qu'un pareil moyen ne doit pas être dédaigné dans une affection où les autres médications sont en général si longues et si infidèles. T. W.]

[(A) Voir sur la galvanocaustique, A. TH. MIDDELDORPFF et AXENFELD. Archives générales de Médecine, août et octobre 1855.]

provoquent les exfoliations les plus étendues. Aussitôt qu'on peut croire que le travail d'élimination est terminé, on supprime la tente et on laisse la plaie se fermer.

Je ne crois pas que dans les cas de carie ou de nécrose de l'orbite, l'os se reproduise jamais à un degré bien marqué. La nature se borne alors, je pense, à amener la guérison, en déterminant la formation d'une cicatrice osseuse sans faire aucun effort pour réparer ce qu'ont détruit l'absorption ulcérative et l'exfoliation. On doit se considérer comme bien heureux lorsque le premier de ces processus s'arrête, et que le second s'accomplit de telle sorte que l'os malade puisse granuler et se guérir, et la plaie extérieure se fermer sans entraîner d'autre difformité qu'une cicatrice fort enfoncée.

Il arrive qu'on se trompe sur l'état dans lequel se trouve l'os ; la fistule peut se fermer, et cependant la maladie de celui-ci continuer. Des granulations peuvent se développer et combler la fistule sans que son extrémité la plus profonde soit guérie. Une exfoliation insuffisante peut avoir lieu, sans que toutes les portions malades de l'os soient évacuées, et le chirurgien, trompé par les apparences, s'efforce alors de clore la plaie. Rien n'est obtenu cependant tant que l'os n'est pas guéri ; on se voit au contraire obligé de recommencer la dilatation et d'attendre une nouvelle exfoliation. Peut-être y aurait-il alors avantage à ruginer l'os ou à enlever les portions malades, à l'aide de la gouge.

L'exfoliation et la cicatrisation d'un os ne se font qu'en vertu d'un processus organique ; elles peuvent donc être favorisées par tous les remèdes qui tendent à améliorer la santé générale. Il faut, lorsque la syphilis est en jeu, avoir recours au mercure, à la salsepareille et aux autres antivénériens. Lorsque c'est la scrofule, on conseillera avec avantage les toniques, tels que le sulfate de quinine, un régime nourrissant et l'air de la campagne. Je n'ai point expérimenté l'assa fœtida et d'autres remèdes internes auxquels on a fait la réputation de favoriser l'exfoliation et la cicatrisation des os. S'ils agissent réellement, ce n'est probablement que comme stimulants et nullement en exerçant une action spécifique sur les os malades. Dans beaucoup de cas, l'iodure de potassium et l'huile de foie de morue seront avantageux.

A moins que la portion d'os malade ne se détache très-promptement et que la fistule ne se ferme dans un temps beaucoup plus court que d'ordinaire, il est rare que la guérison s'effectue sans qu'il survienne un degré considérable de déplacement des paupières ; ce qui constitue la *quatrième* période.

La *lagophthalmie,* qui survient alors, est, en général, diminuée par le relâchement de la paupière rétractée, relâchement qu'amène naturellement l'action lente de l'orbiculaire des paupières. Si cette action ne s'exerce pas suffisamment pour permettre aux paupières de se fermer, peut-être y aura-t-il quelque bénéfice à retirer des opérations que nous décrirons pour le renversement des paupières, en les modifiant suivant les circonstances.

Obs. 66. — Chez un malade que j'ai traité au *Eye Infirmary* de Glascow pour une carie de la voûte des deux orbites et une lagophthalmie des deux paupières supérieures, celles-ci arrivèrent graduellement à recouvrir de plus en plus le globe de l'œil. Cette lagophthalmie avait néanmoins, pendant quelque temps, été assez prononcée pour laisser la conjonctive constamment exposée à l'action de l'air et des particules qui y voltigent. Je me servis surtout, pour traiter la conjonctivite et la cornéite qui en résultèrent, d'une solution de nitrate d'argent, jusqu'à ce que l'élongation des paupières produite par l'orbiculaire des paupières dans l'action de cligner, rendît la lagophthalmie de moins en moins prononcée, de sorte qu'à la fin l'œil se trouvait presque complétement recouvert. A la sortie du malade, les trajets fistuleux étaient depuis longtemps cicatrisés. Il existait encore une petite tache sur l'une des cornées, et l'on sentait un vide manifeste dans le point où chacun des orbites avait été malade. La solution de quatre grains de caustique lunaire par once d'eau distillée rendit dans ce cas de très-grands services, en modérant l'inflammation déterminée par l'exposition des yeux à l'air, jusqu'à ce que leur appareil de protection eût, jusqu'à un certain point, repris ses fonctions ; elle a sauvé ces organes.

Dans les cas de lagophthalmie plus prononcée, il est vraiment curieux de voir à quel point la paupière demeurée libre se prête à suppléer à l'action de celle qui est restée adhérente, en lubréfiant l'œil dans le clignement et en le garantissant contre l'introduction de particules étrangères. Lorsque la paupière supérieure, par exemple, est fixée à la voûte de l'orbite, l'aspect de l'œil, quand il est ouvert, est tel que le représente la figure 4; quand l'individu exécute le clignement, la paupière supérieure ne pouvant descendre au-devant de l'œil, l'inférieure, devenue sa suppléante, remonte au-devant de la supérieure, comme dans la figure 5, au point de se mettre en contact avec elle et de recouvrir presque complétement l'œil. Cette action du muscle orbiculaire ne s'exerce malheureusement que pendant la veille.

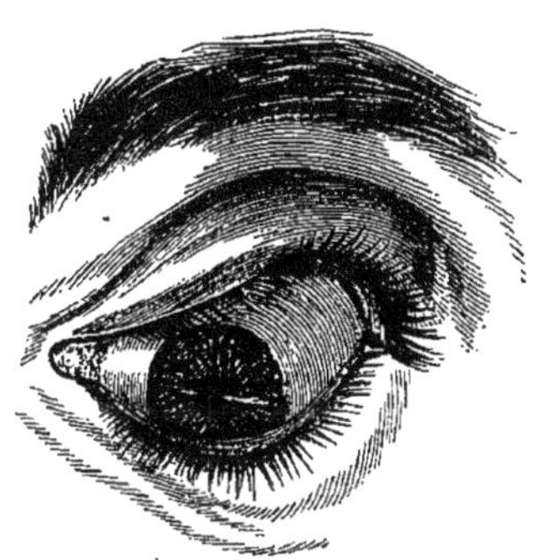

Fig. 4. — Empruntée à Von Ammon.

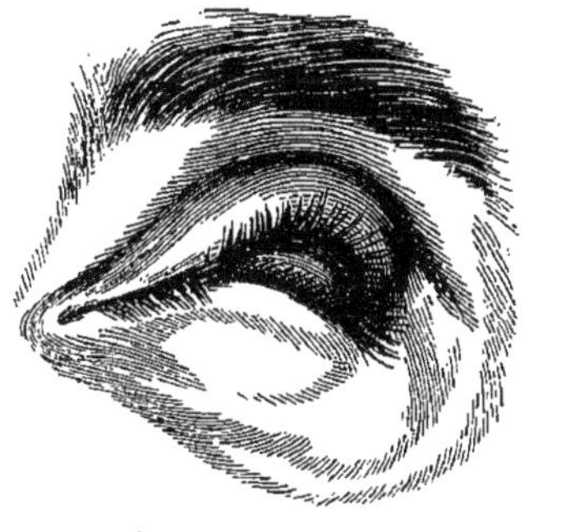

Fig. 5. — Empruntée à Von Ammon.

J'ai à peine besoin de dire qu'il y aurait folie à vouloir tenter la cure du déplacement de la paupière, tant que les fistules sont encore ouvertes et l'os malade. Si l'on détachait la paupière du bord de l'orbite auquel elle est fixée, pour la replacer dans sa position naturelle, et qu'on essayât, à l'aide de quelque opération, de la maintenir appliquée contre le globe de l'œil, on y perdrait ses peines; car la maladie continuant de marcher, la paupière reprendrait bientôt sa position vicieuse. Nous examinerons plus au long, au chapitre III, dans l'article ENTROPION, les moyens opératoires auxquels on peut recourir quand l'affection de l'os est terminée.

[Cependant, si la paupière est entraînée vers la fistule et qu'elle s'y engage de plus en plus par le fait de la suppuration, M. Desmarres (1) conseille de se hâter de la repousser vers l'œil, qu'elle doit protéger. « Voici, dit-il, le moyen très-simple que, dans plusieurs cas semblables, j'ai employé avec succès : j'isole la fistule en incisant la peau par deux traits de bistouri qui se rejoignent; je fais glisser la lèvre inférieure de la plaie que je viens de faire, par-dessus le trajet fistuleux, jusqu'à ce que l'œil soit largement couvert, et de manière à redresser complétement la paupière renversée; puis je fais à la peau, au niveau de la fistule, une boutonnière assez large qui doit être fixée en cet endroit, autour de la fistule, par des points de suture. Les lèvres de la première plaie sont réunies par première intention au moyen de serres-fines ou d'une épingle, et il résulte de cette petite opération que l'œil se trouve protégé convenablement par les paupières, que la difformité a disparu et que la fistule continue, comme par le passé, à donner du pus, mais à travers une partie de la peau plus éloignée de l'œil. Toutefois, cette petite opération n'est pas toujours applicable, soit parce que la peau a suppuré dans une trop grande étendue, soit parce que, la fistule étant depuis longtemps fermée, l'œil se trouve protégé par une sorte d'allongement de la face muqueuse de la paupière renversée et du rapprochement de la paupière saine. T. W. »]

SECTION IV.

PÉRIOSTOSE, HYPEROSTOSE, EXOSTOSE ET OSTÉOSARCOME DE L'ORBITE, KYSTES DE SES PAROIS (2).

Par *périostose* on désigne un épaississement du périoste; par *hyperostose*, une augmentation dans le volume ou l'épaisseur d'un os; par *exostose*, une tumeur osseuse; par *ostéosarcome*, une dégénérescence de l'os, généralement de nature maligne, et dans laquelle celui-ci est transformé en une masse molle, à travers laquelle s'irradient de nombreuses aiguilles osseuses. L'orbite est sujet à toutes ces affections; aussi bien qu'au développement de kystes dans ses parois.

[(1) Gazette des Hôpitaux, 1853, n° 41.]

(2) Sur les tumeurs des os, consultez HAWKINS, Clinical Lectures, Medical Gazette, vol. XXIII. London, 1838, 1839.

§ I. — Périostose.

Un nodus ou une périostose peut se développer à la surface de n'importe quel os, sur la surface externe du crâne, ou à l'intérieur de l'orbite. J'ai vu un gros nodus vénérien occupant le bord supérieur de l'orbite. L'exostose s'accompagne souvent d'un gonflement considérable du périoste.

Les nodus sont assez souvent affectés d'inflammation secondaire; ils augmentent alors de volume, et deviennent douloureux au toucher; on y perçoit une sensation de fluctuation, ce qui fait qu'on s'attend à en voir sortir un flot de matière lorsqu'on les incise. Il en sort alors quelquefois du pus; d'autrefois il ne s'en écoule que du sérum rouge.

Il n'est pas facile de reconnaître, ni de traiter avec succès les périostoses de l'orbite, excepté celles qui se sont développées sous l'influence de la syphilis, et alors qu'elles ont été soumises à l'action du mercure, ou de l'iode (1).

Une incision pratiquée jusqu'à l'os fait disparaître sûrement la douleur intense et le sentiment de tension produits par un nodus; mais comme on voit succéder à cette opération une longue suppuration de mauvaise nature, quelquefois aussi une exfoliation de l'os, et constamment une cicatrice déprimée et difforme, il vaut mieux essayer d'abord l'usage de vésicatoires répétés sur la tumeur, et à l'intérieur le mercure et l'iode. Ces moyens réussissent assez souvent à provoquer l'absorption du fluide épanché et à déterminer l'adhésion du périoste et des téguments à la surface de l'os. On peut voir alors une dépression succéder à la tumeur.

[Le docteur Addinell Hewson (2) recommande, de préférence à l'incision de la peau jusqu'à l'os, la section sous-cutanée du périoste au moyen d'un petit ténotome. On fait ainsi, suivant lui, disparaître aussi facilement la douleur et l'étranglement, et l'on évite les conséquences fâcheuses de l'incision, qui sont les suppurations longues, l'exfoliation et les cicatrices difformes. T. W.]

Il y a d'autres affections spécifiques qui déterminent l'épaississement du périoste de l'orbite (3).

§ 2. — Hyperostose.

L'hyperostose succède quelquefois à une inflammation de l'os qui s'est arrêtée avant la période de désorganisation et de mort. C'est probablement à quelque processus analogue que sont dus ces cas qui se compliquent ordinairement d'une atrophie du cerveau, et dans

(1) Dublin Journal of Medical Science, vol. IX, p. 255. Dublin, 1836.
[(2) Mackenzie. Édit. américaine. Philadelphie, 1855, p. 82, 83.]
(3) Medical Gazette, vol. XV, p. 265. London, 1835.

lesquels les os du crâne s'épaississent lentement, souvent sans que rien vienne le révéler, jusqu'à ce qu'enfin l'on voie survenir l'épilepsie ou la manie, et finalement la mort. Les os de l'orbite peuvent être affectés de la même façon; la cavité de celui-ci se rétrécit, les parties qu'il renferme sont comprimées, l'œil est poussé en avant et enfin détruit.

J'ai en ce moment sous les yeux le crâne d'un enfant indien, âgé de six ans environ, et recueilli dans les eaux du Gange qui l'entraînaient dans leur cours. La voûte de chacun des deux orbites a été affectée d'ostéite; mais à gauche l'affection a déterminé une hyperostose : on voit à sa surface les orifices nombreux des canaux de Havers extrêmement dilatés.

Je possède aussi la tête d'un Indien adulte, épaissie et altérée par suite d'ostéite. Bien que le crâne soit peu volumineux, il pèse, sans la mâchoire inférieure, une livre quinze onces et demie. La voûte palatine a été en grande partie détruite par la carie. Le pariétal gauche et la circonférence des deux orbites sont épaissis et recouverts de protubérances osseuses, dont les fibres affectent en plusieurs points une disposition étoilée.

Quelquefois tous les os de la tête sont hypertrophiés; on peut rencontrer une combinaison de l'hyperostose et de l'exostose, comme dans l'observation de Jourdain que nous allons citer. Le traitement de l'hyperostose est borné à l'emploi des altérants.

Obs. 67. — *Hyperostose des os de la face obstruant les orbites.* Jourdain a décrit et figuré un cas remarquable d'hyperostose des os du crâne, surtout de ceux de la face. Le malade était fils d'un chirurgien de Perpignan. A l'âge de douze ans, il fut affecté d'une tumeur lacrymale à droite, qui fut ouverte par son père et qui suppura pendant assez longtemps. Après que la tumeur eût été incisée, on vit se développer sur la partie moyenne de l'apophyse nasale du maxillaire supérieur une éminence du volume d'une petite amande. Elle résista à différentes applications locales et s'accrut de telle sorte qu'en peu de temps elle devint une tumeur considérable. Vers l'âge de 15 ans, les deux maxillaires supérieurs du sujet avaient un volume égal et offraient chacun une éminence si considérable, que les cartilages du nez étaient comme enterrés entre elles et les narines comprimées au point que le malade ne respirait plus que par la bouche. Ses camarades d'école ne pouvaient supporter la laideur de sa figure; néanmoins ils le chérissaient à cause de son esprit et de ses talents. Le père eut recours à toute espèce de traitement, mais en vain. A l'âge de 20 ans, son aspect était tellement affreux, que ses amis le dissuadèrent de songer à la prêtrise, à laquelle il s'était destiné. La mâchoire commença aussi à augmenter progressivement de volume. Il mangea et but bien jusqu'à l'âge de 44 ans; à cette époque, il fut attaqué d'une fièvre pendant la convalescence de laquelle il devint aveugle. A mesure que ses forces revinrent, il recommença à voir de l'œil gauche et put sortir seul. Il succomba à une inflammation de poitrine.—A l'autopsie, on trouva le poumon gauche presque complétement détruit par la suppuration. Malgré l'attention la plus minutieuse, on ne put découvrir aucun des muscles de la face. La peau était collée au périoste. Le crâne et la face étaient partout à l'état d'exostose. Les os malaires et les maxillaires supérieurs surtout pâraissaient, d'après la figure de Jourdain, avoir donné naissance de chaque côté à une grosse exostose; ces deux tumeurs se portaient en avant, et recouvraient le nez et en grande partie les orbites. La mâchoire inférieure était extraordinairement augmentée de volume. Les exostoses étaient aussi dures que du marbre. Le crâne et la face pesaient 5 livres de France; la mâchoire inférieure seule pesait 3 livres 3 onces, et le tout ensemble, 8 livres 3 onces. Le crâne d'un adulte ordinaire, y compris la mâchoire inférieure, ne pèse que 1 livre 9 onces ou tout au plus 1 livre 3 quarts : de sorte qu'à 16 onces par livre, les exostoses avaient augmenté le poids de la tête de 6 livres 7 onces. Ce malade n'avait jamais accusé aucune douleur dans la tête ou dans la mâchoire inférieure (1).

§ 3. — Exostose.

C'est une tumeur circonscrite, constituée par un dépôt de matière osseuse de nouvelle formation. On a rencontré à l'intérieur de l'orbite des tumeurs qu'on a supposé être des exostoses à la période de début, et qui étaient complétement cartilagineuses; d'autres étaient en partie osseuses. On pense que la substance cartilagineuse ainsi déposée se transforme graduellement en tissu osseux. L'état cartilagineux n'est cependant pas une période indispensable par laquelle doivent passer toutes les exostoses. On a distingué trois variétés d'exostoses : l'exostose *cellulaire*, l'exostose *laminée* (craggy) (2), et l'exostose *éburnée*. La première présente une croûte externe et offre à l'intérieur de nombreuses cloisons osseuses avec une grande quantité de parties molles, et quelquefois des hydatides; la seconde consiste dans un mélange de lamelles osseuses et de cartilage, mais sans coque; la troisième est blanche et dense comme de l'ivoire dans toute son étendue. Dans cette dernière et aussi en partie dans la première, le dépôt est constitué par de la substance osseuse assez bien formée; mais dans l'exostose laminée, le dépôt consiste dans une sorte de pseudo-substance osseuse qui n'est point parfaitement organisée. L'exostose cellulaire paraît faire partie du groupe d'affections morbides qu'on désignait autrefois par le nom vieilli de *spina ventosa*. Elle naît du périoste, n'est point précédée par un dépôt cartilagineux, acquiert rarement un très-grand volume, et cesse souvent de s'accroître. On voit assez souvent plusieurs exostoses de cette espèce chez le même individu. L'exostose laminée n'est point aussi commune. Elle peut naître également du tissu spongieux ou du périoste. La tumeur a une enveloppe cartilagineuse; on peut suivre imparfaitement le périoste au-dessus de celle-ci et dans son épaisseur. Le centre de la tumeur est généralement osseux, quelquefois cartilagineux. L'exostose *éburnée* est excessivement dense et d'une grande pesanteur spécifique. Sa composition ne diffère pas de celle des os sains. Elle prend naissance dans le diploë, refoule devant elle le tissu compact des os, et forme une tumeur arrondie et égale. C'est l'espèce d'exostose qui affecte le plus souvent l'orbite, et elle tend à pénétrer dans la cavité du crâne.

Symptômes. — L'exostose, dans quelques cas, s'élève de la circonférence de l'orbite; le toucher fait reconnaître sa nature; à mesure qu'elle

(1) JOURDAIN. Traité des maladies de la bouche, t. I, p. 289. Paris, 1778.

[(2) *Craggy* signifie *escarpé*, *rocheux*; mais nous n'avons pas cru devoir changer la dénomination classique française. T. W.]

s'accroît, elle arrive en partie à recouvrir et à emprisonner l'œil. Bien qu'en général, le toucher suffise pour distinguer dans cette région une exostose de toute autre tumeur, je dois cependant dire que j'ai vu une tumeur squirrheuse attachée en partie au rebord de l'orbite, en partie à l'intérieur de cette cavité, dont la consistance était si ferme et l'adhérence si intime, qu'on l'avait prise pour une exostose, avant l'incision pratiquée à la peau pour son extirpation (1).

L'exostose du rebord orbitaire est quelquefois combinée avec une tumeur enkystée. J'en ai observé un cas sur une femme d'un âge moyen, au *Eye Infirmary* de Glascow. La tumeur enkystée existait depuis l'enfance, et s'accompagnait d'une exostose de la portion orbitaire du frontal, qui empêchait la malade de relever la paupière supérieure. Après un léger traitement mercuriel, l'exostose diminua au point de permettre à la paupière d'exercer librement ses fonctions. Cette affection était probablement en partie syphilitique, car cette malade me revint plus tard, ayant au bras un ulcère suspect qui guérit sous l'influence du mercure. Les exostoses peuvent se développer sur tous les points de l'orbite. On aurait pu supposer qu'elles naissaient plutôt du plancher ou de la paroi temporale, que des os si minces qui constituent la voûte ou la paroi nasale; mais il ne paraît pas qu'il en soit ainsi. La surface qui donne naissance à une exostose est généralement épaissie. Les symptômes les plus remarquables d'une exostose développée à l'intérieur de l'orbite sont les suivants :

1. *L'exophthalmos.* — C'est là un des premiers symptômes qui surviennent chaque fois qu'il se développe une tumeur quelconque à l'intérieur de l'orbite. Quelquefois l'œil est directement projeté en avant, et l'on constate cependant plus tard que la tumeur n'a point pris naissance au sommet de l'orbite, mais bien sur l'une ou l'autre des parois de cette cavité. Le plus souvent, l'œil est poussé en avant, et d'un seul côté, vers le nez ou la tempe, en haut ou en bas, suivant le côté de l'orbite où l'exostose prend naissance. Si on laisse marcher les choses, l'œil déplacé s'enflamme quelquefois et éclate.

2. *La douleur.* — Elle est très variable; il n'est pas facile d'expliquer comment une petite exostose développée à l'intérieur de l'orbite détermine, chez l'un, des souffrances si vives, tandis que d'autres souffrent peu avec des tumeurs volumineuses. La douleur se transmet le long du nerf de la cinquième paire; elle est perçue tantôt dans le globe de l'œil, tantôt profondément dans l'orbite, d'autres fois à la tempe.

3. *L'amaurose.* — Le déplacement de l'œil en avant s'accompagne forcément de tiraillement du nerf optique; cette cause, jointe à la pression exercée par la tumeur, entraîne généralement un obscur-

[(1) L'introduction d'aiguilles à acupuncture, comme moyen de diagnostic, sera souvent une ressource précieuse et inoffensive dans les cas difficiles. T. W.]

cissement de la vue, puis la cécité. L'amaurose est quelquefois le symptôme qui se montre le premier. Il est cependant extraordinaire d'observer, dans certains cas, jusqu'à quel point un œil peut être déplacé et chassé hors de l'orbite par une exostose, et conserver cependant la faculté de voir.

4. *Le changement de forme.* — L'exostose prend souvent un volume assez considérable pour déformer et rétrécir l'orbite. Elle se porte en avant, de façon à pouvoir être sentie entre le rebord orbitaire et le globe de l'œil, ou même à former une saillie considérable au delà de l'orbite. Elle peut remplir cette cavité au point que l'œil n'y est plus contenu du tout. Elle peut empiéter sur les narines, sur l'orbite opposé et même sur la cavité du crâne, et occasionner ainsi la mort.

Diagnostic. — Dans les cas d'exostose de l'orbite, il est souvent impossible de se prononcer sur la nature de la maladie avant l'opération, ou avant la mort du malade. En effet, l'exophthalmos, la douleur et la déformation de l'orbite, peuvent être déterminés par plusieurs autres affections morbides, telles que les tumeurs enkystées et autres, les fongus du sinus maxillaire, etc. Dans les cas de fongus avancé du sinus maxillaire, il existe en plus, il est vrai, d'autres symptômes, comme le ramollissement de la voûte palatine, la distension de la joue, l'obstruction de la narine, qui permettent de distinguer cette affection de toute autre confinée dans la cavité de l'orbite; mais il est souvent impossible de distinguer une tumeur enkystée qui ne s'est pas encore assez portée en avant pour comprimer les paupières, d'une exostose profondément située. Le globe de l'œil est alors simplement proéminent, le malade est privé de la vision de ce côté, mais on ne peut sentir aucune tumeur, et tout symptôme différentiel manque. Il n'est pas non plus possible, dans ces cas douteux, de s'assurer si l'exophthalmos est produit, ou par un simple épaississement du périoste, ou par un épaississement des os, ou par le genre de tumeur que nous appelons exostose.

Pronostic. — Les exostoses celluleuses sont, dit-on, quelquefois détruites par la suppuration et la carie; on ne doit guère s'attendre à voir de pareils changements survenir dans les exostoses laminées et encore moins dans les éburnées. Cette possibilité de voir une exostose se détruire par inflammation ne doit jamais nous détourner de l'enlever par une opération, car la destruction spontanée est toujours des plus incertaines et d'une durée indéfinie. L'exostose éburnée marche beaucoup plus lentement que les autres, et elle cesse quelquefois complétement de s'accroître. Si on sent au-dessous des téguments une tumeur dont la surface est parsemée de nodules ou de petits creux (1), on peut croire qu'il s'agit d'une exostose éburnée, que sa base est large,

(1) Nodulated or botryoïdal.

et qu'à cause de son excessive dureté elle sera très-difficile à extirper. Si l'exostose est petite et ne paraît point s'accroître, il ne faut pas y toucher.

On a publié la description de diverses préparations destinées à montrer ce que deviennent les exostoses de l'orbite. Ainsi, le docteur Baillie, dans les planches qui accompagnent son *Traité d'anatomie pathologique*, a donné la figure d'une exostose de l'orbite qui appartient au musée de Hunter. La figure 6 montre l'intérieur d'une section de la partie antérieure du crâne. La section a été pratiquée de manière à comprendre une petite portion de chaque orbite. On voit une tumeur occupant l'orbite gauche qu'elle a considérablement dilaté, se portant en travers, dans une certaine étendue, dans l'autre orbite, et pénétrant en arrière dans le crâne. Le docteur Baillie mentionne que la tumeur était nodulée et d'une texture compacte tout à fait semblable à celle de l'ivoire. Malheureusement, il paraît que l'histoire de ce cas n'a pas été conservée (1).

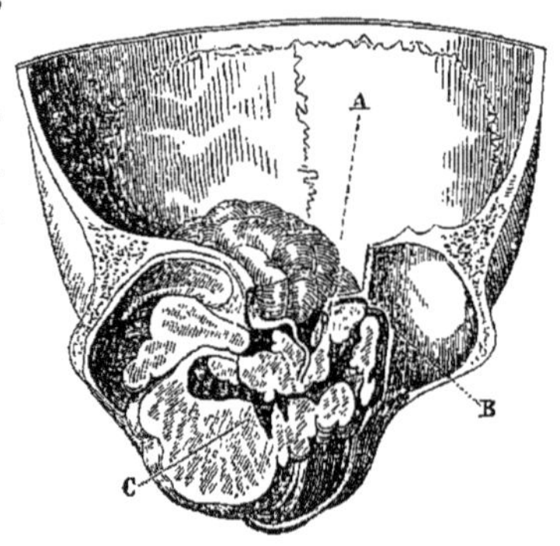

Fig. 6. — A. Face interne de la partie antérieure du crâne. — B. Orbite droit. — C. Exostose éburnée comblant l'orbite gauche.

Frank a décrit et figuré un os frontal ramassé dans la Basse-Alsace, et où les deux orbites sont remplis par une exostose qui se projette fort avant sur la face et occupe une portion considérable de la cavité du crâne (2). Ces deux cas ressemblent beaucoup à ces masses osseuses trouvées dans le crâne des bœufs, et que l'ignorance a prises pour des ossifications du cerveau.

Causes. — Outre la syphilis constitutionnelle et la scrofule, on peut encore signaler les contusions et les fractures de l'orbite comme pouvant donner naissance à des exostoses. Certains états de dépravation des organes digestifs, accompagnés d'une diminution des sels de l'urine, paraissent avoir donné naissance à quelques hypertrophies partielles du système osseux.

Traitement. — Il consiste à surveiller l'état des organes digestifs et de la santé générale, et à faire usage des remèdes anti-vénériens et anti-scrofuleux. On doit, dans certains cas, recourir à une opération, pour tenter d'enlever ou de détruire les exostoses de l'orbite. On peut essayer, avec une certaine confiance, l'application de sangsues autour de l'orbite; les frictions avec l'onguent mercuriel, ou une mixture composée de 1 partie d'iodure de potassium sur 8 parties d'on-

(1) Baillie's Series of Engravings. Fasciculus X. Plate I. Voyez aussi Morbid Anatomy, p. 446. London, 1812.
(2) J. P. Frank. Opuscula posthuma, p. 77. Tab. IV, V, VI. Pavia, 1825.

guent mercuriel simple, ou de 10 parties d'hydrochlorate d'ammoniaque sur 100 parties du même onguent; l'administration à l'intérieur du mercure et de l'iode, surtout si l'on soupçonne une cause syphilitique. Dans les cas de scrofule, on doit prescrire des déplétions locales, le changement d'air, de doux altérants, l'iode, des toniques variés. Si ces moyens échouent et que la situation du mal permette d'y atteindre, les symptômes concomitants peuvent être tels qu'il faille ou tenter l'excision de la tumeur, ou essayer d'y provoquer une nécrose artificielle.

La tumeur ayant été bien mise à nu à l'aide d'une incision pratiquée à la peau et entre les fibres de l'orbiculaire des paupières, ou, dans d'autres cas, par la dissection des paupières incisées dans le sens de leurs commissures ou verticalement, on la dépouille de son périoste et on l'enlève à l'aide d'un fort scalpel, d'un petit ciseau ou de tenailles incisives. Si elle ne tient que par un pédicule, la chose sera simple; mais si elle adhère par une large base, ce procédé pourra présenter plus de difficulté. On peut alors être obligé de recourir à la gouge et au maillet, à la scie, au trépan, à divers autres instruments. Quelquefois on pourra enlever toute l'exostose; dans d'autres cas, on n'en pourra ôter que des portions. Dans d'autres circonstances, elle se rompra en divers fragments, qu'on ne pourra extraire qu'en déchirant gravement, ou en incisant largement les parties molles. Si on les laisse en place, la suppuration se développera autour d'eux, et ils seront évacués. Il est de toute évidence qu'il faut procéder avec précaution, dans la crainte de fracturer les os minces de l'orbite, ou d'intéresser le globe de l'œil ou ses nerfs dans les tentatives que l'on fera pour détacher l'exostose. Il y a peu de chance de voir la plaie pratiquée pour l'extraction d'une, exostose se réunir par première intention.

On a proposé, dans les cas où il n'était pas possible de détacher immédiatement une exostose de l'os sur lequel elle avait pris naissance, de la dépouiller de son périoste et de la laisser, ainsi privée de son appareil de nutrition, se détruire par exfoliation. On peut, après avoir dépouillé la tumeur de son périoste, la soumettre à l'action de la lime, la toucher avec un caustique, l'acide nitrique, afin de rendre sa destruction encore plus probable. A la suite de cette opération, une couche plus ou moins épaisse, l'exostose tout entière peut-être, se séparera, car les productions morbides jouissent d'une résistance vitale moindre que les tissus sains. On a rapporté des cas dans lesquels, après l'application d'un caustique sur une exostose de l'orbite, la tumeur s'est mortifiée et a été expulsée. Cependant, c'est là un moyen auquel il ne faut avoir recours que lorsque l'extraction immédiate paraît impraticable. C'est une méthode de traitement qui entraîne beaucoup plus de souffrance et de difficulté que l'emploi du ciseau ou des tenailles incisives ; de plus, comme la tumeur peut tout aussi bien être nourrie par les vaisseaux provenant de la face profonde que par ceux de la face superficielle, elle peut échouer. Les exostoses éburnées sont si dures, que la scie n'y laisse guère de traces. M. Hawkins pense qu'il vaut mieux, en conséquence, les ruginer, puis les toucher avec l'acide nitrique ou la potasse caustique solide (1).

On a quelquefois pu enlever des exostoses, lorsqu'elles étaient encore sous le périoste à l'état cartilagineux ; M. Travers a vu plusieurs cas de cette nature. La tumeur se montrant au côté nasal paraissait s'étendre jusqu'au fond de l'orbite ; son bord antérieur était mince et limité en bas par la circonférence de l'orbite. Comme l'œil se trouvait chassé de sa cavité et amaurotique, il en a conclu que la tumeur était d'un volume considérable. Il a enlevé une de ces tumeurs, étendue et de la consistance du cartilage, située au côté nasal de l'orbite, en ruginant l'os qu'il a complétement nettoyé. Il ne saurait dire si l'affection a repullulé, car il a perdu son malade de vue aussitôt après l'opération ; mais la nature de l'affection, aussi bien que l'étendue et les connexions de la tumeur, lui avaient laissé une impression défavorable (2).

Il peut être bon, dans certains cas d'exostose de l'orbite, d'enlever le globe de l'œil déplacé, par exemple quand la vision est abolie, la douleur atroce, et la tumeur osseuse trop profondément enfoncée dans l'orbite pour pouvoir être attaquée. On a aussi quelquefois enlevé l'œil, dans des cas où les symptômes étaient trop obscurs pour conduire à un diagnostic certain.

Les observations suffisamment détaillées d'exostose de l'orbite ne sont pas très-nombreuses ; les limites que je me suis imposées ne me permettront cependant d'en rapporter que quelques-unes des plus remarquables : chacune d'elles servira à mettre en relief une ou plusieurs particularités importantes.

Obs. 68. — *Exostose de la voûte orbitaire enlevée à l'aide d'une opération.* Une femme de 20 à 30 ans, jouissant d'une bonne santé, se présente au *Royal Westminster ophthalmic Hospital*, et raconte que depuis sept mois son œil droit a commencé à être poussé en avant ; le déplacement a rapidement augmenté, et l'œil est maintenant dirigé en bas. Il n'y a pas de douleur, la vision est parfaite ; mais cette difformité met un tel obstacle à l'exercice de sa profession de servante, qu'elle est très désireuse d'en être débarrassée. A l'examen, on constate, outre les symptômes déjà mentionnés, que le bord de l'orbite est épaissi et qu'une tumeur dure, en continuité avec lui, s'enfonce en bas et profondément en arrière dans l'orbite, de façon à comprimer l'œil à sa partie supérieure et postérieure, ce qui a déterminé son déplacement. M. Canton, après avoir chloroformé sa malade, pratique immédiatement au-dessous du sourcil une incision qui s'étend de l'apophyse externe du frontal à son apophyse interne. La peau, le muscle orbiculaire et le fascia palpébral incisés, il continue la dissection dans l'intérieur de l'orbite autour de la tumeur, afin de bien la séparer des parties molles voisines. Il fait alors agir un petit ciseau sur les portions accessibles de la base de la tumeur, qu'il détache petit à petit de la voûte

(1) Op. cit., p. 500.
(2) Travers. Synopsis of the Diseases of the Eye, p. 227. London, 1820.

orbitaire du frontal, et qu'il extrait d'entre la partie supérieure et latérale interne de l'œil. On employa les sutures, les adhésifs et le pansement à l'eau, et au bout d'une semaine la malade fut guérie sans avoir éprouvé aucun symptôme fâcheux. La vision du côté opéré continua à être presque aussi bonne que du côté sain. L'exostose avait environ le volume d'une noix; elle était très pesante, formée à l'extérieur d'un tissu compact, et à l'intérieur d'un tissu réticulaire serré (1).

Obs. 69. — *Exostose orbitaire enlevée par l'opération.* — Un charretier, âgé de 40 ans, entra à *St-Mary's Hospital* dans le service de M. Haynes Walton, avec une exostose naissant du bord supérieur de l'orbite; elle était aplatie et avait une base très large; le point de sa plus grande saillie mesurait deux pouces anglais. Son bord supérieur était recouvert par le sourcil considérablement relevé; son bord inférieur plongeait dans l'orbite, touchait le globe de l'œil et le refoulait en bas et en dehors; il était d'un demi pouce plus saillant que son congénère; la vision était presque détruite. Les limites internes et externes de la tumeur étaient beaucoup moins bien marquées. Sa surface était tuberculeuse et aussi dure que la pierre, la peau mobile et parcourue par quelques vaisseaux. Dans son enfance il avait fait, du haut d'un escalier, une chute dans laquelle la région du crâne avait porté; deux mois après, il s'était montré à la circonférence de l'orbite une petite tumeur qui s'était accrue au point que nous avons décrit. Il n'y avait aucun doute à conserver sur sa nature qu'indiquaient suffisamment les symptômes, dureté, immobilité, accroissement lent, continuité avec l'os, absence de douleur et d'inflammation.

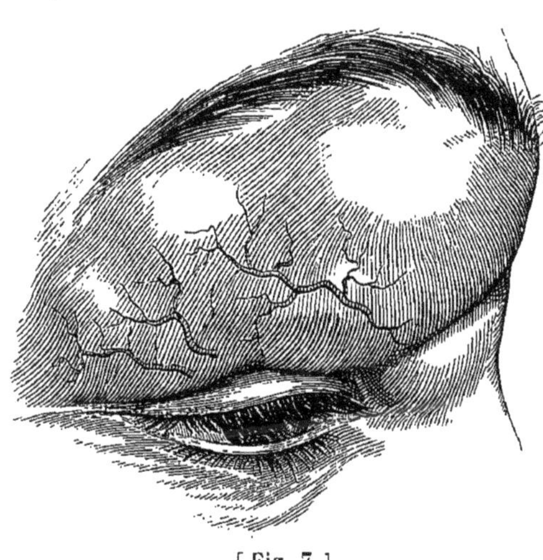

[Fig. 7.]

Le malade chloroformé, M. Haynes Walton pratiqua, suivant la ligne du sourcil préalablement rasé, une incision aussi longue que le bord supérieur de la tumeur; une seconde incision fut abaissée de l'extrémité interne de la première sur la racine du nez, et une troisième partant de l'extrémité externe et descendant un peu au-dessous de l'angle externe de la paupière. Il disséqua ce lambeau ainsi formé jusqu'à ce qu'il eut mis à découvert l'extrémité inférieure de la tumeur, puis insinua une scie étroite entre elle et le globe de l'œil, et se mit à scier de bas en haut, en s'efforçant de suivre la ligne naturelle du sourcil. La texture de cette masse était semblable à celle de l'ivoire, et il fallut beaucoup de temps pour la traverser. Les téguments furent rapprochés par la suture; la réunion par première intention s'effectua, excepté à la partie moyenne de l'incision transversale, d'où il s'échappa pendant huit semaines un pus de bonne nature. En fin de compte, l'œil reprit sa position normale, la vue revint, et il resta peu de traces de ce qu'on avait fait. Le sourcil, qui cachait une grande partie de la cicatrice, redescendit à sa place, et la paupière se relevait presque autant que l'autre (2).

[*Obs.* 70. — On voit au musée du *Royal College of Surgeons* un crâne remarquable, (*fig.* 8.) dont les deux orbites sont complétement remplis par deux tumeurs osseuses; les cavités du nez et probablement celles des sinus maxillaires, jusqu'aux portions planes du sphénoïde, font en avant de la face une saillie de plus de trois pouces et dépassent d'un pouce les os malaires. Les tumeurs sont symétriques, irrégulièrement arrondies, profon-

(1) Medical Times, vol. XXIII, p. 494. London, 1851.
(2) Haynes Walton's Operative Ophthalmic Surgery, p. 345; London, 1853.

dément lobulées, un peu noueuses, et leur surface est perforée, apparemment pour le passage de vaisseaux sanguins. Ce crâne provient d'un homme de 60 ans. On suppose que cette affection avait débuté 18 ans avant la mort, à la suite de coups nombreux et répétés qu'il avait reçus en se battant; pendant son développement, il ressentit de fortes douleurs dans les yeux, la face, et la tête. Ses yeux étaient chassés de leurs orbites. Le droit s'enflamma; la cornée se mortifia et s'affaissa; le gauche fut rompu accidentellement par un coup, pendant qu'il était le siége d'une tuméfaction et d'une inflammation considérables. Pendant les deux dernières années de sa vie, il donna plusieurs fois des signes d'aliénation mentale, et il mourut d'apoplexie. Les os du crâne étaient très-épais et très-durs, et toutes les sutures en étaient soudées. Le périoste qui recouvrait les tumeurs était épais et dur (1). T. W.]

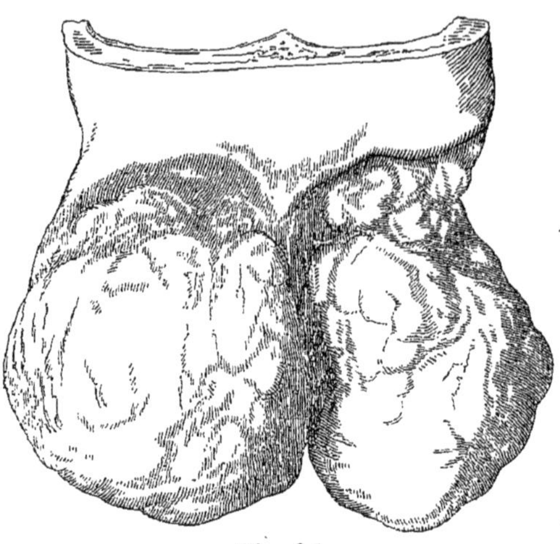

[Fig. 8.]

Obs. 71. — *Exostose de l'orbite, suite de lésion traumatique, et enlevée à l'aide d'une opération laborieuse.* Une fille de 17 ans reçut un coup de râteau dont le manche lui entra dans l'orbite gauche. Elle tomba sur-le-champ sans connaissance, mais revint bientôt à elle; à l'examen, on trouva une plaie profonde entre l'œil et la voûte de l'orbite par suite de la déchirure de la paupière supérieure. Il y eut peu d'écoulement de sang. La plaie se guérit rapidement sans traitement particulier et la paupière ne fut prise d'aucune inflammation. Dix-huit mois environ après cet accident, la jeune fille sentit une tumeur se développer derrière la paupière supérieure; mais comme elle ne s'accompagnait ni de douleur ni d'aucune incommodité, elle ne fit rien avant qu'elle n'eut acquis un gros volume. Quand le docteur Salzer la vit, l'accident datait déjà de 4 ans. La tumeur, à cette époque, était très-dure, immobile, faisant saillie hors de l'orbite, mais encore complétement recouverte par la paupière; le globe de l'œil était fortement refoulé de côté et en bas, de telle sorte qu'il touchait presque la narine gauche; la vision n'était pas complétement détruite.

On divisa la paupière supérieure, et la tumeur ayant été mise à nu dans toute son étendue, fut trouvée de nature osseuse et adhérente à l'orbite, non (comme on l'avait cru) par un pédicule, mais par une large base. Cette production morbide était si dure, qu'on fut obligé de l'attaquer à l'aide de la gouge et du maillet, et qu'on ne put ainsi en enlever que quelques portions. Vers la fin de l'opération, qui dura plusieurs heures, un gros fragment d'os devint mobile; mais malgré plusieurs tentatives on ne put parvenir à l'extraire. On saigna la malade, on lui appliqua de la glace sur le front: elle se plaignit d'une violente douleur qui probablement était due à la pression que le fragment d'os mobile exerçait sur l'œil, car aussitôt qu'à l'aide d'un appareil convenable on eut diminué cette pression, la douleur et les symptômes inflammatoires disparurent. Plus tard, en enlevant à l'aide du trépan le fragment osseux et le reste de l'exostose, on trouva les muscles et les vaisseaux de l'œil si aplatis qu'ils ressemblaient à des ligaments; néanmoins, au bout de quelque temps, l'œil commença à remonter graduellement dans l'orbite, et six semaines après l'opération, il avait repris sa position naturelle. La vue n'avait souffert en rien. La quantité de substance osseuse enlevée pesait, après avoir été desséchée, environ deux onces (2).

Obs. 72. — *Exostose de l'orbite détruite par une inflammation provoquée par*

[(1) Haynes Walton, *loc. citat.*, p. 448, fig. 101].

(2) Extrait du Neue Zeitschrift für Natur-und Heilkunde, dans la Lancet de 1831, vol. I, p. 671.

l'emploi d'un caustique. On cite souvent le cas de Brassant. Il s'agit d'une femme de 50 ans qui avait subi sans succès l'opération de la fistule lacrymale. Quinze ans après, l'os planum et l'apophyse orbitaire interne du frontal offraient une exostose du volume d'un œuf de poule. Le globe de l'œil, comprimé latéralement, avait été chassé de l'orbite et pendait en quelque sorte sur la joue à l'angle temporal. Brassant attaqua l'exostose avec le caustique. Elle suppura, et dans l'espace de trois à quatre mois elle fut en grande partie détruite par exfoliation. L'œil reprit sa place naturelle; la cure finit par s'achever complétement (1).

Obs. 73. — Exostose qui s'exfolie après des opérations répétées. Le professeur Spöring a relaté un cas de tumeur osseuse qui prenait naissance au voisinage immédiat de l'angle interne de l'orbite. Le malade était un homme de 35 ans. L'excroissance acquit le volume d'une très-grosse noix, expulsant presque complétement l'œil de l'orbite et affaiblissant la vision. Un chirurgien essaya de la détruire par exfoliation, mais la plaie saigna tant, qu'il se considéra comme très heureux de pouvoir la fermer. Quelque temps après on permit à un paysan d'essayer sur elle son savoir faire. Il débuta par pratiquer autour de l'os une incision qui donna lieu à une grande effusion de sang. Il appliqua ensuite un remède secret, qui pendant 12 jours produisit des douleurs intolérables accompagnées d'évanouissements. Quelque temps après, néanmoins, le malade eut le courage de se soumettre à une nouvelle opération. Le printemps suivant, l'exostose entière tomba, l'œil reprit sa place dans l'orbite et la vision revint (2).

La difficulté d'agir sur une exostose éburnée à l'aide de la scie et du trépan, est si grande, que plusieurs fois l'opération a dû être abandonnée avant sa terminaison. Dans un cas d'exostose de cette nature qui déterminait la propulsion de l'œil, M. Keate parvint à faire une perte de substance verticale à l'aide du trépan, mais il dut s'arrêter à cause de l'extrême dureté de la tumeur. Le malade continua pendant plusieurs années de se présenter à *St-George's-Hospital,* où on lui appliqua divers caustiques. A la fin, une large portion de l'exostose fut entraînée par exfoliation; elle était d'une telle dureté que le trou qu'y avait creusé le trépan était encore aussi distinct qu'au moment où le malade avait quitté la salle d'opérations.

M. Hawkins fait remarquer que, dans ce cas, ainsi que dans un autre où Sir A. Cooper avait vainement essayé d'enlever avec la scie une exostose du frontal, située juste sur le rebord de l'orbite, et que Sir B. Brodie finit par détruire par exfoliation, à la suite d'applications réitérées de caustiques, le creux laissé par la séparation des tumeurs communiquait une si singulière expression à la physionomie, qu'il doute que les malades se soient trouvés beaucoup embellis par cette guérison. Néanmoins, ils ont retiré cet avantage de se trouver à l'abri des conséquences fâcheuses qu'aurait amenées l'accroissement de la maladie (3).

Obs. 74. — Opération sur une exostose éburnée qu'on a dû abandonner à cause de son excessive dureté. En 1843, j'ai eu occasion d'observer un cas assez semblable par

(1) Mémoires de l'Académie royale de chirurgie, t. XIII, p. 277, 12mo. Paris, 1774.

(2) Abhandlungen der Kön-Schwed. Akad. der Wissenschaften; aus den Schwedischen übersetzt, von A. G. Kästner, 1778. IV, p. 206. — Citée comme venant de Haller par M. B. Bell dans son Treatise on the Diseases of the Bones, p. 121. Edin. 1828; indiquée aussi par Acrel.

(3) Op. cit., p. 500.

ses résultats à ceux de M. Keate et de Sir A. Cooper. Un ouvrier fut admis au *Royal Infirmary* de Glascow dans le service de M. Lyon; il avait une exostose du volume d'un œuf de pigeon, prenant naissance à la voûte de l'orbite droit. Le bord supérieur de l'orbite semblait refoulé en haut par la tumeur, tandis que l'œil était poussé en bas et en avant. On mit la tumeur à nu par une incision parallèle aux fibres de l'orbiculaire, et le doigt passé derrière et sous elle fit reconnaître nettement qu'elle était limitée. On essaya sur elle l'action de la gouge, des tenailles incisives, de la râpe, du couteau à rogner, le tout en vain. On passa derrière et autour de la tumeur une scie à chaînettes, mais elle ne put mordre. La scie de Hey ayant été appliquée sur sa partie antérieure, on parvint, à force de persévérance, à pratiquer à l'exostose, dans le plan de la voûte orbitaire, une entaille de trois quarts de pouce de profondeur. On introduisit un levier dans le trait de scie, mais la tumeur ne céda point à l'emploi de la force que la crainte de fracturer la voûte orbitaire et d'intéresser le cerveau empêcha de pousser trop loin. On parvint après quelque difficultés à scier la portion d'exostose qui s'avançait entre le trait de scie déjà pratiqué et l'œil, et l'on ferma la plaie, espérant que la nécrose achèverait ce que l'opération avait commencé. Dix ans se sont écoulés depuis l'opération. L'exostose est toujours restée à nu à travers la plaie et porte encore la marque de la scie comme si elle avait été faite de la veille. La portion du frontal à laquelle elle s'insère paraît un peu mobile. L'œil a été complétement chassé de l'orbite et la cornée est devenue opaque.

La base de l'orbite, tantôt sur un point, tantôt sur l'autre, est quelquefois le siége d'une exostose; mais la portion qui correspond à l'os maxillaire supérieur est celle qui en est le plus fréquemment affectée. On a décrit des cas de cette espèce comme des exostoses du sinus maxillaire dont nous parlerons dans la section suivante. Dans l'observation qu'on va lire, toute la base de l'orbite paraît avoir été entreprise.

Obs. 75. — *Exostose en coupe du contour de l'orbite.* Acrel rapporte un cas de cette nature sous le titre de *spina ventosa* de l'orbite droit. Les os qui forment cette cavité, principalement le frontal et le maxillaire supérieur, faisaient une telle saillie en avant qu'ils offraient l'aspect d'un cône tronqué, de quatre travers de doigt de hauteur, et d'un diamètre de même étendue à sa base. Il compare cette tumeur à une petite coupe retournée, au fond de laquelle était l'œil. Celui-ci n'était pas complétement sain et transparent, et il était plus petit que l'œil gauche: il était pourvu de paupières mobiles, et de ses autres parties accessoires, et distinguait même assez bien les gros objets. Acrel considéra ce cas comme incurable; il rapporte qu'il en avait déjà rencontré un autre semblable pour lequel il avait aussi jugé toute opération inutile (1).

[*Obs.* 76. — *Exostose éburnée de l'os ethmoïde occupant toute la masse latérale droite de cet os; — extirpation complète; — guérison rapide avec conservation parfaite des fonctions et des mouvements de l'œil*, par Maisonneuve. — Théodore Jeffrin, 22 ans, journalier, commença à ressentir en mars 1853, dans la région de l'orbite droit, une sorte de pesanteur et de douleur sourde; en même temps il s'aperçut que son œil droit devenait un peu plus saillant que l'autre. — Le 5 juillet, il se présenta dans l'état suivant :

L'œil droit est complétement sorti de l'orbite et fortement porté vers la tempe, les paupières ne le recouvrent que fort incomplétement; aussi la conjonctive est-elle le siége d'un certain degré d'inflammation, les larmes cependant continuent leur cours régulier et la vision n'est pas entièrement abolie. — A l'angle interne de l'œil, on reconnaît au toucher la pointe arrondie d'une tumeur évidemment plus profonde et dont on constate la présence en déprimant les parties molles. Cette tumeur a une dureté osseuse, elle est peu sensible à la pression, mais elle est le siége de douleurs sourdes et continues qui fatiguent

(1) Acrel, Chirurgische Vorfälle, übersetzt von Murray, vol. I, p. 102. Göttingen. 1777.

beaucoup le malade et le privent de sommeil. La narine correspondante est libre. M. Maisonneuve pratique le 14 juillet l'opération suivante : Le malade étant préalablement soumis au chloroforme, le chirurgien cerna par une incision demi-circulaire toute la partie interne de la circonférence de l'orbite en commençant au dessus du sourcil. Les parties molles furent ensuite disséquées jusqu'aux os, de sorte que le périoste compris dans le lambeau entraînait avec lui le muscle orbiculaire et même une partie du grand oblique. Cette dissection rapide mit à découvert toute la partie antérieure de la tumeur et une partie de sa face interne. Avant de passer outre, il fallut d'abord étancher le sang en faisant la ligature de trois ou quatre petites artérioles, puis commença la partie la plus difficile de l'opération. La tumeur incrustée dans la partie interne de l'orbite, remplissait plus des deux tiers de cette cavité. La base ne présentait aucun rétrécissement et semblait se continuer non-seulement avec la paroi orbitaire interne, mais encore avec les parois supérieure et inférieure. Son extrémité postérieure était située trop profondément pour qu'il fût possible de la circonscrire. La partie antérieure seule offrait une saillie mamelonnée sur laquelle on pouvait avoir prise. M. Maisonneuve essaya d'abord d'attaquer cette exostose avec la scie à molettes de M. Charrière, avec celle de M. Martin, etc.; l'étroitesse de la cavité dans laquelle il fallait manœuvrer ne permit pas de faire usage de ces instruments. On essaya alors les pinces de Liston. Mais le tissu de la tumeur était tellement dur et compact que cet instrument, malgré les efforts les plus considérables, ne parvint même pas à l'entamer; plus d'une demi-heure se passa dans ces tentatives infructueuses; deux fois les pinces de Liston se brisèrent sous les efforts réunis du chirurgien et de deux aides. Une autre pince fournie par M. Charrière, qui assistait à l'opération, eut le même sort. Convaincu qu'il ne pouvait rien obtenir des instruments sécateurs, le chirurgien envoya quérir un ciseau à froid; puis, à l'aide de cet instrument et d'un maillet, il chercha à buriner la tumeur. Celle-ci résistait toujours et ne se laissait point entamer; un de ses mamelons seulement, gros comme une noisette, se détacha après bien des efforts, et fut lancé au loin. Derrière ce mamelon, la tumeur présentait une gorge ou rainure au fond de laquelle le tissu osseux avait une moindre densité. Le ciseau violemment percuté par le marteau, finit par y pénétrer à une certaine profondeur, et bientôt le chirurgien constata que la tumeur était devenue mobile; cette mobilité toutefois était bien peu prononcée, car il fallut un examen attentif pour établir bien positivement son existence. Un grand résultat était acquis. Cette tumeur s'était détachée en masse; elle était mobile : il semblait qu'il n'y avait presque plus rien à faire pour en opérer l'extirpation; mais de nouvelles difficultés attendaient encore l'opérateur. Cette tumeur éburnée formait du côté des fosses nasales un relief à peu près semblable à celui qu'elle présentait dans l'orbite, et ces deux portions étaient comme étranglées par une sorte d'anneau osseux formé en haut par le frontal, en bas et en avant par l'os maxillaire supérieur et son apophyse montante. Ce n'est qu'après de longs et laborieux efforts, au moyen de leviers de toutes sortes, de daviers, etc., que la tumeur put être extraite d'un seul bloc. M. Maisonneuve, portant aussitôt le doigt dans l'excavation profonde produite par l'extirpation de la tumeur, constata, non sans quelque surprise, que l'intérieur de cette excavation était parfaitement lisse et tapissé par une sorte de membrane tomenteuse. Aucune communication apparente n'existait avec le sinus maxillaire, ni même avec les fosses nasales. Pendant toute cette opération difficile, l'œil n'avait pas été un instant froissé. Les os voisins de la tumeur avaient été scrupuleusement ménagés; aussi M. Maisonneuve ne craignit-il pas, après avoir remis l'œil en place, de rapprocher par première intention les lèvres de la plaie au moyen de la suture entortillée. L'opération avait duré une heure et demie; le malade, soumis au chloroforme, s'était reveillé à plusieurs reprises, et plusieurs fois aussi avait été plongé de nouveau dans le sommeil anesthésique. Elle n'a été suivie d'aucun accident; l'œil a repris ses fonctions et ses mouvements. La plaie s'est réunie par première intention, et la fièvre traumatique n'a pour ainsi dire pas été sensible. — L'examen de la pièce a fait reconnaître une tumeur osseuse complétement éburnée, dont la forme générale rappelait parfaitement l'os ethmoïde. Les dimensions étaient pour le diamètre antéro-postérieur 0^{m},05, pour le transversal 0^{m},04, pour le vertical 0^{m},04. La face interne est lisse et régulière, l'externe convexe et mamelonnée. La supérieure présente en avant une excavation profonde où se voient les traces d'une rupture. C'est par là que la tumeur était soudée au frontal dans une étendue de deux centimètres. L'inférieure est divisée verticalement par une rainure dont les bords mamelonnés embrassaient l'apophyse montante de l'os maxillaire. Enfin la postérieure représentait plutôt un bord arrondi, dont le tubercule supérieur répondait au trou optique. Cette tumeur pesait 28 grammes (1).

La dilatation des cellules ethmoïdales peut simuler une exostose de l'orbite, comme on le verra dans l'observation suivante publiée par le docteur Brainard (2).

Obs. 77. — L'œil droit d'un homme âgé de 20 ans était tellement poussé en avant que ses paupières pouvaient à peine se fermer. A l'angle interne, on sentait une tumeur osseuse, longue de deux pouces, qui suivait la courbure de l'orbite sans gêner les mouvements ou les fonctions de l'œil. L'auteur, voulant extirper cette tumeur, pénétra, après avoir traversé une lame osseuse, dans une excavation remplie d'une mucosité épaisse, jaune et inodore, et fut obligé de recourir à un ciseau pour en détacher la paroi externe : cette cavité, de la dimension d'un œuf de poule environ, s'étendait derrière la racine du nez dans la direction du bord interne de l'orbite gauche, avait deux pouces de large et était tapissée d'une muqueuse complétement saine. L'auteur fit à la partie inférieure de cette cavité une ouverture ou communication avec la cavité nasale, y introduisit un plumasseau de charpie qu'on pouvait retirer par la narine, puis sutura les bords de la plaie. Celle-ci se cicatrisa en une semaine et l'opération n'eut d'autre suite que l'épiphora. T. W.]

§ IV. — Ostéosarcome.

L'ostéosarcome, que quelques auteurs appellent *exostose fibreuse,* et sir A. Cooper *exostose fongueuse de la membrane médullaire,* attaque quelquefois le crâne et envahit les os de l'orbite.

Cette maladie consiste dans le développement d'une tumeur qui se confond avec la substance de l'os ; elle prend quelquefois naissance à la surface même de l'os malade, mais le plus souvent à l'intérieur du tissu spongieux lui-même. Elle est formée d'une substance beaucoup plus molle que ne l'est le cartilage ordinaire, contenant de nombreuses petites esquilles et de minces lamelles osseuses qui s'irradient dans son épaisseur, et qui sont formées par l'os primitif étalé et séparé en fibres, ou par un dépôt de nouvelle formation de substance osseuse morbide. Cette affection est sous la dépendance d'un état constitutionnel particulier, et on la regarde généralement comme maligne. M. Lawrence, néanmoins, distingue l'ostéosarcome en *indolent* et en *malin* (3) : le premier, mettant des années à acquérir un volume considérable, ne s'accompagnant que de peu de douleur et ne devenant dangereux qu'en empêchant les fonctions des parties, à cause du volume qu'il atteint ; le second, douloureux dès le début et s'accroissant avec rapidité. D'autres écrivains ont établi les mêmes différences entre les exostoses fibro-cartilagineuses et les exostoses sarcomato-médullaires. Cette dernière espèce, ou ostéosarcome malin, paraît être le cancer encéphaloïde ou fongus hématode se développant dans les os ; l'autre est la tumeur ostéoïde de Müller.

On conserve dans le musée de Hunter, et à l'université de Glascow, deux crânes qui ont été affectés d'ostéosarcome dans une grande

[(1) Gazette des hôpitaux. 1853, n° 95. — Annales d'oculistique, t. XXXIV, 277.]
[(2) Amer. Journ. of méd. Science. Juillet 1852.]
(3) Lectures on Surgery, Medical Gazette, vol. VI, p. 454. London, 1830.

étendue. L'un d'eux, qui paraît provenir d'un homme, et dont on n'a pas conservé l'histoire, laisse voir toute sa moitié gauche transformée au plus haut degré par la maladie; les aiguilles et les lamelles osseuses qu'il présente s'élèvent à trois quarts de pouce au moins au-dessus du niveau naturel des os. Les aiguilles font aussi saillie à l'intérieur du crâne, surtout à l'endroit du temporal. Il n'y a qu'une petite portion du plancher de l'orbite qui soit restée saine; les trois autres côtés de cette cavité sont en grande partie détruits. L'autre crâne est celui d'une femme; il a été représenté par le docteur Baillie dans une série de planches qui accompagnent son *Anatomie pathologique* (1). Neuf ou dix parties différentes du crâne sont affectées dans ce cas. La partie moyenne du frontal, le temporal droit, les deux pariétaux, le frontal derrière son apophyse orbitaire externe droite, sont les principaux points malades. A la tempe droite, la maladie pénètre dans l'orbite et a atteint jusqu'à un certain point l'intérieur du crâne. Au niveau de chaque région pariétale, l'intérieur du crâne est fort malade, des aiguilles d'un demi-pouce de long font saillie à l'intérieur dans ces points. Dans l'un et l'autre de ces échantillons, l'affection a évidemment pris naissance dans le tissu spongieux et a détruit les deux tables des os.

Obs. 78. — Sir A. Cooper (2) a donné l'esquisse d'une tumeur sarcomateuse du front s'étendant jusqu'au rebord de l'orbite. Sir Astley décida le porteur de cette tumeur à se laisser opérer. Lorsqu'on l'eut enlevée, elle se trouva composée des éléments que nous avons déjà décrits, et, bien qu'elle fût en partie formée d'aiguilles osseuses, elle se rompait facilement sous le doigt. L'opéré fut pris de fièvre et de coma et mourut le sixième jour. A l'autopsie, sir Astley reconnut que les deux tables de l'os étaient malades, que le mal s'étendait au delà de ces tables et que la dure-mère était prise ; on voyait s'en élever plusieurs productions fongueuses; l'inflammation déterminée par l'opération s'était étendue jusqu'aux membranes du cerveau. L'affection paraissait avoir pris naissance dans le diploë du frontal pour de là se répandre entre le péricrâne et le crâne et entre le crâne et la dure-mère. La tumeur externe était beaucoup plus considérable que celle qui prenait naissance à la table interne. Il est de toute évidence que la mort serait également survenue quand bien même on n'eût tenté aucune opération.

Sir Astley termine l'histoire de ce cas en disant qu'on peut opérer en toute sûreté une exostose de la table externe du crâne, quand elle s'est développée lentement, qu'elle est très-peu vasculaire et qu'elle ne s'accompagne que d'une douleur modérée; mais qu'il hésiterait à opérer encore dans le cas où la tumeur s'est développée plus rapidement, où elle offre une surface rouge et des signes d'une vascularité prononcée, et où elle s'accompagne de vives douleurs lancinantes qui traversent le cerveau.

Ces derniers caractères n'appartiennent pas à l'exostose, mais à l'ostéosarcome.

Obs. 79. — Sir Philip Crampton fut consulté, par une dame âgée d'environ 55 ans,

(1) Fasciculus X. Plate I. London, 1799.
(2) Surgical Essays, by COOPER and TRAVERS, vol. I, p. 212. London, 1818.

pour un obscurcissement de la vue de l'œil droit : cet œil était excessivement dur au toucher et affecté de strabisme ; il faisait une certaine saillie hors de l'orbite : la pupille restait immobile, mais la vision n'était pas complétement détruite. Elle ressentait de vives douleurs lancinantes dans la tête et le bras droit ; sa santé générale était très détériorée, et son aspect cadavéreux ; sa mémoire paraissait beaucoup affaiblie, et il existait une insensibilité générale pour les impressions externes ; son courage paraissait fort abattu, néanmoins elle ne se plaignait pas beaucoup. Un examen attentif faisait découvrir que la fosse temporale était occupée par une tumeur, mais celle-ci était parfaitement indolente et incompressible. Sir Philip Crampton fut quatre à cinq semaines sans revoir cette dame ; lorsqu'il la revit, elle était presque dans le coma : la tumeur de la tempe était considérablement augmentée, ainsi que la saillie de l'œil hors de l'orbite. Elle mourut quelques jours après, et le lendemain de sa mort la tête fut examinée. — En soulevant l'aponévrose du muscle crotaphyte, on trouva la fosse temporale occupée par une substance grisâtre, de la consistance du cerveau ; le muscle avait complétement disparu ; de nombreuses aiguilles osseuses provenant du frontal et du temporal, traversaient la tumeur dont ils constituaient une portion considérable. En ouvrant le crâne on aperçut, logée entre la dure-mère et l'apophyse orbitaire interne, une tumeur offrant exactement le même aspect et garnie aussi d'aiguilles osseuses. L'os, macéré, offrit l'échantillon le plus parfait d'*exostose fibreuse*, que sir Philip eût encore vu. Les aiguilles qui partaient des tables externes et internes du crâne étaient de l'épaisseur d'une soie de cochon et avaient trois quarts de pouce de long ; elles étaient pressées les unes à côté des autres, comme les poils d'une brosse, et occupaient, en formant une ligne onduleuse, une étendue de deux pouces carrés. Les tables des os étaient légèrement écartées dans le point correspondant à l'exostose, et le diploë paraissait contenir une portion de cette matière, ressemblant à celle du cerveau, qui constituait la masse de la tumeur. Sir Philip pense qu'il est impossible de décider si la maladie a débuté par les parties molles ou par les os ; il penche cependant pour ce dernier avis, parce que les aiguilles provenaient de l'os lui-même, et non de la dure-mère ou du périoste que la tumeur refoulait jusqu'à un pouce de distance des tables externes et internes (1).

Sir P. fait remarquer que, dans l'ostéosarcome malin, la matière osseuse est plutôt en défaut qu'en excès ; car bien qu'on rencontre des aiguilles osseuses dispersées au milieu de la substance, semblable au cerveau, qui constitue la tumeur, l'os lui-même est privé de sa base terreuse et converti en une substance stéatomateuse ou cartilagineuse. Quelquefois néanmoins, la tendance à sécréter du phosphate de chaux est singulièrement augmentée, et l'on voit alors s'élever de l'os malade d'énormes masses osseuses bizarrement configurées. La présence ou l'absence de matière osseuse en pareil cas dépend, selon sir Philip, de l'action relative des systèmes sécrétant et absorbant dans l'os malade. Il pense aussi que les différences de caractère et de nature qu'on observe dans les tumeurs osseuses dépendent considérablement de la constitution des malades chez qui elle se développe, et qui peut être saine, cachectique ou scrofuleuse.

Obs. 80. — Le docteur Schott a opéré dans un cas où l'œil était chassé de l'orbite par une tumeur fongueuse provenant du diploë de la grande aile du spénoïde, de la moitié externe de sa portion orbitaire, de la portion temporale du frontal et de l'apophyse zygomatique, ainsi que de l'angle sphénoïdal du pariétal et de la moitié antérieure de la portion squameuse du temporal. La tumeur ne pénétrait point seulement dans l'orbite

(1) Dublin Hospital Reports, vol. IV, p. 554. Dublin, 1827.

et la fosse temporale, mais aussi dans le crâne. L'opérateur enleva la masse morbide qui occupait l'orbite et la fosse temporale. Le malade mourut en douze heures (1).

Il est à peine nécessaire d'ajouter que dans les cas d'ostéosarcome de l'orbite, moins on fait, mieux cela vaut (2).

§ V. — Kystes des parois de l'orbite.

Les os sont sujets à deux sortes de tumeurs enkystées : les hydatides enkystées qui contiennent des échinocoques semblables à ceux qu'on rencontre dans le foie, et les kystes séreux. Ces tumeurs se développent dans le tissu spongieux et distendent les os souvent à un degré considérable. Le frontal et le maxillaire supérieur sont assez souvent le siége de ces affections; dans ce dernier os, elles sont fréquemment en rapport avec les racines des dents.

M. Keate a rapporté un exemple remarquable de kyste hydatique du frontal. La tumeur partait du front, surtout au-dessus de l'orbite gauche, et offrait la forme et la dimension des trois quarts d'une grosse orange. La tumeur fut ouverte et il en sortit 28 hydatides. Vingt ans après l'opération, le malade continuait d'aller bien (3).

Dans ces deux espèces de tumeurs enkystées, il faut ouvrir largement l'os qui les recouvre et extirper complétement le kyste.

SECTION V.

DILATATION, DÉFORMATION ET ABSORPTION DE L'ORBITE PAR COMPRESSION.

Quand un abcès ou une tumeur se développe à l'intérieur d'une cavité osseuse, la compression qui en résulte dilate lentement les os eux-mêmes, les amincit, les ramollit et les force à se perforer. Les os du crâne subissent aussi ces changements, et on les a vus permettre à une tumeur du cerveau de venir faire saillie à l'extérieur. Le docteur Donald Munro a rapporté un cas dans lequel une tumeur du cerveau vint faire saillie à travers l'os frontal (4) ; M. Hunter en a cité un cas en termes si exactement semblables, qu'il est probable que c'est le même malade que celui qu'a vu le docteur Munro. M. Hunter croit que la tumeur s'était développée dans la pie-mère. Elle était oblongue, de plus d'un pouce d'épaisseur, et longue d'un peu plus de deux pouces. Elle était enfoncée de presque toute sa longueur dans le cerveau, en ap-

(1) Controverse über die Nerven des Nabelstrangs, à la fin de l'avertissement. Frankfurt am Main, 1836.

(2) Le lecteur trouvera décrit et représenté, un cas remarquable de dégénérescence des os du crâne et de la face, comprenant l'orbite, dans Cruveilhier, Anatomie pathologique, t. I, livrais. 21 Il considère l'affection comme cancéreuse.

(3) Medico-chirurgical Transactions, vol. X, p. 278. London, 1819. Hawkins. Op. cit., p. 471.

(4) Medical Transactions, vol. II, p. 353. London; 1772.

parence par le simple effet de la pression ; néanmoins, son sommet, en comprimant la dure-mère, avait en ce point déterminé l'absorption de cette membrane. Le même travail d'irritation s'était communiqué aux os du crâne qui avaient été aussi absorbés ; puis la même chose s'était accomplie pour la peau. A mesure que ces diverses parties cédaient, la tumeur se portait de plus en plus vers l'extérieur, et son sommet venait se présenter à l'ouverture que les absorbants étaient en train de lui frayer à travers la peau du crâne, et par laquelle elle aurait pu s'évacuer avec le temps, si cet homme avait vécu ; mais ses rapports avec des organes essentiels à la vie étaient tels que la mort arriva avant que les parties aient pu s'en délivrer elle-mêmes. Pendant que les parties externes étaient en train de s'absorber, les parties internes qui comprimaient l'autre extrémité de la tumeur, pression qui avait été suffisante pour la pousser au dehors, ne s'étaient pas ulcérées, pas plus que la tumeur elle-même qui, comprimée de toutes parts, n'avait cependant cédé dans aucun point de sa substance. Ni la dure-mère, ni le contour formé par les os, ni la peau qui avait livré passage à la tumeur n'avaient sécrété de pus. La marche générale avait cependant été semblable à celle d'un abcès, en ce sens que c'était du côté le plus rapproché de la surface du corps que s'était développé le travail d'absorption.

M. Hunter considère le travail par lequel un abcès ou une tumeur est ainsi amené à la surface du corps, comme une combinaison de l'absorption interstitielle et progressive : *interstitielle,* parce que des molécules sont seulement enlevées pour un temps des interstices de la partie, la partie elle-même persistant ; *progressive,* à cause de la tendance à se porter vers la surface du corps jusqu'à ce que celle-ci cède et que l'abcès ou la tumeur termine sa marche par l'évacuation ou la dénudation. Par suite de cette tendance, les parties internes du corps humain sont jusqu'à un certain point garanties contre l'invasion de ces maladies, et souvent la guérison est effectuée par l'arrivée au dehors de la substance morbide. C'est pourquoi M. Hunter appelle cette absorption progressive et interstitielle, *le chirurgien naturel* (1).

Si donc les os du crâne, qui sont si durs, se voient forcés de céder, combien cela n'arrivera-t-il pas plus facilement pour ceux de l'orbite, lorsqu'ils seront soumis à l'action du même travail, que celui-ci ait pris son origine à l'intérieur ou à l'extérieur de cette cavité, ou dans les cavités avoisinantes, telles que la narine, les sinus frontal, maxillaire ou sphénoïdal, ou le crâne.

§ I. — Compression de l'orbite de dedans en dehors.

Diverses causes agissant à l'intérieur de l'orbite par compression peuvent déterminer la dilatation et l'absorption de ses parois. J'ai vu

(1) HUNTER on the Blood, Inflammation, and Gunshot Wounds, vol. II, p. 307. London, 1812.

une tuméfaction morbide de la glande lacrymale amener lentement une telle dilatation de l'orbite, que cette cavité pouvait admettre le poing et qu'elle avait cédé en plusieurs endroits. Du sang épanché, des collections de pus, des anévrysmes, des augmentations de volume du globe de l'œil, des tumeurs enkystées ou autres, peuvent amener le même résultat.

Si la compression qui s'exerce à l'intérieur de l'orbite est rapide, elle détermine quelquefois l'inflammation des os et la carie ; mais si elle s'exerce lentement, pendant l'espace de plusieurs années par exemple, la dilatation et l'absorption s'effectuent sans formation de pus, et même sans inflammation. Quelquefois, cependant, une tumeur, après avoir déterminé lentement la dilatation de l'orbite, et même l'absorption partielle de ses parois, vient à s'enflammer et à sécréter du pus ; ce travail se transmet aux parties voisines, et l'on voit alors survenir la carie. Si c'est la voûte de l'orbite qui s'affecte de cette façon, la dure-mère s'enflamme et sécrète du pus ; le cerveau se prend ; à la fièvre viennent s'ajouter le délire et le coma, et la mort arrive plus ou moins rapidement.

§ II. — Compression de l'orbite par une cause siégeant dans les narines.

1. *Polype nasal.* — La narine communique avec l'orbite par le canal nasal. L'os unguis et la portion de l'ethmoïde qu'on appelle *os planum* forment une mince cloison entre ces deux cavités, cloison qui, sans la tendance qu'ont les tumeurs, ainsi que nous l'avons déjà dit, à se porter vers la surface externe du corps, serait fréquemment traversée par les polypes du nez. Mais ce genre de tumeur, après avoir rempli la narine dans laquelle elle a pris naissance, dilate l'ouverture antérieure de cette cavité, se porte en arrière de façon à se montrer derrière le voile du palais, refoule de côté la cloison nasale et agrandit l'une des narines aux dépens de l'autre. Ce n'est, en général, que lorsque la narine a été ainsi fortement dilatée, et la face considérablement déformée, que le polype se fait jour à travers l'os unguis et vient, recouvert par la peau enflammée, faire saillie dans la région occupée par le sac lacrymal. Mais avant cela, le passage des larmes est obstrué, et le malade éprouve une sensation douloureuse de pression dans l'orbite et dans toute la tête. Si le polype continue à avancer, les os nasaux sont séparés d'avec les maxillaires supérieurs, l'orbite est encore plus envahi, l'œil déplacé, la vision abolie, et toute la cavité du crâne venant enfin à céder, la tumeur arrive en contact avec le cerveau.

Les polypes qui se développent dans le nez déterminent beaucoup plus rarement la déformation de l'orbite que ceux qui se développent dans l'antre d'Highmore et auxquels sont surtout dus les effets destructeurs que nous venons d'énumérer. Cette dernière espèce de polype se confond facilement avec le polype nasal, et je soupçonne fortement que la méprise a été commise dans plusieurs des observations que l'on a rapportées. Dans tous les cas d'exophthalmos ou de saillie de l'œil en avant, il faut explorer soigneusement la narine avec le doigt et la sonde pour s'assurer si le mal n'est pas dû à un polype du nez ou du sinus maxillaire. Un polype du sinus, après avoir détruit par pression les os et la muqueuse qui séparent le sinus de la cavité nasale, se fait quelquefois jour dans la narine et simule un polype nasal ; j'ai même vu un polype du sinus traverser les deux narines et faire saillie à l'angle interne de chaque orbite. Je ne crois pas nécessaire de m'étendre sur le traitement des polypes du nez : on doit les extirper de bonne heure.

2. *Exostose entre la narine et l'orbite.* — Dans l'observation qui suit, l'orbite a été déplacé par une tumeur osseuse qui a fini par se détacher spontanément. Ce cas, ainsi qu'un autre de tumeur osseuse dans l'orbite, dont j'aurai à m'occuper, conjointement avec d'autres tumeurs orbitaires, dans un chapitre qui doit suivre, paraît être un cas d'exostose pédiculée, dont le col finissant par se rompre, a laissé les tumeurs libres. C'est un fait très-important, au point de vue pratique, que de savoir que le point d'attache d'une exostose ne s'étend presque jamais, et que l'accroissement de la tumeur a lieu principalement par sa périphérie (1).

Obs. 81. — Thomas Moore vit survenir, vers l'âge de 13 ans, un petit bouton semblable à une verrue, qui se développa au-dessous de son œil gauche contre le nez. Il en déchira le sommet en se grattant, ce qui détermina la formation d'une croûte. Ceci fut suivi du développement d'une tumeur qui s'accrut pendant 23 ans. Bien que ses progrès fussent lents et qu'elle fût indolore, cette tumeur attira de plus en plus l'attention, et finit par déterminer une grande difformité de la face. La cloison du nez fut refoulée à droite au point d'oblitérer presque complétement la narine de ce côté ; les cornets et les méats furent détruits à gauche, et l'orbite gauche déjeté en dehors. Un peu plus tard, la tumeur déplaça la paroi interne de l'orbite, et le globe de l'œil ainsi comprimé devint le siége des plus atroces douleurs, bien que la vision fût à peine entravée. Quand le malade eut atteint 19 ans, l'œil, cédant à la pression, se creva et ses humeurs s'échappèrent. Moins d'une heure après, le malade, qui depuis plusieurs semaines ne dormait plus, tomba dans un profond sommeil. Quand il s'éveilla, la douleur avait presque complétement disparu, et ce mieux relatif se maintint. Vers l'âge de 30 ans, on remarqua que la tumeur devenait mobile et qu'elle se détachait par ulcération des parties molles voisines. Le travail de séparation fut facilité par une suppuration abondante, et quelquefois par des hémorrhagies copieuses fournies par les vaisseaux des tissus voisins. Pendant quelque temps, la tumeur ne tint plus que par quelques bandes de peau qu'il aurait été très-facile de diviser. Enfin, il se détacha plusieurs petits fragments d'os irréguliers ; mais la grosse masse resta en place jusqu'à ce que l'ulcération eut achevé de détruire les bandes de peau ; alors, au grand étonnement du malade, toute la tumeur tomba en se séparant de sa face. Cette séparation ne fut accompagnée ni de douleur ni d'écoulement de sang ; mais il resta entre le nez et l'orbite un vaste creux, borné en bas par la face nasale de la voûte palatine et le plancher du sinus ; en haut par le sinus frontal gauche et la moitié gauche de la lame

(1) Stanley. On Diseases of the Bones, p. 150. London, 1849.

criblée de l'ethmoïde; en dedans par la cloison nasale offrant une surface concave, et à sa partie inférieure une petite ouverture de communication avec la narine droite; en dehors par l'orbite gauche. Cette brèche s'ouvrait en arrière dans le pharynx. Quand M. Hilton rédigea l'histoire de ce cas, les parois supérieure, externe et en partie l'interne, étaient couvertes de granulations de bonne nature. En mesurant la distance de la partie moyenne de la face au bord malaire de l'orbite de chaque côté, on trouva le côté gauche de près d'un pouce plus grand que le droit. Le sourcil gauche était allongé de près d'un demi-pouce; la cavité du crâne paraissait avoir été déformée par la pression de la tumeur en haut. La tumeur pesait 14 onces 3/4. Sa pesanteur spécifique était de 1,80, sa plus grande circonférence de plus de 11 pouces, et sa plus petite de 9 pouces. Extérieurement sa surface était ondulée, concave en arrière. A la section, elle offrait une surface extrêmement dure, semblable à l'ivoire, avec des lignes, au nombre de cinquante, disposées en courbes concentriques et s'agrandissant à mesure qu'elles s'éloignaient de la partie postérieure (1).

§ III. — Compression de l'orbite ayant sa cause dans le sinus frontal.

Si l'on considère que, quand le sinus frontal est développé, indépendamment de toute affection morbide, il détermine la séparation de la voûte orbitaire du frontal en deux lames, ainsi qu'on peut le voir sur des crânes de vieillards, et même sur quelques crânes de jeunes gens, on comprendra sans peine que ce sinus, dilaté par une maladie, puisse déformer l'orbite, déplacer l'œil, détruire la vision, et finalement désorganiser les os sur lesquels la pression s'exerce.

Le sinus frontal, comme le sinus maxillaire, est sujet à diverses maladies ; savoir : 1° l'inflammation de la membrane qui le tapisse, qui peut se terminer par une collection de matière ténue, ou épaisse et grumeleuse; 2° des tumeurs enkystées, que d'autres auteurs ont préféré appeler des hydatides; 3° des tumeurs plus ou moins solides, que l'on considère comme de la nature des polypes ou des fongus; 4° des exostoses.

1. *Inflammation du sinus frontal, terminée par une collection de pus.* — Le sinus frontal de chaque côté est tapissé par une mince membrane fibro-muqueuse, continuation de celle des narines. Les deux sinus sont séparés par une cloison osseuse qui occupe rarement la ligne médiane; de sorte que, en général, l'un des sinus est beaucoup plus grand que l'autre. Chaque sinus communique avec le méat moyen de la narine par l'intermédiaire des cellules ethmoïdales antérieures. Ce trajet est étroit et indirect. Je ne saurais dire si les maladies des sinus frontaux doivent principalement, ou souvent, ou à un degré quelconque, être attribuées à l'obstruction accidentelle de ce canal de communication. Beer a signalé la suppression brusque d'un écoulement catarrhal abondant comme cause de collection de pus dans les sinus. On sait que, dans les cas de plaies pénétrantes des sinus, leur membrane s'enflamme et sécrète un mucus puriforme blanc que l'on a quelquefois pris pour de la substance cérébrale. Le froid et les

(1) Guy's Hospital Reports, vol. I, p. 495. London. 1836.

autres causes d'inflammation des muqueuses peuvent aussi agir sur la membrane des sinus, et il n'est pas rare, chez les scrofuleux, de voir se rassembler dans ces cavités un pus grumeleux, comme on le voit souvent aussi pour les sinus maxillaires.

La suppression de la sécrétion normale de la membrane de Schneider, ou de sa sécrétion augmentée par une altération morbide, paraît avoir été quelquefois la cause d'une amaurose (1), probablement en déterminant une congestion cérébrale.

Il est à peine nécessaire de citer ici des exemples de simple suppuration des sinus frontaux; je me bornerai à renvoyer le lecteur aux observations rapportées par Runge (2) et Richter (3). Dans l'une d'elles, le malade guérit, après que la cavité malade se fut ouverte à l'extérieur; dans une autre, après que la matière se fut frayé une issue dans la narine; enfin, dans une troisième, la mort fut la terminaison, après que le pus se fut fait jour spontanément à travers la table externe du frontal et la partie moyenne de la paupière supérieure.

Au début de l'inflammation des tissus frontaux, les symptômes seront rarement assez clairs pour qu'on puisse établir un diagnostic positif et adopter un traitement actif. Dans les trois cas auxquels nous avons renvoyé, la maladie avait marché au point de déterminer une saillie considérable de la table externe des sinus, ou la rupture de cette cavité et l'évacuation du pus, avant qu'on ait paru soupçonner la nature du mal. Si l'on était appelé en temps opportun, et que la douleur et les autres symptômes parussent annoncer une inflammation de la membrane qui tapisse les sinus, il ne faudrait point hésiter à appliquer des sangsues à l'intérieur des narines et à recourir aux autres moyens antiphlogistiques. On pourrait essayer l'introduction dans les narines de vapeurs d'abord émollientes, puis rendues stimulantes. Si elles parvenaient à provoquer une sécrétion abondante de la membrane de Schneider, cet écoulement agirait favorablement sur les sinus enflammés (4).

Lorsque la suppuration est formée, on peut avoir recours avec avantage aux révulsifs et à divers autres moyens.

Dans la dernière période, alors que le frontal se déforme, s'amincit, se ramollit, et cède à la pression comme un cartilage élastique, ou se perfore par absorption ou par carie, il n'y a plus guère moyen de se tromper. Cependant, l'ouverture qui survient alors à l'os, puis aux téguments, ne se rencontre pas au-dessus ou au niveau du sourcil,

(1) Voyez une observation de VATER, Philosophical Transactions, vol XXXIII, p. 147. London, 1726.

(2) RUNGE. De Morbis sinuum ossis frontis et maxillæ superioris, dans Haller, Disputationes chirurgicæ, t. I. p. 212. Lausannæ, 1755.

(3) Novi Commentarii Societatis regiæ Gottingensis, t III, p. 85. Gottingæ, 1737.

(4) Voyez une observation par TOTT, Gräfe und Walther 's Journal der Chirurgie und Augenheilkunde, vol. XI, p. 662. Berlin, 1828.

ainsi qu'une connaissance insuffisante de l'anatomie des sinus frontaux pourrait le faire croire, mais tout contre l'angle interne de l'œil, ou au-dessous de la partie moyenne de l'arcade sourcilière; de sorte que quelquefois on pourrait croire à une affection du sac lacrymal, jusqu'à ce que la sonde en se dirigeant en haut et en arrière, vienne éclairer le diagnostic. Chez un malade du *Eye Infirmary* de Glascow, le premier symptôme qui attira l'attention fut un abcès pointant sous la peau, immédiatement au-dessus du tendon de l'orbiculaire des paupières. Aucune douleur ne s'était manifestée dans la première période de l'affection. Il s'écoula pendant longtemps une grande quantité de pus épais. L'œil ne souffrit pas.

A cette période de l'affection, il ne saurait s'élever le moindre doute sur les indications à remplir : il faut ouvrir largement le sinus à l'aide d'un fort bistouri courbe ou d'une petite tréphine, évacuer son contenu, et s'efforcer d'améliorer l'état de la membrane par des injections au nitrate d'argent ou d'autres analogues, puis laisser les parties granuler et se cicatriser.

Dans un cas où Beer trépana le sinus, non-seulement cette cavité revint à son état normal, mais l'œil déplacé rentra dans l'orbite et la vision fut rétablie. Dans un autre où les symptômes extérieurs ne paraissaient pas, à beaucoup près, aussi alarmants que dans le premier, après avoir ouvert la table externe, il reconnut, en explorant soigneusement à l'aide de la sonde, que la table interne était ramollie et même perforée; la vue était complétement perdue. Beer se borna à essayer d'arrêter les progrès de l'affection en pratiquant une contre ouverture à la conjonctive au-dessus de l'œil. Dans un troisième cas, les symptômes d'une collection de mucus puriforme dans le sinus étaient manifestes; mais le malade ne voulut point entendre parler d'opération. Cinq semaines après la première visite de Beer, la paroi externe du sinus se perfora d'elle-même; deux semaines plus tard, l'œil était désorganisé et une grande partie de l'orbite et du nez détruits par la carie. L'autre œil resta complétement amaurotique (1).

2. *Tumeurs enkystées ou hydatides des sinus frontaux.* — Le professeur Langenbeck a publié deux cas de compression de l'orbite par des altérations du sinus frontal. Il en parle comme étant des hydatides, expression que quelques pathologistes allemands emploient souvent mal à propos. Runge les aurait probablement regardés comme des kystes ou des tumeurs enkystées; l'un n'était vraisemblablement qu'une collection de mucus, et l'autre de pus épaissi. La situation qu'occupait la saillie de la table externe de l'os est au nombre des circonstances les plus remarquables de ces observations.

Obs. 82. — F. Reidgarten, âgée de 17 ans, s'est toujours bien portée jusqu'à l'âge

(1) Lehre von den Augenkrankheiten, vol II, p 570. Wien, 1817.

de 8 ans. A cette époque, pendant un des jours chauds de 1802, elle tomba dans l'eau. Le lendemain, elle fut prise de convulsions, suivies quelques jours après d'une éruption qui paraît avoir été la rougeole, mais qui eut une marche anormale. Pendant l'automne de la même année, elle tomba, la tempe droite heurtant contre l'angle d'une table, et peu après, une tumeur dure se montra au niveau de la région du sinus frontal droit. Elle s'accrut graduellement sans douleur, se portant vers la tempe droite et envahissant tout le côté droit du frontal. L'œil droit fut promptement refoulé en dehors et en bas, et la vue diminua progressivement. En novembre 1818, lorsque la malade se présenta à l'hospice de Gottingue, la tumeur s'étendait en haut jusqu'à la suture coronale. Le bord orbitaire du frontal, l'œil et l'orbite étaient refoulés en bas. L'œil était recouvert par les paupières et n'avait point quitté l'orbite, de sorte qu'à proprement parler il n'y avait pas exophthalmos; mais l'orbite conjointement avec l'œil, avait été poussé en avant, en dehors et en bas, de sorte que l'œil se trouvait de niveau avec le bout du nez. La fente des paupières ressemblait à un croissant. L'œil pouvait être un peu dirigé, mais avec difficulté, du côté du nez ; il avait conservé sa forme normale sans s'atrophier et était complétement amaurotique. Quoique la tumeur fût dure en général, néanmoins, à la région temporale et au-dessus de l'œil, elle cédait à la pression des doigts, pour se relever ensuite, comme si l'on eût pressé sur le couvercle d'une boîte en fer blanc. Elle était complétement indolore, excepté quand on la comprimait fortement au dessus du nez. L'absence de tout désordre du côté des fonctions cérébrales démontrait jusqu'à l'évidence qu'elle ne s'étendait pas du côté du cerveau. Il n'y avait ni céphalalgie, ni vomissement, ni vertige, ni insensibilité, ni coma ; la santé générale était bonne. Sa situation, sa dureté, et ce fait qu'elle était recouverte par une mince lamelle osseuse qui, dans certains points, cédait à la pression du doigt, en même temps que l'absence de souffrance du côté du cerveau, ne laissèrent point de doute sur une distension du sinus frontal par un produit morbide. Langenbeck procéda le 2 décembre 1818 à l'ouverture de la tumeur. Il pratiqua une incision cruciale des téguments, en regard du point qui cédait à la pression des doigts. Il traversa ensuite la table externe du frontal à l'aide d'un perforateur et introduisit par cette ouverture des pinces pour briser quelques portions de cette table externe. Il s'échappa un fluide lymphatique transparent et visqueux, provenant d'un kyste d'un blanc reluisant, qui remplissait tout le sinus frontal et qui avait été ouvert par le perforateur. On saisit le kyste ou l'hydatide, comme l'appelle l'auteur, à l'aide d'une pince, et on l'enleva en partie. En mesurant les dimensions de la cavité, on trouva qu'il y avait trois pouces depuis l'ouverture pratiquée jusqu'à l'apophyse orbitaire externe du frontal; du même point au sinus du côté opposé et à la paroi postérieure de la cavité, trois pouces et demi. On sentait distinctement à l'aide du doigt la lame postérieure du sinus; l'antérieure était mince et spongieuse. Le kyste était épais et presque cartilagineux dans le point où il s'attachait. Il formait à l'intérieur plusieurs lobes contenant un liquide jaune. On remplit le sinus de charpie, et au bout de quelques jours il s'en écoula une grande quantité d'un ichor ténu, contre lequel on fit usage d'injections d'une décoction d'écorce de saule avec la myrrhe. Ensuite on eut recours aux injections de sublimé corrosif, mais on dut les suspendre à cause de la salivation qu'elles provoquèrent. Au début, le traitement interne fut antiphlogistique; mais on eut recours au quinquina quand l'écoulement ichoreux se montra. La tumeur n'avait que très-peu diminué quand la malade quitta l'hôpital. Dans l'hiver de 1819 à 1820, elle revint avec la tumeur et l'écoulement dans le même état. Langenbeck passa alors deux sétons à travers le sinus, ce qui amena la diminution de la tumeur et de l'écoulement (1).

Obs. 83. — Un garçon de charrue, âgé de 20 ans, reçut, 11 ans avant son admission à l'hôpital, en jouant à la paume, un coup de raquette sur l'œil et le côté gauche du nez; il en résulta une grande tuméfaction qui, au bout d'un certain temps, disparut complétement. Deux ans plus tard, il commença à ressentir de la douleur dans l'angle interne de l'œil, où il remarqua l'existence d'une tumeur. Lorsque le malade entra à l'hôpital, Langenbeck trouva l'œil non déformé, la vision conservée et la pupille très-sensible. Cependant, cet organe était refoulé en dehors et en bas par une tumeur considérable située à l'angle interne de l'œil. Elle avait tout à fait l'aspect et la situation d'une tumeur lacrymale, mais

(1) Neue Bibliothek für die Chirurgie und Ophthalmologie, vol. II, p. 565. Hannover, 1820.

son volume était beaucoup plus considérable que celui qu'acquiert jamais le sac lacrymal dans son plus grand état de distension. Langenbeck se fondant sur ce qu'on ne pouvait vider la tumeur en la comprimant, sur ce qu'il ne s'écoulait alors ni larmes ni mucus par les points lacrymaux, et sur ce qu'enfin les larmes arrivaient régulièrement dans la narine sans s'échapper sur la joue, conclut qu'il ne s'agissait point du sac lacrymal. La voix du malade avait subi l'altération qu'on observe dans les cas de polype du nez. La tumeur donnait une sensation de fluctuation obscure. Elle était limitée en dedans vers le nez par un rebord osseux tranchant qu'on sentait exactement dans le point où l'apophyse nasale du maxillaire supérieur s'élève au côté interne de l'orbite. La surface de cette tumeur n'était pas recouverte par une lame osseuse, mais offrait au contraire de la mollesse et de la fluctuation; il n'était pas facile de dire où elle siégeait, et on aurait pu facilement la prendre pour le sac lacrymal distendu. Le déplacement si remarquable de l'œil en dehors et en bas militait contre cette supposition; de plus, comme la tumeur s'étendait de l'angle interne de l'orbite en haut vers le sinus frontal, Langenbeck conclut que c'était cette cavité qui était le siége du mal. Une incision ayant été pratiquée de haut en bas contre le bord osseux tranchant qu'on sentait au côté interne de la tumeur, et dirigée de façon à éviter le sac et les conduits lacrymaux, on vit apparaître, après la division des parties molles, un sac d'un blanc luisant. Le doigt fit reconnaître qu'il contenait une masse molle. Langenbeck s'efforça de dégager la tumeur autant que possible; mais s'apercevant qu'elle s'enfonçait profondément dans la narine, il l'ouvrit, et vit s'en échapper une substance tenace d'un blanc grisâtre. Il retrancha à l'aide de ciseaux la plus grande partie qu'il put des parois du sac et introduisit son doigt dans la cavité. Sa profondeur était de trois pouces; il put toucher du bout du doigt le plancher des fosses nasales, mais il ne put atteindre l'orbite ni toucher l'œil. Il sentit, de l'intérieur de la cavité, la paroi interne de l'orbite formée par l'os planum de l'ethmoïde, une portion de la voûte orbitaire du frontal et l'os unguis; cette paroi contenant le sac et le canal lacrymal avait été refoulée en dehors. C'est ce qui avait produit le déplacement du globe de l'œil, sans interruption du cours des larmes. Langenbeck fit aussi pénétrer son doigt en haut dans le sinus frontal, ce qui lui permit de constater que là était le siége primitif de l'affection qui s'était portée du côté de la narine. Il vit alors une grande cavité occupée par une masse tenace d'un gris blanchâtre qu'il enleva avec le doigt et des pinces. Cette matière était contenue dans un sac clos, distinct de la membrane du sinus; sans cela, suivant lui, elle se serait fait jour par la narine. Ainsi que nous l'avons déjà dit, la tumeur à l'angle interne de l'œil n'était recouverte d'aucune portion d'os; il pense, en conséquence, qu'elle a dû se faire jour entre l'os unguis et l'apophyse nasale du maxillaire supérieur, à moins qu'elle n'ait fait disparaître celle-ci par absorption. Cette dernière conjecture est la plus probable, d'autant plus que le bord de l'apophyse nasale était devenu tranchant. On pouvait remplir une tasse à thé de la substance tenace qu'on enleva (1).

[*Obs. 84. — Hydropisie du sinus frontal gauche avec dilatation considérable du sinus et absorption des parois osseuses; formation éventuelle d'une tumeur externe, qui poussait l'œil gauche en bas et en avant;* par O'B. Bellingham, chirurgien de l'hôpital Saint-Vincent, à Dublin. — James Mac Cleary, âgé de 46 ans, petit fermier du comté de Monaghan, est admis le 11 juillet 1850 à l'hôpital Saint-Vincent, sur la recommandation du docteur Morrisson. Il porte une tumeur du volume d'un citron environ, mesurant cinq pouces transversalement et trois pouces de haut en bas, située au front, au-dessus de la racine du nez et de la région des sourcils; elle s'étend du milieu du sourcil droit à la région temporale gauche, et pousse en bas et en dehors l'œil gauche qu'elle cache en partie. La tumeur n'est point douloureuse lorsqu'on la manie, et la peau qui la recouvre n'est point changée de couleur; le centre et la partie inférieure sont mous et donnent au toucher la sensation d'un liquide; en haut et de chaque côté, on sent le long de la base de la tumeur, une saillie osseuse qui se prolonge un peu sur les parois. La vue n'est point affaiblie, et le malade n'a jamais éprouvé qu'une légère douleur à gauche près de la base de la tumeur. Le malade rapporte qu'il a toujours joui d'une bonne santé et n'a jamais reçu de coup sur la région malade; il attribue sa maladie au froid. Il dit que

(1) Ibid. p. 245. Voyez pour un cas d'hydropisie enkystée du sinus frontal qui se rencontra dans la pratique du professeur Jaeger, BRUNN, De Hydrope cystico sinuum frontalium. Berolini, 1829; et AMMON 's Klinische Darstellungen, vol, II, p. 26. Berlin, 1838.

vers le milieu du mois de mars 1848, il était en train de labourer par un temps très-rude, lorsqu'il fut saisi par le froid; *une écume se forma sur son œil* et la vision fut troublée. Deux ou trois mois après, il aperçut sur son front, au-dessus du sourcil gauche, une légère tumeur qui augmenta graduellement.—En février 1850, il se rendit à l'infirmerie de Monaghan, où le docteur Young ponctionna la tumeur à l'aide d'un petit trocart; il en sortit environ plein une coque d'œuf d'un liquide de couleur foncée. En mai dernier, nouvelle ponction suivie du même résultat; la tumeur, assure-t-il, diminua considérablement à la suite de chacune des ponctions. Le testicule gauche atrophié a le volume d'une noisette environ, c'est le résultat d'une blessure reçue à l'âge de douze ans. Le malade étant décidé à se soumettre à toute opération propre à le soulager et à faire disparaître sa difformité, nous résolûmes, en consultation avec sir Philip Crampton, à cause du doute qui existait sur la nature et le siége de la maladie, de mettre la tumeur à nu en incisant largement les téguments et d'agir ensuite suivant les circonstances. — 19 juillet 1850. Une incision transversale qui comprend toute l'épaisseur de la peau est pratiquée dans toute la longueur de la tumeur, et les lèvres en sont disséquées en haut et en bas. On ouvre alors la tumeur et il s'en échappe plusieurs onces d'un liquide visqueux, de couleur foncée et ressemblant beaucoup à de la bile. La cavité qui reste se trouve formée par le sinus frontal gauche dilaté. La table antérieure de l'os a été extérieurement absorbée, excepté vers la base de la tumeur, là où l'on sentait une saillie dure. La table postérieure de l'os a été également résorbée et l'on reconnaît les pulsations du cerveau à la vue et au toucher. La portion orbitaire du frontal a aussi disparu, et l'on peut toucher l'œil gauche par la cavité du sinus. L'intérieur de la cavité offre une surface unie, blanche et brillante qui ressemble à la dure-mère. Un seul point de l'intérieur de la cavité fournit un peu de sang; l'incision des téguments saigna abondamment et exigea plusieurs ligatures. On plaça une compresse de charpie sur le point de la cavité qui fournissait du sang, et la plaie ne fut fermée que quelques heures plus tard quand on put enlever la charpie; les bords de l'incision furent rapprochés et maintenus en contact par quelques points de suture entrecoupée et des bandelettes agglutinatives.

Le fluide évacué avait l'apparence et la consistance de la bile, et ressemblait aussi au liquide qui sort des kystes de l'ovaire qui ont été souvent ponctionnés. Mon ami le docteur Carte l'examina au microscope et y trouva de la matière granuleuse, de l'huile, des globules de sang (qui proviennent de l'incision de la peau et se sont mêlés au liquide à sa sortie) et un grand nombre de cristaux aplatis en forme de table, et qui ressemblent à de la cholestérine. — 20 juillet. Les téguments qui recouvraient la tumeur, et qui étaient hier tout à fait lâches, sont maintenant gonflés et tendus; les deux paupières sont œdématiées et les yeux fermés; la peau du front est rouge et les lèvres de la plaie sont agglutinées. On enlève alors deux des points de suture et l'on sépare dans une petite étendue les lèvres de la plaie; il s'en écoule une quantité de liquide séreux légèrement teint de sang. On introduit dans la cavité un morceau de mèche de coton destiné à agir comme un siphon; pouls à 64. Un grain de calomel et deux grains de poudre de James à prendre trois fois par jour. — 22. Le gonflement et l'œdème des paupières et du front ont diminué; un fluide séreux légèrement teint de sang continue de s'échapper de la plaie, et l'on voit très distinctement les pulsations du cerveau agissant sur ce fluide et le poussant en avant; pouls à 72; soif moindre; langue plus nette. —23. Le malade accuse une douleur gravative au-dessus du sourcil gauche; il ressent, dit-il, parfois des douleurs lancinantes dans le même point, tandis que les parties situées en dessous sont comme engourdies. — 25. Une partie de la blessure s'est réunie par première intention; la matière de l'écoulement est plus épaisse; l'œdème du pourtour de la plaie a un peu diminué; pas de douleur, le malade est plus content, pouls au-dessous de 70, peu de soif. — 26. Le malade n'est pas aussi bien aujourd'hui; le front, particulièrement au-dessus du siége de la tumeur, est d'une rougeur érysipélateuse; peau chaude, constipation, pouls à 84, céphalalgie, insomnie, découragement. On injecte, à l'aide d'une bouteille en gomme élastique, de l'eau tiède dans la cavité, et il en sort une grande quantité de pus de bonne nature, ce qui soulage beaucoup le malade. — 30. La rougeur érysipélateuse a envahi le nez et la joue gauche; la peau est plus fraîche; pouls à 76; la langue est chargée, et les gencives un peu affectées par le mercure dont on cesse l'usage; l'écoulement du pus louable continue; injections d'eau tiède dans la cavité; le malade se plaint de toux et de gêne de la respiration; la sécrétion bronchique est abondante et l'expectoration difficile; il avait été enrhumé pendant l'hiver; les ligatures sont presque toutes tombées, et la plaie est réunie partout excepté au point où l'on introduit la tente. On continue de prescrire un régime très-sévère. — 31. L'érysipèle s'est étendu à l'oreille et à la joue droites; la langue est un peu moins chargée; le malade a eu pendant ces dernières nuits par tout le corps une sueur assez abondante. Mixture de quinine et d'acide sulfurique dilué. — 2 août. L'érysipèle a presque complétement disparu; la langue est nettoyée, plus de douleur; la suppuration, toujours de bonne nature, a diminué; le malade n'accuse que de la faim et de la faiblesse, résultat de la diète sévère à laquelle il a été soumis; les sueurs ont cessé après une dose de la mixture. — 6. Desquamation de la peau de la face; la suppuration a beaucoup diminué; la langue est nette; pas de douleur; on permet de quitter un peu le lit. — 9. Le malade s'est levé chaque jour; il se trouve parfaitement bien. La cavité se remplit et l'écoulement est insignifiant. — 19. La cavité est presque entièrement remplie; de l'eau qu'on y injecte revient immédiatement; il y a peu de suppuration et ce n'est qu'avec peine que la tente maintient un petit orifice ouvert; la santé est parfaite, la langue nette et les selles régulières. — 21. Le malade retourne chez lui à la campagne; il était parfaitement bien, lorsque l'on reçut de ses nouvelles quelque temps après (1). T. W.]

3. *Polypes du sinus frontal.* — On connaît des cas de polype des sinus frontaux, mais lorsque la même affection existait dans les cavités avoisinantes. On conçoit cependant qu'un polype puisse occuper l'un ou l'autre des sinus frontaux sans que les narines ou les sinus maxillaires contiennent aucune tumeur de cette nature; il pourrait alors dilater lentement la cavité dans laquelle il aurait pris naissance, déplacer le globe de l'œil, amincir et ramollir la table externe du frontal. Il faudrait ouvrir le sinus; et comme les polypes ne tiennent souvent que par un pédicule étroit à la membrane dont ils naissent, il est probable qu'il serait facile d'extirper la tumeur avec succès.

Obs. 85. — On confia au docteur Wuth le traitement d'un petit garçon de 10 ans, dont l'œil gauche était malade depuis 9 ans. Cet œil était complétement chassé hors de l'orbite, de telle sorte qu'il se trouvait de niveau avec le dos du nez. Il était tellement porté en dehors sur la région malaire, que, vu de face, il cachait complétement ce côté de la figure. Quant au déplacement en bas, il avait eu pour résultat de le mettre sur la même ligne que le bout du nez. Les paupières, pendant les trois dernières années, l'avaient recouvert de moins en moins, et actuellement elles le protégeaient si peu que la cornée et la sclérotique, dans une étendue de trois lignes tout autour, restaient complétement à nu. Un ulcère large et profond de la cornée menaçait de déterminer promptement la destruction de l'œil. Le frontal et les os du nez faisaient une forte saillie en avant. L'œil avait quitté progressivement sa place à mesure que l'orbite s'était rétréci par la compression des os qui le constituent. Le côté gauche du nez formait avec le dos du même organe une surface plane et de même niveau; le doigt introduit dans la narine gauche était arrêté par un obstacle résistant. La peau s'étant allongée, le sourcil gauche, largement écarté du droit, était descendu. Cette peau était épaissie et rude au toucher, il existait au-dessous de la portion externe du sourcil une petite ouverture d'où la pression faisait sourdre un mucus blanchâtre. Le docteur Wuth, convaincu qu'il existait un vaste polype dans le sinus frontal, procéda à son extraction de la manière suivante : 1° Il fit aux parties molles, en partant de la racine du nez, une incision verticale de deux pouces de long; 2° une seconde incision de 2 pouces, celle-ci horizontale, fut menée juste au-dessus du sourcil; 3° il disséqua le lambeau triangulaire ainsi formé, afin de pouvoir trépaner le sinus. On voyait alors, vers le milieu de l'arc sourcilier, une petite ouverture qui expliquait la source du liquide dont nous avons parlé. La grande dilatation du sinus exigea qu'on y pratiquât deux ouvertures à l'aide d'une petite tréphine; une immense quantité de polypes vinrent alors faire saillie au dehors : on les extirpa. La cavité où ils étaient aurait pu contenir trois œufs de poule. Les parties mirent un an à se guérir; le sinus frontal se rétrécit dans

(1) Annales d'Oculistique, t. XXIX, p. 129.

tous les sens, et l'œil rentra en partie dans l'orbite. L'ulcère de la cornée se guérit promptement. Dès la première nuit qui suivit l'opération, le malade dormit comme il ne l'avait pas encore fait depuis plusieurs années, et sa santé s'améliora rapidement (1).

4. *Exostose du sinus frontal.* — Je ne connais aucun cas de cette nature qui ait été publié. Le hasard a mis en ma possession deux préparations sur lesquelles on voit une petite exostose du sinus frontal.

§ IV. — Compression de l'orbite par une affection du sinus maxillaire.

Les affections du sinus maxillaire sont de tout point analogues à celles du sinus frontal. Néanmoins, elles sont plus fréquentes, plus variées et généralement plus faciles à reconnaître. Elles dilatent la cavité du sinus, amincissent, par pression, ses parois osseuses et les forcent à livrer passage. Elles déforment la face, déplacent le globe de l'œil, et, si on les abandonne à elles-mêmes, elles peuvent amener la mort (2).

1. *Collections de mucus ou de pus dans le sinus maxillaire.* — Une portion amincie de la membrane de Schneider se porte de la partie supérieure du méat moyen des fosses nasales, à travers une étroite ouverture, dans le sinus maxillaire, pour former la membrane qui le tapisse. Le fluide sécrété dans cette cavité est, à l'état normal, expulsé dans la narine, dans le décubitus latéral; mais il est sujet à s'y accumuler et forme alors ce que quelques auteurs ont appelé l'*hydropysie du sinus;* d'autres fois, cette cavité se remplit d'un mucus puriforme ténu, ou d'un pus épais et grumeleux. L'obstruction de l'ouverture de communication entre le sinus et la narine, le froid, les coups, les altérations des dents, la variole et une foule d'autres causes ont été mentionnés comme pouvant donner naissance à ces accumulations morbides qu'on a vues s'accroître au point de dilater énormément les sinus, de soulever le plancher de l'orbite et de chasser l'œil en avant. La matière accumulée peut s'échapper par les alvéoles des dents, à l'intérieur de l'orbite, ou par une ouverture qu'elle se fraye à travers la fosse canine.

Nous indiquerons, comme signe important pour le diagnostic, que, dans les cas d'accumulation de mucus ou de pus dans le sinus, ou de liquide dans un kyste développé dans la substance des os, la coque osseuse externe s'amincit, en général, au point de céder à la pression en produisant un craquement, comme si l'on comprimait le couvercle d'une boîte en fer blanc. Ce symptôme manque généralement dans les

(1) Beiträge für Medizin, Chirurgie und Ophthalmologie, von C. C. Wuth, p. 116; Berlin, 1844. Voyez pour un cas de polype du nez, de la gorge, des sinus maxillaire et frontal, Levret, Observations sur la cure de plusieurs polypes, p. 255. Paris, 1749. Voyez aussi pour un cas de polype énorme déformant le sinus frontal droit, Auvert, Selecta praxis Medico-chirurgica. fasciculus I, tab. V.

(2) Consultez sur les affections du sinus maxillaire, Bordenave dans les Mémoires de l'Académie royale de chirurgie, vol. XII et XIII, 12mo. Paris, 1774.

cas d'exostose, et ordinairement aussi dans ceux de fongus ou de polype du sinus maxillaire. Il est bon, néanmoins, dans les affections morbides du sinus, de ne jamais s'en rapporter aux signes diagnostiques externes; toujours, avant de procéder à une opération, on doit ponctionner ou essayer de ponctionner la tumeur, afin de s'éclairer sur sa nature. Dans un cas rapporté par M. Gensoul, la résistance de la tumeur l'avait porté à croire qu'elle était osseuse, et il allait procéder à l'extirpation de l'os maxillaire supérieur, quand des ciseaux, plongés dans la tumeur, démontrèrent qu'il s'agissait d'une collection de mucus dans le sinus (1).

Quand, par suite de l'obstruction de l'ouverture nasale de l'antre d'Highmore, une accumulation de mucus s'effectue dans sa cavité, on voit se former une tumeur derrière l'aile du nez et à l'intérieur de la narine; si on la ponctionne, il s'en échappe une grande quantité d'un liquide glaireux. Si l'ouverture naturelle se rétablit, tout va bien; mais si l'obstruction persiste, l'ouverture qu'on a pratiquée à l'aide de la lancette ou d'un crayon pointu de potasse caustique reste béante; l'écoulement devient purulent et peut persister pendant des années. Si l'ouverture ne suffit pas pour l'évacuation complète du liquide, les parois du sinus peuvent s'amincir et s'élever jusqu'à environ un demi-pouce au-dessous de l'orbite; les molaires et les dents de sagesse peuvent s'ébranler, et du pus suinter à travers les alvéoles; le sommet et le plancher de la cavité peuvent se ramollir, l'os se dénuder à sa face interne et la carie survenir.

Je puis citer l'observation suivante, empruntée à M. Dubois, comme un cas de simple accumulation de mucus dans le sinus maxillaire :

Obs. 86. — On observa chez ce malade, à l'âge de 7 ans, une tumeur dure, arrondie, du volume environ d'une noisette, et située près de la base de l'apophyse nasale du maxillaire supérieur. Elle n'était point douloureuse et n'augmentait pas. Un coup qu'il reçut un an plus tard en tombant paraît avoir provoqué l'accroissement de cette tumeur qui se développa insensiblement jusqu'à l'âge de 15 ans. A cette époque, elle commença à croître plus ostensiblement et à déterminer une légère douleur. Lorsqu'il atteignit 18 ans, elle s'était développée au point de soulever le plancher de l'orbite, de sorte que l'œil se trouvait refoulé en haut et paraissait plus petit que l'autre, à cause de la limitation du mouvement des paupières. Le palais était déprimé, et formait une tumeur, du volume d'un œuf, divisée longitudinalement : la narine était presque complétement obstruée et le nez tordu à droite. La joue était proéminente, et la peau au-dessous de la paupière inférieure, qui recouvrait la tumeur, d'une couleur livide, paraissait près de se rompre. La lèvre supérieure était soulevée, et les gencives à gauche descendaient dans toute leur étendue plus bas qu'à droite. La respiration, la parole, la mastication et le sommeil se trouvaient empêchés. Sabatier, Pelletan et Boyer ayant été appelés en consultation, l'avis unanime fut qu'il s'agissait d'un fongus du sinus maxillaire exigeant l'opération. L'os était si aminci derrière la lèvre supérieure que Dubois y perçut une certaine fluctuation; il ouvrit donc le sinus en ce point, s'attendant à ne voir s'en échapper qu'une petite quantité d'ichor fluide, puis à rencontrer la tumeur fongueuse. Cette ouverture, contre son attente, laissa écouler une quantité très-considérable d'une substance visqueuse semblable à celle qu'on trouve

(1) Lettre chirurgicale sur quelques maladies graves du sinus maxillaire et de l'os maxillaire inférieur, p. 50. Paris, 1833.

dans la grenouillette. La sonde introduite par l'ouverture pénétra évidemment dans une vaste cavité qui ne contenait ni polype ni fongus. Il est probable qu'il aurait suffi de maintenir béante l'ouverture pratiquée pour obtenir la guérison complète; mais Dubois paraît en avoir jugé autrement, car cinq jours plus tard il enleva trois dents ainsi que la portion du rebord alvéolaire dans lequel elles s'implantaient, ce qui lui permit, en plaçant le malade dans un jour favorable, d'examiner tout l'intérieur du sinus dilaté et d'apercevoir à la partie supérieure de celui-ci, et près du bord de l'orbite, une dent canine dont il fit l'extraction. La cavité revint ensuite graduellement sur elle-même. La tumeur de la joue, celle du palais et le déplacement du nez persistèrent quelque temps; mais au bout de dix-sept mois il n'existait plus de difformité (1).

Les collections de pus à l'intérieur du sinus maxillaire, qu'elles soient dues à une inflammation primitive de la membrane qui les tapisse, ou, ce qui est plus fréquent, à des affections dentaires, s'évacuent assez souvent, en partie, par l'ouverture de communication qui existe entre lui et la narine; néanmoins, il arrive encore plus fréquemment que cette ouverture s'obstrue et qu'alors le pus suinte à travers les alvéoles ou s'accumule et distende le sinus, en produisant des symptômes semblables à ceux que nous avons vus être la conséquence de l'accumulation du mucus.

Obs. 87. — J'ai donné mes soins, il y a quelques années, à un gentleman chez qui le sinus gauche s'était dilaté au point que la face était notablement déformée, l'œil en partie déplacé, et l'os absorbé à la partie la plus proéminente de la joue. Je fis enlever la seconde molaire qui était cariée, et je perforai le sinus à travers l'alvéole; il en sortit une quantité considérable de matière purulente. J'introduisis dans l'ouverture une bougie à fistule lacrymale, que j'enlevai chaque jour pour pratiquer des injections d'eau tiède. Sous l'influence de ce traitement, la sécrétion purulente s'arrêta, et le sinus reprit ses dimensions normales.

Dans les cas négligés de suppuration du sinus maxillaire, le pus, en s'accumulant, détermine l'absorption ou la carie par inflammation de différents points de ses parois. Le plancher de l'orbite peut être ainsi altéré; le pus s'infiltre alors derrière la paupière inférieure, qui se gonfle et s'enflamme quelquefois dans le voisinage du sac lacrymal; il s'établit, enfin, à travers la paupière inférieure, une fistule qui laisse journellement échapper du pus. On nous amène quelquefois des malades dans cet état: il suffit d'introduire une sonde pour voir qu'elle pénètre promptement dans le sinus maxillaire.

Obs. 88. — Dans un cas de ce genre dans lequel l'œil était détruit et le plancher de l'orbite le siége d'une fistule, Bertrandi ayant introduit, par le trajet fistuleux, dans le sinus maxillaire, une sonde ou sorte de petit perforateur, le dirigea aussi perpendiculairement que possible contre la paroi inférieure de cette cavité, et plaçant deux doigts de la main gauche sur la voûte de la bouche, il poussa l'instrument de haut en bas à travers le bord alvéolaire et le fit sortir entre les deux dernières molaires. Après cette opération, le pus cessa de couler par la fistule de l'orbite, et le malade guérit (2).

On doit adopter le mode opératoire suivi dans ce cas lorsque, ainsi

(1) BOYER. Traité des maladies chirurgicales, t. VI, p. 140. Paris, 1818.
(2) Ibid., t. VI, p. 153.

que cela peut se rencontrer, il est impossible d'écarter les mâchoires et d'attaquer le sinus par en bas. En quelque point qu'on l'ait perforé, dans la fosse canine ou par une alvéole, on doit maintenir l'ouverture dilatée à l'aide d'une tente de charpie, d'une bougie à fistule lacrymale, ou d'une canule en argent, qu'on retirera chaque jour pour faire des injections d'eau ou d'une faible solution de nitrate d'argent. Le malade peut aussi se gargariser fréquemment, en s'efforçant de faire pénétrer le liquide dans le sinus.

On a quelquefois employé avec succès, dans les cas de suppuration du sinus maxillaire, un séton passé à travers la cavité dilatée : ce n'est cependant pas un moyen à recommander. On introduit le séton, soit par les ouvertures que la maladie a déjà faites à l'os, soit par d'autres que l'on pratique (1). Weinhold fait pénétrer l'instrument perforant dans le sinus par la partie externe de la joue et le fait sortir par la voûte palatine (2). Hedenus commence par séparer la joue d'avec le maxillaire supérieur; il enfonce alors à travers la cavité malade une forte aiguille armée de fils de laine (3).

Dans quelques cas où la cavité était fortement dilatée, on a obtenu la guérison en ouvrant le sinus dans toute sa longueur au-dessus des alvéoles (4); dans d'autres, ce n'est qu'au prix d'exfoliations considérables de ses parois qu'on arrive au même but (5).

2. *Polypes ou fongus du sinus maxillaire.* Il est impossible de reconnaître, à son début, cette grave affection; mais à mesure qu'elle marche, elle affecte toujours les parties voisines de façon à rendre évidente la nature du mal et à exiger l'emploi d'un traitement chirurgical actif. Le sinus dilaté se déforme; les dents implantées sur l'os malade deviennent mobiles ou tombent spontanément; le rebord alvéolaire devient spongieux, et l'on voit s'élever des fongosités du fond des alvéoles; la narine du côté malade laisse fréquemment s'échapper du sang; l'air ne peut plus la traverser, et quand on l'inspecte, on y voit une masse polypeuse qui y est venue du sinus. Souvent cette tumeur s'élève et vient détruire la peau dans le point correspondant au sac lacrymal; quelquefois elle se porte en travers des narines, détermine l'absorption de la cloison des fosses nasales, et vient faire également saillie à l'angle interne de l'œil du côté opposé. La joue est fortement soulevée et déformée; enfin l'os cède et se perfore dans le point le plus proéminent : le plancher de l'orbite est détruit, l'œil chassé en haut et en avant, la voûte palatine ramollie et déprimée. Si l'on ne tente rien

(1) Voyez un cas traité par Ruffel. Mémoires de l'Académie royale de chirurgie, vol. XII, p. 68, 12°. Paris, 1784.

(2) Græfe und Walther. Journal der Chirurgie und Augenheilkunde, vol. III, p. 62. Berlin, 1822.

(3) Ibid., vol. II, p. 397. Berlin, 1821.

(4) Clinique chirurgicale de Montpellier, par Delpech, vol, II. p. 125 à 130. Paris, 1828.

(5) Voyez une observation de Krimer, Gräfe und Walther's Journal der Chirurgie und Augenheilkunde, vol. X, p. 606. Berlin, 1827.

pour détruire le polype, de fréquentes hémorrhagies affaiblissent la constitution, la fièvre hectique se déclare, et la mort vient clore la scène.

L'ordre dans lequel ces symptômes se développent peut varier. Tantôt ils débutent par un violent mal de dents; d'autres fois par une tumeur dans la région du sac lacrymal ou par une épistaxis. Souvent le malade a eu pendant des années la sensation d'une obstruction de la narine. Il survient alors une violente démangeaison à la paupière inférieure tout contre le bord de l'orbite; il s'y ajoute une sensation de plénitude, de dureté; le globe de l'œil devient saillant, la conjonctive œdémateuse, et l'on aperçoit un polype dans le nez. Si l'on essaie de lier ou d'arracher ce polype, on s'aperçoit qu'il a pris naissance dans le sinus. Le malade peut aussi se présenter avec une tumeur fongueuse dans la région du sac lacrymal, et les narines remplies par un polype venant du sinus, sans que celui-ci soit dilaté. J'ai vu un cas de cette nature pris pour une exostose de l'ethmoïde et opéré comme tel. Quelquefois les malades se sont aperçus pendant des années, surtout en se rasant, qu'une de leurs joues diffère de l'autre.

En général, le malade ne peut indiquer aucune cause à son mal. Une fois on trouva mentionné, comme cause probable, un coup de corde reçu sur la face sept ans avant l'apparition de la tumeur.

On ne peut guère douter qu'il n'existe des différences essentielles dans la nature des polypes ou tumeurs fongueuses qui se développent dans le maxillaire supérieur et son sinus. Les guérisons qu'on a vues survenir dans certains cas où le traitement a amené la destruction lente de la tumeur, mises en regard des cas où, malgré l'extirpation de la tumeur, ou l'ablation de l'os maxillaire supérieur, la terminaison a été fatale, mènent naturellement à cette conclusion. Il y a tout lieu de croire que les affections les plus fréquentes et les plus dangereuses du sinus sont de la même nature que le cancer encéphaloïde ou fongus hématode, que, dans certains cas, ils se forment entièrement dans la cavité du sinus, prenant naissance de sa membrane muqueuse, et détruisant consécutivement les os; tandis que, dans d'autres, l'os paraît primitivement affecté; de sorte qu'il s'agit d'une production maligne développée dans la substance même de l'os, d'un ostéosarcome. J'ai vu cette affection se développer tout à la fois dans le sinus et sur le périoste du bord inférieur de l'orbite.

Ce ne sont pas toujours les mêmes os non plus qui sont malades. Tantôt, en effet, la maladie est bornée au maxillaire supérieur, d'autres fois elle a débuté dans le sphénoïde, et la tumeur s'est portée en avant dans le sinus et l'orbite.

Des observations qui me sont propres m'ont convaincu que la compression exercée par un fongus développé dans le sinus maxillaire, ne s'exerce pas toujours dans le même sens. Quelquefois, surtout chez les enfants et les adolescents, la saillie a lieu en avant et en dehors, de sorte que le plancher de l'orbite est moins déformé; chez d'autres, la pression s'exerce principalement en dedans, de façon que la tumeur se montre bientôt dans les narines, détruit la cloison du nez, et vient se montrer à l'angle interne de chacun des yeux, où elle n'est recouverte que par la peau. Chez une troisième classe de malades, particulièrement chez les gens âgés, le fongus ne se porte presque pas au dehors; il se dirige en dedans et en haut, détermine l'absorption du plancher de l'orbite, et détruisant par l'inflammation et la suppuration qu'il excite, les parties molles contenues dans cette cavité, vient en dernier lieu attaquer la voûte orbitaire du frontal.

Traitement. — Bien que les polypes du sinus maxillaire se montrent dans le nez et l'orbite, ce n'est point là qu'il faut aller les attaquer, mais bien par la paroi faciale du sinus. C'est ce que démontre l'observation suivante, en même temps qu'elle fait bien voir les effets que cette affection produit sur l'orbite :

Obs. 89. — James Macculloch, âgé de 53 ans, entré dans mon service au *Eye Infirmary* de Glascow, en février 1828, éprouvait depuis plusieurs années un sentiment d'enchifrènement dans la narine droite. Six mois avant son entrée, il avait été atteint d'une douleur sus-orbitaire se prolongeant par élancements dans le côté droit de la tête; puis, peu de temps après, d'une douleur dans la région du sinus maxillaire droit, s'étendant vers le plancher de l'orbite et augmentant quand il ouvrait la bouche. Ceci fut bientôt suivi d'épiphora, de l'apparition d'une tumeur molle et élastique dans la région du sac lacrymal droit et de la saillie hors de l'orbite de l'œil poussé en avant, en dehors et en haut. Le goût était obtus dans tout le côté droit de la cavité buccale. Il dormait peu à cause de la douleur existant au-dessus de l'œil. En examinant la voûte palatine, on s'aperçut qu'elle cédait à la pression en donnant une sensation d'élasticité au point correspondant du sinus maxillaire droit. Le déplacement du globe de l'œil droit avait déterminé la diplopie pendant plusieurs semaines. La conjonctive était enflammée, les paupières collées le matin, et un ulcère s'était developpé au bord inférieur de la cornée par suite de la saillie de l'œil en avant, incomplétement protégé par les paupières. La narine droite était remplie par une excroissance polypeuse d'une couleur blanchâtre et d'une texture médullaire, qui saignait au moindre attouchement. On enleva cette substance à l'aide de pinces à polype, et l'on put apercevoir une ouverture produite par la carie, pouvant laisser passer le doigt et établissant une communication entre le sinus et la narine. On s'assura, en introduisant le doigt par là, que le sinus était distendu par une tumeur de même matière que celle que l'on avait extraite du nez. C'était le 19 que j'avais ainsi débarrassé la narine, et, chose remarquable, cette opération avait tellement diminué la compression exercée sur l'orbite, que quand je procédai, cinq jours après, à l'ouverture du sinus, l'ulcère de la cornée était déjà cicatrisé, évidemment par suite de ce que l'œil, ayant pu rentrer un peu dans l'orbite, était mieux protégé par les paupières. — Le 24, je pratiquai une incision oblique de haut en bas et de dehors en dedans en travers de la joue jusqu'à l'os, dans l'intention d'ouvrir le sinus et d'extirper son contenu : mais je trouvai que la tumeur avait déjà provoqué la résorption de la paroi externe de cette cavité dans une étendue d'un demi-pouce de diamètre. Je profitai de cette ouverture pour rompre et enlever le polype. Il ressemblait à la matière cérébrale par sa couleur et sa consistance. Les parois osseuses du sinus étaient malades dans toute leur étendue; la paroi nasale largement désorganisée; l'os unguis avait disparu, et la paroi orbitaire, ainsi que tout l'intérieur du sinus, était dépouillée de sa membrane muqueuse. On introduisit dans le sinus une longue mèche de charpie. Au bout de quelques jours, quand on enleva la mèche, il s'échappa une grande quantité d'un liquide fétide qui provenait de toute la surface interne du sinus. — Le 4 mars, le nez et la région lacrymale commencent à reprendre leur aspect naturel et l'œil à rentrer à sa place. On injecte chaque jour dans le sinus, pour corriger la fétidité de l'écoulement, une solution de chlorure de chaux, un scrupule sur deux livres d'eau. On remplit soigneusement la cavité à l'aide de charpie. — Le 9, disparition de la douleur; l'œil continue à rentrer et la forme de la face à se rétablir. L'écoulement diminue et perd sa fétidité. — Le 27 avril, l'écoulement est très-peu abondant, et la vision fort améliorée. — Le 5 août voici ce que porte l'observation : la santé générale et les symptômes locaux vont s'améliorant. — En comprimant la région du sac lacrymal, on voit une matière d'un blanc épais sortir par le point lacrymal inférieur, écoulement qui diminue par l'usage d'une injection au nitrate d'argent. Le sinus revient sur lui-même et fournit peu d'écoulement. De l'eau injectée par l'ouverture s'écoule par la narine. En résumé, ce cas a marché d'une façon beaucoup plus satisfaisante que je ne m'y attendais en voyant l'état de désorganisation du sinus. L'opération a conservé la vue et sauvé la vie. Plus de six ans après, la santé générale du malade était bonne, la plaie très retrécie; le sinus était maintenu ouvert à l'aide d'une canule de bois recourbée, et il n'existait aucune apparence de repullulation. J'ai cependant appris qu'en avril 1835, Macculloch s'était présenté à la consultation externe du *Eye Infirmary* offrant du côté gauche les symptômes qui avaient signalé le début de l'affection du sinus droit. On donna ordre de lui accorder l'admission, mais il paraît ne pas l'avoir acceptée.

Il fut facile dans ce cas de se rendre maître de l'écoulement du sang; mais dans d'autres, lorsque l'on coupe ou que l'on arrache la tumeur, on voit survenir une hémorrhagie abondante qui réclame l'application du cautère actuel. On a aussi eu recours à ce moyen pour détruire les restes de polypes qu'on n'avait pu complétement extraire.

J'aurais pu, dans le cas de Macculloch, nettoyer le sinus sans traverser les téguments, il aurait suffi de détacher la joue de l'os maxillaire; mais le pus aurait dû s'écouler par la bouche, au grand désagrément du malade, et il aurait été exposé à l'introduction de corps étrangers dans le sinus. Si l'on voulait ménager l'aspect de la face du malade, peut-être pourrait-on préférer ce mode d'opérer; mais si l'on a seulement en vue de le débarrasser promptement et sûrement de cette affection, c'est à l'incision à travers la joue qu'il faudra recourir.

La méthode de Desault, dans les cas de fongus du sinus maxillaire, consistait non-seulement à ouvrir cette cavité après avoir détaché la joue de l'os, mais, de plus, à enlever à l'aide de la gouge et du maillet une portion considérable du bord alvéolaire (1). Cette dernière partie de l'opération me paraît en général inutile, et l'on ne devrait y recourir que dans le cas où cette portion de l'os serait malade, ou donnerait naissance à la tumeur. Par la bouche, il est quelquefois difficile d'ouvrir assez largement le sinus; mais en incisant la joue, l'os est si complétement mis à nu, et l'on peut pratiquer au sinus une ouverture telle, qu'il devient facile d'extraire toute la masse morbide. Depuis 1830, que j'ai publié ces quelques remarques, on a eu fréquemment recours à une opération beaucoup plus formidable pour obtenir la cure des fongus du sinus maxillaire, ainsi que d'autres affections du maxillaire supérieur : je veux parler de l'ablation totale de la mâchoire supérieure.

(1) OEuvres chirurgicales, t. II, p. 165. Paris, 1813.

On ne doit recourir à une opération aussi grave que lorsqu'il y a sujet de croire : 1° que l'affection est bornée au maxillaire et aux os voisins et qu'elle pourra être enlevée en totalité; 2° qu'elle ne peut être détruite par une autre méthode. Lorsqu'un fongus est borné au sinus, je crois qu'on peut toujours l'enlever en totalité en sacrifiant une portion des parois de la cavité; quand la tumeur maligne a jeté des ramifications dans les narines et l'orbite, je ne crois pas qu'il soit encore possible de l'enlever en entier, même en emportant conjointement avec le maxillaire supérieur plusieurs des autres os de la face (1).

Les tumeurs fongueuses qui naissent de l'ethmoïde et du sphénoïde laissent encore bien moins d'espoir de succès (2).

[*Obs.* 90. — *Cancer de l'os maxillaire supérieur droit, pénétrant dans la fosse nasale, l'orbite, le sinus frontal, les cellules ethmoïdales et le sinus sphénoïdal. Extirpation de toute la tumeur; hémorrhagies consécutives: guérison momentanée. — Récidive. — Mort.* — J. Corneille W...., âgée de 40 ans, a toujours joui d'une bonne santé. L'affection qui l'a amenée à Louvain a débuté vers le 15 septembre 1848, par une petite tache rouge vis-à-vis du trou sous-orbitaire. Ce point fut bientôt le siége de picotements; du reste, il n'y avait pas de gonflement appréciable. Bientôt il se déclara des douleurs vives, partant de la fosse canine et s'irradiant dans les dents, les oreilles, vers les tempes et jusqu'au sommet de la tête. Prenant ces douleurs pour une névralgie de la face, on prescrivit des sangsues, des emplâtres et des vésicatoires. Vers le commencement de novembre, il survint un peu de fièvre, des sueurs nocturnes, la perte de l'appétit. La respiration par la fosse nasale droite devint difficile; de là des efforts pour se moucher qui amenèrent du mucus mêlé de sang. Aux douleurs devenues continues se joignirent des battements, des bourdonnements d'oreilles. La santé générale ne tarda pas à souffrir, le sommeil devint agité et interrompu par des rêves fatigants. En février 1849, on crut que les douleurs pouvaient avoir leur point de départ dans deux dents cariées de la mâchoire supérieure et on en fit l'avulsion en mars. Le gonflement était encore peu considérable et il paraissait avoir des alternatives d'augmentation et de diminution. Au commencement d'avril, la vue s'altéra, et l'œil droit étant poussé un peu en dehors, il y eut diplopie; le chémosis, qui cache aujourd'hui le globe de l'œil, se montra subitement en une nuit. C'est aussi vers cette époque qu'on découvrit dans la fosse nasale droite une production polypeuse contre laquelle on essaya des injections. Celles-ci produisirent une hémorrhagie tellement considérable que le malade tomba en syncope.

État actuel. — Gonflement œdémateux et assez uniforme de la joue droite, s'étendant du nez à la tempe; la peau de cette joue, surtout près de l'œil, est d'un rouge livide. Chémosis très considérable. Le globe oculaire est porté en avant, en dehors et en haut; diplopie. La pression au-devant de l'oreille, sous l'arcade zygomatique, le resserrement des mâchoires, le glissement des dents les unes sur les autres, éveillent de la douleur. Le ganglion préauriculaire est un peu gonflé; la voûte palatine n'offre rien à signaler; on voit dans la fosse nasale droite une tumeur ayant tous les caractères d'un polype charnu; une

(1) Consultez pour l'ablation de la mâchoire supérieure : l'ouvrage, déjà cité, de Gensoul; Syme, Edinburgh Medical and Surgical Journal, vol. XLIV, p. 1. Guthrie, London Medical Gazette, vol. XVII, pp. 515, 618. Institutes of Surgery, by Sir Charles Bell, vol. I, p. 255. Edinburgh, 1838.

[(2) M. Mackenzie a omis de citer, sur l'ablation de la mâchoire supérieure, une intéressante monographie du docteur Michaux, professeur à l'Université de Louvain, qui a pratiqué cette grave opération un grand nombre de fois pour diverses affections. Nous empruntons à ce travail, publié dans le Recueil des mémoires de l'Académie royale de médecine de Belgique, t. III, fascic. II, 1854, l'observation 90.

La lecture de cette observation modifiera peut-être, bien que le résultat final n'ait pas été heureux, l'opinion de M. Mackenzie. Plusieurs fois M. Michaux a pratiqué avec succès l'extirpation du maxillaire supérieur dans des cas où la tumeur avait jeté des ramifications au loin; on en trouvera un exemple dans le mémoire cité. T. W.]

sonde de femme, introduite dans cette cavitée, est arrêtée vers son milieu; du côté gauche elle pénètre facilement, excepté en arrière où elle se trouve arrêtée par la cloison déviée.— *Opération.* — Incision sur la ligne médiane de la face depuis le front jusqu'à la lèvre supérieure inclusivement. Le maxillaire supérieur est mis à nu et enlevé en totalité. La tumeur non seulement occupe le sinus maxillaire, mais pénètre dans la fosse ptérygo-maxillaire et dans la fosse nasale droite et s'engage dans l'orbite, le sinus frontal, les cellules ethmoïdales et le sinus sphénoïdal. A la suite de plusieurs hémorrhagies et d'une récidive survenue en octobre, le malade succomba. (1) T. W.]

Le cas suivant (2) nous paraît digne d'attention, autant par l'étendue de la désorganisation produite par la maladie, que par la simplicité de la méthode de traitement mise en usage :

Obs. 91. Un homme, âgé de 36 ans, vint consulter le docteur Eble pour une ulcération de la joue gauche, accompagnée d'une forte saillie de l'œil du même côté, lequel était amaurotique. Non-seulement la joue était enflammée, douloureuse, et en partie ulcérée; mais l'os sous-jacent était mis à nu, ramolli, et perforé en cinq endroits différents. La sonde, introduite par ces ouvertures, rencontraît une substance charnue élastique qui remplissait le sinus, et qui, en soulevant le toit de cette cavité, avait chassé l'œil en avant et en dehors. Le plancher du sinus était encore intact; mais le bord alvéolaire, dans un point où il y avait autrefois une dent cariée, laissait passer une quantité considérable d'un ichor fétide. L'œil était tellement déplacé qu'il ne pouvait plus être recouvert par les paupières, et l'amaurose si prononcée qu'à un pas de distance le malade ne distinguait que confusément les plus gros objets; les mouvements de l'œil étaient très-difficiles, et une violente douleur occupant le fond de l'orbite empêchait tout sommeil. Le malade avait toujours joui d'une bonne santé; seulement, depuis deux ans, il avait été tourmenté par de violentes douleurs de dents pour lesquelles il s'était fait enlever trois dents cariées, et par des ulcères aux gencives. De plus, sa vue avait diminué progressivement. A cette époque, les chirurgiens qui le soignèrent ouvrirent deux fois une tumeur développée au niveau de la seconde et de la troisième molaires; il en sortit chaque fois un pus jaunâtre et légèrement fétide. Pour empêcher l'extension de l'inflammation ulcérative de la joue, le docteur Eble fit appliquer des sangsues sur les parties saines environnantes et baigner et nettoyer soigneusement les parties malades avec des lotions tièdes. Le gonflement et la douleur diminuèrent, et l'ulcère se nettoya. Le pus ne pouvant pas s'échapper aisément du sinus à cause de la petitesse des ouvertures, il les dilata à l'aide de l'éponge préparée, et essaya de détruire la masse polypeuse à l'aide du nitrate d'argent, qu'il introduisit chaque jour, pendant dix minutes, par l'une ou l'autre des ouvertures. En quatre semaines, il s'établit un espace libre de quatre lignes entre les bords des ouvertures et le polype, de sorte qu'il put injecter dans l'intervalle, deux fois par jour, une solution concentrée de nitrate d'argent. Ce moyen hâta beaucoup la destruction du polype, car, au bout de quatorze jours, l'œil était sensiblement rentré et ses mouvements étaient devenus plus libres. Les violentes douleurs du fond de l'orbite s'étaient adoucies, mais la vision n'avait rien gagné, bien que la pupille ne fût plus aussi dilatée. La huitième semaine du traitement, le docteur Eble enleva avec des ciseaux le pont osseux qui séparait deux ouvertures, ce qui lui permit d'employer plus librement le caustique, à l'aide duquel la destruction complète du polype fut obtenue au bout de la douzième semaine. On vit alors que les parois du sinus étaient seulement spongieuses, mais nulle part atteintes de carie, et que le plancher de l'orbite avait très peu souffert. A mesure que le polype s'affaissa, tous les symptômes de l'amaurose disparurent et l'œil reprit sa place. Une suppuration louable se montra partout; le boursouflement obstiné de la muqueuse s'arrêta, les os spongieux reprirent plus de fermeté; des granulations de bonne nature se firent jour par toutes les ouvertures; celles-ci se rétrécirent et se fermèrent les unes après les autres. Au bout de quatre mois le malade était parfaitement guéri (3).

(1) Michaux. Résections de la mâchoire supérieure. Mémoires de l'Académie de médecine de Belgique, t. III, fasc. II. Obs. 17, p. 85.
(2) Von Ammon. Zeitschrift für die Ophthalmologie, vol. I, p. 307. Dresden, 1831.
(3) Nous sommes portés à penser que Eble a commis ici une erreur de diagnostic et qu'au lieu

Le docteur Thomas White, de Manchester, a eu, dans sa pratique, un exemple remarquable d'extirpation heureuse d'un fongus maxillaire. Les os de l'orbite paraissent avoir été plus malades dans ce cas que dans aucun de ceux qu'on a publiés.

Obs. 92. — Le sujet de l'observation était une femme. En deux ans la tumeur qui était située entre l'apophyse zygomatique gauche et le nez, prit un aspect effrayant; son volume était tel qu'elle avait déjeté les narines d'un seul côté, de façon à empêcher absolument le passage de l'air, et transporté de l'orbite sur la tempe gauche l'œil qui, malgré ce déplacement, continuait ses fonctions. La tumeur envahissait la plus grande partie de la moitié gauche de la face, s'étendant du bas de la mâchoire inférieure au sommet du front et de la partie la plus reculée de la tempe gauche à l'angle externe de l'œil. En palpant la tumeur, le docteur White la trouva inégale et d'une dureté osseuse. Sa couleur était livide et sombre, et sa surface parcourue par des veines variqueuses; il existait près du nez un tubercule mou, saillant, témoignage de l'effort que la nature avait fait pour se soulager elle-même. Le docteur White commença son opération par une incision demi-circulaire au-dessous de l'œil déplacé, afin de ménager cet organe et autant que possible le muscle orbiculaire; puis il continua son incision en la faisant passer au côté externe de la tumeur, la contournant jusqu'à sa partie inférieure, et remontant au point d'où il était parti, en ayant soin de ménager l'aile du nez. Après avoir enlevé la portion externe de la tumeur, qui était séparée à sa partie moyenne par une suppuration imparfaite, on aperçut une grande quantité de matière ressemblant à du fromage pourri, et en partie recouverte par une substance osseuse tellement cariée qu'elle se brisait aisément. On enleva une grande quantité de cette matière, mêlée de beaucoup de fragments d'os cariés. En nettoyant la plaie avec une éponge, le docteur White s'aperçut qu'un des os propres du nez, le gauche, et l'apophyse zygomatique étaient cariés; il les enleva. Il dit qu'il n'existait plus de traces des os de l'orbite. Le nerf optique était dénudé jusqu'à la dure-mère; on pouvait toucher cette membrane et voir les pulsations des vaisseaux du cerveau. Le maxillaire supérieur, dans l'intérieur duquel cette affection s'était développée, était extraordinairement dilaté et carié par places. Il est probable que la portion alvéolaire était dans ce cas, car le docteur White l'enleva. Il appliqua ensuite le cautère actuel sur le reste des os, en ayant soin de préserver l'œil et les parties voisines restées saines. La malade respirait à travers la plaie, et se trouva si gênée par la matière fétide qui lui coulait dans la gorge, qu'elle fut obligée de rester pendant plusieurs semaines couchée sur la face, pour éviter la suffocation. Malgré son état misérable, la nature vint enfin à son aide; du pus louable se montra, il se forma des chairs de bonne nature, et la malade se rétablit. L'œil reprit sa place et la vue fut parfaitement conservée. La seule incommodité qui persista fut un écoulement continuel de mucus par l'angle interne de l'œil (1).

M. Howship a publié un dessin qui montre jusqu'à quel degré les os qui forment les parois du sinus, peuvent être dilatés par l'affection qui nous occupe.

Obs. 93. Le crâne qu'il a représenté est celui d'une femme d'environ 30 ans, qui entra à l'hôpital de Westminster pour un gonflement considérable du côté droit de la face qui se trouvait extrêmement déformée, mais sans changement de coloration de la peau. La base de la tumeur s'étendait en haut jusqu'à l'œil qui se trouvait presque complétement clos, et en bas jusqu'au menton; l'angle correspondant de la bouche se trouvait

d'un polype il n'a eu affaire qu'à un cas de suppuration du sinus. La substance charnue plastique qu'il y a rencontrée au moyen de la sonde n'était vraisemblablement que la muqueuse boursoufflée. C'est le pus et non une tumeur solide qui peut ainsi déterminer cinq perforations, et d'ailleurs le résultat du traitement employé le dit assez. Personne aujourd'hui n'admettrait la guérison d'un polype ou fongus du sinus maxillaire au moyen du nitrate d'argent.
T. W.]

(1) WHITE's Cases in Surgery, p. 135. London, 1770.

fortement abaissé et dévié, et le nez comprimé et refoulé du côté de la joue gauche. Dans sa partie la plus saillante, la tumeur se projetait d'environ 4 pouces au delà du plan des os de la face. A l'intérieur de la bouche, la tumeur était aussi considérable; elle avait envahi toute la voûte palatine jusqu'aux dents du côté opposé. Cette tumeur était complétement bornée aux os de la mâchoire supérieure; elle semblait charnue, et à l'intérieur de la bouche offrait une teinte d'un rouge vif. Les dents de la mâchoire supérieure, déviées de leur situation naturelle, formaient un angle avec le reste du cercle alvéolaire; toutes celles qui correspondaient à la tumeur avaient été refoulées vers le milieu de la bouche et gênaient beaucoup la déglutition. La maladie datait de cinq années, elle avait débuté par une petite tumeur molle dans la narine droite. A cet état, elle n'occasionnait aucune gêne. La prenant pour un polype nasal, on l'avait en partie extraite à plusieurs reprises. Ces opérations parurent ne servir qu'à accélérer les progrès de la maladie; la gêne et la douleur que la malade commença à ressentir en furent augmentées, ainsi que le volume de la tumeur. A une époque plus avancée de la maladie, deux ou trois des dents qui avaient pris une position horizontale, gênèrent beaucoup la malade, et par la situation qu'elles avaient prise et par leur mobilité; bien qu'on les eût arrachées sans grand effort, l'opération détermina une hémorrhagie si considérable que la malade était fort affaiblie quand on fut parvenu à s'en rendre maître. Il survint, trois semaines après, une seconde hémorrhagie considérable, à la suite d'une brèche qui s'effectua spontanément dans la portion la plus ramollie de la tumeur. Cet accident l'abattit tellement qu'elle languit encore une semaine, puis mourut.

En disséquant la tumeur, on reconnut qu'elle formait une masse ou excroissance charnue qui n'était pas seulement contenue dans le sinus, mais qui entourait et englobait tous les os de la mâchoire supérieure. Ces os, par suite de la compression qu'ils avaient subie, s'étaient séparés dans leurs points d'union respectifs, et étaient arrivés à un tel degré d'extension et d'amincissement, qu'en plusieurs places ils étaient réduits à l'épaisseur d'une feuille de papier. L'os malaire était séparé des autres, et, bien qu'à l'état naturel, sa consistance soit considérable, il était devenu cribriforme. L'origine et la nature de l'affection ne sont point douteuses. Les os étaient vraisemblablement restés sains, jusqu'au moment où la masse molle vasculaire et fongueuse développée à l'intérieur du sinus avait commencé à agir sur eux, non en excitant l'absorption régulière des os, car sa substance n'était qu'imparfaitement organisée, mais en amenant dans leur texture un relâchement suffisant pour leur permettre de se laisser considérablement distendre. Pendant la durée de la maladie, le périoste, ainsi qu'on devait s'y attendre, a fait quelques efforts pour réparer le mal, en sécrétant un nouvel os, comme cela se voit dans le cas de nécrose; mais cet effort, à cause de l'état de désorganisation presque complète de la membrane, n'a pu s'exercer qu'irrégulièrement (1).

L'observation suivante est un exemple de guérison à la suite de l'extirpation du maxillaire supérieur.

Obs. 94. — Janet Steel, âgée de 42 ans, entrée au *Royal Infirmary* d'Édimbourg le 20 novembre 1834, raconte qu'elle a reçu d'une vache, il y a dix ans, un coup de pied sur la face; ce coup fut suivi d'une tuméfaction qui ne disparut jamais complétement. Au commencement de 1834, elle ressentit de la douleur au siége du gonflement et s'aperçut que celui-ci s'accroissait avec beaucoup plus de rapidité. Les dents molaires et bicuspidées du côté malade s'ébranlèrent et tombèrent bientôt après. Pendant les quelques mois qui suivirent son admission, les progrès de la maladie ne furent plus si rapides, mais elle était déjà avancée à un point qui la rendait très pénible, et elle menaçait de s'aggraver encore. La joue était fortement distendue par une tumeur naissant du maxillaire supérieur qui, quoique solide, ne possédait plus la dureté d'un os. En promenant le doigt le long du bord inférieur de l'orbite, on percevait une inégalité à sa surface et on sentait distinctement que le plancher de l'orbite était soulevé. La voûte palatine, dans sa moitié gauche, et un peu aussi au delà de la ligne médiane, était extrêmement épaissie et irrégulière à sa surface

(1) Howship's Practical Observations in Surgery and Morbid Anatomy, p. 22. London. 1816.

qui présentait les caractères d'un ulcère malin. La santé de la malade était bonne sous tout autre rapport, on pensa donc qu'il y avait lieu de tenter l'ablation de cette formidable affection, qui évidemment restait bornée au maxillaire supérieur. Le 28, la malade étant assise sur une chaise, le professeur Syme pratique une incision perpendiculaire partant de l'angle interne de l'œil et venant se terminer en bas à travers la lèvre, et une autre se portant de la convexité de l'os malaire à l'angle de la bouche. Le lambeau ainsi formé fut disséqué et les téguments renversés de chaque côté de manière à mettre à nu toute la surface de l'os maxillaire. On introduisit alors dans la narine l'une des branches d'une pince incisive, et l'autre dans l'orbite afin de diviser l'apophyse nasale ou montante. On pratiqua ensuite un trait de scie sur la protubérance malaire, qui céda alors facilement à l'action de la pince. Il ne restait plus à diviser que la voûte palatine et la cloison du nez, ce qu'on fit en circonscrivant d'abord à l'aide d'un bistouri droit aigu la portion malade du palais, puis en faisant agir les pinces. La masse morbide put alors être facilement attirée en dehors et séparée de ses connexions, et l'on put voir que la tumeur avait été enlevée en entier. Elle était de consistance moyenne, d'une couleur jaunâtre, et prenait naissance de l'os maxillaire dont elle remplissait le sinus. Elle avait, par la compression qu'elle exerçait, déterminé l'absorption et le déplacement du plancher de l'orbite. Après la ligature des artères, la malade fut mise au lit. Une heure après l'opération, les téguments incisés furent soigneusement rapprochés et maintenus à l'aide de la suture entrecoupée, excepté dans les deux points où la lèvre avait été incisée, et où l'on eut recours à la suture entortillée. Des compresses trempées dans l'eau froide furent constamment appliquées. Les plaies se réunirent par première intention, et l'opérée sortit le 20 décembre, avec une difformité étonnamment peu apparente (1).

Les fongus du sinus maxillaire déterminent quelquefois la mort, non pas tant à cause des hémorrhagies et de la fièvre hectique qu'ils amènent, mais par la compression du cerveau qu'ils déterminent. J'ai vu, dit Bertrandi, une excroissance polypeuse située de telle sorte, qu'elle avait détruit inférieurement les os du palais : elle remplissait la bouche et avait usé en avant l'os maxillaire; en haut, elle avait presque complétement chassé l'œil de l'orbite : elle finit par détruire la voûte orbitaire et par comprimer le cerveau. Le malade mourut apoplectique (2).

Obs. 95. — Janet Anderson, âgée de 44 ans, se présenta au *Eye Infirmary* de Glascow le 25 mars 1838. Elle dit qu'il y a neuf semaines, sa paupière inférieure gauche est devenue d'une teinte rouge sombre, semblable à celle d'une ecchymose suite d'un coup. Depuis un an elle ressentait de fréquentes douleurs dans le côté gauche de la tête, douleurs accompagnées d'une sensation de pression et d'obstruction dans la narine correspondante qui était sèche et privée d'odorat. Ce côté de la face était engourdi, et l'oreille gauche entendait moins bien. A son entrée, les deux paupières et la conjonctive étaient œdémateuses, symptôme presque constant de la compression de l'orbite, quels que soient d'ailleurs le siége et la cause de cette compression. Elle prétend que depuis que le gonflement des paupières s'est montré, ses douleurs de tête ont diminué. Il n'y a pas de symptômes de dacryocystite. La vision et la mobilité naturelle de l'œil sont conservées. Langue nette, pouls à 96.—Saignée du bras; deux grains de calomel et un demi-grain d'opium à prendre en se couchant. —13 Juin. Elle n'est pas revenue depuis le 25 mars qu'elle a quitté l'hôpital sans avoir rien voulu faire de ce qu'on lui avait prescrit. Absence de douleur. Il existe toujours une tuméfaction considérable entre la paupière supérieure et le sourcil, avec fluctuation à l'angle interne de l'œil. Peau d'un rouge sombre. Conjonctive de la paupière inférieure rouge et gonflée. L'œil est un peu déplacé vers le côté externe de l'orbite. Une incision pratiquée à travers la paupière supérieure dans le point tuméfié laisse

(1) Edinburgh Medical and Surgical Journal, vol. XLIV, p. 2. Edinburgh, 1835.
(2) Traité des opérations de chirurgie, traduit par Sollier, p. 305. Paris, 1794.

échapper du pus; une sonde introduite fait sentir une vaste cavité qui s'étend jusqu'au périoste de l'orbite. — Cataplasme, deux pilules d'aloès et de *blue pills* à prendre le soir. — Du 15 au 24 il survient des accès de frissons suivis de chaleur que l'on combat à l'aide de petites doses de sulfate de quinine. — 28. Une tumeur d'un volume considérable et donnant une fluctuation obscure fait saillie au dessous du globe de l'œil. L'écoulement qui se fait par l'ouverture pratiquée au dessus de l'œil est devenu insignifiant. La malade prétend qu'il s'écoule fréquemmeut du pus par la narine gauche. —3 juillet. La tumeur s'est ouverte spontanément la nuit dernière un peu au dessous de l'angle interne de l'œil et a laissé échapper beaucoup de pus. Une sonde introduite dans l'ouverture traverse la paupière inférieure et se porte presque jusqu'à l'angle externe de l'œil; on peut la diriger aussi en arrière dans l'orbite jusqu'à la profondeur de près d'un pouce. — Le 13, la fluctuation se faisant sentir au dessous de l'œil, on pratique une incision avec la lancette, mais il ne s'écoule pas de pus. —Le 29, sentant ses forces décliner, elle quitte l'infirmerie et meurt dans la matinée du 4 août.

L'œil est chassé de l'orbite et poussé vers la tempe gauche; la conjonctive est épaissie et charnue. Toute la surface de l'hémisphère gauche du cerveau est recouverte d'un pus épais, vert et très fétide. A la partie antérieure du lobe cérébral antérieur gauche, il existe, dans une étendue de quatre cinquièmes de pouce de diamètre, une dépression considérable de la substance cérébrale, et les membranes qui recouvrent ce point sont fort décolorées. En soulevant le lobe cérébral antérieur gauche, on voit de la matière purulente s'échapper de l'orbite, à travers un point ulcéré de la dure-mère, vers le bord nasal de la voûte de l'orbite, là où les os offrent une petite perforation produite par la carie. Cette ouverture correspondait à la dépression déjà mentionnée de la surface du cerveau. Il parut probable que le pus s'échappant de l'orbite dans le crâne avait produit cette dépression en séjournant un certain temps dans ce point, puis que sa quantité venant à augmenter, il avait fini par se répandre à la surface du cerveau. L'orbite, outre la quantité considérable de pus qu'il contenait, était de plus occupé, à son côté interne, par une tumeur d'un blanc jaunâtre et d'une consistance un peu supérieure à celle du fromage, laquelle, conjointement avec le pus, avait refoulé l'œil en avant et en dehors. Les muscles avaient subi un déplacement dans la même direction. La tumeur qui avait l'aspect ordinaire d'un polype du sinus remplissait complétement cette cavité, dont la cloison supérieure qui la sépare de l'orbite était détruite. La partie postérieure de la paroi nasale de l'orbite et la plus grande partie de l'ethmoïde cariées sont réduites à l'état de fragments baignant dans un pus de mauvaise nature. Mes collègues et moi avions cru avoir affaire à un cas d'abcès de l'orbite; l'autopsie a démontré qu'il s'agissait d'un polype du sinus et que l'abcès de l'orbite, aussi bien que l'inflammation du cerveau qui emporta la malade, n'étaient que secondaires. Nous avions été amené à ce diagnostic par l'aspect des paupières, par le pus qui s'était écoulé après qu'elles avaient été incisées, et par l'absence complète de tuméfaction de la joue, ou de tout autre signe externe de dilatation du sinus. La seule circonstance que nous n'avions point assez pesée en établissant notre diagnostic, c'est l'état des narines.

Obs. 96. — J'eus l'occasion d'examiner, en 1817, dans le cabinet du professeur Prochaska, un crâne où une tumeur qui, suivant toute apparence, avait pris naissance dans le sinus maxillaire, avait déterminé des changements extraordinaires de forme et de texture. Le malade était mort à l'âge de 18 ans. Il avait été fort maltraité pendant qu'il était en apprentissage chez un cordonnier; celui-ci l'avait renversé par des coups portés sur la tête, et accablé de coups de pied pendant qu'il était à terre; c'est à la suite de ces violences que sa vue s'affaiblit et que ses yeux commencèrent à devenir proéminents. En 1786 on l'amena à Prochaska à Prague. Les deux yeux étaient amaurotiques et saillants hors des orbites, les os de cette cavité et ceux du nez de chaque côté tuméfiés, et la respiration par les narines complétement empêchée. Il resta dans cet état jusqu'en 1791, sans souffrance et presque sans autre incommodité que l'amaurose. Graduellement cependant la saillie des yeux augmenta, la face au-dessus des orbites, à la racine du nez, et dans toute l'étendue de la mâchoire supérieure, augmenta de volume, ainsi que la voûte palatine qui commença à former saillie dans la cavité buccale. Un écoulement ichoreux, accompagné de fréquents saignements, se fit par les narines. Pendant les quatre semaines qui précédèrent sa mort, la faiblesse le retint au lit; il ne respirait plus du tout par le nez, et difficilement par la bouche; son moral cependant n'était pas affecté. Dans la matinée du 18 septembre 1791, sa mère le trouva sans connaissance; dans la soirée, la respiration ne pouvant plus se faire ni par le nez ni par la bouche, il mourut.

La tête examinée extérieurement laissait voir au-dessus des yeux les voûtes orbitaires dégénérées en deux tumeurs; la racine du nez et la mâchoire supérieure de chaque côté étaient si tuméfiées qu'on n'apercevait que le bout et les aîles du nez. On trouva, à la dissection, la partie antérieure de la narine droite extrêmement dilatée et la cloison cartilagineuse refoulée à gauche; en arrière, la cloison osseuse était détruite et les deux narines converties en une seule et vaste cavité occupée par une tumeur remarquable par ses excroissances spongieuses, et dont la pression avait dilaté et poussé en bas la voûte palatine. Le crâne ouvert, on vit les lobes antérieurs et moyens du cerveau d'une couleur gris de cendre. La portion de cet organe qui repose sur la lame criblée de l'ethmoïde et l'apophyse orbitaire du frontal étaient, ainsi que la dure-mère, converties en une pulpe grisâtre et en contact avec la tumeur venant des narines. A cause de l'état d'altération du cerveau, on ne distinguait plus aucune trace des nerfs depuis l'olfactif jusqu'au nerf auditif. La portion interne de la base du crâne, depuis les apophyses orbitaires du frontal jusqu'à l'apophyse basilaire de l'occipital, était gonflée et ramollie. Après cet examen, la tête ayant été soumise à la macération, il se détacha de la base du crâne et des narines une masse lourde, moitié lardacée, moitié cartilagineuse, mais nullement osseuse : c'était elle qui avait envoyé les prolongements mous qui avaient pénétré dans les tumeurs osseuses du dessus de l'orbite, et rempli tous les interstices des lamelles radiées qui constituaient ces tumeurs et étaient enfin venues faire en ce point saillie sous la peau. Le crâne offrait l'état suivant: les apophyses orbitaires du frontal, l'ethmoïde, le vomer, les cornets, les petites aîles de sphénoïde et sa partie moyenne (excepté les apophyses clinoïdes antérieures qui adhéraient encore par des filaments osseux aux restes de la selle turcique), la portion antérieure de l'apophyse basilaire de l'occipital, le sommet des apophyses pétrées des temporaux jusqu'au canal carotidien, étaient si complétement détruits, que la vaste cavité des narines et de la bouche s'ouvrait dans celle du crâne. Il existait, en avant du crâne, ainsi que dans les orbites comprimés et déformés, et dans les tumeurs sus-orbitaires déjà décrites, plusieurs autres ouvertures, les unes plus grandes, les autres plus petites. Les maxillaires supérieurs et leurs apophyses nasales étaient si aplatis et si amincis, qu'ils présentaient plusieurs trous s'ouvrant dans la cavité des narines. Les apophyses palatines des maxillaires supérieurs n'existaient plus; la partie supérieure de l'apophyse ptérygoïde droite était refoulée, de telle sorte que le trou spléno-palatin, considérablement agrandi, s'ouvrait dans la fosse zygomatique. L'antre d'Highmore à gauche avait complétement disparu; à droite, il s'ouvrait en arrière par une large fente (1).

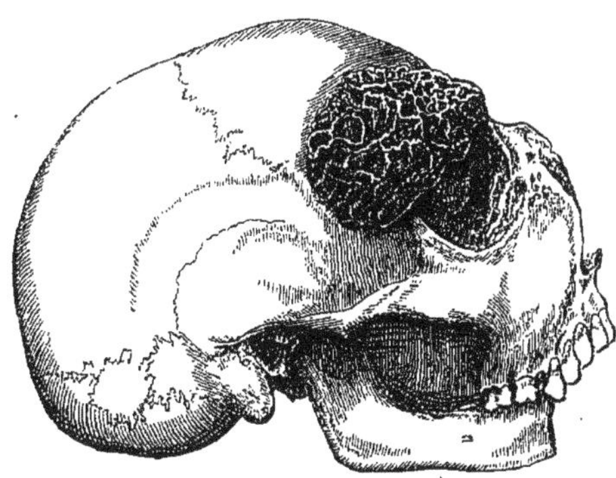

Fig. 7.

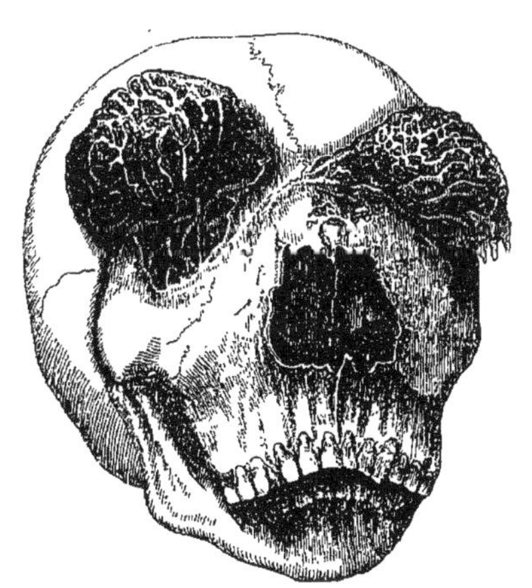

Fig. 8.

(1) PROCHASKA a publié deux gravures représentant ce crâne vu de face et de côté, dans sa Disquisitio anatomica physiologica organismi corporis humani, p. 172. Viennæ, 1812. Je donne

La terminaison constamment fatale du fongus du sinus, quand on l'abandonne à lui-même, les résultats favorables obtenus de l'extirpation de la tumeur ou de l'ablation du maxillaire supérieur, dans plusieurs cas dont l'observation a été publiée, nous font une loi de proposer immédiatement l'opération et de ne pas permettre un jour de plus au mal de continuer son œuvre lente mais certaine de destruction. Les partisans de l'ablation de l'os s'expriment très-nettement relativement à l'inutilité de tout autre mode de traitement. « L'ouverture de la cavité et les tentatives pour la débarrasser de la masse molle et pulpeuse qui l'occupe, dit M. Liston (1), comme on le pratiquait autrefois, sont tout à fait inadmissibles ; elles constituent une cruauté aussi absurde qu'inutile. On ne doit rien entreprendre qu'avec la ferme résolution d'aller au delà des limites de la tumeur, d'enlever la cavité qui lui a donné naissance et de se débarrasser ainsi, si c'est possible, de tous les tissus attaqués ou qui sont disposés à l'être. » Ces opinions de M. Liston paraîtront trop dogmatiques et beaucoup trop tranchantes à quiconque considérera avec attention les observations publiées, et dans lesquelles le mode de traitement qu'il condamne paraît avoir été suivi d'un succès complet (2).

M. Pattison (3) a rapporté deux cas dans lesquels la ligature de l'artère carotide primitive, sans aucune autre opération, a suffi pour amener la guérison. Ce moyen a échoué en d'autres mains (4).

3. *Anévrysme par anastomose du maxillaire supérieur.* — Dans son appendice au traité de Burns sur l'*Anatomie chirurgicale de la tête et du cou*, M. Pattison a donné quelques détails sur un cas qu'il considère comme un anévrysme par anastomose du sinus maxillaire, et pour lequel il a lié la carotide primitive.

Obs. 97. — La maladie existait depuis plusieurs années, et comme on l'avait prise pour un polype du nez ou du sinus, on avait essayé plusieurs fois de l'extirper. On dut renoncer à ces tentatives à cause de l'hémorrhagie qu'elles déterminaient, mais le malade continua par la suite à être sujet à des hémorrhagies au moindre effort. La production morbide avait dilaté le sinus, déformé la face, et poussé l'œil en avant comme le font toutes les tumeurs qui occupent le même siége ; mais, en comprimant la masse morbide entre deux doigts, l'un placé dans la bouche, l'autre à l'extérieur, on percevait de suite cette sorte de battement particulier qui caractérise l'anévrysme par anastomose. Aussitôt

ici une copie réduite de ces deux figures. Le cas de Louis Niacre, rapporté par Alibert (Nosologie naturelle, t. I, p. 529. Paris, 1817) et celui d'un jeune garçon qui mourut à St-Bartholomew's Hospital, rapporté par Cooper (Dictionary of Practical Surgery, article Polypus) me paraissent avoir été des cas de polypes du sinus et non du nez.

(1) Practical Surgery, p. 307. London, 1846.

(2) [Nous sommes plus disposés que M. Mackenzie à accepter les préceptes de Liston. Les deux observations sur lesquelles s'appuie notre auteur (Obs. 91 et 92) pour admettre que le mode de traitement réprouvé par Liston paraît avoir été suivi d'un succès complet, nous semblent pouvoir être attaquées dans leur signification. Pour nous, pas plus dans l'observation 92 que dans la 91e, il ne s'agissait d'un fongus du sinus ; c'étaient des cas de suppuration et de carie, et non de végétations de mauvaise nature. T. W.]

(3) Burns. On the Surgical Anatomy of the Head and Neck, p. 484. Glascow, 1824.

(4) Magendie. Journal de physiologie, t. VII, p. 180. Paris, 1827.

après la ligature de la carotide, la portion de la tumeur qui se montrait dans la narine éprouva un changement des plus remarquables. Immédiatement avant, elle paraissait tendue au point de se rompre; mais dès que la circulation eut été interrompue, la distension cessa, sa surface se rida, et les pulsations ne furent plus perçues. L'aspect de la face s'améliora chaque jour; le gonflement diminua; l'os malaire et l'arcade zygomatique, qui étaient complétement ensevelis au milieu de la tumeur, reparurent à mesure que celle-ci s'absorba. Deux ans et demi après l'opération, la difformité était si peu de chose qu'on pouvait à peine l'apercevoir (1).

Obs. 98. — M. Liston eut occasion d'enlever une tumeur qui englobait tout le maxillaire supérieur gauche. Un examen approfondi fit connaître qu'elle était entièrement composée de tissu érectile mais elle ne paraissait avoir pris naissance, ni dans le sinus, ni dans le tissu muqueux. Elle avait néanmoins comprimé et déplacé l'os, et déterminé l'oblitération presque complète du sinus. Il est fort heureux, ainsi que le fit remarquer M. L., que toute la tumeur ait été ainsi enlevée en coupant l'os dont elle était inséparable. La moindre incision qui eût porté sur ce tissu aurait très-probablement déterminé une hémorrhagie fort embarrassante et rendu l'opération plus difficile et plus dangereuse (2).

4. *Tumeurs fibreuse, ostéo-fibreuse, cartilagineuse, ou fibro-cartilagineuse du maxillaire supérieur.* — Lizars, Gensoul, Liston, Solly et d'autres ont décrit, sous ces diverses appellations, une classe de tumeurs non malignes, affectant le maxillaire supérieur. On les décrit comme très-fermes, mais dépourvues de la rénitence particulière aux kystes, et même quelquefois aux fongus du sinus. Leur forme est globulaire ou creusée (botryoïdal); leur structure est le plus souvent homogène; quelquefois, cependant, elles sont cartilagineuses à l'extérieur, et offrent à l'intérieur des aiguilles osseuses, ou contiennent une matière glaireuse et albumineuse. Elles apparaissent souvent à la suite d'une lésion traumatique, débutent dans la substance de l'os ou dans le périoste, et atteignent quelquefois une dimension considérable, quoique leur marche soit extrêmement lente; elles n'affectent point la constitution, ou ne la troublent que par la compression qu'elles exercent sur les parties voisines. Les tumeurs malignes, au contraire, s'accompagnent ordinairement de céphalalgie, d'obstruction de la narine, de déplacement de l'œil et d'élargissement de la partie supérieure de la face; elles s'accroissent rapidement et affectent promptement la santé générale. Si les symptômes que nous venons de décrire manquent, il est probable qu'il s'agit d'une tumeur de l'espèce de celles dont nous traitons, et si elle ne cède pas à l'emploi de l'iode, il y a chance d'en obtenir la guérison par l'extirpation de l'os malade.

Obs. 99. — Dans le but de s'assurer de la nature d'une tumeur qui faisait saillie au-devant du maxillaire supérieur, M. Stanley la traversa par l'intérieur de la bouche avec une aiguille canelée. La sensation que fit éprouver le passage de l'instrument à travers la tumeur lui fit connaître qu'elle était cartilagineuse et contenait quelques particules osseuses. Il fit appliquer d'une manière constante sur la joue un onguent contenant d'abord

(1) Op. cit. p. 464.
(2) Op. cit., p. 307.

de l'iodure de potassium, puis de l'iode, et sous l'influence de ce moyen la tumeur diminua lentement. Au bout d'une semaine elle avait diminué des deux tiers (1).

Obs. 100. — Le même auteur a représenté la face d'un garçon de 14 ans; elle est agrandie et déformée par une tumeur composée qui prend naissance à l'os maxillaire supérieur, remplit les cavités du nez et des orbites, et s'étend jusque dans celle du crâne. Cette tumeur est formée de deux substances: l'une, qui obstrue les narines, consiste en un tissu mou très vasculaire, tandis que l'autre qui occupe les cavités plus profondes du nez et des orbites, et celle du crâne, est formée d'une substance cartilagineuse mélangée de matière osseuse. La maladie s'était développée très lentement. Les deux yeux avaient été chassés des orbites; d'un côté le nerf optique avait disparu, de l'autre il était considérablement allongé. La portion de la tumeur qui pénétrait dans le crâne était enfouie dans les lobes antérieurs du cerveau (2).

On peut voir, à l'observation 94, p. 91, le procédé qui a été le plus généralement suivi pendant un certain temps pour enlever le maxillaire supérieur. Les incisions pratiquées à la joue ont été simplifiées par Dieffenbach et O'Shaughnessy; Horner excise l'os par l'intérieur de la bouche et sans pratiquer aucune incision à la joue. Le but de ces modifications a été d'éviter les cicatrices difformes qui résultent des incisions qui s'étendent à l'épaisseur de la lèvre, et la paralysie qui succède à la division des branches du nerf facial. Quelquefois on peut conserver la voûte palatine et le rebord alvéolaire; dans d'autres cas, il faut les enlever. La même remarque s'applique au plancher de l'orbite. La séparation des attaches osseuses s'opère surtout à l'aide de tenailles incisives.

Le lecteur fera bien de consulter pour l'histoire de cette opération et les détails complets sur la manière de l'exécuter, les ouvrages cités ci-dessous (3). Il est clair qu'on ne doit tenter cette opération que lorsqu'on a de bonnes raisons de croire que les incisions pourront être pratiquées dans les tissus sains, au delà des limites du mal. Bien qu'elle soit une des plus graves de toutes celles que le chirurgien puisse être appelé à exécuter, et qu'il paraisse dangereux d'avoir recours à l'usage du chloroforme pour en diminuer les souffrances, on n'en est pas moins souvent surpris par la promptitude avec laquelle s'obtient la guérison. L'érysipèle est l'accident le plus à redouter.

5. *Exostose du sinus maxillaire.* — On a assez souvent vu des tumeurs osseuses, prenant leur origine des parois du sinus maxillaire,

(1) Op. cit., p. 147.

(2) Ibid. p. 148, et pl. 13, fig. 4; pl. 17, fig. 3. Dans la pl. 16, fig. 8. M. Stanley a représenté une tumeur fibreuse du sinus maxillaire qui a été enlevée avec une partie de la mâchoire par M. Luke.

(3) Lizars' Practical Surgery, part. II, p. 99. Edinburgh, 1839; Gensoul. Op. cit.; Liston. Médico-chirurgical Transactions, vol. XX, p. 165. London, 1837; Solly. Medical Gazette, vol. XXXVII, p. 89. London, 1846 Review of Dieffenbach's operative Chirurgie, Medico chirurgical Review for October, 1850, p. 287. Review of O'Shaughnessy on Diseases of the Jaws, British and Foreign Medical Review for July, 1845, p. 195. Horner. Dublin Medical Press, vol. XXIII, p. 345; Dublin, 1850. Heyfelder. Medical Times and Gazette, July 10, 1855, p. 119. [Michaux. Recueil des mémoires de l'Académie de médecine de Belgique, t. III, f. II, 1854. (V. note, p. 88.)]

déformer et même oblitérer l'orbite. Il faut beaucoup d'attention pour distinguer cette affection des autres maladies du sinus que nous avons déjà mentionnées. L'exostose du maxillaire peut acquérir une grosseur considérable; mais quelles que soient ses dimensions, jamais sa partie la plus saillante ne se ramollit; ce qui constitue un signe différentiel très-important pour la distinguer d'un abcès et même d'un polype. Les observations qui vont suivre serviront à démontrer que la nature de ces tumeurs est loin d'être toujours la même. On les trouve quelquefois combinées avec une hyperostose des os de la face du même côté ou du côté opposé à celui où elles siégent.

Obs. 101. — *Exostose maxillaire guérie par le mercure.* Boyer rapporte le cas d'un homme qui depuis plus de dix ans avait une exostose du maxillaire gauche. L'œil de ce côté était affecté d'épiphora (stillicidium lacrymarum) et chassé en avant, le nez tordu à droite, la narine obstruée, et la voûte palatine un peu gonflée. La tumeur était proéminente en haut et en dehors, et la peau qui la recouvrait rouge et luisante. Le visage était extrêmement déformé. L'exostose s'était montrée peu après une infection vénérienne qui avait été suivie de symptômes secondaires. Elle s'était accrue lentement, mais depuis quelques années elle ne faisait plus de progrès. La douleur qui l'avait d'abord accompagnée avait disparu au moment où elle avait commencé à rester stationnaire. Le malade se résolut de son propre mouvement à essayer l'effet de la liqueur de Van Swieten, et après avoir pris en moins de trois mois, sans l'avis d'aucun médecin, 128 grains de sublimé corrosif, il se trouva complétement débarrassé de son exostose. L'œil rentra dans l'orbite, l'épiphora cessa, et la narine devint libre. Une dépression à la joue et une adhérence de la peau indiquaient la place qu'avait occupée la tumeur (1).

Obs. 102. — *Orbite oblitéré par une exostose maxillaire.* Je me rappelle avoir remarqué au Musée de l'*École de médecine* de Paris un crâne très-remarquable qui a été donné par le professeur Sue. Il a été décrit (2) comme étant un ostéosarcome; mais je crois qu'on ne peut guère douter que ce ne fût une exostose du sinus maxillaire. La tumeur, telle qu'elle est actuellement, n'a pas moins du volume d'un crâne ordinaire; elle est unie et polie à l'extérieur, très-mince supérieurement, dure et couverte de bosses à sa partie postérieure, et remplie à l'intérieur de kystes osseux. Elle prend naissance du sinus maxillaire droit et de la partie inférieure du frontal, et s'étend de l'apophyse mastoïde droite vers l'os maxillaire gauche. On ne voit plus trace de l'orbite droit; la narine droite est complétement oblitérée, l'orbite gauche l'est en partie. La tumeur, à partir de son point d'origine, se porte en bas et en avant, de niveau avec la base de la mâchoire inférieure; elle a 12 pouces de longueur à partir de l'apophyse mastoïde et 16 pouces de circonférence.

Obs. 103. — *Exostose maxillaire passant à travers l'orbite dans la cavité du crâne.* On voit dans la collection du *St-Thomas Hospital* de Londres, le crâne d'une pêcheuse qu'on avait pendant longtemps remarquée, même à Billingsgate, à cause de son aspect hideux. Deux volumineuses tumeurs s'étaient formées sous les orbites à la partie antérieure des joues; le nez était pris entre elles comme un coin, et les narines étaient fermées. Chaque œil formait une saillie considérable hors de l'orbite. Cette femme fut prise d'un accès qui paraît avoir dû être apoplectique, et amenée dans cet état à l'hôpital St-Thomas où elle mourut presque immédiatement. A gauche, l'exostose avait perforé la voûte orbitaire du frontal, et, faisant une saillie considérable à l'intérieur du crâne, était venue comprimer le cerveau au point que sous l'influence d'une excitation considérable

(1) Boyer. Traité des maladies chirurgicales, t. VI, p. 168. Paris, 1818.
(2) Dictionnaire des sciences médicales, t. XXXV, p. 25. Paris, 1819. Voyez la description et les figures d'un autre crâne affecté d'exostose du sinus maxillaire, par Bordenave, Mémoires de l'Académie royale de chirurgie, t. XIII, p. 412, 12mo. Paris, 1774.

de la circulation de ce viscère, l'apoplexie était survenue et avait déterminé la mort (1).

Obs. 104. — *Exostose maxillaire enlevée par une opération. — Reproduction du mal.* Un ouvrier Irlandais âgé de 24 ans, admis à *Guy's Hospital,* dit qu'à l'âge de 15 ans il s'est aperçu qu'il avait dans la narine droite une petite tumeur qui, depuis lors, a toujours été en s'accroissant. A son entrée, cette tumeur occupe toute la moitié droite de la face. La narine droite, énormément distendue, est remplie par la tumeur qui est si volumineuse qu'elle cache complétement l'œil de ce côté. Cette production s'est étendue aussi en bas dans la bouche où elle est unie à la voûte palatine, et au rebord alvéolaire du maxillaire supérieur droit, et se projette en avant au point de tenir la lèvre écartée des dents de deux pouces. La surface de la tumeur est irrégulière. Ses points les plus proéminents sont situés sous l'orbite droit à l'opposite de l'aîle du nez. L'inflammation leur a fait subir un changement de coloration ; mais la surface rougie de ces saillies ne ressemble en rien aux changements de disposition du système vasculaire qui dénote l'existence d'une affection maligne. Le malade n'éprouve pas de douleur ; il n'en a pas ressenti beaucoup pendant la durée de l'affection. Sa santé générale paraît bonne ; il est fort amaigri, mais par le manque de nourriture plus que par les effets du mal sur la constitution. M. Morgan trouva la tumeur presque uniformément ferme et d'une dureté osseuse, même à sa partie la plus saillante. Il fut donc porté à penser qu'il s'agissait d'un dépôt morbide de substance osseuse. Il ne connaissait aucun cas d'affection maligne des os où l'augmentation du volume eût été aussi considérable, et la maladie d'une si longue durée, avec persistance du caractère osseux de la croûte de la tumeur. Il n'y avait ici aucun ramollissement de la partie saillante ; son opinion fut donc qu'il s'agissait d'une exostose ordinaire.

Désirant être parfaitement certain de la nature de la maladie, il fit une incision cruciale entre les points les plus proéminents, au dessus de la narine droite, et enleva à l'aide de la tréphine une portion de la tumeur qui se trouva être une véritable exostose. Il pratiqua alors une incision semi-lunaire partant de l'angle interne de l'œil, passant au-dessus de la narine pour aboutir à la partie moyenne de la lèvre supérieure. Une semblable incision partant de l'angle externe et venant aboutir en bas au point de terminaison de la première fut pratiquée du côté opposé. Les téguments furent ensuite écartés circulairement de la tumeur et celle-ci enlevée à l'aide d'une scie métacarpienne. Comme elle était d'une texture spongieuse, elle offrit peu de résistance à l'instrument. Il ne s'écoula pas beaucoup de sang pendant l'opération, l'exostose n'étant pas très-vasculaire. Les téguments furent rapprochés et maintenus par la suture. Une coupe de la tumeur fit voir qu'elle était composée d'une coque externe mince et dure de substance osseuse, renfermant une masse d'un tissu spongieux, n'ayant aucune ressemblance avec l'affection fongueuse ou carcinomateuse. La plaie suppura. La tumeur de la bouche diminua graduellement. Il y eut à peine de l'exfoliation. La santé générale du malade fut promptement rétablie (2). La maladie récidiva. Le malade mourut à Birmingham, durant le printemps de 1842, près de sept ans après l'opération, de sorte qu'on peut dire, à bon droit, que celle-ci a prolongé la vie de toute cette période. On trouve dans le *Guy's Hospital Reports*, vol. VII, p. 490. London, 1842, un dessin représentant sa tête après sa mort ; on y voit une tumeur d'une dimension énorme.

Obs. 105. — *Exostose du sinus maxillaire découverte seulement après l'extirpation de l'œil déplacé.* Mrs Craig, âgée de 24 ans fut admise au *Glascow Royal Infirmary* le 5 janvier 1828. A cette époque, l'œil droit était presque complétement sorti de l'orbite. Comme j'avais vu cette malade avant son entrée au *Royal Infirmary,* je puis dire que le déplacement était directement en avant ; de sorte que l'idée que cet exophthalmos pouvait dépendre d'une exostose m'était venue naturellement à l'esprit, mais que rien n'avait pu me porter à désigner une des parois de l'orbite plutôt que l'autre comme donnant naissance à la tumeur. Le déplacement s'accompagnait d'ectropion et de chémosis. La cornée était ulcérée et troublée, la pupille dilatée et immobile, et la vision perdue. La malade éprouvait dans les os de l'orbite et le côté droit de la tête une douleur constante que la pression exaspérait. Elle avait des douleurs rhumatismales dans les genoux. Sa santé était fort

(1) Surgical Essays by COOPER and TRAVERS, vol. I, p. 169. London, 1818.
(2) Guy's Hospital Reports. vol. I, p. 403. London, 1836.

affaiblie; néanmoins, elle s'était améliorée depuis son accouchement qui avait eu lieu huit semaines avant son entrée. La vision de cet œil s'était obscurcie dix-huit mois auparavant et était complétement abolie depuis quatre. La douleur de tête remontait à un an, et le déplacement de l'œil à huit semaines. Il s'était opéré, à l'époque où elle perdit la vue, un écoulement d'un fluide jaune par l'oreille droite, mais depuis il n'avait pas reparu. La bouche était affectée par suite de l'usage de pilules qu'elle prenait depuis cinq à six semaines. Le docteur Anderson, dans le service de qui elle fut placée, soupçonna une cause syphilitique, mais la malade nia; et comme le mercure ne paraissait avoir produit d'autre effet que de l'affaiblir, il en suspendit l'usage et s'efforça de la soulager par d'autres médicaments appliqués à l'extérieur, des opiats et des narcotiques principalement. Ces moyens furent sans succès. Il évacua les humeurs de l'œil sans plus de résultat. Il extirpa alors le globe de l'œil et découvrit sur le plancher de l'orbite une tumeur du volume d'une noisette, solide, nodulée et osseuse. C'était la compression exercée par cette exostose qui avait occasionné la douleur et le déplacement de l'œil; comme elle était solidement fixée, et qu'il ne paraissait pas probable qu'elle pût à l'avenir exercer une pression dangereuse, on ne jugea point prudent d'en tenter l'extirpation. Un peu d'inflammation qui se développa dans la narine droite et une sensation de plénitude, portèrent le docteur Anderson à soupçonner qu'il pouvait bien y avoir dans le sinus quelque tumeur fongueuse ou autre qui exerçait une pression en haut contre l'orbite. La diminution de la douleur fut très remarquable après l'extirpation de l'œil. On fit usage pendant quelques semaines des pilules de Plummer et d'une décoction de salsepareille, et pendant ce temps la malade parut presque complétement guérie; mais le docteur Anderson ne saurait dire si l'amélioration devait être attribuée à l'extirpation de l'œil, à la suppuration qui en fut la suite, ou à l'action des médicaments. Il pense que le tout y contribua. Il avait l'intention de prescrire l'établissement d'un fonticule à la nuque et la continuation des pilules; mais la malade quitta l'infirmerie le 1er mars avant qu'il pût lui donner ces instructions. A cette époque, sa santé était bonne, et il n'y avait pas d'apparence que la tumeur de l'orbite dût s'accroître (1).

Obs. 106. — *Exostose de chaque maxillaire supérieur.* Un homme robuste et paraissant plein de santé consulta M. Howship, en 1811. Il faisait remonter l'origine de son mal à 14 ans. Un jour qu'il était en parfaite santé, et qu'il montait par un grand vent Hampstead Hill, il fut pris tout à coup, dans chacun de ses yeux, d'un sentiment de démangeaison qui l'obligea à les frotter violemment. Avant qu'il eût regagné sa demeure, l'irritation s'était accrue à un tel point qu'il ne pouvait plus ouvrir les yeux à la lumière. Il survint de l'inflammation et il se forma, juste au-dessous de l'angle interne de chaque œil, une petite tumeur du volume d'une noisette. Ces tumeurs s'ouvrirent en dedans et suppurèrent ensuite entre les paupières. L'inflammation fut traitée par des fomentations avec la décoction de têtes de pavots et autres moyens semblables, pendant 12 semaines; au bout de ce temps, elle s'était apaisée au point qu'il pouvait ouvrir les yeux et supporter la lumière, de sorte qu'il reprit son travail.

Quinze jours après, ayant été exposé tout une nuit, pendant l'hiver, à l'action du froid et de la pluie, il eut une nouvelle attaque. Il consulta M. Ware qui lui prescrivit l'application d'un cataplasme sur chaque œil, car les tumeurs se montrèrent de nouveau de chaque côté de la partie supérieure du nez. Ce traitement fut continué pendant six semaines au bout desquelles l'abcès de l'œil droit s'ouvrit sur la joue. Deux semaines plus tard, celui de gauche s'ouvrit également, et laissa écouler beaucoup de pus. La formation de ces abcès, particulièrement de celui de gauche, s'accompagna de douleurs telles qu'il semblait au malade que sa tête éclatait. Ces douleurs s'étendaient aussi à travers les os de la face. Pendant cette attaque il ne put dormir ni jour ni nuit durant l'espace de trois mois. Quand M. Howship le vit, il était entré à *St-Bartholomew's Hospital* où il excitait l'attention générale. On voyait au-dessous du bord inférieur de chaque orbite une projection considérable ou tumeur paraissant de nature osseuse, et les yeux étaient beaucoup plus saillants que de coutume. Un jour, un des élèves s'apercevant que l'œil droit faisait saillie hors de

(1) Glascow Medical Journal, vol. I, p. 119. Glascow, 1828. Le docteur Anderson a appris qu'après son retour chez elle à Paisley, Mrs Craig y a succombé par suite de l'action exercée par l'exostose sur le cerveau qu'elle aura probablement comprimé.

l'orbite, voulut procéder trop brusquement à son examen. Comme il comprimait la tumeur et poussait en même temps la paupière en arrière, l'œil s'échappa et vint se placer au-devant des paupières. On le réduisit avec quelque difficulté. A cette époque, l'œil droit percevait encore la lumière, et le gauche voyait un peu plus. Les douleurs dans la tête et la face continuaient avec une telle intensité que parfois elles lui faisaient perdre les sens. L'inflammation des yeux était encore violente particulièrement à gauche. Il délirait souvent, et alors c'était avec peine que pendant ses rages de douleur on parvenait à l'empêcher de s'arracher les yeux. A la fin, l'œil droit se rompit par la violence de l'inflammation. L'évacuation des humeurs de l'œil apaisa l'inflammation, et le malade se trouva un peu mieux. Les tumeurs osseuses continuèrent à s'accroître, quoique fort lentement et sans qu'on pût trop savoir à quoi l'attribuer; la santé générale s'améliora beaucoup. Quelque temps après, pendant qu'il était occupé à abaisser un lit relevé, ne voyant pas bien ce qu'il faisait, il laissa échapper le bois de lit de ses mains: celui-ci tomba et l'un des pieds vint heurter avec une grande violence l'œil déplacé et couché sur la joue au-devant de la tumeur dure qui y existait. Cet accident détermina la rupture de l'œil gauche, mais n'occasionna sur le moment d'autre souffrance que le trouble résultant d'un coup *d'une telle violence sur la face.* Il survint cependant une vive inflammation qui finit par s'apaiser spontanément. Depuis lors il continua à jouir d'une très bonne santé, et en 1815 il se trouvait très-bien. Seulement, il avait remarqué que chaque fois qu'il prenait froid, ses anciennes douleurs inflammatoires de la tête paraissaient disposées à revenir. En écartant les paupières, on apercevait encore sur les conjonctives de fortes traces de l'inflammation qui y avait longtemps régné. Les tumeurs des os maxillaires, qu'on sentait aussi dures que l'ivoire, et qui n'étaient nullement douloureuses à la pression, envahissaient les deux orbites et la cavité des narines qui en étaient presque complétement oblitérées. On apercevait sur la peau qui les recouvrait quelques veines dilatées et variqueuses. La marche lente et uniforme de ces tumeurs, la vive douleur dont s'est accompagnée leur production, ainsi que les autres circonstances de la maladie, portent M. Howship à croire que l'affection primitive a déterminé une sécrétion abondante de matière osseuse, d'une texture plus dense qu'on ne la rencontre d'habitude. C'est là un changement qui se manifeste souvent, ainsi qu'il le fait observer, à la suite de l'inflammation survenant dans des os sains (1).

J'apprends qu'une portion du crâne de ce malade est conservée dans le Musée du Collége royal des chirurgiens d'Angleterre; et d'après le souvenir qui me reste de cette préparation, c'est elle que M. Haynes Walton a fait représenter à la page 347 de son *Operative Opthalmic Surgery*. Il décrit les tumeurs osseuses comme remplissant les deux orbites, les cavités nasales, et probablement les sinus maxillaires, s'étendant en arrière jusqu'aux surfaces ptérygoïdiennes du sphénoïde, et formant au devant de la face une saillie de plus de trois pouces.

L'exostose du sinus maxillaire est un des cas où l'extirpation du maxillaire supérieur est le plus clairement indiquée.

§ V. — Compression de l'orbite par une cause siégeant dans le sinus sphénoïdal.

Les sinus sphénoïdaux, dans leur plus grand développement normal, peuvent admettre chacun l'extrémité du petit doigt. Leur dimension peut néanmoins varier; elle est ordinairement en rapport avec les dimensions qu'ont prises les autres sinus du nez. Ils sont situés au-dessous et en avant de la selle turcique, au-dessous et au côté interne du trou optique, et au côté interne de la fente sphéno-orbitaire. La cloison qui les sépare est rarement située sur la ligne médiane. Ils

(1) Howship. Op. cit., p, 26. London, 1816.

communiquent avec le méat supérieur de chaque narine et sont, comme tous les autres sinus de la face, tapissés par un prolongement de la membrane de Schneider. L'analogie indique donc qu'ils sont sujets aux mêmes affections que les sinus frontaux et maxillaires.

Je ne connais aucune observation de dilatation de ces narines par du pus. Le docteur Bright a relaté un cas dans lequel une tumeur fongueuse occupait ces sinus; les symptômes ne sont indiqués que fort légèrement. Le principal consista dans l'existence pendant la vie d'un tic douloureux du côté correspondant de la face (1). Sir Robert Carswell a représenté un cancer médullaire prenant naissance dans les sinus du sphénoïde et faisant saillie dans le crâne (2).

Nous ne pouvons que conjecturer quelles seraient les conséquences de la dilatation des sinus sphénoïdaux pour l'orbite et pour les vaisseaux et les nerfs qui entrent dans cette cavité. Cette dilatation ne peut guère avoir lieu en bas ou en arrière; si les parois étaient refoulées en haut ou en dehors, il est probable qu'elles déformeraient la partie postérieure de l'orbite, gêneraient l'entrée et la sortie du sang de l'œil et y annihileraient la sensibilité et la motilité.

Dans un cas de névralgie intense de la face pour lequel je fus consulté, et qui avait résisté à tous les remèdes, il existait une paralysie des muscles de l'œil, accompagnée d'un ulcère de la cornée et d'amaurose; la luette était attirée d'un seul côté du pharynx, tandis que de l'autre, derrière le voile du palais, il y avait une tumeur dure, que je supposais pouvoir provenir de la dilatation d'un des sinus sphénoïdaux. Je pensai que si cette conjecture était juste, il y aurait possibilité d'ouvrir et de vider par la bouche le sinus dilaté.

M. Hewett (3) a rapporté un cas dans lequel, après qu'il eut enlevé le maxillaire supérieur pour un cas de tumeur fibreuse, il reconnut que celle-ci était située plus en arrière. La tumeur occupait diverses régions du côté de la face, adhérait à l'apophyse ptérygoïde, s'était insinuée sous le muscle temporal et dans l'orbite par la fente sphéno-maxillaire, et avait presque oblitéré le sinus maxillaire en appliquant sa paroi postérieure contre l'antérieure, tandis que l'origine de cette affection était le sinus sphénoïdal et la voûte de la narine. Le malade mourut durant l'opération par suite de l'introduction du sang dans les bronches, pendant qu'il était sous l'influence du chloroforme.

§ VI. — Compression de l'orbite par une cause siégeant à l'intérieur du crâne.

Bien que les vices de conformation congénitaux ne rentrent pas complétement dans le cadre de mon ouvrage, je dois mentionner ici

(1) BRIGHT's Report of Medical Cases, vol. II, p. 506. London, 1831.
(2) Illustrations of the Elementary Forms of Disease. Carcinoma; pl. II, fig. 7. London, 1838.
(3) Medico-Chirurgical Transactions, vol. XXXIV, p. 43. London, 1851.

que dans quelques cas rares, on voit les os de l'orbite manquer à la naissance, et permettre alors la production, entre eux, d'une encéphalocèle ou hernie du cerveau. Dans un cas rapporté par M. Lyon (1), il existait une encéphalocèle à l'angle interne de chaque œil; on aurait dit que de chaque côté du nez le sac lacrymal était fortement dilaté. Il faut se garder de rien faire en pareille circonstance : abandonnées à elles-mêmes, les tumeurs peuvent diminuer, s'affaisser, et disparaître; si on les ponctionne, la mort survient.

Dans certains états morbides de l'encéphale, les orbites sont poussés en avant; leur voûte, devenue presque verticale, leur forme une paroi postérieure, tandis que leur sommet, se rapprochant de leur base, leur profondeur diminue, et les yeux deviennent saillants. Ceci survient dans l'hydrocéphale chronique. Cette altération est remarquablement prononcée dans le crâne d'hydrocéphale représenté par le docteur Baillie (2), et qui est conservé au *Hunterian Museum* de Glascow. J'ai en ce moment sous les yeux le crâne d'un adulte, qui a été tellement dilaté par une affection cérébrale, que la distance du méat auditif externe au sommet de la tête, qui, d'ordinaire, est de 6 pouces, en a 7 1/2, tandis que les autres points de ses parois ont été si amincis par la pression qu'ils en sont diaphanes. La profondeur ordinaire de l'orbite est de 1 7/10 pouce; sur ce crâne-ci, la diminution de la profondeur frappe au premier coup d'œil : en mesurant, on ne la trouve que de 1 1/10 pouce.

Dans une autre série de cas, l'un ou l'autre orbite, rarement les deux à la fois, quoique souvent les deux successivement, ne sont pas seulement déformés par la compression qu'exerce sur eux l'affection cérébrale; une portion de leurs parois, la voûte le plus souvent, est envahie par l'affection du cerveau ou de ses membranes, ou en partie absorbée, ou enfin enflammée et détruite par la carie et la nécrose. La mort, en pareil cas, est ordinairement précédée d'amaurose et d'exophthalmos.

Il serait facile de citer beaucoup de cas d'affection de la dure-mère ayant amené la destruction de l'orbite par compression et absorption. La plupart de ces cas paraissent avoir succédé à des lésions traumatiques de la tête, telles que coups, chutes. Dans quelques-uns, la dure-mère était malade sans que le cerveau parût s'éloigner de l'état normal; dans d'autres, cet organe participait à la maladie. Quelquefois l'affection de la dure-mère était de nature fongueuse; dans d'autres circonstances, il s'agissait d'hydatides ou de tumeurs enkystées.

M. Hawkins recommande de ne pas confondre le fongus hématode qui prend naissance dans le diploë des os du crâne, avec les tumeurs

(1) Edinburgh Monthly Journal of Medical Science, for May, 1842, p. 406.
(2) Series of Engravings Illustrative of Morbid Anatomy, Fasciculus X, plate III, fig. I. London, 1799.

fongueuses de la dure-mère. Il dit que la maladie s'étend aux tables des os, puis au périoste et à la dure-mère, qu'elle vient adhérer à celle-ci qui était d'abord saine, ce qui fait qu'elle paraît en provenir. Les frères Wenzel ont professé des idées semblables sur ce sujet. La maladie, quel que soit son point d'origine, peut attaquer plusieurs parties du crâne à la fois, et s'accompagner d'une sensation pulsative dans la tumeur, isochrone aux mouvements du cerveau. Les observations rapportées par Louis démontrent suffisamment le danger qu'il y a à vouloir agir contre de pareilles tumeurs, la mort a toujours succédé en peu de jours, ou même en peu d'heures aux ponctions intempestives, ou à toute autre opération pratiquée sur elles (1).

Il est rare de voir l'orbite détruit par une maladie qui a pris naissance dans la pie-mère ou le cerveau, mais l'observation, déjà citée, de M. Hunter démontre que ce n'est pas impossible.

Les observations qui vont suivre feront voir quels sont les effets que les affections qui prennent naissance dans le crâne déterminent sur l'orbite et les parties qu'il contient :

Obs. 107. Un homme, âgé de 51 ans, tomba de cheval et reçut une violente contusion à la tête. Quatre ans après, la mémoire commença à lui manquer; elle continua à baisser à tel point qu'il oubliait en un moment les paroles qu'il venait de prononcer. Il fut pris ensuite d'accès épileptiques intenses et fréquents, qui parurent céder à divers remèdes employés pendant six mois. Une céphalalgie violente et continue, et contre laquelle n'agit aucun remède, se déclara bientôt; six mois plus tard, le malade mourut. Six semaines avant sa mort, l'œil gauche avait été déplacé de sa position naturelle dans l'orbite, la céphalalgie de ce côté de la tête avait été comparativement légère. On trouva, à la dissection, les deux tables de la partie moyenne et antérieure du pariétal droit cariées; quelques points plus bornés et diversement situés étaient dans le même état. Une tumeur fongueuse adhérant à la dure-mère avait produit l'absorption de la voûte de l'orbite gauche et s'était ainsi frayé une voie à l'intérieur de cette cavité. Cette tumeur avait aussi détruit la lame cribriforme de l'ethmoïde; la portion correspondante du cerveau était affectée. (2). Si ce malade avait vécu plus longtemps, il n'est pas douteux que cette tumeur fongueuse, qui se frayait une voie à travers l'orbite, n'eût manifesté son existence à l'extérieur par des changements plus marqués.

Obs. 108. Maréchal eut à traiter un jeune homme de 20 ans, dont l'œil gauche était saillant et dévié en dehors, par suite de la présence, à l'angle de l'œil, d'une tumeur qui s'accompagnait de céphalalgie, de vertiges, d'épiphora et de sécheresse de la narine. Maréchal appliqua un caustique sur la tumeur, et lorsqu'il ponctionna l'eschare, il s'écoula environ deux cuillerées à soupe d'une lymphe légèrement rougeâtre, après quoi l'œil reprit presque sa position normale. Maréchal ayant été nommé chirurgien de Louis XIV confia son malade à Petit. Lorsque l'eschare se sépara, quelque chose d'analogue à une vésicule se montra au centre de l'ouverture. Une ponction pratiquée à cette vésicule avec une lancette donna issue à un liquide semblable au premier, mais en quantité moindre. Deux jours après, une troisième vésicule fut ouverte de la même façon, mais il s'en écoula très peu de chose. L'œil commença à se déplacer de nouveau en dehors et en avant; la tête devint lourde, la fièvre se montra, et en peu de temps le malade tomba en léthargie et mourut. Quand on ouvrit la tête, le cerveau ne présenta rien de remarquable. La

(1) Voyez LAWRENCE, Medical Times and Gazette. August 6, 1853, p. 129.

(2) Extrait de Jauchius, par LOUIS, dans son Mémoire sur les tumeurs fongueuses de la dure-mère. Mémoires de l'Académie royale de Chirurgie, t. III, p. 62, 12mo. Paris, 1774.

dure-mère, dans le point où elle recouvre la partie inférieure du lobe moyen du cerveau, était considérablement soulevée; on s'aperçut, en essayant de la détacher de la portion écailleuse du temporal, qu'elle était unie à l'os, qui se trouvait lui-même transformé en une substance cartilagineuse ou charnue. La voûte de l'orbite avait subi la même transformation. On vit de plus trois hydatides ou vésicules pleines d'un fluide rougeâtre, chacune du volume d'une noix : l'une d'elles était dans l'orbite, la seconde à moitié dans l'orbite, à moitié dans le crâne, et la troisième dans le creux formé par la réunion du sphénoïde avec les portions pétreuse et squameuse du temporal. Ce point, aussi bien que la portion du sphénoïde où se trouve le trou optique, était ramolli. En résumé, cet état d'altération des os s'étendait de la portion pétreuse du temporal à l'angle interne de l'œil; l'os planum et l'os unguis étaient malades également (1).

Obs. 109. Un gabarier, d'une constitution saine et vigoureuse, après avoir éprouvé de fréquentes épistaxis par la narine droite, accompagnées d'une sensation d'obstruction et de respiration nasillante, fut pris d'une violente céphalalgie avec sensation de pesanteur occupant tout le front, et d'un engourdissement très prononcé. Bien que naturellement d'un caractère actif et gai, il devint morose, indolent, recherchant la solitude; il fut pris par intervalles de tremblements, de sueurs froides, et de syncopes. A la suite de ces symptômes, l'œil droit commença à proéminer hors de l'orbite; ses douleurs s'aggravèrent, et il se fit par la narine un écoulement glaireux abondant. A mesure que sa maladie marchait, sa conduite envers ceux qui l'entouraient devenait bizarre, son intelligence trouble, et sa démarche incertaine. La saillie de l'œil s'accrut pendant plusieurs semaines. La douleur ne diminua jamais que pendant quelques heures, à l'occasion d'écoulements de sang accidentels. Enfin des convulsions survinrent qui amenèrent la mort, trois mois après le commencement de l'exophthalmos. Il est à remarquer que l'œil malade continua de voir jusqu'au moment où il commença à faire saillie hors de l'orbite, et avant que ce symptôme devînt évident, le malade accusa la sensation de quelque chose qui poussait son œil hors de l'orbite. Pendant toute la durée de sa maladie, bien que le ventre fût très-paresseux, l'appétit était bon, et il y eut à peine de la fièvre. M. Travers obtint ces renseignements des parents et du chirurgien du malade, car quant à lui, il ne le vit que quelques jours avant sa mort. Voici ce qu'on trouva à la dissection : derrière l'orbite droit est couchée une tumeur qui ressemble à un kyste polypeux oblong; devant elle, on voit un fongus couleur de sang qui remplit l'orbite et a chassé le globe de l'œil, et qui est distinct de la première tumeur. Le kyste est situé au devant de la dure-mère à laquelle il adhère, et place de façon à faire croire que l'hémisphère droit est privé de son lobe antérieur. L'ethmoïde, le sinus frontal, la voûte orbitaire du frontal du même côté sont cariés, de sorte que le doigt passe facilement de l'orbite dans le crâne et dans la cavité postérieure des narines. On trouve dans le sinus frontal une grande quantité de matière visqueuse jaunâtre, semblable à celle qui, pendant la vie, s'était écoulée des narines. Le frontal, en avant des sinus, était dénudé et offrait beaucoup de petites ulcérations. Le lobe antérieur du cerveau était décoloré et ramolli; il y avait beaucoup d'eau dans le ventricule gauche et un peu de sang fluide dans le droit. En pratiquant une section transversale sur l'hémisphère droit, on voit qu'il est déchiré à sa base où la dure-mère à été en partie absorbée, et que la tumeur s'est ouverte dans le ventricule. La couche optique droite, bien qu'entière, est diminuée de volume. Le fongus hématode de l'orbite est mélangé d'aiguilles osseuses. La dure-mère, à laquelle le kyste adhérait, a conservé sa continuité, excepté en bas où elle est détruite. Il paraîtrait donc que la maladie se serait développée à la surface externe de la dure-mère, qu'elle aurait déterminé l'absorption des os, le déplacement du globe de l'œil, et aurait finalement ulcéré la dure-mère et le lobe antérieur du cerveau pour venir s'ouvrir dans le ventricule droit. L'œil et ses muscles étaient sains, de même que le nerf optique et les autres nerfs de l'orbite. Le nerf olfactif droit avait été détruit en même temps que l'ethmoïde (2).

Obs. 110. Un homme robuste, âgé de 48 ans, et que sa profession obligeait à soulever souvent de lourds fardeaux, était en train de descendre de sa voiture un ballot pesant

(1) Petit. Traité des maladies des os, t. II, p. 325. Paris, 1759.
(2) Travers. Synopsis of the Diseases of the Eye, p. 411. London, 1820.

plus de 500 livres, lorsque le pied lui glissa, et le ballot vint le frapper à la tête. Il ne survint, sur le moment, aucune conséquence fâcheuse, de sorte qu'il put non-seulement placer ce ballot sur sa tête et le porter à destination, mais même continuer pendant huit jours de se livrer à ses occupations ordinaires. Au bout de ce temps, il ressentit dans la région de la tête où le pariétal droit, en se réunissant au frontal, forme la suture coronale, une sensation de douleur obtuse et gravative; en même temps le pouls devint fréquent, plein et dur. Ces symptômes furent suivis d'accès épileptiformes revenant plusieurs fois par jour. La douleur de tête et la fièvre s'apaisèrent, la digestion et la nutrition se firent bien, mais pendant un an il ne put s'employer à rien à cause de la fréquence de ses accès d'épilepsie 15 mois après l'accident, la douleur de tête s'accrut au point de ne lui laisser de repos ni jour ni nuit et de lui arracher des cris. Le délire et une fièvre violente vinrent se joindre à cette douleur. Ces symptômes persistèrent pendant plusieurs semaines, mais l'épilepsie cessa. La douleur s'étendit graduellement à l'oreille et à l'œil du côté droit; et à mesure qu'elle se prononça davantage dans l'orbite, elle diminua dans la partie supérieure de la tête. L'œil s'enflamma, se tuméfia, et fit saillie hors de l'orbite. En soulevant la paupière supérieure, on voyait la cornée trouble, la pupille dilatée et immobile, l'iris vert; la vision était devenue très imparfaite. Il survint un onyx qui, commençant au bord inférieur de la cornée, s'avança jusqu'à ce qu'elle fut prise dans toute son étendue. Il continua de ressentir une violente douleur partant du fond de l'orbite et se portant vers les parties externes de l'œil, et qui finit par être suivie d'un écoulement de sang par l'angle interne de l'œil et par la narine droite. Après cet écoulement la douleur cessa, et il n'y eut plus que deux accès d'épilepsie. L'œil gauche était sain, à part un peu de rougeur à l'angle interne. La mémoire baissa, et les fonctions vitales commencèrent à s'affaiblir. 18 mois environ après l'accident, les accès épileptiques revinrent plus intenses et plus fréquents que jamais, et après quelques courts intervalles lucides, s'accompagnèrent de stupeur permanente et de perte de l'intelligence. La respiration s'embarrassa et le malade mourut au milieu de convulsions violentes. En sciant le crâne, on s'aperçut que les os du côté droit formaient une saillie en dehors, qu'ils étaient plus durs que les gauches, que leurs deux tables étaient épaissies et que le diploë manquait. Les vaisseaux de la dure-mère étaient dilatés et gorgés de sang. Cette membrane adhérait fortement à tous les points de la surface interne du crâne, excepté au niveau de la voûte de l'orbite, où une portion considérable, épaissie et en état de suppuration, était séparée de l'os. La dure-mère, l'arachnoïde et la pie-mère étaient en ce point fortement unies ensemble et adhéraient au cerveau. La portion correspondante de la voûte de l'orbite était inégale. La substance de l'hémisphère droit était plus molle que celle du gauche et colorée en blanc brun sale; le ventricule droit agrandi était rempli par un liquide ténu; la surface antérieure des lobes antérieur et moyen recouverte par un grand nombre de tumeurs stéatomateuses du volume d'un pois à celui d'une noisette, et correspondant à une portion détruite de la dure-mère et aux inégalités de la voûte de l'orbite. Le ganglion de Gasser et ses trois branches étaient enveloppés d'une masse cartilagineuse ferme; le moteur oculaire commun comprimé et changé de couleur. Le moteur oculaire externe, à l'intérieur du crâne, n'avait plus que la dimension d'un mince fil, mais à l'intérieur de l'orbite il avait conservé son volume ordinaire, aussi bien que le moteur oculaire commun. La surface interne du crâne à droite, présentait des inégalités en haut jusqu'à la partie moyenne du frontal, et en arrière au dessus des petites et des grandes ailes du sphénoïde jusqu'à la selle turcique. La masse cartilagineuse qui enveloppait le ganglion de Gasser se prolongeait dans l'orbite à travers la fente sphéno-orbitaire, entourait le nerf optique et remplissait l'espace qui existe entre les droits supérieur, externe, et inférieur, de façon à englober leurs origines et leurs vaisseaux, la partie postérieure du nerf naso-ciliaire, la branche inférieure du moteur oculaire commun et le ganglion ophthalmique. On pouvait suivre cette même substance cartilagineuse à travers la fente sphéno-maxillaire jusque dans la fosse zygomatique (1).

Obs. 111. En juin 1838, je perdis dans ma pratique privée un malade agé de 69 ans qui mourut d'un fongus de la dure-mère. Il m'avait consulté dix ans avant sa mort pour les

(1) Landmann. Commentatio pathologico-anatomica exhibens morbum cerebri oculique singularem. Lipsiæ, 1820.

accidents suivants : enchifrènement, perte de l'odorat, surdité et amaurose progressive. Les symptômes s'étaient montrés dans l'ordre où je les ai exposés. L'amaurose aboutit en 1830 à une cécité complète ; un an plus tard, les yeux commencèrent à former une saillie considérable hors des orbites. Ce symptôme alla en augmentant; la tempe droite s'accrut en volume et s'éleva par suite de quelque cause située à l'intérieur de l'orbite. La tuméfaction de la tempe était très-douloureuse au toucher et quand on rasait la partie. Il souffrit longtemps d'une violente céphalalgie qui apparut après la perte de la vue et vers l'époque où l'on remarqua l'exophthalmos pour la première fois. 18 mois avant sa mort, l'œil droit était tellement refoulé en avant qu'il se rompit et fut détruit. Environ trois ans avant la mort, il fut pendant six à huit mois sujet à de fréquentes et abondantes épistaxis. Enfin il mourut hydropique. Ce malade, à une certaine époque de sa vie, avait beaucoup prisé, mais il avait renoncé à cette habitude pour contracter celle de fumer et de chiquer. Il ne pouvait rapporter son affection à aucune cause, ni à un coup ni à une chute sur la tête. Avant l'enchifrènement, il s'était toujours bien porté, si ce n'est qu'il avait quelquefois ressenti, pendant quelques jours de suite, des tremblements et des frissons. Il n'avait jamais éprouvé d'accès convulsifs, de défaillance, ni aucun symptôme paralytique. Le laudanum à l'intérieur apaisait notablement sa céphalalgie. L'état de surdité et de cécité complètes dans lequel il se trouvait depuis plusieurs années, ne permettait pas de juger jusqu'à quel point la mémoire et le jugement se trouvaient affectés.— A l'autopsie, le cerveau ne paraît avoir souffert aucune altération matérielle. La glande pituitaire est saine et la surface cérébrale de la dure-mère est entière. Au dessous de la dure-mère, entre elle et la base du crâne, particulièrement derrière la selle turcique, se voit une tumeur fongueuse, étendue, d'une couleur rouge sombre et de la consistance de la matière cérébrale. Cette tumeur naissait ou semblait naître de la face crânienne de la dure-mère. Elle s'étendait en travers à chaque os temporal carié. Elle plongeait dans les narines et remplissait les deux orbites, après avoir détruit par absorption leur partie postérieure et leur voûte, ainsi que la lame criblriforme de l'éthmoïde et la paroi externe de l'orbite droit. La portion de tumeur qui remplissait l'orbite droit et faisait saillie à la région temporale différait du reste; elle était blanche et résistante comme un cartilage. On ne pouvait séparer distinctement cette portion du reste de la masse morbide; mais il paraît qu'elle était constituée par la glande lacrymale hypertrophiée et dégénérée. Les nerfs optiques, entre le chiasma et les orbites, étaient pâles et aplatis comme des rubans (1).

CHAPITRE II.

MALADIES DES ORGANES SÉCRÉTEURS DES LARMES.

SECTION Ire.

ABNORMITÉS CONGÉNITALES (2)

L'absence des glandes lacrymales a été rarement observée. Elle n'entraîne pas nécessairement celle des points lacrymaux, mais s'accompagne toujours d'anophthalmos. Chez les cyclopes, la position de

(1) Consultez sur les fongus du péricrâne, du crâne et de la dure-mère : J. et C. WENZEL, über die schwammigen Auswüchse auf der äussern Hirnhant Mainz, 1811. TILANUS, De fungoso duræ meningis excrescento; Trajecti ad Rhenum, 1818. SEERIG, De fungi duræ matris origine et diagnosi. Vratislaviæ, 1825. BLASIUS, De fungi duræ matris accuratiori distinctione, Halis Saxonum, 1829. WALSHE, on Cancer, p. 504. London, 1846.

[(2) E. Cornaz.]

ces glandes offre souvent des anomalies, et, dans certains cas d'anophthalmos, elles occupaient celle de l'œil. Benedict, Rosas et A. Schmidt ont vu les conduits de ces glandes s'ouvrir dans la paupière supérieure qui formait une tumeur ; enfin on a observé aussi dès la naissance, l'hygroma de la glande lacrymale ou dachryops de Beer. Wardrop observa un cas bien remarquable et probablement unique de xéroma congénital auquel il remédia en pratiquant une ouverture à la glande lacrymale. Jurine dit avoir observé l'atrésie ou occlusion congénitale des canaux excréteurs de cette glande.

SECTION II.

BLESSURES DE LA GLANDE LACRYMALE ET DE SES CONDUITS EXCRÉTEURS.

Il doit être difficile de blesser avec un instrument ordinaire, pénétrant dans la cavité de l'orbite, la partie supérieure de la glande lacrymale (glandula innominata); il ne serait cependant pas imposssible qu'on pût y atteindre, avec un canif par exemple, poussé en haut, en arrière et en dehors dans la fosse lacrymale. On conçoit du moins très-facilement que la portion inférieure de cette glande (glandulæ congregatæ) et ses conduits excréteurs puissent être intéressés par une pareille plaie pénétrante. Les conséquences des plaies de cet organe doivent ressembler à celles des plaies de la parotide et de ses canaux; c'est-à-dire que l'écoulement fréquent des larmes doit, comme celui de la salive, empêcher la cicatrisation de la plaie et amener ce que l'on appelle une fistule lacrymale vraie (fistula lacrymalis vera). Je ne connais aucun cas de cette nature, mais la chose paraît possible. Chaque fois donc que l'on soupçonnera qu'une plaie pénétrante a pu intéresser la glande lacrymale ou ses conduits, on devra s'efforcer d'obtenir une réunion parfaite ; on emploiera pour cela les sutures, les bandelettes d'emplâtre agglutinatif sur la plaie, et l'on couvrira les paupières d'une compresse maintenue par une bande, en recommandant au blessé de tenir l'œil autant que possible au repos jusqu'à guérison complète.

Les plaies contuses, qui suppurent et intéressent les conduits lacrymaux, peuvent se terminer par la destruction et l'oblitération de ces canaux, et donner naissance à un xérome lacrymal incurable.

Obs. 112. — Larrey rapporte (1) qu'un soldat reçut un coup de mousquet vers l'angle supérieur et externe de l'orbite gauche. Une moitié de la balle prit la direction de la tempe et passa sous l'aponévrose temporale, où il fut facile d'aller l'extraire ; l'autre moitié pénétra dans l'orbite et se logea dans la glande lacrymale. La plaie des paupières ayant été agrandie, on pratiqua l'extraction de cette seconde moitié et on enleva en même temps la glande dilacérée. Les plaies guérirent rapidement et non seulement l'œil fut conservé, mais il continua à être suffisamment humecté pour pouvoir accomplir ses mouvements ordinaires.

(1) Clinique chirurgicale, t. I, p. 396. Paris, 1829.

SECTION III.

XÉROME LACRYMAL OU XÉROPHTHALMIE.

De ξηρὸς *sec* et ὄμμα ou ὀφθαλμὸς *œil*. L'ancienne xérophthalmie, ou lippitudo sèche, était ce qu'on appelle maintenant ophthalmie tarsienne, ophthalmia tarsi.

Il y a deux sortes de xérome ou sécheresse de l'œil, l'un qu'on peut appeler lacrymal, l'autre conjonctival. Le premier dépend de la suppression ou de la diminution de sécrétion des larmes; le second de la suppression de la sécrétion muqueuse qui, à l'état normal, lubréfie la surface de l'œil (1).

Le xérome lacrymal peut tenir à un état morbide de la substance de la glande, à une diminution de la force nerveuse spéciale dont dépend l'action sécrétoire de la glande, ou à une altération de ses canaux excréteurs, telle que celle qui peut être la suite d'un abcès situé derrière la paupière supérieure.

Bien que le xérome puisse dépendre d'une inflammation de la glande, je ne suis pas convaincu que ce soit un symptôme commun dans ce cas. Les faits rapportés par M. Todd et le docteur O'Beirne (2) contredisent l'opinion qui le donnait comme propre au squirrhe ou à l'hypertrophie de cet organe. Il est cependant difficile d'admettre que les fonctions de la glande lacrymale puissent s'accomplir régulièrement lorsqu'elle est le siége d'une inflammation intense ou d'une induration étendue.

Il n'y a rien d'étonnant à rencontrer le xérome soit seul, soit accompagnant l'amaurose chez les personnes âgées, car chez elles la glande est atrophiée, et l'énergie de la cinquième paire, comme celle de tous les autres nerfs, diminuée. On rencontre cependant fréquemment ce symptôme dans l'amaurose commençante, même chez des personnes peu avancées en âge. Nous considérons, dans ces cas, le retour de la sécrétion lacrymale comme d'un augure favorable; car presque toujours, aussitôt que ce changement se manifeste, la vision s'améliore.

On voit souvent des céphalées chroniques s'amender beaucoup sous l'influence d'un retour d'activité des fonctions de la glande lacrymale (3).

Le xérome qui survient quelquefois à la suite d'un chagrin profond, n'est qu'un phénomène nerveux ou purement sympathique.

Dans les cas de xérome lacrymal, l'œil, quand on le regarde, ne paraît point sec, car la sécrétion muqueuse de la conjonctive n'est pas

(1) Wardrop a publié (Lancet, 29 novembre 1834, p. 344) un cas de xérome lacrymal et conjonctival de naissance.

(2) Voyez dans ce chapitre section V.

(3) Collections from the unpublished Medical Writings of the late C. H. Parry, M. D., vol. I, p. 265. London, 1825.

supprimée. L'œil paraît aussi humide et aussi glissant qu'à l'ordinaire; néanmoins, le malade se plaint de ce qu'il n'est jamais humecté. Si quelquefois il vient à être baigné de larmes, il en résulte un grand soulagement, ce qui prouve évidemment que la sécheresse est due à l'absence de la sécrétion lacrymale, et non au défaut de la sécrétion conjonctivale.

Si le xérome paraît dépendre d'une inflammation de la glande lacrymale, ou si l'on a quelque raison de soupçonner le début d'une affection de nature à déterminer l'hypertrophie ou quelque altération de la structure de cet organe, il sera convenable de recourir aux saignées locales et aux autres remèdes antiphlogistiques. Les sternutatoires sont utiles quand la cause réside dans un affaiblissement du pouvoir nerveux. Si l'affection est sympathique, on aura recours aux purgatifs, aux toniques et aux antispasmodiques. L'influence de la musique paraît avoir quelquefois agi d'une façon remarquable pour faire disparaître le xérome produit par un chagrin profond (1).

Pour suppléer à l'absence des larmes dans le xérome, Wathen (2) recommande l'usage d'une lotion savonneuse. On doit ajouter trois ou quatre gouttes de solution de potasse caustique (aqua potassœ) à deux onces d'eau tiède; on emplira aux deux tiers un *bain d'œil* de ce mélange, et on l'appliquera pendant une minute ou plus à l'œil tenu ouvert. Ce moyen n'occasionne aucune douleur, il débarrasse l'œil et ses paupières de toutes les excrétions morbides, et fait disparaître sur-le-champ ce que le malade appelle *le nuage* placé devant sa vue. Mais comme celui-ci se reforme rapidement, il faut revenir souvent à cette application. Pour exciter autant que possible la sécrétion des larmes, il faut se servir chaque fois d'une nouvelle préparation, dont il est bon d'augmenter la force, de façon que cette lotion finisse par devenir un stimulant.

Il est bon aussi de baigner de temps en temps l'œil dans l'eau tiède: cela ne sert pas seulement, conjointement avec le moyen déjà recommandé, à suppléer à l'absence des larmes, mais cela peut de plus relâcher les parties, et les disposer à reprendre leurs fonctions.

SECTION IV.

EPIPHORA.

De ἐπὶ *sur* et φέρω *je porte.*

Cette affection est le contraire de la précédente, car ici les larmes sont sécrétées en trop grande abondance et leur écoulement est trop rapide.

(1) Dictionnaire des sciences médicales, t. XXXV, p. 71. Paris, 1819.

(2) Method of curing the Fistula Lacrymalis, to which is added a Dissertation on Epiphora, etc. p. 71. London, 1792.

Comme le xérome néanmoins, l'épiphora est plutôt un symptôme qu'une maladie spéciale.

Diagnostic. — L'épiphora, ou la sécrétion en excès des larmes, ne doit pas être confondu avec le larmoiement, *stillicidium lacrymarum.* La différence consiste en ce que cette dernière affection est presque exclusivement due à quelque obstacle survenu dans les voies d'excrétion des larmes, qui se trouvent mises dans l'impossibilité d'enlever le mucus et les larmes de dessus la conjonctive, après que ces liquides y ont rempli leur office, tandis que l'épiphora est une affection des organes sécréteurs des larmes, ou une sécrétion exagérée des larmes.

Causes. — Toute irritation chimique ou mécanique, appliquée à la conjonctive, comme une particule de poussière, par exemple, logée à la surface interne de la paupière supérieure, un grain de sel pénétrant dans l'œil, produit à l'instant même un écoulement de larmes ou épiphora. C'est un moyen que la nature emploie pour entraîner le corps étranger ou diluer l'agent chimique.

L'inflammation de l'œil ou des paupières, et spécialement l'inflammation phlycténulaire de la conjonctive (affection appelée ordinairement ophthalmie scrofuleuse), est une cause extrêmement fréquente d'épiphora. Les sujets atteints de cette dernière affection surtout, dès qu'ils essaient d'ouvrir les yeux, sont pris à l'instant d'épiphora et de spasme de l'orbiculaire des paupières. Les sympathies qui existent entre les paupières, la conjonctive et la glande lacrymale, s'expliquent tout naturellement quand on se rappelle que le nerf lacrymal, branche de la première division de la cinquième paire, après avoir traversé la glande lacrymale, vient répandre ses derniers rameaux dans la conjonctive, l'orbiculaire des paupières et la peau de la paupière supérieure (1). Souvent, dans la conjonctivite scrofuleuse, la rougeur est légère, on aperçoit à peine à la surface de l'œil un vaisseau dilaté, et les phlyctènes peuvent n'avoir pas encore fait leur apparition; mais l'épiphora et la photophobie sont très prononcés.

L'épiphora se montre quelquefois comme symptôme d'un état morbide des voies digestives, surtout chez les enfants, et quand il y a des vers dans les intestins. En réalité, dans l'ophthalmie scrofuleuse, on peut considérer l'ophthalmie et l'épiphora comme produits l'une et l'autre, dans beaucoup de cas au moins, par l'usage d'une mauvaise nourriture et le désordre de la digestion qui s'en suit. On peut aussi se demander si, chez les enfants, l'ophthalmie phlycténulaire n'est pas quelquefois la conséquence du flux exagéré des larmes, flux occasionné par la souffrance que déterminent la dentition et plusieurs autres causes. On voit souvent un épiphora abondant sur-

(1) SOEMMERING. Abbildungen des menschlichen Auges, p. 44. Tab. III, fig. 5. Frankfurt am Main, 1801. ROSENMULLER. Partium externarum oculi humani descriptio, § 162. Lipsiæ, 1810.

venir dans les accès d'hystérie et d'hypochondrie ; il est alors une suite des sentiments exagérés d'affliction et de découragement qu'éprouvent les malades. En pareil cas, tous les symptômes s'exaspèrent, si les sujets affectés recourent à l'abus des liqueurs.

Traitement. — Avant de prescrire aucun remède, soit général, soit local, pour l'épiphora, il faut s'assurer qu'il ne dépend pas d'une simple irritation mécanique de l'œil, telle que peuvent la produire un cil dévié, une particule de poussière enfouie dans quelque point de la conjonctive, ou une petite tumeur développée à la face interne des paupières.

L'épiphora seul exige rarement une prescription spéciale. Je l'ai quelquefois vu disparaître complétement et d'une manière permanente à la suite d'un émétique. Un régime régulier, des purgatifs auxquels on fera succéder des toniques, ou quelquefois les anti-acides, seront très-utiles pour écarter les causes les plus fréquentes de cette affection. Un mélange de rhubarbe et de bicarbonate de soude, pris tous les jours ou tous les deux jours, auquel on fait succéder l'emploi continu du sulfate de quinine, forme un traitement dont je me suis souvent bien trouvé.

Les remèdes locaux les plus efficaces sont la vapeur de laudanum et la solution de caustique lunaire. On verse une cuillerée à thé de laudanum dans une tasse d'eau bouillante, et on place le vase au-dessous de l'œil, les paupières écartées, afin que la vapeur puisse se mettre en contact avec la conjonctive. Puis on lotionne l'œil, à l'aide de ce mélange et d'un morceau de vieux linge, deux ou trois fois par jour. La teinture de belladone peut remplacer utilement le laudanum. Dans certains cas, rien ne calme plus promptement l'irritabilité de la conjonctive, dont dépend si souvent l'épiphora, qu'une solution de 2 à 4 grains de caustique lunaire dans une once d'eau distillée, dont on fait pénétrer quelques gouttes dans l'œil à l'aide d'un pinceau en poils de chameau, une ou deux fois par jour.

Les vésicatoires peuvent aussi être utiles ; il est probable qu'ils ont plus d'efficacité quand on les applique au devant de l'oreille ou sur la tempe, car ils agissent alors sur les rameaux temporaux qui s'anastomosent avec le nerf lacrymal.

[Divers auteurs ont conseillé et pratiqué l'extirpation de la glande lacrymale pour guérir les larmoiements chroniques rebelles aux autres moyens. Le docteur Paul Bernard (1) d'abord, plus tard Textor (2) et Stoltemberg (3) ont obtenu de cette opération d'incontestables succès. Enfin, tout récemment M. Tavignot (4) a enlevé la glande lacrymale pour obtenir la guérison de la tumeur et de la fistule lacrymales.

[(1) Mémoires sur un nouveau moyen de guérir les fistules lacrymales et les larmoiements chroniques réputés incurables. — Annales d'Oculistique, t. X, p. 193.]

[(2) id. t. XVIII, p. 218.]

[(3) id. t. XXIII, p. 247.]

[(4) Académie des sciences de Paris (Séance du 6 août 1855).]

Divers procédés ont été mis en usage pour la pratique de cette opération. M. Travers donne le conseil d'inciser par dessous la paupière supérieure quand la chose est possible; mais l'étroitesse de l'ouverture naturelle des paupières et la difficulté qu'on rencontrerait à arrêter l'hémorrhagie qui se produirait, ont empêché de le suivre. MM. O'Beirne, Todd et Lawrence recommandent une incision transversale divisant la paupière supérieure dans toute sa largeur et suivant la direction de ses plis naturels; mais des incisions aussi étendues ne sont pas nécessaires, et en outre, elles infligent au malade une difformité très apparente après la guérison. Acrel incise les téguments directement sur la glande, et Velpeau découvre celle-ci en prolongeant la commissure externe.

Tous ces procédés ont leurs inconvénients, celui que M. Ch. Halpin a proposé de leur substituer (1) a sur eux une incontestable supériorité. — Après avoir rasé le sourcil, le chirurgien tire fortement la paupière en bas, jusqu'à ce qu'il ait fait descendre la moitié du sourcil au-dessous du bord de l'arcade sourcilière, et fait fixer par un aide la peau dans cette situation. Afin d'assurer le plus d'espace possible pour la dissection de la glande, le chirurgien fait décrire presque les deux tiers de l'orbite à sa première incision, laquelle est faite en ligne courbe, à convexité supérieure, commencée immédiatement au-dessus du tendon du muscle orbiculaire et terminée à un demi-pouce au-dessus de la commissure externe. Elle divise le sourcil dans toute sa longueur, en laissant du côté du front environ la moitié de sa hauteur; on renverse en bas le lambeau en le disséquant, ce qui donne beaucoup d'espace. La glande enlevée, on rapproche la plaie par quatre points de suture et, au dire de Halpin, elle se réunit par première intention dans toute son étendue. Dans un cas opéré par ce chirurgien, le malade put retourner chez lui au bout de sept jours.

D'après M. Desmarres (2), ce procédé serait sans contredit le plus facile à exécuter et celui aussi qui laisserait le moins de traces quand, ce qui est très-commun après l'extraction de la glande lacrymale, la réunion ne se fait pas par première intention. Il l'a mis en pratique une seule fois, sur une dame qui présentait une tumeur de la grosseur d'une petite noix dans la région lacrymale. L'extraction fut facile, mais il survint un phlegmon du tissu cellulaire de l'orbite, qui entraîna la perte de l'œil.

Si l'on en croit M. Bernard, l'extirpation de la glande lacrymale est, par elle-même, peu grave et peu douloureuse; l'opération est facile, sans danger et efficace. Le fait que nous venons de citer prouve que cette assertion est par trop absolue et qu'il y a lieu d'en rabattre. Dans

[(1) Dublin Quarterly Journal of Medical Science, et Annales d'Oculistique, t. XIX, p. 159.]

[(2) Loc. cit., t. I, p. 278.]

10.

le cas cité par M. Bernard, tous les moyens, dit-il, avaient été employés sans succès; tous, sauf la cautérisation du sac par les caustiques, le cautère actuel ou électrique qui aurait vraisemblablement triomphé de la maladie. T. W.]

SECTION V.

INFLAMMATION ET SUPPURATION DE LA GLANDE LACRYMALE.

§ Ier. — Inflammation et suppuration des glandules conglomérées. (*Glandulæ congregatæ.*)

Cette affection n'est point rare; mais comme elle a quelque ressemblance avec l'orgeolet et le chalazion, on la prend souvent pour l'une de ces affections. L'angle externe des paupières est gonflé, rouge et douloureux; si on soulève la paupière supérieure, on aperçoit plusieurs acini des glandules conglomérées, augmentés de volume. Dans l'espace de quelques jours, on voit l'un ou plusieurs d'entre eux se soulever en pointe et laisser échapper du pus à la surface interne de la paupière supérieure ou de l'inférieure, tout près de la commissure. Quelquefois, en pressant, on voit un long filament de matière s'échapper d'un des conduits lacrymaux. La suppuration des glandules conglomérées s'accompagne d'une violente douleur; il existe fréquemment un chémosis séreux de la conjonctive, et cette membrane fournit une sécrétion puriforme.

Les causes sont les mêmes que celles de l'orgeolet. J'ai vu une fois cette affection déterminée par une soie de cochon logée dans le sinus supérieur de la conjonctive. J'ai reçu au *Eye Infirmary* de Glascow un garçon qui, à la suite d'un coup de pierre, eut un gonflement avec rougeur de la paupière supérieure vers son extrémité externe. Le sourcil était soulevé, et la paupière déprimée; en la soulevant, on apercevait, entre la face interne de la paupière et le globe de l'œil, une saillie charnue considérable que je considérai comme la portion inférieure de la glande lacrymale atteinte d'inflammation.

Des fomentations chaudes, un petit cataplasme de pain et d'eau chaude, renfermé dans un sac huilé, constituent le traitement le plus généralement employé. Il est rare qu'il faille recourir aux sangsues. L'affection est ordinairement trop avancée lorsqu'on nous consulte, pour qu'on puisse tenter la résolution par les applications froides, et il est rarement nécessaire de recourir à la lancette pour évacuer le pus.

§ II. — Inflammation et suppuration de la glande lacrymale proprement dite. (*Glandula innominata.*)

La glande innominée ou portion supérieure de la glande lacrymale, peut devenir le siége d'une inflammation; le volume de la partie affectée, le siége profond qu'elle occupe, font que cette maladie est beaucoup plus sérieuse que celle que nous venons de décrire. C'est surtout chez les enfants scrofuleux qu'on la rencontre ; elle est, au reste, loin d'être commune.

Symptômes. — De la douleur au niveau du siége de la glande et une tuméfaction progressive au niveau de l'angle externe des paupières sont les premiers symptômes que l'on remarque. Bientôt il se manifeste à l'angle supérieur et externe de l'orbite, une tumeur rouge et tendue ; on ne soulève la paupière supérieure qu'avec difficulté, ou même on ne peut pas la soulever ; la conjonctive s'enflamme, et l'œil est poussé en avant hors de l'orbite. Quand la glande enflammée a subi le plus haut point de tuméfaction, le gonflement sympathique qu'elle provoque dans le tissu cellulaire voisin, et le chémosis de la conjonctive s'avancent tellement au-devant du globe de l'œil, que cet organe en est complétement caché. La douleur dans l'orbite et dans la tête va en s'accroissant. A moins que les progrès de l'inflammation ne soient enrayés, on voit la fièvre, l'insomnie et le délire précéder les symptômes locaux de la suppuration ; la fluctuation devient distincte ; enfin, le pus soulève les parties en pointe et vient se porter au dehors par une ou plusieurs ouvertures à travers la paupière supérieure. Mais avant que ceci n'arrive, la peau de la paupière supérieure peut se mortifier dans une étendue plus ou moins considérable. Les tissus voisins, en se confondant entre eux, peuvent maintenir l'œil dans son état de déplacement ; le plus souvent il est tourné vers la tempe. Il peut aussi arriver qu'avant que le pus se soit frayé une issue spontanée, le périoste de la fosse lacrymale s'enflamme et que l'os lui-même se prenne. L'affection suit alors une marche très-lente ; il survient un ectropion de la paupière supérieure (fig. 5, p. 44) et une fistule qui, ainsi que nous l'avons déjà expliqué, ne peut se fermer que lorsque l'os est revenu à l'état normal, ou que sa portion malade a été évacuée au dehors, ce qui peut se faire attendre pendant des années.

Causes. — Les coups sur l'apophyse orbitaire externe du frontal, les plaies contuses, même légères, de la paupière supérieure, et l'exposition au froid, sont les causes les plus communes de l'inflammation de la glande lacrymale. J'ai vu la glande lacrymale tomber en suppuration et aboutir, moins de huit jours après une blessure de la paupière supérieure. M. Todd dit que la grande majorité des cas qu'il a rencontrés n'étaient pas idiopathiques, mais avaient succédé à l'inflammation de la conjonctive ou à quelque autre forme d'ophthalmie. Il a vu l'inflammation de la glande lacrymale accompagner ce qu'il appelle la psorophthalmie des enfants, quand l'affection était intense ou aggravée par la négligence, l'exposition au froid, ou l'usage mal réglé des applications stimulantes. Il croit aussi que quelquefois l'inflammation de la glande précède, dans la forme ordinaire de l'ophthalmie, et donne lieu à des symptômes qu'on a généralement attribués à l'inflammation de l'œil seulement (1).

Outre la forme aiguë, il existe une forme chronique d'inflammation de la glande lacrymale, qu'on n'observe guère que dans les premiers temps de la vie, et qui, suivant toute probabilité, dépend d'une disposition scrofuleuse. Dans cette affection, l'accroissement de volume de la glande est évident, et il existe parfois une tuméfaction œdémateuse de la paupière supérieure ; il y a rarement beaucoup de douleur, mais le malade accuse généralement une sensation de plénitude au dessus du globe de l'œil et l'impossibilité de mouvoir cet organe aussi facilement que l'autre. Quand on exerce une compression entre le globe de l'œil et l'extrémité temporale du bord supérieur de l'orbite, il s'échappe immédiatement un flot de larmes. M. Todd est disposé à croire que l'ophthalmie scrofuleuse peut être produite par l'action des larmes dont la composition est altérée par l'état d'inflammation chronique de la glande ; il rapporte le cas d'une jeune dame, atteinte d'un côté d'inflammation chronique de cette glande, et chez qui l'œil du côté malade était sujet à de fréquentes attaques de conjonctivite pustuleuse ; du côté où la glande était saine, il ne survint jamais d'ophthalmie.

Outre cette inflammation chronique, M. Todd indique que la glande lacrymale est sujette à une autre affection encore plus évidemment scrofuleuse : elle est caractérisée par l'âge et la constitution du malade ; par la lenteur de la marche de la maladie, bien que la glande acquière quelquefois un volume considérable, par l'absence de douleur et par la forme plus ou moins lobulée de la surface de la tumeur. Il ajoute que quelquefois cette affection, au bout d'un certain temps, reste stationnaire pendant des mois et des années, tandis que d'autres fois elle prend la forme suppurative particulière aux glandes scrofuleuses, et devient ainsi une affection des plus longues et des plus incommodes. Il est probable que le gonflement scrofuleux de la glande, surtout lorsqu'il existait des deux côtés, a été quelquefois confondu avec quelqu'une des affections que nous décrirons dans la section prochaine (2).

Traitement. — Dans l'inflammation aiguë de la glande lacrymale, il faut appliquer largement des sangsues à la paupière supérieure, au front, à la tempe ; on peut aussi appliquer à la tempe des ventouses scarifiées ; il faut de plus prescrire des purgatifs, le repos, des lotions fraîches, et tout l'appareil du traitement antiphlogistique : si la fièvre est intense, il faut recourir à la saignée du bras. Enfin, il faut donner, à petites doses fréquemment répétées, le calomel avec l'opium.

Dans l'inflammation chronique, ou dans l'engorgement scrofuleux

(1) Dublin Hospital Reports, vol. III, p. 408. Dublin, 1822.

(2) Voyez les observations 2 et 3 d'extirpation de la glande lacrymale par DAVIEL, dans la Medical Gazette, vol. III, pp. 523, 524. London, 1829.

de la glande, on prescrira un régime anti-scrofuleux, des aliments nourrissants, l'air de la mer, les toniques, etc. On retirera aussi quelqu'avantage des applications permanentes de compresses imbibées d'eau froide; de quelques sangsues placées au voisinage de la glande, de petits vésicatoires répétés sur le front, la tempe et le derrière de l'oreille, de quelques petites doses de calomel ou de *blue pill* le soir, suivies d'un purgatif salin ou de quelqu'autre laxatif le lendemain matin. J'ai trouvé dans l'iodure de potassium un moyen lent, mais efficace. Si l'inflammation scrofuleuse de la glande se termine par suppuration, il ne faut pas laisser la peau s'altérer dans une grande étendue, mais ouvrir avec la lancette aussitôt que la fluctuation devient distincte. Si l'œil est déplacé et qu'il soit menacé de désorganisation, il faut extirper la glande.

[M. Le docteur Haynes Walton (1) pense que l'inflammation des glandes lacrymales n'est pas aussi rare que les auteurs s'accordent à le dire, et que fréquemment on la méconnait dans la persuasion de l'immunité morbide de cet organe, ou même que l'observateur croyant la reconnaître, doute de la justesse de son diagnostic. Il en rapporte lesdeux observations suivantes :

Obs. 113. — James Thompson, 40 ans, se présente en juin 1853 au *Central London Ophthalmic Hospital* avec les symptômes suivants : la portion externe de chaque sourcil, correspondant à la partie inférieure de chaque glande lacrymale, était saillante et un peu enflammée. Sous la pression du doigt, on sentait que cette tumeur était irrégulière et plus ou moins molle : quand on enfonçait le doigt dans l'orbite pour parvenir à la portion supérieure de la glande lacrymale, on y sentait une tumeur dure et immobile. L'altération était la même des deux côtés. Il n'y avait aucun dérangement dans la sécrétion de ces glandes. On prescrivit des pilules de mercure à la craie et d'extrait de jusquiame (2 gr. 1/2) à la dose de 2 par jour; puis, la bouche étant un peu affectée après la prise de 8 pilules, on n'en donna plus qu'une tous les deux jours. Il y eut une grande diminution de la tuméfaction en trois semaines, et une troisième dose de 8 pilules acheva la guérison qui était complète quinze jours après.

Obs. 114. — Une femme de belle stature et bien portante d'ailleurs, se présenta à l'hôpital en août 1853, avec une tumeur considérable de la paupière supérieure prise d'une inflammation aiguë, en même temps que d'une tuméfaction et d'une rougeur légère de la paupière inférieure. Une tumeur dure occupait la position de la glande lacrymale et déprimait le cul-de-sac conjonctival. La conjonctive se mouvait facilement au dessus de la tumeur et avait en ce point une teinte jaunâtre. Douleur presque constante, mais peu intense; fièvre légère, langue chargée; pas d'altération des fonctions de la glande, pas de fluctuation. — Pilules purgatives de calomel et jalap à répéter toutes les quatre heures, jusqu'à ce que les intestins fussent libres. Localement, des lotions froides. — Au bout de trois jours, l'inflammation avait considérablement diminué; en une semaine la guérison était complète. T. W.]

(1) Med. Times and Gaz., 1854, n° 196, p. 517-518.

SECTION VI.

ENGORGEMENTS CHRONIQUES ET SPÉCIFIQUES DE LA GLANDE LACRYMALE.

Les engorgements chroniques, aussi bien que l'inflammation, attaquent d'ordinaire séparément, soit les glandules conglomérées, soit la glande innominée; mais il est rare que les deux portions de l'organe sécréteur des larmes soient prises en même temps.

§ I. — Hypertrophie des glandules conglomérées.

J'ai vu les glandules conglomérées des deux côtés affectées d'engorgement chronique. Les paupières supérieures étaient pendantes à leur extrémité temporale, tandis que les glandules formaient des tumeurs granulées du volume et presque de la forme de pépins d'orange. Des cas semblables ont été vus par MM. Laugier et Richelot qui, après les avoir traités par les antiphlogistiques, ont ensuite eu recours au sulfate de quinine (1). Le docteur A. Anderson, dans un cas de cette nature, après de fréquentes applications de sangsues, a eu recours avec succès aux frictions avec l'onguent mercuriel (2).

§ II. — Hypertrophie, chloroma, squirrhe, et fongus médullaire de la glande lacrymale.

La glande lacrymale, comme toutes les autres glandes de même structure, est sujette à des engorgements lents de nature diverse; l'un d'eux a été généralement considéré comme de nature squirrheuse. Outre le squirrhe, on a publié des observations qui démontrent que la glande peut augmenter de volume par suite d'une hypertrophie simple, d'un fongus médullaire, ou enfin d'une affection particulière différente de toutes celles que nous venons d'énumérer.

Symptômes. — Quelle que soit la nature de l'engorgement chronique de la grande lacrymale, on peut diviser en quatre périodes la marche de cette affection. Dans la *première*, le globe de l'œil est poussé directement en avant, et le malade ne peut le tourner que difficilement du côté de la tempe; il y a épiphora, douleur brûlante et lancinante dans la partie supérieure et externe de l'orbite, mais pas de trace de gonflement apparent dans cette région. Il est parfois difficile de diagnostiquer une affection de la glande lacrymale pendant cette période qui peut durer quelques années. Dans la *seconde* période, l'œil forme une saillie encore plus considérable hors de l'orbite; il

(1) Traduction française de Mackenzie, par MM. Laugier et Richelot, p. 6. Paris, 1844.
(2) Monthly Journal of Medical Science, vol. I, p. 80. Dublin, 1846.

survient quelquefois des saignements par la narine; la paupière supérieure est distendue et bouffie; le volume de la glande est augmenté au point qu'elle forme une tumeur saillante; le doigt peut sentir à travers la peau de la paupière supérieure, ou en se portant dans le sinus supérieur de la conjonctive, qu'elle est dure et lobulée. Dans la *troisième* période, la glande s'accroît tellement, qu'elle chasse l'œil en bas, en dedans et surtout en avant, jusqu'au point qu'il paraît pendre sur la joue. Si la maladie est négligée, ou si le malade se refuse au traitement, la *quatrième* période survient, pendant laquelle on peut voir le côté temporal de l'orbite se dilater, l'œil résistant alors mieux que les os à la pression; mais le plus ordinairement l'œil déplacé s'enflamme, se gonfle, suppure et éclate : son contenu s'échappe en partie, le reste est absorbé. La glande continue de s'accroître jusqu'à ce qu'elle remplisse complétement l'orbite qu'elle dilate; les os qui composent cette cavité disparaissent sous l'influence de l'absorption progressive, ou sont détruits par inflammation ulcérative; les paupières sont fortement distendues, l'inférieure est renversée; on aperçoit les restes du globe de l'œil étendus à la face antérieure de la tumeur qui, recouverte de la conjonctive distendue et enflammée, peut être prise pour un fongus hématode ou pour quelqu'autre tumeur de l'œil lui-même. Continuant de s'accroître, la glande se porte en bas à travers la fente sphéno-maxillaire, oblitère la narine correspondante, et déforme même le cerveau. Le malade est pris, à la fin, de symptômes apoplectiques, ou meurt épuisé par la fièvre et la douleur.

La marche des symptômes peut varier. Quelquefois l'œil est lentement poussé de côté, et l'orbite se dilate sans qu'il survienne beaucoup d'inflammation. D'autres fois, il survient de bonne heure une forte exophthalmie, avec une inflammation de tout le contenu de l'orbite. La diplopie se montre parfois dans la seconde période, d'autres fois dans la troisième. La vue s'obscurcit d'abord, puis la cécité complète survient plus ou moins promptement; mais la vision se conserve quelquefois d'une manière surprenante malgré une saillie extrême du globe de l'œil, et l'allongement excessif du nerf optique. La tumeur chasse le plus ordinairement l'œil hors de l'orbite, mais elle passe quelquefois au-devant de lui et vient le recouvrir complétement. Ainsi, dans un cas opéré par Sir P. Crampton, on s'aperçut, en enlevant la tumeur que l'on avait prise pour un fongus oculaire, que l'œil affaissé était situé derrière et sous elle (1).

La glande engorgée étant située entre l'orbite et l'élévateur de la paupière supérieure, ce muscle se trouve comprimé et perd la faculté de se contracter; la paupière supérieure pend donc presque sans mouvement au-devant de l'œil déplacé; elle est molle, gonflée et parcourue

(1) Dublin Quarterly Journal of Medical Science, vol. I, p. 80. Dublin, 1846.

par des vaisseaux variqueux. La paupière inférieure subit presque toujours un degré plus ou moins prononcé de renversement.

Diagnostic. — Il y a plusieurs autres espèces de tumeurs à l'intérieur de l'orbite, qui peuvent déterminer la saillie et la désorganisation de l'œil; il faut donc examiner soigneusement, en pareil cas, si l'on sent la glande dure, lobulée et augmentée de volume. La glande lacrymale et l'œil sont quelquefois poussés tous deux en avant par une tumeur développée profondément dans l'orbite ; on peut en pareil cas se tromper et s'imaginer que la glande est la cause de l'exopthalmos, tandis qu'elle n'est nullement augmentée de volume, mais seulement déplacée. Mais alors la glande, bien qu'on la sente lobulée, est molle, et nullement dure et résistante. Lorsque l'œil a éclaté, un observateur superficiel peut aisément confondre l'engorgement chronique de la glande lacrymale avec le fongus hématode de l'œil, ainsi qu'on le voit en examinant les deux figures de la planche 5 de M. Travers. La fig. 1 représente le fongus hématode de l'œil et la fig. 2 l'engorgement de la glande lacrymale (1).

Il doit être extrêmement difficile de distinguer l'engorgement chronique de la grande lacrymale d'avec la maladie que Schmidt a décrite sous le nom d'*hydatide*, mais qui, j'en suis convaincu, n'est qu'une tumeur enkystée étroitement unie à la glande. Une ponction exploratrice déciderait la question.

Variétés. — Il est fort probable que l'on a confondu ensemble plusieurs espèces d'engorgements chroniques de la glande lacrymale. Les raisons suivantes me portent à douter que les engorgements qui produisent les symptômes que nous venons de décrire soient toujours ou même jamais de nature maligne : 1° on les rencontre chez les enfants aussi bien que chez les adultes ; 2° leur marche est ordinairement d'une lenteur extrême ; 3° ils n'affectent que rarement ou même jamais le système lymphatique ; 4° rarement ou jamais y voit-on survenir quelque chose d'analogue à l'ulcération cancéreuse ; 5° on n'a presque jamais vu, après l'extirpation de la glande, de récidive semblable à celle des affections malignes.

Outre les engorgements scrofuleux dont nous avons parlé dans la dernière section, je crois qu'on peut admettre les variétés suivantes d'engorgement de la glande lacrymale : — 1 *hypertrophie simple;* 2 *chloroma, ou tumeur fibro-plastique;* 3 *squirrhe;* 4 *fongus médullaire.* Enfin, dans quelques observations publiées, l'affection est de nature douteuse.

1. *Hypertrophie simple.* — Gluge rapporte le cas suivant de cette sorte de lésion à l'état congénial :

Obs. 115. — Il s'agit d'un enfant chez lequel on avait observé à partir de la naissance;

(1) TRAVERS. Synopsis of the Diseases of the Eye. London, 1820.

une tumeur au niveau de la région de la glande lacrymale gauche. Elle augmenta lentement en poussant l'œil en bas et en dedans. Le docteur Cunier l'extirpa quand le malade eut atteint l'âge de 5 ans et demi. L'opération fut longue et difficile. La masse extirpée fut envoyée coupée en morceaux à M. Gluge ; son volume égalait au moins celui d'un œuf de poule. Elle était formée par la substance de la glande et de ses canaux excréteurs tous deux hypertrophiés. La surface interne des vésicules glandulaires était tapissée par des cellules épithéliales ; tout dans la structure de l'organe était normal, son volume seul s'était accru (1).

[M. Desmarres (2) publie l'observation suivante qui lui a été communiquée par M. Lebert. C'est le seul cas d'hypertrophie de la glande lacrymale qui ait été étudié d'une manière aussi complète sous le rapport clinique, anatomique et microscopique. Nous ne donnons qu'un court exposé de cette observation :

Obs. 116. — Le 22 octobre 1851, M. Chassaignac a présenté à la Société de chirurgie une malade âgée de 26 ans, atteinte d'exophthalmie de l'œil droit résultant d'une tumeur qui poussait l'œil hors de l'orbite en avant et en dedans. L'on sentait très distinctement une tumeur dure, élastique, saillante, arrondie sur toute la moitié supérieure externe et inférieure de l'orbite. La tumeur, point douloureuse du reste, n'était pas mobile. La malade s'était aperçue de la proéminence anormale de l'œil dès l'âge de 20 ans. Dès lors, dans l'espace de six ans, la tumeur s'est lentement accrue ; l'exophthalmie a fait des progrès, et la vision a été peu à peu abolie ; un bruissement sourd et continu s'entendait à l'auscultation de cette région et la malade elle-même l'éprouvait de temps en temps, surtout aux époques menstruelles. Le 28 octobre, M. Chassaignac fit l'extirpation de cette tumeur qui s'étendait profondément dans l'orbite, tout en ménageant complétement l'œil qui a pu être replacé et reprendre son aspect normal. La tumeur fraîche avait environ 35 millimètres de long sur 2 centimètres de large et à peu près autant d'épaisseur. Elle était presque conique aux deux extrémités, dont l'une constituait une espèce de pédicule de 5 à 6 millimètres de long sur 3 à 4 de large. La forme de la tumeur se rapprochait beaucoup de celle du testicule. Extérieurement, elle était entourée d'une enveloppe fibro-cellulaire peu vasculaire. Sur une coupe fraîche on constate un aspect grenu, rougeâtre, ayant la ressemblance la plus frappante avec la structure des glandes en grappe ; à la pression, on obtient de nombreux grumeaux que le microscope reconnaît pour des culs-de-sac glandulaires. A de faibles grossissements microscopiques, on voit bien la réunion de ces culs-de-sac allongés, en grappes et lobulés. Les cœcums terminaux sont allongés et varient entre 1/12 et 1/2 millimètre de largeur. A de forts grossissements, on reconnaît leur membrane propre finement grenue recouverte de fibres très ténues, éloignées les unes des autres ; à la face interne on voit beaucoup de noyaux d'épithélium de 1/200 de millimètre renfermant un ou deux nucléoles punctiformes. On ne voit qu'un petit nombre de cellules rondes de 1/100 de millimètre, mais un grand nombre de corps allongés, cylindriques ou cunéiformes de 1/20 de millimètre de longueur sur 1/130 ou 1/120 au plus de large ; leur intérieur est homogène et opalescent. L'acide acétique, ainsi que la solution de potasse, ne les altèrent point, et tout fait croire qu'il s'agit là de cellules d'épithélium cylindriques à la fois carnifiées et infiltrées d'une substance qui offre l'aspect opalescent de la graisse.

Il résulte de l'ensemble de ces détails qu'il s'agit d'une hypertrophie de la glande lacrymale. L'extension de la tumeur vers la partie inférieure et externe du plancher orbitaire pourrait faire supposer que l'hypertrophie a pris son point de départ dans la partie inférieure de

(1) Annales d'Oculistique, t. XXIII, p. 145. Bruxelles, 1850.
[(2) Loc. cit., t. I, p. 267.]

la portion de la glande qui a été si bien décrite par Monro et que les anatomistes allemands ont appelée *glande lacrymale* de Rosenmüller. D'un autre côté, la position anormale de la tumeur n'exclurait nullement la possibilité d'une hypertrophie de la glande lacrymale dans sa totalité qui, à mesure qu'elle prenait des dimensions plus considérables, s'est étendue davantage en bas, en avant et en dedans. T. W.]

2. *Chloroma, ou tumeur fibro-plastique.* — Le plus grand nombre des cas d'augmentation de volume de la glande lacrymale se rapportent à cette altération, le mot *tumeur fibro-plastique* étant presque synonime de celui de *sarcome simple*, employé autrefois par les chirurgiens (1).

Obs. 117. — J'ai en ce moment sous les yeux des glandes lacrymales considérablement augmentées de volume et qui sont devenues une cause de mort pour une jeune fille de 8 ans, qu'on avait amenée du dehors, le 17 décembre 1830, au *Eye Infirmary* de Glascow. Les parents de l'enfant racontaient que cinq semaines auparavant ils avaient vu l'œil gauche commencer à faire saillie hors de l'orbite; il en avait été de même du droit, une semaine plus tard. La maladie avait marché rapidement des deux côtés. La cornée gauche était déjà mortifiée; l'œil droit était œdémateux, mais la vision y était encore fort bonne. L'enfant s'était plaint de douleurs soudaines dans les yeux, mais n'avait rien ressenti ailleurs. La veille de son entrée, il s'était écoulé un peu de sang par la narine droite. La malade éprouvait de l'inappétence et de la constipation ; son urine était rare, et elle dormait peu. Les cahiers de l'infirmerie portent qu'on lui prescrivit l'iode, un opiat, des laxatifs et des vésicatoires derrière les oreilles.— Le 24, les douleurs ont diminué. La saillie de l'œil gauche s'est néanmoins accrue. La cornée droite s'est en partie ulcérée, l'iris est enflammé, et les humeurs sont troubles. Selles plus régulières, urines rendues en quantité normale.—Le 22 janvier 1831, la tuméfaction de l'œil gauche est augmentée; l'affection est stationnaire à droite; la malade distingue encore de ce côté la lumière d'avec l'ombre; plus de douleur, pas d'écoulement par la narine; appétit et sommeil bons.— Le 31, les deux yeux sont énormément saillants; leur partie postérieure, recouverte par la conjonctive palpébrale renversée, fait hernie entre les paupières. Depuis deux jours l'œil droit a été plus douloureux. A partir de cette époque, l'enfant n'est plus amenée à l'infirmerie. Nous avons appris qu'elle a continué à éprouver du soulagement de son opiat pris le soir, de sorte que, bien qu'elle restât la plupart du temps sans dormir et couchée sur la face, elle ne se plaignit jamais de souffrir. Elle devint sourde quelques semaines avant sa mort qui eut lieu le 9 mars; 48 heures avant, il s'était échappé beaucoup de sang par la narine droite. Elle fut prise de convulsions une heure avant de mourir, mais elle n'eut jamais ni coma ni délire. — Je suis redevable des détails suivants sur l'autopsie, à M. John Watt, chirurgien à Glascow : en enlevant suivant le procédé ordinaire les téguments du crâne, on aperçoit que les os sont çà et là d'une légère teinte verte. Pendant qu'on scie le crâne, il s'écoule par la veine qui communique des téguments, à travers le pariétal droit, au sinus longitudinal, environ quatre onces de sérum sanguinolent. On aperçoit plusieurs petites tumeurs prenant naissance à la dure-mère et correspondant aux points où les os ont laissé voir la teinte verte dont nous avons parlé. On aperçoit aussi quatre petites tumeurs du volume d'un shelling, naissant de la dure-mère, l'une au-dessus de la lame cribriforme et de l'apophyse crista-galli de l'ethmoïde; une autre sur la portion pétreuse de chaque temporal, et la dernière à la jonction de la suture lambdoïde avec la suture sagittale. Dans tous ces points les os étaient cariés et les tumeurs profondément enfoncées dans les parties altérées. Il existait une grande quantité de sérum au-dessous de l'arachnoïde, principalement vers l'occiput. A part cela, le cerveau est sain ; il n'existe aucune altération autour des nerfs optiques. Chaque orbite est occupé par une tumeur ovale, lobulée, ayant

(1) Voyez Paget's Lectures on Tumours, Lect. V, part. II. Medical Gazette, vol. XLVIII, p. 177. London, 1851.

près de 2 1/2 pouces de longueur et 1 3/4 pouce d'épaisseur. Ces tumeurs, qu'on considère comme les glandes lacrymales très augmentées de volume, adhèrent fortement au périoste dans le point où il se réfléchit du frontal pour donner insertion aux paupières supérieures et aux parties contenues dans l'orbite. Cette membrane incisée, on peut enlever facilement avec les doigts les glandes engorgées et les séparer de la conjonctive et des téguments. Ces tumeurs polies à l'extérieur, quoique lobulées, se ressemblent pour les dimensions, la texture et sous tous les autres rapports. Elles offrent une légère teinte verte semblable à celle du petit lait et tout à fait pareille à celle des tumeurs de la dure-mère, auxquelles elles ressemblent aussi sous le rapport de la consistance qui est uniformément ferme, parfaitement homogène, et n'offrant pas la moindre trace des bandes blanches propres au squirrhe. Non-seulement elles remplissaient l'orbite, mais elles formaient de plus, au delà du frontal, une saillie de trois quarts de pouce, qui refoulait en bas les globes oculaires dont les humeurs s'étaient échappées ou avaient disparu par absorption, tandis que leurs tuniques ratatinées et desséchées étaient appliquées sur les joues. Il existait aussi sur la portion plane de l'ethmoïde, dans l'orbite droit, une petite tumeur offrant la même teinte verdâtre et plongeant dans la narine à travers l'os carié. L'hémorrhagie avait pu provenir de cette tumeur ou de celle qui siégeait sur la lame cribriforme.

Cette observation ressemble beaucoup à une autre recueillie par M. Allan Burns et dans laquelle la glande lacrymale de chaque côté, la membrane des sinus et la dure-mère offraient l'altération que nous venons de décrire. M. Burns (1) la considère comme une affection spécifique, *sui generis*.

C'est certes un fait remarquable que de voir la glande lacrymale se convertir quelquefois en une substance ferme, de couleur verdâtre, en même temps qu'il se développe des tumeurs semblables sur la dure-mère, le périoste et la membrane de Schneider. Outre l'observation que j'ai rapportée et celle de M. Burns, il en existe d'autres. Dans un cas publié par le docteur J. H. Balfour (2), les globes oculaires étaient chassés de l'orbite et détruits, et l'on trouva un grand nombre de tumeurs vertes semblables à la matière en laquelle les glandes lacrymales étaient converties, attachées tant à la face interne qu'à la face externe du crâne; elles prenaient naissance sur les deux faces de la dure-mère. Dans un cas publié par M. Durand-Fardel (3), les glandes lacrymales n'étaient point prises ; mais il y avait des tumeurs vertes entre la dure-mère et l'arachnoïde, entre la muqueuse et les os du méat auditif externe de chaque oreille, dans chaque cavité du tympan, dans la rate, et dans la couche celluleuse qui entoure le rectum (4).

Obs. 118. — Le docteur King de Glascow a observé en juillet 1849, un cas de chloroma sur une petite fille de 6 ans et 7 mois. Les tumeurs occupaient les deux tempes, la voûte et la région sourcilière de chaque orbite, la partie supérieure du front et le vertex. Une particularité remarquable, c'est que les tumeurs augmentaient de volume et s'affaissaient alternativement. Ainsi, celle de la voûte orbitaire droite acquit un tel volume que l'œil ne pouvait plus être découvert ; puis elle diminua au point de rendre à la paupière sa liberté

(1) Surgical Anatomy of the Head and Neck, p. 385. Glascow, 1824.

(2) Edinburgh Medical and Surgical Journal, vol. XLIII, p. 319. Edinburgh, 1835.

(3) Journal hebdomadaire des progrès des sciences médicales, tome III, p. 207. Paris. 1836.

(4) Outre ces cas, voyez une observation par Williams, dans laquelle le péricrâne, la dure-mère et divers autres organes étaient pris. Medical Gazette, vol. XLIV, p. 854. London, 1849.

d'action. Une tumeur beaucoup plus grosse qu'un œuf de pigeon et qui s'était formée au niveau de l'apophyse mastoïde, avait presque disparu au moment de la mort. La malade s'affaissa graduellement et mourut le 5 octobre. — En enlevant la peau, la tête offrit un aspect extraordinaire, elle était parsemée de tumeurs aplaties d'un jaune verdâtre. En incisant les aponévroses temporales, on trouve les muscles remplacés par cette substance verte particulière. Les deux tumeurs du dessus des yeux sont de la même nature, elles recouvrent le bord sourcilier et la partie externe des portions orbitaires des frontaux, refoulant l'œil gauche en bas et en dehors, et le droit plus directement en bas. Tout le contenu des orbites, à l'exception des yeux, de leurs muscles et des nerfs optiques, est converti en matière verte. Les divers os qui forment l'orbite sont attaqués par places, des aiguilles osseuses s'enfoncent des points malades dans les tumeurs. Toute trace de l'orbiculaire des paupières a disparu de chaque côté. Il y a une tumeur à la surface externe du maxillaire inférieur. On voit à la face interne de la dure-mère deux masses aplaties, une de chaque côté de la faux, qui compriment le cerveau. Dans tous ces divers points, les masses morbides présentent exactement les mêmes caractères, elles ne diffèrent que par leur mélange avec les parties voisines qui sont fibreuses, osseuses, ou musculaires. Le tissu fibreux est celui qui paraît avoir servi de matrice à ce produit. Les masses sont parfaitement homogènes et sans traces de vaisseaux sanguins. L'eau et l'alcool diminuent promptement l'intensité de la couleur verte. On ne découvre aucune trace de bile dans l'alcool où les pièces ont macéré. La substance de ces tumeurs ne contient aucune trace de soufre, ce qui porte à penser qu'elles ne sont composées ni de fibrine ni d'albumine. Quelques parties de la table externe du crâne et de son périoste sont parfaitement saines; mais dans tous les points occupés par les tumeurs, le périoste adhère fortement avec la masse morbide, ou se confond avec elle. Dans tous ces points aussi, la surface du crâne est recouverte par une couche de substance osseuse de nouvelle formation, offrant une disposition alvéolaire, ou consistant en aiguilles ou en minces lamelles naissant de la table externe de l'os et laissant entre elles des dépressions irrégulières qui paraissent aboutir à la surface naturelle de l'os. La substance morbide ou le périoste altéré envoie des prolongements irréguliers dans ces dépressions. La même disposition existe sur certains points plus limités de la table interne, en regard des parties où la table externe est altérée.

En examinant les préparations conservées au Musée anatomique du *Glascow College*, le périoste des fosses lacrymales semble avoir donné naissance aux tumeurs qui saillaient de l'orbite, et les glandes lacrymales paraissent transformées en une substance semblable à celle des tumeurs. La matière fibro-plastique est infiltrée et a transformé, plutôt qu'elle n'a déplacé toutes les parties avec lesquelles elle s'est trouvée en contact, à l'exception des nerfs et des muscles de l'orbite et des globes oculaires (1).

Le chloroma ou tumeur verte, à moins qu'il n'appartienne à la classe des *tumeurs fibreuses amorphes* de Vogel, ou à celle des *tumeurs fibro-plastiques* de Lebert (2), diffère probablement de toutes les altérations morbides décrites par les pathologistes. La coloration verte a attiré l'attention de Vogel et de Lebert; et comme elle n'est point due à la présence de la bile, ils l'attribuent à un principe immédiat particulier.

L'observation suivante me paraît appartenir à l'espèce fibro-plastique:

Obs. 119. — J'ai examiné, il y a quelques années, le corps de Mrs F., âgée de 60 ans, une des malades du feu docteur G. C. Monteath. Elle avait été affectée pendant longtemps d'un déplacement de l'œil droit en bas, en dedans et en avant, et quelques années avant sa mort l'œil avait crevé. Nous trouvâmes la sclérotique vide, couchée au-devant d'une tumeur blanche et granuleuse, constituée évidemment par les acini hypertrophiés de la

(1) Monthly Journal of Medical Science for August, 1853, p. 98.

(2) Vogel. Anatomie pathologique générale, p. 199. Paris, 1847. Lebert. Physiologie pathologique, tome II, p. 120. Paris, 1845. Ib. Lancet, February 26, 1853, p. 205.

glande lacrymale. Elle avait le volume du poing d'un homme, occupant l'orbite fortement dilaté et s'enfonçant en bas dans la fente sphéno-maxillaire. Elle avait détruit par absorption la voûte de l'orbite qui était encore recouverte par la dure-mère, excepté en quelques points où elle était en contact avec le cerveau. Elle avait déformé le cerveau à un haut degré, ayant refoulé en haut la face inférieure du lobe antérieur de l'hémisphère droit et en arrière la face antérieure du lobe moyen. Le nerf moteur oculaire commun droit avait été absorbé. A l'intérieur du crâne, le nerf optique droit était plus petit que le gauche ; à l'intérieur de l'orbite, il ne restait plus guère que son névrilème. La narine droite était obstruée par la présence de la tumeur. Les sinus frontaux et maxillaires du côté droit étaient pleins d'un mucus puriforme. Cette malade s'était constamment refusée à toute opération.

L'observation d'Andrew Smith, rapportée par le docteur Halpin (1), celle de Mary Gibbons par M. Pemberton (2), et celle de David Gibson par le docteur A. Anderson (3), ressemblent, sous beaucoup de rapports, à la description que M. Lebert a donnée des tumeurs fibro-plastiques.

3. *Squirrhe.* — Il n'est pas bien démontré que la glande lacrymale puisse devenir squirrheuse.

Himly extirpa cette glande pour une affection qu'il crut être un squirrhe. Il paraît qu'il fut désappointé par le résultat, car il n'eut jamais plus recours à cette opération. L'œil ne rentra pas dans l'orbite; la vision ne fut pas améliorée, et l'opérée revint avec l'œil affecté, dit-il, de la même maladie. Il n'est cependant pas démontré d'une manière satisfaisante que l'œil eût été pris de squirrhe. La malade était une jeune femme évidemment en proie à la scrofule, et l'affection de son œil me paraît bien plutôt avoir été une dégénérescence staphylomateuse de la choroïde et de la sclérotique qu'une affection maligne (4).

M. Travers dit « qu'il a enlevé la glande lacrymale considérablement augmentée de volume, et à l'état de squirrhe vrai, sur un homme d'âge moyen (5). » Mais, ainsi que le fait remarquer M. Lawrence, la circonstance que la glande avait augmenté de volume dépose contre l'idée qu'elle fût affectée de squirrhe. « Chez la femme, dit-il, la mamelle affectée de squirrhe n'augmente ordinairement pas de volume; quelquefois, au contraire, celui-ci diminue (6). »

Dans le cas de John Clifton de M. Lawrence, la glande extirpée « avait le volume d'une grosse noix; sa texture était compacte et homogène, d'une teinte jaune claire, avec une apparence de fibres rayonnées en un point; elle offrait presque la résistance du cartilage, et ressemblait beaucoup à la portion la plus solide d'une glande mammaire squirrheuse. » L'opération fut pratiquée en 1826. La plaie se réunit complétement par première intention, et le globe de l'œil, qui

(1) Dublin Quarterly Journal of Medical Science, vol. I, p. 88. Dublin, 1846.
(2) Ibid., vol. IV, p. 246. Dublin, 1847.
(3) Monthly Journal of Medical Science, vol. VIII, p. 464. Edinburgh, 1848.
(4) Ophthalmologische Bibliothek von Himly und Schmidt, vol. III, Stück III, p. 159. Iena, 1807. Himly, Krankheiten und Missbildungen des menschlichen Auges, vol. I, p. 291. Berlin, 1843.
(5) Op. cit., p. 228.
(6) Treatise on the Diseases of the Eye, p. 798. London, 1841.

avait été déplacé, revint à sa position naturelle. Néanmoins, lorsque M. L. revit son malade en 1839, il s'était formé une tumeur dure au-dessous de l'arcade sourcilière et vers la partie moyenne de la cicatrice, circonstance assurément très suspecte (1).

M. Gluge rapporte le cas d'un homme de 40 ans, chez lequel la glande lacrymale hypertrophiée passa à l'état de cancer. La cause de l'affection resta inconnue. La tumeur ayant été partiellement extirpée, repullula promptement (2).

[M. J. Cloquet a publié (3) l'observation d'une extirpation de glande lacrymale cancéreuse sur une femme qui ressentait de vives douleurs dans l'orbite toutes les fois qu'elle voulait pleurer. Les auteurs qui ont rapporté les cas d'ablation de cette glande dégénérée ne mentionnent pas ce phénomène, et ils n'eussent sans doute pas manqué de le signaler, s'ils l'avaient observé. Lundberg (4) rapporte l'histoire d'une femme qui avait été opérée de la cataracte, chez qui survint une augmentation de volume avec endurcissement de la glande lacrymale ; l'œil fut bientôt chassé hors de sa cavité; il y eut de violentes douleurs et le globe ne tarda pas à suppurer. Une méningite, qui se déclara, détermina la mort. A l'autopsie, on trouva que la glande lacrymale était squirrheuse; les grandes ailes du sphénoïde étaient ramollies, la dure-mère fortement injectée, et la substance cérébrale ramollie. W. T.]

4. *Fongus médullaire.* — Le seul cas de fongus médullaire de la glande lacrymale que je connaisse, appartient au docteur Tourtual jeune, qui extirpa la glande avec le globe de l'œil. L'œil avait été refoulé de près d'un pouce au delà de la circonférence de l'orbite, et le malade était en proie à la fièvre hectique. La tumeur était recouverte d'une enveloppe brune ressemblant à de la matière cérébrale. Trois ans après l'opération, il survint dans la fosse temporale une tumeur molle et douloureuse; la fièvre hectique se montra de nouveau, et six mois après, le malade mourut (5).

Cas douteux. — Trois cas de Daviel (6), un de Todd (7), un d'O'Beirne (8), la seconde observation de Lawrence (9), un cas de Schott (10), l'observation de Bridget *Judge* par Roe (11), doivent être

(1) Treatise on the Diseases, of the Eye, p. 802 London, 1841.
(2) Atlas der pathologischen Anatomie, Zweiter Theil; 17te Lieferung ; Tab. 5. Iena, 1850.
[(3) Archives générales de médecine.]
[(4) Hygiea. Medicinsk och pharmaceutisch Mänads-Skrift.]
(5) Himly. Op. cit., vol. I, p. 292 ; Von Ammon. Klinische Darstellungen, vol. II, p. 27. Berlin, 1838.
(6) Cité dans Medical Gazette, vol. III, p. 525. London, 1829 ; extrait d'un journal médical de Bordeaux, publié en 1829.
(7) Dublin Hospital Reports, vol. III, p. 419. Dublin, 1822.
(8) Ibid., p. 426.
(9) Op. cit., p. 802.
(10) Controverse über die Nerven des Nabelstrangs, à la fin de l'avertissement. Franckfurt am Main, 1836.
(11) Dublin Quarterly Journal of Medical Science, vol. I, p. 92. Dublin, 1846.

rangés dans cette catégorie, leur nature n'étant pas assez évidente.

Causes. — Dans la majorité des cas d'engorgement chronique de la glande lacrymale, on trouve désignés, comme causes excitantes, les coups et autres lésions traumatiques.

Traitement. — On doit, au début de l'engorgement chronique de la glande lacrymale, essayer les sangsues et les ventouses scarifiées, en vertu du même principe qui nous guide lorsque nous essayons de faire diminuer de volume une tumeur du sein soupçonnée d'être un squirrhe. On appliquera des vésicatoires répétés sur le front et la tempe, on emploiera l'iode et les autres fondants. Si ces moyens ne parviennent pas à faire diminuer le gonflement, l'extirpation de la glande est la seule ressource qui reste, et on doit y avoir recours, surtout si l'on a quelque raison de croire qu'il s'agit d'un engorgement simple ou d'un cas de chloroma. Dans les cas de squirrhe ou de fongus médullaire, l'opération n'est qu'un palliatif. Le chloroma ou tumeur fibro-plastique est une affection non maligne; mais le fait que d'autres organes que la glande lacrymale, et notamment la dure-mère, sont souvent atteints de la même affection, doit peser sur le pronostic.

Le mode opératoire à suivre consiste à inciser directement sur la tumeur, à travers les téguments et la couche fibreuse de la paupière supérieure, parallèlement au contour de l'orbite. Comme la glande est située au-dessus de l'élévateur de la paupière, on évite ainsi d'intéresser ce muscle; ce qui serait presque impossible si l'on tentait d'opérer à travers la conjonctive. La glande étant mise à nu et faisant saillie hors de la fosse lacrymale, doit être isolée autant que possible à l'aide du scalpel. Si l'augmentation de volume est considérable, ce temps de l'opération n'est point toujours facile à exécuter, car la glande se trouve comme enclavée entre les os en haut, et le globe de l'œil en bas. Il est quelquefois bon d'employer un instrument à extrémité mousse pour déchirer le tissu cellulaire, ou bien, après avoir tâté soigneusement avec le doigt, de couper les adhérences avec précaution. Quand la glande est suffisamment isolée, on la saisit à l'aide d'une érigne double, et l'attirant autant que possible hors de l'orbite, on achève de diviser ses dernières connexions. Cette partie de l'opération s'accomplit avec plus ou moins de difficulté, suivant que des inflammations antérieures ont plus ou moins confondu toutes les parties entre elles.

Si l'œil a été détruit, il faut enlever ce qui en reste; mais s'il est encore entier, que la vision soit ou non conservée, il faut le laisser sans l'endommager. L'écoulement de sang est ordinairement peu de chose; quand il a cessé, on rapproche les lèvres de la plaie et on les maintient à l'aide de points de suture et de bandelettes agglutinatives.

L'œil rentre immédiatement plus ou moins dans l'orbite, et le malade peut le fermer et l'ouvrir librement, si l'élévateur de la paupière est intact. Les parties se gonflent ensuite beaucoup, de sorte qu'après quelques jours l'œil est de nouveau poussé en dehors et qu'il peut s'échapper une grande quantité de pus par la plaie. Le gonflement des paupières diminue graduellement. L'œil ne reprend pas immédiatement sa position et ne recouvre pas de suite la faculté de voir. Il peut s'écouler des semaines et des mois avant qu'il en soit ainsi. Le déplacement de l'œil diminue toujours avec le temps, mais il peut avoir repris complétement sa position normale sans que la vision revienne. Comme, après l'ablation de la glande lacrymale, l'œil continue à être humide et lubrifié, on en a conclu que le malade est encore susceptible de pleurer. Il est incontestable que l'on peut voir encore des larmes s'écouler d'un œil auquel on a enlevé la glande innominée, ce qui est dû sans doute à ce que les glandules conglomérées sont restées intactes.

Observations d'extirpation.—Les détails dans lesquels nous venons d'entrer n'étant point trop étendus (1) vu l'importance du sujet, nous pensons qu'on lira avec intérêt les deux observations suivantes que nous avons déjà mentionnées et que nous empruntons à MM. Todd et au docteur O'Beirne :

Obs. 120. — La malade de M. Todd était une femme de 70 ans. La glande lacrymale formait une volumineuse tumeur irrégulière qui occupait la partie supérieure de l'orbite, faisant une saillie de plus d'un demi pouce au delà de l'arcade sourcilière, et recouverte par la paupière supérieure tellement tendue qu'on apercevait très bien au travers les élevures noueuses de sa surface. Elle était extrêmement dure et on ne pouvait que la mouvoir un peu et seulement dans le sens transversal. Le globe de l'œil n'était point augmenté de volume; mais il avait été tellement refoulé par la tumeur, qu'il était descendu sur la joue, au point que la cornée se trouvait de niveau avec l'aile du nez. La paupière inférieure était renversée et attirée en bas avec le globe de l'œil, la conjonctive épaissie et formant un chémosis, la transparence de la cornée légèrement obscurcie. L'intérieur de l'œil ne paraissait point malade; mais la pression exercée par la tumeur avait aboli la vision. Les douleurs étaient intenses et lancinantes, elles se portaient de la tumeur au globe de l'œil, et s'accompagnaient d'une sensation de chaleur et d'un écoulement de larmes brûlantes. Les souffrances de la malade redoublaient la nuit et la privaient presque complétement de sommeil; néanmoins sa santé générale n'était pas fort affaiblie et elle avait bon appétit. Elle rapportait sa maladie à un coup qu'elle avait reçu sept ans auparavant; depuis lors il s'était fréquemment échappé de son œil des flots de larmes brûlantes, mais elle n'avait éprouvé aucune autre incommodité, jusques il y a un an qu'elle vint consulter M. Todd. A cette époque, la tumeur commençait à se montrer sous l'extrémité temporale du sourcil. Au début il n'existait ni douleur, ni céphalalgie ; mais à mesure que la tumeur s'accrut, ces symptômes apparurent et acquirent une telle violence, qu'elle réclama ardemment toute opération qui lui offrît quelque chance de soulagement. Dans une consultation qu'il eut avec M. Carmichael, il fut convenu que M. Todd essaierait d'enlever la glande seule, mais que dans le cas où les adhérences profondes de la tumeur rendraient la chose impraticable, il enlèverait tout le contenu de l'orbite ; alternative qui leur parut justifiée par les vives souffrances de la malade, par la nature probable de l'affection et par l'état de l'œil qui était devenu inutile. La malade ayant été placée sur une table, couchée sur le dos, la tête légèrement relevée et maintenue par des aides, une incision transversale fut pratiquée presque parallèlement au contour de l'orbite et s'étendant d'une extrémité à l'autre de la tumeur. Après

(1) Richerand. Nosographie chirurgicale, tome II, p. 31. Paris, 1808. Warner's Cases of Surgery, p. 108. London, 1784. Travers, Op. cit.

avoir divisé l'orbiculaire des paupières et le ligament du tarse, M. Todd mit à nu, par une dissection attentive, toute la face antérieure de la glande. Comme elle était solidement fixée dans l'orbite à la manière d'un coin, ce ne fut pas sans difficulté qu'il introduisit le manche d'un scalpel entre elle et l'arcade sourcilière pour la détacher de l'apophyse orbitaire du frontal. La surface de la glande qui avoisinait l'œil était irrégulièrement lobulée, ses lobules s'étaient insinués entre les muscles de l'œil et les autres parties contenues dans l'orbite, de sorte qu'il était aussi difficile que hasardeux de les dégager. En déchirant soigneusement leurs attaches celluleuses avec l'extrémité du doigt, le manche d'un scalpel, et l'extrémité d'une sonde mousse, et en coupant sur le doigt quelques bandes membraneuses solides qu'on ne pouvait rompre facilement, M. Todd réussit à enlever toute la tumeur. Un examen approfondi ne fit découvrir aucune autre altération morbide dans l'orbite; en conséquence, comme il n'y avait pas d'écoulement de sang, on repoussa doucement le globe de l'œil dans sa place naturelle, et la plaie ayant été pansée et les parties maintenues à l'aide d'une compresse et d'une bande, la malade fut portée dans son lit où on lui recommanda de garder le repos le plus absolu. La glande extirpée était beaucoup plus grosse qu'une noix. La surface qui regardait l'œil présentait trois éminences considérables ou lobes, séparés par des fissures profondes. Elle était presque aussi résistante que du cartilage et plus élastique. Une section met à découvert plusieurs petits kystes cartilagineux contenant un fluide glaireux; dans les intervalles des lobules existent de la graisse solide et quelques bandes membraneuses. Deux heures après l'opération, il survint une hémorrhagie alarmante, qui, à cause de la profondeur à laquelle se trouvait le vaisseau lésé et de la grande extravasation de sang qui se fit dans le tissu cellulaire de l'orbite, ne put être que difficilement arrêtée à l'aide de la pression du doigt. On introduisit ensuite dans la plaie des mèches de charpie, et le sang ne reparut plus. La malade, pour la première fois depuis plusieurs semaines, passa une nuit tranquille et eut un sommeil réparateur. Le lendemain, l'œil et les parties voisines présentaient un aspect qui n'était point encourageant. L'œil poussé par les caillots qui occupaient la place de la tumeur, formait hors de l'orbite une saillie aussi considérable qu'auparavant; les paupières étaient le siége d'une ecchymose étendue, elles étaient livides et froides comme si elles eussent été en grangrène; le tissu cellulaire de la conjonctive était distendu par le sang épanché. Malgré ces apparences défavorables, la malade se trouvait fort soulagée par l'opération; les douleurs vives, et l'excitation générale avaient disparu. En quelques jours, le sang contenu dans l'orbite commença à se dissoudre, et la suppuration s'établit. L'œil commença à reprendre lentement sa situation normale, et la conjonctive et la peau des paupières reprirent leur aspect ordinaire. Le douzième jour après l'opération, l'amélioration de la position de l'œil était évidente; mais il était impossible d'empêcher le renversement de la paupière inférieure à cause d'un repli que la conjonctive épaissie formait entre elle et le globe de l'œil. Après avoir inutilement appliqué plusieurs fois le nitrate d'argent, M. Todd enleva le pli, ce qui lui permit de redresser la paupière qui ne manifesta plus aucune tendance au déplacement. A partir de cette époque, la malade marcha rapidement vers la guérison, elle n'eut aucune récidive. La vision resta complétement abolie, et la pupille largement dilatée; néanmoins l'œil avait repris sa position normale.

Obs. 121. — Un homme âgé de 22 ans, robuste et athlétique, vint consulter le docteur O'Beirne pour une difformité considérable de l'œil droit avec affaiblissement de la vision. Cet œil formait en avant une saillie beaucoup plus considérable que son congénère; néanmoins il était presque complétement recouvert par la paupière supérieure qui pendait lâchement au-devant de lui comme si elle eut été paralysée; la pupille largement dilatée était insensible à la lumière, la cornée dirigée vers le nez, et les points lacrymaux béants. La partie supérieure et externe de l'orbite était occupée par une tumeur dont on ne pouvait suivre complétement les contours, mais à laquelle on attribua le déplacement de l'œil et l'affaiblissement de la vue. Le malade éprouvait de vives douleurs dans le côté droit de la face et de la tête, et l'air froid, ainsi que les particules de poussière, irritaient beaucoup l'œil qu'ils faisaient pleurer abondamment. Tous les objets lui paraissaient doubles, et lorsqu'il voulait atteindre quelque chose, il posait toujours la main ou le pied en deçà de l'objet, de sorte que tout travail lui était devenu impossible. Deux ans environ avant de consulter le docteur O'Beirne, il avait vu tout d'abord des étincelles, puis des brouillards devant ses yeux, accompagnés d'accès intermittents de vives douleurs dans le côté droit de la face et de la tête; au bout d'un an, il s'était manifesté une légère saillie avec déviation en dedans du globe de l'œil; depuis cette époque, les symptômes s'étaient graduellement accrus jusqu'au point où ils sont parvenus aujourd'hui. On décida, dans une consultation, qu'il fallait enlever la tumeur, mais on ne se douta même pas qu'elle fût formée par la glande lacrymale malade. On commença l'opération par une incision faite à travers les téguments de la paupière et s'étendant de l'angle interne à l'angle externe. L'orbiculaire des paupières ayant été divisé, on enleva du tissu adipeux qui se présenta. Le docteur O'Beirne introduisit alors son doigt et découvrit de suite qu'il avait affaire à la glande lacrymale indurée et augmentée de volume. Il mit à nu par la dissection la partie antérieure de la tumeur, et il finit par l'enlever en déchirant avec précaution ses adhérences à l'aide de l'ongle du petit doigt, car il ne jugea pas prudent d'introduire un bistouri dans le fond de l'orbite. La surface de la glande extirpée était granuleuse et rougeâtre; son volume était au moins sextuplé. Quand on la coupait en travers, on apercevait au centre une substance dure, membraneuse, ou plutôt cartilagineuse, qui envoyait des cloisons vers la circonférence. Il ne s'en écoulait aucune sanie. Immédiatement après l'ablation de la tumeur, la pupille récupéra sa force contractile, et l'œil reprit presque sa position normale. La vision aussi s'améliora, mais ne fut point complétement rétablie. Il y eut peu d'écoulement de sang et la plaie fut pansée simplement. A part un léger érysipèle du cuir chevelu qui céda aux remèdes ordinaires, la cure marcha sans interruption, et la plaie était cicatrisée le quatorzième jour après l'opération. A cette époque, la vision était parfaite, tout malaise avait disparu et l'œil était dans sa situation normale. Néanmoins, la paupière supérieure continuant d'être relâchée au point de cacher une grande partie de la cornée, on appliqua le long de la cicatrice un pinceau de poils de chameau trempé dans l'acide sulfurique étendu de trois parties d'eau. Une eschare se sépara au bout de quelques jours, et la cicatrisation de la plaie qui lui succéda suffit pour remettre la paupière dans son état normal. Le malade continua d'aller bien, et n'éprouva aucune incommodité de la perte de sa glande lacrymale.

SECTION VII.

TUMEUR ENKYSTÉE DANS LA GLANDE LACRYMALE.

Cette maladie a été soigneusement décrite pour la première fois par Schmidt, sous la dénomination de *glandula lacrymalis hydatoïdea* (1).

Elle consiste dans une collection d'un liquide ténu dans le lieu qu'occupe la portion supérieure de la glande lacrymale. Schmidt croit que ce liquide est une accumulation de larmes et que le kyste n'est, au début, qu'une des loges celluleuses qui renferment et maintiennent unis les grains ou acini qui composent la glande. Sous le rapport pratique, la question de savoir s'il s'agit réellement d'une tumeur lacrymale, ou d'un kyste développé à la place de la glande, ou ayant tout au moins des rapports intimes avec elle, offre assez peu d'importance. L'hypothèse de Schmidt sur l'origine du kyste est tout à fait incompatible avec l'idée que cette affection puisse avoir la moindre analogie avec l'entozoaire, connu sous le nom d'*hydatide*.

La rareté de cette affection ressort bien de ce fait, que Schmidt n'en rapporte que deux observations, et que Beer, dans toute sa vaste

(1) Ueber die Krankheiten des Thränenorgans, p. 65. Wien, 1803.

pratique, n'en a rencontré que trois cas (1). Dans un des faits de Beer, le diagnostic ne put être complété qu'après la mort. Il trouva dans la tumeur une petite quantité d'un liquide qu'il n'hésita pas à appeler des *larmes;* il était ténu, transparent, âcre et salé au goût. Dans le second cas, il ouvrit la tumeur pendant la vie; le fluide qui s'échappa était jaune comme du sérum et si âcre que, appliqué sur la langue, il détermina sur-le-champ la formation d'une petite phlyctène. Quant au troisième cas, Beer ne fut consulté qu'une fois au début de la maladie.

Symptômes. — Le développement d'une tumeur enkystée dans la glande lacrymale marche, dans certains cas au moins, très-rapidement; les conséquences en sont non-seulement douloureuses, mais même dangereuses. Un des symptômes les plus saillants de cette affection est le déplacement de l'œil. Il est chassé en avant hors de l'orbite, et poussé en dedans et en bas vers le nez; la désorganisation de l'œil peut en être la conséquence finale.

Quand l'affection ne produit que l'*exophthalmos*, le malade, qui peut être bien à tous autres égards, accuse une douleur obtuse profondément située dans l'orbite. La douleur ressemble à quelque chose qui pousserait l'œil hors de cette cavité. Elle se fait surtout sentir pendant les mouvements de l'œil, et notamment dans ceux qui ont pour but de le porter en dehors vers la tempe. Elle s'accroît de jour en jour. On n'aperçoit encore rien de changé dans la forme ou la texture de l'œil et des paupières. Bientôt, à la douleur profonde de l'orbite vient s'ajouter une sensation de tension dans cette cavité et dans le côté correspondant de la tête; on commence à voir que l'œil est un peu poussé en avant et du côté du nez. A part quelques vaisseaux isolés, on n'y voit point de rougeur. Le malade sent son œil sec. Il ne peut le mouvoir sans augmenter ses souffrances et provoquer l'apparition soudaine d'étincelles lumineuses. Enfin, il lui devient impossible de le mouvoir. Les objets qu'il regarde avec l'œil déplacé lui paraissent déformés. Quand il regarde avec les deux yeux, l'axe de l'œil étant dévié, il voit les objets doubles. Plus la tumeur pousse l'œil hors de l'orbite, plus la vision s'affaiblit et se trouble. A mesure que la maladie marche, le malade perd l'appétit et le sommeil; l'hémicrânie ne cesse ni jour ni nuit; enfin la vision se perd complétement. L'œil est tellement déplacé qu'il repose en quelque sorte sur la joue; les paupières perdent la faculté de se mouvoir, la supérieure reste fortement étendue sur le globe oculaire saillant. Le malade cherche constamment à recouvrir l'œil avec les paupières, et chaque fois qu'il tente de le faire, celui-ci roule du côté du nez. On sent avec le doigt à l'angle temporal de l'œil, entre lui et le bord externe de l'orbite, quelque chose de dur

(1) Lehre von den Augenkrankheiten, vol. II, p. 597. Wien, 1817.

et de résistant. Enfin l'œil se trouble, et si l'on ne fait rien pour alléger les symptômes, le coma et la mort peuvent survenir.

Si la tumeur produit l'*exophthalmie*, outre la douleur obtuse et profondément située dans l'orbite, il y a aussi douleur dans l'œil lui-même; et tandis que dans le premier cas, l'organe, quoique déplacé, conserve son aspect ordinaire, dans celui-ci il est rapidement détruit par l'inflammation. Il suppure, et à moins qu'on ne l'ouvre avec le bistouri, il éclate et laisse échapper de la matière ichoreuse et du sang. Les membranes ne s'affaissent point après cette évacuation; mais l'œil, sous l'aspect d'une masse charnue amorphe, continue à faire saillie hors de l'orbite, montrant ainsi combien son organisation a souffert. La douleur continue à se faire sentir dans l'œil qui a éclaté et du même côté de la tête; le malade est privé d'appétit et de sommeil, et les glandes lymphatiques de la face s'engorgent. Quand un malade se présente avec ces symptômes, on est naturellement disposé à croire à l'existence de cette affection, ou à quelque autre altération de la glande lacrymale; mais si l'on sent, entre le bord temporal de l'orbite et le globe de l'œil détruit, une dureté résistante, toute hésitation doit cesser. Il est même probable que l'affection peut être reconnue à une période moins avancée.

S'il était permis de tirer des conclusions du petit nombre d'observations publiées sur cette affection, nous dirions qu'elle a plus de tendance à se terminer d'une manière fatale lorsqu'elle s'accompagne d'exophthalmos, que lorsqu'elle amène l'exophthalmie. Néanmoins, dans les cas négligés de tumeur enkystée dans la glande lacrymale, s'accompagnant d'exophthalmie, la désorganisation peut envahir les os de l'orbite, et déterminer la mort en s'étendant jusqu'au cerveau lui-même. C'est ce qui survint dans un des trois cas de Beer.

Traitement. — La cure radicale de la tumeur enkystée dans la glande lacrymale devrait consister sans aucun doute dans l'extirpation de la tumeur, pratiquée avant que l'œil ne fasse une saillie marquée; malheureusement il n'est guère possible à cette époque de diagnostiquer l'affection d'une manière suffisante pour agir ainsi. D'ailleurs, quand même il serait possible d'établir un diagnostic certain, il serait difficile d'enlever, sans emporter aussi la glande, une tumeur vésiculeuse qui se serait développée dans l'intérieur de cet organe, ou qui tout au moins aurait contracté avec lui des adhérences aussi intimes. Il est probable qu'on préférera généralement recourir à un traitement palliatif, qui permette de conserver l'œil et la vie du malade, et qui même, employé à temps, puisse donner l'espoir d'une guérison complète. Cette cure palliative s'obtient en ponctionnant la tumeur. La ponction doit se pratiquer à l'aide d'une lancette ou d'un bistouri caché introduit, autant que possible, au-dessous de la paupière supérieure, et dirigé vers le lieu où siége la glande lacrymale. Si la tumeur se reforme après la fermeture de la plaie, on renouvelle l'opération. Si elle a été pratiquée au-dessous de la paupière supérieure, il n'y a pas à songer à maintenir l'ouverture à l'aide d'une bougie ou de tout autre corps étranger ; mais dans le cas où la paupière supérieure est si étroitement appliquée sur le globe de l'œil qu'aucun instrument ne puisse être passé entre eux, la tumeur doit être ouverte à travers la paupière supérieure, et alors on pourra très-bien placer dans l'ouverture un morceau de corde à boyau, qui permettra au liquide de s'échapper à mesure qu'il se forme, ce qui pourra amener une cure radicale.

Dans quelque point qu'on pratique l'ouverture, il est peu probable que l'on puisse parvenir à extraire le kyste ; cela est arrivé néanmoins dans un des cas de Schmidt. Cette maladie étant fort rare, je crois bon de mettre les observations suivantes sous les yeux du lecteur :

Obs. 122. — Un soldat, âgé de 26 ans, robuste et replet, fut pris de fièvre à la fin de novembre 1800, à la suite de fatigues et de l'exposition au froid. D'après l'histoire de son affection, il paraît qu'il eut un typhus léger qui céda aux moyens appropriés, de sorte qu'au commencement de janvier 1801, il put quitter l'hôpital et rejoindre son régiment. Quelques jours avant son départ, il éprouva dans l'œil une sensation obtuse de compression profonde, mais il partit néanmoins sans en parler au médecin traitant. Quand il fut de huit jours au régiment, cette douleur devint plus constante et plus vive ; mais comme il n'apercevait rien de dérangé dans son œil et que la vision était bonne, il laissa marcher les choses. A la fin de la troisième semaine, la sensation de compression augmenta ; la douleur devint intense, elle s'étendait à l'œil et à la moitié correspondante de la tête ; l'œil devint rouge et sec et commença à faire saillie ; des spectres lumineux lui apparurent souvent, la vue lui manqua par moments ; le sommeil était interrompu. Ces symptômes le mirent hors d'état d'accomplir ses devoirs de soldat ; son chirurgien lui conseilla l'application d'un cataplasme chaud. Le mal empira de jour en jour. Au commencement de la quatorzième semaine, l'hémicrânie et la douleur dans l'œil se firent sentir jour et nuit d'une manière affreuse, au point de lui ravir tout repos ; l'œil sortit si complétement de l'orbite, que lorsqu'on était placé du côté opposé, on pouvait l'apercevoir au-dessus de la racine du nez : il était légèrement rouge, mais point tuméfié ; humide et glissant, mais privé de la vision. L'appétit qui s'était maintenu jusque là disparut ; l'agitation du malade fut poussée à son comble. On l'amena en cet état, le 4 février, à l'hôpital de Vienne. Schmidt le vit le 5 de bon matin pour la première fois. Outre les symptômes que nous venons de mentionner, il trouva le malade affecté d'une contraction spasmodique du muscle oblique supérieur, par suite de laquelle l'œil était à chaque instant attiré davantage hors de l'orbite et dirigé vers le nez. Les paupières n'étaient aucunement gonflées, mais elles avaient été repoussées loin de l'œil. Schmidt sentit distinctement une dureté résistante à l'angle temporal de l'orbite. Il déclara à ceux qui suivaient sa visite que la maladie siégeait dans cette cavité et consistait probablement en une tumeur stéatomateuse. L'opium employé à l'intérieur et à l'extérieur, des cataplasmes chauds sur l'œil et la tête, ne purent calmer cette douleur furieuse. Le 6, de bon matin, Schmidt trouva le malade dans le même état, si ce n'est que l'œil n'était plus brillant, mais terne et semblable à l'œil d'un mourant ; celui du côté opposé conservait néanmoins son aspect ordinaire. Le pouls, la respiration et toutes les autres fonctions n'offraient aucune altération. Schmidt résolut d'ouvrir l'œil le lendemain à l'aide d'une incision. Vers le soir, le malade tomba dans un état soporeux ; l'insensibilité survint, avec évacuations involontaires des fèces et de l'urine, et il mourut vers minuit. — On trouva à la dissection les veines et les sinus cérébraux gorgés de sang, mais point d'accumulation de sérum dans les ventricules. En enlevant l'apophyse orbitaire du frontal, sans entamer le périoste, on voit une tumeur fluctuante venant de l'angle temporal de l'orbite, faire saillie en haut. Les muscles de l'œil, le nerf optique et les autres nerfs de l'orbite sont fort tendus et allongés ; la veine ophthalmique est variqueuse. La glande lacrymale est plus petite que de coutume, et la tumeur fluctuante lui est intimement unie. Les acini isolés, éloignés de la tumeur, et dirigés vers la paupière supérieure, sont volumineux et plus cohérents, tandis que ceux qui sont situés sur la tumeur sont petits et paraissent plus séparés les uns des autres qu'à l'état normal. La tumeur avait d'avant en arrière un pouce de diamètre, et un peu moins en largeur et en épaisseur. Elle était étroitement appliquée sur la moitié externe du globe de l'œil, qu'elle maintenait, même après la mort, hors de l'orbite et vers le nez. Elle avait une enveloppe externe et une interne. L'externe était une membrane celluleuse épaisse. Entre elle et la membrane interne existait quantité de fluide interstitiel. La membrane interne était très mince, semi-transparente, et contenait un fluide limpide. La plus extérieure des deux membranes ne pouvait que difficilement être séparée des acini disséminés de la glande; l'interne se séparait facilement de l'autre (1).

Obs. 123. — Une jeune campagnarde vint à Vienne, en mai 1802, réclamer l'assistance de Schmidt. Elle avait sevré son enfant deux mois auparavant, et s'étant exposée au froid immédiatement après, elle avait ressenti une violente hémicrânie et de la douleur dans l'œil. Quelques jours après, l'œil s'enflamma fortement, enfla, et fit saillie hors de l'orbite. Quand cette femme vint trouver Schmidt, l'œil enflammé avait le volume du poing d'un homme; la cornée avait été détruite par la suppuration, et l'iris se trouvait recouvert par une production récente et d'aspect verruqueux, de sorte que ce ne fut qu'avec difficulté qu'on reconnut l'œil dans cette masse charnue amorphe. Schmidt trouva, avec l'hémicrânie et la sensation constante d'une pression douloureuse dans l'orbite, tous les symptômes détaillés dans le cas ci-dessus, à l'exception des mouvements spasmodiques de l'œil. Il mentionne le gonflement de la glande parotide du même côté le long de la branche de la mâchoire, mais il est probable qu'il s'agissait plutôt d'un des ganglions lymphatiques qui siégent dans cette glande. La malade fut admise à l'hôpital dans le service de M. Ruttorffer, qui, passant un petit trocart aplati au-dessous de la paupière supérieure, dirigea la pointe de l'instrument vers la fosse lacrymale, où l'on sentait la dureté et la résistance. Il sortit à l'instant par la canule plus d'une once d'un fluide extrêmement clair. La canule fut enlevée, et pendant plusieurs jours ce fluide clair s'échappa par la plaie. Quelques heures après la ponction, l'hémicrânie s'amenda brusquement et considérablement, et l'exophthalmie diminua de jour en jour. Au quatorzième jour, on aperçut dans la plaie une ligne blanchâtre ressemblant à du pus, mais qu'on essaya en vain d'absterger à l'aide d'un peu de charpie. M. Ruttorffer l'ayant saisie avec des pinces, l'attira au dehors : c'était le kyste, ou l'hydatide, comme il a plu à Schmidt de l'appeler; d'après la figure qu'il en donne dans son ouvrage, il ne devait pas avoir moins d'un pouce de diamètre. Le vingt-huitième jour, la femme sortit de l'hôpital; son œil était réduit à un petit moignon (2).

D'après l'état que revêt l'œil dans cette affection, lorsqu'elle détermine l'exophthalmie, il n'est pas invraisemblable que quelques cas de cette nature aient été pris pour des cancers de l'œil, et qu'on ait extirpé celui-ci en même temps que le kyste. Nous trouvons dans les *Philosophical Transactions* de 1755, un exemple d'une méprise de cette nature, rapporté par M. Spry (3).

Obs. 124. — La femme d'un marinier se plaignait de ressentir une violente douleur dans l'œil gauche; elle éprouvait aussi par moments une douleur intense à la tempe du même côté et de l'altération dans la vision. Elle s'imagina aussi que son œil était augmenté de volume; mais après examen on ne le trouva pas plus gros que l'autre. La cornée, néanmoins, perdit sa transparence, et la pupille resta dilatée. Le calibre des

(1) Op. cit., p. 90.
(2) Ibid., p. 94.
(3) Philosophical Transactions, vol. XLIX, part. I, p. 18. London, 1756.

vaisseaux de la conjonctive et de la cornée n'était point augmenté. La saignée, les purgatifs, les vésicatoires ne firent rien. Au contraire, la cornée devint plus opaque, il se développa une inflammation intense de la conjonctive et de la sclérotique, et tout l'œil parut plus saillant. On purgea de nouveau la patiente, et on lui passa un séton à la nuque; mais les symptômes augmentèrent, et son état devint plus misérable. L'inflammation de la conjonctive augmenta et s'accompagna d'un renversement en dehors très douloureux de la paupière supérieure. M. Spry scarifia fréquemment la conjonctive qui saigna abondamment, ce qui procura chaque fois un jour ou deux de soulagement. Il eut recours aussi à la saignée de la temporale. Mais au bout de huit à dix mois d'efforts, les symptômes devinrent si formidables qu'il crut avoir affaire à un carcinôme, et qu'il proposa comme dernier remède l'extirpation de l'œil. On différa néanmoins l'opération; mais le volume de l'œil et la douleur allant toujours en augmentant, on se décida enfin à la pratiquer, dans la crainte de voir les os se carier. M. Spry avait à peine commencé son incision autour de la partie supérieure de la tumeur, et le bistouri n'avait point pénétré profondément, qu'un jet de liquide semblable à de la lymphe s'élança sur lui avec force comme d'une fontaine. La tumeur s'affaissa beaucoup; mais en continuant l'opération, il découvrit un vaste kyste qui remplissait tout l'orbite derrière l'œil. Il laissa une partie du kyste, enleva complétement l'œil, et remplit la plaie de charpie. La cure marcha bien et fut complète au bout d'un mois. En examinant la tumeur, on trouva l'œil un peu plus gros qu'à l'ordinaire; l'humeur aqueuse avait perdu de sa limpidité, le cristallin était ferme et transparent, l'humeur vitrée presque complétement liquide, le kyste très fort et élastique, et d'une capacité à contenir un gros œuf de poule.

On ne peut guère douter qu'il ne s'agit ici d'un cas méconnu de tumeur enkystée dans la glande lacrymale, ou tout au moins de tumeur enkystée de l'orbite; à coup sur, ce n'était point un carcinôme.

SECTION VIII.

TUMEUR ENKYSTÉE DU VOISINAGE DES GLANDULES CONGLOMÉRÉES ET DES CONDUITS LACRYMAUX.

L'affection qui fait l'objet de cette section paraît de la même nature que celle que nous venons de décrire; la principale différence consiste dans le lieu où elle se développe. La tumeur que nous venons de décrire siége dans la substance de la portion supérieure de la glande, et l'on suppose que le fluide qu'elle contient provient immédiatement de cet organe; celle que nous allons décrire est située presque immédiatement derrière la conjonctive, au voisinage des glandules conglomérées, et le liquide qu'elle renferme provient, suivant Schmidt (1), d'un ou de plusieurs des conduits lacrymaux. Benedict (2) la décrit comme une simple dilatation d'un de ces canaux. Les tumeurs enkystées dans la glande lacrymale engendrent une série de symptômes graves avant de venir se montrer au dehors, quand même ils en arrivent là, tandis que celles qui se développent dans le voisinage des glandules conglomérées et des conduits lacrymaux n'entraînent point d'effets aussi destructeurs et ne peuvent rester longtemps cachées.

(1) Ueber die Krankheiten des Thränenorgans, p. 65. Wien, 1803.
(2) Handbuch der praktischen Augenheilkunde, vol. III, p. 165. Leipzig, 1824.

Symptômes. — Dès que l'affection qui nous occupe a acquis un certain développement, elle se manifeste par les symptômes suivants : On sent immédiatement derrière la paupière supérieure, du côté temporal de l'orbite, une tumeur circonscrite, très élastique et tout-à-fait indolore. Si le développement de la tumeur est déjà assez considérable pour égaler le volume d'une petite noisette, et qu'on la comprime fortement, le malade ressent cette pression dans le globe de l'œil et aperçoit des spectres lumineux. Si, en même temps qu'on comprime la tumeur à l'extérieur, on soulève la paupière supérieure de façon à la renverser un peu, on voit la conjonctive faire saillie sous la forme d'un sac distendu dans lequel on sent la fluctuation. Quand la tumeur a acquis le volume d'un œuf de pigeon, les mouvements de l'œil en haut et en dehors sont empêchés; néanmoins, quand on soulève la paupière supérieure de la façon que nous venons d'indiquer, l'œil se retire derrière la tumeur, et le malade acquiert à l'instant la faculté de le porter vers la tempe. La distension produite par le fluide amincit tellement la conjonctive et le kyste, qu'il semble que la pression nécessitée pour l'exploration va en déterminer la rupture. On indique, comme signe caractéristique de cette affection, l'augmentation momentanée de la tumeur quand le malade se met à pleurer.

Causes. — On a supposé que la cause prochaine de cette affection est due à ce qu'un ou plusieurs des canaux excréteurs de la glande lacrymale viennent se terminer dans le tissu cellulaire sous-conjonctival; une des cellules de ce tissu lâche se laisserait distendre par l'accumulation des larmes, et formerait le sac mince dont la saillie produit les symptômes que nous venons de décrire. Cette opinion s'appuie sur ce fait, que si l'on ouvre la tumeur à travers la paupière, on voit s'échapper par l'incision une quantité considérable de larmes pures, chaque fois que le malade pleure. Je dois avouer que je n'ai aucune confiance dans cette étiologie.

Beer (1) a rencontré six fois cette affection chez des malades de l'âge de quatre à quatorze ans. Dans deux de ces cas, il paraissait y avoir eu une cause excitante. C'était, dans l'un, une contusion du bord supérieur de l'orbite par une bille de billard; dans l'autre, un kyste de la même région incomplétement extirpé.

Traitement. — On ne saurait recommander celui que Beer propose pour obtenir la cure radicale de cette affection, et qui consiste à passer un séton à travers la paupière. Non seulement il peut manquer son but, mais il peut de plus laisser à sa suite une ouverture fistuleuse très gênante.

On doit pratiquer une ponction à travers la conjonctive, comme

(1) Lehre von den Augenkrankheiten, vol. II, p. 595. Wien, 1817.

moyen palliatif, ou extirper la tumeur. Si l'on ne peut renverser suffisamment la paupière pour permettre l'incision de la conjonctive et l'extirpation du kyste par cette voie, il faut y procéder en incisant la peau parallèlement aux fibres de l'orbiculaire des paupières.

Il est vraiment remarquable que ni cette affection, ni celle que nous avons décrite dans la section précédente, n'ait jamais été rencontrée par aucun praticien de ce pays.

[Depuis que ces dernières lignes ont été écrites, M. Haynes Walton a publié (1) le seul cas de cette rare affection qu'il ait observé :

Obs. 125. — Un homme, âgé de 29 ans, se présente à l'*Hôpital ophthalmique central de Londres*, le 5 septembre 1853 ; il avait derrière la conjonctive une tumeur qui correspondait aux conduits de la glande. Elle était élastique, indolente, se présentait au regard dès qu'on soulevait la paupière, et était facile à voir extérieurement sous forme d'une tumeur du volume d'une fève. Le patient ne pouvait dire à quand remontait sa maladie. M. Walton renversa la paupière, souleva avec des pinces la tumeur et la portion de la conjonctive qui la recouvrait, et les réséqua : un liquide aqueux, légérement coloré, s'échappa. L'opération fut suivie de guérison. L'auteur rappelle qu'on ne pourrait faire cette opération par la face antérieure de la paupière, sans s'exposer à donner lieu à une ouverture fistuleuse. T. W.]

SECTION IX.

FISTULE LACRYMALE VRAIE.

On donne le nom de *fistule lacrymale vraie* à un orifice calleux, si petit qu'on peut à peine l'apercevoir à l'œil nu, situé vers l'extrémité temporale de la paupière supérieure, et d'où l'on voit sourdre de temps en temps une certaine quantité de larmes. Si l'on introduit par là une sonde d'Anel, elle se dirige droit vers la glande lacrymale; mais on ne sent aucune induration de cet organe, aucune portion d'os dénudée, et on ne détermine point de douleur.

Cette fistule peut devoir son origine à une plaie de la glande lacrymale, des glandules conglomérées, ou des conduits excréteurs des larmes. Elle est le plus souvent la suite d'un abcès de la paupière supérieure ou de la glande lacrymale. Elle peut aussi être le résultat d'une tentative d'extirpation d'une tumeur enkystée du voisinage des conduits lacrymaux, ou de l'emploi du séton pour la cure d'une affection de cette nature.

Il faut recourir, pour pratiquer des injections dans cette fistule presque capillaire, à la seringue d'Anel armée de sa plus mince canule. On doit élargir cette fistule par l'introduction répétée de la sonde d'Anel, ou l'usage d'un morceau de corde à boyau ; puis y introduire

[(1) Med. Times and Gaz., n° 196, 1er avril 1854, p. 318.]

une sonde d'Anel recouverte de nitrate d'argent et à laquelle on imprimera un mouvement de rotation. On peut espérer de provoquer, par ce moyen, dans le trajet fistuleux, une inflammation suffisante pour amener son oblitération (1).

Un vigoureux campagnard avait une fistule de cette nature, de trois lignes et demie de profondeur, calleuse dans toute son étendue. Beer introduisit rapidement jusqu'au fond de la fistule une aiguille à tricoter rougie au feu, en la faisant tourner plusieurs fois sur son axe. Cinq jours après, la fistule était complétement fermée (2).

[M. Jarjavay en a rencontré deux cas dont voici les détails (3) :

Obs. 126. — Louis M..., 45 ans, raconte que le 6 décembre 1844, il a reçu un coup de couteau-poignard sur la partie externe de la région palpébrale droite et la joue correspondante ; qu'à la suite de cette blessure les lèvres de la solution de continuité avaient suppuré pendant plusieurs mois, que la cicatrisation n'avait été achevée qu'au sixième, et qu'à partir de cette époque, une tumeur s'était formée sur la partie externe de la paupière supérieure, tumeur d'où il avait pu faire jaillir plus tard un liquide transparent et incolore par la compression. M... porte en effet une cicatrice étendue de la commissure externe des paupières du côté droit, commissure anormale résultant de l'adhésion des lèvres de la solution de continuité, jusqu'au-dessous de l'os de la pommette, à la hauteur de l'aîle du nez. En haut, elle se prolonge jusque sur la queue du sourcil, au niveau de laquelle on sent une légère dépression sur le rebord osseux du frontal. Cette cicatrice est linéaire et a entraîné sur le bord inférieur de l'orbite le nouvel angle externe. Le bord libre de la paupière est un peu moins long que celui de la paupière correspondante du côté opposé. Le bord de la supérieure décrit une courbe très prononcée de bas en haut et de dehors en dedans; il est aussi plus court que celui de la paupière gauche. On dirait, en conséquence, que les deux paupières supérieure et inférieure ont subi une perte de substance. Au-dessus et en dehors de la commissure cicatricielle est une tumeur oblongue de la forme et de la grosseur d'une petite amande. Elle est molle, sans changement de couleur à la peau, présentant dans sa partie supérieure une dépression infundibuliforme, au fond de laquelle est un pertuis étroit, qu'on ne peut apercevoir qu'après avoir déplissé avec soin la peau si mince de la région. Le repli cutané qui existe naturellement sur la paupière supérieure le recouvre et le voile entièrement quand l'œil est ouvert. La conjonctive est légèrement injectée. Interrogé sur les variations de volume que peut présenter la tumeur, M... répond que lorsqu'il marche contre le vent, ou qu'une irritation quelconque provoque la sécrétion des larmes, elle augmente de volume. Pour la vider, il exerce une pression au dessus du globe de l'œil, de dedans en dehors, de manière à comprimer cette tumeur entre le bout du doigt indicateur et le pourtour de l'orbite. Cette manœuvre étant faite, un liquide transparent comme de l'eau de roche jaillit par un filet très ténu. Pendant qu'un stylet d'argent péniblement introduit dans le point fistuleux y séjourne, la tumeur se gonfle de nouveau et un léger suintement se fait par l'ouverture pathologique. D'ailleurs la vision est nette; la surface du globe de l'œil est souvent le siége de picotements, de gêne dans les mouvements. Au matin, après le sommeil de la nuit, le volume est augmenté. Les points lacrymaux ont les mêmes dimensions que ceux du côté gauche ; les deux fosses nasales sont également humides.

Quinze jours après avoir rencontré ce cas intéressant, M. Jarjavay en a vu un autre sur une femme qui avait reçu sur l'œil droit l'éclat d'un verre de bouteille. Non seulement la paupière supérieure, mais encore l'œil lui-même avait été intéressé. La vision

(1) Pour recouvrir une sonde de nitrate d'argent, placez un morceau de ce caustique sur une petite pièce de monnaie (ou sur un morceau de verre), que vous maintiendrez à l'aide de pinces au-dessus de la flamme d'une bougie ; retournez alors la sonde dans le sel en fusion, jusqu'à ce qu'elle en soit suffisamment recouverte.

(2) Lehre von den Augenkrankheiten, vol. II, p. 186. Wien, 1817.

[(3) Gazette des hôpitaux, 1854, nº 124.]

était détruite et une bride réunissait cette paupière à l'œil. Sur la partie externe de ce voile défiguré, se formait une tumeur quand le malade était sollicité à pleurer, tumeur qui se vidait par la compression sur la face conjonctivale et non plus sur la face cutanée, comme dans le cas précédent. T. W.]

SECTION X.

ALTÉRATION DE LA SÉCRÉTION DES LARMES.

Les larmes ont en tout temps des propriétés irritantes. La conjonctive rougit aussitôt qu'elles coulent; et, bien que l'on puisse dire que cela est dû à l'afflux du sang qui se fait toujours vers la glande lacrymale lorsqu'elles sont sur le point de couler, il n'en est pas moins vrai que lorsqu'elles s'échappent abondamment sur la joue, la peau qui se trouve fréquemment en contact avec elles s'enflamme et s'excorie. Le degré extraordinaire d'inflammation que les larmes ont quelquefois provoqué, a porté à supposer que la maladie peut altérer leurs propriétés chimiques et leur communiquer une plus grande âcreté. Dans un cas qu'on supposait être de cette nature, et qui, il y a quelques années, attira beaucoup l'attention à Glascow, on découvrit que les sillons profonds creusés le long des joues de la malade, qui était une enfant, avaient été produits, non par le passage des larmes, mais par l'application de l'acide sulfurique. C'était la femme chargée de garder cette enfant, qui, cédant à quelque suggestion sinistre, accomplissait cet acte de cruauté monstrueuse.

SECTION XI.

LARMES SANGLANTES. HÉMORRHAGIES DE LA GLANDE LACRYMALE.

Forestus (1), Havers (2), et quelques autres, ont rapporté des cas dans lesquels le sang s'échappait des yeux à l'instar des larmes, ou bien dans lesquels il s'échappait de la glande lacrymale en assez grande quantité pour menacer l'existence.

Le professeur Rosas a vu une affection de cette nature sur un enfant de 9 ans, en proie à la diathèse scorbutique, et chez qui elle céda sous l'influence d'un traitement anti-scorbutique (3).

Il reste des doutes dans tous ces cas sur la question de savoir si le sang provenait réellement de la glande lacrymale ou bien de la conjonctive.

(1) Observationes et curationes medicinales, lib. XI, obs. 13. Francfurti, 1634.
(2) Philosophical Transactions, n° 208; Lowthorp's Abridgment, vol, III, part. I, p. 252. London, 1716
(3) Handbuch der Augenheilkunde, vol. II, p. 347. Wien, 1830.

SECTION XII.

DACRYOLITHES * OU CALCULS LACRYMAUX DANS LES CONDUITS LACRYMAUX.

* De δάκρυ *larme*, et λίθος *pierre*.

Les larmes, ainsi que la salive et tous les autres fluides qui parcourent des surfaces muqueuses, peuvent donner lieu à des dépôts calcaires. En pareil cas, les concrétions que l'on rencontre contiennent les principes chimiques des liquides dans lesquels elles baignent, mais elles peuvent aussi contenir certains principes provenant de la membrane muqueuse. Elles empruntent leur forme, soit aux cavités qui les contiennent, soit aux organes environnants, avec lesquels elles se trouvent en contact, comme on le voit pour les calculs biliaires, urinaires, intestinaux, salivaires, etc.

Obs. 127. — MM. Laugier et Richelot rapportent le cas d'un vieux troupier qui s'éveilla avec la sensation d'un corps étranger dans l'œil gauche, qui devint douloureux, rouge et larmoyant. En relevant la paupière supérieure, on apercevait à sa surface conjonctivale, à trois lignes environ au-dessus du bord libre et à une petite distance de l'angle temporal, un petit point blanc comme de la craie. Ce point est immobile et dur au toucher, comme on le reconnaît avec la pointe d'un stylet mousse ou d'une aiguille à cataracte. Quelques tentatives furent faites pour le dégager de l'ouverture de l'un des conduits lacrymaux où il semblait engagé; mais ce fut en vain, et le parti fut pris de le laisser en place. L'irritation qu'il causait céda très promptement aux lotions adoucissantes. Deux mois après, le malade quitta l'hôpital sans que ce calcul se fût déplacé. Son petit volume n'avait pas varié et il n'avait donné lieu à aucune irritation nouvelle (1).

Obs. 128. — Anne Clarke âgée de 19 ans, d'une santé altérée depuis quelques mois, s'est plainte fréquemment d'une violente douleur de tête, occupant particulièrement le front et le dessus de l'œil gauche; on lui a, pour ces symptômes, pratiqué une saignée du bras et appliqué des sangsues aux tempes, mais sans en obtenir de soulagement permanent. Le 22 décembre 1834, l'œil gauche fut pris tout-à-coup d'une inflammation douloureuse; cette inflammation augmenta le lendemain, et dans l'après-midi la malade ressentit vers la partie supérieure et externe de l'orbite une vive douleur lancinante qui s'accompagna d'un écoulement brusque de larmes abondantes; immédiatement après, elle sentit quelque chose dans l'œil, et l'ayant enlevé, elle vit que c'était un petit corps dur ressemblant à un fragment de mortier. Elle supposa d'abord que c'était un corps étranger introduit accidentellement dans son œil; mais au bout d'une heure, la même douleur reparut et fut suivie de la sortie d'un petit corps semblable au premier. Pendant les trois ou quatre jours suivants, elle rendit avec les mêmes symptômes jusqu'à 23 de ces corps; puis la douleur et l'inflammation disparurent graduellement. Pendant la sortie de ces corps, il ne s'écoula ni sang, ni pus. Le jour où le dernier d'entr'eux s'échappa, il y avait de légers symptômes de conjonctivite; mais en retournant la paupière supérieure, on n'apercevait ni ulcération, ni aucune autre lésion de la muqueuse ou des autres parties de l'œil. Elle éprouvait une légère sensibilité ou sensation de compression au niveau de la glande lacrymale. Quelques-uns des calculs conservés étaient petits, rudes, très durs et d'un blanc sale; le plus grand avait environ une ligne de diamètre. Examinés au microscope, ils ressemblaient à de la

(1) Laugier et Richelot. Traduction de Mackenzie, notes pp. VI, VII.

chaux grossière, avec de petites cloisons siliceuses enfouies dans la substance crétacée. L'analyse fournit surtout du phosphate de chaux, une petite quantité de carbonate de chaux et des traces de matière animale. Le rédacteur de l'observation pense que ces calculs étaient logés primitivement dans les conduits lacrymaux, où, ayant produit une vive irritation, ils ont provoqué l'expulsion d'une grande quantité des larmes qui les ont entraînés (1).

On rencontre des concrétions provenant des larmes, dans les sinus de la conjonctive, dans la caroncule lacrymale, dans les canaux excréteurs des larmes, ainsi que je l'exposerai plus longuement, chapitres IV, V et VI. On trouve aussi de semblables concrétions dans les follicules de Meïbomius.

CHAPITRE III.

MALADIES DU SOURCIL ET DES PAUPIÈRES.

SECTION Ire (2).

ABNORMITÉS CONGÉNITALES.

Tantôt les sourcils s'étendent trop du côté externe, tantôt c'est l'inverse qui a lieu, et alors on a ce que les anciens appelaient *synophrys* ou *mesophryon*, c'est-à-dire la réunion des deux sourcils, forme sur laquelle une question d'étiologie relative à l'aliénation mentale a donné quelque intérêt. On a aussi vu des sourcils beaucoup trop épais, d'autres trop peu touffus; leur absence doit avoir été observée, mais peut-être jamais sans complications. En revanche, dans un cas, Holub a vu une double rangée de sourcils, la supérieure, mieux fournie, partant d'une éminence osseuse surnuméraire. Ce chirurgien y remédia en faisant raser les sourcils supérieurs et passer trois fois par jour une solution d'iode qui empêcha la reproduction de ces poils. Les sourcils sont ordinairement blancs chez les albinos; parfois, dès la naissance, on observe des poils blancs dans des sourcils d'une autre couleur. Walther nommait *heterotrichosis superciliorum* le cas où l'un des sourcils a ses poils de deux couleurs, et celui où chacun d'eux a une couleur particulière.

Les cils présentent des colorations anormales analogues. Leur absence congénitale est fort rare et réclame, d'après Carron du Villards, l'em-

(1) Medical Gazette, vol. XV, p. 628. London, 1835.
[(2) Ed. Cornaz.]

ploi de lunettes à verres un peu larges et préférablement colorés en bleu. La phalangosis (dystichiasis des anciens, distichiasis, tristichiasis et tetrastichiasis des modernes) a été observée quelquefois à l'état congénital; il en est de même du trichiasis, vice de naissance qui paraît être fort rare, mais qui a été observé par Nixon, compliqué d'entropion congénital.

L'entropion lui-même est rarement congénital. Von Ammon, Fronmüller, Nixon et Gaillard en citent des exemples, et c'est pour un cas de cette nature que ce dernier a inventé l'opération de l'entropion par la ligature palpébrale. L'ectropion de naissance est plus fréquent et a été vu par Von Ammon, Bartholinus, Guthrie, Loschge, Riberi, Souty, Seiler et Schütte. Ce dernier prétend avoir guéri un ectropion congénital des quatre paupières en neuf jours, par l'emploi d'une solution de plomb; toutefois, on peut admettre comme règle qu'une opération peut seule y remédier. Walther recommande dans ce but la tarsoraphie.

Le blépharoptosis congénital est unilatéral ou bilatéral; il a été vu un certain nombre de fois à l'état héréditaire. L'excision d'un morceau de la peau et la réunion des bords de la plaie par quelques points de suture y remédient; la ligature des paupières serait sans doute aussi un procédé convenable.

Le blépharophimosis ou étroitesse congénitale des paupières, sans être fréquent, a été mentionné par plusieurs auteurs, F. Robert, Wilde, etc., avec ou sans complications; il produit souvent du clignotement, de l'entropion, une légère suppuration à l'angle des paupières, et exige pour sa guérison une opération assez simple qu'il faut bien se garder de pratiquer quand l'étroitesse des paupières accompagne le microphthalmos. Stoeber et Von Ammon rapprochent de cet état celui d'enfants très gras chez lesquels les paupières sont partiellement recouvertes et débordées par les parties environnantes. Inutile de faire remarquer que cette incommodité, qui disparaît avec l'âge, ne mérite pas le nom de phimosis palpébral (1).

M. Desmarres (2) a décrit sous le nom d'euryblépharon (de εὐρύς grand) une affection qu'il n'a jamais observée qu'à l'état congénital, et qui consiste en une disposition des paupières telle que ces voiles sont trop grands pour l'œil, et que par suite de cette disposition il y a un larmoiement assez gênant.

Une forme intéressante pour la pratique, c'est le coloboma palpébral, aussi nommé *blépharocoloboma*, consistant en une espèce d'entaille perpendiculaire ou oblique, ayant souvent la forme d'un V dont l'ouverture est dirigée vers le bord libre des paupières, et d'autres fois celle d'une fissure à bords parallèles. Les bords en sont dentelés ou droits, garnis ou non de cils; elle peut intéresser aussi le ligament

(1) HERRMANN. De blepharophimosi et autoplastice. Iena, 1840, in-8°.
(2) Op. cit., t. I, p. 468.

tarse, et elle est fréquemment compliquée d'autres vices de naissance. Plus fréquent à la paupière supérieure qu'à l'inférieure, le coloboma n'existe jamais aux deux simultanément; il a été vu par Von Ammon, Beer, Cunier, Heyfelder, Mess, Saint-Yves, etc. Raviver les bords de la fistule et les réunir, ou pratiquer une opération de blépharoplastie, sont les deux moyens conseillés pour remédier à cette abnormité, qui paraît n'être, dans bien des cas du moins, qu'un arrêt de développement.

Dans le lagophthalmos ou œil de lièvre, les paupières ne peuvent être complétement fermées : l'opération de l'entropion ou la blépharoplastie serait le moyen d'y remédier. — La paupière inférieure était trop allongée dans un cas de lagophthalmos décrit par Roux, en 1774 : c'est une de ces heureuses compensations qu'on observe parfois dans les vices de naissance. Au reste, on a observé quelquefois l'une ou l'autre paupière plus longue ou plus courte qu'à l'état normal.

Von Ammon a figuré et décrit un cas d'œdème congénital de la paupière supérieure, et Arnold (de Balingen), a vu une sorte de dégénérescence lépreuse ou d'ichthyose congénitale de toute la peau d'un enfant, mort à l'âge de 6 jours, intéresser aussi les paupières.

L'ankyloblépharon congénital n'est pas très rare et peut être complet ou incomplet, unilatéral ou double : quand les yeux manquent, il faut bien se garder de vouloir l'opérer. Ce vice de naissance paraît être, tantôt un arrêt de développement, et tantôt la suite d'une ophthalmie du fœtus. — Le symblépharon, en revanche, est si rarement congénital, que je ne puis citer avec sûreté que Riberi et Von Ammon qui l'aient observé; il paraît probable que ce vice de naissance est dû à une ophthalmie de la vie intra-utérine. — L'ablépharon ou manque des paupières accompagne parfois l'absence des yeux, la cyclopie, l'hémicéphalie, etc.; mais je ne crois pas qu'on l'ait jamais observé avec des yeux normaux.

Les paupières peuvent présenter un nombre extra-naturel. Voici l'exemple d'un fait remarquable de cette espèce, signalé par le docteur F. Dubois, de Bordeaux (1).

Obs. 129. — Une enfant de deux ans, fille de Mme Baud, demeurant rue Porte-Basse, 7, inscrite sur mon registre sous le n° 393, portait à l'œil droit *une quatrième paupière* assez mobile, pouvant recouvrir, dans certains mouvements de l'œil, un tiers de la surface de cet organe. En outre des deux voiles palpébraux destinés à protéger et à couvrir l'œil, la race humaine possède une troisième paupière, qui n'est, à vrai dire, que l'état rudimentaire de celle qu'on observe chez les animaux vertébrés (les ruminants, les édentés, les pachydermes), où elle est semi-lunaire, et que l'on trouve tout à fait complète chez les oiseaux, puisqu'elle recouvre parfaitement les organes visuels; on l'appelle la membrane clignotante ou nictitante. Comme chez les animaux, cette troisième paupière

(1) Annales d'oculistique, t. XXXIV, p. 268.

occupe chez l'homme l'angle interne de l'œil, et n'est bien visible que lorsque le globe oculaire se tourne fortement de dedans en dehors ; c'est un repli falciforme à base triangulaire, siégeant en avant de l'encanthis. On y remarque un bord libre et un petit cartilage palpébral, des glandes sébacées entre lesquelles se trouvent souvent de petits poils blonds très déliés, assez fréquemment invisibles aux yeux peu expérimentés. Chez l'enfant Baud, on voit dans l'angle externe une duplicature de la conjonctive oculaire, d'une blancheur remarquable, formant un triangle assez étendu, ne possédant toutefois ni lame cutanée externe, ni fibres musculaires apparentes, s'étendant d'un demi-centimètre en avant sur la conjonctive oculaire, et d'un centimètre et demi lorsque l'œil est tourné dans l'angle interne. Cette quatrième paupière jouit d'une certaine mobilité; elle n'est point adhérente à la conjonctive bulbaire, ni à la face interne des paupières, et ne gêne en rien la vision, quoiqu'elle vienne, dans ses mouvements d'extension, presque au bord de la grande circonférence de la cornée. Cette abnormité palpébrale renferme donc en réalité tous les éléments d'une quatrième paupière, et elle est, par le fait, beaucoup plus complète que la paupière rudimentaire dont nous venons de parler plus haut.

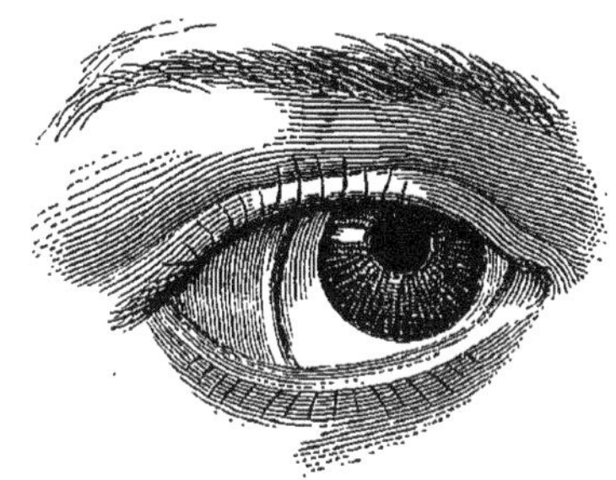

Fig. 11.

L'épicanthus congénital est caractérisé par la formation, dans le grand angle de l'œil, d'un repli semi-lunaire de la partie des téguments cutanés qui occupe les côtés de la racine du nez et qui recouvre plus ou moins la commissure interne des paupières et la portion correspondante du globe oculaire. Il peut être héréditaire, complet ou incomplet, uni ou bilatéral, et se guérit par l'excision d'une portion ovalaire ou ellipsoïde de la peau de la racine du nez et la réunion immédiate de la plaie par des points de suture.

1. La peau des paupières présente parfois des tumeurs congénitales, telles que des verrues, des lipômes, des loupes ou tumeurs enkystées; les kystes pileux des paupières ont surtout été mentionnés par Lawrence. Dans un cas opéré par Cramer (d'Aschersleben), la tumeur, de la taille d'un œuf d'étourneau, contenait au moins quarante petits poils. Heusinger a opéré un kyste graisseux à la paupière supérieure d'un nouveau-né.

2. De Lew père extirpa, chez un enfant de 8 mois, une excroissance qui occupait la partie moyenne de la conjonctive de la paupière inférieure, et qui avait la taille d'un grain de millet; de son sommet s'élevait un long poil. Cette tumeur avait une grande analogie avec une glande conglomérée. Beer a observé un sarcôme congénital de cette membrane, et d'après Von Ammon et Himly, on doit avoir déjà vu des lipômes congénitaux de la conjonctive palpébrale.

3. Von Ammon a proposé les noms de *blepharodischrœa congenita* ou *dyschrya palpebrarum congenita* pour un cas de taches d'un jaune safran, en forme de losanges, qui se trouvaient à l'angle interne de chaque paupière supérieure d'un même individu : il s'agissait probablement d'un dépôt anormal de pigment. Carron du Villards signale deux

personnes, âgées l'une de 32 ans et l'autre de 66, présentant une mélanose des paupières qui n'avait pas subi de changement, bien qu'elle datât de la naissance.

4. L'étude des télangiectasies des paupières mérite une attention particulière. On sait que le nævus maternus est ordinairement, sinon toujours, congénital. On trouve sur ce sujet un travail intéressant de M. Carron du Villards dans les *Annales d'Oculistique*, t. II (1844). J'ajouterai qu'on a observé la télangiectasie palpébrale, non-seulement à la peau, mais à la conjonctive des paupières, où elle est néanmoins beaucoup plus rare; la région du sourcil en est assez fréquemment le siége. Les télangiectasies de la conjonctive palpébrale ont une grande tendance à se développer rapidement et à envahir la surface externe de la paupière et le globe de l'œil; aussi est-il nécessaire, le cas échéant, de se décider promptement à les opérer.

5. M. F. Dubois a publié sous ce titre : *tache mélanienne circum-orbitaire congénitale,* un fait dont voici la relation :

Obs. 130. — Mademoiselle X., de Bordeaux, âgée de 9 ans, d'une excellente santé et d'une forte constitution, est venue au monde atteinte d'une *tache mélanienne circum-orbitaire* de l'œil droit, s'étendant de la région du sac lacrymal à la partie interne et latérale

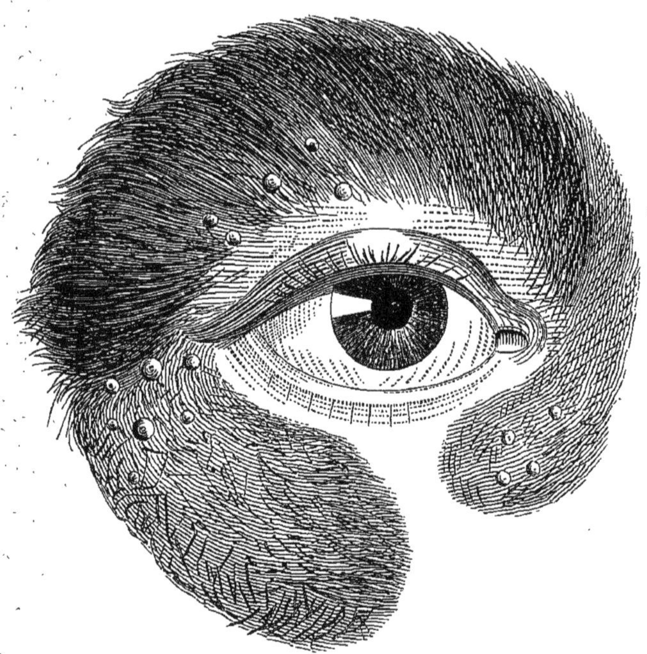

Fig. 12.

du nez, et envahissant brusquement tout le sourcil, qu'elle accompagne pour l'abandonner à sa queue et se prolonger le long et au-dessous de plus des deux tiers de la paupière inférieure, ne laissant qu'une petite solution de continuité entre le point de départ et celui de jonction. (fig. 12.) Dans toute la partie affectée, la peau est légèrement épaissie (1 millimètre environ) et comme hypertrophiée. La tache, d'une teinte jaune sale assez foncée, est recouverte dans la partie nasale et sur la région palpébrale inférieure d'une couche de poils courts, fins et soyeux. La partie, au contraire, qui correspond au sourcil, est garnie de poils excessivement gros et durs, de un à un centimètre et demi de longueur, d'un noir de jais et d'un brillant remarquable. Ce sourcil anormal est un peu plus élevé dans la partie frontale que celui de l'œil gauche, et descend, dans sa partie inférieure, sur un tiers environ de la paupière supérieure, où quelques poils isolés se montrent encore plus bas. La largeur de ce sourcil est dans sa partie moyenne de deux centimètres et demi, sa longueur est aussi beaucoup plus grande que celle de son congénère. Sur toute la surface de cette tache, surtout à la partie externe, on voit de nombreuses petites excroissances verruqueuses, de grosseurs variées, légèrement pédiculées et d'une couleur un peu plus foncée que la tache elle-même. La largeur et la longueur de ce sourcil, la forme circum-orbitaire de la tache mélanienne, sa coloration anormale, donnent à l'œil un aspect dur et farouche entièrement en désaccord avec le reste de la figure de la jeune fille, d'ailleurs d'une beauté et d'une fraîcheur remarquables. Devant une affection de cette nature, et surtout vu le lieu qu'elle occupe, aucun traitement chirurgical ne nous paraît malheureusement applicable ; une épilation progressive et raisonnée du sourcil, la cautérisation ou l'excision des petits tubercules disséminés sur les paupières, me paraissent les seuls moyens à employer. Cette opinion, déjà partagée par M. le docteur Sichel, à qui j'avais, il y a quelques mois, adressé le dessin ci-joint, sera sans doute confirmée par les habiles praticiens auxquels cette enfant doit être présentée à Paris (1).

6. Blasius, faisant la nécropsie d'une personne qui avait présenté pendant sa vie un ptosis de la paupière, fut fort étonné de trouver une ectopie du ligament tarse et de la conjonctive palpébrale qui n'adhéraient pas dans toute leur étendue avec le reste de la paupière, mais formaient entre elle et le globe de l'œil une sorte de pli analogue à un abat-jour; de telle sorte que le bord inférieur de la paupière et les cils étaient tournés en avant et en haut. Fleischmann décrit sous le nom de prolapsus de la conjonctive de la paupière supérieure un cas fort analogue au précédent (2).

SECTION II.

BLESSURES DU SOURCIL ET DES PAUPIÈRES.

Les contusions, les plaies et les brûlures du sourcil et des paupières peuvent être suivies d'accidents sérieux, même dans les cas où elles paraissent d'abord insignifiantes. La lagophthalmie et l'ectropion sont la suite de brûlures ou d'abcès négligés des paupières ; et les plaies par incision ou par déchirure, même peu étendues, du sourcil et de la peau avoisinante, amènent parfois un affaiblissement de la vision (*asthenopia*), ou même une amaurose complète et qui n'est que trop souvent incurable.

§ I. — **Contusion et ecchymose.**

Les coups, même légers, et les chutes sur le bord de l'orbite, déterminent facilement une extravasation de sang dans le tissu aréolaire si

[(1) Annales d'oculistique, t. XXXIV, p. 266.]

[(2) V. sur les abnormités cong. des paup. Annales d'Oculistique, t. I, p. 56, 392; t. XV, p. 251; t. XXIII, p. 27.]

lâche des paupières. Il est rare que cette extravasation ou ecchymose se manifeste immédiatement après le coup ; il s'écoule quelquefois cinq à six heures avant que la paupière tuméfiée prenne cet aspect livide qui dénote la rupture des vaisseaux et l'épanchement du sang sous la peau. Quelquefois cependant l'ecchymose se montre sur-le-champ, et la quantité de sang épanchée étant considérable, laisse percevoir une certaine fluctuation dans la paupière gonflée. Dans les luttes à coups de poing, les yeux sont quelquefois complétement fermés par les paupières gonflées et ecchymosées ; le *second*, ou témoin, pratique alors une incision à la peau avec une lancette, et fait sortir le sang en comprimant, afin de permettre au combattant d'y voir un peu plus longtemps (1). L'ecchymose se forme aussi dans le tissu aréolaire sous-conjonctival, et quelquefois le sang se porte en arrière dans l'orbite jusqu'à faire saillir l'œil en avant. Il est très rare que le sang épanché agisse comme corps étranger et provoque de l'inflammation. Il se rassemble quelquefois comme dans un kyste et revêt la forme d'une de ces tumeurs dont il donne la sensation. J'ai vu enlever un de ces faux kystes ; quand il fut ouvert, on n'y trouva que de l'eau et du sang. Si on l'avait laissé, peut-être aurait-t-il dégénéré et constitué une tumeur.

L'ecchymose ne se montre pas seulement immédiatement autour des parties qui viennent d'être frappées, mais aussi dans d'autres points plus ou moins éloignés. Ainsi, Von Ammon (2) rapporte un cas de contusion produite par un fleuret au niveau de la caroncule, et accompagnée d'ecchymose étendue, de saillie en avant du globe de l'œil et de commotion cérébrale. Le troisième jour, il survint à gauche une ecchymose occupant juste la même place et la même étendue que celle qui existait à droite, côté de la blessure. Il appelle ce phénomène *ecchymose sympathique*. Il n'existait sur le nez et le front aucune trace de communication entre l'ecchymose de droite et celle de gauche. Quelques mois après l'accident, l'œil droit devint amaurotique.

L'ecchymose, (ainsi que nous l'avons indiqué page 9) est quelquefois un symptôme de fracture par contre-coup des parois de l'orbite. En pareil cas, l'ecchymose va lentement en s'accroissant pendant plusieurs jours et ne s'accompagne pas d'un gonflement marqué. L'ecchymose symptomatique s'étend graduellement jusqu'aux paupières, qui sont les parties les moins colorées, l'ecchymose par cause directe, au contraire, se porte des paupières aux parties avoisinantes.

Dans les cas ordinaires, le sang de l'ecchymose des paupières est absorbé dans l'espace de deux à trois semaines ; le gonflement tombe, et la peau perd graduellement sa coloration livide à mesure que l'absorption s'effectue : elle passe d'abord au brun, puis au jaune.

Le traitement de la contusion et de l'ecchymose des paupières con-

(1) LAWRENCE. Treatise on the Diseases of the Eye, p. 126. London, 1833.
(2) Zeitschrift für die Ophthalmologie, vol. I, p. 125. Dresden, 1830.

siste à prévenir ou à combattre l'inflammation et à provoquer la résorption du sang épanché.

On remplit la première indication par l'application de sangsues et l'usage continu de lotions évaporantes et légèrement astringentes, et la seconde par l'emploi d'astringents plus énergiques et d'une légère compression.

Faire disparaître promptement *un œil noir,* comme on l'appelle, tel est le désir ardent de clients qui viennent souvent vous consulter à une heure avancée de la soirée, avec les inquiétudes les plus vives sur ce que sera le lendemain l'aspect de leur visage, si vous ne parvenez pas à leur indiquer quelque remède qui puisse empêcher la coloration de se produire, ou la faire disparaître promptement.

Si le coup a été intense, c'est sans contredit aux sangsues qu'il faut avoir recours. Quand le malade est un enfant scrofuleux, ce n'est pas tant pour faire disparaître l'ecchymose qu'il faut les appliquer, que pour prévenir l'inflammation des os et du périoste.

Si le coup a été léger et qu'il s'agisse d'un adulte robuste, on peut appliquer des compresses trempées dans une lotion évaporante et la maintenir à l'aide d'une bande roulée autour de la tête. On fait quelquefois usage, avec quelque succès, de fomentations avec l'eau chaude ou avec l'alcool chauffé. Un cataplasme de racines contuses de *convallaria multiflora,* ou *sceau de Salomon,* constitue un remède populaire. On écrase les racines dans un mortier jusqu'à ce qu'elles forment une masse pultacée qu'on applique et qu'on renouvelle toutes les demi-heures, pendant trois ou quatre heures, s'il est nécessaire. Elles déterminent un certain degré de rougeur et de gonflement. On a supposé que l'œdème qu'elles amènent dilue le sang épanché, et favorise son absorption. Si l'on en continue l'usage longtemps, elles provoquent trop d'inflammation; elles sont aussi trop irritantes pour qu'on puisse s'en servir lorsque la peau a été excoriée.

[M. Hewson indique (1), comme remède populaire en Amérique, l'infusion dans l'huile fine des fleurs de *hyperium perforatum* (St John's Wood). On en frotte l'œil immédiatement après la contusion. M. Hewson en préfère l'emploi à celui de la racine de *convallaria,* parce qu'elle ne détermine ni rougeur, ni symptômes inflammatoires. T. W.]

Quelqu'application que l'on ait choisie, solution de muriate d'ammoniaque, fomentation spiritueuse, ou cataplasme de racines de convallaria, il faut recommander au malade de laisser ses paupières en repos et d'y maintenir un certain degré de compression, soit à l'aide d'un linge plié en plusieurs doubles, soit au moyen du cataplasme lui-même. Les mouvements des paupières ont pour résultat d'augmenter

(1) MACKENZIE. Édition américaine p. 144.

la quantité de sang qui s'épanche dans le tissu cellulaire lâche de cette région, tandis que le repos et une légère compression préviennent ce résultat et favorisent la résorption.

Ouvrir l'ecchymose à l'aide de la lancette, c'est produire plus de dégât que n'en occasionne le sang abandonné à l'absorption.

Lorsque le gonflement a disparu, les personnes obligées de paraître en public ont quelquefois imaginé de peindre chaque jour la peau, jusqu'à ce qu'elle ait repris sa coloration normale.

[L'ecchymose des paupières peut survenir sans lésion traumatique, comme on le verra dans l'observation suivante (1) :

Obs. 131. — Le 17 juin 1853, M. T. vint consulter le docteur Chavanne; il éprouvait depuis trois à quatre jours dans la tête, surtout dans la partie antéro-latérale droite, des douleurs très vives et continues; il a perdu l'appétit, sent de fréquentes envies de vomir, et n'a ni constipation ni soif. Le visage exprime l'abattement et la souffrance; vue pénible, pupilles un peu contractées, pouls à 56, langue blanche, insomnie : 15 sangsues à l'anus, pédiluves sinapisés, purgatif. — Le 18, amélioration; douleurs limitées à la région sus-orbitaire droite et moins continues : deux pilules de Méglin le matin, une pilule d'Anderson le soir. Potage, œufs.—Même état pendant les trois jours qui suivent.— Le 21, tous les signes de l'hypérémie encéphalique reparaissent; pouls à 48 sans résistance; abattement plus considérable sans hébétude : purgatifs, sinapismes aux membres inférieurs, compresses éthérées sur le front. — Le 28 à trois heures du matin, les médecins sont mandés en toute hâte; ils constatent une tuméfaction considérable des deux paupières de l'œil droit, avec coloration bleue-noirâtre. Elle s'est produite tout à coup spontanément, sans que le malade ait fait aucun mouvement, se soit donné aucun coup. On parvient, non sans peine et avec beaucoup de ménagement, à écarter les paupières; l'œil est sain, aucun épanchement sanguin ne s'est fait sous la conjonctive. Dès le moment où cette ecchymose s'est manifestée, les douleurs ont presque disparu : compresse d'eau de Goulard sur les paupières. — Au bout de trois jours, M. Chavanne examina l'œil et le trouva atteint d'un strabisme externe et supérieur. Quelques jours plus tard, les paupières étaient revenues en grande partie à leur état normal, ne conservant plus qu'une coloration ecchymotique moins brune : il constata une paralysie du muscle releveur de la paupière. Tous ces symptômes avaient disparu au bout de trois mois. T. W.]

§ II. — Plaies empoisonnées.

Les paupières sont exposées à être piquées par les abeilles, les guêpes, les cousins, etc. Ces piqûres s'accompagnent du dépôt dans la partie lésée, d'un principe vénéneux qui détermine une vive irritation et même une inflammation dont les effets s'aggravent encore lorsque ces insectes ont abandonné leurs dards dans la plaie. Si l'on se laisse piquer sans résistance par une guêpe ou une abeille, l'insecte dégage graduellement son dard sans le rompre; celui-ci est flexible, et la plaie qu'il produit offre une direction courbe ou en zigzag. Si l'on essaie au contraire d'écarter l'insecte, son dard est retenu; il se rompt et reste dans la blessure (2).

S'il n'y a qu'une seule piqûre, il en résulte un gonflement circonscrit, inflammatoire ou érysipélateux de la paupière et du sourcil, qui se

(1) Chavanne. Gaz. méd. de Lyon, 1855, p. 45.
(2) Réaumur. Histoire des guêpes; Mémoires de l'Académie royale des sciences, 1719, p. 350. Amsterdam, 1723.

termine quelquefois par la formation d'une petite eschare, d'autre fois par un abcès considérable qui vient pointer et s'ouvrir à l'endroit de la piqûre. S'il y a plusieurs piqûres, leurs effets peuvent s'étendre au delà de la partie lésée. Rognetta (1) cite comme un fait bien avéré l'histoire d'un malheureux postillon qui, ayant accidentellement renversé d'un coup de fouet une ruche d'abeilles, fut tellement piqué sur les paupières et le reste de la face, que sa tête s'enfla prodigieusement, en même temps qu'il fut pris de fièvre avec délire, et qu'il mourut en peu de jours.

Le traitement consiste, en pareils cas, à extraire le dard et à faire usage d'une lotion réfrigérante et astringente, telle que le vinaigre étendu d'eau ou une solution de muriate d'ammoniaque.

Gillman (2) a rapporté un cas de morsure du sourcil par un chien enragé, qui fut suivie d'hydrophobie ; Lecheverel en cite un autre de morsure de la paupière supérieure près de l'angle interne, et, bien que le chien qui la fit ne fût pas enragé, elle fut suivie d'hydrophobie mortelle (3). M. Haynes Walton (4) rapporte un fait semblable, et n'hésite pas à recommander, en pareil cas, l'excision de la partie blessée ; il ne croit pas que le pouvoir accordé aux escharotiques d'arrêter les effets du poison mérite confiance.

Obs. 132. — Chez un petit garçon qui me fut apporté, tous les téguments de la paupière supérieure avaient été détruits par inflammation et mortification, à la suite d'un coup de griffe de chat. Je redoutais de voir survenir un ectropion complet; mais la plaie se guérit lentement, et le bord de la paupière qui avait heureusement échappé, parut s'opposer à tout renversement.

[M. Carron du Villards (5) rapporte, à ce sujet, diverses observations curieuses. « Il y a, dit-il, sur les côtes sud de la Havane, des fermes que l'on est forcé d'abandonner pendant trois mois de l'année, car les hommes et les bestiaux ne peuvent y résister aux atteintes de certaines espèces de cousins (*culex rodeador*). J'ai vu grand nombre d'animaux des races ovine, bovine et chevaline avoir les yeux dans un état épouvantable par suite de leurs piqûres. La même chose arrive aux hommes et surtout à ceux doués d'une peau vulnérable. Je me suis souvent réveillé presque aveugle, les paupières érysipélateuses et ne pouvant être soulevées par le mouvement de leurs muscles élévateurs. Quelquefois les piqûres sont si fortes, qu'il se manifeste autour d'elles une inflammation furonculeuse qui accomplit toutes ses périodes, y

(1) Cours public d'ophthalmologie ; Lancette française, 7 janvier 1837.

(2) Dissertation on the Bite of a Rabid Animal, p. 170. London, 1812.

(3) Extrait du Bulletin des sciences médicales, t. II. Paris, 1808. In LANGENBECK's. Bibliothek, vol. III, p. 666. Gottingen, 1810.

(4) Operative Ophthalmic Surgery, p. 93. London, 1853.

[(5) CARRON DU VILLARDS. Histoire des affections morbides de l'œil et de ses annexes provoquées et entretenues par le séjour ou les atteintes d'animaux vivants. Annales d'oculistique, t. XXXIII, p. 241, et t. XXXIV, p. 65.]

compris l'expulsion du bourbillon. Il y a eu, en 1854, à la Vera-Cruz, une véritable épidémie de furoncles aux paupières, qui n'avait pas d'autre cause. A la Havane, en 1851, une dame anglaise me fit appeler pour ses trois petites filles dont les paupières étaient tellement enflammées et gonflées, qu'il me fallut certains efforts pour les écarter et reconnaître que l'œil était complétement sain. Des lotions froides ammoniacales et un purgatif firent disparaître tous ces symptômes. »

Pour calmer la douleur et la cuisson déterminées par la piqûre des *cousins*, M. Carron du Villards recommande des lotions avec l'acétate d'ammoniaque contenant une infusion concentrée de tabac chloroformisé. Au nombre des insectes parasites qui s'attaquent spécialement aux paupières, il cite l'*oestrus hominis* qui pique aux paupières ou aux sourcils et dépose un œuf qui, par son développement, occasionne un phlegmon au milieu de la suppuration duquel se trouve une larve. Les colons, connaissant la cause de ces tumeurs, s'empressent de les ouvrir pour extraire avec une épingle crochue cette larve, avant son plus ample développement. Ceux qui s'aperçoivent de la piqûre la scarifient et y introduisent du tabac mâché ou de la cendre de cigare.

Un *ichneumon*, nommé par les Indiens *pullion*, s'attaque aussi fréquemment aux paupières. Les individus qui en sont atteints n'éprouvent point de douleur au moment de la piqûre, qui est presque toujours faite la nuit ou tout au moins pendant le sommeil dans des lieux sombres. Huit à dix jours après, il se manifeste dans le sourcil et la paupière une petite tumeur ovoïde, indolente, qui peu à peu prend de l'accroissement, s'enflamme et devient le siége d'une démangeaison très désagréable, passant rapidement à une inflammation phlegmoneuse circonscrite. C'est l'époque d'éclosion de la larve. L'abcès se forme, et quand on l'ouvre avec une lancette, on rencontre immédiatement la larve que l'on extrait avec une épingle. Les Indiens des plaines n'attendent pas l'évolution de la larve; aussitôt que la tumeur paraît, ils l'ouvrent et y introduisent de l'infusion concentrée de tabac dans de l'essence de térébenthine.

Le même auteur donne des détails intéressants sur les blessures déterminées par l'*acare*, *puce pénétrante*, *chica nigua*, petit insecte des pays chauds, qui pénètre sous la peau, sous les ongles, et y dépose une grande quantité d'œufs qui donnent naissance à une foule de larves formant des plaies fistuleuses dans lesquelles elles restent jusqu'au moment où elles se métamorphosent en insecte complet, prêt à continuer le travail de destruction propre à sa race. « Ce parasite, dit-il, n'a aucun caractère de la puce et possède tous ceux des acares; seulement, comme caractère particulier à son espèce, ses deux pattes coudées et tranchantes lui servent, au moment où il a saisi les tissus avec les deux crochets mandibulaires supérieurs, à les creuser pour s'introduire peu à peu dans la peau, qu'il ouvre de la même manière que les taupes forment des tranchées souterraines qui conduisent à leur magasin. L'on ne s'aperçoit pas de ce travail; ce n'est que lorsque l'insecte a préparé sa demeure que l'on éprouve une démangeaison assez vive, analogue à celle du *culex pipiens*. Plus l'animal agrandit la sphère de son habitation, plus la démangeaison devient intolérable. La peau qui la recouvre s'enflamme, se boursoufle, et le boursouflement est en raison du développement que prend l'insecte; car le moment de sa ponte arrive, et de son abdomen sortent quelques centaines d'œufs, germes de sa future et nombreuse famille. Alors, au centre des tissus amincis et enflammés, se présente une tache noire très-douloureuse : c'est la chique.

Obs. 133. — Ralp Ossen, second du brick norwégien *Emma*, venant échanger à la Havane ses planches de pin contre du sucre, se présenta à moi avec une tumeur au centre de la paupière inférieure gauche; cela me parut être un petit abcès fluctuant ayant un centre noir. Je m'apprêtais à l'ouvrir, lorsque mon nègre qui devait tenir la tête du patient se mit à faire avec les yeux et la tête des contorsions extraordinaires pour appeler mon attention. Je l'interpellai alors, et il me répondit : *Maître, cela n'est pas tumeur, c'est toute petite bête, c'est nigua*. J'avais beau regarder, je ne voyais qu'une tumeur, mais le nègre obstiné, et sûr de sa bête, m'assura qu'il me la mettrait dans la main. Avec une épingle ordinaire légèrement recourbée, il déchaussa avec précaution le corps noir qui occupait le centre de la tumeur; puis, le traversant de part en part et faisant un mouvement de bascule, il sortit de toutes pièces la nigua qui avait acquis le volume d'une punaise ordinaire, avec un abdomen très-rond et très-distendu. Je la mis sur une plaque de verre où, à l'œil nu, je vis un acare à ventre rayé, semi-transparent et énormément distendu. Je l'ouvris, et il en sortit une énorme quantité d'œufs ressemblant à ceux de la mouche de viande, mais plus petits.

L'inoculation de la pustule maligne, ainsique celle de la clavelée des moutons, par des piqûres de mouches domestiques (*musca domestica*, Linn.) ayant séjourné sur des matières infectées, a été souvent observée.

Obs. 134. — Un garçon tanneur de 26 ans, fort et bien portant, travaillant un cuir enlevé à un bœuf mort du charbon, se sentit piquer à la paupière supérieure par une mouche qu'il tua sur place. Vingt-quatre heures après, il fut pris d'une démangeaison brûlante dans la partie piquée; puis surgit une vésicule noirâtre accompagnée de gonflement de la paupière et de douleurs vives et lancinantes. C'est dans cet état qu'il fut reçu à l'hôpital de la Pitié, où Lisfranc reconnut immédiatement une pustule maligne. Il cautérisa la tumeur et son pourtour avec un cautère actuel chauffé au rouge-cerise, et arrêta ainsi la marche du mal. La brûlure, recouverte d'un cataplasme émollient, ne tarda pas à passer à une suppuration de bonne nature (1).

Obs. 135. — Je fus conduit en 1840, par M. Bourgeois, des environs de Melun, chez la fille d'un riche fermier des environs, qui avait été piquée par une mouche, quelques jours auparavant. Son père ayant fait saigner dans la cour de la ferme des moutons atteints d'affection charbonneuse, il est probable qu'une mouche ayant sucé le sang et piqué ensuite la jeune fille, lui avait inoculé le charbon. Déjà une partie de la paupière supérieure était sphacélée et en voie de séparation, et il ne restait pour la malade que la chance de subir une blépharoplastie (2).

[(1) CARRON DU VILLARDS, loc. cit., t. XXXIII, p. 245.]
(2) Ibid.

M. Sichel a rapporté une observation très-détaillée d'un fait identique (1).

La tique américaine (*garapatte, pinolillo*) ne pénètre pas dans les tissus; elle y enfonce seulement ses crochets mandibulaires pour se maintenir solidement pendant que son appareil aspiratoire fait arriver le sang dans l'estomac. Dans la Vera-Cruz, à certaines époques de l'année, il est impossible d'aller herboriser, recueillir des insectes ou chasser; chaque arbrisseau heurté vous couvre à l'instant d'une pluie de petites tiques, que l'on nomme dans le pays *pinollillos;* elles s'attachent à vous, vous implantent leurs mandibules et sucent votre sang, non sans occasionner une démangeaison insupportable. Si l'on ne s'en débarrasse pas à l'instant, ils acquièrent un grand développement. « A plusieurs reprises, j'ai vu des chasseurs (2) dont les paupières et le grand angle de l'œil étaient garnis de ces tiques remplies de sang; on dirait un chapelet de tumeurs sanguines. La première que je vis était implantée à la caroncule lacrymale et avait le volume d'un gros pois chiche. Je l'aurais facilement prise pour une tumeur polypeuse, si un médecin du pays ne l'eût immédiatement reconnue pour un garapatte. Il m'apprit que l'on en rencontrait souvent dans le conduit auditif des enfants. La tique une fois accrochée aux tissus ne lâche prise que quand elle est suffisamment repue. Elle peut supporter des tractions extraordinaires sans démordre; en augmentant les efforts, on court risque de faire rompre les crochets mandibulaires qui restent dans les tissus et y occasionnent de petits abcès. Le mieux est de les toucher avec un corps fortement chauffé.

Enfin, le *scorpion* fait parfois aux paupières des blessures qui offrent ce caractère particulier de s'accompagner d'engourdissement de la langue.

Obs. 136. — Un mulâtre s'étant endormi dans des décombres à la Havane, sentit un animal courir sur sa figure, et y porta la main. L'animal, irrité, le piqua au doigt et à la paupière inférieure. En quelques minutes, toute la face fut envahie par une enflûre érysipélateuse accompagnée de vomissements et de défaillances. Le malade pouvait à peine parler; il lui semblait avoir la langue aussi tuméfiée que la figure. Il y avait deux heures que l'accident était arrivé quand le médecin le vit. Il prescrivit une saignée du bras, et fit couvrir toute la face avec une onction mercurielle ammoniacale. Les douleurs cessèrent presque immédiatement, mais l'enflure et l'embarras de la langue persistèrent deux à trois jours.

L'ammoniaque étendue, l'eau de Luce, l'acétate d'ammoniaque sont les seules substances sur l'action desquelles on doive compter dans ces circonstances. T. W.]

§ III. — **Brûlures.**

Les brulûres des paupières offrent différents degrés de gravité, qui dépendent de la nature de l'agent par l'intermédiaire duquel le calori-

[(1) Annales d'Oculistique, t. XXXI. p. 219.]
[(2) CARRON DU VILLARDS, loc. cit., t. XXXIV, p. 80.]

que a été appliqué, de la durée de cette application, de l'étendue et de la situation de la surface attaquée.

Ainsi, par exemple, quand les yeux sont exposés à l'action de la flamme ordinaire, les paupières ont le temps de se fermer avec force, de sorte qu'il n'y a qu'une petite portion des cils qui reste à découvert; aussi n'y a-t-il alors en général que l'extrémité des cils qui est attaquée, et presque jamais la flamme ne touche le globe de l'œil.

Quand les brûlures des paupières sont dues à la conflagration de la poudre à canon, la flamme se produit si soudainement et avec une force d'expansion telle, qu'elles ne peuvent se former à temps, de sorte que les cils et les sourcils sont d'ordinaire complétement brûlés, et que la conjonctive et la cornée sont souvent endommagées. Quand la poudre qui s'enflamme n'est point comprimée, il n'y a en général aucune projection de ses particules, elle se consume grain par grain, en brûlant les paupières ou toute autre partie exposée à son action. De même, lorsqu'une fusée prend feu dans la main, elle brûle la face et détruit les cils ou les sourcils, mais elle ne laisse pas de grains enfouis dans la peau, la conjonctive ou la cornée; car la poudre a été moulue et mélangée avec une certaine quantité additionnelle de charbon de bois. Quand au contraire elle est renfermée dans une poire à poudre, une portion des grains sont lancés au dehors sans avoir pris feu et viennent se fixer dans la peau des paupières, la conjonctive ou la cornée (1).

Obs. 137. — Un petit morceau de cigare allumé, venant à tomber sur l'extrémité interne de la paupière inférieure gauche donna lieu à la formation d'une phlyctène et d'un ulcère qui s'accompagna d'un épaississement marqué de la paupière et d'un chémosis général de la conjonctive. Le gonflement se dissipa lentement à mesure que la plaie se cicatrisa, sous l'influence de l'application de l'eau froide.

On doit traiter avec un soin tout particulier les moindres brûlures des paupières, car on a à craindre, à leur suite, l'ankyloblépharon ou réunion des bords des paupières, la lagophthalmie et l'ectropion.

Si l'accident est déterminé par de l'eau chaude ou quelque caustique liquide, le mal produit sera en raison directe de la température du premier de ces liquides, ou du degré de concentration du caustique.

C'est surtout à la suite des brûlures par l'eau bouillante ou autres liquides chauds ou caustiques, tels que l'acide sulfurique, et dans lesquelles l'épiderme qui recouvre le bord des paupières a été détruit, que l'on doit craindre l'ankyloblépharon, lorsque par négligence on a laissé le malade conserver longtemps les paupières fermées. On doit, pour prévenir cet accident, si on le peut, obliger le malade à ouvrir fréquemment les yeux, tandis qu'on étend avec le bout du doigt un peu

(1) Voyez Lonsdale, Medical Gazette, vol. XI, p. 696. London, 1833.

d'onguent adoucissant le long du bord libre des paupières. Quelquefois, lorsque la brûlure intéresse la conjonctive, on voit survenir le symblépharon ou union de la paupière au globe de l'œil; on doit chercher à le prévenir par les mêmes moyens que ci-dessus.

Quant aux brûlures de la surface externe des paupières, qui n'ont pas été assez intenses pour déterminer la séparation de l'épiderme et qui, par conséquent, n'ont point désorganisé la peau, il suffit de les traiter pendant vingt-quatre heures par l'application d'un linge plié en double et trempé dans l'eau froide. C'est là aussi le meilleur remède lorsque l'épiderme se soulève; seulement, dès que la phlyctène est bien formée, il faut la ponctionner avec une aiguille, pour que le liquide qu'elle contient puisse s'échapper. Vingt-quatre heures après, on y applique un petit morceau de linge enduit de cérat.

Les brûlures qui détruisent le tissu de la peau ne peuvent guérir que par un processus lent de granulation et de cicatrisation. Les granulations, sur lesquelles se forme la nouvelle peau, sont ensuite absorbées, de sorte qu'il survient une forte rétraction. Si les paupières sont comprises dans la cicatrice, elles sont sujettes à se raccourcir ou à se renverser. Ceci s'observe plus fréquemment à la paupière inférieure qu'à la supérieure; néanmoins, dans quelques cas où la peau a été détruite à l'angle externe et vers la tempe, lorsque la brûlure se cicatrise, les deux paupières sont attirées en dehors et leurs faces internes renversées dans cette direction. L'un des cas les plus graves de renversement des paupières à la suite de brûlure, que j'aie rencontrés, était survenu chez un enfant qui, étant tombé contre le feu, avait eu une portion considérable de la peau de la face complétement détruite. Le lobule de l'oreille manquait, et les deux paupières fortement renversées en dehors, étaient attirées vers la tempe. Il est en pareil cas tout à fait impossible de s'opposer au déplacement des paupières, qui est dû à la rétraction de la cicatrice. Lorsque la brûlure des paupières est la suite d'une chute sur le feu, et que la destruction des parties est telle qu'il ne reste plus guère que le fibro-cartilage et la conjonctive, l'ectropion qui en est la conséquence inévitable est si étendu que l'œil, restant à découvert, s'enflamme, suppure et se détruit. Mais dans les cas moins graves, on peut obtenir beaucoup à l'aide de pansements soignés et de bandages appropriés. Il faut, pendant les progrès de la cicatrisation, maintenir les paupières aussi allongées que possible, car si l'on néglige cette précaution, il ne se forme que peu ou pas de peau nouvelle, et la plaie se recouvre surtout aux dépens des téguments mobiles des environs, de la même façon que l'on voit souvent un ulcère du scrotum se cicatriser sans qu'il se forme presque de peau nouvelle. On doit donc défendre à tout malade atteint de brûlure du voisinage des paupières, de faire usage de ses yeux; il doit les tenir fermés tous les deux, tant celui du côté malade que celui du côté sain, et ne les ouvrir qu'au moment où l'on renouvelle le pansement. Il faut placer sur la partie des plumasseaux enduits de cérat, qu'on maintiendra à l'aide d'une bande roulée autour de la tête, et qui aura de plus pour résultat de comprimer les paupières et de les maintenir allongées. Ce traitement paraîtra sans doute ennuyeux et désagréable au malade, qui souvent préférera se servir immédiatement de ses yeux; mais lorsque, la cicatrisation achevée, il s'apercevra qu'il ne peut plus rapprocher qu'incomplétement les paupières et que, par suite de leur renversement, une portion de leur face interne reste constamment exposée à l'action de l'air, il regrettera vivement son erreur.

Le traitement des brûlures produites par la poudre à canon est le même que celui des autres brûlures, si ce n'est lorsque des grains de poudre se sont enfoncés dans la peau. Quand il en est ainsi, il faut soigneusement extraire chacun d'eux à l'aide d'une aiguille à cataracte, opération dont l'exécution peut quelquefois exiger plusieurs heures. Il n'y a guère à avoir confiance dans l'application d'un cataplasme, recommandé en pareil cas pour dissoudre et entraîner les grains de poudre. Si on les laisse dans la peau, ils constituent des taches indélébiles comme celles des personnes qui ont été tatouées (1).

§ IV. — Plaies par instruments tranchants et plaies déchirées.

Les plaies par piqûre du sourcil et des paupières donnent rarement lieu a des conséquences fâcheuses. Il faut cependant ne pas perdre de vue qu'une plaie par piqûre de la paupière supérieure, peut avoir pénétré plus profondément que ne le ferait supposer son apparence extérieure, l'instrument qui l'a produite ayant pu arriver dans la profondeur de l'orbite, ou même traverser la voûte orbitaire du frontal. (*V.* p. 13.) Nous devons aussi examiner soigneusement si quelque portion de l'instrument vulnérant (l'extrémité d'un bâton rompu par exemple) n'est pas restée dans la plaie, ou ne s'est pas logée dans le tissu cellulaire lâche qui entoure le globe de l'œil.

Les bords des plaies par incision du sourcil doivent être soigneusement rapprochés et maintenus par la suture entrecoupée et des bandelettes agglutinatives dans l'intervalle des points de suture. Dieffenbach avait recours, en pareil cas, à la suture entortillée; il enfonçait de fines épingles à insectes autour desquelles il entortillait un fil. C'est au même moyen qu'il faut avoir recours dans les plaies par incision des paupières, quand même elles sont parallèles aux fibres de l'orbiculaire des paupières, et qu'elles n'intéressent que les téguments, c'est la suture qui est le meilleur procédé pour les maintenir dans une apposition exacte et pour prévenir par conséquent toute cicatrice difforme.

(1) V. diverses observations de brûlures des paupières. Annales d'oculistique, t. IV, p. 88; t. X, p. 254; t. XXIII. p. 201.

Les points de suture sont encore bien plus indispensables lorsque toute l'épaisseur de la paupière a été divisée, soit en travers, soit verticalement. Quand la plaie est transversale, on peut n'embrasser que les téguments dans la suture; mais lorsqu'elle est verticale, l'aiguille doit traverser toute l'épaisseur du voile palpébral. Les points de suture ainsi que les bandelettes étant placés, on doit faire fermer les paupières et les recouvrir d'un plumasseau enduit de cérat simple. On place une compresse pliée sur l'œil sain, et l'on applique une bande roulée autour de la tête, afin de maintenir le pansement et de s'opposer aux mouvements des paupières. Ordinairement, la réunion est effectuée le troisième jour, et l'on peut alors couper les fils ou enlever les épingles; après quoi on renouvelle les bandelettes agglutinatives et l'on replace les compresses et la bande.

Si les bords d'une plaie des paupières ne se rapportent pas, il faut les ajuster à l'aide des ciseaux. Si une portion considérable de la peau a été détruite, et qu'on ne puisse rapprocher les bords de la plaie transversale qui en est résultée, on peut quelquefois prévenir l'ectropion qui doit en être la conséquence, à l'aide d'une incision faite parallèlement à la plaie et à un quart de pouce environ de sa circonférence, et qui permettra d'en rapprocher les lèvres.

On a donné le nom de *coloboma* à une plaie intéressant l'une ou l'autre paupière et la divisant, suivant toute son épaisseur, en deux lambeaux qui ressemblent un peu aux deux portions d'un bec de lièvre. Si l'on n'y prend garde, les deux lèvres de la plaie peuvent se cicatriser isolément. Une semblable difformité s'observe quelquefois à l'état congénital (1). On doit alors pratiquer une opération analogue à celle du bec de lièvre. On avive les bords du coloboma, et après les avoir soigneusement rapprochés, on les maintient à l'aide de points de suture et de bandelettes de taffetas gommé, jusqu'à ce que la réunion en soit complète.

Lorsqu'on traite une plaie verticale des paupières par les bandelettes agglutinatives, sans la suture, une des lèvres de la plaie peut glisser au-dessous de l'autre, et la réunion se faisant dans cette position, les cils du lambeau inférieur se trouvent dirigés contre l'œil. Il faut, lorsque cela se présente, séparer les deux lambeaux à l'aide du bistouri, aviver leurs bords, les rapprocher avec soin et les maintenir à l'aide d'un ou de deux points de suture.

Obs. 138. — Un petit garçon eut la paupière déchirée dans toute son épaisseur près de son angle interne par un coup de patte de chien. On le porta dans la boutique d'un chirurgien, où l'on appliqua sur la plaie un emplâtre adhésif. Ayant été appelé à le voir quelques jours après, je trouvai le lambeau roulé en dedans de telle sorte

(1) Das Auge, vom Professor BEER, p. 55. Wien, 1813. HEYFELDER, Ammon's Zeitschrift für die Ophthalmologie, vol. I, p. 481. Dresden, 1831.

qu'on n'en apercevait plus les cils. La réunion n'étant point trop avancée, je pus, à l'aide d'une sonde, déchirer les adhérences, après quoi je pratiquai quelques points de suture et j'appliquai une compresse maintenue par une bande.

Il arrive quelquefois que le globe de l'œil soit atteint à travers une plaie des paupières. Cette circonstance n'amène aucun changement dans le traitement de cette dernière. La rapidité avec laquelle l'œil se ferme instinctivement lorsqu'un corps étranger s'en approche, est telle, cet organe roule si rapidement en haut, tandis qu'en même temps la paupière s'abaisse, qu'il est probable que la plaie de la paupière et celle du globe oculaire se trouvent en regard lorsque l'œil est fermé ; de sorte que si on le laisse, après l'accident, dans cet état, on a à craindre qu'il ne survienne un symblépharon. M. Lawrence mentionne un cas de plaie horizontale de la paupière supérieure dont on avait négligé de rapprocher les bords, et qui avait laissé une ouverture semblable à une boutonnière ; mais ce qui était pis, la conjonctive palpébrale s'était soudée au feuillet oculaire, et la paupière pendait si bas que l'œil en était rendu presque inutile (1). Le 1er mai 1856, je vis au *Eye Infirmary* de Glascow un petit garçon qui, six semaines auparavant, avait été blessé à la paupière supérieure par un morceau tranchant de porcelaine. On ne pouvait soulever la paupière de façon à apercevoir la cornée ; il y avait évidemment symblépharon : il est probable qu'au moment de l'accident, la plaie, qui avait traversé la paupière, avait aussi intéressé le globe de l'œil.

Les plaies déchirées du sourcil et des paupières ne se réunissent pas aussi facilement que les plaies par incision. La réunion immédiate est empêchée par le gonflement, l'inflammation et la suppuration dont elles sont suivies. Si on les abandonne à elles-mêmes, la rétraction qui s'opère pendant la cicatrisation produit souvent l'ectropion. Il faut chercher à prévenir ce résultat en traitant les plaies déchirées presque exactement comme celles par incision. Après les avoir soigneusement nettoyées et débarrassées des corps étrangers qui auraient pu être enfoncés dans la couche celluleuse, on en rapproche les bords avec soin. Si les moyens auxquels on a eu recours pour obtenir la guérison ne réussissent pas, ou s'ils augmentent l'irritation, il faut les enlever et laisser la plaie se réunir par seconde intention. Lorsqu'une plaie de la paupière s'accompagne d'une contusion et d'une déchirure considérables, il ne faut naturellement pas tenter la réunion avant que, à l'aide d'applications de sangsues et de cataplasmes d'eau et de pain, on ne soit parvenu à faire tomber l'irritation et le gonflement. Par le repos et l'emploi persévérant de compresses et de bandelettes agglutinatives, on parviendra souvent à obtenir la réunion sans difformité et sans déplacement trop considérables.

(1) Op. cit., p. 127.

[M. Hewson se loue beaucoup d'un pansement au moyen de fine gaze de soie, dite *gaze dona Maria*, assujettie au moyen de collodion, d'abord sur la lèvre supérieure, puis sur la lèvre inférieure de la plaie. Ce pansement a pour avantage de laisser la plaie accessible à la vue (1). T. W.]

Les plaies des paupières produites par des explosions, offrent souvent un aspect effrayant, et laissent les parties dans un grand état de délabrement.

Obs. 139. — Un armurier, occupé à réparer un fusil qu'on lui avait dit ne pas être chargé, en plaça la culasse dans le feu, et se mit à regarder par l'embouchure du canon. Une petite quantité de poudre qui s'y trouvait fit explosion; la paupière supérieure fut déchirée complétement en travers, près de son angle interne, formant en ce point une fissure considérable; toutes les parties voisines furent brûlées et noircies de poudre. Bien que le globe de l'œil demeurât intact, la cornée fut brûlée au point de rester opaque.

Obs 140. — Von Ammon (2) a donné la figure d'un garçon atteint d'une balle de mousquet qui vint le frapper à la face, de gauche à droite, arrachant la paupière inférieure gauche et détruisant le globe de l'œil de ce côté. Elle avait traversé la base du nez, arraché également la paupière inférieure droite et écrasé l'œil correspondant. Les deux yeux s'atrophièrent, et, à la place des paupières inférieures, on voyait une surface rouge muqueuse. Les paupières supérieures n'étant plus retenues à leurs extrémités par les commissures, s'étaient légèrement renversées en dehors, et avaient perdu tout mouvement.

Dans les plaies déchirées, on peut voir survenir la gangrène et le sphacèle de la partie lésée; l'une ou l'autre paupière peut se trouver ainsi détruite.

Obs. 141. — Un homme étant venu me consulter pour une affection pulmonaire, je remarquai que la paupière inférieure manquait complétement à l'un de ses yeux. La peau de la joue venait se terminer brusquement à la conjonctive oculaire. La paupière supérieure s'était allongée, comme pour suppléer à celle qui manquait. En m'informant de son histoire, j'appris que quelques années auparavant, il avait été grièvement blessé à la paupière par un crochet à moissonner; il était survenu une telle inflammation, qui probablement avait été gangreneuse, que la paupière s'était trouvée complétement détruite.

A la suite des plaies déchirées, les paupières peuvent être tellement altérées, que l'une ou l'autre ou toutes les deux restent adhérentes à l'œil, de sorte que le malade peut à peine découvrir une partie de cet organe. Si cependant la moindre fente persiste, l'œil se tourne vers ce point et la vision s'accomplit. C'est probablement ce qui avait lieu dans un cas rapporté par Smetius (3), et dans lequel les paupières paraissaient tellement agglutinées à l'œil, que, lorsque le malade commença à distinguer les objets, on en tira la conclusion absurde qu'il voyait,

(1) Édition américaine de cet ouvrage, p. 148.

(2) Klinische Darstellungen der Krankheiten des Auges, Zweiter Theil, Taf. VI, fig. 17. Berlin, 1838.

(3) TRNKA DE KRZOWITZ. Historia Amauroseos, p. 16. Vindobonæ, 1781.

non par l'intervalle des paupières, mais par le nez, qui avait aussi été fortement endommagé et était resté plus volumineux qu'à l'état naturel.

Les plaies par incision et, à plus forte raison, les plaies déchirées sont sujettes à amener l'érysipèle, qui, pénétrant profondément dans l'orbite, peut affecter le cerveau et ses membranes, et déterminer la mort, comme nous aurons occasion de le démontrer plus au long dans la troisième section de ce chapitre.

Les plaies de la paupière supérieure sont quelquefois suivies de paralysie par suite de la lésion de l'élévateur de la paupière supérieure ou de la branche nerveuse que lui fournit la troisième paire. Cette branche ne peut néanmoins être atteinte que lorsque la plaie pénètre assez profondément dans l'orbite et traverse le muscle élévateur. Ambroise Paré (1) signale cette particularité que, lorsque le malade veut voir, il est obligé de relever sa paupière avec le doigt. Il attribue cette conséquence de la plaie de la paupière supérieure à la maladresse ou à la négligence du chirurgien qui n'aura pas convenablement recousu la plaie et n'aura pas appliqué les compresses et les bandages nécessaires. M. Ribes rapporte le cas d'un soldat qui reçut à la paupière supérieure un coup de sabre vers le bord supérieur du cartilage tarse. La plaie se guérit rapidement, mais, bien que la vision fût conservée, le malade ne pouvait se servir de son œil, à cause de l'impossibilité de soulever la paupière supérieure qui restait constamment abaissée (2). Ces faits, en même temps qu'ils doivent nous convaincre de l'importance qu'il y a à ne rien négliger pour obtenir une réunion immédiate, doivent aussi nous engager à ne pas porter un pronostic trop favorable dans les cas où nous avons sujet de croire que l'élévateur de la paupière supérieure ou le nerf qui l'anime a été lésé.

Les plaies des sourcils et des paupières sont quelquefois suivies d'effets encore plus sérieux. J'ai déjà cité (page 5) un cas de Dease et indiqué un autre cas de Petit, dans lesquels des plaies de cette espèce ont été suivies d'inflammation à l'intérieur du crâne et de mort. Une autre conséquence qui a beaucoup arrêté l'attention, c'est la faiblesse de la vue et la perte de la vision succédant à des lésions, très-légères en apparence, du sourcil et des paupières. Camerarius, par exemple, rapporte le cas d'un jeune homme qui reçut une légère blessure à l'angle interne de l'œil gauche, tout contre la paupière supérieure. La blessure, quoique petite, pénétra jusqu'à l'os, et le malade ressentit immédiatement une vive douleur qui s'accompagna d'un gonflement de la partie et de la paralysie du côté droit du corps. La vision de l'œil droit commença à s'obscurcir, et celle du gauche se perdit totalement, bien qu'on n'aperçût rien de morbide dans l'œil,

(1) OEuvres, liv. X, chap. 24.
(2) Mémoires de la Société médicale d'Émulation, t. VII, p. 92. Paris, 1811.

si ce n'est la dilatation de la pupille. La paupière supérieure gauche était aussi paralysée. L'usage des eaux minérales chaudes parut rétablir le mouvement dans la paupière, ainsi que dans la jambe et le bras droits. La vision de l'œil droit se rétablit un peu, mais celle de l'œil gauche resta irrévocablement perdue. Morgagni fut consulté par une dame qui avait été blessée en deux endroits, tout près de l'œil gauche, par les fragments d'une glace de voiture. Elle avait perdu la vue pendant les quatre jours qui avaient suivi l'accident. Une des plaies était située contre l'angle externe du sourcil, et l'autre, plus petite, un peu au-dessous du point où le sourcil commence. Sabatier (1) rapporte ces faits comme propres à démontrer les effets produits par des lésions des branches de la cinquième paire de nerfs.

Petit ayant communiqué à l'Académie de chirurgie de France l'observation d'un officier qui était devenu complétement amaurotique par suite d'un coup d'épée reçu dans le sourcil, quelques-uns expliquèrent ce fait en l'attribuant à la commotion produite par l'instrument vulnérant sur le cerveau; d'autres pensèrent qu'il était probable que l'épée avait traversé l'orbite et touché le cerveau; d'autres enfin nièrent complétement le fait. Dans cet état de la question, Vicq d'Azyr eut recours à l'expérimentation. Il mit à nu, sur diverses espèces d'animaux, les branches frontales et sourcilières de la cinquième paire; il les écrasa, les déchira, et put se convaincre que la cécité succédait promptement à ces lésions (2).

Sabatier, Beer et quelques autres supposent que la lésion du nerf sus-orbitaire ou de quelques autres des branches de la cinquième paire agit sympathiquement sur l'œil, par l'intermédiaire du rameau nasal qui prend part à la formation du ganglion lenticulaire (ophthalmique). En admettant cette hypothèse pour vraie, il reste à expliquer comment une lésion, de la cinquième paire, agissant par l'intermédiaire du ganglion lenticulaire peut déterminer la cécité. Ce point a été traité par M. Ribes qui prétend que tous les nerfs ciliaires ne se rendent pas à l'iris, mais que plusieurs d'entre eux, après avoir atteint la partie antérieure de l'œil, pénètrent dans le corps ciliaire et envoient en arrière des filaments à la rétine (3). Quand cette disposition existerait réellement, elle n'expliquerait nullement comment une irritation produite par la lésion d'une branche de la cinquième paire peut affecter la rétine, si ce n'est par l'intermédiaire du cerveau.

Beer a discuté très au long la question de l'amaurose succédant à des lésions des branches de la cinquième paire (4). Le résumé de ses observations est que, dans les cas graves, la cécité peut être instantanée,

(1) Traité d'anatomie, t. III, p. 228. Paris, 1791.
(2) Journal complémentaire des sciences médicales, vol. XLIV, p. 201. Paris, 1832.
(3) Mémoires de la Société médicale d'Émulation, t. VII, p. 99. Paris, 1811.
(4) Lehre von den Augenkrankheiten, vol. I, pp, 176, 185, 189. Wien, 1813.

tandis que dans d'autres qui le sont moins, elle ne survient que lentement, quelquefois pas avant que le travail de cicatrisation ait commencé, ni avant même qu'il soit complet; qu'elle peut être la conséquence de la tension du nerf, ou de sa compression par la cicatrice; qu'en pareil cas la pupille est tantôt dilatée, tantôt contractée; qu'il faut se garder de confondre l'amaurose par suite de lésions des branches de la cinquième paire avec celle produite par une commotion de l'œil, et peut-être par la déchirure de la rétine; que nous devons avoir présent à l'esprit que les plaies des paupières et du sourcil peuvent être accompagnées d'un coup violent sur l'œil; enfin, que dans les cas où l'amaurose est réellement sympathique, on peut rétablir complétement la vision en divisant le nerf lésé.

Chopart (1), Boyer (2), et d'autres ont adopté sur l'amaurose consécutive aux lésions du sourcil et des paupières, une manière de voir différente de celle de Sabatier et de Beer. Ils ont remarqué que la cécité n'est pas la seule conséquence de ces sortes de lésions; qu'on a vu assez souvent les convulsions, la paralysie, le délire, le coma, et même la mort, être, en apparence au moins, la suite de plaies de cette espèce, tandis qu'elles dépendaient en réalité d'une affection cérébrale, soit concomitante, soit produite par la lésion externe. Ils en ont donc conclu qu'il ne faut pas considérer l'amaurose comme un simple effet sympathique nerveux, ou comme une simple réaction de la lésion d'un nerf de la face sur les nerfs de l'iris ou la rétine. Ils pensent que l'irritation produite par la plaie se propage au cerveau, que les symptômes qui suivent doivent être attribués à une maladie qui survient dans cet organe, et que, le plus souvent, l'affection du cerveau ou de ses membranes, en pareil cas, est de nature inflammatoire et suivie d'épanchement et de suppuration. Dans beaucoup de cas de cette nature, le résultat ayant été funeste, la dissection est venue démontrer la justesse de ces vues; dans ceux où la guérison est survenue, on doit soupçonner que l'amaurose et les autres symptômes nerveux ont disparu, non parce qu'on avait divisé le nerf lésé, mais parce que l'état du cerveau s'était amendé.

Le nombre des exemples qu'on a rapportés, de plaies, légères en apparence, du sourcil et des paupières, suivies d'affections graves et même funestes du cerveau, est assez considérable. Morgagni (3) a recueilli plusieurs cas de ce genre extrêmement intéressants. La conclusion à tirer de ces faits est évidemment celle-ci : qu'il faut surveiller attentivement les suites de pareilles blessures, maintenir le malade au repos et à un régime sévère, et recourir largement à la saignée dès qu'il se manifeste quelque symptôme d'affection du cerveau ou de ses

(1) Treatise on Chirurgical Diseases, translated by TURNBULL, vol. I, p. 267. London, 1797.

(2) Traité des maladies chirurgicales, t. V, pp. 245, 248. Paris, 1816.

(3) De sedibus et causis morborum, lib. IV, epist. 51, t. III, p. 59. Ebroduni, 1779. Voyez une observation dans BRIGHT'S Reports, vol. II, part. I, p. 145. London, 1831.

membranes. Il faut tenir la même conduite si l'on a quelque raison de croire que l'amaurose qui accompagne une plaie du sourcil ou des paupières est la conséquence, non de la lésion d'une des branches de la cinquième paire, mais d'une commotion de l'œil. J'ai vu de nombreux exemples de coups sur l'œil ayant déterminé l'amaurose sans affecter en quoi que ce fût la vascularité ou la transparence des divers tissus qui entrent dans sa composition, et je conçois très-bien que, s'il y avait eu en pareil cas quelque lésion des téguments qui avoisinent l'œil, j'aurais pu être conduit à cette supposition erronée que l'amaurose n'était pas directe mais sympathique.

[MM. Denonvilliers et Gosselin (1), considérant combien il est difficile de mettre d'accord avec les notions de saine physiologie une perte de la vue qui n'aurait pas d'autre cause qu'une blessure du nerf frontal, en tenant compte de l'intégrité du nerf dans quelques-unes des observations citées, en remarquant enfin que la plupart de ces amauroses ont été consécutives à des violences pendant lesquelles le cerveau et l'œil ont pu être ébranlés, pensent que les affaiblissements instantanés de la vue ont été causés par une commotion cérébrale ou par un ébranlement qui a désorganisé la rétine ou amené un épanchement de sang intra-oculaire. Ils comprennent qu'à la suite de la blessure, la vision puisse revenir par le rétablissement de l'action cérébrale ou par la résorption du sang épanché dans l'œil, et ils ne voient là rien de spécial pour le sourcil : des amauroses semblables peuvent arriver après toutes les contusions qui atteignent le voisinage de l'orbite. M. Denonvilliers a même eu dans son service, en 1848, à l'hôpital Saint-Antoine, deux malades affectés d'une de ces amauroses traumatiques, à la suite d'une chute sur l'épaule qui avait occasionné en même temps, chez l'un comme chez l'autre, une fracture de la clavicule. T. W.]

J'ai personnellement constaté qu'un nombre très-considérable de ceux qui sont atteints d'asthénopie et d'amaurose présentent des cicatrices du sourcil et de ses alentours ; quand on ne découvre pas d'autre cause plus évidente, on est naturellement conduit à croire que l'affection oculaire a dû son origine à des lésions des branches de la cinquième paire. J'ai vu, dans certains cas, des lésions de cette nature déterminer l'inflammation aiguë de la rétine et de l'iris ; mais le plus souvent l'affection qui a réagi sur la nutrition de l'œil et les fonctions de la rétine, ou s'est développée lentement et d'une manière insidieuse, ou est survenue peu après la blessure, mais sans qu'on ait pu suivre sa marche. Je soupçonne que, dans tous ces cas, la lésion des branches de la cinquième paire a communiqué aux centres nerveux une irritation par suite de laquelle une affection réflexe, probablement de nature

[(1) Traité théorique et pratique des maladies des yeux, p. 8. Paris, Labé, 1855]

inflammatoire, s'est propagée d'eux au nerf optique ou aux autres nerfs qui concourent à la vision. Ces considérations doivent nous porter, dans les cas où l'on soupçonne une lésion des branches de la cinquième paire, non-seulement à prescrire le repos et un traitement antiphlogistique, mais de plus à administrer le calomel avec l'opium jusqu'à ce que le système en soit affecté.

Il est bon de mentionner, avant de quitter ce sujet, que la section du nerf lésé, proposée par Beer, et qu'il affirme positivement ne lui avoir jamais failli, a été répétée plusieurs fois par d'autres chirurgiens, sans produire aucun effet sur l'amaurose. « J'ai rencontré, dit le docteur Hennen, un ou deux cas d'amaurose à la suite de plaies du nerf sus-orbitaire : la section complète du nerf n'a produit aucun changement, mais quelque temps après l'œil s'est remis en partie (1). » « Quand la vue s'affaiblit à la suite d'une blessure du front, dit M. Guthrie, le seul espoir de guérison qui reste consiste à pratiquer une incision profonde jusqu'à l'os, suivant la direction de la plaie primitive; mais j'ai le chagrin de ne pouvoir apporter à ce moyen l'appui de mon expérience, car j'ai échoué toutes les fois que je l'ai essayé » (2).

Outre cette opération, il y a plusieurs autres moyens qui méritent d'être essayés dans les cas d'amaurose qui paraissent succéder à la lésion de la cinquième paire. Dans un cas rapporté par le docteur Lichtenstädt, et dans lequel l'amaurose paraissait due à une blessure du nerf sous-orbitaire, l'emploi de l'électricité contribua beaucoup au rétablissement de la vision (3).

On sait bien que toutes les plaies des branches de la cinquième paire ne produisent pas l'amaurose. Dans un cas que j'ai observé, c'était la mydriase plutôt que l'amaurose qui avait été produite; car, tandis qu'à l'œil nu le malade ne pouvait pas reconnaître s'il y avait quelque chose d'imprimé sur du papier, il lisait les plus petits caractères lorsqu'on le faisait regarder à travers une carte percée d'un trou d'épingle. Magendie s'est même efforcé de démontrer par l'expérimentation qu'on peut piquer les branches de la cinquième paire, surtout la sus-orbitaire, la sous-orbitaire et la lacrymale, sans qu'il en résulte aucun effet fâcheux sur la vision. Il a été conduit à proposer la galvanisation de l'œil, en touchant directement ces nerfs avec les fils de laiton qui communiquent aux deux pôles d'une pile galvanique (4). Ces faits portent naturellement à douter encore plus de l'existence d'une amaurose sympathique, produite par des lésions légères de la cinquième paire, et doivent nous faire soupçonner que, dans les cas qu'on a supposés de cette nature, il

(1) Observations on some Important Points in Military Surgery, p. 366. Edinburgh, 1818.
(2) Lectures on the Operative Surgery of the Eye, p. 102. London, 1823.
(3) GRAEFE UND WALTHER'S Journal der Chirurgie und Augenheilkunde, vol. VI, p. 560. Berlin, 1824.
(4) Journal de physiologie, t. VI, p. 156. Paris, 1826.

existait, outre la lésion externe, quelque commotion de l'œil ou quelque affection développée dans le crâne (1).

[M. Desmarres cite le fait suivant (2), où la blessure des nerfs sourciliers, frontaux, sous-orbitaires, a occasionné une névralgie grave.

Obs. 142. — Une jeune fille, de 20 à 22 ans, me fut adressée par le docteur Rampont, de Villers le-Bel, pour une névralgie faciale très-intense qui reparaissait à de courts intervalles, et contre laquelle bien des moyens avaient échoué. La douleur, vive partout, était plus aiguë à la sortie du frontal, et s'exaspérait par une pression légère exercée sur cet endroit. En interrogeant la malade sur la cause d'une cicatrice qui existait dans le voisinage, un peu plus haut sur le front, j'appris qu'elle avait fait une chute deux ans auparavant et que la plaie s'était rapidement guérie. Je m'assurai que la cicatrice ne contenait pas de corps étranger comme dans d'autres cas de mon observation, et piquant la peau à deux centimètres environ de la cicatrice, je la détachai complétement de ses adhérences au frontal, d'ailleurs fort légères, en poussant dans la plaie un ténotome ordinaire que je manœuvrai assez longtemps et assez loin dans tous les sens. A partir de ce moment, la jeune fille fut guérie de sa névralgie, qui prenait son origine dans la compression de quelques filets nerveux emprisonnés dans le tissu inodulaire, ainsi que je l'avais d'abord supposé. T. W.]

SECTION III.

INFLAMMATION PHLEGMONEUSE DES PAUPIÈRES.

Syn. — Blepharitis phlegmonosa.

L'inflammation phlegmoneuse des paupières s'observe plus souvent chez les enfants que chez les adultes ; elle occupe plus souvent la paupière supérieure que l'inférieure.

Symptômes. — La paupière malade est d'une couleur rouge foncé, chaude, gonflée, et très douloureuse au toucher. Le gonflement s'étend à partir du bord libre de la paupière, mais il est généralement arrêté par le contour de l'orbite. Il devient bientôt si considérable que l'œil ne peut plus s'ouvrir ; la moindre tentative pour le mouvoir augmente beaucoup la douleur. Si l'inflammation n'est point enrayée, la douleur devient pulsative, le gonflement augmente, sa couleur est d'un rouge livide, et il commence à s'élever en pointe ordinairement vers le milieu de la paupière. La douleur s'accompagne alors d'une sensation de piqûre. La dureté du gonflement diminue, et sa partie la plus proéminente devient moins sensible au toucher. Enfin, la paupière tombe en suppuration, la fluctuation s'y manifeste, et bientôt l'abcès crève soit à travers les téguments, soit à la face interne de la paupière.

Causes. — Les excoriations et les autres lésions de la peau qui

(1) Consultez sur l'amaurose à la suite des plaies du sourcil : WALTHER, GRAEFE UND WALTHER'S Journal der Chirurgie und Augenheilkunde, vol. XXIX, p. 505. Berlin, 1840.
(2) Loc. cit., tom. I, p. 98.

recouvre les paupières, en amènent l'inflammation phlegmoneuse ; mais assez souvent, surtout chez les enfants, les causes en sont obscures.

Pronostic. — Si l'on néglige cette affection, ou si on la traite mal, une partie de la peau des paupières peut être détruite par ulcération, ou par l'inflammation poussée jusqu'à la gangrène, ce qui aura pour conséquence la rétraction de la paupière, et peut être l'ectropion.

Traitement. — Des sangsues sur la paupière gonflée, suivies de l'emploi d'une application évaporante en permanence, conviennent à la première période purement inflammatoire. Le malade sera aussi purgé et maintenu au repos et à la diète. Si ces moyens n'arrêtent pas l'inflammation, on doit faire usage d'un cataplasme de pain et d'eau chaude, placé dans un petit sac de toile, et aussitôt que la fluctuation devient distincte, ouvrir l'abcès avec la lancette, en faisant l'incision transversale et parallèle aux plis naturels de la peau des paupières. Le pus se trouve d'ordinaire immédiatement au-dessous de la peau. On doit continuer l'usage du cataplasme jusqu'à ce que le gonflement disparaisse et que l'écoulement du pus cesse.

SECTION IV.

INFLAMMATION ÉRYSIPÉLATEUSE DES PAUPIÈRES.

Syn. — Blepharitis erysipelatosa — Inflammation cellulaire diffuse des paupières.
Fig. Dalrymple, pl. VII, fig. 3.

Dans l'érysipèle de la face, appelé vulgairement *la rose*, les paupières, les supérieures surtout, sont fort affectées. L'érysipèle peut aussi débuter par les paupières, et rester borné à l'une ou à l'autre d'entr'elles, ou s'étendre à toutes deux. Il n'y a ordinairement qu'un seul côté de la face qui soit pris, mais ils peuvent l'être tous deux à la fois, ou l'un d'abord, puis l'autre ensuite. L'intensité de la maladie est très-variable. Lorsqu'elle occupe les paupières sans y déterminer de gonflement ni de vésication, et qu'elle suit une marche chronique, on l'appelle *érythème*.

Symptômes locaux. — Dans l'érysipèle, les paupières sont fortement gonflées, de sorte que l'œil reste fermé. La tuméfaction est d'une couleur rouge pâle, quelquefois écarlate intense, ou même d'un rouge sombre et livide. La rougeur disparaît quand on comprime, pour reparaître dès qu'on cesse la compression. La douleur, en général, n'est ni considérable, ni pulsative. On sent que la tuméfaction est chaude, et le malade y accuse une sensation de picotement et de brûlure. Il s'effectue souvent un épanchement séreux au-dessous de l'épiderme qui se soulève sous la forme de vésicules. Celles-ci se rompent et laissent échapper le liquide qu'elles contenaient et qui forme des croûtes.

A la chute de celles-ci, on trouve ordinairement la peau saine, et le gonflement se dissipant, les paupières récupèrent la faculté de se mouvoir.

Dans les cas plus graves, l'inflammation détermine la suppuration et la mortification de la couche celluleuse sous-cutanée. La rougeur, en pareil cas, revêt une teinte plus livide ; le gonflement est plus considérable, s'accompagne promptement de tension et de dureté, d'une chaleur et d'une douleur intenses, et de pulsations marquées. Au début, le tissu aréolaire contient un liquide semblable à du petit lait. M. Lawrence dit qu'il a vu cet épanchement des paupières presque d'un blanc de lait. Il devient graduellement jaune et purulent ; il est répandu au milieu du tissu aréolaire gonflé et tellement désorganisé, que lorsque l'abcès est ouvert, il s'échappe sous forme de lambeaux imbibés de pus. L'abcès érysipélateux diffère de celui qui succède au phlegmon en ce qu'il n'est point limité par un cercle d'inflammation adhésive, mais s'étend irrégulièrement dans toutes les directions, en déterminant une mortification étendue de la couche celluleuse. Ces abcès communiquent au doigt une sensation particulière de ramollissement. Si on les néglige, le pus peut se former aussi bien au-dessous du muscle orbiculaire des paupières qu'en dehors de lui, et la couche ligamenteuse des paupières peut elle-même se trouver détruite. La peau cède enfin dans un ou plusieurs points ; il s'échappe une petite quantité de pus, et l'on peut extraire des lambeaux de tissu cellulaire désorganisé. Lorsqu'on laisse ainsi un érysipèle intense parcourir toutes ses périodes, les paupières sont tellement altérées par l'adhérence de leurs divers tissus, due à la destruction de la couche celluleuse, qu'il faut un long temps pour qu'elles recouvrent, si toutefois elles le font, leur flexibilité et leur mobilité naturelles.

La conjonctive, les follicules de Méïbomius et les organes excréteurs des larmes souffrent toujours plus ou moins dans l'érysipèle des paupières. Une sécrétion puro-muqueuse s'accumule, durant la nuit, le long des bords libres des paupières, dans l'angle nasal ou interne de l'œil ; ce qui fait que le praticien inexpérimenté peut confondre l'érysipèle avancé des paupières avec l'ophthalmie contagieuse. L'absorption des larmes est empêchée, et il se fait une légère accumulation de mucus dans le sac lacrymal. Le larmoiement (*stillicidium lacrymarum*) persiste quelquefois après que tous les autres symptômes ont disparu. Dans les cas graves qui se sont terminés par une suppuration diffuse, le pus pénètre quelquefois dans le sac lacrymal qui se trouve déjà distendu par la présence d'un excès de mucus. Lorsque la peau s'est ouverte, un observateur superficiel peut se laisser tromper par l'état des parties, croire à l'existence d'une fistule du sac lacrymal et en conséquence ouvrir ce sac. Il peut néanmoins se faire que la matière purulente d'un abcès érysipélateux pénètre dans le sac lacrymal, qui se trouve ainsi rempli d'un pus venu du dehors, et à la production duquel la membrane qui le tapisse n'a en rien contribué. Ce dernier cas, que nous nommerons, pour le distinguer, *fistule fausse* du sac lacrymal, doit être soigneusement distingué du premier cas dans lequel le sac reste entier, bien qu'il soit distendu par du mucus, et des autres affections que nous décrirons ci-après, et dans lesquelles la matière purulente qui remplit le sac est le produit de l'inflammation de la membrane qui le tapisse. Le sac et les canaux lacrymaux sont quelquefois tellement endommagés, lorsqu'ils sont compris dans des abcès érysipélateux, qu'ils restent pour toujours dans l'impossibilité d'accomplir leurs fonctions.

L'inflammation érysipélateuse qui s'étend des paupières au tissu cellulaire de l'orbite, se termine quelquefois par la formation d'un abcès dans cette cavité, ou par un épanchement de matière à l'intérieur de la capsule orbitaire. C'est là un des modes, peut-être le plus fréquent, quoique le moins connu, par lequel l'érysipèle de la face ou du cuir chevelu amène une terminaison funeste. On attribue généralement la mort, en pareil cas, à un épanchement dans le crâne, mais elle peut survenir sans qu'on puisse découvrir à l'autopsie aucune trace d'inflammation du cerveau ou de ses membranes. La formation du pus dans l'orbite s'effectue tantôt soudainement, tantôt lentement et d'une manière insidieuse. On le rencontre quelquefois déposé en petites quantités dans différents points de l'orbite.

M. Piorry rapporte plusieurs cas analogues à l'observation suivante:

Obs. 143. — Une femme, âgée de 60 ans, qui avait été admise à la Salpêtrière pour une bronchite légère, fut prise d'un érysipèle qui débuta par la joue droite et affecta principalement la région du sac lacrymal. La rougeur s'étendit aux paupières qui enflèrent au point de clore complétement l'œil. La maladie gagna les autres parties de la face et l'œil du côté opposé. Le point pris le premier perdit son élasticité le quatrième jour et offrit de l'empâtement. La santé générale ne fut d'abord point affectée; mais le pouls s'éleva à mesure que la maladie fit des progrès, et le troisième jour, la stupeur, le coma et le délire vinrent s'ajouter aux autres symptômes. Le cuir chevelu était à peine pris. On ne considéra point d'abord la maladie comme grave ; la diète et quelques lotions simples constituèrent tout le traitement. Lorsque les symptômes s'aggravèrent et que les paupières fortement distendues se couvrirent de phlyctènes, on appliqua des sangsues en grand nombre, et l'on employa les dérivatifs sur les extrémités inférieures. Ces moyens échouèrent et la malade mourut le cinquième jour. A l'autopsie, qui eut lieu 24 heures après la mort, la peau qui avait paru si rouge pendant la vie offrit la même coloration que celle des autres parties du corps. Elle était à peine épaissie. On trouva du pus réuni en deux petits abcès du volume d'un pois dans le tissu cellulaire de la joue droite, tout contre le périoste; un autre petit abcès qui ne communiquait pas avec les premiers était situé au-dessus du canal nasal. Le tissu cellulaire des paupières contenait du pus. En enlevant la voûte de l'orbite droit, on trouva de petits dépôts de pus dans le tissu cellulaire graisseux qui entoure le nerf optique, et dans celui qui recouvre le plancher de l'orbite, principalement vers sa partie interne. Il n'existait pas d'abcès considérable, et aucun de ces petits dépôts de pus ne communiquait avec l'autre. A part le tissu cellulaire, aucune des parties contenues dans l'orbite ne présentait de traces d'inflammation; mais il en était de même de la peau, bien que pendant la vie elle fût d'une couleur cramoisie. L'orbite gauche ne contenait pas de pus; il n'existait pas non plus d'abcès dans ou sous le cuir chevelu. Le cerveau ne présentait aucune trace d'inflammation ni d'apparence morbide. Les poumons étaient le siége d'une pneumonie. L'estomac, d'ailleurs sain, contenait une quantité considérable d'un liquide verdâtre d'apparence bilieuse. Les intestins étaient sains (1).

Il peut arriver que le tissu cellulaire de l'orbite ne suppure pas, bien qu'il soit le siége d'un œdème inflammatoire considérable. Lorsque les symptômes aigus commencent à diminuer, on trouve quelquefois le globe de l'œil immobile, saillant en avant, ou même amaurotique, à cause de la compression qu'il a subie.

Obs. 144. — Dans un cas que j'ai observé, où les paupières supérieure et inférieure avaient suppuré et avaient été tenues closes pendant longtemps, la conjonctive ayant été fort enflammée, la paupière supérieure avait contracté des adhérences avec le bord inférieur de la cornée. Une ulcération de cette partie avait sans doute précédé ce symblépharon. On put faire passer facilement une sonde au delà de cette adhérence, qui fut divisée pour rendre à la paupière la faculté de se mouvoir. Le centre de la cornée fut trouvé transparent, la pupille de dimension normale, mais immobile, et la rétine insensible.

Symptômes généraux. — L'érysipèle des paupières est généralement précédé de frissons et s'accompagne d'une excitation fébrile considérable. La langue est chargée et les organes digestifs sont fort dérangés dans leurs fonctions. Dans les cas funestes, la mort est précédée de délire, de soubresauts des tendons et de coma.

Causes. — Comme cette affection éclate souvent d'une manière soudaine et sans lésion traumatique locale, il est probable qu'elle doit son origine à quelque état particulier de l'atmosphère ou à la contagion. Elle attaque certainement de préférence ceux dont l'estomac et les intestins sont en mauvais état. Elle peut aussi être produite par des causes locales, telles que des lésions traumatiques légères, des piqûres de guêpes ou d'autres insectes, des plaies par incision ou par déchirure des paupières, les coupures ou autres lésions du cuir chevelu, l'application de vésicatoires sur la tête, l'exposition subite des yeux au froid après qu'on a beaucoup pleuré, etc.

Traitement. — Un éméto-cathartique est le meilleur des remèdes généraux à employer au début d'un érysipèle; on donnera, par exemple, un ou deux grains de tartre stibié avec une once ou deux de sulfate de magnésie dissous dans deux pintes d'eau, dont on prendra une tasse toutes les deux heures. Chez les sujets robustes, la saignée du bras sera utile; mais on ne peut guère employer ce moyen chez les sujets âgés ou affaiblis. On peut appliquer des sangsues à la tempe ou derrière l'oreille. Lorsqu'on a bien vidé l'estomac et les intestins, on a recours aux légers diaphorétiques. Le malade doit être tenu à la diète.

(1) Piorry. Clinique médicale de l'hôpital de la Pitié et de l'hospice de la Salpêtrière, en 1832, p. 381. Paris, 1833.

Il existe un préjugé dans le vulgaire contre l'emploi des applications humides dans l'érysipèle; mais j'ai souvent vu l'usage des lotions évaporantes être utile dans cette affection, et jamais je ne l'ai vu nuire. On peut éponger la partie malade avec de l'esprit de vin, ou la tenir humectée avec de l'eau et du vinaigre.

Une solution de nitrate d'argent dans la proportion de 4 grains par once d'eau, dont on instille quelques gouttes, une ou deux fois par jour, sur la conjonctive, arrêtera l'excès de sécrétion du mucus.

On a rarement l'occasion d'appliquer l'instrument tranchant sur les paupières atteintes d'érysipèle. Il y a cependant des cas où il faut y pratiquer des scarifications et même des incisions assez profondes.

La méthode de sir Richard Dobson consiste à pratiquer de petites piqûres avec la pointe d'une lancette sur toute la partie enflammée : il en fait de 10 à 50, puis il favorise l'écoulement du sang et du sérum à l'aide d'une éponge imbibée d'eau chaude. Si les parties restent rouges et tendues, il recommence cette opération deux ou trois fois dans les vingt-quatre heures (1). Si l'on y a recours de bonne heure, cette méthode diminue la durée de l'affection; dans tous les cas, elle débarrasse les vaisseaux à un degré remarquable, produit ainsi une amélioration locale, et contribue de plus à diminuer l'intensité des symptômes cérébraux et généraux. Elle empêche la formation des phlyctènes et, ce qui est plus important, celle de la suppuration. Pourvu que les piqûres soient petites et qu'on ne les fasse pas s'étendre en petites incisions, elles ne laissent aucune trace apparente, même sur la peau si unie du front, et encore moins sur celle des paupières (1). Le docteur Bright (2) rapporte dix observations d'érysipèle traité par les petites piqûres; les paupières étaient affectées dans la plupart d'entr'elles, et cette pratique paraît avoir été très avantageuse.

Dans les cas graves et qui menacent de se terminer par la suppuration, il faut avoir recours aux incisions. Une ou deux incisions transversales intéressant la peau et la couche sous-cutanée de la paupière malade, pratiquées de bonne heure, peuvent prévenir la suppuration et la mortification; plus tard, elles ont encore l'avantage de fournir une issue facile au pus et au tissu cellulaire désorganisé. On doit inciser la paupière avec précaution, couche par couche, et appliquer immédiatement un cataplasme chaud de pain et d'eau.

Le lecteur trouvera dans le quatorzième volume des *Medico-Chirurgical Transactions*, un bon mémoire de M. Lawrence, sur la nature et le traitement de l'érysipèle, dans lequel se trouvent nombre d'observations propres à faire connaître la marche de cette affection et son traitement par les incisions.

Si, dans l'érysipèle des paupières, les symptômes nous portent à

(1) Medico-Chirurgical Transactions, vol. XIV, p. 206. London, 1828.
(2) Reports of Medical Cases, vol. II, p. 98. London, 1831.

croire que l'affection se propage au tissu cellulaire de l'intérieur de l'orbite, il faut administrer le calomel et l'opium, et appliquer des vésicatoires derrière l'oreille et aux tempes. Si l'œil est devenu très-proéminent et qu'il y ait quelque probabilité que cet état soit dû à l'infiltration du pus dans le tissu cellulaire intrà-orbitaire, ou à une collection de liquide dans la capsule orbitaire, il faut lui ouvrir une issue à l'aide de la lancette. La matière s'accumule le plus souvent entre le globe de l'œil et le plancher de l'orbite. Quand même une incision profonde ne déterminerait pas la sortie du pus, elle n'en serait pas moins utile par l'écoulement de sang auquel elle donne lieu. Le procédé pour ouvrir la capsule orbitaire consiste à inciser la conjonctive au devant de l'espace compris entre les muscles droit interne et droit inférieur, comme dans l'opération du strabisme, et à enfoncer alors la lancette en arrière, le long du globe de l'œil.

S'il est survenu une pseudo-fistule du sac lacrymal, il faut la laver une fois par jour avec un mélange d'eau tiède et de vin d'opium. On introduit ensuite dans l'abcès, en ayant soin de ne pas la pousser assez pour qu'elle pénètre dans le sac, un peu de charpie imbibée du même liquide. Si, après la guérison de la fistule, *la blennorrhée du sac* persiste, il faut la traiter comme nous l'expliquerons dans la troisième section du chapitre VI.

SECTION V.

PHLÉBITE DES PAUPIÈRES.

Syn. — Blepharitis phlebitica.

Obs. 145. — Un homme, âgé de 78 ans, fut admis à l'Hôtel-Dieu de Nantes pour un gonflement érysipélateux de la face et des paupières. Il avait le pouls fréquent, une céphalalgie frontale et une soif intenses. On mit en usage la saignée générale, l'abstinence et les délayants. L'état œdémateux des paupières s'accrut et s'étendit à la conjonctive oculaire. On observa aussi un gonflement œdémateux considérable au niveau de la région parotidienne droite. La tension et la rougeur diminuèrent considérablement, mais la fréquence du pouls persista ; le malade parla beaucoup et commença à délirer, tandis que les membres étaient pris de tremblement. Il mourut avec des symptômes évidents d'affection cérébrale. A la dissection, une circonstance qu'on n'avait point remarquée pendant la vie attira l'attention ; les veines du front et des tempes étaient dures comme si elles avaient été distendues par une injection artificielle. La peau du crâne était tuméfiée, surtout en arrière, et présentait au sommet de la tête, à gauche de la suture sagittale, un petit ulcère superficiel dont le malade n'avait point parlé, et qui était resté ignoré pendant la vie, bien qu'il fût probablement la cause de tous les symptômes. Les deux veines frontales et celles de leurs ramifications qui s'étendent vers le sommet de la tête, étaient remplies d'un pus concret ou à l'état de sanie. On éprouvait en plusieurs points quelque difficulté à séparer le pus visqueux et tenace de la membrane interne des veines. Les branches palpébrales qui s'anastomosent avec ces deux troncs étaient injectées de matière purulente plus ou moins épaisse. Cet état était plus prononcé à gauche. Les branches sous-orbitaires de la veine frontale antérieure de ce côté offraient la même altération, et une incision pratiquée en travers de la paupière et de la joue mit à découvert une multitude de veines superficielles ou profondes remplies de caillots purulents ou d'une sanie rougeâtre. Les deux branches temporales et leurs ramifications même les plus profondes, les branches auriculaires antérieures et postérieures et les ramifications par lesquelles elles tirent leur origine du crâne, étaient dans le même état à droite seulement. Une incision du tissu cellulaire sous-cutané et des muscles de cette région présente, d'une manière encore plus distincte, le même aspect que la joue. Une traînée d'un pus verdâtre et visqueux marque le trajet de ces vaisseaux, dont les tuniques sont détruites par places, intactes dans d'autres. Les anastomoses veineuses extérieures à la parotide, formaient un réseau qu'on pouvait comparer à une tumeur variqueuse en suppuration. La veine jugulaire externe contenait un caillot noir adhérent, un peu ramolli à son centre. La surface interne de ce vaisseau était d'un rouge foncé et évidemment injectée. Il n'était plus perméable au sang, si ce n'est à sa partie inférieure. La veine jugulaire interne était saine et vide. La veine ophthalmique droite contenait un abcès veineux juste dans le point où elle quitte l'orbite pour pénétrer dans le sinus caverneux. L'affection s'arrêtait brusquement en ce point, étant bornée du côté du crâne par un caillot qui obstruait la veine. Les sinus cérébraux étaient sains, l'arachnoïde un peu opaque, surtout à gauche, à la partie antérieure du cerveau. Il existait sous l'arachnoïde un épanchement séreux considérable et un peu d'eau dans les ventricules. On ne découvrit de pus dans aucune autre partie du corps que les veines déjà mentionnées. Le foie ne fut pas examiné (1).

Cette observation démontre que, dans le gonflement érysipélateux des paupières, il importe d'examiner la peau de la tête et l'état des veines de la face. Elle fait aussi voir qu'on ne doit pas trop se fier à la diminution des symptômes externes : dans ce cas, en effet, la tension et la rougeur diminuèrent, malgré l'état d'obstruction et de désorganisation d'une portion considérable du système veineux et l'approche de la mort. L'utilité de ces précautions est encore confirmée par un cas de phlébite rapporté par le docteur Silvester (2), dans lequel la maladie partie de la lèvre supérieure, se porta le long des côtés du nez, aux paupières, au front et au vertex, et se termina par la mort deux mois après l'apparition des premiers symptômes.

SECTION VI.

ANTHRAX DES PAUPIÈRES.

Syn. — Anthrax palpebrarum.

On observe quelquefois l'inflammation gangréneuse circonscrite du tissu aréolaire des paupières. Le gonflement est d'un rouge pourpre foncé, extrêmement dur, et accompagné d'une douleur brûlante intense. Il s'élève à sa surface de petites vésicules qui occasionnent une démangeaison insupportable. Il s'échappe de la matière ichoreuse: le tissu aréolaire et la peau affectée noircissent, se mortifient et finissent par être éliminés. La cavité qui succède à la chute de l'eschare se remplit de granulations et se cicatrise.

(1) Archives générales de médecine. Mai 1857, p. 65.
(2) Medico-Chirurgical Transactions, vol. XXIV, p. 56. London, 1841.

L'anthrax se rencontre surtout chez les personnes âgées, dont la constitution a souffert par suite d'écarts de régime.

Le traitement général consiste dans l'administration de l'opium pour calmer la douleur, du quinquina et du vin pour soutenir les forces, des laxatifs et des diaphorétiques légers.

Une large incision pratiquée de bonne heure en travers de la tumeur diminue considérablement la douleur, permet au pus de s'échapper et favorise la séparation de l'eschare. On doit appliquer un cataplasme émollient aussitôt après l'incision et en continuer l'usage jusqu'à ce que la cavité laissée par l'élimination de l'eschare soit comblée par des granulations. On panse alors la plaie avec du cérat simple.

SECTION VII.

PUSTULE MALIGNE DES PAUPIÈRES.

Syn. — Die schwarze Pocke. All.

La maladie connue depuis longtemps en France sous le nom de *pustule maligne* est une inflammation gangréneuse de la peau, caractérisée au début par une vésicule remplie d'une sérosité sanguinolente, au-dessous de laquelle il se forme une petite induration lenticulaire qui bientôt elle-même est entourée d'une tuméfaction érysipélato-phlegmoneuse d'un rouge foncé et à surface luisante. La gangrène s'empare de la tumeur et s'étend rapidement du centre à la circonférence. Elle se développe le plus souvent à la suite d'un contact avec des animaux vivants atteints d'une semblable affection, ou avec leurs cadavres. Elle se communique quelquefois d'homme à homme. On la rencontre principalement chez des maréchaux, bergers, bouchers, tanneurs et autres membres des professions qui exposent au contact avec les animaux et leurs dépouilles ; elle attaque les parties du corps habituellement découvertes, telles que la face, les mains, les bras, ou celles qui ne le sont qu'accidentellement. On l'observe plus fréquemment lorsqu'il existe quelque affection épidémique charbonneuse sur les troupeaux, qu'à toute autre époque. C'est par la sérosité sanguinolente de la pustule que l'affection se transmet. Sa marche, dans les cas individuels, est rapide et sa terminaison souvent funeste ; on a vu la mort survenir 24 heures après son début.

La pustule maligne est, dit-on, rare à Paris, mais elle est commune en Bourgogne, en Franche-Comté et en Lorraine. Je ne sache pas qu'elle ait été observée dans la Grande-Bretagne. On ne peut nier que les cas publiés sous la dénomination de *Morve chez l'espèce humaine* (1), ne ressemblent à quelques égards à ceux de pustule maligne; mais, dans la morve, une affection constitutionnelle qui ressemble un peu au rhumatisme, précède les symptômes locaux caractéristiques, tandis que c'est le contraire qu'on observe dans la pustule maligne. Cette dernière affection est caractérisée dès le début par l'inflammation gangréneuse du point qui a été inoculé; quant à la morve, ce n'est qu'après qu'on a observé des désordres sérieux dans la santé générale, qu'on voit survenir une affection pustuleuse et gangréneuse de la peau, en même temps qu'une éruption sur la membrane de Schneider et un écoulement purulent par les narines. Ces derniers symptômes ne s'observent pas dans la pustule maligne (2).

Quand la pustule maligne attaque la face, l'inflammation érysipélato-phlegmoneuse s'étend au cou et même à la poitrine. Quand les paupières sont le siége de la maladie, la face enfle énormément et devient extrêmement douloureuse. Le malade éprouve une douleur de tête profonde, accompagnée de délire, puis surviennent la stupeur et un grand accablement des forces. S'il survit à l'élimination de la portion gangrénée, les paupières restent dans un tel état de désorganisation, qu'elles ne sont plus guère représentées que par la conjonctive. La conséquence qui en résulte, c'est que lors de la cicatrisation elles éprouvent un tel degré de renversement, que l'œil se perd faute d'être protégé comme à l'ordinaire par la paupière.

Le traitement le plus généralement recommandé consiste à fendre crucialement la partie tuméfiée et à y appliquer immédiatement le cautère actuel ou le cautère potentiel.

Ce sont les stimulants et les toniques doux administrés à l'intérieur qui méritent le plus de confiance (3). (*V.* p. 152.)

SECTION VIII.

ULCÉRATION SYPHILITIQUE DES PAUPIÈRES.

Syn. — Blepharitis syphilitica.

Fig. Dalrymple, pl. V; fig. 3, 4; pl. VI, fig. 5.

L'observation de faits nombreux m'a conduit à cette conclusion, que les paupières sont assez souvent le siége d'inflammation syphilitique.

(1) Brown. Medical Gazette, vol. IV, p. 134. London, 1829. Elliotson. Medico-Chirurgical Transactions, vol. XVI, p. 170. London, 1830, et vol. XVIII. p. 201. London, 1833. William. Elements of Medicine, vol. II, p. 381. London, 1841. Dublin Quarterly Journal of Medical Science, vol. VIII, p. 442. Dublin, 1849.

(2) Rayer. Mémoires de l'Académie royale de médecine, t. VI, p. 733. Paris, 1837.

(3) Morand. Mémoires de l'Académie royale des sciences, pour 1766. Enaux et Chaussier. Méthode de traiter les morsures des animaux enragés, suivie d'un Précis sur la pustule maligne. Dijon, 1785. Davy la Chevrie. Dissertation sur la pustule maligne de Bourgogne. Paris, 1807. Basedow, Gräfe und Walther's Journal der Chirurgie und Augenheilkunde. vol. VII, p. 184. Berlin, 1825. Rayer. Traité des maladies de la peau, vol. II, p. 71. Paris, 1827. On trouve à la page 613 du même volume l'observation détaillée d'un cas mortel.

Dans quelques cas, j'ai soupçonné une affection primitive; mais le plus grand nombre étaient des affections secondaires.

Quand on rencontre chez un adulte un ulcère qui n'occupe qu'une seule paupière, qui a persisté pendant des semaines ou des mois, et qui, loin de céder aux applications locales, s'est plutôt aggravé sous leur influence, on doit soupçonner une cause syphilitique. J'ai vu plus d'une fois l'inflammation syphilitique du bord libre de la paupière prise pour une simple *ophthalmia tarsi;* méprise qui peut avoir les conséquences les plus désastreuses. Il faut également se tenir en garde quand on a affaire à l'inflammation et à l'ulcération située près de l'angle interne. On a en effet quelquefois confondu l'ulcération syphilitique de cette région avec la dacryocystite.

Il est parfois difficile de distinguer à première vue un ulcère syphilitique d'avec un ulcère cancéreux de la paupière. La peau, lorsqu'il s'agit d'une affection syphilitique, présente plus de gonflement et est d'une couleur plus sombre. Dans le cancer, au contraire, les bords de l'ulcère sont plus durs et plus élevés, la peau environnante est plus adhérente aux parties sous-jacentes et la surface de l'ulcère n'est pas aussi sordide. La plaie est parsemée de petits tubercules arrondis, blanchâtres, au-dessus desquels rampent des vaisseaux variqueux, aspect qu'on ne rencontre pas lorsque l'affection est syphilitique.

Obs. 146. — Un vieillard, malade du *Glascow Eye Infirmary*, reconnaissait avoir été traité quelque temps auparavant pour une affection primitive; sans cela j'aurais probablement éprouvé quelque difficulté à reconnaître la nature de son mal. La paupière était considérablement enflée et renversée en dehors; la conjonctive fortement enflammée, la surface externe de la paupière présentait un ulcère profond, douloureux et s'étendant vers le canthus interne. La peau environnante était d'un rouge sombre. Je prescrivis deux grains de calomel avec un grain d'opium matin et soir. Il revint à la consultation cinq jours après avec un autre ulcère plus petit, situé près du point lacrymal de la même paupière. La conjonctive recouvrant le bord interne de la cornée était aussi ulcérée. Le premier ulcère de la paupière s'était étendu en haut et en dedans, mais partout ailleurs il paraissait disposé à se cicatriser. On toucha l'ulcère de la cornée avec la solution de caustique lunaire, et on prescrivit pour la paupière un cataplasme de carotte. Neuf jours après, le gonflement et le renversement de la paupière avaient beaucoup diminué; le premier ulcère s'était confondu avec celui qui existait près du point lacrymal; mais il se comblait par le développement des granulations. Peu de temps après, la bouche s'affecta, et l'ulcère se rétrécit et se guérit. On cessa et on reprit le mercure suivant l'état de la bouche, et on mit le malade à l'usage d'une décoction d'écorce d'orme. Comme le renversement de la paupière persistait après la cicatrisation de l'ulcère, on scarifia la conjonctive épaissie et enflammée, et on y appliqua chaque soir la pommade au précipité rouge. Sous l'influence de ce moyen, la paupière reprit complétement sa position normale, la cicatrice ne laissa presque aucune difformité, et la cornée resta sans opacité.

Obs. 147. — On m'amena un garçon, âgé de 7 ans, qui avait un ulcère de mauvais aspect, occupant une grande partie de la paupière inférieure droite. Il avait été traité par un praticien qui l'avait considéré comme atteint d'une fistule du sac lacrymal et avait enfoncé à travers l'ulcère une sonde dans la direction du canal nasal. Cette manœuvre avait beaucoup empiré l'état de l'ulcère. Je pensai d'abord qu'il s'agissait d'un ulcère scrofuleux; mais m'apercevant, au bout de quelques jours, qu'au lieu de s'amender il ne faisait que s'accroître sous l'influence des pansements adoucissants et de l'usage du sulfate de quinine à l'intérieur, je commençai à soupçonner un vice syphilitique; en examinant la gorge, j'aperçus un ulcère sordide sur le voile du palais. J'administrai au malade le calomel avec l'opium, et, sous l'influence de ce traitement, l'ulcère diminua rapidement et guérit avec un renversement considérable en dehors. On ne pouvait d'abord s'expliquer comment cet enfant avait contracté la syphilis; mais on finit par découvrir qu'il avait couché pendant quelque temps avec une personne en proie aux accidents primitifs de la vérole.

Obs. 148. — J. S., âgé de 20 ans, entre dans mon service au *Eye Infirmary* de Glascow le 28 septembre 1838. Il est né avec une absence de la partie supérieure du prépucé; l'urèthre chez lui ne traverse pas non plus le gland, mais vient s'ouvrir en arrière et tout contre cet organe. Il a un chancre sur le gland, un autre sur son prépuce mal formé, deux ulcères syphilitiques sur le scrotum, et un ulcère superficiel suspect sur la jambe droite. Il fait remonter au mois de mars l'origine de ses ulcères. Dix semaines avant son entrée, il s'était développé vers la partie moyenne de sa paupière supérieure droite, une tumeur dure qu'il avait prise pour un orgeolet. Quand il se présenta à l'infirmerie, la totalité de la paupière était fortement enflammée, et d'une teinte assez livide. Elle était dure, tuberculeuse, et fort gonflée, ulcérée le long de son bord libre, dans les deux tiers de son étendue, et présentant juste à sa partie moyenne une échancrure considérable. Sa face interne était fort enflammée, et la conjonctive épaissie sécrétait une quantité considérable de muco-pus. Il tenait son mouchoir de poche constamment appliqué sur l'œil pour diminuer la douleur brûlante qu'il y ressentait. La cornée droite était nébuleuse, ce qu'il attribuait en partie à une ophthalmie de son enfance. Pouls à 108, petit; frissons accidentels; il se plaint de faiblesse. Il n'a point fait usage de mercure. Les symptômes chez ce malade étaient caractéristiques. Le gonflement général de toute la paupière, la dureté et l'aspect nodulé de ce gonflement, la teinte livide, l'extension de l'ulcère le long du bord libre de la paupière échancrée en un point par une perte de substance qui s'étendait même jusqu'au cartilage, l'intensité de la douleur ressentie dans la partie, tout était bien marqué, de sorte qu'avant d'avoir posé au malade aucune question sur l'état antérieur de sa santé, j'étais persuadé de la nature syphilitique de son affection. Le malade ne put donner sur l'origine et les progrès du mal que des renseignements fort confus; mais on ne pouvait guère douter de la nature secondaire de l'ulcère de la paupière. Toutes les ulcérations guérirent promptement sous l'influence du calomel et de l'opium.

Les ulcérations syphilitiques des paupières se développent généralement, soit sur leur bord libre où elles détruisent promptement et tout à la fois la peau, le cartilage et la conjonctive, soit sur les téguments où ils donnent lieu rapidement à la formation d'un ulcère profond et sordide.

Obs. 149. — Chez une fille, âgée de 11 ans, que je soignai au *Eye Infirmary* de Glascow, le 6 septembre 1850, la maladie qu'on avait traitée comme étant scrofuleuse marchait depuis 6 mois. Elle avait débuté au-dessus du sac lacrymal gauche et formait, au moment de son admission, un ulcère sordide profond, occupant la ligne de jonction de la paupière inférieure avec la joue; un autre ulcère de 3/4 de pouce de long occupait l'espace compris entre le sourcil et la paupière supérieure. On la mit aussitôt à l'usage du mercure, car on avait tout lieu de craindre la destruction complète des paupières du côté gauche si on n'avait pas promptement recours à ce moyen. L'aspect de l'ulcère se modifia rapidement, et il finit par guérir, laissant un certain degré de lagophthalmos.

Si l'ulcère siége près du canthus interne, il est sujet à pénétrer dans le sac lacrymal. Il paraît que quelquefois l'ulcère débute à la face interne de la paupière et s'étend au loin sur la conjonctive. M. Lawrence rapporte avoir observé des cas d'ulcères sordides syphilitiques qui s'étendaient à toute la face interne de la paupière supérieure, sans que rien se manifestât au dehors. Dans un de ces cas, il croit que l'ulcération n'aurait pas été découverte, si son attention n'avait pas été depuis quelque temps fixée sur ce sujet, ce qui le conduisit à retourner la paupière et lui fit découvrir un ulcère syphilitique de la largeur d'une pièce de *six pences* (1).

Je n'ai rencontré qu'une seule fois l'ulcère syphilitique à la face interne de la paupière. En appliquant le doigt sur la paupière supérieure, je sentis comme une nodosité dure située à sa face interne, et il s'échappa à l'instant une certaine quantité de pus du sinus supérieur de la conjonctive. Je retournai la paupière, et je trouvai à sa face interne un ulcère sordide profond. Je le touchai à plusieurs reprises avec le caustique lunaire, et il guérit sous l'action du mercure.

Je me rappelle avoir entendu Cullerier dire dans ses leçons à l'*Hôpital des Vénériens*, que les chancres des paupières étaient quelquefois produits par le baiser d'une personne infectée, ou, dans certains cas, par le transport du virus opéré par le doigt. Dans un cas que j'ai traité, je fus conduit à soupçonner que la maladie avait été directement transmise à l'œil par l'un ou l'autre de ces moyens; car, outre une profonde échancrure ulcérée de la paupière inférieure, il existait un chancre sur la conjonctive oculaire, contre le bord de la cornée. La pupille de l'œil affecté était petite et un peu attirée du côté de l'ulcère, mais il n'y avait pas d'iritis. Il guérit par le mercure. Un semblable ulcère de la conjonctive oculaire, plus petit seulement, existait chez le vieillard dont j'ai déjà rapporté l'histoire; chez lui il était secondaire.

Ricord (2) rapporte un cas où le doigt du malade avait servi à transporter jusqu'à sa paupière le virus qu'il avait puisé sur une autre personne; chez lui, les ganglions pré-auriculaires et sous-maxillaires paraissent avoir été aussi infectés.

L'ulcère syphilitique des paupières, même lorsqu'il est secondaire, peut être le seul symptôme syphilitique actuellement manifeste; mais ordinairement ces ulcères, lorsqu'ils sont secondaires, s'accompagnent d'autres symptômes également secondaires, notamment d'ulcérations de la gorge et d'éruption à la peau.

J'ai vu une fois un ulcère syphilitique du bord libre de la paupière se recouvrir d'une croûte conique élevée, telle qu'elle se voit dans le *rupia proeminens*.

Les cas primitifs comme les secondaires se trouvent également bien de l'emploi du mercure. Méconnaître l'affection, ou perdre son temps à la traiter avec autre chose qu'avec le mercure, c'est exposer le malade à la perte complète de la paupière affectée. L'ulcère une fois guéri a

(1) Lectures in the Lancet, vol. X, p. 324. London, 1826. Lancet for 1830, 1831, vol. I, p. 735.

(2) Lettres sur la syphilis, p. 47. Paris, 1851.

beaucoup de tendance à récidiver si l'on abandonne prématurément le traitement mercuriel. Dans les cas de rupia, l'iodure de potassium combiné avec les applications mercurielles externes a rendu de grands services.

L'observation suivante que rapporte sir Charles Bell est intéressante à plus d'un titre :

Obs. 150. — Un homme se présenta à l'hôpital, affecté de strabisme : c'était l'œil gauche qui était le siége de la déviation. Il existait sur la paupière supérieure de l'œil droit un ulcère vénérien profond. Cet homme était menacé de perdre cet œil, il avait besoin d'un prompt soulagement ; mais, avant que le mercure qu'on lui administra pût agir, l'ulcère gagna en profondeur et la cornée devint opaque. Le muscle droit supérieur ayant été atteint par les progrès de l'ulcère, la pupille se trouva déprimée d'une façon permanente. La vue de l'œil droit se trouvant détruite, l'œil gauche commença à servir : il se dirigea avec précision vers les objets ; le malade n'éprouva aucune difficulté à en faire usage et sa force s'accrut de jour en jour. Au bout de quelques semaines, le médicament ayant exercé son influence, l'ulcère de la paupière supérieure se guérit ; l'inflammation de l'œil et l'opacité de la cornée disparurent graduellement, et la lumière commença à être perçue de nouveau de ce côté, d'abord jaune, puis pourpre foncé. Les muscles reprirent leur action, et l'œil droit se trouva ramené dans une situation parallèle au gauche, ce qui gêna beaucoup la vision. Mais l'inflammation de la paupière supérieure avait été si considérable, que sa mobilité en était fort diminuée ; et ce qu'il y avait de remarquable, c'est que la paupière inférieure remplissait l'office de la supérieure : elle s'abaissait lorsque le malade ouvrait l'œil, elle s'élevait et se portait vers le nez quand il essayait de le fermer. La paupière supérieure n'était pas seulement devenue raide, mais sa largeur avait diminué ; de sorte que, malgré l'élévation extraordinaire de l'inférieure, les bords libres des deux paupières ne parvenaient point à se toucher, et on continuait à apercevoir les mouvements de l'œil. Lorsque le malade voulait fermer l'œil, la pupille se portait en haut, et l'on n'apercevait plus que la sclérotique (1).

Le docteur Campbell a publié un cas dans lequel les paupières supérieure et inférieure du côté droit furent complétement détruites par un ulcère syphilitique :

Obs. 151. — Henry Maur, âgé de 28 ans, entra le 17 décembre 1831 au *Edinburgh Royal Infirmary ;* tout son front était couvert de croûtes et de cicatrices. De l'échancrure sourcilière gauche à l'angle externe de l'orbite droit, s'étend une dépression de forme allongée, qui paraît être le résultat de l'exfoliation de la crête sourcilière droite, et des portions avoisinantes de l'os frontal. Les deux paupières droites manquent complétement, et la conjonctive est fortement tendue du bord supérieur de l'orbite, auquel elle adhère fortement, à son bord inférieur, où elle se continue avec la peau de la joue, comme elle se continuait en haut avec celle du front. Toute la conjonctive est épaissie, et la partie interne de la cornée offre un état granuleux. La cornée est opaque, il semble qu'une membrane épaisse et un peu ridée la recouvre. Il existe en dedans de l'angle externe de l'os frontal comme un petit morceau de membrane rouge, offrant des points ulcérés, à travers lesquels s'échappe quelquefois abondamment un liquide limpide semblable aux larmes. Une portion considérable de la conjonctive est le siége d'une ulcération superficielle. On ne découvre aucune trace des points lacrymaux. L'œil de ce côté n'est sensible qu'à une très-forte lumière, comme celle produite par une bougie allumée que l'on place tout contre lui. Les mouvements de cet organe dans l'orbite sont gênés par l'état de tension de la conjonctive. Le prépuce a été complétement détruit par une ulcération qui a laissé le gland à découvert. Il existe un ulcère à bords mal limités, qui entoure la racine du pénis, et un autre à la partie inférieure du pénis près du gland, où il existe

(1) Nervous System of the Human Body. Appendix, p lvi. London, 1830.

une petite ouverture qui communique avec l'urètre et laisse échapper une grande partie de l'urine. Il existe aussi un ulcère semblable sur les fesses. Il ne fut pas possible d'obtenir de renseignements satisfaisants sur l'histoire de ce malade; on considéra les ulcères comme syphilitiques, et il avoua avoir pris une grande quantité de mercure. Quand le malade entra à l'hôpital, la conjonctive oculaire présentait une surface dénudée; mais après l'usage d'une lotion astringente, elle se recouvrit d'une mince pellicule d'épiderme de nouvelle formation, excepté en deux points très-limités, aux angles interne et externe de l'œil. On apercevait en deux points un peu distants l'un de l'autre, près de l'angle externe, et un peu au-dessous de la région de la glande lacrymale, les larmes venant sourdre par des orifices très petits et presque invisibles, et se répandant le long de la joue. On voyait aussi parfois vers l'angle interne une petite quantité d'un fluide clair qu'on crut provenir du sac lacrymal, à supposer qu'il ne fût pas oblitéré. L'état de dénudation de l'œil n'occasionnait au malade ni douleur ni gêne. Les ulcères indolents et chroniques des parties génitales, ne montraient que peu de tendance vers la guérison; mais en mettant le malade à l'usage d'un régime généreux, en lui administrant l'acide nitrique à l'intérieur, et en lui appliquant du caustique lunaire et des solutions de sulfate de cuivre et de sulfate de zinc sur les ulcères, on parvint à les faire cicatriser (1).

Le docteur Campbell, dans les remarques dont il fait suivre cette observation, rappelle que des chirurgiens ont conseillé, dans les cas où l'on enlève les paupières pour des affections carcinomateuses, d'extirper aussi le globe de l'œil pour épargner au malade les souffrances extrêmes qui doivent résulter de la dénudation permanente de cet organe. Il résulte d'après lui de ce cas que ces souffrances ne sont pas un résultat inévitable d'une pareille dénudation, puisque son malade n'éprouvait ni douleur ni gêne, et il n'était pas à croire non plus qu'il dût en éprouver, puisqu'il s'était développé un épiderme de nouvelle formation destiné à protéger la surface laissée à nu par la perte des paupières.

Cette opinion est encore confirmée par le cas d'une pauvre malade de cette ville, que j'ai eu l'occasion d'examiner le 13 septembre 1838, grâce à la bonté du docteur Jackson, aux soins de qui elle s'était confiée. Je rassemblerai les détails publiés par M. Jackson (2) avec les notes additionnelles que j'ai prises moi-même. Il ne faut cependant pas perdre de vue que dans les cas du docteur Campbell et du docteur Jackson, les paupières ne se sont détruites que lentement et que par conséquent le globe de l'œil s'est habitué progressivement à sa dénudation. L'irritation serait certainement beaucoup plus considérable, si les paupières étaient enlevées d'un seul coup par une opération chirurgicale.

Obs. 152. — La malade est une veuve âgée de 60 ans. Le nez tout entier, y compris ses os propres, une portion considérable de l'ethmoïde et du maxillaire supérieur, les cornets inférieurs, le vomer, la voûte palatine, le voile du palais, ont été détruits par ulcération et exfoliation, de sorte que les narines et la bouche ne forment plus qu'une seule cavité, sans aucune espèce de séparation, même en avant. Cette ouverture est bornée en haut par l'ethmoïde et en bas par la langue; elle peut livrer passage aux cinq doigts de la main. Les bords alvéolaires des mâchoires supérieure et inférieure manquent

(1) Edinburgh Medical and Surgical Journal, vol. XXXVII, p. 254. Edinburgh, 1832.
(2) Lancet, 8 septembre 1838, p. 859.

complétement. Il existe au-dessus de la partie centrale de l'os frontal une large dépression, conséquence d'exfoliations répétées; les téguments sont encore en ce point le siége d'une ulcération qui laisse à nu des portions d'os nécrosés. La totalité de la lèvre supérieure et la plus grande partie de l'inférieure ont été détruites par ulcération; néanmoins les téguments qui entourent la vaste caverne constituée par les narines et la bouche, quoique plissés et tiraillés en dedans, sont parfaitement cicatrisés. On peut, à gauche surtout, introduire le doigt de la main dans l'antre d'Highmore. Les paupières et les sourcils ont été de chaque côté complétement détruits par ulcération, et la peau s'est réunie à la conjonctive qui recouvre la sclérotique. En réalité, les téguments partent de la circonférence de l'orbite et viennent se terminer sans former aucun repli dans la conjonctive bulbaire. La portion de conjonctive qui recouvre l'une et l'autre cornées est à demi-opaque, elle laisse apercevoir la forme noire de l'iris, mais non la pupille. Les globes oculaires ont leur dimension, leur forme et leur consistance ordinaires; mais ils sont presque complétement privés de mouvement. Quand la malade fait effort pour remuer ses yeux, on voit la peau se mouvoir un peu. Toute sa faculté visuelle consiste à distinguer la lumière d'avec l'obscurité. Elle ne saurait dire si l'on présente un ou plusieurs doigts devant ses yeux. L'absence des paupières ne paraît pas lui occasionner beaucoup d'incommodité quand elle est à l'ombre; mais dès qu'elle se tourne vers la fenêtre ou qu'elle s'expose à une lumière intense, ses yeux deviennent douloureux. Elle n'éprouve aucune douleur lorsqu'on lui touche les yeux, qui ne paraissent jamais ni rouges ni enflammés. Elle ne dort pas beaucoup et jamais d'un sommeil profond. Lorsqu'elle se couche, elle se couvre les yeux d'un linge. Quand elle est levée, elle tient sa tête penchée vers la poitrine, comme pour éviter la lumière. Il existe de chaque côté une petite ouverture fistuleuse qui paraît communiquer avec la glande lacrymale et d'où l'on voit sourdre constamment un fluide limpide. Quand elle pleure, ce qui lui arrive souvent, il se fait par ces ouvertures un écoulement abondant de larmes le long des joues, et elle ressent en même temps une douleur brûlante des globes oculaires. La surface de ces organes, toujours sèche, n'est jamais recouverte de mucosité. On ne distingue les points lacrymaux d'aucun côté; mais à droite, au-dessous de l'angle interne, il existe deux petites ulcérations qui paraissent conduire dans le canal lacrymal. La sensation d'élasticité et de manque de résistance que la pression transmet au doigt au niveau des angles internes, surtout à droite, porte à croire que les os unguis n'existent plus; néanmoins, la douleur produite par cette pression et la résistance de la cicatrice s'opposent à ce qu'on puisse avoir une certitude absolue à cet égard. Aucune autre portion des orbites ne paraît avoir été détruite. L'odorat est conservé à un degré considérable, elle reconnaît les odeurs désagréables, et aime fort à priser. Elle ne parle qu'avec beaucoup de difficulté, mais sa fille la comprend. Il lui est presque impossible d'avaler des liquides. Quand elle fait usage d'un aliment qui se mange à la cuiller, elle se couche sur le dos, jetant la nourriture dans son gosier; elle exécute la déglutition avec difficulté et avec une expression de douleur. La langue est gonflée et enflammée par son exposition constante à l'air. L'ouïe est fort affaiblie. Il existe au niveau de l'omoplate droite un large ulcère qui a livré passage à plusieurs pièces d'os. Tout son corps est émacié. Les bras et les mains surtout sont fort amaigris, et leurs articulations relâchées. Elle fait remonter l'origine de sa maladie à 14 ans. Les os de la tête ont été les premiers affectés, avant que rien n'apparût à la face. L'ulcération détruisit d'abord la lèvre inférieure, puis attaqua les paupières supérieures, ensuite les inférieures, d'où elle s'étendit en bas et détruisit le nez et la lèvre supérieure. Les paupières des deux côtés disparurent avant que le nez fût pris. Elle accuse son mari d'être l'auteur de son mal. Elle n'a jamais eu d'éruption. Elle n'avait pas pris de mercure avant que la maladie eût envahi la face; mais alors on la fit saliver, et elle prit de grandes quantités de salsepareille, sans que la maladie en fût arrêtée. Des portions volumineuses d'os s'échappèrent à divers intervalles. Le docteur Jackson, dans la notice qu'il a publiée sur cette malade, fait remarquer les ravages formidables que peut produire la syphilis secondaire, en dépit du mercure, de la salsepareille, etc., chez les sujets où les symptômes primitifs n'ont pas été traités par le mercure. Il pense que, dans le cas actuel, l'exfoliation étendue des os ne peut pas être attribuée au mercure, mais bien à la syphilis (1).

[(1) Annales d'Oculistique, t. XXXIV, p. 92. Obs. d'ulcères syphilitiques des paupières, par O. Heyfelder.]

SECTION IX.

ÉRUPTIONS SYPHILITIQUES DES PAUPIÈRES CHEZ LES ENFANTS.

Fig. Devergie, Clinique de la maladie syphilitique, pl. 37 ; Paris, 1826.

On m'a souvent apporté des enfants atteints de *maux d'yeux*, et qu'après examen je reconnaissais affectés de syphilis congéniale. Cette affection se montre généralement quelques semaines après la naissance, au pourtour de l'anus et des organes de la génération, sur la face et aux mains. Elle se présente sous l'aspect de pustules plates assez larges, qui se rompent, se recouvrent de croûtes et se confondent, laissant la peau d'un rouge sombre, excoriée, crevassée, sur presque toute la surface du corps, et offrant surtout vers les lèvres un aspect flétri et ridé tout spécial. Les paupières, chez les enfants qui sont dans cet état, s'enflamment et sont collées le matin ; la conjonctive, sans être fort enflammée ni fort tuméfiée, sécrète du mucus puriforme ; les follicules de Méïbomius et les glandes ciliaires fournissent du pus ; les cils et les cheveux tombent ; les narines s'obstruent, au point d'empêcher l'enfant de téter ; la bouche devient aphtheuse, la voix enrouée ; il y a beaucoup d'agitation, de démangeaison, de mauvaise humeur, et enfin une grande émaciation. La capsule du cristallin devient quelquefois complétement rouge, la pupille se contracte, la rétine perd probablement sa sensibilité, et le globe de l'œil s'atrophie. Assez souvent les cornées s'infiltrent de pus et se rompent ; ce qui annonce une faiblesse extrême et, en général, l'approche de la mort.

Les cas de cette espèce sont beaucoup plus communs chez les enfants que ceux d'iritis syphilitique non accompagnés d'éruption. On les distingue facilement d'avec les cas d'ophthalmie des nouveau-nés, mais on les confond quelquefois avec ceux d'*ophthalmia tarsi*. J'ai vu de ces malades traités pour la gale.

Obs. 153. — On m'apporta un enfant de cinq mois, ayant l'œil gauche atrophié et la cornée droite rompue ; la bouche offrait cet aspect crevassé et comme flétri si caractéristique de la syphilis chez les enfants. L'éruption avait disparu. La mère, à sa connaissance, n'avait point été affectée. Un praticien auquel elle s'était adressée lui avait donné de la crême de tartre et du soufre, en lui disant qu'en prenant cette médecine elle guérirait son enfant.

On doit administrer trois fois par jour d'un demi-grain à un grain de calomel, combiné avec un douzième à un sixième de grain d'opium. Un à deux grains d'*hydrargyrum cum cretâ* (mercure à la craie), deux ou trois fois par jour, conviennent aussi beaucoup. Au bout de peu de jours, on voit survenir une amélioration évidente ; et en persévérant dans l'usage du remède, on arrive à une guérison complète et permanente.

Le traitement local doit consister dans le lavage des paupières avec de l'eau tiède et dans l'application, sur le bord libre des paupières, au moment où l'enfant va s'endormir, d'une pommade peu chargée au précipité rouge.

En pareil cas, on trouve que le père était atteint de symptômes évidents de syphilis avant la conception de l'enfant. La mère peut avoir été ou n'avoir pas été atteinte de ces symptômes. Il est à remarquer qu'elle n'est que rarement ou même jamais infectée par son enfant; mais si une autre femme vient à nourrir un enfant qui présente les symptômes que nous venons de décrire, elle est presque sûre de contracter la syphilis : elle sera d'abord prise d'ulcères aux mamelons, puis de mal de gorge, d'ulcères aux parties génitales, d'éruption à la peau et d'iritis. Les personnes qui manient l'enfant peuvent aussi être infectées.

SECTION X.

CANCER DES PAUPIÈRES.

Syn. — Cancroïde, *Lebert.* Cancer épithélial. Epithélioma, *Hannover.*
Fig. Von Ammon, Zweiter Theil, tab. III, fig. 1, 2, 3, 6 et 7. Darymple, pl. V, fig. 6.

Toutes les parties de la peau ne sont pas également sujettes à devenir le siége d'ulcérations cancéreuses. La peau de la face, et surtout celle des paupières, est celle qui y est le plus disposée; vient ensuite la peau de la lèvre inférieure. Cette affection, rongeant lentement la peau et les muscles, arrive à détruire non-seulement les paupières, mais quelquefois même une grande partie de la joue, et pénétrant dans l'orbite, peut attaquer le globe de l'œil et enfin déterminer la mort. Le docteur Jacob, dans quelques excellentes observations (1) qu'il a publiées sur cette maladie, signale comme traits caractéristiques la lenteur extraordinaire de sa marche, l'état particulier des bords et de la surface de l'ulcère, le peu de douleur relative qu'elle détermine, son incurabilité par d'autres moyens que l'extirpation, et ce fait qu'elle n'affecte pas les ganglions lymphatiques voisins. Bien que le sourcil et surtout les paupières puissent être atteints de squirrhe et d'autres affections malignes, ces parties sont surtout affectées de cette variété de cancer que l'on désigne sous le nom de *cancer épithélial*, parce qu'il est en grande partie formé de cellules épithéliales. Cette dénomination imposée à cette variété de cancer en

(1) Dublin Hospital Reports, vol. IV, p. 232. Dublin, 1827.

vertu d'un des éléments qu'y révèle le microscope, ne doit pas nous induire en erreur et nous amener à croire qu'elle est d'une nature moins maligne qu'on ne le pensait autrefois.

Symptômes et marche de la maladie. — Cette affection n'attaque guère que les personnes qui ont dépassé l'âge moyen de l'existence. Elle offre deux périodes : l'une d'induration, et l'autre d'ulcération. Il se développe sur un point particulier des paupières, soit tout contre le bord libre de l'une ou de l'autre d'entr'elles, mais beaucoup plus souvent à l'inférieure qu'à la supérieure, à l'angle temporal, ou au côté nasal, près de la caroncule lacrymale, une élevure indurée, indiquant l'existence d'une espèce particulière de tumeur, mais que le malade néglige ou prend pour une verrue ou quelque chose de peu d'importance. Ce point induré n'offre d'abord à l'extérieur aucune trace d'inflammation ; la peau présente sa coloration naturelle, à l'exception peut-être de quelques vaisseaux variqueux qui s'y ramifient; elle n'est pas plus sensible qu'ailleurs. Il peut rester dans cet état pendant un temps considérable et n'attirer l'attention qu'au moment où il commence à s'ulcérer.

On ne doit pas admettre sans réserve la doctrine (1) que cette affection peut débuter par une simple croûte ou verrue, qui, déchirée par les doigts, laisse une surface dénudée, exposée à l'action irritante des larmes et disposée à s'étendre sous forme d'ulcération, ou par quelque tumeur ordinaire qui, venant à s'ouvrir à la face interne ou même à la face externe de la paupière, est irritée, et amenée à dégénérer en ulcère cancéreux. On a avancé, il est vrai, qu'une simple excoriation du bord libre de la paupière, que l'irritation d'une ancienne cicatrice, telle que celles qui succèdent à la petite vérole, peuvent donner naissance au cancer des paupières; mais il est probable que la période ulcérative de l'affection a toujours été précédée par un dépôt ou une hypertrophie de nature spécifique.

Parmi les causes excitantes, je puis citer un coup de verge de fer sur le bord inférieur de l'orbite, qui avait donné naissance à cette affection chez un homme auquel j'ai pratiqué l'extirpation des paupières et du globe de l'œil; l'irritation produite par le support des verres de lunettes, qui en avait amené la formation à l'angle temporal de l'œil, en même temps que le renversement en dehors de la paupière supérieure, chez un vieux gentleman qui me consulta.

On ne sait pas d'une manière certaine si les follicules de Méïbomius sont souvent, ou jamais, le point de départ de cette affection; mais on paraît généralement admettre que l'induration peut commencer dans la conjonctive et y rester longtemps bornée. Tous les tissus de la paupière finissent par s'épaissir et se tuméfier, et par

(1) Daviel. Philosophical Transactions, vol. XLIX. Part. I, p. 186. London, 1756. Warren's Surgical Observations on Tumours, p. 27. Boston, 1837.

devenir d'un rouge sombre. La conjonctive peut alors devenir le siége d'une ulcération qui envahit graduellement les autres parties.

On n'a pas suffisamment distingué d'avec le cancer épithélial le squirrhe qui se termine par une ulcération carcinomateuse. Je suis disposé à considérer comme squirrheux un cas que j'ai observé, et dans lequel les premiers symptômes furent un endurcissement de la paupière inférieure, qui se trouvait fixée au globe de l'œil au point de ne pouvoir plus être déplacée, et un degré remarquable de rétraction, comme si la maladie, ayant débuté dans la couche celluleuse de l'orbite, avait attiré la paupière en dedans. Dans un autre cas que j'ai vu le 19 mai 1842 au *Glascow Eye Infirmary,* une tumeur de près d'un pouce de long, sur près d'un demi-pouce de large, recouverte d'une croûte à sa partie moyenne, prenait naissance sur la paupière inférieure. Le sujet était une femme âgée de 78 ans. A l'extirpation, on trouva la tumeur formée d'un mélange de substance molle et de substance cartilagineuse, et ayant l'apparence du squirrhe.

Dans les autres éditions de cet ouvrage, j'ai parlé d'une variété de callosité des paupières, que j'ai appelée *tylosis scirrhoides;* je suis maintenant disposé à croire que cette affection rentre dans le cancer épithélial. Je l'ai décrite comme attaquant la paupière inférieure plus souvent que la supérieure, s'étendant plutôt vers la face interne que vers la face externe de la paupière, d'une couleur blanche ou légèrement jaunâtre, offrant une disposition plus ou moins tuberculée et sujette à se terminer par ulcération. Je disais, qu'à cause de son aspect (fig. 15), de son développement ordinaire sur des personnes âgées, de son incurabilité et de sa tendance à se terminer par ulcération, on la confondait souvent avec le squirrhe, avec lequel cependant je ne la trouvais nullement identique.

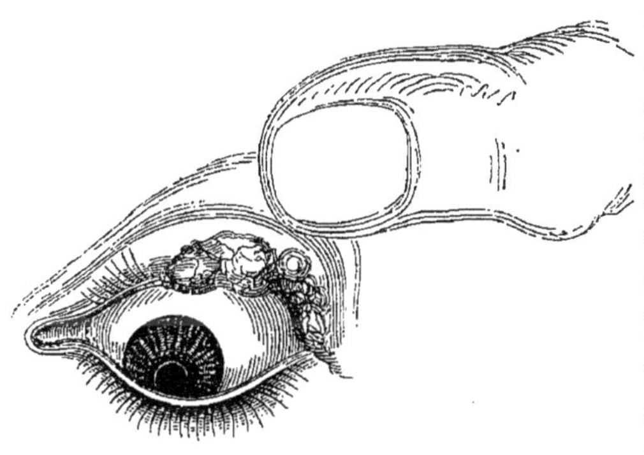

Fig. 15.

J'ai dit que je suivais des cas de cette espèce depuis nombre d'années ; et, bien que l'induration et le gonflement n'eussent pas diminué, en évitant soigneusement tout ce qui pouvait léser la partie, en appliquant la pommade au précipité rouge sur le bord libre des paupières, et en touchant les points ulcérés avec la solution de caustique lunaire, on avait pu arrêter la marche de l'affection et éviter d'enlever la paupière malade.

J'ai ajouté que, bien que j'eusse eu quelquefois le bonheur d'arrêter les progrès de la maladie, il y avait eu des cas dans lesquels l'affection avait produit une telle irritation de l'œil, pris de telles dimensions, et occasionné une telle difformité, que l'extirpation était devenue nécessaire. J'ai eu notamment recours à l'opération dans le cas représenté fig. 13. Aucune des opérations que j'ai pratiquées avant la période d'ulcération n'a été suivie de récidive.

La structure anatomique de *l'épithélioma* — c'est ainsi qu'on appelle actuellement l'affection dont nous nous occupons — diffère de celle de toutes les autres variétés de cancer. Elle ne consiste pas tant dans la formation d'un tissu nouveau que dans l'altération du tissu normal; c'est une hypertrophie de la couche épidermique superficielle, compliquée d'inflammation d'abord, puis finalement d'ulcération. Il ne suffit cependant pas qu'une tumeur soit composée principalement de corpuscules épithéliaux pour qu'elle constitue un cancer épithélial. Je ne doute pas qu'on ne trouvât à peu près ces mêmes éléments dans les bords élevés de ce que le docteur Jacob appelle *ulcères d'un caractère particulier*, dans l'affection désignée par Cock (1), sous le nom de *maladie folliculeuse spéciale*, ainsi que dans beaucoup d'autres variétés de tumeurs et d'ulcères de la peau, qui en diffèrent cependant considérablement sous le rapport de la malignité et à beaucoup d'autres égards. Quelques tumeurs épithéliales sont parfaitement innocentes.

Les progrès de l'ulcère sont en général très lents. Je l'ai vu rester presque stationnaire pendant des années et borné à la paupière inférieure; quelquefois je l'ai vu se rétrécir, et même se cicatriser partiellement ou en totalité, recommencer de nouveau, et s'étendre pendant un certain temps, pour se guérir encore. On l'a vu persister pendant dix et vingt ans sans faire beaucoup de progrès. D'autrefois, cependant, on voit les paupières complétement détruites, le globe de l'œil, dénudé, s'enflammer et se rompre, les conduits lacrymaux ouverts, les os de l'orbite, dépouillés de leur périoste, se carier, tandis que l'ulcère, s'étendant en bas sur la face, ronge les joues, dénude les dents et forme enfin une ouverture hideuse qui communique avec la bouche. Néanmoins, après avoir produit la plus affreuse difformité, les progrès du mal s'arrêtent quelquefois pendant des mois et des années; de sorte que le malade peut vivre avec les paupières entièrement détruites, le globe de l'œil comme disséqué d'avec toutes ses connexions, et peut-être la moitié de la face détruite.

L'aspect de la surface malade n'est point le même à toutes les périodes. Quelquefois elle est recouverte d'une croûte qui se reproduit aussitôt qu'on l'enlève; mais le plus souvent la plaie qu'on aperçoit en faisant tomber ces croûtes successives, s'agrandit lentement, se creuse, et devient plus douloureuse. Quand l'affection se transforme en un ulcère trop étendu, trop irrégulier, et d'une marche trop active pour

(1) Guy's Hospital Reports, Second Series, vol. VIII, pp. 168, 170.

qu'il reste couvert d'une croûte, on voit qu'il dévore indistinctement toutes les parties qui se trouvent sur la route qu'il suit. Dans un cas que j'ai traité, l'ulcération de la peau parut, après un certain temps, s'arrêter complétement, tandis que la maladie s'enfonçait profondément dans l'orbite le long du côté interne du globe de l'œil. On observe assez souvent que les progrès de l'ulcération s'arrêtent à un point quelconque de la circonférence de la plaie, tandis que dans un autre elle continue de s'étendre, ou bien qu'elle paraît tendre vers la guérison dans toute son étendue. Lorsqu'il en est ainsi, la douleur diminue, les bords deviennent unis et polis, toute la surface même de l'ulcère s'aplanit, ou se recouvre progressivement de granulations paraissant de bonne nature. Elles sont quelquefois dures, et restent longtemps sans changer de volume et de forme. On aperçoit des veines d'un volume considérable qui se ramifient à la surface du mal. Si la guérison survient, elle s'effectue par points durs et unis, parcourus également par des veines dilatées. Quand l'ulcération recommence, on voit disparaître la teinte rouge vif, luisante et les granulations. Il se manifeste quelquefois une tendance à la réparation, aussi bien qu'à la cicatrisation; il s'effectue un dépôt de substance nouvelle qui comble certains points de l'ulcération et donne quelqu'uniformité à sa surface qui, sans cela, serait fort irrégulière. La cicatrisation qui survient peut occuper tous les points de la surface, quel que soit le tissu malade. Dans un cas traité par le docteur Jacob, le globe de l'œil lui-même, tout dénudé qu'il était par l'ulcération, se cicatrisa en partie.

La peau qui environne la plaie n'a, en général, pas subi grand changement dans son épaisseur ou sa coloration; elle diffère, à cet égard, de l'affection appelée *lupus*, ou du *noli me tangere*, dans lesquels un gonflement diffus d'un rouge foncé environne l'ulcère. Les bords de l'ulcère, dans le cancer des paupières, sont quelquefois garnis d'une rangée d'élevures ou de tubercules d'un rouge pâle, qui se reproduisent rapidement lorsqu'on les enlève avec le bistouri. Mais, en général, il n'existe dans cette affection ni fongosités, ni élevures, si ce n'est sur les bords de la plaie.

Les veines qui rampent sur la surface du mal sont sujettes à se rompre, ce qui donne lieu à un écoulement de sang considérable; mais la surface même de l'ulcère saigne rarement beaucoup. Quand l'hémorrhagie survient, elle est due à la rupture des veines superficielles, et non à leur ouverture par la chute d'une eschare ou les progrès de l'ulcération. La plaie devient quelquefois d'un noir gangréneux dû à l'effusion du sang qui s'est opérée au-dessous d'elle.

La matière qui s'écoule de la plaie n'offre point l'aspect qu'on appelle de mauvaise nature, ni l'aspect sanieux; elle est jaune et de bonne consistance, et si on la tient propre et qu'on la panse fréquemment, elle ne répand pas plus d'odeur que la plaie la plus simple.

M. Travers (1), néanmoins, dont la courte notice diffère sous plusieurs rapports du travail plus soigné du docteur Jacob, indique que l'écoulement est de mauvaise nature.

Le docteur Jacob dit que les souffrances des personnes atteintes de cette affection ne sont pas très aiguës. Il n'y a pas de douleurs lancinantes; les principales douleurs sont dues à ce que l'ulcération met à nu des nerfs et d'autres parties extrêmement sensibles. Dans les cas qu'il a observés, la maladie, arrivée à sa période la plus grave, n'a jamais empêché les malades de se livrer à leurs occupations. Il rapporte qu'un gentleman qui était atteint de cette affection depuis neuf ans, et qui mourut d'une autre maladie, avait le caractère gai, et continuait de jouir des agréments de la société, quoique l'ulcération eût fait les ravages les plus déplorables. On peut admettre en toute confiance les assertions du docteur Jacob. Cependant, il est bon d'indiquer que lorsque l'ulcération atteint les nerfs sus et sous-orbitaires, de très-vives douleurs se font sentir. J'ai constaté aussi les souffrances les plus atroces lorsque le globe de l'œil est attaqué. Il s'ulcère et crève; le cristallin et l'humeur vitrée s'en échappent; la douleur est quelquefois excessive jusqu'à ce que cette évacuation soit survenue. J'ai vu le cristallin faire saillie pendant plusieurs jours à travers la cornée et déterminer une vive irritation.

Lorsque l'affection s'étend jusqu'au périoste, les os de l'orbite sont mis à nu et se carient. Ils s'exfolient quelquefois sous la forme de petites écailles; mais, le plus généralement, ils se détruisent, comme les parties molles, par les progrès du travail d'ulcération. Ce travail peut s'étendre au point que les fosses nasales et l'antre d'Highmore se trouvent mis à nu et communiquent avec l'orbite, ou que la destruction de la portion orbitaire du frontal fasse communiquer la cavité du crâne avec l'extérieur. L'inflammation de la dure-mère et celle du cerveau mettent bientôt, en pareil cas, un terme aux souffrances du malade; néanmoins, le plus souvent il succombe à la fièvre hectique, quelquefois à la diarrhée.

Diagnostic. — Les recherches de Burns, Hey, Abernethy, Wardrop, Breschet, Fawdington et autres, sur la nature des tumeurs et des ulcères malins, ont néanmoins abouti à ce résultat, de démontrer qu'il existe des différences essentielles entre nombre d'affections que l'on confondait autrefois sous la dénomination de *cancers*. Nous n'éprouvons actuellement aucune difficulté à distinguer le squirrhe des tumeurs érectiles, et celles-ci de la mélanose; mais quant aux ulcérations malignes de la peau, notamment à celles de la peau de la face, il a existé, jusque dans ces derniers temps, une grande confusion dans leur classification. C'est aux observations microscopiques faites

(1) Synopsis of the Diseases of the Eye, p. 100. London, 1820,

sur les tumeurs malignes, que nous sommes redevables de la connaissance si importante du cancer épithélial comme affection distincte.

Le docteur Bateman, M. S. Cooper et autres paraissent considérer l'affection des paupières, que nous venons de décrire, comme un *noli me tangere,* maladie qui, suivant sir A. Cooper, serait une ulcération des follicules cutanés. Le docteur Jacob fait observer que l'affection qu'on appelle ordinairement *cancer des paupières* est évidemment d'une nature particulière et ne doit être confondue ni avec le vrai carcinome, ni avec la maladie appelée *lupus,* ni avec le *noli me tangere.* L'absence de douleurs lancinantes, d'excroissances fongueuses, de fétidité, de gangrène, d'hémorrhagie, et enfin celle de propagation aux ganglions lymphathiques servent à la faire distinguer de la première de ces affections; l'absence de croûtes furfuracées, celle de l'inflammation des bords, aussi bien que l'aspect général de l'ulcère et l'histoire de son développement et de sa marche, le distinguent de la dernière. M. Lawrence (1) a tracé le tableau différentiel du cancer de la peau et du lupus. Cette dernière affection attaque aussi quelquefois les paupières (2); en réalité, il n'est pas facile d'exprimer par des mots les différences qui séparent ces affections les unes des autres.

Le cancer des paupières peut ordinairement se distinguer du chancre syphilitique par la lenteur de sa marche, par l'absence d'un gonflement aussi considérable de la peau qui environne l'ulcère, enfin par l'histoire de son développement. J'ai vu cette maladie, développée sur le sac lacrymal, confondue avec la dacryocystite. Un malade vint me trouver tout exprès pour que je lui introduisisse une bougie. Un autre portait déjà une bougie, qu'il s'imaginait être tombée dans le canal nasal; il voulait que je la lui enlevasse. Il n'y avait plus de bougie; elle s'était probablement échappée par l'ouverture de la peau.

Pronostic. — Abandonné à lui-même, le cancer épithélial des paupières compromet la vie des malades. Tandis que d'autres variétés de cancer ont une origine constitutionnelle et infectent toute l'économie, celle-ci paraît être une affection toute locale : de là, sans doute, la lenteur de sa marche. Ce fait, que le cancer épithélial n'a aucune tendance à se propager aux ganglions lymphatiques, de sorte que la santé générale peut se maintenir longtemps intacte, rend le pronostic un peu moins défavorable et semble permettre d'espérer que l'extirpation amènera une cure radicale. La maladie, néanmoins, récidive souvent.

Traitement. — 1. *Altérants et autres médicaments.* — Il est très-important de savoir si cette affection peut être enlevée par quelque autre moyen que le bistouri ou les escharotiques puissants. L'opinion

(1) Lectures on Surgery. London Medical Gazette, vol. VI, p. 194. London, 1830.

(2) Basedow, Graefe und Walther's Journal der Chirurgie und Augenheilkunde, vol. XV, p. 497. Berlin, 1831. Dalrymple, Pathology of the Human Eye, Pl. V, fig. 5. London, 1849.

du docteur Jacob est qu'elle brave tous les médicaments et qu'il n'y a que l'extirpation qui soit efficace. « J'ai essayé, dit-il, à l'intérieur, les altérants mercuriels, l'antimoine, la salsepareille, les acides, la ciguë, l'arsenic, le fer, etc., et localement des cataplasmes simples ou composés, des onguents, des lotions, contenant du plomb, du zinc, du cuivre, de l'arsenic, du soufre, du goudron, de la ciguë, de l'opium, de la belladone, du nitrate d'argent, des acides, sans arrêter pour un seul moment les progrès de l'affection. J'ai, de plus, constaté, ajoute-t-il, qu'un ulcère de cette nature complétement abandonné à lui-même, et qu'on se borne à recouvrir d'un chiffon pour tout pansement, marche beaucoup plus lentement qu'un autre sur lequel on aura épuisé toutes les ressources de la chirurgie. »

Bien que ces remarques du docteur Jacob soient peut-être un peu trop absolues, on ne peut cependant nier que les médicaments, tant internes qu'externes, ont extrêmement peu de prise sur cette affection; et bien que, dans certains cas, elle ait paru s'amender sous leur influence, il est très rare, si même cela s'est jamais rencontré, qu'on ait obtenu une cure complète par d'autres moyens que la destruction à l'aide des escharotiques ou l'ablation avec le bistouri.

Le carbonate de fer obtenu par précipitation, parsemé à la surface de la plaie, et l'arsenic à l'intérieur, sont les moyens qui, je crois, font le plus de bien. Je les ai vus agir comme palliatifs, mais jamais déterminer une cure radicale; je ne m'y fierais donc jamais complétement. Tout traitement qui améliore la santé générale agit favorablement sur l'affection locale. J'ai vu ainsi l'ulcère s'améliorer considérablement par l'emploi de deux grains de calomel et d'un demi-grain d'opium, pris tous les soirs pendant plusieurs mois.

2. *Régime*. — Une nourriture douce et l'abstinence de vin en constituent les principales conditions.

Obs. 154. — Le docteur Twitchell, chirurgien américain en renom, âgé de 68 ans, s'est guéri lui-même d'un cancer de la paupière en abandonnant l'usage de la viande et en se nourrissant exclusivement, pendant deux ans, de pain, de lait et de crême. La maladie avait été en s'accroissant lentement pendant dix ans, et elle avait repullulé après deux ablations par le bistouri (1).

3. *Caustiques*. — On ne doit certainement pas recommander beaucoup ces agents; ils sont plus douloureux que le bistouri et agissent moins sûrement que lui. Ils réussissent quelquefois, quand la maladie est bornée à la surface externe de la paupière ou à la peau du nez, jamais quand toute l'épaisseur de la paupière est prise. Quelquefois, ils nuisent au lieu d'être utiles (2). Parmi les caustiques qui n'agissent

(1) Ce cas est rapporté très en détail dans le Charleston Medical Journal, de Nov. 1849, et cité dans l'American Journal of the Medical Sciences, de Juillet, 1850, p. 269.
(2) Voyez Daviel, première et dixième observations, Op. cit., p. 186.

pas seulement à la surface, mais étendent profondément leur action, si on les laisse en contact avec la partie malade, on peut citer le mélange de potasse caustique et de chaux vive, qu'on transforme en pâte à l'aide de quelques gouttes d'alcool, et le chlorure de zinc formé aussi en pâte avec de la fleur de farine ou du plâtre en poudre. Le danger de l'application de ces substances sur les paupières résulte de la tendance qu'elles ont à étendre leur action jusqu'au globe de l'œil. Le meilleur d'entre eux, peut-être, et celui qu'il est le plus facile de manier, est le crayon de potasse fondue.

Les avantages marqués qu'on a obtenus des applications arsenicales dans le traitement du lupus, ont conduit à l'emploi de ces mêmes préparations pour les ulcérations cancéreuses de la face; mais elles ne présentent ici ni la même efficacité, ni la même sécurité. L'irritation qu'elle peut déterminer est cause que la plaie s'agrandit quelquefois plus rapidement qu'elle ne l'aurait fait sans leur usage.

Le docteur Jacob rapporte qu'une femme qui se trouvait à l'hôpital des Incurables à Dublin, avait subi à plusieurs reprises l'application de *l'emplâtre à brûler les cancers*, et, 17 ans après, celle de la composition arsenicale appelée poudre de Plunket, le tout sans résultat avantageux. Un gentleman, à l'observation duquel il renvoie souvent, avait été guéri, alors que son ulcère était très-petit, par l'application du caustique lunaire, sous la direction de M. Travers. L'ulcère se rouvrit et s'étendit sans relâche, jusqu'à ce qu'il eut détruit les paupières et le globe de l'œil. Désespéré de son état, il se confia à un charlatan, qui, enhardi par son ignorance, employa largement les escharotiques. Il appliqua à plusieurs reprises, à ce qu'on comprit, une solution de muriate de mercure dans l'acide nitrique concentré; ce qui, en peu de temps, produisit une hideuse caverne s'étendant de la portion orbitaire du frontal en haut, au plancher du sinus maxillaire en bas, et de l'oreille en dehors à la cloison des fosses nasales en dedans. Cet infortuné gentleman continua de vivre, sa maladie conservant sous tous les rapports le caractère qu'elle avait au début.

Obs. 155. (1) — Dufresne, blanchisseur, âgé de 30 ans, entre à l'Hôtel-Dieu, le 23 février 1831, atteint depuis sept à huit mois d'un ulcère carcinomateux à l'angle interne de l'œil droit. L'ulcère, depuis son début, avait toujours été en s'étendant. Dupuytren, s'étant convaincu de la nature cancéreuse de l'affection, s'efforça de la détruire à l'aide de la cautérisation avec le nitrate de mercure dissous dans l'acide nitrique, moyen qui lui avait réussi dans des cas semblables. Trois ou quatre cautérisations avaient été pratiquées à huit ou dix jours d'intervalle; la dernière avait déterminé un érysipèle de la face qui n'était pas encore guéri quand M. Breschet fut chargé du traitement du malade. Il attendit pour attaquer le cancer que l'érysipèle eût disparu. Le 10 avril, l'ulcère avait une forme oblongue, occupant l'angle interne de l'œil droit et l'aile du nez correspondante; sa base formait comme une sorte de mamelon fongueux d'une couleur livide et laissant échapper une petite quantité de sanie fétide. Ses bords étaient inégaux, échancrés et un peu renversés. On y appliqua journellement un

(1) Extrait de la Lancette française, dans the Lancet, de 1830, 1831, vol. II, p. 607.

onguent composé de sept parties d'axonge sur une d'iodure de mercure; mais, au bout de trois semaines l'ulcère n'avait pas éprouvé la moindre amélioration. On remplaça donc cette application par une autre composée de sept parties d'axonge et d'une de deuto-iodure de mercure. En peu de jours, l'aspect de la plaie changea complétement; sa base devint d'un rouge vermillon, l'excroissance mamelonnée et l'écoulement fétide disparurent, et les bords gonflés s'affaissèrent graduellement. Après 12 jours de l'emploi de cet onguent, on eut recours à un pansement simple, et la guérison marcha rapidement. Le 3 mai, on renvoya le malade complétement guéri, sans difformité; la cicatrice était blanche, flexible et exempte de douleur et de tuméfaction (1).

Extirpation par le bistouri. — Quand la maladie siége dans un point qui permet de l'enlever avec le bistouri, plus vîte on opère, mieux cela vaut.

Nous avons déjà dit les effets qui résultent de l'ablation de l'une ou de l'autre paupière. La paupière supérieure supplée alors l'inférieure beaucoup mieux qu'on ne pourrait le croire, et la paupière inférieure remplit le même office à l'égard de la supérieure. Si néanmoins, on enlevait la totalité de la paupière supérieure, ou des deux paupières, la cornée, n'étant plus recouverte, deviendrait graduellement opaque, la conjonctive se cutiserait et deviendrait insensible.

Même lorsque la maladie est bornée à la portion mobile des paupières, je crois qu'il vaut mieux l'enlever par une incision semi-lunaire que par l'incision en V, de même que je préfère à la réunion immédiate à l'aide de points de suture, la réunion consécutive et par granulation.

Après avoir fait passer un crochet ou une anse de fil au-dessous des parties qu'on veut enlever, afin de pouvoir les maintenir et les écarter d'avec les tissus sous-jacents, on pratique les incisions nécessaires sur les parties saines. Si le mal est adhérent ou périchondre, toute l'épaisseur de la paupière doit être sacrifiée; s'il s'étend jusqu'au périoste, il faut enlever soigneusement celui-ci. Si la conjonctive oculaire est prise à un degré un peu marqué, l'œil ne peut guère être conservé, bien qu'il paraisse que Græfe l'ait sauvé dans un cas.

Obs. 156. — Daviel fut appelé à Bordeaux près d'une religieuse ursuline âgée de 45 ans, pour une tumeur qu'elle portait depuis 20 ans à la paupière supérieure droite. Elle avait commencé par une petite loupe qui s'était accrue par degrés au point d'incommoder beaucoup la malade. Elle s'adressa à un chirurgien, qui commença par appliquer quelques gouttes d'un caustique liquide qui excita encore davantage la tumeur: il la calma à l'aide d'applications anodines; et bien que la malade continuât à y ressentir une douleur aiguë constante, la tumeur resta longtemps sans s'accroître sensiblement. Elle consulta néanmoins un autre chirurgien qui enleva la tumeur à l'aide de l'instrument tranchant. L'ulcère qui succéda à cette opération ne se guérit point; il fit au contraire de grands progrès et devint calleux. Le chirurgien le toucha avec la pierre infernale, et quelquefois avec un caustique liquide, ce qui accrut beaucoup le mal. L'opinion de Daviel

[(1) Il s'agit ici, à toute évidence, d'un ulcère syphilitique, et l'on s'étonne que M. Mackenzie se soit laissé tromper par le titre que Breschet, qui, lui, n'avait pas décrit les ulcérations syphilitiques des paupières, donne à son observation. L'issue si promptement heureuse du traitement spécifique employé en dit assez sur la nature de l'affection combattue. Qui croira qu'un ulcère cancéreux puisse guérir en douze jours par l'application d'une pommade au deuto-iodure de mercure? Ce n'est certainement pas M. Mackenzie. T. W.]

fut qu'une nouvelle extirpation pouvait seule sauver l'œil et prévenir le développement d'un ulcère cancereux et mortel. Le mal s'était déjà beaucoup étendu au-dessous de la paupière, et il était fort à craindre qu'il ne gagnât l'œil et la face. Daviel passa sous la paupière une aiguille courbe garnie d'un fil ciré, à l'aide duquel il attira en haut la paupière et la tumeur, qu'il retrancha à l'aide de ciseaux courbes, introduits dans l'orbite aussi avant que possible. Il survint une légère hémorrhagie qui fut arrêtée facilement par un peu de charpie sèche soutenue par une compresse et une bande. L'opérée fut parfaitement guérie au bout de quatorze jours; et quoique la paupière eût été coupée très haut, l'œil resta net et beau, et il remplissait bien toutes ses fonctions quand Daviel quitta Bordeaux. Il retrouva cette malade six ans après ; elle se portait très-bien et voyait parfaitement de son œil. Ce qui lui parut très singulier, c'est que la peau de la paupière descendait assez bas au-devant de la cornée pour la recouvrir presque complétement. La peau qui descendait ainsi ressemblait à une paupière sans cils (1).

Obs. 157. — Une femme, âgée de 60 ans, avait depuis 16 ans une tumeur cancéreuse dans l'angle interne de l'œil droit. Elle avait débuté sous la forme d'une petite verrue qui, étant le siége d'une violente démangeaison, avait été souvent égratignée par la malade, ce qui l'avait tellement irritée qu'en peu de temps elle était devenue aussi volumineuse qu'une figue sèche, aplatie, avec ses bords renversés en dehors et calleux. Elle s'étendait de la commissure des paupières à l'aile du nez et adhérait à l'os. Daviel disséqua la tumeur jusqu'au périoste, sans mettre l'os à nu, croyant qu'il suffisait d'enlever toutes les callosités pour obtenir une cure complète. Mais il n'en fut rien; la tumeur s'accrut et la plaie parut beaucoup plus grande qu'auparavant. Il employa vainement les remèdes auxquels on songe en pareil cas : il scarifia les bords de l'ulcère pour les faire suppurer; mais celui-ci devint encore plus dur et plus calleux qu'avant l'opération, et surtout plus douloureux. Il se résolut alors à enlever tout ce qui restait de la tumeur avec le périoste, qui lui parut fort épaissi. Cette seconde opération fut si heureuse, que la tuméfaction et tous les autres symptômes fâcheux disparurent presque soudainement. Le troisième jour, la plaie était rouge et d'un bon aspect, exempte de douleur, et le quinzième jour la cicatrisation parfaite: il n'était survenu aucune exfoliation sensible de l'os et l'œil n'offrait aucune difformité. Cinq ans plus tard, Daviel revit la femme en parfaite santé; la cicatrice était très unie (2).

Obs. 158. — Une paysanne, âgée de 42 ans, vint chercher assistance pour une tumeur cancéreuse qui occupait le tiers interne des deux paupières, la caroncule lacrymale et la commissure interne, et se prolongeait jusque sur le dos du nez; elle était de plus unie à la conjonctive et au globe de l'œil. Bien qu'il restât peu d'espoir de sauver ce dernier, on le tenta en enlevant toutes les parties malades. Graefe, dans ce but, enfonça le long de l'œil, et en le faisant sortir du côté du nez, un instrument en forme de poinçon, et sépara soigneusement d'avec l'œil la portion de la conjonctive malade. Il divisa alors, à l'aide de ciseaux à pointes mousses, la paupière supérieure jusqu'au rebord orbitaire, de façon à séparer son tiers interne d'avec le tiers moyen. Semblable incision fut pratiquée sur la paupière inférieure, puis une troisième, courbe, sur le dos du nez, réunit les extrémités des deux premières. La tumeur carcinomateuse fut alors détachée des os. Lorsque tout cela fut terminé, la rétraction des portions conservées s'opérant, presque toute la moitié interne de l'hémisphère antérieur de l'œil se trouvait à découvert. On pansa la plaie simplement avec un peu d'eau tiède, et le même pansement fut renouvelé chaque jour. A la grande satisfaction de toutes les personnes intéressées, les paupières s'allongèrent, tandis que les granulations se portèrent de plus en plus en dedans; au bout de trois semaines, les paupières se trouvèrent réunies par la cicatrice de telle façon qu'il n'existait aucune difformité et que l'œil était bien recouvert. Un examen attentif faisait reconnaître que la nouvelle commissure ne comprenait ni les points lacrymaux, ni la caroncule lacrymale, ni le repli semi-lunaire. La perte de toutes ces parties, ainsi que celle des deux conduits lacrymaux, ne détermina point de *stillicidium lacrymarum*, ainsi qu'on aurait dû s'y attendre d'après les données physiologiques. On pria Rudolphi d'examiner la malade, mais il ne

(1) Op. cit., p. 189.
(2) Ibid., p. 191.

fut pas plus heureux que Graefe pour découvrir de quelle façon les larmes étaient absorbées à la suite de la destruction des parties que nous avons mentionnées (1).

J'ai plusieurs fois enlevé une portion considérable des deux paupières, avec leur commissure nasale, et j'ai chaque fois été surpris de la rapidité et de la facilité avec lesquelles la plaie se guérissait et du peu de difformité qui en était la suite. Une fois cependant, la cicatrice attira tellement les paupières du côté du nez, que le malade ne pouvait ouvrir l'œil que très incomplétement.

Dans le cas que j'ai déjà rappelé et dans lequel j'enlevai les deux paupières et le globe de l'œil, la peau se contracta tellement pendant le travail de la guérison, qu'elle vint recouvrir tout le devant de l'orbite, en n'y laissant qu'une ouverture capable seulement de livrer passage à une plume à écrire.

On a proposé, lorsque l'une ou l'autre paupière a été détruite par la maladie ou par le bistouri, de la remplacer par une nouvelle, taillée aux dépens des téguments voisins (2). Pour la paupière inférieure au moins, cette opération est inutile. La difformité et l'inconvénient qui résulte de la perte de la paupière inférieure sont peu de chose. La simple rétraction de la cicatrice suffit pour amener la peau de la joue au niveau du bord inférieur de l'orbite. La peau s'unit à la conjonctive, et au premier abord on ne s'aperçoit pas que la paupière a été enlevée. L'ouverture palpébrale est un peu moindre que dans l'état naturel, dans le sens vertical d'abord, parce que la paupière supérieure descend plus bas que de coutume, puis transversalement, parce que l'angle externe a pris une forme arrondie. L'autoplastie, en pareil cas, produirait peu d'amélioration.

Il n'en est pas de même pour la paupière supérieure; comme sa destruction peut amener l'état calleux de la membrane qui recouvre l'œil, l'opacité de la cornée, et la perte de la vision, il y a quelque chose à dire en faveur de la blépharoplastie appliquée à ces cas.

SECTION XI.

INFLAMMATION DU BORD LIBRE DES PAUPIÈRES, OU OPHTHALMIA TARSI, OPHTHALMIE TARSIENNE.

Syn. — Blepharitis scrofulosa.

Fig. Dalrymple, pl. I, fig. 3 et 4. Pl. II, fig. 1 et 2.

Le bord libre des paupières est sujet à une inflammation à marche très lente. C'est cette affection qui, obstruant les follicules de Méibomius et détruisant les bulbes des cils, produit l'état qu'on a appelé

(1) 1822. Jahres-Bericht über das clinische chirurgisch-augenärztliche Institut der Universität zu Berlin, p. 3. Berlin, 1823.

(2) Auvert. Selecta praxis, Fasciculus II. Ammon's Darstellungen, Zweiter Theil. Tab. VI, figs. 3, 4.

yeux chassieux. Si on la néglige longtemps, elle revêt un caractère de grande opiniâtreté, et devient même, à certains égards, incurable.

Nous désignons ordinairement cette affection sous le nom d'*ophthalmia tarsi;* mais elle a reçu différents noms, et l'on a professé diverses opinions à son égard. Chez les Romains, tout individu atteint de cette maladie s'appelait *lippus*. C'est de là qu'est venu le mot *lippitudo* dont nous nous servons quelquefois pour désigner les effets de la maladie. La lippitudo de Celse était ce que nous appelons aujourd'hui *ophthalmie catarrhale* ou *purulente*. Il décrit l'ophthalmie tarsienne sous le nom de *xérophthalmia* ou *lippitudo arida*. Quelques auteurs, comparant l'ophthalmie tarsienne aux éruptions du cuir chevelu, l'ont appelée *tinea palpebrarum*, tandis que d'autres l'ont considérée comme de nature herpétique ou porrigineuse. Comme la démangeaison est un de ses symptômes, on l'a appelée *scabies palpebrarum*, et *psorophthalmia;* mais personne, au moins dans ce pays, ne croit plus que cette affection participe en quoi que ce soit de la nature de la gale.

L'ophthalmie tarsienne affecte les follicules de Meïbomius, leurs ouvertures disposées le long du bord libre des paupières près de leur face interne, la portion avoisinante de la conjonctive, les glandes qui existent à la racine des cils et la peau environnante. Le cartilage lui-même est quelquefois entrepris.

Symptômes locaux. — Un des symptômes les plus frappants de cette maladie consiste en ce que, le matin, le bord libre des paupières est agglutiné par un excès de sécrétion collante, fournie par la conjonctive, les follicules de Meïbomius et les glandes ciliaires. Cette matière, acquérant pendant le sommeil une consistance gommeuse, colle les cils entr'eux, de sorte que, lorsque le malade veut, le matin, ouvrir les paupières, il est obligé de les ramollir, ou de se livrer à des efforts considérables, et partant douloureux, pour en obtenir la séparation. Il n'y parvient pas sans en arracher quelques cils, ce qui ne laisse pas d'aggraver l'inflammation des follicules sébacés situés à leur racine, et d'amener la formation successive de petits abcès et de petits ulcères. Fréquemment arrachés de cette façon, et leurs bulbes se trouvant lésés ou détruits, les cils deviennent faibles, petits, irréguliers, et finissent par ne plus se reproduire.

La sécrétion meïbomienne, qui, dans l'état ordinaire, constitue un liquide doux, peu abondant, exclusivement destiné à enduire le bord libre des paupières pour les empêcher d'adhérer et pour conduire le mucus conjonctival et les larmes vers les points lacrymaux, augmente beaucoup en quantité dans cette affection et se transforme en matière purulente. Cette matière par elle-même, aussi bien que l'inflammation à laquelle elle doit son origine, détermine une irritation constante, de fréquentes démangeaisons de l'œil et des paupières, et en se collant aux cils, empêche la guérison des petits ulcères qui se forment à leur base. Les larmes, par suite de l'irritation, sont sécrétées en plus grande abondance que d'ordinaire, et n'étant plus, comme dans l'état de santé, conduites le long du bord libre des paupières vers les points lacrymaux, s'écoulent le long de la joue dont elles échauffent et excorient les téguments. Aussi voit-on souvent dans cette maladie les paupières rouges et gonflées, et les joues enflammées, ulcérées ou couvertes de croûtes. Assez souvent la conjonctive palpébrale est fortement enflammée et fournit une sécrétion morbide. Un ou plusieurs des follicules de Méïbomius se trouvent souvent fortement distendus par du pus qui vient sourdre par leurs ouvertures lorsqu'on comprime la paupière. Dans d'autres cas, le bord libre des paupières est recouvert d'une croûte épaisse, au-dessous de laquelle l'ulcération détruit sourdement l'appareil sécréteur des cils. Quelquefois tous les tissus qui entrent dans la composition du bord libre des paupières sont épaissis, indurés, déviés; on a donné à cet état le nom de *tylosis*.

[M. Velpeau a décrit (1) une nuance de blépharite qu'il appelle *diphthéritique*, et qui est constituée par la présence d'un liséré blanc, ou gris et pointillé, qui s'établit sur la crête postérieure ou glanduleuse du bord libre de la paupière. Ce liséré, quelquefois continu, comme frangé dans d'autres cas, très adhérent chez certains sujets, facile à détacher chez d'autres, donne l'idée d'une concrétion plastique, membraniforme, déposée sur l'orifice de chaque petit chapelet de glandes de Méïbomius. Au demeurant, il est formé de petites paillettes d'un blanc argentin, faisant quelquefois partie d'une sorte d'écume grise et mobile, tandis que, dans d'autres cas, elles sont véritablement fixées sur la portion de paupière indiquée plus haut. Avec cet état pathologique, il existe ordinairement une rougeur fort vive de toute la portion nette du bord libre de la paupière et un boursoufflement manifeste des follicules de Méïbomius du voisinage. Mais l'état croûteux des cils et la sécrétion visqueuse des paupières sont moins marqués que dans la blépharite glanduleuse simple. T. W.]

Les symptômes locaux de l'ophthalmie tarsienne varient considérablement en intensité, en opiniâtreté, aussi bien que sous le rapport de l'aspect de la matière sécrétée, et même du siége des principaux symptômes morbides; car ce sont tantôt les follicules de Méïbomius, tantôt les glandes ciliaires ou les bulbes des cils qui sont principalement affectés.

L'état d'inflammation dans lequel se trouvent la conjonctive et les follicules de Méïbomius, détermine dans les yeux la sensation de graviers ou d'un corps rude, ce qui fait que le malade n'entr'ouvre que partiellement les paupières et même les tient fréquemment rapprochées. Il se plaint aussi de raideur et de sécheresse qui alternent avec l'agglutination des paupières, de chaleur, de cuisson et de photo-

[(1) Répertoire des sciences médicales, art. Ophthalmie, t. XXII, p. 114.]

phobie, symptômes qui vont en augmentant le soir, ou lorsqu'il applique la vue à de petits objets.

Deux choses peuvent survenir quand l'ophthalmie tarsienne a duré longtemps et a été négligée : l'une est l'oblitération partielle ou totale de l'orifice des follicules de Méïbomius à l'une des paupières ou à toutes deux. Ces orifices se trouvent recouverts par une peau nouvelle. Lorsque cet état, qu'on peut considérer comme incurable, existe, la marge interne de la paupière malade s'arrondit au lieu de rester anguleuse; elle est unie, rouge, reluisante; on n'en voit sourdre par la pression aucune portion du liquide de Méïbomius, et ordinairement les cils manquent en grande partie. La seconde est la production de la lagophthalmie et du renversement en dehors de la paupière inférieure, dus à la rétraction de la peau, consécutive à la cicatrisation des excoriations des paupières et des joues. Assez fréquemment ces deux états s'observent concurremment.

On peut encore compter parmi les suites de l'ophthalmie tarsienne qui a duré longtemps, le trichiasis ou renversement des cils en dedans, le distichiasis ou direction vicieuse des cils, et le renversement des paupières en dedans. Les malades dont la conjonctive est fortement affectée ou a été le siége de fréquentes ulcérations, et qui ont contracté l'habitude de n'ouvrir leurs yeux qu'en partie, sont surtout sujets à l'entropion.

Symptômes généraux. — L'inflammation du bord libre des paupières est beaucoup plus fréquente chez les enfants que chez les adultes. Dans presque tous les cas, les malades offrent des signes non équivoques de la constitution scrofuleuse; les fonctions de la peau et des organes digestifs sont altérées; la santé générale est affaiblie. La maladie coïncide souvent avec la conjonctivite scrofuleuse, l'engorgement des ganglions lymphatiques, le gonflement de la lèvre supérieure, les écoulements d'oreille, la teigne, la tuméfaction de l'abdomen, la pâleur et la flaccidité de la peau, l'agitation de la nuit et les sueurs du matin. En général, néanmoins, l'ophthalmie tarsienne n'influence pas la santé générale à un aussi haut degré que l'ophthalmie scrofuleuse.

Causes. — L'ophthalmie tarsienne est loin d'être toujours une affection primitive; elle doit fréquemment son origine à l'ophthalmie catarrhale, à l'ophthalmie des nouveau-nés (*ophthalmia neonatorum*), à la conjonctivite scrofuleuse ou aux affections qui attaquent les yeux, comme la rougeole, la scarlatine ou la variole. Il y a, dans toutes ces maladies, une inflammation plus ou moins considérable des follicules de Méïbomius, et l'on voit souvent l'ophthalmie tarsienne persister, alors même que les autres symptômes se sont amendés ou ont disparu. Lorsque l'affection est primitive, on peut noter parmi ses causes excitantes les plus communes, l'action du froid, d'un air impur, de la fumée et de la malpropreté, s'exerçant directement sur les paupières; tandis qu'en même temps la constitution scrofuleuse, aggravée par une alimentation indigeste et malsaine, ainsi que par d'autres causes, contribue à perpétuer le mal, ou tout au moins à favoriser ses récidives. Chez les adultes, on voit souvent l'usage du vin et des spiritueux entretenir cette affection des paupières. Linnée (1) nous dit que les Lapons ont ordinairement les yeux chassieux. Il attribue cette particularité à ce qu'ils sont exposés aux vents les plus froids, à la réflexion de la lumière par la neige, aux brouillards, à la fumée qui ne s'échappe que par un trou pratiqué au sommet de leur hutte, et enfin à l'intensité du froid. Les Finlandais sont soumis à la même affection et beaucoup d'entre eux en perdent la vue.

Traitement. — Le traitement de cette affection comprend : 1° l'emploi de remèdes propres à calmer l'inflammation, dont tous les autres symptômes sont une conséquence, à apaiser la douleur et la démangeaison, et à prévenir les effets fâcheux de l'agglutination des paupières ; 2° l'usage d'applications astringentes, stimulantes, escharotiques ou épilatoires pour déterger les ulcérations et les excoriations, provoquer leur cicatrisation ou fortifier les paupières affaiblies ; 3° l'administration de remèdes destinés à améliorer la constitution.

1. Le premier conseil à donner au malade ou à la personne qui le soigne, c'est de ne jamais essayer le matin d'ouvrir les yeux avant d'avoir complétement ramolli la matière purulente qui les recouvre, de façon que les paupières puissent se séparer sans douleur et sans lésion des cils. On peut employer dans ce but une cuillerée à café de lait dans laquelle on aura fait fondre un morceau de beurre frais; on y trempe le doigt et on en enduit les paupières, en frottant légèrement les cils agglutinés. On place ensuite pendant quelques minutes, sur les paupières, un morceau d'éponge douce trempée dans l'eau chaude et qu'on a exprimée ; quand cela a été bien fait, le malade parvient à ouvrir ses paupières sans efforts et sans douleur. On doit alors enlever avec l'ongle du doigt la totalité de la matière, et si pendant la journée ou vers le soir elle se reproduit, on a recours aux mêmes moyens. Ces soins sont indispensables, car tant qu'on laisse la matière en place, les lotions, et les pommades n'auront pas d'effet, parce qu'elles ne se trouvent jamais en contact avec le mal.

[D'après M. Chassaignac (2), l'une des causes qui contribuent le plus à l'opiniâtreté et à l'aggravation des ophthalmies, réside dans les changements de consistance et de direction que subissent les cils dont est garni le bord libre des paupières. Leur direction en dedans vers la ligne médiane est, d'après lui, celle qui, lorsque les cils sont raidis, rend leur action la plus irritante. La direction, au contraire, dans laquelle ils irritent le moins la cornée et les paupières est celle dans laquelle ils

(1) Lachesis Lapponica, by Smith, vol. II, pp. 5, 152. London, 1811,

(2) Du décapage des cils dans les ophthalmies. Archives d'ophthalmologie, t. II, p. 88. Paris, Germer-Baillière.

sont couchés obliquement de l'angle interne vers l'angle externe. M. Chassaignac attache une certaine importance à ramener les cils dans cette direction, quand ils s'en sont écartés, au moyen des douches oculaires, pendant la durée desquelles il faut avoir soin de coucher doucement les cils de dedans en dehors par un mouvement transversal exécuté sur le bord de la paupière, avec le doigt ou avec un linge très-fin et très-propre. T. W.]

2. On doit, afin d'abattre l'inflammation, scarifier de temps en temps la conjonctive palpébrale et appliquer des sangsues à la face externe des paupières.

3. On retire aussi des avantages de l'emploi des émollients et des réfrigérants, quelquefois des astringents, appliqués sous forme de fomentations, de cataplasmes, de lotions ou de collyres.

Ainsi, après qu'on a enlevé, le matin, toute la sécrétion morbide, on peut fomenter les paupières avec de l'eau chaude, une décoction de têtes de pavots, de fleurs de camomille, de feuilles de germandrée aquatique, ou de quelque autre analogue. On répète ce moyen une ou deux fois par jour, jusqu'à ce que les principaux symptômes inflammatoires soient apaisés.

Dans les cas graves, on se trouve bien d'appliquer, la nuit, des cataplasmes de pain auquel on mélange un peu de beurre frais ou d'huile d'olive, et qu'on renferme dans un petit sac de linge. Un cataplasme de mie de pain avec du vinaigre affaibli rend souvent service. Un morceau de ruban enduit de cérat doux et gardé sur les yeux pendant la nuit, est utile.

Quand l'affection est légère et à son début, les lotions évaporantes sont agréables et favorables au malade. On les compose d'un ou deux drachmes d'esprit d'éther nitrique, d'autant de vinaigre et de 8 onces d'eau, et on les pratique fréquemment sur les paupières à l'aide d'un morceau d'éponge.

Dans les cas qui ont duré longtemps, après que les symptômes inflammatoires ont un peu cédé, il est avantageux de baigner souvent et soigneusement les paupières, pendant le jour, avec une solution d'un à deux grains de sublimé corrosif dans huit onces d'eau. On emploie cette solution froide ou tiède, au choix du malade. Lorsque la surface externe des paupières en est bien imbibée, on peut la laisser pénétrer dans l'œil, de façon à ce qu'elle se mette en contact avec la face interne des paupières.

On peut aussi employer d'autres collyres, tels qu'une faible solution de sulfate de zinc, un mélange d'eau et d'eau-de-vie. Un des principaux avantages des collyres, c'est de maintenir la propreté des paupières, sans laquelle il n'y a pas de guérison possible.

4. On retire souvent des avantages de la révulsion opérée par des vésicatoires placés derrière les oreilles ou à la nuque, par un emplâtre irritant entre les épaules, ou par un cautère au cou. Il est même rare que, dans les cas où les paupières, par suite du manque de soin, sont

devenues épaisses et calleuses, on obtienne quelqu'amélioration sans l'emploi continu d'un exutoire.

5. L'application d'une pommade sur le bord libre des paupières, au moment du coucher, constitue un des points essentiels du traitement. Les pommades les plus utiles sont celles qui ont une action stimulante ou même légèrement escharotique, comme celles au précipité rouge ou au sous-nitrate de mercure. Cette dernière, connue vulgairement sous le nom d'*onguent citrin,* se prépare suivant la formule indiquée dans les pharmacopées; mais on doit l'affaiblir beaucoup avant de s'en servir pour les yeux. La première se compose de 12 à 20 grains de précipité rouge, soigneusement réduit en poudre impalpable, et incorporé dans une once de beurre ou d'axonge privé de sel. On fait fondre sur le bout du doigt, gros comme la moitié d'un pois, de la pommade, et on l'étend à la racine des cils, le long des orifices des glandes de Meïbomius, chaque soir, ou de deux soirs l'un, suivant l'intensité des symptômes et les effets produits. Si la pommade détermine beaucoup d'irritation, il suffit de l'employer de jour à autre, en alternant avec du cérat simple.

Quelques chirurgiens ne donnent à leurs malades qu'une pommade très faible, dont ils peuvent à volonté enduire et frotter le bord libre de leurs paupières, tandis qu'ils appliquent eux-mêmes, à l'aide d'un pinceau en poils de chameau, quelque pommade plus active, telle que la pommade composée de 10 grains de nitrate d'argent sur une once d'axonge, qu'on applique seulement sur les portions malades.

On ne retire souvent aucun avantage de l'emploi des pommades dans le traitement de l'ophthalmie tarsienne, parce qu'on ignore ou qu'on néglige deux choses essentielles : d'abord, qu'on ne doit point étendre la pommade sur la croûte purulente qui se produit dans cette affection, mais directement sur les paupières, après qu'elles ont été débarrassées des moindres parcelles de la sécrétion morbide ; ensuite, qu'on ne doit pas étendre la pommade doucement, à l'aide du pinceau, mais la faire pénétrer, par des frictions réitérées, jusqu'aux racines malades des cils et dans les orifices des follicules de Meïbomius. Il faut qu'elle pique fort pour produire de bons effets.

On emploie encore d'autres pommades que celles que nous avons déjà mentionnées, surtout celle de Janin, qui est formée de 2 drachmes de tutie préparée, quantité égale de bol d'Arménie, 1 drachme de précipité blanc de mercure, et une demi-once d'axonge. Chez les personnes âgées, et dans les cas incurables où les follicules de Meïbomius sont oblitérés, elle convient peut-être mieux que toutes les autres. On a aussi fait usage de l'onguent d'oxyde de zinc, de celui composé de 2 drachmes d'alun calciné sur une once d'axonge, et de quelques autres. On a retiré de très-bons effets, quand l'affection tient de la nature du porrigo, d'un mélange de soufre précipité avec l'onguent affaibli au sous-nitrate de mercure.

On rencontre assez souvent des cas légers d'ophthalmie tarsienne, accompagnée d'une violente irritation, dans lesquels les pommades les plus douces ne peuvent être supportées. Les fomentations avec la décoction de têtes de pavots, ou simplement avec l'eau chaude, réussissent le mieux en pareil cas.

6. S'il existe de petits ulcères le long du bord libre des paupières, on doit les toucher avec la solution de caustique lunaire, ou avec le nitrate d'argent solide. Il y a aussi utilité à toucher de temps en temps la conjonctive enflammée avec la même solution.

Quand les paupières sont fortement épaissies et indurées, que leurs bords libres sont recouverts d'une croûte épaisse, et les racines des cils ulcérées, on a recommandé d'arracher tous les cils, et de toucher alors légèrement toute la surface malade avec un crayon de nitrate d'argent. Ce moyen a une grande efficacité pour guérir les ulcères et diminuer le gonflement. On répète l'emploi du caustique au bout de quelques jours. Trois ou quatre applications suffisent ordinairement. C'est la pratique de Quadri, de Naples, qui, dans l'intervalle des cautérisations, baigne les parties avec de l'eau-de-vie (1). M. Lawrence, qui recommande aussi ce moyen, dit de plus, pour déterminer à l'arrachement des cils, que ceux qui tombent par suite des progrès de l'ulcération ne repoussent plus, parce que le bulbe qui les sécrète est détruit, tandis que ceux qu'on a arrachés reviennent. Il n'est cependant pas absolument indispensable d'arracher les cils pour obtenir des résultats avantageux de l'application du caustique lunaire. Je l'ai souvent employé avec les résultats les plus satisfaisants, après avoir simplement dépouillé les cils de la croûte morbide qui y adhérait.

7. Comme l'opiniâtreté que montre l'ophthalmie tarsienne dépend presque toujours d'un vice de la constitution, les toniques et les altérants sont ordinairement nécessaires. Les toniques sur lesquels on peut le plus compter sont le sulfate de quinine et les autres préparations de quinquina, les acides minéraux, le carbonate de fer obtenu par précipitation, et les chalybés en général. On les administre à dose progressive, et on en continue l'usage pendant longtemps. Le docteur Zimmer (2), de Prague, recommande beaucoup l'usage d'une solution de 15 grains de muriate de baryte dans une demi-once de teinture de quinquina, dont on fait prendre trois fois par jour de 8 à 20 gouttes dans un verre d'eau; j'en ai obtenu de bons effets.

Les altérants les plus usités sont l'iode et le mercure, le premier sous la forme d'iodure de potassium, l'autre sous celle des pilules de Plummer. Les purgatifs sont utiles dès le début; et soit qu'on doive ensuite employer les altérants ou les toniques, il est bon de faire pren-

(1) Annotazioni pratiche sulle malattie degli occhi, lib. I, p. 145. Napoli, 1818.
(2) GRAEFE und WALTHER's Journal der Chirurgie und Augenheilkunde. vol. XXIV, p. 136. Berlin, 1836.

dre en même temps quelque médecine laxative, telle que le sulfate de magnésie, l'infusion de séné, ou la poudre de rhubarbe et de jalap.

8. Il est indispensable de bien régler le régime du malade. Il ne doit pas se surcharger l'estomac au moment de se coucher, ni prendre pendant le jours d'aliments indigestes ou qui ne lui conviennent pas ; s'il néglige ces précautions, la sécrétion des paupières devient plus abondante, et il en résulte un degré plus considérable d'irritation et d'inflammation.

9. Les bains chauds à l'eau de mer sont un excellent remède quand on peut se les procurer. Les bains de vapeur sont également utiles. Quand on ne peut se procurer ni les uns ni les autres, il faut les remplacer par des pédiluves chauds que l'on prend tous les soirs au moment de se coucher.

10. On doit recommander un air pur et un exercice modéré, car les exercices violents sont nuisibles, comme le savait déjà Horace affecté lui-même de cette maladie :

Namque pilâ lippis inimicum et ludere crudis (1).

11. Il faut veiller soigneusement à l'habillement des personnes atteintes d'ophthalmie tarsienne. Un enfant délicat se refroidit facilement. Cela dérange les fonctions de la peau, de l'estomac, du foie, et des intestins, et détermine fréquemment une attaque d'ophthalmie tarsienne, ou de conjonctivite scrofuleuse. La guérison de ces affections est toujours entravée par le temps humide et froid.

12. Il importe beaucoup que le malade se couche de bonne heure ; rien ne contribue plus à perpétuer l'affection des paupières, que l'habitude de veiller tard, surtout lorsqu'on applique ses yeux à de petits objets.

Pronostic. — L'ophthalmie tarsienne est dans beaucoup de cas si opiniâtre, qu'on demande souvent au médecin s'il y a possibilité de guérison. La réponse à faire dépend de l'état des orifices des follicules de Méïbomius et de la persévérance avec laquelle le malade, ou ceux qui l'entourent, mettent en usage les moyens de traitement. Si, par suite de négligence, les orifices des follicules de Méïbomius, qui sont au nombre de 30 environ sur le bord libre de chaque paupière, se sont obstrués en partie ou en totalité, de sorte que la peau qui les recouvre est unie et reluisante, la maladie est, de ce chef au moins, tout à fait incurable, et le malade devra pendant toute sa vie prendre des précautions pour que l'état de ses paupières n'empire pas. Il devra faire usage tous les soirs de la pommade de Janin ou de quelqu'autre, et suivre tous les préceptes généraux relatifs à la nourriture, aux vête-

(1) Horatii Sat. I, V, 49.

ments, au logement, que nous avons indiqués. Si, au contraire, l'orifice des follicules de Méïbomius est resté ouvert, quel que soit le degré d'inflammation et de déformation des paupières, avec de la persévérance on peut espérer la guérison; mais les remèdes doivent être continués pendant des mois après la disparition des symptômes. Le développement de la puberté exerce son influence sur cette affection, comme sur toutes celles qui dépendent de la scrofule.

Affections consécutives. — On peut signaler parmi les conséquences les plus graves de l'ophthalmie tarsienne : le tylosis, ou gonflement chronique de toute l'épaisseur des paupières; la lippitude, ou excoriation du bord libre des paupières, yeux chassieux; l'oblitération des follicules de Méïbomius, cause de la lippitude incurable; la madarose, ou perte des cils; le lagophthalmos et l'ectropion, dus à la rétraction de la peau produite par la cicatrisation des excoriations de la paupière; le trichiasis, ou renversement des cils en dedans, le distichiachis ou direction vicieuse des cils; l'entropion, produit par les ulcérations fréquentes du bord libre des paupières, et la rétraction des cartilages. J'aurai à examiner séparément plusieurs de ces suites de l'ophthalmie tarsienne.

SECTION XII.

HERPÈS DES PAUPIÈRES.

Toutes les affections cutanées générales ou à peu près peuvent se rencontrer aux paupières. J'y ai souvent observé l'herpès, aussi bien chez les enfants que chez les adultes. Il parcourt ses périodes ordinaires, dure environ une quinzaine de jours et laisse après lui de petites excavations comme celles de la variole. Assez souvent il attaque la cornée, une vésicule s'y développant et se terminant par la formation d'un ulcère.

Des laxatifs, de légers diaphorétiques, un régime ténu, des fomentations avec de l'eau chaude sur les paupières, constituent le traitement général à employer. S'il se forme un ulcère sur la cornée, on doit le toucher avec la solution de nitrate d'argent et peindre les paupières avec l'extrait de belladone.

SECTION XIII.

PORRIGO LARVALIS DES PAUPIÈRES.

Le porrigo larvalis, ou croûte de lait s'étend assez souvent sur la peau des paupières. Il est caractérisé par une éruption de pustules, suivies de la formation de minces croûtes jaunâtres ou verdâtres qui empiètent souvent sur le bord libre des paupières, les collent, et empêchent l'enfant d'ouvrir les yeux. Lorsque ces croûtes tombent, elles laissent l'épiderme rouge, sensible, marqué de lignes profondes, et sujet à s'exfolier à plusieurs reprises. La conjonctive peut être prise d'inflammation puro-muqueuse pendant une attaque de porrigo larvalis ; quelquefois aussi la cornée se rompt et l'œil se détruit (1). Dans les cas négligés, le système des ganglions lymphatiques s'affecte quelquefois, les ganglions sous-maxillaires, par exemple, à l'extérieur, et à l'intérieur ceux du mésentère ; la diarrhée et la fièvre hectique s'établissent, et le malade meurt dans un grand état d'émaciation.

On se trouvera bien de laver soigneusement les paupières avec quelque liquide adoucissant tiède, comme l'eau et le lait ; on instillera une fois par jour quelques gouttes de la solution de nitrate d'argent (4 grains par once d'eau distillée) ; le soir on enduira le bord libre des paupières avec la pommade au précipité rouge ; enfin, on administrera, à doses altérantes, les purgatifs mercuriels, puis le sulfate de quinine comme tonique.

SECTION XIV.

VITILIGO DES PAUPIÈRES.

Fig. Guy's Hospital Reports, Second Series ; vol. vii, p. 374 ; London, 1850.

Lorsque cette affection occupe les paupières, ce dont j'ai vu plusieurs exemples, elle se présente sous la forme de rangées de petites taches jaunâtres, ou couleur d'ocre, irrégulières, légèrement élevées, offrant à peine de l'induration, et se montrant en général symétriquement des deux côtés de la face. Elles sont situées dans la peau ; l'épiderme qui les recouvre paraît sain. Elles s'écartent des bords et se montrent surtout là où la peau des paupières est lâche, s'étendant quelquefois lentement sur les côtés du nez et sur les joues. D'autres parties du corps, comme la paume des mains, les doigts, les coudes, etc., sont souvent affectées de la même façon. Cette maladie accompagne quelquefois la jaunisse, et on a supposé qu'elle dépend d'un dérangement des fonctions du foie. Il faut agir de ce côté. Quant aux paupières, il faut les fomenter avec du vinaigre et de l'eau chaude. On a retiré des avantages de l'application répétée du nitrate d'argent.

(1) Sterheim. Graefe und Walther's Journal der Chirurgie und Augenheilkunde, vol. XIV, p. 75. Berlin, 1830.
(2) Batemans' Practical Synopsis of Cutaneous Diseases, p. 162. London, 1839.

[SECTION XV.

BOUTON D'ALEP AUX PAUPIÈRES.

On sait que le bouton d'Alep, qui est dû à l'usage de l'eau de *Coïk* (rivière qui baigne Alep), est originairement constitué par un ou plusieurs tubercules qui se manifestent pour ainsi dire exclusivement à la face ou aux extrémités. Le tubercule apparaît d'abord sous la forme d'un bouton de la grosseur d'un pois ou d'une fève, le plus souvent indolent et accompagné de peu de rougeur. A sa surface on voit de petites aspérités blanchâtres, comme écailleuses, qui tombent et se reproduisent alternativement. Quand arrive la période de ramollissement, il se forme à la surface du bouton, une exhalation de sérosité limpide qui, en se coagulant, finit par constituer une croûte. Quand celle-ci est tombée, on aperçoit au-dessous d'elle un fond communément *lisse*, assez *uni*. Les bords de l'ulcère, qui sécrète le plus souvent un pus séreux ou séro-purulent parfois limpide et ordinairement inodore, sont inégaux, entourés d'une ceinture de *petites saillies tuberculeuses* qui se prononcent de plus en plus.

Le bouton d'Alep se développe presque exclusivement à la face et aux extrémités. A la face, c'est plus particulièrement le milieu de la joue, et souvent des deux joues, le côté du nez, *la paupière supérieure*, le front, qui en sont affectés. Sous le rapport du tissu anatomique qu'il envahit, c'est toujours originairement le tissu cellulaire sous-cutané. Quelquefois la maladie se développe aux autres tissus ; on parle d'yeux détruits par suite des progrès du bouton fixé aux paupières. La marche de la maladie pendant laquelle la santé générale ne semble nullement altérée, est ordinairement lente, sa durée d'un an environ. Quand l'exfoliation de la croûte s'est répétée cinq ou six fois, la réparation arrive, la saillie de la tumeur disparaît, une dernière croûte se forme et persiste jusqu'à la guérison. Le traitement curatif consiste dans l'emploi du feu, des incisions cruciales et de la pâte de Vienne.

[*Obs.* 159. — Un enfant chrétien, âgé de 2 ans, est atteint du *bouton* depuis un an. Il porte à la paupière inférieure gauche une large croûte de 0,m02 au moins de diamètre transversal, sèche, verdâtre, fortement implantée sur l'organe, dont le bord libre présente une tendance à se renverser en dehors. A la joue droite, il existe un ulcère assez profond, dont la croûte est en partie tombée ; le fond apparaît assez pâle, uni, sans aucunes granulations ; l'auréole de l'ulcère est elle-même très peu colorée. Depuis quelques jours l'enfant est indisposé, les parents ont repoussé toute intervention de l'art, et aujourd'hui l'ulcère de la paupière est assez étendu pour faire craindre au moins un ectropion (1).

Obs. 160. — Sotiry, 17 ans, neveu de l'évêque d'Alep, né en Chypre, est atteint de l'exanthème depuis dix mois. Un premier bouton s'est manifesté à la paupière supérieure de l'œil droit, puis deux autres ont apparu au milieu du front, puis successivement et à

[(1) Mémoire sur le bouton d'Alep, par le docteur A. Willemin. Gaz. méd. de Paris, 1854, p. 200, 228, 252.]

peu de distance, le dos du nez, la joue, ont été envahis. Deux gros boutons ulcérés occupent le milieu du front. Un petit bouton ulcéré couvre la tête du sourcil droit. La paupière supérieure droite est énormement tuméfiée, infiltrée, rouge. Un gros bouton de 0,m02 de diamètre horizontal en occupe l'extrémité externe et la moitié de la largeur. Il est en partie recouvert d'une croûte verdâtre humide, de dessous laquelle s'échappe par la pression un peu de liquide épais, moitié séreux, moitié purulent. La tuméfaction est telle que le malade peut à peine entr'ouvrir la paupière, et néanmoins il n'a jamais cessé de se livrer à ses occupations ordinaires. T. W.]

SECTION XVI.

ABCÈS DES GLANDES DE MÉÏBOMIUS.

J'ai déjà dit (page 195) que les abcès des glandes de Méïbomius surviennent quelquefois dans l'ophthalmie tarsienne. On en rencontre aussi des cas idiopathiques. Une ou deux glandes se trouvent distendues par le pus, quelquefois sans que le bord libre de la paupière soit malade; d'autres fois ce bord présente une tumeur qui ressemble à un orgeolet. En renversant la paupière, on reconnaît de suite la nature du mal et la différence qui existe entre lui et l'orgeolet ordinaire. Le pus vient quelquefois, par la pression, sourdre par l'orifice de la glande enflammée; dans d'autres cas, il faut ouvrir l'abcès avec la lancette sur le bord libre ou à la face interne de la paupière. Du reste, on y applique le traitement de l'ophthalmie tarsienne.

SECTION XVII.

OBSTRUCTION DE L'ORIFICE DES GLANDES DE MÉÏBOMIUS.

Il arrive quelquefois que l'orifice externe d'une ou de plusieurs des glandes de Méïbomius se trouve recouvert par une mince pellicule qui paraît être de l'épiderme. Elle s'oppose à la sortie du produit de la sécrétion, et celui-ci, en s'accumulant, vient soulever la pellicule qui forme une sorte de phlyctène. Cet état ne détermine pas de douleur, mais seulement un certain malaise dans le mouvement des paupières. On rompt facilement la pellicule avec la pointe d'une épingle, et on enlève le produit de la sécrétion.

SECTION XVIII.

CALCULS DES GLANDES DE MÉÏBOMIUS.

On rencontre dans les glandes de Méïbomius deux espèces de concrétions, différant par leur aspect et par la direction qu'elles prennent pour se porter au dehors. L'une de ces espèces de concrétions est semi-transparente, semblable à un grain de riz et de consistance molle. Elle fait saillie par l'orifice de la glande qu'elle occupe, et par la pression elle s'échappe au dehors. L'autre espèce est blanche, opaque et calcaire ; elle ne fait pas saillie du côté du bord libre, mais bien à la face interne de la paupière, où elle perce quelquefois la conjonctive, et irrite beaucoup l'œil. Pour l'enlever, on incise avec une lancette la conjonctive qui recouvre le calcul, et on enlève celui-ci avec l'extrémité pointue d'une sonde ou le bord d'une petite spatule. On rencontre quelquefois dans la même paupière de nombreux calculs de cette espèce.

SECTION XIX.

ORGEOLET.

Fig. Dalrymple, pl. IV, fig. 1.

L'orgeolet, ou clou, est une sorte de petit furoncle qui fait saillie au bord libre de la paupière. Suivant quelques auteurs, le siége de cette affection est le tissu cellulaire seul ; mais Zeis (1) pense qu'il pourrait bien être dans la capsule et dans les glandes de la racine des cils. Ce n'est certainement pas un abcès des glandes de Meïbomius.

Symptômes. — La tumeur est d'un rouge foncé, très-dure ; elle s'accompagne, au début, d'une sensation de raideur et de démangeaison, et, plus tard, d'une douleur très intense et proportionnée à sa dimension. La tension et la sensibilité exquise de la peau qui recouvre le bord libre des paupières expliquent l'extrême intensité de la douleur. L'inflammation s'étend, jusqu'à un certain point, à la conjonctive, et les mouvements de la paupière sont empêchés. Chez les sujets délicats et irritables, il survient de la fièvre et de l'insomnie. La tumeur suppure lentement ; à la fin, elle s'élève en pointe et se rompt. Après avoir laissé échapper un peu de pus épais, et quelquefois une petite portion de tissu cellulaire désorganisé, elle s'affaisse et disparaît. D'après Zeis, la portion de substance désorganisée qui s'échappe est la capsule des cils. Les cils de la partie malade tombent et se reproduisent, mais pas toujours.

Causes. — L'orgeolet est très fréquent chez les sujets scrofuleux. Il est souvent produit par les veilles, l'usage des liqueurs spiritueuses, ou le dérangement des intestins, l'usage des salaisons et du poivre.

Traitement. — On doit essayer, au début, les applications réfrigérantes, telles que l'eau additionnée de vinaigre, ou un cataplasme de glace. Lorsque la période de suppuration paraît prochaine, on applique un cataplasme de pain et d'eau chaude, renfermé dans un petit sac de

(1) AMMON's Zeitschrift für die Ophthalmologie, vol. V, p. 220. Heidelberg, 1836.

linge, ou un cataplasme de pomme cuite. Si l'abcès tarde trop à s'ouvrir, on l'ouvre avec la lancette; on fait sortir par la pression le pus et le tissu aréolaire mortifié, et l'on continue l'usage du cataplasme. Quelquefois la matière mortifiée est longue à sortir; on touche alors la petite cavité avec un crayon de nitrate d'argent taillé en pointe, et elle se ferme promptement. Au début de l'orgeolet, on se trouvera bien de l'emploi d'un émétique, suivi d'un purgatif le lendemain.

SECTION XX.

PHLYCTÉNULE OU MILLET DES PAUPIÈRES.

Fig. Walton, fig. 88 et 89.

On observe souvent sur le bord libre des paupières, surtout vers l'angle interne, de petites vésicules semi-transparentes, ou phlycténules remplies d'un liquide aqueux, tantôt isolées, le plus souvent réunies en groupe; leur dimension varie du volume d'une graine de moutarde à celui d'un pois. Après les avoir percées avec la pointe d'une lancette, on en saisit les parois avec des pinces à dents et on les retranche d'un coup de ciseaux.

On trouve souvent aussi sur le bord libre des paupières de petites tumeurs blanches, comme des grains de millet, qui contiennent une substance semblable à de la graisse. On doit les ouvrir avec la lancette et en exprimer le contenu.

SECTION XXI.

VERRUES DES PAUPIÈRES.

Fig. Dalrymple, pl. V, fig. 1.

Des verrues se développent assez souvent sur la surface externe des paupières ou sur leur bord libre. On arrive parfois à les faire disparaître en les maintenant constamment recouvertes de charpie imbibée d'une décoction de racine de tormentille ou d'une solution de carbonate de soude. Si cela ne réussit point, on peut lier la base de la verrue avec un fil de soie ciré, ou, si celle-ci est trop large, en pratiquer la destruction par l'application du nitrate d'argent. Le moyen le plus prompt consiste à retrancher la verrue d'un coup de ciseaux.

[M. Courserant a conseillé (1) le procédé suivant pour détruire le mal sans cicatrice, partant sans difformité et en ménageant les cils :

[(1) Gazette des hôpitaux, 1853, n° 69.]

Deux incisions, l'une horizontale, l'autre verticale, sont pratiquées dans la tumeur, et si sur le trajet de l'instrument se trouve un cil, l'incision est éloignée de son point d'émergence ; puis l'extrémité d'un tube capillaire, trempé dans l'acide nitrique, est promenée successivement dans les deux sillons tracés. Au bout de deux jours, on peut détacher la petite eschare avec des pinces et répéter la cautérisation sur les points dont la base présente le plus d'épaisseur. T. W.]

[M. Sichel a décrit (1) une variété d'affection verruqueuse des paupières et du voisinage, liée à une diathèse lymphatique. Ces excroissances occupent par groupes les paupières et le voisinage, plus souvent la paupière supérieure que l'inférieure. Voici les circonstances qu'on peut constater alors : 1° Elles ont une forme et un aspect tout particuliers ; plus petites que celles qu'on voit isolées, elles sont ordinairement arrondies et toujours lisses, d'une teinte rosée peu différente de celle de la peau, quoique un peu plus pâle. Leur sommet est plus blanchâtre, souvent un peu luisant ou comme translucide, et muni au centre d'un ombilic. Pour la plupart, elles ont 1 à 2 millimètres d'élévation, quelquefois 3, et rarement davantage, bien qu'on en voie exceptionnellement qui sont allongées et même un peu acuminées. Elles forment des groupes de huit à vingt, en se distribuant sur l'une des paupières supérieures jusqu'au sourcil. 2° Elles se lient à une constitution lymphatique ou à une affection scrofuleuse. 3° On peut les faire disparaître par l'emploi des médicaments anti-lymphatiques. Sous l'influence de ces moyens, les verrues se flétrissent peu à peu et tombent au bout d'un temps plus ou moins long, variant entre un et quatre mois. Dans les cas où il n'existe qu'une simple disposition lymphatique, M. Sichel se borne à l'emploi de purgatifs répétés de semaine en semaine et du chlorure de barium, d'après la formule suivante : Eau dist., 15 grammes ; chlor. de bar., 2 gramm., à prendre de 15 à 20 gouttes, trois fois par jour. Quand la disposition lymphatique est plus développée, on fait précéder le chlorure de barium de l'éthiops antimonial : Éthiops, magn. calc., de chaque 2 gramm. Mêlez et divisez en dix paquets. Un paquet chaque matin, pendant dix jours, ou matin et soir pendant cinq jours. 4° On sait que les verrues se composent de tissu cellulaire, d'épithélium et de vaisseaux sanguins. Les excroissances dont il est ici question présentent, au premier aspect, une ressemblance parfaite avec les verrues ; mais leurs éléments anatomiques ne sont pas les mêmes, et, en les examinant lors de leur début et de leur déclin, on reconnaît qu'elles doivent leur origine à une altération des follicules sébacés cutanés. T. W.]

[(1) Annales d'Oculistique, t. XX, p. 45.]

SECTION XXII.

SYCOSIS DU BORD LIBRE DE LA PAUPIÈRE.

Fig. Dalrymple, pl. IV, fig. 5.

Cette affection peut paraître de peu d'importance aux gens qui n'en sont pas atteints ; mais il n'en est pas de même pour le malade et pour le chirurgien qui a souvent beaucoup de peine à la faire disparaître. Il existe presque toujours d'autres tubercules durs de la même espèce sur la face ; mais celui qui existe sur le bord de la paupière, et qui souvent siége si près de l'un des points lacrymaux qu'il semble presque l'entourer, montre encore plus d'opiniâtreté que les autres. Sur le bord libre de la paupière, les tubercules présentent quelquefois une base étroite : on peut alors les retrancher d'un coup de ciseaux. Un régime bien réglé, l'usage des laxatifs et des anti-acides, l'application journalière du sulfate de cuivre, et des fomentations chaudes, constituent le traitement à employer.

SECTION XXIII.

EXCROISSANCES CORNÉES DES PAUPIÈRES.

Fig. Dalrymple, pl V, fig. 2.

La matière qui sort d'un follicule sébacé s'indure quelquefois, et se recouvrant graduellement des couches que lui fournit la desquamation de l'épiderme, revêt la forme d'une petite corne qui se projette de la peau des paupières en se recourbant. On doit saisir cette petite corne avec les doigts, l'attirer en avant et la retrancher à sa base d'un coup de ciseaux.

SECTION XXIV.

TUMEURS DU SOURCIL ET DES PAUPIÈRES.

Le sourcil et les paupières sont quelquefois le siége de diverses sortes de tumeurs. Nous allons d'abord décrire celles qu'on rencontre le plus communément ; nous nous occuperons ensuite des plus rares.

§ I. — Chalazion, ou tumeur fibrineuse.

De χάλαζα *grelon*. *Syn.* — Tumeur tarsienne.
Fig. Dalrymple, pl. IV, fig. 2. Walton, fig. 90 et 91.

Cette maladie, qui est très commune, ressemble un peu à l'orgeolet, mais elle ne siége pas sur le bord libre de la paupière et ne fait point saillie de ce côté. Elle est ordinairement placée à une certaine distance de ce bord, et quand elle commence à faire saillie, c'est ordinairement vers la face interne, rarement vers la face externe de la paupière. Elle est située, soit entre l'orbiculaire des paupières et le cartilage tarse, soit dans la substance même du cartilage. D'abord la tumeur est mobile; mais à mesure qu'elle augmente de volume, elle devient fixe, et la peau qui la recouvre rougit. En renversant la paupière, on fait saillir la tumeur vers sa face interne, qui paraît fort enflammée et offre souvent une dépression au niveau du centre de la tumeur. La fig. 14 représente la face externe de la paupière inférieure affectée de chalazion, et la fig. 15 sa face interne. Quand la maladie a duré longtemps, la portion du cartilage qui est située derrière le chalazion se trouve amincie par l'absorption, et l'on trouve une substance ressemblant à un petit fongus faisant saillie à travers le cartilage et la conjonctive palpébrale. J'ai une fois vu cette excroissance fongueuse se faire jour à travers le point lacrymal supérieur. Le chalazion suppure quelquefois, ou plutôt il s'établit autour de lui un travail de suppuration qui finit par le détruire; l'abcès s'évacue de lui-même, tantôt vers la face externe, tantôt vers la face interne de la paupière.

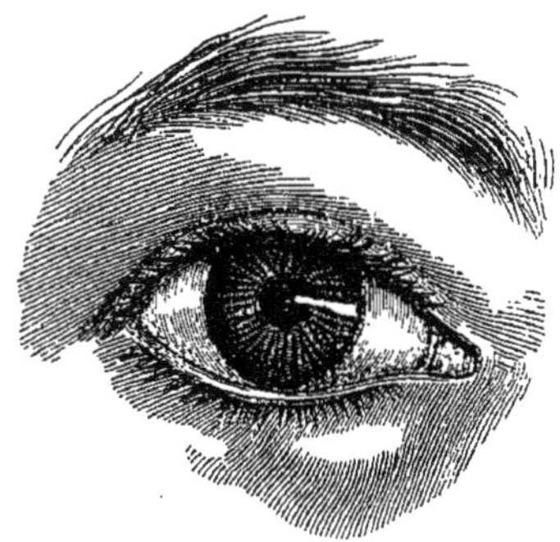
Fig. 14.

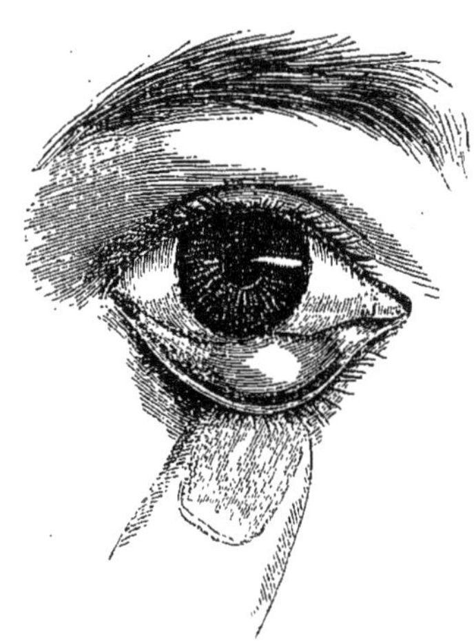
Fig. 15.

Le chalazion se voit plus souvent à la paupière supérieure qu'à l'inférieure; il peut exister aux deux paupières en même temps; il y en a parfois plusieurs à la même paupière. On le rencontre très rarement chez les enfants. Les personnes qui sont affectées de chalazion ont ordinairement les voies digestives dérangées; l'estomac est affecté d'acidités et de flatulences; les intestins sont paresseux, les évacuations alvines morbides. Au début, on arrête quelquefois les progrès de la tumeur en administrant les *blue pills* à dose altérante, des laxatifs et des toniques, et tout particulièrement le quinquina et le fer. J'ai vu plusieurs fois des tumeurs de cette nature se dissiper complétement sous l'influence de ce traitement. On se trouve quelquefois bien d'un cataplasme au vinaigre, mis dans un petit sac de linge, et qu'on applique tous les soirs, ou bien encore de frictions sur la tumeur, répétées deux fois par jour pendant dix minutes, avec l'onguent mercuriel camphré.

Quand le chalazion est petit et dur, on ne doit point y toucher, surtout s'il est situé à l'extrémité de l'une ou de l'autre paupière. Mais lorsqu'il a acquis un certain volume et qu'il a commencé à se ramollir un peu, il faut l'enlever. Comme il n'est pas enkysté, il n'y a pas à songer à pratiquer une opération régulière : s'il l'essaie, l'opérateur échouera probablement dans sa tentative, car la tumeur échappe à la dissection; s'il persiste, il s'expose à enlever un morceau du cartilage et à percer la paupière d'une boutonnière. J'ai vu des cas dans lesquels la paupière avait été fortement endommagée par ces tentatives dans lesquelles on avait enlevé une portion du cartilage; la paupière était renversée en dedans, ou unie par une bride au globe de l'œil. Il suffit, en général, de renverser la paupière malade, de diviser la tumeur dans toute sa longueur, à travers le cartilage, avec la lancette, et de faire sortir par une pression qui doit être assez forte, son contenu qui ressemble à de la matière gélatineuse. Si, lorsque la tumeur a été largement incisée, son contenu ne s'élance pas au dehors, on doit, à l'aide de l'extrémité d'une sonde aiguë introduite par l'incision, aller déchirer son tissu, puis comprimer. La cavité où se trouvait logé le chalazion se remplit immédiatement de sang, ce qui fait que la tumeur paraît persister, quoique avec un moindre volume; mais généralement le gonflement, la rougeur, et tous les autres signes de la maladie disparaissent complétement. Quelquefois il peut être bon de faire l'incision à travers les téguments; mais, en général, la tumeur siége plus près de la face interne de la paupière. Si le chalazion menace de perforer le cartilage, ou s'il existe déjà une ouverture donnant issue à une petite fongosité, c'est suivant le diamètre de cette fongosité qu'il faut pratiquer l'incision, et non sur un des côtés, quand même la tumeur formerait une saillie plus considérable dans le point où le cartilage est encore intact. Il est beaucoup plus facile de faire sortir le chalazion, par compression à travers la portion amincie du cartilage tarse, que par toute autre voie. Si la fongosité qui fait saillie est considérable, il faut la retrancher d'un coup de ciseaux. Deux chalazions situés l'un contre l'autre paraissent quelquefois n'en former qu'un seul, mais ils réclament deux incisions pour être évacués.

[M. Desmarres (1) ayant remarqué combien, dans ces petites opérations, le chirurgien est gêné par le sang, a, pour obvier à cet inconvénient, imaginé l'instrument représenté (fig. 16). Quand on l'applique convenablement, il ne s'écoule pas une goutte de sang pendant la dissection qui est aussi facile que sur le cadavre. C'est une pince ordinaire dont les mors sont remplacés par une plaque et par un anneau

[(1) Annales d'Oculistique, t. XVI, p. 114.]

qu'une vis de rappel rapproche de manière à exercer une compression convenable sur la paupière malade qu'on engage entre eux.

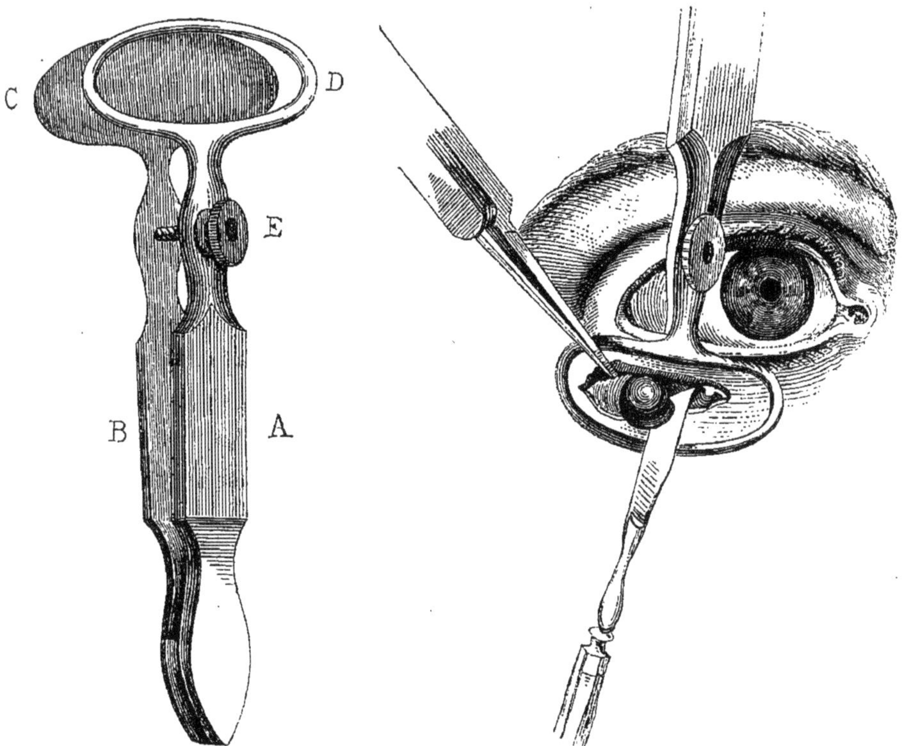

[Fig. 16. — Empruntée à Ruete.] [Fig. 17. — Empruntée à Ruete.]

Fig. 16, A, branche antérieure de la pince. — B, branche postérieure. — C, plaque de métal terminant la branche postérieure et destinée à être glissée en entier ou par l'une de ses extrémités sous la paupière. — D, anneau terminant la branche antérieure ; on engage la tumeur au centre ou à l'une des extrémités de cet anneau. — E, vis servant à rapprocher l'anneau de la plaque. — Fig. 17, la pince appliquée.

Cette pince-anneau s'applique avec la plus grande facilité : on engage sous la paupière malade la branche postérieure (la plaque) tout entière, ou seulement une de ses extrémités, puis on serre la vis de rappel dans le but d'exercer autour de la tumeur une compression suffisante pour empêcher le sang d'arriver jusqu'aux parties qui doivent être divisées. (Fig. 17.)

M. J. Ansiaux, de Liége, a fait disparaître de l'instrument de M. Desmarres, la vis de rappel destinée à rapprocher les branches (1); celles-ci sont coudées dans l'appareil modifié, de manière que la branche antérieure, terminée par la plaque, devient postérieure à l'endroit où elle se coude, et la branche postérieure qui soutient l'anneau devient antérieure au même endroit. L'anneau s'applique contre la plaque quand l'instrument est fermé et exerce une pression mesurée à la force

[(1) Id. t. XX, p. 170.]

de son ressort. En un mot, c'est une pince à branches entre-croisées qui s'écartent dès qu'on les presse et se rapprochent quand on cesse d'agir sur elles. Le reste de l'instrument ne diffère en rien de celui de M. Desmarres. La modification de M. Ansiaux facilite l'application de l'appareil, qui exerce sa compression par la seule puissance de son ressort et sans nécessiter le jeu de la vis de rappel que l'on fait d'ailleur tourner facilement en la frappant de l'index. Mais, d'un autre côté, comme la compression exercée est toujours la même, elle peut être trop forte ou trop faible, suivant l'épaisseur de la paupière que l'on interpose; parfois même elle est assez douloureuse pour contraindre le chirurgien, sinon à enlever l'instrument, du moins à faire tempérer sa force par une pression que l'aide exerce sur ses branches. Dans l'instrument primitif de M. Desmarres, la pression peut être graduée suivant le besoin, et c'est un avantage. T. W.]

Les tentatives pour détruire le chalazion par le caustique sont toujours inefficaces, et souvent nuisibles, en ce qu'elles déterminent l'induration de la paupière et quelquefois le trichiasis. Une simple incision de la tumeur à travers la conjonctive et le cartilage tarse, même lorsqu'on introduit un caustique dans la plaie, ne suffit pas non plus; il faut évacuer la tumeur comme nous l'avons dit. Par ce procédé, le chalazion, lorsqu'il n'est pas en suppuration, est généralement enlevé entier. Il est d'une légère teinte rouge, de consistance gélatineuse, traversé de petites taches de sang. Il devient blanc et opaque quand on le plonge dans l'alcool étendu, se dissout facilement dans l'acide acétique, et comme il est précipité par le prussiate de potasse, il paraît être formé de matière fibrineuse imparfaite.

§ II. — Molluscum ou tumeur albumineuse.

Syn. — Tumeur glandiforme. Tumeur folliculeuse, *Fr.*
Fig. Dalrymple, pl. IV, fig. 3. Walton, fig. 87. Willis, pl. 63.

Le molluscum ou tumeur albumineuse s'observe plus fréquemment chez les enfants que chez les adultes. Elle a son siége dans la peau, quelquefois tout contre le bord libre de la paupière, mais ordinairement assez loin de ce point. Quand elle siége près du bord libre de la paupière, sa présence peut enflammer l'œil. Les téguments qui la recouvrent sont si amincis que sa couleur blanche apparaît au travers. Elle présente même avant l'extirpation l'aspect granulé, et quand on l'a enlevée, on aperçoit encore plus distinctement qu'elle est formée de grains nombreux qui ne sont que les acini hypertrophiés des glandes sébacées. Leur volume varie de celui d'un pois à celui d'une fève et même plus; elles sont dures, exemptes de douleur, non enkystées, et ne suppurent jamais. Elles sont sessiles avec une base étroite, mais non pédiculées. Elles présentent au centre une petite ouverture par où s'échappe un liquide blanchâtre. Au bout d'un certain temps, les téguments s'ulcèrent, et la masse s'échappe entière ou par portions. Les paupières contiennent souvent de nombreuses tumeurs albumineuses, et quelquefois il en existe sur les autres parties de la face.

Il est bien démontré que, lorsque cette affection est récente, elle est contagieuse : c'est le fluide blanchâtre exsudé de la tumeur qui est l'agent de la contagion. J'ai vu une fois un gentleman qui s'était inoculé la maladie aux mains en touchant la figure d'un enfant. Cette affection, lorsqu'elle est récente, s'appelle *molluscum contagiosum*; quand elle est chronique, elle paraît perdre sa propriété contagieuse, dure alors souvent plusieurs années, et se nomme *molluscum pendulum,* à cause de l'allongement que subit la partie par où elle s'attache à la peau. L'analyse chimique de la tumeur démontre qu'elle possède les propriétés de l'albumine coagulée. Si ces tumeurs doivent leur origine à un vice constitutionnel, c'est ordinairement au vice scrofuleux. J'ai vu une collection de ces tumeurs disparaître des paupières d'un enfant scrofuleux pendant qu'il faisait usage du sulfate de quinine. On peut les détruire en les touchant avec la potasse caustique, le sulfate de cuivre, ou le nitrate d'argent; mais la manière la plus prompte de les faire disparaître consiste à pratiquer une incision transversale qui comprenne la peau et la masse morbide. En comprimant alors fortement de chaque côté sur la peau saine avec les ongles des pouces, on peut, sans autre dissection, enlever la tumeur, il n'y a que ses parties centrales qui s'échappent, et les couches externes restent adhérentes à la peau à la façon d'un kyste. En continuant à comprimer, cette portion de la tumeur finit aussi par s'échapper (1).

Dans les cas chroniques existant à la paupière supérieure, la tumeur acquiert quelquefois un volume considérable, de sorte qu'elle pend en bas et recouvre complétement l'ouverture des paupières. Dans les cas de cette espèce, et Liston (2) et Craigie (3) en ont rapporté et figuré des exemples, le reste du corps est ordinairement couvert de tumeurs de molluscum. Pour faire disparaître la difformité de la paupière, on cerne la tumeur à sa base par deux incisions semi-elliptiques, on enlève la portion de peau qui la soutient, et on ferme la plaie qui en résulte à l'aide de points de suture.

§ III. — Tumeur enkystée.

On rencontre rarement dans les paupières des tumeurs enkystées remplies d'un liquide séreux, de matière stéatomateuse ou d'une sub-

(1) Consultez sur le molluscum, PATERSON, Edinburgh Medical and Surgical Journal, v. LVI, p. 279. TURNBULL, Ib. p. 465. COTTON, Ib. vol. LXIX, p. 82. CAILLAULT, Archives générales de médecine, 4e série. t. XXVI, pp. 46, 516. Paris, 1851.

(2) Lancet, July 13, 1844, p. 489.

(3) Edinburgh Medical and Surgical Journal, vol. LXXV, p. 108. Edinburgh, 1851.

stance encore plus solide. Cependant, on en rencontre assez souvent de congéniales, situées tout contre l'angle externe de l'œil ou au-dessus du sourcil. Leur contenu mou est souvent mélangé de poils courts, ressemblant à des cils, ayant des bulbes, et croissant sur la paroi interne du kyste. Ils sont souvent situés au-dessous de l'orbiculaire des paupières, et adhèrent à l'os, de sorte que, lorsqu'on procède à leur extirpation, on est obligé de faire une incision beaucoup plus étendue que ne semble le réclamer le volume de la tumeur, et de disséquer soigneusement autour et au-dessous du kyste, en laissant en arrière l'orbiculaire des paupières et les téguments. L'extirpation est fort pénible si l'on n'en agit ainsi. Quand le kyste occupe les paupières, il est souvent extrêmement mince, de sorte qu'il est difficile de l'enlever entier. S'il vient à se rompre, on peut y introduire une des branches de la pince à crochets, tandis que l'autre le saisit à l'extérieur, ce qui permet de continuer la dissection. J'ai quelquefois rencontré le kyste entre la conjonctive et l'orbiculaire des paupières, de sorte qu'il allait au delà du cartilage tarse. En pareil cas, l'extirpation se fait mieux à travers la face interne de la paupière.

Au lieu de tenter une extirpation régulière, il vaut quelquefois mieux ouvrir le kyste avec la lancette et faire sortir par pression le contenant et le contenu : c'est ce que j'ai quelquefois fait. Si on ne peut ainsi enlever le kyste, il faut y introduire et y laisser, une seconde ou deux, un crayon de nitrate d'argent ou même de potasse caustique. Au bout de quelques jours, le kyste est éliminé et la plaie se ferme. On peut encore diviser de prime abord la tumeur en deux moitiés, en extraire le contenu, et laisser le kyste s'affaisser; on en saisit alors chacune des moitiés avec des pinces, on les attire au dehors à travers la plaie, et on les retranche d'un coup de ciseaux. Si on néglige quelque portion du kyste, la plaie peut ne pas se fermer, ou bien se rouvrir après s'être cicatrisée, ou enfin continuer à suppurer pendant longtemps. Il peut être bon, dans ces cas, de pratiquer une incision pour extraire la portion de kyste laissée lors de la première opération.

[M. Malgaigne conseille le procédé suivant (1) : On fait une incision transversale de 1 centimètre environ, parallèlement au bord libre de la paupière; après avoir coupé la peau, on arrive sur le kyste, que l'on ouvre; puis on saisit la paupière, le plus près possible du kyste, entre les deux branches d'une pince à disséquer, l'une appliquée à la face muqueuse, l'autre sur la peau, et faisant marcher ces branches du côté du kyste, en pressant toujours, on le fait sortir tout entier par énucléation. T. W.]

La simple ponction des tumeurs enkystées ne suffit pas; elle peut de

[(1) Revue médico-chirurgicale. Juin 1854.]

plus provoquer l'inflammation du tissu cellulaire environnant et la formation de fongosités provenant du kyste.

[M. Lenoir a rapporté l'histoire suivante d'une tumeur enkystée de la paupière supérieure formée par un corps étranger :

[*Obs.* 161. — Un homme de 30 ans porte depuis longtemps une petite tumeur dans l'épaisseur de la paupière supérieure de l'œil gauche. Cette tumeur, aujourd'hui de la grosseur d'une noisette, fait une saillie notable dans le petit angle de l'œil, au-dessus de la commissure externe des paupières ; elle est légèrement bosselée à sa surface et donne à la peau dont elle est recouverte une coloration noirâtre qui se retrouve sur la conjonctive dont la face inférieure du cartilage tarse est revêtue. Enfin, elle a un prolongement dur qui s'applique contre la paroi externe de l'orbite pour se perdre dans les graisses de cette cavité. Du reste, il n'existe aucune apparence de cicatrice à la peau. Le malade se rappelle avoir fait une chute sur cette partie dans son très jeune âge, et sa maladie ne prend de l'accroissement que depuis trois ans. L'extirpation fut exécutée au moyen d'une incision longitudinale parallèle au repli palpébral et d'une dissection attentive faite à l'aide de ciseaux et d'une pince-érigne. La tumeur fut aisément renversée sur son pédicule ; mais quand on voulut couper celui-ci, les ciseaux rencontrèrent un corps dur sur lequel ils s'émoussèrent. Ce corps, enlevé avec la tumeur, n'était autre qu'un morceau de fer, long de 2 centimètres environ, et qui paraissait formé par la pointe d'un gros clou. Il s'était enkysté dans le tissu cellulaire de la paupière et de l'orbite, et ce sont les parois assez épaisses de ce kyste, infiltrées d'oxide ou de sels ferreux, qui donnaient à cette tumeur l'aspect des tumeurs mélaniques. T. W.]

§ IV. — Tumeur fibro-plastique ou sarcomateuse.

Obs. 162. — Un Maure, âgé de 24 ans, entra à l'Hôpital Français à Alger pour une énorme tumeur noueuse qu'il portait à la paupière supérieure : elle datait de plusieurs années et il en faisait remonter l'origine à un coup de bâton. La tumeur pendait si bas, que les cils se trouvaient presque de niveau avec le menton ; elle formait relief au-dessus de la proéminence nasale et offrait six pouces suivant son diamètre vertical et cinq pouces transversalement. La portion supérieure de la tumeur pénétrait dans l'orbite, et adhérait au globe de l'œil en partie atrophié et à sa cornée opaque. Néanmoins, quand on soulevait la tumeur, le malade distinguait la lumière. Cette tumeur fatiguait beaucoup le malade ; elle réagissait sur toute son économie, troublait la nutrition, et avait amené un grand état d'émaciation. M. Baudens (1), chirurgien de l'hôpital, expliqua à ses collègues comment il se disposait à disséquer la tumeur de bas en haut, en conservant une portion de peau suffisante pour suppléer à la perte que la conjonctive devait nécessairement subir, et en évitant d'intéresser l'orbiculaire des paupières, l'élévateur de la paupière supérieure et le cartilage tarse. Son plan fut adopté ; mais l'opération, à cause surtout de la difficulté de maintenir le malade, fut beaucoup plus pénible qu'il ne l'avait pensé. Les lobules de la tumeur se trouvaient épars parmi les fibres de l'orbiculaire des paupières. Le chirurgien rencontra beaucoup de difficulté quand il voulut détacher du globe de l'œil qu'il tenait à ménager, la portion de la tumeur qui y adhérait. Il essaya de préserver l'organe en le couvrant de son index ; une syncope étant survenue, il en profita pour disséquer la portion de peau dont il avait besoin pour établir sa nouvelle paupière. Il rattacha à celle-ci le bord libre de l'ancienne en en conservant les cils, à l'aide de quelques points de suture. Pansement simple. Au bout de 24 heures, la réunion paraissant solide, on enleva les points de suture. Au bout de huit jours, le malade était presque complétement rétabli, et après deux mois la cornée avait recouvré en grande partie sa transparence. La paupière pouvait s'élever et s'abaisser, et ses dimensions étaient presque les mêmes que celles de la paupière opposée. Quant à la tumeur, elle était comme enfouie dans une enveloppe fibreuse ayant plusieurs lignes d'épaisseur. Elle pesait 15 onces, et ressemblait, à tous égards, à une masse de fibrine pâle, telle qu'on l'obtient du sang sorti des vaisseaux. Il y avait à son centre un grand nombre de petits kystes séreux (2).

(1) BAUDENS. Clinique des plaies d'armes à feu, p. 168, Paris, 1836.
[(2) Il ne résulte pas de la description de cette tumeur, qu'elle fût composée de ce que l'on

On pourrait encore décrire d'autres tumeurs : par exemple, le névrome ou tubercule sous-cutané douloureux, le squirrhe, le fongus hématode, la mélanose (1), etc. Mais je crois qu'il est inutile de rien dire de ces affections, en tant qu'elles attaquent le sourcil et les paupières.

[Nous croyons néanmoins devoir emprunter à Middlemore les détails suivants sur plusieurs variétés de ces tumeurs (2) :

§ V. — Tumeur solide intimement unie à la peau.

Cette espèce de tumeur s'observe à tout âge; elle résulte le plus souvent d'une lésion traumatique, surtout lorsque celle-ci a déterminé l'ecchymose de la paupière. Elle n'occasionne pas de douleur intense, acquiert rarement de grandes dimensions, et ne gêne qu'en augmentant le poids de la paupière; elle offre ordinairement une surface unie; on peut la faire mouvoir conjointement avec la peau sur la surface du cartilage tarse, mais la peau qui la recouvre n'est point mobile sur la tumeur. Lorsqu'on essaye de l'enlever, on la trouve confondue avec le tissu de la peau; et il est impossible de l'extirper en entier sans emporter aussi un morceau de cette membrane. On ne doit donc point tenter l'extirpation de ces tumeurs, à moins qu'elles n'aient acquis un volume considérable et qu'elles ne gênent par leur dimension et l'inflammation qu'elles excitent, et n'aient résisté aux moyens employés pour les faire disparaître. Je les ai généralement vues s'absorber sous l'influence de frictions faites avec l'onguent mercuriel fort chargé, ou avec la pommade à l'hydriodate de potasse.

§ VI. — Tumeur douloureuse sous-cutanée.

J'ai rencontré dans la couche celluleuse sous-cutanée de la paupière une petite tumeur excessivement douloureuse. La peau qui recouvrait ces tumeurs était toujours mobile et avait un aspect bleuâtre. La tumeur elle-même était petite et arrondie, excessivement dure et parfaitement mobile sur le cartilage tarse. J'ai eu l'occasion d'examiner une de ces tumeurs après la mort du malade qui en était porteur. Je ne trouvai aucune connexion nerveuse qui pût expliquer les douleurs qu'elle avait occasionnées; on n'apercevait aucun rameau nerveux *visible*

doit entendre par le tissu fibro-plastique. Ce genre d'altération a néanmoins été observé aux paupières, comme il résulte d'une communication faite sur la *Tarsal Tumour* à la Société royale médicale et chirurgicale de Londres par le docteur Haynes Walton (1). Nous avons nous-mêmes rencontré tous les éléments microscopiques du tissu fibro-plastique dans une petite tumeur enlevée de la paupière inférieure d'un adulte, et qui offrait l'aspect attribué vulgairement au chalazion. T. W.]

(1) Edinburgh Surgical and Medical Journal, vol. XXXVIII, p. 324. Edinburgh, 1832.

[(2) MIDDLEMORE. Treatise on the Diseases of the Eye, tome II, p. 758 et suiv. London, 1835.

(1) Annales d'oculistique, t. XXI, p. 185.

qui lui fût uni. Elle était constituée par une substance dure, grisâtre, parsemée de lignes bleues ; le tissu cellulaire environnant était un peu condensé autour d'elle, mais ne l'enveloppait pas assez intimement pour qu'on pût dire qu'il lui formait un kyste. Dans d'autres cas où j'ai enlevé de la paupière des tumeurs de cette espèce, la douleur, qui était auparavant des plus vives, disparut sur-le-champ et ne revint plus ; il ne se produisit plus de nouvelles tumeurs. L'intensité de la douleur n'était pas toujours la même, bien qu'elle ne manquât jamais entièrement : elle semblait en rapport avec l'état de la santé des malades.

Chez les personnes qui ne veulent pas se soumettre à l'extirpation, je conseille de frictionner trois fois par jour la tumeur avec un mélange d'onguent mercuriel et d'opium (1).

§ VII. — Tumeur adipeuse ordinaire.

Cette espèce de tumeur n'est constituée que par du tissu adipeux d'un jaune pâle, entouré d'un kyste délicat. Elle n'est point granuleuse et dure comme le sont quelquefois les productions adipeuses d'autres régions, qui sont molles et très fréquemment lobuleuses ; les petites portions qui constituent les lobules sont enveloppées par un kyste celluleux mince, et le tout est quelquefois environné d'un kyste plus grand. Cette tumeur se rencontre ordinairement à une certaine distance du bord ciliaire de la paupière, dans le tissu cellulaire lâche qui existe si abondamment immédiatement derrière le bord orbitaire du cartilage tarse. Une tumeur de cette espèce n'est douée, sous aucun rapport, d'une organisation bien riche, et, d'après ce que j'ai observé, ne reconnaît point pour cause une lésion traumatique locale. Elle peut acquérir des dimensions considérables, et on la reconnaît surtout à la sensation de mollesse pâteuse et élastique qu'elle communique à la pression. Elle est toujours mobile dans le tissu cellulaire où elle a été déposée, et, à moins qu'elle n'ait acquis un volume considérable, on peut toujours la faire mouvoir librement sur le cartilage tarse, de même que la peau qui la recouvre est toujours mobile. Elle ne s'accompagne pas nécessairement d'une sensation douloureuse, soit à son début, soit pendant le cours de son développement ; mais elle peut, lorsqu'elle est très volumineuse, déterminer une gêne douloureuse par la tension qu'elle occasionne à la peau et la pression qu'elle exerce sur le cartilage tarse et le globe de l'œil.

Traitement. — J'ai vu ces tumeurs être absorbées à la suite de l'usage persévérant de frictions avec l'onguent mercuriel, ou de la pommade à l'hydriodate de potasse, ou même simplement par des frictions

[(1) MIDDLEMORE, loco cit., p. 760.]

sur la peau qui les recouvre, avec un corps dur et uni, tel qu'une simple bague d'or. Si elles sont volumineuses, et si elles ont résisté à ces moyens, il vaut mieux les extirper de suite, surtout si la peau est fort enflammée.

Opération. — On doit attaquer ces tumeurs par l'extérieur (car elles se développent toujours sur la face cutanée du cartilage tarse.) L'opération est des plus simples : il suffit de tendre la paupière sur le globe de l'œil, de fixer la tumeur et de pratiquer une incision sur sa partie la plus saillante. La peau est, en général, le seul tissu qu'il faille inciser, car quand elle est complétement divisée sur toute l'étendue de la tumeur, il suffit de saisir celle-ci avec un crochet pour l'emporter avec la plus grande facilité. Pour enlever ces tumeurs ainsi que toutes celles qu'on attaque par l'extérieur, il faut pratiquer l'incision sur la partie la plus lâche de la peau de la paupière, là où elle forme naturellement un pli ou une ride, et, s'il n'existe pas de contre-indication, parallèlement à son bord tarsien, dans le sens des fibres de la peau et de l'orbiculaire des paupières.

§ VIII. — Tumeur due à l'hypertrophie d'un follicule cutané.

Cette variété de tumeur de la paupière est très commune. Elle se montre d'abord sous forme d'une saillie généralement un peu ovale ; à mesure qu'elle augmente de volume, on voit se former à son centre une petite ouverture comme une piqûre d'épingle, et à travers laquelle on peut faire sortir par expression une substance concrète. Si l'on enfonce par cette ouverture une soie de cochon, elle pénètre dans le kyste qui contenait la substance concrète.

Plusieurs de ces tumeurs existent souvent à la fois, surtout chez les enfants ; il peut y en avoir jusqu'à cinq ou six sur diverses parties des paupières. Elles se développent dans la couche celluleuse sous-cutanée ; leur kyste est ordinairement mince et délicat, très-peu vasculaire et adhérant à peine aux parties qui l'entourent, de sorte qu'on peut les enlever entières avec la plus grande facilité. Lorsqu'on examine ces tumeurs, on les trouve composées d'un sac mince, formé lui-même d'une substance blanche consistante, d'une texture non homogène, mais légèrement fibreuse et granuleuse, ne laissant cependant voir aucune trace d'organisation ; en un mot, elles ne paraissent être que le produit de la sécrétion des follicules cutanés hypertrophiés. Quelquefois le kyste est plus épais que nous ne venons de le décrire, mais jamais il n'acquiert l'épaisseur des kystes que l'on rencontre dans d'autres régions du corps.

Si on laisse marcher ces tumeurs, la peau s'enflamme d'abord, puis s'ulcère ; la surface de la tumeur se trouve mise à nu et offre une apparence fibreuse inégale, et se gangrène même quelquefois ; ou bien la matière qu'elle sécrète se dessèche, et, se trouvant soulevée graduellement par une nouvelle quantité de matière desséchée, elle prend une forme allongée et pointue, ce qui donne un aspect tout particulier aux sujets atteints de cette affection. On m'a amené une multitude d'enfants pour que je leur enlevasse ces *petites cornes*.

Traitement. — J'ai l'habitude, pour enlever ces tumeurs, de pratiquer une incision elliptique qui environne la petite portion de la peau où existe l'ouverture qui conduit à l'intérieur de la tumeur ; je saisis ensuite avec des pinces la peau qui est unie à la tumeur, et, à l'aide de petites tractions, je l'extrais, ainsi que le kyste, du tissu cellulaire où il était niché.

Nous rapprochons de la description de cette tumeur, comme ayant avec elle beaucoup d'analogie, celle que donne M. Desmarres (1) de certaines tumeurs des paupières :

« J'ai observé souvent chez les enfants, dit-il, sur les paupières et sur la face, une sorte de verrue, ou plutôt une tumeur en ayant la forme, qui s'y multiplie à l'infini et devient une cause de difformité. Cette tumeur est petite, ronde, à peu près de la même couleur que la peau, souvent marquée d'un petit point à son centre. Quand on l'ouvre, il en sort une matière d'apparence sébacée, assez dense, comme caséeuse, graissant les doigts, et de couleur très blanche. D'après M. Graefe, qui a fait l'examen histologique de ces tumeurs, leurs éléments ne sont identiques ni avec quelque hypertrophie épidermoïdale ou verruqueuse, ni avec des tumeurs qui se forment de glandes sébacées distendues ; mais elles sont constituées purement et simplement de *tissu cartilagineux* déposé dans la peau même. »

L'observation dont M. Desmarres fait suivre ces remarques se rapporte parfaitement au genre de tumeur verruqueuse décrite par M. Sichel. (*V.* section XX, p. 208 ; annotation.) Il en attribue l'origine à une altération des follicules sébacés cutanés.

A ces diverses variétés de tumeurs, nous en pouvons encore ajouter deux qui ne sont pas sans intérêt :

§ IX. — Tumeur éléphantiasique des paupières.

M. Carron du Villards a publié deux observations de cette maladie (2).

Obs. 163. — Pedro Viala, de Canny, près Saint-Jacques de Cuba, est un métis descendant de la race indienne de Cuba, dont on ne trouve plus que de rares vestiges. Il est âgé de quarante ans et porte sur la partie latérale droite de la tempe et de la face une tumeur qui descend le long de la joue jusqu'à l'angle de la mâchoire inférieure. Il y a vingt ans, ce n'était qu'une tumeur de la grosseur d'une noix, ayant son siége à la commis-

[(1) Op. cit., t. I, p. 592.]
[(2) Annales d'Oculistique, t. XXXII, p. 253.]

sure externe des paupières, et qui avait été déterminée par un coup de branche d'arbre. Au bout d'un an et demi, la tumeur avait acquis le volume d'une orange, et, entraînant la paupière supérieure, l'appliquait contre l'œil, formant ainsi un obstacle à la vision qui ne pouvait s'exercer que lorsqu'on soulevait la tumeur. De jour en jour la tumeur prenait de l'accroissement et fatiguait le malade par son poids. Le docteur Carron enleva par deux incisions semi-elliptiques partant de la tempe et se rendant aux limites inférieures de la tumeur, tous les tissus malades, puis réunit au moyen de la suture. La guérison fut prompte et complète; la paupière mise en place fonctionnait bien, mais avec paresse, car sa muqueuse était fortement hypertrophiée. Quelques scarifications faites avec la lancette produisirent un dégorgement salutaire, et moins d'un mois après l'opération, le malade reprenait ses travaux. — L'examen de la pièce anatomique ne fit découvrir aucun tubercule, aucune dégénérescence cancéreuse. Le tissu était en tout analogue au tissu éléphantiasique du scrotum et des grandes lèvres, dont on rencontre un si grand nombre de cas dans les Antilles et à Cayenne. Privé de son microscope par un récent sinistre de mer, M. Carron ne put se livrer à l'examen microscopique de la tumeur qui fut déposée au musée Dupuytren. Il la considère comme une hypertrophie celluleuse des tissus, si fréquente chez les individus qui habitent les tropiques.

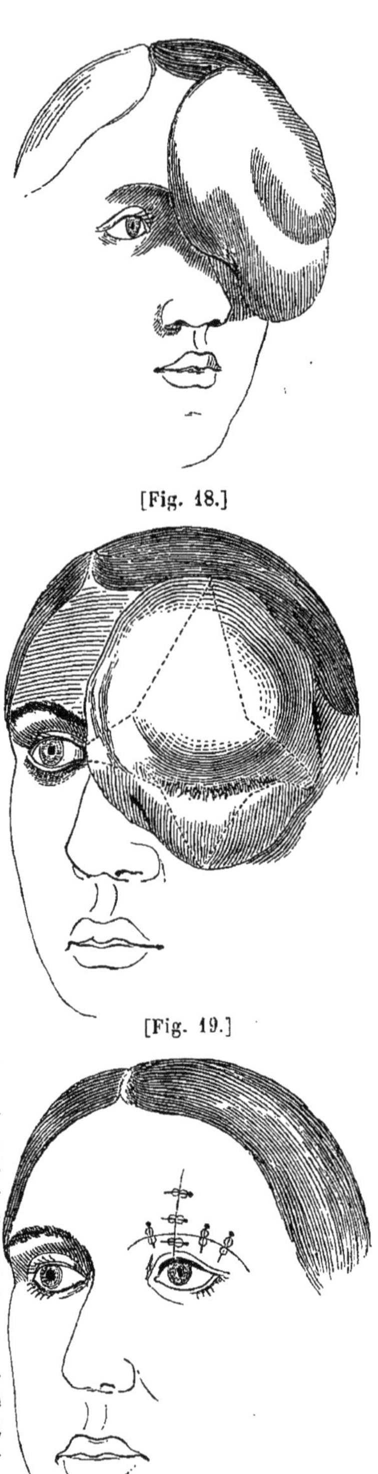

[Fig. 18.]

[Fig. 19.]

[Fig. 20.]

Obs. 164. — Natié Craemaeken, âgée de 17 ans, née sans aucune difformité, jouissant de la meilleure santé, fit, à l'âge de 10 ans, une chute sur la tête et reçut une violente contusion suivie d'une bosse fongueuse qui n'accomplit pas les phases de résolution propres à ce genre de tumeur. Peu à peu ces tumeurs prirent de l'accroissement et il se produisit une tumeur du volume d'une belle orange. Quand on soulevait avec la main cette tumeur volumineuse, indolente et sans aucune blessure, on entraînait la paupière supérieure qui laissait apercevoir un œil parfaitement sain. Elle fut extirpée par le docteur Carron, et l'opération ne laissa après elle qu'une cicatrice linéaire fort peu appréciable. Les fig. 18, 19 et 20, représentent l'image de la tumeur, les incisions pratiquées pour l'extirper, et le résultat de l'opération. Cette tumeur qui avait dans la plupart de ses diamètres 21 à 26 lignes d'épaisseur, pesait 9 onces, et se composait d'un tissu flasque à peine adipeux et formé uniquement par l'hypertrophie de la peau, en tout semblable, moins la couleur, à la tumeur de l'indien Viala (1).]

[(1) Annales d'oculistique, t. XXXV, p. 130.]

§ X. — Induration du tissu cellulaire de la paupière supérieure.

Cette observation, inédite, nous est communiquée par M. Guépin :

Obs. 165. — Le 16 mars 1844, M. Waterinski, interne de M. Guépin, enregistra le fait suivant : Le 27 février 1844, le nommé Joseph Barbain de Joué (Loire-Inférieure) se présente à la clinique atteint d'un gonflement avec endurcissement de la paupière supérieure gauche pour lequel il avait subi divers traitements. Ce gonflement, rouge et dur, avait déterminé un œdème de la paupière inférieure avec quelques granulations. Le 3 mars, il revint à la clinique dans l'état où il est représenté fig. 21. Il n'avait pas dormi depuis douze jours. M. Guépin explora la tumeur avec une aiguille. Sa rougeur et sa dureté lui faisaient redouter une affection squirrheuse. Il se décida, quoique n'étant nullement rassuré sur sa nature, à la traverser par un large séton et à faire cesser tous les traitements antérieurs. Aussitôt la suppuration s'établit ; les douleurs diminuèrent dès le jour même, et le malade eut du sommeil dans la nuit qui suivit l'opération. Le 10 mars, il a commencé à prendre de l'iodure de potassium à la dose de 5 décigrammes par jour. Le 21 mars le malade était guéri, mais il présentait de la teigne faveuse sur la figure et sur le sourcil droit. T. W.]

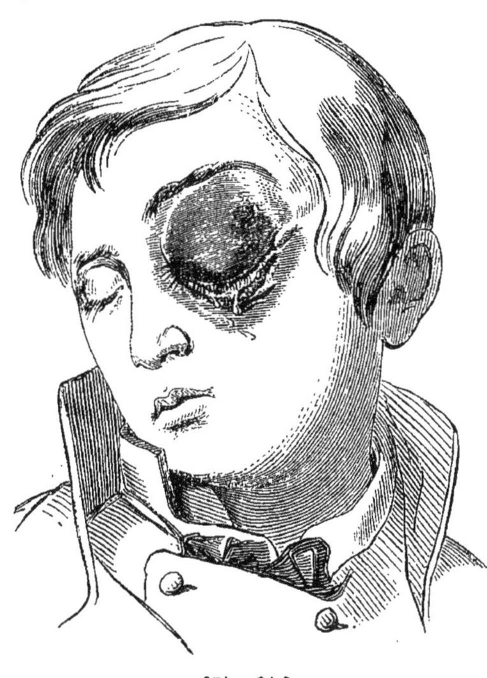

[Fig. 21.]

SECTION XXV.

TYLOSIS OU CALLOSITÉ DES PAUPIÈRES.

Il y a plusieurs variétés d'épaississement et d'endurcissement des paupières, qui méritent de fixer l'attention. J'ai traité, à l'article *Cancer épithélial* (*V.* p. 182), de l'induration que, dans les premières éditions de ce livre, j'appelais *squirrheuse ;* il me reste à parler de l'induration scrofuleuse et de l'induration arthritique.

1. La première (l'induration scrofuleuse) est la conséquence de l'ophthalmie tarsienne négligée, ainsi que nous l'avons expliqué (p. 195). Si l'iodure de potassium et les pilules de Plummer ne réussissent pas à faire disparaître le *tylosis scrofulosa*, le meilleur remède qu'on puisse peut-être employer, est un cautère à la nuque, aidé du

traitement qu'on emploie d'ordinaire contre l'inflammation du bord libre des paupières.

2. *Le tylosis arthritica* s'observe rarement, si ce n'est chez les personnes dont les organes digestifs ont été dérangés par l'usage habituel des spiritueux. Il s'accompagne de rougeur, attaque généralement la paupière supérieure, et son siége parait être en dehors du cartilage tarse. A la fin, la totalité de la paupière se prend ; mais il n'y en a quelquefois qu'une partie, et c'est alors souvent la portion qui avoisine la caroncule lacrymale. Les follicules de Meïbomius sont quelquefois augmentés de volume, et l'affection se complique parfois d'un chalazion. Je n'ai jamais vu cette variété de callosité de la paupière se terminer par suppuration ou ulcération. Elle s'accroît lentement, puis reste stationnaire. Le malade accuse ordinairement de la soif, un goût acide et de l'inappétence. J'ai quelquefois employé avec succès dans cette affection les sangsues, des frictions avec l'onguent mercuriel camphré, et les altérants à l'intérieur, mais le plus souvent aussi sans résultat.

SECTION XXVI.

NÆVUS MATERNUS, ET ANÉVRYSME PAR ANASTOMOSE (1), DU SOURCIL ET DES PAUPIÈRES.

Syn. — Envie de la mère, *Vulg.* Loupe variqueuse, *Petit.* Tumeur érectile. *Fr. Affection que quelques auteurs français ont improprement appelée*, Fongus hématode. Der Blutschwamm, *Allem.* Télangiectasie, de τελος *fin*, ἀγγεῖον *vaisseau*, et εκτασις *dilatation*.

Fig. Bell's Principles of Surgery, vol. I, p. 461; vol. iii, nos 56, 57, pp. 261, 222. Burn's Surgical Anatomy of the Head and Neck. Pl. VIII, fig. 1. Walton, fig. 73.

Bien que l'expression de *nævus maternus* doive s'appliquer, rigoureusement parlant, à toute espèce de marque qu'on apporte en naissant, comme par exemple à celle qu'on appelle *mole*, on l'emploie cependant pour désigner une espèce particulière de tumeur anastomotique ou érectile.

On parait croire généralement que les tumeurs anastomotiques, qu'elles soient *congéniales* ou *acquises*, sont en grande partie constituées par des vaisseaux sanguins dilatés ; ceux-ci sont quelquefois surtout *veineux*, d'autrefois principalement *artériels*. Les tumeurs de cette dernière espèce sont en réalité des *anévrysmes par anastomose*. Elles sont caractérisées par leur marche rapide et dangereuse, par la grande dilatation, la tortuosité, et les pulsations continuelles et distinctes des artères qui s'y rendent ; tandis que celles de la première espèce, qu'on appelle ordinairement *nævi*, n'offrent point de pulsations et marchent

(1) La maladie dont nous traitons ici attaque les petits vaisseaux ; mais il existe un état analogue des troncs artériels, qu'on appelle quelquefois *aneurisma racemosum*. Voyez MACLACHLAN. Glascow Medical Journal, vol. I, p. 81. Glascow, 1828. SYME. Edinburgh Medical and Surgical Journal, vol. XXXI, p. 66. Edinburgh, 1829. Il y a aussi un *varix racemosus*. Voyez pour des cas de cette espèce, WARREN's Surgical Observations on Tumours, p. 427. Boston, 1857.

lentement. Toutes les deux, lorsqu'on les ponctionne, laissent échapper du sang artériel. Quelle que soit l'espèce à laquelle elles appartiennent, lorsqu'elles sont situées sur la tête, elles se gonflent brusquement comme si elles allaient se rompre, lorsque le malade se baisse, s'expose à la chaleur, se livre à quelque exercice violent, ou est en proie à quelque excitation morale. S'il s'agit d'un enfant, le nævus se gonfle aussi lorsqu'il pleure. Les qualifications de *veineuses* ou d'*artérielles* appliquées à ces tumeurs peuvent être incorrectes, car nous ignorons encore aujourd'hui quelle est la structure véritable des tumeurs anastomotiques, et nous ne pouvons par conséquent prétendre à expliquer quelle en est la nature. (1) Les épithètes de *passive* et d'*active*, ne donnent pas lieu aux mêmes objections. Quand on saisit entre les doigts une tumeur passive, elle donne une sensation particulière d'empâtement, cédant lentement à la pression, jusqu'à ce qu'elle paraisse vide et flasque, mais se remplissant et reprenant immédiatement sa dimension première dès qu'on lève la compression; au contraire, lorsqu'on touche une tumeur active, on y ressent de violents mouvements pulsatils; on peut à peine la vider à l'aide des doigts, à moins qu'on ne comprime en même temps fortement les gros vaisseaux qui lui fournissent du sang.

On trouve, à la dissection, qu'un nævus se compose de lobes qui offrent à leur intérieur des cellules irrégulières, ou locules qui communiquent entr'eux. Les parois de ces cavités sont fibreuses aussi bien que l'enveloppe qui recouvre les lobes. On ne sait pas bien comment ces lobes communiquent avec les artères; mais, quant aux veines, elles communiquent librement avec les aréoles des lobes; la structure a une grande analogie avec celle du tissu érectile normal. Si cette ressemblance est réelle, le nævus doit être privé de vaisseaux capillaires; la circulation doit par conséquent y être très-rapide (2).

La distinction des nævi en *cutanés, sous-cutanés* et *mixtes* a une grande importance. Dans la première espèce, la maladie paraît siéger complétement dans la peau qui est d'un rouge écarlate; dans la seconde espèce, les téguments qui recouvrent la tumeur, n'étant point compris dans la maladie, peuvent être pincés avec les doigts et écartés de la masse morbide dont la nature peut rester obscure; dans la troisième

[(1) Nous pouvons signaler au lecteur un excellent travail de M. Ch. Robin sur ce sujet publié dans la Gazette médicale de Paris (1854. p. 328, 347), depuis que M. Mackenzie a écrit ces lignes. M. Robin divise les tumeurs sanguines susceptibles de devenir turgescentes, en quatre espèces: 1° les tumeurs (dites érectiles) formées par la dilatation des troncs artériels; 2° les tumeurs formées par la dilatation générale, avec dilatation d'espace en espace, des vaisseaux capillaires, qui ont pour type les nævi materni vasculaires, quel que soit leur volume; 3° les tumeurs formées par dilatation des veines, dilatation généralement irrégulière : telles sont les hémorrhoïdes, le varicocèle, etc.; 4° les tumeurs formées par rupture des artères ou des veines, présentant des cavités plus ou moins grandes, limitées par des lames du tissu cellulaire ou par celles du tissu spongieux des os avec ou sans caillots dans les plus grandes cavités. T. W.]

(2) Consultez sur la structure du nævus, MULLER. On the Nature of Cancer translated by West, pl. V et VI, figs. 16, 17. London, 1840. PAGET. Lectures on Tumours, London Medical Gazette. vol. XLVIII. Lect. 8. BIRKETT. Medico-Chirurgical Transactions, vol. XXX, p. 193. London, 1847. COOTE. Medical Gazette, vol XLV, p. 412. London, 1850.

espèce, la peau et le tissu aréolaire sous-jacent sont également malades : la surface de la tumeur est alors d'un rouge pourpre ou livide. La résistance qu'oppose la texture de la peau fait que les progrès de la variété cutanée sont plus lents que ceux des deux autres. Les deux autres variétés sont aussi bien moins nettement délimitées que la variété cutanée.

On rencontre dans les paupières toutes les variétés possibles de nævi : le veineux ou passif, l'artériel ou actif, le cutané, le sous-cutané et le mixte. Dans un cas que j'ai observé, la tumeur était surtout saillante du côté de la surface conjonctivale de la paupière. Il arrive d'ailleurs quelquefois que la maladie ne reste pas bornée au sourcil et aux paupières mais s'enfonce profondément dans l'orbite. Assez souvent on rencontre un petit nævus sur les paupières, et un ou plusieurs autres, plus volumineux, sur le crâne, le tronc ou les membres. Ce sont néanmoins les branches des carotides internes et externes qui, de toutes les artères, contribuent le plus souvent à la formation des tumeurs anastomotiques.

Dans quelques cas où la maladie se développe sur les paupières ou dans leur voisinage, la place affectée est, dès le principe, d'un rouge écarlate brillant; elle est aplatie ou légèrement proéminente, unie comme une cerise, ou granulée comme une framboise, et probablement cutanée. D'autres fois, les téguments où siége le mal paraissent seulement un peu boursouflés au moment de la naissance; mais au bout d'un certain temps ils deviennent mous, livides, tuméfiés, et l'on aperçoit à travers leur épaisseur une collection de vaisseaux sanguins dilatés. La maladie, en pareil cas, est sous-cutanée.

Pronostic. — Quelques nævi, bien qu'encore actifs au moment de la naissance, disparaissent spontanément. Ceux surtout qui sont veineux, après avoir acquis un certain volume, cessent de s'accroître, ou commencent à se flétrir et à se contracter graduellement au point qu'il en reste à peine des traces. Le moyen, quel qu'il soit, qu'on vient d'appliquer au moment où commence cette atrophie spontanée, passe pour avoir amené la cure. Toute maladie assez intense pour diminuer l'activité de la nutrition, comme la rougeole, la coqueluche ou la bronchite chez les enfants, peut provoquer cette guérison naturelle. Quelques nævi, parvenus à un certain volume, restent stationnaires pendant toute la durée de l'existence, la teinte de la coloration variant seulement en intensité suivant les saisons et suivant les diverses conditions de la circulation. Bien que les nævi soient abondamment pourvus de sang, quelques uns d'entr'eux paraissent n'avoir qu'un degré de vitalité si peu prononcé, que la moindre lésion y détermine une ulcération ou une eschare; ainsi détruits en partie, la portion qui persiste se cicatrise et le développement de l'affection se trouve arrêté. Quelques-uns commencent à s'étendre immédiatement à partir de la naissance, ou à la suite de quelque cause accidentelle; leur marche est lente mais continue, et ils contractent des connexions compliquées et dangereuses avec les parties voisines qui n'étaient point d'abord comprises dans le mal, et, bien que petits au début, deviennent des tumeurs vasculaires très étendues, et souvent formidables, parce qu'elles participent de la nature des cas si bien décrits par M. John Bell, sous le nom d'*anévrysme par anastomose;* elles peuvent se rompre, en donnant lieu à des hémorrhagies impétueuses qui, si elles n'amènent pas une mort soudaine, compromettent au moins fortement la santé (1). Un nævus situé à l'une ou l'autre paupière, et qui, au moment de la naissance, n'est pas plus gros qu'une tête d'épingle, peut au bout d'un mois, s'être accru au point d'avoir un tiers de pouce de diamètre. La moindre cause d'irritation, une froissure insignifiante, peuvent quelquefois transformer la moindre tache, ou un petit tubercule livide, en une affection morbide dont rien ne peut arrêter la marche. On a vu le nævus passif devenir actif, et *vice versâ.*

Obs. 166. — Dans un cas rapporté par Pauli, il existait à la paupière supérieure, contre l'angle externe de l'œil, un nævus qui, au moment de la naissance, avait le volume d'une lentille. La paupière un peu plus rouge que le reste de la peau pendait au-devant de l'œil, mais au bout de quelques jours elle avait repris sa position normale. Neuf mois après, elle avait le volume d'un œuf de canard. A l'âge de trois ans, elle recouvrait presque complétement l'œil et s'étendait sous la peau dans toutes les directions. A l'âge de neuf ans, elle occupait toute une moitié de la tête et de la face et avait refoulé l'oreille en haut. Deux ans plus tard, elle pendait si fort sur la face que le petit malade était obligé de la soutenir dans un sac. Le cartilage du nez était recourbé du côté opposé, et la tumeur commençait à envahir la cavité buccale. Quand Pauli vit ce malade, il avait quinze ans; la tumeur était élastique, molle, bosselée, et fluctuante en apparence; elle se laissait facilement déprimer; l'on y percevait, en y appliquant la main, une pulsation qui diminuait un peu, mais sans disparaître complétement, lorsqu'on comprimait les artères correspondantes. A chaque changement de temps la tumeur devenait douloureuse; une excoriation suffisait pour la faire saigner abondamment (2).

Traitement. — On a adopté contre le nævus et l'anévrysme par anastomose divers modes de traitement. Le principe sur lequel plusieurs d'entre eux sont basés, consiste à provoquer, par l'inflammation, l'oblitération du tissu anormal; celui sur lequel reposent quelques autres est la destruction totale ou l'ablation de la tumeur. Notre choix doit être dirigé par le lieu qu'occupe la tumeur, par ses dimensions, et par son degré d'activité. Toutes choses égales d'ailleurs, quand l'affection occupe les paupières, on doit préférer les méthodes qui laissent la peau intacte, parce qu'il y a moins de chances de déterminer l'ectropion.

Quand un nævus est petit, superficiel, et ne s'accroît pas, on peut le laisser tranquille ou le recouvrir, tous les deux ou trois jours, d'une

(1) Bell's Principles of Surgery. vol. I. p. 456. Edinburgh, 1801. Bateman's Synopsis of Cutaneous Diseases, p. 239. London, 1819. Fawdington, North of England Medical and Surgical Journal, vol. I, p. 56. Manchester, 1830. Philips. Medical Gazette, vol. XII, p. 7. London, 1833.

(2) Annales d'Oculistique, Ier vol. supplém. p. 26. Bruxelles, 1842.

couche de collodion qui, en se séchant, détermine un certain degré de compression, ou bien encore le toucher tous les jours avec la teinture d'iode, ou une solution du caustique lunaire. S'il disparaît par l'usage de ces applications, on doit croire que l'on n'a fait qu'aider à une cure spontanée (1). Mais si la tumeur va en s'accroissant, il n'y a pas de temps à perdre pour recourir à quelque mode de traitement efficace.

Réfrigérants, compression et astringents. — Un nævus de grosseur moyenne, situé au-dessus du sourcil, ou dans tout autre lieu qui permette de le vider en le comprimant sur un os sous-jacent, peut être ordinairement guéri par une compression méthodique et permanente. Le meilleur moyen d'exercer cette compression consiste dans une pelotte attachée à un ressort en acier qui fait le tour de la tête. J'ai eu recours avec succès à ce mode de traitement dans un cas de nævus situé entre le nez et l'angle interne de l'œil. Boyer rapporte le cas d'un enfant de deux ans, chez lequel la guérison fut obtenue par la persévérance avec laquelle la compression fut exercée. Le nævus s'étendait du bord adhérent de la lèvre sous les narines et dans la cloison nasale; de sorte que Boyer, jugeant l'extirpation complète impossible, conseilla à la mère de laver la partie avec une solution d'alun et de la comprimer aussi souvent qu'elle le pourrait avec le doigt placé transversalement sous le nez. Cet avis fut suivi avec une persévérance que peut seul inspirer l'amour maternel. Cette mère passait quelquefois sept heures consécutives à comprimer la tumeur avec le doigt; elle en fut récompensée par un succès si complet, que l'affection disparut sans laisser de traces (2).

M. Abernethy, après avoir rapporté les détails d'un cas d'anévrysme par anastomose de l'avant-bras, guéri par l'emploi d'une compression égale et continue, et par l'usage des réfrigérants, rapporte le cas suivant :

Obs. 167. — Un enfant avait les vaisseaux de l'intérieur de l'orbite atteints de cette affection. Leur volume s'accrut graduellement; ils s'étendirent dans la paupière supérieure au point de la maintenir constamment fermée. Les vaisseaux pelotonnés faisaient aussi saillie hors de l'orbite à sa partie supérieure et refoulaient les téguments en avant, de sorte qu'ils formaient une tumeur du volume d'une noix. On ne crut pas l'extirpation de cette tumeur praticable, la compression était tout à fait impossible; mais on pensa qu'on pouvait recourir aux réfrigérants pour diminuer l'intensité de l'action inflammatoire. M. Abernethy prescrivit d'appliquer et de maintenir sur la tumeur une compresse pliée en plusieurs doubles, trempée dans l'eau de roses saturée d'alun, et de l'humecter constamment avec cette liqueur. Sous l'influence de ce traitement, l'affection diminua aussi régulièrement qu'elle s'était d'abord accrue. Au bout de trois mois la tumeur s'était graduellement enfoncée dans l'orbite, et l'enfant pouvait ouvrir l'œil. Peu après, on cessa tout traitement médical et il ne resta aucune trace de ce tissu anormal (3).

(1) Voyez les cas de Brainard guéris par le collodion. Monthly Journal of Medical Science, vol. X, p. 72. Edinburgh, 1850.
(2) Traité des maladies chirurgicales, t. II, p. 269. Paris, 1814.
(3) Surgical Observations on Injuries of the Head, and on Miscellaneous Subjects, p. 228. London, 1810.

Quand les nævi sont plats et ne dépassent pas la dimension d'une *couronne*, Dieffenbach dit qu'on peut obtenir beaucoup de l'emploi méthodique des astringents, tels que la solution plombique pure, ou celle d'alun, même sans compression. On applique sur la partie, de la charpie trempée dans l'une de ces liqueurs; on la maintient à l'aide d'un bandage, et l'on humecte fréquemment l'appareil sans le déplacer. Au bout de quelques jours, ou de quelques semaines, la partie blanchit, s'aplatit et devient plus ferme; peu de temps après, il se développe à sa surface de petits points blancs solides. La guérison est alors certaine. Dieffenbach a guéri, à l'aide de la compression et de la solution d'alun, des nævi si étendus que l'extirpation en aurait été impossible. On peut être obligé de maintenir pendant six mois l'application constante de cette solution (1).

A cause même de la situation qu'il occupe, le nævus des paupières n'a guère de chance d'être guéri par la compression ou les astringents; le temps qu'on perdrait à les essayer peut être très nuisible au malade. Quand la guérison succède à ce mode de traitement, il est probable que la nature agit plus que les moyens artificiels mis en usage. Dans un cas où j'employai la solution saturée d'alun, ce liquide en pénétrant dans l'œil provoqua une opthalmie puro-muqueuse assez intense. On en discontinua l'usage, et quelques mois plus tard la guérison s'effectua spontanément. On dit s'être servi avec avantage de l'eau-de-vie comme astringent.

2. *Vaccination.* — De petits nævi cutanés, et même quelques-uns assez étendus, ont été guéris, à leur début, par l'inoculation du virus vaccinal. Le principe sur lequel repose cette méthode curative est la destruction, par suppuration, du tissu anormal. On pratique avec une lancette chargée de vaccin récent, de petites égratignures à la surface et à la circonférence du nævus, en les plaçant à égale distance les unes des autres. Aussitôt que l'écoulement du sang s'est s'arrêté, on remet de nouveau vaccin sur les petites plaies, puis on place sur la surface de la tumeur un morceau de linge imbibé du même fluide, et on l'y maintient pendant plusieurs heures. Au bout du temps ordinaire, les vésicules se développent. Chacune d'elles détermine un certain degré d'inflammation qui amène l'occlusion des cellules et des vaisseaux du nævus, mais seulement dans un certain rayon; il faut donc pratiquer l'inoculation de la tumeur de telle sorte que tous les lobes qui la composent puissent être envahis par l'inflammation. Dans les cas favorables, la tumeur s'affaisse graduellement en laissant à peine quelques traces de son existence. Assez souvent, néanmoins, la guérison ne survient qu'après une suppuration et une ulcération fort longues. Si l'enfant a déjà été vacciné, ce moyen échoue presque nécessairement.

(1) DIEFFENBACH. Operative Chirurgie, vol. I, p. 256. Leipzig, 1845.

et il est loin d'atteindre toujours le but chez ceux qui n'ont pas encore été vaccinés (1).

3. *Irritants.*—Lorsque la vaccination a échoué, ou qu'on n'a pas pu se procurer de vaccin, on peut essayer de faire pénétrer dans le nævus, par le même procédé d'inoculation, quelqu'autre fluide irritant. On peut employer à cet usage une forte solution de tartre stibié, ou essayer de provoquer sur le nævus une éruption pustuleuse qui puisse pénétrer à une profondeur suffisante, en faisant des frictions avec une pommade émétisée, ou en recouvrant la partie d'un emplâtre saupoudré de tartre stibié. Il est probable que le vaccin n'exerce aucune action spécifique et n'agit qu'en provoquant l'inflammation, de sorte que tout excitant assez énergique pour déterminer le même travail, employé avec le même soin, réussirait de même, surtout quand l'affection n'est que cutanée. L'huile de croton paraît avoir réussi (2).

4. *Escharotiques.* — On a employé, pour détruire les nævi, les escharotiques solides ou liquides, le nitrate d'argent, etc. Quand le nævus est petit et cutané, il suffit de le barbouiller avec un morceau de bois trempé dans de l'acide nitrique concentré. Le docteur Von Ammon touche de temps en temps la tumeur avec une solution de nitrate de mercure dans l'acide nitrique (3). M. Wardrop a fréquemment employé la potasse caustique pure; il l'applique sur le nævus de façon à produire une eschare. Lorsque celle-ci se détache, on l'a quelquefois vu comprendre la totalité du mal; tandis que d'autres fois le travail d'ulcération qui succède à la chute de l'eschare suffit pour détruire le reste de la tumeur (4). Il est à présumer que ces cas appartenaient à l'espèce sous-cutanée ou mixte. On frotte la potasse sur le centre de la tumeur seulement. L'ulcération se forme, et s'étend en détruisant le nævus. On applique des cataplasmes, l'eschare se détache, et la cicatrisation s'opère. On peut cependant être obligé d'appliquer quatre ou cinq fois la potasse avant d'atteindre le but.

« J'ai vu des cas, dit Liston, dans lesquels des hémorrhagies abondantes et alarmantes sont survenues, après qu'on avait perforé des tumeurs érectiles à l'aide de cautères potentiels puissants, et dans lesquels, après beaucoup de douleurs, de dangers et de perte de temps, on n'avait rien obtenu (5).

5. *Injections.* —M. Lloyd (6) a proposé d'injecter dans la substance du nævus quelque liquide irritant ou même caustique. Il a expérimenté

(1) Medico-Chirurgical Review, vol. VII, p. 280. London, 1827. Lancet, vol. XII, p. 750. London, 1827. Glascow Medical Journal, vol. I, p. 93. Glascow, 1828. Voyez un cas de nævus sous-cutané étendu, guéri par la vaccination, par WOOLCOTT. Lancet. March 15, 1852, p. 261.
(2) Medical Gazette, vol. XXXV, p. 786. London, 1845.
(3) Zeitschrift für die Ophthalmologie, vol. I, p. 485. Dresden, 1831.
(4) Lancet, vol. XI, p. 652. London, 1827.
(5) LISTON'S Practical Surgery, p. 333. London, 1846.
(6) London Medical Gazette, vol. XIX, p. 13. London, 1836.

un mélange d'éther nitrique avec l'acide nitrique. Il est parvenu à détruire, à l'aide d'injections répétées, une portion étendue de nævus de la face et des paupières, mais l'enfant ayant été atteint de la rougeole, mourut avant que la cure fût complète. L'injection ne pénétrait point facilement, de sorte qu'on ne pouvait faire que peu chaque fois. Dans un autre cas, les injections pénétrèrent facilement dans le nævus, il n'en fallut que cinq pour obtenir la guérison. L'effet produit par l'injection était l'endurcissement de la partie dans laquelle elle pénétrait; lorsque cette dureté se dissipait, la maladie disparaissait.

On a recommandé la solution de perchlorure de fer à cause de la propriété qu'elle possède de coaguler le sang dans les vaisseaux, et on a inventé une espèce particulière de seringue pour pratiquer ces injections. On doit introduire la seringue par une ouverture faite à la peau, à une certaine distance du mal, afin qu'il soit plus facile d'arrêter, par la compression, l'écoulement du sang. Avant d'injecter, il faut comprimer le nævus pour le vider du sang qu'il contient, et maintenir la compression jusqu'à ce que l'on pousse le liquide hors de la seringue. Il faut, en comprimant le trajet qu'a suivi la canule de la seringue, faire séjourner le liquide dans le nævus pendant cinq à dix minutes.

M. Lloyd recommande d'établir une compression autour du nævus pendant qu'on pratique l'injection, dans la crainte que le liquide irritant ne pénètre dans le tissu cellulaire avoisinant et n'y détermine de l'inflammation. Il propose, pour effectuer cette compression, le couvercle d'une boîte à pilules, avec une échancrure pour laisser passer la canule de la seringue.

Toutefois, cette méthode expose à un accident beaucoup plus grave que l'injection du tissu cellulaire voisin ; je veux parler de la pénétration dans les veines et de là dans le cœur, d'une portion du liquide injecté. Il y a de fortes raisons de croire que ce fut la cause de la mort subite d'un enfant de deux ans, auquel on injecta de l'ammoniaque liquide dilué, dans un nævus situé au-dessus de l'angle de la mâchoire (1).

6. *Cautère actuel.* — Une autre manière de provoquer une inflammation capable d'oblitérer la tumeur, consiste dans l'application du cautère actuel. On touche le centre de la tumeur avec un fer chauffé au rouge; ou bien l'on pousse à travers la tumeur plusieurs longues aiguilles à coudre chauffées à blanc, et que l'on dirige dans tous les sens afin de cautériser partout la tumeur (2). On introduit aussi, dans différentes directions, des fils de platine à travers le nævus, et on les chauffe au rouge en les mettant en contact avec les deux pôles d'une pile galvanique. Il se forme de petites eschares dans les points où

(1) Ibid., vol. XXI, p. 529. London, 1837.

(2) WARREN. Op. cit., p. 418. LALLEMAND. Archives générales de médecine, 4e série, tome I, p. 416. Paris, 1843.

les fils traversent la peau. On peut être obligé de renouveler cette opération (1).

7. *Incision sous-cutanée des vaisseaux de la tumeur.* — Les dangers d'hémorrhagie qui résultent de l'excision, la douleur produite par la ligature, la cicatrice étendue qui succède à la vaccination, déterminèrent le docteur Marshall Hall à rechercher s'il n'y aurait pas moyen d'imaginer, pour la guérison du nævus, quelqu'opération moins susceptible d'objections. Il eut la pensée d'introduire une aiguille à cataracte à bords tranchants vers un des points de la circonférence du nævus, tout contre la peau saine, et de faire agir de là l'instrument, en lui faisant traverser la tumeur dans huit ou dix directions différentes. La première piqûre, la seule qui traverse la peau, doit être pratiquée dans un point qui sert de centre aux diverses incisions qui en partent en rayonnant, et qui s'exécutent en tirant à soi l'instrument, puis en le poussant de nouveau en avant. Cette opération a été essayée, sous la direction du docteur Hall dans un cas de nævus ovale un peu plus grand qu'un shelling, mais dont il n'indique pas le siége. Les incisions faites de la manière indiquée, on exerça sur la tumeur une légère compression à l'aide de bandelettes agglutinatives. Il n'y eut ni douleurs, ni hémorrhagie. Le docteur Hall s'attendait au développement de l'inflammation et à l'établissement d'une cicatrice qui, par sa texture solide et sa rétraction consécutive, aurait oblitéré la tumeur. Au bout de quelques semaines, il n'était guère survenu de changement; on croyait que l'opération avait échoué. Mais ce qui n'avait pu se faire en un court espace, un temps plus long l'accomplit; six mois après l'opération, la tumeur avait complétement disparu et la coloration de la peau était presque redevenue normale. Le docteur Hall fait observer que cette opération peut être renouvelée à des intervalles plus ou moins rapprochés, et en faisant plus ou moins de ponctions, suivant le degré d'inflammation nécessaire pour déterminer l'oblitération du nævus. Il ajoute que la compression n'est point indispensable, et que dans l'observation qu'il rapporte en détail, la guérison est survenue longtemps après qu'on avait cessé la compression (2).

8. *Incision sous-cutanée combinée avec la cautérisation.* — Sir B. Brodie pratique, avec un bistouri large d'un huitième de pouce, les incisions à l'intérieur du nævus, de la façon recommandée par le docteur Hall; puis il introduit dans les incisions une sonde en argent recouverte de nitrate d'argent. Cette opération détermine la mortification des parties internes du nævus, mais sans détruire la peau. Si la tumeur est volumineuse, l'opération doit être renouvelée plus d'une

(1) Voyez une observation de BERNARD. Medical Times and Gazette. March, 27, 1852, p. 318, et [un travail de M. CARRON DU VILLARDS sur le traitement des tumeurs érectiles des paupières. Annales d'Oculistique, t. II, p. 83.]

(2) Medical Gazette, vol. VII, p. 677. London, 1831. Lancet, Nov. 1837, p. 353.

fois (1). Cette méthode est une de celles qui conviennent le mieux pour la destruction du nævus des paupières.

9. *Séton.* — La guérison du nævus par l'introduction d'un séton à travers la tumeur, comme l'a proposé M. Fawdington, de Manchester, est lente. Ce procédé ne donne lieu qu'aux cicatrices produites par le passage de l'aiguille, ce qui le recommande surtout.

Lorsqu'on emploie le séton, il faut s'assurer que les vaisseaux incisés par le passage de l'aiguille ne provoqueront pas d'hémorrhagie, et que l'irritation que l'on déterminera sera suffisante pour enflammer la totalité de la masse morbide. On y parvient en se servant d'un écheveau de fil de coton spongieux, assez gros pour remplir les ouvertures pratiquées, et d'une aiguille dont le calibre soit en rapport avec le volume de la tumeur et les proportions du séton à introduire.

On recommande ordinairement de passer le séton au travers de la tumeur; M. Lizars, au contraire, conseille de soulever la tumeur avec les doigts, de façon à ce que l'aiguille puisse être passée au-dessous et tout à fait en dehors d'elle. De cette façon, le séton a plutôt la chance de détruire les vaisseaux qui se rendent à la tumeur; quand, au contraire, le séton traverse la masse morbide, ces mêmes vaisseaux reproduisent promptement les portions détruites (2).

Lorsqu'on veut traiter par le séton le nævus des paupières ou de leur voisinage, on doit faire passer au travers et au-dessous de la tumeur, parallèlement les uns aux autres, plusieurs fils dont on attache les extrémités ensemble pour empêcher qu'ils ne s'échappent. Si l'irritation produite ne paraît pas suffisante, on augmente l'épaisseur des fils, ou l'on en introduit d'autres suivant une direction transversale aux premiers. Lorsque la suppuration devient abondante, on diminue le calibre des fils pour permettre la libre sortie du pus. Ces fils doivent être conservés jusqu'à ce que la tumeur se ratatine et paraisse durcir. On peut hâter le résultat en introduisant, de temps en temps, à travers les trous des fils, une sonde revêtue de nitrate d'argent (3).

10. *Ligature.* — On emploie la ligature dans le traitement du nævus : 1° pour exciter l'inflammation et déterminer l'induration des parties ; 2° pour les détruire et provoquer leur mortification. On l'emploie aussi pour saisir et inciser toute l'épaisseur de la peau et de la tumeur, ou pour étrangler et détruire la tumeur, en laissant les téguments presque intacts. On pourrait peut-être croire que ce dernier mode de pratiquer la ligature est le seul qui convienne quand les paupières sont le siége de la maladie, à cause de la rétraction qui peut être le résultat de la destruction de la peau qui recouvre le nævus. L'expérience m'a

(1) Medical Gazette, vol. XXVII, p. 603. London, 1841.

(2) System of Practical Surgery, part. I, p. 118. Edinburgh, 1838.

(3) FAWDINGTON. Op. cit., p. 66. MACILWAIN. Medico-Chirurgical Transactions, vol. XVIII, p. 189. London, 1833. BELLINGHAM. Dublin Medical Press, August 16, 1848, p. 97.

cependant démontré que les nævi des paupières, surtout ceux de la supérieure, à moins qu'ils ne soient très étendus, peuvent être traités par l'application de la ligature, suivant la méthode ordinaire, sans qu'il y ait beaucoup à craindre de voir survenir l'ectropion.

Voici un procédé pour appliquer la ligature : On saisit la tumeur entre l'indicateur et le pouce, de façon à l'écarter, autant que possible, de la substance propre de la paupière; on enfonce au-dessous d'elle, de manière à ce qu'elles se croisent, deux minces épingles; on place ensuite la ligature autour de la base de la tumeur au-dessous des épingles; on la serre et on la noue.

Une autre méthode consiste à traverser la base de la tumeur, de façon à la diviser en deux moitiés, avec une aiguille courbe ordinaire, ou avec une aiguille courbe fixée sur un manche, et qui offre près de sa pointe un châs à travers lequel on passe un fil de lin double solide et ciré, et qu'on appelle *aiguille à nævus*. Après avoir coupé le fil et retiré l'aiguille, on serre chaque ligature sur la moitié correspondante de la tumeur. Si la tumeur est très-volumineuse, on peut la diviser en quatre portions, en enfonçant une seconde fois l'aiguille, armée comme ci-dessus, dans une direction perpendiculaire à son premier trajet. Il faut serrer fortement les ligatures et les assujetir par un double nœud. Quand on emploie la méthode suivante, on peut se servir d'une aiguille ordinaire, et il n'y a pas danger de confondre les fils qu'on veut serrer ensemble : noircissez la moitié d'un fil blanc, que vous enfilez dans une aiguille offrant un large châs. Traversez la tumeur comme à l'ordinaire avec ce fil formant une anse moitié noire, moitié blanche; coupez alors cette anse de façon à ce qu'une portion du fil noirci tienne encore à l'aiguille; puis enfilez en même temps l'aiguille avec la portion du bout de fil blanc restée en dehors de la tumeur, et traversez de nouveau celle-ci suivant une direction perpendiculaire au premier trajet; commencez par serrer et lier les bouts blancs; puis ensuite les noirs. Chacun des fils comprend une portion de la tumeur ayant la forme de la moitié d'un 8 de chiffre, ainsi que le fait voir la fig. 22. Les lignes pointillées indiquent la marche que suivent les fils à travers la tumeur. Si quelque portion de la tumeur glisse et s'échappe de l'anse de la ligature destinée à l'embrasser, il faut enfoncer une aiguille au-dessous d'elle, et l'y maintenir tant que le nœud est serré, ou l'y laisser jusqu'à ce que la tumeur se sépare. Il peut être utile, après qu'on a serré les ligatures, mais avant de les avoir assujéties, d'inciser circulairement la peau autour de la tumeur, afin de permettre au fil de s'enfoncer dans la substance morbide. Une fois les ligatures placées, on peut ponc-

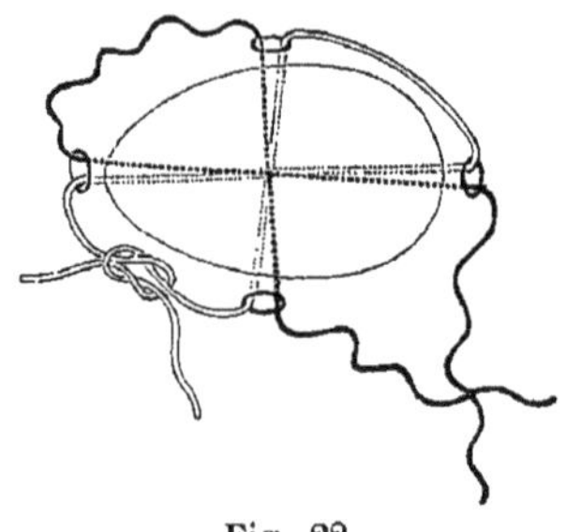

Fig. 22.

tionner la tumeur, afin d'en diminuer le volume. De quelque façon qu'on applique la ligature, il faut veiller à ce qu'aucune portion de la tumeur n'échappe à son étreinte, car la plus petite parcelle laissée derrière peut amener la reproduction de la maladie.

Après 48 heures, la tumeur a perdu toute vitalité, de sorte qu'on peut la couper par tranches, et enlever les ligatures ; ou bien, si l'on veut, on peut laisser le tout jusqu'à ce que le nævus noircisse, se ride et tombe, ce qui, pour ceux qui siégent aux paupières, s'effectue dans l'espace de cinq à six jours. On applique alors un cataplasme jusqu'à ce que la surface dénudée se recouvre de granulations et se cicatrise. Il peut être nécessaire de toucher quelquefois la plaie avec le nitrate d'argent.

Quelques nævi très étendus et irréguliers, qui occupent les parties avoisinantes, en même temps que les paupières, peuvent exiger plus de deux ligatures. En pareil cas, la méthode de M. Luke convient bien. Un long fil est armé de plusieurs aiguilles courbes ou droites, placées à environ 12 pouces les unes des autres et en nombre proportionné au volume de la tumeur. Ces aiguilles sont enfoncées sous le nævus, de manière à ce qu'elles forment une rangée régulière, ainsi qu'on l'a représenté fig. 23 ; on les retire en coupant le fil près du chas de chaque aiguille ; on lie alors les houppes qui pendent, en unissant le fil *a* avec le fil *b*, le fil *b* avec le fil *c*, et ainsi de suite jusqu'à ce que toute la tumeur se trouve étranglée (1). On peut agir de même, ainsi que l'a fait voir M. Curling, avec l'aiguille à nævus (2). Outre l'avantage qu'offre cette méthode d'étrangler parfaitement la tumeur, elle diminue les plis et les tiraillements que la ligature exerce toujours plus ou moins sur la peau, et qu'il est si essentiel d'éviter aux paupières.

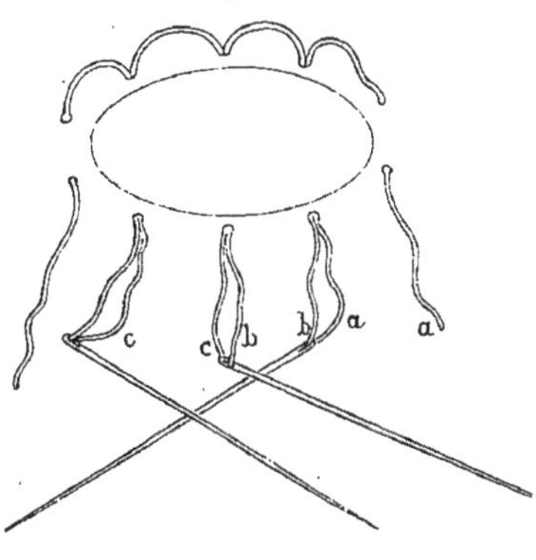

Fig. 23.

Si le nævus est complétement sous-cutané, on peut, ainsi que le conseille M. Liston (3), inciser et écarter la peau, de façon à appliquer la ligature sur la tumeur ainsi mise à nu.

J'indique ici les procédés que M. Lallemand emploie dans le traitement du nævus. Il enfonce quelquefois un grand nombre d'épingles dans la tumeur, sans la transpercer, et enroule autour d'elles un fil ciré. D'autres fois il transperce la tumeur dans toutes les directions, à l'aide d'un grand nombre d'épingles, puis applique sur elles une ligature pour étrangler la tumeur. De quelque façon qu'il ait placé

(1) Medical Gazette, vol. XLI, p. 581. London, 1848.
(2) Ibid., vol. XLV, p. 138. London, 1850.
(3) Op. cit., p. 333.

les épingles, il les retire, ainsi que la ligature, au bout de sept à huit jours, ou dès qu'il pense qu'elles ont déterminé une inflammation suffisante pour indurer le tissu morbide. De cette façon, il ne cause à la peau aucune perte de substance. Quelquefois, il pratique une incision à travers toute la substance du nævus et réunit immédiatement les lèvres de la plaie par la suture entortillée. L'inflammation qui survient et la formation de la cicatrice oblitèrent la tumeur (1).

Quand on désire conserver la peau intacte, on pratique la ligature sous-cutanée par l'un des procédés suivants :

Dans le premier, on applique la ligature à l'aide de l'aiguille courbe ordinaire, ou de l'aiguille à nævus; on la fait cheminer sous la peau autour de la base de la tumeur, aussi loin que le permet la longueur de l'aiguille, par exemple de A en B, ainsi que cela est représenté fig. 24; on fait ressortir l'aiguille au point B. Puis on réintroduit au même point B, sous la peau, l'aiguille armée du même fil, et on la pousse autour d'une nouvelle portion ou du reste de la tumeur suivant les dimensions de celle-ci. Supposons qu'on l'ait fait cheminer jusqu'en C, on la réintroduit en ce point, et on la force à cheminer circulairement jusqu'en A, où les deux chefs de la ligature pendront en dehors après avoir entouré toute la base de la tumeur. La ligne pointillée de la figure indique le trajet qu'a suivi sous la peau la ligature qu'on n'a plus qu'à serrer et à assujetir par un double nœud.

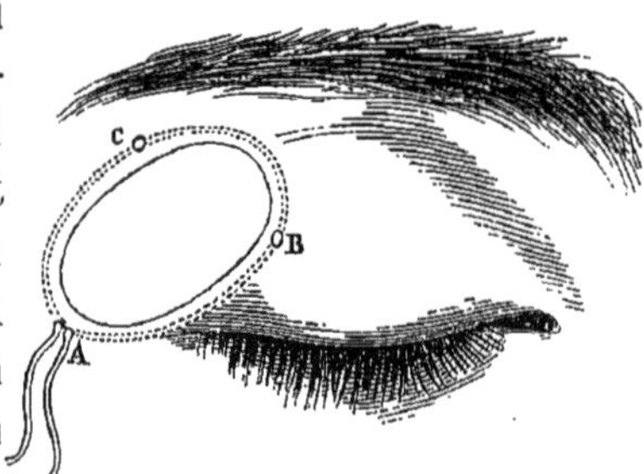

Fig. 24.

Dans le second procédé, on enfonce transversalement sous la tumeur, d'un côté à l'autre de sa base, une aiguille garnie d'une ligature, comme de A en B, fig. 25. On coupe alors l'anse formée par le fil et on retire l'aiguille. Celle-ci ayant été garnie comme à l'ordinaire, on lui fait parcourir d'abord une des moitiés de la base de la tumeur, suivant la ligne pointillée B C A; puis l'autre moitié suivant B D A. Chacune des moitiés se trouvant entourée d'une ligature spéciale, on n'a plus qu'à les serrer et à les assujétir successivement en A.

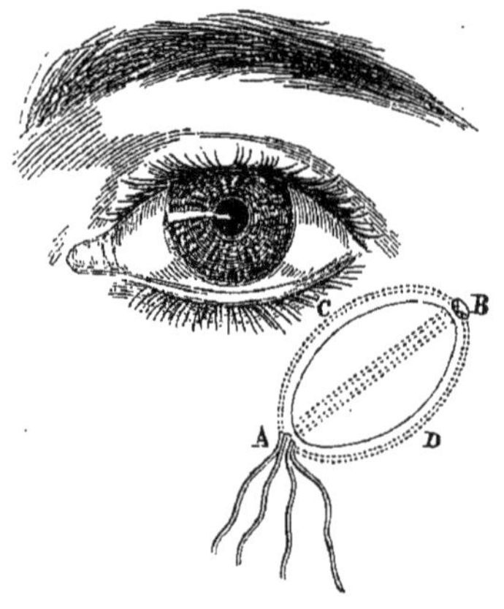

Fig. 25.

La ligature sous-cutanée, appliquée suivant l'une ou l'autre de ces deux méthodes, doit être laissée en place jusqu'à ce qu'elle tombe

(1) Archives générales de médecine, 2e série, tome VIII, p. 5. Paris, 1835; 4e série, tome I, p. 459 Paris, 1843.

d'elle-même; il faut seulement la resserrer tous les jours. Son ouverture de sortie laisse échapper un peu de pus, pendant un certain temps, et quelquefois donne issue à une eschare provenant de la cavité qu'occupait l'excroissance morbide.

M. Startin unit la ligature à une bande de caoutchouc vulcanisé, et exerce par ce moyen une traction élastique qui attire graduellement la ligature au dehors (1).

Quelques praticiens, que la ligature ait été appliquée sur la peau ou en dessous, ne laissent étrangler la tumeur que pendant un jour ou deux, puis l'enlèvent. Cette application temporaire, qui peut être suffisante pour provoquer l'inflammation, ne détermine jamais la mortification; aussi ce procédé échoue souvent, la tumeur continuant de s'accroître après que l'irritation produite par la ligature s'est apaisée. Il faut, pour assurer la cure, employer les astringents et la compression, après que l'on a enlevé la ligature.

On a obtenu, par la ligature sous-cutanée, la guérison non seulement du nævus sous-cutané, mais aussi celle de la variété mixte. Elle échoue quelquefois, parce qu'elle n'intercepte pas suffisamment l'abord du sang par les vaisseaux de la peau (2).

11. *Ligature des vaisseaux qui amènent le sang à la tumeur.* — Dans les cas d'anévrysme par anastomose, on sent battre fortement de grosses artères tout autour de la tumeur. On a souvent lié ces vaisseaux nourriciers, dans l'espoir de voir la tumeur s'affaisser; mais c'est là une pratique que l'on ne saurait recommander, attendu qu'elle s'est généralement montrée complétement inefficace. Aussitôt qu'un vaisseau est oblitéré, une autre branche anastomotique augmente de calibre, et la même quantité de sang arrive à la tumeur. Les observations 168 et 171 démontrent bien l'inefficacité de ce genre de traitement.

12. *Excision.* — On a quelquefois pratiqué l'excision des nævi et des anévrysmes par anastomose. C'est une méthode efficace, mais qui est loin d'être exempte de danger (3). Quand on incise le tissu morbide même, on voit s'élancer un énorme jet de sang artériel, qu'on a peine à arrêter; et même quand le bistouri a enlevé toute la tumeur, il se manifeste toujours une hémorrhagie sérieuse; de sorte que lors de l'enlèvement même des petits nævi, on a eu à craindre pour la vie des malades, dont les forces et la coloration naturelle ont été très longues à se rétablir. Néanmoins, suivant Dieffenbach (4), quand les astringents n'ont pas réussi, l'extirpation des nævi et la réunion de la plaie qui en résulte, à l'aide de la suture entortillée,

(1) Medical Times and Gazette, July 3, 1852, p. 22, et December 11, 1852, p. 594.

(2) Sur la ligature sous-cutanée dont on attribue l'idée première à M. Ricord, voyez Curling. Op. cit., Birkett. Guy's Hospital Reports, second series, vol. VII, p. 294. London, 1851. Broadhurst, Medical Times and Gazette, May 8, 1852, p. 474.

(3) Petit. Traité des maladies chirurgicales, tome I, p. 266. Paris, 1790.

(4) Op. cit.; vol. I, p. 241.

constituent la meilleure méthode. Il extirpe la tumeur partiellement ou en totalité, suivant son volume. Quand on veut pratiquer l'excision partielle, on retranche du milieu de la tumeur une portion de forme ovale; puis, quand la plaie ainsi produite est cicatrisée, on en retranche une nouvelle portion, et ainsi de suite, jusqu'à ce que toute la tumeur ait été détruite. Cette extirpation, pratiquée pièce à pièce, peut convenir lorsqu'il s'agit d'un nævus passif; mais elle est tout à fait impraticable quand on a affaire à une tumeur active, comme dans le cas suivant :

Obs. 168. — Un gentleman, âgé d'environ 25 ans, avait sur le front un anévrysme par anastomose qui avait commencé par une sorte de petit bouton du volume d'un pois, et avait atteint celui d'un œuf de poule lorsqu'il alla consulter M. Bell. Il était situé tout contre le sourcil, et occasionnait, au début, si peu d'inquiétude, qu'on l'avait d'abord pris pour un bouton provoqué par l'usage d'un chapeau trop étroit. Lorsqu'il eut atteint le volume d'un œuf de moineau, il donna parfois lieu à des pulsations que le malade crut y ressentir. Il consulta un chirurgien qui, trouvant que la pulsation était très distincte, déclara qu'il s'agissait d'un anévrysme, et conseilla d'en pratiquer l'extirpation. Le malade attendit, et essaya la compression que d'autres lui avaient conseillée; mais celle-ci occasionnant de la douleur sans amener d'amélioration, avait été abandonnée, et l'anévrysme avait continué à s'accroître pendant cinq ans. Une opération fut alors décidée. La tumeur paraissait alimentée par deux artères, par une branche de la temporale d'abord, qui, augmentée de volume et tortueuse, pénétrait dans l'extrémité supérieure de la tumeur, tandis que l'autre, venant de l'intérieur de l'orbite, pénétrait dans la partie inférieure. Ces deux artères, ainsi que la tumeur, étaient agitées de violents battements isochrones entre eux. Dans la supposition que la maladie pouvait n'être qu'une artère dilatée, le chirurgien passa une ligature autour de la branche artérielle qui venait de l'orbite et la lia, mais sans diminuer en rien par là les pulsations de l'anévrysme. Il lia ensuite la branche temporale; les pulsations persistèrent. Il ouvrit alors la tumeur dans toute sa longueur. Elle saigna très abondamment. Il enfonça enfin à son centre, où existait une artère plus volumineuse que les autres, une aiguille armée d'une ligature; mais il s'échappa un flot de sang continuel de tout le reste de la surface. On réprima l'hémorrhagie, et la plaie fut pansée à l'aide d'une compresse et d'une bande. Elle se guérit lentement; la ligature ne se détacha que difficilement, les pulsations reparurent, et à l'époque de la cicatrisation, la tumeur était aussi volumineuse qu'avant l'opération. Le malade laissa encore marcher la tumeur pendant neuf mois sans qu'on y touchât, puis il revint consulter M. Bell. La tumeur avait une forme régulièrement ovale, et l'on apercevait à travers sa partie centrale la cicatrice suite de l'opération. Cette partie n'était point d'un rouge pourpre à sa surface, mais était recouverte d'une peau solide et saine. On sentait les deux artères qui battaient avec une grande force; et quand le malade était échauffé, se baissait, ou respirait fort, les pulsations augmentaient beaucoup d'intensité, et il se développait de la douleur. M. Bell était convaincu que s'il pratiquait une incision dans le cercle d'activité de cet anévrysme, il aurait à lutter contre d'innombrables vaisseaux sanguins. Il se résolut donc à pratiquer ses incisions non dans la tumeur, mais hors d'elle. Il fit une incision ovale qui comprenait un quart environ de la surface de la tumeur, disséqua rapidement la peau de chaque côté, arriva à la racine de la tumeur et la détacha d'avec l'os. La tumeur saigna avec fureur pendant l'opération; mais dès qu'elle fut séparée de l'os, l'écoulement de sang s'arrêta. Les deux artères furent liées, le sourcil convenablement disposé, et la plaie se guérit en dix jours. La tumeur ressemblait exactement à une masse celluleuse, ou à un morceau d'éponge imbibé de sang (1).

Cette observation est donc un exemple d'anévrysme par anastomose sous-cutané et de son traitement par excision. L'observation suivante,

(1) Bell. Op. cit., vol. I, p. 461.

empruntée à M. Allan Burns, nous fournira un exemple de la variété de nævus veineux affectant à la fois la peau et les tissus sous-jacents :

Obs. 169. — Un homme robuste, d'un âge moyen, présentait au voisinage de l'orbite droit, une tumeur volumineuse, livide, compressible. Cette tumeur existait depuis sa naissance, elle était à certains moments plus distendue qu'à d'autres ; mais elle était rarement douloureuse, si ce n'est lorsqu'elle était atteinte de quelque lésion, et alors elle laissait échapper une quantité considérable de sang liquide. Elle ne présentait jamais de pulsations ; mais pendant un exercice actif ou une marche par un temps très chaud ou très froid, elle devenait excessivement tendue. A l'intérieur, elle recouvrait un tiers environ de l'extrémité temporale de la paupière supérieure, occupait toute l'étendue de l'inférieure, dont elle avait séparé les feuillets au point de former une tumeur désagréable à l'œil, irrégulière, pendante, qui descendait sur la joue. Vers l'angle interne de l'œil, le tissu morbide s'était interposé entre la conjonctive et la sclérotique, et s'étendait jusqu'à un huitième de pouce de la cornée. C'était surtout dans cette direction que la maladie s'était portée. De l'angle externe de l'œil la tumeur s'était portée en dehors et en bas. Dans la première de ces directions, elle s'étendait jusqu'au point de jonction des os temporal et malaire ; dans la seconde, elle descendait de près d'un demi pouce au-dessous du conduit parotidien. Dans aucun point de son étendue, la tumeur n'offrait de pulsation ; on n'apercevait l'accès d'aucune artère volumineuse, elle se vidait facilement par la pression ; mais dès que celle-ci venait à cesser, elle se remplissait lentement. Lorsqu'elle était vide, et qu'on frottait entre les doigts son enveloppe affaissée, elle semblait molle et pâteuse. La couleur de sa surface était d'un pourpre foncé, avec une teinte bleue dans les points recouverts par la peau, et rouge dans ceux où elle l'était par la conjonctive. Elle était froide et molle, et communiquait aux doigts la même sensation que celle que l'on éprouve lorsqu'on comprime le jabot d'un dindon. Comme la tumeur allait en s'accroissant, et menaçait de s'étendre sur l'œil, le malade était fort désireux d'en être débarrassé. M. Burns commença l'opération en détachant la paupière inférieure dans toute son étendue, puis disséqua la portion de la tumeur qui adhérait à la sclérotique ; il enleva ensuite celle qui adhérait à la paupière supérieure. Cela fait, il lia une grosse artère qui, venant de la partie externe et inférieure de l'orbite, le long du côté temporal du muscle oblique inférieur, pénétrait dans la tumeur. Il eut ensuite à disséquer la tumeur d'avec l'aponévrose temporale, l'apophyse zygomatique, l'os malaire, et à la séparer des rameaux nerveux provenant de la portion dure de la septième paire et du canal de Sténon. Après que la masse principale de la tumeur eut été ainsi enlevée, M. Burns s'aperçut qu'une portion de cette masse morbide spongieuse restait encore derrière le conduit parotidien et la portion dure de la septième paire. Il reconnut aussi qu'une portion plongeait sous l'aponévrose du muscle temporal qui était réticulée. Le sang suintait de toutes ces parties ; il s'échappait aussi de l'artère transverse de la face qui avait été divisée, aussi bien que des artères qui perforaient l'os malaire et le muscle masséter. L'écoulement sanguin était assez abondant. On lia les artères ; puis M. Burns, avec des pinces et des ciseaux, enleva toute la substance morbide, qui se trouvait derrière le conduit parotidien et la portion dure de la septième paire, qui tous deux se trouvèrent complétement détachés des parties environnantes. Il fut obligé d'extirper de la même façon une quantité considérable de substance morbide qui se trouvait derrière l'apophyse zygomatique. Comme cette substance se trouvait ici mal limitée et entremêlée aux fibres du muscle temporal, il fallut enlever une portion considérable de ce dernier, et l'artère temporale profonde antérieure fut ouverte. Ce qui restait de la tumeur sur la joue adhérait si fortement au muscle zygomatique et était si intimement confondu avec sa substance, qu'il fut impossible de les séparer. La portion isolée de la septième paire et le conduit de la parotide furent replacés sur le muscle masséter ; on rapprocha les téguments au-dessus d'eux et on les maintint à l'aide d'un seul point de suture. Au niveau de l'os malaire, il fut impossible de rapprocher les bords de la plaie, et le suintement sanguin qui provenait de l'os ne s'arrêtait pas. On plaça dans ce point de la plaie un morceau de linge plié en double et une couche d'éponge, et on maintint le tout à l'aide d'une compresse et d'un bandage serré assez fortement pour arrêter l'écoulement du sang. Deux jours après, on retira l'éponge et on essaya de rapprocher davantage les lèvres de la plaie. La surface de celle-ci commença à granuler, et il s'en échappa un fongus mou et rouge, dont la croissance ne put être arrêtée par l'application du sulfate de cuivre. En rapprochant chaque jour les bords de la plaie, on parvint à réduire son étendue aux dimensions d'un shelling, et bientôt elle se cicatrisa. Trois ans après l'opération, il n'y avait pas encore eu de récidive, et la cicatrice allait en diminuant d'étendue. La seule incommodité qu'éprouvât le malade provenait de ce que la mobilité de la paupière supérieure était diminuée par suite de son adhérence avec la portion de la sclérotique d'où il avait fallu détacher la tumeur. L'œil, par la même raison, ne se mouvait pas aussi facilement qu'auparavant. Il fallait un effort considérable pour diriger la pupille vers le nez (1).

Il est aisé de saisir la différence d'activité, sinon de nature, qu'il y a entre la maladie décrite ci-dessus par M. Burns et celle dont M. Bell a donné l'observation. On appréciera facilement aussi combien l'extirpation d'un anévrysme par anastomose veineux ou passif, est moins dangereuse que celle d'une tumeur anévrysmale artérielle ou active.

13. *Oblitération de l'artère carotide.* — La tentative hardie et heureuse que fit M. Travers, pour obtenir la guérison d'un anévrysme par anastomose de l'intérieur de l'orbite, de lier l'artère carotide primitive, a été imitée plusieurs fois par M. Wardrop dans des cas où la maladie siégeait en dehors de cette cavité. M. Wardrop s'appuyait sur ce fait, qu'en arrêtant le cours du sang dans un nævus par la ligature du tronc artériel qui le lui fournit, le sang contenu dans les cellules du parenchyme de la tumeur doit se coaguler, comme dans un sac anévrysmal ordinaire, après la ligature de l'artère malade ; que ce sang coagulé doit s'absorber ensuite et la tumeur s'affaisser graduellement. M. Wardrop a publié les détails de trois observations de nævus de la face, pour lesquels il a pratiqué la ligature de l'artère carotide primitive. Les trois malades étaient de jeunes enfants. Deux sont morts ; mais ils étaient, au moment de l'opération, dans des circonstances très défavorables.

Obs. 170. — Une enfant, âgée de cinq mois, avait sur le côté gauche de la face un nævus volumineux sous-cutané qui recouvrait la moitié de la racine du nez, le sourcil et la paupière supérieure. La paupière ne se relevait plus assez pour découvrir l'œil, et l'on ne pouvait déterminer les limites de la tumeur du côté de l'orbite, dans lequel elle paraissait d'ailleurs s'enfoncer profondément. La tumeur avait une couleur bleu-pâle et la peau qui la recouvrait était parcourue par de très nombreuses veines tortueuses. Elle n'offrait point de pulsations, était d'une mollesse pâteuse, non élastique, et diminuait beaucoup de volume quand on la comprimait entre les doigts ; lorsqu'on cessait la pression, elle reprenait rapidement son premier volume. Comme il aurait été extrêmement dangereux, ou même impossible d'enlever cette tumeur par le bistouri, et qu'elle avait commencé à s'accroître rapidement peu de jours après la naissance de l'enfant, M. Wardrop pensa que la seule chance qu'il y eût d'arrêter les progrès de la maladie consistait dans la ligature de l'artère carotide primitive du côté correspondant à son siège. L'incision des téguments fut pratiquée vers la partie moyenne du cou, le long du bord trachéal du muscle mastoïdien, et l'on acheva le reste de la dissection principalement avec un couteau en argent pointu et à double tranchant. L'opération fut beaucoup plus difficile qu'on n'aurait dû s'y attendre, puisque la dissection portait sur des parties saines ; mais les difficultés vinrent de ce que les cris continuels de l'enfant faisaient sans cesse monter ou descendre le larynx et la trachée. Ces mouvement empêchèrent non-seulement de distinguer les pulsations de la

(1) Observations on the Surgical Anatomy of the Head and Neck, p. 531. Glascow, 1824.

carotide ; mais, quand la gaîne du vaisseau eut été manifestement ouverte, ils gênèrent beaucoup l'introduction, dans cette gaîne, de la pointe de l'aiguille à anévrysme de Bremner conduite avec le doigt. Néanmoins, une fois que ce dernier temps de l'opération eut été accompli, l'aiguille passa très facilement autour de l'artère. Quelques vaisseaux qu'on avait divisés saignèrent abondamment pendant l'opération, de sorte que la plaie fut constamment remplie de sang et qu'on n'eut d'autre guide que le doigt. La ligature appliquée, on ne rapprocha la plaie qu'à l'aide d'un seul point de suture, et on n'appliqua aucune bandelette agglutinative. L'enfant, après l'opération, étant pâle et fort épuisée, on lui donna une cuillerée à thé de sirop de pavots blancs. On observa sur le champ un changement remarquable dans la tumeur. Dès que la carotide fut liée, l'enfant souleva la paupière supérieure de façon à découvrir l'œil, chose qu'elle n'avait encore pu faire à raison de l'état de gonflement de cette partie. La couleur de la tumeur qui était écarlate, prit une teinte d'un bleu foncé, changement qui, ainsi que le fait observer M. Wardrop, était évidemment dû à l'oblitération des artères, tandis que les veines et les cellules de la tumeur restaient remplies de sang veineux. Peu après l'opération l'enfant devint tranquille, et au bout de quelques heures on lui laissa prendre le sein. L'enfant passa une nuit fort calme, l'opération paraissant n'avoir produit qu'une très légère excitation générale. Elle continua à prendre le sein comme si rien ne lui était arrivé, et la plaie s'enflamma si peu qu'elle n'exigea aucun pansement. La ligature se détacha le onzième jour. Le lendemain de l'opération, la tumeur présentait la même diminution de volume et la même coloration rouge pourpre foncé qui s'étaient manifestées aussitôt l'artère liée. Quand on palpait la tumeur, il semblait qu'elle ne contenait plus de sang, ou que celui qu'elle renfermait était coagulé; la compression, au lieu de la vider, n'y déterminait plus aucun changement apparent. La tumeur éprouva une diminution graduelle mais non régulière; par degrés, une portion plus considérable du globe de l'œil fut mise à découvert; dix mois après l'opération, il ne restait plus de la tumeur que le sac membraneux qui avait été distendu par le sang (1).

Obs. 171. — Une fille grasse et belle, âgée de 18 ans, fut admise le 4 mai 1829 au *Massachusett's General-Hospital.* Un peu plus d'un an avant cette époque, elle avait commencé à éprouver une sensation étrange à l'angle interne de l'œil droit, à l'endroit où les artères faciale, ophthalmique et frontale s'anastomosent entr'elles. Elle comparait la sensation qu'elle éprouvait dans l'œil à une sorte de battement confus ou de fourmillement. Cette sensation s'étendit bientôt à la tête et s'accompagna d'une douleur si vive que, bien qu'elle fût d'ailleurs en parfaite santé, elle avait dû renoncer à sa place de domestique et rester inoccupée plusieurs mois avant d'entrer à l'hôpital. Il existait à cette époque à l'angle interne de l'œil, juste au-dessus du sac lacrymal, une tumeur du volume d'une noisette. Elle était le siége de vives pulsations qui s'étendaient aux artères voisines. Les pulsations de l'artère faciale étaient très fortes, et quand on la comprimait, celles de la tumeur diminuaient beaucoup. La compression de l'artère temporale ne déterminait aucun changement. La peau qui recouvrait la tumeur était un peu plus rouge qu'à l'état normal et la chaleur y était augmentée. L'artère carotide battait plus fort que d'habitude et la compression faisait cesser les battements existant dans la tumeur. Le stéthoscope appliqué sur la carotide et les artères faciales faisait entendre le bruit de râpe. Après quelques jours d'observation, le docteur Warren exécuta l'opération suivante : il pratiqua une petite incision entre la tumeur et la cavité de l'orbite, et ayant découvert les pulsations de la branche anastomotique de l'ophthalmique, il l'entoura d'une ligature. Une autre incision fut pratiquée au-dessus de la tumeur, elle divisait transversalement l'artère faciale; après en avoir fait couler environ 18 onces de sang, on appliqua une compresse qui embrassa la tumeur et l'artère. Dès que l'artère faciale eut été incisée, les pulsations cessèrent, et la malade fut débarrassée des sensations si douloureuses qu'elle éprouvait. Lorsqu'on enleva la compresse trois jours après, on percevait encore une légère pulsation. Les plaies guérirent de suite, et la malade, se trouvant très bien, sortit le 1er juin, bien que la tumeur n'eût pas entièrement cessé de battre. Le docteur Warren était

(1) Lancet, vol. XII, p. 267. London, 1827. Les cas malheureux de M. Wardrop sont rapportés dans the Medico-Chirurgical Transactions, vol. IX, et dans le volume de the Lancet que nous venons de citer.

disposé à croire que l'interruption des communications des artères faciale et ophthalmique avec la tumeur qu'elles fournissaient de sang, serait suivie de la disparition de celle-ci. Il fut trompé dans son attente. Vers la fin d'octobre, la malade revint à l'hôpital. On ne percevait dans la tumeur qu'une pulsation légère, mais l'angle interne de l'œil gauche était agité d'une pulsation un peu plus forte que celle qui existait à droite. Les artères qui s'y rendaient, avaient de fortes pulsations, ainsi que les carotides des deux côtés, surtout la droite; il lui semblait quelquefois, disait la malade, que le sommet de sa tête allait s'envoler. Le front et la partie supérieure de la face étaient rouges et gonflés; en résumé, la maladie s'était beaucoup aggravée. Le docteur Warren se trouva fort embarrassé de la conduite à tenir: la maladie paraissait également développée à droite et à gauche, et semblait s'étendre à tout le système artériel des deux côtés. Il commença par essayer l'effet des remèdes généraux. Il prescrivit le repos, un régime peu substantiel, de fréquentes saignées du bras, de nombreuses applications de sangsues à la tête et la teinture de digitale à l'intérieur. Ces moyens ne produisirent aucun effet favorable. Le docteur Warren, en conséquence, mit à nu l'artère temporale droite, l'ouvrit, la laissa saigner largement, puis la coupa en travers; mais les pulsations ne diminuèrent pas. Il ne restait plus qu'une chose à tenter, la ligature des deux carotides, ou plutôt la ligature de l'un de ces vaisseaux, puis celle de l'autre si la première opération restait insuffisante. Le 2 janvier 1830, le docteur Warren lia la carotide droite. Les pulsations du côté droit cessèrent sur-le-champ. Celles de gauche persistèrent pendant un certain temps, puis diminuèrent lentement, et le 3 mars la malade sortit parfaitement guérie. Le docteur Warren pense que le succès complet qui suivit la ligature de la carotide droite, démontre que l'affection du côté gauche n'était que sympathique (1).

On voit que, dans le cas que nous venons de rapporter, l'interruption du cours du sang dans les artères faciale et ophthalmique n'a point réussi à arrêter la maladie, tandis que la ligature de la carotide a fini par amener la guérison. On pourrait donc croire qu'en pareille circonstance il vaudrait mieux lier tout d'abord la carotide, sans s'adresser aux artères qui se rendent immédiatement à la tumeur. Le docteur Warren dit que ce n'est cependant point la conséquence qu'il en a tirée. Il ne conseillerait point, en semblable occurrence, de commencer par la ligature de la carotide, parce qu'il pense que des vaisseaux aussi petits que ceux qui pénètrent dans la tumeur et qui communiquent si librement avec ceux de l'autre côté, recevraient immédiatement assez de sang pour y maintenir une circulation capable d'entretenir l'action morbide dans la tumeur. Il a la conviction que, dans le cas qu'il a traité, la ligature de la carotide, pratiquée seule au début, n'aurait pas amené la guérison. Les artères faciale, temporale et ophthalmique ayant été d'abord divisées, la maladie en avait été favorablement influencée; la suppression du cours du sang dans la carotide venant s'ajouter aux moyens déjà mis en usage, a suffi pour amener la guérison. Le docteur Warren rapporte, à l'appui de son opinion, le cas d'une femme qui, étant tombée du haut d'un escalier, et s'étant heurté l'angle interne de l'œil droit, vit se former dans ce point une tumeur pulsative qui altéra la vue de cet œil. Elle s'étendait à l'intérieur de l'orbite, de sorte qu'il ne put atteindre la branche ophthalmique qui pénétrait dans la tumeur. Il lia donc la carotide, mais sans obtenir aucune amélioration.

(1) Op cit., p. 400.

Son dessein était alors de lier les artères angulaires de la face; mais la malade s'y refusa et quitta l'hôpital. Les vues du docteur Warren sont confirmées par un cas de nævus situé sur le vertex, et pour lequel le docteur Murrey pratiqua la ligature des deux carotides sans avantage permanent, car il fut ensuite obligé d'extirper le siége du mal. Il pratiqua, six semaines après avoir lié la seconde artère, cette extirpation qui donna lieu à une hémorrhagie considérable, aux suites de laquelle le malade échappa néanmoins par hasard (1).

M. Morgan a lié la carotide pour un cas de nævus occupant tout un côté de la face, et qui avait déjà été traité par la ligature et le cautère actuel. Le malade guérit de l'opération, mais sans en avoir obtenu le résultat désiré (2).

Quant aux diverses méthodes de traiter le nævus, M. Philips a fait observer avec raison que toutes comptent des succès et des revers. Il arrive souvent aussi qu'une guérison commencée à l'aide d'un procédé, demande à être achevée par un autre. Un cas qui a quelquefois complétement résisté à une méthode cède facilement à une autre. Il ne faut pas perdre de vue que quelques-unes de ces méthodes exposent à l'érysipèle et à la phlébite, et que la mort a quelquefois été la conséquence de ces accidents. Il faut également se tenir en garde contre l'hémorrhagie, qui est la conséquence très fréquente de quelques-uns des procédés que nous avons décrits.

SECTION XXVII.

OEDÈME DES PAUPIÈRES.

La laxité de la couche celluleuse des paupières et l'absence de tissu adipeux font qu'elles deviennent facilement le siége d'un œdème considérable. Cette affection peut dépendre de causes locales ou de causes générales.

Un certain degré d'œdème accompagne presque toujours les ophthalmies à l'état aigu. L'œdème des paupières est encore la conséquence des coups, des contusions, de l'érysipèle; de certaines affections de l'orbite, comme la nécrose, ou des tumeurs qui se développent à l'intérieur de cette cavité; des affections des divers sinus du nez, comme les polypes; de l'irritation produite par des abcès de la face ou de la peau du crâne; de la compression exercée sur la partie de la face située au-dessous d'elles, comme après l'opération pour le bec de lièvre, et même de la compression produite par l'usage des béquilles. Quand l'œdème est dû à une maladie de l'extérieur ou de l'intérieur de l'orbite, ou à une maladie des narines, il affecte souvent également les pau-

(1) Medical Gazette, vol. VI, p. 76. London, 1850.
(2) France's Edition of MORGAN's Lectures on the Diseases of the Eye, p. 14. London, 1848.

pières des deux yeux; il en est de même lorsqu'il reconnaît pour cause quelque abcès de la tête. Après l'ophthalmie scarlatineuse et l'usage trop longtemps continué des fomentations émollientes et des cataplasmes, dans les affections inflammatoires de l'œil, surtout lorsqu'on laisse les cataplasmes se refroidir et qu'on ne les renouvelle pas assez fréquemment, on trouve assez souvent les paupières dans un état d'empâtement œdémateux.

D'autres fois, l'œdème des paupières est la conséquence d'une hydropisie générale, comme dans l'anasarque consécutif à la fièvre scarlatine; ou bien il se montre aux paupières, sans qu'il en existe de traces sur le reste du corps, chez des adultes d'une constitution lymphatique, ou des enfants scrofuleux. C'est quelquefois une affection sympathique, produite par la maladie d'un organe éloigné. Le docteur Parry l'a observé plusieurs fois à la suite de violentes céphalalgies qui dépendaient probablement de la constipation (1). On doit soupçonner l'albuminurie et examiner les urines, chaque fois que les paupières restent longtemps boursouflées. Il est très rare que l'œdème des paupières se développe spontanément chez un individu dont la santé générale est bonne.

Les paupières affectées d'œdème sont tantôt gonflées, unies, pâles, tantôt rouges, semi-transparentes et molles; elles cèdent facilement à la pression du doigt, et, dans quelques cas, conservent pendant un certain temps la marque qu'il y a imprimée. Leurs mouvements se trouvent gênés, et les yeux ne peuvent s'ouvrir complétement.

L'œdème des paupières produit par une plaie, une contusion, une attaque d'érysipèle, ou la pression d'un bandage sur la partie inférieure de la face, disparaît graduellement et complétement lorsque la cause qui l'a occasionné a cessé d'agir. Celui qui se montre le matin chez des personnes lymphatiques, diminue pendant le jour et n'est pas dangereux. Celui qui survient sans cause apparente chez les enfants scrofuleux, et chez les adultes, dure longtemps; il survient ou disparaît à des intervalles variables.

Les saignées et les diurétiques, dans l'hydropisie scarlatineuse, et dans la variété inflammatoire de la maladie de Bright, ne font disparaître l'œdème des paupières qu'autant que l'urine redevienne normale et abondante. Dans l'albuminurie qui dépend de la dégénérescence graisseuse du rein, on doit suivre un régime doux, éviter l'usage des alcooliques, et ne prescrire ni purgatifs, ni mercure.

On peut employer avec avantage, dans les autres cas, de légers stimulants à l'extérieur et des toniques à l'intérieur. On se trouve bien de baigner les paupières avec de l'eau de roses, ou avec de l'eau de chaux aiguisée d'un peu d'eau-de-vie. On recommande beaucoup

(1) Collections from the unpublished Medical Writings of C. H. Parry, M. D. vol. I, p. 581. London, 1825.

l'usage de sachets contenant des herbes aromatiques sèches, telles que les fleurs de camomille, de sauge, de romarin, avec un peu de camphre en poudre ; on les place sur le sourcil de façon qu'ils pendent sur la paupière. Ces sacs doivent être faits avec du vieux linge, et piqués, pour que les herbes restent également distribuées. Quand l'œdème est périodique et n'a pas de cause apparente, on se trouve bien de l'application d'un vésicatoire à la nuque. Chez les sujets scrofuleux et débilités, les ferrugineux et les préparations de quinquina sont indiqués.

SECTION XXVII.

EMPHYSÈME DES PAUPIÈRES.

Le gonflement des paupières, produit par la présence de l'air dans leur couche celluleuse, peut dépendre soit d'un emphysème général, dû à une lésion des organes de la respiration (en pareil cas, l'air qui s'échappe des poumons se répand par tout le corps, et s'accumule surtout dans les points où le tissu cellulaire est le plus lâche), soit d'une lésion ou d'un état morbide des parois des cavités nasales, qui laisse passer directement l'air de la cavité du nez dans la couche celluleuse des paupières.

Les observations suivantes donneront une idée de cette seconde variété de l'emphysème des paupières (1) :

Obs. 172. — Un jeune homme reçut sur le nez un coup violent à la suite duquel il éprouva une douleur assez vive. Quelques heures après, pendant qu'il se mouchait avec force, il ressentit au nez une sensation particulière qui, montant de chaque côté le long de cet organe, se répandit dans les deux paupières. Celles-ci devinrent immédiatement si enflées, que l'œil en fut complétement couvert. Lorsque le malade fut reçu à l'Hôtel-Dieu, les paupières étaient très tendues et luisantes, mais indolentes et sans aucun changement de couleur à la peau. On y percevait distinctement la crépitation emphysémateuse. On pratiqua une saignée du bras, et des compresses trempées dans une lotion résolutive furent appliquées sur les parties gonflées. La guérison fut complète au bout de quatre à cinq jours. M. Dupuytren supposa que la pituitaire avait été déchirée au niveau de l'union du cartilage latéral avec l'os propre du nez, et que ces deux parties avaient été désunies (2).

Obs. 173. — Un garçon de 16 ans reçut, dans une rixe, un coup violent au niveau du sinus frontal droit. Pendant qu'il se mouchait, une heure après, les paupières et les parties avoisinantes s'enflèrent immédiatement au point de fermer complétement l'œil; il sentit, dit-il, l'air se précipiter avec violence dans ces parties. Lorsqu'il fut admis au *Guy's Hospital*, dans le service de M. Morgan, les paupières étaient très distendues et si fortement rapprochées, qu'aucun des efforts volontaires du malade ne parvenait à les écarter; le sourcil était aussi fortement bouffi, et la couche cellulaire qui s'étend de l'orbite à l'oreille offrait le même état emphysémateux. Les parties n'étaient nullement douloureuses à la pression qui y développait une sensation de craquement; elles n'étaient

(1) M. Baudens a rapporté un cas d'emphysème des paupières, résultant d'un coup de feu qui avait lésé le sinus frontal. Clinique des plaies d'armes à feu, p. 162. Paris, 1836.

(2) Leçons orales de clinique chirurgicale, par Dupuytren, tome I, p. 128. Paris, 1832.

point décolorées. On supposa qu'il existait une fracture dont le siége était situé un peu au-dessus de l'arcade sourcilière, dans un point où l'on sentait une légère dépression; mais on n'y percevait point de crépitation. Le globe de l'œil était à l'état naturel. On pratiqua aux téguments deux petites incisions, à environ un huitième de pouce en arrière de l'angle externe du frontal; elles laissèrent échapper l'air. Le gonflement disparut au bout de 24 heures, laissant l'œil et les parties avoisinantes dans un état d'intégrité parfaite (1).

Obs. 174. — Un homme robuste, âgé de 48 ans, fut apporté à l'Hôtel-Dieu sans connaissance, et placé dans une des salles de chirurgie; mais comme il était en proie à une stupeur profonde avec respiration stertoreuse et résolution complète des membres, sans lésion externe apparente, on le transporta dans une des salles de médecine. En l'examinant avec attention, on constata que les mâchoires étaient fortement et convulsivement rapprochées, et que les muscles du cou étaient raides. Le nez ayant été pressé afin d'y intercepter le passage de l'air, la respiration resta suspendue pendant au moins une demi-minute; puis tout à coup une violente expiration ayant eu lieu, on vit la paupière supérieure se gonfler un peu. L'épreuve ayant été renouvelée, le même résultat se reproduisit; la paupière devint le siége d'un gonflement considérable avec crépitation emphysémateuse. En examinant la paupière, on y découvrit une légère excoriation avec une teinte jaunâtre de la peau; ce qui fit croire à une fracture de la voûte de l'orbite ou de la base du crâne, permettant à l'air des sinus ethmoïdaux et sphénoïdaux de s'échapper dans la paupière lorsqu'on s'opposait à sa sortie par le nez. Les renseignements qu'on obtint apprirent que, douze jours auparavant, il avait été attaqué par plusieurs hommes qui l'avaient frappé sur la face avec un parapluie, et l'avaient laissé sans connaissance dans la rue. Il mourut le second jour après son admission. On découvrit, à l'autopsie, une fracture de la voûte de l'orbite, avec une déchirure du lobe antérieur du cerveau, qui s'étendait jusqu'à la profondeur de huit lignes. La dure-mère était séparée des os dans une grande étendue, mais elle n'était point déchirée. Un des fragments osseux s'étendait jusqu'à la grande échancrure du frontal et communiquait avec les cellules ethmoïdales moyennes, qui contenaient une petite quantité de sang liquide (2).

J'ai rencontré plusieurs cas d'emphysème des paupières à la suite de coups; dans quelques-uns la crépitation était distincte, mais elle ne l'était pas dans d'autres. Dans un cas, la paupière supérieure pendait au-devant de l'œil, comme si elle avait été paralysée. Dans un autre, l'œil était fortement poussé en avant par la présence de l'air dans le tissu aréolaire de l'orbite.

Cette affection peut se développer sans que le malade ait reçu de coup.

Obs. 175. — Une petite fille scrofuleuse, s'étant mouchée avec force, sentit ses paupières droites attirées l'une contre l'autre. Le lendemain je les trouvai gonflées mais n'offrant pas de crépitation. Elle n'avait dans le nez aucune affection apparente, mais souffrait depuis longtemps d'une ophthalmie scrofuleuse. Le second jour après l'accident, le gonflement était moindre; mais lorsque je pressais les paupières, la crépitation emphysémateuse y était distincte.

Obs. 176. — Un homme, dont la narine droite était presque obstruée par une distorsion de la cloison, essaya de la déboucher en soufflant par le nez. Tout à coup les paupières droites furent gonflées par l'introduction de l'air, et le globe de l'œil devint un peu saillant.

L'application de l'eau froide et l'administration d'un laxatif compo-

(1) The Lancet, vol. X, p. 51. London, 1826.
(2) Ménière. Archives générales de médecine, tome XIX, p. 544. Paris, 1849.

sèrent tout le traitement dans ces deux cas, qui dépendaient probablement de quelque rupture de la membrane de Schneider.

L'incision pratiquée aux téguments, comme dans l'observation 171, est un moyen auquel on a aussi recours lorsque les paupières sont fortement distendues dans l'emphysème général. Elle n'est, bien entendu, qu'un moyen palliatif; la guérison radicale dépend de celle de la lésion du poumon ou du conduit respiratoire. Même dans les cas de rupture d'une portion des parois nasales, l'évacuation de l'air épanché n'est qu'un moyen palliatif qui ne mérite guère qu'on y ait recours. Tant que la consolidation n'a pas eu lieu, l'emphysème est sujet à revenir chaque fois que le malade se mouche; il faut donc l'engager à ne pas le faire.

SECTION XXIX.

TRESSAILLEMENT, OU TREMBLEMENT DES PAUPIÈRES.

Syn. — Κυνικὸς σπασμὸς *Aretœus*. Tic non douloureux, *Fr*. Spasmodic or muscular tic. Life-blood, *Vulg*.

J'ai souvent été consulté par des malades qui se plaignaient de ressentir dans l'une ou l'autre paupière, ou dans toutes les deux, un mouvement de tremblement, de tiraillement ou de tressaillement qu'il leur était impossible de prévenir ou d'arrêter, et qui par sa fréquence devenait extrêmement désagréable, bien qu'il ne s'accompagnât d'aucune douleur. Souvent ce tiraillement est si léger qu'on n'aperçoit aucun mouvement dans la paupière affectée, le malade sent seulement que la partie se meut; mais dans d'autres cas le mouvement est très apparent, et ne reste pas borné à l'orbiculaire des paupières : il s'étend à d'autres muscles de la face, aux zygomatiques surtout, de sorte que, en même temps que les paupières sont le siége de contractions convulsives, l'angle de la bouche est attiré en haut. Quelquefois, comme dans les cas rapportés par M. François (1), tous les muscles de la face auxquels se distribue la portion dure de la septième paire sont affectés de convulsions. Il paraît même que dans un cas, les muscles du voile du palais, le stylo-hyoïdien, et le ventre postérieur du digastrique ont été affectés (2). J'ai vu dans quelques cas le spasme s'étendre au cou et au bras, de sorte que ces diverses parties, ainsi que tout un côté de la face, devenaient le siége de mouvements étranges chaque fois que le malade se mettait à parler. Le clignotement morbide et le blépharospasme, dont nous traiterons dans des sections suivantes, se rapprochent beaucoup du tressaillement des paupières; il en est de même de cette affection

(1) [Essai sur les convulsions idiopathiques de la face, par FRANÇOIS, professeur à l'Université de Louvain. Bruxelles, 1843.] — Edinburgh Medical and Surgical Journal, vol. LXXV, pp. 86. 581. Edinburgh, 1851.

(2) Ibid, p. 104.

spasmodique du frontal, dans laquelle les sourcils se trouvent à chaque minute violemment attirés en haut. Ce sont là en général des affections réflexes de la portion dure de la septième paire; ce sont des spasmes cloniques ou toniques des muscles qu'elle anime.

Toute agitation d'esprit aggrave ordinairement le tressaillement des paupières, de sorte qu'il augmente beaucoup lorsque le malade parle à un étranger. Le malade en a conscience; aussi est-il fortement tourmenté par la connaissance qu'il a de son affection, et se montre-t-il disposé à subir toute espèce de traitement, sans en excepter même une opération. Bien que, dans le plus grand nombre des cas, il n'y ait pas de douleur, elle se fait quelquefois sentir au point que l'affection ressemble alors au tic douloureux.

Causes. — J'ai ordinairement trouvé les organes digestifs du malade dérangés, et le plus souvent par suite de l'usage des alcooliques. Dans un cas, cette affection était survenue chez une servante, pour avoir veillé la nuit et trop fatigué ses yeux à repriser du linge fin.

La découverte faite par sir C. Bell, que la cinquième paire préside à la sensibilité, et la portion dure de la septième paire aux mouvements de la face, nous conduit à attribuer ces mouvements irréguliers à un état morbide de cette portion de la septième paire. Dans certains cas, la maladie peut dépendre de l'affection de l'une ou de l'autre des branches du nerf facial, déjà parvenu hors du crâne; mais, en général, l'action irrégulière du nerf paraît provoquée par quelque désordre éloigné, qui agit en troublant la faculté qu'a le cerveau de diriger les mouvements réguliers de la face. L'irritation primitive semble le plus souvent avoir son origine dans l'estomac, d'où elle se propage au centre nerveux, probablement par l'intermédiaire du nerf vague; de là elle est réfléchie à un ou plusieurs rameaux du nerf facial et se manifeste sous la forme de spasmes cloniques des paupières et de la face.

L'état de spasme ou de convulsion d'un côté de la face fait quelquefois paraître l'autre côté comme paralysé. « Une dame se plaignait de douleur dans la tête, dit Sir B. C. Brodie, et sa bouche était attirée de côté, ce qui fit croire qu'elle était affectée d'une paralysie des muscles de l'autre côté de la face. Néanmoins, lorsque je fus consulté par elle, je remarquai que, du côté où la bouche était attirée, la joue et les paupières étaient agitées de tremblements presque continuels; un examen plus minutieux me donna la conviction que le tiraillement de la bouche ne dépendait pas de la paralysie des muscles d'un côté de la face, mais de l'état de spasme dans lequel se trouvaient les muscles du côté opposé. Le cas était tout à fait analogue à un torticolis spasmodique, si ce n'est que la maladie occupait d'autres muscles, c'est-à-dire ceux auxquels se distribue le nerf facial (1). »

(1) Medical Gazette, vol. V, p. 559. London, 1830.

Pronostic. — Quand l'affection est récente, limitée aux paupières, et que le malade a assez de résolution pour se soumettre à un régime convenable; le pronostic n'est pas défavorable. Dans le cas contraire, la maladie persiste toute la vie.

Traitement. — 1. Le malade doit renoncer complétement à l'usage du vin, de l'ale, des spiritueux et autres substances analogues.

2. Il retirera de grands avantages de l'emploi des laxatifs, des altérants et des toniques. Une *blue pill* chaque soir, ou une tous les deux jours, et une ou deux pilules composées de rhubarbe, tous les matins, pendant quinze jours, produisent généralement de bons effets; on doit ensuite prescrire l'usage continu d'une infusion amère, le carbonate de fer obtenu par précipitation, ou quelque préparation de quinquina, puis l'air de la campagne et l'exercice.

3. On a recommandé l'usage de frictions avec les liniments anodins, le long du trajet de la portion dure de la septième paire.

4. On a obtenu des résultats avantageux de la compression continue; en limitant l'action des parties affectées de spasme, elle tend à rompre l'habitude, d'où dépend en grande partie la continuation de la maladie, quelle que soit la cause qui lui ait donné naissance.

5. On doit conseiller les émissions sanguines, à l'aide de ventouses scarifiées ou de sangsues appliquées derrière les oreilles. Quand la paupière inférieure est affectée, j'ai vu survenir un soulagement considérable par l'application d'une sangsue à l'angle interne de l'œil. Turberville avait un malade qui souffrait depuis longtemps de douleur et de convulsions de la joue; on aurait pu couvrir avec un *penny* l'étendue de la partie où la douleur se faisait sentir: les convulsions déterminaient une déviation latérale de la bouche, de la face et de l'œil. Turberville appliqua une ventouse sur le point douloureux, scarifia et réappliqua la ventouse, puis mit un emplâtre: son malade se trouva parfaitement guéri (2).

6. Un cautère, placé entre l'angle de la mâchoire et l'apophyse mastoïde, a donné des résultats très évidemment utiles.

7. La section des filets du nerf facial ferait disparaître la maladie, mais pour la remplacer par une paralysie. Pour atteindre le même but sans courir ce danger, Dieffenbach a une fois pratiqué la section sous-cutanée des fibres du muscle malade (2). On exécute cette opération en introduisant sous la peau un bistouri étroit, dont on tourne le tranchant vers le muscle, et l'on divise celui-ci en ramenant le bistouri au dehors.

(1) Philosophical Transactions, no 164. LOWTHORP'S Abridgement, vol. III, part. I. p. 34. London, 1716.

(2) Romberg's Manual of the Nervous Diseases of Man, translated by Sieveking, vol. I. p. 297. London, 1853.

SECTION XXX.

CLIGNOTEMENT MORBIDE.

Le clignotement naturel s'accomplit si rapidement et si aisément qu'il attire à peine notre attention ou celle des autres; mais il existe un clignotement morbide qui paraît dépendre d'un état convulsif de l'orbiculaire des paupières, plutôt que d'un relâchement du muscle élévateur de la paupière supérieure; celui-là est trop apparent pour n'être pas remarqué de tout le monde, et la douleur qu'il détermine finit par attirer aussi l'attention du malade. Dans les cas dont nous parlons, l'œil, au lieu de se fermer une seule fois, se ferme plusieurs fois de suite en un instant. Quelquefois c'est la paupière supérieure qui est surtout affectée; d'autres fois, c'est l'inférieure. Un seul œil peut être pris, mais les deux sont généralement affectés. Cette maladie, analogue à celle dont nous avons traité dans la dernière section, bien qu'elle s'en distingue facilement, est aggravée par les mêmes causes, surtout par les émotions morales et les troubles de la digestion.

Un simple cil qui pousse de façon à se diriger en dedans et à toucher le globe de l'œil, est quelquefois la cause du clignotement morbide. D'autres fois, il est dû à l'existence d'une légère ophthalmie conjonctivale. Ces causes enlevées, la maladie cesse. Souvent le clignotement n'est que le résultat d'une mauvaise habitude, de ce que les Français appellent un *tic*. On l'observe fréquemment chez les enfants qu'on a obligés à trop se servir de leurs yeux. Quelquefois il est le signe d'une indigestion. Le traitement à suivre est le même que celui indiqué pour le tremblement des paupières. On peut prescrire avec avantage l'usage d'une visière verte et l'emploi d'un collyre composé de 1 à 2 drachmes de teinture de belladone dans 8 onces d'eau. On se trouve bien aussi de faire prendre, chaque soir, 6 à 12 grains de poudre de rhubarbe, avec un sixième ou un douzième de grain de tartre émétique.

SECTION XXXI.

BLÉPHAROSPASME.

L'action réflexe, en vertu de laquelle les paupières se ferment, revêt quelquefois la forme d'un spasme tonique : on l'appelle alors *blépharospasme*. Il s'accompagne ordinairement, mais pas toujours, d'intolérance pour la lumière, ou photophobie, et souvent d'épiphora. Il attaque habituellement les deux yeux assez également, quelquefois un seul. C'est naturellement par le nerf facial qu'arrive à l'orbiculaire des paupières le stimulus en vertu duquel il se contracte spasmodiquement. La cause excitante de l'irritation réside tantôt dans l'œil, tantôt dans un organe éloigné. Elle agit sur le centre nerveux qui donne naissance au nerf facial, par l'intermédiaire de la cinquième paire, par celui du nerf optique, du nerf vague, ou du grand sympathique; ou enfin elle dépend immédiatement de quelque désordre cérébral.

1. Une particule de poussière adhérente à la face interne de la paupière supérieure, un cil renversé, quelque corpuscule déposé sur le trajet des follicules de Méïbomius, sont des causes fréquentes de blépharospasme; l'irritation est ici transmise au cerveau par la cinquième paire. La photophobie et le spasme des paupières disparaissent ordinairement sur-le-champ, dès qu'on a enlevé la cause irritante.

2. Dans la conjonctivite scrofuleuse, ce spasme se prolonge quelquefois pendant des mois entiers, avec de légères rémissions le soir. Le malade, qui presque toujours est un enfant, se trouve, tant que dure le jour, dans l'impossibilité de supporter le moindre rayon de lumière et d'ouvrir les yeux à un degré quelconque. L'inflammation peut être alors très peu considérable, de sorte que si on entr'ouvre les paupières de force, on aperçoit à peine un vaisseau rouge. Telle est cependant la sympathie qui existe entre la conjonctive, qui est le siége primitif de l'irritation, et les parties voisines, la rétine, l'appareil optique du cerveau, la glande lacrymale et l'orbiculaire des paupières, que les rayons lumineux qui parviennent dans l'œil paraissent au malade flamboyer comme les rayons solaires réfléchis par un miroir; la glande lacrymale laisse à l'instant échapper un flot de larmes, et la contraction spasmodique de l'orbiculaire rapproche les paupières avec une nouvelle force. Le seul moyen d'obvier à ces actions réflexes, c'est de guérir, par le traitement que nous indiquerons ci-après, l'ophthalmie dont elles sont les effets.

3. Quelques cas de blépharospasme intense avec photophobie n'ont pu être guéris que par l'extraction de dents cariées, ou de dents à la racine desquelles existaient des abcès. Le docteur Hays, de Philadelphie (1), a rapporté plusieurs observations remarquables de ce genre; elles démontrent bien la nécessité d'examiner avec soin si quelque cause semblable ne provoque pas l'irritation qu'on observe.

4. Dans une quatrième catégorie de cas, l irritation originaire paraît résider dans la rétine et être le résultat d'un usage abusif des yeux.

Obs. 177. — Sir C. Bell (2) rapporte un cas de photophobie avec blépharospasme provoqué par un excès d'application des yeux sur de petits objets, et dans lequel la maladie se manifestait par attaques périodiques pendant lesquelles la malade perdait tout pouvoir sur les muscles des paupières et des yeux. L'attaque s'accompagnait quelquefois

(1) Medical Gazette, vol. XXVIII, p. 617. London, 1841.
(2) Nervous Systems of the Human Body, Appendix, p. 46. London. 1830.

d'une douleur s'étendant autour de la tête qui paraissait comme comprimée par un cercle, et d'un sifflement dans les oreilles. Tout à coup le spasme disparaissait, les yeux s'ouvraient, et la malade pouvait regarder fixement les objets environnants, pendant l'espace d'une heure à peu près. L'excitation mentale déterminée par la conversation provoquait cette amélioration temporaire; et ce qui est bien remarquable, la malade, jeune dame très-intelligente, avait découvert qu'en comprimant avec le doigt sur le petit creux qui se trouve au-devant de l'oreille, au-dessous de l'apophyse jugale, les yeux s'ouvraient instantanément et restaient ouverts tant que durait la compression. Sir C. Bell découvrit qu'en plaçant le pouce sous l'angle de la mâchoire, et en comprimant la carotide contre les vertèbres, il obtenait le même résultat; ce qui démontre, suivant lui, que la cessation du spasme était due à quelque influence exercée par la circulation sur le système nerveux de la tête. Lorsque l'on comprimait les cartilages costaux au niveau de la région hypochondriaque gauche, de façon à agir sur la portion cardiaque de l'estomac, les yeux restaient également ouverts pendant tout le temps que durait la compression.

Dans les cas de cette espèce, l'intolérance pour la lumière est souvent excessive; on trouve le malade dans une chambre complétement obscure, les yeux bandés : il ne peut les laisser examiner; il compare la sensation qu'il éprouve, lorsqu'il essaie d'ouvrir les yeux, à celle que lui ferait éprouver la vue d'une mer d'or en fusion. Chez un jeune homme qui se trouvait dans cet état, et par qui je fus consulté, toute tentative faite pour ouvrir les yeux menaçait de déterminer une attaque de convulsions générales. Il guérit complétement par l'emploi des sangsues, des vésicatoires et l'usage longtemps continué du calomel et du sulfate de quinine. J'ai vu beaucoup de cas de cette espèce qui, après avoir résisté pendant des années à tous les traitements, avaient fini par guérir spontanément.

5. Quelquefois le spasme de l'orbiculaire des paupières d'un seul côté survient à la suite d'un coup ou de quelque autre lésion de la tête dont les effets se sont transmis au cerveau ou à ses membranes. Le spasme dure ordinairement longtemps, pendant des semaines ou des mois : on peut le confondre alors avec la paralysie du muscle élévateur de la paupière supérieure. L'état d'agitation continuelle du bord libre de la paupière supérieure, et la difficulté que l'on éprouve à la soulever avec le doigt, servent à distinguer cet état d'avec la paralysie.

La congestion cérébrale produite par la fièvre ou par d'autres causes, l'apoplexie et divers autres désordres cérébraux peuvent produire le blépharospasme. Lorsqu'il en est ainsi, les deux yeux sont le plus souvent affectés, la photophobie est excessive; l'exposition à un soleil ardent détermine de violents spasmes de tous les muscles du corps; enfin la guérison est très lente à s'opérer.

6. Les nerfs organiques de l'appareil de la digestion sont quelquefois l'intermédiaire par lequel l'irritation est transmise au centre nerveux, d'où elle est réfléchie par le nerf facial aux muscles qu'il anime, comme elle l'est souvent aussi par d'autres nerfs à d'autres organes. La guérison s'obtient, en pareil cas, par l'usage d'un régime convenable et l'administration des purgatifs, des altérants et des toni-

ques. Les anthelmintiques, à raison de leur action spécifique, rendent quelquefois des services.

7. Beaucoup de cas de blépharospasme ont une origine hystérique. On les confond souvent avec la paralysie de l'élévateur de la paupière supérieure, et on les a désignés à tort sous le nom de *ptosis hystérique*.

Obs. 178. — Le docteur Schön (1) rapporte le cas d'une fille scrofuleuse, âgée de 15 ans, qui, affectée d'un blépharospasme de l'œil droit, n'avait pu, durant l'espace de 15 mois, l'ouvrir une seule fois. Il mit en usage, sans le moindre succès, tous les moyens recommandés, tant internes qu'externes. L'œil gauche resta sain, et l'œil droit n'offrit jamais la moindre trace d'inflammation. Les règles se montrèrent pour la première fois pendant la nuit du 24 avril 1831; dès le lendemain matin, cette fille put ouvrir son œil en toute liberté, et elle ne vit plus double, comme cela existait auparavant lorsqu'une autre personne lui maintenait les yeux ouverts.

Chez une dame par qui j'ai été consulté, l'impossibilité d'ouvrir l'œil malade durait quelquefois deux à trois jours, tandis que dans d'autres moments elle l'ouvrait parfaitement. Chez une autre dame, en même temps que les orbiculaires des paupières, les muscles du nez et des lèvres étaient entrepris; de sorte que, lorsque les yeux se fermaient, il se manifestait un resserrement particulier et douloureux de la bouche. J'ai obtenu de bons effets, dans ce dernier cas, de l'usage continu de l'aloès avec l'assa fœtida. La combinaison de ces médicaments avec les toniques réussit souvent dans les cas attribuables à l'hystérie.

Traitement général. — J'ai déjà signalé la plupart des remèdes propres à guérir le blépharospasme. On doit d'abord rechercher quelle est la cause qui a produit l'irritation, et c'est contre elle qu'il faut diriger le traitement.

Dans les cas où la cause est de nature inflammatoire, ou dans ceux où on peut la faire remonter à une lésion traumatique de la tête, la saignée du bras, les applications de sangsues aux tempes et le mercure sont indiqués. Dans les cas gastriques ou hystériques, les purgatifs, les antispasmodiques et les toniques, tels que le fer et la quinine, sont les meilleurs remèdes. La belladone à l'intérieur rend souvent de grands services : il en est de même de l'inhalation, tous les deux ou trois jours, de l'éther ou du chloroforme, poussée au point de produire une légère insensibilité. A l'extérieur, on détermine une révulsion à l'aide de frictions sur le front, la tempe et derrière l'oreille, avec un liniment volatil, la teinture de cantharides, ou quelque agent analogue. On passe à l'application des vésicatoires et des cautères quand les moyens plus doux ont échoué. On se trouve bien d'exposer l'œil à l'action des vapeurs d'opium ou de belladone, en mélangeant un peu de leur teinture avec de l'eau chaude, dans une tasse à thé, que l'on place sous les yeux, qu'on peut également fomenter avec une décoction

(1) Ammon's Zeitschrift für die Ophthalmologie, vol. II, p. 153. Dresden, 1832.

de têtes de pavots ou de feuilles de belladone. On a aussi recommandé l'application sur l'œil de cataplasmes contenant de l'opium, de la jusquiame, ou de la ciguë. Le docteur Jüngken recommande beaucoup un jet continu d'eau froide ou saturée d'acide carbonique, dirigé contre l'œil à l'aide d'une seringue ou d'un syphon (1). Le bain de vapeur s'est montré utile dans quelques cas ; dans d'autres, c'est du bain de poussière d'eau froide qu'on s'est bien trouvé. Le malade doit porter une double visière verte et essayer d'habituer graduellement ses yeux à la lumière, au lieu de chercher, comme il ne le fait que trop souvent, à augmenter l'obscurité qui l'entoure.

[Dans le cas suivant, cité par le docteur A. Graefe, de Berlin (2), le blépharospasme, accompagné de convulsions générales, guérit par la section du nerf sus-orbitaire :

Obs. 179 — A la suite d'une contusion de l'œil gauche, un individu, âgé de 17 ans, bien constitué, fut atteint, immédiatement après l'accident, d'une contraction convulsive permanente de la paupière de ce côté, et qui n'avait cessé que pendant un court espace de temps; l'œil d'ailleurs était sain. L'œil droit ne présentait pas de contraction convulsive, et ce n'est que dans les violentes douleurs que le malade ressentait à gauche, qu'il éprouvait quelques légers frémissements : il offrait d'ailleurs une autre affection dont il sera question dans la suite. Pendant l'inhalation du chloroforme, l'état convulsif cessait complétement; on put facilement ouvrir les paupières et reconnaître que l'œil ne présentait rien d'anormal et qu'aucun corps étranger n'y était engagé. Une foule de moyens locaux et généraux ayant été employés en vain, et des convulsions générales, qui donnaient au malade un aspect semblable à celui d'un épileptique, revenant une ou deux fois chaque jour, et l'auteur croyant devoir rapporter tous ces symptômes à un état d'irritation morbide, situé à la périphérie et placé dans le muscle orbiculaire, eut recours, d'après l'avis du docteur Romberg, à la section du nerf sus-orbitaire au lieu de celle de la branche du facial qui se rend à l'orbiculaire, dont il croyait devoir d'abord faire la section. En effet, Romberg considérant la maladie comme un état convulsif réflexe, provenant de l'irritation pathologique des nerfs sensitifs, crut que cette opération ferait disparaître le mal en interceptant la communication avec les nerfs du sentiment. Le malade ayant été chloroformisé fut soumis à cette petite opération, à la suite de laquelle il put ouvrir facilement les paupières, et toute douleur locale et générale disparut entièrement; au bout de 5 jours, les paupières avaient repris leur sensibilité et leur mobilité normales. Depuis cette époque, le malade n'a plus offert le moindre symptôme de blépharospasme ni de convulsions générales. La guérison de cet état convulsif si intense et si permanent, avec toutes les conséquences fâcheuses qu'il pouvait entraîner dans la suite pour la vie du malade, et ce au moyen de l'interception de la continuité du système nerveux dans un aussi faible cordon, est certainement un fait des plus intéressants pour l'histoire des maladies nerveuses. Les observations sur la section du nerf sus-orbitaire dans le blépharospasme, que l'auteur a cherché à réunir, semblent parler en faveur de l'opinion qui attribue cette affection à une suspension de la sensibilité des nerfs moteurs dans le muscle orbiculaire; c'est pourquoi la section du nerf sus-orbitaire, dans les convulsions de l'orbiculaire principalement, a une signification toute particulière. En conséquence, on pourrait donner à l'observation dont il est ici question, le titre de : *hyperesthésie du muscle orbiculaire, dont la guérison a été la suite de la section du nerf sus-orbitaire et de la suspension de la sensibilité récurrente;* cette hyperesthésie a été consécutive à la contusion du muscle et dépendait vraisemblablement d'une altération du tissu des nerfs musculaires, inappréciable par nos moyens d'investigation. T. W.]

(1) Lehre von der Augenkrankheiten, p. 778. Berlin, 1832.
[(2) Archiv für Ophthalmologie, t. I, p. 440. Berlin, 1854. Jeanrenaud.]

SECTION XXXII.

PARALYSIE DE L'ORBICULAIRE DES PAUPIÈRES ET DES MUSCLES DU SOURCIL.

Syn. — Blight. *Vulg.* Paralysie de la portion dure de la septième paire. Hémiplégie faciale. Fig. Dalrymple, Pl. XXXI.

Il existe, dans la plupart des cas de paralysie de la face, un certain degré de lagophthalmos, ou, en d'autres termes, les paupières ne peuvent se fermer complétement, à cause de l'état paralytique de l'orbiculaire des paupières. Le malade ne peut ni cligner fortement les yeux, ni presser les paupières contre le globe de l'œil, et la maladie s'étendant au frontal et au sourcilier, il ne peut, du côté paralysé, ni élever, ni froncer le sourcil. Toutes ces particularités deviennent plus apparentes quand le malade tient l'œil sain ouvert et qu'il essaie de fermer les paupières du côté paralysé. Il s'aperçoit alors qu'il ne peut pas y réussir, du moins complétement; mais qu'il y parvient beaucoup mieux lorsqu'il ferme en même temps les paupières du côté sain. L'élévateur de la paupière supérieure ayant conservé son action, relève cette dernière comme à l'ordinaire, et lorsque sa contraction cesse, la paupière retombe jusqu'à un certain point; mais les deux paupières ne peuvent être amenées au contact. Elles restent, dans certains cas, écartées de quatre dixièmes de pouce. Quand le malade regarde en bas, l'élévateur de la paupière est dans le relâchement, et celle-ci tombe plus bas que lorsqu'il regarde droit devant lui. Les larmes coulent sur la joue, par suite du défaut d'action de la paupière inférieure qui pend renversée en dehors; le malade est incommodé par l'introduction de la poussière qui voltige dans l'air; l'inflammation de la conjonctive et l'opacité de la cornée peuvent ainsi se produire (1). La paralysie de l'orbiculaire se rencontre toutefois à des degrés variables. Il est rare qu'elle existe au point de déterminer quelqu'altération matérielle de l'œil, excepté chez les enfants, chez qui la cornée devient quelquefois complétement opaque, ou même est détruite par une ulcération. En général, il n'y a que les paupières qui ne puissent pas se fermer complétement, et l'on voit le globe de l'œil se porter en haut, à chaque tentative infructueuse pour fermer les paupières. Mais quelquefois celles-ci sont largement écartées, et le malade, quelqu'effort qu'il fasse, ne peut abaisser la supérieure ni relever l'inférieure. Si l'on abaisse la paupière supérieure avec le doigt, elle forme des plis lâches et se relève immédiatement dès qu'on enlève le doigt. Si l'on abaisse la paupière inférieure et qu'on l'abandonne ensuite à elle-même, elle ne s'élance point vers l'œil à la manière d'un ressort, comme dans l'état de santé. Lorsque le

(1) Voyez SHAW. Medico-Chirurgical Transactions, vol. XII, p. 117. London, 1823.

malade dort, la paupière supérieure recouvre la pupille, parce que le globe de l'œil se dirige en haut et que l'élévateur de la paupière est dans le relâchement; mais l'inférieure reste abaissée et renversée en dehors. Les paupières paralysées sont ordinairement empâtées, et le globe de l'œil paraît saillant.

Les autres muscles de la face sont ordinairement paralysés en même temps; les mouvements naturels des lèvres sont abolis, de sorte que la bouche s'ouvre davantage du côté non affecté, et que l'action de siffler, de rire, etc., se trouve empêchée. Tandis que le côté sain de la face est arrondi, plein, et marqué d'une fossette, le côté paralysé est lâche et aplati. Si la maladie dure depuis longtemps, le volume des muscles a beaucoup diminué. La joue devient si mince que, lorsque le malade parle, elle flotte comme si elle n'était plus formée que de la peau, et les muscles sourciliers et occipito-frontal sont tellement atrophiés que les os ne paraissent plus recouverts que par les téguments; la bouche est attirée du côté sain, de même que le nez. La sensibilité de la face est conservée, à moins que la cinquième paire ne soit malade en même temps que la portion dure de la septième. La dénudation constante de l'œil et l'évaporation qui en est la conséquence, y déterminent une sensation de froid dont le malade cherche à se garantir en le couvrant quelquefois avec la main. Au début de son affection, il s'endort l'œil à découvert; mais l'air venant à dessécher la surface de cet organe, y développe une sensation douloureuse; aussi, le malade s'habitue bientôt à s'endormir, les doigts maintenant les paupières closes, ou couché en partie sur la face, de façon que l'oreiller remplisse le même office. Il se plaint parfois de ressentir de la douleur à la racine de l'oreille, au voisinage du trou stylo-mastoïdien, par où la portion dure de la septième paire sort pour envoyer ses branches à la face. Landouzy prétend que, lorsque la cause de la paralysie ne siége point dans le cerveau, bien qu'elle puisse siéger au-dessus du ganglion genouillé, il existe une exaltation de l'ouïe (1). La dureté de l'ouïe est un symptôme qu'on remarque assez souvent, même lorsqu'il ne s'agit point d'une affection cérébrale; elle est due, non à quelqu'état morbide de la portion molle de la septième paire, mais à quelque dérangement dans les mouvements des osselets du tympan. La surdité complète indiquerait une lésion de la portion molle de la septième paire. Au début de la maladie, on voit quelquefois de la douleur exister et se répandre le long des diverses branches du nerf. Lorsqu'on examine la gorge, on voit quelquefois la luette courbée en arc et sa pointe dirigée du côté paralysé (2). J'ai observé cet état chez un pauvre homme dont l'affection reconnaissait pour cause des mauvais traitements qu'il avait reçus sur une route; il avait,

(1) Medical Gazette, vol. XLVI, p. 909. London, 1850.
(2) Voyez une observation de Magnus. Muller's Archiv für Anatomie, 1837, p. 258.

entr'autres, reçu un coup de pied sur l'occiput. Le malade éprouve, en pareil cas, un certain degré de dysphagie; il nasille et présente d'autres symptômes qui indiquent la paralysie du voile du palais (1).

Causes. — La paralysie de la face dépend toujours de quelqu'affection de la portion dure de la septième paire; mais il est d'une haute importance de pouvoir distinguer les cas dans lesquels l'affection du nerf est située à l'intérieur du crâne, d'avec ceux où le nerf est attaqué dans son trajet à travers l'aqueduc de Fallope, ou lorsqu'il est sorti de ce canal et se distribue aux muscles de la face. Avant les découvertes de Sir C. Bell, on attribuait généralement la paralysie de la face à une affection cérébrale, et même, lorsque le siége de la lésion était tout à fait hors du crâne, on traitait le malade avec toute la sévérité qu'exige une affection grave du cerveau. Si la luette est attirée du côté non paralysé, et qu'il existe des symptômes de paralysie du voile du palais, on doit présumer que le mal siége au-dessus du ganglion géniculé, qui est situé sur la première courbure du nerf facial, dans l'aqueduc de Fallope, là où le facial communique avec le ganglion de Meckel par le grand nerf pétreux superficiel (2). Si la luette n'est point déviée, on suppose que l'altération siége au-dessous de ce ganglion.

L'exposition à un courant d'air froid est la cause la plus fréquente de la paralysie de la face. Cette cause agit probablement en produisant l'inflammation de la portion dure de la septième paire, et peut-être aussi quelquefois en déterminant le gonflement inflammatoire du périoste qui tapisse l'aqueduc de Fallope, ce qui diminue son calibre et amène la compression du tronc du nerf. Suivant le docteur Marshall Hall, à mesure que l'affection inflammatoire de la portion dure s'apaise, les symptômes paralytiques se transforment en symptômes spasmodiques (3). On a vu cette affection produite par la compression exercée par un ganglion lymphatique situé entre l'apophyse mastoïde et l'angle de la mâchoire, et augmenté de volume par suite d'une inflammation de la bouche, due à l'action du mercure. Le docteur Bennet (4) rapporte un cas dans lequel cette compression était due à une tumeur cancroïde de la parotide. J'ai vu de nombreux exemples de la paralysie de la face due à des abcès par suite de carie de la caisse du tympan, la maladie s'étendant sans aucun doute à l'aqueduc de Fallope. Dans un cas soumis à mon observation, la maladie avait succédé à une chute grave faite sur le côté de la tête, et qui avait déterminé un écoulement de sang par le conduit auditif, et probablement un épanchement de ce liquide dans les cavités de l'os temporal. La section de la portion dure par quelque plaie accidentelle, ou à la suite d'une opération

(1) Sur la paralysie du nerf facial des deux côtés, consultez DAVAINE. Gazette médicale de Paris, 3 nov. 1852, et n[os] suivants.

(2) Cyclopædia of Anatomy and Physiology, vol. IV, p. 553. London, 1849.

(3) Dublin Medical Press, vol. XXIV, p. 185. Dublin, 1850.

(4) On Cancerous and Cancroid Growths, p. 83. Edinburgh, 1849.

chirurgicale pratiquée vers l'angle de la mâchoire, la détermine. M. Shaw (1) rapporte un cas dans lequel, pendant l'ablation d'une tumeur située au-devant de l'oreille, au moment où l'on coupa les branches du nerf facial, le malade s'écria : « Oh! je ne peux plus fermer mon œil. » L'une ou l'autre des branches temporo-faciales du nerf peut se trouver ainsi divisée, et par suite la paralysie siéger à l'une ou à l'autre paupière.

L'observation démontre que l'hémiplégie faciale peut être occasionnée par une affection morale vive. Andral l'a vue survenir à la suite d'un violent accès de colère; Bellinghieri, après une vive frayeur; Frank, à l'annonce de nouvelles fâcheuses; Bottu-Desmortiers, chez une jeune fille, à la suite de contrariétés nombreuses pendant une menstruation abondante (2).

L'hémiplégie faciale peut dépendre d'une affection cérébrale, de la compression du nerf, par exemple, par des vaisseaux congestionnés, ou par quelqu'épanchement ou quelque production morbide développée à l'intérieur du crâne, entre l'origine du nerf et sa sortie par le méat auditif interne. En pareil cas, je l'ai vue produite par un excès de fatigue ou par une position courbée trop longtemps soutenue. On observe d'autres symptômes cérébraux, tels que de la céphalalgie avec un sentiment de plénitude dans la tête, des vertiges, de l'assoupissement, etc. Si d'autres nerfs sont affectés, comme celui de la septième paire, par exemple, la cause en est probablement due à la compression du pont de Varole.

Il arrive quelquefois qu'une paralysie de la face, dépendante d'une altération siégeant dans l'aqueduc de Fallope, coexiste avec une affection grave située à l'intérieur du crâne, cette dernière, néanmoins, n'agissant en rien sur la portion dure du nerf. D'autres fois, la maladie de l'os temporal, qui a originairement déterminé la paralysie de la face, marche au point d'atteindre la dure-mère et le cerveau; la suppuration s'empare de ces parties, et la mort survient rapidement. Ceci arrive surtout chez les enfants scrofuleux (3).

Traitement. — Dans les cas ordinaires, ce n'est ni sur le cerveau, ni sur les paupières qu'il faut diriger le traitement, mais sur la portion dure de la septième paire et l'aqueduc de Fallope. Il faut recourir, au début, aux antiphlogistiques, aux sangsues derrière l'oreille, auprès de l'angle de la mâchoire, aux ventouses scarifiées à la nuque, et aux purgatifs à large dose. On peut employer ensuite les pilules de calomel

(1) Op. cit., p. 158.

(2) Traduct. de cet ouvrage en français par LAUCIER et RICHELOT, p. viij. Paris, 1844.

(3) Voyez le cas d'un adulte dans PILCHER's Treatise on the Structure, Economy, and Diseases of the Ear, p. 163. London, 1838. Paralysie de la portion dure de la septième paire à la suite d'une fracture mortelle de la base du crâne, Lancet, Janvier 8, 1853, p. 24. Destruction de l'os temporal et des septième et huitième paires, Medical Gazette, vol. XLVIII, p. 927. London, 1851. Paralysie du côté droit de la face et du côté gauche du corps, par suite d'une affection de la moitié droite du pont de Varole, Medical Times, Nov. 22, 1851, p. 533.

avec l'opium, et les diaphorétiques. L'action continue de ces pilules sur le tube digestif produit de bons effets. Un cautère ou un vésicatoire de forme semi-lunaire, placé derrière l'oreille, et des frictions stimulantes pratiquées le long du trajet des branches nerveuses qui se rendent aux muscles paralysés, donneront des résultats avantageux. Il en est de même de l'application d'une série de petits vésicatoires qu'on saupoudrera avec de la strychnine. Si ces moyens échouent, on peut essayer l'électricité, le galvanisme et l'électro-magnétisme. On peut toucher l'une et l'autre joues avec une plaque métallique et leur communiquer une secousse; on voit alors les paupières saines se fermer, tandis que celles qui sont paralysées restent immobiles. L'électro-puncture paraît avoir quelquefois réussi (1).

Quand la paralysie de la face est due à l'action d'une carie de la cavité du tympan sur le nerf facial, on doit établir un exutoire à demeure derrière l'oreille. On peut injecter avec précaution l'oreille malade, tous les deux jours, avec une faible solution de nitrate d'argent. La membrane du tympan est toujours, en pareil cas, partiellement ou totalement détruite, et des injections poussées sans précaution pourraient déterminer une inflammation s'étendant au cerveau et à ses membranes. Si le malade est un enfant scrofuleux, il faut prescrire l'habitation au bord de la mer et l'usage du sulfate de quinine.

Les affections cérébrales qui produisent la paralysie de la face seront combattues surtout par les déplétifs, l'abstinence et les révulsifs.

Afin de prévenir les mauvais effets de l'exposition constante de l'œil à l'action de l'air et des particules de poussière qui se rassemblent sur la conjonctive, on recommandera au malade de fomenter fréquemment son œil avec de l'eau tiède et de faire mouvoir au-devant de lui, à l'aide du doigt, la paupière paralysée. La nuit, il maintiendra la paupière abaissée au moyen d'une compresse et d'une bande.

Dans les cas qui paraissent incurables, on peut remédier au renversement de la paupière inférieure à l'aide de la tarsoraphie (2). Dans ceux où la paupière supérieure reste constamment relevée, Dieffenbach a proposé la section sous-cutanée de l'élévateur de la paupière supérieure (3).

(1) Voyez une observation de MONTAULT. Medical and Physical Journal; vol. LXIII, p. 465. London, 1830.

(2) FRANCE. Lancet, January 5, 1850, p. 14.

(3) Die Operative Chirurgie, vol. I, p. 743. Leipzig, 1845.

SECTION XXXIII.

PTOSIS, OU CHUTE DE LA PAUPIÈRE SUPÉRIEURE.

Πτῶσις, de πίπτω, je tombe. Syn. *Blepharoplegia*, dénomination qui ne convient qu'à la 5e variété.

La perte de la faculté de relever la paupière supérieure peut dépendre de causes fort variées, telles qu'un excès de longueur des téguments, une lésion traumatique, un affaiblissement ou une paralysie de l'élévateur de la paupière.

§ I. — Ptosis par hypertrophie.

Dans les cas d'inflammation de la paupière supérieure accompagnés d'un œdème considérable ou d'un épanchement sanguin abondant, dans ceux qui ont été traités par l'emploi trop longtemps continué des cataplasmes, la paupière est quelquefois si épaissie et ses téguments si relâchés, qu'ils forment un pli pendant au-devant de l'ouverture palpébrale; d'un autre côté, l'élévateur de la paupière supérieure ne suffit plus pour la soulever, à cause de l'augmentation de son poids et de sa dimension. Dès que le malade cherche à ouvrir l'œil, les contractions du muscle se montrent distinctement, mais la paupière ne se soulève que très peu ou même pas du tout. Si l'on saisit entre le pouce et l'indicateur un pli transversal de la peau, de façon à débarrasser le muscle élévateur du surcroît de pesanteur des téguments, le malade ouvre son œil sans difficulté, ce qui prouve qu'il n'y a pas de paralysie; mais dès qu'on lâche le pli, la paupière reprend sa position première. Le relâchement est quelquefois plus prononcé au côté temporal de la paupière qu'à sa partie moyenne. Il arrive aussi quelquefois, alors, que le pli formé par les téguments est très considérable, qu'il comprime par son poids le bord libre de la paupière avec les cils, et les pousse en dedans, au point de déterminer un certain degré d'entropion.

Le moyen auquel on a ordinairement recours pour guérir cette variété de ptosis, consiste dans l'enlèvement d'un pli transversal des téguments. Afin d'être bien sûr de la mesure du pli que l'on veut enlever, on saisit la peau, dans le point où elle paraît le plus relâchée, avec une large pince à bords convexes, qu'on appelle communément *pince à entropion* (fig. 26); puis on engage le malade à ouvrir et à fermer l'œil : si ces mouvements s'exécutent facilement, on a la preuve qu'on n'a saisi ni trop ni trop peu de peau. S'il ne peut pas soulever la paupière, c'est que le pli est trop étroit; il faut alors enlever la pince et la replacer en en saisissant un plus large. S'il ouvre bien l'œil, mais qu'il ne puisse le refermer complétement, il faut lâcher un peu de la peau saisie. On doit aussi prendre garde de pincer la peau trop près du bord libre de la paupière, car il pourrait ne pas rester assez d'espace pour appliquer les points de suture. Dès que la pince est convenablement appliquée, on en serre modérément les branches l'une contre l'autre, afin que les téguments ne puissent s'échapper, et l'on retranche le pli ainsi formé à l'aide d'un ou de deux coups de ciseaux. L'écoulement de sang est peu considérable et s'arrête en quelques minutes par l'usage de lotions d'eau froide. Il faut rarement pratiquer plus de deux points de suture ; quelquefois un seul suffit. La réunion s'opère ordinairement très rapidement, sans suppuration, laissant à peine une cicatrice apparente. Dès que la réunion est complète, le prolapsus est guéri.

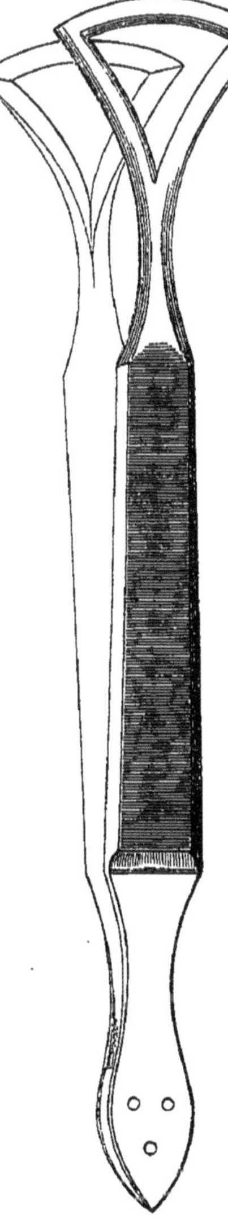

Fig. 26.

§ II. — Ptosis congénial.

J'ai souvent rencontré un degré d'abaissement de la paupière supérieure assez considérable pour constituer un obstacle à l'exercice de la vision : cet état existait depuis la naissance. Dans quelques-uns de ces cas, la paupière était loin d'être gonflée ; elle était plutôt atrophiée, comme si le muscle élévateur eût manqué dès le principe, ou eût été détruit par une maladie. Cette espèce de ptosis incomplet est quelquefois héréditaire et compliqué de l'aplatissement de l'arcade sourcilière (1).

On a essayé, dans plusieurs cas de cette espèce, l'ablation d'un pli transversal des téguments, mais généralement avec peu ou pas de succès. Peut-être serait-on plus heureux en pratiquant l'opération recommandée par M. Hunt, opération que je vais bientôt expliquer.

§ III. — Ptosis traumatique.

Dans les plaies pénétrantes de la paupière supérieure (V. p. 160), le muscle élévateur peut être coupé ou déchiré en travers ; ou bien c'est le rameau nerveux qu'il reçoit de la troisième paire qui se trouve divisé.

(1) Alessi. Annales d'Oculistique, 1er vol. suppl. p. 59. Bruxelles, 1842.

La conséquence de cet accident est l'impossibilité de découvrir l'œil. J'ai cependant vu, en pareil cas, la paupière récupérer la faculté de se relever, résultat dû probablement à la réunion des fibres musculaires qui avaient été divisées.

Il n'y a alors aucun avantage à retirer de l'ablation d'un pli fait à la peau de la paupière. Un examen attentif de la structure et des fonctions de ces parties à l'état sain a conduit M. Hunt, de Manchester, à imaginer pour le ptosis traumatique un mode opératoire plus rationnel. Sa méthode convient également lorsque le ptosis est congénial, ou lorsqu'il est dû à une paralysie de l'élévateur.

L'opération recommandée par M. Hunt consiste à enlever par dissection un pli de la peau de la paupière ; la différence qui existe entre elle et celle qu'on pratique d'ordinaire, consiste dans la plus grande étendue de la portion de peau enlevée. L'incision supérieure se fait immédiatement au-dessous du sourcil et s'étend de chaque côté jusqu'au delà des commissures de la paupière. Quant à l'incision inférieure, on ne peut lui assigner aucune direction précise. Elle doit s'approcher jusqu'à une petite distance du bord tarsal de la paupière, et rejoindre l'incision supérieure à chacune de ses extrémités ; de sorte que l'on enlève une portion de peau de la forme d'une feuille d'olivier et d'une étendue qui doit varier suivant le degré plus ou moins considérable de relâchement de la peau, relâchement qui n'est pas le même sur deux individus différents. On réunit soigneusement les bords de la division à l'aide de trois points de suture au moins, et l'on panse la plaie comme à l'ordinaire. Le résultat obtenu quand la réunion est complète, c'est l'insertion de la paupière à la portion de la peau du sourcil sur laquelle agit le muscle occipito-frontal. A l'aide de cette réunion, on substitue l'action de ce dernier muscle à celle de l'élévateur pour soulever la paupière.

On pourrait peut-être objecter à cette manière de faire le danger de produire une difformité, en enlevant une si grande portion de peau dans une situation si apparente, ou celui de voir le ptosis remplacé par un lagophthalmos ou un renversement de la paupière. L'observation suivante de M. Hunt répond à ces objections :

Obs. 180. — En enlevant de l'orbite gauche d'un malade du *Manchester Eye Institution* une tumeur volumineuse et profondément située, le muscle élévateur de la paupière supérieure, qui adhérait à la masse morbide, se trouva tellement endommagé, que lorsque le malade fut guéri de l'opération, il se trouva atteint d'un ptosis qui paraissait incurable. Lorsqu'on soulevait la paupière avec le doigt, la vision était parfaite. Lorsque tout gonflement des téguments eut disparu, M. Hunt enleva, suivant la méthode ordinaire, un pli elliptique de la peau. La plaie se guérit bien ; mais quoiqu'une portion considérable de peau eût été emportée, l'effet sur la paupière fut à peine perceptible. Ce pauvre homme, après avoir attendu quelques semaines, désirait vivement qu'on en enlevât une nouvelle portion ; ce fut pour se conformer à son désir, bien plus que dans l'espoir d'en obtenir quelque bénéfice, que M. Hunt se résolut à renouveler l'opération. Pendant qu'il réfléchissait sur la portion de peau qu'il devait enlever, il fut frappé de l'idée que, s'il agissait assez près du sourcil, l'action que l'occipito-frontal exerce sur la peau de cette région pourrait aussi servir au soulèvement de la paupière. Le résultat vint pleinement justifier cette conjecture. L'opération fut exécutée comme nous venons de le décrire ci-dessus; la plaie se réunit par première intention, et le malade put relever sa paupière au même degré que celle du côté opposé. Il n'en résulta aucune difformité, et après l'opération l'œil se fermait aussi bien qu'avant la maladie (1).

§ IV. — Ptosis atonique.

On rencontre quelquefois l'une ou les deux paupières supérieures, dans un état d'affaissement qui paraît dépendre uniquement de l'affaiblissement du muscle élévateur.

Un support mécanique, tel qu'une bandelette agglutinative, aide en pareil cas à rendre au muscle la puissance qui lui est nécessaire. On doit faire sur les paupières des applications fortifiantes avec l'eau de roses, une solution d'alun, de l'eau de vie, l'esprit d'éther nitrique; des frictions avec la teinture de savon, ou d'autres médicaments analogues. C'est dans les cas atoniques que ces applications, à l'aide desquelles Wenzel guérit Marie Thérèse, impératrice d'Allemagne, après que Van Swieten et De Haën eurent échoué, rendent des services. Il appliqua sur les yeux des compresses, imbibées d'un mélange d'eau de chaux et d'ammoniaque liquide (2). On doit essayer aussi l'électricité et les toniques généraux.

§ V. — Ptosis paralytique.

La paralysie de l'élévateur de la paupière supérieure est loin d'être rare. Dans une catégorie de cas, il existe, sous le rapport de sa cause, une grande analogie entr'elle et la variété la plus fréquente de la paralysie faciale, en d'autres termes elle est due à l'action du froid. Une autre catégorie est due à une cause cérébrale; celle-ci peut être une congestion artérielle ou veineuse, un épanchement sanguin ou séreux, ou quelque tumeur, située à l'intérieur du crâne, qui comprime le nerf de la troisième paire. Il est souvent difficile, surtout au début, de distinguer ces deux catégories l'une de l'autre.

Il est rare de rencontrer le ptosis paralytique, sans que les muscles du globe de l'œil participent du même état. Avec la chûte de la paupière, on trouve ou tous les muscles de l'œil paralysés, et cet organe complétement immobile dans l'orbite, ou plus fréquemment, le muscle abducteur ayant conservé son action, et maintenant l'œil fixé vers la tempe (*luscitas*). En même temps les autres muscles droits se trouvant paralysés, l'œil ne peut être dirigé ni en haut, ni en bas, ni en dedans. Dans les cas que l'on regarde comme rhumatismaux, et qui sont probablement aussi souvent apoplectiques, un seul œil est ordinairement

(1) North of England Medical and Surgical Journal, vol. I, p. 166. Manchester, 1830.
(2) WENZEL. Dictionnaire ophthalmologique, t. II, p. 6. Paris, 1808.

affecté, et l'abducteur a conservé son action. Dans les cas qui sont plus évidemment dus à une cause cérébrale, les deux yeux sont affectés dès le début, bien que quelquefois un œil se paralyse d'abord, et l'autre seulement plus tard.

Dans le ptosis paralytique, l'orbiculaire des paupières conservant son action, maintient les paupières constamment fermées ; de sorte que le malade ne voit rien, à moins qu'il ne relève la paupière avec le doigt. Quand il le fait, il voit double, et s'il essaie de traverser sa chambre, il est pris de vertige. La vue double et le vertige sont dus à ce que l'axe de l'œil paralysé n'est plus en concordance avec celui de l'œil sain ; ils cessent dès qu'on laisse retomber la paupière. Dans les cas anciens, les efforts que le malade a faits pour élever la paupière à l'aide des muscles épicrâniens, ont déterminé l'élévation du sourcil et sa forme arquée, et de nombreux sillons transverses sur la peau du front.

La variété rhumatique de cette paralysie est produite par l'exposition à des courants d'air froid et par d'autres causes semblables. Je l'ai vue produite des deux côtés chez un homme qui avait marché tout un jour en portant sur la tête son chapeau mouillé pour être tombé dans une rivière. La variété cérébrale débute d'une manière soudaine ou lente. Quand elle est soudaine, elle succède à un excès de fatigue, à une violente excitation morale, à l'exposition aux rayons directs du soleil, à l'ivresse, à un coup sur la tête, à une violente secousse du corps, etc. ; la variété lente suit la marche des tumeurs scrofuleuses, des fongus de la dure-mère et des autres altérations organiques de la base du crâne (1). Cette affection ressemble souvent à l'apoplexie. Un vieillard marchait rapidement pendant une chaude journée d'été, sur les bords d'une rivière, afin de rejoindre un petit bateau qui devait le porter sur l'autre rive. Il gagne le bateau, s'y assied, en proie à une forte transpiration de la tête, est pris soudain d'un frisson, et à l'instant même tous les muscles de l'œil animés par le moteur oculaire commun se trouvent paralysés. J'ai été appelé à voir un officier qui, ayant passé la soirée précédente à célébrer le jour de naissance du Roi, s'était amusé le lendemain à conduire un bateau à la rame sur la Clyde ; il s'était beaucoup échauffé, avait ôté son chapeau, puis, étant retourné chez lui en parfaite santé, s'était couché le soir comme de coutume. Le lendemain matin en s'éveillant, il fut très effrayé en s'apercevant qu'il ne voyait plus. Il avait été pris d'un ptosis double ; les deux globes oculaires étaient dirigés vers les tempes, et les pupilles

(1) Voyez une observation d'amaurose et de ptosis paralytique, compliqués d'accès épileptiques, dans Bright's Reports of Medical Cases, vol. II, p. 533. London, 1831. Observations avec dissection, par HARE, d'un anévrysme de l'artère communicante postérieure gauche. London. Journal of Medical Science, September, 1850, p. 823. Observation de paralysie du côté gauche de la face, avec ptosis, luscitas, surdité et amaurose, par suite d'une tumeur du pont de Varole, avec dureté et gonflement du nerf de la troisième paire. Edinburgh Medical and Surgical Journal, vol. LVIII, p. 377. Edinburgh, 1842.

dilatées. Ces deux malades se rétablirent parfaitement sous l'influence d'un traitement anti-congestif. J'ai vu survenir brusquement chez un vieillard un ptosis double, avec perte de la parole et affaiblissement des membres. L'affection ne céda point aux remèdes.

Le nerf de la troisième paire est celui de tous les nerfs cérébraux qui est le plus souvent atteint de paralysie, ce qui dépend probablement de sa situation : il émerge, en effet, du cerveau, entre l'artère cérébrale postérieure et l'artère cérébelleuse supérieure. Le premier de ces vaisseaux traverse quelquefois le tronc du nerf. La congestion de ces vaisseaux peut donc produire facilement sa paralysie (1).

La vision de l'œil situé derrière la paupière paralysée est ou n'est pas affectée. Dans la variété rhumatismale, on trouve, dès le début, la pupille dilatée, l'iris partageant l'état paralytique des muscles auxquels se distribue la troisième paire : cette dilatation de la pupille s'accompagne de l'obscurcissement de la vue propre à la mydriase. Dans les cas cérébraux, la vision s'affecte le plus souvent graduellement, mais elle s'affecte quelquefois aussi brusquement dès le début.

[Le docteur Canton (2) a observé un cas de ptosis hystérique chez une jeune fille de 19 ans, irrégulièrement réglée, chez qui il se produisit soudain avec des douleurs lancinantes dans l'œil et dans la tempe : l'iris avait conservé sa mobilité, et il n'y avait ni mydriase ni strabisme. Après qu'on eut employé de l'aloès, du fer et de la cantharide, le ptosis disparut aussi subitement qu'il s'était développé : deux semaines plus tard, parurent les règles qui durèrent dix jours.

M. Cooke (3) rapporte l'histoire d'une jeune fille, affectée d'aménorrhée, présentant un double ptosis palpébral qui cessait dès qu'on parvenait à ramener le flux menstruel, et qui devint de plus en plus léger et rare à mesure que la menstruation devint plus régulière.

M. Mavel (4) cite le cas d'une enfant de 13 ans, atteinte d'une paralysie de la paupière supérieure gauche, suite de la masturbation. L'auteur, soulevant un jour cette paupière, fut frappé de la place qu'occupait la pupille transportée en haut et en dedans aux deux yeux. Se rappelant alors la signification attribuée par M. Pétrequin à ce déplacement de la pupille, il obtint de l'enfant l'aveu qu'elle se livrait à la masturbation et la promesse de s'en corriger. Elle tint parole, et au bout de quatre jours la pupille était déjà placée plus près de l'iris. Le neuvième, la guérison était complète.

Le prolapsus de la paupière supérieure peut être sous la dépendance de l'infection syphilitique ; le professeur Dieulafoy, de Toulouse, en a cité un exemple :

[(1) Annales d'Oculistique, t. XXIX, p. 251. Obs. par J. STRUTHERS.]
[(2) The Lancet, 19 janvier 1850.]
[(3) London Medical Society, 1855.]
[(4) Gazette des hôpitaux, 1855, n° 5.]

Obs. 181. — Le nommé X..., cordonnier, fut pris, à la suite de longues veilles, d'une violente céphalalgie qui fut comme le prodrome de la chute de la paupière au devant de l'œil droit, accompagnée d'une déviation considérable de l'œil en dehors. Le malade avait eu un bubon suppuré dont la cicatrice se remarquait dans l'aine; de plus on constata l'existence d'une exostose sur le tibia, qui était accompagnée de douleurs ostéocopes très violentes. Sous l'influence d'un traitement mercuriel continué environ pendant trois semaines, on vit la paupière se relever comme par enchantement (1). T. W.]

Traitement. — Quand la paralysie de la paupière supérieure est due soit au froid, soit à quelque affection cérébrale soudaine, il faut prescrire les saignées générales et locales, le repos, un régime antiphlogistique et des vésicatoires à la tête. Sous l'influence de ces moyens, on voit ordinairement disparaître le vertige et les autres symptômes. Il faut, dans ces deux variétés, employer le mercure jusqu'à ce que la bouche soit affectée ; dans la variété rhumatismale, on le mélange à l'opium, afin qu'il puisse agir comme sudorifique; dans les cas cérébraux, on l'emploie comme facilitant la résorption. Les fomentations chaudes sur l'œil sont utiles. On a beaucoup recommandé dans les cas rhumatismaux les sudorifiques, comme le gayac, et les stimulants, comme le camphre. La diète et l'iode sont indiqués dans les cas cérébraux.

On se trouvera bien de frictionner le front, la tempe et la paupière paralysée avec de l'esprit aromatique, d'établir des cautères au cou, et sur le sourcil, des vésicatoires qu'on saupoudre avec de la strychnine, enfin de l'usage de l'électricité et du galvanisme. C'est une bonne chose que d'exercer l'œil malade; il faut recouvrir l'œil sain, et obliger l'autre à agir.

Dans les cas cérébraux qui marchent lentement, j'ai vu échouer presque tous les moyens.

Chez une malade de l'infirmerie, sur laquelle la maladie avait affecté d'abord une des paupières supérieures, puis l'autre, et s'était accompagnée d'un état de faiblesse paralytique d'un côté du corps, l'arsenic à l'intérieur produisit quelqu'amélioration. Afin de permettre à cette malade de s'occuper un peu de son ménage, nous maintenions alternativement un des yeux ouverts, à l'aide d'une bandelette agglutinative fixée d'une part à la paupière, de l'autre au sourcil.

Un pauvre vieux Highlander, qui se présenta au *Glascow Eye Infirmary* avec un double ptosis, avait imaginé, pour maintenir ses paupières relevées, une sorte de bande assez épaisse, tressée, dont il s'entourait la tête ; ce moyen lui réussissait très bien. Bien qu'il eût les deux yeux dirigés vers les tempes, il ne se plaignait point de diplopie.

Le meilleur appareil pour maintenir la paupière relevée dans le ptosis simple ou double est celui du docteur Mackness. On attache une mince pièce d'ivoire, formant un segment de cercle, à un morceau de ressort de montre d'environ huit pouces de long. On porte l'extrémité libre de

[(1) Archiv. d'ophth. t. I, p. 105.]

ou ressort à travers les cheveux par-dessus le sommet de la tête jusqu'à l'occiput. Le morceau d'ivoire s'applique sur la paupière pour la maintenir relevée. Il est si étroit qu'il se trouve complétement caché dans un pli de la paupière; quant au ressort, on le peint soigneusement couleur de chair, de sorte qu'on le voit à peine. Comme les paupières ont besoin de se fermer quelquefois pour absterger l'œil, le malade acquiert promptement l'habitude de lever le ressort pour permettre le clignement, et de le replacer ensuite (1).

[Nous nous sommes maintes fois loués, dans les mêmes circonstances, et pour maintenir soulevée la paupière supérieure paralysée, de l'usage d'une petite pince élastique très légère imaginée par M. Sichel(2), pour mesurer le pli à exciser dans les cas où l'on se décide à pratiquer cette excision. Cette pince est faite d'un morceau de fil d'archal trempé, plié en deux, et formant à l'une de ses extrémités un ou deux tours de spirale qui agissent comme un ressort; elle peut être facilement soulevée par la paupière, dont un pli transversal, suffisamment grand, a été introduit entre ses branches. Ce simple appareil a rendu de grands services à une de nos malades atteinte de paralysie incurable des deux paupières supérieures, en lui permettant de se servir de ses yeux, ce qu'elle ne pouvait faire auparavant qu'en soulevant la paupière au moyen de ses doigts (fig. 27).

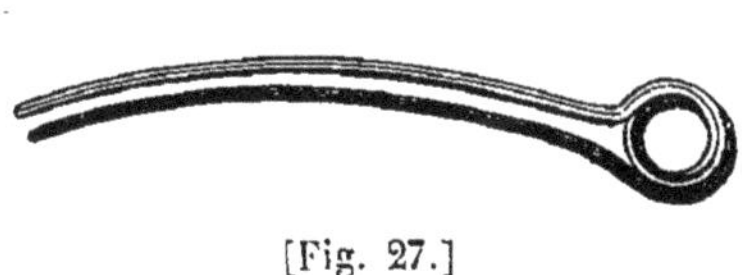

[Fig. 27.]

Pour en rendre le placement plus facile, on fera bien d'appliquer à cette pince le système de ressort des serre-fines, qui permettra de l'ouvrir par simple pression et sans le secours d'une autre personne; ce qui dans l'autre système, n'est pas possible, deux mains y étant nécessaires rien que pour l'écartement des branches. T. W.]

Même dans les cas favorables, l'action de l'élévateur ne se rétablit, en général, que lentement. On commence par s'apercevoir que la paupière ne pend plus aussi lâchement et qu'elle ne reste plus aussi complétement immobile, mais que sous l'influence des efforts du malade, elle est prise d'une légère oscillation, et enfin qu'elle s'écarte un peu de la paupière inférieure. Le degré auquel elle s'élève augmente de jour en jour; la pupille se montre graduellement, jusqu'à ce que le malade, en fermant l'œil sain, constate qu'il peut distinguer les objets à l'aide de l'œil affecté. Enfin, la moitié de la pupille se montre à découvert, et petit à petit une portion plus étendue de l'œil se découvre, jusqu'à ce que le mouvement ait repris son étendue et sa rapidité ordinaires.

Quand aucun symptôme d'amélioration ne survient, on peut recourir à l'opération de M. Hunt pour les cas de ptosis paralytique double ou simple, qui ne se compliquent pas de luscitas. Le muscle occipito-

(1) Medical Gazette, vol. XXVIII, p. 617. London, 1841.

[(2) Annales d'Oculistique, t. XII, p. 189.]

frontal a conservé ses mouvements, puisqu'il est sous la dépendance du nerf facial ; on doit donc essayer de mettre la paupière en rapport avec lui, afin de voir s'il n'exercera pas son action sur elle. Quand la luscitas existe, on a proposé de diviser le muscle abducteur d'abord, et de pratiquer ensuite l'opération de M. Hunt (1).

SECTION XXXIV.

LAGOPHTHALMOS OU LAGOPHTHALMIE.

De λαγὸς, lièvre, et ὀφθαλμος, œil ; parce que l'on croyait que les lièvres dormaient les yeux ouverts.

Le mot *lagophthalmie* désigne un état des paupières dans lequel l'une ou l'autre d'entr'elles se trouve raccourcie suivant son diamètre vertical, de sorte qu'elle ne se ferme plus complétement (fig. 4 et 5 p. 52). Il en résulte que, même durant le sommeil, une portion de la surface de l'œil reste exposée à l'action de l'air et des particules qu'il peut contenir. Dans certains cas même, une plus grande étendue de la surface de l'œil reste à découvert pendant le sommeil que dans l'état de veille. Cet état est ordinairement le résultat de la rétraction qui succède à la cicatrisation des brûlures ou autres lésions traumatiques, ou de l'adhérence contractée par l'une ou l'autre paupière avec le contour de l'orbite, par suite de carie. Quelle que soit la cause de la lagophthalmie, elle peut être ou ne pas être compliquée du renversement de la paupière affectée.

J'ai été consulté une fois pour une dépression et une rétraction considérables de la paupière inférieure, qui néanmoins n'était pas renversée en dehors. Comme il n'existait ni perte de substance aux téguments, ni affection de l'os, je penchais à croire que cet état de la paupière pouvait être dû au développement de quelque suppuration entre le globe de l'œil et le plancher de l'orbite ; mais d'après l'historique de la maladie, rien de semblable n'était survenu. Le tissu de la paupière rétractée était fortement induré, et finalement il s'y développa une ulcération cancéreuse.

J'ai déjà parlé (page 254) de la lagophthalmie qui est le résultat de la paralysie de l'orbiculaire des paupières.

Quand la lagophthalmie est peu prononcée, surtout quand elle occupe la paupière inférieure, elle n'entraîne pas de bien graves inconvénients. Lorsqu'elle existe à un degré plus considérable, l'inflammation de la conjonctive et de la cornée, les abcès et l'opacité de cette membrane, et même le staphylôme, peuvent en être la conséquence. L'œil qui reste à découvert ne peut remplir ses fonctions usuelles, et il est affecté d'épiphora et de photophobie.

(1) Curling. Medical Gazette, vol. XXVIII, p. 16. London, 1841. Hunt. Ibid., p. 111. Holthouse. Ibid., p. 152. Hall. Ibid., p. 306.

Traitement. — Démosthènes et d'autres chirurgiens de l'antiquité essayaient de remédier à la lagophthalmie, suite de cicatrice, en pratiquant une incision semi-lunaire sur les téguments rétractés, et en s'efforçant, à l'aide de pansements convenables, de maintenir écartées autant que possible les lèvres de la plaie jusqu'à guérison complète (1). Cette méthode a été reconnue inefficace, la cicatrice qui résultait de l'opération même donnant nécessairement lieu à un nouveau degré de rétraction. Dieffenbach, néanmoins, attribue le manque de succès à ce que l'on se borne à inciser les téguments ; il recommande, entre autres, l'adoption des moyens suivants :

1. Dans les cas de cicatrices peu étendues et irrégulières des téguments, l'excision de la cicatrice et le rapprochement exact des bords de la plaie.

2. Dans les cicatrices transversales, l'incision répétée et sous-cutanée de toute la paupière supérieure, y compris le cartilage; on attire ensuite la paupière fortement en bas et on la maintient à l'aide de bandelettes agglutinatives jusqu'à la guérison des parties.

3. Dans les cas de cicatrices verticales, longues, dures et élevées, qui raccourcissent surtout la partie moyenne de la paupière, l'excision de la cicatrice à l'aide de deux longues incisions elliptiques. On saisit avec des pinces à dents le bord libre de la paupière raccourcie et on l'attire bien en bas; on enfonce alors entre la paupière et le globe de l'œil une des lames d'une paire de petits ciseaux aigus, en la faisant pénétrer au niveau de l'extrémité supérieure de la cicatrice, et l'on enlève une longue bande de la paupière renfermant la cicatrice. On réunit exactement avec des épingles à insectes.

4. Dans les cas de raccourcissement d'une paupière saine et exempte de cicatrice, l'incision sous-cutanée de l'élévateur de la paupière. On introduit sous la paupière supérieure une petite spatule en bois; on perfore la paupière à son extrémité temporale à l'aide d'un petit bistouri à tranchant concave, et en le poussant sous la peau, vers le côté nasal, on divise le muscle (2).

La lagophthalmie qui succède à la carie de l'orbite s'accompagne quelquefois (fig. 2 p. 51) d'un allongement transversal considérable du bord libre de la paupière; celui-ci forme un angle du côté où il est attiré et fixé d'une façon immuable dans sa situation anormale. Lorsqu'il en est ainsi, on peut quelquefois avoir recours avec avantage à quelque opération semblable à celles que l'on pratique pour l'ectropion; ainsi, après l'extirpation de la cicatrice, on peut faire partir de chaque extrémité de la plaie une incision parallèle au contour de l'orbite, disséquer la peau assez loin de chaque côté, puis la ramener

(1) Aetii Contractæ ex veteribus medicinæ tetrabiblos. Tetrabib. II. Sermo iij, cap. 75. p. 360. Basileæ, 1549.

(2) Die Operative Chirurgie, vol. I, p. 472. Leipzig, 1844.

de façon à recouvrir le lieu occupé par la cicatrice et à faire disparaître la lagophthalmie. Il est bien entendu qu'on ne doit rien tenter de pareil tant que l'os n'est pas depuis longtemps parfaitement guéri.

Quand, par suite de l'état de dénudation de l'œil, la conjonctive vient à s'enflammer, on a recours avec avantage à la solution de caustique lunaire et à l'emploi de moyens mécaniques propres à modérer l'accès de l'air et de la lumière.

SECTION XXXV.

ECTROPION OU RENVERSEMENT EN DEHORS DES PAUPIÈRES.

Εκτρόπιον, Actuarius; de ἐκ en dehors, et τρέπω, je tourne.

Il existe une variété *aiguë* et plusieurs variétés *chroniques* d'ectropion. La variété aiguë est produite par le gonflement et la saillie en avant de la conjonctive; les variétés chroniques sont dues à des rétractions, à des adhérences morbides, ou à la destruction partielle ou totale de la peau des paupières.

§ I. — Renversement par inflammation et étranglement.

Syn. — Renversement aigu (*Ectropium sarcomatosum.*)
Fig. Vetch, fig. 1.

Cette variété ne s'observe que lorsque la conjonctive est affectée d'inflammation aiguë puro-muqueuse, comme dans l'ophthalmie égyptienne et les autres formes d'ophthalmies contagieuses. Elle affecte l'une ou l'autre paupière, la supérieure plus souvent que l'inférieure, rarement toutes les deux en même temps.

Lorsque l'ectropion sarcomateux affecte la paupière supérieure, la saillie de la conjonctive est souvent énorme, et la surface de cette membrane offre alors, à un degré extraordinaire, cette dégénération particulière de la couche papillaire conjonctivale, qu'on a appelée *conjonctive granuleuse*. La manière dont cette hernie se produit a été fort bien exposée par le docteur Vetch (1). L'œdème inflammatoire des paupières, qui, dans les ophthalmies contagieuses, est excessif pendant une certaine période de leur durée, commençant enfin à se résoudre, sans que la tuméfaction de la conjonctive ait subi une diminution proportionnée, la conjonctive tuméfiée et granuleuse perd le contrepoids que lui faisait le gonflement extérieur, et se trouve attirée au dehors par l'action de l'orbiculaire des paupières. Si la hernie n'est

(1) Practical Treatise on the Diseases of the Eye, p. 228. London, 1820.

pas immédiatement réduite, la partie supérieure de la paupière et le cartilage renversé agissent comme une ligature sur la partie déplacée, et à mesure que le gonflement augmente, le resserrement devient plus prononcé par suite des efforts naturels, mais infructueux, que l'orbiculaire exécute afin de ramener le cartilage tarse dans sa situation normale. La tumeur saillante est donc produite, en grande partie, par l'étranglement ; elle ressemble au gonflement du paraphymosis.

[L'observation suivante est un exemple du développement considérable auquel ces ectropions peuvent atteindre (1) :

Obs. 182. — Isabelle Gillis, âgée de 15 ans 1/2, d'un tempérament lymphatique et non encore réglée, se présente le 4 août 1854 à l'hôpital de Gand. D'après les renseignements fournis par son médecin, cette jeune fille avait été atteinte, il y a six mois, d'un eczéma à la face, qui n'avait pas tardé à se compliquer d'une inflammation assez intense des yeux. L'éruption cutanée avait cédé assez facilement; il n'en avait pas été de même de l'affection oculaire, qui, après des alternatives de mieux et de pire, se présente dans les conditions suivantes : (fig. 28) Ce qui frappe tout d'abord, c'est l'existence, à l'œil droit, d'une tumeur du volume à peu près d'un œuf de pigeon, qui dérobe entièrement cet organe à la vue, s'étend assez avant sur la joue, et constitue un ectropion de la paupière supérieure, déterminé par un boursouflement hypertrophique de la conjonctive palpébrale. Cette tumeur, d'une consistance mollasse, d'un rouge foncé, offre un aspect granulé assez semblable à celui d'une framboise; elle est le siége d'une sécrétion muqueuse assez abondante, qui, çà et là, s'est concrétée à sa surface sous forme de plaques minces d'un blanc jaunâtre. Son diamètre vertical, à partir du bord ciliaire jusqu'à sa partie la plus déclive, mesure deux centimètres; son diamètre transversal a près de deux centimètres et demi, et son épaisseur d'avant en arrière, un centimètre. Cette tumeur n'est point douloureuse; mais, outre qu'elle constitue une grande gène pour la malade, elle la prive de la vision, en même temps qu'elle donne à son visage un aspect repoussant. En la soulevant pour s'assurer de l'état de l'œil qu'elle recouvre, on reconnaît que celui-ci est intact, sauf un léger obscurcissement de la cornée à la partie supérieure, mais qui ne gêne en rien la fonction visuelle. La peau de la paupière supérieure et des parties adjacentes est saine; il n'existe point de blépharospasme; toutes ces parties sont dans un état de flaccidité remarquable, de sorte que la réduction de l'ectropion serait très facile, n'était la masse considérable du bourrelet muqueux. La même affection existe à la paupière supérieure de l'œil gauche, mais à un plus faible degré; par contre, la cornée y est le siége de cicatrices nombreuses et étendues, de sorte qu'il ne reste aucune chance de rétablir la vue dans cet organe par une opération de pupille artificielle. Les deux paupières inférieures sont saines et ont conservé leur direction normale.

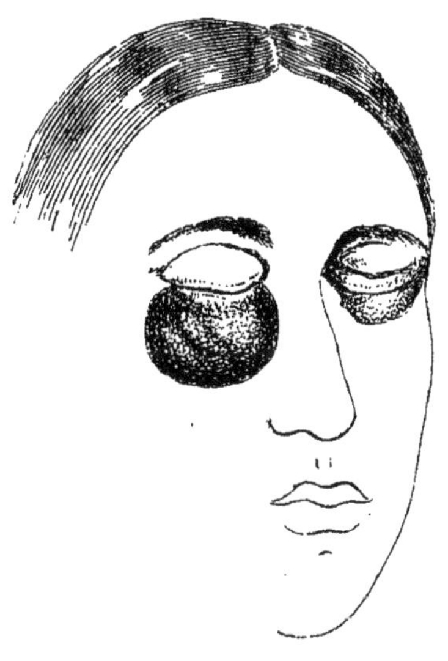

[Fig. 28.]

Traitement. — En présence d'un ectropion déterminé par un gonflement hypertrophique aussi considerable de la muqueuse, il ne pouvait être question d'avoir recours à des agents topiques, dans le but d'obtenir la résolution de la tumeur. Par le même motif, la cautérisation à elle seule, outre qu'elle eût constitué un mode de traitement long et

[(1) VAN WEESEMAEL. Annales d'Oculistique, t. XXXV, p. 85.]

pénible, ne pouvait trouver ici son application. Le moyen le plus expéditif consistait évidemment à diminuer la masse morbide par l'excision de la portion exubérante de la conjonctive. C'est ce que fit M. Van Roosbroeck de la manière suivante : Saisissant la tumeur au moyen d'une forte pince, il en réséqua d'un seul coup, avec les ciseaux de Dubois, la plus grande partie, en ayant soin de ménager le cartilage tarse. L'écoulement du sang par la plaie n'étant pas trop abondant, et devant d'ailleurs amener un dégorgement salutaire, on ne procéda au pansement que lorsqu'il se fut arrêté de lui-même. La paupière ayant alors été remise en place, fut maintenue dans sa position normale à l'aide de compresses et d'une bande qu'on tint constamment imbibées d'eau froide pour prévenir la réaction. L'appareil fut ôté le quatrième jour, à partir duquel on eut recours à des fomentations résolutives avec l'eau de Goulard; en même temps, des cautérisations furent faites avec une solution concentrée de nitrate d'argent pour détruire la portion restante de la muqueuse hypertrophiée. Deux semaines après l'opération, la malade retourna chez elle, où le même traitement, continué encore pendant quelque temps, finit par la guérir complétement.

Examen microscopique. — M. le docteur Testelin ayant eu l'obligeance de soumettre au microscope la portion excisée de la tumeur, nous a communiqué dans la note suivante le résultat de ses recherches à cet égard : — « Le lambeau de conjonctive enlevé offre plusieurs centimètres d'étendue en tous sens et une épaisseur de deux à trois millimètres; on ne peut plus juger de sa couleur, car il a macéré plusieurs jours dans de l'eau légèrement alcoolisée. Sa face superficielle est comme chagrinée et recouverte de petites élevures tout à fait semblables, pour l'aspect, aux granulations de *l'ophthalmie dite militaire;* sa face profonde, sur laquelle a porté la section, n'offre que du tissu cellulaire contenant plus ou moins de graisse. La fig. 28 représente la face superficielle chagrinée vue à la loupe. L'examen microscopique démontre qu'il s'agit simplement d'une hypertrophie de toutes les couches de la conjonctive : on y distingue très bien le derme épaissi, que viennent parcourir de nombreux vaisseaux sanguins; au-dessous, du tissu cellulaire abondant contenant des vésicules graisseuses, au-dessus la couche papillaire énormément hypertrophiée; car les papilles (voyez fig. 29) ont de 0,mm07 à 0,mm1 de millimètre. Elles sont recouvertes d'un épithélium qui, proportion gardée, serait moins hypertrophié que le reste. On n'aperçoit aucune cellule, aucune fibre de nouvelle formation. La macération subie par cette pièce ne permet pas de reconnaître s'il y avait du pus sécrété. T. W. »]

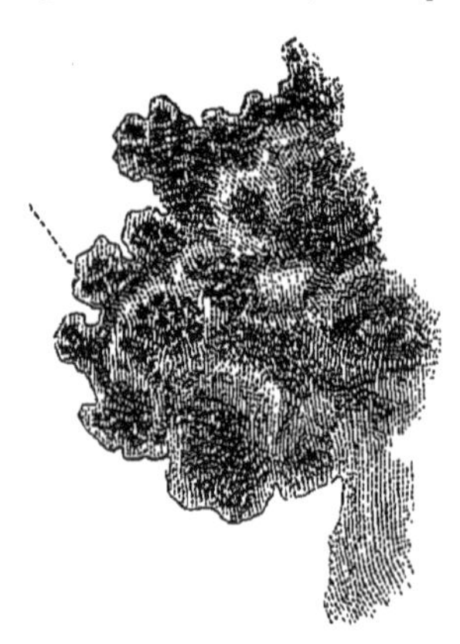
[Fig. 29.]

Lorsque ce renversement survient chez des enfants atteints de l'ophthalmie des nouveau-nés ou de quelque autre ophthalmie grave puro-muqueuse, il est souvent dû à une cause accidentelle. La garde-malade, par exemple, en essayant de voir l'œil ou d'enlever la matière si abondante de l'écoulement purulent, renverse malheureusement la paupière en dehors; l'enfant se met à pleurer avec force, ce qui augmente le renversement, et toutes les tentatives pour réduire la paupière restent sans succès. On laisse la paupière ainsi renversée, pendant quelques heures, ou même, comme je l'ai souvent vu, pendant plusieurs jours; puis on amène l'enfant au médecin pour avoir son avis. A cette époque, la paupière renversée est fortement injectée de sang, et quelquefois à un degré tel, que l'on ne parvient pas à réduire le renversement à l'aide de la pression, ou, si l'on y parvient, il se reproduit dès l'instant que l'enfant se met à pleurer.

Quand le renversement occupe la paupière inférieure, il n'est jamais dû à une cause accidentelle; il est produit uniquement par le gonflement et la saillie en avant de la conjonctive enflammée.

Traitement. — Le point principal est de faire tomber l'état inflammatoire de la conjonctive. Lorsqu'on y réussit, le renversement disparaît promptement. On a recours d'abord à des appplications de sangsues sur la peau ou la conjonctive de la paupière renversée, ou à des scarifications de la conjonctive avec la lancette. Dès que l'écoulement du sang a fait diminuer le gonflement de la paupière, on peut ordinairement la replacer dans sa situation normale. Pour cela, on saisit la paupière entre le pouce et l'index de chaque main, de façon à en exprimer le liquide ténu qui est épanché dans son épaisseur; puis on abaisse brusquement son bord libre vers le globe de l'œil, en même temps qu'on refoule en arrière la conjonctive herniée. Si l'inflammation n'est point trop aiguë, on doit maintenir la paupière en place à l'aide d'une compresse et d'une bande. Si l'ophthalmie est encore intense, on doit se borner à recommander à ceux qui soignent l'enfant d'éviter tout ce qui peut le faire pleurer, et à leur montrer la manière de réduire le renversement s'il venait à se reproduire. On doit s'assurer au moins une fois par jour de l'état des choses, et appliquer sur la conjonctive les remèdes propres à faire disparaître l'ophthalmie, tels que le nitrate d'argent sous différentes formes, le sulfate de cuivre, la pommade au précipité rouge, etc. On doit continuer en même temps l'usage de tout autre remède général ou local, dont on aura jugé l'emploi nécessaire pour la guérison de l'affection primitive.

J'ai vu les scarifications échouer fréquemment, ou si, par leur moyen, on parvenait à diminuer le renversement, celui-ci se reproduisait promptement. J'ai quelquefois réussi en pareil cas à maintenir la paupière abaissée à l'aide d'un morceau épais d'emplâtre adhésif, ou par l'application du collodion que je recouvrais immédiatement d'un morceau de toile épaisse, placé en travers de la paupière. Le morceau d'emplâtre ou de toile qu'on attache à la paupière supérieure doit d'abord être large, puis aller en se rétrécissant et se fixer à la paupière inférieure et à la joue. La portion étroite, qui correspond à la fente palpébrale, permet à la matière de l'écoulement de s'échapper. Dans d'autres cas, je me suis fort bien trouvé d'une bande de caoutchouc vulcanisé pour maintenir en place la paupière supérieure.

Quand tous les autres moyens ont échoué, on doit extirper une portion de la conjonctive malade. On soulève, à l'aide d'une ligature, ou simplement avec un crochet ou une pince à dents, la partie moyenne de la portion saillante et épaissie de cette membrane, et d'un coup de ciseaux on en enlève un pli de la forme d'une feuille de myrthe. La plaie saigne abondamment, ce qui contribue à faciliter le replacement de la paupière. On applique alors des bandelettes agglutinatives s'étendant de la paupière supérieure à l'inférieure, puis une compresse et une bande; on renouvelle ce pansement de temps en temps, jusqu'à guérison complète.

Pronostic. — Il est important de faire remarquer que, bien que le pronostic dans les cas de cette nature puisse être favorable, en ce qui concerne la paupière, nous ne devons cependant jamais nous prononcer sur ce que deviendra la vision, à moins que nous n'ayons pu bien voir l'état de la cornée. Dans les cas de renversement, négligés pendant plusieurs jours, le gonflement de la conjonctive peut être tel qu'il soit impossible de voir la cornée lors de la première inspection de l'œil; on doit, en pareil cas, avertir les parents du malade qu'il est impossible de rien promettre quant à la vision. Après que, par l'emploi des scarifications et des autres moyens, on aura réduit la paupière et qu'on en sera arrivé à pouvoir examiner la cornée, il est possible qu'on la trouve staphylomateuse, et que la vision soit par conséquent perdue (1).

§ II. — Ectropion, suite d'excoriation.

Syn. — Renversement chronique. — Ectropium senile.
Fig. Ammon, Zweiter Theil, Tab. V; Dalrymple, pl. 11, fig. 2.

La cause la plus fréquente du renversement en dehors des paupières est l'excoriation de la paupière inférieure et de la joue, suite d'ophthalmie catarrhale de longue durée, ou d'ophthalmie tarsienne. On trouve, dans cette variété, la peau de la paupière rétractée, son bord tarsien arrondi, les ouvertures des glandes de Méïbomius oblitérées en partie ou en totalité, les cils détruits, et une portion considérable de la conjonctive enflammée qui reste d'une manière permanente exposée à la vue. Cet état est, chez les enfants, la conséquence de l'ophthalmie tarsienne négligée, et chez les vieillards, de l'ophthalmie catarrhale chronique. Chez les premiers, le déplacement de la paupière a ordinairement été précédé d'une ulcération superficielle fort étendue de la peau, et c'est la cicatrisation de la plaie qui a raccourci la paupière et l'a attirée en bas. Chez les personnes âgées, au contraire, il ne paraît guère s'être fait de travail de cicatrisation ; il semble plutôt que l'orbiculaire des paupières a perdu la faculté de soutenir la paupière, et que le muscle tenseur du cartilage tarse, étant aussi affaibli, laisse le point lacrymal tomber en avant.

Au début de la maladie, la conjonctive exposée est gonflée, d'un rouge pâle, et douée de sa sensibilité tactile naturelle. Mais sous l'in-

(1) Sichel. Note sur le traitement de l'ectropion sarcomateux. — Annales d'Oculistique, t. XXVI, p. 170.

fluence de l'action constante de l'air sur une partie qui n'était pas destinée à se trouver exposée à son action, et par le contact accidentel des corps extérieurs, la conjonctive de la paupière renversée prend graduellement une couleur plus rouge, un aspect plus ferme que d'habitude, et elle finit par devenir insensible au contact de substances qui, au début, déterminaient de la douleur ou la faisaient saigner.

Cette maladie entraîne comme conséquences le larmoiement et des attaques accidentelles d'inflammation du globe de l'œil. Ces accidents sont les effets inévitables de la cessation des fonctions de la paupière inférieure. Cette paupière, lorsqu'elle est renversée en dehors, ne recouvre plus complétement la partie inférieure de l'œil, et celui-ci reste exposé à de nombreuses causes d'irritation contre lesquelles elle était destinée à le protéger. Les larmes ne sont plus dirigées en dedans vers le point lacrymal, celui-ci ne se trouve plus, comme à l'état normal, en contact avec l'œil, de sorte que les larmes peuvent s'échapper sur la joue.

Si l'on ne fait rien, et que la cause qui a produit le renversement continue à agir, la paupière s'allonge transversalement, de sorte que, si l'on parvient à remédier à son déplacement et à la ramener au contact de l'œil, elle ne s'y ajuste plus convenablement, sa longueur étant devenue plus que suffisante pour recouvrir exactement la surface de cet organe.

L'ectropion par excoriation ne s'observe que rarement à la paupière supérieure, et il n'y est jamais très marqué.

Traitement. — 1. On doit d'abord tenter de faire disparaître, à l'aide des moyens appropriés, les symptômes encore subsistants de l'ophthalmie qui a déterminé le renversement.

2. On remédiera à l'état de rétraction de la peau en fomentant fréquemment les paupières avec de l'eau tiède, puis en les enduisant, après les avoir essuyées, avec de l'onguent à l'oxyde de zinc. Ces moyens adoucissent la peau de la paupière déplacée, la rendent plus souple et la garantissent contre le retour de l'irritation.

3. Il est très utile de scarifier la conjonctive, aussi bien que de maintenir la paupière relevée dans sa situation normale, à l'aide d'une compresse et d'une bande soigneusement appliquées.

4. L'application d'un escharotique à la surface interne de la paupière est un moyen efficace de combattre la tendance au déplacement dans cette variété de la maladie. Le sulfate de cuivre, le nitrate d'argent solide ou en solution, conviennent très bien. Quelques chirurgiens vont même jusqu'à employer dans ce but l'acide sulfurique (1).

On fait relever la paupière supérieure par le doigt d'un aide, et l'on recommande au malade de regarder en haut; alors le chirurgien ren-

(1) Voyez GUTHRIE's Lectures on the Operative Surgery of the Eye, p. 61. London, 1823.

versant le plus possible la conjonctive de la paupière inférieure, et l'essuyant soigneusement, passe le crayon de nitrate d'argent tout le long de sa surface : celle-ci devient blanche instantanément du moment où elle a été touchée ; on la lave avec un pinceau en poils de chameau trempé dans l'eau.

Si l'on préfère l'acide sulfurique, on l'applique à l'aide d'un petit morceau de bois ou de l'extrémité mousse d'une sonde qu'on y a trempée, et qu'on frotte sur la conjonctive palpébrale en prenant bien soin d'éviter le point lacrymal, la caroncule, le repli semi-lunaire et le globe de l'œil. La portion de conjonctive touchée par l'acide blanchit ; on entraîne immédiatement l'excès de celui-ci par un jet d'eau lancé à l'aide d'une petite seringue. Si l'on trouve que l'acide n'a pas suffisamment blanchi la conjonctive, on en renouvelle l'application en prenant les mêmes précautions.

On réitère l'application du caustique ou de l'acide sulfurique tous les quatre jours. Aucun d'eux ne détermine d'eschare ; ils agissent en provoquant une rétraction générale, et après une ou deux applications, une diminution évidente du renversement. On doit, tant que la paupière n'a point repris sa position normale, revenir de temps en temps aux applications escharotiques.

5. Si tous ces moyens échouent, on pratique l'excision d'une portion de la conjonctive relâchée et épaissie. Avant d'y recourir, il faut calculer exactement quelle est la quantité de conjonctive à enlever pour que la paupière reprenne sa place. Si l'on en retranche trop peu, on voit persister un certain degré de renversement. Si l'on en retranche trop, on peut produire une maladie nouvelle, l'inversion ou renversement en dedans, qui est au moins aussi fâcheuse que celle que l'on essaie de guérir. L'opération et le traitement consécutif sont les mêmes que pour la première variété d'ectropion dont nous avons déjà parlé. Si l'on a bien calculé la portion à enlever, l'ectropion est guéri dès que la conjonctive s'est cicatrisée.

6. Dans les cas très défavorables de cette variété, on peut recourir avec avantage à l'ablation d'une portion cunéiforme de toute l'épaisseur de la paupière ; opération à laquelle on est fréquemment obligé de recourir dans la troisième variété de l'affection qui nous occupe.

7. Dieffenbach a proposé une opération qui a pour but de corriger d'emblée la position vicieuse de la paupière et de rétablir l'antagonisme naturel qui doit exister entre la couche interne et la couche externe du voile palpébral. Il n'enlève aucune portion de la conjonctive ni du cartilage tarse. Il forme un pli aux téguments en les pinçant, et les divise par une incision parallèle au bord inférieur de l'orbite, et située quelques lignes au-dessus. Cette incision doit s'étendre aux deux tiers de l'étendue transversale de la paupière. Il dissèque le lambeau semi-lunaire

ainsi formé jusqu'au bord adhérent du cartilage tarse, qui dans les cas de renversement en dehors se trouve plus rapproché de l'œil que le bord libre; là, il perfore la paupière et incise la conjonctive dans une étendue égale à celle de la plaie externe. Il saisit alors à l'aide d'un crochet la conjonctive et le cartilage tarse, les attire dans l'incision externe et les y fixe à l'aide de la suture entortillée.

On peut pratiquer la même opération à la paupière supérieure (1).

§ III. — Ectropion, suite de cicatrice (2).

Fig. Ammon, Zweiter Theil, Tab. V.

La cicatrice qui détermine cette variété de renversement succède ordinairement à une plaie, à un abcès, à un ulcère, ou à une brûlure. Bien que la nature s'efforce, en pareil cas, de produire une substance nouvelle pour remplacer la peau détruite, les parties cependant ne reviennent pas complétement à leur état primitif. L'ulcère est recouvert en partie aux dépens de la peau saine environnante, qui est attirée et ramassée vers la plaie, en partie par une membrane de nouvelle formation, qui, bien que nous lui donnions le nom de peau, ne possède que très imparfaitement les propriétés de l'ancien tégument. Elle n'est ni aussi étendue, que la portion de peau perdue, ni aussi souple, ni aussi élastique, ni aussi mobile sur la partie sous-jacente. Elle est unie et luisante, et à peine susceptible de distension ; mais, ce qui se rapporte surtout au sujet que nous traitons en ce moment, la peau saine environnante est attirée vers cette production nouvelle : elle est froncée et forme des plis nombreux, et pour nous servir de la comparaison familière employée par M. Hunter, le tout a l'aspect d'un morceau de peau qui aurait été cousu dans un trou beaucoup trop grand pour lui, et qui aurait par conséquent obligé à plisser l'ancienne peau environnante, afin de l'attirer vers la nouvelle et de la mettre en contact avec elle.

Les plaies déchirées de l'une et l'autre paupières, lorsqu'on les laisse se cicatriser sans précaution, sont très sujettes à amener le renversement en dehors. On voit la paupière supérieure, surtout, quelquefois complétement renversée et formant en haut une saillie anguleuse, à la suite d'une déchirure négligée ou mal pansée.

A la suite des brûlures graves, les paupières restent ordinairement fortement plissées, rétractées et indurées, et il n'est pas rare de les voir toutes deux à la fois affectées d'ectropion. La peau ayant été détruite depuis le bord libre de la paupière jusqu'au sourcil ou jusqu'à la joue, la paupière est complétement repliée en arrière et adhère

(1) Staub. De Blepharoplastice, p. 79. Berolini, 1835.

[(2) Annales d'Oculistique, t. XXI, p. 226,—t. XXV, p. 121.]

dans toute son étendue au contour de l'orbite. Souvent aussi il arrive que la peau qui environne les paupières renversées ayant souffert, se trouve remplacée par une cicatrice dure, résistante, et qui s'étend au front, au nez, à la joue et à la tempe.

Le déplacement étant beaucoup plus grand dans les cas de cette espèce que dans la variété produite par une simple excoriation, les effets en sont encore plus désagréables pour le malade. L'œil est plus exposé au contact des corps étrangers et s'enflamme plus souvent ; la difformité est plus marquée. La sensation de froid qui est la conséquence de l'absence de protection exercée par les paupières, est souvent des plus prononcées.

La paupière est quelquefois attirée loin de l'œil à un point véritablement étonnant, et la difformité qui en résulte est hideuse. Ainsi Cloquet (1) rapporte le cas d'un malade de l'hôpital Saint-Louis, affecté de renversement en dehors des deux paupières inférieures par suite d'ulcères syphilitiques de la face. La paupière inférieure gauche avait été attirée en bas jusqu'à l'angle externe de la lèvre supérieure. Le cartilage tarse n'était point détruit, mais allongé, et formait au niveau de la lèvre une légère élévation blanchâtre et courbe d'où naissaient les cils.

Traitement. — Après avoir fait connaître l'origine et les effets de cette variété de renversement, il nous reste à examiner jusqu'à quel point elle est curable, ou, en d'autres termes, s'il existe quelque méthode à l'aide de laquelle on puisse faire cesser ou contrebalancer la rétraction produite par le travail de la cicatrisation.

Cette rétraction, loin de diminuer d'elle-même, s'accroît graduellement pendant un certain temps alors que la cicatrisation paraît déjà complète, à cause de l'absorption des granulations sur lesquelles la peau nouvelle s'est formée. Les choses restent ensuite stationnaires pendant un certain temps ; mais au bout de quelques années, l'état de tension de la paupière déplacée s'est un peu relâché, et l'œil n'est plus aussi complétement découvert. Les mouvements mécaniques auxquels les parties sont soumises, augmentent un peu la souplesse de la cicatrice, qui devient aussi un peu moins solidement attachée aux tissus sous-jacents. Les parties qui étaient d'abord soudées ensemble d'une manière immuable, cèdent un peu aux mouvements qu'on cherche à leur communiquer ; l'action des absorbants, en enlevant une portion de la substance adventice qui attachait les téguments, contribue à ce léger relâchement. Voilà les seuls efforts spontanés que fasse la nature pour rétablir les parties dans leur état normal.

L'art a cherché à remédier à l'aide d'une méthode plus prompte et plus efficace, non-seulement à cette variété de renversement, mais encore à toutes les conséquences pareilles que le travail de cicatrisation peut

(1) Pathologie chirurgicale, p. 136, pl. X, fig. 17. Paris, 1831.

déterminer dans les diverses parties du corps. Celse (1) donne la description de l'opération que l'on pratiquait de son temps pour la cure de cette espèce de renversement. C'est la même que celle qui était mise en usage par les anciens chirurgiens pour le lagophthalmos, et que j'ai décrite dans la section précédente. Lorsque la maladie existait à la paupière supérieure, on pratiquait jusqu'au cartilage une incision en forme de croissant dont les deux cornes étaient dirigées en bas. Lorsqu'elle siégeait à la paupière inférieure, on exécutait une semblable incision, mais avec les deux cornes dirigées en haut. On maintenait écartées, à l'aide de charpie, les deux lèvres de l'incision qu'on forçait à se guérir lentement par un travail de granulation. On espérait que l'espace qui existait entre les deux lèvres de la plaie serait comblé par une substance de nouvelle formation, qu'en conséquence la paupière, considérablement allongée, reprendrait sa position normale, ou que, en d'autres termes, le renversement se trouverait guéri.

Cette opération a été fréquemment essayée autrefois ; mais, bien loin de procurer la cure permanente du renversement, on a souvent constaté qu'elle ne faisait qu'augmenter la maladie que l'on voulait guérir. Immédiatement après que l'incision a été pratiquée, il est possible que la paupière reprenne, en grande partie du moins, sa situation normale. Une amélioration peut persister tant que dure le travail de granulation ; mais dès que la plaie se guérit, le renversement se reproduit, et au bout de quelques mois les choses peuvent se trouver pires qu'elles n'étaient avant l'opération.

[M. le docteur Mirault (d'Angers) a rendu praticable et efficace ce procédé, en le modifiant comme on le verra dans l'observation suivante (2) :

Obs. 183. — *Ectropion au troisième degré, consécutif à une brûlure de la face, guéri par une méthode nouvelle.* Marie Raguet, fille de 28 ans, d'une bonne constitution, tomba dans le feu à l'âge de six mois, et se brûla tout le côté droit de la face. Il s'ensuivit un double ectropion des plus considérables. En effet, les deux paupières, complétement renversées en haut et en bas, étaient confondues, la supérieure avec le sourcil, l'inférieure avec la joue, et tel était le racornissement des tissus qu'aucun effort ne pouvait, le moins du monde, effacer les effets de cette déviation. Comme à l'ordinaire, la conjonctive palpébrale se présentait sous la forme de deux bourrelets rouges et fongueux. D'ailleurs, la malade offrait tous les symptômes propres à l'extroversion des paupières. Quelle que fût ma répugnance à pratiquer une opération chirurgicale dont le succès me paraissait plus qu'incertain, je m'y laissai pourtant entraîner, je peux le dire, par les supplications de la pauvre Marie Raguet, dont l'amour-propre souffrait depuis bien longtemps d'une infirmité si dégoûtante, et voici comment j'y procédai, au mois de mai 1842 : D'abord, à l'aide de ciseaux courbes sur le plat et d'une pince érigne, j'excisai les deux bourrelets de la conjonctive, dans les trois cinquièmes environ de leur étendue et près du bord ciliaire des paupières. Ensuite, par deux incisions courbes, l'une supérieure, l'autre inférieure, je circonscrivis les paupières à quelques millimètres de leurs bords renversés, et détruisant leur adhérences vicieuses, je les rétablis l'une et l'autre dans leur situation naturelle ; enfin, je réunis ensemble les paupières, bord contre bord,

(1) De re medicâ, lib. VII, pars. II, cap. I, sect. 2.
[(2) Annales d'oculistique, t. XXV, p. 131.]

par deux points de suture entortillée, qui affrontaient exactement, l'une à l'autre, les deux surfaces excisées de la conjonctive. Les plaies extérieures, résultant de la dissection, furent recouvertes de plumasseaux enduits de cérat et de compresses que je maintins en place par le monocle. Le troisième jour de l'opération, l'une des épingles à suture, celle qui répondait au côté externe, avait coupé les chairs qu'elle soulevait et tomba d'elle-même. Le cinquième jour, j'ôtai la deuxième épingle, et je reconnus avec satisfaction que les deux paupières étaient soudées ensemble dans la plus grande partie de leur étendue. Je laissai les choses en cet état pendant un an, me bornant à faire faire sur les paupières, après la cicatrisation des plaies, des frictions huileuses pour assouplir et allonger les tissus indurés; enfin, au mois de mai 1843, je coupai les adhérences qui enchaînaient l'une à l'autre les deux paupières, et je les abandonnai à elles-mêmes, sauf les frictions qui furent continuées.

« Le résultat de cette cure a été des plus satisfaisants : la paupière supérieure a recouvré complétement et conserve encore aujourd'hui sa forme et ses dimensions naturelles; quant à l'inférieure, très légèrement abaissée et écartée du globe de l'œil, elle permet d'apercevoir un peu du rouge de la conjonctive. Cela n'empêche point, au reste, ces deux voiles de se rapprocher l'un de l'autre, jusqu'au contact. On ne soupçonnerait point actuellement la difformité dont Marie Raguet a été délivrée ; la seule incommodité qui lui reste est un léger larmoiement.

Cette méthode, dit M. Mirault, que j'appellerai *par fusion temporaire des paupières*, est fondée sur l'antagonisme de deux forces qui, agissant en sens contraire, se neutralisent réciproquement. En effet, après l'opération, les paupières tendent à se renverser de nouveau, l'une par le haut, l'autre par le bas. Si donc elles adhèrent ensemble tout le temps que se fera sentir l'action inodulaire, la guérison des plaies pourra s'achever sans que les ectropions se reproduisent ; mais pour obtenir un résultat durable, il est nécessaire, ainsi que je l'ai fait chez Marie Raguet, d'attendre au moins un an avant de rendre aux paupières leur liberté.

Sans cette précaution, en effet, il est certain que le bénéfice de l'opération serait à peu près complétement perdu, puisque les plaies que on fait aux paupières pour corriger leur difformité les ramèneraient, en se cicatrisant, à leur situation vicieuse.

La nouvelle méthode, ainsi que je l'ai déjà dit, est destinée à remédier à l'ectropion simultané des deux paupières ; cependant, elle peut s'appliquer avec quelque efficacité à l'ectropion unique ou renversement d'une seule paupière. »

Le principe posé par M. Mirault a été mis en application par M. Nélaton, comme on le verra dans l'observation qui suit (1) :

Obs. 184. — Enfant atteint d'un double ectropion, beaucoup plus marqué à la paupière supérieure du côté gauche. L'œil est entr'ouvert ; il ne peut pas être fermé : la cornée est donc exposée à l'air ; le bord libre des paupières et les cils se dirigent du côté du sourcil; le cartilage tarse a basculé de façon que son bord supérieur est devenu infé-

(1) Annales d'Oculistique, t. XXXIV, p. 58. — Presse médicale de Paris, 1854, nº 6.]

rieur. On ignore la cause de cette affection; on soupçonne qu'elle est le résultat d'une brûlure, à cause de l'état de la peau raccourcie et racornie. La partie externe de la paupière a été peu respectée, mais en dedans, vers la grande commissure, la destruction est presque complète; le bord libre est presqu'uni au sourcil, dont il n'est distant que de deux à trois millimètres. Partant de ce principe reconnu, que la rétraction inodulaire ne dure qu'un certain temps, M. Nélaton a pensé que si, après avoir produit un écartement suffisant, on maintient cet écartement pendant un certain temps, pendant plus d'une année au besoin, on pourrait avoir produit une cicatrice qui, au bout de ce temps, aurait perdu la propriété de se contracter. En conséquence, M. Nélaton a fait une incision horizontale dans la rainure qui sépare le sourcil de la paupière supérieure; il a abaissé cette paupière rendue mobile jusqu'à la mettre en contact avec l'inférieure; puis, ayant avivé les bords libres de l'une et de l'autre dans une étendue d'un centimètre environ, en dehors des points lacrymaux, il les a réunies par trois points de suture entrecoupée. Pour réduire le cartilage tarse renversé, il a fallu passer une épingle à insecte à travers la paupière inférieure, d'abord, puis à travers le cartilage tarse supérieur, ce qui l'a maintenu dans une position régulière. Les points de suture ont été enlevés trois jours après l'opération; l'épingle à insecte, deux jours plus tard. Les résultats immédiats de l'opération ont été satisfaisants: les bords libres des paupières sont réunis et adhèrent définitivement dans la moitié interne de l'ouverture palpébrale; la moitié externe est libre et donne issue aux mucosités peu abondantes qui s'écoulent. La paupière supérieure, dans cette moitié externe, chevauche un peu sur l'inférieure, ce qui est dû à son épaississement. M. Nélaton, considérant que ce volume de la paupière est dû à la présence de bourgeons charnus du côté de la conjonctive, cautérise celle-ci au moyen du nitrate d'argent. Cela fait, le malade est réduit à lui-même, le 4 février 1854, pour un temps très long, un an au moins, et, plus tard, on verra s'il n'est pas possible de désunir les deux paupières, sans craindre la rétraction du tissu inodulaire, et de guérir ainsi définitivement l'ectropion. Une fièvre typhoïde a malheureusement enlevé le malade avant qu'on ait pu s'assurer du résultat de l'opération. T. W.]

1. *Extirpation de la conjonctive.* — L'observation suivante, que j'emprunte à Bordenave, démontre suffisamment l'inefficacité de l'ancienne opération et les bons effets de l'extirpation d'un lambeau de la conjonctive :

Obs. 185. — Un homme, âgé de 21 ans, était atteint d'un renversement en dehors de la paupière inférieure droite, occasionné par une cicatrice, suite d'une brûlure survenue dans son enfance. Ce renversement était considérable; la portion de paupière déplacée offrait une rougeur fâcheuse à voir, et l'œil ne pouvait plus être complétement recouvert par les paupières. Bordenave trouva la cicatrice très flexible, et se crut en droit d'attendre la guérison de l'opération ordinaire, qu'il fit quelques jours après, en suivant les règles prescrites. Après avoir pratiqué une incision semi-lunaire d'une profondeur médiocre au dessous du cartilage tarse, il sépara les lèvres de la plaie avec de la charpie, et maintint le tout à l'aide d'emplâtres agglutinatifs, de compresses et d'un bandage approprié. Quelques jours après, la suppuration s'établit. La paupière était extrêmement relâchée, elle recouvrait presque complétement l'œil, et la guérison paraissait certaine. Mais ces apparences de succès ne furent pas de longue durée; la cicatrisation une fois complète et la paupière n'étant plus maintenue par l'appareil, les choses retournèrent à leur premier état. Bordenave, n'étant pas encore suffisamment convaincu du vice inhérent à cette opération, s'imagina qu'il ne l'avait point exécutée avec toute l'exactitude désirable; il la recommença donc, mais sans plus de succès. Il dit qu'il n'aurait point encore renoncé à obtenir la guérison par ce procédé, si l'impatience du malade ne l'avait en quelque sorte obligé d'essayer un traitement différent. Voyant qu'il ne pouvait réussir à allonger la paupière pour lui faire recouvrir la portion de conjonctive déplacée, il résolut d'enlever un lambeau de cette membrane s'étendant à presque toute la longueur de la paupière. C'est ce qu'il exécuta à l'aide d'un bistouri droit, et il s'en trouva fort bien. Quelque temps après, la conjonctive formant encore une légère saillie, il pratiqua une seconde excision qui eut tout le succès désirable. A mesure que la conjonctive se cicatrisait, la paupière reprenait sa direction normale, et s'appliquait plus immédiatement à l'œil; en fin de compte, l'œil se ferma beaucoup mieux, et la difformité resta à peine apparente (1).

Dans beaucoup de cas de renversement en dehors, suite de cicatrices, la simple excision d'un lambeau de la conjonctive peut donc suffire.

2. *Section des adhérences morbides et enlèvement d'un lambeau de la conjonctive.* On rencontre des cas de renversement, par cicatrice externe, dans lesquels le tiraillement de la paupière est beaucoup trop considérable pour que l'on puisse espérer qu'une cicatrice provoquée à la face interne de la paupière soit capable de contre-balancer celle qui existe à sa face externe et de ramener la partie à sa position normale (2). Il peut être bon, en pareil cas, de commencer par délivrer la paupière renversée de ses adhérences morbides, puis d'enlever le lambeau de conjonctive. On pratique au milieu de la cicatrice, ou au delà, une incision parallèle aux cils renversés; puis on détache soigneusement la surface externe de la paupière d'avec les parties auxquelles elle adhère, de façon qu'elle puisse être ramenée dans sa position normale. On enlève ensuite une portion plus ou moins considérable de la conjonctive suivant le degré du renversement, et l'on applique une compresse et une bande destinées à maintenir en place la paupière réduite, jusqu'à ce que les deux plaies, l'interne et l'externe, soient cicatrisées (3). Le professeur Chélius ne se fie pas à la compresse et à la bande pour maintenir les lèvres de la plaie écartées jusqu'à la cicatrisation; il passe deux brins de fils à travers la peau de la paupière près de son bord libre, et les fixe à l'aide de bandelettes agglutinatives à la joue, s'il s'agit de la paupière supérieure, au sourcil, s'il s'agit de l'inférieure. Dzondi pansait la plaie avec un onguent résineux mélangé de cantharides, afin de provoquer un travail de granulation bien prononcé avant que la cicatrisation commençât. Il appliquait ensuite le nitrate d'argent, pour guérir promptement la plaie. Chélius recommande d'éviter cette pratique, qui est très propre à provoquer l'absorption des granulations et à s'opposer ainsi aux effets qu'on attend du traitement.

Il est rare qu'une seule opération suffise pour guérir un renversement grave de l'espèce dont nous traitons. Des opérations répétées sont souvent nécessaires, une amélioration se manifestant chaque fois, jusqu'à ce qu'enfin les paupières aient repris leur position naturelle.

3. *Destruction des adhérences morbides et transposition perpendiculaire d'un lambeau quadrangulaire.* — Le docteur Von Ammon propose l'opération suivante pour les cas d'adhérence de la paupière au bord supérieur ou au bord inférieur de l'orbite : après avoir fait tendre la peau

(1) Mémoires de l'Académie royale de chirurgie, tome XIII, p. 170, 12mo. Paris, 1774.

(2) Voyez une observation de REIL, dans laquelle l'extirpation de la conjonctive, d'abord essayée, échoua, mais dans laquelle l'incision de la paupière amena la guérison. Duncan's Annals of Medicine, vol. I, p. 159, Edinburgh, 1796.

(3) Voyez une observation de CURLING. Medical Gazette, vol. XXVIII, p. 17. London, 1814.

à la distance d'un pouce du lieu de l'adhérence, afin d'amener bien en vue l'union morbide de la paupière avec l'orbite, il pratique parallèlement au contour de l'orbite, et à la distance d'environ un demi pouce de ce point, une incision qui doit être un peu plus étendue que l'adhérence. A partir des deux extrémités de cette incision, il en conduit ensuite deux autres plus petites vers le bord de l'orbite. Puis il dissèque d'avec les parties sous-jacentes le lambeau ainsi circonscrit, en évitant soigneusement de perforer la paupière dure et amincie dans le point où elle adhère à l'orbite, et, s'il s'agit de la paupière supérieure, en ménageant les conduits de la glande lacrymale. La dissection terminée et la plaie débarrassée de sang, il ferme l'œil et applique des sutures pour maintenir la paupière replacée, et dans l'état d'allongement procuré par l'opération (1). L'objection que l'on peut faire à cette méthode, c'est qu'elle laisse une plaie étendue qui devra se remplir par un travail de granulation.

4. *Transposition perpendiculaire d'un lambeau triangulaire.* — L'observation qui va suivre servira à faire connaître un procédé opératoire que M. Wharton Jones a trouvé efficace dans les cas d'ectropion et de raccourcissement de la paupière supérieure par rétraction de la peau, suite de brûlure. Voici les deux points principaux de ce procédé : 1. On met la paupière en liberté à l'aide d'incisions dirigées de telle façon que dès qu'elle a été remise en place, le vide qu'elle laisse puisse être comblé par le rapprochement des lèvres de la plaie qu'on réunit par première intention. Contrairement à l'opération de Celse, plus la cicatrice est étroite, mieux le résultat est assuré. 2. Le lambeau de peau circonscrit entre les incisions n'est point détaché des os voisins, mais, profitant de la laxité du tissu cellulaire qui se trouve entre l'os et la peau, il suffit d'abaisser le lambeau par pression pour que la paupière se trouve en liberté. Le succès dépend de la laxité du tissu cellulaire. On doit donc, plusieurs jours avant l'opération, s'efforcer de faire mouvoir la peau de haut en bas sur l'os frontal pour augmenter cette laxité du tissu cellulaire.

Obs. 186. — Une femme, âgée de 24 ans, avait la face fortement couturée. Ses deux yeux restaient complétement à découvert par suite du raccourcissement et du renversement en dehors des paupières supérieures. Le renversement n'était point aussi prononcé à gauche qu'à droite. De ce dernier côté, le bord ciliaire du cartilage tarse correspondait au contour de l'orbite, de sorte que, lorsqu'elle essayait de fermer l'œil, c'était le bord orbitaire de ce cartilage qui était attiré en bas. La paupière inférieure gauche était un peu raccourcie et renversée en dehors. La malade voyait très bien de l'œil droit, mais avec l'œil gauche elle n'aurait pu reconnaître les personnes, à cause d'une opacité de la cornée. A l'âge de treize mois, elle était tombée dans le feu et avait eu la face grièvement brûlée, ce qui avait déterminé l'état que nous avons décrit. Ayant été traitée deux ans auparavant par M. Wh. Jones, elle avait subi à l'œil gauche une opération qui avait amené une amélioration. Le renversement n'avait probablement été que diminué, car le raccourcissement de la paupière supérieure était encore considérable. Le 22 février 1836,

(1) Zeitschrift für die Ophthalmologie, vol I, p. 47. Dresden, 1830.

M. Jones opéra la paupière supérieure gauche. Il pratiqua deux incisions partant des angles de l'œil et se portant en haut, où elles vinrent converger à un peu plus d'un pouce du bord ciliaire de la paupière renversée. En appuyant de haut en bas sur le lambeau triangulaire ainsi limité, et en coupant toutes les brides celluleuses qui s'opposaient à sa descente, il put, sans disséquer le lambeau, abaisser la paupière par le seul allongement du tissu cellulaire sous-jacent, jusqu'à son niveau normal. Il retrancha d'un coup de ciseaux un morceau de la conjonctive renversée, rapprocha ensuite à l'aide de la suture les bords de la plaie laissée par l'abaissement de la paupière, et maintint celle-ci en place à l'aide d'emplâtres agglutinatifs, d'une compresse et d'un bandage. Pendant le travail de guérison de la plaie, un petit morceau du sommet du lambeau, qui avait été trop détaché des parties sous-jacentes, se gangréna. Vers le 1er avril, tout était cicatrisé et le renversement complétement guéri. La cicatrice était assez large dans le point où le lambeau s'était gangréné. Lorsqu'on enleva l'appareil, le raccourcissement était si peu prononcé que, si la paupière inférieure n'eût pas été aussi déplacée, l'œil eût été complétement recouvert. Après la suppression de l'appareil, il survint un peu de raccourcissement, non par suite de la rétraction de la cicatrice, mais à cause de celle de la peau; néanmoins, à mesure que celle-ci perdait de sa tension, elle prenait davantage l'aspect naturel de la peau de la paupière. Vers le milieu de mars, M. Jones opéra la paupière supérieure droite. Il pratiqua les mêmes incisions, mais il ne les fit pas se rencontrer; il laissa entre leurs extrémités supérieures un espace d'un sixième de pouce environ et les réunit par une incision transversale.

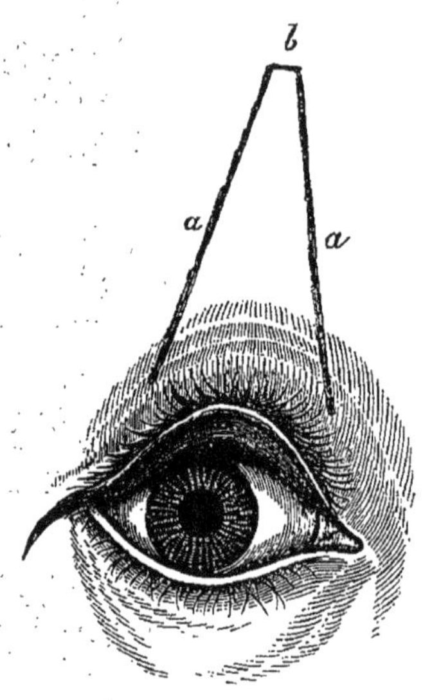

Fig. 50. — *aa*, incisions convergentes; *b*, incision transversale qui les réunit. Ces trois incisions circonscrivent le lambeau, qu'on fait glisser en bas par l'élasticité du tissu cellulaire.

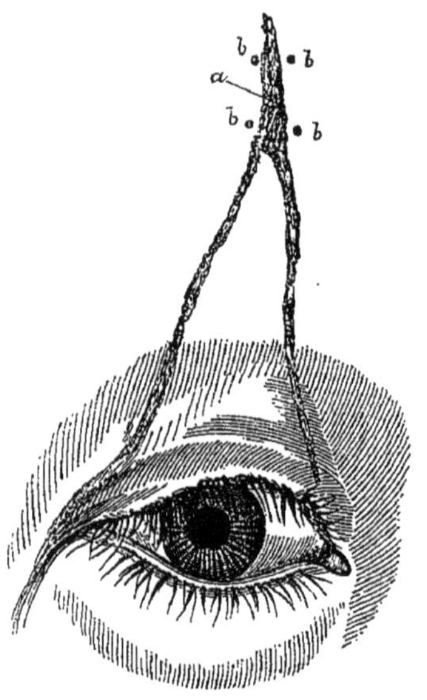

Fig. 51. — Cette figure montre les parties après la guérison. *a*, cicatrice du point laissé vide par l'abaissement du lambeau. *bbbb*, traces de la suture.

M. Jones, par le seul allongement du tissu cellulaire sous-jacent, réussit à abaisser le lambeau et à allonger ainsi la paupière au point qu'elle recouvrait entièrement l'œil; mais, à cause du long déplacement qu'avait subi le cartilage tarse, le bord ciliaire n'était point en contact avec le globe de l'œil. Il n'essaya point de corriger cet état en raccourcissant transversalement la paupière. Pendant l'opération, il enleva un lambeau de la conjonctive renversée et du cartilage tarse. La surface de cette plaie donna naissance à un petit fongus mou, qui fut retranché d'un coup de ciseaux et dont la base fut touchée avec le crayon de nitrate d'argent (1).

(1) Medical Gazette, vol. XVIII, p. 224. London, 1836.

5. *Section des adhérences morbides, extirpation de la conjonctive et excision d'une portion cunéiforme de la paupière.* — Quand le bord libre de la paupière est fortement allongé d'un de ses angles à l'autre, que la peau a été détruite, et que le tissu restant adhère fortement au contour de l'orbite, on peut recourir avec avantage à la méthode suivante, que Sir William Adams (1) a pratiquée le premier :

On doit d'abord détacher la paupière de ses adhérences morbides, puis extirper la conjonctive palpébrale, surtout si elle est fort épaissie, enfin, pour corriger l'élongation morbide que la paupière a subie d'un angle à l'autre, en retrancher avec des ciseaux une portion ayant la forme de la lettre grecque Λ (fig. 52), et qui comprend toute son épaisseur ; on rapproche ensuite les lèvres de la plaie à l'aide d'un ou deux points de suture entortillée. Ce procédé ramène la paupière tout contre le globe de l'œil, comme à l'état normal, et guérit complétement le renversement.

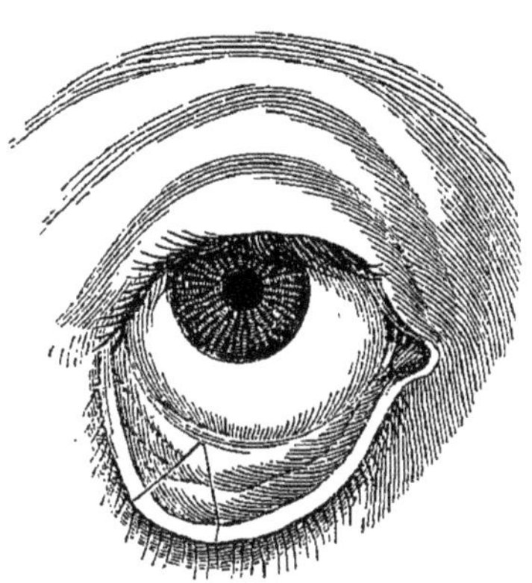

Fig. 52.

C'est assez généralement de la partie moyenne de la paupière que l'on retranche le lambeau triangulaire ; mais comme la cicatrice qui en résulte produit une certaine difformité, il vaut mieux enlever ce lambeau vers l'angle temporal, car là la cicatrice est moins apparente et produit moins de gène dans les mouvements de la partie. La dimension de la portion à enlever dépend du degré d'élongation transversale qu'a subi la paupière renversée ; ce point de l'opération doit donc être abandonné au jugement de l'opérateur. Il doit éviter de trop retrancher, car alors les lèvres de la plaie ne pourraient être mises en contact sans tiraillement, ce qui expose à l'ulcération et à voir les parties se détacher et rester dans un état pire qu'auparavant.

La réunion rapide des lèvres de la plaie laissée par l'extirpation du lambeau cunéïforme, maintiendra la paupière en place et préviendra en grande partie le danger de voir les téguments adhérer de nouveau à l'orbite. On aide néanmoins à la cure en appliquant un plumasseau et une compresse qui, à l'aide d'une bande, maintient la paupière contre l'œil. On fait fermer l'autre œil et on le tient couvert pour qu'il reste en repos.

(1) Practical Observations on Ectropium, etc. London, 1814. C'est à Sir William Adams que revient le mérite de l'opération décrite dans notre texte. Néanmoins, le lecteur qui a fixé son attention sur cette partie de l'histoire de la chirurgie, reconnaîtra de suite la ressemblance qui existe entre l'opération de Sir William et celle qu'Antyllus pratiquait 14 ou 15 siècles avant lui. L'incision que pratiquait Antyllus avait la forme de la lettre grecque Λ, et ne comprenait que les tissus de la face interne de la paupière ; elle respectait la peau. Les lèvres de la plaie étaient rapprochées à l'aide de la suture. AETII Contractæ ex veteribus medicinæ tetrabiblos. Tetrabib. II, sermo III, cap. 72, p. 359. Basileæ, 1549.

L'observation suivante fera voir de quelle manière on peut quelquefois modifier cette opération et maintenir la paupière par un autre procédé.

Obs. 187. — Dans un cas d'ectropion de la paupière inférieure, le professeur Graefe enleva une portion cunéïforme de la paupière et réunit les lèvres de la plaie par la suture à bec de lièvre; mais avant de serrer les fils autour des épingles, il divisa la peau de la joue dans l'étendue d'un pouce et demi par une incision concentrique au bord de l'orbite. Il entortilla alors les fils et vint attacher leurs extrémités sur le front avec un emplâtre agglutinatif; de sorte que le bord de la paupière inférieure se trouva suffisamment relevé. L'incision faite à la peau de la joue se trouva ainsi béante, et afin d'obtenir une large cicatrice, on en maintint les bords écartés à l'aide d'une plaque de plomb semi-lunaire qu'on maintint à l'aide de bandelettes agglutinatives. La plaie de la paupière était guérie le troisième jour; celle dans laquelle on avait placé la plaque de plomb ne le fut qu'au bout de quatre semaines: les dimensions et la position de la paupière étaient revenues à leur état naturel (1).

6. *Section des adhérences morbides, excision d'une portion du bord de la paupière et extension latérale et perpendiculaire de la paupière et de la peau avoisinante.* — Lorsque la difformité est considérable dans les cas de lagophthalmos et d'ectropion produits par des cicatrices, les diamètres transverse et perpendiculaire se trouvent tous deux changés. Le diamètre perpendiculaire ou celui qui mesure la largeur de la paupière, est raccourci; le diamètre transverse allongé. Le professeur Jaeger, de Vienne, a proposé une opération qui a pour objet d'accroître le diamètre perpendiculaire de la paupière et de diminuer en même temps son diamètre transverse.

Avant de commencer l'opération, on compare soigneusement le diamètre de la paupière à opérer avec celui de la paupière saine. Lors de l'opération, on réduit la paupière malade à la longueur de la paupière saine.

Lorsqu'il opère sur la paupière supérieure, le chirurgien commence par la saisir vers sa partie moyenne avec un crochet ou une pince; il l'attire en bas afin de tendre la cicatrice qui l'unit. On peut introduire une spatule de corne entre l'œil et la paupière, afin de le garantir. On pratique alors avec un petit scalpel, à distance égale du bord libre de la paupière et de l'arcade sourcilière, une incision transversale. On commence et on termine l'incision sur la peau saine, et on lui fait comprendre toute l'épaisseur de la paupière, de façon à lui permettre de s'abaisser et à laisser voir le globe de l'œil à travers la fente que l'on a pratiquée. La longueur à donner à cette incision dépend des particularités que présente le cas que l'on traite.

C'est sur la bande étroite qui sépare l'ouverture naturelle des paupières de la fente que l'on vient de faire que doit porter le raccourcissement du diamètre transversal. Les mesures que l'on a prises avant de commencer l'opération indiquent la longueur de la portion à retrancher, à laquelle on doit donner généralement une forme quadrilatérale. Avec des pinces

(1) Bericht über das clinische chirurgisch-augenärztliche Institut der Universität zu Berlin, für 1829 und 1830, p. 9. Berlin, 1831.

et des ciseaux, cette partie de l'opération ne présente aucune difficulté.

On se sert alors d'un scalpel droit à double tranchant pour détacher toutes les adhérences morbides de la paupière et pour séparer les téguments de l'os frontal. Après avoir saisi avec une pince la lèvre supérieure de la plaie, on l'écarte un peu du bord de l'orbite, et on pousse en haut le scalpel entre la face postérieure de l'orbiculaire des paupières et la surface antérieure de l'os frontal. On imprime alors au scalpel un mouvement de scie en le dirigeant vers la tempe et l'angle externe de l'œil, puis vers la partie moyenne du front, sans élargir la plaie primitive de la paupière, sans perforer la peau et sans léser le périoste. La peau et le muscle qui recouvrent la région sus-orbitaire et les angles de l'orbite, se trouvent ainsi détachés des parties sous-jacentes et rendus susceptibles de déplacement. L'étendue dans laquelle on détache ainsi la peau doit toujours être proportionnée à la perte de substance subie par la paupière et au degré de mobilité qu'offre la peau du front.

On maintient ensuite les plaies à l'aide de la suture à points passés. On réunit d'abord par deux points de suture le pont ou bandelette étroite de la paupière d'où l'on a retranché le lambeau quadrangulaire. Un aide abaisse alors sur l'œil la portion de peau détachée, et on réunit les lèvres de la plaie transversale. Un point de suture doit être placé à la partie moyenne de la plaie, afin de servir de centre de traction sur les téguments environnants. Si la lèvre supérieure de la plaie n'est pas beaucoup plus longue que l'inférieure, on peut appliquer de suite les points latéraux ; si elle l'est au point de former un pli, on retranchera celui-ci avec les ciseaux ou le scalpel, afin de pouvoir ajuster bien exactement les deux bords de la plaie l'un avec l'autre. Il n'est point possible de déterminer *à priori* le nombre de points de suture que l'on devra faire.

La coaptation terminée, l'œil se trouve recouvert aux dépens des téguments de la région sus-orbitaire, mais surtout de ceux des angles de l'orbite ; néanmoins le sourcil se trouve plus ou moins abaissé et décrit une courbe plus petite et plus convexe qu'à l'état naturel.

L'opération du professeur Jaeger pour la paupière inférieure consiste à enlever un lambeau triangulaire à base inférieure du bord libre de la paupière, puis à détacher les téguments du contour de l'orbite et de la joue, de la façon que nous venons d'indiquer pour la paupière supérieure.

On interpose des bandelettes agglutinatives étroites entre les points de suture pour les soutenir. On recouvre les plaies de petits plumasseaux de charpie et de compresses graduées placées sur la région sus-orbitaire ou la partie supérieure de la joue, suivant qu'on a opéré sur la paupière supérieure ou sur l'inférieure. On met sur les compresses graduées de longues bandelettes agglutinatives, placées de façon à attirer les téguments vers la paupière et à les appliquer eux-mêmes contre les os. Quand il s'agit de la paupière supérieure, la bandelette agglutinative peut s'étendre de la nuque à la joue. Si on le juge nécessaire, on emploie une bande roulée pour soutenir les bandelettes. Dans le traitement consécutif, on doit tout faire pour obtenir une réunion par première intention.

Si l'inflammation est vive, on la combat activement. Les nausées et les vomissements réclament l'emploi de l'opium et des potions effervescentes. La section prématurée d'un ou de plusieurs des points de suture et l'ulcération des bords des plaies sont les accidents défavorables qui se montrent quelquefois à la suite de cette opération (1).

7. *Tarsoraphie.* — Il arrive quelquefois qu'à la suite d'une brûlure étendue, les deux paupières se trouvent renversées en dehors et attirées vers la tempe. Dans ces sortes de cas, outre la division de la cicatrice, l'enlèvement de la conjonctive renversée et l'ablation d'un lambeau comprenant toute leur épaisseur, détaché de l'une ou des deux paupières, on a quelquefois trouvé utile d'aviver le bord libre des paupières à leur angle externe et de les réunir par un point de suture. La *tarsoraphie*, comme on appelle cette opération, ramène la fente des paupières à ses dimensions naturelles et fait disparaître en grande partie la difformité.

Le Dran a exécuté quelque chose de semblable à l'angle interne de l'œil pour un cas de renversement de la paupière inférieure. Il enleva la conjonctive épaissie, extirpa la cicatrice, et réunit les bords de la plaie à l'aide de deux points de suture (2). Le professeur Walther (3) a publié une observation de renversement traumatique de l'angle externe des paupières guéri par le même procédé.

8. *Extirpation de la cicatrice, rapprochement des téguments de chaque côté.* Lorsque c'est la paupière inférieure qui est le siége de l'ectropion, Dieffenbach enlève un lambeau triangulaire de la peau comprenant la cicatrice, de près de trois pouces de long, et dont la base correspond au bord de la paupière. Il rapproche alors verticalement, à l'aide de quatre ou cinq épingles, les bords de la plaie inférieure, puis réunit de même

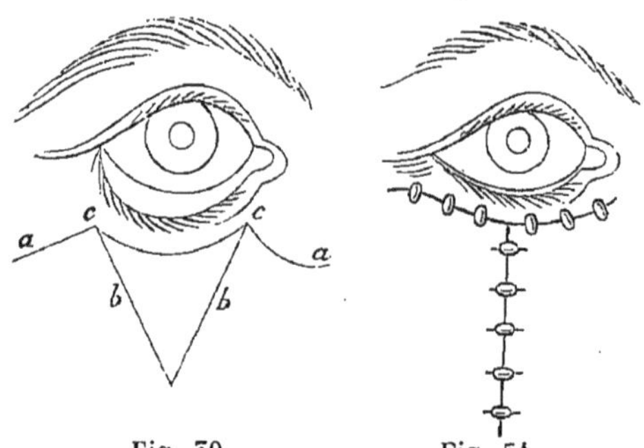

Fig. 30. Fig. 31.

(1) Dreyer. Nova blepharoplastices methodus, p. 40. Vindobonæ, 1831. Brown. London Medical Gazette, vol. XVII, p. 721, et vol. XVIII, p. 485.
(2) Mémoires de l'Académie royale de chirurgie, t. II, p. 343, 12mo. Paris, 1780.
(3) Graefe und Walther's Journal der Chirurgie und Augenheilkunde, vol. IX, p. 86. Berlin, 1826.

au bord du cartilage tarse le reste de la plaie. Zeis décrit ce procédé un peu différemment. Après avoir détaché le lambeau triangulaire qui renferme la cicatrice, on prolonge les incisions *a*, *a* (fig. 30), librement de chaque côté, afin de rendre facile le rapprochement des deux côtés, *b*, *b*. Ceux-ci étant rapprochés par la suture, on réunit de même les deux bords *ac*, *ac*, au bord correspondant de la paupière inférieure *cc*. L'aspect des parties, après l'application des sutures, est tel qu'il est représenté fig. 31 (1).

Dieffenbach a pratiqué une opération semblable pour un renversement des deux paupières et de leur commissure externe. Il extirpa la commissure conjointement avec un lambeau triangulaire des téguments dont la base était tournée vers l'œil et le sommet vers l'oreille. Il pratiqua alors une incision courbe au-dessus de l'arc sourcilier, et une autre au-dessous du bord inférieur de l'orbite et se portant vers le nez : chaque incision avait environ un demi-pouce de longueur. Les deux lambeaux semi-lunaires ainsi formés furent détachés, ramenés sur la plaie triangulaire, et adaptés comme de nouvelles paupières sur la portion de conjonctive qui restait (2).

9. *Extirpation de la cicatrice et transposition latérale d'un lambeau triangulaire.* — On donne le nom de *blépharoplastie* aux opérations qui ont pour but de guérir l'ectropion à l'aide de la transposition d'un lambeau de peau. Une remarque générale qui s'applique à toutes ces opérations, c'est que bien que nous ne puissions pas avoir la prétention de fabriquer une paupière parfaite par la transposition d'un simple morceau de peau, privée de membrane muqueuse pour la doubler, aussi bien que de cils, d'appareil lacrymal, de cartilage et de muscles, toutefois la nouvelle paupière, quoique n'étant formée que de peau, couvre et protége l'œil, diminue la difformité et délivre le malade de toute souffrance. Lorsqu'on veut pratiquer une nouvelle paupière, on doit autant que possible conserver la conjonctive ; il ne faut en enlever aucune partie, mais la disséquer soigneusement d'avec les tissus morbides, si cela est nécessaire. On applique le lambeau de peau transposée sur la conjonctive, afin qu'ils contractent ensemble des adhérences. On conserve avec le même soin le bord libre de l'ancienne paupière avec ses cils, et on le réunit par la suture au bord du lambeau. Il faut ménager aussi les points et les canaux lacrymaux. Comme il n'est guère probable que la nouvelle paupière soit douée de quelque mouvement musculaire, on doit éviter de la faire trop grande ou trop petite.

Dieffenbach a essayé de plusieurs procédés pour la formation de nouvelles paupières par transposition de la peau. Le suivant ne

(1) Review of Zeis' Handbuch der plastichen Chirurgie, in British and Foreign Review, for April, 1839, p. 406.
(2) Ibid.

paraît pas avoir en définitive conservé sa faveur, car il n'en parle pas dans son dernier ouvrage : *die operative Chirurgie*; néanmoins, comme il a été mis en usage avec succès, non-seulement par lui, mais par Lisfranc, Von Ammon, Eckström, Blasius, Fricke et Chélius, je crois qu'il convient de le décrire.

On commence par extirper la cicatrice, et l'on donne à la plaie la forme d'un triangle dont la base doit toujours être tournée vers l'œil. Dans cette partie de l'opération, si le bord ciliaire existe encore, on le conserve; mais si l'ulcération a détruit la totalité de la paupière, à l'exception de la conjonctive, cette membrane doit être soigneusement détachée des parties auxquelles elle adhère, suivant une ligne tirée de l'angle interne à l'angle externe de l'œil, sur lequel on l'applique. Lorsqu'on a ainsi disposé l'espace triangulaire sur lequel on doit transplanter le lambeau de peau, qu'il s'agisse de la réparation de la paupière supérieure ou de l'inférieure, on fait partir une incision de l'angle temporal du triangle et on la dirige vers le méat auditif externe. Cette incision de la peau doit avoir une étendue beaucoup plus considérable que celle de la base de la plaie triangulaire. De l'extrémité temporale de cette incision, on en fait partir une autre qu'on dirige en haut lorsqu'il s'agit de la paupière supérieure, en bas s'il s'agit de l'inférieure; mais elle doit, dans l'un et l'autre cas, rester parallèle au bord temporal de la plaie triangulaire. Ces incisions forment les limites du lambeau destiné à être transposé pour former la nouvelle paupière; on le sépare par la dissection des parties sous-jacentes. Lorsque l'écoulement du sang a cessé et qu'on a débarrassé de celui qui est coagulé la surface interne du lambeau, on l'attire de dehors en dedans, de telle sorte que son bord interne vienne se mettre en contact avec le bord interne de la plaie triangulaire. Il faut d'abord fixer ensemble ces deux bords par un point de suture placé à l'angle interne de l'œil; puis on unit ensemble, à l'aide de points de suture faits avec de la soie fine, la conjonctive et le bord du lambeau correspondant au cartilage tarse; en dernier lieu, enfin, on achève d'unir à l'aide de la suture de Dieffenbach, le bord interne du lambeau au bord interne de la plaie triangulaire. A l'exception de Chélius, personne ne fixe le bord temporal du lambeau par la suture. On recouvre de charpie et d'emplâtre agglutinatif, la plaie triangulaire qui succède à la transposition du lambeau, et on dispose le pansement de façon qu'il serve à maintenir en place la nouvelle paupière. Si de la suppuration se forme au-dessous du lambeau, elle s'échappe par son bord temporal. On recommande les applications froides, comme propres à favoriser une réunion prompte et à prévenir la suppuration (1).

Obs. 188. — Me S. avait eu le malheur d'être cruellement défigurée par la syphilis. Elle avait perdu le nez; sa lèvre supérieure était si raccourcie, qu'elle ne pouvait plus

(1) AMMON's Zeitschrift für die Ophthalmologie, vol. IV, p. 428. Heidelberg, 1835. STAUB. Op. cit., p. 98. CHELIUS. Handbuch der Augenheilkunde, vol. II, p. 166. Stuttgart, 1839.

recouvrir les dents de la mâchoire supérieure; la paupière supérieure gauche était détruite, et l'inférieure dans un état de renversement complet en dehors. Plusieurs cicatrices étendues du cuir chevelu et de la peau du front indiquaient l'existence d'une ancienne nécrose suivie d'exfoliation de la table externe des os du crâne. Une portion considérable des bords supérieur, externe et inférieur de l'orbite avait été ainsi éliminée. L'ulcération avait si complétement détruit la plus grande partie de la paupière supérieure gauche, que ce qui en restait entourait simplement l'œil sans le recouvrir en rien. La conjonctive de la petite portion qui persistait était renversée en dehors, et son bord tarsien était très irrégulier. Le docteur Von Ammon débuta par isoler et détacher de la tempe le lambeau de peau destiné à former une nouvelle paupière supérieure; il coupa ensuite toutes les adhérences de l'ancienne paupière, et disposa la place pour recevoir la nouvelle. Il forma son lambeau à l'aide de deux incisions, l'une horizontale de deux pouces et demi de long, l'autre perpendiculaire à la première, puis il le disséqua. Il rafraîchit à l'aide du bistouri les restes rétractés de l'ancienne paupière; mais, malheureusement, il lui fut impossible de détacher assez de conjonctive pour former une doublure à la nouvelle. Dès que l'écoulement du sang eut cessé, le lambeau destiné à former la nouvelle paupière fut disposé de façon à recouvrir l'œil, et on le fixa le long du bord interne par la suture de Dieffenbach. Là se termina la confection de la paupière supérieure. Pour remédier à l'ectropion de la paupière inférieure, le docteur Von Ammon pratiqua à travers la peau une incision parallèle au bord de la paupière, et la sépara de ses adhérences morbides; puis il extirpa un pli horizontal de la conjonctive exubérante, et ayant pratiqué à travers la paupière une sorte de boutonnière à 4 lignes environ de son bord libre, il saisit, à l'aide d'une ligature, la portion de conjonctive qui restait encore attachée au cartilage tarse, et ayant fait passer la ligature à travers la boutonnière, il rétablit la paupière dans sa position naturelle. Les deux paupières furent alors réunies à l'angle temporal au moyen de la suture entortillée, que le docteur Von Ammon enleva au bout de quelques heures, dans la crainte que la fente palpébrale ne restât trop petite. On recouvrit de charpie et d'une compresse épaisse imbibée d'eau, la plaie que la transposition du lambeau avait laissée à la tempe. Le lendemain, la peau transplantée était un peu gonflée, de sorte que la fente palpébrale n'était plus visible et que l'œil était complétement caché. Le docteur Von Ammon enleva par des injections tièdes la matière qui se rassemblait sur l'œil; mais, malgré cette précaution, il se forma un œdème considérable de la conjonctive. La réunion du bord interne du lambeau transplanté ne se fit pas complétement par première intention, de sorte qu'à mesure qu'on enleva les points de suture, on appliqua des bandelettes agglutinatives. La plaie de la tempe se recouvrit de granulations de bonne nature. L'incision de la paupière inférieure, à travers laquelle on avait attiré la conjonctive, se ferma parfaitement; aussi, après la disparition de l'œdème, la paupière conserva sa position normale. La granulation de la plaie de la tempe fit des progrès, et en même temps l'angle externe des paupières se reforma. Trois semaines après l'opération, la fente palpébrale étant trop petite, le docteur Von Ammon incisa l'angle externe jusqu'au bord de l'orbite, et s'efforça d'empêcher la réunion de la plaie en interposant de la charpie entre ses bords. Malgré cela, il fut obligé, deux mois après, non-seulement de fendre de nouveau la commissure externe, mais d'enlever une petite languette de peau, afin de donner à l'ouverture palpébrale une étendue suffisante, ce à quoi il réussit complétement. Le lambeau transposé pour former la paupière supérieure prit de plus en plus l'aspect propre à cette partie. Sa partie moyenne resta cependant œdémateuse et d'une teinte bleuâtre, jusqu'à ce que, lors de la formation d'un nouveau nez aux dépens de la peau du front, il survint un érysipèle qui s'étendit à la nouvelle paupière; à la suite de cette affection l'œdème diminua beaucoup et finit par disparaître entièrement. Sept mois après l'opération, la nouvelle paupière se fermait sur l'œil sans l'irriter; elle pouvait être soulevée comme une paupière naturelle, mais le plus souvent elle pendait au devant de l'œil dans un état de demi ptosis. La cicatrice de la tempe était très petite de sorte qu'il était difficile de croire qu'on eût enlevé de cette région une portion de peau aussi considérable (1).

10. *Transplantation d'un lambeau semi-lunaire emprunté à la peau*

(1) Zeitschrift für die Ophthalmologie, vol. V, p. 515. Heidelberg, 1836.

de la tempe ou de la joue.—Le professeur Jüngken a proposé d'extirper la cicatrice et d'agrandir la plaie, afin d'allonger assez la paupière pour qu'elle puisse reprendre sa position naturelle. On coupe alors un morceau de carton ayant la dimension et la forme exactes de la plaie, et on l'applique sur la joue s'il s'agit d'un renversement de la paupière inférieure, et sur la tempe s'il s'agit de la supérieure. On isole ensuite, excepté en un seul point étroit, à l'aide d'une incision, le morceau de peau recouvert par le carton; on le dissèque d'avec les parties qu'il recouvre, en conservant après lui le plus possible de tissu cellulaire; puis en lui imprimant un mouvement de torsion, on vient l'appliquer sur la plaie laissée par l'extirpation de la cicatrice. L'écoulement de sang arrêté à l'aide de l'eau froide et les caillots enlevés, on réunit les bords du lambeau à ceux de la plaie laissée par l'ablation de la cicatrice, à l'aide de points de suture, de bandelettes agglutinatives et d'une bande.

Lorsque l'on a sujet de croire que le lambeau de peau a contracté une union organique avec la surface sous-jacente, on coupe le pédicule qu'on reporte autant que possible vers sa place primitive. Au temps convenable, on enlève les points de suture, et l'on soutient les parties à l'aide des agglutinatifs jusqu'à réunion et cicatrisation parfaites. On rapproche, et on maintient autant que possible, au moyen des agglutinatifs, la plaie d'où provient le lambeau, afin d'obtenir une cicatrice aussi petite que possible (1).

Le professeur Jüngken a employé deux fois cette méthode pour des ectropions de la paupière inférieure; mais elle a complétement échoué les deux fois (2). Néanmoins, une méthode analogue paraît avoir réussi entre les mains du docteur Fricke de Hambourg (3).

Dans ces dernières années, cette opération a été fréquemment pratiquée sur l'une et l'autre paupières. On l'exécute ordinairement sans tordre le lambeau, comme dans le cas suivant :

Obs. 155. — Maria Connell, âgée de 14 ans, entra dans mon service au *Glasgow Eye Infirmary*, le 10 août 1843. Vers l'âge de 16 mois, elle avait été blessée par une porte qui était tombée sur elle. A la suite de cet accident il s'était formé dans la paupière supérieure gauche un abcès qui s'ouvrit à travers la peau et suppura pendant plusieurs mois. Cet abcès fut suivi d'un ectropion si étendu, que lorsque l'œil est ouvert, une portion considérable de la conjonctive reste exposée au dehors et que les cils se trouvent en contact avec le sourcil. (Fig. 35.) Cet ectropion augmente quand la malade essaie de fermer l'œil. La paupière renversée a perdu une grande étendue de peau, et semble soudée par une bande à la face interne de l'orbite. La partie supérieure de la cornée gauche est trouble, et la vision de ce côté si imparfaite qu'elle distingue à peine un doigt d'un autre. Elle tient toujours cet œil couvert pour cacher sa difformité. On divisa transversalement la paupière

(1) Lehre von den Augenoperationen, p. 267. Berlin, 1829.

(2) Ibid., p. 9.

(3) Die Bildung neuer Augenlider. Hamburg, 1829. Delpech a publié une observation intéressante de restauration d'une partie de la paupière inférieure, et du côté du nez, à l'aide de l'autoplastie. (Chirurgie clinique de Montpellier, tome II, pp. 221, 253. Paris, 1828.) Voyez une observation de Horner. American Journal of the Medical Sciences. Philadelphia, 1837.

renversée sur le lieu même de la cicatrice, et on disséqua les bords de l'incision pour agrandir la plaie (fig. 36 *a b*) et permettre à la paupière de reprendre sa position normale. Un morceau de carton fut placé sur la tempe, et on isola avec le scalpel le lambeau (*b c*) offrant les dimensions et la forme du morceau de carton. Le bord antérieur du lambeau fut continué dans la plaie. Le lambeau fut alors disséqué, excepté vers sa base (*b*), tourné dans la plaie de la paupière (*b a*) et réuni sur ses bords par des points de suture. On rapprocha et l'on réunit par le même moyen les bords de la plaie de la tempe. Il existait encore un degré considérable d'ectropion. Les deux yeux furent recouverts de compresses maintenues à l'aide d'une bande à deux globes appliquée d'arrière en avant. — 13. On enlève le pansement externe. Il n'y a que peu ou pas de gonflement autour des parties qui ont été incisées ; l'opérée ne se plaint d'aucune douleur. La paupière est dans un état plus voisin de sa situation naturelle qu'immédiatement après l'opération, ce qui est dû probablement à l'action des appareils et du bandage. — 14. On enlève trois points de suture. — 15. On retire encore six points de suture : ce sont tous ceux qui maintenaient le lambeau dans sa nouvelle situation. Il reste deux points de suture à la plaie de la tempe qui paraît complétement réunie. On remplace les points de suture par des bandelettes de taffetas d'Angleterre, et l'on en place une en travers des deux paupières. Des compresses et une bande sont appliquées sur les deux yeux. — 16. On ôte tous les points de suture, ainsi qu'une ligature qui avait été appliquée sur une des branches de l'artère temporale. — 21. On supprime tout pansement. — 24. Lorsque la malade ferme les yeux sans effort, les paupières du côté gauche ne se touchent pas, il reste entre leurs bords un interstice de $^1/_{10}$ de pouce environ ; mais lorsque la malade fait effort, les paupières se touchent parfaitement. Lorsqu'elle regarde droit devant elle, les paupières gauches sont presqu'aussi largement ouvertes que les droites, mais le globe de l'œil est dirigé un peu plus en bas qu'à droite. Cette particularité paraît dépendre de ce que l'œil a été ainsi maintenu pendant longtemps avant l'opération. La cicatrice à l'aide de laquelle le bord supérieur du lambeau s'est uni à la paupière forme une dépression qui occupe exactement la même situation que le sillon produit d'ordinaire par l'action du muscle élévateur. La réunion du bord inférieur du lambeau n'a laissé aucune cicatrice apparente. Celle de la plaie de la tempe est à peine visible ; et il est tout à fait impossible de reconnaître, à la simple inspection, qu'au point *b* le lambeau ait subi le moindre changement de direction. Toute trace de renversement a disparu.

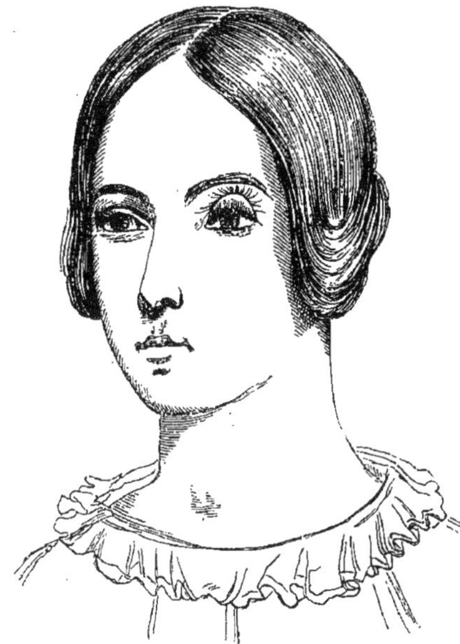

Fig. 35.

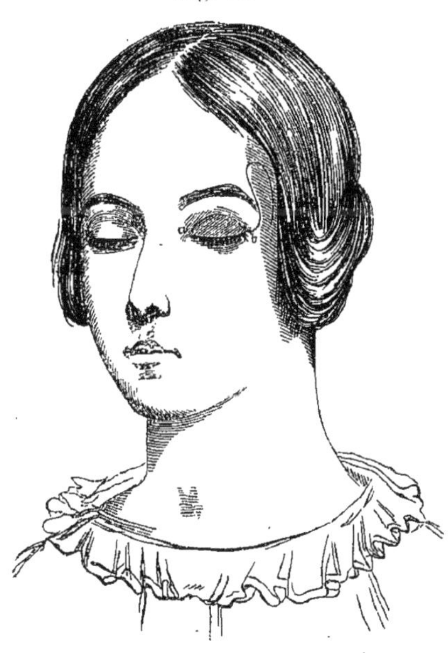

Fig. 36.

La perte de substance considérable que la paupière renversée avait subie dans ce cas, ne permettait pas la moindre hésitation quant au choix de l'opération. Il était de toute évidence qu'il n'y avait que la transplantation d'un morceau de peau qui pût remédier à la difformité. Si, après avoir incisé la cicatrice et attiré le cartilage tarse en bas dans sa situation normale, on s'était borné à essayer, suivant le procédé de Chélius, de maintenir les bords de la plaie écartés jusqu'au développement des granulations et de la cicatrisation, il se serait écoulé des mois avant que ce travail fût accompli, et lorsque la cicatrice eût été terminée, les granulations auraient pu s'absorber et le renversement se reproduire ; résultat que la blépharoplastie a complétement prévenu.

Il ne faut pas s'en rapporter à l'œil pour apprécier la dimension du lambeau que l'on doit circonscrire et détacher. On doit donner à son morceau de carton l'étendue exacte de la plaie produite par la division de la cicatrice et le replacement de la paupière. Néanmoins, à cause de la double rétraction que la peau subit suivant sa longueur et suivant sa largeur aussitôt qu'elle a été détachée, le lambeau doit être un peu plus étendu que la plaie qui doit le recevoir. Fricke dit qu'il doit avoir une ligne en plus tant en largeur qu'en longueur ; mais cela suffit à peine. Toutefois, en appliquant de nombreux points de suture aussi près que possible des bords de la plaie et de ceux du lambeau, celui-ci peut s'étendre beaucoup après qu'il a été transporté dans sa nouvelle situation, et en employant des compresses épaisses et une bande à deux globes, on peut prévenir beaucoup sa rétraction.

Quelques opérateurs conseillent de ne point rapprocher par la suture les lèvres de la plaie produite par le déplacement du lambeau, dans la crainte que celui-ci ne se trouve trop tiraillé et que les points de suture à l'aide desquels il est fixé ne viennent à céder. Ils la laissent guérir par granulation.

Lorsque l'on veut pratiquer la blépharoplastie, on ne doit point toucher à la conjonctive épaissie, ni enlever aucune portion de la peau, qu'elle soit saine ou qu'elle ait été épaissie et rétractée par le travail de cicatrisation, ni aucune portion du tissu cellulaire. L'incision faite aux paupières doit passer par le milieu de la cicatrice. On exécute alors la transplantation, et lorsque les incisions sont guéries, on se trouve rarement dans la nécessité de s'occuper de la conjonctive, ou de raccourir transversalement la paupière en en retranchent une portion quelconque.

Quand il s'agit de restaurer la paupière inférieure, le lambeau a quelquefois été emprunté à la joue ; mais il me semble tout à fait préférable de l'emprunter à la tempe, comme l'a fait le docteur Brainard dans un cas qu'il a publié (1). La fig. 37 indique le point où il a em-

(1) American Journal of the Medical Sciences, for October 1845, p. 356.

prunté son lambeau et la manière dont il l'a adapté à l'aide de points de suture.

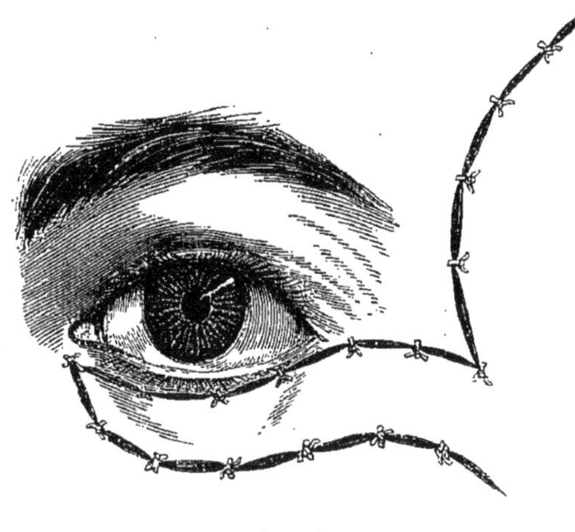

Fig. 37.

Le principal danger à redouter à la suite de la blépharoplastie, c'est la gangrène du lambeau transplanté. Cela peut dépendre de ce que la base du lambeau est trop étroite, de ce qu'il n'est pas suffisamment bien maintenu en contact avec la plaie sur laquelle on l'a appliqué, ou, au contraire, de ce qu'il est trop fortement comprimé contre les os par la compresse et la bande.

Un autre résultat défavorable, c'est celui où le lambeau, au lieu de rester appliqué à plat sur la plaie, se roule graduellement sous la forme d'une masse globuleuse, de sorte que, ainsi que le dit Dieffenbach, il ressemble plus à un bout de nez qu'à une paupière.

Le succès de la blépharoplastie dépend beaucoup de l'état des téguments auxquels on emprunte le lambeau. Le pronostic est favorable si la peau est saine, car alors elle est très extensible, de sorte qu'elle peut être transportée à une distance vraiment inconcevable, du lieu où est son siége naturel. Mais si la structure de la peau que l'on doit transplanter a été altérée par un travail d'inflammation et de cicatrisation, les chances sont beaucoup moins favorables.

[Bien que la transplantation des cils n'ait aucune chance d'entrer jamais dans la pratique, nous croyons devoir emprunter à M. Haynes Walton, qui l'a lui-même extrait du *British and Foreign Medical Review*, le passage suivant, qui renferme tout au moins une curiosité physiologique :

« L'expérience a démontré que des poils robustes et fraîchement arrachés prennent racine lorsqu'on les introduit dans de petites piqûres obliques, et qu'on les y maintient à l'aide de petites bandelettes agglutinatives. Il faut choisir des poils robustes et jeunes, et qui ne soient pas sur le point de tomber. Il importe peu que le poil soit gris, car c'est l'âge du poil, et non celui de l'individu d'où il provient, qu'il faut prendre en considération. Dzondi est le premier qui ait appliqué ces faits physiologiques à la chirurgie pratique, en implantant une nouvelle rangée de cils sur une paupière artificielle. Dieffenbach ne paraît pas avoir connu ce fait, mais il dit que, pour ajouter à la satisfaction du malade, dans un cas de blépharoplastie suivie de succès, on pourrait arracher de l'autre œil avec des pinces la quantité de cils nécessaire, et les insérer dans de petites piqûres obliques d'une demi-ligne de profondeur, pratiquées le long du bord de la paupière, en ayant soin de maintenir le tout à l'aide de bandelettes agglutinatives étroites (1). » T. W.]

§ IV. — Ectropion par suite de carie de l'orbite.

Syn. — Ectropium symptomaticum.

Fig. Dalrymple, pl. II, fig. 3.

J'ai déjà eu occasion d'indiquer (pages 44 et 52) de quel degré considérable de raccourcissement de la paupière s'accompagne ordinairement le renversement produit par une carie de l'orbite; j'ai indiqué aussi une particularité qui peut s'observer dans toutes les variétés de cette affection, mais qui n'est jamais marquée d'une manière plus frappante que dans les cas où la paupière supérieure est attirée sous le rebord orbitaire par une maladie de l'os : je veux parler de l'état que revêt la paupière inférieure pour suppléer à l'absence de la supérieure.

Les cas semblables à ceux représentés fig. 1, 2 et 3 (p. 43 et 44), peuvent souvent être guéris par l'une ou l'autre des opérations indiquées pour la troisième variété de renversement, surtout par l'opération complexe qui consiste à diviser les adhérences morbides, à agrandir la paupière aux dépens des téguments voisins, à enlever une portion de la conjonctive épaissie et à retrancher de la paupière un lambeau cunéiforme.

Toutefois, si le déplacement est peu prononcé, on ne doit point y toucher ; tout au plus faut-il retrancher un pli de la conjonctive, mais sans intéresser la peau, sans essayer de détacher la cicatrice. Quand il est très prononcé, au contraire, on peut être amené à pratiquer la blépharoplastie.

Le docteur Von Ammon, dans un cas d'ectropion avec adhérence de la cicatrice à la surface externe du contour de l'orbite, circonscrivit par une incision la cicatrice profondément enfoncée, la laissa adhérente à l'os, et détacha les téguments tout autour, afin de mettre la paupière en liberté et de permettre au malade de fermer l'œil, puis réunit la plaie par-dessus l'ancienne cicatrice. De cette façon la paupière se trouva allongée. Il ne resta qu'une cicatrice à peine apparente, et la dépression désagréable du contour de l'orbite se trouva cachée (2).

M. Wilde a guéri un cas semblable par une opération encore plus simple; son observation est accompagnée d'une figure, mais elle ne diffère pas de la fig. 1, p. 43.

Obs. 190. — Après avoir tendu autant que possible les parties situées au-dessus et au-dessous de la cicatrice, M. Wilde introduisit un petit bistouri à lame étroite tranchante

[(1) HAYNES WALTON. Operative Ophthalmic Surgery, p. 156-57.]
(2) Zeitschrift für die Ophthalmologie, vol. I, p. 49. Dresden, 1831.

des deux côtés, à la distance d'un pouce environ du côté externe de la cicatrice, le fit parvenir obliquement jusqu'à l'os au-dessous de la cicatrice, puis le faisant mouvoir de haut en bas, en même temps qu'il le poussait en avant, détacha toute l'adhérence morbide d'avec l'os et les parties voisines dans l'étendue d'un pouce de chaque côté. Dès que la paupière fut parfaitement libre et qu'il put lui rendre sa situation normale, il retira le bistouri et ferma la petite plaie avec un emplâtre agglutinatif. Le sang qui s'échappa immédiatement se logea sous la cicatrice et détermina la formation d'une tumeur là ou avait existé la dépression; on prit soin qu'il ne pût s'échapper par la plaie externe. On traversa alors la paupière inférieure avec une ligature, à $^1/_4$ de pouce de son bord libre, et l'extrémité de celle-ci fut attirée en haut et fixée au front pendant les trois jours suivants. On fit des applications froides, et M. Wilde, au bout de 15 jours, eut la satisfaction de constater que toute difformité avait disparu, que la dépression de la joue était remplie et que la paupière avait repris sa situation normale (1).

§ V. — Ectropion par maladies de l'orbiculaire.

[Voici ce que dit M. Desmarres de cette variété (2) : « Ces maladies sont nombreuses. Quelques-unes, comme la paralysie, qui est la conséquence d'affections cérébrales, comme certaines ophthalmies, la photophobie chronique, etc., etc., exigent un traitement médical; les autres, un traitement chirurgical. Nous ne nous occuperons ici que des dernières, parmi lesquelles nous ferons figurer :

1° La contraction spasmodique de l'orbiculaire ;

2° Le déplacement, vers le bord adhérent du tarse, de nombreux faisceaux de fibres musculaires ;

3° La division du tendon, soit par plaie, soit par maladresse, dans l'opération de la fistule ou dans l'extraction des canules.

Lorsque les deux premières causes sont légères, on peut, dans quelques cas, les combattre par des moyens fort simples. Le spasme, par exemple, peut être avantageusement attaqué, soit par les antispasmodiques administrés à l'intérieur, soit par des applications locales de morphine, faites selon la méthode endermique, ou mieux encore, au moyen de ponctions avec une lancette chargée d'une solution concentrée de cette préparation.

Quant au déplacement des fibres de l'orbiculaire, qu'on reconnaît aisément à un plissement transversal de la peau et au renversement brusque de la paupière, lorsque, après la réduction de l'ectropion, on recommande au malade de fermer l'œil avec force, il peut être guéri, quand il est encore récent et léger, par une application de caustique (l'acide sulfurique), ou, ce qui est préférable, par l'excision d'une petite portion de peau dans un endroit rapproché du bord libre; et cette perte de substance cutanée, qu'on pourrait, au besoin, produire au moyen d'une pince et de ciseaux, ramène les fibres de l'orbiculaire plus près du bord ciliaire et rend impossible le renversement de la paupière en dehors. Il est hors de doute pour nous que cette variété d'ectropion est très commune.

(1) Dublin Quarterly Journal of Medical Science, for May 1848, p. 473.
[(2) Loc. cit., t. I, p. 524.]

Si les contractions spasmodiques, qui sont beaucoup plus rares qu'on ne le pense généralement, ou le déplacement des fibres de l'orbiculaire, cas infiniment plus fréquent, résistent à ces moyens, on pourra en triompher par la division en travers, des fibres placées au delà du bord adhérent du tarse, soit selon le procédé du docteur Key, applicable surtout à l'entropion, soit selon celui du docteur Cunier. Ces procédés consistent tous deux à détruire, par une incision, les portions de l'orbiculaire tendues à la suite de contractions spasmodiques, ou déplacées par le relâchement sénile de la peau.

La division du tendon de l'orbiculaire, signalée par quelques auteurs comme cause d'entropion, et jugée incurable par quelques-uns, peut être facilement guérie par l'application d'un bandage convenable maintenu en place pendant le temps nécessaire à la réunion de la solution de continuité. » T. W.]

SECTION XXXVI.

TRICHIASIS ET DISTICHIASIS.

Τριχιασις, de θριξ, cheveu. Distichiasis, de διστιχος, ayant deux rangées.

Fig. Ammon, Zweiter Theil. Tab. IV ; fig. 9 et 10. Dalrymple, pl. II ; fig. 4.

Le trichiasis est le renversement des cils ; le distichiasis consiste dans l'existence d'une double rangée de cils : la rangée interne, celle qui est formée par les *pseudo-cilia*, est dirigée en dedans contre le globe de l'œil. En réalité, cependant, ce que nous appelons *faux cils* dans le distichiasis, bien qu'ils naissent dans un point de la peau qui n'en offre pas d'habitude, et que leur direction soit vicieuse, ne sont que rarement, ou même jamais, des productions surnuméraires ; ils sont purement constitués par les cils ordinaires dont les bulbes ont été déplacés par une compression ou une maladie qui a porté sur le bord libre de la paupière.

Symptômes. — Il est très rare de rencontrer tous les cils dirigés vers le globe de l'œil, si ce n'est lorsque le trichiasis n'est qu'un symptôme du renversement en dedans du bord de la paupière, maladie que nous laissons de côté pour le moment ; mais même alors le trichiasis est souvent partiel. De même, dans le distichiasis, les cils déplacés (fig. 38) occupent rarement toute la longueur de la paupière ; ils sont le plus souvent dispersés çà et là, sous forme de petites houppes, entre les cils naturels et les ouvertures des glandes de Méïbomius, mais plus près de ces dernières en général. Quel-

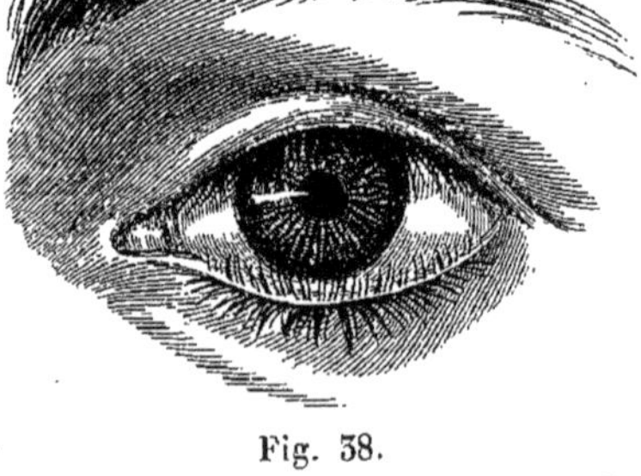

Fig. 38.

quefois la portion externe du bord de la paupière est arrondi, et tout l'espace compris entre lui et les orifices des glandes de Méïbomius est recouvert de cils.

Quand il n'y a de renversés qu'un ou deux cils incolores, ils échappent quelquefois aux premières recherches, et on attribue à une affection de l'œil lui-même les symptômes d'irritation qu'ils déterminent sur cet organe. On dirige alors un traitement contre les effets, tandis que l'on néglige la cause. L'œil peut se trouver sérieusement compromis et même la vision être détruite par une affection si légère qu'elle échappe à l'œil de l'observateur. Chaque fois que, dans une attaque d'ophthalmie, on voit la guérison marcher plus lentement que d'habitude, la surface de la cornée rester trouble, parsemée de vaisseaux sanguins ; que l'œil laisse échapper un flot de larmes pour la moindre quantité de lumière qui lui arrive en plus ; que le malade se plaint d'éprouver la sensation d'un corps étranger qui frotte contre son œil, il faut examiner soigneusement les bords des paupières et chercher quels sont les cils déplacés. Dans le distichiasis surtout, les cils déplacés sont en général si mous, si courts et si peu colorés, qu'on ne peut les apercevoir que lorsque les paupières sont largement ouvertes, mais en même temps appliquées contre le globe de l'œil. Dès qu'on attire un peu la paupière en avant et qu'on l'écarte du globe de l'œil, les cils cessent d'être visibles. Au contraire, dès qu'on réapplique la paupière sur l'œil de façon que l'iris ou la pupille leur forme un arrière-plan dont le contraste les fasse ressortir, ils redeviennent visibles. On les aperçoit aussi plus facilement lorsqu'on condense la lumière sur eux à l'aide d'une lentille.

Le trichiasis et le distichiasis affectent beaucoup plus souvent la paupière supérieure que l'inférieure. Cela peut dépendre de la différence de direction qu'offrent les bords des deux paupières, celui de la supérieure étant dirigé en bas et en dedans, et celui de l'inférieure en haut et en dehors.

Causes. — Le trichiasis et le distichiasis sont tout particulièrement la suite des ophthalmies catarrhale, scrofuleuse et tarsienne négligées. La variole était autrefois une cause très fréquente de ces sortes de déplacement des cils. Les brûlures de la conjonctive et du bord libre de la paupière, et toutes les affections qui s'accompagnent d'abcès et d'ulcères à la racine des cils, sont très sujettes à produire le trichiasis et le distichiasis, surtout si on laisse le malade se coucher longtemps sur la face, de sorte que les cils chargés de mucus, ou collés ensemble par le produit de la sécrétion morbide des follicules de Méïbomius, soient constamment refoulés en dedans vers le globe de l'œil. J'ai vu la compression exercée par la paupière supérieure qui était le siége d'un gonflement inflammatoire syphilitique, déterminer un trichiasis à la paupière inférieure.

Les causes excitantes de trichiasis, que nous venons d'énumérer, déterminent, ainsi que l'a indiqué M. Wilde (1), un dépôt morbide dans les intervalles des cils et un état de rétraction de la conjonctive, qu'on peut considérer comme la cause prochaine de l'affection.

[Mais il y en a une autre qui réside dans l'altération des fibres de l'orbiculaire des paupières qui viennent se fixer sur les bulbes des poils. Ces fibres ont subi la transformation graisseuse; elles offrent une teinte jaunâtre; leurs stries transversales ont disparu et on les voit infiltrées de granules graisseux. La disposition des bulbes est aussi changée : quand on examine au microscope une mince tranche de la peau normale du bord libre de la paupière garnie de ses cils, on constate, ou bien que sur une même ligne verticale il n'y a qu'un seul bulbe, ou bien que, s'il y en a plusieurs, et l'on en peut quelquefois compter jusqu'à trois, ils sont régulièrement étagés à égale distance les uns au-dessus des autres; leur direction est la même et leur orifice tourné du même côté. Quand, au contraire, on examine un lambeau semblable d'une paupière affectée de trichiasis, ce que nous avons souvent occasion de faire à la suite de l'opération suivant le procédé de Jaeger, outre les altérations signalées par M. Wilde et celles que nous avons décrites comme propres aux fibres musculaires, on trouve leurs bulbes n'affectant plus aucune disposition régulière. Les bulbes se trouvent portés dans diverses directions; on voit surtout leurs orifices se diriger les uns dans un sens, les autres dans un autre. Cet état nous paraît être la conséquence de la contraction permanente du bord ciliaire du muscle orbiculaire, que l'on observe dans certaines affections chroniques de l'œil. En se contractant ainsi, elles font dévier les cils auxquels elles s'insèrent; puis, comme on sait qu'au bout d'un certain temps les muscles rétractés perdent la faculté de s'allonger et restent dans l'état où le spasme les a mis, subissant la transformation graisseuse, il n'est pas étonnant que les bulbes qu'ils ont entraînés restent aussi déviés d'une façon permanente. T. W.]

Cure palliative. — La cure palliative du trichiasis et du distichiasis s'obtient en arrachant un à un, à l'aide d'une pince spéciale (fig 39),

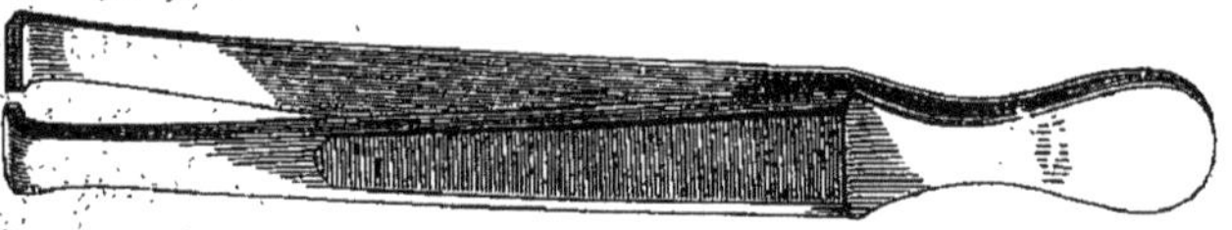

Fig. 39.

tous les cils déviés. Les meilleures pinces sont celles qui n'ont point de dents et dont on a simplement rendu rugueuses les surfaces qui se rencontrent pour saisir les cils. On doit saisir chaque cil aussi près de

(1) Dublin Journal of Medical Science, for March 1844, pp. 105, 109.

la peau que possible, et le tirer en ligne droite, afin de ne pas le rompre. A moins que le bord libre de la paupière soit exempt de toute altération et que le trichiasis n'ait été produit que par l'agglutination des cils au moyen du mucus, cette petite opération n'amène qu'un soulagement très momentané. Cependant, lorsqu'on la répète fréquemment et avec soin, elle peut, surtout chez les jeunes sujets, amener la cure radicale même du distichiasis ; mais c'est là un résultat sur lequel on ne peut pas compter, de sorte que, sitôt qu'on voit reparaître les cils qui ont été déplacés, il faut s'empresser de les extraire. On rencontre des malades qui, pendant des années, ont été obligés de se faire renouveler tous les huit jours cette petite opération.

Cure radicale. — La répétition fréquente de l'arrachement des cils, toute insignifiante qu'elle est, comme opération, paraît si désagréable à beaucoup de malades, qu'ils nous demandent souvent s'il n'existe aucun moyen de guérir le trichiasis et le distichiasis.

[M. Hég. Duval, d'Argentan, recommande dans ce but le procédé suivant qu'il décrit ainsi (1) : « J'éloigne autant que possible du globe de l'œil la paupière où se trouvent les cils déviés ; ainsi espacés, j'enduis avec du sulfure sulfuré de calcium le bord libre de la paupière dans toute sa longueur, si les cils déviés la comprennent en totalité, ou seulement la partie de la paupière où siége l'affection, s'il n'y a que quelques cils dérangés de leur direction. Ce composé chimique est laissé en place de 4 à 6 minutes, puis je l'enlève avec légèreté au moyen d'un linge mouillé et je lave à grande eau les parties qui en ont été enduites, lesquelles se trouvent alors totalement dénudées de tout poil. Nous avons eu l'occasion d'essayer cette pâte dépilatoire sur sept malades, et nous avons obtenu de suite, à la minute, sept guérisons aussi complètes que possible, et qui se soutiennent depuis plusieurs mois. (2) » T. W.]

Les autres procédés sont les suivants :

1. *Rendre aux cils leur direction naturelle.* — Il ne faut pas complétement dédaigner la pratique qui consiste à replacer les cils dans leur position normale et à les faire adhérer soit aux autres cils, soit à la peau. Quand les cils sont longs, dans le trichiasis, il suffit quelquefois de les maintenir redressés de 15 jours à trois semaines, pour obtenir la guérison. On peut faire servir à cet usage, soit le collodion, soit un vernis très épais à la gomme laque. On trempe l'extrémité d'un petit morceau de bois dans l'un ou l'autre de ces liquides, et on l'applique ensuite sur les cils déviés et sur ceux qui sont en dessous, de façon à les coller ensemble et à les courber vers la peau. On doit examiner les parties chaque jour, et les retoucher si la croûte formée

[(1) De la cure radicale du trichiasis sans opération chirurgicale. Hég. Duval. Annales d'Oculistique, t. XXXI, p. 155.]

[(2) Voir pour la préparation de ce produit, *loc. cit.*, t. XXXI, p. 159.]

en se desséchant par le collodion ou le vernis, a cédé quelque part (1). Cette pratique est tout à fait inefficace contre le distichiasis.

2. *Extirpation d'un pli de la peau.* — Dans les cas de trichiasis dans lesquels les cils, sur une longue étendue du bord des paupières, au lieu d'avoir la direction horizontale et la courbe qui leur est naturelle, se dirigent verticalement et arrivent sur la surface de l'œil, mais sans qu'il existe d'irrégularité ou de désorganisation du bord de la paupière, si l'on saisit un pli transversal de la peau de cette région, on voit ordinairement les cils reprendre leur direction normale. Après avoir calculé la quantité de peau qu'il faut pour produire ce résultat, on la saisit avec la pince à entropion (fig. 26, p. 260); on la retranche à l'aide d'un ou deux coups de ciseaux et l'on réunit les bords de la plaie par deux ou trois points de suture.

[Lorsque quelques cils seulement sont dirigés contre le globe, et que l'arrachement en a été répété plusieurs fois sans résultat, M. Desmarres (2) soulève sur une double érigne à strabisme un petit pli de la peau de la paupière, aussi près que possible du bord libre, en ayant soin de n'engager sur l'instrument que la quantité de peau qui doit être excisée. Cela fait, il glisse sous l'érigne le tranchant d'un couteau à cataracte, et enlève un petit lambeau de peau ovalaire en même temps qu'un peu de l'épaisseur du tarse. Cette opération, dit-il, est très simple et réussit parfaitement. (*V.* fig. 40.) T. W.]

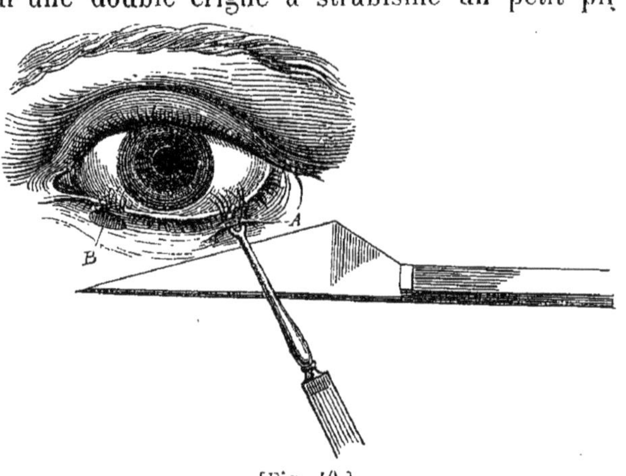

[Fig. 40.]
Empruntée à Desmarres.

3. *Cautérisation de la peau.* — On peut obtenir le même résultat à l'aide de la cautérisation actuelle ou potentielle. On introduit entre le

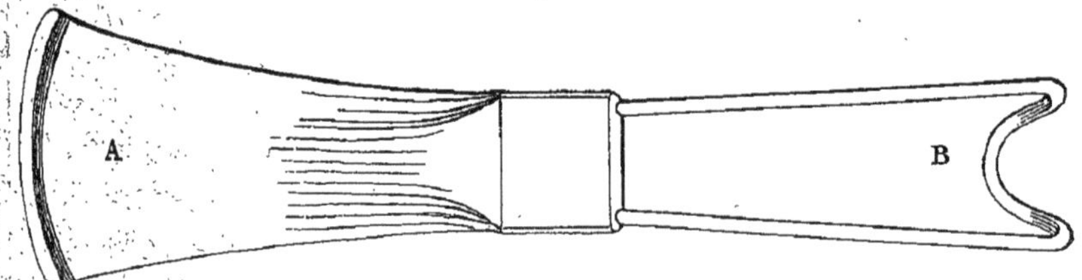

Fig. 41.

globe de l'œil et la paupière une spatule unie en corne (fig. 41), con-

(1) Jacob, in Dublin Hospital Reports, vol. V, p. 394. Dublin, 1830.
[(2) Loc. cit., t. I, p. 332.]

vexe d'un côté, concave de l'autre, présentant un sillon transversal sur son côté convexe, à une petite distance de son extrémité *A*; on dispose les choses de façon que le bord libre de la paupière repose sur le sillon transversal, de sorte que l'on n'a plus qu'à pousser un peu la spatule en avant pour tendre la paupière. On fait alors passer le long de la peau de la paupière, parallèlement aux cils, et à un vingtième de pouce de leur lieu d'implantation, un petit cautère plat d'un vingtième de pouce d'épaisseur et chauffé au rouge blanc. Cette cautérisation peut s'effectuer à l'aide d'un crayon de potasse caustique auquel on a formé une pointe en le trempant dans l'eau à diverses reprises. Lorsque l'eschare se sépare, la contraction de la cicatrice produit un léger ectropion qui fait reprendre aux cils leur direction normale (1).

Quant aux cils isolés, on peut corriger leur direction vicieuse en enfonçant la pointe d'une lancette immédiatement à la face externe de leur racine, et en insérant dans cette petite plaie une parcelle de potasse caustique, ce qui produit un petit ulcère qui, en se cicatrisant, change la direction du cil.

[Le docteur Schauenburg, de Bonn, conseille, pour redresser les cils normaux vicieusement dirigés, une méthode dite par *cicatrisation sous-cutanée* (2). Cette méthode consiste à pratiquer à la racine des cils des ponctions d'une ligne environ de profondeur, au moyen d'une aiguille large. Ces ponctions, suivies d'un travail de cicatrisation et partant d'un tissu de cicatrice rétractile, ont pour effet de ramener les cils dans la direction de la ponction et de les éloigner du globe de l'œil. C'est à peu près le procédé précédent, moins le caustique. T. W.]

4. *Destruction des bulbes par inflammation.* — Les effets produits par l'inflammation, qui détruit les bulbes ciliaires, ainsi qu'on en a des exemples dans l'ophthalmie tarsienne, dans la variole, etc., qui laissent quelquefois les paupières dans un état partiel de madarose ou calvitie, ont suggéré l'idée d'exciter artificiellement dans les bulbes sécréteurs des cils une inflammation capable de les détruire ou tout au moins de les mettre hors d'état de continuer leurs fonctions. Celse et quelques chirurgiens modernes se sont servis pour cela du cautère actuel; mais on préfère généralement l'inoculation de quelque substance irritante, telle que le tartrate d'antimoine.

Après avoir tendu les parties à l'aide, soit d'un petit crochet, soit de la spatule de corne, on ponctionne le bulbe avec une lancette ou avec un couteau à iris, qu'on fait pénétrer contre la base du cil renversé dans la direction où il pousse, et jusqu'à la profondeur d'un huitième de pouce; on le tourne légèrement dans toutes les directions, afin d'agrandir le fond de la plaie et de couper le bulbe. Lorsque l'écoulement du

(1) Chirurgie clinique de Montpellier, par Delpech, t. II, p. 295. Paris, 1828.

[(2) De la cure du trichiasis par cicatrisation sous-cutanée, p. Schauenburg. Annales d'Oculistique, t. XXXV, p. 152.]

sang a cessé et qu'on a bien essuyé la partie, on exécute l'inoculation à l'aide de la pointe d'une petite sonde ou de l'extrémité perforée d'une aiguille à remailler, légèrement humectée, et qu'on a plongée dans le tartre stibié en poudre. Quand l'instrument a pénétré dans la plaie, on l'y maintient pendant quelques secondes. On peut encore se servir d'un morceau de fil de platine auquel on a donné la forme de l'extrémité d'une lancette, qu'on enduit d'une légère couche de cire à cacheter, et qu'on plonge, pendant qu'il est encore chaud, dans le tartre stibié en poudre. On saisit alors le cil près de sa racine et on l'arrache. On traite ainsi successivement chaque bulbe. L'inflammation qui succède immédiatement à ces manœuvres tombe ordinairement au bout de 24 heures; mais si l'opération a été bien exécutée, elle se reproduit quelques jours après sous la forme de petites pustules, et, bien que son étendue soit fort limitée, elle est suffisante pour détruire les fonctions des bulbes.

Le docteur James Hunter, à qui nous sommes redevables de cette manière de traiter le trichiasis et le distichiasis, a essayé l'alcool, l'acide nitrique, l'ammoniaque liquide, le suc de capsicum, celui d'euphorbe, l'huile de croton pour l'inoculation des bulbes; mais ces substances ont échoué (1).

[M. Champesme a proposé de cautériser les bulbes des cils déviés au moyen d'un petit cautère composé d'une aiguille fixée sur une petite boule d'acier, supportée elle-même par une tige recourbée du même métal. Cet instrument étant chauffé à blanc, on peut l'introduire dans un ou plusieurs bulbes et les détruire en entier. Cette méthode n'est d'ailleurs pas nouvelle, comme le croyait M. Champesme, elle se trouve décrite avec de minutieux détails dans les œuvres d'Ambroise Paré (2).

M. Carron du Villards, considérant combien il est difficile de porter exactement le cautère actuel dans le bulbe et non à côté, ce qui arrive assez souvent, a substitué à ce procédé le suivant (3) : « On peut agir sur un ou plusieurs poils à la fois. On enfonce dans chaque bulbe, en suivant la direction du cil, une épingle d'entomologiste. L'on doit au moins pénétrer à une ligne et demie; puis, lorsque toutes les épingles sont implantées, on les réunit ensemble avec un petit nœud de fil d'argent bien recuit, et l'on saisit le groupe avec un fer à papillotes rougi à blanc. Immédiatement les épingles blanchissent, les bulbes et leurs produits sont détruits. » On pourrait employer avantageusement ici la chaleur électrique. T. W.]

5. *Excision du bord de la paupière.* — Quelques opérateurs se sont contentés, dans les cas de trichiasis, d'une méthode fort simple qui

(1) Edinburgh Monthly Journal of Medical Science, vol. 1, p. 259. Edinburgh, 1849.

[(2) A. Paré. OEuvres chirurgicales.]

[(3) Guide pratique pour l'étude et le traitement des maladies des yeux, par Carron du Villards, t. I, p. 307. Bruxelles, 1838.]

consiste à emporter le bord libre de la paupière, enlevant ainsi la portion qui renferme les bulbes des cils et les orifices des follicules de Méïbomius (1). Je me rappelle avoir vu à Vienne une jeune fille juive qui avait été opérée ainsi par le docteur C. Jaeger. La douleur et l'inflammation de l'œil, ainsi que l'opacité, produites par les cils déviés, avaient disparu, et la difformité occasionnée par ce raccourcissement des paupières était peu de chose. Néanmoins, l'oblitération des follicules de Méibomius doit déterminer une tendance continuelle à la lippitude.

Le docteur Jacob exécute de la manière suivante une opération tout à fait semblable :—Il enfonce la pointe d'un crochet aigu sous la paupière, et attire à soi le crochet jusqu'à ce qu'il se montre sous la peau, à la distance d'une ligne environ de l'angle externe de l'œil. Il pratique alors avec des ciseaux droits ordinaires une incision entre le point saisi avec le crochet et l'angle externe de l'œil, incision qu'il prolonge à l'aide de coups de ciseaux répétés, tout le long de la paupière, et à la distance d'un peu plus d'une ligne du bord libre, jusqu'à ce qu'il arrive au point lacrymal. En résumé, il enlève avec les ciseaux tout le bord ciliaire de la paupière, depuis l'angle externe jusqu'au point lacrymal, en comprenant la peau, le cartilage tarse et les bulbes des cils, ne laissant aucune échancrure aux extrémités, et dirigeant son incision obliquement en dedans au niveau de l'angle externe, et en dehors lorsqu'il arrive près du point lacrymal, afin d'obtenir ainsi un bord régulier et de conserver une portion suffisante du cartilage pour que la paupière garde sa forme et ses mouvements (2).

6. *Extirpation d'un lambeau des téguments, renfermant les bulbes des cils.* — L'opération proposée par le professeur Jaeger pour la guérison du trichiasis est une des plus efficaces. Elle diffère et de l'extirpation du cartilage que pratiquait M. Saunders, et de celle que nous venons de décrire ci-dessus. Elle consiste à enlever la portion des téguments au-dessous de laquelle sont situés les bulbes des cils, en respectant le cartilage et autant que possible les orifices des follicules de Méïbomius. On enlève les bulbes des cils sans toucher aux points ni aux canaux lacrymaux. Si le trichiasis n'est que partiel, on borne l'opération aux points où les cils sont déviés (3).

On introduit sous la paupière la spatule en corne représentée (fig. 41), on tend la peau, puis à l'aide d'un petit scalpel on pratique, parallèlement aux cils malades, et à une bonne ligne en arrière de leur lieu

(1) Heisteri Institutiones chirurgicæ, vol. I, p. 514. Amstelædami, 1750. Schreger. Chirurgische Versuche, vol. II, p. 253. Nürnberg, 1818.

(2) Jacob. Op. cit., p 591.

(3) Hosp. Dissertatio sistens diagnosin et curam radicalem trichiasis, distichiasis nec non entropii. Viennæ. Contenue dans Radius Scriptores Ophthalmologici minores, vol. I, p. 199. Lipsiæ, 1826.

d'implantation, une incision transversale, qui comprend la peau et le muscle orbiculaire; on retire alors la spatule, et l'on saisit le bord ciliaire de la plaie à son extrémité temporale avec des pinces à dents (fig. 42) (1), puis, à l'aide du bistouri qu'on fait agir à petits coups, on enlève en un seul lambeau le bord externe de la paupière, quelques fibres de l'orbiculaire et la totalité des bulbes ciliaires. Le docteur Jaeger laisse la plaie se cicatriser; M. Wilde en rapproche les lèvres à l'aide d'une fine suture.

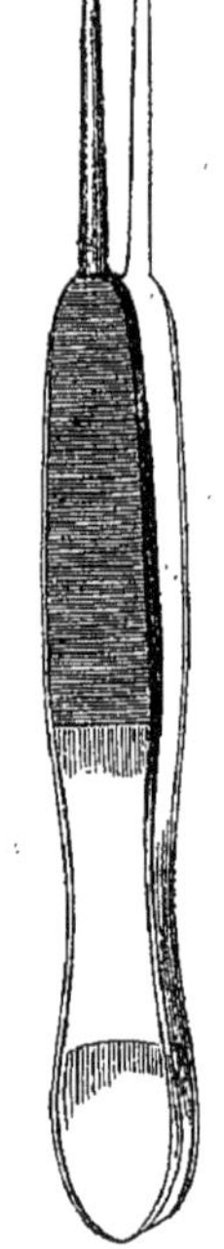
Fig. 42.

Si quelques-uns des bulbes ont échappé, ils apparaissent comme de petits points noirs dans la plaie, trois ou quatre jours après l'opération. On doit immédiatement les détruire en les touchant à l'aide d'un caustique.

[On peut, après avoir fait la première incision parallèlement au bord libre de la paupière, terminer l'opération sans retirer la plaque de corne. On dissèque alors la bande de peau circonscrite par cette première incision, et que l'on tient entre les mors d'une bonne pince, tant qu'elle soit détachée jusqu'au bord libre de la paupière; puis on l'en sépare complétement au moyen du bistouri porté perpendiculairement et appuyé par sa pointe sur la plaque de corne. Ce mode est peut-être plus expéditif que le premier. Pour être bien sûr de ne point faire l'excision au delà des limites nécessaires, on peut commencer par faire d'abord deux petites incisions perpendiculaires au bord libre et que l'on réunit ensuite par l'incision parallèle. C'est un bon moyen d'éviter la lésion du point lacrymal. T. W.]

7. *Excision ou destruction des bulbes des cils.*—Vacca Berlinghieri, de Pise, recommande l'opération suivante (2) :

Le chirurgien, après s'être assuré du nombre des cils déviés et de l'étendue qu'ils occupent, trace sur la peau avec une plume et de l'encre une ligne parallèle au bord de la paupière et qui doit s'en éloigner d'un quart de ligne. La trace faite à la surface de la peau avec la plume doit indiquer exactement la place qu'occupent à sa face interne les cils déviés. On introduit alors entre le globe de l'œil et la paupière la spatule en corne (fig. 41), de façon que le sillon de sa face convexe reçoive le bord libre de la paupière. Un aide tient la spatule d'une main, tandis que de l'autre il maintient la paupière fixe et tendue à l'aide de l'index et du doigt médius. Le chirurgien pratique alors aux téguments,

(1) La pince à dents représentée dans le texte a une dent à l'extrémité d'une de ses branches; cette dent est reçue dans une petite échancrure qui existe à l'extrémité de la branche opposée. Lorsque l'instrument est fermé, il ressemble à une petite sonde. Il diffère donc de la pince de Blömer qui a deux dents à l'une de ses extrémités, tandis que l'autre en est dépourvue.

(2) Nuovo metodo di curare la Trichiasis. Pisa, 1825.

avec la pointe d'un scalpel, deux petites incisions verticales qui commencent à une ligne et demie du bord de la paupière et viennent se terminer exactement à ce bord. Ces deux incisions limitent l'espace tracé à l'encre. On pratique une incision transversale, parallèle à la ligne tracée et qui réunit les deux incisions verticales. Le lambeau circonscrit par ces incisions est alors soulevé de façon à mettre à nu les bulbes ciliaires. Néanmoins, il n'est pas toujours facile de les voir et de les extirper, en partie à cause du sang, et à cause aussi de la densité du tissu qui les environne, et ne permet que difficilement de les saisir. Le chirurgien doit donc nettoyer soigneusement la plaie, puis muni d'une bonne pince de petite dimension, saisir tout ce qui se trouve entre le lambeau et le cartilage tarse et le retrancher avec un petit scalpel ou des ciseaux. Lorsque cela est fait, l'opération est terminée. On replace le lambeau et on le maintient en position à l'aide d'une bandelette de taffetas d'Angleterre.

Ayant répété fréquemment cette opération, je trouve qu'une incision transversale pratiquée à une ligne de la marge de la paupière suffit, sans les deux incisions verticales. Cette incision reste assez béante pour permettre l'extirpation des bulbes des cils, sans qu'il soit nécessaire de disséquer aucun lambeau. Toutefois, le tissu cellulaire qui entoure les bulbes est beaucoup trop dense pour pouvoir être saisi avec des pinces. Je me sers donc d'un petit crochet aigu que j'enfonce au-dessous du point où je suppose que sont les bulbes; puis, soulevant la partie ainsi saisie avec le crochet, je la retranche avec des ciseaux. Je saisis successivement ainsi morceau par morceau, jusqu'à ce que je croie avoir extirpé tous les bulbes dont les cils sont malades. Si je conserve quelque doute, je touche les points douteux avec un crayon de potasse caustique. Le lendemain la plaie est guérie, sans qu'il y ait besoin de pansement.

Si les cils déviés sont séparés les uns des autres par un espace assez considérable, dans lequel les autres cils poussent naturellement, Vacca conseille d'attaquer isolément les cils malades, sans découvrir ni détruire les racines de ceux qui sont restés sains.

Il avoue que l'extirpation des cils, par le procédé qu'il a indiqué, est de nature à embarrasser celui qui n'aurait pas l'habitude des opérations délicates. Il a en conséquence essayé, une fois le lambeau soulevé comme ci-dessus, de détruire les bulbes avec l'acide nitrique. Cet agent s'applique beaucoup plus facilement à l'aide d'un petit morceau de bois, que par le moyen qu'il indique.

Les cils dont on a disséqué ou détruit les bulbes tomberaient d'eux-mêmes six jours environ après l'opération; mais il vaut mieux les arracher immédiatement.

J'ai souvent vu mon collègue le docteur Rainy pratiquer l'opération suivante dans les cas de trichiasis et de distichiasis :

Après avoir renversé la paupière, il la saisissait avec une pince, puis pratiquait une incision avec un couteau à extraction tout contre la marge interne du bord libre de la paupière et parallèlement à ce bord, puis une autre entre les cils déplacés et ceux qui avaient conservé leur position normale. Il extirpait alors la portion de paupière comprise entre ces deux incisions, et qui contenait les bulbes malades. Il est difficile de faire pénétrer les incisions à la profondeur convenable, à cause de la résistance qu'offrent le cartilage et les autres tissus.

8. *Excision d'une portion cunéiforme de la paupière.* — Lorsque quatre ou cinq cils, formant un bouquet, se dévient vers l'œil, on peut retrancher une petite portion triangulaire ou cunéiforme de toute l'épaisseur de la paupière renfermant les bulbes malades; on réunit ensuite à l'aide de la suture, comme dans l'opération de Sir W. Adams pour la guérison de l'ectropion.

On rencontre quelquefois de faux cils naissant de différents points de la conjonctive, même de la portion qui recouvre la cornée. Le docteur Monteath (1) rapporte le cas d'un cil très volumineux qui naissait de la face interne de la paupière inférieure et se dirigeait vers le globe de l'œil qu'il irritait. Les cils normaux étaient de couleur claire, le pseudo-cil d'un noir de jais et d'un volume double de celui des autres.

J'ai une fois observé sur un malade qui avait longtemps souffert d'ophthalmie, un cil long d'un pouce, mou et comme laineux.

SECTION XXXVII.

ENTROPION OU RENVERSEMENT EN DEDANS DES PAUPIÈRES.

Entropion, de ἐν, en dedans, et τρέπω, je tourne.
Fig. Wardrop, vol. I, pl. VII; fig. 2 et 1. Dalrymple, pl. II, fig. 5. Pl. III, fig. 1.

En laissant de côté l'entropion *traumatique*, on distingue deux variétés de cette affection qui diffèrent par leurs causes, leurs symptômes et leurs modes de guérison. L'une de ces variétés est *aiguë* ou *spasmodique*, l'autre *chronique* ou *inflammatoire*. Dans la première, l'organisation de la paupière affectée est peu altérée; elle l'est beaucoup dans la seconde. La première s'observe surtout chez les vieillards; la seconde chez les jeunes gens; la première se voit chez les personnes saines, la seconde sur des sujets scrofuleux; enfin, la variété aiguë est une affection qui attaque principalement la surface cutanée des paupières, tandis que la variété chronique affecte surtout leur face conjonctivale.

I. La variété *aiguë* doit assez souvent son origine à une attaque

(1) Traduction du Manuel de WELLER, vol. I, p. 115. Glascow, 1821.

d'ophthalmie pendant laquelle le malade a tenu les paupières longtemps fermées, et probablement couvertes d'un cataplasme ou d'un bandage qui les refoulait en dedans. Je l'ai vue plusieurs fois survenir pendant le traitement consécutif de l'opération de la cataracte par extraction. Cette variété de l'affection siége presque exclusivement à la paupière inférieure. La peau de la paupière renversée est ordinairement gonflée et œdémateuse. Son bord a conservé sa forme régulière; il n'est ni épaissi ni induré, mais complétement enroulé en arrière vers l'œil, de sorte qu'on n'aperçoit plus les cils (fig. 43), qui se trouvent couchés entre le globe de l'œil et la surface interne de la paupière. En appliquant le doigt sur la face externe de la paupière, et en l'attirant un peu en bas, on voit les cils, collés à la surface de l'œil, se montrer tout à coup ; en tirant un peu plus fort, le bord de la paupière reprend sa position normale, et il ne persiste aucune trace de trichiasis. La conjonctive n'est point rétractée, ni la paupière raccourcie, et le cartilage n'a subi aucun changement de structure. Si l'on cesse de peser sur la paupière, elle conserve sa position pendant une minute ou deux, puis se renverse de nouveau brusquement.

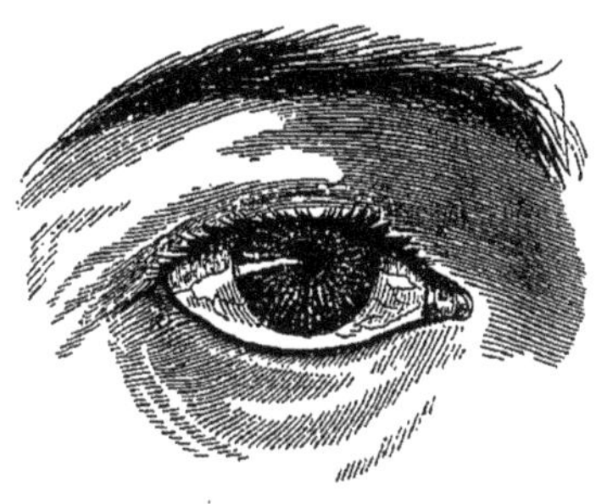

Fig. 43.

Cette espèce de renversement paraît due en partie à l'état de relâchement des téguments, en partie à l'action irrégulière de l'orbiculaire des paupières. La portion circonférentielle de ce muscle paraît avoir perdu la faculté qu'elle a normalement de maintenir le corps de la paupière, tandis que la portion qui avoisine les cils, agissant d'une manière désordonnée, détermine l'enroulement en dedans du bord de la paupière. Cette espèce d'entropion s'observe presque exclusivement sur les personnes âgées, chez qui la peau a déjà perdu sa contractilité naturelle, de sorte qu'elle se plisse d'elle-même, surtout autour des paupières. La surabondance de la peau favorise évidemment le développement de cette affection.

L'œil est fortement irrité par le frottement des cils, surtout dans l'acte de cligner, ce qui fait que le malade le tient fermé et, autant que possible, en repos. Il presse même tellement ses paupières l'une contre l'autre, que la peau de la paupière supérieure se trouve en contact avec celle de l'inférieure. L'œil pleure beaucoup, et les larmes excorient la peau des deux paupières. La cornée s'enflamme, et si l'on néglige cet état, elle peut devenir complétement opaque.

Cette variété d'entropion accompagne quelquefois, dans l'ophthalmie catarrho-rhumatismale ou arthritique, la douleur péri-orbitaire intense, et d'autres fois l'ulcération de la cornée. Il faut, en pareil cas, non-seulement faire disparaître l'entropion, mais combattre en même temps l'ophthalmie par la saignée générale, le calomel avec l'opium et les autres remèdes appropriés. Ce renversement aigu se rencontre aussi quelquefois chez les enfants conjointement avec l'ophthalmie scrofuleuse.

2. L'entropion *chronique* est le résultat de l'ophthalmie tarsienne qui a duré longtemps, ou de la conjonctivite catarrhale négligée. La paupière supérieure est aussi fréquemment prise que l'inférieure, et souvent les deux ensemble sont atteintes de renversement. Le bord de la paupière affectée est épaissi, irrégulier, échancré et raccourci d'un angle à l'autre, de sorte qu'elle exerce contre l'œil une pression anormale (1). Le cartilage est induré aussi bien que renversé. Les sinus de la conjonctive sont rétractés, et la surface est plus ou moins sèche et cutisée. On ne peut, quelque traction que l'on exerce, ramener la paupière à sa situation normale; on peut l'éloigner de l'œil et amener les cils en vue, mais, malgré cela, le renversement du bord de la paupière persiste (fig. 44). Les cils sont ordinairement peu nombreux, petits et affectés eux-mêmes de déviation, indépendamment de l'état de la paupière, de sorte qu'il y a combinaison du trichiasis avec l'entropion. Malgré leur rareté et leur petite dimension, les cils suffisent pour entretenir une douleur constante, et une irritation qui rend la cornée vasculaire et nébuleuse. La douleur qu'ils déterminent en frottant contre les paupières prive le malade de la jouissance de la vue; il maintient ses yeux constamment fermés, et évite tout ce qui pourrait provoquer le mouvement des paupières ou celui du globe de l'œil. A la fin, la cornée devient complétement opaque, et sa couche conjonctivale acquiert un tel degré d'épaisseur et d'insensibilité, que l'affection devient beaucoup moins douloureuse. Bien avant cela, toutefois, la totalité de la conjonctive a ordinairement perdu la faculté sécrétoire et est devenue le siége d'un xéroma.

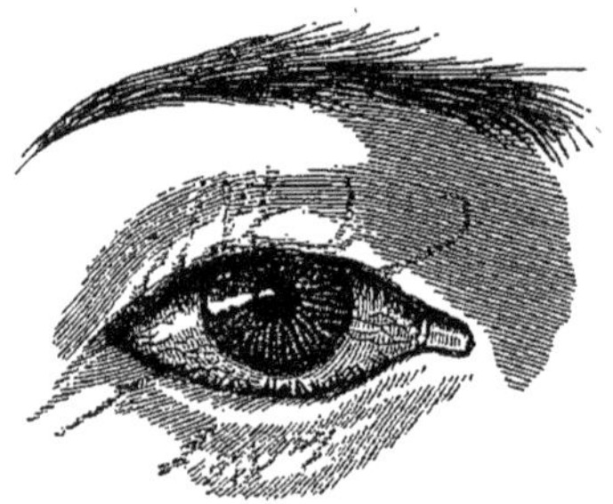
Fig. 44.

La contraction irrégulière du muscle orbiculaire peut aussi contribuer à la production de cette espèce d'entropion; mais il est évident que l'altération de structure de la paupière est ici la cause principale. L'inflammation a altéré les organes glandulaires, la conjonctive, le périchondre et le cartilage lui-même. Des ulcérations répétées ont détruit la forme du bord libre de la paupière, l'ont échancrée de cicatrices et fixée d'une manière permanente dans son état de rétraction et de renversement.

3. L'entropion *traumatique* est ordinairement le résultat d'une brû-

(1) Voyez Von Ammon. Phimosis palbebrarum, dans Zeitschrift für die Ophthalmologie, vol. II, p. 140. Dresden, 1832.

lure plus ou moins profonde de la conjonctive, ou de la pénétration dans les sinus de la conjonctive de quelque substance caustique, comme la chaux vive. Elle s'accompagne souvent d'un certain degré de symblépharon, et quelquefois le cartilage a été en partie détruit.

Pronostic. — Il est favorable dans la variété aiguë, car on en obtient toujours la guérison à l'aide de remèdes appropriés, ou par une opération. Quelquefois l'affection récidive, les moyens employés n'ayant produit qu'une guérison temporaire. Le pronostic de la variété chronique est beaucoup moins favorable. On peut bien par l'opération diminuer la douleur et les autres symptômes les plus désagréables, mais les paupières restent toujours rétractées, la conjonctive atrophiée et la cornée malade. Dans la variété traumatique, le pronostic est essentiellement variable.

Traitement. — 1. Le traitement de la variété *traumatique* dépend de l'étendue des désordres. Dans les cas légers, l'opération que nous allons décrire, à propos de la variété aiguë, peut suffire; dans les cas plus graves, on peut être obligé de recourir au mode de traitement qui convient à la variété chronique. Comme la première de ces deux variétés d'entropion offre des symptômes beaucoup moins compliqués, son traitement est simple; celui de la seconde est, au contraire, beaucoup plus complexe.

Obs. 191. — Un homme qui vint réclamer mes soins, avait eu, à la suite d'une plaie négligée de la paupière supérieure par un instrument aigu, un renversement en dedans de la moitié nasale de la paupière. Le frottement des cils déterminait une irritation fort douloureuse. Leur renversement était poussé si loin, qu'ils étaient complétement appliqués sur la face interne de la paupière à laquelle ils appartenaient. Je pratiquai avec des ciseaux, à la réunion de la moitié nasale avec la moitié temporale de la paupière, une incision verticale comprenant toute l'épaisseur de la partie, me proposant d'enlever un pli de la peau et de rapprocher ensuite soigneusement les lèvres de la plaie à l'aide de la suture. Mais je reconnus que l'ablation du lambeau de peau serait inutile. Dès que l'incision verticale fut achevée, la moitié nasale de la paupière reprit sa place d'elle-même, de sorte que je n'eus qu'à réunir la plaie à l'aide de deux points de suture.

Dans tous les cas d'entropion, soit aigus, soit chroniques, il faut s'efforcer de faire disparaître l'inflammation conjonctivale ou tarsienne qui a été l'origine du déplacement de la paupière. Dans ces sortes de cas, la propreté, la respiration d'un air pur et une nourriture convenable produisent d'excellents résultats. L'ophthalmie doit être traitée avec les remèdes qui conviennent à sa nature spéciale. Le lecteur peut consulter, sur ce point, les sections qui traitent de l'ophthalmie tarsienne et des ophthalmies catarrhale, catarrho-rhumatismale et scrofuleuse. On rencontre beaucoup de cas dans lesquels il n'y a que l'opération contre l'entropion qui puisse faire disparaître l'ophthalmie et sauver l'œil.

3. L'entropion *aigu* cède quelquefois, mais il faut bien avouer que

cela est très rare, aux remèdes antiphlogistiques aidés de quelques moyens mécaniques propres à maintenir la paupière dans sa situation normale. On appliquait autrefois, dans ce but, deux bandelettes agglutinatives que l'on faisait se croiser sur le milieu de la paupière, ou un petit coussinet cousu sur un ruban de fil. Le coussinet était appliqué sur la paupière; le ruban de fil passait au-dessus du nez, sous les oreilles, se croisait derrière l'occiput et venait se nouer au-devant du front. Ces moyens sont aujourd'hui remplacés par le collodion (1). Après avoir replacé la paupière dans sa position normale, on peint toute sa surface externe à l'aide d'un morceau de bois lisse ou d'un pinceau en poil de chameau trempé dans le collodion. Celui-ci, se séchant sur-le-champ, empêche le renversement de se reproduire. On doit renouveler cette application tous les deux ou trois jours; elle procure quelquefois une cure radicale. Avant d'avoir lu le mémoire de M. Bowman, j'appliquais un morceau de linge sur le collodion, mais à présent j'y ai renoncé.

[Dans les cas d'entropion aigu, on utilisera avec beaucoup d'avantages les petits appareils introduits dans la pratique sous le nom de *serres-fines* par Vidal de Cassis. Dans un entropion survenu le cinquième jour après une opération de cataracte, et qui avait déterminé un gonflement considérable des paupières avec chémosis séro-phlegmoneux des plus prononcés, M. Nélaton saisit un pli de la paupière voisin du bord libre et le maintint d'une manière permanente au moyen d'une serre-fine. Ce traitement suffit pour faire cesser tous les accidents (2). T.-W.]

Dans l'entropion aigu, lorsqu'on fait un pli à la paupière déplacée et qu'on la maintient ainsi, le renversement disparaît momentanément, et le malade peut, sans qu'il se reproduise, ouvrir et fermer l'œil sans difficulté. Il faut donc saisir avec des pinces à larges mors convexes (fig. 26, p. 260) ce pli de la peau, l'enlever avec des ciseaux, et rapprocher les lèvres de la plaie à l'aide de deux points de suture. Dès que la réunion est complète, le renversement est guéri.

On ne doit enlever que la quantité de peau strictement nécessaire pour détruire le renversement, ni plus ni moins. Le chirurgien, après avoir saisi le pli avec la pince, doit examiner si les cils paraissent bien à leur place et ont repris leur direction normale. S'ils inclinent encore un peu en dedans, c'est que le pli est trop petit et qu'il faut saisir plus de peau; si les cils s'inclinent en dehors, et que la conjonctive apparaisse, le pli est trop large : alors il faut lâcher une portion de la peau saisie par l'instrument. Il faut quelquefois, chez les personnes âgées, enlever une portion de peau considérable. On doit avoir soin de laisser toujours

(1) Voyez Bowman, dans Braithwaite's Retrospect of Medicine and Surgery, vol. XXIII, p. 264. London, 1851.
[(2) Annales d'Oculistique, t. XXXIV, p. 176.]

entre les cils et le bord correspondant de la plaie une étendue de peau suffisante pour l'insertion des points de suture.

[L'excision d'un pli transversal de la peau, quoique étant une opération des plus simples, demande néanmoins quelqu'attention. L'emploi d'une pince à mors convexes fermant à ressort en facilite l'exécution. La peau étant saisie, il est aisé de s'assurer si l'étendue du pli répond aux besoins de l'opération et d'en faire l'excision d'un seul coup de bons ciseaux droits ou courbes selon la circonstance. Quand le renversement comprend presque tout le bord ciliaire, la courbure de cette pince ne permet pas de saisir un pli de peau assez long; il vaut mieux alors former le pli au moyen de deux pinces ordinaires dont l'une est tenue par le chirurgien et dont l'autre est confiée à un aide. Quand le lambeau est emporté, la perte de substance paraît ordinairement considérable; cependant, la cicatrisation s'opère en général avec la plus grande facilité, soit qu'on y ait ou non aidé au moyen de la suture. Quand on se décide à la pratiquer, on peut se servir d'épingles ordinaires ou simplement de fils passés à travers les lèvres de la plaie, manœuvre des plus faciles quand on se sert, pour maintenir ces dernières, de la pince à mors doubles imaginée par M. Desmarres. (*V*. fig. 45.)

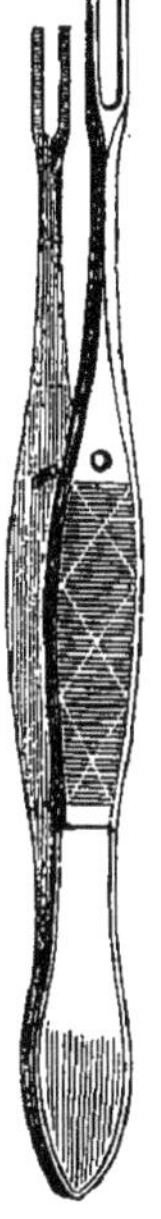

[Fig. 45.]

M. Stievenart et Cunier (1) placent les fils avant l'excision du lambeau; ils saisissent un pli cutané et en traversent la base au moyen de fils ou d'épingles, puis ils l'excisent avec des ciseaux et terminent l'opération en serrant les fils, ou en pratiquant la suture entortillée sur les aiguilles placées d'avance. Tous ces procédés sont plus ou moins ingénieux; la plupart du temps ils sont inutiles, la cicatrisation de la plaie produite s'accomplissant en général très promptement sans appareil ni suture. Cependant, le secours de cette dernière a pour effet de diminuer ce que l'aspect de la solution de continuité, restée béante, a de désagréable. T. W.]

Lorsque cette variété d'entropion a duré longtemps, et qu'outre le déplacement de la paupière, dû à l'allongement de la peau et à l'action irrégulière du muscle orbiculaire, le cartilage manifeste quelque disposition à se tourner en dedans, il peut être bon, après l'ablation du pli cutané, d'enlever aussi une portion des fibres du muscle, afin d'obtenir une cicatrice plus solide et adhérant directement au cartilage. M. Haynes Walton (2) insiste beaucoup sur la nécessité d'enlever la portion ciliaire du muscle orbiculaire, dans la croyance où il est que l'affection est produite par les contractions irrégulières de ces fibres.

On peut arriver au même but à l'aide du cautère actuel et des

[(1) Annales d'Oculistique, t. IV, p. 84 et 85.]
(2) Operative Ophthalmic Surgery, p. 160. London. 1853.

escharotiques ; mais l'opération que nous venons de décrire est préférable. L'escharotique employé par Helling (1) et par Quadri (2) est l'acide sulfurique concentré, qu'on applique de la manière suivante : on trempe un crayon de bois dans l'acide, de façon qu'il en soit simplement humecté, et on en frotte la peau de la paupière renversée, sur une largeur de trois lignes, en commençant à une ligne de distance de son bord tarsien. Au bout de dix secondes on essuie la partie, et on recommence l'application de l'acide, et ainsi de suite trois ou quatre fois, jusqu'à ce qu'il se soit formé une eschare suffisante ou une rétraction assez marquée. On lave alors soigneusement la partie. On prend naturellement les plus grandes précautions pour éviter qu'aucune portion d'acide pénètre dans l'œil. On peut être obligé de répéter l'opération après un certain temps.

Quelques chirurgiens, comme Janson de Lyon, au lieu d'un pli horizontal, enlèvent un pli vertical à la peau ; puis ils rapprochent, comme à l'ordinaire, les bords de la plaie (3).

[Pour exécuter ce procédé, on saisit un pli cutané entre les doigts, ou, ce qui est préférable, entre les mors de la pince d'Adams, et l'on fait la section avec des ciseaux courbes, en ayant soin d'enlever la peau jusque près des cils. On réunit la plaie au moyen de la suture entortillée. On peut dans quelques cas graves, mais seulement sur les vieillards dont la peau est flasque, exciser, après les avoir saisis avec une pince à mors convexes, plusieurs plis verticaux à quelque distance l'un de l'autre. (V. fig. 46.)

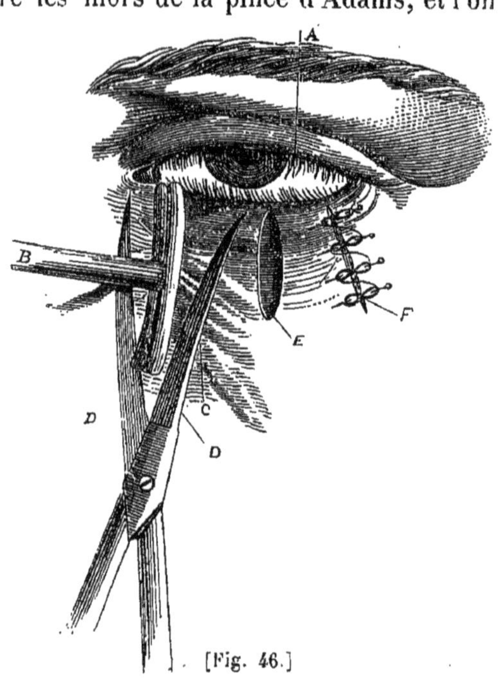

[Fig. 46.]
Empruntée à Desmarres.

Le traitement de l'entropion par la ligature, sans excision du lambeau, déjà indiqué par M. Gaillard, a donné des résultats très satisfaisants au professeur Rau. Cette méthode consiste à passer de haut en bas, dans les tissus de la paupière, une ligature assez profonde pour embrasser des fibres du muscle orbiculaire. Le moyen le plus certain pour obtenir ce résultat est de saisir avec une pince à

(1) Hufeland's Journal, 1815, St. 4, p. 98.
(2) Annotazioni pratiche sulle malattie degli occhi, vol. I, p. 69. Napoli, 1818.
(3) Carron du Villards. Guide pratique, t. I, p. 526. Paris, 1838.

torsion un pli de la peau, aussi épais que possible, et de le traverser à sa base par l'aiguille. Cette ligature doit être fortement serrée. M. Rau place la ligature à une ligne du bord du cartilage tarse et à l'endroit où le renversement de la paupière est le plus considérable; il ne s'est jamais vu forcé d'appliquer plus de trois fils. Quant à la distance qu'il faut laisser entre l'ouverture d'entrée et l'ouverture de sortie du fil, il la fait dépendre du degré du renversement. Sur dix-huit malades traités de cette manière, il n'a observé que deux récidives : la première se montra après deux ans; l'autre au bout d'un mois. Dans un cas seulement, le résultat fut insignifiant (1). T. W.].

4. Dans l'entropion *chronique*, les ciseaux et les escharotiques ne réussissent guère. Dans les cas légers, néanmoins, et lorsque le cartilage est peu altéré, on doit essayer de l'ablation d'un pli longitudinal de la peau, surtout à la paupière inférieure. L'entropion aigu peut être guéri à l'aide d'une opération pratiquée sur la peau ; celle-ci est raccourcie, et le tarse est attiré en bas par la cicatrice. Dans l'entropion chronique, tout ce qui n'agit que sur la peau seule est peu efficace. On peut, en pareil cas, détruire la peau, portion par portion, sans que la maladie s'amende. C'est, en effet, l'altération du cartilage tarse qui empêche la paupière de reprendre sa situation normale. Il faut donc l'attaquer d'une autre façon. Saunders (2) enlevait d'un seul coup le cartilage tarse de la paupière supérieure avec les racines des cils; d'autres emportent tout le bord libre de la paupière, ou enlèvent les bulbes comme nous l'avons déjà indiqué dans la section précédente.

Comme, dans les cas invétérés de cette espèce, la paupière est évidemment raccourcie dans le sens transversal et exerce un certain degré de constriction sur l'œil, Ware avait eu la pensée qu'une incision verticale à travers toute l'épaisseur de la paupière, à son extrémité temporale ou à sa partie moyenne, amènerait un soulagement. Cette incision devait au moins débarrasser l'œil de la compression que lui faisait subir la paupière rétractée, et si on la laissait se guérir par granulation, on pouvait espérer obtenir un allongement permanent de la paupière dans le sens transversal.

Ce sont probablement ces données fournies par M. Ware qui conduisirent Sir P. Crampton à imaginer l'opération suivante pour l'amélioration des cas invétérés d'entropion chronique. Supposons que la maladie siége à la paupière supérieure : celle-ci doit être incisée verticalement vers son angle temporal avec des ciseaux droits à pointe mousse, dans l'étendue d'un quart de pouce à un demi-pouce (3). On

[(1) Archiv für Ophthalmologie, 1, 2, p. 176-182. — Gazette hebdomadaire de médecine et de chirurgie, 1855, p. 774.

(2) Treatise on some practical points of the Diseases of the Eye, p. 41. London, 1811.

(3) Si l'on exécutait l'incision tout contre l'extrémité temporale de la paupière, ainsi que cela est indiqué dans le texte, on intéresserait les glandules conglomérées et quelques-uns des conduits lacrymaux. A moins donc que le renversement ne s'étende jusqu'à cet angle

pratique ensuite une incision semblable vers l'extrémité nasale de la paupière affectée, en ayant soin de ménager le point et le canal lacrymaux (1). Ces incisions exécutées, la paupière se trouve immédiatement en liberté ; on peut la lever et l'éloigner du globe de l'œil, et le malade se trouve soulagé d'une grande partie de ses incommodités. Si l'on abandonne alors à elles-mêmes les incisions à l'aide desquelles on a dégagé la paupière, elles se réuniront immédiatement par première intention et l'on n'aura obtenu aucune amélioration permanente. Afin de prévenir ce résultat, Sir P. Crampton employait un instrument semblable au spéculum de Pellier (fig. 41, p. 301), à l'aide duquel on maintenait la paupière constamment suspendue et on ne permettait qu'une réunion lente par granulations. Au lieu de se servir du speculum, M. Guthrie recommandait d'exciser un pli de la peau de la paupière affectée, exactement comme dans l'opération pour le renversement aigu, de rapprocher à l'aide de deux ou trois points de suture les lèvres de la plaie ainsi pratiquée, puis de traverser le bord de la paupière avec trois ligatures, de fixer celles-ci au front à l'aide de bandelettes agglutinatives, et de maintenir la paupière relevée pendant huit à dix jours. On applique sur la paupière renversée un peu de charpie et une bande roulée autour de la tête. Les incisions perpendiculaires se ferment lentement par granulation : le résultat est d'autant meilleur que cette adhésion se fait plus lentement. Il faut tous les jours écarter leurs bords avec la sonde et les toucher avec le sulfate de cuivre pour les empêcher de se guérir trop rapidement. Lorsque la réunion est terminée, elle ne comprend pas les fibres de l'orbiculaire des paupières, qui, comme celles de tous les autres muscles, s'écartent lorsqu'elles ont été incisées ; le cartilage malade perd en même temps une partie de son induration et de son irrégularité, de sorte que, lorsque les incisions sont guéries, la structure de la paupière se trouve améliorée et celle-ci a presque repris sa position normale (2). Telles sont du moins les espérances de ceux qui recommandent ce mode de traitement. J'ai le regret de devoir déclarer que je n'ai point eu lieu d'être satisfait des résultats de cette opération. Elle procure certainement un soulagement momentané ; mais après la guérison des incisions verticales, la paupière se trouve dans d'aussi mauvaises conditions qu'avant l'opération.

même, il est bon d'éviter ces parties, en incisant à une ou deux lignes de l'extrême limite de la paupière.

(1) Sir P. Crampton incise à travers le canal lacrymal ; mais depuis 1818, époque à laquelle j'ai commencé mes leçons sur les maladies des yeux, j'ai conseillé d'éviter cette manière de faire. J'ai aussi toujours combattu l'incision transversale de la conjonctive, recommandée par Sir Philip ; et insisté fortement sur la convenance d'enlever un pli transversal de la peau, comme on le faisait dans les premiers temps de cette opération. La modification proposée par M. Guthrie consiste à inciser transversalement le cartilage, aussi bien que la conjonctive.

(2) Essay on the Entropion, by Philip Crampton, M. D. London, 1806. Lectures on the Operative Surgery of the Eye, by G. J. Guthrie, p. 31. London, 1823. Jacob, in Dublin Hospital Reports, vol. V, p. 389. Dublin. 1830.

Le lecteur pourra consulter avec fruit sur ce sujet, le mémoire de M. Wilde sur l'entropion et le trichiasis, dans le *Dublin Journal of Medical Science,* de mars 1844. L'excision des bulbes des cils par le procédé de Jaeger, tel que nous l'avons décrit dans la section précédente, est un moyen beaucoup plus sûr d'amender l'entropion chronique.

M. Wharton Jones me dit que dans les cas d'entropion de la paupière inférieure, il a pratiqué avec un succès complet l'opération suivante : —Après avoir incisé verticalement la paupière dans toute son épaisseur, près de son angle externe, il retranche un morceau de peau, et à l'aide du fil destiné à former la suture, il fixe la paupière dans un état de renversement en dehors.

[Quand l'entropion est dû à la contraction spasmodique du muscle orbiculaire, la section sous-cutanée de ce muscle remédie aux accidents. Cette opération a été pratiquée la première fois par Cunier. Le procédé, tel qu'il a été exécuté par M. Pétrequin (1), se trouve décrit dans l'observation suivante :

Obs. 192. — Une ouvrière, âgée de 25 ans, portait un entropion complet à droite: la paupière se plisse et se roule en dedans, en se recoquillant sur elle-même d'une manière concentrique, précisément dans le sens des fibres du muscle palpébral; le doigt appliqué sur les parties sent la contraction qui augmente si l'on fait arriver sur l'œil une plus grande quantité de lumière. Le spasme est permanent. M. Pétrequin a fait tendre la paupière inférieure avec une pince placée à l'angle externe : il a implanté un ténotome effilé à la partie moyenne de l'orbite, au niveau du rebord osseux de la courbure orbitaire inférieure; puis, par un mouvement de bascule il en a fait filer la pointe jusqu'au bord libre de la paupière, en passant derrière l'orbiculaire; alors il a opéré la section du muscle par un mouvement de dégagement de la lame, en favorisant l'opération à l'aide du doigt appliqué sur la peau, de manière à suivre tous les mouvements de la manœuvre. L'instrument a été retiré; il s'est produit une ecchymose qui s'est résorbée rapidement. Le résultat a été maintenu par une compression méthodique.

Ce procédé est celui de Cunier, à cette exception que ce chirurgien, au lieu d'appliquer une pince à l'angle externe, en plaçait une à doubles branches au bord libre de la paupière sur lequel la traction doit s'opérer, pendant que l'indicateur et le médius de la main gauche, appliqués sur le rebord orbitaire, tendent la peau. Une observation fort importante de M. Pétrequin, c'est qu'il importe de faire parvenir la pointe du myotome jusqu'au bord palpébral; sans cela, le résultat serait incomplet. Ce sont en effet les fibres les plus rapprochées du bord palpébral qui sont principalement contractées dans l'entropion. Le contraire a lieu dans l'ectropion; aussi la section doit-elle être limitée dans ces cas à la portion inférieure de l'orbiculaire, pour la paupière inférieure, et aux fibres les plus supérieures dans l'ectropion de la paupière supérieure (1). T. W.]

[(1) De la division sous-cutanée de l'orbiculaire des paupières dans l'entropion et l'ectropion spasmodiques, par CUNIER. Ann. d'Ocul., t. V, p. 264.]

[(2) Voir pour l'entropion : Annales d'Oculistique, t. II, p. 131 ; t. IV, p. 82, 112; t. V, p. 55.

SECTION XXXVIII.

[ÉPICANTHUS.

(De επι, *sur*, et κανθος, *angle*.)

L'épicanthus est constitué par la présence d'un repli semi-lunaire des téguments, appartenant aux côtés de la racine du nez ou à la tempe, et recouvrant plus ou moins la commissure externe ou la commissure interne des paupières et la partie correspondante du globe oculaire. De là deux variétés bien distinctes : l'*épicanthus interne* et l'*épicanthus externe*.

Épicanthus interne.— Le plus souvent *congénitale*, cette difformité consiste en ce que la peau du grand angle, au lieu de s'étendre en une surface unie entre le côté de la racine du nez et la commissure interne des paupières, forme un repli semi-lunaire dirigé de haut en bas et ayant sa concavité tournée en dehors vers le globe oculaire (1). L'étendue verticale autant qu'horizontale de ce pli peut varier et constituer ainsi différents degrés de la maladie. Tantôt il commence à peu de distance au-dessous du sourcil, parallèlement avec son extrémité nasale, en se dirigeant le long du tiers interne du rebord orbitaire supérieur, pour descendre, en se recourbant, jusqu'à la jonction du tiers interne avec le tiers moyen du rebord orbitaire inférieur; dans ce cas, ce repli recouvre le grand angle jusqu'à la région des points lacrymaux, de manière à cacher la caroncule et une partie notable de la sclérotique. Tantôt cette espèce de valvule cutanée commence plus bas, à une plus grande distance du sourcil, finit plus haut et s'étend beaucoup moins sur l'œil.

Qu'il soit unilatéral ou double, ce repli cutané disparaît instantanément et totalement quand on pince entre les doigts et qu'on attire en avant une portion de la peau du nez, correspondant par sa position et son étendue à celle de la valvule anormale.

Dans l'épicanthus congénital double ou binoculaire, il n'y a qu'une seule méthode curative rationnelle et radicale : c'est l'excision d'une portion ovalaire ou ellipsoïde de la peau de la racine du nez et la réunion immédiate de la plaie par des points de suture. Cette méthode, inventée par M. Von Ammon et publiée en 1831, est pratiquée de la manière suivante : Placé en face du malade, le chirurgien soulève, entre le pouce et l'index de la main gauche, un pli vertical de la peau de la

102, 264 ; t. VII, p. 13, 200, 278 : t. III, supplément. p. 58 : t. X, p. 178 ; t. XI, p. 140, 144, 229 ; t. XII, p. 211 ; t. XIII, p. 280 ; t. XIV, p. 35 ; t. XIX, p. 165 ; t. XXVIII, p, 225 ; t. XXX, p. 106 ; t. XXXIV, p. 176.]

[(1) Sichel. Mémoire sur l'épicanthus. Annales d'Oculistique, t. XXVI, p. 30. Union médicale, 1851, n°s 116 à 120.]

racine du nez, exactement au milieu, entre les angles internes des deux yeux. Il agrandit peu à peu ce pli, en l'attirant en avant et vers lui, jusqu'à ce que les épicanthus soient complétement effacés. Alors il marque avec de l'encre la circonférence de la base du pli formé, puis lâche prise. La ligne tracée circonscrit un espace ovalaire ou terminé un peu en pointe à ses deux bouts, et long d'environ deux centimètres de haut en bas. Il excise toute cette portion de la peau à l'aide d'un bistouri pointu et réunit les lèvres de la plaie par trois ou quatre épingles et des sutures entortillées.

Cette méthode n'est point applicable à l'épicanthus unilatéral, parce qu'il pourrait en résulter une tension des paupières de l'œil sain vers le grand angle et la racine du nez. M. Graefe a imaginé une autre méthode applicable à ces cas : — On soulève un peu l'épicanthus à l'aide d'une pince à dents, dont l'une des branches est introduite sous la valvule anormale. La portion de peau est complétement excisée avec des ciseaux; puis avec le même instrument on pratique une incision droite, longue d'environ deux millimètres dans la peau de l'angle oculaire interne, vers la racine du nez.

L'épicanthus interne peut être *accidentel*. M. Carron du Villards rapporte qu'il l'a vu se développer spontanément à la suite des ophthalmies scrofuleuses, après des accidents inflammatoires du sac lacrymal avec suppuration et engorgement, et après un blépharospasme nerveux. M. Desmarres en cite un autre cas qui s'est manifesté pendant le cours d'une ophthalmie purulente (1), au moment où l'inflammation déclinait. M. Bernard fait mention d'un fait analogue (2). Ce genre d'épicanthus peut être temporaire ou permanent.

L'épicanthus peut être le résultat de cicatrices vicieuses, suites de brûlure, comme on le verra dans l'observation suivante, empruntée au service de M. Jobert de Lamballe par MM. Voisin et Lallemand, internes de service (3).

Obs. 193. — Bistelle, âgé de 7 ans, a eu à 5 ans et demi les vêtements brûlés, et par suite une brûlure profonde de la face. On a d'abord fait disparaître un ectropion avec chémosis considérable de la paupière supérieure de l'œil droit. On a tenté ensuite de refaire une lèvre inférieure. La face est couverte en totalité de brûlures accidentelles; le nez est altéré dans sa forme, les narines sont notablement rétrécies par le tissu inodulaire. — En examinant les deux yeux dans leur ensemble, on remarque bientôt que le bulbe oculaire, régulièrement conformé d'ailleurs, ne paraît pas également recouvert par les paupières; on voit encore que, vers le grand angle de chacun d'eux, se trouve un repli cutané constitué par du tissu cicatriciel s'avançant vers le champ visuel et gênant la vision dans certaines directions de l'œil. Cette difformité n'est pas aussi prononcée à droite qu'à gauche. — *Œil gauche*. A son grand angle, il existe un repli ayant la forme d'un croissant ouvert en dehors, dont la corne supérieure se prolonge jusqu'à la partie moyenne de la paupière supérieure et contourne le rebord palpébral en passant au-dessus

[(1) Annales d'Oculistique, t. VI, p. 236.]
[(2) Ibid., t. IX, p. 38.]
[(3) Archives d'ophthalmologie, t. V. p. 54.]

des cils. La corne inférieure, moins saillante en bas, se prolonge sur la paroi latérale du nez et se continue d'une manière insensible sur la partie interne de la joue correspondante. Ce repli a son bord libre concave, non tranchant, mais un peu aplati, d'une courbure assez régulière. La corde de cet arc a environ 0,m016. Comme la corne supérieure arrive plus en dehors que l'inférieure, le compas d'épaisseur a été placé plus obliquement pour obtenir cette dernière mesure. Mais si, avec le même compas, on prend une ligne verticale, on trouve que la hauteur du pli cutané n'est plus que de 0,m011. La face antérieure de ce repli apparaît de champ à la racine du nez, au niveau du grand angle, et forme une saillie assez régulière de 0,m004 à 0,m005. La face postérieure est plus large, plus étendue et, par conséquent plus apparente; elle produit une saillie de 0,m005 à 0,m006. Cette face postérieure forme avec le grand angle une espèce de cavité en nid de pigeon qui rappelle la cavité circonscrite par les valvules à l'origine de l'aorte. Ce cul-de-sac est assez grand pour loger l'extrémité du petit doigt. La distance qui sépare la caroncule du milieu du bord libre de ce repli est de 0,m007 à 0,m008. Dans cette cavité formée, comme nous venons de le dire, par la face postérieure de la bride et la face antérieure de la commissure interne des paupières, vient se ramasser de la chassie mélangée à des larmes.— Si l'on pince la peau de la racine du nez en faisant un pli suivant l'axe du nez, on fait bien disparaître en grande partie la difformité; mais alors la paupière supérieure a plus de difficulté pour se relever, retenue qu'elle est par la bride qui se prolonge sur elle. — *Œil droit.* Même disposition, mais à un degré moins avancé.

Épicanthus externe. — Cette variété a été signalée pour la première fois par M. Sichel. Nous donnons ci-après son observation avec les réflexions dont il l'accompagne (1).

Obs. 194. — Un ecclésiastique, âgé de 39 ans, vint me consulter le 1er avril de cette année, à cause d'une amblyopie de l'œil droit et d'une amaurose incomplète de l'œil gauche, dont le début remonte à plus de vingt ans, et auxquelles je ne pus trouver d'autre cause que l'usage assidu de lunettes à verres concaves très forts et une constipation habituelle. A première vue, mon attention fut immédiatement attirée par une conformation particulière des paupières, ressemblant tout à fait à l'épicanthus, mais occupant les deux commissures externes, et surtout très marquée à l'œil gauche. De ce côté, en effet, la commissure était entièrement recouverte par un pli valvulaire semi-lunaire vertical, ayant un peu plus d'un centimètre de haut, s'avançant de dehors en dedans et absolument analogue, mais en sens inverse, à celui qui, dans l'épicanthus congénial ordinaire, recouvre le grand angle de l'œil et la caroncule lacrymale. La valvule était tellement prononcée qu'elle faisait dévier en dedans et un peu en haut les cils placés dans son voisinage; disposition qui pourrait bien, avec le temps, si l'épicanthus augmentait, donner lieu à un trichiasis partiel. Les plis des paupières et de leur voisinage, près des commissures externes, étaient très marqués, profonds et nombreux; pendant les contractions des muscles des paupières et de la face, ces plis s'allongeaient davantage dans la direction de la valvule verticale formée par l'épicanthus, et l'extension de cette valvule augmentait elle-même en haut, et surtout en bas, par l'effet de ces contractions. Tous ces phénomènes, beaucoup plus prononcés du côté gauche, donnaient à la physionomie une expression étrange, encore augmentée par un strabisme divergent de l'œil gauche, qui me semble dépendre plutôt de l'amaurose incomplète de cet œil que de l'épicanthus, et par la direction anormale des fentes palpébrales qui, au lieu d'être placées sur une ligne horizontale, s'abaissaient notablement de haut en bas et de dedans en dehors, et étaient en outre beaucoup plus étroites que d'ordinaire. Lorsqu'on tendait vers les tempes les téguments des paupières et de leur voisinage, on pouvait effacer l'épicanthus. En soulevant seulement le repli valvulaire de l'angle externe, on pouvait reconnaître que la peau, en passant de l'extrémité externe de la paupière inférieure à l'extrémité correspondante de la paupière supérieure, formait une petite bride, comme une espèce de pont, d'un millimètre de hauteur et d'autant de largeur, tendu par-dessus la commissure. J'ai souvent observé cette petite bride, qu'on peut

[(1) Annales d'Oculistique, t. XXIX, p. 211.]

regarder comme le premier rudiment de l'épicanthus externe, et qui donne quelquefois lieu à un clignotement incommode (1), et j'ai quelquefois songé à l'inciser largement, à cautériser les lèvres de la plaie pour empêcher sa cicatrisation, et à agrandir ainsi la commissure externe pour guérir le clignotement; mais je n'ai jamais vu jusqu'ici cette bride surmontée du moindre pli de la peau, pouvant indiquer un véritable commencement d'épicanthus externe. Au dire du malade, la conformation anormale de ses paupières n'aurait commencé qu'il y a vingt ans, en même temps que l'affaiblissement de la vision. Il me paraît beaucoup plus probable qu'elle a toujours existé par suite d'un vice congénial; qu'elle est restée inaperçue dans la première enfance, où probablement elle n'a pas été très choquante; que, plus tard, elle est devenue plus marquée, par suite des contractions plus ou moins fréquentes des muscles de la face, qui, encore aujourd'hui, toutes les fois qu'elles deviennent plus fortes, augmentent beaucoup la difformité; enfin, que l'attention du malade n'y a été attirée qu'à l'époque où l'organe de la vision, par suite de l'affaiblissement dont il commençait à être affecté, est devenu l'objet de son observation assidue. Quelle méthode curative pourrait-on appliquer rationnellement à cette affection? Si je la rencontrais à un degré marqué chez un individu jeune, et surtout chez une personne du sexe féminin, je n'hésiterais pas un instant à tenter l'excision de deux portions verticales et ellipsoïdes de la peau, ayant chacune un peu plus de hauteur et de largeur que le pli épicanthique, et placées sur la ligne de prolongation des deux commissures oculaires, à la partie la plus reculée de chaque tempe, si près de la naissance des cheveux, qu'ils cacheraient facilement la cicatrice. Celle-ci produirait la rétraction des téguments cutanés vers la tempe et effacerait l'épicanthus externe absolument comme lorsqu'on obtient la guérison radicale de l'épicanthus interne par l'excision d'une partie ellipsoïde de la peau du nez proportionnée au volume et aux dimensions des replis valvulaires. Dans le cas présent, il n'y avait pas d'indication pour un traitement chirurgical, l'épicanthus n'ayant manifesté aucune influence sur l'affaiblissement de la vison, qui seule motivait les inquiétudes et la consultation du malade. Son âge et son ministère d'ailleurs, ainsi que l'habitude, le rendaient indifférent à cette difformité. Chez des personnes déjà avancées en âge, qui, sans vouloir recourir à une opération chirurgicale, désireraient néanmoins atténuer la difformité et en arrêter les progrès ultérieurs, je conseillerais seulement de tirailler fréquemment et avec une certaine force les téguments cutanés dans la direction de la fente palpébrale, de la commissure externe vers la tempe, et d'éviter autant que possible les contractions des muscles de la face.

M. Chevillon a rencontré un autre cas d'épicanthus externe qu'il décrit ainsi (2) :

Obs. 195. — Un jeune homme (dont j'ai oublié le nom), fils d'un cultivateur du canton de Thiéblemont, se présenta devant le conseil de révision dont je faisais partie, atteint d'un cas de réforme pour lequel il fut exempt. Il présentait, en outre, sur les deux yeux la disposition que voici : Les deux globes oculaires étaient petits et saillants, les fentes palpébrales horizontalement dirigées. Les commissures internes des paupières étaient, comme les globes oculaires, très rapprochées de la racine du nez. En dehors, les commissures n'existaient pas, à proprement parler. Un repli falciforme par son côté libre, triangulaire dans son ensemble, recouvrant la cornée transparente, unissait la paupière supérieure à l'inférieure dans le tiers au moins de leur étendue normale. Vers son bord libre, cette membrane était nettement séparée de la peau des paupières; mais, vers les commissures absentes, elle se continuait presque sans traces de démarcation avec le tégument externe, d'autant mieux que les cartilages tarses ne se prolongeaient pas jusqu'au point où les commissures auraient dû exister. Les cils s'arrêtaient au niveau de l'insertion du bord libre de ce repli. Lorsque l'œil se fermait, la membrane disparaissait, et sa place était marquée par un petit sillon très court. Elle avait d'ailleurs la blancheur et l'apparence de

[(1) Voyez mon mémoire sur quelques maladies de l'appareil de la vision (le clignotement, la névralgie oculaire et l'héméralopie), considérées surtout au point de vue de leur complication avec la conjonctivite. — *Gaz. méd.*, 1847, n° 52, p. 624.]

[(2) *Annales d'Oculistique*, t. XXIX, p 285.]

la membrane muqueuse scléroticale, au moins vers son bord libre; car, je le répète, elle semblait, plus loin, se confondre avec la peau dont elle partageait alors jusqu'à un certain point les caractères. L'œil se mouvait librement, et le jeune conscrit ne paraissait nullement gêné par cette disposition vicieuse. S'il n'avait présenté que ce motif de réforme, j'aurais été curieux de savoir quelle décision aurait prise à son égard le conseil de révision. T. W.]

SECTION XXXIX.

ANKYLOBLÉPHARON.

Bien que cette affection fasse partie des maladies des paupières, je n'en parlerai qu'avec le symblépharon dans un chapitre subséquent, parmi les maladies qui sont la conséquence des ophthalmies.

SECTION XL.

MADAROSE.

Μαδάρωσις, de μαδὸς, chauve.

La madarose partielle est commune après les orgeolets, la variole et les abcès qui siégent sur le bord de la paupière et qui détruisent les bulbes des cils. L'ophthalmie tarsienne négligée est sujette à se terminer par une madarose plus étendue de la même espèce. Les cils dont les bulbes ont été détruits ne peuvent plus se reproduire.

Obs. 196. — J'ai été consulté, il y a quelque temps, par un homme qui avait perdu tous les poils de son corps. Sa tête était complétement chauve; il n'avait ni sourcil ni cils; sa barbe était tombée; il n'avait plus de poils aux aisselles, sur les pubis, ni sur les membres. Il était surtout désireux de récupérer ses sourcils et ses cils, car il trouvait que leur absence lui avait beaucoup affaibli la vue. Il était porté à attribuer sa maladie à quelque légère affection vénérienne, dont il avait été guéri par le mercure.

Les cils et les poils du sourcil sont sujets à tomber les uns et les autres à la suite de différentes affections constitutionnelles; mais ordinairement alors ils se reproduisent. L'absence des cils et des poils du sourcil occasionne de fréquents clignements, qui ont pour but de modérer l'accès de la lumière et d'empécher l'entrée des particules étrangères dans l'œil.

J'ai été également consulté par une dame qui avait aussi perdu tous les poils de son corps.

Dans les cas où l'on a à redouter la madarose, on doit soigneusement exécuter le traitement tant local que général que nous avons déjà recommandé à l'occasion de l'ophthalmie tarsienne. Dans les cas constitutionnels, il faut employer les toniques à l'extérieur, car il est évident que la faiblesse joue un rôle dans la production de cette affection. A l'intérieur on recommande surtout le quinquina, et à l'extérieur un collyre constitué par l'infusion, dans du vin, de la rose à cent feuilles (*rosa centifolia*). Lorsqu'on soupçonne l'existence de la syphilis, on doit essayer le mercure et la salsepareille. Dans les cas semblables à ceux que nous avons rapportés, on peut appliquer avec avantage des sourcils artificiels.

SECTION XLI.

PHTHIRIASIS DU SOURCIL ET DES CILS.

Φθειρίασις, de φθεὶρ, pou (pediculus).
Fig. Dalrymple, pl. VI, fig. 6.

Des poux et d'autres parasites semblables se logent quelquefois parmi les cils et les sourcils, où ils entretiennent une inflammation chronique et occasionnent une démangeaison insupportable. Ils sont si petits qu'ils peuvent échapper à la vue, à moins qu'on ne fasse usage d'une loupe. Leurs œufs donnent aux cils le même aspect que s'ils étaient recouverts d'une poudre noire.

« Un enfant se présente à l'infirmerie, dit M. Lawrence (1), se plaignant de souffrir aux yeux, qui lui démangeaient beaucoup. J'examinai les yeux, mais je ne reconnus pas grand'chose ; les cils cependant me parurent plus épais que de coutume, et un examen plus attentif me fit reconnaître que cela était dû à un nombre infini de poux attachés aux poils. Je prescrivis une forte application d'onguent citrin, et j'aurais désiré en observer les effets ; mais la mère qui avait amené cet enfant se trouva tellement offensée lorsqu'on lui eut dit la cause de l'affection, qu'elle ne le ramena plus. »

De l'onguent mercuriel, comme celui prescrit par M. Lawrence, et des soins de propreté réussiront à détruire cette affection, bien qu'il y ait de cas où elle résiste longtemps à l'action des pommades mercurielles. Après avoir frotté le sourcil ou le bord de la paupière avec de l'onguent mercuriel, ou les avoir lavés avec une solution de deux grains de sublimé corrosif dans une once d'eau distillée, en évitant que cette dernière application arrive sur le globe de l'œil, il faut essayer de déloger les *pediculi* à l'aide d'une petite spatule ou d'une pince. On renouvelle cette manœuvre deux ou trois fois par jour.

(1) Leçons publiées dans the Lancet, vol. X, p. 323. London, 1826.

CHAPITRE IV.

MALADIES DE LA CONJONCTIVE.

J'ai traité des principales affections morbides de la conjonctive dans les chapitres intitulés : *Ophthalmies* et *Conséquences des ophthalmies*. Il y a cependant un petit nombre de maladies de cette enveloppe protectrice de l'œil, dont il me paraît convenable de traiter ici. Nous avons déjà décrit les maladies des organes sécréteurs des larmes ; celles-ci, au sortir de ces organes, coulent sur la conjonctive qui leur sert d'organe conducteur. Il nous paraît donc que nous devons examiner ces maladies avant celles de l'appareil qui sert à l'excrétion des larmes.

La conjonctive est un tissu intermédiaire entre la peau et les membranes muqueuses, uni aux parties voisines par un tissu cellulaire. Ce tissu est sujet à l'inflammation phlegmoneuse, à l'œdème inflammatoire ou chémosis, à l'ecchymose et à l'emphysème ; la conjonctive, de son côté, est surtout sujette, d'une part, à l'inflammation blennorrhagique, et de l'autre, à diverses affections éruptives. Elle est aussi fréquemment le siége de fongus, de verrues et de tumeurs diverses. Dans quelques cas, sa couche papillaire se développe d'une façon morbide ; dans d'autres, la conjonctive paraît perdre la faculté de sécréter du mucus, elle se rétracte et se dessèche. La nature complexe de cette membrane, qu'on peut appeler *muco-cutanée*, donne la clef de sa pathologie.

SECTION Ire.

ABNORMITÉS CONGÉNITALES.

Wardrop (1) paraît être le seul observateur qui ait décrit un *xéroma congénital* (*cuticular conjunctiva* des Anglais) : « Au lieu de trouver le globe oculaire humecté de larmes, » dit-il, « toute la conjonctive paraissait convertie en une fine membrane, sèche, semblable à une pellicule mince et desséchée, suffisamment transparente pour laisser entrevoir la sclérotique et la cornée et permettre de les distinguer l'une de l'autre, mais assez opaque pour abolir la vision, au point que le sujet (jeune fille âgée alors de 14 ans) pouvait à peine distinguer les gros objets. En poursuivant la conjonctive du globe oculaire à la paupière, elle présentait le même aspect ridé et desséché ; mais au lieu

(1) JAMES WARDROP, An Essay on the morbid Anatomy of the Human Eye., 2 vol. London, 1819.

de s'étendre postérieurement, comme dans l'œil normal, il y avait une solution de continuité de cette membrane, de sorte que les paupières adhéraient au globe et ne pouvaient en être séparées, ni leurs bords se rapprocher assez pour couvrir celui-ci. On me fit la remarque qu'elle dormait constamment les paupières ouvertes et que, lorsqu'elle s'efforçait de les clore, elle éprouvait passablement de malaise, parce que les essais répétés d'occlusion produisaient une tendance à l'entropion de la paupière supérieure. La sensibilité naturelle de la conjonctive cornéo-scléroticale était tellement émoussée, que la surface de l'œil ne ressentait plus qu'une très faible sensation de gêne quand on la touchait. Les points lacrymaux de chaque œil étaient ouverts, et je pus, par leur moyen, faire sortir du sac lacrymal une petite quantité de fluide sébacé. Les deux globes oculaires paraissaient avoir une forme normale et présentaient ce mouvement de balancement si commun aux yeux des aveugles-nés (*nystagmus*). Le sens de l'odorat était suffisamment développé; toutefois, quoique l'application de stimulants produisît sur le nerf olfactif l'effet ordinaire, elle n'y avait pas pour effet de faire humecter la conjonctive de l'un ou de l'autre œil. » La sécheresse de l'œil avait été remarquée dès le lendemain de la naissance. Wardrop essaya de pratiquer une ouverture artificielle à la glande lacrymale, afin de guérir le xéroma : dès ce moment, des substances stimulantes placées dans les narines occasionnèrent des douleurs dans la région de la glande lacrymale, une toux convulsive, des douleurs dans l'oreille et d'autres incommodités. — Il est probable que cet état était le résultat d'une inflammation adhésive qui avait eu lieu pendant la vie intra-utérine, produisant un symblépharon partiel et une oblitération des ouvertures de la glande lacrymale.

Au reste, il paraît qu'on a observé d'autres faits d'altérations congénitales de la conjonctive, dues à des ophthalmies de la vie fœtale; tel est un cas décrit par Friderici, où la conjonctive scléroticale était fortement injectée jusqu'au bord de la cornée ; peut-être faut-il aussi rattacher ici, avec quelques auteurs, les ptérygions congénitaux, abnormité très rare observée par Wardrop et par Beer.

Le docteur Von Ammon a observé, chez un fœtus humain du sexe masculin, âgé de 6 mois, une tache bleue diffuse, située au côté externe du globe oculaire, dont elle occupait la moitié; plus ou moins foncée, selon les points, et occupant la conjonctive, la sclérotique et la graisse intra-orbitaire voisine, tandis que le tiers interne de la sclérotique était normal. L'examen microscopique ne fit trouver dans ces taches mélaniques que des granulations de pigment isolées ou dans des cellules, ce qui a amené l'auteur à séparer cette forme des télangiectasies, et à y voir une mélanose fœtale (1). On a d'ailleurs observé, d'après Wilde,

(1) Illustr. med. Zeitung, 1852, 9e livr., p. 152.

des cas où la conjonctive présentait une couleur d'un bleu de mer, dans la race caucasique, et le professeur Vanzetti observa à Karkow, un individu du nord de la Russie, chez qui toute cette membrane offrait une couleur noire foncée. Enfin, un de mes amis a sur la conjonctive sclérotícale une tache brune qui existe depuis sa naissance, et qui est sans doute due à un dépôt pathologique de pigment, remontant à la vie intra-utérine.

Les télangiectasies de la conjonctive sont comparativement rares; dans celles de la conjonctive palpébrale, il est important d'agir promptement, vu leur tendance à envahir la face externe de la paupière et le globe oculaire : celles de la conjonctive oculaire, ordinairement rouges, et plus rarement bleues ou lilas, réclament également une prompte intervention pour la même cause, bien que l'action du chirurgien y soit plus restreinte que pour celles de la face interne des paupières.

L'étude des tumeurs congénitales du globe oculaire était tout à faire, malgré l'existence d'assez nombreuses observations. Le docteur Ryba, de Prague, s'en est occupé tout spécialement (1) et a établi qu'elles doivent prendre le nom de *tumeurs dermoïdes de la conjonctive*, que Virchow (2) change contre celui de *dermoïde simple de l'œil*, et dont Graefe (3) a aussi publié une nouvelle observation. La conjonctive, qui est la partie primitivement altérée, est opaque, plus ou moins épaissie et blanche ou blanchâtre (exceptionnellement rougeâtre, brunâtre, ou même, chez les animaux, brune) : la surface de la tumeur est unie ou plus ou moins inégale; elle est ordinairement, mais pas toujours, garnie de petits poils, parmi lesquels on en trouve de plus forts, les seuls signalés dans certaines observations. L'examen microscopique y a fait trouver, chaque fois, toutes les parties constitutives essentielles des enveloppes cutanées extérieures, à l'exception des glandes sudoripares, qui ne furent trouvées que dans un cas (Heyfelder). Malgré l'assertion contraire de Ryba, il paraît que ce genre de tumeurs, dont le siége de prédilection est sur le passage de la sclérotique à la cornée, mais qui peut aussi se montrer sur chacune de ces membranes seule, peut exister à la conjonctive palpébrale (4). Les tumeurs de cette nature ayant une forte tendance à augmenter dans tous les sens et à se régénérer après les opérations insuffisantes, on comprend qu'au-dessous du dermoïde, on puisse trouver des altérations très variées, selon les cas; jamais au-dessous d'une de ces tumeurs, la cornée ne présente sa transparence normale : c'est aussi à l'examen d'une coupe pratiquée au-dessous du dermoïde, qu'est due la comparaison de certains cas avec des verrues. Si l'on voulait trouver ailleurs

(1) Prager Vierteljahrschrift, t. XXXIX, 1853, p. 1, 51.
(2) Archiv für path. Anat. VI, 4, 1854, p. 555, 556.
(3) Archiv für Ophthalmologie, I, 2, 1855.
(4) De Lew père. Annales d'Oculistique, t. XXIII, p. 13.

l'analogue de ces tumeurs, ce serait dans le nævus maternus garni de poils (*nævus pilosus*, de Hebra). Dans deux cas, on nota simultanément l'existence d'altérations semblables sur d'autres points de la figure. Il est probable que cette affection est toujours congénitale. Sa formation est encore peu claire : toutefois, il faut mentionner spécialement ici un cas observé par Von Ammon, dans lequel un coloboma de la paupière correspondait au point où siégeait la tumeur dermoïde. — Le traitement doit consister dans l'extirpation, suivie d'applications de pierre infernale ou de sulfate de cuivre, de scarifications répétées, unies à des applications de laudanum, etc., destinées à combattre la tendance à se renouveler qu'ont ces tumeurs.—Rappelons ici encore que ces tumeurs peuvent s'enflammer et causer par là une assez grande difficulté de diagnostic, dont triompha Wilde, de Dublin, sur un capitaine qui avait deux tumeurs de cette nature tout à fait rouges. La présence d'un tissu cuticulaire et l'apparence vernissée suffirent à cet observateur pour poser un diagnostic, que la présence de poils rendrait naturellement plus facile encore (1).

Quoique ce soit dans les dermoïdes qu'il faille classer la grande majorité, sinon la totalité des tumeurs congénitales du globe oculaire, il n'est pas impossible qu'on y ait observé aussi de vraies verrues datant de la naissance, ainsi que l'a affirmé récemment M. Magne (2), qui n'a malheureusement pas donné la note micrographique de Lebert ; Beer dit avoir observé à la conjonctive palpébrale un sarcome congénital (Himly). En tout cas, tout en conservant une place aux tumeurs congénitales non dermoïdes qui pourraient se présenter à l'œil, rappelons que l'existence d'aucune d'entr'elles n'est prouvée micrographiquement jusqu'ici.

SECTION II.

CORPS ÉTRANGERS ADHÉRENTS A LA CONJONCTIVE.

1. Les particules de poussière, les morceaux de paille, les rognures d'ongles ou de plumes, les petits insectes et les autres corps semblables qui pénètrent dans l'œil, pour nous servir de l'expression qu'on emploie vulgairement pour désigner qu'ils pénètrent dans l'un des replis de la conjonctive, sont insensiblement rejetés au dehors par les mouvements naturels des paupières. La supérieure, dans l'acte du clignement, les porte en bas ; tandis que l'inférieure les dirige vers le nez, jusqu'à ce qu'ils viennent se placer sur la caroncule lacrymale, d'où, quelques heures peut-être après leur introduction, l'application instinctive du

(1) Report on the Progress of Ophthalmic Surgery, for the Year 1846. Dublin, 1847, 8°, p. 6, 7, extrait du Dublin Quarterly Journal of Medical Science.

(2) Gazette des Hôpitaux, 1852, n° 102.

doigt vient les enlever. Si le corps étranger adhère à quelque point de la conjonctive, il occasionne plus de malaise, et le malade cherche à s'en débarrasser lui-même, ou avec le secours d'une main étrangère. Ses efforts échouent souvent; et c'est une chose véritablement étonnante que de voir le grand nombre de médecins qui renvoient, sans les avoir soulagés, ceux qui viennent les consulter en pareille circonstance; uniquement parce qu'ils ne retournent pas la paupière supérieure, à la surface de laquelle on trouve, neuf fois sur dix, le corps étranger. Le malade étant ainsi abandonné à lui-même, la douleur peut disparaître dans l'espace d'un à deux jours; de sorte qu'il peut avoir oublié son accident et ne savoir à quelle cause attribuer l'inflammation qui survient plus tard dans l'œil, et qui persiste opiniâtrement, malgré l'emploi de tous les remèdes, jusqu'à ce que, la paupière étant mieux examinée, on y découvre et on en éloigne le corps étranger.

Les particules étrangères que le vent soulève et porte dans l'œil, ne font en général qu'adhérer à la conjonctive, le plus souvent à la conjonctive cornéenne; il est rare qu'ils pénètrent dans l'épaisseur de cette membrane ou au-dessous d'elle. Lorsqu'ils sont situés à la surface de la conjonctive oculaire, on les aperçoit dès qu'on ouvre l'œil, et on les enlève facilement avec la pointe d'un cure-dents ou le bord d'une petite spatule élastique en argent (fig. 47). Ce dernier instrument est extrêmement commode pour enlever les particules qui adhèrent à la surface de la cornée, ou sont enfoncées dans son épithélium.

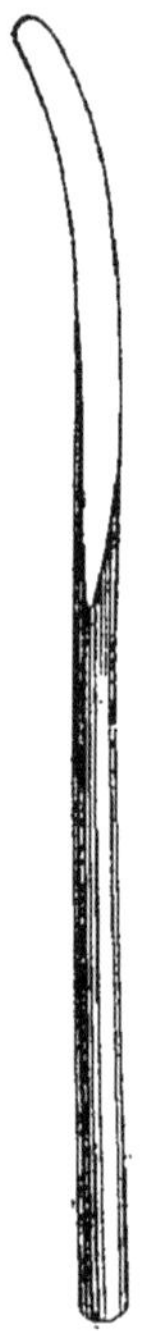

Il est très remarquable que les très petits corps étrangers noirs, qu'on appelle vulgairement *fires*, ne se rencontrent jamais sur la sclérotique, mais seulement sur la cornée, quelquefois juste à sa circonférence, mais le plus souvent près de son centre ou sur sa moitié inférieure. Bien qu'ils se ressemblent tous, leur nature est loin d'être toujours la même. Quelquefois, ce sont des particules de fer qui ont été projetées contre l'œil à l'état d'ignition, ce qui peut arriver aux personnes qui battent le briquet, ou qui aiguisent des instruments de fer, ou dans quelque circonstance analogue. Le docteur Schindler (1) a démontré que, vus au microscope, ces petits corps paraissent unis et ronds. Ils tiennent plus ou moins fortement dans le petit creux qu'ils se sont formé dans la substance de la cornée; et même dans les cas où ils y ont séjourné quelques semaines, ils peuvent ne point laisser de dépôt d'oxyde après eux.

Fig. 47.

D'autres fois, ces corps étrangers sont de petits éclats métalliques qui n'ont point subi l'action du feu, et qui ont été lancés avec force

(1) Ammon's Zeitschrift für die Ophthalmologie, vol. V, p. 64. Heidelberg, 1835.

contre l'œil, comme cela arrive lorsqu'on travaille le fer à la filière ou au tour. Comme ils sont tranchants et anguleux, ils restent fermement enchâssés dans l'épithélium de la cornée; leurs pointes aiguës qui ont pu s'oxyder peuvent se rompre lorsqu'on en pratique l'ablation et laisser une tache d'un rouge brunâtre dans la cornée. Après qu'on a enlevé ces particules, on peut s'assurer qu'elles ne sont attirées par l'aimant que lorsqu'on les a desséchées. Tant qu'elles restent dans l'œil, leur petitesse et la manière dont elles sont fixées dans l'épithélium s'opposent à ce qu'elles cèdent à l'action de l'aimant.

D'autres petits corps noirs, d'origine végétale, viennent aussi communément se fixer dans la conjonctive. En les examinant au microscope, on reconnaît que ce sont tantôt des germes de graminées, tantôt des particules de coke ou de houille. A l'œil nu, il est souvent impossible de les distinguer des particules métalliques. Je dois faire observer qu'il n'y a pas que les particules de fer qui laissent une tache rouillée après qu'on les a enlevées; la même chose peut s'observer tout aussi bien après l'ablation d'une particule végétale, minérale ou métallique. Petit à petit, la tache rouillée s'efface, et toute trace de la lésion disparaît, à moins qu'elle n'ait été accompagnée d'une ulcération.

Le docteur Schindler ne croit pas que la présence des corps étrangers de la nature de ceux que nous venons de décrire, puisse entraîner quelque danger; il est certain que l'œil est beaucoup plus souvent détruit par les manœuvres grossières que des forgerons ou des personnes ignorantes exécutent pour les détacher de la cornée, que par les accidents occasionnés par leur présence, lorsqu'on les abandonne et qu'on les laisse se détacher d'eux-mêmes. Il est cependant incontestable qu'on doit les enlever. Lorsqu'ils ne font qu'adhérer à la surface de la cornée, le meilleur instrument dont on puisse faire usage est la petite spatule figurée ci-dessus. L'opérateur soulève la paupière supérieure avec le pouce, en prenant soin de ne toucher ni la paupière inférieure ni les cils d'aucune des deux paupières; il invite alors le malade à le regarder, et avec le bord de la spatule enlève, en général, facilement le corps étranger. Ce n'est point la méthode que préconise le docteur Schindler, qui se sert pour cela d'un pinceau en poils de chameau. Cet instrument est certainement de beaucoup préférable au couteau à extraction; mais il doit souvent manquer son objet.

Il peut arriver que l'irritation produite par la présence du corps étranger n'attire pas suffisamment l'attention; de sorte qu'il reste des jours, des semaines, et même des mois entiers, et provoque l'inflammation, ou même l'ulcération, sans qu'on ait fait aucune tentative pour découvrir ou enlever la cause de tous ces accidents. Il en peut résulter une tache ou une opacité permanente sur la cornée.

Les corps étrangers qui adhèrent à l'œil simulent quelquefois l'exislence de pustules, de taches, etc., ainsi que le démontrent les observations suivantes :

Obs. 197. — Daniel Newton, âgé de 14 ans, de Paisley, se présenta au *Glasgow Eye Infirmary* pour une inflammation très douloureuse de l'œil gauche, qui durait depuis deux mois, et avait résisté à l'emploi d'une pommade, d'un cataplasme à l'extrait de saturne sur les paupières, des sangsues et de nombreux vésicatoires. Il existait au centre de la cornée une petite éminence à demi-opaque et qui s'étendait dans le sens vertical. Comme sa forme différait de celle d'une pustule ou d'une tache ordinaire, je la touchai avec le côté convexe d'un petit crochet; elle se sépara immédiatement de la cornée, et l'on reconnut que c'était ce que l'on appelle en Écosse *meal-seed*, c'est-à-dire un fragment de la glume d'un grain d'avoine, présentant un sixième de pouce de longueur et un quarantième de pouce de largeur. La cornée était légèrement nébuleuse dans le point où avait adhéré le corps étranger. Huit jours après, l'inflammation avait complétement disparu, la cornée avait repris son aspect naturel, et la vision était parfaite.

Obs. 198. — Un enfant de trois mois me fut apporté par sa mère, qui me dit qu'un de ses yeux était enflammé depuis six semaines et qu'il s'y était développé une tache. On avait essayé l'usage de différents remèdes et prescrit un vésicatoire. En examinant l'œil, je trouvai la moitié du périsperme d'une graine de phalaris adhérant à la cornée, un peu au-dessous du niveau de la pupille ; elle simulait, pour un observateur inexpérimenté ou négligent, une tache ou une pustule. Il me fut facile de l'enlever à l'aide de la pointe d'un cure-dents.

Obs. 199. — Un enfant de dix semaines me fut apporté par sa mère, qui me dit qu'il avait sur l'un de ses yeux une tache pour laquelle elle avait fait usage d'une solution caustique que lui avait donnée son médecin. Depuis trois semaines qu'elle avait remarqué cette tache, il ne s'y était opéré aucun changement. Elle avait tout à fait la couleur d'un mince leucôme, et n'offrait pas la moindre saillie; mais comme sa forme était carrée, je reconnus de suite qu'il s'agissait d'un fragment de quelque semence, et je le détachai avec la spatule.

Obs. 200. — On m'amena un enfant atteint à l'un des yeux d'une inflammation intense avec sécrétion puriforme de la conjonctive. On voyait saillir de dessous la paupière supérieure un corps noir arrondi, que je pris, à première vue, pour une portion de l'iris faisant hernie à travers un ulcère de la cornée. Les parents croyaient l'œil perdu, et en cela ils avaient l'opinion qui me passa à moi-même dans l'esprit, lorsque je fis disposer l'enfant afin de pouvoir examiner soigneusement l'état des choses. Mais quelle ne fut pas ma surprise lorsqu'en soulevant avec précaution la paupière supérieure, je m'aperçus que j'avais affaire à un cas de myocéphale, non pas au figuré, mais en toute réalité. Une mouche commune s'était parfaitement logée entre la paupière supérieure et le globe de l'œil, et il y avait huit jours qu'elle occupait cette situation; sa tête seule faisait saillie de la façon que nous avons décrite. L'œil paraissait désorganisé.

3. La ténacité avec laquelle certains corps étrangers adhèrent à l'œil est vraiment remarquable. Les vaisseaux environnants se gorgent de sang, et la portion de conjonctive que recouvre le corps étranger revêt bientôt une apparence fongueuse.

Obs. 201. — Un enfant de 4 ans et demi me fut amené de la campagne, avec une substance noire adhérant fortement à la conjonctive scléroticale. On supposait que c'était un morceau de charbon, et l'on avait fait déjà plusieurs tentatives pour l'enlever. Plaçant l'enfant sur le dos, et lui saisissant la tête entre les genoux, je maintins fixement la paupière supérieure relevée, et je saisis avec des pinces le corps étranger. Il vint, laissant la portion de conjonctive qu'il recouvrait, enflammée et fongueuse. L'examen démontra qu'il s'agissait de la moitié du périsperme d'un grain de chenevis, qui s'était collé à l'œil par sa face concave, et devait sa coloration noire à son imbibition par les humeurs de la conjonctive. Elle était restée huit jours dans le lieu où je l'avais trouvée.

[*Obs.* 202. — M. Alessi rapporte qu'un homme ayant reçu, en 1849, un tourbillon de poussière dans les yeux, ressentait depuis cette époque, à des intervalles plus ou moins longs et irréguliers, des douleurs vers la partie supérieure interne du globe de l'œil gauche, avec larmoiement; douleurs qu'il parvenait à calmer au bout d'un à deux jours par des lotions avec de l'eau vinaigrée. Son œil fut visité à plusieurs reprises sans qu'on y découvrît aucun corps étranger. Sept mois après et sans cause connue, il s'aperçut, un matin, qu'il voyait les objets doubles; quelque position qu'il donnât à ses yeux, les deux images se présentaient toujours l'une au-dessus de l'autre: la diplopie disparaissait dès qu'il fermait un des deux yeux. On combattit d'abord avec succès cet accident par les purgatifs, mais il ne tarda pas à reparaître et fut maîtrisé de nouveau au bout de deux jours par les mêmes moyens. Il est à remarquer que les douleurs de la diplopie se manifestaient et disparaissaient séparément. Dans l'intervalle des accidents, on remarquait une injection légère et très circonscrite de la conjonctive et un peu de larmoiement. Ce ne fut que le 13 mars 1851 que M. Alessi reconnut, vers le sillon oculo-palpébral de la partie supérieure interne de l'œil, un corpuscule d'un noir bleu, d'une ligne de longueur, paraissant avoir deux angles aigus et un obtus, et dont il fit l'extraction à la suite de laquelle les accidents disparurent (1). T. W.]

4. Si l'on ne voit pas le corps étranger sur la surface du globe de l'œil, il suffit quelquefois d'abaisser la paupière inférieure pour l'apercevoir. Si l'on ne trouve rien dans le sinus inférieur de la conjonctive, il faut explorer le supérieur. Cet examen se pratique en faisant incliner en arrière la tête du malade, et en lui prescrivant de regarder à terre, tandis qu'en même temps on soulève la paupière supérieure et l'on regarde en-dessous; ou bien l'on renverse de suite la paupière supérieure de la façon suivante : On saisit les cils entre le pouce et l'index; et tandis qu'on attire ainsi la paupière en haut et en dehors, on appuie sur la surface externe de la paupière avec la portion arrondie de la petite spatule, en face du bord supérieur de son cartilage. La paupière pressée entre ces deux forces bascule facilement, de sorte que sa face interne s'offre à la vue. Dans beaucoup de cas, dans le plus grand nombre même de ceux où une particule de poussière s'est logée dans l'œil, on aperçoit un petit point noir qui adhère à la face interne de la paupière renversée, et qu'on enlève facilement. Cette particule cependant peut être transparente, et alors on ne la découvre pas, à moins qu'on ne promène sur la surface de la conjonctive la spatule ou le bout du doigt. La douleur intolérable et le spasme violent de l'orbiculaire des paupières, qui accompagnent ordinairement la présence d'un corps étranger à la face interne de la paupière supérieure, disparaissent presqu'aussitôt que celui-ci a été enlevé. La congestion des capillaires, produite par l'irritation, se dissipe aussi rapidement.

Si le spasme de l'orbiculaire persiste après l'éloignement du corps

[(1) Il Severino, 1852. Annales d'Oculistique, t. XXIX, p. 294.

étranger, ce qui arrive surtout lorsque la conjonctive a été irritée chimiquement ou mécaniquement, le malade doit se retirer dans une chambre obscure, se mettre au lit, se peindre les paupières avec de l'extrait de belladone, et maintenir sur l'œil une compresse constamment humectée d'eau froide.

Le renversement de la paupière ne permet pas d'explorer la totalité du sinus supérieur de la conjonctive ; de sorte que, si l'on a quelque raison de penser qu'un corps étranger s'est logé dans la partie la plus reculée de ce repli, il faut essayer de l'entraîner par le lavage à l'aide d'une seringue et d'un peu d'eau tiède, ou le rechercher avec la spatule et l'amener au dehors.

5. C'est une chose remarquable que, tandis que la moindre parcelle de poussière qui vient se loger sur la face interne des paupières, surtout la supérieure, détermine un malaise intolérable, des corps étrangers volumineux peuvent se loger dans les replis plus lâches et plus profonds de la conjonctive et y séjourner des semaines sans provoquer de symptômes marqués. La conjonctive s'enflamme alors et peut donner naissance à des fongosités qui enveloppent complétement le corps étranger, le dérobent à la vue et induisent en erreur le praticien. Ne soupçonnant pas, en effet, la présence d'un corps étranger, il peut être amené à penser qu'il s'agit d'une hypertrophie ou d'un polype de la conjonctive.

Obs. 203. — Une jeune fille avait un fongus mou et rouge, aussi gros qu'une noisette, qui lui sortait de l'œil. Le mal existait depuis plusieurs semaines, et l'on en attribuait la cause à un brin de paille qui était venu frapper l'œil. Ce fongus prenait son origine à l'endroit où la conjonctive se réfléchit de la paupière inférieure sur le globe de l'œil. On l'excisa ; mais au bout de trois semaines, il avait repris son volume primitif. On l'enleva de nouveau, et l'on vit dans le repli de la conjonctive un morceau de paille d'un demi-pouce de long, dont on fit l'extraction. La guérison fut complète au bout de quelques jours (1).

Obs. 204. — Un homme vint consulter le docteur Monteath à l'occasion d'un état inflammatoire qui était survenu à l'un de ses yeux, à la suite d'une chute qu'il avait faite, cinq mois auparavant, au milieu des buissons, le long d'une montagne escarpée. Il s'était senti blessé à l'œil au moment de sa chute, et y avait toujours depuis lors ressenti de la douleur, malgré l'emploi d'un grand nombre de remèdes. En renversant la paupière supérieure, on apercevait très haut, dans l'angle de réflexion de la conjonctive, un état fongueux de cette membrane. L'exploration avec la sonde démontrait qu'il y avait là un corps étranger : on le saisit avec des pinces et on l'amena au dehors. Il se trouva que c'était une portion de pousse de buisson, longue de 3/4 de pouce, et presque aussi grosse qu'une plume de corbeau. Ce corps étranger avait séjourné cinq mois dans le repli supérieur de la conjonctive et y était parvenu sans blesser l'œil (2).

Obs. 205. — Un garçon de 10 ans, ayant passé une nuit sur un drap sur lequel on avait battu des épis de blé, s'éveilla le matin avec les paupières de l'œil gauche gonflées et douloureuses. Malgré l'emploi des topiques émollients, il se forma dans la paupière supérieure

(1) Traduction du Manuel de Weller par MONTEATH, vol. I, p. 9. Glascow, 1821.
(2) Ibid.

un abcès qui vint s'ouvrir au-dessous du sourcil vers la tempe et laissa une ouverture qu'on ne put fermer par aucun moyen. Avec le temps, la paupière commença à se renverser en dehors, sa muqueuse se gonflant et faisant hernie, et finalement le renversement devint énorme. Huit mois environ après le début de l'affection, l'excroissance fongueuse formée par la membrane interne de la paupière recouvrait une portion considérable de la moitié supérieure du globe de l'œil, et maintenait la paupière tellement renversée, que son bord libre, surtout vers la tempe, touchait presque le sourcil. Lorsqu'on comprimait la paupière, elle cédait facilement, et il paraissait qu'elle serait bien descendue jusqu'à recouvrir l'œil, sans l'interposition du fongus de la membrane interne. Ce fongus étant sec et induré, Scarpa le fit recouvrir pendant 24 heures d'un cataplasme de pain et de lait; il l'enleva d'un seul coup de ciseaux courbes, en ayant bien soin d'éviter le point lacrymal. Après l'extirpation, on découvrit dans le repli du fongus un morceau de paille d'un pouce de long environ et épais d'une demi ligne. La paupière, après l'enlèvement de cette portion superflue de sa membrane interne, put descendre et recouvrir l'œil convenablement. Aucun symptôme remarquable ne suivit l'opération, et dix jours après, l'enfant sortit de l'hôpital parfaitement guéri, et sans autre difformité qu'une légère élévation de la paupière, dans le point où l'abcès s'était ouvert (1).

Des œufs d'insectes sont quelquefois déposés entre les paupières et peuvent déterminer des accidents très graves, ainsi que le démontre très bien l'observation suivante rapportée par M. Cloquet (2) :

Obs. 206. — Un homme, âgé d'environ 50 ans, exerçant la double profession de chanteur des rues et de chiffonnier, s'endormit dans la campagne, étant dans un état d'ivresse complète. Des mouches de l'espèce *musca carnaria* vinrent déposer leurs œufs aux différents orifices naturels de son corps, entre les paupières, dans les narines, dans les oreilles, et sous le prépuce. Les œufs étant éclos, les larves en sortirent, dans le nez, les oreilles, les orbites, etc. Elles formèrent sous les téguments du crâne de larges cavités, percées d'ouvertures ulcérées, par où la pression les faisait sortir par milliers. Toutes les larves furent extraites dès le second jour de l'entrée à l'hôpital Saint-Louis. Les yeux furent totalement détruits, et lorsqu'on eut fait sortir les larves à travers les perforations qui existaient à la cornée, les cristallins s'échappèrent. Les téguments du sommet du crâne tombèrent en gangrène, et le malade mourut un mois après son entrée, dans un état complet de démence, s'imaginant toujours être poursuivi par des assassins. Les os de la voûte du crâne étaient en partie nécrosés, et la dure-mère et l'arachnoïde enflammées (3).

(1) Scarpa. Trattato delle principali malattie degli occhi, vol. I, p. 170. Pavia, 1816. [V. Obs. de corps étrangers de la conjonctive. Annales d'Oculistique, t. XXVIII, p. 124, t. XV, p. 152, t. XXXIII, p. 145.]

(2) Pathologie chirurgicale, par Jules Cloquet, p. 60. Paris, 1831. Pour d'autres cas de larves sous les paupières, voyez Bouilhet. Annales d'Oculistique, tome XV, p. 155. Bruxelles, 1846. [Obs. 207 et 208.]

[(3) Malgré l'autorité du nom de son auteur, cette observation ne peut être acceptée par nous sans contrôle, le fait qu'elle relate nous paraissant par trop invraisemblable. Nous avons vu plus de cinquante fois des asticots sur les plaies, nous avons suivi leur développement au microscope, et nous pouvons garantir que, même sur une charogne, leur développement n'est pas de beaucoup aussi rapide que le ferait supposer ladite observation. De plus, ces asticots n'ont aucun organe perforant ni tranchant, ils n'ont que de faibles crochets pour se maintenir, et des suçoirs. En effet, ils ne rongent pas les viandes, mais se bornent à sucer les liquides dans lesquels la putréfaction les transforme, et ne peuvent rien sur les parties solides. Si l'on veut s'en assurer, il suffit d'examiner un morceau de viande en putréfaction, et placé de façon que l'un des côtés soit toujours humide tandis que l'autre puisse se dessécher. Le côté humide sera couvert d'asticots, le côté sec n'en présentera pas la moindre trace. Dans le fait cité par M. Cloquet, la présence des larves était vraisemblablement la conséquence plutôt que la cause des altérations profondes observées. Les observations 207, 208 et 209 offrent des exemples de larves d'insectes ayant séjourné longtemps sur la conjonctive sans y déterminer de désordres graves. T. W.]

[Obs. 207. — *Ophthalmies occasionnées par des insectes existant sous les paupières* (1). Le 24 juin 1844, je fus consulté par une jeune femme de la campagne, qui se plaignait d'une vive inflammation de l'œil droit : cet organe était en effet très rouge, tuméfié et larmoyant. Ce désordre datait du 22 : le 23, elle avait consulté son chirurgien, qui avait pratiqué une saignée qui ne produisit aucun effet. Une seconde évacuation sanguine fut proposée, mais la malade ne voulut pas s'y soumettre, et vint me trouver. Sur la demande que je lui fis si aucun coup n'avait pu déterminer le mal, elle me dit que le 22, vers neuf heures du matin, étant occupée à couper du seigle, elle avait ressenti un coup assez léger, à la vérité, dans l'œil, et qu'aussitôt elle avait commencé à en souffrir. Je crus alors avoir affaire à un corps étranger, et je me mis en devoir de m'en assurer. Après avoir écarté les paupières, j'aperçus un point blanchâtre; je l'enlevai et le mis sur l'ongle pour le faire voir à la malade. En le lui faisant remarquer, quel fut mon étonnement de voir ce corps en mouvement. Je l'examinai avec attention, et je reconnus que c'était un petit ver. Me rappelant alors que certaines espèces de mouches déposaient leurs larves sur diverses parties des animaux, je pensai que ce petit insecte n'était peut-être pas le seul : je fis couler trois gouttes d'huile d'olive sur le globe de l'œil, et je pus bientôt retirer dix vers successivement. Ces petits animaux se mouvaient avec une vitesse incroyable; ils étaient ronds, assez allongés, et plus petits que ceux qui sont déposés par la grosse mouche sur les viandes : il y en avait dont la tête paraissait avoir un point noir; ceux-ci semblaient plus vigoureux que les autres.

Obs. 208. — Vers la fin du même mois de l'année 1845, une dame conduisit chez moi, son fils âgé de 10 à 11 ans, et qui se plaignait d'une vive démangeaison à l'œil depuis la veille. Cette démangeaison était survenue tout à coup après le contact d'une mouche, qui marqua à peine un temps d'arrêt sur l'organe : cette fois, le malade était sûr qu'un insecte l'avait touché. J'examinai attentivement, et je découvris de petits vers tout au fond de la paupière supérieure : j'employai le même procédé que la première fois, et je retirai six vers. Je crus avoir fini ; l'enfant s'en alla sans souffrir. Comme on parla de ce fait comme de quelque chose d'extraordinaire, un médecin eut l'occasion de voir l'enfant, et examinant son œil, il aperçut d'autres vers; il me le renvoya aussitôt, et j'enlevai encore deux vers. Depuis lors, l'enfant est bien guéri et n'a plus rien ressenti à l'œil.

Obs. 209. — Franscisca Zembrana de Juana Diaz (île de Puerto-Rico), âgée de 20 ans, était depuis quelques semaines atteinte d'une ophthalmie palpébrale ayant son siége principal au grand angle de l'œil droit, accompagnée d'écoulement purulent fétide et de démangeaisons insupportables. Fatiguée de montrer son œil à différents médecins du pays, elle se rendit à Ponce pour consulter M. Carron du Villards, qui, à première inspection, déclara qu'il s'agissait d'une larve de la mouche de la viande et qu'il en distinguait les crochets mandibulaires au rebord d'un trajet comme fistuleux. J'avoue que pour mon compte je ne voyais rien; mais M. Carron m'ayant indiqué deux points noirs, je les reconnus en effet. Il introduisit une pince à pupille artificielle dans l'ouverture et chargea immédiatement par la tête la larve qui fut extraite avec quelques efforts; elle était de beaucoup plus large que l'ouverture de la fosse où elle était nichée. L'animal fut extrait vivant, c'était une larve apode de neuf lignes de longueur, pourvue de treize anneaux recouverts de poils et d'un appendice respiratoire caudal à trois branches. Sa tête était armée de deux crochets mandibulaires très forts et noirs. Tous les symptômes d'ophthalmie disparurent immédiatement. Il est probable que pendant le sommeil, une mouche à viande avait pondu ses œufs au grand angle de l'œil et qu'un de ceux-ci, éclos, sa larve avait creusé sa niche pour y attendre son évolution (2). T. W.]

(1) Annales d'Oculistique, t. XV, p. 153. Obs. par A. Bouilhet.
(2) P. Tettamanzi. — Observation inédite 1856.

SECTION III.

DACRYOLITHES, OU CALCULS LACRYMAUX DANS LES REPLIS DE LA CONJONCTIVE.

On a rapporté plusieurs observations de dépôts calcaires provenant des larmes et ayant formé des concrétions dans les replis de la conjonctive. Le volume considérable de quelques-unes de ces concrétions et la fréquence avec laquelle elles se reproduisaient, ont fait concevoir des doutes sur la réalité de cette affection et donné à penser que les substances extraites avaient pu être introduites à dessein dans l'œil. Néanmoins, l'analyse chimique et des faits recueillis par des observateurs d'une exactitude reconnue, doivent faire cesser tout doute (1).

Obs. 210. — En 1811, un petit morceau de chaux se détacha du plafond d'un appartement et tomba dans l'œil gauche d'une jeune femme bien portante. Le professeur Walther enleva le corps étranger : l'œil ne paraissait avoir subi aucune lésion. En février 1813, la malade ressentit pour la première fois de violentes douleurs de dents aux mâchoires supérieure et inférieure. On pratiqua l'extraction de plusieurs molaires cariées qui paraissaient les plus douloureuses, mais sans amener de soulagement prolongé. Bientôt après, elle fut prise d'une constipation assez opiniâtre, accompagnée de coliques; des lavements, des fomentations l'en débarrassèrent. Vers la fin du mois de juillet de la même année, elle commença à accuser dans l'œil gauche une sensation de brûlure, de picotement qui augmentait quand elle faisait mouvoir les paupières, ou s'exposait aux rayons du soleil. En examinant soigneusement l'organe, on découvrit une concrétion blanchâtre, anguleuse, située entre le globe de l'œil et la paupière inférieure, vers l'angle externe de l'œil. Elle avait environ le volume d'un pois, et quand on l'eut extraite de l'œil, elle se réduisit facilement entre les doigts en une poudre grasse sablonneuse. Bien que la malade affirmât très positivement qu'aucun corps étranger ne lui était entré dans l'œil, Walther supposa que ce qu'il venait d'extraire était un morceau de chaux qui ne se trouvait là que depuis peu de temps. Il fut donc très surpris, lorsque, trois jours après, la malade vint le trouver de nouveau avec un calcul en tout semblable au premier et occupant exactement la même place. L'œil était cette fois fortement enflammé; la douleur ne restait pas bornée à cet organe, mais s'étendait dans la direction du nerf sus-orbitaire. La photophobie et le larmoiement étaient en proportion des autres symptômes. L'inflammation de l'œil avait débuté, la veille au soir, par un violent paroxysme fébrile, accompagné de frissons suivis de chaleur. Bien que ce nouveau calcul eût été facilement extrait, le lendemain matin, après une nuit pénible et sans sommeil, l'intensité de l'inflammation s'était beaucoup accrue, et l'on apercevait dans le pli inférieur de la conjonctive une autre concrétion blanchâtre, qui, le jour suivant, avait un volume égal à celui des deux autres. La paupière supérieure était enflammée, et les bords des deux paupières tuméfiés. L'inflammation fut assez intense pour exiger l'emploi de la saignée et des autres remèdes antiphlogistiques. Ils amenèrent quelque soulagement; mais quatre jours plus tard, l'aggravation des symptômes inflammatoires obligea à renouveler la saignée. Pendant ce temps, la formation des calculs continuait dans le même point de l'œil; bien plus, ceux-ci devinrent plus volumineux et se produisirent plus rapidement. On pratiqua l'extraction des calculs deux fois, puis trois fois par jour. Se fondant sur les bons effets qu'on retire de l'emploi de la potasse dans les affections calculeuses des reins, Walther prescrivit un drachme et demi de carbonate de potasse dans 4 onces d'eau de cannelle et une demi-once de sirop, à prendre une demi-cuillerée à soupe quatre fois par jour; la malade devait en même temps boire abondamment d'une infusion de *viola tricolor*. Après six jours de l'emploi de ces

[(1) Desmarres. Mémoire sur les dacryolithes et les rhinolithes. Ann. d'Ocul., t. VII, VIII, IX, 1842-43. — Op. cit. t. II, p. 202.]

remèdes, temps pendant lequel l'urine fut trouble et fétide, et laissa déposer un sédiment abondant, la disposition à la formation des calculs parut diminuer beaucoup d'activité. Pendant l'espace de 24 heures, il ne se forma qu'une petite concrétion ; puis il ne se produisit plus qu'une poudre blanchâtre qui ne se réunissait plus en masse et ne demandait à être enlevée que tous les deux jours. Mais à mesure que l'affection de l'œil gauche allait en décroissant, une maladie toute semblable se déclarait à droite, occupant exactement le même point de la conjonctive, c'est-à-dire la portion comprise entre le globe de l'œil et la paupière inférieure. Sa marche fut exactement celle qui avait été observée de l'autre côté ; c'est-à-dire que les calculs se formèrent d'abord lentement et en petit nombre, puis plus rapidement et en plus grand nombre ; l'inflammation fut d'abord modérée, puis devint plus intense et exigea l'emploi de plusieurs saignées. Néanmoins l'affection n'acquit jamais la même intensité qu'à gauche, et sa durée fut plus courte. Elle cessa graduellement comme elle s'était accrue, les concrétions devenant moins nombreuses, moins volumineuses, et cessant enfin tout à fait. La durée totale de l'affection fut de près de dix semaines. La poitrine de la malade parut souffrir un peu des nombreuses émissions sanguines et du changement de régime, peut être aussi de l'usage prolongé de la médication alcaline ; elle fut prise d'une toux fatigante, qui surtout le matin s'accompagnait d'une expectoration abondante : sa santé générale paraissait fort altérée. Walther lui prescrivit une infusion de lichen d'Islande et un régime plus généreux. En trois semaines elle se rétablit parfaitement. Quelques années après, elle fut néanmoins encore attaquée de la même maladie. Des concrétions ressemblant aux premières pour la couleur, les dimensions et les autres propriétés, se formèrent dans l'œil gauche ; elles se montrèrent d'abord entre la paupière inférieure et le globe de l'œil, puis entre celui-ci et la paupière supérieure. Quelques jours après les calculs se montrèrent aussi dans l'œil droit. Les yeux furent cette fois moins enflammés, et la maladie ne se prolongea pas autant que lors de la première attaque. Walther prescrivit immédiatement la solution de potasse. Le nombre des calculs qui se produisaient chaque jour diminua bientôt, et l'affection eut une durée plus courte. A l'analyse, on trouva que ces concrétions étaient composées de carbonate de chaux qui en formait la plus grande partie en poids ; de traces de phosphate de chaux et de lymphe coagulable ou d'albumine. Elles ressemblaient donc aux calculs salivaires et au tartre qui se dépose sur les dents (1).

SECTION IV.

LÉSIONS TRAUMATIQUES DE LA CONJONCTIVE.

§ I. — Lésions mécaniques.

1. Les plaies par incision de la conjonctive ne s'observent guère que conjointement avec celles de la sclérotique. J'en ai cependant vu plusieurs exemples : dans l'un d'eux, la plaie avait été faite par un morceau de verre tranchant. Elle se guérit rapidement, bien qu'elle restât béante à un point que je n'aurais pas imaginé.

2. J'ai vu nombre de fois de légères égratignures de l'épithélium de la cornée, faites par les ongles des doigts des enfants que l'on porte sur les bras, occasionner une douleur intense avec larmoiement. La personne ainsi blessée éprouve la même sensation que détermine une parcelle de sable derrière la paupière supérieure. Le malaise extrême qui en résulte est souvent soulagé d'une façon remar-

(1) Graefe und Walther's Journal der Chirurgie und Augenheilkunde, vol. I, p. 165. Berlin, 1820.

quable, en quelques minutes, par l'application de l'extrait de belladone sur les paupières et le sourcil. On applique par-dessus la belladone un linge humecté d'eau froide. L'épithélium se reproduit au bout de deux à trois jours, et l'œil se trouve parfaitement rétabli.

Les abrasions de la cornée, que les épis de blé font éprouver aux moissonneurs pendant la moisson, produisent des effets semblables, mais beaucoup plus sérieux. Mon expérience personnelle est tout à fait d'accord sur ce point avec celle du professeur Walther (1), qui établit que dans le seul district d'Isar en Bavière, 50 à 60 yeux sont détruits chaque année par des inflammations qui doivent leur origine à des lésions de cette façon produites pendant la moisson. Beaucoup des malades ainsi blessés en Écosse sont des femmes, et une grande partie des accidents graves qui s'ensuivent sont incontestablement dus à la négligence. Les tissus internes de l'œil s'enflamment, la cornée s'infiltre de pus et se rompt, ce qui donne lieu à la formation d'un staphylôme. Les symptômes ressemblent beaucoup à ceux de l'ophthalmie catarrho-rhumatismale. On doit recourir aux moyens les plus actifs pour sauver l'œil, employer à la fois les déplétifs, les mercuriaux et la belladone.

3. Un corps étranger, s'il est dur et anguleux, peut traverser la conjonctive scléroticale et être enfoncé profondément au-dessous d'elle par la force de projection qui l'a lancé dans l'œil, ou s'insinuer graduellement après coup au-dessous de cette membrane par la pression des paupières. On se voit quelquefois obligé, en pareil cas, de soulever avec les pinces à dents la portion de conjonctive sous laquelle se trouve le corps étranger, et à emporter le tout d'un coup de ciseaux. Si on ne le fait pas, la conjonctive se cicatrise par-dessus le corps étranger et l'irritation cesse. M. Wardrop (2) rapporte qu'il trouva une fois, dans un sac clos formé par le tissu cellulaire, et situé contre la sclérotique, un morceau de graine de houx; il avait séjourné là pendant 10 ans, jusqu'à la mort de la personne qui n'en éprouvait pas la moindre incommodité et n'en soupçonnait probablement pas la présence. Le même auteur (3) cite en l'empruntant au *Journal de Loder*, l'exemple suivant d'un corps étranger qui, après avoir perforé la conjonctive scléroticale, pénétra jusqu'au centre de la cornée :

Obs. 241. — Un prêtre vint demander assistance pour une tache noire située sur la cornée de l'œil droit, et qui gênait beaucoup la vision. Deux années auparavant, il avait ressenti une légère douleur dans cet œil, et en l'examinant il avait remarqué sur le blanc, au-dessous de la paupière supérieure, une tache noire; mais comme la vision ne s'était pas trouvée gênée et que la douleur avait disparu promptement, il n'avait plus pris garde à cet accident. Quelque temps après, il s'aperçut que le point noir avait changé de place et qu'il se montrait maintenant à l'union de la cornée avec la sclérotique. Cette tache continua de marcher très lentement, mais d'une manière continue; elle descendit au-devant de la cornée et

(1) Merkwürdige Heilung eines Eiterauges, p. 25. Landshut, 1810.
(2) Essays on the Morbid Anatomy of the Human Eye, vol. I, p. 70. London, 1819.
(3) Ibid.

finit par recouvrir une portion de la pupille. On voyait sur la cornée un petit point dur, proéminent, de la dimension d'une petite lentille, mais plus long que large, et tout à l'entour, sous forme de stries, de nombreux petits vaisseaux rouges. Le malade n'éprouvait pas de douleur. La dureté de la tache et les autres circonstances du fait firent penser au chirurgien qu'il y avait là un corps étranger adhérent à l'œil. Il pratiqua une incision sur la tache et à l'aide d'un verre grossissant aperçut un corps noir qu'il délogea, avec la pointe du couteau, de la petite cavité qu'il s'était creusée dans la cornée. Il se trouva que c'était une des élytres d'un escarbot.

Le changement de place des corps étrangers est dû vraisemblablement à la pression que les paupières exercent sur eux dans le clignotement.

4. Les dards de certains insectes restent quelquefois fixés sur la conjonctive ; il faut les enlever soigneusement à l'aide de pinces ou d'une aiguille à cataracte.

§ II. — Brûlures et autres lésions chimiques.

Fig. Wardrop, vol. I, pl. V, fig. 3.

1. La chaux, soit à l'état de chaux vive ou de chaux éteinte, soit à l'état de mortier, mélangée avec du sable, agit sur la conjonctive d'une façon très fâcheuse. Fréquemment aussi elle attaque violemment la substance propre de la cornée et détruit quelquefois complétement l'œil. Un des premiers effets que l'on observe après l'introduction de la chaux, sous l'un des états que nous venons de mentionner, c'est que la conjonctive palpébrale et scléroticale blanchit, se gonfle et s'exfolie : elle est en effet décomposée par l'action caustique de cette substance. L'épithélium de la cornée subit les mêmes changements. Cette décomposition de la conjonctive s'accomplit très rapidement, de sorte qu'on peut rarement enlever la chaux assez promptement pour la prévenir. Quand la conjonctive de la cornée ne s'est exfoliée que dans une petite étendue, on aperçoit à sa surface une dépression à bords irréguliers. Si la totalité de la portion cornéenne de la conjonctive s'est détachée, le tissu propre de la cornée se montre parfaitement uni et offre plus ou moins une teinte blanchâtre d'un bleu perlé. L'œil peut être détruit sans qu'aucune portion de la conjonctive se soit exfoliée.

Les effets définitifs de l'introduction de la chaux dans l'œil dépendent de son degré de causticité et de la longueur du temps pendant lequel elle reste en contact avec la conjonctive. Le mortier ordinaire qui tombe dans l'œil, et qu'on en fait sortir de suite, n'agit ordinairement que comme un irritant très intense; il provoque de la rougeur, de la douleur et de l'épiphora, auxquels succède un écoulement puro-muqueux fourni par la conjonctive. Mais j'ai vu ce mortier, même après avoir été promptement enlevé, déterminer le gonflement de la conjonctive; la cornée blanchissait et éclatait, et la vision se trouvait perdue. Dans un cas, la cornée s'amincit, se désorganisa progressivement, et n'éclata que trois semaines après l'accident. J'ai vu du mortier qu'on avait laissé séjourner pendant plusieurs jours dans les replis de la conjonctive, provoquer la gangrène de cette membrane, des nébulosités permanentes de la cornée et un symblépharon partiel. La chaux éteinte jetée dans les yeux agit encore d'une façon plus intense, et si on ne l'enlève pas rapidement, elle produit souvent l'opacité complète de la cornée, ou même sa fonte purulente, et le staphylôme.

Obs. 212. — On apporta au *Glasgow Eye Infirmary* un enfant de deux ans, qui, trois semaines auparavant, était tombé sur de la chaux vive qui lui avait pénétré dans les deux yeux. Immédiatement après l'accident, on s'était borné à appliquer un cataplasme, et l'on n'avait rien tenté pour enlever la chaux ou la neutraliser. A l'examen, je trouvai la cornée droite complétement opaque, petite et déformée. A gauche, il n'y avait plus de traces de cornée; l'œil était réduit à un très petit moignon aplati.

Obs. 213. — Robert Gray, âgé de 13 ans, ardoisier, entre le 3 septembre 1838 au *Glasgow Eye Infirmary*. — Le 28 du mois précédent, une grande quantité de mortier avait été jetée dans son œil gauche. A gauche, la peau des paupières et de la joue est enflammée, les paupières sont gonflées, l'œil ne s'ouvre qu'à moitié. La conjonctive oculaire et celle qui double la paupière supérieure offrent l'aspect blanchâtre d'une cicatrice; celle qui tapisse la paupière inférieure a plutôt conservé son aspect naturel. Des portions de conjonctive sont en train de se détacher sous forme d'eschares. Il y a encore beaucoup de mortier logé entre le globe de l'œil et la paupière supérieure, et adhérent à ces deux surfaces. La conjonctive de la cornée, surtout dans sa moitié supérieure, semble avoir été plongée dans l'eau bouillante. La vue de l'œil malade est très confuse; néanmoins elle permet encore de lire les grandes lettres d'une carte de l'infirmerie. Le premier jour après l'accident, le malade avait ressenti une vive douleur brûlante qui avait disparu après l'application d'un cataplasme. Actuellement, il ne souffre pas beaucoup. Il dit que son maître a enlevé une grande quantité de mortier immédiatement après l'accident. Lorsqu'on tient l'œil ouvert pendant quelques minutes, la cornée paraît complétement sèche, et offre l'aspect de l'épiderme lorsqu'on la regarde à la loupe. Dès qu'on ferme l'œil, elle est baignée par les larmes et prend un aspect moins opaque. On enlève soigneusement ce qui reste de mortier; on applique à la conjonctive la solution de nitrate d'argent, et huit sangsues aux paupières. — 4 septembre. Il a passé une bonne nuit. L'œil s'ouvre mieux. On prescrit une poudre purgative; une pommade au précipité rouge pour enduire les paupières le soir en se couchant; un collyre avec le vin de belladone, et un vésicatoire derrière l'oreille. — 5. La conjonctive a meilleur aspect. L'œil se meut plus librement. Une dose de sulfate de magnésie. — 6. La cornée est un peu plus claire. — 10. Trois sangsues à la paupière inférieure. — 12. La moitié inférieure de la cornée est beaucoup plus claire. — 19. Trois sangsues à l'angle interne de l'œil. Répétition du vésicatoire. — 22. On remplace la solution de nitrate d'argent par le vin d'opium dilué. — 29. Une portion considérable de la conjonctive cornéenne s'est détachée. Toute la cornée est plus opaque. La conjonctive est moins enflammée. — 7 octobre. La couche superficielle de la cornée manque évidemment. Il ne peut, avec l'œil gauche, distinguer un doigt d'avec un autre. — 28. Cornée gauche unie et plus transparente. — 4 novembre. L'amélioration continue; il existe vers l'angle interne une bride formée par la conjonctive et s'étendant de la circonférence de la cornée à la paupière supérieure. La cornée est encore très nébuleuse. L'aspect général de l'œil est meilleur. — 17 avril 1839. La cornée est beaucoup plus transparente, excepté vers son bord supérieur et interne, au voisinage du symblépharon. Il peut lire les petits caractères avec son œil gauche.

Sous quelque état que la chaux pénètre dans l'œil, on doit l'en extraire sur-le-champ. Pour cela, on ouvre l'œil, on renverse successivement l'une et l'autre paupières, et avec l'ongle du doigt, ou la petite spatule, on enlève chaque particule du corps étranger. L'adhérence à la conjonctive est quelquefois assez forte pour qu'il faille recourir à l'emploi d'une pince pour la détacher. Après qu'on a ainsi enlevé tout ce qu'on a pu, on fait passer à l'aide d'une seringue un courant continu d'eau froide entre l'œil et les paupières, afin d'entraîner jusqu'aux moindres particules de chaux.

On envoie alors le malade au lit; on peint le sourcil et les paupières avec l'extrait de belladone, et on les recouvre d'une compresse imbibée d'eau froide. La solution de nitrate d'argent (gr. IV à X par once d'eau distillée) est très bonne pour diminuer la conjonctivite puro-muqueuse qui survient; les symptômes inflammatoires plus graves doivent être combattus par la saignée, le calomel et l'opium, et les révulsifs. On doit éviter soigneusement l'usage de la solution d'acétate de plomb, car le plomb se précipite sur les parties excoriées et forme des écailles opaques qu'on ne peut que rarement faire disparaître.

Si l'inflammation consécutive est modérée, l'épithélium de la cornée, dans les cas où il s'exfolie, se régénère lentement, et la vision peut se rétablir complétement. Si la chaux a agi plus profondément, ou si l'inflammation a été intense, la cornée peut ne reprendre jamais sa transparence (1), bien qu'elle ait conservé sa forme.

[M. Gosselin (2) a traité avec de grands développements la question de savoir quel est le mode d'action de la chaux éteinte sur l'œil et la nature des lésions qu'elle amène. Il commence par donner l'observation suivante :

Obs. 214. — Jules Labasse, 21 ans, maçon, reçoit dans l'œil, le 6 juin 1855, une certaine quantité de chaux préparée depuis plusieurs jours pour servir au badigeonnage, et dans laquelle plusieurs ouvriers avaient pu plonger la main sans en ressentir ni chaleur ni cuisson. Il n'en éprouve pas une très vive douleur, ni même un sentiment de brûlure, mais la gêne que cause le corps étranger. Douze minutes après l'accident, M. Gosselin constate que la cornée est complétement blanche et qu'une grande quantité de bouillie calcaire se trouve derrière la paupière; il la retire avec une pince à disséquer et un courant d'eau. La vision est abolie, il est impossible de voir l'iris et la pupille, et cependant le malade souffre à peine. Douche oculaire répétée toutes les heures.—Le lendemain, le malade est bien, il a dormi toute la nuit sans souffrir. Il y a seulement un boursouflement œdémateux de la conjonctive oculaire, et la cornée continue à être blanche. Saignée du bras; douche oculaire toutes les deux ou trois heures; collyre d'eau distillée très sucrée à instiller quelques gouttes toutes les deux heures.—Le 11, l'opacité a diminué, la cornée est moins blanche. — Le 20, on commence à voir la pupille et l'iris; il y a peu de douleur, pas de suppuration; il y a un chémosis œdémateux et ecchymotique. Purgation; collyre sucré; cessation des douches. — Le 24, le chémosis a diminué, le malade commence à reconnaître divers objets, mais la conjonctive est un peu plus rouge. 12 sangsues derrière l'oreille gauche.—Le 2 juillet, il y a toujours absence de suppuration et très peu de douleurs; la cornée s'éclaircit chaque jour davantage. Le malade ne peut ouvrir l'œil quand il est couché, tandis qu'il l'ouvre quand il est assis. Collyre sucré; purgation. —

(1) JACOB. Dublin Journal of Medical Science, vol. IX, p. 75. Dublin, 1836. WARDROP, Op. cit., vol. I, p. 160.

(2) Archives générales de médecine, 1855, vol. II, p. 513.]

Le 23, peu de changement. 13 sangsues au-devant de l'oreille. — Le 30, l'œil s'ouvre de mieux en mieux; la conjonctive est moins rouge, mais elle est épaissie et vascularisée tout autour de la cornée, notamment à son bord externe sur lequel elle se prolonge même un peu. Deux brides, l'une supérieure, l'autre inférieure, se sont formées. — Le 4 août, le malade sort; il reste très peu de rougeur à la conjonctive, mais celle-ci se continue sur la partie externe de la cornée. L'œil n'est pas tout à fait aussi ouvert que l'autre. La cornée est légèrement trouble par places, mais cependant on aperçoit bien l'iris et la pupille. Tous les objets sont reconnus avec l'œil malade. Exeat.

L'auteur conclut de cette observation et des expériences qu'il a ensuite établies, que l'opacité de la cornée, dans ces circonstances, n'est point due à un épanchement plastique sécrété à la surface ou dans l'épaisseur de cette membrane, ni à la coagulation de la matière albuminoïde de la cornée par le contact d'un corps chaud ou d'un agent chimique, mais bien à l'infiltration des molécules de chaux dans les mailles de la cornée et à la combinaison de ces corps étrangers avec son tissu, phénomènes dont la perméabilité de la cornée et sa propriété endosmotique rendent suffisamment raison.

M. Gosselin a reconnu de plus que le meilleur moyen de dissoudre la chaux sans augmenter la phlegmasie est l'instillation fréquente dans l'œil, d'une eau distillée fortement saturée de sucre. T. W.]

2. Les particules de potasse, de nitrate d'argent ou de tout autre caustique solide doivent être immédiatement extraites de l'œil avec les pinces, ou tout autre instrument qu'on aura sous la main. Le mélange des larmes avec ces substances accroît leurs effets destructeurs.

J'ai une fois vu une inflammation considérable de la conjonctive, accompagnée de la formation d'une eschare étendue du repli inférieur de cette membrane, à la suite d'une application de précipité rouge en poudre, faite par une personne ignorante et présomptueuse, dans un cas d'ophthalmie légère. La conjonctive mortifiée se détacha par plaques blanches, dures, et laissa une surface dénudée. Avec des soins, on empêcha la formation d'un symblépharon.

3. Les liquides chauds ou caustiques, comme l'eau bouillante, le suif fondu, l'acide sulfurique, etc., déterminent la vésication de la conjonctive et provoquent une inflammation d'un caractère extrêmement dangereux (1). Lorsqu'on a jeté de l'acide sulfurique dans les yeux, méchanceté infernale dont j'ai vu plusieurs exemples, la conjonctive paraît mortifiée; elle est blanche, ramollie et gonflée. Elle s'exfolie ensuite, tandis que la cornée se désorganise promptement par suppuration, ulcération ou gangrène; le globe de l'œil et la surface interne des paupières offrent des places dénudées, disposées à s'unir et à clore l'œil par l'établissement d'un symblépharon incurable et presque total. Dans d'autres cas, le symblépharon n'est que partiel. Le remède à employer, au moment de l'accident, consiste à faire passer

(1) Voyez sur l'opacité de la cornée produite par l'acide sulfurique, THOMSON. Lancet, oct. 31, 1840, p. 209.

sur l'œil un jet d'eau tiède, ou d'une solution de 4 grains de sous-carbonate de potasse par once d'eau. L'inflammation qui succède doit être combattue par les saignées générales et locales, le calomel et l'opium à l'intérieur, la belladone à l'extérieur. On cherche à prévenir l'ankyloblépharon et le symblépharon en ouvrant de temps en temps les paupières et en les enduisant avec la pommade de tutie. Un effet de la brûlure de la conjonctive, que j'ai observé plusieurs fois, c'est un état ecchymotique de la cornée, survenant près de l'endroit où la conjonctive a été brûlée, du sang s'épanchant dans la substance propre de la cornée. Cet aspect disparaît très lentement.

4. Le vinaigre, les liqueurs spiritueuses ou les autres fluides irritants, jetés dans les yeux, déterminent une inflammation intense de la conjonctive. J'ai vu l'introduction du *whisky* donner naissance à une inflammation de la conjonctive, de la sclérotique et de la cornée, fort difficile à arrêter; j'ai vu la même chose survenir à la suite d'une misérable plaisanterie, consistant à mettre du tabac en poudre dans l'œil d'une personne endormie.

5. Le docteur Von Ammon (1) rapporte le cas d'un homme qui, étant occupé à enduire le sommet de la porte de sa maison avec de la poix fondue, eut le malheur de se laisser tomber une goutte de cette substance juste sur la cornée, où elle adhéra si fort qu'aucun des chirurgiens appelés ne put la détacher, soit à l'aide des instruments, soit au moyen des collyres. On conseilla au malade de faire pénétrer de l'huile d'olive dans l'œil et de le recouvrir avec une compresse trempée dans ce fluide : ce moyen amena promptement la dissolution de la poix, qui sortit de l'œil sans y avoir déterminé aucune lésion apparente.

6. Lorsque la cornée a été touchée par un fragment de bois enflammé, ou un morceau de fer chaud, ou une goutte de fer ou de plomb en fusion, son épithélium blanchit, se coagule comme une couche d'albumine, se soulève par vésication et se détache. Dans certains cas, les effets produits sont légers; dans d'autres, ils sont intenses. On applique l'extrait de belladone pour adoucir la douleur, et l'on fait des lotions avec l'eau froide. Le lendemain, l'œil paraît tout à fait bien, l'épithélium s'étant déjà régénéré. D'autres fois, la réparation s'effectue plus lentement. Si la brûlure a pénétré jusqu'à la lame élastique antérieure de la cornée, les suites sont beaucoup plus graves, il survient une ulcération de longue durée. Les suites sont généralement très graves chez les enfants; la cornée suppure, se rompt, et l'œil reste staphylomateux. La conjonctive oculaire et palpébrale est quelquefois gravement endommagée par les brûlures, comme lorsque du fer en fusion est projeté dans l'œil. La formation d'eschares et le symblépharon succèdent fréquemment à ces lésions.

(1) Zeitschrift für die Ophthalmologie, vol. II, p. 155. Dresden, 1832.

[Nous verrons dans l'observation suivante la projection dans l'œil d'une goutte de métal en fusion, ne déterminer sur la conjonctive qu'une lésion bien peu en rapport avec la cause traumatique (1) :

Obs. 215. — V. Dallemagne, apprenti bijoutier, 12 ans, ayant voulu couler dans un moule humide de la soudure (alliage d'argent et de cuivre), la vaporisation subite de l'eau détermina un jet violent de la soudure fondue qui atteignit la figure, et dont une goutte vint se fixer dans l'œil gauche. L'accident datait de huit jours quand le malade vint me trouver ; je me hâtai d'extraire le corps étranger. A l'aide d'une pince, je retirai de l'œil une petite lamelle métallique de forme ovalaire, à bords frangés et irréguliers, déprimée à son centre et présentant une légère élevure à toute sa circonférence; elle offrait enfin l'aspect d'une goutte de plomb fondu tombée sur le sol et solidifiée par le refroidissement. Le lendemain le malade était guéri. Le métal en fusion s'était aplati entre les paupières et le globe de l'œil baigné sans doute en ce moment par une grande quantité de larmes; l'abondance du liquide avait vraisemblablement empêché la brûlure de l'œil et permis au métal de se mouler en se refroidissant, et sans léser les tissus avec lesquels il se trouvait en contact. T. W.]

7. Lorsque de la poudre fait explosion en face des yeux, ses grains viennent se fixer dans la conjonctive et la cornée; il faut les extraire soigneusement avec la petite spatule ou la pointe d'une aiguille à cataracte, sans quoi la cicatrice s'établit par-dessus ces grains, qui laissent alors des traces ineffaçables troublant la transparence de la cornée.

8. D'autres substances laissent quelquefois des traces indélébiles sur la conjonctive scléroticale, à moins qu'on ne les enlève en ayant soin d'emporter avec eux la portion de membrane qu'ils ont lésée. J'ai vu une lésion, occasionnée par un morceau de charbon, laisser une tache noire permanente; et le docteur Jacob (2) dit avoir observé plusieurs fois la même chose à la suite de coups portés avec un bâton dont l'extrémité était charbonnée.

9. La conjonctive reste quelquefois marquée d'une façon indélébile (3) consécutivement à l'emploi irrationnel de la solution de nitrate d'argent; remède dont abusent beaucoup les praticiens à demi instruits, qui, incapables de distinguer les cas dans lesquels il convient, ou trop peu soigneux pour l'appliquer eux-mêmes et en surveiller les effets, le donnent à leurs malades, en leur recommandant de s'en servir tous les jours, jusqu'à la guérison d'une inflammation de l'œil, ou la disparition de quelque opacité de la cornée. Au bout de quelques semaines, la conjonctive revêt une légère teinte d'ocre. Si la solution est forte et qu'on en ait fait usage pendant des mois, la teinte est plus foncée, elle n'occupe plus seulement la conjonctive oculaire, mais s'étend à celle de la paupière inférieure; elle est olive sale, ou même noire, et détermine une difformité permanente et très apparente. On a recommandé, pour faire disparaître cette coloration de la conjonctive, une solution

[(1) Annales d'Oculistique, t. VIII, p. 93. Jules Ansiaux.]
(2) Dublin Hospital Reports, vol. V, p. 371. Dublin, 1830.
(3) Ibid., p. 365. Solomon. Medical Times, October 4, 1851, p. 350.

d'iodure de potassium ou d'hyposulfate de soude à la dose de 1 partie sur 10 parties d'eau. Le nitrate se décompose quelquefois de façon que son oxyde se précipite et s'incorpore dans une cicatrice de la cornée, où il produit une tache noire ; mais cela est rare.

10. Si l'on applique sur un point quelconque de la conjonctive excoriée ou ulcérée une solution d'acétate de plomb, ce sel se décompose ; il se forme un précipité blanc qui adhère à la conjonctive avec ténacité, et qui, lorsque la membrane se guérit, reste incorporé dans la cicatrice. Si cela arrive à la surface de la cornée, la vision peut s'en trouver fort gênée. L'aspect produit par ce dépôt de plomb à la surface de la conjonctive, est bien reconnaissable ; l'opacité crayeuse et mate qu'elle détermine se distingue aisément de l'opacité plus dense qui résulte de la cicatrisation d'un ulcère.

Obs. 216. — Du *whisky* lancé dans l'œil d'un maître d'école détermina l'ulcération de la cornée. On y appliqua une solution de sucre de plomb, et il s'ensuivit une cicatrice opaque, de forme triangulaire, et composée de trois lamelles offrant des degrés différents d'opacité. La partie centrale, où l'ulcère avait été le plus profond, était crayeuse, la couche sous-jacente moins blanche, et la suivante qui était la plus étendue encore moins ; le tout ressemblait à la surface de section d'une agathe.

[*Obs.* 217. — Un pharmacien de province se livrait, dans son laboratoire, à des manipulations chimiques, quand il reçut dans l'œil une forte quantité d'acide sulfurique étendu d'eau. Un médecin appelé s'empara d'un flacon d'eau de saturne et en versa en grande abondance dans un verre, en y ajoutant une très petite quantité d'eau ; puis le malade baigna longtemps dans ce mélange l'œil lésé. La cornée fortement érodée permettait encore, avant l'emploi de ce remède, de distinguer les objets d'un grand volume ; cette faculté fut anéantie et le miroir devint le siége d'une opacité étendue, résultant d'incrustations de sous-carbonate de plomb. — M. Deval (1) se rappelant un fait où l'usage de la pommade à l'oxyde rouge de mercure lui avait réussi dans une circonstance analogue, prescrivit : Ox. rouge de merc. 10 centig., axonge 4 grammes ; laud. liq. Syd. 10 gouttes (2). T. W.].

Une solution de 10 grains de nitrate d'argent par once d'eau distillée, appliquée chaque jour sur ces sortes de dépôt de plomb, les fait quelquefois complétement disparaître dans les points où l'ulcère n'a pas été profond.

J'ai réussi dans un cas à enlever en une écaille le plomb qui avait été déposé sur la cornée ; mais il est ordinairement tellement incorporé avec la cicatrice, qu'on ne peut le détacher.

[(1) Annales d'Oculistique, t. 34, p. 181.]

(2) On aurait tort néanmoins de s'exagérer l'importance de cette incrustation saturnine. En Belgique, où l'acétate neutre de plomb en poudre est journellement appliqué, et avec un très grand succès, sur les granulations conjonctivales qu'elles font quelquefois promptement résorber, cette incrustation se présente rarement, et lorsqu'elle se manifeste, elle inquiète peu le praticien. Cela est si vrai que M. Buys, l'inventeur de ce mode de traitement, ne trouve pas, dans l'existence d'ulcérations cornéennes, de contre-indication à son emploi. Bien plus, nous l'avons vu et nous le voyons tous les jours appliquer la poudre de sel plombique sur la surface même des ulcères de la cornée, afin d'en hâter la guérison. Si des taches d'incrustation se manifestent, elles ne tiennent pas longtemps, et l'on en accélère beaucoup la disparition par les instillations d'un collyre formé d'acide acétique étendu d'eau. T. W.]

L'inflammation qui succède aux lésions diverses que nous venons d'examiner dans cette section, ne varie pas seulement sous le rapport de l'intensité, elle est de plus très loin d'offrir toujours un caractère uniforme. Lorsqu'elle reste bornée à la conjonctive, elle est tantôt puro-muqueuse, tantôt éruptive. Néanmoins, elle attaque fréquemment les tissus propres du globe de l'œil, tels que la cornée, la sclérotique ou l'iris. Le repos et le régime antiphlogistique doivent naturellement être prescrits dans toutes les blessures de l'œil. Les topiques à mettre en usage seront indiqués par les symptômes spéciaux qui seront survenus; les moyens internes eux-mêmes ne doivent point avoir ce caractère d'uniformité qu'on apporte d'ordinaire dans le traitement de l'inflammation, lorsqu'elle se développe sur d'autres parties du corps moins compliquées. Nous expliquerons plus complétement ce point de doctrine au chapitre intitulé : *Ophthalmies traumatiques*.

Dans presque toutes les lésions dont nous venons de parler, on doit appliquer à l'extérieur l'extrait de belladone, non pas tant pour dilater la pupille, qu'afin d'exercer une action calmante sur les branches du nerf de la cinquième paire, action qu'il possède à un degré très marqué.

Avant de quitter ce sujet, il est bon d'indiquer qu'on voit assez fréquemment les effets immédiats de la plupart des lésions dont nous venons de parler, se guérir, puis être suivies, au bout d'un intervalle de quelques semaines, d'inflammations internes très graves de l'œil et occupant la cornée, l'iris et même la rétine (1).

SECTION V.

ECCHYMOSE SOUS-CONJONCTIVALE.

Fig. Dalrymple, pl. VII, fig. 1.

L'extravasation du sang dans le tissu cellulaire sous-conjonctival s'opère à la suite de causes diverses, telles que des coups sur l'œil et les paupières, des coups de feu ou d'autres blessures à la tête ou à la face, des quintes de toux, des accès d'épilepsie, etc. J'ai vu un coup léger sur le front amener une ecchymose au-dessous de la conjonctive dans les deux yeux. Dans certains cas, on ne trouve aucune cause qui puisse expliquer pourquoi les capillaires se sont déchirés ; car certaines personnes trouvent quelquefois le matin, en s'éveillant, leur conjonctive d'une couleur rouge foncée, sans qu'elles éprouvent la moindre douleur, et sans qu'elles se rappellent rien qui ait pu produire ce résultat. Les vaisseaux qui se sont rompus continuent quelquefois à laisser échapper du sang au-dessous de la conjonctive pendant plusieurs jours

[(1) Voir sur les brûlures de l'œil : Annales d'Oculistique, t. IV, p. 88, t. X, p. 254, t. XIV, p. 135.]

ou plusieurs semaines, de sorte que tout le tissu cellulaire sous-conjonctival est injecté et que la conjonctive se trouve soulevée par un sang noir et coagulé. On voit quelquefois, en pareille circonstance, l'iris revêtir une teinte verdâtre. L'ecchymose sous-conjonctivale a quelquefois été observée dans le choléra asiatique. Elle survient dans le purpura et le scorbut ; on voit même quelquefois dans ces affections survenir des hémorrhagies de la conjonctive.

Dans les cas ordinaires, le sang extravasé se résorbe graduellement ; la conjonctive devient jaune d'abord, puis reprend son aspect normal. Un collyre légèrement astringent constitue tout le traitement à employer.

SECTION VI.

EMPHYSÈME SOUS-CONJONCTIVAL.

Nous avons déjà expliqué (p. 244), comment, dans les cas de fracture des parois des cavités nasales, les paupières sont sujettes à devenir emphysémateuses, par suite du passage de l'air qui de la narine se porte à travers les os fracturés dans leur tissu cellulaire. A la suite de lésions semblables s'étendant du nez à l'orbite, on voit quelquefois le tissu cellulaire qui unit la conjonctive aux parties environnantes, se laisser distendre par l'air.

Si le gonflement produit par l'air épanché est porté au point d'occasionner de la douleur ou d'empêcher les mouvements de l'œil ou des paupières, on ponctionnera de temps en temps la conjonctive jusqu'à la consolidation présumée de la fracture, afin de permettre à l'air de s'échapper. Le malade doit éviter de se moucher fortement, car cet acte est sujet à provoquer cet emphysème, ainsi que celui des paupières.

SECTION VII.

PHLEGMON SOUS-CONJONCTIVAL.

Fig. Sichel, pl. V, fig. 4, 5 et 6.

Le tissu cellulaire sous-conjonctival devient quelquefois le siége d'une inflammation phlegmoneuse. La portion de la conjonctive affectée est très épaissie, injectée de vaisseaux rouges, et présente, au bout de quelques jours, une saillie du volume de la moitié d'un pois, et qui va rarement jusqu'à la suppuration. Cette affection se distingue facilement de toutes les ophthalmies.

J'ai vu, dans un cas, des accidents semblables à ceux du phlegmon conjonctival précéder une attaque d'iritis syphilitique. Dans un autre, j'ai vu la conjonctive s'épaissir et s'enflammer de la même façon, en même temps qu'il existait une éruption syphilitique; j'ai vu plusieurs fois les mêmes symptômes se développer au-devant de portions amincies de la sclérotique, dans lesquelles la choroïde faisait saillie. Dans tous ces cas, les symptômes cédèrent à l'action du mercure. On aurait pu facilement les confondre avec le phlegmon; mais on les distinguerait facilement d'avec les chancres syphilitiques de la conjonctive.

On devrait croire que les lésions traumatiques légères sont les causes les plus probables du phlegmon sous-conjonctival; mais ici comme dans la plupart des autres régions du corps, cette affection survient le plus souvent sans cause évidente.

Il est rare qu'il faille tirer du sang dans cette maladie. On purgera le malade, on lui fera appliquer des fomentations chaudes sur l'œil, et si de la suppuration se forme, on lui donnera issue avec la lancette.

SECTION VIII.

OEDÈME SOUS-CONJONCTIVAL.

L'œdème sous-conjonctival s'observe quelquefois sous l'aspect de petites tumeurs, surtout au côté temporal du globe de l'œil; il donne la sensation de la présence d'un corps étranger dans l'œil : ce symptôme rend cet état très fatigant pour le malade. Ces petites tumeurs œdémateuses disparaissent ordinairement sous l'action des stimulants, tels qu'une solution de nitrate d'argent ou le vin d'opium. Si ce traitement ne réussit pas, on retranche d'un coup de ciseaux la petite tumeur œdémateuse. La plaie se guérit en quelques jours, et la maladie n'est point sujette à récidiver. Quelquefois le petit pli œdémateux dégénère en une substance dure et comme cartilagineuse; ce qui en rend l'ablation encore plus nécessaire.

Chez les vieillards d'une constitution relâchée, l'œdème de la conjonctive est quelquefois beaucoup plus étendu. Je l'ai vu survenir chez une femme âgée, à la suite d'un excès de punch au rhum, et durer plusieurs mois. Je l'ai souvent observé accompagné d'une saillie anormale des globes oculaires, comme s'ils avaient été poussés en avant par un gonflement du tissu cellulaire de l'orbite, ou par un épanchement dans la capsule oculaire. J'ai vu aussi l'œdème sous-conjonctival accompagner l'hémicrânie et la névralgie circum-orbitraire.

Dans ces derniers cas, les malades se sont bien trouvés de la saignée, du calomel avec l'opium, et de la salsepareille. Des sangsues autour des yeux, des purgatifs mercuriels, la pommade au précipité rouge appliquée sur l'œil, et un genre de vie tempéré, ont été utiles dans quelques-uns des autres cas.

Dans la plupart des ophthalmies, la conjonctive est affectée d'un œdème inflammatoire ; mais c'est surtout dans l'ophthalmie phlébitique que ce symptôme est prononcé. Dans les cas de cette espèce, la membrane est en quelques heures fortement distendue par l'épanchement d'un liquide d'apparence séro-gélatineuse. Ce symptôme s'accompagne d'une douleur intense de l'œil et de la prompte extinction de la vision, ainsi que je l'expliquerai plus au long par la suite.

[SECTION IX.

RELACHEMENT DE LA CONJONCTIVE.

M. Middlemore a décrit sous ce nom une affection constituée par un relâchement morbide des moyens d'union de la conjonctive avec la sclérotique, dans laquelle la première de ces deux membranes se meut si librement sur l'autre, qu'elle forme des plis visibles pendant les mouvements ordinaires de l'œil, surtout à la circonférence de la cornée. Cet état peut être si léger qu'on l'aperçoit à peine, ou poussé au point de déterminer une difformité choquante, de gêner même les mouvements de l'œil, et, ce qui est encore plus grave, d'exposer cet organe à contracter des inflammations sous l'influence des moindres causes. Il se montre rarement chez les jeunes sujets, si ce n'est chez ceux qui ont été atteints d'affections inflammatoires des tuniques externes de l'œil ; l'œdème et le chémosis qui surviennent parfois en pareil cas sont des causes qui, en amenant la distension du tissu sous-conjonctival, provoquent le relâchement de la conjonctive.

Traitement. — Il doit être général et local. Le traitement général chez les personnes âgées ou chez celles d'une constitution affaiblie, consiste dans l'administration des toniques et des stimulants ; et le traitement local, dans l'application des astringents et des excitants. Suivant M. Middlemore, l'affection peut être poussée au point de nécessiter l'intervention de la chirurgie. On peut être obligé d'enlever avec les ciseaux courbes sur le plat les portions surabondantes de la membrane ; la direction à donner à l'incision serait indiquée par l'étendue de la portion de muqueuse à enlever. T. W.]

[(1) MIDDLEMORE, Treatise on the Diseases of the Eye, etc., t. I, p. 421-22. London, 1835.]

SECTION X.

PTÉRYGION.

Πτερύγιον, de πτερὸν, aile. *Syn.* — Unguis, *Celsus.* Web *des anciens chirurgiens anglais.* Onglet, *Fr.* Das Flügelfell, *Ger.*

Fig. Wardrop, pl. III, fig. 2 et 3. Beer, vol. II, pl. IV, fig. 4 et 5. Von Ammon, Thl. 1, tab. 1, fig. 12, 13 et 14. Dalrymple, pl. III, fig. 2. [Sichel, pl. XXVI, fig. 1, 2, 3, 4.]

On donne le nom de *ptérygion* à une maladie qui consiste principalement dans l'épaississement d'une portion de la conjonctive oculaire qui devient saillante; cette portion revêt la forme d'un triangle ayant sa base tournée ordinairement vers la caroncule lacrymale, et son sommet, qui est blanc et opaque, vers la circonférence de la cornée, jusqu'au centre de laquelle on le voit quelquefois s'avancer. Dans certains cas, la base du ptérygion est dirigée vers l'angle temporal; dans certains autres, enfin, il existe un ptérygion de chaque côté de l'œil.

Bien que le ptérygion n'affecte le plus souvent que la conjonctive, on aperçoit, dans certains cas, qu'une partie du mal est évidemment située au-dessous de cette membrane. Cette portion profondément située a un aspect brillant, tendineux, surtout vers le sommet du triangle; elle appartient probablement à la tunique tendineuse.

La fig. 48 représente la forme que revêt généralement le ptérygion. Quelquefois néanmoins les bords supérieur et inférieur de la portion de conjonctive épaissie ne sont pas droits, mais décrivent une courbe dont la concavité regarde du côté des sinus de la conjonctive; et, bien que le sommet du ptérygion soit ordinairement étroit, la portion qui s'avance sur la cornée est parfois assez large.

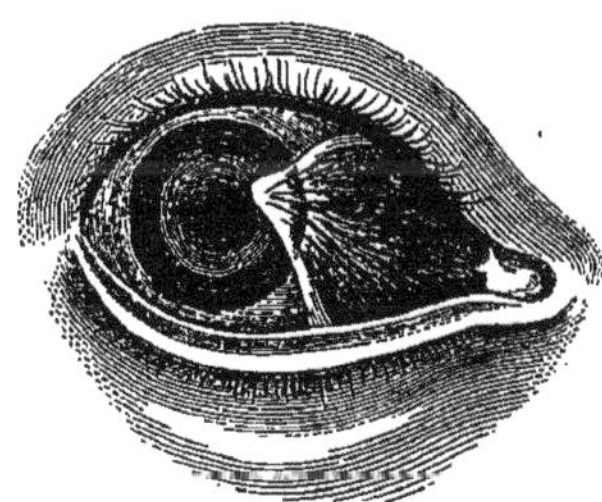

Fig. 48.

Une variété de ptérygion est demi-transparente, et parsemée de petits vaisseaux sanguins formant une mince couche. C'est le *pterygium tenue.* Une autre variété offre, pour la dimension et l'arrangement des vaisseaux, presque tout à fait l'aspect d'un muscle mince. C'est le *pterygium crassum* (1). A quelque variété qu'il appartienne, le ptérygion peut être saisi facilement avec une pince, sans que le malade accuse de douleur, et soulevé, non-seulement de dessus la sclérotique, mais même de dessus la cornée. Cela

[(1) Cunier et M. Pétrequin, et avec eux M. Desmarres, en admettent 4 variétés: 1° le *celluleux*, dans lequel le tissu cellulaire sous-conjonctival est plus ou mois épaissi; 2° le *vasculaire*, qui se distingue par le développement des vaisseaux de la base au sommet du ptérygion; 3° le *charnu*, qui présente une vascularisation encore plus prononcée et une consistance sarcomateuse; 4° le *graisseux*, qui n'apparait qu'après une longue existence du ptérygion charnu, et qui n'en est qu'une transformation. T. W.]

se fait plus aisément lorsque le malade dirige l'œil vers le côté où le ptérygion prend naissance. Le ptérygion acquiert quelquefois une grande épaisseur, il devient charnu, sa surface est rugueuse, et il ressemble un peu à une tumeur carcinomateuse. Si cette espèce de ptérygion se développe, comme je l'ai vu, à l'angle nasal de chaque œil, cela écarte toute idée de malignité. Cet aspect que prend le ptérygion est le résultat de l'ophthalmie catarrhale chronique survenant chez un individu atteint de ptérygion ordinaire, et dont la maladie a été complétement négligée ou mal traitée.

Le ptérygion parcourt quelquefois presque toutes ses périodes non-seulement sans occasionner de douleur, mais même sans provoquer le moindre sentiment de gène dans l'œil ; de sorte que le malade peut ne s'apercevoir de son affection que lorsqu'une autre personne l'en avertit, ou lorsqu'il vient à regarder ses yeux dans un miroir, ou bien enfin lorsque l'affection, s'avançant jusque sur un point de la cornée qui correspond à la pupille, la vision s'en trouve gênée.

Le grand nombre de ptérygions qui ont leur base tournée vers l'angle nasal de l'œil, comparé au petit nombre de ceux qui se développent sur un autre point quelconque de sa circonférence, nous amène tout naturellement à penser que cette affection consiste dans une élongation du repli semi-lunaire de la conjonctive et qu'elle tire son origine de la caroncule lacrymale; de plus, quand on examine avec soin un ptérygion développé au côté nasal de l'œil, on reconnait que la membane semi-lunaire est évidemment comprise dans la maladie. Mais l'on voit quelquefois le ptérygion se développer au côté temporal de l'œil, à sa partie supérieure, ou à sa partie inférieure, ce qui suffit pour démontrer que cette affection n'est pas toujours constituée par une prolongation de la membrane semi-lunaire.

Beer n'a rencontré que deux fois un ptérygion de chaque côté de l'œil. Dans ces deux cas, les ptérygions se rencontraient au centre de la cornée, et les malades se trouvaient presque complétement privés de la vue. Dans un autre cas, Beer a vu trois ptérygions sur le même œil. M. Wardrop a observé un malade qui avait deux ptérygions sur chacun de ses yeux.

Schmidt (1) a décrit et figuré un ptérygion extraordinaire qui présentait dans sa structure une telle ressemblance avec un muscle, qu'on aurait pu croire qu'il s'agissait d'un vice de situation du muscle droit supérieur de l'œil. Il prenait son origine derrière la paupière supérieure, contournait la partie supérieure du globe de l'œil, et venait gagner la circonférence de la cornée, offrant tout à fait l'aspect d'une couche de fibres musculaires. Vers la circonférence de la cornée, il s'épaississait, devenait presque tendineux, et en face de la pupille,

(1) Ophthalmologische Bibliothek von Himly und Schmidt, vol. II, p. 57. Jena, 1805.

entrecroisait ses fibres avec celles de la cornée, exactement comme les muscles droits font des leurs avec la sclérotique. Ce ptérygion fut opéré avec succès (1).

M. Travers (2) a présenté deux cas de ptérygion qui tous deux siégeaient à la partie supérieure de l'œil. L'un était membraneux et transparent, l'autre charnu. La personne chez qui il observa ce dernier était une femme âgée de 21 ans, qui avait souffert de fréquentes attaques d'ophthalmie: dans l'une d'elles, la cornée avait cédé, et l'iris vers son bord ciliaire s'était porté au dehors. Il était ensuite survenu un ptérygion dont la base occupait tout le dessous de la paupière supérieure: sa forme était triangulaire; il s'étendait jusqu'au bord inférieur de la cornée, était sarcomateux, épais d'une ligne, et formait un pli quand l'œil se dirigeait en haut. On en obtint la guérison complète en l'incisant vers sa base et en le détachant. La malade récupéra la vue, et finalement il ne resta aucune trace de la maladie.

Les ptérygions sarcomateux, comme ceux que mentionnent Schmidt et Travers, ressemblent assez au symblépharon. On a, du reste, quelquefois opéré cette dernière affection comme s'il se fût agi d'un simple ptérygion. L'histoire de la maladie, cependant, et l'aspect de l'œil permettront au chirurgien de distinguer facilement ces deux affections. Dans le symblépharon, on peut souvent passer une sonde derrière le pli que forme la conjonctive épaissie; cela ne se peut jamais dans le ptérygion. Si ce que l'on prend pour un ptérygion présente non-seulement l'aspect sarcomateux, mais est, de plus, le siége d'une douleur plus intense que de raison, on peut croire à l'existence d'une affection maligne (3).

Causes. — Beer critique fortement l'opinion qu'ont beaucoup d'auteurs que le ptérygion doit être considéré comme une conséquence de l'ophthalmie. Il admet qu'à la suite des ophthalmies longues ou négligées, ou de celles qui ont été traitées par de nombreuses applications émollientes, la conjonctive oculaire reste dans un grand état de laxité, de sorte qu'à chaque mouvement de l'œil elle forme des plis nombreux; mais il affirme que ces cas ne se terminent jamais par la formation d'un ptérygion.

J'ai rencontré plusieurs cas de ptérygion compliqués d'ophthalmie catarrhale chronique, et je suis disposé à croire que cette dernière affection avait été la cause de la première. J'ai vu aussi le ptérygion produit par l'ophthalmie scrofuleuse. J'ai rencontré un ptérygion du côté interne de chaque œil sur une personne qui avait habité longtemps les Indes occidentales, et qui était atteinte d'éléphantiasis. J'ai

(1) [Voir une observation analogue de R. MIDDLEMORE. A Treatise of the Diseases of the Eye and its Appendages, t. I, p. 579. London, 1835.]

(2) Synopsis of the Diseases of the Eye, pl. VI, fig. 3 et 4, p. 424. London, 1820.

(3) Voyez un cas de tumeur ressemblant à un ptérygion, et se terminant par un cancer, par BROWNE. Dublin Quarterly Journal of Medical Science, February 1851, p. 226.

observé le même fait de l'existence d'un ptérygion à l'angle interne de chaque œil sur deux personnes revenant des Antilles. Un grain de poudre qui était resté plusieurs années sous la conjonctive a fini par amener un ptérygion dans un cas que j'ai vu. Une plaie intéressant le bord libre de la paupière supérieure et la conjonctive, des brûlures de cette membrane et de la circonférence de la cornée, occasionnées par la projection dans l'œil de fer en fusion, ont, à ma connaissance, déterminé la production de cette affection. Le ptérygion, en pareil cas, est très coriace et adhère plus fortement que d'ordinaire à la cornée et à la sclérotique. Souvent il est impossible de découvrir à la maladie aucune cause appréciable. Quoi qu'il en soit, un fait dont je suis certain, c'est que souvent cette maladie commence tout contre le bord de la cornée, par la formation de ce qui doit plus tard être son sommet, et cela avant qu'on puisse reconnaître aucun épaississement, aucune vascularisation anormale de la conjonctive.

Beer (1) était arrivé à cette conclusion, que le ptérygion doit le plus souvent son origine à l'action de la chaux et de la poussière des pierres sur la conjonctive, le plus grand nombre des individus atteints de cette affection, traités par lui, appartenant à la classe des journaliers, fréquemment exposés à l'influence de la cause que nous venons d'indiquer. M. Lawrence (2) a surtout rencontré le ptérygion chez des personnes ayant habité longtemps les climats chauds, ce qui s'accorde avec mon expérience personnelle. « Le ptérygion y est si commun, dit le docteur Heineken (3), en parlant de Madère, qu'il y mérite presque l'épithète d'*endémique*. En appréciant approximativement les choses, je crois qu'on peut dire qu'un dixième des paysans et des bateliers de cette île en sont atteints à un degré plus ou moins prononcé ; et, bien qu'aucun d'eux ne se fasse opérer et que le mal empiète souvent beaucoup sur la cornée, je n'ai jamais vu un cas de cécité produit par cette cause, ni entendu dire que quelqu'un en eût rencontré. La cause de la fréquence de cette affection, chez cette classe d'hommes, pourrait bien dépendre de ce qu'ils s'exposent constamment aux rayons du soleil le plus ardent, en n'ayant sur la tête qu'un petit chapeau de drap (carapuça) qui n'ombrage et ne protége en rien leurs yeux (4).

[*Anatomie pathologique*. — L'anatomie pathologique du ptérygion est toute à faire ; on n'est d'accord ni sur la nature de l'altération, ni sur le siége précis qu'elle occupe. Suivant Scarpa (5), il consisterait en un amas de vaisseaux variqueux, placé sur la conjonctive et qui dégé-

(1) Lehre von den Augenkrankheiten, vol. II, p. 638. Wien, 1817.
(2) Treatise on the Diseases of the Eye, p. 365. London, 1833.
(3) Medical Repository, vol. XXII, p. 15. London, 1824.
[(4) Voir sur la nature du ptérygion : CUNIER, sur la nature du ptérygion ; Bulletin médical belge, 1836, p. 105. PÉTRÉQUIN. Recherches d'anatomie pathologique sur la nature du ptérygion, Annales d'Oculistique, t. I, p. 467.]
[(5) SCARPA. Traité des maladies des yeux. Trad. de LÉVEILLÉ et ROGNETTA, p. 184.]

nèrerait en une membrane opaque et épaisse. Il ne s'agit point d'une production nouvelle, mais de la *conversion* d'une membrane fine et transparente en une autre opaque, épaisse et colorée en rouge. Selon Wardrop (1), « tantôt la membrane celluleuse participe à la maladie, tantôt elle n'y participe point. » M. Middlemore (2) dit que la maladie appelée *ptérygion* se développe toujours dans le tissu cellulaire sous-conjonctival; elle est bornée en avant par la conjonctive et en arrière par la sclérotique. Rognetta (3) prétend que la maladie est due à la vascularisation et au développement morbide de l'expansion aponévrotique de l'un des muscles droits; aussi rejette-t-il tout à fait cette affection du cadre des maladies de la conjonctive. Voici ce qu'en dit M. Desmarres (4) : « Le *ptérygion membraneux* paraît consister dans l'épaississement du tissu cellulaire sous-muqueux et dans la vascularisation et le développement morbide de l'expansion aponévrotique de l'un des muscles droits; mais une recherche plus précise sur sa véritable nature est assurément à faire. » Enfin, M. Charles Robin (5), dans la nouvelle édition du *Dictionnaire de Nysten*, définit cette maladie : « une hypertrophie partielle cellulo-vasculaire et fibro-plastique de la conjonctive oculaire. »

Nous avons eu l'occasion d'examiner au microscope quatre ptérygions, l'un appartenant au genre appelé *membraneux* et les trois autres au genre *crassum*. Nous les avons trouvés tous quatre formés purement et simplement des éléments ordinaires de la conjonctive et de son tissu cellulaire sous-jacent. Ces éléments composés de la couche épithéliale, du derme ou chorion muqueux, de vaisseaux sanguins et des fibres propres au tissu cellulaire, n'avaient subi aucune espèce d'altération apparente et n'étaient mélangés d'aucun élément particulier; il n'existait surtout aucun des éléments du tissu fibro-plastique. Si donc l'on pouvait tirer une conclusion d'un aussi petit nombre de faits, on devrait croire à une hypertrophie simple. T. W.]

Pronostic. — Le ptérygion disparaît rarement spontanément. La durée de sa cure est extrêmement variable, car elle dépend de ce que le malade se décide plus ou moins promptement à subir l'opération, de la façon dont celle-ci aura été exécutée, de ce que l'on aura ou non laissé une portion du mal, ou enfin de ce que l'on se sera contenté d'employer alternativement des scarifications et des applications stimulantes, jusqu'à ce que le ptérygion ait disparu à la suite d'un long travail qui aura changé sa structure organique. Si la cornée a été rendue opaque par la présence d'un ptérygion, elle peut être longtemps avant de s'éclaircir, ou même ne jamais reprendre sa transparence.

[(1) Wardrop. On the Morbid Anatomy of the Eye, p. 27.]
[(2) Middlemore, loco cit., t. I, p. 374.]
[(3) Rognetta. Cours d'ophthalmologie. Paris. Labé, 1839, p. 162.]
[(4) Loco cit., t. II, p. 162.]
[(5) Au mot *Ptérygion*, p. 1034.]

M. Raleigh (1) rapporte un cas dans lequel un ptérygion épais, qui occupait le côté nasal de l'œil et empiétait d'environ une ligne sur la cornée, disparut complétement par absorption à la suite d'une opération de cataracte par extraction, dans laquelle la section porta sur le côté temporal de la cornée.

[Nous croyons devoir dire quelques mots du pronostic du ptérygion, dont la gravité n'a peut-être pas toujours été suffisamment appréciée par tout le monde. M. Middlemore (2), un des premiers, a insisté sur ce point. Suivant lui, quand un ptérygion charnu a atteint le centre de la cornée, si on l'y laisse séjourner longtemps sans l'enlever, son extrémité, qui était pointue, devient très obtuse et peut obscurcir tout l'espace qui correspond à la pupille. Il ne s'avance pas directement en travers de la pupille et d'une façon continue ; mais, dès qu'il est arrivé vers le centre de la cornée, ses bords latéraux envoient des expansions qui peuvent cacher et obscurcir la presque totalité de la cornée. Cette membrane demeure alors opaque pour toujours et ne laisse plus passer la lumière. C'est un motif qui, suivant ce chirurgien, doit engager à opérer promptement. M. Desmarres (3) croit aussi à la gravité du ptérygion arrivé sur la cornée ; « surtout lorsque la base du ptérygion est très large et qu'elle s'est largement développée au-dessus et au-dessous de la membrane semi-lunaire, le pronostic est mauvais, dit-il. J'ai vu des cas semblables de ptérygion, bien opérés, récidiver plusieurs fois, et une bride très forte, organisée à la place de l'onglet, produire un empêchement sérieux au libre exercice des muscles de l'œil et une diplopie fort gênante. Plusieurs fois, ce résultat s'est présenté dans ma pratique, et je l'ai vu dans celle des autres. » T. W.]

Traitement. — J'ai retiré des avantages de la solution de nitrate d'argent dans le ptérygion, même quand l'affection était presque à l'état de ce que l'on a appelé *pterygium crassum* : il en a surtout été ainsi quand il était accompagné de conjonctivite catarrhale. J'ai obtenu quelques cures par ce moyen, ainsi qu'avec le vin d'opium.

[M. Decondé, ayant observé les résultats qu'on obtient par l'application de l'acétate de plomb en poudre fine sur la membrane clignotante, si fortement tuméfiée et étendue dans quelques cas d'ophthalmie de l'armée, a pensé que ce sel pourrait être efficace dans le traitement du ptérygion. Il réussit pleinement dans les applications qu'il en fit, comme on le verra par l'observation suivante (4) :

Obs. 218. — Le 17 février 1832, le nommé Dupriez, soldat au 6e de ligne, est en traitement à l'hôpital de Mons pour diverses lésions de l'œil qui ont amené la cécité. Le

(1) Transactions of the Medical and Physical Society of Calcutta, vol. IV, p. 337. Calcutta, 1829.
(2) R. MIDDLEMORE. Treatise on the Diseases of the Eye, etc., p. 579, 80, 81.]
(3) DESMARRES. Traité des maladies des yeux, t. II, p. 165, 2e édit. Paris, 1855.]
(4) De l'emploi de l'acétate de plomb dans quelques lésions chirurgicales. Arch. belges de méd. militaire, t. XV, p. 145.]

malade est en même temps porteur d'un ptérygion membraneux et vasculaire à l'angle interne de l'œil gauche; l'extrémité de l'onglet s'étend sur la cornée à une ligne de sa circonférence. M. Decondé applique sur toute l'étendue du ptérygion une couche d'acétate plombique, l'y laisse pendant quelques secondes, puis enlève le sel au moyen d'un pinceau imbibé d'eau. — Même opération les 18, 19, 23 et 27 février. — Le 1er mars, le retrait du ptérygion est tellement considérable, qu'il n'en reste plus qu'une sorte de papule séparée d'une ligne de la cornée; la base du ptérygion est complétement effacée, de même que son onglet ou pointe cornéale. — Nouvelle application. — Le 6 le ptérygion a complétement disparu et la vue s'est en même temps remarquablement améliorée.

M. Decondé cite dans le même mémoire onze autres cas où l'emploi de l'acétate de plomb neutre lui a pleinement réussi dans les diverses variétés du ptérygion. T. W.]

Lorsque ces moyens auront échoué, quand il s'agira d'un *pterygium tenue*, n'arrivant pas encore jusqu'à la cornée, il suffira souvent de saisir le ptérygion avec des pinces et d'en retrancher une portion d'un coup de ciseaux. On le verra alors se contracter et disparaître. On peut en même temps toucher, chaque jour, la partie avec la teinture vineuse d'opium, ou la pommade au précipité rouge.

Quant à ce qui regarde le *pterygium crassum*, on s'accorde généralement à penser que le mieux est de l'enlever immédiatement par une opération. Si le malade refuse de s'y soumettre, on peut essayer de pratiquer sur le ptérygion deux ou trois scarifications verticales et de le toucher alors tous les jours avec le vin d'opium. Il est cependant plus que probable que le malade s'ennuiera bientôt d'un traitement aussi long. Il y a de plus à craindre qu'au lieu de disparaître sous son influence, le ptérygion n'acquière plus d'épaisseur et d'étendue.

M. Wardrop (1) décrit sous le nom de *ptérygion charnu*, un cas qui doit avoir été le ptérygion commun triangulaire, traité mal à propos à l'aide de scarifications répétées, lesquelles, au lieu d'amener sa disparition, le firent s'accroître plus rapidement; de sorte qu'à la fin il faisait saillie entre les paupières et avait envahi la membrane semi-lunaire et la caroncule lacrymale.

Lorsqu'on juge devoir procéder à l'extirpation d'un ptérygion, voici comment il faut s'y prendre : Le malade étant étendu sur une table et couché sur le dos, un aide maintient les deux paupières en les écartant de façon à dégager complétement l'œil. Le malade doit regarder en dehors ou en dedans, suivant le côté occupé par le ptérygion, et afin de le tendre. L'opérateur, à l'aide d'une pince à dents, saisit le ptérygion vers sa partie moyenne, l'écarte de la sclérotique et enlève avec des ciseaux courbes le pli ainsi formé. Il saisit alors et retranche de la même façon les portions du ptérygion qui peuvent avoir échappé. M. Lawrence transperce le ptérygion avec un couteau et le

(1) Morbid Anatomy of the Human Eye, vol. I, p. 155. London, 1819.

détache jusqu'au niveau du bord de la cornée. Le lendemain, toute la surface de la plaie est superficiellement enflammée et suppure. La cicatrisation suit rapidement, et la guérison est ordinairement complète au bout de douze à quatorze jours.

L'opération donne fréquemment lieu à la formation de brides entre les paupières, surtout l'inférieure, et le globe de l'œil. Ces brides gênent les mouvements de l'œil et occasionnent une sensation de tiraillement beaucoup plus désagréable que la gène produite par le ptérygion ; de sorte que, en définitive, je suis assez disposé à dissuader de l'opération. Dans tous les cas, l'extirpation ne doit pas être portée trop loin, du côté des angles de l'œil (1).

[M. Desmarres, ayant remarqué les inconvénients immédiats ou consécutifs inhérents à ces différentes opérations, a imaginé un procédé qu'il a appellé *par dérivation*, et qui consiste à fixer, au moyen de la suture, dans une plaie faite à la conjonctive, le sommet du ptérygion préalablement disséqué et séparé de la cornée. Voici comment il décrit ce procédé (2) : — 1er *temps*. — Les paupières sont écartées avec des élévateurs pleins. Le ptérygion, saisi à quelques millimètres de la cornée, est un peu soulevé au moyen d'une pince à agrafe. Le chirurgien, armé d'un bistouri fin ou d'un couteau à cataracte, incise la muqueuse en haut et en bas sur les côtés du mal, depuis la cornée jusqu'à l'angle interne. Il dissèque ensuite le sommet sur la cornée, en recommandant à un aide de lancer de l'eau avec la seringue d'Anel, sur la plaie, pour entraîner le sang. Le ptérygion est détaché ainsi partout, sauf dans le grand angle, et renversé sur sa base (fig. 49, C) — 2e *temps*. — On pratique sur le bord inférieur de la plaie faite à la conjonctive, une incision suivant une direction parallèle à la circonférence de la cornée dans l'étendue de 6 à 8 millimètres. Cette incision (B) longe la cornée en bas à 4 millimètres environ, et doit être assez large pour que l'extrémité (C) du ptérygion, devenue libre par la dissection, puisse y être introduite. — 3e *temps*. — Les choses ainsi disposées, le lam-

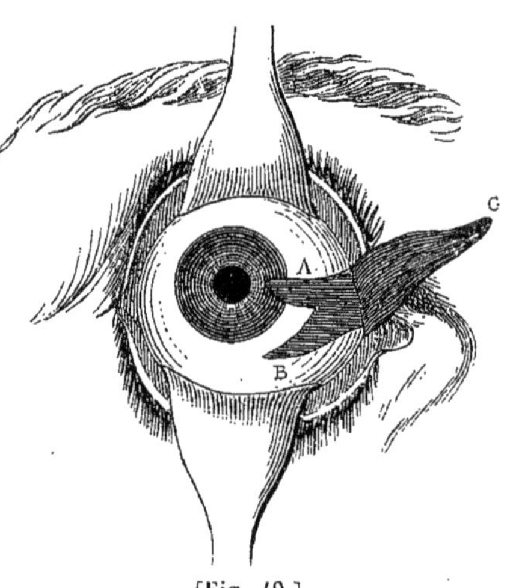

[Fig. 49.]

A, plaie dans laquelle était le sommet du ptérygion. — B, plaie de la conjonctive destinée à recevoir le ptérygion. — C, ptérygion renversé.

[(1) Voir sur le ptérygion. Annales d'Oculistique, t. I, p. 467 ; t. II, p. 155 ; t. I supplémentaire, p. 100 ; t. III supplémentaire, p. 148 ; t. III, p. 237 ; t. XII, p. 225 ; t. XXV, p. 207 ; t. XXVIII, p. 181.]

[(2) Desmarres, loc. cit., t. II, p. 168.]

beau formé par le ptérygion est fixé dans l'incision de la conjonctive par quelques points de suture. Le pansement consiste en des fomentations froides sur l'œil.

M. Desmarres, après avoir vu tous les insuccès essuyés par les diverses méthodes opératoires, recommande la conduite suivante :

Le ptérygion à *base large* doit être respecté le plus longtemps possible, c'est-à-dire tant qu'il ne menace pas de couvrir la pupille. Si l'on est forcé de l'enlever, on doit se borner à en disséquer la partie kératique autant de fois que cela est nécessaire, jusqu'à ce qu'une cicatrice solide l'arrête dans sa marche vers la pupille, ou appliquer le procédé par *dérivation*. Le ptérygion à *base étroite* peut être disséqué de la base au sommet. T. W.]

SECTION XI.

PINGUECULA.

Fig. Beer, vol. II, pl. IV. fig. 6.

La petite tumeur qu'on appelle *pinguecula*, et quelquefois *pterygium pingue*, paraît siéger en partie dans l'épaisseur de la conjonctive bulbaire et en partie dans le tissu cellulaire qui unit cette membrane à la sclérotique. Elle se présente le plus souvent sous la forme d'une petite élévation jaunâtre, bien limitée, située tout contre la cornée sur laquelle elle empiète rarement, et jamais au point de gêner la vision. Elle s'observe tantôt au côté nasal, tantôt au côté temporal de l'œil. Weller assure que cette petite tumeur ne renferme pas de graisse. Elle détermine rarement quelque gêne; s'il en était autrement, on la saisirait avec une pince à dents et on l'enlèverait d'un coup de ciseaux.

[Le pinguécula, qui varie d'ordinaire de la grosseur d'un grain de chenevis à celle d'une lentille, peut prendre des proportions qui en nécessitent l'ablation, comme on le verra ci-après :

Obs. 219. — M. D. (1), demeurant rue de la Roquette, 37, à Paris, alla consulter M. Magne pour une tumeur qu'il portait à l'œil droit. Les paupières fermées présentaient vers l'angle externe une saillie considérable qui ne gênait cependant pas l'occlusion des voiles palpébraux. Ceux-ci étant écartés, le globe oculaire n'offrait aucun changement de l'état normal dans ses deux tiers internes; mais à un centimètre et demi de la cornée, on reconnaissait l'origine d'une tumeur jaunâtre qui, soulevant la conjonctive, allait se cacher en arrière de la commissure externe. La naissance du noyau primitif remontait à plusieurs années; depuis quelques mois seulement, le pinguécula avait décuplé de volume. Les mouvements du globe étaient singulièrement gênés, et parfois il existait de la diplopie. Les paupières écartées par un aide, la tumeur fut saisie avec une pince à griffes et enlevée d'un seul coup de bistouri boutonné. Elle avait le

[(1) MAGNE. Annales d'Oculistique, t. XXIX, p. 218.]

volume d'une très grosse noisette et était composée de lamelles épithéliales et de corpuscules pigmentaires. Traitée par l'éther sulfurique, l'évaporation de l'éther laissa séparer une matière blanchâtre, fusible à une température de 35 à 40 degrés centigrades. Ce liquide oléagineux présentait sous le microscope les globules caractéristiques des matières grasses, et sa faible température de fusion doit le faire considérer comme de la margarine. La quantité ne dépassait pas deux milligrammes et ne constituait donc qu'une faible proportion du tissu examiné. T. W.]

SECTION XII.

VERRUES DE LA CONJONCTIVE.

On rencontre sur toutes les parties de la conjonctive, sans en excepter la surface de la cornée, des verrues rouges, charnues, et un peu granuleuses, isolées ou réunies en groupes. Il commence à s'en développer une sur la membrane semi-lunaire, par exemple ; puis d'autres surviennent, jusqu'à ce qu'une portion considérable de la conjonctive oculaire et palpébrale en soit affectée. M. Travers les compare aux végétations qui naissent à la face interne du prépuce, et il les attribue à une cause semblable, c'est-à-dire à l'irritation produite par une sécrétion morbide. Elles sont ordinairement accompagnées d'une inflammation puro-muqueuse de la conjonctive.

J'ai observé un cas dans lequel, après l'ablation d'une petite verrue située sur la surface externe de la paupière inférieure, il s'en développa une multitude d'autres sur la conjonctive oculaire. Elles disparurent spontanément, mais laissèrent un symblépharon partiel des deux paupières. Dans un autre cas que j'ai vu, une verrue qui naissait par un pédicule étroit de la conjonctive scléroticale, s'accrut au point de recouvrir tout l'œil, offrant un aspect qu'on aurait pu aisément confondre avec un fongus hématode de l'œil. En refoulant la tumeur de côté, on vit que la cornée était saine, et un examen attentif permit de reconnaître que le pédicule n'adhérait même pas à la sclérotique, car il était mobile sur le globe de l'œil. Il ne faut pas confondre les végétations de la conjonctive avec les fongosités qui se développent autour d'un corps étranger logé dans le repli de la conjonctive, ni avec les affections fongueuses de la conjonctive que nous décrirons ci-après.

Bien que la marche de ces excroissances soit lente, elles déterminent une irritation et une inflammation considérables, qui s'étendent quelquefois jusqu'à la cornée : il faut donc les enlever immédiatement avec les ciseaux. Les escharotiques, bien qu'ils puissent retarder leur développement, ne paraissent point avoir la puissance de diminuer leur volume.

M. Wardrop a décrit une excroissance verruqueuse congénitale de la conjonctive cornéenne. Il dit qu'elle était dure, immobile, offrant à l'extérieur un aspect rude et granuleux ; sa coloration brunâtre n'annonçait pas qu'elle fût très vasculaire. Elle était petite lorsqu'on l'observa pour la première fois, mais elle s'accrut à mesure que l'enfant grandit (1). M. Bowman (2) rapporte un cas d'opacité verruqueuse de la cornée; la surface en était rugueuse comme celle d'une corne molle. En pratiquant l'abrasion, il en diminua la saillie et améliora la vision.

SECTION XIII.

POLYPES DE LA CONJONCTIVE.

M. Lawrence (3) rapporte qu'il a vu se développer sur la conjonctive de petits polypes analogues à ceux de la membrane de Schneider. Dans un cas, la tumeur avait le volume d'un pois, et était réunie à la surface interne de la paupière supérieure par un prolongement mince. Sa surface était unie et muqueuse. Lorsque M. Lawrence l'enleva d'un coup de ciseaux, il trouva que le pédicule en était dur et exigeait une certaine force pour se laisser diviser. On trouva qu'à l'intérieur cette tumeur était fibro-cartilagineuse et dure, tandis qu'extérieurement elle était formée par la conjonctive. Le mal existait depuis 15 ans et avait provoqué le trichiasis d'un quart de la paupière supérieure (4).

SECTION XIV.

NÆVUS MATERNUS DE LA CONJONCTIVE.

Fig. Von Ammon, thl. III, tab. VI, fig. 7.

J'ai déjà mentionné (p. 225) que le nævus peut envahir les deux surfaces des paupières. Dans d'autres cas, la maladie n'affecte que la conjonctive seule. Von Ammon en a rapporté un exemple remarquable (5).

La ligature appliquée de bonne heure est le traitement qui me paraît le mieux indiqué.

SECTION XV.

[VARICES DE LA CONJONCTIVE (6).

Obs. 220. — Le frère du professeur Jaeger, de Vienne, a donné des soins à une fille de 22 ans, qui, pendant 8 ans, présenta dans la conjonctive scléroticale, près de l'angle

(1) Morbid Anatomy of the Human Eye, vol. I, p. 52. London, 1819. M. Wardrop a représenté deux autres cas de la même espèce, vol. I, pl. 4, fig. 1 et 2.

(2) Lectures on the parts concerned in the Operations on the Eye, p. 122. London, 1849. Traduit dans les Annales d'Oculistique, t. XXIX et suiv.

(3) Treatise on the Diseases of the Eye, p. 366. London, 1833. Voyez une observation semblable dans la traduction française de cet ouvrage, p. X. Paris, 1844.

[(4) Voir Annales d'Oculistique, t. XXVI, p. 208, trois obs. de polypes de la conj. par Heidenreich et t. XXXI, p. 105, une de Kanka.]

(5) Zeitschrift für die Ophthalmologie, vol. V, p. 84. Heidelberg, 1835.

[(6) Cours d'Ophthalmologie enseigné à l'Université de Gand, par J. Van Roosbroeck, t. I, p. 333.]

interne de l'œil, une tumeur de la grosseur d'un pois. Elle était indolente, disparaissait quand la malade se tenait dans la position verticale, et reparaissait instantanément quand elle baissait la tête ou qu'elle exerçait une compression sur le front. Dans un moment où la tumeur présenta son plus grand développement, on incisa la conjonctive, on saisit la tumeur variqueuse au moyen d'un crochet et on en fit l'ablation au moyen de ciseaux. Il survint une hémorrhagie veineuse très abondante qui cessa promptement, mais il s'établit en même temps un gonflement des paupières, douloureux et si considérable, qu'on aurait dit qu'elles allaient crever. Les scarifications ne purent la faire disparaître. La malade fut mise dans une position horizontale et on lui fit des fomentations glacées sur les paupières. Au bout de 8 à 10 jours, la guérison était complète.

Obs. 221. — M. Van Roosbroeck a eu l'occasion d'observer un cas de varice de la conjonctive très remarquable sur un paysan des environs de Bruxelles. Un jour, sans cause connue, celui-ci s'aperçut qu'il s'était formé une tumeur rouge-bleuâtre dans la conjonctive scléroticale, près de l'angle externe de l'œil. Pendant longtemps cette tumeur n'éprouva aucun changement, malgré les traitements employés. Elle finit cependant par gagner en étendue et par devenir tout à fait noirâtre. Quand M. Van Roosbroeck la vit, la tumeur occupait toute la moitié externe du globe de l'œil; elle s'étendait sous la paupière supérieure et sous la paupière inférieure jusqu'au delà de la ligne moyenne où elle se perdait insensiblement; elle était plate, uniformément noire; près de la cornée elle avait une épaisseur de deux lignes environ et formait bourrelet autour de ses bords qu'elle ne dépassait pas. Elle allait en s'amincissant à mesure qu'elle approchait de la circonférence du globe de l'œil. Quand on la touchait avec le bout du doigt, elle paraissait d'une consistance molle, mais élastique, semblable à celle d'un morceau épais d'amadou. L'œil n'offrait d'ailleurs rien d'anormal, la vue était intacte; la sécrétion des larmes n'était pas augmentée; il n'y avait pas de photophobie et même pas d'injection vasculaire dans le reste de la conjonctive. La tumeur ne produisait ni gêne ni incommodité; aussi le malade ne voulut pas se soumettre à son extirpation.

M. Jüngken a eu l'occasion d'observer un fait analogue; il a fait l'ablation de la tumeur et il a pu s'assurer qu'elle consistait en une véritable varice de la conjonctive. T. W.]

SECTION XVI.

FONGUS DE LA CONJONCTIVE.

Sarcosis bulbi. Schwammichte Exophthalmie, *Ger.*

Fig. Von Ammon, thl. II, tab. 1, fig. 5, 6 et 7.

La conjonctive est sujette à deux espèces d'affections fongueuses; aucune d'elles n'est produite par les maladies spécifiques auxquelles nous donnons le nom d'ophthalmies. La première de ces deux affections fongueuses a été décrite et figurée par Beer, sous le nom de *exophthalmia fungosa* (1). Quant à la seconde, je ne l'ai trouvée décrite dans aucun auteur. Au reste, toutes deux sont rares (2).

Symptômes. — La *première* variété de fongus de la conjonctive est d'une couleur rouge foncé, tirant sur le livide; elle attaque surtout

(1) Lehre von den Augenkrankheiten, vol. II, pp. 225, XXX, pl. II, fig. 6. Wien, 1817.

(2) Voyez deux observations de Scarpa, dans son Trattato delle principali Malattie degli Occhi, vol. II, p. 305. Pavia, 1816.

la conjonctive qui recouvre la sclérotique, au-dessus de laquelle elle s'élève en masses irrégulières, molles, unies; elle naît quelquefois de la face interne des paupières, mais jamais de la surface de la cornée. Le fongus se trouve néanmoins refoulé par les paupières, vers la cornée, et quelquefois à un point tel, qu'elle en est entièrement cachée. Cette affection, qui n'est point douloureuse, s'accroît jusqu'à ce qu'elle vienne faire saillie entre les paupières et s'opposer à leur rapprochement. Si on la néglige, elle peut acquérir un volume considérable, et être quelquefois confondue avec la dernière période de la tumeur spongoïde (cancéreuse) du globe de l'œil. L'action de l'air transforme en croûte la matière sécrétée par la surface du fongus, tandis que l'irritation produite par le contact des corps étrangers le rend sensible et disposé à saigner. La circonférence du fongus s'ulcère quelquefois, et offre alors l'aspect blanchâtre d'une eschare : des portions de la tumeur peuvent ainsi se détruire. Cette maladie a une marche très lente, et ceux qui en sont atteints offrent l'habitus scrofuleux très prononcé.

La solidité de la cornée et de la sclérotique leur permet de résister pendant un certain temps aux effets de la pression exercée par la masse morbide qui les entoure, et qui se dirige surtout entre les paupières qu'elle écarte et où elle fait saillie en avant; mais finalement le globe de l'œil ressent les effets de la pression : il s'enflamme et crève, ou bien le travail d'ulcération s'étend du fongus à la sclérotique et détruit l'œil.

La *seconde* variété de fongus de la conjonctive a une consistance presque gélatineuse; elle est d'un jaune clair ou brun. On la rencontre principalement à la face interne des paupières, surtout de la supérieure, et dans le repli supérieur de la conjonctive. Elle atteint quelquefois un volume considérable, et, bien qu'elle soit molle et privée de vaisseaux rouges, elle détermine parfois la destruction du globe de l'œil, par suite de la pression qu'elle exerce sur lui.

A supposer qu'aucune de ces deux affections fongueuses de la conjonctive n'ait un caractère malin, il n'en est pas moins démontré que rien que par leur effets mécaniques, elles peuvent entraîner non-seulement la perte de la vision, mais même celle de la vie. Lors même que l'œil a été détruit par la pression qu'elles exercent, elles peuvent encore continuer à s'accroître, attaquer les os de l'orbite, et user le malade par la douleur et la fièvre. J'ai quelquefois été amené à soupçonner que la seconde variété pourrait bien être de nature cancéreuse (1). Le volume considérable de la tumeur et la texture molle da la masse fongueuse la distinguent suffisamment du cancer épithélial de la conjonctive; dans cette dernière affection, la conjonctive devient

(1) CANSTATT. Uber Markschwamm des Auges und amaurotisches Katzenauge, p. 11. Würzburg, 1831.

comme verruqueuse, la paupière s'épaissit et s'enflamme, et la partie finit par s'ulcérer.

Traitement. — On retirerait probablement quelques avantages, au début des affections fongueuses de la conjonctive que nous venons de décrire, de l'application de sangsues sur la conjonctive et de l'emploi de la teinture vineuse d'opium ou des astringents légers. A une période plus avancée, on songe naturellement aux escharotiques, surtout au nitrate d'argent à l'état solide. Dans un cas appartenant à la première variété de l'affection, et que j'ai suivi pendant plusieurs années, l'huile de foie de morue à l'intérieur a produit des avantages. Lorsque la maladie continue ses progrès, il faut procéder sans délai à l'extirpation du fongus. Dans l'une et l'autre des deux variétés, on se trouvera bien de débuter par agrandir l'ouverture palpébrale à l'aide d'une incision partant de son angle externe et se portant vers la tempe, de façon à pouvoir ainsi étaler à la vue toute la portion de conjonctive malade. On procédera alors plus aisément à l'extirpation au moyen d'une pince à dents et d'un petit scalpel, ou parfois de ciseaux. La première variété de fongus saigne beaucoup au moment où l'on cherche à la détacher d'avec la sclérotique, de sorte que l'aide doit s'être préparé à nettoyer le sang au moyen d'un jet d'eau froide dirigé sur l'œil à mesure que l'opérateur procède à l'extirpation. Lorsque la totalité du fongus a été enlevée, on réunit la commissure des paupières par un point de suture, lorsqu'on a jugé à propos de la diviser. La surface dénudée par suite de l'ablation de la tumeur, fournit du pus au bout d'un jour ou deux et finit par se recouvrir lentement d'une pseudo-conjonctive. On s'opposera à toute tendance à la reproduction par l'application du nitrate d'argent, et l'on se précautionnera contre le symblépharon en imprimant à l'œil de fréquents mouvements et en introduisant un peu de pommade adoucissante dans les replis de la conjonctive (1). Lorsqu'on a laissé marcher le fongus jusqu'au point où sa pression a détruit le globe de l'œil, il devient difficile d'enlever le fongus isolément, et il est tout à fait inutile de l'essayer. Il faut, en pareil cas, procéder à l'extirpation de l'œil, en ayant soin d'emporter toutes les portions du fongus qui pourraient naître de la face interne des paupières.

SECTION XVII.

TUMEURS CONJONCTIVALES ET SOUS-CONJONCTIVALES.

Diverses espèces de tumeurs naissent de la conjonctive ou du tissu cellulaire qui l'unit aux parties voisines. Quelques-unes d'entr'elles sont congénitales, d'autres se développent après la naissance.

(1) Voyez un cas d'excroissance vasculaire de la conjonctive, extirpée par M. LAWRENCE. Lancet, January 26, 1850, p. 126 : l'affection était, dit-on, de nature maligne. Une observation de RAU dans JONES' Ophthalmic Medicine and Surgery, p. 459. London, 1847.

1. La figure ci-jointe représente un cas décrit par le professeur Graefe (1), sous le nom de *Trichosis bulbi*. J'ai enlevé une tumeur tout à fait semblable et qui occupait exactement la même situation. Elle était solide, blanche, et il en naissait un grand nombre de poils minces, comme d'une môle. Elle avait entretenu pendant longtemps la conjonctive dans un état d'inflammation qui disparut dès que la tumeur fut enlevée. Elle était tellement identifiée avec la sclérotique, que je dus en laisser la base; mais l'usage de la solution de nitrate d'argent la fit disparaître. Chez une jeune fille qui se présenta au *Glasgow Eye Infirmary*, il existait un trichosis fixé au bord interne de la cornée et une tumeur mobile à la commissure externe. M. White Cooper a rapporté un cas dans lequel il existait un *trichosis* au bord nasal et un autre au côté temporal de la cornée (2). Il y avait un poil qui prenait naissance sur une tumeur graisseuse que j'enlevai de l'œil d'une jeune dame. Elle avait, du même côté, des tumeurs congénitales qui lui pendaient de l'auricule (3).

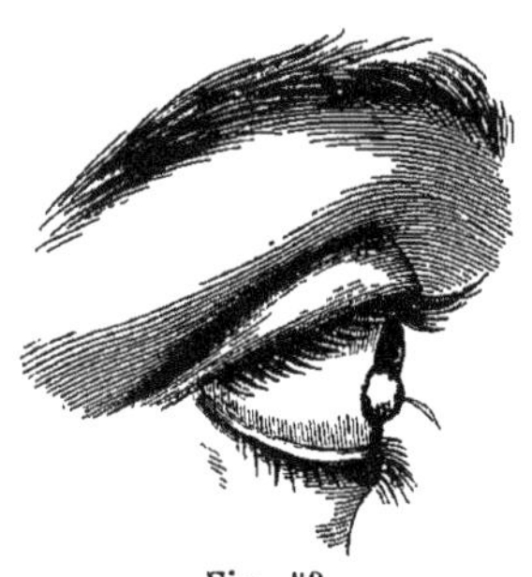
Fig. 50.

M. Wardrop a décrit et figuré une tumeur du volume d'une fève environ, et dont une petite portion semblait naître de la cornée, tandis que le reste était situé sur la sclérotique, près de l'angle temporal de l'œil; sa surface était unie et recouverte par la conjonctive. Plus de 12 poils très longs et très forts naissaient de sa partie moyenne, passaient entre les paupières et venaient pendre sur la joue. Le sujet de l'observation, qui à cette époque avait 50 ans, fit remarquer que ces poils ne s'étaient montrés qu'à l'âge de 16 ans, époque où sa barbe avait aussi commencé à croître (4).

[*Obs.* 222. — Le docteur W. T. Taliaferro, de Cincinnati, Ohio, rapporte un cas intéressant dans lequel il existait une tumeur sous-conjonctivale congénitale sur l'un et l'autre des yeux d'une jeune demoiselle de 15 ans. Ces tumeurs, d'un rouge clair à leur base, étaient brunes à leur sommet. On les avait aperçues au moment de la naissance, et, depuis, elles avaient été continuellement en s'accroissant. Lorsque cette demoiselle s'adressa au docteur T., la tumeur de l'œil gauche avait une base ovalaire dont le plus grand diamètre mesurait cinq lignes, et le plus petit trois lignes et demie; elle avait la forme d'un cône aplati d'environ six lignes de hauteur. Son plus grand diamètre était presque parallèle à une ligne tirée de l'angle interne à l'angle externe de l'œil. A une lumière modérée, elle recouvrait presque les deux tiers inférieurs de la pupille. De son sommet partaient dix ou douze poils de seize lignes de long, et d'une teinte plus foncée que les cils. Comme la tumeur naissait de la partie externe et inférieure de la cornée, perpendiculairement au globe

(1) Journal der Chirurgie und Augenheilkunde, vol. IV, p. 137. Berlin, 1822. Voyez Ruppius, dans Ammon's Zeitschrift für die Ophthalmologie, vol. II, p. 345. Dresden, 1831. Jones Ophthalmic Medicine and Surgery, p. 438, fig. 82. London, 1847.

(2) Medical Gazette, vol. XXIX, p. 278. London, 1841.

(3) Voir une observation de tumeur congénitale, garnie de poils nombreux, sur le bord de la cornée, par Graefe. Archiv für Ophthalmologie, 1, 2, p. 287, 1855.

(4) Morbid Anatomy of the Human Eye, vol. I, p. 32. London, 1819.

de l'œil, elle repoussait fortement la paupière inférieure en bas et en dehors. La supé-ieure était attirée en bas; elle ne pouvait être que légèrement relevée, et les cils de cette aupière se trouvaient en contact avec la tumeur et le globe de l'œil. L'action de l'air et e la lumière déterminait un écoulement abondant, légèrement purulent, qui incommodait xtrêmement la malade. La tumeur masquait les deux tiers inférieurs de la pupille, et la upière supérieure l'autre tiers, de sorte que la vue de ce côté était fort empêchée. La umeur de l'œil droit avait la même forme et la même disposition, par rapport à l'œil, que lle du côté gauche; elle était de moitié moins grande et ne recouvrait que le sixième nférieur de la pupille. Cet œil voyait bien en haut et dans le sens horizontal. Les pupilles taient plus larges qu'à l'état normal, la gauche avait un tiers de plus que la droite. L'édu-tion de cette demoiselle avait été très difficile, et sa situation était des plus déplorables. On avait toujours conseillé de ne pas toucher aux tumeurs, sous peine de voir les yeux évitablement détruits. » Après avoir diminué l'activité de la circulation au moyen d'une édecine et de la diète, le docteur T., le 1er juin, enleva la tumeur de l'œil gauche à 'aide du couteau à cornée de Charrière, des ciseaux courbes et d'une pince à dents. 'opération fut longue à cause de la vascularisation excessive de la portion de conjonctive ui recouvrait la tumeur et recevait un grand nombre de gros vaisseaux tortueux qui enaient y converger des deux angles de l'œil. La tumeur paraissait formée de lamelles éparées par du tissu cellulaire spongieux. Elle était très coriace. Les lamelles externes de a cornée, probablement par suite de la pression qu'elles avaient eue à souffrir, étaient resque entièrement absorbées à la partie inférieure, et fortement amincies et ramollies ans toute l'étendue occupée par la tumeur. Il était, en un mot, impossible de distinguer ù la tumeur finissait et où la cornée commençait; son tissu fut donc fort entamé. traitement consista dans des applications froides sur l'œil, des laxatifs, un régime oux, etc., etc. Au bout de huit à dix jours, la tumeur commença à reparaître. On l'enleva e nouveau, et on fit encore des applications froides; l'on fit usage, en outre, d'un collyre ec: nitrate d'argent 2 grains, eau distillée 1 once. La tumeur ne paraissant point arrêtée, augmenta jusqu'à 20 grains la dose du nitrate d'argent sans en obtenir beaucoup amélioration; on toucha alternativement avec le nitrate d'argent solide et le sulfate de ivre; la cicatrisation commença alors et s'acheva heureusement. A la fin de juin, le doc-ur T. enleva la tumeur de l'œil droit. On fit pendant plusieurs jours des applications roides et l'on toucha avec le crayon de nitrate d'argent solide. Il ne survint aucun symp-me fâcheux. Pendant quelque temps, il resta sur l'œil une opacité égale à l'étendue oc-upée par la base des tumeurs. Plus tard, la vision des deux côtés devint parfaite. Aujour-hui, l'opacité de l'œil droit est à peine visible, et celle de gauche ne s'aperçoit que lorsque œil est dirigé en haut. Les paupières ont repris leur position normale (1). T. W.]

2. On rencontre assez souvent, fixées à la conjonctive, des tumeurs mme gélatineuses, claires et transparentes, ou d'autres petites, très-ures et vésiculeuses; il faut les retrancher d'un coup de ciseaux.

Obs. 223. — M. Wharton Jones m'a communiqué le cas d'un malade qui vint le nsulter pour une petite tumeur vésiculeuse située sous la conjonctive, entre le repli i-lunaire et le bord interne de la cornée. On pouvait la faire glisser au milieu du tissu lulaire sous-conjonctival. M. Jones souleva, à l'aide d'une petite pince, un pli de la njonctive, au-dessus de la tumeur, qu'il retrancha d'un coup de ciseaux. La petite icule s'échappa et fut reçue sur le bord de la paupière inférieure. En la plaçant sur paume de la main, et en l'examinant, il reconnut qu'elle avait la forme ovoïde; son s grand diamètre avait environ deux lignes: elle était blanchâtre comme une hydatide, is n'avait pas de tête. Un examen au microscope lui fit reconnaître que le tissu ne mblait pas à celui d'une hydatide. Ses parois étaient constituées par une membrane ement granulée; elle contenait un fluide dans lequel on voyait des cellules plates à aux, ressemblant à des cellules épithéliales, les unes libres, les autres réunies, de çon à former une sorte de membrane.

[(1) Hays, Americ. edit. of Lawrence. Treatise on the Diseases of the Eye, p. 341. Philadel-hie 1834.]

[Nous avons quelquefois observé, à l'Institut de Bruxelles, des malades portant sur la conjonctive une ou plusieurs petites tumeurs parfaitement arrondies et transparentes, semblables à des gouttelettes d'eau ou à de petites perles, entr'autres chez une malade qui, par suite d'ophthalmie granuleuse, avait un commencement de cutisation de la conjonctive. Un de ses yeux était garni de plus de dix de ces petites tumeurs. L'une d'elles, de la grosseur d'un grain de chenevis, fut enlevée pour que nous pussions l'examiner. Au microscope, nous la trouvâmes exclusivement composée de cellules épithéliales pavimenteuses : les plus superficielles étaient parfaites ; mais celles plus profondément situées n'offraient qu'un degré plus ou moins avancé de développement. Toutes étaient infiltrées de petits granules qu'aucun réactif ne faisait disparaître. J'ignore ce qu'est devenue la malade ; mais la dernière fois que je l'ai vue, la cutisation de la conjonctive faisait des progrès, et les petites tumeurs persistaient. T. W.]

On rencontre quelquefois sous la conjonctive, ainsi que j'aurai l'occasion de l'établir ci-après, des cysticerques et d'autres entozoaires.

3. D'autres tumeurs conjonctivales ou sous-conjonctivales sont adipeuses, sarcomateuses ou même cartilagineuses. Dans la plupart des cas, leur extirpation est facile, car elles ne sont en général que fort lâchement unies à la sclérotique.

Il se forme chez quelques individus, au-dessous de la conjonctive, vers l'angle interne de l'œil, un dépôt de graisse qui s'étend en haut derrière la paupière supérieure et s'accompagne d'une augmentation d'étendue du repli semi-lunaire. Le volume de ce dépôt est rarement assez considérable pour rendre quelque opération nécessaire.

Un point où il se forme assez souvent des dépôts de graisse, c'est derrière le repli supérieur de la conjonctive vers la tempe, ou entre le droit externe et la glande lacrymale. J'ai enlevé de cet endroit une tumeur graisseuse congénitale, en l'attirant au dehors avec des pinces et en l'emportant d'un coup de ciseaux (1).

4. J'ai vu plusieurs cas qui paraissent être des tubercules scrofuleux naissant de la sclérotique et soulevant la conjonctive. Ces tumeurs sont d'une couleur blanchâtre ou jaunâtre : il semble qu'elles vont suppurer ; néanmoins, elles continuent à rester dures, s'accroissent lentement jusqu'à acquérir le volume d'une noisette, se font jour à travers la conjonctive, mais ne suppurent pas. Un enfant présentait, enfoui dans la joue, un tubercule semblable à celui qui existait dans l'œil. Le docteur A. Anderson a eu la bonté d'examiner au microscope une portion de tumeur de cette espèce, extraite de l'œil. Il trouva qu'elle était un peu noueuse ou légèrement lobulée à l'extérieur. Sa texture n'était point cassante ; elle se laissait déchirer par les aiguilles

(1) Voir KANKA. Tumeur lipomateuse de la conjonctive oculaire. Annales d'Ocul., t. XXXI, p. 105.

et était évidemment fibreuse. Les fibres en étaient très minces ; elles n'étaient point fort intriquées, mais se laissaient facilement séparer en faisceaux parallèles les uns aux autres. Elles étaient chargées de petites cellules qui s'en séparaient quand on brisait le tissu dans une goutte d'eau. Ces tumeurs sont probablement semblables à d'autres qu'on rencontre à l'intérieur de l'œil, et que je décrirai dans un chapitre subséquent comme des tumeurs non malignes. Abandonnées à elles-mêmes, elles peuvent se terminer par la désorganisation et l'atrophie du globe de l'œil. Si l'on en tente l'extirpation, on trouve la masse morbide molle et facile à déchirer.

5. Müller fait mention d'une tumeur de la conjonctive palpébrale aussi grosse que le poing. Elle était presqu'entièrement composée de corpuscules à queue arrangées à la façon de fibres. La tumeur était lobulée ; elle se laissait rompre, et la surface de la rupture présentait un aspect fibreux : on y voyait des faisceaux partant d'un centre commun pour se porter vers la paupière. Il regarde cette production comme appartenant à la catégorie du sarcôme albumineux bénin. On l'enleva trois fois, et elle se reproduisit après chaque opération ; mais on en avait plutôt incisé une portion que pratiqué l'extirpation. On en fit enfin l'ablation totale en emportant l'œil avec elle ; cette fois, la repullulation n'eut plus lieu, et le malade fut entièrement guéri. Elle avait pris naissance dans la conjonctive seule ; le globe de l'œil était parfaitement intact (1).

6. M. Abernethy (2) cite un cas curieux publié à Londres par le docteur Bouttatz, de Moscou : il s'agit d'une tumeur qui se développa au-dessous de la conjonctive et poussa cette membrane au dehors dans l'intervalle des paupières. Elle avait sept pouces de long, trois pouces et demi de circonférence, et lorsqu'on l'eut enlevée, on trouva qu'elle pesait deux livres et demie. Quant à sa structure, M. Abernethy trouve qu'elle ressemblait exactement à ce qu'il a décrit sous le nom de *sarcome pancréatique*. Elle offrait aussi les caractères propres à ce genre de tissu, c'est-à-dire un accroissement lent et régulier, et pas de tendance à l'inflammation ou à la suppuration. La tumeur était étroitement unie à la conjonctive qu'elle comprimait, mais elle n'avait point envahi la cornée qui conservait sa transparence naturelle.

7. Non-seulement la conjonctive palpébrale est sujette à l'ulcération cancéreuse (*V.* page 184), mais on rencontre aussi des tumeurs de

(1) MULLER. On the Nature of Cancer, translated by West, p. 19, pl. IV, fig 10. London, 1840.

(2) Surgical Observations on Tumours, etc., p. 43. London, 1811. BOUTTATZ. Observations pratiques sur différentes maladies, p. 1. Londres. 1801. BÜRGMANN et BLUMENBACH ont décrit chacun un cas extraordinaire de *prolapsus conjunctivæ*, trouvé, le premier, sur la tête d'un homme qui avait été pendu, le second, sur celle d'un homme qui avait été décapité. On a supposé qu'il pouvait bien exister quelqu'analogie entre le cas de Bouttatz et le *prolapsus conjunctivæ* observé dans ces deux cas. Voyez AMMON's Zeitschrift für die Ophthalmologie, v. I, p. 411. Dresden, 1831.

cette nature naissant de la portion de cette membrane qui recouvre la sclérotique.

Obs. 224. — J'ai été consulté par un homme, âgé de 50 ans, à propos d'une tumeur, du volume d'une petite fève, qui naissait juste à la partie moyenne de l'intervalle qui sépare l'angle externe de l'œil de l'union de la sclérotique avec la cornée. Sa surface, d'un rouge vif, était unie, luisante et lobulée. Elle avait été extirpée plusieurs fois, mais avait toujours repullulé. Je conseillai l'extirpation du globe de l'œil, qui a été pratiquée, je crois, par M. Syme (1).

8. La mélanose débute assez souvent dans ou sous la conjonctive. On aperçoit alors de petits dépôts mélaniques à la circonférence de la cornée ; d'autres fois, on voit une masse, libre par en bas, pendre de la conjonctive.

Obs. 225. — Dans un cas de cette nature, chez un malade du *Glasgow Eye Infirmary*, une tumeur mélanique faisait saillie à l'angle interne, et soulevait la paupière supérieure. Elle naissait d'un pédicule et avait environ le volume de la moitié d'une petite noisette. On l'enleva d'un coup de ciseaux; elle reparut, et l'on recommença. Finalement, elle s'étendit tellement sur l'œil et affecta les parties internes de telle façon, qu'on dut extirper l'organe.

Obs. 226. — M. Travers rapporte l'observation d'une dame chez qui la cornée était cachée par une tumeur d'un pourpre noirâtre et qui faisait entre les paupières une saillie qui occasionnait une gêne et une difformité fort grandes. Elle paraissait lobulée, et ressemblait un peu à une grappe de raisin de Corynthe à grains d'inégale grosseur. M. Travers pratiqua l'extirpation de la moitié antérieure du globe de l'œil. L'examen de la tumeur démontra que la sclérotique était intacte et que l'excroissance morbide, qui était appliquée contre la cornée et la sclérotique, auxquelles elle adhérait dans une petite étendue, devait son aspect lobulé à la dégénérescence de la conjonctive. On apercevait de minces bandes blanches, les seuls vestiges qui restassent de cette membrane qui, sous la forme de cloisons, séparait les lobules les uns des autres à des distances irrégulières. La substance même de la tumeur était en partie solide, en partie pulpeuse, d'une couleur noire, tachetée de blanc çà et là : son épaisseur était d'un demi-pouce (2).

Si M. Travers avait eu connaissance du siége superficiel de la tumeur, peut être aurait-il pu essayer de l'extirper sans sacrifier aucune partie de l'œil. Dans l'explication dont il accompagne les deux figures qu'il a données de la tumeur, il dit que la première fois qu'il vit ce cas, il crut qu'il s'agissait d'un fongus naissant de l'iris ou de la choroïde, qui s'était porté au dehors en perforant la cornée. Le malade se rétablit rapidement, et le reste de l'œil s'affaissa. La couleur noire de la tumeur et sa consistance en partie pulpeuse ne permettent-elles pas de soupçonner qu'elle était de la nature de la mélanose? M. Travers rapporte que la surface de la cornée était inégale, et avait une teinte brunâtre, comme si elle commençait à être envahie par un travail de dégénérescence semblable à celui de la masse morbide.

(1) Dobie. Monthly Journal of Medical Science, Oct. 1853, p. 309, où l'on trouve représentés l'aspect de l'œil et les cellules cancéreuses de la tumeur.

(2) Synopsis of the Diseases of the Eye, pp. 102, 394 London, 1820.

[Voici une observation recueillie par nous à l'*Institut ophthalmique du Brabant*, et qui offre assez d'intérêt et d'analogie avec celle de Travers pour que nous croyions devoir la donner ici :

Obs. 227. — Le 5 janvier 1853, Florent Cunier excise de l'œil droit d'un homme, âgé d'environ 50 ans, une tumeur de forme irrégulière, molle, légèrement lobulée, implantée sur la moitié externe de la conjonctive bulbaire et recouvrant le tiers inférieur et externe de la cornée. La coloration de cette tumeur est d'un noir foncé comme la mélanose et offre par places des taches d'un rouge sale; son étendue est de cinq à six millimètres en tous sens; sa saillie au-dessus de la conjonctive de quatre millimètres environ. On maintient les paupières écartées à l'aide du speculum à ressort; puis Cunier saisit avec des pinces mousses la tumeur qui se déchire à la moindre traction : il parvient cependant à l'enlever entière à l'aide de plusieurs coups de ciseaux. On voit alors qu'elle n'adhérait point à la cornée, qu'elle ne faisait que recouvrir, et qui avait conservé sa transparence. La totalité de la tumeur a été si bien enlevée, qu'on voit dans le lieu de son implantation la sclérotique à nu, d'un beau blanc et n'offrant aucune trace d'altération. Les vaisseaux de la conjonctive environnant la tumeur étant fort développés, il se fait un écoulement de sang abondant qu'on arrête à l'aide de lotions froides. Aucun pansement n'est appliqué, on se borne à prescrire au malade des applications d'eau froide. Aucun accident ne survint, et après quelques jours d'un écoulement puriforme, le malade put sortir, la vision en bon état et l'œil n'offrant plus de traces apparentes de l'affection pour laquelle on avait opéré. — *Examen de la tumeur.* — Elle est constituée : 1° par une matière noire, molle, qui teint en couleur d'encre de Chine les parties qu'elle touche; 2° par une substance rougeâtre, membraneuse, plus ou moins épaisse, ressemblant à la conjonctive hypertrophiée, et qui enveloppe à la manière d'un kyste la substance noire déjà décrite, kyste dont elle constituerait la paroi antérieure; la postérieure, correspondant au point où a porté la section, n'existant plus. Au microscope, on reconnaît : 1° que le suc qui s'écoule de la partie noire, et qui ressemble à une solution d'encre de Chine légèrement gommeuse, contient : *A* un grand nombre de petits granules arrondis de $0,^{mm}007$, ayant un bord assez nettement accusé et le centre transparent; *B* de gros grains de $0,^{mm}005$ à $0,^{mm}007$, à bords très arrêtés et noirs, avec le centre d'un noir plus clair et rouge-brunâtre; *C* de grandes cellules arrondies, ayant jusqu'à $0,^{mm}03$, à circonférence noire et bien arrêtée, offrant la même teinte que les granules *B*. Ces cellules paraissent formées par une enveloppe renfermant un plus ou moins grand nombre des granules *B* qu'on n'y aperçoit que fort confusément à cause de la teinte noire de la cellule. On voit de plus flotter dans ce liquide tous les éléments du tissu fibro-plastique (Lebert), à part les cellules-mères. 2° Le tissu noir d'où provient ce suc est aussi gluant, mou, facile à déchirer, ne paraissant pas contenir de vaisseaux; il présente, renfermés entre les mailles d'un tissu amorphe en certains points, offrant les caractères du tissu cellulaire dans d'autres, tous les éléments mélaniques et fibro-plastiques que nous venons de décrire. 3° Enfin, le tissu rougeâtre n'offre que du tissu cellulaire recouvert par un épithélium pavimenteux stratifié et des vaisseaux sanguins. Ce tissu n'est évidemment que la conjonctive, au-dessous et dans l'épaisseur de laquelle s'est épanchée la mélanose.

Deux ans après, cet homme revint à l'Institut. Il avait alors une tumeur noirâtre, marronnée, occupant la face antérieure de l'œil, gênant surtout le malade par la saillie considérable qu'elle forme entre les paupières. En soulevant la tumeur, et en l'écartant un peu de côté, on voit qu'elle ne fait que recouvrir la cornée sans y adhérer. Elle prend encore naissance sur la moitié externe de la conjonctive comme la première tumeur qu'on a enlevée; outre qu'elle est plus volumineuse, elle est d'une consistance plus ferme et se déchire moins facilement que la première fois. La cornée offre une teinte uniformément blanchâtre, et la vision se trouve complétement

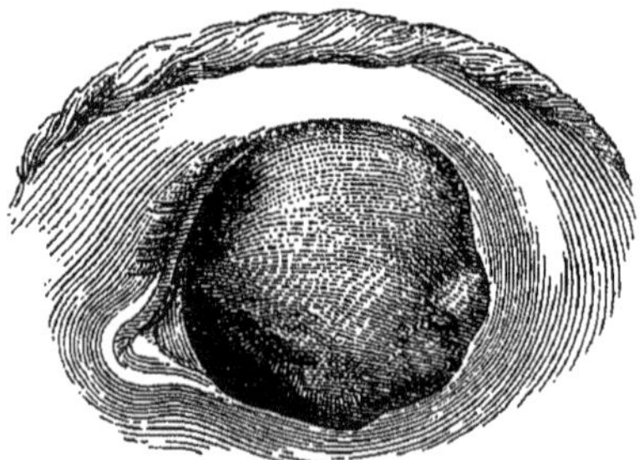

(Fig. 51.)

abolie. La santé générale du malade est excellente. La tumeur lui occasionne, ainsi que nous l'avons déjà dit, plutôt de la gêne que de la douleur. (V. fig. 51.) La transparence de la cornée étant perdue et la tumeur paraissant de nature douteuse, M. Van Roosbroeck se résolut à pratiquer l'ablation de la moitié antérieure de l'œil. Les choses marchèrent très-bien, le reste de l'œil s'affaissa, et au bout de trois semaines le malade put quitter l'Institut ophthalmique avec un moignon susceptible de recevoir un œil artificiel. Depuis, il est probable que la maladie n'a point reparu, car on n'a point revu cet homme à qui l'on avait soigneusement recommandé de venir se montrer aussitôt qu'il lui surviendrait quelque chose de nouveau à l'œil. La tumeur enlevée offre dans son plus grand diamètre cinq centimètres environ, une coupe faite suivant son épaisseur est de près de deux centimètres, et enfin, bien qu'elle adhère intimement à la sclérotique et à la circonférence de la cornée, la dégénérescence n'a cependant encore envahi aucune de ces deux membranes. (V. fig. 52. *b*, *c*.) Au microscope, on retrouve les mêmes éléments que ceux décrits ci-dessus; mais cette fois on peut constater que les grandes cellules arrondies de 0,mm03 sont des cellules cancéreuses infiltrées de mélanose; on en aperçoit, avec tous leurs caractères distinctifs, des noyaux et des nucléoles volumineux, sans aucune trace de matière noire à l'intérieur, d'autres qui commencent à se remplir de matière noire, d'autres enfin qui en sont complétement remplies et ressemblent trait pour trait à celles observées la première fois et dont on avait conservé le dessin. (V. fig. 53.)

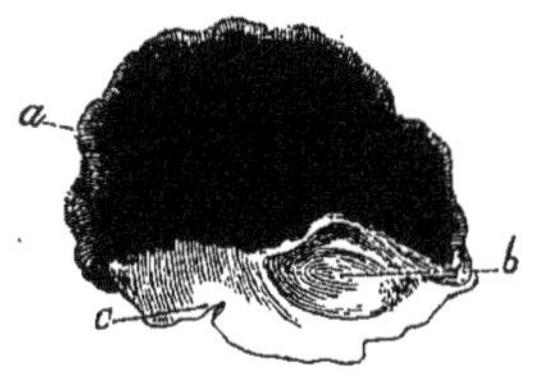

[Fig. 52.]
A, coupe de la tumeur. — B, cornée. — C, sclérotique.

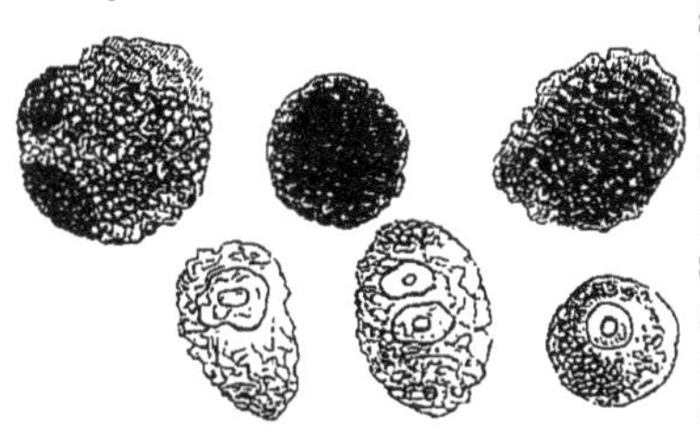

[Fig. 53.]

Cette observation démontre que la mélanose et la matière cancéreuse peuvent s'épancher dans l'épaisseur de la conjonctive et rester longtemps confinées dans cette membrane sans envahir les autres tissus de l'œil; enfin, que le conseil donné par M. Mackenzie de respecter l'œil en pareil cas, quand la vision est intacte, est bon à suivre. Dans le cas dont nous venons de rendre compte, la première opération a permis au malade de jouir de son œil pendant un an au moins, et il est probable que s'il eût consulté aussitôt sa réapparition, une nouvelle ablation lui aurait encore fait gagner du temps. La seconde fois, le désordre était trop étendu : il n'y avait plus à hésiter, il fallait sacrifier l'organe.

Nous avons vu à Londres, au mois de juin 1855, une femme qui avait été opérée en 1842, par M. White Cooper, d'une tumeur mélanique de la conjonctive, située sur l'union de la cornée et de la sclérotique au côté interne de l'œil. Cette tumeur, qui présentait les caractères microscopiques du tissu cancéreux, n'a cependant pas récidivé; l'opération n'a laissé aucune trace appréciable, et la vue est parfaitement conservée. Cette observation est relatée dans le n° de décembre 1842 de *London Medical Gazette*. T. W.]

La figure que M. Travers a donnée de l'apparence externe de la tumeur ressemble beaucoup à celle de l'œil d'un gentleman qui me consulta il y a quelques années, et qui, conformément à mes avis, se laissa enlever la moitié antérieure du globe de l'œil, comme dans l'observation de M. Travers. Le docteur Monteath, qui fut consulté, partagea mon opinion, et pratiqua l'opération proposée par moi. Mais en examinant la portion d'œil enlevée, nous trouvâmes que la dégénérescence mélanique envahissait toute la place occupée par l'humeur vitrée; de sorte que le reste de l'œil fut immédiatement extirpé. La guérison fut prompte, et je n'ai point appris que la maladie eût reparu.

CHAPITRE V.

MALADIES DE LA MEMBRANE SEMI-LUNAIRE ET DE LA CARONCULE LACRYMALE.

SECTION Ire.

ABNORMITÉS CONGÉNITALES.

La membrane semi-lunaire présentait à chaque œil un prolapsus chez un veau observé par Schwab. Sauf ce cas, nous ne trouvons guère de vices de naissance de cette membrane cités dans les auteurs.

La caroncule lacrymale peut manquer partiellement ou totalement. Cette absence congénitale est rarement libre de complications; toutefois, Plenck dit en avoir observé un cas. Himly conseille la formation d'un petit sac pour remédier à l'écoulement des larmes le long des joues, en faisant cicatriser séparément les bords d'une incision faite dans cette région.

Celinski a observé un cas de télangiectasie de cet organe : c'était une tumeur violette, en forme de mûre, qui s'était étendue au loin ; Wilde en a également vu un.

Enfin, la caronculе lacrymale, outre les petits poils qu'elle porte à l'état normal, en a parfois de plus gros : Ryba les classe parmi les tumeurs dermoïdes de la conjonctive. On arrachera de temps en temps ces poils, quand leur présence aura un effet fâcheux.

SECTION II.

INFLAMMATION DE LA MEMBRANE SEMI-LUNAIRE ET DE LA CARONCULE LACRYMALE.

Symptômes.— La membrane semi-lunaire et la caroncule lacrymale, lorsqu'elles s'enflamment, augmentent beaucoup de volume; elles deviennent d'un rouge vif, et très douloureuses, surtout lorsqu'on fait mouvoir les paupières. L'inflammation se propage jusqu'à un certain point à la conjonctive, dont la membrane semi-lunaire n'est qu'une portion, et qui revêt la caroncule lacrymale. L'affection s'accompagne de la sensation d'un corps étranger dans l'angle interne de l'œil. L'absorption des larmes est entravée, et il s'écoule des follicules de Méïbomius, de la conjonctive et de la caroncule, dont la sécrétion est augmentée, un mucus abondant, quelquefois puriforme. Dans quelques cas, il se forme de la suppuration dans la substance même de la caroncule, probablement dans ses follicules. La rougeur et le gonflement vont en s'accroissant pendant quelque temps, jusqu'à ce que, le pus s'étant formé, soulève en pointe la conjonctive, la perfore et s'écoule au dehors. Des excroissances fongueuses surviennent assez souvent à la suite de ces abcès, et quelquefois la caroncule éprouve une déviation permanente; d'autres fois, même, elle est complétement détruite par la suppuration.

Causes. — Le froid peut produire cette inflammation. J'en ai vu un exemple sur un de mes malades qui prit froid pendant qu'il était convalescent de la dyssenterie. Cette inflammation est aussi provoquée par de légères blessures. Elle l'est quelquefois par des corps étrangers, comme des particules de fer, qui viennent se loger derrière le repli semi-lunaire, ou se fixer de façon à irriter la caroncule. On m'apporta une petite fille qui avait depuis plusieurs semaines un gonflement inflammatoire de la caroncule lacrymale encore en voie de s'accroître. J'aperçus sur le côté de la tumeur, entre elle et le globe de l'œil, une sorte de filament blanc que j'enlevai avec le doigt. C'était une barbe d'orge, de trois quarts de pouce de long. Le docteur Monteath (1) rapporte qu'il a vu deux fois cette affection déterminée par un cil dont la racine ou grosse extrémité avait pénétré dans le point lacrymal supérieur et jusque dans le canal lacrymal; son autre extrémité se trouvait conséquemment dirigée en bas vers la caroncule lacrymale que sa pointe irritait constamment. Dans les deux cas, l'irritation disparut dès qu'on eut enlevé le cil. J'ai fréquemment rencontré ce petit accident: tantôt le cil occupe le point lacrymal inférieur, tantôt le supérieur. Une fois, le malade, dans l'espoir d'en éprouver du soulagement, avait fait couper une portion du cil avec des ciseaux, ce qui n'avait servi qu'à irriter davantage la caroncule. J'ai quelquefois vu aussi un cil enfoncé dans un des follicules de Méïbomius, et irritant l'œil. Comme l'ouverture est ici plus petite, cela arrive plus rarement.

[Il paraît qu'il existe dans certaines familles une prédisposition au développement de cette affection, sans cause appréciable; c'est au moins ce que l'on peut inférer de l'observation suivante que nous empruntons à M. Middlemore (2):

(1) Translation of WELLER's Manual, vol. I, p. 191. Glasgow, 1821.

[(2) R. MIDDLEMORE. A Treatise on the Diseases of the Eye, etc., t. II, p. 545.]

Obs. 228. — Une jeune fille, âgée de 12 ans, se présenta à l'infirmerie avec une tuméfaction considérable de la membrane semi-lunaire et de la caroncule. Les parties tuméfiées étaient rouges, mais à peine douloureuses. Elle ne savait quelle cause assigner à sa maladie, ni donner aucun détail sur la marche qu'elle avait suivie. L'application de quelques sangsues près du canthus interne, et des scarifications étendues, répétées fréquemment, firent bientôt disparaître le mal. Pendant que cette fille était en voie de guérison, sa sœur vint me consulter pour une maladie toute semblable qui existait depuis un mois environ; pendant ce temps, elle avait été traitée par un savetier de la ville, qui lui introduisait chaque jour dans l'œil un onguent noir à l'aide d'une aiguille à tricoter. Le mal s'améliora également par les moyens employés chez sa sœur; mais, quoique l'inflammation fût enlevée, la membrane semi-lunaire et la caroncule lacrymale conservèrent leur augmentation de volume. T. W.]

Pronostic. — L'inflammation de la membrane semi-lunaire et de la caroncule lacrymale, négligée, peut entraîner le larmoiement et, en fin de compte, l'inflammation des conduits des larmes.

Traitement. — Le traitement général consiste à faire disparaître la cause de l'inflammation, si on la connaît et qu'elle soit de nature à être enlevée ; à baigner fréquemment les parties avec de l'eau tiède, à les toucher une fois par jour avec la solution de caustique lunaire, enfin à faire usage des laxatifs. Si le gonflement augmente, on se trouvera bien d'appliquer une sangsue sur la caroncule lacrymale enflammée, et s'il y a menace de suppuration, d'introduire dans un petit sac de linge fin un cataplasme de pain et d'eau, qu'on placera ensuite sur l'angle interne de l'œil. Lorsque le pus est formé, on lui ouvre une issue avec la lancette. S'il se produit des granulations fongueuses, on essaie de les réprimer à l'aide de la teinture vineuse d'opium, du sulfate de cuivre ou du nitrate d'argent. Si ces moyens échouent, on retranche les fongosités avec des ciseaux.

SECTION III.

POLYPES DE LA CARONCULE LACRYMALE.

J'ai rencontré plusieurs fois une tumeur molle et rouge, naissant par un pédicule de la caroncule lacrymale, et saignant abondamment quand on la touchait. Lorsqu'on la saisit avec des pinces, la plus grande partie de la tumeur est emportée par la pression de l'instrument, et ressemble aux polypes mous de la membrane de Schneider. D'autres fois j'ai rencontré une espèce de polype plus ferme, naissant du repli semi-lunaire et de la surface de la caroncule; la texture en était granuleuse ou lobulée, il fallait des ciseaux pour les enlever. Ces deux variétés de polypes sont sujettes à repulluler. Leur racine doit être touchée de temps en temps avec le nitrate d'argent, le sulfate de cuivre ou une solution saturée de carbonate de soude.

SECTION IV.

NÆVUS MATERNUS DE LA CARONCULE LACRYMALE.

Von Ammon (1) a représenté un cas de télangiectasie de la caroncule, unie à la paupière inférieure, recouvrant une grande partie de l'œil et pendant presque jusqu'à la bouche.

SECTION V.

ENCANTHIS.

Fig. Demours, pl. LXIV, fig. 1. Von Ammon, thl II, tab. IX, fig. 6, 7, 8 et 9.

On donne ce nom à un engorgement chronique de la caroncule lacrymale et de la membrane semi-lunaire, mais surtout de la première de ces deux parties. On a distingué l'encanthis *bénin* de l'encanthis *malin*. Le premier ne consiste très-probablement que dans un état d'hypertrophie de la conjonctive, plutôt que de la caroncule; il est la conséquence d'une inflammation simple, susceptible de disparaître sous l'influence des remèdes que nous avons déjà énumérés. Le second est une affection squirrheuse de la substance glandulaire de la caroncule qui dégénère, lorsqu'on la néglige, en ulcération cancéreuse.

Symptômes.—Dans l'encanthis squirrheux, la caroncule offre l'aspect d'une tumeur dure et irrégulière. Il envahit le repli semi-lunaire et s'étend à la conjonctive qui double les paupières, et même à la sclérotique et à la cornée. Au début, sa couleur est d'un rouge uniforme; mais quand son volume a dépassé de beaucoup les dimensions ordinaires de la caroncule, il devient blanchâtre par places, avec des vaisseaux variqueux qui se ramifient à sa surface. Des douleurs lancinantes s'y développent; il gêne par son volume les fonctions des paupières et des voies lacrymales. Les paupières, l'inférieure surtout, sont renversées en dehors et excoriées. Les poils qui naissent de la caroncule deviennent beaucoup plus volumineux qu'à l'état naturel. Le moindre attouchement détermine un écoulement de sang. L'ulcération finit par s'établir. Les bords de l'ulcère sont renversés en dehors; la matière qui s'en écoule est ténue et âcre ; elle irrite et excorie les parties avoisinantes. Si l'on continue de laisser marcher les choses, l'ulcération cancéreuse s'étend aux paupières, perfore les conduits lacrymaux, attaque le globe de l'œil lui-même, enfin se comporte absolument comme le cancer des paupières, que nous avons déjà décrit.

(1) Klinische Darstellungen der Krankheiten des menschlichen Auges, vol. II, Tab. IX, fig. 10. Berlin, 1838.

[*Obs.* 229. — *Tumeur fibro-plastique de l'angle interne de l'œil droit* (1). — Une femme, âgée de 26 ans, d'un tempérament éminemment lymphatique, entra le 24 janvier 1853 à l'*Institut ophthalmique du Brabant*, portant dans l'angle interne de l'œil droit une tumeur volumineuse. Autant qu'elle se le rappelle, elle a eu, il y a cinq à six ans, une ophthalmie catarrhale qui dura 15 jours, et c'est à la suite de cette affection que se serait développée la tumeur qu'elle a actuellement. Cette tumeur siége à l'angle interne de l'œil droit et à la région occupée d'habitude par la caroncule lacrymale et le repli semi-lunaire; elle s'étend depuis ce point jusqu'à deux millimètres de la cornée : elle est d'une couleur jaune rosée, aplatie, présentant un bord concave, aminci, falciforme, dirigé vers la cornée, et une base renflée, tournée du côté du nez. Sa consistance est ferme : elle ne saigne point au toucher et n'est point sensible; la malade dit seulement y avoir ressenti parfois des picotements; elle prétend que lorsqu'elle se baisse et prend certaines positions, la vision se trouve gênée. — Florent Cunier procède immédiatement à son ablation. Les paupières étant écartées à l'aide du spéculum à ressort, il saisit la tumeur avec des pinces, et la détache à coups de ciseaux; elle se prolonge sous l'une et l'autre paupières et paraît y adhérer. L'opérateur, en incisant, éprouve assez de résistance pour croire à la nature cartilagineuse de la tumeur; il pense au moins avoir incisé en haut une portion du cartilage tarse de la paupière supérieure à laquelle la tumeur adhérait fortement. Examinée après son ablation, cette tumeur forme une languette de deux centimètres et demi de long sur huit millimètres de large; elle offre d'un côté un bord mince et tranchant, de l'autre une base plus épaisse sur laquelle a porté l'incision. Elle paraît formée par un repli de la conjonctive (le repli semi-lunaire hypertrophié probablement), dans lequel la pression fait sentir plusieurs petites tumeurs dures et résistantes. En partageant la tumeur en deux tranches, on reconnaît que ces corps résistants sont d'un jaune rosé, s'écrasent sous une assez forte pression, et n'ont aucune ressemblance avec le tissu cartilagineux dont on n'aperçoit pas de trace. Le microscope fait reconnaître, comme l'avait déjà fait la vue simple, que la membrane enveloppante est la conjonctive; on en aperçoit très distinctement les éléments. Quant aux corps jaunes situés sous la conjonctive, ils sont constitués par du tissu fibrillaire au milieu duquel sont infiltrés les noyaux ronds et ovalaires propres au tissu fibro-plastique. Les autres éléments de ce tissu, tels que les grandes cellules mères et les fibres fusiformes, manquent; néanmoins il n'y a pas à se méprendre sur la nature du tissu. On ne découvre aucune trace des follicules sébacés dont la réunion constitue la caroncule lacrymale : il est donc probable que le repli semi-lunaire seul a été enlevé. Il ne s'écoula que peu de sang après l'opération. On n'appliqua aucun pansement et l'on ne prescrivit que des lotions froides. La malade fut promptement guérie et, quand elle sortit, elle n'avait point de larmoiement. T. W].

Traitement. — L'encanthis squirrheux réclame l'extirpation. Pour exécuter cette opération, on fait passer à travers la tumeur une aiguille courbe armée d'un fil de lin. On se sert de ce fil pour éloigner la tumeur des parties voisines; puis, à l'aide d'un petit scalpel ou de ciseaux, on la sépare complétement de ses connexions. Il est probable que l'ablation de la caroncule et du repli semi-lunaire sera suivie d'un larmoiement incurable; mais cet inconvénient n'est pas à mettre en balance avec les dangers qu'entraînerait une affection squirrheuse ou cancéreuse de cette région, abandonnée à elle-même. (On voit cependant par l'observation ci-dessus que le larmoiement peut ne pas être la conséquence de cette opération.) Si les paupières ou le globe de l'œil sont envahis par le mal, il faut les enlever. S'il survient après l'opération des granulations exubérantes ou d'un mauvais caractère, on doit les toucher avec le nitrate d'argent (2).

[(1) Obs. inédite.]

(2) Consultez sur l'encanthis, CARRON DU VILLARDS. Guide pratique, etc., t. I, p. 454. Paris, 1838.

SECTION VI.

LITHIASE DE LA CARONCULE LACRYMALE.

Himly (1), dans un paragraphe ainsi intitulé, cite Blasius, Sandifort, Schmücker et Riberi, comme rapportant des cas de concrétions calculeuses logées dans les cryptes de la caroncule lacrymale. On doit les extraire avec une aiguille.

SECTION VII.

[HÉMORRHAGIE SPONTANÉE DE LA CARONCULE LACRYMALE.

Obs. 230. — Le docteur Kerstern, de Magdebourg, a rapporté (Rust's Magasin, Bd. 58, Heft 1) un cas dans lequel il survint une hémorrhagie spontanée de la caroncule lacrymale chez une jeune fille de 18 ans. Elle était fille de parents, tous deux morts de phthisie. Elle s'était assez mal portée pendant son enfance, avait ressenti dans différentes parties du corps des douleurs rhumatismales, et avait été en proie à des accès ressemblant à l'épilepsie. Elle reçut, à l'âge de 12 ans, une plaie au-dessus de l'orbite gauche, mais si petite qu'elle ne laissa aucune cicatrice visible. Malgré cela, peu de temps après avoir reçu cette blessure, elle commença à perdre du sang par les deux yeux. Cet écoulement persista pendant 14 jours, en quantité assez considérable pour l'affaiblir. Depuis cette époque, l'écoulement sanguin reparut toutes les quatre semaines; mais la malade ne consulta aucun médecin. A l'âge de seize ans, elle éprouva les symptômes préliminaires de la menstruation; mais l'utérus ne fournit aucune sécrétion. L'hémorrhagie oculaire, de son côté, continua de revenir avec la même régularité. Un médecin qui la vit à cette époque constata que le saignement se montrait régulièrement à 10 heures du matin et à 4 heures, qu'il durait une demi-heure à chacune de ces apparitions, et qu'il reparaissait journellement pendant une quinzaine. Le sang s'échappait goutte à goutte de l'angle interne de chaque œil, et la malade s'évanouissait quelquefois pendant la durée de l'écoulement. Ces attaques s'accompagnaient de douleurs dans la tête et les yeux, d'un pouls dur, et d'une rougeur radiée considérable de la conjonctive. La malade affirmait aussi que pendant leur durée elle voyait tout en rouge. Lorsque les symptômes précurseurs de la menstruation eurent duré quelque temps, les règles apparurent, et l'hémorrhagie oculaire cessa. Cet amendement toutefois ne dura que quelques mois, et, bien que les règles coulassent régulièrement, l'hémorrhagie se renouvela aux deux yeux, et le 29 novembre 1839, la malade fut remise aux soins du docteur Kerstern. Sa figure était alors recouverte par le sang qui s'échappait continuellement d'entre les paupières, et elle ne pouvait ouvrir les yeux à cause d'une photophobie intense. Elle était d'une faiblesse extrême, quoique son intelligence fût parfaite; son pouls était très petit et très faible. A cette époque, l'hémorrhagie parcourait un cycle de trois jours, c'est-à-dire qu'elle durait trois jours, puis cessait pendant le même espace de temps, pour reparaître, et ainsi de suite. Pendant l'intervalle de l'hémorrhagie, la conjonctive palpébrale et bulbaire était rouge et tuméfiée, la cornée trouble, et les yeux ne pouvaient supporter la lumière. Lorsque le sang s'échappait, on constatait qu'il provenait évidemment de la caroncule lacrymale et de la conjonctive, et dans l'espace de trois jours la quantité s'en élevait à huit à dix onces. La santé générale de la malade était fort affaiblie, et elle avait l'aspect anémique et leuco-phlegmatique. Elle ne resta que dix jours soumise à l'observation du docteur Kerstern; mais il la revit de nouveau

Pour des cas d'extirpation, voyez Purmanni Chirurgia Curiosa, traduite par Sprengell, p. 59. London, 1706. Bouchacourt. Revue medicale, avril 1842, p. 6. [Annales d'Oculistique, t. I s^e, p. 1; t. VIII, p. 9; t. III s^e, p. 29.]

(1) Die Krankheiten und Missbildungen des menschlichen Auges, vol. I, p. 266. Berlin, 1843.

au bout d'un an. Pendant cet intervalle, sa santé s'était beaucoup améliorée; l'hémorrhagie oculaire avait été beaucoup moins fréquente et ne s'était plus montrée à des époques régulières. Elle était parfois trois semaines sans reparaître. Pendant dix huit jours que la malade passa à l'hôpital, l'hémorrhagie se produisit une fois; elle dura six heures, et s'éleva à environ quatre onces. La malade ne s'était point cette fois présentée à l'hôpital pour son hémorrhagie; aussi, dès qu'elle se trouva soulagée de l'indisposition pour laquelle elle était entrée, elle s'en alla (1). T. W.]

CHAPITRE VI.

MALADIES DES ORGANES EXCRÉTEURS DES LARMES.

SECTION Ire.

ABNORMITÉS CONGÉNITALES.

Le manque de tous les organes lacrymaux n'a été noté que dans les cas d'absence de l'œil; toutefois, malgré celle-ci, ces organes se rencontrent et viennent même prendre la place du globe oculaire. Botin a vu un enfant de six semaines, affecté d'ankyloblépharon, qui paraissait manquer tout à fait de l'appareil qui nous occupe. Marks (de Dublin) a vu un cas d'absence d'un point lacrymal et de son mamelon. Beger cite le manque congénital du sac lacrymal. Dupuytren a observé un cas congénital d'absence du canal nasal, accompagnée d'une fistule lacrymale probablement consécutive, et Jurin trouva de la matière osseuse à la place de ce canal.

Les mamelons lacrymaux sont parfois obstrués par une pellicule qui les recouvre, et qu'on peut détruire en la perçant; ce fait a été observé aux quatre points simultanément par Morgagni, et par d'autres auteurs; quelquefois alors les canaux lacrymaux et le canal nasal font défaut, ce qui constitue une vraie absence congénitale incurable. Morgagni a aussi observé l'atrésie des canaux lacrymaux, qui peut se présenter avec ou sans celle des points lacrymaux.

La présence de deux points lacrymaux à un même mamelon, accompagnée de celle de deux canaux lacrymaux, a été observée par G. Behr, par nous à la clinique du professeur Rau, qui en avait déjà vu un cas, puis tout dernièrement par Graefe.

[(1) HAYS' American edition of Lawrence on the Eye, p. 912. Philadelphia, 1854.]

La fistule lacrymale externe est très rare à l'état congénital : Spangenberg, Scarpa, Behr (de Bernbourg), Aug. Bérard, et tout récemment Carron Du Villards, l'ont observée.

La dilatation congénitale du canal nasal a été figurée par Osborne. Cet auteur a trouvé parfois, ainsi que Fischer, des plis à la muqueuse et des élargissements en forme de poches à la partie supérieure du canal. La terminaison du canal nasal présente assez souvent des anomalies. La valvule qu'on y trouve ordinairement, manque dans quelques cas; Rau a observé deux cas d'insuffisance de cette valvule, qui produisait une tuméfaction analogue à une tumeur lacrymale, quand le malade faisait une forte inspiration, en tenant fermées la bouche et les narines, et d'où l'on pouvait exprimer par la pression des bulles d'air qui sortaient par les points lacrymaux. Au reste, les anomalies de cette valvule peuvent être un obstacle au cathétérisme du canal nasal pratiqué par les narines.

SECTION II.

LÉSIONS TRAUMATIQUES DES ORGANES EXCRÉTEURS DES LARMES.

§ I. — Lésions traumatiques des points et des canaux lacrymaux.

J'ai parlé, dans la deuxième section du chapitre III, de l'oblitération des points lacrymaux à la suite des brûlures, et j'ai indiqué dans la même section du chapitre V l'introduction dans ces mêmes points de cils détachés.

Lorsque les canaux qui se portent des points lacrymaux au sac lacrymal sont lésés, il s'agit de savoir jusqu'à quel point les paupières seront déformées, les canaux altérés par le travail de cicatrisation ou l'inflammation suppurative qui doivent survenir. Lorsque la plaie a été produite par un instrument propre et bien tranchant, on peut espérer que la guérison s'effectuera sans déformation de la paupière et sans interruption permanente des fonctions des canaux. Quand au contraire elle est compliquée de déchirure ou de contusion, l'inflammation et la suppuration peuvent déterminer ces accidents. Si les deux canaux sont compris dans la lésion, il est à craindre que les larmes arrivées vers l'angle interne de l'œil et le mucus qui se forme en ce point ne s'écoulent sur la joue.

Le pronostic doit donc rester réservé dans les plaies déchirées, qui, néanmoins, sont quelquefois suivies d'une guérison complète. Schmidt (1) rapporte le cas d'une personne qui, en jouant au colin-

(1) Uber die Krankheiten des Thränenorgans, p. 215. Wien, 1803.

maillard, fut accrochée à l'angle interne de l'œil par le doigt d'une autre personne, et qu'il en résulta la séparation de la paupière inférieure d'avec la supérieure dans l'étendue d'un demi-pouce. Mohrenheim, qui se trouvait là par hasard, porta un pronostic défavorable; néanmoins, grâce aux bons soins de Schmidt, la malade se trouva guérie au bout de huit jours, sans larmoiement et sans ectropion. Schmidt a cependant omis d'indiquer s'il a exploré avec la sonde d'Anel le canal inférieur, afin de s'assurer qu'il était resté ouvert. Un homme ayant reçu dans une rixe une blessure semblable à celle décrite par Schmidt, vint se faire traiter au *Glasgow Eye Infirmary*. La plaie, qui avait rendu fort difficile le maintien en place de la paupière, guérit en laissant peu de difformité, et pas de larmoiement. La nature et le siége de la lésion m'avaient porté à douter que le canal inférieur fût resté perméable; en essayant d'y faire passer la sonde d'Anel, je trouvai qu'il était complétement obstrué vers sa partie moyenne. Dans l'observation 158 (p. 192), les deux canaux furent complétement enlevés dans le cours d'une opération qu'il avait fallu pratiquer pour une affection cancéreuse, et cependant il ne survint aucun larmoiement. En pareil cas, ou la sécrétion lacrymale diminue, et la conjonctive absorbe les larmes plus abondamment que de coutume, ou l'air les enlève plus rapidement. Les observations de Gulz et de Zinn pourraient, à la vérité, nous porter à supposer qu'outre les deux conduits lacrymaux, il y en a d'autres plus petits qui se portent de la conjonctive au sac lacrymal (1).

Dans les plaies des canaux, le principal objet qu'on doive avoir en vue, c'est d'obtenir une apposition exacte des parties divisées, et de la maintenir. Le meilleur moyen est un point de suture et l'application de bandelettes agglutinatives soutenues par une compresse et une bande. Le malade doit laisser les yeux soigneusement en repos jusqu'à la réunion parfaite de la plaie. Peut-être obtiendrait-on une réunion complète au moyen d'une soie de cochon introduite par le point lacrymal à travers le canal divisé, dans le sac lacrymal et de là dans le canal nasal, où on le laisserait jusqu'à la cicatrisation de la plaie.

Si les deux bouts du canal divisé se sont cicatrisés séparément, il y a peu à espérer de l'avivement des lèvres de la plaie et d'une tentative pour essayer un affrontement plus exact. « J'ai rencontré plusieurs cas de cette espèce, dit M. Travers, et j'ai vainement essayé de les guérir (2). »

J'ai vu au *Glasgow Eye Infirmary* un jeune garçon qui, huit ans auparavant, avait reçu une blessure qui avait divisé chacun des canaux lacrymaux à environ un cinquième de pouce de distance des points lacrymaux. Les portions des canaux voisines de ces points étaient

(1) Zinn. Descriptio anatomica oculi humani, p. 233. Gœttingæ, 1780.
(2) Synopsis of the Diseases of the Eye, p. 238. London, 1820.

restées perméables, tandis que celles qui correspondaient au sac s'étaient oblitérées. Il en était résulté un larmoiement incommode et un ankyloblépharon à l'angle interne de l'œil.

§ II. — Lésions traumatiques du sac lacrymal.

Le sac lacrymal est assez bien protégé contre les lésions traumatiques; il est cependant quelquefois atteint par des plaies par instruments tranchants et par des plaies déchirées. Ces accidents doivent être traités avec soin, dans la crainte de les voir dégénérer en fistules du sac lacrymal. Si la plaie est étendue, ou si le tendon de l'orbiculaire a été divisé, on pratique un ou deux points de suture. Si l'ouverture du sac se réduit à un petit volume, et que ses bords menacent de devenir calleux, on doit les toucher avec le caustique lunaire, ou un fil de laiton rougi au feu. L'introduction d'une bougie n'amènerait qu'un soulagement momentané, en déterminant le passage des larmes dans la narine.

Obs. 231. — Une femme chez qui le sac lacrymal avait été ouvert par l'extrémité aiguë d'une navette lancée brusquement d'un métier à tisser à la vapeur, vint à la consultation du *Glasgow Eye Infirmary*. On avait immédiatement pratiqué deux points de suture, mais la plaie ne s'était point cicatrisée. On voyait les larmes s'en échapper lorsqu'on comprimait la partie supérieure du sac.

Un coup porté sur la région du sac détermine quelquefois la rupture de celui-ci sans que la peau soit intéressée. Il peut survenir un emphysème des paupières lorsque le malade vient à se moucher.

Les plaies déchirées et les plaies par armes à feu qui intéressent le sac sont suivies d'un gonflement considérable et sujettes à se terminer par gangrène. Il faut prendre ses précautions pour éviter l'ectropion.

§ III. — Lésions traumatiques du canal nasal.

Les lésions de la portion membraneuse du canal nasal doivent survenir assez fréquemment dans les opérations que l'on pratique pour la dacryocystite et la fistule lacrymale, surtout lorsqu'on introduit des sondes ou d'autres instruments à travers ce conduit, soit par en haut, soit par en bas. Les tentatives faites pour frayer un passage aux larmes, à l'aide d'une série de sondes introduites par les points lacrymaux, doivent s'accompagner fréquemment de la déchirure et de la perforation des parois du conduit. Lorsqu'on introduit des bougies, on les pousse souvent, non dans le trajet du canal, mais à travers ses parois; leur contact avec le périoste ou l'os lui-même détermine alors un écoulement de sang par la narine. Ces lésions sont souvent un obstacle au succès des opérations tentées pour obtenir la cure de la dacryocystite, ou une cause de récidive.

Le canal osseux que parcourt le conduit membraneux est quelquefois fracassé et ses parois refoulées en dedans à la suite de coups violents portés sur la face. J'ai vu un accident de cette nature produit par un coup de pied de cheval reçu sur le côté du nez. Il en résulta un obstacle absolu à la sortie des larmes du sac lacrymal. Les canaux et le sac étant restés intacts, les larmes s'y rassemblaient; et, comme elles ne pouvaient sortir du sac, elles y provoquaient de fréquentes inflammations qui se terminaient par des abcès, lesquels venaient s'ouvrir à travers la peau. Ce malade fut admis au *Glasgow Eye Infirmary* dans le service de feu le docteur Monteath, qui, ayant reconnu l'impossibilité de frayer une nouvelle route aux larmes, même à travers l'os unguis, essaya à l'aide de divers caustiques, et même du cautère actuel, d'oblitérer le sac et les canaux lacrymaux, mais le tout sans succès. On pourrait en pareil cas, en coupant en travers les canaux lacrymaux, empêcher les larmes de parvenir dans le sac (1).

Le docteur Rognetta (2) conseille, pour tous les cas de fracture du nez, où l'on a à craindre l'obstruction du canal nasal, d'introduire par l'ouverture inférieure de ce conduit la sonde de Laforest modifiée par Gensoul, et de l'y laisser pendant un jour au moins.

SECTION III.

INFLAMMATION AIGUE DES ORGANES EXCRÉTEURS DES LARMES.

Syn. — Dacryocystitis acuta.
Fig. Ammon, thl. II, tab. VIII, fig. 9.

Symptômes. — Il existe dans la région du sac lacrymal un gonflement circonscrit, dur, sensible au toucher, qui s'accompagne d'une douleur obtuse, profondément située, et s'étendant au nez et à l'œil. Ce gonflement devient progressivement rouge, et le moindre attouchement y est insupportable. Les papilles lacrymales sont affaissées, les points lacrymaux à peine visibles, l'absorption des larmes et leur transport dans le sac lacrymal, et à travers le canal nasal dans le nez, sont complétement entravés; aussi existe-t-il du larmoiement. La narine qui correspond au côté malade est d'abord plus humide que de coutume; mais bientôt elle devient sèche, l'inflammation s'étendant à la muqueuse qui la tapisse. La caroncule lacrymale, la conjonctive et les paupières sont le siége d'un certain degré d'inflammation sympathique. La rougeur qui existe vers l'angle interne de l'œil s'étendant,

(1) L'application de serres-plates ne pourrait-elle pas, en serrant temporairement l'une contre l'autre les parois de ces conduits, empêcher l'arrivée des larmes dans le sac tout le temps nécessaire à son oblitération? T. W.]

(2) Traité philosophique et clinique d'ophthalmologie, p. 125. Paris, 1844.

ainsi qu'un certain degré de gonflement, à la joue du même côté, il semble à une certaine distance que les téguments sont le siége d'un érysipèle; mais lorsque l'on examine de plus près, on reconnaît les symptômes caractéristiques de l'inflammation phlegmoneuse, et au milieu de la tuméfaction diffuse et du changement de couleur des téguments, le gonflement circonscrit du sac appréciable au toucher et à la vue.

Le siége principal et primitif de cette affection est la membrane muqueuse qui tapisse toutes les voies lacrymales, depuis les points lacrymaux jusqu'au nez. Lorsque le travail inflammatoire est arrivé à son degré le plus élevé, et qu'il est sur le point de déterminer la formation du pus, la muqueuse des canaux lacrymaux et du canal nasal est tellement gonflée, que ces tubes cessent d'être perméables. La tuméfaction s'étend aussi aux parois du sac. Le canal nasal, situé lui-même dans un canal osseux, peut devenir le siége d'un gonflement inflammatoire qui s'oppose au libre passage des larmes. D'un autre côté, la paroi antérieure du sac, n'étant recouverte que par des parties molles, se laisse graduellement distendre, de manière à produire la tuméfaction dont nous avons déjà parlé, tuméfaction qui devient beaucoup plus considérable quand la maladie en est arrivée à la période où le mucus est sécrété en plus grande quantité et devenu puriforme. La pression qui s'exerce à l'intérieur du sac détermine l'absorption progressive, de sorte que la matière qu'il contient se rapproche graduellement de la surface externe, tandis que l'épaississement de la muqueuse qui correspond à la paroi postérieure du sac sert à protéger les parties plus profondément situées. Hunter (1) a plusieurs fois signalé ce fait, que la matière contenue dans le sac ne suit pas la voie la plus courte pour se porter au dehors, celle par le nez, mais qu'elle vient se porter vers la surface externe du corps, comme preuve de la tendance instinctive de l'organisme à expulser les corps étrangers et les substances morbides à travers la peau. Quelquefois cependant cette immunité devient une cause d'accidents ultérieurs, les parois des canaux lacrymaux, du sac lacrymal ou du canal nasal ayant subi des modifications telles dans leur structure, que ces parties ne reviennent plus jamais à leur état naturel et que quelques-unes d'entr'elles restent même plus ou moins complétement rétrécies ou oblitérées.

Vers la fin de la période inflammatoire, le malade éprouve des maux de tête et les autres phénomènes généraux qui accompagnent la fièvre. La douleur est souvent très vive dans les parties primitivement affectées, sans doute à cause de la résistance opposée par les tissus environnants. Toute la tête est douloureuse, et la fièvre s'accompagne assez souvent de délire pendant la nuit.

(1) Hunter. On the Blood, Inflammation, and Gun-shot Wounds; vol. II, pp. 298, 331, 8°. London, 1802.

De même que sur toutes les muqueuses enflammées, il survient une sécrétion très abondante de mucus altéré, au moment où la maladie passe de la première à la seconde période. Ce fluide s'accumule dans le sac en si grande quantité, que la tumeur s'accroît d'une façon remarquable et qu'on y perçoit distinctement la fluctuation. Le mucus ainsi accumulé ne peut s'échapper par le nez en quantité un peu considérable, à cause de l'état de gonflement dans lequel se trouve la membrane qui tapisse le canal nasal. La même cause s'oppose à ce que le mucus sorte par regorgement à travers les canaux lacrymaux. De plus, bien que les larmes soient sécrétées en grande abondance, elles ne sont point absorbées et ne pénètrent pas dans le sac, où elles pourraient avoir pour effet de délayer le produit de cette sécrétion morbide.

Une fois que le sac est ainsi rempli de muco-pus, il est rare que les symptômes s'amendent sans que la peau se rompe. Quand cela arrive, il survient un écoulement de matière par les points lacrymaux, le gonflement s'affaisse, et le passage par le nez redevient libre. Le plus souvent, la tumeur va croissant, la rougeur devient plus foncée, la peau plus luisante et la fluctuation plus distincte. Le sac, ainsi que les parties qui le recouvrent, altérées par l'inflammation, ne peut plus se prêter à une nouvelle distension. La peau se mortifie quelquefois et se couvre d'une eschare; mais le plus souvent on voit se former vers la partie moyenne de la tumeur, généralement au-dessous du tendon de l'orbiculaire des paupières, rarement au-dessus, un point jaune, ramolli, et qui s'ouvre bientôt. La collection de mucus puriforme, abandonnée à elle-même, se fraie un passage à travers le muscle orbiculaire et les téguments; mais il n'y a que la portion la plus liquide de la sécrétion puriforme qui s'échappe par cette ouverture, et pendant un certain temps la tumeur ne diminue pas beaucoup.

Un peu plus tard, on s'aperçoit, lorsqu'on comprime la partie supérieure du sac, que ce n'est plus seulement du pus qui s'échappe par l'ouverture accidentelle, mais qu'il en sort aussi de temps en temps des larmes pures; ce qui démontre que les points et les canaux lacrymaux ont repris leurs fonctions. Au bout d'un temps plus ou moins long, l'écoulement puriforme s'arrête, et la sécrétion du mucus redevient normale. Il est en général transparent, bien qu'il puisse offrir quelquefois, pendant un certain temps, des stries blanchâtres. Celles-ci finissent elles-mêmes par disparaître complétement, et le mucus devient plus fluide à cause de son mélange régulier avec les larmes. L'ouverture du sac se ferme alors, soit spontanément, soit par les secours de l'art. Le plus ordinairement, elle commence par se réduire à un petit pertuis par lequel s'échappent les larmes et le mucus, si le canal nasal n'a pas repris son calibre normal. Lorsque cette ouverture vient à se fermer pendant que le canal nasal reste obstrué, le malade est obligé de comprimer le sac plusieurs fois par jour, afin de le vider par les points lacrymaux.

Causes. — Les causes le plus fréquemment accusées par les malades sont l'exposition à l'action du froid et les contusions sur les parties latérales du nez. J'ai vu l'action de pleurer pendant longtemps déterminer cette affection chez des personnes qui n'y offraient aucune prédisposition. Beer l'a vue survenir chez un enfant de 4 ans, à la suite de l'irritation produite par un pois qu'il avait enfoncé si profondément dans ses narines qu'on ne put l'en extraire qu'avec peine (1).

Pronostic. — Cette maladie arrive presque toujours soudainement et a une marche rapide; sa durée est de 10 à 12 jours. Le pronostic est toujours plus favorable que celui des cas chroniques, dans lesquels l'arrivée des larmes dans le nez a presque toujours été empêchée depuis longtemps.

Quand la cause de cette affection ne consiste que dans une altération légère du sac, due souvent à une cause inconnue, le pronostic est très favorable tant qu'elle est dans sa première période, c'est-à-dire tant que la sécrétion du mucus puriforme n'a pas encore commencé. Si la période de suppuration s'est déclarée, on a à combattre une blennorrhée, ou sécrétion morbide de mucus, et son accumulation dans le sac; mais un traitement convenable peut triompher de ces accidents. Lorsque l'inflammation est intense dès le début, ou que la maladie a été négligée ou mal traitée, on court le risque de voir survenir l'oblitération du canal nasal et des canaux lacrymaux; et l'on doit regarder comme des cas heureux ceux où le canal nasal ne s'oblitère qu'à son extrémité inférieure, et les canaux lacrymaux à leur terminaison dans le sac. La totalité du canal peut se trouver transformée en une substance ligamenteuse et presque cartilagineuse, qui reste rebelle à tous les moyens employés pour le rendre de nouveau perméable: en pareil cas, les canaux lacrymaux et le sac lacrymal s'oblitèrent aussi quelquefois. Il faut avoir tous ces accidents présents à l'esprit, lorsqu'on est appelé lors de la première période de l'affection.

Dans la seconde période, celle de suppuration, le pronostic est extrêmement douteux. Il est impossible au chirurgien le plus expérimenté de dire jusqu'à quel point la perméabilité des canaux peut avoir diminué pendant la première période, et il n'est pas possible de s'en assurer à l'aide de l'emploi des sondes sans s'exposer à léser gravement les parties. Lorsqu'on est appelé au moment où la suppuration débute, le traitement peut parfois en modifier l'intensité; on a du moins la ressource d'ouvrir le sac en temps opportun et dans le point qui convient le mieux. Si l'on est appelé encore plus tard, c'est probablement une fistule que l'on aura à combattre.

(1) Praktische Beobachtungen über Augenkrankheiten, p. 32. Wien, 1791.

Traitement. — C'est en combattant directement l'inflammation, et non en s'attaquant seulement à un ou à plusieurs symptômes, que l'on peut arriver à la guérison de cette affection. La dilatation, par exemple, effectuée par l'introduction de sondes par les canaux lacrymaux dans le sac, ou même jusque dans le nez, ne servirait qu'à exposer les parties enflammées à une nouvelle cause d'irritation, et pourrait déterminer des effets qui rendraient la guérison plus difficile, sinon impossible.

La méthode à employer, avant que la suppuration ait commencé, est très simple. Elle consiste, dans les cas légers, à suivre un régime antiphlogistique et à appliquer soigneusement sur les parties enflammées un morceau de linge plié en plusieurs doubles et humecté avec une lotion évaporante. Dans les cas graves, on doit pratiquer une saignée du bras, suivie immédiatement d'une application de sangsues sur la tumeur ou sur la muqueuse de la narine correspondante. Le ventre doit être entretenu libre et un certain degré de transpiration appelé à la peau à l'aide de légers diaphorétiques. On a en vue d'arrêter la marche de l'inflammation et de l'empêcher de passer à la suppuration. Quand cela est reconnu impossible et que les symptômes font voir que le travail de la suppuration a commencé, il faut remplacer la lotion froide par un cataplasme chaud.

Si l'espoir d'arrêter la marche de l'affection est encore trompé et que la sécrétion du mucus puriforme aille en augmentant, il faut ouvrir le sac dès que sa réplétion devient excessive et que les parties qui le recouvrent sont désorganisées au point que la partie moyenne de la tumeur se ramollit, devient jaunâtre et pointe comme un abcès (1). On pratique l'incision suivant le plus grand diamètre de la tumeur, et l'on a soin, en retirant la lancette, d'agrandir en bas l'ouverture aux dépens de la peau, afin que la matière puisse s'écouler librement. On peut alors introduire dans le sac une sonde ordinaire en argent et la diriger en bas vers le canal nasal. On trouvera presque toujours qu'elle descend librement dans la narine. On lave chaque jour les parties avec de l'eau tiède lancée par une petite seringue. On applique ensuite un cataplasme ordinaire, renfermé dans un sac de linge fin, lorsque l'ouverture existe depuis quelque temps et que la matière a pu s'échapper librement. Si le sac persiste à rester dur, on a recommandé, pour dissoudre l'induration, un cataplasme chaud de feuilles de ciguë avec le camphre. On se trouve également bien d'un emplâtre mercuriel.

Dès qu'on a atteint le but qu'on se propose par ces applications, on panse la plaie avec du cérat simple. Sous l'influence de ce traitement,

(1) Quand cette affection est négligée, elle peut donner lieu à la carie de l'os unguis, surtout chez les sujets scrofuleux, d'où la convenance d'ouvrir de bonne heure le sac et de faire passer une sonde à travers le canal nasal. Si on laisse les choses aller pendant trop longtemps, on trouve souvent l'os dénudé quand on se décide à opérer. (*Note de M. Mackenzie.*)

le travail de suppuration diminue, et la matière qui s'échappe perd de plus en plus l'apparence du pus pour prendre celle du mucus.

Si la sécrétion morbide menace de devenir habituelle, on fait pénétrer une ou deux fois par jour dans l'angle interne de l'œil et l'on injecte dans le sac, à travers la plaie, une faible solution de sulfate de zinc (gr. ij par once d'eau) qu'on fait tiédir.

A cette période, si le traitement a été bien dirigé, on trouve fréquemment que les canaux lacrymaux sont redevenus perméables d'eux-mêmes, que la quantité et la qualité du mucus sont naturelles, et qu'il est mélangé en proportion convenable avec le liquide absorbé dans le lac lacrymal. On recouvre donc l'ouverture qui pénètre dans le sac d'un morceau d'emplâtre adhésif, ou l'on a recours à un pansement propre à en amener l'occlusion. Si l'on conserve quelques doutes sur la perméabilité complète des canaux lacrymaux et du canal, on a recours aux moyens d'exploration que nous décrirons aux sections XI et XII de ce chapitre.

SECTION IV.

INFLAMMATION CHRONIQUE DES ORGANES EXCRÉTEURS DES LARMES.

Syn. — Aussi longtemps que le sac restait entier, les anciens appelaient cette maladie *anchylops*; lorsqu'il s'était ouvert, *ægilops*. Dacryocystitis chronica. Blennorrhœa sacci lacrymalis. Watery eye, *Ware*. Flusso palpebrale puriforme, *Scarpa*.

Fig. Demours, pl. XX, fig. 1, 2 et 3; Dalrymple, pl. VI, fig. 1, 2 et 3.

Cette affection, qui est de beaucoup la plus commune de toutes celles auxquelles les organes excréteurs des larmes sont soumis, se rencontre plus souvent chez les femmes que chez les hommes. On la rencontre parfois chez les enfants ; elle dépend alors, comme parfois aussi chez l'adulte, d'une étroitesse congénitale du canal nasal. Elle offre cinq périodes diverses.

1re *période. Watery eye, larmoiement.* — Le premier symptôme qui en général attire d'abord l'attention du malade, est une faiblesse de l'œil, due à l'accumulation des larmes dans son angle interne. Chaque fois qu'il commence à lire ou qu'il veut regarder avec attention quelque petit objet, il sent dans l'œil une larme prête à tomber sur la joue. A l'intérieur d'un appartement, et par un temps sec, le larmoiement incommode moins le malade ; mais il s'accroît beaucoup à un air froid et humide. Le malade se borne à étancher avec son mouchoir de poche les larmes en excès, ou bien appuie son doigt sur le sac, afin d'en faire passer le contenu dans la narine. Cet état persiste ainsi pendant des mois ou des années ; mais il arrive un moment où le malade s'aperçoit que la pression avec le doigt, au lieu de faire passer le contenu du sac dans la narine, le fait refluer par les points lacrymaux. Il se trouve néanmoins soulagé par ce moyen et il persiste à l'employer pendant longtemps encore.

Cette période de la maladie ne s'accompagne en général d'aucune douleur ; mais, quand on compare le côté sain au côté malade, on s'aperçoit qu'il y a à l'angle interne de ce côté un certain degré de tuméfaction. Les canaux lacrymaux, la caroncule et les téguments sont épaissis et quelquefois enflammés ; l'orbiculaire des paupières et le muscle tenseur du tarse ne peuvent agir aussi complétement qu'à l'état normal.

Deuxième période. — *Blennorrhée.* — A mesure que l'affection marche vers la seconde période, le malade commence à ressentir de la douleur autour du sac; la rougeur et le gonflement de l'angle interne de l'œil deviennent plus prononcés. Lorsqu il comprime le sac comme à l'ordinaire pour le vider, il remarque que ce ne sont plus des larmes ou un mucus transparent qui s'en échappent, mais un fluide opaque. En pressant fortement sur le sac, on en fait sourdre, par les points lacrymaux, un mucus puriforme qui vient couler sur l'œil. Cependant, il est rare qu'on puisse par la pression vider le sac dans le canal nasal, car la perméabilité de celui-ci se trouve presque toujours détruite par le gonflement général de sa muqueuse, ou par un rétrécissement siégeant sur un point quelconque de son étendue. C'est pourquoi le malade se plaint presque toujours de sécheresse dans la narine, à cette époque de la maladie.

L'étendue de l'inflammation blennorrhagique est variable. C'est la membrane qui tapisse l'intérieur du sac qui en est le siége principal. Dans des cas assez fréquents, on a toute raison de croire que la totalité des voies d'excrétion est entreprise ; mais dans d'autres, il est évident que l'écoulement ne provient que de l'un ou l'autre des canaux lacrymaux. J'ai donné des soins à une dame chez qui le canal lacrymal supérieur paraissait seul affecté. Le chirurgien qui l'avait jusqu'alors vue à la campagne traitait la malade pour une conjonctivite. Il n'y avait point de tumeur lacrymale ; la matière qui suintait par le point lacrymal supérieur enflammait la conjonctive, et ce ne fut qu'à l'aide d'examens répétés que je reconnus combien le siége du mal était borné.

Le mucus accumulé varie aussi beaucoup sous le rapport de la qualité et de la quantité. Ainsi, par exemple, il s'accumule beaucoup plus rapidement et devient beaucoup plus épais après un repas qu'à tout autre moment. Quand le malade séjourne longtemps dans une atmosphère humide, la sécrétion est très-abondante, mais plus liquide qu'à l'ordinaire. La réplétion excessive du sac s'opère parfois si rapidement dans ce cas, que la contraction du muscle orbiculaire, nécessitée par le clignement, suffit quelquefois pour faire sortir le liquide par les canaux lacrymaux, en quantité telle que l'œil en est recouvert et que la matière puriforme s'écoule sur la joue. Lorsque le malade a séjourné quelque temps dans une atmosphère sèche et chaude, la sécrétion morbide est peu abondante et visqueuse. Cette sécrétion disparaît presque complétement chez certains individus pendant la saison chaude, ce qui réjouit prématurément les malades inexpérimentés ; mais dès l'apparition des premiers temps froids et humides, la maladie reparaît le plus souvent avec toute son intensité.

Troisième période. — Abcès. — Il est évident, d'après ce que nous avons déjà dit, que l'inflammation par laquelle débute la dacryocystite chronique est rarement considérable. Chez les malades scrofuleux surtout, il n'est pas rare que la période purement inflammatoire passe inaperçue et que le malade ne vienne consulter que lorsque le sac est distendu par une quantité considérable de muco-pus. Les symptômes inflammatoires externes varient chez les divers individus, et chez le même, à différentes époques. Quelquefois les téguments n'ont subi aucun changement de couleur, ils sont seulement soulevés par le sac distendu. D'autres fois, ils sont très enflammés, extrêmement douloureux au toucher, amincis par la pression du mucus puriforme et près de se rompre. En définitive, plus la durée de la maladie a été longue, plus le sac devient sujet à des attaques d'inflammation, qui, bien qu'elles se dissipent à plusieurs reprises, finissent généralement par amener le sac à s'élever en pointe comme un abcès, à se rompre et à laisser échapper le mucus puriforme qu'il contient. L'ouverture ainsi faite à la peau peut se guérir et la maladie retourner à la période de blennorrhée, ou même à celle du larmoiement simple. Le malade souffre ainsi quelquefois, pendant des années, d'abcès répétés du sac, sans se soumettre à aucun traitement efficace. La période d'abcédation s'accompagne d'hémicrânie et de fièvre.

Quatrième période.— Fistule.— Si, pendant la période d'abcédation, on laisse marcher les choses, le mucus puriforme se fraie un passage à travers la membrane fibreuse qui recouvre le sac, à travers l'orbiculaire des paupières et les téguments. L'ouverture ainsi produite, peut ne pas se fermer, mais simplement se rétrécir après que le contenu du sac s'est évacué, ne manifester aucune tendance vers la guérison, et dégénérer en une fistule du sac. Une grande partie du mucus et des larmes absorbées par les points lacrymaux s'échappent par cette ouverture, et il ne s'en écoule que très peu ou même pas du tout par le canal nasal. C'est une sorte de guérison naturelle de la maladie.

Il est rare que l'ouverture de la paroi antérieure du sac se trouve juste en regard de celle que le travail de la suppuration a pratiquée à travers la couche fibreuse de la paupière inférieure, l'orbiculaire des paupières et les téguments; aussi, bien qu'il n'existe qu'une seule ouverture au sac, on voit quelquefois la matière former, au-dessous de la peau, plusieurs sinus qui viennent s'ouvrir par de petits orifices en différents points plus ou moins éloignés les uns des autres. Cette sorte de fistule compliquée s'observe surtout chez des malades d'une mauvaise constitution; elle succède généralement à de nombreuses attaques d'inflammation survenues pendant le cours de cette longue maladie. J'ai vu l'irritation produite par une fistule du sac se communiquer au ganglion lymphatique pré-auriculaire et en déterminer le gonflement.

Cinquième période. — Carie. — Chez les malades qui ont longtemps souffert d'abcès du sac, et chez lesquels l'ouverture de l'abcès a dégénéré en fistule, on trouve quelquefois, lorsqu'on introduit une sonde pour s'assurer de l'état du canal nasal, qu'elle vient se mettre en contact avec une portion d'os dénudée et rugueuse, ou même on s'aperçoit que, vu l'état de désorganisation, non-seulement des parties molles, mais encore des os environnants, au lieu de traverser difficilement le canal nasal, elle peut être portée presque sans résistance dans toutes les directions. Ce sont surtout l'os unguis et le cornet inférieur qu'on trouve ainsi cariés; mais cette altération s'étend quelquefois aussi à l'ethmoïde et au maxillaire supérieur.

Dans les cas où les fistules s'accompagnent ainsi de carie, il y a tout lieu de croire que l'altération des os ne dépend pas seulement de ce que l'inflammation s'est étendue du sac au périoste, mais aussi de ce que la matière contenue dans le sac a perforé la paroi postérieure aussi bien que l'antérieure et a donné lieu à l'altération des os.

La fistule compliquée de carie ne se rencontre guère que dans les cas négligés, ou chez des individus affectés de scrofules, de syphilis ou de quelque autre désordre constitutionnel.

Causes. — La cause générale de la série de symptômes que nous venons de décrire, est incontestablement l'inflammation de la membrane muqueuse qui tapisse les voies d'excrétion des larmes. Cette inflammation, au moins dans beaucoup de cas, détermine de bonne heure le rétrécissement du canal nasal, et cet accident devient à son tour une cause puissante de la perpétuation de la maladie.

Le rétrécissement congénital de quelque portion du canal nasal est probablement une des causes occasionnelles de la dacryocystite chronique. J'ai opéré deux sœurs jumelles, l'une à quarante-quatre ans, l'autre à quarante-cinq; la maladie paraissait due, chez toutes deux, à une étroitesse congénitale du canal.

La dacryocystite chronique est assez fréquemment accompagnée de quelque complication locale ou constitutionnelle.

Elle peut avoir pour complications locales une inflammation catarrhale de la membrane de Schneider ou une altération chronique des follicules de Meïbomius et de la conjonctive; néanmoins, la doctrine de Scarpa qui attribue la maladie à l'absorption, par les points lacrymaux, d'un liquide puro-muqueux fourni par les paupières, est manifestement erronée.

La dacryocystite chronique est souvent modifiée par quelqu'altération de la santé générale, fréquemment par la scrofule. Cette dernière cause, au reste, modifie d'une manière frappante l'inflammation d'autres portions du système muqueux. Hunter prétend qu'il y a quelque chose de scrofuleux dans certaines blennorrhées (1), et l'affection des voies lacrymales qui nous occupe présente l'analogie la plus frappante avec la blennorrhée ou inflammation puro-muqueuse chronique et périodique de l'urètre. On peut dire, du reste, d'une manière générale, que la scrofule agit sur toutes les affections inflammatoires en prolongeant leur seconde période et en les faisant passer à la chronicité. Quelquefois l'inflammation chronique des voies lacrymales paraît tenir à l'affaiblissement de la constitution, chez des malades d'ailleurs exempts de scrofules ; chez quelques-uns elle est entretenue, et chez d'autres elle paraît produite par un dérangement des fonctions des organes de la digestion. La variole, la rougeole et la fièvre scarlatine éveillent souvent une disposition à la scrofule, dissimulée jusque-là, et provoquent la dacryocystite.

Nous signalerons comme causes occasionnelles des rechutes qui surviennent fréquemment dans le cours de cette affection, l'action du froid sur le corps en sueur, les pleurs prolongés et la position penchée en avant, trop longtemps conservée.

Pronostic. — Il est, en général, facile de soulager beaucoup les malades atteints de dacryocystite chronique, et même de faire disparaître presque complétement tous les symptômes, aussi longtemps que dure le traitement; mais il est bien rare d'obtenir une guérison complète et radicale qui permette de déclarer que les voies lacrymales sont redevenues aussi aptes qu'auparavant à exercer leurs fonctions; si rare, que quelques praticiens en désespèrent dès le début, et n'hésitent point à annoncer à leurs malades qu'ils devront, pendant toute leur vie, recourir à un moyen mécanique pour faire parvenir les larmes dans la narine.

Chez les enfants, la maladie disparaît quelquefois rapidement et inopinément à l'époque de la puberté, parce qu'alors le développement des canaux osseux s'effectue complétement; témoin le cas de Marguerite Périer, nièce du célèbre Pascal, dont la guérison fut si soudaine qu'on la prit pour un miracle et qu'on l'attribua à l'adoration d'une relique (2).

Plus la maladie, qui est devenue en quelque sorte habituelle, a été accompagnée d'attaques d'inflammation aiguë, moins nous devons conserver l'espoir de la guérir complétement. Lorsque, à la suite de

(1) Treatise on the Venereal Disease, p. 159. London, 1810.

(2) Bossut. Discours sur la vie et les ouvrages de Pascal.

ces rechutes, il s'établit une fistule du sac, il en résulte quelquefois une oblitération complète du canal nasal, tandis que la muqueuse du sac elle-même s'hypertrophie tellement, qu'il devient presque impossible de la ramener à l'état normal.

Si, pendant la durée de cette affection, on n'a pas soin de vider souvent et soigneusement le sac, son évacuation spontanée deviendra de plus en plus rare, sa distension excessive; le gonflement, après l'évacuation la plus complète, ne fait que diminuer sans disparaître complétement, et la partie antérieure du sac, ainsi que les tissus qui le recouvrent, reste dans un état de relâchement évident. Il en résulte un état particulier dont je traiterai dans une section suivante, sous le nom de *relâchement du sac*.

Dans un cas de blennorrhée de longue durée avec larmoiement, j'ai observé la dilatation de la pupille de l'œil du côté affecté et du trouble dans la vision, tandis que, de l'autre côté, il n'y avait aucune tendance à l'amaurose. Celle-ci disparut sous l'influence du traitement qui fut appliqué à la blennorrhée.

Traitement local. — Le traitement local varie nécessairement suivant la nature, l'intensité et la durée des symptômes existants. L'objet que l'on doit se proposer est, en faisant disparaître l'inflammation, l'écoulement puriforme et le gonflement de la membrane qui tapisse les voies lacrymales, de rendre aux larmes leur cours naturel. A toutes les périodes de l'affection, on doit avoir présentes à l'esprit l'inflammation de la membrane muqueuse et la possibilité d'un rétrécissement du canal nasal. Les points principaux du traitement local se rattachent donc, soit aux remèdes antiphlogistiques, soit aux moyens mécaniques propres à rendre au canal nasal son diamètre normal.

1. *Sangsues et injections nasales.* — Dans la période de larmoiement, alors même que les signes extérieurs de l'inflammation n'attirent pas beaucoup l'attention, on peut retirer de grands avantages de l'application répétée de sangsues au niveau du sac ou sur la membrane muqueuse de la narine. A la période de blennorrhée, et surtout au retour d'une attaque d'inflammation, la douleur, la rougeur et le gonflement des téguments en réclament encore plus impérieusement l'emploi. Quelques chirurgiens essaient de faire passer de la narine dans le sac lacrymal, à travers le canal nasal, une sonde courbe, ou sonde lacrymale: c'est une opération toujours difficile et souvent impossible à exécuter; mais le saignement qui en résulte paraît quelquefois utile. Je l'ai même vu suivi de la disparition complète de tous les symptômes.

[C'est à cette période de la maladie, c'est-à-dire dans les tumeurs lacrymales commençantes qui se produisent avec une indolence remarquable et se constituent, en quelque sorte, à l'état chronique d'emblée, où les symptômes de la maladie se bornent à une légère saillie au grand angle de l'œil, à la sécheresse de la narine correspondante

33.

et à la nécessité de comprimer de temps en temps la petite saillie pour vider le sac, que M. Chassaignac recommande les injections naso-lacrymales par le cathétérisme inféro-supérieur (1). Il a, dans ce but, apporté une modification à la sonde de Gensoul, qu'il a percée d'une fenêtre latérale sur la convexité de l'instrument, près de sa pointe, afin de pouvoir lancer directement et dans la ligne verticale le liquide contre l'intérieur du sac. L'agent de propulsion est une pompe atmosphérique très énergique, au moyen de laquelle on peut effectuer un lavage réel de l'intérieur du sac lacrymal par de véritables douches, qui doivent être répétées tous les deux à trois jours. Leur premier effet est de faire tomber la rougeur et l'état inflammatoire du tégument et du sac, et de modifier la vitalité de la muqueuse. Ce moyen paraît réussir à M. Chassaignac, qui introduit avec une rare dextérité la sonde dans le canal nasal. Peut-être les praticiens ordinaires qui ont moins l'habitude de cette difficile manœuvre, feront-ils bien de n'y point recourir. T. W.]

2. *Lotions.* — *Fomentations.* — Les lotions réfrigérantes et les fomentations émollientes, qu'on pratique sur le sac à l'aide d'un morceau d'éponge ou d'une compresse pliée en plusieurs doubles, sont utiles pour diminuer l'inflammation des parties. On se trouve souvent bien d'humecter la partie avec de l'eau-de-vie étendue d'eau, ou même avec de l'eau-de-vie pure, et d'y faire des fomentations avec l'infusion de camomille ou la décoction de têtes de pavots. On a également employé, surtout pendant la période de blennorrhée, des lotions astringentes destinées à être aspirées par les points et les canaux lacrymaux et à modifier la muqueuse du sac et du canal nasal, avec laquelle elles viennent se mettre en contact; mais on obtient bien plus sûrement ce résultat au moyen de la seringue d'Anel, renfermant une solution de 1 grain de muriate de mercure avec 6 grains de muriate d'ammoniaque dans 8 onces d'eau, ou celle de 1 à 4 grains de nitrate d'argent dans 1 once d'eau distillée. On commence par vider le sac; puis, le malade étant couché sur le dos, on verse dans l'angle interne de l'œil un peu de l'un ou l'autre de ces liquides, jusqu'à ce que l'on suppose qu'il est arrivé à sa destination. Si le passage est libre, le goût de la solution se fait sentir dans la gorge au bout de quelques instants.

[M. Quaglino, de Milan, après avoir vidé le sac, porte avec un pinceau humide sur l'angle interne de l'œil, au voisinage des points lacrymaux, 5 centigrammes environ d'acétate de plomb neutre en poudre, une ou deux fois par jour. Le sel, dissous par les larmes, forme un véritable collyre qui pénètre par les points lacrymaux dans le sac. Suivant M. Todechini, ce traitement est d'une grande efficacité (1). T. W.]

[(1) Bulletin général de thérapeutique, t. XLV, p. 504. Annales d'Oculistique, t. XXXIV, p. 180.]
[(2) Annales d'Oculistique, t. XXXIV, p. 290.]

3. *Pommades.* — Lorsque l'affection est compliquée d'un état morbide des follicules de Méïbomius et de la conjonctive, on se trouve souvent bien de la pommade au précipité rouge, qui agit non-seulement sur les paupières, mais modifie aussi avantageusement l'état des voies lacrymales. On en fait fondre sur le bout du doigt, gros comme un grain de chenevis, et on l'introduit sur la face interne des paupières, qu'on frotte le long de leurs bords libres, au voisinage des points lacrymaux, deux fois par jour. Lorsqu'il existe beaucoup d'induration vers l'angle interne de l'œil, on se trouve bien d'onctions avec l'onguent mercuriel étendu, ou avec une pommade contenant du calomel ou de l'iodure de potassium.

[La teinture d'iode, appliquée journellement, au moyen d'un pinceau, sur la région du sac, ou la pommade iodée, est un moyen actif de résolution que l'on ne saurait trop recommander. T. W.]

4. *Expiration et inspiration forcées.* — On doit conseiller au malade de se moucher souvent, puis d'essayer immédiatement après de vider le sac par en bas dans la narine, en le comprimant avec le doigt, et non par les points lacrymaux, de peur de favoriser la tendance qu'a le canal nasal à se rétrécir. Il reniflera souvent, et, fermant de temps en temps la bouche et les narines, il exécutera de fortes inspirations, afin d'aspirer l'air qui se trouve dans la narine et le canal nasal qui vient s'y ouvrir, et par conséquent d'attirer au dehors ce qu'ils contiennent. Ces moyens auxiliaires de maintenir le passage libre, tout simples qu'ils soient, ne doivent point être dédaignés. Lorsque les canaux lacrymaux sont complétement libres et que la sécrétion des larmes est abondante, comme dans les temps humides, des inspirations fortes et soudaines, suivies d'expirations vives, vident incontestablement le sac et le canal nasal. Le docteur Jacob (1) rapporte le cas d'un enfant qui fut guéri d'un larmoiement par sa nourrice qui lui suçait le nez. Les sternutatoires, en provoquant l'expiration forcée, peuvent faire du bien.

5. *Révulsifs.* — Un moyen très fréquemment employé dans la dacryocystite chronique, c'est l'application de vésicatoires ou de cautères derrière les oreilles ou à la nuque. Les sternutatoires peuvent rendre des services par l'action dérivative qu'ils exercent sur la membrane muqueuse, tout aussi bien qu'en provoquant l'expiration forcée.

6. *L'électricité* s'est quelquefois montrée utile. On isole le malade; puis, à l'aide d'une pointe de bois, l'on provoque la sortie du fluide électrique du voisinage du sac, soit sous la forme de courant, soit sous celle d'étincelles. On exécute cette manœuvre tous les jours pendant trois à quatre minutes. Lorsqu'on soupçonne une obstruction du canal nasal, on peut le faire traverser par une secousse électrique, en

(1) Dublin Hospital Reports, vol. V, p. 577. Dublin, 1830.

plaçant un des conducteurs sur le sac et l'autre dans la narine (1). On peut employer de la même façon le galvanisme ou l'électro-magnétisme.

7. *Sondes d'Anel.* — Pendant la première et la seconde périodes, on se trouve quelquefois bien de faire pénétrer, par les points et les canaux lacrymaux, dans le sac lacrymal et le canal nasal, de petites sondes comme celles qu'Anel a le premier recommandées. On doit être pourvu d'une série de six sondes en or ou en argent, dont l'épaisseur varie de un cinquante cinquième à un trentième de pouce. Elles doivent être parfaitement arrondies et unies à leur extrémité; mais il n'est pas nécessaire qu'elles soient bulbeuses, et elles ne doivent point être coniques. On tend la paupière en l'attirant un peu vers la tempe à l'aide des doigts de la main qui ne tient pas la sonde, et on attire en même temps son bord libre en avant, afin de mettre le point lacrymal bien en vue. Si c'est le canal supérieur qu'on se propose de faire parcourir à la sonde, on commence par la faire pénétrer dans le point lacrymal directement de bas en haut, jusqu'à ce qu'elle atteigne l'angle formé par le canal; puis on lui fait décrire un arc de cercle, jusqu'à ce que sa pointe se trouve dirigée obliquement en bas et en dedans, tandis qu'on attire la paupière un peu en haut et en dehors. Lorsqu'on veut introduire la sonde dans le canal inférieur, on la fait pénétrer perpendiculairement dans le point lacrymal inférieur de haut en bas; puis on abaisse l'extrémité externe de la sonde dans une direction horizontale. Si les canaux sont perméables, en continuant de pousser la sonde suivant les directions indiquées, elle entre dans le sac, et la pointe vient toucher la paroi nasale de cette cavité. On la retire alors un peu pour que sa pointe ne soit pas arrêtée par la membrane qui tapisse le sac, et on la pousse dans la direction du canal nasal, c'est-à-dire en bas et un peu en arrière; on presse doucement vers le bas jusqu'à ce qu'elle vienne rencontrer le plancher de la narine, ou jusqu'à ce que l'on éprouve une résistance telle que l'on en puisse conclure que le canal est obstrué, ou tout au moins fortement rétréci. En exécutant toutes ces manœuvres, il ne faut pas perdre de vue le danger que l'on court de perforer les parois du canal.

On doit renouveler de jour à autre l'introduction de la sonde. Bien qu'il soit impossible, quelle que soit la série de sondes dont on fasse usage, de rendre ainsi au canal son diamètre normal, ce moyen, combiné avec d'autres, et surtout avec les injections, réussit souvent à désobstruer suffisamment le canal pour que les larmes et le mucus puissent arriver de nouveau dans la narine.

[L'opinion des chirurgiens sur la possibilité de rétablir la liberté du canal nasal à l'aide de sondes introduites par les points lacrymaux varie encore beaucoup. Ainsi, tandis que M. Haynes Walton, dit : « Une

(1) Cavallo. On Electricity, vol. II, pp. 149, 167, 186. London, 1795.

sonde introduite par l'un des canaux lacrymaux ne peut jamais, à cause de sa petitesse, être bien efficace, si toutefois elle est de quelque utilité, pour faire disparaître l'obstruction du canal (1), » MM. Travers et Hays vantent au contraire beaucoup ce moyen; et, comme il aurait, pour avantage de guérir sans laisser de cicatrices, et que ces chirurgiens distingués affirment s'en être fréquemment bien trouvés, nous croyons devoir reproduire en détail l'exposé de leur manière de faire. Voici d'abord ce que dit M. Travers :

« Une série de sondes en argent, de cinq pouces de long environ, d'une grosseur variable, aplaties à l'une de leurs extrémités, et légèrement bulbeuses à l'autre, sont les instruments dont je me sers pour rétablir le passage. Un chirurgien bien au courant de l'anatomie de cette région, introduit très facilement une sonde par l'un ou l'autre des points lacrymaux dans la narine correspondante, lorsqu'il n'existe aucune obstruction le long de ce trajet. Si le point lacrymal est rétréci, on y pénètre facilement et on le dilate à l'aide d'une épingle ordinaire, et lorsqu'on retire celle-ci, on la remplace immédiatement par une des plus petites sondes. La connaissance de la direction relative des canaux lacrymaux, du sac et du canal nasal, indique si l'instrument suit le trajet convenable. On en acquiert de plus la certitude par cela même qu'il avance sans l'emploi de la force, et par la sensation que sa pointe chemine sans rencontrer d'obstacle. Il est indispensable de maintenir la paupière légèrement tendue et renversée en dehors; la paupière supérieure doit être tirée un peu en haut et en dehors. Lorsque la pointe de la sonde a pénétré dans le sac, dont elle touche légèrement la paroi nasale, on abandonne les paupières à elles-mêmes, en même temps que l'on fait exécuter à l'instrument un mouvement de l'étendue d'un demi-cercle, sans le laisser reculer, et en prenant garde, d'un autre côté, qu'il ne vienne se fourvoyer dans la membrane muqueuse.

» La sonde se trouve alors dans une position verticale contre l'angle interne du sourcil, et l'on doit la pousser doucement dans cette direction, jusqu'à ce qu'elle vienne heurter le plancher de la narine, où sa présence est facilement reconnue à l'aide d'une sonde ordinaire, introduite au-dessous du cornet inférieur. La sonde la plus mince est assez résistante pour conserver sa forme en traversant les conduits sains; mais elle est trop flexible pour ne pas changer de forme lorsqu'elle rencontre quelqu'obstacle considérable : elle suffit complétement pour les rétrécissements des canaux lacrymaux.

» Beaucoup de cas récents, et dans lesquels le rétrécissement n'a pas encore acquis une grande solidité, sont complétement guéris par trois ou quatre introductions de la sonde dans la narine, à un intervalle d'un ou deux jours.

[(1) H. WALTON. Ophthalmic Operative Surgery, p. 223.]

» J'ai rarement rencontré un rétrécissement assez résistant pour ne pas céder à la plus grosse de mes sondes. Je sais parfaitement que l'on va m'objecter que le passage ainsi obtenu ne peut être permanent. On peut souvent le rendre tel en répétant plusieurs fois l'opération; mais si, après des tentatives renouvelées plusieurs jours de suite, toute résistance n'a pas disparu, j'introduis à travers le point lacrymal, dans le nez, un stylet ayant une petite tête aplatie légèrement recourbée, et je le laisse pendant vingt-quatre heures dans le canal. Si on l'y laisse plus longtemps, quarante-huit heures par exemple, il détermine l'ulcération de l'ouverture d'entrée; mais je ne l'ai jamais vu amener la moindre altération du point lacrymal lorsqu'il n'y séjourne pas plus de vingt-quatre heures. On laisse passer un jour ou deux avant de revenir au stylet, et on l'introduit cette fois par l'autre point lacrymal. Pendant les jours intermédiaires, on pratique avec la seringue d'Anel des injections d'eau tiède. Cette méthode demande de la persévérance, mais on peut en dire autant de toutes celles qui ont pour but un objet aussi difficile à atteindre. Dans beaucoup de cas, la résistance que l'on rencontre dès le début est peu considérable; mais elle suffit néanmoins pour entretenir la maladie. La sonde passe de jour en jour plus facilement, et bientôt elle s'insinue aussi aisément qu'à travers le canal sain; néanmoins, le larmoiement et même l'écoulement de mucus ne cessent pas immédiatement, parce que, bien que l'on ait fait disparaître le rétrécissement, cause première de ces symptômes, les parties ne sont point encore remises de la perte de ton occasionnée par l'état d'inaction habituelle dans laquelle les maintenait l'obstacle au cours des larmes. Ici, l'usage de la sonde est inutile, ou même nuisible, comme dans tous les cas où la plus grosse sonde passe sans empêchement. Il importe que les chirurgiens ne perdent pas cela de vue, et qu'ils se rappellent toujours, en traitant les altérations matérielles des parties, qu'elles sont aussi pourvues de fonctions vitales. Il n'y a que le temps qui puisse terminer la cure. Lorsque l'on a ainsi amélioré l'état des choses, il suffit souvent de veiller à ce que le sac ne se distende plus, en le comprimant légèrement, surtout lorsqu'il s'échappe encore du mucus. On aidera à la guérison par des injections d'eau alumineuse ou même simplement d'eau de source et par l'usage de lotions astringentes, et en faisant pénétrer dans la narine des vapeurs stimulantes. Il est inutile d'introduire une sonde lorsque le liquide injecté par les points lacrymaux s'écoule librement par la narine ou tombe dans l'arrière-gorge, suivant que la tête du malade est inclinée en avant ou en arrière; mais il faut continuer l'usage de l'instrument jusqu'à ce que l'on ait obtenu cette preuve de la liberté des voies lacrymales (1). »

[(1) A Synopsis of the Diseases of the Eye and their Treatment, 5e éd., pp. 579-583.]

Voici maintenant ce que dit M. Hays, à qui nous avons emprunté cette citation :

« Voilà vingt ans que nous traitons de cette façon les cas nombreux d'obstruction des voies lacrymales que nous avons rencontrés, et cela avec le plus grand succès. Nous sommes convaincu que c'est le mode de traitement le plus rationnel et le moins douloureux, qu'il amène autant de guérisons permanentes qu'aucune autre opération, et qu'il ne laisse aucune cicatrice difforme, comme lorsque l'on a ouvert le sac pour introduire un stylet ou une canule. L'introduction de la sonde exige, il est vrai, une connaissance parfaite de l'anatomie des parties, de l'habitude, de l'adresse manuelle, de la douceur et de la persévérance; mais celui qui ne possède pas ces qualités n'a aucun droit au titre de chirurgien habile.

» Voici notre méthode de traitement :

» Avant d'essayer la dilatation, s'il existe de l'inflammation, il faut d'abord la combattre. La sonde que nous employons est celle représentée (fig. 54); elle doit être mince et bien arrondie à l'une de ses extrémités et non bulbeuse, comme le recommande M. Travers. Notre série va depuis celle représentée dans notre figure, et qui est le n° 17 de la filière, jusqu'au n° 21.

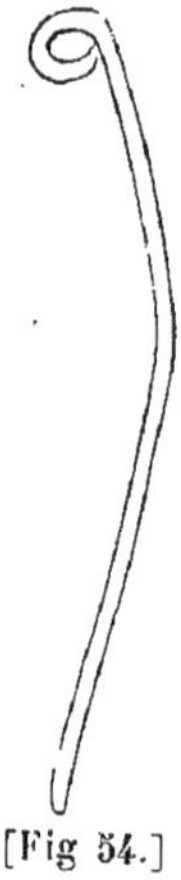

Nous introduisons toujours la sonde par le point lacrymal inférieur. Lorsque le point et le canal sont fort rétrécis, nous commençons quelquefois la dilatation avec une des petites sondes d'Anel qui, étant plus longues que les nôtres, fournissent à la main un meilleur appui et sont plus faciles à manier. L'extrémité de cette sonde doit aussi être arrondie et non bulbeuse. Lorsque le passage a été ainsi frayé, ou si dès le début le point lacrymal n'est pas trop étroit, nous avons recours à la petite sonde représentée fig. 54. Voici comment on l'introduit:

[Fig 54.]

« On tend la paupière inférieure à l'aide du pouce de la main gauche appliqué à l'angle externe de l'œil, et l'on prescrit au malade de regarder en haut. Le point lacrymal est ainsi rendu bien apparent et placé le mieux possible pour l'introduction de la sonde. On introduit alors cet instrument perpendiculairement au bord libre de la paupière inférieure, dans le point lacrymal, et par une douce pression on le pousse jusqu'au commencement du canal lacrymal. On change alors la direction de la sonde qu'on rend presque horizontale pour suivre la direction du canal lacrymal; la pointe se trouve dirigée un peu en haut et en arrière; une légère pression dans cette direction la fait parvenir dans le sac où elle vient presser contre la paroi osseuse. Une main exercée reconnaît facilement qu'elle est parvenue dans ce point. On change encore la direction de la sonde que l'on rend presque perpendiculaire, et on la pousse doucement en bas, jusqu'à ce qu'elle ait franchi le rétrécissement et que son extrémité vienne reposer sur le plancher des fosses nasales. Il faut se garder de toute violence, sans quoi l'on déchire la membrane, ce qui a ses dangers. Si une pression modérée ne suffit point pour faire pénétrer la sonde, on la retire, et après quelques jours d'intervalle, lorsque toute irritation a disparu, on fait une nouvelle tentative. Il faut quelquefois y revenir une troisième ou une quatrième fois avant de réussir; mais cela est rare.

» La sonde introduite, nous la laissons en place une, deux, trois ou même douze heures et plus, si elle ne produit pas d'irritation. Autrefois, nous l'y laissions vingt-quatre heures; mais je pense que cela n'est presque jamais nécessaire. Lorsque l'on retire la sonde, on injecte de l'eau froide à l'aide de la seringue d'Anel, et s'il y a quelque douleur, on fomente avec une infusion de houblon, et l'on enduit le soir la région du sac avec la pommade à l'iodure de plomb, onction qu'il est bon de faire pendant toute la durée du traitement.

» Après un intervalle de quatre, cinq, six ou huit jours, pour laisser se dissiper toute irritation, on introduit de nouveau la même sonde ou une plus grosse, si c'est possible. On continue de la même façon, en augmentant le calibre de la sonde, jusqu'à ce que le canal ait repris sa largeur normale. Lorsqu'on y est parvenu, il est bon d'introduire de temps en temps la plus grosse sonde et d'injecter un peu d'eau froide avec la seringue d'Anel.

» Ce mode de traitement est applicable peut-être à toutes les espèces d'obstructions des voies lacrymales, et le succès avec lequel nous l'avons employé si souvent nous paraît justifier la préférence que nous lui accordons sur toutes les opérations pratiquées jusqu'ici pour la cure de cette affection.

» Dans un cas de rétrécissement congénital de la moitié nasale du canal lacrymal inférieur, j'ai introduit dans le point lacrymal un fil d'acier acéré, et je l'ai poussé dans la direction du canal jusqu'à ce que j'aie senti sa pointe libre dans le sac lacrymal. Puis, après l'avoir retiré, je l'ai remplacé par une sonde d'argent que j'ai laissée en place pendant douze heures; celle-ci enlevée, de l'eau injectée par le point lacrymal inférieur pénétrait librement dans le nez. La sonde fut introduite chaque jour pendant un certain temps, et laissée en place quelques heures; plus tard, on continua de l'introduire à de plus longs intervalles, jusqu'à ce que le passage parût bien établi (1). » T W.]

8. *Injections.* — J'ai quelquefois réussi, au début des cas légers, à obtenir une guérison complète à l'aide des injections pratiquées avec la seringue d'Anel; mais il m'est arrivé bien plus souvent d'échouer. Il faut d'abord vider le sac, et autant que possible dans la narine. On dévisse l'extrémité effilée de la seringue et on la remplit d'eau tiède; on prend soin d'en ajuster soigneusement le piston au cylindre, en

[(1) HAYS. American edition of Lawrence Treatise on the Diseases of the Eye, p. 919-922. Philadelphia, 1854.]

ajoutant de l'étoupe si cela est nécessaire. Après avoir remis en place l'extrémité effilée, on en introduit la pointe à travers l'un ou l'autre des points lacrymaux, et on la fait pénétrer dans le sac, à l'aide de la manœuvre que nous avons décrite pour l'introduction de la sonde. On pousse alors le piston très lentement; le sac se remplit, et, si le canal est libre, le liquide s'écoule par la narine, ou pénètre dans la gorge. Si le canal nasal n'est point libre, le sac reste distendu. On essaie alors de pousser le fluide qu'il contient dans la narine; pour cela, on place le doigt entre les points lacrymaux et le sac, et on comprime dans la direction du nez. Que le liquide ait pénétré dans la narine, ou qu'il en ait été empêché par l'obstruction du canal nasal, on charge de nouveau la seringue avec l'injection médicamenteuse, que l'on pousse de la même façon que la première fois.

Le choix de l'injection médicamenteuse n'est point indifférent. Dans un cas de blennorrhée des voies lacrymales, accompagné d'inflammation de la conjonctive, j'essayai tout d'abord l'eau, sans pouvoir en faire pénétrer une seule goutte dans la narine. Pendant quatre à cinq jours que je fis des tentatives, j'employai d'abord une solution de pierre divine, dont une goutte ou deux pénétrèrent dans le gosier; puis de l'acide muriatique fortement étendu, dont une grande portion arriva dans la narine; enfin de l'acide nitrique très dilué, qui passa très librement. L'inflammation de la conjonctive et la blennorrhée du sac diminuèrent considérablement pendant ce traitement, dans lequel chaque injection prépara l'effet favorable de celle qui lui succéda. C'est en définitive la solution étendue de potasse caustique qui m'a paru réussir le mieux. On la prépare avec un à deux gros de solution de potasse dans six onces d'eau. Elle détermine presque toujours une excrétion abondante de mucus de l'intérieur du sac, et fait souvent disparaître en peu de jours une blennorrhée même très abondante. Elle paraît agir plus favorablement contre l'inflammation de la membrane muqueuse des voies lacrymales et modifier plus rapidement la sécrétion des follicules que les solutions de sulfate de zinc ou de nitrate d'argent.

[La teinture d'iode étendue, en injections, compte aussi ses succès (1). T. W.]

Quelle que soit la solution médicamenteuse que l'on ait choisie pour l'injection, celle-ci doit être répétée tous les jours ou de deux jours l'un. On peut essayer les injections seules, ou les combiner suivant la méthode d'Anel avec l'emploi des sondes.

Sir William Blizard (2) a proposé de traiter cette affection à sa première période, en remplissant le sac de vif argent; mais on doit considérer cette méthode plutôt comme un moyen propre à

[(1) Union médicale, 1854, n° 73.]
(2) Philosophical Transactions for 1780, vol. LXX, part. 1, p. 259.

indiquer l'état du canal nasal que comme un remède contre la dacryocystite.

9. *Sondes et injections introduites par la narine.* — La méthode de Laforest (1) consistait à introduire des sondes dans le canal nasal par la narine, et à pousser des injections dans le sac à l'aide de tubes introduits de la même façon. Cette manœuvre, facile à exécuter sur quelques sujets, est si difficile chez le plus grand nombre, qu'elle a été longtemps abandonnée. Elle a été remise en honneur en France par Gensoul, Verpillat (2) et autres chirurgiens, et en Angleterre par Morgan (3).

10. *Cataplasmes.* — Les moyens dont nous avons parlé jusqu'à présent supposent que les voies lacrymales sont restées entières. S'il survient une nouvelle attaque inflammatoire, et qu'on ne réussisse pas à la faire disparaître à l'aide des remèdes que nous venons d'indiquer, il faut agir comme dans la dacryocystite aiguë, appliquer un cataplasme émollient, et attendre jusqu'à ce que la suppuration s'établisse.

11. *Incision du sac.* — *Introduction journalière de la sonde.* — Dès que la fluctuation y devient distincte, on peut ouvrir le sac de la façon que nous avons indiquée dans la section précédente. La quantité de matière qui s'échappera est surprenante, même dans les cas où le gonflement est peu considérable. En procédant à l'exploration du canal avec la sonde ordinaire, on le trouve presque toujours rétréci dans un ou plusieurs points de son étendue, et il faut souvent employer une force considérable pour faire traverser le canal par la sonde, de façon à lui faire toucher le plancher de la narine. On se trouve quelquefois bien, pour remédier à cette coarctation, aussi bien que pour faire disparaître les autres symptômes, de l'introduction journalière de la sonde. L'ouverture du sac persiste ordinairement pendant trois à quatre semaines, si l'on introduit régulièrement la sonde tous les jours. Par la compression qu'elle exerce, elle favorise l'absorption de la substance épanchée dans le tissu sous-muqueux, et qui est la cause de la coarctation du canal. On peut augmenter progressivement l'épaisseur de la sonde. Son usage ne s'oppose en rien à l'emploi des autres moyens, tels que les injections, les onctions avec la pommade mercurielle, et autres moyens semblables. Je pense que, chez les enfants, on doit préférer la sonde au stylet.

12. *Introduction d'un stylet* (1). — L'introduction des stylets est un moyen de traitement très utile contre la dacryocystite chronique, non-seulement lorsqu'à la suite d'une nouvelle attaque d'inflammation

(1) Mémoires de l'Académie royale de chirurgie, t. V, p. 79. 12mo. Paris. 1787.

(2) Journal hebdomadaire des progrès des sciences médicales, t. I. p. 114. Paris, 1836.

(3) Lectures on Diseases of the Eye. p. 220. London, 1839.

(4) [Nous avons maintenu le mot *stylet*, traduction littérale du mot anglais *style*. Le lecteur n'aura pas de peine à reconnaître dans le stylet dont il est ici question le *clou de Scarpa* à peine modifié. T. W.]

l y a eu abcès et ouverture du sac, mais même à toutes les périodes le l'affection, excepté à la première. Le stylet consiste en un morceau le fil d'argent muni d'une tête de clou, long d'un pouce et quart, et épais d'un vingtième de pouce. Sa tête doit être plano-convexe, avec un bord bien arrondi, pour qu'il ne coupe point la peau par pression ; son col doit former avec le corps un angle d'environ 130°, comme on l'a représenté fig. 55. Le chirurgien doit être pourvu de plusieurs stylets, de longueurs et d'épaisseurs différentes. L'inclinaison du col doit aussi varier suivant la forme de l'orbite, et la distance qui existe entre la surface de la peau et le sac lacrymal, circonstances qui varient d'une façon remarquable chez les différents sujets. Le stylet est un instrument que les malades peuvent généralement porter pendant un temps illimité, non-seulement sans gène, mais en en retirant même beaucoup de soulagement.

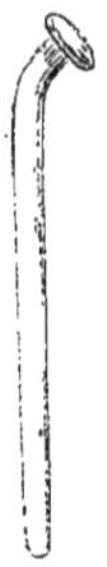

Fig. 55.

Après avoir retiré la sonde qu'on a fait pénétrer immédiatement après l'ouverture du sac, et avoir injecté un peu d'eau tiède, le stylet, préalablement garni d'un morceau d'emplâtre adhésif, est introduit dans le sac et de là dans le canal nasal; on le pousse vers le bas jusqu'à ce que le morceau d'emplâtre vienne se mettre en contact avec les téguments. Cet emplâtre sert à rapprocher les lèvres de la plaie autant que le permet la présence du stylet, en même temps qu'il empêche celui-ci de pénétrer trop profondément. On peut, pour éviter cet inconvénient, attacher aussi un morceau de fil autour du col du stylet, et venir le fixer au front avec une goutte de collodion. La plaie se resserre graduellement autour du stylet, qu'on ne doit pas enlever complétement pendant les quatre ou cinq premiers jours ; on se borne, afin de pouvoir nettoyer les parties, à le retirer tous les jours un peu, comme on l'a représenté fig. 56, et à l'enfoncer de nouveau immédiatement. Lorsque la plaie s'est rétrécie au point d'embrasser étroitement le stylet, on doit enlever celui-ci tous les matins, injecter le canal nasal avec un peu d'eau tiède ou une solution légèrement astringente, et replacer le stylet. L'ouverture qui conduit les téguments au sac devient bientôt fistuleuse et ne manifeste plus de tendance à se fermer.

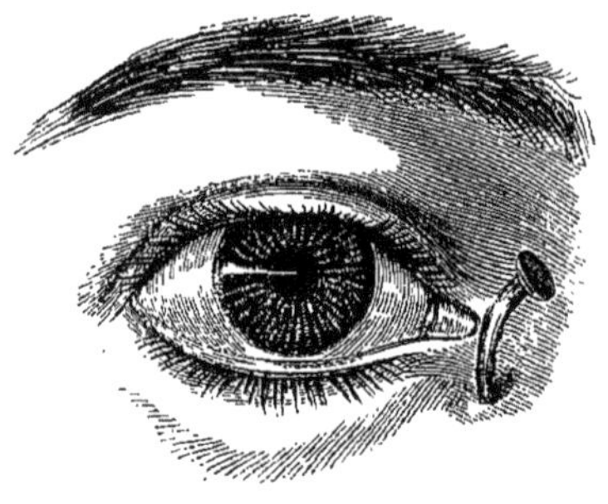

Fig. 56.

Pendant que le malade porte le stylet, les symptômes de l'affection disparaissent presque complétement. Cet instrument dilate le canal, de la même façon qu'une bougie dilate l'urètre. Les larmes et le mucus absorbés par les canaux lacrymaux passent entre le stylet et la muqueuse du conduit nasal, et les fonctions des parties se trouvant ainsi rétablies, l'inflammation, le larmoiement et l'écoulement puriforme disparaissent promptement.

Bien que le malade porte un stylet et que le canal nasal soit parfaitement libre, il s'échappe quelquefois encore des larmes par les points lacrymaux, ou le long de la tête du stylet. Cela peut tenir à une sorte d'atonie des points et des canaux lacrymaux, ou à ce que le stylet étant trop mince, la capillarité ne s'exerce pas suffisamment entre sa surface et celle de la membrane muqueuse.

Il arrive souvent qu'après avoir fait porter à un malade le stylet pendant trois à quatre mois, on le retire, croyant la maladie complétement guérie, et qu'au bout de quelque temps la blennorrhée se représente. On réintroduit alors le stylet, et les symptômes disparaissent de nouveau. Trois ou quatre mois après, se présente de nouveau la question de savoir si l'on doit ou non l'enlever. Le malade s'oppose souvent à cette mesure. Il connaît les inconvénients de la maladie et le peu de gêne occasionné par le remède ; il aime mieux en continuer l'usage que de s'exposer à voir revenir la blennorrhée. J'ai vu même des dames se refuser à l'ablation du stylet après avoir éprouvé une rechute par suite de son enlèvement prématuré.

Pour empêcher le stylet d'argent de s'oxyder, on le dore quelquefois ; mais l'instrument ainsi préparé détermine une sensation désagréable, dépendant sans doute d'une action électrique, et dont les stylets ordinaires, tout en argent ou en or, sont exempts. On peut dissimuler la tête du stylet en le garnissant d'émail couleur de chair, ou le couvrir de cire à cacheter noire, représentant une petite mouche. On peut faire des stylets de gutta-percha et de diverses autres substances. On peut en fabriquer à l'instant au moyen d'un morceau de fil de plomb. Il ne faut jamais se dispenser, sous aucun prétexte, d'enlever et de replacer régulièrement le stylet. Un malade, appartenant à la classe inférieure de la société, vint me consulter ; il portait un stylet d'argent que lui avait placé feu le docteur Monteath, et qui n'avait pas été extrait depuis plus de six mois. Il était presque complétement corrodé à un quart de pouce au-dessous de la tête, l'argent ayant été transformé en sulfure par le soufre contenu dans les sécrétions de la muqueuse.

J'ai vu une fois l'introduction d'un stylet trop long être suivie d'un saignement abondant par la narine, qui dura tout une nuit et un jour.

Il importe de faire remarquer que le stylet constitue quelquefois une cause d'irritation, surtout pendant les premiers jours qui suivent son introduction. On est alors obligé d'appliquer sur le sac un cataplasme émollient, ou même d'enlever le stylet. Quelques mois après qu'il a été placé, et alors que le malade en a déjà retiré de grands avantages, on voit quelquefois du pus s'écouler le long du stylet. Il faut, en pareil cas, examiner si ce n'est pas lui qui en est cause; et si l'on trouve les follicules de Méibomius, la conjonctive et les voies lacrymales sains, sauf l'écoulement qui s'opère autour de l'instrument, il faut raccourcir graduellement celui-ci, puis finir par l'enlever, et essayer si, lorsque le passage est libre, les choses ne se passent pas comme elles doivent le faire à l'état normal.

En raccourcissant le stylet morceau par morceau, on s'assure de l'état de la portion inférieure du canal. Si les choses se passent bien avec un stylet raccourci, on en conclut que le canal est sain, et l'on peut songer à enlever complétement l'instrument; mais si, au contraire, la maladie reparaît à la suite du raccourcissement du stylet, il faut en replacer un autre ayant la même longueur que primitivement. Lorsqu'on enlève le stylet avec l'intention de ne plus le replacer, il faut aviver les bords de l'ouverture des téguments; sans cela, elle est sujette à se réduire à une petite fistule presque capillaire très difficile à fermer. Mais c'est là un point que je traiterai plus au long dans la section suivante. Quelquefois, à la vérité, la petite ouverture calleuse, qui se forme ainsi, constitue une cure palliative (1) de la dacryocystite chronique. Une dame, qui avait été longtemps traitée par le docteur Monteath pour une blennorrhée et un relâchement du sac, vint me consulter. Elle avait porté longtemps un stylet, sans que la guérison survînt. Le docteur Monteath avait proposé d'ouvrir le sac et de le bourrer, comme Scarpa le recommande dans certains cas; mais la malade s'y était refusée. Le stylet fut enlevé. L'ouverture persista pendant des années sans se fermer; du mucus continua de s'accumuler dans le sac et de le maintenir fortement dilaté. L'œil était en bon état, et la malade ne comptait pour rien l'obligation dans laquelle elle se trouvait de faire sortir plusieurs fois par jour, par l'ouverture calleuse, le mucus rassemblé dans le sac.

L'usage longtemps continué d'un stylet en argent peut teindre en noir, d'une manière permanente, la peau qui environne l'ouverture de communication avec le sac. Au nombre des résultats fâcheux de son emploi prolongé, on doit signaler, chez les enfants et les personnes jeunes surtout, l'atrophie du sac et un enfoncement des téguments qui persistent après qu'on a retiré l'instrument et que l'ouverture du sac s'est fermée. Dans quelques cas plus rares, on voit survenir l'ectropion de la moitié interne de la paupière inférieure.

13. *Escharotiques.* — Lorsqu'on ouvre le sac, soit pour évacuer la matière qui s'y est accumulée, soit pour essayer d'obtenir la guérison à l'aide de l'introduction journalière de la sonde, ou de l'emploi du stylet, il est facile d'appliquer des escharotiques à la surface interne du sac; c'est un moyen dont on a autrefois abusé, mais qui peut quelquefois être nécessaire. Lorsque la membrane du sac est fortement

(1) Voyez Practical Observations on the Diseases of the Inner Corner of the Eye, by JOSEPH BEAR. London, 1811.

épaissie, on peut bourrer sa cavité, comme le recommande Scarpa (1), avec de la charpie trempée dans un mucilage de gomme arabique, mélangé de précipité rouge, ou toucher l'intérieur du sac avec le caustique lunaire.

Lallemand (2) rapporte qu'une méthode en usage depuis longtemps en Italie consiste à ouvrir le sac et à y placer un petit morceau de caustique lunaire, puis à mettre par-dessus un morceau d'amadou, destiné à empêcher que le caustique, en se liquéfiant, ne se répande au dehors. Il se développe une inflammation aiguë, qui va déjà en diminuant le lendemain et disparaît en deux ou trois jours. Les parties tuméfiées s'affaissent, reprennent leur coloration normale, et la plaie se ferme. Une seule application, dit-il, suffit ordinairement pour amener la cure, mais il en faut quelquefois faire deux ou trois. Le nitrate d'argent agit ici, en faisant disparaître l'inflammation chronique de la muqueuse du sac, de la même façon qu'il le fait pour l'inflammation de la conjonctive.

14. *Introduction d'une canule à demeure.*— Cette ancienne méthode, que Dupuytren a fait revivre et a largement appliquée, a souvent été reprise après lui; mais elle a toujours fini par être abandonnée. Les objections que M. Ware (3) et d'autres chirurgiens ont faites à l'introduction d'un tube d'or ou d'argent qui doit rester toute la vie, ou du moins un temps indéfini, dans le canal nasal, sont les suivantes: ou le tube s'enfonce dans la narine à travers le canal; ou l'inflammation qu'il détermine, amenant le gonflement de la muqueuse, le refoule en haut sous la peau qui recouvre le sac, et d'où l'on est obligé de l'extraire. On peut certainement obvier, en grande partie, à ces inconvénients, en employant un tube d'une forme et d'une dimension appropriées. On a publié des cas dans lesquels ces conditions ayant été observées, un instrument de cette nature a pu être conservé pendant des années dans le canal nasal et amener une guérison complète (4).

On peut fort bien contester que les larmes passent à travers le canal métallique qu'on leur a préparé; elles peuvent, en effet, passer le long de la surface externe du tube, comme elles le font le long du stylet. Le tube agirait plutôt alors en dilatant le canal qu'en fournissant une voie nouvelle aux larmes. Je suis disposé à croire qu'un clou en or, muni d'une tête arrondie, d'une épaisseur convenablement calculée pour qu'il puisse entrer facilement dans le sac sans s'enfoncer dans le canal, et au-dessus duquel on laisserait le sac et la peau se fermer, et que le malade porterait toute sa vie, réaliserait le but aussi bien, et même mieux qu'une canule.

(1) Trattato delle Malattie degli Occhi, vol. I, p. 39. Pavia, 1816.

(2) Des pertes séminales involontaires, t. III, p. 418. Paris, 1842

(3) Observations on the Treatment of the Epiphora, or Watery Eye, etc., p. 74. London, 1818.

(4) Ansiaux. Clinique chirurgicale, p. 115. Liége, 1829.

Lorsqu'on veut placer une canule, on commence par ouvrir largement le sac, à partir du tendon de l'orbiculaire, en dirigeant l'ouverture en bas et en dehors ; puis on explore avec la sonde l'état du canal. S'il est suffisamment large pour recevoir la canule, on doit l'y introduire immédiatement ; si le canal est rétréci, on le dilate, au préalable, à l'aide d'une série de stylets ou de bougies en corde à boyau dont on augmente graduellement l'épaisseur. La canule (fig. 58) doit avoir de trois quarts de pouce à un pouce de longueur, et aller en se rétrécissant légèrement de son extrémité supérieure à l'inférieure. L'extrémité supérieure est garnie d'un rebord saillant et a un sixième de pouce environ de diamètre ; celui de l'inférieure n'est que d'un douzième de pouce. Cette canule doit être fabriquée d'une seule pièce sans soudure, et être en or ou en platine, plutôt qu'en argent ; on lui donne une légère courbure en rapport avec celle du canal nasal, c'est-à-dire que sa convexité est dirigée en avant et sa concavité en arrière : son extrémité inférieure est coupée en biseau, de sorte que l'ouverture ovale qui s'y trouve regarde en bas et en arrière.

L'instrument destiné à introduire la canule dans le canal nasal est un stylet (fig. 57) qui se réunit à angle obtus avec son manche. Il s'adapte assez lâchement à la canule pour qu'on puisse le retirer facilement lorsque celle-ci se trouve convenablement en place. On introduit dans le sac la canule montée sur cet instrument ; puis on la dirige en bas dans le canal nasal, en la poussant jusqu'à ce que son bord saillant arrive au fond du sac. On retire alors le stylet, on rapproche soigneusement les lèvres de la plaie, et on les maintient en place soit au moyen d'une goutte de collodion, soit à l'aide d'un morceau de taffetas d'Angleterre.

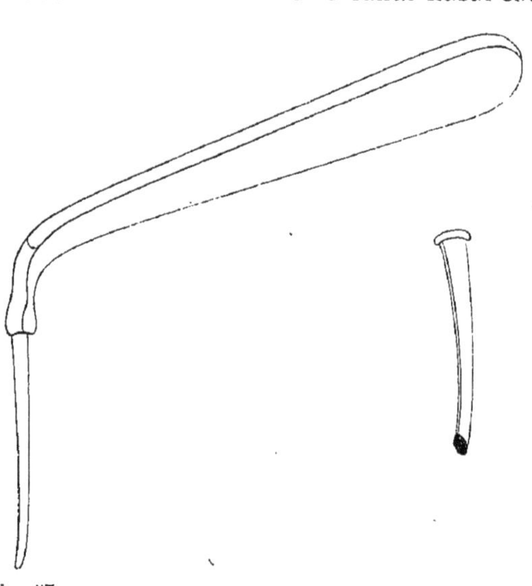

Fig. 57. Fig. 58.

La présence de la canule détermine souvent une telle irritation qu'on est obligé de la retirer, ce qui parfois n'est pas facile. Pour se prémunir contre cet inconvénient, on recommande de creuser, en fabriquant la canule, un sillon à la face interne de son extrémité supérieure, de façon qu'on puisse la saisir à l'aide d'un stylet bifurqué, dont les branches, munies d'un crochet à leur extrémité, se séparent l'une de l'autre par leur ressort lorsqu'on ne les maintient pas réunies à l'aide d'un anneau qui glisse le long de leur étendue. On ouvre le sac, et l'on introduit cet instrument les branches maintenues, rapprochées par l'anneau (fig. 59); on le pousse dans la canule, dont le rebord repousse l'anneau mobile; les branches s'écartent alors (figure 60). En retirant le stylet, les crampons qui se trouvent à l'extrémité de ses branches viennent s'accrocher dans le sillon de la canule, ce qui offre au chirurgien une prise suffisante pour en faire l'extraction,

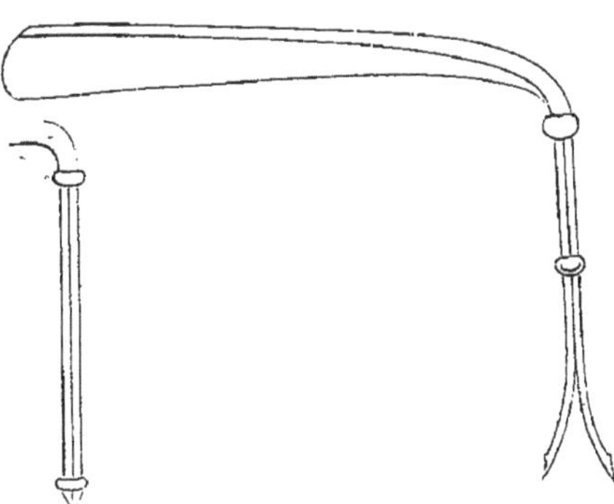

Fig. 59. Fig. 60.

M. Liston recommandait dans le même but une sonde terminée en pas de vis. Après avoir introduit la sonde dans la canule, on l'y fixait solidement à l'aide de quelques tours, et l'on enlevait alors la canule (1). Il est presque impossible de la saisir avec des pinces.

[La fig. 61 représente un autre instrument beaucoup plus simple et qui suffit habituellement pour l'extraction de toutes les sortes de canules : c'est un simple stylet recourbé en crochet à son extrémité inférieure et se continuant à angle obtus avec son manche. Le stylet introduit dans la canule en accroche le bord inférieur, sur lequel s'exercent des tractions ordinairement suffisantes pour l'extraction. T. W.]

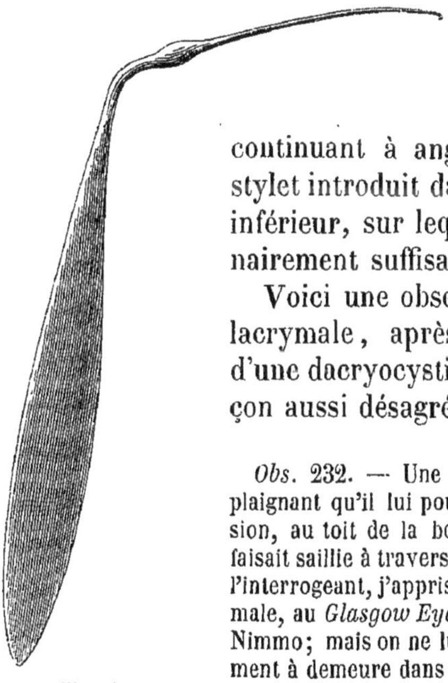

[Fig. 61.]

Voici une observation dans laquelle une canule lacrymale, après avoir amené la cure radicale d'une dacryocystite chronique, s'échappa d'une façon aussi désagréable qu'inattendue :

Obs. 232. — Une femme vint me trouver le 4 juillet 1840, se plaignant qu'il lui poussait quelque chose, suivant son expression, au toit de la bouche. J'aperçus un corps métallique qui faisait saillie à travers la portion gauche de la voûte palatine. En l'interrogeant, j'appris qu'elle avait été opérée de la fistule lacrymale, au *Glasgow Eye Infirmary*, par mon collègue, le docteur Nimmo; mais on ne lui avait pas dit qu'on eût laissé un instrument à demeure dans le canal. Ayant saisi le morceau de métal avec des pinces, je l'extrayai de l'antre d'Highmore en le tirant verticalement en bas. C'était une canule en argent de dimension ordinaire, qui n'était pas fort corrodée, mais qui était remplie de matière alimentaire ; ce qui était dû à ce que son extrémité inférieure avait pendant quelque temps fait saillie dans la bouche.

(1) Lancet, July 13, 1844, p. 491.

L'ouverture de la voûte palatine se ferma rapidement, et la malade se trouva débarrassée de toute affection des voies lacrymales.

[La canule de Dupuytren, malgré la défaveur que de nombreux revers ont jetée sur elle, n'est pas totalement abandonnée, surtout en France. Elle a encore été chaudement défendue il y a peu de jours, à la Société de chirurgie, par M. Lenoir, un des chirurgiens les plus distingués de Paris (1). M. Lenoir n'emploie jamais, pour sa part, d'autre méthode, et il en a retiré de nombreux succès. Il ne se rappelle guère de revers; seulement, il a jugé à propos d'introduire deux modifications importantes. Dupuytren, après avoir incisé le sac, introduisait de vive force et immédiatement une canule terminée par un biseau tranchant. Il en résultait parfois une déchirure de la muqueuse, du périoste, etc.; la pointe de la canule venait heurter contre le rétrécissement; en supposant même qu'elle fût bien placée dans la lumière de l'obstacle, sa forme conique la prédisposait à remonter incessamment. M. Lenoir, pour corriger ces défauts, a pour première règle de ne jamais procéder à l'introduction immédiate. Le rétrécissement étant reconnu, est dilaté pendant huit à dix jours à l'aide de sondes, de bougies, d'un corps étranger quelconque; puis on introduit dans le canal ainsi préparé une canule spéciale en platine, disposée de façon que, une fois en place, elle ne puisse ni monter ni descendre. Son extrémité supérieure, en effet, présente un renflement, comme la plupart des instruments de ce genre; mais à son extrémité inférieure, le tube métallique présente trois incisures qui le divisent longitudinalement en trois valves mousses à leur terminaison et de même longueur pour éviter le biseau. Ces trois valves divergent par élasticité, de telle sorte qu'elles empêchent l'ascension de la canule. L'instrument de M. Lenoir est accompagné d'un mandrin spécial qui, lorsqu'il est dans l'intérieur de la canule, maintient les valves rapprochées pour permettre l'introduction facile dans les voies lacrymales, et qui les met en liberté au moyen d'un mécanisme très-simple et leur permet de s'écarter de nouveau. Depuis quinze ans, M. Lenoir a opéré environ trente à quarante fois de cette manière : deux fois seulement il a observé des accidents inflammatoires; mais, en revanche, il a vu bon nombre de ses opérés qui étaient restés guéris radicalement et que la canule ne gênait pas du tout. T. W.]

Traitement général. — Quelque bien choisi que soit le moyen local que l'on dirige contre cette longue et gênante affection, avec quelque soin qu'on le mette en usage, il est probable qu'on en obtiendra comparativement peu de résultat, tant qu'on n'aura pas employé les moyens propres à améliorer la santé générale du malade.

Chez les enfants scrofuleux, la dacryocystite chronique, qui existe

[(1) Séance du 12 mars 1856. Gazette des Hôpitaux, 1856, n° 56, p. 144.]

parfois des deux côtés, s'accompagne souvent d'une destruction étendue des téguments qui entourent l'ouverture fistuleuse qui communique avec le sac, et parfois aussi de la carie des os qui forment la paroi osseuse du canal nasal. Chez de pareils sujets, l'emploi du stylet est souvent difficile ; il ne produit pas autant d'amélioration que chez l'adulte, et l'on est assez souvent obligé d'y renoncer à cause de l'irritation qu'il détermine. Par contre, les moyens généraux rendent beaucoup plus de services dans les cas d'inflammation scrofuleuse du sac chez les enfants, qu'ils ne le font dans les cas de dacryocystite chronique chez les adultes. J'ai vu l'iodure de potassium amener une guérison complète sans l'aide d'aucune opération (1).

Dans les cas scrofuloso-syphilitiques, j'ai retiré de grands avantages de l'administration d'une poudre composée à parties égales de quinquina et de salsepareille.

Chez les personnes faibles, scrofuleuses ou non, l'usage des préparations de fer et de quinquina est très utile. Quand la prolongation de la maladie est due à un dérangement des organes digestifs, il est indispensable de commencer par les ramener à l'état normal. La meilleure manière d'y parvenir consiste à prescrire, comme l'a recommandé Abernethy (2), de petites doses de *blue pills* le soir en se couchant, suivies d'un laxatif le lendemain matin. J'ai vu une forte dose de calomel et de jalap faire disparaître tous les symptômes, alors même que le sac était rempli de pus. On retire dans presque tous les cas des avantages des bains froids, de l'air de la campagne et d'un exercice régulier. On a vu le changement de climat suffire seul à la guérison (3).

SECTION V.

FISTULE DU SAC LACRYMAL.

Fig. Von Ammon, Thl. II, tab. VIII, fig. 11, 12, 13, 14 et 15. Dalrymple. pl. VI. fig. 1.

Il résulte de ce que nous venons de dire que la fistule du sac lacrymal est ordinairement la conséquence d'une inflammation négligée des voies lacrymales, ou d'attaques inflammatoires réitérées, survenues pendant le cours d'une dacryocystite chronique. Si l'on n'ouvre pas en temps convenable le sac enflammé, et qu'on y laisse le mucus puriforme qui s'y est accumulé, il se fraie un passage à travers la couche fibreuse du sac, l'orbiculaire des paupières et la peau. L'ouverture

(1) London Medical Gazette, vol. X, p. 130. London, 1832. Voyez MANSON's Medical Researches on the Effects of Iodine, p. 273. London, 1825.

(2) Surgical Observations on the Constitutional Origin and Treatment of Local Diseases.

(3) HAYNES WALTON's Operative Ophthalmic Surgery, p. 213. London, 1853.

ainsi formée peut se fermer après un court espace de temps, et les choses aller bien. Mais, la plupart du temps, l'ouverture ne fait que se rétrécir; elle ne manifeste aucune tendance à se fermer, et dégénère en une fistule du sac à travers laquelle s'échappe une grande partie du mucus et des larmes absorbées par les points lacrymaux, presque aucune portion du liquide n'arrivant plus dans la narine. La fistule lacrymale est quelquefois compliquée d'un état d'hypertrophie de la membrane muqueuse du sac, et le plus souvent d'un rétrécissement du canal nasal.

Pronostic. — La conséquence la moins désagréable de l'inflammation du sac, qui s'est terminée par une fistule, est une cicatrice plus ou moins visible à la peau. Ordinairement la cicatrice est assez enfoncée; elle peut même produire un certain degré d'ectropion. Si l'on laisse persister la fistule longtemps, on a à redouter, comme conséquence de la cessation de ses fonctions, le rétrécissement ou même l'oblitération du canal nasal. Le pronostic est favorable lorsque, en comprimant le sac, il s'en échappe des larmes en même temps que la matière de la sécrétion morbide, bien qu'elles n'y soient pas mélangées. Ce fait démontre, en effet, que les points lacrymaux ont recommencé à absorber les larmes, et les canaux à les transporter dans le sac.

Traitement. — Quel que soit l'état dans lequel se présente une fistule lacrymale, qu'elle soit simple et s'ouvre directement dans le sac, ou qu'elle soit compliquée, de telle sorte que la peau se trouve perforée par plusieurs ouvertures situées à différentes distances du sac, et communiquant avec lui à l'aide de trajets sinueux, placés à différentes profondeurs sous la peau, le traitement à suivre est le même; c'est-à-dire, qu'on doit ouvrir le sac à la manière ordinaire, faire pénétrer un stylet dans le canal nasal, assujettir ce stylet, pour qu'il ne glisse pas dans le sac, et appliquer ensuite un cataplasme émollient. Telle est la conduite à tenir, même quand la fistule se trouve assez profondément située pour qu'une portion du maxillaire supérieur, le long duquel elle se dirige, se trouve dénudée ou frappée de carie. Lorsque cela existe, l'ouverture fistuleuse est environnée de granulations fongueuses, il s'en échappe une matière ichoreuse; les téguments d'alentour sont d'un rouge foncé, et la sonde permet de sentir l'os dénudé ou carié.

Le stylet fait reprendre aux larmes leur route naturelle, et le trajet ou les trajets fistuleux se ferment promptement, sans l'aide d'aucun autre moyen qu'un cataplasme dont on discontinue l'emploi aussitôt que la dureté des parties a cessé. On ne doit retirer définitivement le stylet qu'après que le chirurgien s'est assuré que les canaux lacrymaux et le canal nasal sont perméables et capables de fonctionner.

Il y a une espèce particulière de fistule que nous devons signaler; c'est celle qui résulte de l'usage du stylet. Lorsque cet instrument a rendu au canal nasal son diamètre normal, on le retire; l'ouverture de la peau se rétrécit alors, mais quelquefois elle ne se ferme point. On peut essayer de l'oblitérer en avivant ses bords et en les touchant de temps en temps avec le caustique lunaire. Quelques chirurgiens le touchent avec un fil de laiton rougi au feu. Ces moyens réussissent dans certains cas, mais ils échouent dans d'autres, et les larmes continuent à s'échapper par la petite ouverture et à enflammer la joue. On peut, en pareil cas, cerner l'ouverture fistuleuse à l'aide de deux petites incisions concaves, extirper le morceau de peau ainsi entouré, et rapprocher les lèvres de la plaie par la suture. Certains de ces cas se sont montrés si gênants que l'on a dû quelquefois recourir pour y remédier à la transplantation d'un lambeau de peau (1).

SECTION VI.

CARIE DES OS QUI ENVIRONNENT LE SAC LACRYMAL ET LE CANAL NASAL.

Fig. Von Ammon, thl. II, tab. VIII, fig. 17.

On ne saurait nier que les fistules compliquées de carie ne s'établissent quelquefois de la façon que nous avons décrite dans la troisième section. Il n'y a pas non plus à révoquer en doute que l'os unguis et les autres os qui l'avoisinent ne s'enflamment parfois sous l'influence de la scrofule ou de la syphilis, et que cette inflammation ne puisse se terminer par la carie.

Dans les cas de carie dus à une cause constitutionnelle, le gonflement est situé plus profondément, et les symptômes de la maladie de l'appareil lacrymal marchent plus lentement que dans les cas où l'affection s'est développée primitivement dans le sac lacrymal. Les organes excréteurs des larmes continuent à exercer leurs fonctions quelque temps après l'apparition d'une tuméfaction obscure, s'accompagnant d'une douleur très considérable, aux environs de l'os unguis; tandis que, lorsque c'est la membrane muqueuse qui s'affecte d'abord, l'arrivée des larmes dans la narine est beaucoup plus tôt entravée. A la fin, le sac lacrymal et le canal nasal s'enflammant, les symptômes se rapprochent beaucoup plus de ceux que nous avons décrits dans les précédentes sections. La paroi postérieure du sac s'ulcère, et, à moins que l'on ne mette en usage un traitement efficace contre l'affection constitutionnelle, la carie des os et l'ulcération des parties molles continuent à faire des progrès, les téguments cèdent, il s'échappe un ichor fétide, et le canal excréteur des larmes peut se trouver détruit.

Traitement général. — Si l'affection locale dépend de la syphilis,

(1) Journal complémentaire des sciences médicales, t. XL, p. 388. Paris, 1831. Ammon's Zeitschrift für die Ophthalmologie, vol. I, p. 405. Dresden, 1831.

on doit administrer les remèdes propres à combattre cet état morbide. On emploiera les toniques, et surtout l'iode, si la carie paraît avoir une origine scrofuleuse.

Traitement local. — Il n'y a aucun traitement local qui puisse être utile contre l'affection osseuse tant que l'action syphilitique ou scrofuleuse n'est point épuisée ; il est même très probable que ces moyens ne feraient qu'exaspérer la maladie. On doit se borner à l'introduction d'un stylet et à quelques injections au nitrate d'argent poussées avec précaution. Le premier de ces moyens a pour résultat d'attirer les larmes dans leur canal naturel, tandis que le second sert à amender l'écoulement blennorhoïque et à réprimer la tendance à la formation de granulations fongueuses.

Quelquefois le stylet tombe du sac lacrymal dans l'antre d'Highmore, et de là dans la bouche, à travers une ouverture que la carie produit à la voûte palatine. Cela peut arriver non-seulement dans les cas syphilitiques, mais encore dans ceux qui sont scrofuleux, et qui s'accompagnent d'une ulcération qui entoure l'œil et envahit la cloison et les ailes du nez ; le vomer se détache avec des fragments du maxillaire supérieur, et le nez tombe en dedans. Dans les cas de cette espèce qui dépendent de la scrofule, la salsepareille m'a rendu les plus grands services.

SECTION VII.

RELACHEMENT DU SAC LACRYMAL.

Syn.—Hernia sacci lacrymalis, Beer.
Fig. Von Ammon, thl. II, tab. VIII, fig. 6.

Le sac lacrymal forme quelquefois saillie hors de sa cavité, sans qu'il ait pour cela subi une grande dilatation (1). On appelle *hernie* cet état des parties; mais, le plus généralement, cette dénomination s'applique à l'état du sac que je vais décrire.

Symptômes. — Le sac constitue une tumeur de la forme et généralement de la dimension d'une fève, quelquefois cependant plus grande. La couleur des téguments qui le recouvrent n'a point ou n'a que peu changé; il n'y existe pas de douleur, et la tumeur cède plus ou moins facilement sous la pression du doigt. Ces symptômes sont suffisamment caractéristiques pour permettre de distinguer le *relâchement* du sac du *mucocèle*.

Lorsque l'on comprime le sac en état de relâchement, son contenu s'échappe soit par les points lacrymaux, soit par le canal nasal, selon

(1) Archives générales de médecine, t. XX, p. 378, Paris, 1829.

la direction de la pression. Quelquefois cependant le sac ne peut se vider que par en bas, par le canal nasal. Le liquide est ordinairement transparent, ou n'offre qu'une légère strie de matière blanchâtre; mais d'autres fois il est rendu tout à fait jaune et opaque par l'existence d'une blennorrhée. Lorsqu'on vient d'évacuer le sac, la tumeur a presque complétement disparu, mais la peau qui le recouvrait reste plissée et ridée, et bientôt il se distend de nouveau. Si le liquide, au lieu de consister dans un mélange normal de mucus et de larmes, contient des stries blanchâtres, ou s'il est entièrement formé de matière catarrhale, on éprouve une sensation d'élasticité après l'évacuation du sac, et il reste un certain gonflement dû à la tuméfaction de la muqueuse.

Le sac à l'état de relâchement a perdu sa contractilité naturelle. La partie du muscle orbiculaire des paupières qui le recouvre, et qui a en partie pour fonction de le vider lorsqu'il est rempli, ayant été altérée par l'extension continue qu'elle a supportée pendant longtemps, a perdu la faculté de se contracter à un degré suffisant; elle se trouve dans le même état que les muscles de l'abdomen, après qu'on vient d'évacuer le liquide d'une ascite. Le malade se trouve par conséquent obligé de faire avec le doigt ce que les parties devraient exécuter d'elles-mêmes. Il faut qu'il vide le sac plusieurs fois par jour en le comprimant, heureux s'il peut réussir à l'évacuer constamment par la voie naturelle, le canal nasal, et s'il ne fait pas refluer le liquide par les canaux lacrymaux.

La cause générale du relâchement du sac est son excès de distension par du mucus puriforme, état qui se manifeste pendant le cours d'une dacryocystite négligée. Quelquefois, ainsi que nous l'avons déjà dit, la blennorrhée n'a pas cessé, ou elle a reparu. Le plus souvent, la blennorrhée a disparu, laissant après elle le relâchement du sac, et une sécrétion exagérée de mucus normal. On a donc, en pareil cas, à diminuer cette sécrétion et à rendre à la partie antérieure du sac, à l'orbiculaire, et aux téguments, leur cohésion et leur élasticité naturelles, afin qu'ils puissent reprendre leur importante fonction qui consiste à faire passer le contenu du sac à travers le canal nasal.

Pronostic. — On doit prévenir le malade que la cure sera longue et exigera de sa part beaucoup d'attention.

Traitement. — Il consiste dans l'emploi de deux moyens distincts, qui, mis en usage séparément, sont sujets à échouer, ainsi que le démontre le témoignage de Pellier (1) et d'autres chirurgiens.

Le *premier* consiste dans la compression du sac. Je ferai observer ici que cette affection est la seule dans laquelle la compression du sac puisse être utile. Dans toute autre maladie de cet organe, elle produirait des effets fâcheux. Cette compression doit être appliquée avec soin,

(1) POTT. Observations on the Fistula Lacrymalis, Works, v. I, p. 252. London, 1808. PELLIER DE QUENGSY. Cours d'opérations sur la chirurgie des yeux, t. II, p. 270. Paris, 1790

être permanente et augmentée graduellement. On a inventé pour cela des machines, mais aucune ne remplit exactement ces conditions. On ne peut à l'aide du compresseur de Sharp ou de Petit, instruments dont nous devons la première idée à Hieronymus Fabricius, obtenir une compression régulière et graduellement croissante ; la surface comprimante se dérange à la moindre occasion, surtout pendant la nuit, et la présence d'un semblable appareil empêche le malade de se livrer à ses occupations ordinaires. On doit donc leur préférer des compresses graduées. Garangeot recommande au chirurgien de mâcher un morceau de papier brun et de l'appliquer directement sur la peau. Il comprimera, dit-il, le sac exactement, et à mesure qu'il se séchera, il se moulera de lui-même sur la partie, de sorte que la compression sera toujours la même (1). On place par-dessus les compresses un coussin de cuir ferme d'une forme convenable, et l'on maintient le tout à l'aide d'une bande étroite qu'on roule autour de la tête. De cette façon, la pression s'exerce exactement sur la partie sur laquelle il importe d'agir ; on peut l'augmenter tous les jours, et quelle que soit l'agitation à laquelle se livre le malade, le coussin de cuir ne peut glisser. Cet appareil ne s'oppose point à ce que le malade se livre à ses occupations, même quand il doit pour cela sortir de chez lui.

[Nous donnons ci-après la description d'un petit appareil destiné à exercer sur la tumeur lacrymale une compression directe, présenté en 1854 à l'Academie de médecine de Paris, par M. Bonnafont : cet appareil est composé d'un frontal d'acier poli de 3 centimètres de large et 15 centimètres de long, garni à sa face interne d'un coussinet de peau de chamois. La face externe présente dans toute sa longueur un coulisseau destiné à recevoir une tige verticale qu'on peut faire glisser à droite et à gauche, selon l'œil affecté. Cette tige, qui peut ainsi se transporter d'un côté à l'autre, peut aussi monter et descendre pour mettre le compresseur au niveau du point que l'on veut comprimer. La tige compresseur, longue de 5 centimètres environ, porte à l'une de ses extrémités une petite olive creuse de caoutchouc, tandis que l'autre s'engage dans une mortaise de l'extrémité inférieure de la tige verticale, et présente un pas de vis reçu dans un écrou arrondi, lequel permet de modérer à volonté la compression. L'instrument est tenu en place au moyen d'une courroie élastique fixée par une boucle à la partie postérieure de la tête. T. W.]

Le *second* moyen de traitement consiste dans l'application de quelque liquide astringent à la surface externe de la tumeur et à la surface interne du sac. On peut recommander pour cela un grand nombre de substances astringentes, telles qu'une solution d'alun, une infusion d'écorce de chêne, etc. On doit humecter deux ou trois fois par jour

(1) Traité des opérations de chirurgie, t. III, p. 78. Paris, 1751.

les compresses graduées avec le liquide astringent dont on aura fait choix. On fait tomber également quelques gouttes du même liquide dans le lac lacrymal et on l'y laisse absorber par les points lacrymaux.

J'ai vu ces moyens échouer, quoiqu'on eût apporté le plus grand soin dans leur emploi. Un médecin qui vint me consulter pour un relâchement du sac, trouvait la compression plus nuisible qu'utile. Il se louait au contraire beaucoup de l'usage de la décoction d'écorce de chêne, instillée dans le sac lacrymal, et employée en lotion. La maladie s'était déclarée sans blennorrhée antécédente, simplement par l'accumulation des larmes et du mucus dans le sac. La blennorrhée était survenue consécutivement. Si le malade allait se coucher avec le sac plein, il le trouvait vide le matin. L'usage d'un stylet fut ce qui procura le plus de soulagement à ce malade. Dans un autre cas, une ouverture fistuleuse qui avait persisté après qu'on eut cessé l'emploi d'un stylet, fournissait au malade le moyen de vider le sac, une ou deux fois par jour, d'une grande quantité de mucus sain. On pourrait, en pareille circonstance, ouvrir le sac à l'aide d'une incision faite aux téguments, et en retrancher une portion avec des ciseaux, opération à laquelle on a quelquefois recours contre le mucocèle.

SECTION VIII.

MUCOCÈLE DU SAC LACRYMAL.

Syn. — Hydrops sacci lacrymalis, *Beer*. Varix sacci lacrymalis, *Schmidt*.
Fig. Von Ammon, thl. II, tab. VIII, fig. 18.

Symptômes. — Cette maladie présente au début la forme oblongue du sac; la tumeur qu'elle constitue s'accroît lentement, et je l'ai vue atteindre sans se rompre la dimension d'un œuf de pigeon. Quelquefois la tumeur étant en partie divisée à sa partie moyenne par une dépression, paraît double. Les téguments qui recouvrent la tumeur finissent par prendre une couleur livide. Le mucocèle est souvent si dur qu'il cède à peine à la pression du doigt. D'autres fois, il est mou et élastique. Mais qu'il soit dur ou mol au toucher, aucune pression n'est capable d'évacuer, soit par les points lacrymaux, soit par la narine, le mucus qui, dans cette affection, est versé dans le sac. Le mucocèle peut acquérir une dimension considérable, qu'il conserve plusieurs années sans occasionner de douleur; l'œil, pendant ce temps, est larmoyant, la narine sèche, et le volume et l'aspect de la tumeur déterminent une difformité considérable. Ce n'est que lorsque la distension du sac a dépassé les plus extrêmes limites, et qu'il menace de se rompre, que la maladie s'accompagne d'une sensation de tension douloureuse. A cette époque, le volume de la tumeur ne permet plus au malade d'ouvrir les paupières, si ce n'est à demi. La paupière inférieure surtout est distendue et fait saillie vers le nez. Le sac est aussi fortement distendu à l'intérieur de l'orbite.

Lorsqu'on explore un mucocèle, on n'y perçoit qu'une fluctuation douteuse, et même souvent on n'y en perçoit pas. Cela dépend de l'état du mucus accumulé, qui peut être complétement liquide ou avoir acquis une consistance glutineuse. Dans le premier cas, on perçoit une fluctuation peu distincte ; la tumeur est encore un peu élastique et n'excède pas les dimensions d'une fève. Dans le second cas, la coloration des téguments est livide, comme celle d'une veine variqueuse ; le mucocèle paraît dur comme une pierre et ne présente pas le plus léger degré de fluctuation, tandis que la tumeur est déjà assez volumineuse pour s'élever au-dessus de la caroncule lacrymale.

La couleur livide que présentent souvent les téguments dans le mucocèle a porté quelques auteurs à le décrire sous le nom de *varice du sac lacrymal ;* d'un autre côté, la dureté et les dimensions de la tumeur, jointes à sa coloration, ont quelquefois déterminé l'ablation du sac, dans la croyance qu'il s'agissait d'une tumeur carcinomateuse.

Causes. — Le mucocèle est la conséquence de l'obstruction des canaux lacrymaux et du canal nasal. Quelquefois il est dû à un rétrécissement congénital de l'extrémité inférieure du canal nasal, combiné ou non avec une déviation de ce canal dans la narine. En pareil cas, la muqueuse de la surface interne du sac sécrète du mucus comme à l'ordinaire ; mais, comme il ne peut être dilué par les larmes, évacué dans le nez, ni complétement résorbé par la membrane qui l'a sécrété, il s'accumule et forme la tumeur dont nous nous occupons.

Traitement. — On doit enfoncer la lancette dans la partie la plus saillante de la tumeur. La plaie demande quelquefois à être agrandie en haut et en bas, dans le sens de la longueur du sac, tant pour que son contenu puisse être évacué, que pour que l'on puisse procéder aux autres parties du traitement ; néanmoins, le plus souvent, une simple ponction avec la lancette suffit. Il faut dans cette opération, comme dans toutes celles qui se pratiquent sur le sac, éviter de diviser le tendon de l'orbiculaire des paupières. Néanmoins, les inconvénients qui résultent de cette section sont beaucoup moins considérables qu'on pourrait le supposer ; car, après la guérison de la plaie, les paupières conservent leur position normale, et le muscle continue d'exécuter ses fonctions. Ce résultat est dû, en partie à la présence de la couche ligamenteuse qui est située au-dessous du muscle et maintient les paupières ; en partie aussi, ainsi que l'a fait remarquer Sharp (1), à la cicatrice solide qui s'établit lorsque la guérison est complète. En divisant le tendon, néanmoins, on court le risque de couper en travers

(1) Treatise of the Operations of Surgery, p. 181. London, 1758.

les canaux lacrymaux, ce qui occasionnerait probablement un larmoiement incurable.

Si le mucus est liquide, ou si, comme cela arrive quelquefois, le sac est rempli d'un pus fétide et épais, il s'en échappe une petite portion au moment de l'incision. On doit faire sortir le reste à l'aide d'une petite seringue introduite dans la plaie, et qui sert à pratiquer de nombreuses injections. Si le mucus est complétement épais, on l'enlève à l'aide d'une petite pince introduite autant de fois que cela est nécessaire ; après quoi on lave bien le sac.

On fait passer alors, à travers le sac, une sonde ordinaire dans la direction du canal nasal ; ou bien l'on peut se dispenser pour le moment de cette exploration et se borner à placer entre les lèvres de la plaie un peu de charpie douce, qu'on recouvre d'un morceau de taffetas d'Angleterre. Le lendemain, on procède à l'examen des canaux lacrymaux et du canal nasal, et une fois que l'on s'est bien assuré des causes du mucocèle, on leur oppose un traitement approprié.

Lorsque le mucocèle est considérable, on peut commencer par mettre le sac à nu, puis en enlever une portion avec des ciseaux.

SECTION IX.

RELACHEMENT DES POINTS ET DES CANAUX LACRYMAUX.

On rencontre des cas dans lesquels les points et les canaux lacrymaux sont dans un état de relâchement qui s'accompagne d'atonie de l'orbiculaire, et probablement du tenseur du cartilage tarse ; il en résulte un larmoiement ou *stillicidium lacrymarum*, symptôme qui dépend toujours de quelque défectuosité dans l'absorption et le transport des larmes de l'œil au nez, et qu'on doit par conséquent soigneusement distinguer de l'exagération de la sécrétion lacrymale ou *epiphora*.

Symptômes. — Les points lacrymaux sont largement béants ; les canaux sont dilatés, et ont perdu leur contractibilité de tissu et la faculté d'absorber. Il en résulte que les larmes s'accumulent constamment le long de la paupière inférieure vers l'angle interne, rendent la vision confuse, et obligent le malade à les absterger constamment avec son mouchoir. La quantité de larmes qui coulent sur la joue n'est pas considérable ; elles s'échappent une à une, à de certains intervalles, et seulement de l'angle interne de l'œil. La narine qui correspond au côté affecté est sèche, attendu que les liquides qui se rassemblent dans le lac lacrymal n'y parviennent que peu ou pas du tout, et qu'ils doivent passer dans le sac pour s'y mêler avec le mucus qu'il sécrète et s'échapper dans le nez. Il n'y a ni tumeur ni blennorrhée du sac. Lorsqu'on injecte un peu d'eau avec la seringue d'Anel, le liquide s'écoule dans le nez, et de là dans la gorge, ce qui démontre que le sac lacrymal et le canal nasal sont sains. En effet, l'obstruction n'existe nulle part, il n'y a qu'un manque d'action.

Causes. — Les causes de ce larmoiement atonique sont variables. L'inflammation érysipélateuse des paupières et l'ophthalmie puro-muqueuse de longue durée, ainsi que les ophthalmies produites par la petite vérole et la rougeole, sont sujettes à amener cet état des parties. L'usage peu judicieux de la sonde et de la seringue d'Anel, dans le traitement de la dacryocystite chronique, constitue une autre cause. Schmidt rapporte deux cas observés par lui, dans lesquels les papilles lacrymales avaient été fendues dans toute leur longueur par l'introduction réitérée de ces instruments.

SECTION X.

RENVERSEMENT EN DEHORS DES POINTS LACRYMAUX.

M. Bowman (1) a tout particulièrement appelé l'attention sur le larmoiement produit par le déplacement en dehors des points lacrymaux, de l'inférieur surtout, de sorte que les larmes n'atteignent plus jusqu'à ces orifices absorbants.

Nous avons déjà signalé (page 274) le déplacement des points lacrymaux produit par l'ectropion. C'est un déplacement de même nature, mais moins prononcé, que M. Bowman a soigneusement décrit et pour lequel il a proposé un mode spécial de traitement. Dans le cas dont il s'agit, la paupière est exactement en contact avec l'œil, ou ne s'éloigne que légèrement dans certaines positions, comme quand l'œil est dirigé en haut. La proéminence au sommet de laquelle le point lacrymal est ordinairement placé, manque cependant; on voit à sa place une surface cutanée, aplatie et arrondie, sur laquelle on aperçoit, à une certaine distance de la surface muqueuse de la paupière, l'orifice du point lacrymal sec et contracté, et qui ne se trouve jamais en contact avec les larmes.

M. Bowman a assigné deux causes à ce déplacement du point lacrymal. L'une consiste dans une légère inflammation chronique de la portion de la conjonctive qui avoisine le point lacrymal, ce qui détermine l'épaississement et le renversement en dehors de cette partie; l'autre, dans une affection cutanée chronique de la paupière inférieure, par suite de laquelle il survient une rétraction peu prononcée, mais générale, qui attire le point lacrymal en dehors.

(1) Medico-Chirurgical Transactions, vol. XXXIV, p. 337. London, 1851.

Comme conséquence de ce déplacement et de l'exposition à l'air de la surface muqueuse de la face interne du point lacrymal, celle-ci perd ses caractères naturels et devient cutanée, de sorte que les larmes n'arrivent plus à son sommet et ne l'humectent pas, mais se rassemblent au niveau de la caroncule en gouttes qui s'écoulent sur la joue.

M. Bowman a proposé, dans ces cas, de fendre le canal lacrymal, à partir du point lacrymal vers la caroncule, dans une étendue suffisante pour que l'orifice absorbant se trouve transporté en dedans sur la surface de la conjonctive où les larmes se rassemblent. La portion du canal ainsi fendu, et qui peut avoir un huitième de pouce environ d'étendue, se convertit en un sillon dont les bords, au bout de peu de temps, ne manifestent aucune tendance à se réunir, tandis que les larmes passent le long de ce sillon et de la portion du canal restée intacte, dans le sac lacrymal ; ce qui fait disparaître le larmoiement.

Cette opération s'exécute sur une sonde introduite dans le point lacrymal. On s'oppose à la réunion en déchirant pendant quelques jours toutes les adhérences qui auraient pu s'établir entre les lèvres du canal divisé. Elle ne laisse aucune difformité à sa suite. Elle convient, non-seulement pour les cas que nous venons de décrire, mais encore pour ceux dans lesquels l'ectropion ayant été guéri par les procédés ordinaires, le point lacrymal reste encore un peu déplacé, ou environné d'un tissu gonflé et dont la structure se trouve altérée d'une façon irremédiable.

SECTION XI.

OBSTRUCTION DES POINTS ET DES CANAUX LACRYMAUX.

Les points lacrymaux manquent quelquefois au moment de la naissance. En pareil cas, les canaux lacrymaux peuvent manquer ou exister.

Ces points sont quelquefois oblitérés à la suite de brûlures, d'inflammation, ou d'ulcération. Dans un cas de cette espèce, suite de petite vérole, le canal correspondant s'étant dilaté au point d'offrir le volume d'un pois, il s'en échappa un fluide trouble quand je le ponctionnai. Les causes que nous venons de mentionner, ainsi que des lésions mécaniques, peuvent déterminer l'oblitération d'une portion plus ou moins étendue des canaux lacrymaux.

D'autres fois, les points lacrymaux ne sont que rétrécis, mais ils sont encore ouverts, et après qu'on les a dilatés avec la pointe d'une épingle d'un volume moyen, ils laissent passer sans difficulté la sonde d'Anel. Cet état s'accompagne de larmoiement, parfois de pâleur du repli semi-lunaire et de la caroncule lacrymale. Celle-ci est quelquefois sèche et presque cornée, complication qui est très défavorable. Le larmoiement est toujours moins prononcé lorsque le malade reste chez lui ; il est beaucoup plus gênant quand le temps est froid et humide. C'est en vain qu'on prescrit des lotions et des pommades ; l'introduction réitérée de la sonde d'Anel ne soulage pas davantage. L'usage de fomentations chaudes sur l'œil, et de lunettes, diminue les inconvénients de cette affection.

Une cause fréquente d'obstruction des canaux, c'est la tuméfaction de leur membrane interne, qui persiste après la disparition de tous les autres symptômes de la dacryocystite aiguë ou chronique.

Si l'on a ouvert le sac, ou si une fistule s'est établie spontanément, on ne doit point chercher à en provoquer la guérison avant de s'être assuré que les canaux lacrymaux sont sains. On doit prendre la même précaution le lendemain du jour où l'on vient d'ouvrir un mucocèle.

On ne doit pas seulement chercher si les canaux lacrymaux sont obstrués, mais essayer, de plus, de reconnaître quelle est la cause de cette obstruction. Celle-ci peut dépendre de la présence d'un mucus épaissi, du gonflement de leur membrane interne, d'un rétrécissement, ou de l'oblitération absolue d'une portion ou de la totalité de leur étendue.

On explore l'état des canaux au moyen de la sonde d'Anel, introduite de la manière que nous avons indiquée p. 392. Si, en continuant de pousser la sonde en dedans, elle entre dans le sac de façon à ce que sa pointe vienne toucher le côté nasal de cette cavité, on peut être sûr qu'il n'existe point d'oblitération des canaux. S'il existe une oblitération — altération des canaux que l'aspect rétracté des papilles et des points lacrymaux peut nous faire soupçonner à l'avance — on rencontre un obstacle insurmontable au passage de la sonde, et l'on reconnaît ainsi tout à la fois la situation et l'étendue de l'oblitération. Dans quelques cas, l'obstruction siége tout près du sac, de sorte que lorsque on pousse la sonde, la paroi externe du sac, ainsi que la peau qui la recouvre, se trouve entraînée vers le nez, et que l'on sent une résistance élastique. Si la sonde pénètre, au contraire, dans le sac sans rencontrer de point d'arrêt, la peau n'est point mise en mouvement. M. Bowman (1) dit que lorsque le canal a été étendu en attirant la paupière en dehors, la distance qui existe entre le point lacrymal et la paroi interne du sac est juste d'un demi-pouce. Il pense qu'une sonde dont on aurait doré l'extrémité dans cette étendue ferait apprécier plus facilement le moment où elle pénétrerait dans le sac.

Si les canaux ne sont obstrués que par la présence de mucus, le passage des larmes se rétablit immédiatement après que l'on a fait pénétrer la sonde dans le sac. Lorsqu'il y a tuméfaction de la membrane interne, il ne suffit pas de sonder les canaux pour rétablir le

(1) Medico-Chirurgical Transactions, vol. XXXIV, p. 346. London, 1853.

cours des larmes. En effet, dès qu'on retire la sonde, leur calibre s'efface de nouveau. Cette tuméfaction, dépendant toujours de l'inflammation, ne peut disparaître que quand celle-ci est apaisée.

Lorsque l'un ou l'autre des canaux se trouve rétréci ou oblitéré dans une petite étendue, dans l'étendue de moins d'une ligne, par exemple, on doit essayer de forcer l'obstacle, mais sans employer de violence, et de faire parvenir la sonde à travers le rétrécissement ou l'oblitération dans le sac. Si l'on y réussit, on enduit pendant quelque temps les paupières d'une pommade douce, et l'on introduit chaque jour la sonde par le canal dans le sac.

Quelle que soit la cause de l'oblitération des canaux, si elle ne s'étend pas à plus d'une ligne ou deux des points lacrymaux, on peut essayer l'opération de Jüngken. Après avoir attiré la paupière en dehors et l'avoir écartée du globe de l'œil, il enlève avec des ciseaux la portion du bord libre de la paupière qui renferme la partie oblitérée du canal (1). Après que l'écoulement du sang s'est arrêté, il introduit une soie de cochon, puis une bougie en corde à boyau, et enfin un morceau d'un mince fil de plomb qu'il laisse en place jusqu'à ce que la cicatrisation soit parfaite, c'est-à-dire pendant l'espace de sept à huit semaines. Le nouveau point lacrymal, quoique situé plus près de la commissure interne, transporte parfaitement les larmes dans le sac. Jüngken a opéré avec succès, de cette façon, un jeune homme qui, par suite de brûlure, avait le canal fermé et la commissure, la caroncule et le repli semi-lunaire réunis ensemble.

Il est assez vraisemblable que dans l'opération de Jüngken, le canal lacrymal se trouve coupé obliquement; circonstance favorable au succès, car, ainsi que l'a fait remarquer M. Bowman (2), lorsque la section est transversale, la plus légère rétraction dans le sens circulaire détermine la fermeture du canal ; tandis que lorsque la section est longitudinale ou oblique, le même degré de rétraction ne saurait fermer ou même rétrécir beaucoup l'entrée du canal.

M. Bowman ne touche point à la portion oblitérée du canal; mais dans les cas où l'oblitération siége assez loin du sac pour que le canal puisse être fendu dans l'intervalle, il propose deux moyens de rétablir le cours des larmes : le premier consiste à inciser transversalement le canal tout contre l'obstruction, du côté du sac, puis à fendre le canal et la conjonctive sur une sonde introduite par la plaie. Le second est pour les cas où, après la section transversale, on ne peut trouver l'orifice du canal ; il ouvre alors le sac au-dessous du tendon de l'orbiculaire, introduit une sonde dans le sac et la porte dans le canal lacrymal jusqu'au niveau de l'obstruction, puis fend le canal sur la sonde, à travers la conjonctive et près de la caroncule. Pour exécuter

(1) Die Lehre von den Augenkrankheiten, p. 628. Berlin, 1832.
(2) Op. cit., p. 343.

cette seconde opération, le chirurgien doit prendre la peine de se familiariser avec l'anatomie des parties. Sur le cadavre, M. Bowman a trouvé qu'il était facile d'introduire une sonde du sac dans le canal lacrymal.

[Quand le canal lacrymal est rétréci près de son embouchure dans le sac, et que ce rétrécissement constitue toute la maladie, l'épiphora est le *seul* symptôme dont se plaignent les malades. Dans ce cas, une sonde introduite par le canal s'arrête net un peu avant de pénétrer dans le sac, et fait éprouver la sensation d'une résistance élastique qui constitue la meilleure preuve de la non-pénétration. La peau de la paupière est entraînée chaque fois qu'on presse sur le point lacrymal : au contraire, quand la pénétration a eu lieu, la peau reste immobile. M. Bowman (1) a imaginé, pour détruire ce genre d'obstacle, une lancette à canule. (*V.* fig. 62.) Il faut abord fendre le point lacrymal du côté de la conjonctive, à l'aide du procédé décrit plus haut. On introduit lors la lancette, cachée dans sa canule, jusqu'au niveau e la coarctation ; puis on fait saillir le tranchant en pressant sur un ressort. La paroi membraneuse externe du sac e trouve ainsi incisée. Les jours suivants, on introduit ne grosse sonde, jusqu'à ce que la voie artificielle que l'on a créée soit bien établie. T. W.]

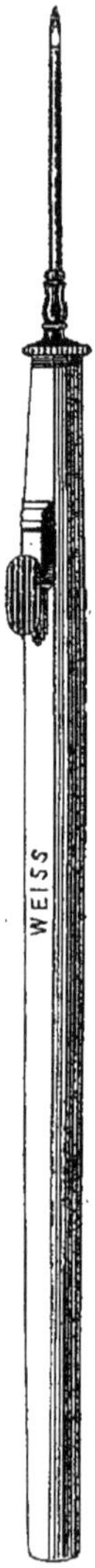

Lorsque les canaux sont complétement oblitérés, on a proposé de créer de nouveaux points et de nouveaux canaux lacrymaux, en incisant le sac, ou en y faisant parenir un brin de fil ; mais ces voies artificielles se ferment ussitôt qu'en en retire les sétons ou les bougies qui les aintiennent ouvertes.

On a recommandé, en pareil cas, d'ouvrir complétement le sac, d'appliquer à sa surface muqueuse un caustique, pour y développer l'inflammation, puis d'essayer obtenir l'oblitération du sac à l'aide de la compression, u bien d'y introduire, pendant quelque temps, une mèche e charpie enduite d'onguent contenant une forte dose de récipité rouge, et de le laisser ensuite se contracter et se ermer.

[Fig. 62.]

Pour débarrasser le malade du larmoiement, qui est la conséquence de l'oblitération des canaux lacrymaux, on eût extirper la glande lacrymale, ainsi que l'a fait M. Dixon dans un s très intéressant de lésion traumatique de l'œil, dans lequel il eut ussi occasion de pratiquer une pupille artificielle (2). A moins qu'on

[(1) Annales d'Oculistique, t. XXXIV, p. 141.]

(2) Lancet, June 23, 1855, p. 577. [Annales d'Oculistique, t. 34, p. 101. A Guide to the Practical Study of Diseases of the Eye, p. 382, London, 1855.]

n'enlève en même temps les glandules conglomérées, les larmes continueront encore à être sécrétées. C'est Bernard qui a, le premier, proposé l'extirpation de la glande lacrymale pour les cas de fistule du sac et de larmoiement chronique, rebelles aux autres moyens de traitement (1).

SECTION XII.

OBSTRUCTION DU CANAL NASAL.

Dans les cas où il n'existait aucune ouverture du sac, et dans lesquels on soupçonnait un rétrécissement du canal nasal, Méjean (2), Cabanis (3) et autres essayaient de dilater ce canal en y attirant une mèche que l'on faisait aussi parvenir dans le sac, au moyen d'un fil porté du point lacrymal supérieur dans la narine. D'un autre côté, Anel (4), Travers (5), Jacob (6) et autres ont conseillé d'introduire les sondes et les autres moyens destinés à combattre le rétrécissement, de haut en bas par les points lacrymaux, à travers le sac dans le canal nasal. Ces deux modes de traitement sont douloureux, dangereux et inefficaces. Non-seulement ils n'atteignent pas le but qu'on se propose, mais ils sont sujets à produire l'atonie incurable des points lacrymaux, à provoquer leur déchirure et leur ulcération; ils sont donc généralement abandonnés. Je recommanderai à ceux qui se sentiraient portés à essayer la dilatation du canal nasal par les points lacrymaux, de lire le travail que le docteur Jacob a publié sur ce sujet. Je crois que les difficultés et les inconvénients signalés par un admirateur avoué de cette manière de faire, suffiront pour les convaincre du danger et du peu d'efficacité de ce mode de traitement, même lorsqu'on se sert, pour l'exécuter, de soies provenant de la queue d'un hippopotame.

Avant de tenter la cure de toute ouverture du sac, soit artificielle, soit spontanée, de même que le lendemain du jour où l'on a ouvert un mucocèle, on doit procéder à l'exploration du canal nasal et des canaux lacrymaux.

L'instrument le plus convenable pour examiner le canal nasal est une sonde en argent d'un vingtième de pouce d'épaisseur et sans renflement. On l'introduit par l'ouverture pratiquée à la peau pour arriver dans le sac, et on le dirige horizontalement, jusqu'à ce qu'il touche le côté nasal de cette cavité; on le relève alors verticalement,

(1) Annales d'Oculistique, t. X, p. 193. Bruxelles, 1843.
(2) Mémoires de l'Académie royale de chirurgie, t. V, p. 111, 12mo. Paris, 1787.
(3) Ibid.
(4) Traité de la nouvelle méthode de guérir la fistule lacrymale. Turin, 1713.
(5) Synopsis of the Diseases of the Eye, p. 372, London, 1820.
(6) Dublin Hospital Reports, vol. V, p. 381. Dublin, 1830.

et l'on dirige sa pointe en bas et un peu en arrière. En faisant tourner la sonde sur son axe, on la fait passer du sac dans le canal ; et si le canal est perméable, en pressant doucement sur l'instrument, on le voit glisser dans le nez. Si sa pointe rencontre quelqu'obstacle, il n'en faut pas conclure immédiatement qu'il existe une oblitération du canal. Il faut pousser la sonde un peu plus fortement en bas, sans violence, en la faisant tourner entre les doigts et en la dirigeant en différents sens. La direction du canal n'est pas droite, mais offre une légère courbure dont la convexité est dirigée en avant et la concavité en arrière. Si donc la sonde droite ne passe pas facilement, il faut la retirer et lui imprimer une légère courbure en rapport avec celle du canal. On surmontera ainsi fréquemment l'obstacle, et la sonde descendra brusquement.

Si, malgré cela, l'obstacle persiste, et s'il paraît très résistant, ce n'est pas encore un motif suffisant pour conclure qu'il existe réellement une oblitération. Cette résistance, en effet, peut être due à plusieurs autres causes et, en particulier, à divers états morbides de la muqueuse. Celle-ci peut être tuméfiée, ses cryptes muqueux augmentés de volume et indurés, ce qui diminue plus ou moins le calibre du canal ; ces obstacles sont cependant de nature à céder, et au moyen d'une pression considérable, on peut réussir à faire pénétrer la sonde. D'autres fois, la tuméfaction et l'induration de la muqueuse sont si résistantes qu'on ne peut parvenir à introduire une sonde ordinaire, et qu'il faut y mettre beaucoup de patience pour faire passer à travers le canal une sonde en argent.

Lorsque l'on réussit, même après des difficultés considérables et après de nombreux essais, répétés plusieurs jours de suite, à amener une sonde dans le nez, ce qu'on reconnaît à ce que son extrémité vient heurter le plancher de la narine et à la sensation éprouvée par le malade, on doit croire qu'il est encore possible de remettre l'appareil d'excrétion des larmes en état de fonctionner.

Bien que le canal nasal n'ait pas plus de deux tiers de pouce de longueur, il y a cependant trois points différents de son parcours plus particulièrement sujets à se rétrécir. L'un est situé à la terminaison du sac, juste au point où le canal commence. Le calibre du canal est souvent rétréci, là, par un repli circulaire dont l'épaississement produit une obstruction. Janin (1) a décrit avec détails, et d'après une autopsie, l'aspect qu'offre un rétrécissement siégeant en ce point : la muqueuse présentait un aspect plissé qui la faisait ressembler à une manche de chemise au niveau du poignet. Un second repli de la même espèce s'observe (2) vers la partie moyenne chez beaucoup de sujets, mais non chez tous ; ce point est, pour la même raison, le siége assez

(1) Mémoires et observations sur l'œil, p. 115. Lyon, 1772.
(2) SOEMMERING. Abbildungen des menschlichen Auges, p. 32. Frankfurt am Main, 1801.

fréquent de rétrécissements. Un troisième point, et c'est celui où ils sont le plus fréquent, est la terminaison du canal dans la narine (1).

Afin de traiter méthodiquement et avec précision du rétablissement du calibre du canal nasal, j'admettrai trois cas différents : le premier est celui où l'on est déjà parvenu à faire passer une sonde à travers le canal ; le second, celui où l'on n'a pas d'abord réussi à la faire pénétrer, mais où la possibilité de l'introduire existe néanmoins ; le troisième, enfin, celui dans lequel aucune sonde ne peut traverser le canal.

Premier cas. — Lorsque l'on a réussi à introduire une sonde en argent, on doit la remplacer par un stylet de même dimension et long d'environ un pouce et quart. On procède alors au rétablissement progressif du calibre du canal, soit à l'aide d'une série de stylets en argent, en corde à boyau, en gomme élastique, ou de bougies en cire introduites dans le sac, ou bien à l'aide d'un long morceau de corde à boyau introduit par le sac et que l'on tire par la narine, ou enfin au moyen d'un séton, ou d'une mèche en fils de soie, qu'on attire en haut après l'avoir introduit par la narine.

Si l'on préfère la mèche, on introduit par l'ouverture du sac, dans le canal, un morceau mince de corde à boyau muni à son extrémité supérieure d'un fort fil de soie attaché en double. On pousse bien en bas, jusque dans la narine, la corde à boyau. Au bout d'un jour ou deux, quelquefois au bout de quelques heures, l'extrémité inférieure de la corde à boyau, ayant été ramollie, peut facilement être amenée au dehors en soufflant par une narine, l'autre étant bouchée. On tire sur la corde à boyau qui entraîne après elle le double fil de soie ; on retire la première et l'on place dans l'anse formée par le fil, une mèche composée d'un fil doublé plusieurs fois sur lui-même, et assez longue pour pendre hors de la narine ; puis on saisit l'extrémité du premier fil dans le point où il sort encore du sac, et on l'attire lentement en haut, jusqu'à ce que la mèche soit parvenue dans le canal. On enroule alors sur lui-même ce premier fil, et on le place sur le côté du nez où on le recouvre d'un morceau de taffetas d'Angleterre ; on enroule de la même façon l'extrémité inférieure de la mèche, et on la fixe contre l'aile du nez. Au bout de quelques jours, après avoir détaché le fil supérieur et l'extrémité inférieure de la mèche, on saisit cette dernière et on l'attire en bas, jusqu'à ce qu'elle soit complétement hors de la narine et que l'anse du premier fil soit bien en vue. On enlève alors la mèche de cette anse et on la remplace par une autre plus épaisse, qu'on porte ensuite en haut dans le canal nasal. On emploie ainsi une série de mèches, jusqu'à ce que l'on ait obtenu une dilatation

[(1) Ces trois replis ont été décrits sous le nom de valvules. M. Béraud en admet quatre qui, d'après lui, sont constantes : les valvules de Cruveilhier, de Taillefer, de Huschke et de Béraud. Voir sur ce sujet un excellent travail de M. Béraud dans les Archives générales de médecine, 1855, t. I, p. 509 ; t. II, p. 66, et Annales d'Oculistique, t. XXXIV, p. 40. T. W.]

suffisante. Un des avantages de cette méthode, c'est que la mèche étant introduite par l'orifice inférieur du canal, l'ouverture pratiquée au sac peut se réduire à une petite dimension.

Beer, précédé par Richter, employait, pour dilater le canal nasal, les cordes à boyau ordinaires de violon. Il commençait par la corde *E*, dont il ramollissait la pointe entre les dents; il la rendait parfaitement droite, dans une étendue de 7 à 8 pouces, la plongeait dans l'huile, puis l'introduisait dans le sac et de là dans le canal nasal. Il la poussait lentement, jusqu'à ce qu'elle fût descendue de 5 à 6 pouces, afin que son extrémité inférieure pût sortir par la narine sans difficulté; ce temps de l'opération était abandonné au malade. On roulait sur elle-même l'extrémité supérieure de la corde à boyau; on la renfermait dans un linge qu'on fixait sous les cheveux du front; on laissait un peu de charpie dans l'ouverture du sac, et l'on appliquait par-dessus un morceau de taffetas gommé.

Au bout de deux ou trois heures, on prescrivait au malade d'amener l'extrémité inférieure de la corde à boyau hors de la narine, en fermant la bouche et la narine opposée, et en chassant l'air par la narine du côté malade. Quand il la sentait avancer, il la tirait hors de la narine; l'extrémité en était recourbée sur le côté du nez, où elle était fixée à l'aide d'un morceau de taffetas d'Angleterre.

Le lendemain, on enlevait la charpie qui recouvrait l'ouverture du sac, et l'on injectait, le long de la corde à boyau, une certaine quantité de l'un des collyres que nous décrirons ci-après, ce qui avait pour but d'emporter par le lavage le mucus qui aurait pu s'accumuler, et d'agir sur la membrane muqueuse. On détachait alors le bout supérieur de la corde à boyau, on en déroulait une nouvelle portion, qu'on enduisait d'une des substances que nous indiquerons tout à l'heure; puis le malade l'amenait lui-même dans le canal nasal, en agissant sur l'extrémité qui pendait par le nez. On retranchait la portion de corde à boyau qui avait servi la veille, on repliait l'extrémité de celle qu'on venait de faire entrer dans le nez, et on la fixait comme la première fois. On renouvelait l'injection dont nous avons parlé; on réappliquait de la charpie et un morceau de taffetas d'Angleterre sur l'ouverture du sac, et l'on fixait de nouveau la corde à boyau sur elle-même.

Beer procédait tous les jours de cette façon, jusqu'à ce qu'il eût complétement épuisé la corde *E*. Avant d'introduire une nouvelle corde à boyau, il faisait entrer par le sac dans le canal nasal l'extrémité d'une seringue, et injectait de l'eau tiède colorée avec la teinture vineuse d'opium, en ayant soin de remarquer si quelque portion du liquide s'échappait par la narine.

Il introduisait alors une corde *A*, et s'en servait exactement de la même façon que de la première. Lorsqu'elle était épuisée, il renouvelait l'injection avec un fluide coloré, afin de s'assurer des progrès qu'avait faits la dilatation du canal.

Il passait ensuite à la corde *D*. Lorsqu'elle était terminée, presque toujours l'injection ne s'échappait plus goutte à goutte, mais s'écoulait librement par la narine. S'il n'en était pas ainsi, on recommençait l'usage d'une corde *D*, jusqu'à ce que le liquide s'échappât à plein jet par le nez. Alors, et alors seulement, le traitement se trouvait achevé.

Si, au début de l'emploi des cordes à boyau, la muqueuse du canal nasal n'était que tuméfiée et n'opposait point grand obstacle à l'introduction de la sonde, on se bornait à humecter la portion de corde introduite, chaque jour, avec la teinture vineuse d'opium, et à injecter le sac avec une solution tiède de pierre divine. (*Voir* les formules.) On trempait aussi dans le vin d'opium la charpie avec laquelle on recouvrait l'ouverture du sac.

Si le gonflement de la muqueuse était résistant, de sorte que la sonde en argent ne parvînt qu'avec peine dans la narine, on enduisait la corde à boyau avec l'onguent citrin, d'abord très étendu, puis enfin plus actif. On appliquait sur la plaie le même onguent, et l'on faisait les injections avec une solution de sublimé corrosif et de teinture d'opium. Si les cryptes de la muqueuse étaient épaissis et augmentés de volume, de telle sorte que la sonde sentît en passant une série de petites nodosités, on enduisait la corde à boyau d'onguent au précipité rouge peu chargé, et l'on recommandait au malade de frotter, chaque jour, la plaie avec un peu d'onguent mercuriel camphré.

On peut avoir recours aux mêmes applications lorsqu'on préfère dilater le canal à l'aide de bougies ou de stylets en argent. Le docteur Parrish recommande l'emploi de bougies faites au moyen d'un morceau de linge trempé dans de la cire fondue, qu'on retire brusquement pour le laisser refroidir; on le coupe alors par morceaux, qu'on comprime et qu'on roule de manière à en former de petits cylindres. Ces bougies peuvent se couper et se plier facilement; on les amincit en les râclant, de sorte qu'il n'est pas nécessaire d'en avoir à l'avance de différents calibres (1). Quel que soit l'instrument dont on fasse usage, on doit en continuer l'emploi pendant plusieurs mois et ne procéder que très lentement à la restauration du diamètre du canal, car les rétrécissements que l'on fait disparaître brusquement récidivent presque toujours.

[M. Dubois, de Bordeaux (2), a conseillé l'emploi des cordes à boyau imprégnées de nitrate d'argent, par le procédé suivant : il fait tremper pendant 48 heures dans une solution de sel lunaire au vingtième

(1) Dublin Journal of Medical Science, vol. XXXIV, p. 516. Dublin, 1844.

[(2) F. Dubois. Dilatation et cautérisation simultanées par des cordes à boyau nitratées, dans la sténochorie du canal nasal. Annales d'Oculistique, t. XXIX, p. 156.]

deux cordes à boyau du n° 20 et du n° 31 (filière des cordes de musique), et d'une longueur de 5 centimètres chacune ; après quoi il les fait sécher sur une plaque en verre et à l'abri de la lumière. Ce moyen avait déjà été indiqué par M. Rau (1). Il commence par laver la corde dans une lessive de potasse, pour la débarrasser de l'huile qu'elle contient d'ordinaire, puis la plonge dans une forte solution de pierre infernale (1 partie de nitrate d'argent sur 10 d'eau). L'introduction de ces cordes permet de dilater le canal et de le modifier en même temps par la cautérisation. T. W.]

Lorsqu'on pense que l'on peut cesser l'usage de l'instrument dilatant, on doit faire tomber quelques gouttes d'un liquide coloré dans le lac lacrymal, et examiner si ce liquide vient se montrer à l'ouverture du sac. Le petit repli valvulaire, qui chez beaucoup de sujets recouvre l'ouverture des canaux dans le sac (2), est sujet à devenir une cause d'obstruction sous l'action d'une compression exercée pendant longtemps par un corps étranger. Si la valvule formait obstacle, on forcerait le passage à l'aide de la sonde d'Anel introduite par les canaux lacrymaux.

On n'a plus ensuite qu'à panser, une fois par jour, la plaie du sac avec de la charpie ordinaire. On injecte chaque jour le fluide coloré. Si pendant un espace de quatorze jours il s'écoule du nez à plein jet, on procède à la fermeture de la plaie.

Second cas. — Si la sonde en argent reste fortement serrée dans le canal, on peut l'y laisser jusqu'au lendemain, après l'avoir fixée au front à l'aide d'un bandage convenable ; on recouvre l'ouverture du sac avec un peu de charpie, et l'on applique par-dessus un morceau de taffetas d'Angleterre. On ne doit pas désespérer de vaincre en moins d'une semaine l'obstruction, non par la force, mais à l'aide d'efforts ménagés et renouvelés chaque jour. On s'efforce de faire avancer progressivement la sonde un peu plus avant chaque fois dans le canal ; on fait à chaque tentative tourner l'instrument sur son axe, et l'on varie la direction de la pression. Si l'on réussit enfin, le cas rentre dans ceux de la première catégorie, et le même traitement doit lui être appliqué ; si l'on échoue, on doit recourir au traitement que nous allons indiquer pour le troisième cas.

Troisième cas. — Si le canal nasal est oblitéré sur un point, on doit ouvrir à la perforation au moyen d'une petite sonde triangulaire ou terminée en forme de trocart. Si l'oblitération n'occupe qu'un espace peu étendu, on peut compter beaucoup sur le résultat de cette perforation. Quelques gouttes de sang s'échappent du nez au moment de

[(1) Amtliches Bericht ueber die 23. Versammlung deutscher Naturforscher und Aerzte in Nürnberg im September 1845, in-4°, p. 209-210. Voyez Archiv für Ophthalmologie, t. 1, 2, p. 161-166.]

(2) ROSENMULLER. Partium externarum oculi humani descriptio, § 125. Lipsiæ, 1810.

l'opération. On retire immédiatement la sonde, et on la remplace par un petit stylet d'argent. On laisse celui-ci en place pendant un jour ou deux, puis on procède à la dilatation de la façon que nous avons décrite.

Si le canal est oblitéré dans une étendue considérable, ou même dans toute sa longueur, on doit encore avoir recours à la même opération. Elle a au moins autant de chances de réussir que la perforation de l'os unguis. Il est vrai que la voie nouvellement formée se fermera probablement dès que l'on aura enlevé les instruments dilatants. C'est donc surtout en pareil cas que l'usage d'une canule en or ou d'un stylet laissé à demeure dans le canal, se trouve indiqué. Les tissus environnants se contractent sur la canule ou le stylet, qui courent moins de chances de déplacement que lorsqu'on les place dans un canal qui a conservé son calibre normal.

Lorsque le canal n'est que partiellement rétréci ou oblitéré, on peut quelquefois recourir avec avantage à l'emploi d'une petite bougie armée d'un caustique. Une sonde terminée par un bouton dans lequel on peut placer une parcelle de nitrate d'argent ou de potasse caustique remplit fort bien l'indication. On introduit cet instrument de temps en temps, exactement comme dans les rétrécissements de l'urètre; on le fait pénétrer du sac dans le canal jusqu'à ce qu'il se trouve en contact avec la partie rétrécie ou oblitérée, où on le laisse une minute ou deux; on le retire, et l'on pratique une injection avec de l'eau tiède. Ce moyen a été mis en usage avec succès en Allemagne et en France (1).

[M. Desmarres pratique cette opération de la manière suivante (2): Une sonde creusée et graduée est portée dans le canal nasal jusqu'à l'endroit du rétrécissement : la profondeur de celui-ci se constate en regardant l'échelle tracée sur la sonde; puis un porte-caustique chargé de nitrate d'argent à son extrémité est introduit dans cette dernière que l'on a retirée de 2 à 3 millimètres, selon l'étendue de la surface que l'on veut cautériser, et à une profondeur facile à constater au moyen des degrés dont elle est marquée. Alors on fait tourner rapidement sur lui-même le porte caustique; puis on le retire aussitôt, caché dans la sonde que l'on enlève en même temps, à moins de s'en servir pour faire une injection sur la muqueuse cautérisée. T. W.]

Lorsque tous les autres moyens ont échoué, il reste à tenter la perforation de l'os unguis. La seule raison qu'on puisse faire valoir pour ne pas renoncer à cette opération, c'est que si l'on ne parvient pas à maintenir une voie ouverte entre le sac lacrymal et la narine, le malade restera constamment exposé à des attaques d'inflammation du sac qui entraineront beaucoup de désagrément et la formation de fistules.

(1) Harveng. Archives générales de médecine, t. XVIII, p. 48. Paris, 1828.
[(2) Desmarres. Op. cit., t. I, p. 376.]

[Par la perforation de l'unguis, on crée une voie nouvelle aux larmes. Les moyens à l'aide desquels on peut arriver à ce résultat sont nombreux : tantôt on s'est servi d'une espèce d'alène ou de trocart ; d'autres fois on a eu recours à un cautère rougi à blanc ou à de véritables emporte-pièce, comme ceux de M. Reybard, de Lyon (1). Ces instruments (fig. 63 et 64) se composent d'une espèce de tire-bouchon A, sur lequel une longue virole mobile et tranchante vient tomber. Quand l'instrument est dévissé, on voit l'espace qui sépare la virole coupante du tire-bouchon. Quand on fait descendre, par un mouvement de rotation, cette espèce de trépan, on coupe les tissus compris entre le pas de vis et la couronne du trépan. Avec le second instrument *B*, qui se manœuvre de la même façon, on peut agrandir la perforation commencée par le premier. Un coup d'œil jeté sur ces instruments en fait de suite comprendre le mécanisme.

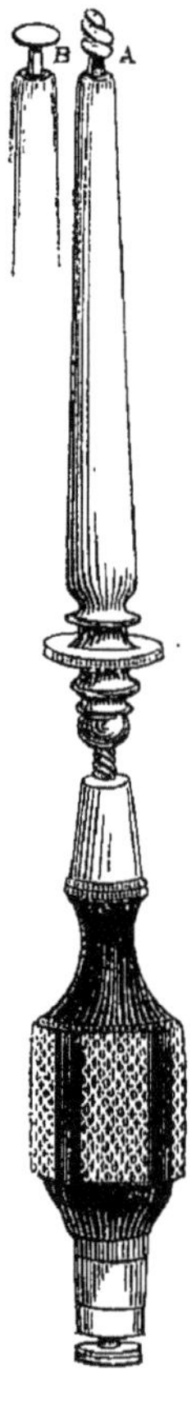

La trépanation de l'unguis est une opération fort simple, qui se compose d'un certain nombre de temps : le premier consiste à faire une incision au sac lacrymal et à agir comme si l'on voulait mettre une canule dans le canal nasal. La plupart des auteurs de chirurgie conseillent, dans cette opération, de tendre les cartilages tarses en tirant les paupières en dehors afin d'indiquer le point où l'on doit exécuter la ponction pour pénétrer dans le sac lacrymal ; mais, bien que ce moyen réussisse sur le cadavre, il n'en est pas de même dans tous les cas sur le vivant, surtout dans ceux d'abcès aigus, alors que tous les tissus environnants sont enflammés et infiltrés. Le seul guide à prendre en pareille circonstance, c'est le rebord de l'orbite situé au devant du canal osseux, et l'endroit où l'on doit faire la ponction est situé en dedans et un peu au-dessous du point lacrymal inférieur. Dès que la paroi externe du sac est ouverte, il faut introduire un stylet de trousse, afin d'étudier l'état des voies lacrymales. Cela fait, on met un petit morceau d'éponge préparée dans le sac lacrymal, et on le maintient en place jusqu'au lendemain, soit avec une bande, soit avec un morceau de diachylon. Le lendemain matin, et même quelques heures après cette introduction de l'éponge, la plaie faite à la paroi externe du sac est fort dilatée, et si l'incision des téguments a été bien faite, on aperçoit la paroi interne du sac et on peut procéder à l'opération. On peut même, avant de trépaner l'unguis, modifier la membrane muqueuse du sac lacrymal. M. Reybard emploie pour cet objet une poudre astringente et légèrement escharotique, formée à parties égales d'alun et de sulfate

B A

[Fig. 63 et 64.]

(1) Demarquay. Sur le traitement de la tumeur et de la fistule lacrymales par la trépanation de l'unguis. Union médicale, 1854, 12 décembre.]

de cuivre. Mais on peut se dispenser le plus souvent d'avoir recours à cet agent.

Le sujet de l'opération ainsi préparé, le chirurgien procède de la manière suivante : Le malade est assis sur une chaise en face de l'opérateur; un aide intelligent soutient convenablement la tête de l'opéré. L'opérateur porte à la partie inférieure du sac lacrymal, l'instrument perforateur parfaitement ouvert, et lui imprime un mouvement de rotation, de manière à le faire pénétrer de haut en bas, de dehors en dedans et un peu d'avant en arrière, jusqu'à ce qu'il soit arrivé dans le méat moyen des fosses nasales. Alors on fait descendre la virole tranchante, véritable emporte-pièce, sur le pas de vis. Pendant ce temps de l'opération on a bien soin d'immobiliser l'instrument. Lorsqu'on a bien pressé la virole tranchante sur le pas de vis, on imprime un mouvement de rotation en sens inverse à tout l'instrument; on le retire de la plaie, et on constate que l'emporte-pièce a entraîné avec lui une portion de la paroi interne du sac lacrymal, dans laquelle on retrouve une partie de l'unguis tapissée par la muqueuse lacrymale et nasale. On peut avec l'instrument *B* agrandir la perforation faite à l'unguis; ce qu'il est important de faire, d'autant plus que cette partie de l'opération n'est ni difficile ni douloureuse. Il importe beaucoup de donner à l'instrument une direction assez verticale; sans quoi, au lieu d'arriver dans le méat moyen des fosses nasales, on tombe dans le cornet moyen et l'on n'atteint pas le but. L'opération terminée, M. Demarquay introduit dans l'ouverture artificielle un clou de Scarpa en caoutchouc vulcanisé, qu'il laisse en place pendant 10 à 12 jours.

Obs. 233.— Gehanne (Prudence), sans profession, est âgée de 15 ans, non réglée, d'une constitution un peu molle, et jouissant cependant d'une assez bonne santé. Cette jeune fille a le nez large et aplati à sa racine; aucun de ses parents n'a été affecté de la maladie dont elle se plaint. Il y a six mois, elle a commencé à sentir à l'angle interne de l'œil gauche une petite tumeur dure qui se vidait à la pression par les conduits lacrymaux. Cette tumeur n'était point douloureuse et ne contenait que des larmes; mais, depuis longtemps, la malade s'apercevait que la fosse nasale correspondante était plus sèche que celle de l'autre côté. Deux mois plus tard, la tumeur a grossi; elle est devenue douloureuse, un peu enflammée, et contient autre chose que des larmes. Le liquide est devenu trouble et d'aspect purulent, puis la tumeur s'est ouverte à la surface de la plaie, et une fistule lacrymale s'est formée. Le 16 septembre, la malade est entrée à l'hôpital Saint-Louis, et le 4 octobre elle a été opérée par M Demarquay en présence de M. Denonvilliers et des élèves de service. Une incision fut faite au sac lacrymal, comme s'il se fût agi de placer une canule de Dupuytren. Le sac lacrymal une fois ouvert, M. Demarquay y introduisit un morceau d'éponge préparée. Le lendemain cette éponge fut enlevée, et l'écartement des lèvres de la plaie permit de voir distinctement la paroi interne du sac. C'est alors qu'appliquant le trépan perforatif dont il se sert pour cette opération à la partie inférieure et interne du sac lacrymal, il perfora l'os unguis et pénétra largement dans la fosse nasale correspondante. Un clou de Scarpa en caoutchouc fut introduit dans la narine, et une compresse d'eau fraîche fut placée au grand angle de l'œil, avec prière de la changer souvent. Le lendemain, 5 octobre, aucun accident n'est survenu. On continue le même traitement. Le clou est ôté, nettoyé et replacé comme la veille; les bords de la plaie sont affaissés. Le 6 et le 7, la malade est très bien. On continue tous les matins le même pansement. Mais du troisième au quatrième jour de l'opération, la petite malade est prise d'un choléra grave, dont elle est revenue. Le clou en caoutchouc est conservé pendant plus de vingt jours dans la plaie, et nettoyé chaque matin. Au bout de ce temps on l'enlève, et peu de jours après, la malade est guérie. T. W.]

Dans certains cas de fistules, j'ai vu essayer d'oblitérer le sac en l'ouvrant largement et en y appliquant des escharotiques. Le sac est ici beaucoup plus difficile à oblitérer que dans les cas que j'ai mentionnés à la page 418. On ne peut réellement espérer d'y réussir qu'après avoir obtenu la fermeture des orifices des canaux lacrymaux qui viennent s'ouvrir en ce point. Tant qu'ils restent perméables, l'arrivée des larmes reproduit graduellement la dilatation du sac.

[Cette réserve ne s'applique sans doute pas à la cautérisation actuelle employée à la façon de M. Desmarres qui en est l'inventeur. L'importance du moyen et le nom de son auteur nous engagent à entrer ici dans quelques détails que le lecteur ne trouvera pas sans intérêt (1). Quand tous les autres moyens ont échoué, que la canule de Dupuytren même n'est pas supportée; quand il y a une perte irréparable de substance au-dessous du tendon du muscle orbiculaire, ou obstruction complète du canal nasal, ou carie des os, l'application du fer rouge de la façon ci-après décrite est une dernière et précieuse ressource qui rend d'immenses services :

Premier temps. — Le chirurgien, après avoir recherché le tendon de l'orbiculaire, pratique l'incision de la peau. Pour cela il porte à un centimètre au-dessus du tendon un bistouri à lame assez forte et affilée à la pointe, sur le dos de laquelle l'index s'allonge très près de la pointe, et l'y enfonce avec force jusqu'à ce qu'il sente la résistance formée par les os; puis, sans s'arrêter, il continue l'incision de la peau en suivant exactement le contour de l'orbite, jusqu'à ce qu'elle ait assez exactement 3 centimètres d'étendue d'un angle à l'autre. Cette incision doit comprendre la peau, le sac et le tendon de l'orbiculaire qui doit toujours être divisé en travers. Si une fistule existait sur le trajet de l'incision, il faudrait écarter celle-ci le plus possible de la paupière inférieure pour éviter l'ectropion.

Deuxième temps. — On peut appliquer le cautère actuel séance tenante, après avoir épongé convenablement la plaie et lorsque le sang a cessé de couler. Cependant, il vaut mieux attendre le lendemain, parce qu'on voit mieux le fond de la plaie. Les lèvres de la plaie sont écartées au moyen de deux érignes simples mousses, ou bien, si elles sont trop rapprochées vers les angles, par deux érignes semblables à de petits râteaux dont les pointes doivent être émoussées, pour ménager le malade

(1) DESMARRES. Op. cit., t. I, p. 392 et suiv.]

et éviter un nouvel écoulement de sang. (*V*. fig. 65.) M. Stœber emploie dans le même but une pince qui porte à son extrémité un petit speculum bivalve, long de 0,m01, qui s'ouvre par la pression sur la pince, et à l'aide duquel on peut agir sur le fond du canal sans craindre d'en léser trop profondément les parois (1). On n'a plus qu'à cautériser. L'instrument dont se sert M. Desmarres est représenté fig. 66 à demi-grandeur environ. — L'aide placé derrière le malade appuie la tête de celui-ci contre sa poitrine, engage les airignes dans la plaie et glisse un linge mouillé entre l'airigne externe et la paupière. Il a soin de prendre avec ses deux mains un point d'appui sur les tempes du malade, afin de saisir la tête du patient dans les cas de mouvements involontaires. Les mains du malade sont retenues par une autre personne. Le chirurgien placé à la gauche du malade, s'il opère une fistule du côté gauche, saisit le cautère de la main droite et s'approche en prenant un point d'appui sur le poignet de sa main gauche. Il introduit rapidement le cautère dans la plaie, cautérise avec soin au-dessus du tendon, descend jusqu'à l'entrée du canal, puis se retire. — Le pansement se borne à des applications d'eau froide. La fig. 67

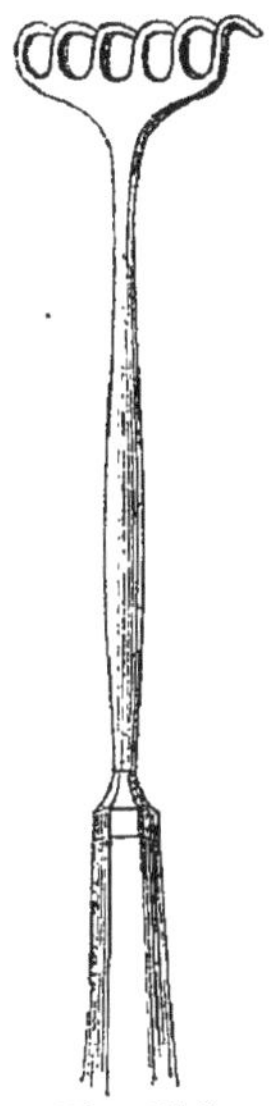

[Fig. 65.]
Empruntée à Desmarres.

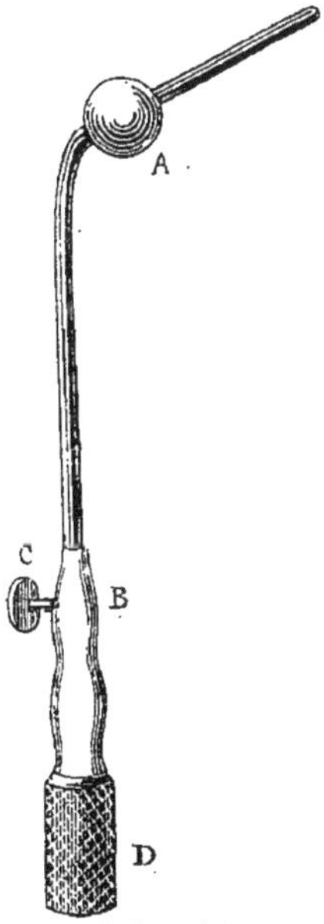

A

C

B

D

[Fig. 66.]
Empruntée à Desmarres.
A, boule de fer pleine servant de réservoir, la branche verticale est retenue en B par une vis C. Le manche de l'instrument de corne est représenté, raccourci, par la lettre D.

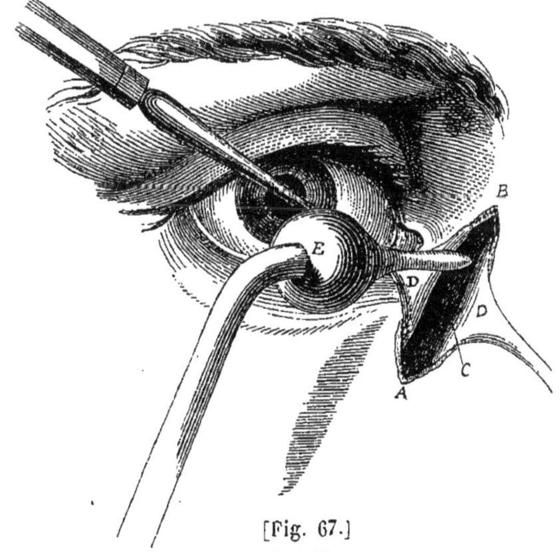

[Fig. 67.]
Empruntée à Desmarres.
A, angle inférieur de la plaie. — B, angle supérieur. — C, fond de la plaie. — D, érignes. — E, boule réservoir du cautère.

[(1) Rapport sur la clinique ophthalmologique de Strasbourg, par STOEBER. Gazette médicale de Strasbourg, 1856, p. 54.]

représente fidèlement cette opération ; la plaie est peut-être un peu trop grande, mais les instruments sont de grandeur naturelle.

M. Desmarres affirme que cette cautérisation occasionne peu de douleur, bien moins que les caustiques employés pour obtenir l'occlusion des voies lacrymales. T. W.]

On pourrait recourir à l'extirpation de la glande lacrymale, proposée par Bernard (*V.* p. 112), ou bien pratiquer la section en travers des canaux lacrymaux ; les portions voisines du sac s'oblitéreraient, et les larmes n'arriveraient plus dans cette cavité.

Outre la présence dans la narine de corps étrangers qui deviennent quelquefois le noyau de concrétions calcaires (1), et la pression exercée par les polypes du nez, il existe encore une autre cause d'obstruction du canal nasal. Elle est d'une nature grave, et je dois l'indiquer avant de quitter ce sujet : il s'agit de l'exostose du conduit osseux qui renferme le canal nasal. « J'ai trouvé sur certains crânes, dit M. Travers, le canal complétement oblitéré à son extrémité supérieure par un travail d'inflammation qui avait amené l'hypertrophie des os (2). »

SECTION XIII.

DACRYOLITHES, OU CALCULS LACRYMAUX DANS LES CANAUX EXCRÉTEURS DES LARMES.

Nous avons déjà parlé (pages 140 et 334) de calculs déposés par les larmes et logés dans les conduits lacrymaux et dans les replis de la conjonctive.

Les canaux lacrymaux sont quelquefois obstrués par des dépôts semblables. « Plus d'une fois, dit M. Travers, j'ai extrait une quantité considérable de matière calcaire enfoncée dans ces conduits, et semblable aux calculs des canaux salivaires (3). »

En pareil cas, le canal dans lequel le calcul est logé est fort dilaté et laisse échapper un liquide trouble et puriforme. Il se forme une tumeur qui fait également saillie et du côté de la peau et du côté de la conjonctive. On sent le calcul en introduisant la sonde par le point lacrymal ; pour l'enlever, on incise le canal du côté de la conjonctive en évitant d'intéresser le point lacrymal (4).

(1) KERSTEN. De dacryolithis, seu potius rhinolithis, in RADIUS, Scriptores ophthalmologici minores, vol. III, p. 145. Lipsiæ, 1830.

(2) Op. cit., p. 245. Voyez une observation d'exostose de l'os unguis, opérée par le docteur KRIMER, dans Gräfe und Walther's Journal, vol. XII, p. 156. Berlin, 1828.

(3) Synopsis of the Diseases of the Eye, p. 258. London, 1820.

(4) Voyez des observations de DESMARRES : Annales d'Oculistique, t. VII, p. 150. Brux., 1842. Une observation de SYME : Monthly Journal of Medical Science, October, 1845, p. 278. Des observations de CRITCHETT et de HAYNES WALTON : Medical Times and Gazette, October 22, 1853, p. 425.

On rencontre parfois de pareilles concrétions dans le sac ; et aussi, quoique plus rarement, dans le canal nasal.

Tuberville parle de la fille d'un sellier, atteinte d'un apostème qui creva à l'angle de l'un de ses yeux. Il en sortit environ trente pierres aussi grosses que des perles ; après quoi elle eut une fistule dont elle guérit (1).

Le docteur Krimer rapporte l'observation suivante :

Obs. 234. — Une femme était atteinte, depuis neuf mois, d'une affection des organes excréteurs des larmes. Le sac était gonflé, dur, et sur la partie la plus saillante de la tumeur qui était rouge et douloureuse, existait un petit ulcère qui avait pénétré dans le sac ; il s'en échappait, surtout à la pression, du pus mélangé de larmes. Le canal nasal paraissait complétement oblitéré. Lorsque, afin d'en rétablir le calibre, le docteur Krimer essaya d'y introduire une sonde aiguë, il ramena à son extrémité une concrétion du volume d'un petit pois ; la sortie de ce corps rétablit complétement la liberté du canal, et la fistule se trouva promptement guérie. Le calcul était gris-cendré, recouvert d'un mucus épais ; il paraissait poli et de nature crétacée, et était insoluble dans l'eau, l'alcool et le vinaigre affaibli. Le docteur Krimer pense qu'il s'était formé dans le sac et qu'il devait son origine à du mucus épaissi (2).

SECTION XIV.

POLYPE DU SAC LACRYMAL.

Obs. 235. — Une femme, âgée de 32 ans, d'une constitution délicate, était sujette à souffrir de catarrhe chaque fois qu'elle s'exposait au froid. Au bout de quelque temps elle se trouva atteinte d'une grande sécheresse de l'œil, suivie d'une inflammation qui, partant de la membrane de Schneider, s'étendait le long du canal nasal jusqu'au sac lacrymal. Cette dacryocystite ayant été négligée, fut suivie d'une inflammation érysipélateuse de la paupière inférieure de ce côté de la face, et d'une tumeur lacrymale étendue qui ne suppura point. Le gonflement de la face et de la paupière se dissipa, mais il resta au niveau du sac une tumeur dure qui, lorsqu'on la comprimait, laissait échapper un mucus puriforme par la narine et les points lacrymaux. La malade souffrit pendant trois ans de rechutes de sa dacryocystite, mais le sac ne suppura jamais. Depuis six mois, on ne peut plus comme auparavant vider le sac par la pression, et la malade sent maintenant avec le doigt une tumeur ronde, dure, distincte du reste du gonflement. Lorsqu'elle se confia aux soins du professeur Walther, cette tumeur égalait le volume d'une petite noisette. Elle était ronde, mobile, dure, et la pression ne lui imprimait aucun changement. Il soupçonna que c'était un polype. En ouvrant le sac, il s'en échappa une grande quantité de mucus puriforme, mélangé de larmes. Le polype se trouva exposé à la vue, on le saisit avec des pinces, on l'attira au dehors, et l'on divisa son pédicule avec des ciseaux. On trouva le canal nasal oblitéré, et pour rétablir son calibre on introduisit une mèche au moyen de laquelle la malade fut parfaitement guérie au bout de trois mois (3).

(1) Philosophical Transactions, n° 164, ou LOWTHORP's Abridgment, vol. III, Pt. I, p. 40.

(2) GRAEFE und WALTHER's Journal der Chirurgie und Augenheilkunde, vol. X, p. 397. Berlin, 1827. Voyez un cas dans SANDIFORT's Observationes Anatomico-Pathologicæ, lib. III, p. 74. Lugduni Batavorum, 1779.

(3) RADIUS. Scriptores ophthalmologici minores, vol. II, p. 139. Lipsiæ, 1828. V. une obs. de polype lacrymal, par JANIN. Mémoires et observations sur l'œil, p. 299. Lyon, 1772.

CHAPITRE VII.

MALADIES DE LA CAPSULE DE L'ŒIL, DU TISSU CELLULAIRE ET DU TISSU ADIPEUX DE L'ORBITE.

Ténon (1), Dalrymple (2), Bonnet (3) et O'Ferrall (4) ont décrit l'œil comme étant entouré d'une capsule de tissu cellulaire condensé qui le sépare complétement du tissu adipeux de l'orbite, et qui livre passage aux six muscles qui viennent s'insérer au globe oculaire. Il est difficile de concilier les différences qui existent dans la description que ces divers auteurs donnent de la capsule oculaire; mais, quant à l'existence même de cette dernière, elle ne saurait être révoquée en doute. On la découvre très facilement en suivant la méthode indiquée par le docteur O'Ferrall, qui consiste à diviser verticalement chaque paupière à sa partie moyenne, à renverser chacun des quatre lambeaux ainsi formés, à diviser circulairement la conjonctive, à l'endroit où elle se réfléchit des paupières sur l'œil, puis à déchirer avec une sonde le tissu aréolaire qui unit faiblement le globe de l'œil à la capsule qui l'enveloppe. Sans faire d'autre incision, on peut apercevoir les six muscles qui perforent la capsule pour atteindre le globe de l'œil. Dans cette préparation de la capsule, on la démontre en avant jusqu'à l'angle de réflexion de la conjonctive. On admet généralement qu'il est possible de la suivre jusque dans les paupières. Sans nier le fait, je pense néanmoins que la mince toile celluleuse, décrite par M. Lucas (5) sous le nom de *fascia sous-conjonctival,* est aussi une

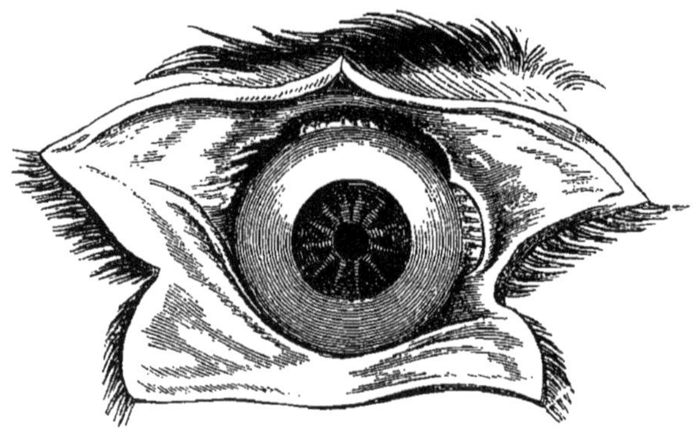

[Fig. 68.]

Empruntée à Haynes Walton.

(1) Mémoires et observations sur l'anatomie, la pathologie et la chirurgie, et principalement sur l'organe de l'œil, p. 193. Paris, 1816.
(2) Anatomy of the Human Eye, p. 248. London, 1834.
(3) Dublin Medical Press. March 3, 1841, p. 133. [Annales d'Oculistique, t. V, p. 27.]
(4) Ibid. March 10, 1841, p. 158. Dublin Journal of Medical Science, vol, XIX, p. 336.
(5) Practical Treatise on the Cure of Strabismus, p. 24. London. 1840.

production de la capsule ; de sorte que l'on peut considérer cette membrane comme se divisant en deux couches au moment où elle atteint l'angle de réflexion de la conjonctive : l'une qui se rend au cartilage tarse, l'autre qui s'avance vers la cornée.

Il y aurait certainement de l'importance à distinguer les maladies qui siégent dans la capsule de celles qui siégent en dehors d'elle. C'est ce que le docteur O'Ferrall a essayé de faire. Il pense que les épanchements et les tumeurs situés à l'intérieur de la capsule doivent rendre la conjonctive saillante tout autour de la cornée et faire disparaître le repli que la conjonctive forme entre la paupière et le globe de l'œil ; tandis que les mêmes affections, siégeant en dehors de la capsule, se montreront davantage vers le contour de l'orbite, et qu'à la paupière supérieure en particulier, elles feront saillie au-dessus du pli transversal formé par l'action de l'élévateur de la paupière. Lorsqu'une tumeur est située en dehors de la capsule, rien ne s'oppose à ce qu'elle se porte en avant, à mesure qu'elle augmente de volume, et à ce qu'elle devienne ainsi de plus en plus superficielle ; si elle est située dans la capsule et limitée par elle, la tumeur semblera naître de la surface de l'œil lui-même.

SECTION Ire.

LÉSIONS TRAUMATIQUES DU TISSU CELLULAIRE DE L'ORBITE.

Les plaies qui pénètrent le long du globe de l'œil, même lorsqu'elles n'en intéressent ni les muscles ni aucune autre partie importante, sont susceptibles de provoquer une inflammation phlegmoneuse grave et même la perte de la vision.

Obs. 236. — Deux enfants étant à jouer, l'un d'eux s'enferma dans une chambre d'où il avait exclu l'autre. Celui qui était resté dehors, mécontent, prit une baguette de l'épaisseur d'une plume à écrire environ, et remarquant que son camarade renfermé dans la chambre regardait par un petit trou de la porte, il poussa vers lui sa baguette avec tant de violence, qu'elle s'enfonça jusqu'à la longueur de deux travers de doigt entre le globe de l'œil et le nez. La baguette se cassa en travers, et, comme la mère ignorait ce qui s'était passé, il s'écoula un jour ou deux sans qu'on y fît attention; mais la tuméfaction et l'inflammation de l'œil et des parties voisines devinrent telles, qu'on dut consulter un médecin. Le gonflement était si considérable, qu'on ne put apercevoir qu'avec peine le morceau de baguette, et qu'il fallut employer beaucoup de force pour l'extraire avec les pinces. Il avait pénétré d'autant plus facilement, qu'il était aminci à l'une de ses extrémités; son long séjour dans l'orbite l'avait fait gonfler. L'extraction opérée, on saigna deux fois le malade qui se rétablit promptement. L'œil ne parut avoir subi aucune lésion externe, néanmoins la vision y était complétement abolie (1).

Obs. 237. — Un soldat fut blessé d'un coup de baïonnette qui pénétra dans l'orbite sans léser l'œil. Les symptômes qui suivirent furent insignifiants jusqu'à ce que, trois

(1) GENDRON. Traité des maladies des yeux, t 1, p. 381. Paris, 1770.

jours après l'accident, le malade s'absenta pendant vingt-quatre heures, et s'enivra. A son retour, l'œil était saillant en avant; on ne pouvait soulever complétement la paupière pour découvrir l'organe qui était fortement enflammé; un chémosis s'était développé; la vision était trouble, l'iris changé de couleur, la pupille contractée; il existait une douleur excessive et dans l'œil qui semblait trop volumineux pour rester contenu dans l'orbite, et dans le front et la tempe de ce côté; la compression à laquelle l'œil était soumis par les parties voisines occasionnait la sensation d'éclairs diversement colorés. Le gonflement augmenta, le délire survint, et le quatrième jour un abcès de la paupière supérieure s'ouvrit, sans amendement dans les symptômes. Le malade tomba bientôt dans le coma, et mourut, probablement à la suite de la formation de pus dans le crâne. L'œil, avant la mort, avait été détruit par gangrène de la cornée (1).

Des corps étrangers, qui pénètrent dans le tissu cellulaire de l'orbite, peuvent y rester logés longtemps, la peau ou la conjonctive se cicatrisant au-dessus d'eux; d'autres fois, au contraire, la plaie prend un aspect fongueux et présente une ouverture sinueuse qui communique avec le lieu occupé par le corps étranger.

Obs. 238. — Le cheval d'un gentleman s'abattit à la chasse en franchissant une haie, et le cavalier tomba dans un champ couvert d'éteules. Un corps pointu, il ne put dire si c'était une branche de la haie ou un morceau de paille, lui entra entre l'œil et l'orbite au niveau de la caroncule lacrymale. Il crut avoir retiré lui-même le tout au moment de l'accident. Des sangsues furent appliquées pour combattre l'inflammation. Lorsque, trois mois après, il vint se confier aux soins du docteur Robertson, d'Édimbourg, ce médecin remarqua, auprès de la caroncule lacrymale, un grand nombre de petites granulations fongueuses, que les divers praticiens qui avaient jusqu'alors donné des soins au malade, avaient essayé de détruire à l'aide des caustiques, de l'instrument tranchant, etc. Il y avait en même temps un écoulement de pus. En palpant minutieusement les parties, on découvrait une sorte d'endurcissement fibreux, de la nature de ceux qui forment les parois des trajets fistuleux, se portant vers la partie postérieure de l'orbite. M. Robertson, convaincu que l'écoulement puriforme devait être entretenu par quelque corps étranger, et ne pouvant, avec la sonde, se frayer un passage jusqu'à lui, pratiqua une incision sur l'induration même. Il s'échappa un morceau de paille d'un pouce de long, puis un second, puis un troisième, et le malade se trouva parfaitement guéri.

[*Obs.* 239. — Le docteur Haine, d'Anvers, est mandé près d'un enfant de dix ans, présentant, vers le tiers inférieur du grand angle de l'œil, une petite blessure « paraissant être le résultat d'un abcès formé en cet endroit et offrant une ouverture d'une ligne par laquelle s'écoulait un pus épais, jaune-verdâtre; la paupière inférieure était fortement œdématiée, la partie correspondante du front gonflée, ainsi que toute la région parotidienne gauche de l'oreille du même côté. » L'auteur apprit que cet état était la suite d'un coup de bâton pointu qu'un autre enfant avait porté au malade trois semaines auparavant. L'indocilité du sujet ne permit pas d'explorer la plaie. — Sept semaines environ après l'accident, la mère de l'enfant, en renouvelant le cataplasme, et en frottant sur l'œil pour en ôter le pus, sentit quelque chose de dur qui sortait par la dernière ouverture qui s'était formée. Elle remarqua que c'était un morceau de bois, qu'elle retira, à sa grande stupéfaction. Il avait 6 centimètres de longueur, un demi d'épaisseur, un demi de largeur. — Le petit malade guérit (2). T. W.]

[L'observation suivante, que nous résumons, est une des plus intéressantes que la science possède.

(1) Guthrie. Lectures on the Operative Surgery of the Eye, p. 146. London, 1823.
(2) Annales de la Société de médecine d'Anvers.]

Obs. 240. — Françoise Paulet, âgée de 47 ans, se trouvait en regard d'une porte vitrée située au milieu d'un corridor, quand un violent coup de vent la ferma brusquement en en faisant voler en éclats les carreaux. Elle reçut dans les yeux de la poussière et un grand nombre de morceaux de verre; la douleur la fit tomber à la renverse. Le soir, on avait déjà extrait d'entre ses paupières plus de trente fragments de vitre. L'œil droit paraissait à l'état normal; les paupières de l'œil gauche restaient fermées: il y avait de vives douleurs surtout le long de l'arcade orbitaire. Le docteur Colette enleva plusieurs petits fragments de verre situés derrière la paupière inférieure. Le lendemain on lui dit qu'il était sorti depuis la veille au soir de derrière la paupière gauche plus de dix fragments et une paille de 12 millimètres de longueur sur 2 de largeur. Il serait trop long d'énumérer les divers incidents survenus pendant les 78 jours qui suivirent; disons seulement que chaque jour de cette longue période, de nouveaux fragments s'échappèrent de l'orbite, le plus souvent au prix des plus cruelles souffrances. Le nombre de morceaux de verre sortis spontanément ou extraits a été de cent quatre-vingt-six non compris les fragments extraits le jour de l'accident et ceux qui ont apparu après le moment où la malade a été perdue de vue. Le tableau suivant indique la mesure approximative de quelques fragments.

Tableau indiquant la longueur des côtés en millimètres.

N° d'ordre.	Figure des fragments.	1er côté.	2e côté.	3e côté.	4e côté.
1	Fragments quadrilatéraux.	12	3	12	4
2	» »	11	5	11	3
3	» »	10	6	10	4
4	» »	8	7	8	3
5	» »	7	5	6	5
6	» »	6	8	2	8
7	Fragments triangulaires.	11	11	6	0
8	» »	10	10	6	0
9	» »	12	12	3	0
10	» »	10	10	4	0
11	» »	6	6	4	0

Les cent quatre-vingt-six fragments recueillis ont pesé 186 grains. Treize grands fragments pesaient 42 grains. Deux de ces treize étaient chacun de 6 grains, et quatre autres ensemble de 12 grains. La plupart de ces corps étrangers sont sortis de l'œil gauche en soixante-dix-huit jours. Quelques fragments ont encore été expulsés plus tard, et ce n'est qu'après six mois de souffrances que Françoise Paulet a paru guérie de son affection. — L'auteur de cette observation pense que le sac conjonctival avait été déchiré et qu'un grand nombre de fragments s'étaient amassés au fond de la cavité orbitaire (1). T. W.]

[*Obs.* 241. — Le nommé Goes, 58 ans, est entré à l'hôpital pour une ophthalmie de l'œil droit, datant de près de deux ans et ayant résisté à une foule de médications. La paupière supérieure est très gonflée, cachant en partie le globe de l'œil; la conjonctive oculaire très injectée, d'une couleur rouge, et offrant un léger chémosis autour de la cornée; la partie palpébrale de cette membrane n'est pas moins rouge que le reste et offre ici un aspect velouté, mais sans granulations appréciables; cependant il s'y fait une sécrétion abondante de muco-pus. La vue ne semble gênée que par le gonflement de la paupière, et lorsqu'on soulève ce voile, le malade voit très bien. Le globe de l'œil proémine sensiblement et il en résulte un certain degré d'exophthalmie. Après divers traitements employés sans succès, faisant de nouvelles recherches, l'on découvre sur la paupière supérieure soulevée un corps étranger caché entre les paupières et que l'on reconnaît pour un morceau de pipe en terre, long de 2 centimètres et coupé en deux dans le sens de la longueur. L'autre morceau manque. La cornée est perforée à son côté interne et supérieur, et une portion de l'iris fait hernie à travers cette ouverture. L'ophthalmoptosis a sensiblement diminué. — Le malade, interrogé sur la manière dont ce morceau de

[(1) Annales d'Oculistique. T. C. Colette, t. XXIII, p. 217.]

pipe pouvait avoir été introduit dans son œil, déclare que deux ans auparavant, en rentrant chez lui pris de boisson, il avait rencontré des individus par lesquels il avait été fort maltraité. Le lendemain, à son réveil, son œil droit était très gonflé, fortement ecchymosé et la vue y était abolie. Après cinq à six jours, ce gonflement commença à se dissiper, et la vue revint insensiblement; mais il se développa bientôt une inflammation qui a duré jusqu'à ce jour. Il y a environ un an qu'étant à travailler il sentit un besoin pressant d'éternuer et de se moucher, et un morceau de tuyau de pipe en tout semblable à celui qui a été retiré aujourd'hui sortit de sa narine gauche. Dès ce moment tout s'expliqua : une main tenant une pipe avait sans doute appliqué un coup sur l'œil; l'extrémité de la pipe était entrée dans le grand angle en rasant le globe, et là, s'était brisée contre les parois osseuses mêmes en ce point; une portion de cette extrémité avait même perforé l'os unguis, ainsi que la lame verticale de l'ethmoïde, et y était restée fixée jusqu'au moment de son passage par la narine gauche. L'autre portion, au contraire, était vraisemblablement restée dans la cavité orbitaire où elle avait été cause de l'inflammation grave survenue en dernier lieu, ainsi que de l'ophthalmoptosis (1). T. W.]

[Obs. 242.—Un jeune homme, âgé de 26 ans, se présente dans le service de M. Nélaton (2), en juin 1853, pour se faire traiter d'une fistule lacrymale résultant d'une lésion traumatique. Voici les détails qu'il rapporte : il y a trois ans, à la suite d'une querelle, il avait reçu au niveau du grand angle de l'œil gauche un coup de pomme de parapluie en ivoire. Aussitôt il avait perdu connaissance et ne l'avait recouvrée qu'après plusieurs heures; revenu à lui, il avait constaté à l'œil gauche une plaie qui suivait le contour du bord inférieur de l'entrée de l'orbite. Une inflammation très vive avait succédé, et l'on avait dû recourir à un traitement antiphlogistique très énergique. Au dire du malade, le chirurgien qui lui avait donné des soins avait tenté deux opérations dans l'intention d'extraire un séquestre. Ces deux tentatives avaient été sans résultat. Dans la dernière cependant, le chirurgien avait enlevé quelques parcelles osseuses. *État actuel.* — Les paupières sont largement ouvertes. Il existe un léger exorbitis; l'axe de l'œil est dévié en dehors; il y a strabisme externe; la sclérotique présente une teinte jaune, légèrement ecchymotique; les milieux de l'œil paraissent transparents. Au-dessous de l'angle interne de la paupière il y a une dépression qui correspond à l'ancienne plaie. Cette dépression, qui simule parfaitement l'orifice externe d'une fistule lacrymale, a 1 centimètre de profondeur. Quant au sac lacrymal, il est parfaitement intact; il ne contient pas de mucosité purulente ; de plus, les larmes coulent dans les fosses nasales. Ce qui a pu tromper, c'est l'existence de larmes dans la rainure fistuleuse; mais en ayant soin d'éponger cette rainure et en examinant longtemps, on voit que le liquide vient de l'œil en suivant un petit sillon tracé sur la paupière inférieure, et qui est le résultat de la dépression des téguments au niveau de la fistule. Il y a donc là une fistule dans le voisinage du sac lacrymal, mais un peu plus en dehors. Le cathétérisme du trajet est très difficile. Le malade, qui en a l'habitude, conduit aisément le stylet, et il est facile de sentir que son extrémité vient toucher un corps très dur, lisse et immobile. La vision est à peu près abolie. Les mouvements de l'œil sont altérés. Aussi l'œil, qui est dévié en dehors, ne peut être ramené en dedans. C'est à grand peine que le malade peut le mettre dans l'axe. Les mouvements en haut et en bas sont conservés. Il y a un certain degré d'épiphora. Il est un autre symptôme important : le malade, qui souffre à peine pendant le jour, est pris tous les soirs de douleurs extrêmement vives qui occupent tout un côté de la tête. La fréquence des corps étrangers de l'orbite attirant spécialement l'attention, M. Nélaton a demandé plusieurs fois au malade si le parapluie n'avait pas été cassé; chaque fois la réponse a été négative. Le 13 juin 1853, M. Nélaton pratique une incision courbe de 2 centimètres et demi, parallèle au bord inférieur de l'orbite. Les deux lèvres en sont écartées. Le cathétérisme permet alors de constater la présence d'un corps étranger qui peut être un peu mobilisé. Aussitôt le chirurgien le saisit avec une pince à anneau, et, aux acclamations de l'amphithéâtre, amène une pomme de parapluie sculptée, longue de 4 centimètres et demi, cylindrique, de 1 centimètre de diamètre. Les suites de l'opération furent simples; il n'y a eu à noter qu'une

[(1) Observation communiquée par le docteur VERHAEGHE, d'Ostende. Annales d'Oculistique, t. XXV, p. 204.]

[(2) Gazette des Hôpitaux, 1854, p. 454. Obs. par M. DOLBEAU. (Service de M. Nélaton.)]

épistaxis de la narine droite; l'œil a repris sa place; les douleurs ont cessé, et le malade a pu quitter l'hôpital au bout de quelques jours. La fistule était presque fermée, et la vision semblait se rétablir. T. W.]

[*Obs.* 243. — Une femme fut frappée à l'œil par un de ces instruments en os que l'on place au cordon du tablier pour qu'une des aiguilles à tricoter y trouve un point d'appui. La plaie qui en résulta se ferma, et un abcès s'étant formé deux mois plus tard dans l'angle oculaire interne, on fut fort étonné d'en voir sortir un corps étranger, long d'un pouce et demi, qui fut reconnu pour un fragment de l'instrument à tricoter, qui s'était rompu lors du coup porté (1). T. W.]

[*Obs.* 244. — Un ancien militaire, blessé en 1814, en Savoie, par un projectile lancé par un canon chargé à mitraille, qui fit une large plaie au-dessus de l'œil droit, fut pansé et renvoyé comme guéri dans ses foyers. Dix-huit ans après, en 1832, il vint me consulter pour un abcès dans la région sus-orbitaire, placé sous la vieille cicatrice dont il me conta l'origine. Je crus sentir un corps dur sous la cicatrice; je l'incisai largement, et en sondant je reconnus un corps dur que je saisis avec des pinces et que j'enlevai sans effort. C'était un éclat de fusil irrégulièrement arrondi et de près de 1 pouce de diamètre en tous sens. La partie convexe de ce morceau de fusil était restée contre la partie supérieure de l'orbite, et la partie concave reposait sur l'œil et ses muscles sans en gêner les mouvements. La guérison fut prompte (*Lettre de M. Gensoul, de Lyon, à M. Desmarres, 6 novembre* 1851) (2). T. W.]

Un corps étranger, tel qu'un morceau de bois ou de tuyau de pipe, qui vient se loger dans l'orbite, après avoir traversé la conjonctive, peut donner lieu à la formation d'un vaste abcès qui viendra faire saillie, soit à travers la conjonctive, soit à travers la peau. On doit explorer soigneusement avec la sonde, soit l'ouverture spontanée, soit celle qui a été faite par la lancette et par où le pus s'écoule, afin de pouvoir découvrir et extraire le corps étranger. Il arrive souvent que le malade n'en soupçonne pas la présence (3).

On ne peut oublier, en pareil cas, quel danger il y a de voir les parois de l'orbite perforées; mais l'observation suivante démontre quelles conséquences graves peuvent survenir, même lorsque les parois de l'orbite restent parfaitement intactes.

Obs. 245. — Michael Walsh, jeune Irlandais âgé de 15 ans, et manœuvre de maçon, se prit de querelle, au commencement de janvier 1832, avec un de ses compatriotes assis à la même table que lui dans un cabaret. Pendant la chaleur de la querelle, son adversaire, qui était assis en face de lui, lui enfonça dans l'œil la pointe d'une pipe de terre ordinaire et lui fit une plaie qui parut très profonde. Pendant plusieurs jours on oublia cet accident, et le jeune garçon n'en souffrit qu'à peine, ou pas du tout. Vers le huitième ou le neuvième jour, néanmoins, il perdit l'appétit, se sentit faible, en proie à la fièvre, et ressentit des frissons fréquents, suivis d'une céphalalgie intense, surtout au sinciput. Il se présenta à la consultation du *Westminster Ophthalmic Hospital*, où le docteur J. B. Alcock lui retira de l'orbite un morceau de tuyau de pipe long de deux pouces environ. On saigna et on purgea abondamment le malade; mais ses souffrances allèrent en augmentant. La vue de l'œil affecté était perdue. Il fut pris de délire, auquel succéda une fièvre irritative intense: on supposa que du pus se formait à l'intérieur du crâne. Ce garçon fut envoyé en

[(1) Giornale per servire ai progressi della patologia e della terapeutica. CAPPELLETTI.]
[(2) DESMARRES. Loc. cit., t. I. p. 156.]
(3) Voyez une observation de CUNIER. Annales d'Oculistique, t. VII, p. 4. Bruxelles, 1842. Une observation de SECKER. Medical Gazette, vol. XLV, p. 606. London, 1850.

cet état, le 11 janvier, au *Westminster Hospital*. Il ne reprenait connaissance qu'à de courts intervalles, et paraissait en proie aux douleurs les plus intenses ; il gémissait sans cesse, roulant sa tête de côté et d'autre, ou la maintenant immobile dans un état d'insensibilité apoplectique. Son pouls était à cent quarante, petit, irrégulier, faible. Les intestins n'exécutaient qu'imparfaitement leurs fonctions ; la peau était d'une température variable. Il avait été saigné jusqu'aux plus extrêmes limites de ce qu'autorisait la prudence, et il n'y avait plus à employer que des moyens palliatifs. La respiration devint précipitée, parfois laborieuse et stertoreuse, presque comme apoplectique. On lui tira du sang de l'artère temporale après son admission ; mais il n'en résulta aucune amélioration. L'œil malade et ses dépendances étaient extrêmement gonflés, mais la plaie était à peine visible. Il mourut le 12. Ce cas paraissait très intéressant : on s'imaginait que le tuyau de pipe avait dû rompre la portion orbitaire du frontal et pénétrer dans le lobe antérieur du cerveau. En ouvrant le crâne, on trouva que les enveloppes du cerveau étaient un peu plus injectées qu'à l'état normal, mais on ne découvrit aucune apparence morbide dans toute la masse cérébrale, sauf un peu d'opacité de la pie-mère au niveau du pont de Varole. Cet état s'observait en face d'une portion de la dure-mère dont la couleur était altérée, portion qui recouvrait le sinus caverneux gauche. On ouvrit cette cavité, et l'on y découvrit un morceau de tuyau de pipe d'un pouce de long environ, enfoncé entre le nerf abducteur et l'artère carotide. Il y avait naturellement une grande désorganisation dans tout le sinus ; et la présence d'un pareil corps étranger dans un centre de sympathie nerveuse comme celui-ci, parut propre à expliquer la gravité des symptômes. Il n'existait, cependant, ni pénétration de la dure-mère, ni fracture de la voûte orbitaire. Le tuyau de pipe avait passé sous la voûte de l'orbite et était entré dans le sinus caverneux, par la fente sphéno-orbitaire. La carotide était suffisamment perméable, bien que son diamètre fût un peu rétréci au niveau de l'entrée du corps étranger (1).

M. Baudens rapporte (2) deux cas de balles de mousquet qui s'étaient logées dans le tissu cellulaire de l'orbite. On essaya d'extraire l'une de ces balles à travers une incision de la paupière inférieure ; mais on dût changer de plan, à cause de la mobilité du corps étranger. En refoulant l'œil en arrière et en attirant la paupière inférieure en avant, en même temps qu'on faisait passer une curette derrière la balle, on parvint enfin à l'extraire.

Lorsque l'amaurose succède immédiatement à une plaie pénétrante de l'orbite, sans que l'œil laisse voir la moindre trace de lésion, il y a lieu de soupçonner que le nerf optique a été atteint. Ainsi le docteur Rognetta (3) rapporte le cas d'un cordonnier qui perdit immédiatement la vue pour avoir reçu un coup d'alène au niveau de l'angle orbitaire externe. Il suppose que le nerf optique avait été atteint. L'œil conservait son aspect normal.

[Obs. 246. — Un individu reçut un coup de fleuret déboutonné à l'angle interne de l'œil droit. Le seul résultat immédiat fut un léger affaiblissement de la vue attribué par le blessé au sang et aux larmes qui remplissaient l'œil. Il se manifesta de plus une épistaxis abondante. Ne se doutant nullement de la gravité de la lésion, le patient se coucha et dormit jusqu'au lendemain matin. Réveillé par une douleur très vive à la racine du front et à toute la région sus-orbitaire, il se borna à couvrir l'œil blessé de compresses trempées dans l'eau froide. Ce ne fut qu'alors qu'il s'aperçut que la vision était complétement abolie du côté gauche. Le lendemain, à son entrée à l'hôpital, on constata un boursouflement

(1) Lancet, February 11, 1832, p. 715.
(2) Clinique des plaies d'armes à feu, p. 166. Paris, 1836.
(3) Cours public d'ophthalmologie. Lancette française, 3 déc. 1836.

avec ecchymose des paupières et de la conjonctive scléroticale, un larmoiement abondant, de la photophobie, avec intégrité de la vue. L'œil gauche, quoique ne présentant aucune lésion appréciable, était frappé de cécité, et l'on n'y remarquait qu'une dilatation avec immobilité totale de la pupille. « On reconnut *avec certitude*, dit l'auteur, que l'instrument vulnérant, ayant pénétré obliquement de bas en haut, de dehors en dedans et d'avant en arrière dans l'angle interne de l'œil droit, et ayant traversé la paroi interne de la cavité orbitaire de ce côté, les fosses nasales et leur cloison, ainsi que la paroi orbitaire gauche, avaient atteint le nerf optique de cet œil dans sa région orbitaire (1).

Obs. 247. — Le 29 septembre 1853, Hussein, fils de Mehemet, soldat de la garde impériale, entra à l'hôpital de *Gulhané*. Encore novice dans le maniement des armes, Hussein faisait l'exercice à feu. Dans une manœuvre maladroite qu'il fit au moment de charger son fusil, il se ficha la pointe de la baïonnette à deux lignes au-dessous de la paupière inférieure droite, jusqu'à la voûte orbitaire. Gonflement immédiat des paupières, hémorrhagie assez forte, douleurs atroces, protubérance de l'œil. Le stylet introduit dans la plaie arrive jusqu'à la voûte osseuse, en passant derrière l'œil; les paupières sont tellement enflées et tendues, qu'il est impossible de les soulever. — Saignée du bras, vingt-cinq sangsues aux tempes, fomentations froides, diète et repos. Le lendemain, même état; les paupières sont encore plus boursouflées : nouvelle application de sangsues, continuation des fomentations froides. Ce n'est que le troisième jour que je parviens à écarter les paupières: l'œil est dur, immobile, proéminent, la pupille dilatée, la vision nulle; la conjonctive est fortement injectée et œdématiée. — Continuation du traitement antiphlogistique, frictions mercurielles sur le front, vésicatoire à la nuque, calomel à petite dose à l'intérieur. — Le 10 octobre le malade est bien; les douleurs ont diminué, la tuméfaction des paupières a presque entièrement cessé, mais il y a paralysie complète des paupières et de l'œil. Un reste de congestion fut combattu par les moyens ordinaires, et lorsqu'il n'en exista plus de traces, j'employai la pommade de Gondret durant un mois consécutif, et son effet fut de rendre le mouvement aux paupières. Elles exécutent leurs fonctions avec facilité, mais l'œil est resté immobile au milieu du diamètre longitudinal; la pupille est dilatée, l'iris insensible, la vision complétement abolie. — Dans ce cas, on doit admettre que la baïonnette, après avoir traversé les téguments, a glissé sur le bord inférieur de l'orbite, s'est frayé une route derrière l'œil en coupant le nerf optique et est ainsi parvenue jusqu'à la voûte orbitaire. Dans son passage, elle a lésé sans doute les branches de la troisième paire et quelques rameaux du ganglion ophthalmique, d'où la paralysie de la paupière supérieure. La plaie extérieure s'est réunie immédiatement par première intention, de sorte que l'os n'a point été endommagé (2). T. W.]

SECTION II.

ÉPANCHEMENT DE SANG DANS LE TISSU CELLULAIRE DE L'ORBITE.

Les conséquences de la rupture des vaisseaux sanguins de l'intérieur de l'orbite peuvent être plus ou moins graves, ainsi qu'on peut le voir dans les deux cas suivants :

Obs. 248. — Un homme reçut d'un aliéné qu'il cherchait à contenir, un coup de pied qui porta sur la joue, juste au-dessous de l'œil droit. Il fut pris immédiatement de diplopie verticale ; c'est-à-dire que chaque objet qu'il regardait lui paraissait double, l'une des images étant située au-dessus de l'autre. On sentait, à une assez grande profondeur dans l'orbite, un gonflement dur, situé au-dessous du globe de l'œil, constitué par du sang extravasé, et refoulant un peu l'œil en haut. Lorsqu'on mettait le doigt au-dessous de l'autre œil, et qu'on exerçait une compression vers le fond de l'orbite, la diplopie cessait

[(1) Annales d'Oculistique, t. XIV, p. 152.]
[(2) Ibid., Clinique du docteur Hubsch, à Constantinople, t. XXX, p. 282.]

immédiatement, parce que l'on faisait alors correspondre l'axe optique de l'œil sain avec celui de l'œil malade. Ce symptôme reparaissait dès qu'on enlevait le doigt. Le sang extravasé fut graduellement absorbé, et au bout de quelques semaines la vision était redevenue normale (1).

Obs. 249. — On apporta, le 2 octobre 1834, au *London Hospital*, un jeune garçon qui était tombé par l'écoutille d'un vaisseau. Il avait une commotion cérébrale et une contusion violente avec gonflement du côté droit de la tête, l'œil droit faisait une saillie considérable : il restait fixe et privé de mouvement ; la pupille était dilatée et la vision perdue. La commotion cérébrale disparut graduellement, mais l'œil devint de plus en plus proéminent. La saillie de l'œil, survenue immédiatement après l'accident, sans symptômes de compression cérébrale, démontrait qu'elle était due à une extravasation de sang à l'intérieur de l'orbite, et l'augmentation de cette saillie indiquait que, très probablement, l'ouverture qui livrait passage au sang n'était pas encore fermée. Les symptômes n'étaient point assez aigus pour qu'on pût croire à l'existence de la suppuration. A mesure que l'œil devint plus saillant, on pouvait le voir distinctement poussé en avant à chaque battement du cœur. On appliqua une compression sur l'œil ; mais après avoir été supportée pendant deux jours, elle détermina tant de douleur qu'on dut y renoncer. Le mardi 10 novembre, juste après un examen qu'on venait de faire de l'œil, il se fit par le nez une hémorrhagie artérielle abondante. M. Scott l'arrêta en comprimant l'artère carotide primitive, qu'il lia immédiatement. La saillie de l'œil diminua de suite beaucoup et disparut ensuite graduellement (2).

SECTION III.

INFLAMMATION PHLEGMONEUSE DU TISSU CELLULAIRE DE L'ORBITE.

Fig. Dalrymple, pl. XII, fig. 5.

Nous avons déjà établi (page 168) que l'inflammation érysipélateuse des paupières s'étend quelquefois au tissu cellulaire de l'orbite, où elle se termine par la formation d'abcès diffus. Le tissu cellulaire qui enveloppe les muscles et les nerfs de l'orbite, et qui sert de coussinet à l'œil, devient aussi quelquefois le siége d'une inflammation phlegmoneuse aiguë, qui se termine par suppuration et constitue une des affections les plus douloureuses et les plus graves dont l'œil puisse être atteint.

Symptômes. — Pendant la *première période*, ou la période purement inflammatoire, il existe profondément dans l'orbite une douleur dont l'intensité s'accroît rapidement, et qui s'étend au front et à la tempe. Cette douleur a un caractère névralgique et est intermittente. L'œil devient bientôt plus proéminent que de coutume. Le malade y éprouve toujours un sentiment de pression, comme si l'orbite était devenu trop petit. La douleur augmente beaucoup lorsqu'on touche l'œil, ou lorsqu'on essaie de le faire mouvoir. Le malade est tourmenté par la sensation d'éclairs de feu à l'intérieur de l'œil. La vision commence

(1) DELAFIELD. Notes to Travers' Synopsis of the Diseases of the Eye, p. 179. New-York, 1825.

(2) Medico-Chirurgical Transactions, vol. XXII. p. 154. London, 1859. [Voir une observation d'épanchement sanguin dans l'orbite, par GRAEFE. Archiv für ophthalmologie, t. I, p. 424 et Annales d'Oculistique, t. XXXIII, p. 184.]

à s'abolir, par suite de la compression exercée sur le globe oculaire par les parties enflammées et tuméfiées qui l'entourent, de l'extension de l'inflammation au nerf optique et à ses enveloppes, et enfin du tiraillement que la propulsion en avant de l'œil fait subir au nerf optique. La conjonctive rougit et devient le siége d'un chémosis. Quelquefois la pupille se contracte et le globe de l'œil participe à l'inflammation. Ceci, néanmoins, est loin d'exister constamment ; il peut même se former du pus derrière l'œil sans que les tissus propres de cet organe paraissent altérés. Lorsque ceux-ci s'enflamment, l'iris change de couleur et perd la faculté de se contracter. La sécrétion des larmes s'arrête bientôt, parce que la glande lacrymale prend part à l'inflammation ; mais jusque-là il y a épiphora. Les paupières sont rouges, douloureuses et gonflées, comme si elles étaient affectées d'érysipèle, et elles ne se meuvent que difficilement. On prend souvent cette affection pour un érysipèle des paupières, et, si l'on n'adopte point l'emploi de moyens efficaces, le malade peut succomber à des abcès profondément situés dans l'orbite et qui déterminent le coma. Les symptômes locaux sont accompagnés de ceux d'une fièvre inflammatoire. Le pouls est dur, plein et fréquent. La face est injectée, le malade altéré ; il a la peau chaude, est privé de sommeil, et souvent en proie au délire, surtout la nuit. L'inflammation peut s'étendre aux membranes et à la substance du cerveau : on observe alors les symptômes ordinaires de l'inflammation du centre nerveux.

Dans la *seconde période*, du pus s'étant formé derrière l'œil ou sur l'un de ses côtés, cet organe devient encore plus proéminent et éprouve une déviation plus ou moins considérable. Il est quelquefois tellement chassé en avant, que, refoulant les paupières de chaque côté, il vient faire saillie au-devant d'elles ; il présente alors le déplacement appelé *exophthalmos*. Le pus se porte généralement en avant, vers la partie antérieure de l'orbite, et manifeste sa présence par la fluctuation derrière la conjonctive ou entre le rebord de l'orbite et l'une ou l'autre paupière. Quelquefois on perçoit la fluctuation dans plusieurs endroits, sous la conjonctive par exemple, et derrière l'une des paupières. Dans un cas que j'ai observé au *Glasgow Eye Infirmary*, le pus se fit jour à travers la conjonctive par la partie supérieure et interne du globe de l'œil, de sorte qu'il paraissait provenir de l'intérieur de la sclérotique. Une autre ouverture se forma aussi à travers la paupière supérieure au niveau de la partie moyenne de l'arcade sourcilière. L'œil fut sauvé. Si la fluctuation ne se fait sentir qu'en un seul point, il y a lieu d'en conclure que la suppuration ne s'est formée que d'un seul côté de l'œil. Celui-ci, en pareil cas, est refoulé en avant dans une direction oblique. Assez souvent, l'œil passe à l'état d'*exophthalmie*, c'est-à-dire qu'il n'est plus seulement poussé en avant, mais qu'il est en même temps détruit par l'inflammation et la suppuration. La photopsie continue ; le délire s'accroît; la douleur devient plus distinctement pulsative et d'une intensité angoissante. On voit du pus derrière la cornée et dans sa substance; cette membrane finit par se rompre et par laisser échapper les humeurs de l'œil. La vision est complétement détruite. Lors même que la texture de l'œil n'a point été fortement endommagée par l'inflammation, la rétine reste dans un état d'insensibilité. Dans quelques cas, il survient des symptômes apoplectiformes et mortels avant que l'abcès soit assez avancé pour faire saillie au dehors. On observe généralement des frissons pendant la seconde période.

Si la maladie est négligée ou mal traitée, l'inflammation peut s'étendre non-seulement au globe de l'œil, mais encore (*V.* page 45) au périoste et aux os de l'orbite, ou bien le pus se faire jour dans la narine, dans le sinus maxillaire, ou même dans la cavité du crâne.

Bien que l'inflammation du tissu cellulaire de l'orbite soit, en général, une affection aiguë et rapide dans sa marche, elle revêt cependant quelquefois la forme chronique; de sorte que pendant des mois et des années, quelquefois sans douleur, du pus peut s'accumuler lentement à l'intérieur de l'orbite. A la fin, les paupières se gonflent, rougissent et se renversent en dehors, l'œil fait saillie en avant, la fluctuation se fait sentir, l'abcès crève, et laisse une poche qui peut fournir du pus pendant longtemps, même quand il n'existe pas d'affection des os.

Le tissu cellulaire restant induré et adhérent après les abcès de l'orbite, l'œil peut demeurer déplacé en avant d'une manière permanente et privé de mouvement. Les larmes coulent alors sur la joue, les paupières ne peuvent se fermer, la surface de l'œil s'enflamme et devient douloureuse, et le malade reste sujet à la céphalalgie, à l'insomnie, à la fièvre et à un grand malaise (1).

Causes. — Les causes de l'inflammation de l'intérieur de l'orbite sont, on le reconnaît, souvent obscures. Benedict dit que cette affection se développe le plus souvent chez des individus pléthoriques, qui ont été exposés à des changements brusques de température, ou chez des sujets scrofuleux ou soumis à l'influence de quelque autre dyscrasie. L'exposition au froid en est une cause fréquente. Les corps étrangers enfoncés avec violence entre le bord de l'orbite et le globe de l'œil, ou même des lésions légères, chez les individus d'une certaine constitution, ou dans quelques états particuliers du système, peuvent provoquer l'inflammation du tissu cellulaire de l'orbite. Ainsi Weller cite un cas où la maladie se développa chez une jeune femme bien portante, mais à l'époque des règles, à la suite d'une plaie déchirée peu importante de l'orbite. La frayeur que lui occasionna la plaie amena la suspension des menstrues, et il s'ensuivit une inflammation intense de toute la cavité de l'orbite. L'extirpation des tumeurs de l'orbite donne

(1) GUTHRIE. On the Operative Surgery of the Eye, p. 155. London, 1823.

quelquefois lieu à une vive inflammation qui se termine par suppuration. J'ai vu cet accident survenir à la suite de l'extirpation partielle du globe de l'œil dans le staphylôme général de la choroïde.

Traitement. — Il faut, dès le début, mettre en usage un traitement antiphlogistique énergique. Les saignées du bras, copieuses et répétées, de nombreuses applications de sangsues autour de l'orbite, des lotions froides sur la tête, des purgatifs actifs, la diète, le repos dans l'obscurité, sont formellement indiqués. Il faut avoir recours à ce mode de traitement, même chez les personnes qui ne sont pas douées d'une constitution robuste, si l'on veut leur sauver l'œil, ou même la vie. On peut remédier à l'affaiblissement qui est la conséquence d'un traitement antiphlogistique énergique, tandis que la temporisation ou un traitement timide peuvent amener des maux irremédiables. Si la conjonctive est le siége d'un chémosis, il faut la scarifier hardiment, en enlever même de petites portions, ce qui procure un écoulement de sang abondant. Benedict recommande des sinapismes au cou, des frictions sur le front et la tempe avec l'onguent mercuriel, de fortes doses de calomel à l'intérieur.

Dans la seconde période, le point important est de pratiquer une ouverture à travers la conjonctive ou la paupière, afin de donner issue au pus qui s'est rassemblé dans l'orbite. Il faut inciser profondément et largement partout où l'on trouve de la fluctuation, et lors même qu'on n'en constate pas d'une manière bien distincte, s'il existe d'autres symptômes qui annoncent que la suppuration s'est formée; il vaut mieux plonger la lancette dans le point qui est tuméfié, et où l'on a lieu de supposer que la suppuration existe, que de laisser le pus s'accumuler et les os ou même le cerveau s'affecter. Il faut, naturellement, quand on ouvre l'abcès, prendre soin d'éviter l'œil et les autres parties importantes. On maintient l'incision ouverte à l'aide d'une mèche de charpie, et l'on recouvre la partie d'un cataplasme. On fomente fréquemment l'œil avec une décoction de têtes de pavots ou une solution aqueuse d'opium. Au second ou troisième pansement, après que l'abcès a été évacué, on peut explorer l'orbite avec précaution à l'aide d'une sonde. Si elle ne pénètre pas profondément, on doit diminuer progressivement l'épaisseur de la mèche de charpie, et l'enfoncer de moins en moins, jusqu'à ce que la plaie se ferme. D'un autre côté, si la cavité ou les cavités sont profondes, et se portent en arrière presque jusqu'au fond de l'orbite, on doit pratiquer chaque jour des injections avec un mélange de huit onces d'eau tiède et un gros de solution de potasse caustique. On continue l'emploi de ce moyen jusqu'à ce que l'on reconnaisse que la sonde ne passe plus au delà du globe de l'œil. On introduit la mèche à la même profondeur, et l'on n'en diminue la longueur que lorsque la partie postérieure de la cavité se remplit. J'ai déjà exposé (chapitre I, section III) le traitement à suivre dans les cas où l'on trouve les os de l'orbite malades.

Si le globe de l'œil a beaucoup souffert et que les chambres de l'humeur aqueuse se trouvent remplies de pus, il faut ouvrir la cornée; mais s'il n'y a qu'une petite quantité de matière logée dans la chambre antérieure, ou déposée entre les lamelles de la cornée, on peut se reposer sur l'absorption du soin de la faire disparaître, lorsque l'inflammation générale de l'œil et de l'orbite aura été abattue.

Si la vision est complétement abolie, et qu'il reste derrière la pupille une teinte verdâtre qui annonce la présence du pus, il faut plonger la lancette à travers la sclérotique. Peut-être ne s'échappera-t-il qu'une petite quantité d'un fluide ténu; mais cela suffit pour faire disparaître la tension; l'œil rentre, et la vie du malade est sauvée.

Quatre à cinq jours après que l'abcès de l'orbite s'est ouvert, tous les symptômes graves ont en général disparu, et l'on peut abandonner l'usage des remèdes antiphlogistiques actifs. On permettra une nourriture de facile digestion, en petite quantité, et si le malade a été fort affaibli par les déplétifs, on aura recours à ceux des toniques qui n'excitent pas le système vasculaire.

Lorsque l'inflammation de l'intérieur de l'orbite revêt la forme chronique, on doit appliquer des vésicatoires au front ou à la tempe, et administrer le calomel à l'intérieur jusqu'à salivation.

Observations. — J'ai déjà rapporté (page 46) les principales circonstances d'un cas observé par Demours, et d'un autre cité par Saint-Yves, dans lesquels la maladie s'est terminée par une carie étendue de l'orbite.

M. Lawrence a exposé, avec sa clarté habituelle, deux cas qu'il eut à soigner lorsque l'affection était encore peu avancée. « J'ai vu, il y a quelque temps, dit-il, deux exemples de cette affection, dans lesquels les symptômes locaux et généraux caractéristiques se sont montrés avec une violence que je ne leur avais encore jamais vu revêtir. »

Obs. 250. — Un homme, âgé de 29 à 30 ans, vint trouver M. Lawrence. Sa femme lui dit que depuis trois ou quatre nuits il était en proie à des douleurs tellement atroces qu'il en avait pensé devenir fou. On sentait le pus au-dessous de l'arcade sourcilière. Lorsqu'on eut pratiqué une large incision, il s'échappa une grande quantité de pus; la sonde arrivait jusqu'au fond de l'orbite.

Obs. 251. — Chez un enfant, âgé de trois à quatre ans, les symptômes généraux et locaux furent également intenses. Le pus faisait saillie entre la paupière inférieure et le globe de l'œil; mais la quantité qui s'en échappa lorsque l'on pratiqua une ouverture, ne fut pas très considérable. Dans ces deux cas, le globe de l'œil faisait une forte saillie en avant, mais il ne dépassait pas complétement les paupières, et, après que le pus se fut écoulé, il reprit de suite sa situation normale. Chez l'enfant, la vision revint; mais chez l'adulte, l'œil, bien qu'il n'eût pas été enflammé, resta amaurotique (1).

(1) Lectures in the Lancet, vol. IX, p. 500. London, 1826.

M. Ware fait observer que, si la suppuration s'effectue lentement, et si le pus est situé profondément, l'œil forme une forte saillie avant que l'on puisse découvrir la fluctuation, et l'on n'arrive à en reconnaître la présence qu'à l'aide des symptômes concomitants, tels que un pouls fréquent, une langue saburrale, des frissons, etc. Il rapporte à l'appui de ses remarques l'observation suivante :

Obs. 252. — Sur un enfant âgé de 6 ans, M. Ware enfonça sa lancette sur le côté de l'œil correspondant au nez, un peu au-dessous de la commissure des paupières, à un pouce de profondeur au moins dans l'orbite, avant d'atteindre la matière purulente. Lorsqu'il retira son instrument, la pointe en était évidemment tachée de pus. Il élargit donc l'ouverture avec un bistouri boutonné et donna issue à une quantité considérable d'un pus épais et fétide. Il fallut la maintenir ouverte à l'aide d'une petite mèche de charpie; pendant une quinzaine de jours, chaque fois qu'on la retirait, il s'échappait une nouvelle quantité de matière. Le liquide diminua graduellement, ainsi que la saillie de l'œil, puis se tarit entièrement. La plaie guérit et l'enfant se trouva rétabli. Toutefois, plusieurs mois après, les mouvements de l'œil vers le nez ne s'exécutaient pas encore librement (1).

Obs. 253. — Chez un homme que je ne vis que quelques fois, la maladie commença par une douleur d'apparence névralgique de la région sus-orbitaire, qui se montrait vers huit à dix heures du matin. Il survint de la diplopie, et l'œil fut refoulé en bas. La conjonctive n'était point affectée, mais la paupière supérieure était distendue. Ces symptômes persistèrent de décembre 1840 à décembre 1841. On appliqua un cataplasme, et un abcès se fit jour à travers la paupière supérieure, contre le rebord de l'orbite. L'ouverture se ferma, et la paupière fut de nouveau soulevée. Six mois après qu'elle se fut ouverte spontanément, j'y plongeai une lancette, et, maintenant écartées les lèvres de l'incision à l'aide d'une sonde, j'en fis sortir une grande quantité de pus. La cavité s'étendait en arrière au-dessus de l'œil, jusqu'à la profondeur d'un pouce et demi.

Obs. 254. — Mrs H., âgée d'environ 56 ans, vint se confier aux soins de M. Espie, chirurgien à Falkirk, le 16 avril 1836, pour une affection de l'orbite droit. Elle rapportait que, 12 ans auparavant, elle s'était heurté violemment le dessus du sourcil droit contre un poteau de réverbère. Quatre ans après l'accident, une de ses parentes remarqua une différence dans l'aspect de ses yeux; mais, quant à elle, il s'écoula encore un intervalle de quatre années avant qu'elle s'aperçût de rien; elle remarqua alors seulement que l'œil droit commençait à faire saillie en avant, sans qu'il existât aucun autre symptôme désagréable. La saillie de l'œil s'accrut graduellement, et s'accompagna de photopsie, de diplopie, d'obscurcissement de la vue et de la sensation d'une forte tension. De forts tiraillements se faisaient sentir à l'intérieur de l'orbite. M. Espie trouva l'œil droit refoulé en bas et en dehors. Il paraissait appuyé sur la portion orbitaire de l'os malaire. Il découvrit, à la partie supérieure et interne du devant de l'orbite, une tumeur légèrement saillante et dans laquelle on percevait une fluctuation obscure. La malade n'avait jamais ressenti de douleur dans la partie où siégeait cette tumeur. Les paupières, la supérieure surtout, étaient fortement distendues. La peau qui recouvrait la tumeur n'avait subi aucun changement de coloration. La malade n'avait jamais éprouvé de frissons depuis le coup qu'elle s'était donné. Sa santé générale était bonne. Je vis la malade à cette époque, et, pensant qu'il s'agissait d'une tumeur enkystée, je conseillai d'y pratiquer une ponction. Le 22 avril, M. Espie ponctionna la tumeur dans son point le plus saillant et donna issue à une grande quantité de pus d'abord grumeleux, puis de bonne nature. La sensation de tension et de tiraillement disparut aussitôt, ainsi que la diplopie et les autres symptômes. Le globe de l'œil rentra lentement dans l'orbite; on introduisit une tente dans la plaie, on appliqua une compresse au-dessous de l'orbite et une bande roulée destinée à maintenir le globe de l'œil. Cette malade resta six mois en traitement. Pendant la plus

(1) Observations on the Treatment of the Epiphora, etc., p. 203. London, 1818.

grande partie de ce temps, chaque fois qu'on introduisait une sonde, le pus s'échappait par la plaie, dont on fut obligé de dilater plusieurs fois l'entrée. Une fois que l'on fut obligé d'élargir la plaie parce qu'elle devenait fistuleuse, l'œil fut pris d'un mouvement involontaire qui le faisait s'agiter d'un côté à l'autre, et qui dura une grande heure. La sonde qui pénétrait presque jusqu'au fond de l'orbite ne révélait aucune trace de carie des os. L'œil reprit presque complétement sa position normale dans l'orbite, et la vision fut parfaitement conservée.

Obs. 255. — Le maréchal comte Radetzky, âgé de 70 ans, d'une constitution vigoureuse, mais sujet, par suite des accidents de la vie militaire, aux affections catarrhales et rhumatismales, fut pris, après s'être exposé à des alternatives de chaud et de froid, d'une douleur intense occupant le front et les tempes, et d'une inflammation de l'œil droit, qui depuis quelque temps était atteint d'épiphora et d'un renversement partiel en dehors de la paupière inférieure. La vive douleur disparut bientôt; mais la rougeur des paupières et le gonflement de la conjonctive persistèrent, et bientôt une tumeur perceptible à la vue et au toucher vint pousser l'œil hors de l'orbite. Lorsque le professeur Jaeger examina le malade à Milan, il trouva une tumeur qui non-seulement remplissait l'orbite, mais s'étendait beaucoup au delà; l'œil était tellement chassé en avant et les paupières si fortement rétractées, que si elles avaient pu se fermer, elles se seraient rencontrées derrière le globe de l'œil. La tumeur sur laquelle l'œil reposait était douloureuse au toucher, dure comme une pierre, inégale et bosselée. Les paupières étaient énormément distendues dans toutes les directions, gonflées et immobiles; elles étaient à l'extérieur d'une couleur livide foncée, et parcourues par des vaisseaux variqueux. La glande lacrymale était déplacée comme le globe de l'œil; elle avait été poussée entre les lames de la paupière supérieure. La caroncule et le sac lacrymal étaient aussi fortement augmentés de volume, durs et douloureux au toucher. Le professeur Jaeger paraît être resté dans le doute sur la nature de la maladie et sur la question de savoir s'il s'agissait d'une inflammation de l'intérieur de l'orbite pouvant se terminer par la formation d'un abcès, ou d'une tumeur cancéreuse développée derrière le globe de l'œil. Il semble cependant qu'il finit par incliner du côté de l'opinion des deux médecins traitants qui croyaient à l'existence d'une tumeur maligne. Heureusement pour le malade, cette opinion était erronée; il s'agissait simplement d'un abcès, et dès qu'il se fut ouvert et vidé spontanément, l'œil alla bien (1).

Obs. 256. — Dans un cas observé au *Royal London Ophthalmic Hospital,* dans le service de M. Scott, à la suite des symptômes ordinaires d'une inflammation phlegmoneuse de l'orbite, on pratiqua à travers la conjonctive une incision qui pénétra profondément dans l'orbite. Il s'échappa à l'instant même un jet brusque et violent de sang artériel; l'écoulement sanguin continua à se faire par saccades, au point que l'on crut avoir ouvert un anévrysme, et que le chirurgien se préparait à lier la carotide. La compression et l'emploi du froid parvinrent cependant à arrêter l'hémorrhagie; peu de jours après, il s'échappa du pus, et la terminaison fut celle des abcès ordinaires de l'orbite (2).

Obs. 257. — Une femme non mariée, âgée de 25 ans, fut prise d'une douleur aiguë de la moitié droite de la tête. Cette douleur persista pendant 15 jours sans que la malade consultât; enfin, lorsque l'œil devint rouge et s'enfla, elle fit appeler un médecin. La joue était alors fortement gonflée, d'un rouge rose; elle blanchissait à la pression. Il y avait fièvre, jactitation et anxiété. L'enflure et l'inflammation maintenaient les paupières tellement rapprochées, qu'on ne pouvait découvrir l'œil. Au bout de quelques jours, la tumeur suppura, et quand elle se fut ouverte spontanément vers l'angle externe de l'œil, il s'en échappa une grande quantité d'un pus fétide. A la pression, du pus sortait non-seulement de la cavité de l'orbite, mais encore des parties voisines de l'œil et de la joue. Le gonflement des paupières et des parties voisines disparut bientôt, de sorte que l'on put voir l'œil. La conjonctive très rouge était le siége d'un fort chémosis, mais la cornée était brillante et transparente. La pupille était dilatée, et la vue perdue. Le quatrième jour après l'ouverture de l'abcès, la malade fut prise d'un accès nerveux qui se termina par

(1) Bulletin de l'Académie royale de médecine de Belgique, t. IX, n° 9, [et Annales d'Oculistique, t. XXIV, p. 5. La vérité sur la maladie du maréchal Radetzky, par Cunier.]
(2) Dalrymple. Pathology of the Human Eye. Explication de la planche XII. London, 1849.

la perte complète des mouvements et de la sensibilité; la respiration devint lente, irrégulière et stertoreuse, le pouls petit et intermittent, et enfin la mort survint. A l'autopsie, on trouve que tout le tissu adipeux et cellulaire situé sous la peau des paupières et des joues, jusqu'au niveau de la mâchoire inférieure, l'espace qui existe entre l'orbite, jusqu'à son extrémité la plus reculée, et le globe de l'œil, et entre celui-ci et ses muscles, est rempli d'un pus fétide qui a remplacé le tissu cellulaire. Le globe de l'œil et les parties qu'il renferme sont sains, ainsi que la cornée transparente. En ouvrant le crâne, on trouve que le lobe antérieur du cerveau, jusqu'au niveau du ventricule latéral, est en grande partie détruit par la suppuration. Le pus environnait tout le nerf optique et communiquait avec la cavité de l'orbite. Le nerf lui-même n'était altéré ni à l'intérieur ni à l'extérieur (1).

Obs. 258. — J. S. cordonnier, âgé de 27 ans, robuste, mais d'un tempérament irritable, adonné à la boisson, s'était fait arracher une des molaires de la mâchoire supérieure gauche. Cette opération fut suivie de gonflement et de rougeur du côté gauche de la face; bientôt après, il survint dans le lieu qu'occupait la dent extraite, et sous l'influence d'une vive douleur, une vésicule du volume d'une noix et claire comme de l'eau. De l'eau à la glace, mise fréquemment dans la bouche, amena du soulagement; la vésicule disparut, et le gonflement de la face diminua. Quelques jours après, il survint à l'œil gauche un larmoiement considérable, qui cessa bientôt, et fut suivi d'un écoulement abondant et aqueux par la narine gauche. Le 17 avril 1830, l'épiphora était abondant et s'accompagnait de photophobie et d'une douleur de tête comprimante, parfois lancinante. Vers le soir, le malade fut pris de frissons suivis de chaleur; la photophobie et la douleur de tête devinrent intolérables; la moitié gauche de la face et les paupières du même côté se tuméfièrent brusquement; le gonflement était fort tendu, le globe de l'œil immobile, et des larmes brûlantes et irritantes s'écoulaient le long des joues. Le malade ne dormit point, et fut par intervalles tourmenté par des photopsies. — Le 18 au matin, il se plaignit de faiblesse, d'alternatives de chaleur et de froid, et d'une grande soif. Les paupières et la joue gauches étaient plus gonflées et tendues; la photopsie constante et l'œil privé de la vue. On mit en usage des fomentations et d'autres moyens, mais les symptômes augmentèrent d'intensité, et après une nouvelle nuit passée sans sommeil, à cause d'une hémicrânie pulsative intense, le malade vint demander du soulagement, le 19, à la clinique ophthalmologique de Prague. Il avait une fièvre intense, le pouls fréquent et dur, une constipation qui durait depuis trois jours; les paupières gauches étaient énormément gonflées, élastiques, d'un rouge foncé, et extrêmement douloureuses; le globe de l'œil était fixe, mais on ne pouvait le découvrir à cause de la tension et du gonflement des paupières; la photopsie était constante; il existait une douleur pulsative presque insupportable, qui se concentrait principalement dans le globe de l'œil; celui-ci était un peu proéminent, et les bords libres des paupières étaient collés ensemble par un mucus jaunâtre et résistant. Le professeur Fischer pratiqua au malade une saignée de 12 onces, et lui fit appliquer 12 sangsues autour de l'orbite, suivies de lotions froides fréquemment renouvelées. Il prescrivit à l'intérieur une décoction de racines de guimauve avec du nitre et du tartrate de potasse à prendre par doses toutes les deux heures. Le malade se sentit fort soulagé par la saignée, les sangsues et les applications froides. Le soir, son état général paraissait amélioré, et il avait eu une selle. L'œil était dans le même état, si ce n'est que la douleur était moindre, mais elle était toujours pulsative. On appliqua douze nouvelles sangsues, et l'on continua le reste du traitement. La nuit, le malade dormit quelques heures. — 20. La douleur de l'œil a augmenté, quoique le gonflement soit plus borné aux paupières et moins tendu. On peut, non sans difficulté, écarter les paupières l'une de l'autre, de façon à permettre de voir la conjonctive qui est le siége d'un chémosis; la cornée a son aspect naturel, la pupille est contractée et immobile. Dans la soirée, la céphalalgie et la douleur de l'œil s'accroissant, on applique 15 sangsues. Pendant les deux jours qui suivirent, la douleur fut moindre et le malade eut un peu de repos la nuit. Le gonflement de la paupière supérieure se montra un peu plus prononcé vers l'extrémité interne, mais sans ramollissement ni fluctuation. On appliqua un cataplasme émollient. — 23. La fluctuation étant distincte à l'angle interne de l'œil, on ouvrit l'abcès, et il s'écoula

(1) Burserius. Institutiones medicinæ practicæ, vol. III, p. 9. Lipsiæ, 1798.

une quantité considérable d'un pus fétide jaune verdâtre. Le gonflement tomba à l'angle interne de l'œil, mais n'éprouva aucun changement au niveau de l'angle externe et de la paupière inférieure. Les paupières peuvent être écartées avec moins de douleur, ce qui permet de voir la cornée recouverte de muco-pus, la conjonctive oculaire gonflée et charnue, et des replis de la conjonctive palpébrale faisant saillie entre les paupières au côté externe. La santé générale s'améliora beaucoup; la langue devint nette, l'appétit naturel; les intestins restèrent un peu paresseux. La douleur du côté gauche de la tête se faisait parfois sentir avec beaucoup d'intensité, et d'autres fois disparaissait complétement. Le malade passait ses nuits assez tranquilles, dormait et se sentait reposé. Son intelligence était intacte. Le gonflement des paupières continuait à décroître; la matière s'écoulait avec abondance, et il fallait souvent enlever de l'ouverture des lambeaux purulents. Du 1er au 7 mai, le malade ne se plaignit que d'envies fréquentes et irrésistibles de dormir. Le gonflement de la paupière inférieure persistait; le globe de l'œil devenait mobile; il s'était formé à travers la cornée un prolapsus de l'iris; le malade ne voyait plus de cet œil. La grande quantité de pus qui s'écoulait de l'abcès fit soupçonner qu'il existait profondément dans l'orbite une collection purulente. On conseilla donc au malade de se coucher sur le côté gauche, ou de se tenir assis la tête penchée en avant, pour favoriser la sortie du pus. — 9. Somnolence; altération de l'expression de la face; sensation de forte pression dans la moitié gauche de la tête; nausées et vomissements glaireux et bilieux; peau humide; pouls lent, mou et plein; gonflement affaissé; écoulement diminué. On pensa qu'un épanchement purulent avait eu lieu à l'intérieur du crâne. On prescrivit deux grains de calomel et un demi-grain de poudre de digitale à prendre toutes les deux heures. Quatre heures après, convulsions des extrémités supérieures et inférieures droites, respiration stertoreuse, insensibilité. On augmente la dose des poudres, on frictionne la tête avec de l'onguent mercuriel, on applique des sinapismes aux mollets et à la plante des pieds, et on administre des lavements avec le tartre émétique. — 10. Le malade meurt au milieu des convulsions, dans un état apoplectique.—A la dissection, on trouva les vaisseaux sanguins de la dure-mère fortement distendus, et cette membrane elle-même, dans le point où elle recouvre le lobe antérieur de l'hémisphère gauche, était devenue d'un gris sale dans une grande étendue. La pie-mère du cerveau, surtout à gauche, était également fortement injectée de sang. Le lobe antérieur gauche contenait une grande collection de pus communiquant avec le ventricule latéral, qui en était en partie rempli. La couche optique du côté gauche était d'un gris brunâtre et d'une consistance molle et pulpeuse; la surface inférieure du lobe antérieur gauche offrait le même aspect. La substance du cervelet était plus molle que de coutume; le pont de Varole complétement recouvert de pus, et sa substance ramollie; le quatrième ventricule plein de pus. Les parois de l'aqueduc de Sylvius avaient été détruites par la suppuration, et les corps striés étaient d'une teinte gris bleuâtre. Il existait à la base du cerveau environ deux drachmes de sérum sanguinolent. La sclérotique, la choroïde, le cristallin et le corps vitré étaient sains. Le nerf optique lui-même n'offrait aucune altération remarquable. Parmi les muscles de l'œil, le droit supérieur seul avait été atteint par la suppuration. La voûte de l'orbite, dans l'étendue d'un pouce de diamètre, était d'une teinte gris bleuâtre et si friable que la moindre pression suffisait pour la perforer; il existait même déjà au milieu de cet espace, à travers l'os, une ouverture de communication qui mettait en ce point l'abcès du cerveau en rapport avec celui de l'orbite. Le plancher de l'orbite était également d'un gris bleuâtre et perforé, de telle sorte que la sonde pénétrait dans l'antre d'Highmore et jusque derrière le voile du palais. L'antre était plein d'un pus qui s'y était fait jour à travers le maxillaire supérieur (1).

(1) FISCHER. Klinischer Unterricht in der Augenheilkunde, p. 9. Prag., 1832. Voyez une observation d'abcès de l'orbite, avec carie de l'os malaire et déplacement de l'œil en avant, se terminant par la mort, par WALTON. Medical Times, November 14, 1846, p. 127. Une observation d'abcès de l'orbite et du cerveau, par WALTON. Medical Times and Gazette, February 26, 1853, p. 217. Une observation d'abcès enkysté de l'orbite, communiquant avec le sinus frontal, par WARREN. American Journal of the Medical Sciences July 1850, p. 54.

SECTION IV.

INFLAMMATION DE LA CAPSULE OCULAIRE.

[*Syn.* — Inflammatio tunicæ vaginalis oculi.]

Nous sommes redevables de la connaissance de cette maladie aux observations du docteur O'Ferrall (1). Il la considère comme étant en général, une affection rhumatismale. Il est certain que les personnes qui en sont atteintes sont souvent rhumatisantes, et qu'elles éprouvent quelquefois des douleurs dans les membres avant que leur œil se prenne. Cette maladie peut dépendre d'une cause traumatique.

Symptômes. — Les symptômes ressemblent d'une manière générale à ceux de la maladie que nous venons de décrire. Le malade est pris d'une douleur qui occupe l'œil, le front et la tempe, s'accroît rapidement, et qui dans l'espace de deux ou trois jours devient insupportable. Elle éprouve des exacerbations intenses, et le malade la compare à ce que l'on éprouverait si l'on cherchait à arracher l'œil de l'orbite. Il ne peut supporter que le doigt d'un autre lui touche l'œil, bien qu'il semble éprouver du soulagement à comprimer lui-même modérément cet organe avec la paume de la main. La douleur peut empêcher le sommeil pendant plusieurs nuits de suite.

L'œil fait saillie hors de l'orbite, quelquefois de trois quarts de pouce, de sorte qu'il reste à découvert. La faculté de le mouvoir est abolie. La conjonctive oculaire forme autour de la cornée une saillie semblable à un chémosis, mais elle n'est ni rouge ni vasculaire. Elle est d'une teinte pâle ambrée, et manifestement distendue par une infiltration séreuse. Les paupières sont fortement gonflées, œdémateuses, et d'un rouge sale, ce qui est dû à la distension des veines qui les parcourent. Le gonflement et le changement de couleur de la paupière supérieure sont limités en haut par une ligne bien accusée; de sorte qu'il reste environ un demi pouce de peau de couleur pâle entre elle et le contour de l'orbite. C'est là une particularité sur laquelle le docteur O'Ferrall insiste fortement; elle indique que la maladie est bornée à l'intérieur de la capsule et qu'elle a laissé intacts les tissus extra-capsulaires. Les paupières ne peuvent se fermer, de sorte que l'œil déplacé en avant reste à découvert. Au centre de la conjonctive tuméfiée, on aperçoit la cornée parfaitement transparente et laissant voir l'iris sain.

Le malade accuse de fréquents traits de feu qui lui traversent l'œil,

(1) Dublin Journal of Medical Science, vol. XIX, p. 343. Dublin, 1841.

mais en général la vision n'est pas affaiblie. Dans quelques cas, cependant, la pupille est fort dilatée et la vision confuse.

L'œil, à la suite de l'état que nous venons de décrire, peut se rétablir complétement ou incomplétement, sans qu'il se forme ou s'évacue aucune matière purulente. Lorsque le rétablissement est incomplet, l'œil reste quelquefois privé de mouvement, des adhérences s'étant établies entre la sclérotique et la capsule oculaire, et les gaînes des muscles ainsi que les ouvertures à travers lesquelles ils passent, s'étant soudées par suite de l'inflammation. S'il s'accumule dans la capsule une certaine quantité de pus, le pli qui existe naturellement entre le globe de l'œil et les paupières, s'oblitère; la conjonctive forme une saillie circulaire arrondie qui lui donne l'aspect d'une tumeur, et, à moins qu'on ne l'ouvre artificiellement, l'abcès peut percer spontanément.

Cette maladie s'accompagne d'une fièvre considérable; le pouls est plein et dur, la langue chargée, l'urine rare.

Diagnostic. — Cette maladie se distingue de la périostite de l'orbite par ce fait que l'on peut ici appuyer perpendiculairement sur les os de cette partie sans déterminer de douleur; le contraire arrive dans la périostite. (Voyez p. 41.) Elle se distingue de l'inflammation phlegmoneuse du tissu cellulaire de l'orbite, en ce que le gonflement qui l'accompagne se montre dans la portion tarsienne des paupières, et nullement dans leur portion orbitaire. Ces deux affections peuvent néanmoins exister conjointement. L'inflammation de la capsule oculaire accompagne aussi quelques variétés d'ophthalmies.

Traitement. — 1. La saignée du bras, l'artériotomie, l'application de nombreuses sangsues à la tempe et autour de l'œil, déterminent un soulagement marqué.

2. Les antimoniaux et les purgatifs sont utiles.

3. Le calomel avec l'opium, administré jusqu'à ce qu'il survienne des symptômes généraux, triomphe ordinairement du mal en trois ou quatre jours.

4. Le docteur O'Ferrall recommande fortement l'iodure de potassium à haute dose. Il rapporte un cas dans lequel dix grains de cette substance, administrés toutes les trois heures le premier jour, et quinze toutes les trois heures le second jour, arrêtèrent la maladie. De plus faibles doses, prises pendant les trois jours suivants, la firent complétement disparaître.

5. Si la suppuration s'établit, il faut ouvrir la capsule à travers la conjonctive, dans le point où la fluctuation se fait sentir.

[Nous croyons devoir reproduire ici deux des principales observations sur lesquelles M. O'Ferrall a basé son travail :

Obs. 259. — Laurent Grant, âgé de 32 ans, charpentier, d'un teint foncé et d'une constitution assez forte, se présente à l'*Hôpital Saint-Vincent*, en février 1838, pour une inflammation intense de l'œil droit avec propulsion de l'organe hors de l'orbite. L'œil fait une forte saillie en avant; la cornée et l'iris sont sains, mais la vision est fort confuse. La conjonctive forme autour de la cornée une saillie remarquable; elle est d'une couleur pâle ambrée et n'offre pas la moindre trace d'injection. Les deux paupières sont gonflées et rouges; la partie inférieure de la paupière supérieure est tellement tuméfiée que les cils paraissent beaucoup plus écartés les uns des autres que de coutume; son diamètre transverse est fort augmenté. Cette paupière est d'un rouge sale et parcourue par de nombreuses veines distendues. Bien que, par suite du gonflement dont elle est le siége, la paupière se soit abaissée en même temps que s'est agrandi son diamètre vertical, le déplacement en avant du globe de l'œil est si considérable qu'il reste à découvert. Entre l'arcade sourcilière et la partie enflammée de la la paupière existe un intervalle, où l'on ne voit ni rougeur ni gonflement; cet espace est large d'un pouce environ et occupe toute l'étendue transversale de la paupière. Le malade accusait une douleur horrible dans l'œil, il lui semblait qu'on le lui arrachait de l'orbite. Cette dernière sensation était permanente; mais la douleur était sujette à des exacerbations violentes. Bien qu'il ne pût supporter le plus léger attouchement du doigt d'une autre personne, la compression de toute la tumeur, qu'il exerçait avec la paume de sa main, paraissait lui procurer quelque soulagement. On pouvait néanmoins, sans lui occasionner de souffrance, comprimer la portion de paupière qui n'était pas rouge, pourvu qu'on le fît lentement et sans imprimer de mouvement au reste de la paupière, et que la pression fût dirigée en haut vers la voûte orbitaire. Lorsqu'on appelait son attention sur ce point, il disait apercevoir par instants devant l'œil des éclairs lumineux; mais ce symptôme était beaucoup plus marqué au commencement de sa maladie. Celle-ci avait débuté cinq jours auparavant. Il s'était couché ne ressentant rien dans l'œil, et avait été réveillé par la douleur vers 3 heures du matin. Il y avait huit jours qu'il avait dû interrompre son travail par suite d'une attaque de rhumatisme dans les genoux et les jambes: les membres étaient en voie d'amélioration lorsque la maladie de l'œil avait éclaté. Il avait frotté les parties affectées avec de la térébenthine, mais n'avait pris aucun remède interne. Il existait encore un peu de gonflement et d'épanchement dans le genou gauche, et un peu de douleur et de tuméfaction vers la partie moyenne du tibia droit. Cet homme avait eu la syphilis six ans auparavant et avait pris beaucoup de mercure. Il était actuellement marié, mais il abusait encore des boissons spiritueuses. On ouvrit l'artère temporale et l'on en fit sortir seize onces de sang, ce qui amena du soulagement. Celui-ci ne fut toutefois que temporaire, et la douleur revint presque immédiatement. L'hôpital étant plein, et le logement du malade rapproché et dans de bonnes conditions hygiéniques, on l'autorisa à suivre son traitement chez lui. On lui fit prendre, toutes les trois heures, trois grains de calomel avec un demi-grain d'opium. Il ne survint d'amélioration que le quatrième jour, à l'apparition des symptômes constitutionnels du remède; le mal commença alors à céder. La douleur diminua la première; l'œil rentra ensuite, puis la rougeur disparut graduellement. Le gonflement de la paupière et l'écartement des cils furent les derniers à s'effacer.

A l'appui de l'efficacité de l'iodure de potassium contre cette affection, M. O'Ferrall rapporte l'observation suivante :

Obs. 260. — Il s'agit d'une femme, âgée de 48 ans, Mary Smith, qui fut admise dans la salle Saint-Joseph le 16 avril 1840 pour une attaque de rhumatisme occupant les deux genoux. Elle fut traitée pendant une semaine à l'aide de fomentations, de sangsues, et du colchique administré à l'intérieur. A cette époque, le gonflement des genoux avait presque disparu, lorsqu'elle se plaignit de ressentir une vive douleur dans l'œil droit. Pendant les premières 24 heures, il n'y eut point de traces d'inflammation; aussi cette particularité fixa peu l'attention et on se borna à prescrire un purgatif actif. Le second jour, la paupière supérieure était enflammée et gonflée, et l'on remarqua que l'œil devenait saillant; la douleur s'accrut, et la malade fut tourmentée par des éclairs lumineux qui lui passaient devant l'œil. — Ventouses scarifiées à la tempe, antimoniaux et purgatifs. — Elle a passé une très mauvaise nuit, en proie aux plus vives souffrances. Le lendemain matin, tous les caractères de la maladie sont bien dessinés. Le globe de l'œil fait en avant une saillie de plus de trois quarts de pouce; la cornée et l'iris sont sains, ils se montrent très-brillants au milieu d'un chémosis très-marqué. La couleur de celui-ci est d'un jaune d'ambre sans injection ni rougeur. Les paupières sont tuméfiées, mais ne recouvrent point l'œil; la supérieure offre la teinte rouge sale et le gonflement spécial signalés dans l'observation précédente. Sa portion supérieure, celle qui avoisine l'arcade sourcilière, n'a subi aucun changement, et se trouve séparée de la portion inférieure tuméfiée par une ligne de démarcation très-prononcée. Une pression exercée sur cette moitié supérieure ne détermine point de douleur quand on la dirige en haut vers la voûte orbitaire. Elle voit aussi bien avec cet œil qu'avec l'autre. La ressemblance avec les autres cas était trop frappante pour qu'on la méconnût. et comme évidemment il ne s'agissait point d'une affection du périoste de l'orbite, et que néanmois elle se rattachait au rhumatisme, il n'y avait guère à hésiter sur le diagnostic. Voulant savoir si quelque autre portion du système fibreux était atteinte, nous fîmes découvrir les tibias. Bien qu'elle ne se fût aperçue de rien, nous trouvâmes dans ce point une tuméfaction distincte et une vive sensibilité sur le tibia gauche, à un pouce environ au-dessous de son extrémité supérieure. Elle reconnut alors que cette région était fort douloureuse; mais les souffrances que l'œil lui faisait ressentir lui avaient fait négliger celle-là.

Convaincu, à la suite de recherches déjà publiées (1), de la grande efficacité de l'iodure de potassium dans la périostite, je me déterminai à combattre cette formidable affection à l'aide de ce seul agent; mais, comme l'organe de la vision était en danger, je prescrivis les prises de ce sel puissant à intervalles plus rapprochés qu'à l'ordinaire. On en administra 10 grains toutes les trois heures. Le lendemain, à l'heure de la visite, elle avait pris 70 grains d'hydriodate de potasse. Elle se trouvait mieux, et avait moins de douleur; néanmoins nous n'aperçûmes aucun changement dans l'état de l'œil. Le jour suivant, tous ceux qui la virent furent frappés de l'amélioration obtenue: toute la tumeur avait diminué; l'œil était considérablement rentré, le chémosis amoindri, et le gonflement et la rougeur des paupières moins forts. Le cinquième jour du traitement, il restait à peine quelques traces de la maladie; on cessa donc l'usage du remède. Le tibia était aussi revenu à l'état normal. Pendant que nous nous félicitions de la prompte disparition d'une affection aussi grave, il survint de la douleur à l'œil gauche, et dans l'espace de 36 heures tous les symptômes de la maladie se présentaient : la même saillie en avant du globe de l'œil, le même chémosis, la même tuméfaction des paupières, et, comme dans l'autre attaque, la même intégrité de la vision et la même photophobie. On reprit l'usage de l'hydriodate de potasse à la dose de 15 grains toutes les trois heures, avec la résolution, si l'on réussissait, de persister dans son emploi quelques jours après la disparition apparente du mal. Le lendemain, j'eus la satisfaction de m'apercevoir que les symptômes étaient arrêtés; et au bout de trois jours ils avaient presque complétement disparu. On continua l'hydriodate à doses moindres et de plus en plus éloignées. Dix jours après, tous les symptômes avaient disparu (2). T. W.]

SECTION V.

EXOPHTHALMOS, OU HERNIE DE L'OEIL.

Fig. Walton, fig. 105.

L'exophthalmos, ou hernie de l'œil hors de l'orbite, est plutôt un symptôme qu'une maladie; mais comme ce symptôme existe souvent seul, et peut être la conséquence d'une cause inconnue, on le décrit

(1) London Medical Gazette, April 10, 1840.]

(2) Dublin Journal of Medical Science for July 1841. On peut consulter aussi HAYS. Édition américaine de Lawrence, deux observations intéressantes qui paraissent se rapporter à cette affection, p. 862-65, bien que cependant le doute soit très permis.]

assez souvent comme une affection spéciale. Si l'œil déplacé devient le siége d'une violente inflammation, l'*exophthalmos* prend le nom d'*exophthalmie*.

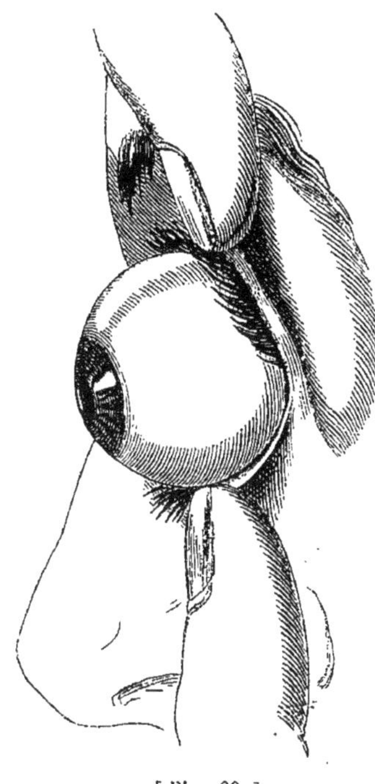

[Fig. 69.]
Empruntée à H. Walton.

Voici quelques unes des causes qui produisent l'exophthalmos : — 1. La périostose et l'exostose de l'orbite. 2. Le fongus de la dure-mère se frayant une voie par l'orbite. 3. Les maladies du sinus maxillaire, se portant vers l'orbite. 4. Les maladies de la glande lacrymale. 5. L'inflammation du tissu cellulaire de l'orbite ou de la capsule oculaire et les épanchements à l'intérieur de l'un ou l'autre de ces tissus. 6. L'ophthalmitis phlegmoneuse et phlébitique. 7. Les tumeurs et les anévrysmes de l'orbite. 8. Le fongus hématode du nerf optique, ou de l'intérieur de la gaîne du nerf optique. On peut ajouter comme cause probable, dans certains cas, 9. un état variqueux des veines ophthalmiques.

§ I. — Exophthalmos simple.

L'exophthalmos simple, avec conservation de la vision et des mouvements de l'œil, sans tumeur appréciable au toucher, sans production morbide, et sans gonflement, se rencontre assez souvent. Il peut rester stationnaire pendant des années, et il est parfois impossible d'en préciser exactement la cause. Il y a quelque raison de croire qu'en pareil cas, la cause du déplacement réside dans la capsule oculaire; sans cela, le globe de l'œil serait gêné dans ses mouvements, sinon complétement immobile. La maladie n'occupe point l'intérieur du nerf optique; sans cela la vision serait abolie. Mais quel est le siége de la cause comprimante qui refoule l'œil? Est-il au-dessus, au-dessous de l'œil, au côté nasal ou temporal, derrière l'œil ou hors de l'orbite, dans le crâne ou dans l'un des sinus du nez? Quelle est cette cause? Est-ce un état variqueux des veines ophthalmiques, un épanchement ou un abcès dans le tissu cellulo-adipeux, une augmentation de volume de la glande lacrymale, une tumeur enkystée ou solide? Personne ne saurait le dire. Les symptômes sont parfois plus compliqués : il peut y avoir de la douleur; d'autrefois des symptômes d'amaurose, ou enfin les deux à la fois. En pareil cas, jusqu'à ce que la guérison soit accomplie, ou qu'une cause tangible vienne se montrer entre l'œil déplacé et le rebord de l'orbite, le traitement ne peut être qu'expérimental.

Cette maladie s'observe aussi bien chez les hommes que chez les femmes. Ceux chez qui elle se rencontre sont rarement robustes. Il n'y a en général qu'un seul œil affecté. On peut indiquer parmi les causes excitantes, la fatigue, l'inquiétude et l'exposition au froid. J'ai été consulté pour une petite fille de huit ans affectée d'un exophthalmos de l'œil droit produit par la coqueluche. L'œil était mobile et la vision bonne. Son frère s'était trouvé dans le même état; mais chez lui l'œil avait repris sa place sous l'influence des applications froides. Un autre cas d'exophthalmos que j'ai vu, s'était manifesté pour la première fois à la suite d'un violent accès d'hystérie. Dans ce cas, les sangsues et l'iode produisirent peu d'amélioration.

Il est évident que, dans tous les cas d'exophthalmos, les muscles droits subissent un degré plus ou moins considérable d'élongation. Il est assez probable, ainsi que paraît l'avoir supposé M. Dalrymple (1), que la diminution de la tonicité naturelle, en vertu de laquelle ils maintiennent l'œil en place, peut contribuer dans une certaine mesure au déplacement.

Il y a une variété d'exophthalmos dans laquelle l'œil ne fait hernie que lorsqu'il se trouve dans une position déclive; il rentre en place aussitôt que le malade relève la tête. On en mentionne une autre variété comme étant le résultat de la paralysie des muscles droits; on l'a appelée *ophthalmoptosis*. Je ne sais si, dans cette affection, l'œil rentre dans l'orbite. Dans le cas suivant, le seul de cette espèce que j'aie vu, il ne paraissait y avoir aucune affection paralytique.

Obs. 261. — Le malade, qui était tonnelier, fut admis au *Glasgow Eye Infirmary* pour une ophthalmie catarrho-rhumatismale affectant surtout l'œil droit. Lorsqu'il y fut de quelques jours, on découvrit que quand il se penchait en avant, même seulement pour quelques minutes, il éprouvait une sensation comme si quelque chose venait remplir ou comprimer le dessus de son œil droit, qui commençait immédiatement à faire hernie. Lorsqu'il relevait la tête, la saillie de l'œil était très remarquable. Lorsque l'œil était ainsi déplacé, il n'y voyait qu'indistinctement. Cet organe commençait bientôt à se retirer, et au bout de quelques minutes il avait repris sa place ordinaire. Quand l'œil était en place, le malade le faisait mouvoir complétement à sa volonté, et il en était encore presque de même lorsqu'il était déplacé. Les mouvements de l'iris étaient naturels. Il se plaignait de ressentir dans l'orbite une douleur intense, qui fut soulagée par la saignée et les purgatifs mercuriels. Il raconta que le déplacement de son œil avait débuté cinq ans avant qu'il se présentât au *Eye Infirmary*, et qu'il s'était montré un jour où il avait porté un fardeau sur le dos. Il était difficile de trouver là une explication satisfaisante. Il est probable que la hernie de l'œil dépendait d'un état variqueux des veines ophthalmiques, le sang refluant de ces vaisseaux dans les sinus de la dure-mère quand la tête était relevée ou rejetée en arrière, et repassant au contraire dans ces vaisseaux, sous l'influence de la pesanteur, quand la tête s'inclinait en avant. La tonicité des muscles était probablement aussi diminuée.

(1) Lancet, May 26, 1849, p. 553.

Dans l'exopthalmos simple, si l'état du malade comporte les déplétifs, et surtout s'il existe de la douleur dans l'orbite, ou autour de lui, on doit appliquer de nombreuses sangsues à la tempe et sur le côté du nez ; administrer le mercure jusqu'à ce que la bouche en soit affectée, et faire suivre son emploi de celui de l'iodure de potassium; appliquer des révulsifs à la tempe et derrière l'oreille. J'ai vu plusieurs fois cette affection, lorsqu'elle était récente, disparaître complétement sous l'influence de ce traitement (1).

Plusieurs auteurs ont rapporté des exemples d'exophthalmos dans lesquels il n'existait ni effusion sanguine, ni inflammation dans le tissu cellulaire de l'orbite, ni aucune tumeur circonscrite dans cette cavité. Dans quelques-uns de ces cas, l'exophthalmos a cédé à l'emploi des remèdes, et, bien qu'il soit tout à fait impossible de dire quelle était la nature exacte de la cause qui avait produit la maladie, ces faits ont trop d'importance pour que nous n'en parlions pas. Saint-Yves intitule le chapitre dans lequel il rapporte les trois observations que je vais lui emprunter, *des amas d'humeurs qui se font derrière le globe de l'œil*. M. Ware (2) parle de cas semblables; il les considère comme occasionnés par une accumulation morbide de la substance sur laquelle l'œil repose dans l'orbite : il dit que les applications répétées de sangsues à la tempe et au front ont beaucoup servi pour triompher de la maladie. Dans un cas qu'il a traité, la saillie de l'œil a promptement diminué par l'ouverture de la temporale et la conversion de la plaie en un cautère après la saignée. Dans un autre cas, il obtint une guérison parfaite par l'application d'un caustique étendu derrière l'oreille.

Obs. 262. — Dans le premier cas que rapporte Saint-Yves, il suppose que le tissu cellulaire graisseux situé derrière le globe de l'œil, ainsi que la glande lacrymale avaient augmenté de volume par suite de l'épanchement à leur intérieur d'un liquide visqueux. L'œil faisait une saillie d'au moins trois lignes. Plusieurs chirurgiens qui furent consultés étaient d'avis d'extirper la glande lacrymale, dans l'espoir que la suppuration de la plaie déterminerait le replacement de l'œil et ferait disparaître le gonflement de l'intérieur de l'orbite. Saint-Yves s'opposa à cette opération, craignant que l'affection, qui lui paraissait de nature scrofuleuse, ne dégénérât en cancer. Il obtint en trois mois une guérison complète par l'usage de l'aethiops minéral.

Obs. 263. — Le sujet de la seconde observation de Saint-Yves était un jeune homme, qui vint à Paris avec l'œil enflammé et extrêmement proéminent. Les paupières comprimées contre l'orbite par le globe de l'œil, étaient gonflées; la supérieure commençait même déjà à présenter une teinte livide, comme si elle eût été près de tomber en gangrène. Le malade attribuait son mal *à un coup de soleil*, qui avait été tout d'abord suivi d'une douleur située profondément dans l'orbite, puis du déplacement en avant du globe de l'œil. Saint-Yves conclut de l'examen des symptômes qu'il y avait ou un abcès derrière l'œil, ou une infiltration du tissu adipeux et cellulaire de l'orbite. S'il avait été certain de l'existence d'un abcès, il aurait poussé une lancette à travers l'orbiculaire des paupières jusqu'au fond de l'orbite; mais n'osant, dans le doute, agir ainsi, il résolut d'essayer d'un traitement ré-

(1) Voyez des observations de PILCHER. Lancet, June 10, 1848, p. 640. Une observation de BROWNE. Dublin Quarterly Journal of Medical Science, vol. XI, p. 252. Dublin. 1851.
(2) Observations on the Treatment of the Epiphora, etc., p. 295. London, 1818.

sorbant. Il prescrivit donc 8 grains de calomel pour le soir, et une dose de sené, de manne et de jalap à prendre le lendemain matin; il pratiqua en même temps une saignée de la jugulaire. S'apercevant d'une amélioration à la suite de la première purgation, il continua le calomel et la mixture purgative, et au bout de quelques jours il eut la satisfaction de voir l'exophthalmos disparaître complétement.

Obs. 264. — Saint-Yves rapporte un troisième cas dans lequel les symptômes furent, pendant un certain temps, amendés par l'usage des remèdes; mais à la fin, la douleur devenant insupportable, au point d'abolir complétement le sommeil, en même temps que l'œil se désorganisait, il enleva le contenu de l'orbite. Malheureusement, il ne dit point ce qu'il trouva à la dissection, bien qu'il parle avec assurance de la cause du déplacement comme étant *un amas d'humeurs visqueuses* (1).

Obs. 265. — Louis cite, d'après la *Medicina Septentrionalis* de Bonet, le cas d'une petite fille âgée de 3 ans, dont l'œil droit fut presque complétement chassé hors de l'orbite. On consulta Bonet pour savoir si un séton à la nuque pouvait être de quelque utilité. Il remarqua que les vêtements de l'enfant étaient plus courts par devant que par derrière, ce qui le conduisit à examiner l'abdomen. Il le trouva extrêmement tuméfié, tendu, et dur. L'enfant, en un mot, présentait les symptômes du *tabes infantum*. Bonet pensa qu'il n'y avait rien à faire directement pour l'œil, mais qu'il fallait combattre l'état d'obstruction des intestins. On purgea l'enfant, et on la mit pendant un mois à l'usage de la teinture de rhubarbe. L'exophthalmos diminua à mesure que l'abdomen s'affaissa; et lorsque les organes de la digestion furent rétablis, le globe de l'œil, sans autre traitement, reprit complétement sa situation normale (2).

Obs. 266. — Un homme, âgé de 40 ans, éprouvait depuis quatre à cinq jours une douleur atroce dans l'orbite droit, la tempe et le côté correspondant de la tête. Lorsqu'il se présenta à l'hôpital, ces symptômes allaient en s'aggravant, et s'accompagnaient d'une fièvre intense; mais il n'y avait aucun dérangement des facultés intellectuelles. On eut recours pendant quatre jours, sans en obtenir d'amélioration, à un traitement antiphlogistique actif; au bout de ce temps, et dans l'espace d'une seule nuit, les paupières devinrent énormément gonflées et rouges, état qui s'étendit jusqu'à une certaine distance à la tempe et à la joue. L'œil était fortement chassé en bas et en dehors; mais la vision n'était pas affaiblie.

On pensa que les symptômes pouvaient être dus à un abcès de l'intérieur de l'orbite. On pratiqua donc une incision à travers la paupière supérieure; mais quoiqu'on plongeât très profondément dans l'orbite, d'abord un scalpel, puis un bistouri, il ne s'écoula point de pus. On prescrivit un cataplasme; et le lendemain, comme le pus ne s'était pas montré, on promena un bistouri, dit M. Hamilton, presque tout autour de l'œil, et si profondément que le nerf optique dut se trouver en danger. Cette opération ne fut pas plus heureuse que la première; tous les symptômes s'aggravèrent. Le quatrième jour, le malade devint hébété, et expira bientôt. L'intelligence et la vision restèrent intactes jusque quelques heures avant la mort. L'autopsie démontra que le gonflement de l'intérieur de l'orbite dépendait d'un épanchement de sérosité et qu'il n'y avait point de pus; mais il existait un abcès circonscrit dans le lobe antérieur droit du cerveau. Le reste de l'encéphale était sain (3).

Obs. 267. — Une jeune fille bien portante, âgée de 12 ans, se présenta au *Central London Ophthalmic Hospital*, pendant le courant de l'année dernière, avec un œil presque complétement sorti de l'orbite. Nous avons donné la figure de ce cas au commencement de cette section (v. p. 454) : les paupières sont un peu rétractées, afin de faire mieux apprécier la distance qui existe entre la partie antérieure du globe de l'œil et l'orbite. Les mouvements de cet œil s'exécutaient d'accord avec ceux de son congénère qui, lui, était à l'état naturel et plutôt enfoncé que saillant. On constata avec beaucoup de soin l'état de la vision de l'œil déplacé, et l'on s'assura qu'elle était parfaite. L'examen le plus

(1) Nouveau traité des maladies des yeux, p. 141. Paris, 1722.
(2) Mémoires de l'Académie royale de chirurgie, t. XIII, p. 550, 12mo. Paris, 1774.
(3) Dublin Journal of Medical Science, vol. IX, p. 262. Dublin, 1836.

I. 39

attentif ne fit découvrir aucun autre symptôme que cette proéminence qui avait commencé un an auparavant et s'était graduellement accrue. On essaya le mercure, mais en vain, le fer et les autres moyens sans plus de succès. On pratiqua pendant quelque temps une légère compression qui parut d'abord être utile mais finit par devenir inefficace. Lorsqu'on l'eut cessée d'un jour ou deux, la saillie de l'œil redevint aussi forte qu'auparavant (1). [T. W.]

§ II. — Exophthalmos anémique.

Dans cette variété, les deux yeux sont presque toujours affectés. Ils paraissent augmentés de volume, sans que cette augmentation existe en réalité. Cette affection est plus fréquente chez les femmes que chez les hommes.

Symptômes. — 1. Les globes oculaires sont tellement saillants, que les paupières restent largement ouvertes et permettent de voir au-dessus de la cornée une portion considérable de la sclérotique. Cet état imprime à la physionomie du malade un air d'étonnement sauvage. Les globes oculaires semblent quelquefois plus durs au toucher, sans qu'il y ait aucun désordre appréciable à l'intérieur (2). Leurs mouvements sont en général assez libres, bien que le malade se plaigne parfois d'y éprouver de la raideur, de la plénitude, de la distension, et une certaine difficulté à les tourner complétement d'un côté ou de l'autre. Les yeux ne sont pas douloureux, même à la pression. Ils n'offrent en général d'autre rougeur que celle qui est occasionnée par la présence de quelques vaisseaux qui rampent à leur surface. La conjonctive est souvent œdémateuse, surtout vers la périphérie du globe. Les paupières sont bouffies; l'inférieure est quelquefois noire et changée de couleur. La saillie est parfois si considérable que le malade ne peut clore complétement les paupières, ou même partiellement, sans avoir préalablement refoulé l'œil en arrière avec la paume de la main. La vision ne paraît point matériellement affectée; cependant, quelques malades se plaignent de son affaiblissement.

2. L'exophthalmos anémique s'accompagne généralement d'une

(1) HAYNES WALTON. Operative Ophthalmic Surgery. London, 1853, p. 373.

[(2) Il paraîtrait cependant qu'il n'en est pas toujours ainsi, car voici la description que M. Walker donne d'une des malades du docteur Begbie :

« Les deux yeux sont beaucoup plus saillants qu'à l'ordinaire ; néanmoins les paupières peuvent se fermer complétement, mais Mrs M. dit que pendant un certain temps il lui a été impossible de le faire. La vue n'est point affaiblie, et il n'y a point de douleur dans les yeux; *mais souvent la malade y éprouve un sentiment de distension.* Les cornées ont leur forme et leur dimension naturelles ; les chambres antérieures ne sont pas plus grandes qu'à l'ordinaire, les iris sont très contractiles ; les cristallins parfaitement transparents. *Les sclérotiques des deux yeux sont évidemment distendues par l'augmentation du produit d'une sécrétion interne; elles sont plus volumineuses que de coutume, et présentent, un peu en avant des insertions des muscles droits, une légère teinte bleuâtre*, bien qu'elles ne paraissent pas amincies dans ce point : elles sont légèrement aplaties, et n'ont point la forme globuleuse qu'on rencontre dans l'œil sain. Les deux yeux sont aussi *beaucoup plus durs qu'à l'ordinaire* (1). T. W.]

[(1) Anæmia and its Consequences, Enlargement of the Thyroïd Gland and Eyeballs, etc., dans Monthly Journal of Medical Science, February, 1849.]

augmentation de volume de la glande thyroïde. Le gonflement de la glande est ordinairement mou et uniforme, de la nature des hypertrophies simples; quelquefois cependant, il est dû à la présence de diverses productions accidentelles. L'exophthalmos peut exister sans le bronchocèle, et *vice versâ*.

3. Le malade offre à un degré plus ou moins prononcé la pâleur et l'air exsangue qui caractérisent l'anémie.

4. Il y a des palpitations, un pouls vite, faible et vif; le malade accuse de la dyspnée, une tendance à la syncope, de la douleur et des battements dans la tête, des vertiges, des bourdonnements d'oreilles. Tous ces symptômes augmentent par l'exercice. Les veines de cou sont quelquefois remarquablement distendues. Le cœur et les grosses artères font entendre le bruit de souffle, surtout lorsque le malade éprouve des palpitations à la suite de quelque agitation. Dans quelques cas, le cœur est dilaté; mais en général les symptômes cardiaques n'indiquent que l'état d'anémie.

5. Le malade se plaint de dyspepsie, de faiblesse, et d'excitation nerveuse.

Causes excitantes. — 1. Les pertes fréquentes ou continues de sang, comme les attaques d'hémorrhoïdes, de ménorrhagie, ou d'épistaxis. 2. Une leucorrhée abondante, une diarrhée chronique, ou d'autres écoulements épuisants. 3. De fréquentes grossesses. 4. Une surexcitation, la fatigue, les inquiétudes, le chagrin (1).

Dissection. — La seule autopsie que je connaisse a été publiée par r Henri Marsh, qui a trouvé le cœur, surtout les oreillettes, extrêmeent dilaté. Il en était de même des veines du cou. La veine jugure interne droite était si dilatée, que, lorsqu'on l'eut vidée par la iction, elle mesurait encore un pouce et demi transversalement (2). exophthalmos anémique peut être considéré comme le signe précurur de cet état que le docteur J. S. Combe (3) a si bien décrit dans cas d'anémie où les yeux n'étaient point affectés. On doit s'attendre trouver, à la dissection, une diminution du sang rouge.

Cause prochaine. — La cause prochaine générale est l'appauvrisseent du sang, dont la fibrine et les globules rouges ont diminué, en ême temps que la masse du sang elle-même. L'absence d'une quané suffisante d'un sang normal traversant les vaisseaux du cerveau, t pour expliquer plusieurs des symptômes. La cause immédiate du placement de l'œil est inconnue; peut-être faut-il l'attribuer à l'état iqueux des veines ophthalmiques. Cette hypothèse a en sa faveur

(1) L'exophthalmos anémique peut survenir dans un violent accès de toux. On l'observe chez sujets roux et chez les anémiques. Stokes l'a appelé *aneurosis* du cœur. — Banks. Dublin ital Gazette, 1er juin 1855, p. 129. (*Note de M. Mackenzie.*)

(2) Dublin Journal of Medical Science, vol. XX, p. 472. Dublin, 1842.

(3) Transactions of the Medico-Chirurgical Society of Edinburgh, vol. I, p. 194. Edinh, 1824.

l'état des veines du cou dans le cas disséqué par Sir H. Marsh, et ce fait mentionné par M. Walton, d'une malade qui ne pouvait fermer les yeux qu'après les avoir comprimés pendant quelques minutes avec la paume de la main. Un épanchement séreux dans le tissu cellulaire de l'orbite, qu'on considère, aussi hypothétiquement, comme cause d'exophthalmos anémique, ne pourrait guère céder à une pareille pression, tandis qu'une dilatation variqueuse des veines situées derrière l'œil en serait susceptible.

Les mouvements de l'œil étant, en général, si peu entravés, il n'est pas probable qu'un épanchement à l'intérieur de la capsule oculaire soit la cause du phénomène. Il expliquerait cependant bien l'augmentation apparente du volume des yeux.

L'exophthalmos anémique a ordinairement une marche chronique; mais dans quelques cas il se montre si brusquement, et sa marche est si rapide, qu'on peut le regarder comme une maladie aiguë.

Obs. 268. — Le 16 avril 1850, je fus appelé à voir, en consultation, un jeune garçon de 16 ans, confié aux soins du docteur James Miller. Il était venu quinze jours auparavant en chemin de fer de Londres à Glascow. Il s'était probablement exposé au froid pendant le voyage. Toujours est-il qu'il avait été pris presque immédiatement d'exophthalmos aux deux yeux; les conjonctives étaient devenues en même temps œdémateuses et formaient des plis saillants. Le docteur Miller, craignant une ophthalmitis phlegmoneuse, l'avait saigné abondamment, avait fait appliquer des sangsues aux tempes, administré l'antimoine, provoqué une légère salivation, placé un vésicatoire à la nuque, et retranché quelques plis de la conjonctive, afin de donner issue à l'épanchement séreux. Lorsque je vis le malade, il était au lit. Les yeux étaient fort saillants; les pupilles grandes, ce qui était probablement leur état normal: on pouvait facilement porter d'un côté à l'autre de l'orbite les yeux qui n'étaient point fixes comme dans l'ophthalmitis phlegmoneuse; la vision était bonne. Le pouls était à 82, plein et vif. En plaçant ma main sur le cœur, je trouvai qu'il était affecté de palpitations. En ouvrant la chemise, je reconnus que la glande thyroïde était augmentée de volume et douloureuse au toucher. Le cou était fortement tuméfié dans toute sa circonférence jusqu'à la nuque; ce gonflement paraissait de nature œdémateuse. Le malade délirait légèrement par instants. Ce jeune garçon ne s'était jusqu'alors jamais plaint de palpitations. On avait depuis quelque temps observé chez lui de la pâleur. Il s'était fort adonné à la course et à d'autres exercices de force. Je conseillai le repos, l'abstention de toute nouvelle évacuation sanguine et du mercure. Je ne revis plus le malade, qui mourut quelques jours après ma visite. On ne put obtenir l'autorisation de l'examiner après la mort.

Obs. 269. — Une dame que je vis avec le docteur Pagan avait un exophthalmos de l'œil droit, accompagné d'une hypertrophie de la glande thyroïde et de l'utérus. Cette dernière affection et la santé générale avaient été améliorées par les chalybés, l'huile de foie de morue, et les frictions avec l'iode. J'avais vu, quelques années auparavant, la sœur de cette dame, affectée d'exophthalmos anémique aux deux yeux. D'un tempérament nerveux et languissant, sa santé n'avait jamais été bien robuste depuis plusieurs années; mais elle paraissait surtout s'être affaiblie depuis les deux années qui avaient précédé l'époque où je la vis, et depuis son dernier accouchement. Elle avait souffert d'aménorrhée pendant quelques mois, et avait été tourmentée de dyspepsie et de constipation. L'été d'avant, elle s'était beaucoup fatiguée à la campagne; après quoi elle s'était aperçue que sa vue commençait à faiblir et que ses yeux devenaient proéminents. Elle avait vu aussi se développer un véritable bronchocèle. Ces symptômes avaient diminué jusqu'à un certain point sous l'influence d'un traitement légèrement altérant, suivi de l'usage des stomachiques, des purgatifs, et de la teinture d'iode à l'intérieur, en même temps que des frictions sur la gorge et les tempes avec une pommade contenant de l'iodure de potassium. Toutefois, des maux de tête et une sorte de sensation de tremblement par tout le corps étant survenus, on avait cessé l'usage de l'iode.

Ce fait que plusieurs individus de la même famille sont parfois atteints de cette affection, permet de conclure qu'il existe une disposition héréditaire à cet état particulier du sang, qui amène l'exophthalmos anémique.

Traitement. — Le traitement indiqué est évidemment celui qui offre des chances de rétablir l'assimilation et la sanguification. Dans ce but, le malade se mettra à l'usage d'un régime nourrissant, de la viande; il boira de l'ale et du porter, mais généralement pas de vin. Toute cause d'agitation, toute fatigue lui seront interdites. On recommandera les exercices passifs en plein air, et même les exercices actifs, pourvu qu'ils ne fatiguent pas; enfin, le changement d'air. On entretiendra la liberté du ventre à l'aide de laxatifs appropriés. On s'est bien trouvé de l'extrait de jusquiame pour calmer l'agitation nerveuse. On baignera fréquemment les yeux avec de l'eau froide. Les stomachiques, tels que la racine de columbo, ou l'écorce de cascarille, ou le mélange ordinaire de ces deux substances avec le bicarbonate de soude, la rhubarbe et le gingembre, rendront de grands services. Mais les meilleurs médicaments sont les chalybés, tels que le carbonate de fer obtenu par précipitation, et les autres sels de ce métal, le sulfate, le muriate, le citrate, etc. On les administrera à haute dose, au moment des repas, ou après ceux-ci, et l'on en continuera l'usage, sans interruption, pendant des mois.

Sous l'influence de ce traitement, on a vu les yeux rentrer dans les orbites, les paupières reprendre la liberté de leurs fonctions, la glande thyroïde revenir à ses dimensions naturelles, les palpitations disparaître, les forces se rétablir, en un mot la guérison devenir parfaite (1).

Cette affection résiste à l'usage interne de l'iode et de ses préparations, qui semblent même nuisibles, en ce qu'elles fatiguent l'estomac et déterminent dans toute l'économie des sensations si désagréables, qu'on est obligé de les discontinuer. Les mercuriaux agissent encore plus défavorablement que les préparations d'iode (2).

(1) L'emploi d'une eau ferrugineuse pour préparer les aliments, et comme boisson, empêche le développement du goître. Voyez PASCAL. London and Edinburgh Journal of Medical Science, December, 1842.

(2) Consultez sur l'exophthalmos anémique, MACDONNELL. Dublin Journal of Medical Science, vol. XXVII, p. 200. Dublin, 1845. HILL. Ibid., p. 399. BEGBIE. Monthly Journal of Medical Science, February 1849, p. 495. WHITE COOPER. Lancet, May 26, 1849, p. 551. SYME. Monthly Journal of Medical Science, vol. X, p. 488. Edinburgh, 1850.

SECTION V.

HERNIE DU TISSU ADIPEUX DE L'ORBITE.

Obs. 270. — Un garçon, âgé de 16 ans, se présenta à la consultation de l'hôpital ophthalmique de Moorfields, à cause d'un gonflement rougeâtre des deux paupières supérieures qui pendaient légèrement. Cet état lui paraissait déplaisant, ainsi qu'à ses amis, bien qu'il n'en éprouvât aucune douleur. Le gonflement était exactement le même des deux côtés. Il était presque complétement limité à la moitié ou aux deux tiers externes de la paupière, s'étendant depuis le sourcil jusqu'à un seizième de pouce du bord tarsien. Il était complétement mou, comme s'il eût été dû à un œdème des parties sous-jacentes. La sensation qu'on éprouvait en palpant n'était point celle d'une tumeur, mais bien celle produite par une surabondance du tissu cellulaire lâche situé au-dessous du muscle orbiculaire. On s'assura, en renversant la paupière, que la conjonctive et le tissu sous-jacent étaient dans un état parfaitement normal. Une pression exercée derrière l'apophyse orbitaire externe n'y fit découvrir aucune tumeur. Après avoir essayé sans succès différents moyens, M. Bowman se détermina à employer l'opération de l'entropion modifiée, à enlever non-seulement une portion elliptique horizontale de la peau au point la plus saillante de la tumeur, mais en même temps une portion correspondante de l'orbiculaire et du fascia située au-dessous de ce muscle, afin de faire adhérer fermement les téguments aux parties sous-jacentes, où la maladie semblait avoir son siége principal. On saisit avec la pince à entropion et l'on retrancha avec des ciseaux un morceau de peau de la longeur des deux tiers de l'étendue horizontale de la paupière et du tiers de son étendue verticale. Le muscle orbiculaire ainsi mis à nu était sain, on en enleva une portion de la même étendue que celle de la perte de substance faite aux téguments. Un tissu cellulaire dense fit alors saillie en avant à travers l'ouverture; lorsqu'on l'eut retranché, une masse de tissu adipeux ressemblant à la graisse normale de l'orbite, et du volume d'une amande, se présenta à l'entrée de la plaie et fut immédiatement enlevée. Il n'était point étroitement embrassé par une capsule que lui aurait formée le tissu cellulaire environnant, mais divisé en pelotons ou petits lobes qui se mouvaient librement les uns sur les autres. Cela ne ressemblait donc point à une tumeur graisseuse. Après l'extirpation totale, on ferma la plaie à l'aide de points de suture, et au bout de quatre jours M. Bowman eut la satisfaction de la voir guérie. La difformité avait presque complétement disparu. Cette opération d'abord pratiquée à gauche, le fut ensuite à droite avec le même succès (1).

CHAPITRE VIII.

TUMEURS INTRA-ORBITAIRES.

—

SECTION Ire.

TUMEURS SOLIDES OU ENKYSTÉES DE L'INTÉRIEUR DE L'ORBITE.

Les tumeurs de l'intérieur de l'orbite sont malignes ou non malignes, et ces dernières sont solides ou enkystées. Le pronostic et le traitement varient selon que la tumeur appartient à l'une ou à l'autre de ces deux classes, ou de ces deux sous-classes.

(1) London Journal of Medicine, November 1849, p. 989.

Les tumeurs malignes s'accroissent plus rapidement que les tumeurs d'une autre nature ; elles sont molles par places, dures dans d'autres, et comprennent plus souvent que les autres la peau et les tissus voisins. Lorsque le diagnostic est difficile, et qu'outre le déplacement de l'œil, il existe une tumeur reconnaissable au toucher, on a recommandé de pratiquer une ponction exploratrice, ou même d'inciser les téguments et de chercher à s'assurer de sa nature. Une enquête exacte faite sur la marche de l'affection et la palpation pratiquée avec soin permettent, en général, de se passer de ce mode d'exploration qui est si souvent nuisible. Néanmoins, il arrive que, dans beaucoup de cas de tumeurs non malignes de l'orbite, l'état cachectique du malade, et l'aspect du mal local donnent tellement le change sur l'existence d'une affection maligne, qu'en négligeant cette exploration, on s'expose à renoncer à tout traitement, dans la pensée que le mal est incurable.

Symptômes. — Quelle que soit la nature d'une tumeur située à l'intérieur de l'orbite, dès qu'elle a acquis un certain volume, elle produit nécessairement le déplacement, la saillie en avant, l'immobilité de l'œil, la compression de cet organe et de ses nerfs, ce qui détermine de la douleur et le tiraillement du nerf optique, qui, joint à la compression, amène l'amaurose. Ce dernier symptôme est souvent celui qui attire d'abord l'attention. Le déplacement de l'œil cause une difformité considérable, même quand l'organe n'est pas altéré dans sa structure. Il existe de l'intolérance pour la lumière; les larmes coulent sur la joue ; la douleur s'étend de l'orbite à la tempe et au reste de la tête : à la fin, l'œil s'enflamme, se crève et se désorganise.

Les tumeurs solides non malignes de l'orbite, qu'on appelait autrefois sarcomateuses, mais qui sont maintenant plus connues sous le nom de tumeurs fibreuses, sont d'une consistance plus ou moins ferme, et souvent très dures. Elles sont moins fréquentes et s'accroissent plus lentement que les tumeurs enkystées, et atteignent rarement un aussi grand volume que ces dernières. Elles sont circonscrites, lobulées, mobiles et insensibles. On reconnaît facilement les limites de la tumeur ; la peau qui la recouvre est mobile. Toutes ces circonstances aident à la distinguer d'une tumeur maligne. Après l'extirpation, on voit qu'elle est d'un blanc jaunâtre, environnée d'une couche de tissu cellulaire condensé, et pénétrée par un petit nombre de vaisseaux. Examinée au microscope, elle offre la même texture que le tissu fibreux naturel : elle est quelquefois parsemée d'aiguilles osseuses. Le contenu des tumeurs enkystées est très variable : quelquefois c'est un liquide qui ressemble à du blanc d'œuf (*hygroma*), ou un fluide sanguin épais (*hématocyste*) ; d'autres fois c'est une substance semblable au suif (*steatome*), ou une matière pulpeuse (*athérome*), ou un produit ressemblant au miel (*mélicéris*) (1).

(1) Consultez sur les tumeurs enkystées, WALTHER, GRAEFE und WALTHER'S Journal der Chi-

Le microscope fait voir dans ces diverses substances des cellules épithéliales surtout, des globules d'huile et des cristaux de stéarine. Tantôt le kyste est mince et séreux ; tantôt il est épais et fibreux. On y trouve parfois des cheveux ou des dents qui naissent de la surface interne du kyste.

Toutes les parties de l'orbite peuvent être le siége d'une tumeur. Tantôt elles naissent de la partie antérieure de cette cavité, de manière à se porter dès le début au-devant du globe de l'œil ; tantôt elles sont situées à l'intérieur de la capsule oculaire. Leur siége le plus fréquent est en bas et un peu derrière l'œil. Elles se développent aussi en haut et derrière lui. Leur siége le moins fréquent est le côté nasal ou le côté temporal de l'orbite. Dans quelques cas, elles sont situées profondément dans l'orbite, ou elles entourent le nerf optique.

Leurs connexions sont très diverses. Quelquefois elles sont lâches, de sorte que dès que la tumeur est mise à nu, on la sépare et on l'extrait facilement ; d'autres fois, au contraire, elles adhèrent fortement aux muscles et aux nerfs, s'insinuent entre ces parties, englobent la glande lacrymale, ou adhèrent intimement au globe de l'œil, au nerf optique, ou aux parois de l'orbite.

Elles ont toutes une tendance à se porter hors de la cavité orbitaire en passant entre les parois de cette cavité et le globe de l'œil, et en refoulant celui-ci en avant et de côté, déjetant les paupières ou les renversant en dehors, et soulevant la conjonctive. Lorsque la tumeur est fort avancée, on perçoit souvent un certain degré de fluctuation lorsqu'il s'agit d'une tumeur enkystée. Les tumeurs fibreuses, au contraire, paraissent quelquefois spongieuses, d'autres fois solides et résistantes. Les tumeurs enkystées sont souvent si molles, qu'elles semblent rentrer dans l'orbite lorsqu'on les comprime, pour reparaître aussitôt que l'on cesse la pression. Elles sont toujours plus élastiques au toucher que les tumeurs fibreuses.

Les tumeurs enkystées de l'orbite sont quelquefois combinées avec une affection maligne, ou bien elles dégénèrent en une affection de cette nature. J'ai rencontré un exemple remarquable de ce fait, le 22 septembre 1852, sur un malade du *Glasgow Eye Infirmary*. Il venait d'un lieu éloigné, porteur d'une tumeur enkystée qui avait été souvent ponctionnée chez lui par son chirurgien, et dans l'intérieur de laquelle on avait déjà introduit une tente. Je procédai à son extirpation, comme s'il se fût agi d'une tumeur enkystée ordinaire ; mais lorsque j'eus enlevé du fond de l'orbite le kyste fibreux solide qui la constituait, je le trouvai rempli d'un dépôt encéphaloïde.

Quelquefois il survient un œdème considérable des paupières, ce qui empêche de sentir nettement une tumeur qui, avant cela, était très

rurgie und Augenheilkunde, vol. IV, p. 386. Berlin, 1822. LAWRENCE. Medico-Chirurgical Transactions, vol. XVII, p. 43. London, 1832.

distincte. Les paupières du côté opposé sont quelquefois le siége d'une tuméfaction considérable, aussi bien que celles qui recouvrent l'orbite qui contient la tumeur. En pareil cas, on se laisse guider par l'histoire antérieure du cas et par le déplacement du globe de l'œil.

Un fait digne de remarque, c'est que la pression exercée par une tumeur dilate quelquefois l'orbite, ou provoque l'inflammation et la carie des parois de cette cavité, sans que l'œil cède à l'action de cette compression. Il peut se former, en pareil cas, une collection de pus qui vient se faire jour à travers l'une des paupières; une sonde, introduite alors, permet de sentir à côté de la tumeur l'os malade. Une tumeur de l'orbite abandonnée à elle-même peut acquérir un volume extrêmement considérable et occasionner, à la fin, la mort du malade par la compression qu'elle vient exercer sur le cerveau (1).

Lorsque la tumeur n'est point de nature maligne, il n'existe ordinairement aucun trouble constitutionnel. Dans les cas d'abcès, ces troubles se manifestent au début de la maladie, et s'apaisent lorsque le pus est formé. Dans les affections malignes, il y a, dès le début, une douleur qui persiste à mesure que la maladie marche, et qui s'accompagne des signes de la cachexie cancéreuse.

Causes. — Les coups sur le rebord orbitaire et l'exposition au froid sont les causes les plus fréquemment accusées, dans les observations de tumeurs de l'orbite publiées par les auteurs. Schmidt, Weldon, Delpech et quelques autres ont décrit les tumeurs enkystées de l'orbite comme des hydatides. On rencontre quelquefois dans l'orbite des kystes contenant des hydatides, ainsi que j'aurai occasion de l'établir dans le chapitre : *entozoaires des organes de la vision;* mais il n'y a point de motif plausible de croire que les tumeurs observées par ces auteurs fussent réellement de cette nature.

Traitement. — Les sangsues autour de l'orbite, les révulsifs et les fondants, tels que l'iode à l'intérieur ou à l'extérieur, ne paraissent pas d'une bien grande efficacité dans les cas de tumeur de l'orbite. On est donc obligé, pour les tumeurs enkystées, ou de recourir au traitement palliatif, qui consiste à les ponctionner, ou d'en pratiquer l'extirpation totale ou partielle. Ce dernier moyen est le seul qui convienne lorsque la tumeur est solide. La ponction d'une tumeur enkystée qui contient un liquide procure toujours un soulagement momentané, et se trouve quelquefois suivie d'une cure radicale. On a aussi essayé des injections pour obtenir ce résultat.

1. *Ponction des tumeurs enkystées.* — Les tumeurs enkystées, situées dans différentes régions du corps, celles surtout qui occupent

(1) Une tumeur de l'orbite profondément située peut pousser en avant la glande lacrymale, de façon à faire croire que c'est le développement de celle-ci qui donne lieu à l'exophthalmos. Il faut se garder de cette erreur qui pourrait entraîner le chirurgien à l'extirpation inutile de cette glande. (*Note de M. Mackenzie.*)

une situation superficielle, sont sujettes à se rompre à la suite de coups, simplement par l'action de la distension ; elles laissent alors échapper leur contenu. Le kyste persiste pendant un certain temps, et agit comme un corps étranger ; il survient une inflammation qui se termine par suppuration, et le kyste, surtout s'il est mince et séreux, est expulsé, soit entier, soit par fragments ; en suite de quoi la cavité que remplissait la tumeur revient sur elle-même, et la guérison s'opère. C'est sur cette marche que suit quelquefois la nature, qu'est fondée la pratique de la ponction des tumeurs enkystées. C'est un moyen que l'on ne doit pas beaucoup recommander. Il est long et incertain ; car le kyste peut être des semaines ou des mois avant d'être expulsé, et s'il en reste quelque portion, ou s'il persiste en totalité, comme cela se voit souvent, il se forme une nouvelle collection de liquide. Il survient aussi quelquefois dans l'orbite ce que l'on voit survenir dans d'autres parties du corps, c'est-à-dire que la ponction produit beaucoup de douleur et d'irritation, et donne naissance à une excroissance fongueuse qui se développe sur la face interne du kyste, surtout lorsque les parois de celui-ci sont épaisses et fibreuses. Toutefois, la difficulté d'extirper complétement les tumeurs enkystées de l'orbite, jointe à ce que la tuméfaction disparaît complétement, et à ce que l'œil reprend sa position normale aussitôt que le contenu du kyste a été évacué, ont quelquefois déterminé les chirurgiens à se contenter de ce traitement palliatif. Il existe des cas nombreux dans lesquels l'évacuation du kyste a heureusement suffi pour amener une cure radicale. Ce résultat s'obtient surtout lorsque le contenu de la tumeur est semblable à du suif, ou pulpeux, mais non quand il s'agit d'un hygroma ou d'un hématocyste.

Lorsqu'on ponctionne les tumeurs enkystées de l'orbite, il s'en échappe assez souvent une matière huileuse très semblable à du pus ; de sorte que quelques-unes de ces tumeurs ont pu quelquefois être confondues avec des abcès.

Voici un exemple d'une tumeur enkystée de l'orbite ouverte par accident :

Obs. 271. — Une fille, âgée de 17 ans d'une belle santé, avait une petite ouverture au côté temporal de l'orbite gauche, tout contre le cartilage tarse de la paupière supérieure. Chaque matin elle trouvait de la tuméfaction au voisinage de cette ouverture, et, en comprimant, elle en faisait sortir une certaine quantité d'une substance blanchâtre, visqueuse, assez consistante, ayant quelque ressemblance avec du suif à moitié fondu. L'origine de sa maladie était due à un coup violent qu'elle s'était donné au côté gauche de la tête en se heurtant brusquement contre une porte qu'elle croyait ouverte et qui était fermée. La partie enfla immédiatement et devint livide. On fit usage de fomentations et de cataplasmes, et les conséquences immédiates de la contusion disparurent. Au bout d'un certain temps, une petite tumeur se montra au-dessous de la peau de la région qui avait reçu le coup. La tumeur s'accrut malgré l'emploi d'embrocations et d'autres moyens semblables, et défigura beaucoup la jeune fille. Cette tumeur avait acquis le volume d'une noix, et l'on avait pris jour pour son extirpation, lorsqu'il arriva à la malade de se heurter encore si violemment la tête contre la même porte, que l'épiderme fut enlevé et la tumeur tellement contuse qu'elle tomba en suppuration. On ouvrit l'abcès; le kyste se rompit, et il s'en échappa une substance d'un blanc-jaunâtre, semblable à du miel; après quoi la plaie se réduisit à la petite ouverture qui existait encore lorsque le docteur Schwarz, l'auteur de l'observation, vit la malade. Il ne crut pas nécessaire de l'engager à laisser extraire le kyste, attendu que l'obligation de le vider de temps en temps n'était qu'un inconvénient bien léger (1).

Dans les deux cas suivants, la ponction des tumeurs enkystées de l'orbite a suffi pour amener une cure radicale :

Obs. 272. — *Guérison par ponction et suppuration.* Un cordonnier, âgé de 45 ans, avait l'œil gauche proéminent et presque complétement situé hors de l'orbite. Cet exophthalmos était survenu graduellement, il y avait eu de la douleur, mais pas d'inflammation. L'œil avait été chassé au dehors par une tumeur dure que l'on voyait située entre lui et la paroi interne de l'orbite. Plusieurs praticiens de Paris croyaient que la tumeur était cancéreuse. L'œil déplacé n'était point augmenté de volume, mais il était privé de la faculté de voir, par suite de la compression et de la traction subies par le nerf optique. Richerand proposa au malade l'extirpation de ce cancer présumé, bien que la rénitence de la tumeur lui eût laissé des doutes sur sa nature. Après avoir séparé les paupières à leur angle externe, et incisé la conjonctive, il jugea à propos de s'assurer de la nature de la tumeur en y plongeant la pointe de son bistouri. Il en sortit immédiatement deux ou trois onces d'un liquide semblable à du blanc d'œuf. Convaincu alors qu'il s'agissait d'une tumeur enkystée de l'orbite, et l'œil, par suite de la contraction du kyste, ayant déjà en partie repris sa situation normale, Richerand renonça à l'extirpation, et se contenta d'appliquer des compresses mouillées sur le kyste. Il survint une inflammation considérable qu'il combattit par la saignée. Le kyste suppura, et le malade guérit après l'excision de quelques excroissances formées par la conjonctive (2).

Obs. 273. — *Kyste expulsé à la suite de la ponction.* On amena à M. Weldon une femme dont l'un des yeux était fortement propulsé en avant. Deux ans auparavant, elle avait ressenti de la distension dans l'œil et de la rigidité dans les paupières, dont les mouvements étaient devenus difficiles. Ces symptômes s'accrurent. Une sensation de pression et de malaise, puis de douleur, se manifesta dans l'œil, surtout lorsque la malade le faisait mouvoir. A la fin, les mouvements en devinrent impossibles et la douleur s'accrut jusqu'au délire. Lorsque M. Weldon vit la patiente, l'œil était déplacé en avant et un peu en haut vers l'angle interne. Les paupières étaient ouvertes et ne pouvaient se mouvoir; les téguments environnants étaient le siége d'un engorgement général. La vue était abolie depuis un an et la pupille immobile. Les vaisseaux de l'œil étaient engorgés et dilatés. La douleur intolérable, et presque sans rémission, s'étendait parfois à toute la tête, mais était le plus souvent bornée au globe de l'œil et au trajet du nerf optique. Elle s'accompagnait d'un sentiment de pression et de grande distension. Lorsqu'on palpait les téguments qui recouvrent la partie inférieure de l'orbite, la sensation éprouvée par le doigt ressemblait à celle que donnerait du tissu adipeux lâche; mais, en examinant plus attentivement, on percevait très distinctement une fluctuation profonde. M. Weldon ponctionna la tumeur avec un couteau à cataracte, au niveau de la partie moyenne du bord inférieur de l'orbite, et en fit sortir par pression une petite quantité d'un fluide transparent. Il agrandit alors la plaie de près d'un pouce, en dirigeant l'incision vers l'angle externe de l'œil, en ayant soin de maintenir la pointe de son couteau à une profondeur suffisante, tout en la portant en avant, de façon à ouvrir largement le kyste. Il s'échappa environ deux cuillerées à bouche d'un fluide transparent, clair et légèrement visqueux. Le soulagement fut instantané, et l'œil reprit presque aussitôt sa situation normale. Les lèvres de la plaie furent maintenues écartées, et au bout de cinq à six jours, le

(1) GRAEFE und WALTHER's Journal der Chirurgie und Augenheilkunde, vol. VII, p. 235. Berlin, 1825.

(2) Nosographie chirurgicale, t. II, p. 119. Paris, 1815.

kyste, que M. Weldon s'imagine avoir été une hydatide, se montra et put être extrait. La tunique, ainsi que l'appelle M. Weldon, était sphérique, un peu plus épaisse que ne le sont d'ordinaire les enveloppes des hydatides d'un volume semblable à celui de la tumeur; sa surface était unie et brillante. L'écoulement fourni par la plaie diminua graduellement, et celle-ci fut cicatrisée sans autre accident au bout de trois semaines. La douleur et le délire disparurent complétement, et l'œil, pour un observateur superficiel, ne différait point de l'autre. L'iris resta immobile et la vision complétement perdue (1).

Obs. 274. — *Mort à la suite de la ponction d'un kyste qui se prolongeait dans le crâne par le trou optique.* Louis Bonnet, âgé de 20 ans, avait depuis l'âge de 8 ans une tumeur considérable qui remplissait l'orbite gauche, et formait, entre les paupières, une saillie telle qu'elles restaient écartées l'une de l'autre de plus d'un pouce et demi. L'espace intermédiaire était recouvert par la conjonctive enflammée ; il restait à peine quelques traces de la cornée, et l'œil était atrophié. La tumeur qui distendait les paupières et paraissait remplir l'orbite, était placée de telle façon entre les muscles de l'œil, que les contractions de ceux-ci lui imprimaient les mêmes mouvements qu'au globe de l'œil. La rénitence de la tumeur démontrait qu'elle était enkystée. Le malade ne put rien dire sur la cause de sa maladie. Il se souvenait qu'à son début, il avait éprouvé, pendant un mois, une douleur assez vive dans le fond de l'orbite, que celle-ci avait été suivie du déplacement progressif de l'œil en avant, que la vision de l'œil déplacé était devenue de plus en plus faible, qu'enfin la cornée s'était ulcérée et rompue, laissant échapper les humeurs de l'œil. Il était facile de voir que la cavité de l'orbite avait subi un degré extraordinaire de dilatation, au point d'avoir entraîné un changement dans la forme du front, du nez et de la mâchoire supérieure. L'orbite du côté opposé était tout à fait normal, la vue de l'œil droit parfaite, les autres sens et l'intelligence intacts. Le malade n'éprouvait aucune douleur de tête et n'apercevait aucune différence entre la force des deux côtés du corps. Ce dont il souffrait le plus, c'était de fréquentes attaques de conjonctivite, dont il désirait ardemment être guéri. Delpech plongea un bistouri droit à travers la partie moyenne de la paupière inférieure, point de la tumeur où la rénitence et la fluctuation étaient le plus sensibles. Il s'en échappa à l'instant, avec une grande force, un fluide transparent jaunâtre. La quantité en fut beaucoup plus considérable que ne s'y était attendu Delpech, même en tenant compte de l'agrandissement de l'orbite. En introduisant son doigt dans la cavité de la tumeur, il trouva, comme il l'avait pensé, qu'il s'agissait d'un kyste de l'espèce séro-muqueuse, présentant de nombreuses indurations irrégulières. Mais quel ne fut pas son étonnement, lorsqu'il reconnut que cette cavité se prolongeait dans le crâne par le trou optique dilaté au point de laisser passer le doigt. Il introduisit doucement dans le kyste de la charpie et maintint les lèvres de la plaie écartées à l'aide d'un morceau de linge enduit de cérat. Le malade souffrit peu pendant les deux premiers jours, mais le troisième, on vit apparaître les symptômes d'une inflammation du cerveau et de ses membranes. La douleur se propagea de la plaie au front et à l'occiput : les traits du malade s'altérèrent; et malgré la saignée du bras, les fomentations émollientes appliquées sur la tête, et l'emploi des autres remèdes, il fut très agité pendant toute la nuit, et en proie à un léger délire. Le lendemain, le pouls avait augmenté de fréquence et la peau était brûlante. On appliqua vingt sangsues à chaque tempe. Le malade perdit complétement connaissance le cinquième jour et mourut dans la soirée. Les vaisseaux du cerveau étaient fortement injectés, le tissu cellulaire sous-arachnoïdien infiltré et demi-opaque. Il y avait environ 3 onces de sérosité laiteuse dans les ventricules latéraux. Toute la surface inférieure du cerveau, surtout vers sa partie gauche et antérieure, était ramollie et de couleur ardoisée. En face de la fosse temporale interne de ce côté, et contre la selle turcique, la substance cérébrale était si adhérente, qu'on dut la couper en tranches minces pour pouvoir la séparer et examiner l'état des parties. On reconnut alors que le ramollissement du cerveau dans presque tout le lobe antérieur gauche allait jusqu'à la purulence. On trouva, enfoui dans la face inférieure de ce même lobe, un prolongement du kyste de l'orbite, long de près de trois pouces, qui avait refoulé dans cette étendue la pie-mère et l'arachnoïde, et adhérait fortement à ces membranes. Ce prolongement présentait, comme tout le reste du kyste, des bosselures et de grandes inégalités d'épaisseur. Sa structure était identiquement sem-

(1) Cases and Observations in Surgery, p. 104, London, 1806.

blable; sa cavité contenait la même matière purulente, et en réalité la cavité du prolongement n'était séparée de celle du kyste que par une sorte d'isthme formé par le trou optique. Ce trou offrait un diamètre de près de deux tiers de pouce, changement qu'il avait dû subir avant que l'ossification fût complète. La pression exercée par le kyste avait complétement fait disparaître le nerf optique gauche. A la face inférieure et dans la substance du lobe antérieur droit du cerveau, existait un autre kyste séro-muqueux, semblable à celui du côté gauche, excepté que sa cavité ne renfermait que de la sérosité pure, et qu'il était situé dans la substance du cerveau, mais sans avoir refoulé de côté la pie-mère et l'arachnoïde. Ses dimensions égalaient celles d'un œuf de pigeon partagé en deux suivant le sens longitudinal. Autour de ce kyste, le cerveau était ramolli et de couleur ardoisée; les méninges dans le point correspondant étaient légèrement enflammées (1).

2. *Extirpation partielle des tumeurs enkystées.* — En raison de la difficulté d'extraire le kyste en entier et du danger que l'on court d'intéresser des parties importantes, lorsqu'il pénètre profondément dans l'orbite, on a quelquefois recours à l'extirpation partielle. Après avoir mis à découvert, de la façon accoutumée, la partie antérieure de la tumeur, on saisit le kyste à l'aide d'une érigne double, et on en excise autant qu'on peut en comprendre entre les branches des ciseaux. La portion du kyste qui reste s'enflamme; la plaie externe se guérit plus ou moins promptement, et, dans quelques cas, tout est terminé; mais, le plus souvent, la plaie se rouvre à différentes reprises, jusqu'à ce que le kyste, détruit par la suppuration, soit expulsé.

Obs. 275. — *Ablation de la moitié antérieure du kyste; caustique appliqué sur la moitié postérieure.* Donald Mackinnes, âgé de 18 ans, entre le 28 septembre 1827 au *Glasgow Eye Infirmary*, dans le service du docteur Monteath, pour se faire traiter d'une tumeur molle qui, depuis son enfance, a commencé à faire saillie hors de l'orbite droit, immédiatement au-dessus du tendon de l'orbiculaire des paupières. La portion saillante avait le volume d'une groseille de moyenne dimension, et, autant que l'on pouvait en juger, la tumeur pénétrait profondément dans l'orbite. L'œil n'était point déplacé, et le malade n'éprouvait aucune douleur, mais il avait le plus vif désir d'être débarrassé de sa tumeur, à cause de la difformité considérable qui en résultait. On incisa les téguments, on les disséqua, et lorsque la partie antérieure de la tumeur eut été mise à nu, on s'en saisit et on l'excisa. On put alors apercevoir la cavité de la portion postérieure, située à près d'un pouce de profondeur dans l'orbite, le long de la paroi nasale. Il était évident que l'on ne pouvait, même à l'aide d'une dissection laborieuse, parvenir à enlever cette portion du kyste. On toucha donc toute la surface de cette cavité avec un crayon de nitrate d'argent, on la remplit légèrement de charpie, et l'on appliqua par-dessus une

(1) DELPECH. Chirurgie clinique de Montpellier, t. II, p. 505. Paris, 1828.

[Nous ne pouvons laisser passer cette observation sans faire remarquer les deux fautes capitales, à notre sens, commises ici par le chirurgien : la première, d'avoir ouvert largement avec le bistouri une poche aussi vaste, tandis que la chirurgie enseignait déjà à cette époque à évacuer les collections anciennes et volumineuses à l'aide d'un trocart mince, opération que l'on pouvait répéter plusieurs fois, à des intervalles de plus en plus rapprochés, afin de permettre au kyste de revenir sur lui-même et d'offrir une moins large surface à l'inflammation, quand serait venu l'instant de l'ouvrir complétement pour en provoquer l'oblitération. La seconde faute commise consiste à avoir bourré la poche de charpie, après qu'on eut reconnu, à l'aide du doigt porté par le trou optique, que le kyste de l'orbite communiquait avec la cavité du crâne. Il fallait, au lieu de cela, s'empresser de réunir la plaie par première intention. Le chirurgien aurait pu ainsi sauver son malade, témoin la ponction des ventricules du cerveau, à l'aide d'un trocart mince et très étroit, qui permet d'en retirer, dans l'hydrocéphale chronique, des masses de liquide sans faire périr les malades. Nous avons, pour notre part, pratiqué deux fois cette opération, sinon avec succès quant à la cure radicale, au moins sans avoir donné lieu au moindre accident. T. W.]

compresse et une bande. Il ne survint que très peu d'inflammation. La cavité se contracta de plus en plus et s'oblitéra bientôt sans laisser aucune difformité.

L'observation suivante fera voir les dangers qui peuvent être la suite même d'une simple extirpation partielle :

Obs. 276. — *Inflammation violente à la suite de l'ablation de la moitié antérieure d'un kyste.* Agnès Crawford, âgée de 14 ans, entra au *Glasgow Eye Infirmary,* dans le service du docteur Monteath, le 24 octobre 1827. On avait remarqué depuis six ans qu'une tumeur sortait de l'orbite droit, poussant au-devant d'elle la paupière supérieure, et offrant sa plus grande saillie au milieu de l'espace qui séparait le bord tarsal de la paupière du rebord de l'orbite. La tumeur proéminait surtout à la partie interne et supérieure de l'orbite, de sorte que l'œil était refoulé en bas et en dehors (Fig. 70). La portion de la tumeur qui se montrait au dehors avait le volume d'une prune, et le déplacement considérable du globe de l'œil faisait supposer que la portion interne était également volumineuse et s'étendait profondément dans l'orbite. La peau qui recouvrait la tumeur était d'une teinte sale et livide. Lorsqu'on renversait en partie les paupières, on voyait la conjonctive soulevée par la partie inférieure de la tumeur. La jeune fille n'éprouvait aucune douleur. La vision était parfaite et les tuniques de l'œil étaient exemptes d'inflammation. Bien que l'œil fût fortement refoulé à droite, il n'y avait point de diplopie. La santé était bonne, les menstrues n'avaient point encore paru. La tumeur avait été ponctionnée à différentes reprises; on l'avait même traversée à l'aide d'un fil qu'on y avait laissé pendant un certain temps et qui n'avait paru produire aucun effet, ni en bien, ni en mal. Le 28 octobre, après trois ou quatre jours d'un régime sévère et l'administration de deux laxatifs, la malade fut couchée sur une table, et une incision de près de deux pouces de long fut pratiquée dans le sens des fibres de l'orbiculaire des paupières. On disséqua les téguments à l'aide d'un scalpel et d'un couteau mousse en argent, de façon à mettre à nu plus de la moitié antérieure de la tumeur. Cette portion de la tumeur fut alors retranchée avec des ciseaux. Il s'écoula immédiatement du sac une énorme quantité d'un liquide semblable à du sang noir, qui fut suivi d'une hémorrhagie considérable provenant du fond de l'orbite. Le docteur Monteath y enfonça le doigt, et à l'aide de la pression qu'il exerça, modéra immédiatement l'écoulement sanguin. Il injecta ensuite pendant une minute de l'eau froide dans l'orbite, ce qui arrêta l'hémorrhagie. L'examen, au moyen du doigt, démontrait clairement que la tumeur s'étendait jusqu'à l'extrémité la plus reculée de l'orbite et qu'elle y occupait même une étendue assez considérable. Il était donc impossible de disséquer la partie postérieure du kyste; on dut se borner à la remplir de charpie, dont on mit aussi un peu entre les lèvres de la plaie pour en empêcher la réunion. Une compresse recouvrit le tout. Avant que la malade quittât la table d'opération, l'œil était en grande partie rentré dans sa cavité. Le lendemain, toute la paupière supérieure était rouge et fortement gonflée. La malade accusait de la céphalalgie et son pouls était à 112. On prescrivit dix sangsues autour de l'orbite, un cataplasme émollient et une dose d'huile de ricin. L'observation porte, le troisième jour, que les sangsues avaient abondamment coulé, mais que la tuméfaction, la céphalalgie et la fièvre ayant été en augmentant, on s'était décidé à retirer la tente. La malade avait beaucoup souffert pendant la nuit; la

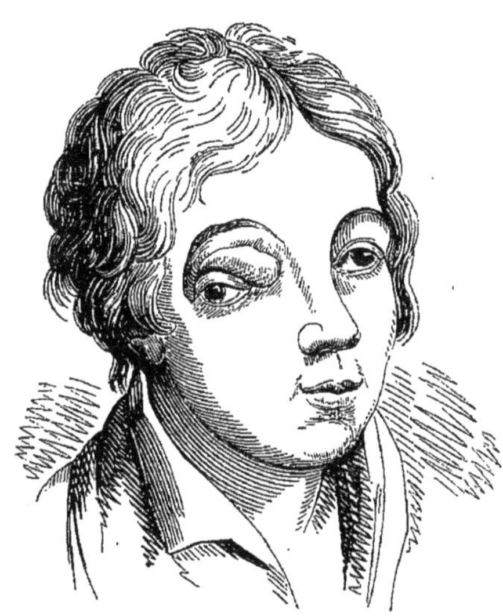

Fig. 70.

douleur était devenue pulsative et constante, dans l'œil aussi bien que dans la tête ; des vomissements étaient survenus ; le pouls était encore au-dessus de 100. La tuméfaction s'était tellement accrue que l'exophthalmos avait reparu plus considérable qu'avant l'opération. La conjonctive bulbaire étant chémosiée, on en retranche une portion d'un coup de ciseaux. On introduit une sonde à travers la plaie jusqu'au fond de l'orbite, mais il ne s'écoule pas de sang ni de pus qui auraient été retenus. On extrait un petit lambeau gangréneux qui paraît être une partie du kyste, et qui se présente à l'entrée de la plaie. A midi, une saignée du bras de 12 onces est pratiquée, et une autre de 6 onces à sept heures du soir. La malade s'évanouit à chaque saignée. Le sang était couenneux. Le pouls tomba un peu et devint plus mou ; la malade éprouva du soulagement. On continua l'emploi des cataplasmes, on prescrivit le sel d'Epsom à doses fractionnées; il agit pendant la nuit, ce qui troubla le sommeil. Il y a eu moins de douleur que la nuit précédente. Le lendemain, quatrième jour après l'opération, le pouls est à 90 environ et mou. La tuméfaction des paupières, d'un rouge foncé, et très sensible au toucher, s'est accrue au point d'acquérir la dimension de la moitié d'une pomme de moyenne grosseur ; elle est formée, pour la plus grande partie, par la paupière supérieure ; la conjonctive tuméfiée fait saillie entre les deux paupières ; la cornée est encore transparente et la vision bonne. La soif, qui avait été immodérée pendant les trois premiers jours, persistait encore. Elle eut pendant le jour des frissons fréquents et passagers. Cependant, la douleur de la tête et de l'œil était un peu moindre que la veille. On prescrivit une potion avec 25 gouttes de laudanum. L'état général s'améliorait. La tuméfaction des paupières s'accrut encore pendant deux jours, surtout celle de l'inférieure, qui devint si étendue qu'elle descendait jusqu'au niveau de l'ouverture de la narine. Le gonflement était véritablement énorme et partout très douloureux au toucher. La cornée enveloppée par le chémosis ne pouvait être que difficilement aperçue. Ce qu'on en pouvait voir paraissait transparent; mais la pupille était dilatée, et la malade n'y voyait plus. Du quatrième au huitième jour, le pouls varia de 75 à 90; la soif s'apaisa graduellement; l'appétit revint un peu; la céphalalgie et la douleur de l'œil diminuèrent, de sorte que, vers le huitième jour, elles étaient presque complétement dissipées. On purgea doucement la malade avec le sel d'Epsom, et on lui donna avec succès, chaque soir, une potion anodine. Du septième au huitième jour, le pus commença à sortir assez librement par la plaie. Le huitième jour, on s'aperçut qu'il s'était fait jour du fond de l'orbite, à travers deux ouvertures formées sur la portion de conjonctive qui se réfléchit de la paupière inférieure sur le globe de l'œil, et près de l'angle nasal. L'observation porte que le 28 janvier la plaie était complétement fermée depuis plusieurs jours, et que l'œil avait en partie repris sa position normale. La pupille, néanmoins, restait dilatée et la vision ne revenait pas. La malade n'éprouvait plus de douleur et son état général s'améliorait. Le 8 février, la position de l'œil est encore plus favorable, ainsi que la faculté de le mouvoir; mais la vue n'est pas revenue. La malade quitta l'infirmerie pour retourner chez elle à la campagne, où elle mourut de phthisie pulmonaire quelques mois après.

[L'observation suivante, empruntée à la pratique de l'un de nous, le docteur Testelin, offre une forme rare de tumeur de l'orbite, en même temps qu'elle démontre bien la difficulté de détruire les kystes autrement que par l'extirpation totale :

Obs. 277. — *Kyste sébacé de l'intérieur de l'orbite.* Dans le courant de septembre 1846, se présente à la consultation gratuite de la Société de médecine de Lille, une jeune fille de la campagne, âgée de 20 ans, bien constituée, d'un tempérament lymphatique. Elle vient demander un avis pour son œil droit, qui est saillant en avant et refoulé en haut et en dedans, par une tumeur qui occupe la partie interne et inférieure de l'orbite. Cette tumeur est très appréciable à la vue; la peau qui la recouvre n'a point changé de couleur et a conservé sa mobilité: elle est indolente; la pression n'y développe aucune douleur, et donne une certaine sensation de mollesse et de fluctuation obscure qui ne permet pas de reconnaître s'il s'agit d'une tumeur solide ou liquide; toutefois, la pression ne la fait point rentrer dans l'orbite ni diminuer de volume. La vision est abolie, bien que la malade distingue encore la lumière de l'obscurité; la pupille est dilatée, mais encore mobile; l'œil, à part cela, est parfaitement intact; la cornée est transparente, il n'existe aucune espèce d'injection; cependant, les paupières rapprochées le plus possible laissent à nu un bon quart de la face antérieure de l'organe. Celui-ci est mobile, mais les mouvements en bas et en dehors sont impossibles. La jeune fille, peu intelligente, ne sait donner que des renseignements incomplets. Elle paraît n'avoir jamais éprouvé dans l'œil et l'orbite qu'un sentiment de gêne et de distension, mais point de douleur vive; elle a perdu la vue petit à petit, et ses parents ont vu son œil sortir lentement de l'orbite. Il n'y a, du reste pas longtemps que tous ces symptômes sont devenus marqués, de sorte qu'aucun traitement n'a encore été tenté. La première chose à faire me parut devoir être de s'assurer de la nature de la tumeur; dans ce but, j'y enfonçai un trocart explorateur: il ne s'écoula absolument aucun liquide, bien que l'instrument fût enfoncé à près de deux centimètres et dirigé avec précaution dans tous les sens. Cette exploration ne détermina presque aucune douleur. La malade accepta l'extirpation que nous lui proposâmes, et je la pratiquai quelques jours plus tard. Après avoir agrandi à son angle temporal la fente palpébrale, la paupière inférieure fut complétement détachée de la face antérieure de la tumeur. Pendant ce temps de l'opération, le bistouri entama le kyste qui formait la tumeur, et mit à nu une substance offrant la consistance de graisse solide et l'aspect, la couleur, et surtout l'odeur fétide, si caractéristique de la matière accumulée dans les kystes sébacés de la peau, appelés tannes. Je crus que ce qu'il y avait de mieux à faire était d'agrandir l'ouverture du kyste et de le vider. J'amenai alors au dehors, avec une curette, une quantité prodigieuse de la matière que nous venons de décrire; le tout rassemblé égalait sans exagération le volume d'une orange. Je n'aurais jamais cru que l'orbite pût contenir une pareille quantité de matière étrangère. Les manœuvres nécessaires pour extraire cette substance m'avaient permis de reconnaître que le kyste s'étendait jusqu'à l'extrémité la plus reculée de l'orbite; il eût donc été fort difficile de l'enlever par dissection. Au reste, bien loin de douter qu'il dût être détruit par la suppuration, je crus au contraire qu'il n'y avait qu'à se précautionner contre une inflammation trop vive; je me bornai donc à maintenir la plaie du kyste et des paupières dilatée à l'aide d'une mèche très courte et à prescrire des applications froides sur l'œil. L'organe avait repris de suite sa place naturelle, et dès le lendemain la vision commençait déjà à revenir: au reste, pas d'inflammation de l'œil ni de la poche. La mèche s'était dérangée, et il était sorti spontanément quelques parcelles de la substance déjà décrite, offrant une fétidité extrême. Injections émollientes qui entraînent de nouveaux fragments. On continue plusieurs jours les mêmes moyens; voyant alors que l'inflammation n'arrivait point, je pratique des injections au nitrate d'argent, d'abord faibles, puis aussi chargées que la prudence le permet; des injections de teinture d'iode, l'introduction répétée de mèches chargées de pommades irritantes, le crayon de nitrate d'argent promené à l'intérieur du kyste, rien n'y fait: celui-ci ne se contracte pas, et se borne à fournir une suppuration séreuse mélangée parfois de fragments de la substance déjà décrite, qui offre toujours la plus grande fétidité. La santé générale se maintient, et l'œil, dont la vision est bonne, n'est nullement enflammé; la plaie extérieure a une grande tendance à se réduire à un petit pertuis, et il a fallu l'agrandir plusieurs fois pour continuer à pouvoir agir sur le kyste. Au bout de trois mois, la sonde pénètre toujours jusqu'au fond de l'orbite comme le premier jour; les os ne sont pas malades. Cinq mois après l'opération, et alors que depuis quelque temps nous laissions reposer la malade, celle-ci est prise, à la suite de l'exposition à un froid intense, d'une kératite superficielle pour laquelle elle ne vient me consulter que lorsqu'il existe déjà un vaste ulcère au centre de la cornée. La maladie cède à un traitement approprié; mais la cicatrisation de l'ulcère laisse au centre de la cornée une taie prononcée qui annule presque complétement la vision. Huit mois après l'opération, il existait toujours à l'angle externe de l'œil une petite ouverture fistuleuse par laquelle sortait de temps en temps un liquide séro-purulent, et parfois des fragments fétides de la matière primitive. Depuis cette époque, je n'ai plus revu la malade. La matière extraite de la poche, analysée par M. Simon, pharmacien à Lille, s'est trouvée composée de cinq sixièmes de divers principes gras et d'un sixième de sels calcaires et d'une matière animale analogue à l'épiderme. T. W.]

3. *Extirpation complète des tumeurs enkystées.* — L'extirpation

totale d'une tumeur enkystée de l'orbite est presque toujours accompagnée de difficultés considérables. Le flot de sang qui s'écoule, le danger de rompre le kyste, la rapidité avec laquelle son contenu s'échappe lorsqu'on blesse ou qu'on déchire accidentellement la poche, la difficulté qu'on éprouve à extraire le kyste quand ses parois sont affaissées, et la profondeur considérable à laquelle celui-ci s'étend quelquefois dans l'orbite, ont conduit à pratiquer la ponction et l'extirpation partielle. L'extirpation complète du kyste est cependant beaucoup plus désirable.

Pour extirper une tumeur située en dehors de la capsule oculaire, on pratique ordinairement à travers la peau de l'une ou de l'autre paupière une incision transversale, parallèle aux fibres de l'orbiculaire. Cette incision doit s'exécuter avec précaution, afin d'épargner les canaux lacrymaux et de ne pas pénétrer dans le kyste, qui se trouve souvent situé presque immédiatement sous la peau. Après avoir ensuite divisé la couche celluleuse qui se trouve au-dessous de l'orbiculaire et la couche fibreuse des paupières, on sépare le kyste de ses adhérences. Ce temps de l'opération s'exécute à l'aide d'une pince mousse et d'un couteau en argent : la première sert à saisir le kyste, et le second à détruire ses attaches celluleuses. Lorsque l'on a ainsi dégagé le kyste aussi complétement que possible, on l'attire en avant et l'on incise ses attaches postérieures avec un bistouri ou des ciseaux. On introduit alors le doigt dans la cavité laissée par la tumeur que l'on vient d'enlever, afin de reconnaître si l'on n'a point laissé derrière elle quelques attaches indurées ou quelques racines du kyste. Si l'on en découvre, on les saisit et on les extirpe avec les ciseaux. On a ensuite l'habitude de remplir de charpie le vide laissé par l'ablation du kyste ; mais cette pratique ne me paraît nullement nécessaire. On peut fort bien le laisser remplir du sang qui s'écoule des parties que l'on a divisées. Ses parois s'enflammeront probablement et suppureront, puis se rapprocheront graduellement ; mais lorsqu'on bourre de charpie cette cavité, l'inflammation qui survient doit naturellement être beaucoup plus intense et plus étendue. Les parties contenues dans l'orbite peuvent considérablement en souffrir ; le gonflement des tissus qui se confondent ensemble, empêche l'œil de reprendre sa position normale, et peut même amener un déplacement plus marqué et permanent de cet organe.

Les tumeurs de l'orbite sont ordinairement situées hors de la capsule oculaire. On les trouve plus souvent entre le périoste et les muscles qu'entre ceux-ci et le nerf optique ou le globe de l'œil. Lorsqu'elles poussent la paupière supérieure en avant, elles siégent ordinairement entre l'élévateur de la paupière et le périoste de l'orbite ; de sorte que l'opération ne compromet que peu ou pas du tout les muscles. Néanmoins, le docteur O'Ferrall a fait remarquer qu'une tumeur qui siége à l'intérieur de la capsule peut refouler la paupière en avant, de façon à faire croire au praticien que l'excroissance morbide est située plus près de l'orbite que du globe de l'œil et n'est recouverte que par une mince couche de parties molles. S'il procède à l'extirpation de la tumeur en l'attaquant à travers les téguments, il doit traverser une grande épaisseur de tissus pour arriver à la tumeur qui se trouve en contact immédiat avec le globe de l'œil, et sur laquelle il serait arrivé directement en incisant la conjonctive (1).

Le cas suivant, rapporté par Saint-Yves, a évidemment contribué à encourager plusieurs de ses successeurs à recourir à l'extirpation des tumeurs de l'orbite :

Obs. 278. — *Tumeur enkystée à trois cavités.* Une jeune fille de 12 ans avait une tumeur située au-dessous du globe de l'œil, de sorte que la pupille se trouvait dirigée en haut et que la paupière inférieure faisait en avant une saillie de plus d'un demi-pouce. Cette tumeur s'étendait sur la joue dans l'étendue d'un pouce. Saint-Yves pratiqua sur toute la longueur de la tumeur une incision semi-lunaire intéressant la peau et l'orbiculaire des paupières; il la saisit à l'aide d'un crochet, détacha ses adhérences avec un bistouri, et l'enleva. Il retrancha ensuite avec des ciseaux sa racine qui était dure et coriace. La plaie fut guérie en treize jours. L'œil reprit sa place et le parfait exercice de la vision. La tumeur présentait trois cavités. La plus rapprochée de la peau contenait un liquide purulent; la seconde était remplie d'une matière plus épaisse, en partie calcaire, et le contenu de la troisième ressemblait à du blanc d'œuf (2).

Obs. 279. — *Tumeur extirpée à travers la conjonctive, après la division des paupières.* Une femme, âgée de 40 ans, admise à l'hôpital de chirurgie de Göttingue, avait l'œil gauche très proéminent, en même temps qu'il était refoulé en haut et en dedans. Le repli inférieur de la conjonctive était soulevé par une tumeur dure qui repoussait en bas la paupière inférieure, entourait le globe de l'œil de son angle interne à son angle externe, et se portait de là jusqu'au bord supérieur de l'orbite. Cette tumeur était assez mobile, et l'on pouvait l'embrasser avec les doigts; de sorte que l'on n'avait point d'adhérences solides à craindre. L'œil déplacé avait l'aspect normal; la pupille était régulière, et l'iris se dilatait et se contractait bien, mais la vision ne s'exécutait plus. Le professeur Langenbeck commença par inciser la commissure des paupières, puis la conjonctive. Lorsque les paupières eurent été séparées de la tumeur, on reconnut que celle-ci était un stéatôme adhérent à l'œil et à ses muscles. On le sépara de ces diverses parties, tantôt avec le tranchant, tantôt avec le manche du scalpel, tantôt avec le doigt. On remplit de charpie, jusqu'à l'apparition des granulations, la vaste cavité qui succéda à l'ablation de la tumeur. L'œil rentra graduellement dans l'orbite, et la faculté de voir revint si complétement, qu'avant de quitter l'hôpital, la malade distinguait les plus petits objets. La difformité avait complétement disparu (3).

Obs. 280. — *Kyste évacué, puis enlevé par dissection.* Un laborieux campagnard fut pris de douleur et d'obscurcissement de la vue de l'un de ses yeux. Pendant deux ou trois ans, ces symptômes n'attirèrent pas beaucoup son attention, jusqu'à ce qu'enfin la vue se perdit complétement dans cet œil qui devint très proéminent, et que la paupière inférieure se trouva renversée en dehors. Plusieurs chirurgiens le dissuadèrent de se soumettre à aucune opération, craignant que, si la tumeur n'était pas déjà cancéreuse, elle ne le devînt si l'on y touchait. On le pressa vivement de ne point s'exposer à ces dangers, puisque sa vie n'était point compromise, ni rendue intolérable par une maladie qui n'entraînait d'autre

(1) Dublin Journal of medical Science, vol. XIX, p. 352. Dublin, 1841.

(2) Nouveau traité des maladies des yeux, p. 147. Paris, 1722. (V. une observation de tumeur enkystée de l'orbite guérie par la ponction. Annales d'Oculistique, t. XV, p. 156.)

(3) Neue Bibliothek für die Chirurgie und Ophthalmologie, vol. II, p. 258 Hannover, 1819.

inconvénient que la perte de la vue et la difformité occasionnée par le déplacement de l'œil. On l'engagea toutefois à aller consulter M. Ingram, chirurgien à Londres. Celui-ci, en examinant soigneusement le malade, crut sentir à la pression un fluide résistant, au-dessous de l'œil ; il pensa que ce liquide devait être contenu dans un kyste détaché de la glande lacrymale. Son opinion fut donc qu'il y avait quelque chose à faire pour soulager son client. M. Bromfield fut du même avis, et avec l'aide de M. Ingram, il exécuta l'opération suivante : il repoussa en haut la paupière inférieure déplacée, jusqu'à ce qu'elle eût, autant que possible, repris sa position normale. Pendant qu'elle était ainsi maintenue solidement, M. Bromfield incisa les téguments de la partie inférieure de l'orbite sous la conjonctive, jusqu'à ce qu'il eût obtenu une ouverture suffisante pour l'introduction d'un doigt, le long duquel il dirigea un scalpel aigu pour perforer la tumeur. Il s'écoula immédiatement un liquide ténu, transparent, dont la quantité aurait presque rempli un verre à vin. Le docteur Bromfield s'arrêta un moment pour permettre au malade de se nettoyer la bouche du sang qui s'y était introduit, et fit observer qu'il n'aurait accompli que la moitié de la besogne, tant qu'il n'aurait pas enlevé le kyste qui contenait le liquide. Il introduisit donc dans sa cavité deux petits instruments recourbés, et l'enleva complétement. La plaie fut remplie de charpie, recouverte d'un pansement sec, et le tout fut maintenu par un bandage approprié. En moins de 24 heures la tête et le cou du malade enflèrent prodigieusement. La plaie fut traitée comme on traite d'ordinaire une plaie superficielle. Au bout d'un mois le tout fut cicatrisé, et le malade fut renvoyé chez lui parfaitement satisfait. M. Ingram, dès avant l'opération, était convaincu que les muscles qui avaient été si allongés récupéreraient la faculté de se contracter ; qu'en conséquence, l'œil finirait par rentrer dans l'orbite sans laisser de difformité, et qu'enfin la vision reviendrait, au moins à un certain degré. Le docteur Brocklesby qui rapporte ce cas, avoue qu'il n'avait pas grande confiance dans ce pronostic, lorsque se trouvant à la campagne cinq mois après, il envoya chercher l'opéré pour satisfaire sa curiosité. Quand il le vit, il put à peine le reconnaître, car sa paupière avait repris sa position normale et ses mouvements. Un mois avant que le docteur Brocklesby le vît, l'œil avait déjà commencé à distinguer la lumière du soleil des ténèbres ; depuis lors la vision s'est encore graduellement augmentée (1).

Obs. 281. — *Kyste double s'étendant jusqu'au fond de l'orbite et contenant une dent.* Thomas Heard, jeune garçon de 17 ans, paraissant bien portant, fut reçu au *Exeter Eye Infirmary*, dans le service de M. Barnes, pour une tumeur qui avait complétement aboli la vue de l'œil gauche. La tumeur était située au-dessous de l'œil et occupait une étendue considérable de l'orbite ; l'œil était donc refoulé vers la partie supérieure de cette cavité et presque complétement caché derrière la paupière supérieure. En cherchant à limiter la tumeur en arrière, on s'aperçoit qu'elle s'étend à une profondeur très considérable, tandis qu'elle se projette en avant, au point de constituer une difformité très marquée. Elle est arrondie en avant. Un sillon superficiel, qui parcourt obliquement sa face supérieure, établit une légère ligne de démarcation entre la partie la plus proéminente et la plus mobile de la tumeur, et la portion située plus particulièrement sous le globe de l'œil. Le bord ciliaire du cartilage tarse inférieur, garni de quelques rares cils éparpillés, croise la partie antérieure de la tumeur un peu au-dessus de sa partie moyenne ; la conjonctive attirée en avant loin du globe de l'œil, et fortement tendue, mais dont la texture ne paraît point fort altérée, la recouvre en haut : une peau amincie, d'un rouge foncé, parcourue par de nombreux vaisseaux pourpres, la revêt en bas ; mais aucune de ces membranes n'y adhère beaucoup. La portion antérieure de la tumeur est molle, et on peut la faire changer de forme en la pressant avec les doigts ; la partie postérieure paraît plus élastique au toucher. Le malade peut avec efforts soulever un peu la paupière supérieure, mais pas assez pour mettre à découvert même le bord inférieur de la cornée. En la soulevant un peu plus à l'aide du doigt, on met à nu une portion de la pupille, et il distingue alors en partie les objets. L'œil paraît intact ; mais le malade peut à peine le mouvoir. La tumeur a été observée à partir de l'enfance ; mais alors elle n'avait que le volume d'un pois. Elle ne s'était accrue que très lentement jusque vers quatre ou cinq ans avant son entrée à l'infirmerie ; à cette époque, elle était devenue beaucoup plus volumi-

(1) Medical Observations and Inquiries, vol. IV, p. 371. London, 1772.

neuse et avait augmenté rapidement; pendant quelque temps, sa marche était devenue moins rapide. Elle n'occasionnait pas de souffrances; mais, comme il en résultait une difformité considérable, toujours croissante, et la perte de la vision de ce côté, on se décida à l'enlever. On divisa, pendant l'opération, le muscle oblique inférieur qui était tendu au devant de la tumeur. Le sac adhérait fortement à l'angle et à une partie du bord inférieur de l'orbite; dans la plupart des autres points, il n'était réuni aux parties environnantes que par des adhérences lâches. Il s'étendait jusqu'au fond de l'orbite et occupait dans cette cavité une place plus considérable que l'œil lui-même. Comme il était impossible de disséquer profondément sans faire courir de grands dangers à l'œil, à cause du peu d'espace qui existait entre lui et la partie postérieure de la tumeur, on évacua en partie le contenu de celle-ci, afin de faire de la place, et l'on parvint ainsi à séparer soigneusement le kyste de ses adhérences les plus profondes. Vers la partie postérieure, au côté le plus interne, et à plus d'un pouce du rebord de l'orbite, on sentit comme si le sac embrassait une apophyse osseuse aiguë, qui aurait pris naissance vers le niveau de la suture de l'ethmoïde avec l'os maxillaire supérieur. L'opérateur, ne voulant pas marcher au hasard, coupa le kyste contre cette partie saillante, afin de pouvoir examiner, avant d'essayer de l'enlever, quels en étaient la nature et les rapports. Il parut formé par un os se terminant par une pointe aiguë et faisant une saillie perpendiculaire dans la cavité de l'orbite. Il était légèrement mobile, comme s'il n'eût été attaché qu'au périoste: on put l'enlever sans beaucoup de difficulté avec les restes du sac auquel il adhérait. En l'examinant, on reconnut que c'était une dent, qui ressemblait, pour la forme et la dimension, aux dents surnuméraires que l'on trouve quelquefois dans le palais. La portion qui faisait saillie dans le sac était conique et recouverte d'un émail blanc, poli et brillant. Le sac adhérait fortement autour d'une portion rétrécie à la base du cône, laquelle ressemblait au collet d'une dent; au dehors du sac on voyait une sorte de racine, tronquée obliquement, avec un canal au centre contenant évidemment des vaisseaux sanguins. C'était là le point par lequel la dent était attachée au plancher de l'orbite. Le malade avait ses dents au complet, bien que plusieurs d'entre elles fussent disposées irrégulièrement. La tumeur extirpée se trouva formée de deux kystes, séparables par la dissection, au niveau du sillon que nous avons déjà mentionné, jusqu'à une certaine profondeur circulairement, mais intimement unis au centre. La portion antérieure laissait distinguer la couleur de son contenu; mais la postérieure était plus épaisse et plus vasculaire. La surface interne de la première était rugueuse et offrait çà et là quelque dépôt calcaire qui y adhérait; elle contenait une substance jaune, compacte, lardacée. La face interne du sac postérieur était unie, excepté dans un point près de la dent, où elle ressemblait beaucoup à une peau grossière, percée d'un grand nombre de pores. Il était rempli en partie par un liquide semblable à du petit lait, en partie par une substance jaunâtre, comme caillée. L'œil ne rentra pas après l'ablation de la tumeur, et la grande cavité qui en résulta fut remplie de morceaux d'éponge molle trempés dans l'huile. Lorsque l'on enleva le dernier morceau d'éponge le septième jour après l'opération, on trouva la cavité recouverte partout de granulations de bonne nature. L'ouverture diminua rapidement, et l'œil s'abaissa également vite; de sorte qu'au bout d'une quinzaine de jours, il se trouva presque de niveau avec l'autre. Le malade sortit au commencement de janvier, la plaie parfaitement guérie. A cette époque, la paupière inférieure ne recouvrait pas l'œil aussi exactement qu'à l'état normal, et une petite portion de son bord ciliaire était renversée en dedans. Elle pouvait être soulevée légèrement, mais point assez pour se mettre en contact exact avec la supérieure. Il existait un vide considérable au-dessous de l'œil, qui se trouvait dépasser un peu le niveau de son congénère. Le malade ne pouvait pas le diriger en bas, ni le mouvoir librement dans aucune direction. Sauf cet inconvénient, l'exercice de la vision était parfait (1).

Obs. 282. — *Tumeur enkystée de l'intérieur de l'orbite, compliquée de symblépharon.* Un homme, âgé de 29 ans, avait l'œil poussé en dedans et en bas par une tumeur qui occupait la paroi supérieure et externe de l'orbite. Cette tumeur était fluctuante et très proéminente. Par suite d'une inflammation antérieure, la cornée était restée opaque et les paupières unies au globe de l'œil. Le professeur Langenbeck incisa la paupière supérieure au-dessus de la tumeur; celle-ci, aussitôt qu'elle eut été mise à nu, se montra

(1) Medico-Chirurgical Transactions, vol. IV, p. 316. London, 1815. [Tumeur enkystée de l'orbite renfermant des poils. Obs. par KERST. V. Annales d'Oculistique, t. XII, p. 41.]

sous l'aspect d'un kyste reluisant et transparent. Il l'enleva, en le conservant parfaitement intact. Il était du volume d'un œuf de pigeon, et rempli de liquide. Les bords de la plaie furent rapprochés, et lorsqu'elle fut cicatrisée, on divisa les adhérences morbides qui unissaient les paupières au globe de l'œil; de sorte que cet organe reprit sa place normale et récupéra la faculté de se mouvoir (1).

4. *Extirpation des tumeurs solides.*—On peut quelquefois pratiquer l'extirpation d'une tumeur solide de l'intérieur de l'orbite en divisant simplement, soit la peau, soit la conjonctive, suivant la place occupée par la tumeur, en la saisissant ensuite avec un crochet ou une érigne double, ou en passant une ligature au travers, afin de pouvoir l'attirer en avant, puis en la disséquant avec un petit scalpel. Quelquefois, il est indispensable, pour faciliter cette dissection, de commencer par séparer les paupières à l'aide d'une incision prolongeant la commissure externe. La conjonctive qui recouvre la tumeur se trouve ainsi complétement mise à nu, et les autres temps de l'opération s'accomplissent avec moins de difficulté. Lorsque la tumeur est située entre les os de l'orbite, et qu'on a des raisons de penser qu'elle adhère au périoste, l'extirpation s'en effectue plus facilement en incisant la paupière dans une direction parallèle aux fibres de l'orbiculaire des paupières, le long du rebord orbitaire, en laissant la conjonctive intacte. On a quelquefois eu recours à une incision perpendiculaire de la paupière qui recouvrait la tumeur; mais c'est là un procédé qu'on doit éviter. Il faut, autant que possible, enlever la tumeur sans blesser les parties qui l'avoisinent ou auxquelles elle adhère. On l'en séparera, à l'aide de petites incisions faites avec précaution, au moyen de la pointe du scalpel, ou d'un couteau d'argent qui déchire plutôt qu'il n'incise, ou bien avec l'ongle. Mais s'il n'y a pas moyen de séparer les adhérences, il faut sacrifier les parties auxquelles elles sont fixées. Il faudra quelquefois enlever ainsi jusqu'au globe de l'œil. On ne doit laisser aucune portion de la tumeur, si l'on ne veut pas que la maladie se reproduise. Après l'extirpation de la tumeur, le globe de l'œil déplacé reprend parfois immédiatement sa situation normale et la faculté de se mouvoir; mais généralement cela n'arrive pas tout d'un coup. Il faut quelquefois plusieurs semaines, ou plusieurs mois, pour voir arriver ce résultat que l'application d'une compresse et d'un bandage facilite quelquefois (2). La cessation de la compression exercée par la tumeur est quelquefois suivie, plus ou moins immédiatement, du retour de la vision; d'autres fois, au contraire, j'ai vu le gonflement et l'inflammation consécutifs à l'extirpation d'une tumeur de l'orbite produire pendant un certain temps un déplacement plus considérable qu'avant

(1) Neue Bibliothek für die Chirurgie und Ophthalmologie, vol. II, p. 40. Hannover, 1819.

(2) Voyez un cas de Hope, dans lequel, après l'extirpation d'une tumeur de l'orbite, l'œil fut replacé au moyen de la pression d'un bandage en acier. Philosophical Transactions, for 1744 and 45, vol. XLIII, p. 194. London, 1748.

l'opération, et amener la perte de la vision dans un œil qui, bien que fortement déplacé, permettait encore au malade de voir. L'inflammation considérable qui succède à l'extirpation d'une tumeur de l'orbite, peut quelquefois s'étendre au cerveau ou à ses membranes et devenir mortelle (1).

Obs. 283. — *Tumeur fibreuse de l'intérieur de l'orbite, extirpée en deux fois.* John Searle, âgé de 28 ans, entre le 25 août 1852 au *Royal Ophthalmic Hospital, Moorfields*, à Londres, dans le service de M. Critchett. La moitié inférieure de l'orbite droit est occupée par une tumeur solide, volumineuse, mal limitée, qui a fortement déplacé l'œil en avant et l'a refoulé en haut et en dehors. La paupière supérieure est distendue et dure, tandis que l'inférieure est renversée en dehors et laisse voir la conjonctive. L'œil a subi un déplacement tel que le malade ne peut plus voir qu'en haut; toutefois, la vision est parfaite dans cette direction. On avait commencé à remarquer la saillie de l'œil il y a quinze mois, le développement de la tumeur ne s'était accompagné d'autre douleur que de celle occasionnée par la compression exercée sur les parties voisines. Il ne se rappelait pas avoir jamais reçu de blessure ou de coup dans cette région. Il ne pensait pas que sa santé générale se fût le moins du monde altérée depuis l'apparition de la maladie. Il fut décidé, en consultation, qu'on pratiquerait une incision exploratrice dans la tumeur et que, suivant ce qu'on découvrirait, on recourrait ou non à l'extirpation. Le malade se croyant assez fort pour supporter les douleurs de l'opération, ne fut pas soumis aux inhalations de chloroforme. M. Critchett ayant d'abord incisé largement la conjonctive renversée de la paupière inférieure, et l'ayant disséquée, mit à nu une production solide et blanchâtre. Lorsqu'on eut soigneusement séparé celle-ci des parties environnantes, on en détacha plusieurs gros morceaux, et l'on reconnut qu'elle s'étendait profondément dans l'orbite et paraissait adhérente à la gaîne du nerf optique. Il survint une hémorrhagie considérable pendant la dissection, et la douleur fut si intense qu'on ne put contenir le malade. On pensa qu'il valait mieux s'arrêter, et après avoir rempli la cavité de charpie, on envoya le malade au lit. La portion retranchée de la tumeur était ferme, raboteuse, et d'une teinte gris pâle; lorsqu'on la déchirait, elle laissait voir des bandes de fibres parallèles et rayonnantes. Sous le microscope, elle paraissait formée d'un tissu fibreux blanc, avec beaucoup de cellules allongées. Il ne survint presque pas de troubles généraux après l'opération; la paupière inférieure, néanmoins, et les parties situées dans la moitié inférieure de l'orbite s'enflèrent beaucoup; il se détacha même de ce dernier point une eschare étendue. Lorsque la cavité laissée par la séparation de cette eschare fut presque comblée, cet homme quitta l'hôpital et fut traité à la consultation externe. La tumeur s'étant bientôt accrue au point de reprendre son volume primitif, on le transféra au *London Hospital* pour le soumettre à une seconde opération. La paupière inférieure était de nouveau renversée en dehors et laissait voir la conjonctive d'un rouge vif et fortement épaissie. Quoique la tumeur se fût accrue rapidement, elle ne manifestait cependant aucune tendance à l'ulcération ou à l'hémorrhagie. Dans les derniers temps, la compression qu'elle exerçait sur le globe de l'œil avait déterminé beaucoup de douleur, et le malade était extrêmement désireux de se soumettre à une nouvelle opération. M. Critchett, après l'avoir averti qu'à cause de la profondeur des attaches de la tumeur, l'intégrité de l'œil se trouvait fortement compromise, consentit à faire une nouvelle tentative. Après avoir chloroformé le malade, il disséqua au devant de la tumeur la conjonctive épaissie. Il incisa alors avec précaution, et sans léser le globe de l'œil, les adhérences de la tumeur aux parties avoisinantes. Lorsqu'il l'eut ainsi débarrassée dans une étendue considérable, il la saisit avec des pinces à dents, et se mit à la tirer assez fortement, en même temps qu'il s'efforçait, avec des ciseaux courbes à pointes mousses, de séparer ses attaches postérieures. Il amena au dehors une masse du volume d'une grosse noix; et comme elle était enveloppée de toutes parts par une membrane fibreuse, il est probable qu'elle renfermait la totalité du mal. Elle présentait à peu près les mêmes apparences que la première

(1) Voyez un cas de Robertson, dans lequel un épanchement de pus s'effectua à la surface du cerveau à la suite de l'extirpation du globe de l'œil, en même temps que celle d'une tumeur. Northern Journal of Medicine, December 1844.

portion enlevée, si ce n'est que, bien que sa texture générale ne parût pas tout à fait aussi ferme, elle contenait dans sa substance de nombreuses particules osseuses. On y distinguait aussi quelques kystes très petits, à parois unies. On n'y voyait point de traces d'ecchymose; il n'en sortit aucun liquide, et son tissu était difficile à écraser. L'opération fut suivie d'une suppuration assez abondante du tissu cellulaire de l'orbite, ce qui occasionna pendant une quinzaine de jours une tuméfaction considérable, accompagnée d'une réaction modérée et sans aucune inflammation du globe de l'œil. Après cela, la tuméfaction commença à diminuer et l'œil à reprendre insensiblement sa position. Vers la fin de septembre, l'œil avait repris sa place, et était, s'il y avait quelque différence, plutôt enfoncé davantage dans l'orbite que son congénère. La vision était parfaite; mais l'œil, à cause de la lésion qu'avait subie le muscle droit inférieur, était un peu dirigé en haut. Le malade le portait facilement dans toutes les directions, excepté en bas. Un second examen microscopique de la tumeur donna les mêmes résultats que le premier. On ne pouvait donc plus hésiter à classer cette affection parmi les tumeurs fibreuses: c'était une variété à texture un peu lâche, contenant des kystes, et offrant, ainsi que cela se voit souvent, des dépôts calcaires dans plusieurs de ses parties (1).

Obs. 284. — *Tumeur extirpée à travers une incision verticale de la paupière supérieure. — Reproduction du mal.* Le docteur Monteath a rapporté en peu de mots l'histoire d'une jeune fille qui avait une tumeur à la partie supérieure et externe de l'orbite. Il fut obligé, pour parvenir jusqu'à elle, d'inciser verticalement toute l'étendue de la paupière supérieure et de disséquer les deux lambeaux. La tumeur avait le volume d'une prune et pénétrait en arrière, aussi profondément que le globe de l'œil. Elle était légèrement enkystée, parfaitement organisée, et de texture anormale. La plaie se guérit très rapidement; et contrairement à ce que l'on prévoyait, la paupière se réunit parfaitement, et ses mouvements volontaires restèrent presque aussi étendus qu'à l'état normal. Il en fut de même de l'œil, et la vision resta parfaite. La malade partit quelques mois après pour l'Angleterre, et le docteur Monteath eut le déplaisir d'apprendre plus tard que la tumeur récidivait (2).

Obs. 285. — *Tumeur récidivant pour avoir été incomplétement extirpée. — Opération rendue difficile par la résistance du malade.* M. Wardrop rapporte qu'une jeune femme d'une constitution robuste, avait sur la portion orbitaire du frontal gauche une tumeur dont la base adhérait fermement à l'os, tandis que sa rtion externe adhérait aux téguments, où il existait une ouverture sinueuse qui communiquait avec la tumeur. La masse morbide ne dépassait pas le volume d'une mande, mais elle s'accompagnait d'une violente douleur, et il se manifestait une vive ritation rien que lorsqu'on touchait la petite ouverture avec l'extrémité d'une sonde conduite même avec précaution. Quelques mois auparavant, on avait enlevé une tumeur qui siégeait en ce point; on en avait laissé une portion adhérente à l'os, et c'est ce qui vait donné naissance à la nouvelle production morbide. Bien que la malade fût venue de in, et bien décidée à subir une opération si on la lui conseillait, le scalpel n'eut pas lus tôt touché les téguments, qu'elle se mit à opposer une violente résistance. On fit un econd essai, après l'avoir fixée et maintenue sur une table au moyen d'aides nombreux; ais dès qu'on voulut commencer l'opération, elle déploya une telle résistance et fit de si grands efforts pour se dégager, qu'on dut abandonner l'espoir de réussir. M. Wardrop nsa que la seule ressource (l'usage des anesthésiques n'était point encore découvert) était la saignée poussée jusqu'à la syncope, afin qu'on pût enlever la tumeur pendant que a malade serait dans cet état d'insensibilité. Au bout de quelques jours, elle accepta cette roposition. On plaça la malade assise, dans une chambre fortement chauffée, dont on erma la porte et les fenêtres et où se tenaient sept personnes. Après avoir pris toutes ces esures pour hâter la syncope, on pratiqua une large ouverture à l'une des grosses veines u bras. Il ne fallut pas enlever moins de 50 onces de sang pour que la malade s'évanouît;

(1) Medical Times and Gazette, November 6, 1852, p. 465. — Voir une observation de tumeur fibreuse de l'orbite, accompagnée de tumeurs semblables, au côté opposé de la tête, sur la dure-mère et sur la plèvre costale. QUAIN et HILLIER. The Lancet, November 24, 1855, p. 497. (*Note de M. Mackenzie.*)

(2) Traduction du Manuel de WELLER, vol. 1, p. 195. Glascow, 1821.

elle tomba alors dans un état de syncope complète qui dura assez longtemps pour qu'on pût enlever la tumeur. L'opération s'exécuta avec une grande facilité; et, afin de provoquer l'exfoliation de la surface osseuse malade, on la frotta avec de l'alcali pur. Lorsque la malade revint de son évanouissement, elle ne voulut pas croire que l'opération fût terminée, avant de s'être regardée au miroir. Elle souffrit peu des suites, et, bien qu'elle demeurât pâle et faible pendant quelques jours à cause de la quantité de sang qu'elle avait perdue, elle se trouva néanmoins, au bout d'une semaine, beaucoup mieux que la plupart des malades qui ont subi une opération aussi grave (1).

Obs. 286. — *Tumeur environnant le nerf optique. — Extirpation du globe de l'œil.* Une jeune femme adulte consulta le docteur Monteath pour une tumeur de l'orbite qui datait de deux ans et qui avait produit un exophthalmos hideux. On reconnut qu'il était impossible d'extirper la tumeur sans enlever en même temps le globe de l'œil; ce que l'on fit. Le volume de la tumeur dépassait celui de cet organe, derrière lequel elle était située; la compression qu'elle avait exercée sur le nerf optique, qu'elle entourait de toutes parts, avait réduit de moitié le volume de ce nerf. La vision avait baissé rapidement, avant l'opération. La tumeur était extrêmement dure, d'une texture anormale, et entourée d'une couche de tissu cellulaire condensé. La face antérieure de la tumeur était en contact avec la face postérieure de l'œil qu'elle comprimait, mais elle ne lui était unie que par l'intermédiaire du nerf optique et du tissu cellulaire. Vingt mois après l'opération, la malade continuait à aller bien (2).

Obs. 287. — *Mort à la suite d'un érysipèle survenu après l'extirpation d'une tumeur de l'orbite.* Sir George Ballingall, dans une leçon clinique faite aux étudiants du *Royal Infirmary of Edinburgh*, en mars 1828, rapporte que le 12 novembre 1827, James M'Intosh entra à l'infirmerie pour une tumeur molle et mobile logée entre la voûte de l'orbite et le globe de l'œil droit. La paupière supérieure était fortement saillante en dehors et considérablement enflammée, aussi bien que la conjonctive qui recouvrait la surface de la tumeur; le globe de l'œil était refoulé vers la joue. L'œil paraissait être resté intact, et la vision n'était point diminuée, si ce n'est qu'elle était en partie entravée par l'interposition de la tumeur, qui obligeait le malade à rejeter la tête en arrière, et à relever la face lorsqu'il voulait regarder les objets placés devant lui. Il ne se rappelait avoir éprouvé aucun accident auquel il pût attribuer le développement de cette tumeur, et il lui assignait pour cause le froid auquel il avait été exposé pendant le mois de juillet. A cette époque, la tumeur occupait la région de la glande lacrymale et n'avait pas plus du quart du volume qu'elle avait déjà en novembre. On le pressa de se laisser opérer alors, mais il ne voulut pas y consentir, bien qu'on l'eût prévenu que, suivant toute probabilité, il serait obligé de venir se faire opérer plus tard, dans des conditions qui rendraient l'opération plus difficile. C'est ce qui était arrivé; et au mois de novembre il venait réclamer l'opération.

On commença celle-ci en incisant la paupière supérieure en haut et en dehors au niveau de l'angle externe de l'œil. Après avoir détaché par la dissection la paupière de la tumeur, on sépara avec peine celle-ci des parties contiguës; un pédicule ou col, par l'intermédiaire duquel elle adhérait au fond de l'orbite, fut ensuite coupé à l'aide de ciseaux à pointes mousses; puis on en retrancha quelques petites portions après coup. L'opération ne fut d'abord suivie que d'une tuméfaction et d'une inflammation modérées et beaucoup moins intense qu'on n'aurait dû le craindre. Pendant une semaine entière tout alla bien, mais au bout de ce temps, le front et la partie supérieure de la face devinrent le siége d'une inflammation érysipélateuse qui s'étendit à toute la tête : il survint du délire et le pouls s'éleva jusqu'à 150 pulsations. On remarqua, peu de temps après l'opération, que l'haleine du malade avait la fétidité mercurielle, ce qu'il attribua à quelques médecines qu'il avait prises avant son entrée à l'hôpital. Les symptômes les plus pressants furent amendés par les saignées générales et locales, l'administration à l'intérieur des antimoniaux et des purgatifs salins, l'application d'un vésicatoire à la nuque, et l'usage de fomentations anodines sur les parties enflammées. Mais le 22, le malade était tellement bas, qu'on ne comptait pas qu'il pût passer la nuit : le pouls à 120, la respiration labo-

(1) Medico-Chirurgical Transactions, vol. X, p. 275. London, 1819.
(2) Op. cit., vol. I, p. 196.

rieuse, les extrémités froides ; il y avait en même temps du délire typhique. Il sortit cependant de cet état, sous l'influence de l'usage de l'eau-de-vie étendue d'eau, du thé de bœuf, de l'application d'un second vésicatoire à la nuque. Un pus abondant et de mauvaise nature s'échappait depuis plusieurs jours de son œil, dont la cornée s'était ulcérée. Le 27 au matin, le cristallin s'échappa à travers l'ouverture de la cornée. Le délire continua, avec des intermissions pendant lesquelles le malade demandait de la nourriture qu'il dévorait avec un appétit vorace. Le pouls continua à être fréquent et faible, et l'haleine fétide ; l'aspect général ressemblait à celui de la période avancée du typhus. L'épiderme se détacha, sous la forme de croûtes, des parties de la tête et de la face qu'avait occupées l'inflammation ; enfin des frissons et la diarrhée apparurent, et la mort survint dans la soirée du 28. On ne put obtenir l'autorisation d'autopsier le corps ; mais on fit l'examen rapide de la tête et des parties sur lesquelles l'opération avait été pratiquée. On trouva une portion de la tumeur principale qui adhérait encore à la gaîne du nerf optique, et différents petits tubercules mélaniques enfouis dans le tissu graisseux qui entoure les muscles de l'œil. Il y avait de la sérosité épanchée à la surface du cerveau et dans les ventricules latéraux. Sir George fait remarquer que, s'il avait bien connu la nature de la maladie et les attaches profondes de la tumeur, il aurait procédé immédiatement à l'extirpation de tout le contenu de l'orbite. Mais lorsqu'il eut enlevé la grosse tumeur sans avoir endommagé le globe de l'œil, il ne put se décider à modifier le plan de son opération. L'inflammation qui succéda à l'extirpation de la tumeur fut peu intense et beaucoup moindre que l'on n'aurait dû s'y attendre après une opération aussi grave ; mais, dès que les symptômes d'érysipèle apparurent, il devint évident que le cas était des plus épineux. L'état de saturation mercurielle dans lequel se trouvait le malade, empêchait l'emploi des purgatifs mercuriels qui rendent souvent de si grands services dans les cas d'inflammation érysipélateuse, et l'on avait remarqué même, lorsqu'il s'était présenté au mois de juillet, qu'il avait l'aspect triste et cachectique qui annonce l'existence d'une affection organique, et qui, dans l'opinion de Sir George, le rendait peu capable de supporter les émissions sanguines abondantes (1).

SECTION II.

TUMEURS OSSEUSES DE L'INTÉRIEUR DE L'ORBITE.

M. Lucas a rapporté l'observation suivante de tumeur osseuse de orbite, succédant à une lésion traumatique, et extirpée avec succès :

Obs. 288. — La malade, fille d'un fermier, était âgée de 28 ans. Le 25 février 1802, le avait reçu un coup de corne de vache à l'angle supérieur et interne de l'orbite gauche, resque sur la suture transversale. Comme la douleur s'était dissipée promptement, on vait considéré la chose comme une contusion légère, et l'on n'y avait pas fait grande atten-n. Vers le commencement de mars, on découvrit à l'endroit même où le coup avait porté e petite tumeur dure, qui s'accrut graduellement, mais avec peu de douleur et sans ener aucun dérangement de la santé générale ; de sorte qu'elle continua à se livrer dans ferme de son père à ses occupations laborieuses. Le 1er octobre, elle consulta M. Lucas, i trouva, recouverte par la paupière supérieure, une tumeur très-dure, de forme ovale, égèrement aplatie, ayant un peu plus d'un pouce dans son diamètre vertical et s'étendant rizontalement de plus d'un pouce et demi, de l'angle interne de l'orbite vers le globe de œil qui était déplacé. La tumeur paraissait occuper la plus grande partie de l'orbite et ait refoulé l'œil en avant et en dehors, de sorte que cet organe pendait librement, et raissait complétement en dehors du rebord antérieur de l'angle externe de l'orbite.

(1) Consultez sur les tumeurs de l'orbite : ACREL. Chirurgische Vorfälle, traduit par Murray t. I, p. 88. Göttingen, 1777. HEDENUS, GRAEFE und WALTHER's Journal der Chirurgie und Augenilkunde, vol. IX, p. 267. Berlin, 1826. DELPECH. Op cit., pp. 92, 99, [et Annales d'Oculistique, I^r supplémentaire, p. 27 ; t. III supplémentaire, p. 47 : t. XII, p. 41, 162, 257 ; t. XV, p. 156 ; XXXIII, p. 256.]

M. Lucas calcula que le nerf optique et les muscles avaient dû éprouver une élongation de près d'un pouce. La malade pouvait encore distinguer les objets de cet œil, bien que la vision y fût fort affaiblie. Elle accusait peu de douleur, même lorsque l'on maniait ou comprimait la tumeur sans grand ménagement.

M. Lucas résolut de s'assurer de la nature de la tumeur, qui, quoique dure, paraissait un peu mobile. Il pratiqua dans ce but, le long de son grand diamètre, une incision horizontale d'un pouce environ de largeur à travers la paupière supérieure. En écartant et en soulevant la lèvre de la plaie, on reconnut que la tumeur était constituée par un morceau d'os recouvert seulement par les téguments, et une mince membrane semblable au périoste et à laquelle elle n'adhérait que faiblement. Aucune partie des os de l'orbite n'était dénudée; et, bien que l'on ne pût découvrir de quelle façon la tumeur adhérait aux parties voisines, elle n'en demeura pas moins ferme et immobile, malgré les efforts considérables que l'on fit pour l'ébranler et l'entraîner. L'incision ne se cicatrisa point, mais conserva son étendue primitive, laissant échapper une petite quantité de matière ténue. La saillie osseuse continua à s'accroître, et l'œil fut de plus en plus poussé hors de sa situation normale, bien qu'un certain degré de vision se maintînt. La santé de la malade resta bonne. Vers la fin de septembre 1803, l'os se cariant et devenant évidemment mobile, en même temps qu'il se portait un peu en avant, M. Lucas essaya de l'extraire en pratiquant avec un petit scalpel une incision autour de l'ancienne plaie, et en saisissant la tumeur avec une forte pince. La première tentative échoua ; mais la seconde, renouvelée plusieurs jours après, réussit. M. Lucas amena sans beaucoup d'efforts ou de difficultés, un morceau d'os, de forme oblongue, pesant un ou deux gros, long d'un pouce et demi, de deux pouces et cinq huitièmes de circonférence, dure, solide, et assez lisse. L'extraction de l'os ne fut suivie d'aucune hémorrhagie; il ne s'échappa que quelques gouttes de sang des lèvres de la plaie. On trouva la cavité d'où ce corps avait été extrait, tapissée par une membrane solide, parfaitement lisse à ses côtés supérieur et interne, mais un peu inégale sur le côté correspondant au globe de l'œil. On ne put découvrir aucune perforation ni aucune communication avec les parties environnantes; en l'explorant avec la sonde et le doigt, on ne déterminait que peu d'irritation ou de douleur, et la tumeur n'avait évidemment ni connexion, ni adhérence avec aucun des os qui l'avoisinaient.

En mars 1805, lorsque M. Lucas publia cette observation, la plaie était encore ouverte, et la cavité s'étendait en droite ligne en arrière jusqu'à la profondeur de deux pouces. Un peu de charpie recouverte d'un morceau de soie cachait la difformité. Chaque fois que l'on enlevait l'appareil, on trouvait la face interne de la cavité recouverte d'une légère exsudation. L'œil avait en grande partie repris sa position normale et la vision était presque complétement revenue. L'os ainsi extrait fut examiné et analysé par le docteur Duncan jeune, qui a publié deux figures représentant son aspect à l'extérieur et celui de sa structure interne. Sa forme, telle qu'il l'a représentée, est extrêmement irrégulière, mais ressemble assez à une section cunéiforme de sphère. Le bord convexe du coin, qui, lorsque la partie était située dans l'orbite, regardait vers la ligne médiane, quoique extrêmement irrégulier et parsemé de saillies, n'en était pas moins généralement lisse et poli. Les parties latérales étaient concaves et beaucoup moins inégales, mais elles n'offraient nulle part de surface lisse et polie. Elles ressemblaient à ces parties d'os auxquelles des cartilages, des ligaments ou des aponévroses s'attachent fortement, offrant de petits creux ou dépressions et des inégalités, comme si elles avaient été corrodées par l'action d'un fluide caustique. On ne découvrit nulle part de trace de fracture et par conséquent, dit le docteur Duncan, cela ne pouvait pas avoir été une exostose. Sa couleur était d'un blanc jaunâtre, et sa sciure d'un blanc de neige. Elle était extrêmement dure. Sa structure interne, après qu'on l'eut sciée, fut trouvée presque uniforme, ressemblant à celle de l'ivoire, offrant comme de légers rayons se portant du centre du bord vers la partie convexe du coin. On pouvait lui donner le même poli qu'à l'ivoire. Sa pesanteur spécifique et sa composition chimique différaient à peine de celle d'une portion de fémur d'un adulte (1).

Obs. 289. — Le 5 juillet 1844, au *Glasgow Eye Infirmary*, le docteur A. Anderson extirpa une tumeur osseuse située derrière la paupière inférieure. Elle s'enfonçait de façon à ne plus pouvoir être sentie à travers la paupière et l'on ne pouvait la faire saillir qu'en

(1) Edinburgh Medical and Surgical Journal, vol. I, pp. 405, 407. Edinburgh, 1805.

refoulant en arrière la paupière supérieure dans l'orbite. Elle était lisse à l'extérieur, avait un diamètre de quatre dixièmes de pouce et se composait de couches de cartilage et de matière osseuse.

CHAPITRE IX.

AFFECTIONS MALIGNES DES TISSUS CELLULAIRE ET FIBREUX DE L'ORBITE.

SECTION Ire.

SQUIRRHE DE L'INTÉRIEUR DE L'ORBITE.

Les tissus cellulaire et fibreux de l'orbite peuvent devenir le siége du squirrhe, de l'encéphaloïde et de la mélanose. Sujets, comme le sont ces tissus, à tant d'affections morbides déjà décrites, le fait qu'ils peuvent aussi être envahis par des affections malignes de formes si diverses, ajoute encore à la difficulté de porter un diagnostic certain sur les maladies de l'orbite.

En général, l'orbite ne renferme qu'une seule forme de ces affections malignes à la fois; quelquefois, cependant, on y en rencontre deux ensemble, ou conjointement avec des tumeurs enkystées. Les tumeurs encéphaloïdes reposent quelquefois sur une base squirrheuse et la mélanose complique assez souvent les tumeurs encéphaloïdes.

Il est à remarquer que l'on voit parfois les muscles de l'œil et la glande lacrymale affectés en même temps que les tissus cellulaire et fibreux et, tandis que l'œil s'affaisse simplement sous l'action compressive des tumeurs, son tissu peut rester exempt de toute dégénérescence.

Le tissu cellulaire de la partie antérieure de l'orbite devient quelquefois dur, tuberculeux et squirrheux. On trouve parfois celui situé derrière le globe de l'œil altéré de la même façon. La totalité des tissus cellulaire et fibreux qui existe entre les parois de l'orbite et l'œil peut s'infiltrer de matière squirrheuse; cet organe se trouve alors comprimé et chassé hors de l'orbite.

Obs. 290. — Un morceau de pierre à chaux étant venu frapper l'angle externe de l'orbite, produisit en ce point une plaie déchirée peu étendue, qui guérit promptement. Une petite tumeur dure qui s'était bientôt formée sur l'endroit de la plaie, fut extirpée, et l'on trouva qu'elle contenait un petit fragment de pierre à chaux. Quelques mois après, on vit reparaître dans le même point une autre petite tumeur, en rapport avec une seconde qui adhérait si fortement au contour de l'orbite, qu'on la prit pour une exostose. Au bout de quelques semaines, on découvrit le long du contour inférieur de l'orbite une troisième tumeur circonscrite, plus mobile que la dernière que nous venons de mentionner, mais aussi dure au toucher qu'un morceau de cartilage. Le malade était traité par M. Samuel Clarke, à qui je servis d'aide lorsqu'il enleva les tumeurs. Les deux qui ressemblaient, au toucher, à des exostoses, étaient en partie situées dans l'orbite et adhéraient fortement à son périoste. Elles offraient à l'incision la texture blanche striée du squirrhe. L'extirpation se fit à l'aide d'une incision semi-lunaire parallèle aux bords externe et inférieur de l'orbite, et l'on enleva soigneusement toutes les parcelles du tissu induré. Plus d'un an après l'opération, aucune récidive n'avait encore eu lieu.

Obs. 291. — William Cullen, âgé de 44 ans, entra le 31 juillet 1835 au *Glasgow Eye Infirmary* pour une inflammation catarrho-scrofuleuse de l'œil gauche, dont une grande partie de la cornée était inégale et opaque. Il continua de venir jusqu'au 15 novembre, époque à laquelle l'œil s'était amélioré par l'usage des sangsues à la tempe, d'un vésicatoire derrière l'oreille, des pilules de Plummer, du collyre au deuto-chlorure de mercure, et de la pommade au précipité rouge; néanmoins, la cornée était toujours nébuleuse. Le 29 juillet 1841, six ans après sa première visite à l'hôpital, il revint ayant l'orbite gauche rempli par une tumeur volumineuse et dure qui faisait proéminer le globe de l'œil et les paupières, et qui paraissait adhérer au périoste de tout le pourtour de l'orbite. Les paupières étaient fortement distendues, tant verticalement qu'horizontalement; elles étaient parcourues à leur face externe par des vaisseaux variqueux, et si étroitement appliquées sur la tumeur, qu'on pouvait à peine mettre à découvert une portion de leur face interne. La conjonctive, surtout vers l'angle interne, était gonflée et lobuleuse, la cornée à peine visible, et le globe de l'œil paraissait en grande partie désorganisé. On jugea que la tumeur qui remplissait l'orbite était le globe de l'œil augmenté de volume, mais l'événement démontra que c'était une erreur. Ce que l'on croyait être l'œil tuméfié était une tumeur excessivement dure et faisant hors de l'orbite une saillie d'un demi-pouce au moins. Sa surface était très irrégulière et ses mouvements très limités. La vision était presque complétement abolie; néanmoins le malade pouvait encore, même lorsque les paupières étaient closes, distinguer la lumière d'avec l'obscurité. La paupière inférieure paraissait carcinomateuse vers son extrémité interne, et il existait au-dessous de l'apophyse orbitaire interne une portion de la tumeur encore plus dure que le reste et adhérant plus fortement au périoste. Le malade rapportait que la tumeur avait commencé à se montrer plusieurs années auparavant, entre l'œil et le nez; qu'il y avait eu une excroissance sur le blanc de l'œil et que celui-ci avait diminué de volume avant l'apparition de la tumeur. Il ne semblait pas souffrir beaucoup d'ordinaire, mais il prétendait ressentir souvent dans l'œil une douleur semblable à celle produite par la suppuration. Pouls à 72. Santé générale bonne. — 2 août. On divise la commissure externe des paupières et l'on traverse le globe de l'œil au moyen d'une aiguille courbe armée d'un fil solide. On sépare alors les paupières de l'œil par la dissection; puis après avoir divisé verticalement la paupière supérieure à l'union de ses deux tiers externes avec son tiers interne, on détache et l'on extrait la tumeur comprenant l'œil. Son union avec le périoste de l'orbite paraissait entièrement formée par une substance ferme complétement carcinomateuse. En essayant d'enlever ce qui restait attaché aux parois de l'orbite, on ouvrit l'artère ophthalmique qui saigna très abondamment, et le malade s'évanouit. Les paupières, dans presque toute leur étendue, étaient atteintes par la dégénérescence carcinomateuse; on les enleva. On bourra l'orbite avec de la charpie sèche, qu'on recouvrit avec une compresse maintenue solidement au moyen d'une bande. Lorsque l'on examina la partie extirpée, on trouva la sclérotique saine, ainsi que les parties qu'elle renfermait. Le cristallin était transparent, la rétine intacte; mais le globe de l'œil avait été réduit aux deux tiers de son volume normal par la compression que lui avaient fait subir les parties malades. Le tissu cellulaire de l'orbite et la conjonctive étaient convertis en une substance de consistance cartilagineuse, traversée par des bandes blanches; les muscles étaient fortement indurés et confondus dans la masse cancéreuse. Les restes des paupières se rapprochèrent promptement, et le malade sortit le 7 septembre (1).

(1) Voyez un cas semblable par Roux. Revue médicale, t. IV, p. 398, Paris, 1832.

SECTION II.

FONGUS HÉMATODE DE L'INTÉRIEUR DE L'ORBITE.

M. Travers dit que le tissu adipeux situé derrière l'œil est le siége fréquent du fongus hématode, ou, comme il l'appelle, du cancer médullaire. « Il se forme, dit-il, autour du globe de l'œil une tumeur extraordinaire, globuleuse, dont la cornée mortifiée forme le centre. Elle fait saillie en avant, écartant et distendant tellement les paupières que celles-ci finissent par l'entourer et par en serrer étroitement la base. J'ai vu des enfants en proie à cette affection. La tumeur est quelquefois bornée à la partie supérieure ou frontale de l'orbite. La paupière supérieure est alors allongée et si étroitement tendue sur le globe de l'œil qu'il est difficile, sinon tout à fait impossible, d'examiner celui-ci. La matière médullaire est granuleuse et de la consistance du riz ; elle envahit et détruit les muscles, le périoste et finalement les os de l'orbite. J'en ai vu pratiquer l'extraction, mais la récidive en a été presque immédiate et promptement suivie de mort (1).

On a quelquefois vu le fongus hématode siéger dans le nerf optique, le globe de l'œil restant sain (2); on l'a même vu occuper la gaîne que ce nerf reçoit de la dure-mère sans que la substance du nerf lui-même fût affectée (3). Les productions de cette espèce, lorsqu'elles sont dans un état avancé, remplissent non-seulement la partie postérieure de l'orbite, mais viennent aussi faire saillie à côté de l'œil déplacé, donnant naissance aux symptômes décrits par M. Travers.

De même que les tissus cellulaire et fibreux de l'orbite sont quelquefois infiltrés de matière squirrheuse, ils peuvent l'être aussi de matière encéphaloïde. Le docteur Robertson en rapporte l'exemple suivant :

Obs. 292. — Mrs Walker, âgée de 62 ans, avait eu l'œil gauche faible depuis son enfance; il avait été le siége de fréquentes attaques d'inflammation qui avaient toujours cédé à l'emploi des remèdes usuels. Après sa dernière attaque, et trois ans environ avant qu'on ne lui extirpât le contenu de l'orbite, il s'était formé autour de la cornée un cercle charnu élevé qui était resté stationnaire pendant près d'un an et demi. Au bout de ce temps, il commença à s'accroître lentement, en dépit des sangsues, des vésicatoires, des

(1) Medico-Chirurgical Transactions, vol. XV, p. 238. London, 1829.

(2) Wishart. Edinburgh Medical and Surgical Journal. vol. XI, p. 274. Edinburgh, 1833. Schorr rapporte, (Controverse über die Nerven des Nabelstrangs; avertissement à la fin; Frankfort-am-Main, 1836) qu'il a extirpé l'œil dans un cas où un fongus hématode formait dans le nerf optique une tumeur aussi grosse qu'un œuf de poule, à partir du trou optique jusqu'à un pouce du globe de l'œil. Il enleva en 1829 tout ce que contenait l'orbite, et en 1836 le malade continuait d'aller bien. Comme le nerf optique, du trou optique à la sclérotique, n'a qu'un pouce et quart, il avait fallu qu'il eût éprouvé sur un point limité, un degré d'élongation extraordinaire, pour qu'une pareille tumeur ait pu se développer dans son intérieur.

(3) Panizza. Annotazioni anatomico-chirurgiche sul fungo midollare dell' occhio, pp. 106, 107. Tav. III, fig. 1. Pavia, 1821.

mercuriaux et des lotions de toute espèce. La tumeur s'était étendue de la circonférence de la cornée en arrière, et avait graduellement chassé l'œil hors de l'orbite. Pendant deux ans, la malade avait éprouvé de vives douleurs lancinantes qui se portaient de l'œil à la tempe et à l'occiput. La transparence de la cornée et les fonctions de la rétine restèrent intactes jusque trois mois avant l'opération. A cette époque, la vision disparut, la cornée étant devenue opaque par suite, probablement, de l'inflammation provoquée par l'exposition constante de l'œil à l'air et à la lumière, les paupières n'ayant plus la faculté de se fermer au-devant de l'organe. Les douleurs incessantes et le manque de sommeil avaient beaucoup affaibli la santé et les forces de la malade. Elle se rétablit promptement après que l'on eut enlevé le contenu de l'orbite. Elle mourut d'affaiblissement sénile, douze ans après l'opération, sans aucune maladie marquée. Une section transversale faite sur l'œil enlevé, démontra que ses membranes et leur contenu étaient sains. Autour de la sclérotique et au-dessous de la conjonctive, l'œil était entouré par une masse dense de sarcome médullaire (1).

C'est quelquefois dans le périoste de l'orbite que le cancer encéphaloïde prend naissance; en pareil cas, les os sont sujets à être envahis par le mal. La tumeur qui remplit l'orbite naît parfois de quelque cavité avoisinante, ce dont on peut ne s'apercevoir que lors d'une tentative d'extirpation.

SECTION III.

MÉLANOSE DE L'INTÉRIEUR DE L'ORBITE.

Obs. 293. — M. Chomel (2) a rapporté un cas mortel de mélanose du foie chez une personne dont le tissu cellulaire de l'orbite était atteint de la même affection. L'œil droit était enflammé et faisait une saillie remarquable hors de l'orbite. Il existait un abcès dans le tiers inférieur de la cornée, et le malade voyait très confusément de cet œil, derrière lequel on trouva, à la dissection, une masse ronde mélanique, d'environ un pouce de diamètre. Elle paraissait formée aux dépens du tissu cellulaire du fond de l'orbite et avait déplacé le nerf optique sans en altérer la texture.

Obs. 294. — Un fermier, âgé de 51 ans, s'était plaint, vingt-cinq ans auparavant, de la perte de la vision et d'une légère saillie en avant d'un de ses yeux; ces symptômes avaient cédé à l'usage de l'iode. Depuis lors, l'œil était redevenu proéminent à deux reprises différentes; mais il avait repris sa place sous l'influence des mêmes remèdes. Actuellement il faisait depuis deux ans saillie hors de l'orbite, et malgré tous les efforts tentés pour réduire la tumeur, l'œil continuait à sortir de cette cavité. Lorsque M. J. B. Fife extirpa le contenu de l'orbite, l'œil était chassé au delà des paupières par une tumeur fongueuse élastique, qui, recouverte par la conjonctive épaissie et congestionnée, entourait l'organe de telle sorte qu'on n'apercevait plus que la cornée. La douleur ne s'était éveillée que quelques mois avant l'opération. On enleva sans difficulté tout le contenu de l'orbite. L'hémorrhagie fut très abondante, mais s'arrêta promptement par le tamponnement. La tumeur remplissait complétement l'orbite, et lorsqu'on l'eut incisée, on la trouva aussi noire que du charbon; elle était recouverte d'une enveloppe celluleuse qui se prolongeait dans son intérieur et la séparait en lobules; elle était molle, et consistait en tissu cellulaire infiltré de pigment qu'entraînait facilement le lavage. La matière pigmentaire, examinée au microscope, laissait voir de nombreux granules organiques d'un noir brun,

(1) Northern Journal of Medicine, December 1844, pl. VI, fig. 14, et pl. VII, fig. 15. Voyez un cas par VELPEAU. Annales d'Oculistique, 1er vol. supplémentaire, p. 16. Bruxelles, 1842. Un autre cas de M. MAISONNEUVE; Ibid., p. 19. Un cas par JACOB. Dublin Medical Press, December 25, 1850, p. 402.

(2) Nouveau Journal de médecine, t. III, p. 41. Paris, 1818.

isolés ou réunis entre eux, de manière à former des cellules granuleuses très variables sous le rapport de la dimension et de la forme, avec de nombreux globules huileux ayant des contours peu marqués et contenant dans leur intérieur de petits granules brillants, et parfois d'autres cellules plus petites, quoique semblables entre elles. On y voyait aussi des cellules de dimension variable, avec des parois épaisses, d'un noir brun, très peu transparentes, et contenant dans leur intérieur de nombreux granules noirs, et parfois des noyaux. Ces dernières paraissaient n'être que les cellules incolores transformées par la croissance et la formation de pigment en cellules propres à la mélanose. Trois mois après l'opération, le malade se disait parfaitement bien (1).

Quant à la question de savoir s'il convient d'opérer dans les cas d'affections malignes des tissu cellulaire et fibreux de l'orbite, nous devons dire que, bien qu'il existe un petit nombre de cas où le succès a suivi l'opération, ce n'est cependant pas une pratique à recommander. Ce n'est que chez les adultes, et dans des cas très rares, que l'extirpation de tumeurs malignes de l'orbite a été suivie d'une guérison soutenue. On a publié dans le numéro du 6 novembre 1852 du *Medical Times and Gazette* un cas de cancer médullaire de l'orbite extirpé avec succès chez une enfant, par M. Lloyd; mais dans le numéro du 16 juillet 1853 du même journal, on rapporte que la récidive était survenue avant même que l'enfant eût quitté l'hôpital. Un mois après la rentrée de l'opérée chez elle, elle était prise de symptômes cérébraux et mourait. Il s'était développé dans le cerveau une masse cancéreuse molle (2).

CHAPITRE X.

ANÉVRYSMES DE L'INTÉRIEUR DE L'ORBITE.

—

SECTION Ire.

ANÉVRYSME DE L'ARTÈRE OPHTHALMIQUE.

De même que l'artère carotide interne au niveau de la selle turcique, l'artère cérébrale antérieure et les autres artères de l'intérieur du crâne, l'artère ophthalmique peut devenir, à l'intérieur de l'orbite, le siége d'un anévrysme vrai.

(1) Medical Gazette, vol. XLVII, p. 544. London, 1851. Voir un cas relaté par Lightfoot de tumeur mélanique de l'orbite sans connexions avec le globe de l'œil. Medical Times and Gazette, September 4, 1852; p. 248. Une observation de Wordsworth mentionnant une opération abandonnée après une incision exploratrice et l'examen microscopique d'une petite portion de la tumeur; ibid. May 21, 1853, p. 525.

[(2) Voir pour les tumeurs malignes de l'orbite, Annales d'Oculistique, t. Ier supplémentaire, p. 16; t. XIX, p. 64; t. XXXI, p. 102.]

Obs. 295. — M. Guthrie (1) a vu un cas dans lequel les deux artères ophthalmiques étaient dilatées, et qui s'est terminé par la mort. Les symptômes ressemblaient à ceux de l'anévrysme par anastomose, mais on ne sentait pas de tumeur. L'œil fut poussé en avant au point qu'il paraissait sorti de l'orbite, mais la vision était à peine affectée. On entendait distinctement un bruit de sifflement dans la tête, ce qu'on attribua à l'existence d'un anévrysme. Après la mort, on découvrit de chaque côté un anévrysme de l'artère ophthalmique du volume d'une grosse noix. La veine ophthalmique, fortement augmentée de volume, était obstruée près de l'endroit où elle traverse la fente sphénoïdale, par suite de l'augmentation de volume qu'avaient subie les quatre muscles droits, qui avaient, de plus, acquis une dureté presque cartilagineuse. Cet état des muscles avait contribué, autant que le développement des vaisseaux, au déplacement de l'œil. L'existence de la maladie des deux côtés détourna M. Guthrie de lier la carotide; au reste, il ne croit pas que le malade eût accepté l'opération.

Obs. 296. — M. Busk rapporte une observation de tumeur anévrysmale de l'orbite qu'il considère comme un anévrysme vrai de l'artère ophthalmique ou de quelqu'une de ses branches. Un marin âgé de 20 ans, reçut sur le côté droit de la tête un coup violent d'une des vergues du vaisseau auquel il appartenait; il tomba par suite de cet accident dans un état d'insensibilité qui dura jusqu'au lendemain. Une hémorrhagie survint par l'oreille droite, qui resta atteinte de surdité; de plus, une paralysie avec insensibilité du côté gauche de la face et une paralysie des muscles de l'œil gauche se manifestèrent. Par suite de la paralysie de l'orbiculaire, l'œil gauche s'enflamma, un onyx se forma, et la partie inférieure de la cornée devint opaque. Plus de six mois s'étaient écoulés depuis l'accident, lorsque M. B. découvrit que le globe de l'œil était le siége d'une pulsation distincte; un examen plus attentif lui fit découvrir, à la partie supérieure et interne de l'orbite droit, immédiatement en dedans de l'arcade sourcilière, une tumeur ferme et pulsative. Elle avait environ un demi-pouce dans son plus grand diamètre, paraissait située entre les os et l'élévateur de la paupière supérieure, et n'était point visible extérieurement. Quand la paupière était relevée, elle faisait saillir la conjonctive. La pulsation s'accompagnait d'un frémissement distinct qu'on sentait aussi lorsque l'on comprimait les parties situées dans le voisinage immédiat de la tumeur. En auscultant au moyen d'un petit stéthoscope en ivoire, on percevait un bruit de sifflement très fort, qui s'entendait également lorsqu'on appliquait l'instrument sur l'angle interne de l'œil droit, et sur le côté gauche de l'os frontal, aussi haut que la racine des cheveux, et en arrière presque jusqu'au niveau de l'oreille. Le malade ressentait dans l'œil une sensation de malaise et de chaleur; il n'éprouvait d'ailleurs aucune douleur, et se plaignait surtout des bruits qu'il entendait dans la tête. Comme la compression de l'artère carotide gauche faisait disparaître les pulsations de la tumeur et de l'œil, les sons révélés par l'auscultation, et le bourdonnement des oreilles, il était évident que ces symptômes dépendaient d'une seule et même cause, qui devait être un anévrysme développé sur quelque vaisseau situé dans l'orbite ou près de lui. M. B. lia donc l'artère carotide primitive. Deux jours après, on ne sentait plus aucune trace de la tumeur; toute pulsation avait disparu de l'orbite, et les bruits perçus à l'aide du stéthoscope, ou entendus par le malade, n'existaient plus. L'œil devint moins vasculaire et sa saillie diminua. En résumé, la guérison de l'anévrysme était complète. M. B. est disposé à croire que ce cas, ainsi que ceux sur lesquels ont opéré (voyez la section suivante) MM. Travers et Dalrymple, étaient des exemples d'anévrysmes vrais et non d'anévrysmes par anastomose. Il fonde cette opinion sur les particularités suivantes: — 1. L'apparition soudaine de l'affection, qui s'accompagne de douleur. 2. Son accroissement rapide. 3. L'intensité des pulsations perçues dans la tumeur, alors qu'elle était encore récente et petite. 4. Le sifflement anévrysmal si prononcé, qui, dans le cas qui lui est propre, s'entendait dans un espace aussi étendu (2).

Quant à ce qui est de la valeur de ces arguments, nous ferons remarquer que les pulsations fortes et le susurrus artériel distinct existent tous deux dans les cas d'anévrysme par anastomose. L'accroissement

(1) Lectures on the Operative Surgery of the Eye, p. 158. London, 1823

(1) Medico-Chirurgical Transactions, vol. XXII, p. 124. London, 1859.

rapide des symptômes peut se rencontrer également dans l'une ou l'autre de ces affections. La soudaineté de l'apparition du mal est le symptôme le plus propre à faire croire à l'existence d'un anévrysme vrai dans ces circonstances.

L'observation suivante a été publiée comme un cas d'anévrysme vrai situé à l'intérieur du crâne. La part que l'œil a prise à l'affection en justifie la citation dans ce chapitre.

Obs. 297. — En 1836, le malade éprouvait à des intervalles irréguliers des attaques de douleur au-dessus de l'œil droit; l'intensité et la fréquence de ces attaques avaient été graduellement en augmentant. Avant la fin de la seconde année, l'œil faisait une saillie considérable hors de l'orbite. En 1839, la tempe droite était, de même que l'œil, le siége d'une saillie morbide, et vers cette époque la douleur devint si violente qu'elle alla jusqu'au délire: celui-ci se prolongea une fois pendant 15 jours. Des douleurs se firent aussi parfois sentir à la tempe et au côté gauche de la face. Pendant l'hiver de 1838-39, les souffrances du malade furent presque incessantes; mais finalement un écoulement spontané abondant d'un fluide jaune, qui se fit par les narines, amena un soulagement marqué. Les douleurs augmentèrent ensuite chaque fois que cet écoulement nasal s'arrêtait. L'œil droit ne lui permit bientôt plus de distinguer les objets éloignés, et quant à l'oreille du même côté, elle avait perdu toute perception des sons. Le déplacement de l'œil attirait tout d'abord l'attention; il était d'un demi-pouce environ plus saillant que l'autre. La portion inférieure et externe du frontal, comprenant la portion orbitaire et la moitié externe de l'arcade sourcilière, les portions correspondantes du pariétal, du temporal et du sphénoïde, séparées du corps de ces os, étaient comprises dans un soulèvement commun, occupant la tempe et ce côté de la tête. Toute cette masse laissait percevoir au toucher le frémissement caractéristique des anévrysmes, tandis que l'œil, vu de côté, était agité d'un mouvement alternatif d'avance et de recul correspondant aux battements du cœur. Les souffrances du malade furent beaucoup allégées par le traitement préparatoire à l'opération: il consista dans l'usage d'une nourriture simple, de facile digestion, prise en quantité modérée, et dans l'emploi des évacuants jugés nécessaires pour maintenir les organes digestifs en bon état. Au mois de janvier, le professeur Dudley de Lexington lia la carotide primitive. L'effet de la ligature se fit immédiatement sentir sur l'œil et dans tout le côté droit de la tête et de la face. L'œil n'éprouva plus aucune pulsation, la circulation dans les téguments devint languissante, et la tension de toutes les parties comprises dans la tuméfaction diminua beaucoup; en même temps le malade déclarait qu'il était débarrassé du bruit et des mouvements qu'il ressentait dans la tête. L'affaissement rapide de toutes les parties qui avaient été tuméfiées, une semaine après l'opération, rendit manifestes les changements survenus. On pouvait alors suivre distinctement des aiguilles osseuses isolées, commençant vers le centre de l'arcade sourcilière et envahissant des portions du pariétal et du temporal; d'un autre côté, le petit doigt pouvait être enfoncé dans une petite cavité existant à l'angle externe de l'œil, et correspondant à la suture transverse. Le vingtième jour après l'opération, les lignes de séparation des os étaient devenues obscures, les aiguilles osseuses indistinctes, et toute la partie tuméfiée s'affaissait rapidement. L'œil était presque rentré dans sa situation normale dans l'orbite, et distinguait actuellement les objets éloignés; l'oreille, naguère privée de l'ouïe, était redevenue aussi fine que l'autre. Six mois après l'opération, le malade jouissait d'une bonne santé, et exerçait le métier de forgeron (1).

[L'importance du sujet nous engage à citer encore les observations qui suivent :

Obs. 298. — *Deux cas d'anévrysme de l'artère ophthalmique consécutifs à des chutes sur la tête, et guéris par la ligature de la carotide primitive* (2). Le premier

(1) American Journal of the Medical Sciences, January 1843, p. 173.
(2) Dublin Medical Press, August 9, 1854. Observation de T. B. CURLING.]

cas est celui d'un homme, âgé de 19 ans, entré au *London Hospital*, dans le service de M. Scott, en 1834, et présentant des symptômes de commotion à la suite d'une chute dans la cale d'un navire, symptômes qui furent suivis de la projection en avant avec pulsations du globe de l'œil droit et abolition de la vision. Un mois environ après la blessure, il survint par le nez une violente hémorrhagie artérielle. M. Scott qui se trouvait présent à l'hôpital, pratiqua une incision sur le trajet de la carotide et lia ce vaisseau. Le malade guérit très bien, mais la vision resta perdue (1). Le second cas est celui d'un ouvrier qui, en mars 1854, entra dans le service de l'auteur, à la suite d'une chute qui avait déterminé des symptômes de forte commotion et un écoulement de sang par l'oreille droite. Ces accidents furent suivis d'un écoulement séreux par l'oreille, de surdité, et enfin de paralysie de la face à droite. Six semaines après l'accident, la conjonctive de l'œil droit s'enflamma, et le globe oculaire commença à faire saillie en avant et à être agité par des pulsations. Le malade ressentit aussi des douleurs pulsatives dans la tête. Dès que la vision commença à diminuer, le 2 juin, M. Curling plaça une ligature sur l'artère carotide primitive droite; aussitôt les douleurs pulsatives de la tête, les battements et la projection du globe oculaire cessèrent. Néanmoins la vision, au lieu de s'améliorer, fut complétement abolie le second jour après l'opération; la cornée se troubla et devint nuageuse, en même temps que la pupille restait largement dilatée. Au bout d'une semaine, la cornée s'éclaircit et la vision revint, mais d'une manière imparfaite, à cause de la grande dilatation de la pupille. Sous tout autre rapport, le malade alla bien.

M. Curling fait remarquer que l'histoire de ces deux cas démontre clairement qu'une blessure grave de la tête peut être la cause de la formation d'un anévrysme de l'artère ophthalmique. Il fait ressortir certaines différences entre ces deux faits; il pense que dans le premier, c'est à la forte secousse éprouvée par le crâne qu'on doit rapporter la production de l'anévrysme, tandis que dans le second, la portion pétreuse du temporal a été fracturée, et par suite de l'extension de cette fracture jusqu'au trou optique, une esquille détachée de l'os aura blessé l'artère ophthalmique. Il croit que la perte de la vision qui, dans le second cas, est survenue peu de temps après l'opération, a été la conséquence d'un défaut de nutrition occasionné par l'arrêt de la circulation dans l'artère carotide; mais à mesure que la saillie de l'œil a diminué, la circulation s'est rétablie, l'œil a récupéré ses moyens de nutrition et la vue est revenue. Quant à la persistance de la dilatation de la pupille après la restauration de la vision, il l'attribue à la compression exercée par l'anévrysme sur les nerfs ciliaires, compression qui a détruit leurs fonctions et produit une véritable mydriase. Il termine en faisant remarquer que ces faits démontrent que les anévrysmes traumatiques de l'artère ophthalmique compromettent gravement la vision, et cela de trois façons : 1° Par suite de la compression ou de la traction qu'ils exercent sur le nerf optique. 2° Par le trouble qu'ils occasionnent dans la nutrition de l'œil. 3° Par l'altération des nerfs ciliaires. Ils font aussi voir que, pour éviter ces dangers, on doit lier de bonne heure l'artère carotide primitive, aussitôt, par exemple, qu'on aperçoit l'œil former une saillie qui s'accompagne de battements. T. W.]

[*Obs.* 299. — *Anévrysme du tronc de l'artère ophthalmique et de ses principales branches, guéri au moyen des injections de perchlorure de fer* (2). Pascaline Chiensse, âgée de 12 ans et demi, née à Venelles (Bouches-du-Rhône), d'un tempérament lymphatique, non encore menstruée, peu développée pour son âge, ayant néanmoins joui jusque-là d'une assez bonne santé, fit une chute, il y a environ trois ans, dans les circonstances suivantes : elle était accoudée devant une fenêtre du second étage, regardant ce qui se passait dans la rue, lorsque la barre de bois sur laquelle elle appuyait ses mains s'étant descellée de la muraille, elle tomba de cette hauteur, la tête la première. Heureusement ses robes s'accrochèrent en tombant aux contre-vents du rez-de-chaussée, de façon à amortir considérablement l'effet de la chute. Il en résulta toutefois diverses contusions sur le tronc et les membres, et deux plaies contuses sur le côté droit du front, qui suppurèrent pendant un mois et demi à deux mois. Six mois environ après cette chute, ses

[(1) M. Mackenzie donne cette même observation sous la rubrique : Épanchement de sang dans le tissu aréolaire de l'orbite. T. W.]

[(2) Bourguet. Académie des sciences de Paris, séance du 19 novembre 1855. — Gazette médicale de Paris, 1855, p. 772.]

parents s'aperçurent que l'œil droit devenait plus saillant que celui du côté opposé et qu'il existait une petite tumeur pulsatile à la partie interne de l'orbite, vis-à-vis du sac lacrymal. Peu à peu cette tumeur augmenta de volume, et s'étendit du côté du front, du côté du nez et dans l'épaisseur de la paupière supérieure. Justement alarmés des progrès du mal, ainsi que des douleurs et des battements qne la malade y accusait, ils consultèrent le médecin ordinaire de la famille, le docteur Soubriès (de Beyrargues), qui reconnut le véritable caractère de la maladie, et nous adressa cette jeune fille le 27 décembre 1854. Voici les symptômes que nous constatâmes à cette époque :

Une tumeur ou plutôt une série de tumeurs pulsatiles, indolentes, molles, élastiques, existe au bas du front, à la partie interne de l'orbite et dans l'épaisseur de la paupière supérieure, du côté droit. La tumeur du front est allongée, de forme ovale, du volume d'une grosse amande, un peu aplatie d'avant en arrière; elle présente 4 centimètres de long sur 25 millimètres de large dans ses plus grands diamètres, et s'étend supérieurement jusque vers le milieu du front, tandis qu'inférieurement elle se rétrécit un peu et se confond avec la tumeur de l'orbite; ses parois paraissent très-minces, surtout vers le centre; le coronal présente un sillon profond dans lequel elle est en partie logée. Celle de l'angle interne de l'orbite est plus volumineuse que la précédente : elle est de forme marronnée, du volume d'un gros œuf de pigeon, occupe tout le côté interne de la région orbitaire, et s'étend en dessus, en dessous, en dehors et en dedans du sac lacrymal. Enfin, la tumeur de la paupière supérieure est située immédiatement en dessous du rebord orbitaire; elle est formée en dedans par un tronc unique, du volume du petit doigt, de forme cylindrique, sur une longueur de 28 à 30 millimètres; dans le reste de son étendue, elle est constituée par de nombreuses flexuosités et circonvolutions qui rampent en serpentant dans l'épaisseur de la paupière supérieure dont elles occupent toute la hauteur jusqu'à l'apophyse orbitaire externe et à la tempe où elles se perdent; plusieurs de ces circonvolutions s'anastomosent entre elles, et forment sous la peau mince de la paupière des renflements ou dilatations en forme de chapelet ou de mamelons, entrelacés ensemble, agités par des battements, et occasionnant par leur volume une saillie très disgracieuse de la paupière supérieure qui dépasse le sourcil de 14 à 15 millimètres, tandis que du côté opposé le bord libre de la paupière est à 1 centimètre en arrière du sourcil. Toutes ces tumeurs sont le siége d'un frémissement vibratoire et présentent des battements très manifestes, isochrones à ceux des autres artères du corps, disparaissant instantanément lorsqu'on comprime la carotide, reparaissant aussitôt après que la compression cesse. Le stéthoscope appliqué à leur extérieur fait entendre un bruit de souffle continu avec redoublement (*susurrus*), extrêmement distinct, et que l'on entend même à l'oreille nue. La peau qui les recouvre présente une teinte bleuâtre et est très amincie au bas du front et vis-à-vis le sac lacrymal; partout ailleurs elle conserve ses caractères normaux. La compression appliquée directement sur elles les déprime avec facilité et en vide complétement le contenu; mais, le doigt enlevé, les tumeurs reparaissent et se remplissent de nouveau. La compression des carotides fait cesser les battements, comme nous venons de le dire; mais si on la continue quelque temps, les battements apparaissent de nouveau, le sang étant reporté dans l'anévrysme par les vertébrales. Outre les trois tumeurs qui précèdent, constituées évidemment par une dilatation très considérable des branches nasale, frontale et palpébrale supérieure de l'artère ophthalmique, le tronc de cette artère lui-même paraît anévrysmatique. En effet, l'œil est en grande partie chassé de l'orbite et fait en avant une saillie de 23 à 24 millimètres de plus que celui du côté opposé; il est le siége de battements et de mouvements d'expansion correspondant parfaitement à ceux du pouls; il rentre complétement dans l'orbite lorsqu'on le comprime, mais en ressort et reprend sa place au dehors du moment que la compression ne se fait plus; la vision est presque totalement abolie de ce côté; enfin, la malade accuse dans l'œil et dans tout le côté correspondant de la tête des bourdonnements, des battements, des tiraillements fort douloureux et fort pénibles. En présence des symptômes que nous venons d'énumérer, le diagnostic ne pouvait pas être douteux; mais ce qui était beaucoup plus embarrassant, c'était le traitement le plus convenable à mettre en usage pour arriver à la guérison d'une maladie qui, au dire des parents, avait fait de très notables progrès depuis quelques mois, devait encore en faire davantage lorsque la menstruation serait établie, et pouvait arriver bientôt à compromettre les jours de cette jeune fille, si on l'abandonnait à elle-même.

Après y avoir mûrement réfléchi, il nous sembla que l'intérêt de la malade et les règles de la prudence chirurgicale dont il importe de ne jamais se départir, nous commandaient de commencer le traitement par l'électro-puncture, méthode beaucoup plus simple et beaucoup moins dangereuse que les injections coagulantes ou la ligature des troncs artériels. En conséquence, la malade étant entrée dans notre service à l'hôpital d'Aix, nous commençâmes, le 11 janvier 1855, une première séance d'électro-puncture, au moyen d'une pile de Bunsen, à six éléments. Quatre aiguilles furent successivement introduites dans divers points de la tumeur, depuis la bosse frontale jusqu'au-dessous du sac lacrymal, en ayant soin que leurs pointes s'entre-croisassent en divers sens, et elles furent ensuite mises en contact avec les pôles de la pile, après avoir fait préalablement comprimer les carotides. Cette séance dura environ dix minutes; la malade accusa pendant tout le temps des douleurs extrêmement vives et presque intolérables, le courant galvanique étant très intense et donnant parfois des étincelles. Néanmoins, il ne se forma pas le moindre caillot; la tumeur conserva ses battements, son bruit de souffle et son même volume; au moment de l'extraction des aiguilles, il s'écoula du sang rutilant, mais l'hémorrhagie s'arrêta tout de suite sous l'influence du simple froissement des bords de la piqûre; il ne se forma aucune eschare ultérieurement. Le 17 janvier, seconde séance de vingt minutes de durée. Cette fois, la pile fut composée de huit couples bien polis, bien décapés, et fonctionnant parfaitement. La malade ayant été chloroformisée, quatre aiguilles furent encore plongées dans les diverses cavités anévrysmales; la peau fut humectée avec de l'eau acidulée et mise en contact avec le pôle négatif, tandis que les aiguilles seules furent mises en rapport avec le pôle positif, conformément aux idées de MM. Schuh, Baumgarten, Wurtenberg et Steinlein, qui pensent que le pôle positif introduit seul détermine une coagulation rapide et complète (1). Le résultat de cette seconde application de l'électro-puncture, prolongée pendant beaucoup plus longtemps et encore plus intense que la première fois, ne fut pas plus avantageux; la tumeur resta molle, pulsatile, fluctuante, et il ne se forma aucun caillot dans son intérieur. Le 25 janvier et le 2 février, deux nouvelles séances d'électro-puncture eurent encore lieu sans plus d'avantages. Reconnaissant dès lors l'impuissance de l'électricité, nous nous décidâmes à recourir à l'injection de perchlorure de fer. Nous procédâmes à cette opération le 28 février, en présence de nos confrères, MM. Omer, Goyrand, Payan, Féraud, Rimbaud, Tilbert, Gouyet, Poislevé. Après avoir fait comprimer les deux carotides, le trocart de Charrière fut plongé à la partie supérieure de la tumeur du front et donna issue à un jet de sang rutilant; la seringue fut alors vissée rapidement, et six à sept gouttes de solution de perchlorure de fer à 28 degrés furent injectées dans la tumeur. Les battements disparurent sur le moment dans la partie qui était en rapport avec la canule; la compression des carotides fut encore continuée pendant vingt à vingt-cinq minutes, et des applications froides furent faites sur le front pendant le reste de la journée. Il ne survint aucun accident; la malade put même rester levée toute la journée et manger comme à son ordinaire; mais au bout de quelques heures, l'interne de service que nous avions chargé de la visiter s'aperçut que les battements reparaissaient dans le point où l'injection venait d'être faite, le caillot formé s'étant probablement désagrégé et n'ayant pas pu résister à l'impulsion de la colonne sanguine. Le lendemain 1er mars, une nouvelle injection fut pratiquée à la partie interne de l'orbite. Cette fois la canule fut plongée un peu plus profondément, afin de la faire pénétrer dans la tumeur du front, en changeant seulement sa direction. Nous injectâmes dix-sept à dix-huit gouttes de la solution déjà indiquée, en ayant la précaution de disséminer le liquide coagulant dans l'intérieur des tumeurs du front et de l'angle interne de l'orbite, les seules sur lesquelles nous eussions l'intention d'agir dans cette séance, et en approchant autant que possible l'extrémité interne de la canule de la surface correspondante des parois de l'anévrysme, de façon à multiplier les points de contact et à éviter en même temps une inflammation trop intense, par suite de l'accumulation du perchlorure sur un seul point. Au moment de l'injection, nous vîmes la tumeur du front durcir et les battements y disparaître complétement; celle de l'orbite resta dure dans quelques points, mais non partout. La malade n'accusa presque pas de douleur; il survint seulement quelques nausées et un ou deux efforts de vomissement, qui reparurent de nouveau à plusieurs reprises dans le courant de la journée. (Application de compresses froides sur l'œil, diète, limonade, potion morphinée pour la nuit.) — 2 mars. Les

(1) Zeitsch. der Gesell., etc.; mai 1853. — Gaz. Méd. de Paris. 1854, p. 742.

vomissements n'ont pas reparu; l'état général est satisfaisant; les tumeurs du front et de l'angle interne de l'orbite sont complétement dures et ne présentent pas le moindre battement; l'œil est un peu plus saillant qu'avant l'opération; les paupières sont infiltrées; les battements et le bruit de souffle persistent dans la paupière supérieure et dans le fond de l'orbite. Même prescription. — 3 mars. La tumeur de la paupière supérieure offre un peu de dureté du côté de l'angle interne, et les battements y sont moins marqués; l'œil est toujours très saillant; les battements y sont aussi manifestes que la veille; l'infiltration des paupières persiste; la malade demande des aliments. Bouillon; limonade; suspension de la potion morphinée; continuation des applications froides. — 4. La malade est mieux; elle se lève dans la journée. Soupe, biscuit et confiture. — 5. Les battements de la paupière se sentent beaucoup plus difficilement; l'infiltration a diminué; la malade se sent très bien et demande avec instance des aliments. Demi-quart; régime léger. — 6. On ne sent plus le moindre battement dans la paupière. A la place de l'artère palpébrale et de ses nombreuses flexuosités, on découvre une série de tumeurs plus ou moins volumineuses (celle de la partie interne est du volume du doigt dans l'étendue de 3 centimètres), complétement dures, diminuant insensiblement et disparaissant entièrement vers l'apophyse orbitaire externe. La saillie du globe de l'œil a un peu diminué; les battements et les mouvements d'expansion qu'il offrait les jours précédents sont beaucoup moins distincts. Même régime; suspension des applications froides. Dans le courant de la journée, la malade, qui s'ennuie beaucoup à l'hôpital et trouve qu'on ne lui donne pas assez à manger, s'échappe sans rien dire et retourne chez elle. Après maintes recherches de notre part, elle revient nous voir dix jours après, dans l'état suivant : l'œil n'est plus le siége d'aucun battement; sa saillie extérieure est beaucoup moins prononcée; il est fixe dans la position qu'il occupe et ne peut plus être refoulé dans l'orbite; les tumeurs du front, de la région orbitaire interne et de la paupière supérieure continuent à être dures et à n'offrir aucun battement; leur volume est déjà notablement moindre qu'avant l'opération; tout autour d'elles, on aperçoit des teintes jaunâtres, comme à la suite d'une bosse sanguine ou d'une forte ecchymose; la malade n'accuse aucune souffrance; ses parents racontent que, depuis sa sortie de l'hôpital, elle n'a cessé de courir toute la journée dans le village, mangeant de tout et dormant parfaitement bien. Nous l'engageons à rester quelques jours sous nos yeux, mais sans pouvoir l'obtenir. Son père et sa mère nous promettent toutefois de la conduire à la consultation une fois par semaine. Depuis cette époque, nous avons eu occasion de la revoir bien des fois et de faire constater la guérison par la plupart de nos collègues qui nous avaient fait l'honneur d'assister à l'opération, particulièrement par MM. Omer, Goyrand, Payan, Féraud, et par plusieurs autres médecins qui nous ont manifesté le désir de voir la malade. Voici dans quel état elle se trouve actuellement, près de dix mois après l'injection : l'œil est complétement rentré dans l'orbite; les saillies correspondant aux diverses tumeurs anévrysmales se sont effacées; la paupière supérieure a repris son épaisseur et sa souplesse ordinaires; le sillon situé sur l'os frontal s'est comblé; il n'existe plus le moindre battement; la difformité faciale a disparu; la vision s'est complétement rétablie; en un mot, la guérison ne laisse rien à désirer. Ajoutons que cette jeune fille s'est livrée, pendant tout l'été, aux pénibles travaux de la campagne, sans en ressentir aucun inconvénient.

SECTION II.

ANÉVRYSME PAR ANASTOMOSE DE L'INTÉRIEUR DE L'ORBITE.

La maladie si bien décrite par M. John Bell sous le nom d'*anévrysme par anastomose* n'est pas toujours une altération congéniale telle que nous l'observons dans le nævus maternus; elle peut se développer chez des adultes sains en apparence, et sous l'influence de causes soudaines et qui restent parfois cachées. Elle n'envahit pas seulement la peau et le tissu cellulaire sous-cutané, mais attaque indistinctement toutes les parties du corps, et peut déterminer des phénomènes morbides compliqués, même dans les viscères. Il existe actuellement un grand nombre de cas d'anévrysmes par anastomose développés dans l'orbite, caractérisés par de la douleur dans l'œil et la tête, par une sensation particulière, comparée à une déchirure ou à un craquement, suivie d'un bruit de bourdonnement dans la tête, de cécité, de déplacement de l'œil que des pulsations viennent agiter, et de l'apparition, entre cet organe et l'orbite, de tumeurs pulsatives ou anévrysmales. Les exemples de cette affection à l'intérieur de l'orbite sont trop peu nombreux pour nous permettre de baser la description de sa terminaison sur des observations formelles; mais, raisonnant d'après l'histoire des anévrysmes par anastomose des autres parties du corps, il est indubitable pour nous que les progrès de cette affection doivent être également rapides dans cette région, et que, si on la néglige, elle doit donner lieu également à des hémorrhagies alarmantes et dangereuses, et finir par amener la mort. Il est probable que l'anévrysme par anastomose de l'intérieur de l'orbite, de même que celui des autres régions du corps, est tantôt passif ou veineux, et tantôt actif ou artériel. Cette dernière forme paraît être la plus fréquente.

J'ai déjà cité (page 227), d'après M. Abernethy, un cas de nævus maternus de la paupière supérieure se prolongeant jusque dans l'orbite, et où la guérison fut obtenue par la simple soustraction du calorique, effectuée à l'aide d'une compresse trempée dans une solution d'alun dans l'eau de roses et maintenue constamment appliquée sur la tumeur. Il est évident que ce mode de traitement ainsi que celui qui consiste dans la compression de la tumeur sont complétement inapplicables lorsque la maladie est située profondément dans l'orbite. On ne saurait recommander davantage la ponction de l'anévrysme, pratiquée dans l'espoir de voir la pression exercée par le sang extravasé déterminer l'oblitération de la tumeur, bien que cette opération réussisse dans les cas de nævi materni situés à la surface extérieure du corps, et qu'elle ait même été suivie de succès dans un cas où elle occupait l'orbite (1). On ne peut pas non plus recourir à l'excision, à moins de se résoudre à enlever du même coup tout le contenu de l'orbite ; et quand le malade se résignerait à cette extrémité, pourrait-on se décider à y recourir quand on connaît les détails des nombreux cas d'anévrysmes par anastomose qui ont été publiés, les sources innombrables où ces tumeurs puisent le sang qui les distend, la grande dilatation que subissent souvent les vaisseaux avoisinants, et les difficultés considérables que l'on a souvent éprouvées à arrêter l'hémorrhagie provoquée par l'enlèvement de tumeurs de cette nature. Le

(1) Voyez un cas par SCHMIDT : AMMON's Zeitschrift für die Ophthalmologie, vol. I. p. 23. Dresden, 1831.

docteur Rognetta (1) dit qu'il a vu deux fois Dupuytren extirper l'œil pour des anévrysmes par anastomose de l'orbite; mais on ne peut baser des corollaires sur une assertion aussi vague.

Le seul mode de traitement qui paraisse avoir des chances de diminuer les progrès d'un anévrysme par anastomose de l'orbite, consiste à réduire la quantité de sang qui arrive dans la tumeur, et la force avec laquelle il y circule, par la ligature de l'artère carotide primitive (2). Il est probable que la conséquence finale de ce moyen n'est pas l'oblitération des vaisseaux dilatés, mais le retour de ceux-ci à leur calibre primitif, tout en conservant leur perméabilité. C'est à M. Travers que nous devons la première démonstration de l'efficacité de ce traitement, non-seulement pour arrêter la marche de l'affection, mais même pour obtenir sa cure radicale. Son exemple a été suivi par M. Dalrymple, de Norwich, qui a publié l'histoire très intéressante d'un second cas de guérison à l'aide de cette méthode; enfin, plus récemment encore, M. Wardrop a démontré (voyez p. 239) que la ligature de la carotide donne des résultats également favorables, dans les cas de nævus étendus occupant les parties externes de la face. Les observations de M. Travers et Dalrymple ont de la valeur, non-seulement en ce qu'elles démontrent l'efficacité du traitement, mais encore parce qu'elles servent à faire connaître l'origine, la marche et les effets de la maladie. Je les citerai donc presque en entier. Un conseil donné par M. Hodgson (3) mérite d'être rapporté : c'est que, en pareil cas, on doit après l'opération favoriser la guérison par la déplétion et l'abstinence. Chez la malade de M. Travers, la tumeur subit une diminution très remarquable à la suite de pertes utérines abondantes. Un régime ténu, l'abstention de tout exercice violent, combinés avec la saignée, ont suffi pour amener la guérison d'anévrysmes de la carotide (4). Les mêmes moyens ne peuvent être que très efficaces dans les cas où l'on a lié la carotide pour un anévrysme par anastomose.

Obs. 300. — Frances Stoffell, âgée de 34 ans, femme active et bien portante, mère de cinq enfants, enceinte de quelques mois, ressentit dans la soirée du 28 décembre 1804, dans le côté gauche du front, un craquement soudain qui s'accompagna de douleur et fut suivi de l'épanchement d'un fluide limpide dans le tissu cellulaire des paupières du même côté. Depuis quelque temps elle avait éprouvé une céphalalgie intense qui s'était accrue au point que, pendant tout une semaine, elle n'avait pu soulever sa tête de dessus l'oreiller. On diminua, à l'aide de ponctions, le gonflement des parties qui environnent l'orbite; on pratiqua un cautère à la tempe pour combattre une ophthalmie intense dont elle fut attaquée, et l'on appliqua des sangsues et des lotions froides. Elle s'aperçut à cette époque, pour la première fois, que son œil faisait saillie en avant, que la vue était troublée, et qu'il existait, sur le bord inférieur de l'orbite, une tumeur circonscrite, élas-

(1) Revue médicale, t. IV, p. 400. Paris, 1832.
(2) Voir observation 305, p. 501, un cas de guérison à l'aide d'injections avec la solution de lactate de fer. T. W.]
(3) Treatise on the Diseases of Arteries and Veins, p. 446. London, 1815.
(4) Mémoires de l'Académie royale des sciences pour 1765, tome XXXVII, p. 758. Amsterdam, 1771.

tique au toucher, et du volume d'une noisette. Il se forma, à la même époque, un autre gonflement plus mou et plus diffus au-dessus du tendon de l'orbiculaire des paupières. On reconnaissait, à la vue et au toucher, que la tumeur inférieure était agitée de mouvements semblables aux pulsations des plus grosses artères; la supérieure laissait percevoir un frémissement vibratoire intense. Les tumeurs s'accrurent lentement, et la peau d'entre les yeux aussi bien que de la paupière inférieure devint bouffie et épaisse. Le globe de l'œil fut graduellement repoussé en haut et en dehors, et ses mouvements considérablement entravés. La malade entendait constamment dans la tête un bruit qui, suivant elle, ressemblait à celui d'un soufflet. Les pulsations des tumeurs s'accroissaient beaucoup lorsqu'elle éprouvait quelque agitation morale, ou qu'elle se livrait à un exercice violent; mais ce qui la tourmentait le plus était une sensation de froid accompagnée d'une douleur obtuse siégeant au sommet de la tête et s'élançant parfois à travers le front et les tempes. Lorsque la malade se baissait, elle était obligée de soutenir sa tête avec la main, et elle trouvait que le bruit et les battements augmentaient sensiblement lorsqu'elle avait la tête basse et non soutenue.

Tel est en abrégé ce que la malade raconta à M. Travers lorsqu'il fut appelé auprès d'elle. Il trouva la peau de la région des orbites morbidement épaissie et ridée, le sourcil du côté malade repoussé à deux ou trois lignes au-dessus du niveau de celui du côté opposé, et le creux de l'orbite effacé par l'élévation de l'œil. La moitié supérieure de l'angle interne était remplie par la tumeur vibratile, qui communiquait au toucher une sensation vague, semblable à celle qu'accuserait une boule de coton; elle était très compressible et laissait percevoir de légères pulsations lorsqu'on la comprimait fortement. Les veines de la paupière supérieure et des côtés du nez étaient variqueuses, et la peau qui recouvrait le sac lacrymal fortement froncée. La tumeur inférieure, qui faisait saillie au-dessus du trou sous-orbitaire, était d'une forme conique, ferme, mais élastique au toucher. On pouvait la vider ou la refouler en arrière dans l'orbite, mais la pulsation devenait alors violente, et l'augmentation de la pression de l'œil contre la voûte et le côté de l'orbite qui en résultait, rendait la douleur insupportable. La compression exacte des artères temporale, angulaire, et maxillaire ne produisait aucun effet sur l'anévrysme. Aussitôt que M. Travers eut appliqué le pouce sur le tronc de la carotide primitive, les battements s'arrêtèrent, et le bourdonnement de la tumeur diminua tellement qu'il devint fort difficile de décider s'il persistait ou non. L'accroissement récent de la bouffissure de la peau au-dessus de la racine du nez et au-dessous de l'angle interne de l'œil opposé avait alarmé la malade et ses amis, qui craignaient, non sans raison, de voir une affection de même nature se développer dans l'orbite droit. M. Travers resta convaincu que la maladie ne pouvait être qu'un anévrysme par anastomose. Elle offrait une ressemblance si frappante, dans ses symptômes principaux, avec plusieurs des cas cités par M. John Bell, et notamment avec celui communiqué par M. Freer (1), de Birmingham, dont le malade, qui refusa toute assistance, mourut d'hémorrhagie, que M. Travers pensa que l'accroissement évident du mal justifiait toutes les tentatives raisonnables que l'on pouvait faire pour l'arrêter dans sa marche. D'après ce qu'il savait de la nature de cette affection par la connaissance de cas antérieurs et l'opinion qu'il s'était formée de celle-ci, il pouvait s'attendre, bien qu'elle eût été lente à se former, à la voir s'accroître rapidement, et, contrairement aux anévrysmes des troncs, résister d'autant plus aux moyens destinés à la combattre, que son volume serait devenu plus considérable. Il essaya d'abord la compression; mais, bien que celle-ci fût modérée, elle ne put être supportée que pendant un temps très-court, à cause de la douleur occasionnée par l'accroissement d'action des artères. On avait déjà employé sans succès les applications froides, mais la longue durée et l'aspect de la maladie rendaient ce remède insuffisant. L'excision, seule méthode qui dans des cas semblables eût procuré des succès, était évidemment impraticable sans l'extirpation de l'œil; mais, d'après le déplacement considérable qu'avait éprouvé cet organe et l'origine évidente de l'affection à l'intérieur de l'orbite, M. Travers pensa que le résultat d'une pareille opération serait fort chanceux. Convaincu que la maladie allait en s'accroissant, sachant d'après le précédent heureux créé par Sir Astley Cooper, lors de sa première opération d'anévrysme de la carotide, que la ligature de cette artère était parfaitement praticable, et que même, dans les circonstances favorables, elle était peu dangereuse; réfléchissant surtout que

(1) Bell's Principles of Surgery, vol. IV, p. 262. Edinburgh, 1808.

l'obstruction d'un pareil vaisseau serait nécessairement suivie d'une diminution notable et permanente dans l'impulsion du sang destiné à alimenter la partie malade, M. Travers lia la carotide le 23 mai 1809. Après avoir mis l'artère à nu, il passa au-dessous d'elle une sonde courbe munie d'un chas et armée d'une forte ligature ronde; puis, comprimant avec le doigt l'artère placée sur la sonde, il vit s'arrêter immédiatement les pulsations de la tumeur inférieure. Après avoir enlevé la sonde, les ligatures furent éloignées l'une de l'autre et serrées. Avant de quitter la table d'opération, la malade dit que sa douleur était engourdie et que le bruit qu'elle avait jusqu'alors entendu dans la tête avait complétement cessé. La petite tumeur au-dessus de l'angle de l'œil était encore agitée de vibrations qui étaient devenues fort obscures. Les ligatures se détachèrent le vingt et unième et le vingt-deuxième jour. Il n'y eut que peu de symptômes d'irritation générale. Le cinquième jour, le pouls qui s'était élevé à 130 tomba à 84; la céphalalgie avait disparu et l'opérée se trouvait bien à tous égards. Voici les principaux changements qui survinrent après l'opération: dans la soirée du jour même, la tumeur inférieure était déjà le siége des mêmes vibrations que la supérieure. Le troisième jour il suffisait d'un léger contact du doigt pour faire percevoir une sensation de frémissement ou de vibration dans les deux tumeurs; en comprimant fortement, on sentait un battement dans l'inférieure. Le cinquième jour, le volume des tumeurs avait beaucoup diminué, et l'œil était moins proéminent; le globe de l'œil laissait sentir une légère pulsation; la vue était courte, les objets paraissaient plus volumineux qu'à l'ordinaire et recouverts d'un brouillard. Le vingt et unième jour la malade put, sans en être incommodée, se lever et travailler tout le jour, et elle se trouva fort étonnée de pouvoir lire de petits caractères ou exécuter des travaux délicats avec son œil droit (celui du côté sain), chose qu'elle n'avait pas pu faire depuis des années. Vers la fin de la cinquième semaine elle pouvait se livrer à toutes ses occupations comme avant l'opération, et elle exprimait sa satisfaction de la diminution évidente du volume de la tumeur, de l'intensité des pulsations, et de la disparition complète de la douleur qui l'avait tourmentée pendant des années.—Quatre mois après l'opération, les tumeurs étaient encore plus petites et leurs mouvements moindres; l'œil était moins saillant; la sensation obtuse et douloureuse de froid, qui auparavant était continue, n'était plus sentie que rarement; on distinguait à gauche, sous l'angle de la mâchoire, l'artère qui ne battait que très faiblement, tandis que la carotide du côté opposé se contractait plus fortement que d'ordinaire.—Le 28 octobre, elle fit une fausse couche après dix semaines de conception environ. La perte de sang fut si considérable qu'elle éprouva une syncope et resta dans un état de débilité extrême. Le lendemain matin, la tumeur supérieure était affaissée et toute pulsation y avait cessé. — Le 30, elle ressentit de la douleur dans le côté affecté de la tête, et eut de la fièvre. Dans l'espace de quelques heures, le tissu cellulaire de l'orbite fut rempli d'un fluide séreux, exactement comme au début de la maladie. On fit disparaître la douleur et l'on diminua le gonflement œdémateux et la chaleur de la partie à l'aide d'une lotion froide. En novembre, la céphalalgie avait complétement disparu; mais à cause de la faiblesse extrême dans laquelle l'avait plongée la perte de sang, elle était parfois sujette à des palpitations de cœur et à des vertiges. La tumeur supérieure et les plis des téguments entre les sourcils avaient complétement disparu. L'œil faisait une saillie moins forte; la tumeur inférieure était privée d'élasticité et n'avait aucune pulsation contre nature. En mai 1811, une nodosité de la dimension d'un gros pois, située au-dessus de l'angle interne de l'œil, était le seul vestige qui restât de la maladie (1). Près de cinq ans après l'opération, M. Hodgson eut occasion d'examiner la malade. Sa santé était parfaite, la guérison de l'anévrysme si complète qu'il était impossible de dire qu'une semblable maladie eût jamais existé dans l'orbite (2).

Obs. 301. — Le 24 novembre 1812, Dinah Field, âgée de 44 ans, d'un tempérament délicat et maladif, vint consulter M. Dalrymple, de Norwich, pour une maladie de l'œil gauche. Elle raconta qu'environ cinq mois auparavant, étant enceinte de son sixième enfant, elle avait été prise tout à coup au milieu de la nuit, dans l'œil gauche, d'une douleur intense, accompagnée d'un bruit de bourdonnement dans la tête, ce qui l'avait beaucoup tourmentée. Cette attaque avait été brusque et instantanée. Elle avait entendu un bruit semblable au claquement d'un fouet, et ressenti, au même instant, une douleur

(1) Medico-Chirurgical Transactions, vol. II, p. 1. London, 1815.
(2) Op. cit., p. 446.

extraordinaire dans l'œil gauche; elle s'était éveillée effrayée et était sautée hors de son lit. Dix à douze heures après, l'œil s'était enflammé fortement, et les paupières s'étaient gonflées tellement qu'elles dépassaient de beaucoup le niveau des bords supérieur et inférieur de l'orbite. Elle avait éprouvé aussi une vive douleur dans tout le côté gauche de la tête; et la souffrance qui s'était fait en même temps sentir dans le sourcil gauche et au fond de l'orbite était insupportable. La nuit suivante, la violence extrême de la douleur s'était adoucie, mais le gonflement des paupières avait paru aller en augmentant; il lui semblait que son œil était attiré fortement en haut vers le front. Pendant les sept semaines qui suivirent, il n'arriva rien de particulier; au bout de ce temps, elle accoucha. Pendant le travail, qui, dit-elle, fut fort pénible, une tumeur vint faire saillie entre les paupières; elle était d'un rouge vif, de forme oblongue, et alla pendant sept ou huit jours en s'accroissant, jusqu'à occuper dans le sens vertical presque tout l'espace compris entre le bord sourcilier de l'orbite et le bord inférieur de l'aile du nez, et s'étendant horizontalement de l'angle externe de l'œil gauche, en travers de la racine du nez, presque jusqu'à l'angle interne de l'œil droit. Pendant la durée de ses couches, cette tumeur fut ponctionnée en plusieurs endroits par un chirurgien qui lui donnait des soins. Elle saigna abondamment, devint plus petite, et prit une teinte remarquablement plus foncée. Une semaine plus tard, la ponction fut renouvelée avec le même résultat. Elle fut encore pratiquée quatre autres fois, mais elle n'amena plus de soulagement. Deux mois environ avant l'apparition de cette tumeur, la malade avait perdu totalement la faculté de faire agir le muscle élévateur de la paupière supérieure; mais lorsqu'elle refoulait la tumeur et maintenait sa paupière relevée, elle voyait aussi bien qu'à l'ordinaire. Toutefois la vision ne tarda pas à se perdre complétement de ce côté. Trois à quatre mois après que M. Dalrymple l'eut vue pour la première fois, il s'aperçut que sa santé générale avait beaucoup décliné et que l'affection locale offrait les traits caractéristiques d'un anévrysme. La malade éprouvait une douleur vive et constante qu'elle rapportait surtout au fond de l'orbite; mais sa souffrance la plus vive était occasionnée par l'accroissement du bruit dans sa tête: elle le comparait au clapotement de l'eau, et il devenait tout à fait insupportable quand, par hasard, sa tête se portait au-dessous d'un certain niveau. L'œil gauche, immobile, était ou augmenté de volume, ou appliqué avec tant de force contre la paupière supérieure, qu'il faisait sous cette dernière une saillie convexe qui dépassait de beaucoup, en haut et en bas, le contour de l'orbite. Le sourcil du côté malade s'élevait aussi un peu plus que l'autre. La surface externe de la paupière tuméfiée était, dans sa plus grande partie, molle et élastique au toucher; mais son épiderme était remarquablement rude, ainsi que toute la peau avoisinant l'orbite. Il existait profondément dans les téguments de la paupière, un peu vers l'angle interne, un amas de petites tumeurs, d'une structure ferme et dense, occasionnant beaucoup de douleur lorsqu'on les comprimait, et communiquant au doigt une vibration pulsatile. Entre cet amas et le bord inférieur du sourcil, exactement sur le trajet de la branche frontale de l'artère ophthalmique, il y avait une substance dure et tuberculeuse qui s'élevait légèrement au-dessus de la surface générale de la paupière, et était agitée de pulsations plus distinctes que les petites tumeurs. La texture de cette substance était surtout dure et compacte, et la plus légère pression y développait une douleur intolérable. La paupière inférieure était renversée en dehors et formait une tumeur d'un rouge vif, dont le contour suivait le bord inférieur de l'orbite et s'étendait de la commissure externe des paupières un peu au delà du tendon de l'orbiculaire. Sa partie supérieure était recouverte par la paupière supérieure paralysée, qui pendait au-devant du globe de l'œil et le recouvrait complétement. Les parties les plus inférieures de la tumeur s'étendaient jusqu'à une ligne du trou sous-orbitaire; elles laissaient percevoir au toucher une vibration anévrysmale comme les tumeurs de la partie supérieure de l'orbite. Ses pulsations se reconnaissaient à la vue, chaque fois que la force de la circulation s'accroissait. Outre les particularités que nous venons de décrire, immédiatement au-dessus du tiers nasal de l'arcade sourcilière, les téguments étaient légèrement soulevés par une tumeur molle, mal limitée, située très exactement sur le trajet de certaines branches de l'artère frontale, et agitée de pulsations isochrones à celles de l'artère du poignet. On apercevait à la racine du nez une semblable élévation de la peau, qui communiquait au doigt un léger tremblotement. Lorsqu'on découvrait l'œil, il paraissait d'abord augmenté de volume, mais un examen plus attentif faisait voir qu'il était fortement refoulé en avant et un peu en dehors et en haut. On voyait une multitude de vaisseaux dilatés se porter de la face de la tumeur inférieure à la conjonctive scléroticale. La cornée avait conservé son brillant et sa transparence, mais l'iris avait perdu la faculté de se contracter, et la pupille fortement dilatée était légèrement irrégulière. On apercevait derrière le cristallin quelque chose de fauve, semblable à ce qui se trouve représenté dans la seconde planche de l'ouvrage posthume de M. Saunders. Les veines cutanées étaient fortement remplies de sang et communiquaient à la peau du côté gauche de la face l'aspect de celle d'une personne qu'on étrangle. Lorsque l'on comprimait fortement l'artère carotide primitive, le tremblement de la tumeur située à la partie inférieure de l'orbite, cessait complétement; mais les pulsations des tumeurs supérieures persistaient à un certain degré. La force du choc était bien diminuée; mais la compression la plus forte que la malade pût supporter, ne parvenait pas à le supprimer complétement. Dans l'après-dînée du 7 avril 1813, M. Dalrymple lia l'artère carotide primitive gauche. Les effets de l'opération furent immédiats et décisifs. Aussitôt que les ligatures furent serrées, les pulsations des tumeurs de la joue et du front cessèrent complétement; mais on percevait encore une légère vibration dans la paupière supérieure gonflée. La tuméfaction rouge de la paupière inférieure pâlit, et sa surface se rida. Quelques minutes après que la malade eut été replacée dans son lit, toute douleur avait cessé; le bruit qui l'avait si longtemps tourmentée avait disparu; elle dit que sa tête actuelle *ne ressemblait plus à son ancienne tête*. A 5 heures du soir, il n'existait plus de pulsations dans aucune des tumeurs. Le lendemain, pour la première fois depuis plusieurs mois, elle put faire mouvoir la paupière supérieure. Le jour suivant, la tumeur située au-dessus de la partie interne du sourcil avait disparu; le gonflement de la paupière supérieure était beaucoup moindre, sa texture était plus molle, et l'on déterminait moins de douleur en la comprimant; l'œil était aussi bien rentré dans l'orbite. Le 15 avril, les tumeurs avaient subi de grands changements: l'œil était complétement rentré dans l'orbite; la saillie de la paupière supérieure avait diminué en proportion, et l'on ne percevait plus la moindre pulsation ni la moindre vibration dans aucune des parties malades. Vers le 17 mai, les tumeurs avaient disparu, et la santé générale de la malade était rétablie; néanmoins la plaie n'était pas encore entièrement fermée, bien que les ligatures fussent tombées, la supérieure le 18 avril, et l'inférieure le 4 mai. Dans la soirée du 3 juillet, M. Dalrymple fut appelé en toute hâte pour une hémorrhagie survenue par la partie inférieure de la plaie. Avant son arrivée, l'écoulement du sang avait déjà cessé. La couleur de ce liquide était vive, et la quantité qui s'en était échappée de 10 à 12 onces. Dans la soirée du 9 juillet, il survint un nouvel écoulement de sang, qui, comme le premier, s'arrêta spontanément, et fut fort heureusement le dernier de cette série d'incidents qui menaçaient de faire évanouir les espérances favorables que l'on avait d'abord conçues. Depuis ce jour tout marcha bien, et le 19 juillet, cent troisième jour après l'opération, la plaie était consolidée et la guérison de la malade assurée. Au bout de deux ans, la cure était complète, excepté que la vue était irrévocablement perdue. Quant à ce qui est de la circulation locale, on ne sentait plus de pulsation dans aucune des branches des artères temporale et faciale du côté gauche; mais, ainsi que dans le cas de M. Travers, on pouvait distinguer la carotide battant faiblement sous l'angle de la mâchoire, et voir battre fortement les branches collatérales superficielles, dans le voisinage et tout le long de la cicatrice (1).

Outre ces cas d'anévrysme par anastomose de l'orbite, on en a publié plusieurs autres, que je dois me contenter d'offrir au lecteur sous une forme abrégée.

Obs. 302. — Un monsieur, âgé de 60 ans, d'une imagination vive, fort adonné à la lecture, et qui avait souffert de bronchite, fut pris brusquement d'exophthalmos de l'œil droit. Lorsqu'il consulta M. Jobert, l'œil était chassé directement en avant hors de l'orbite; les mouvements en étaient fort gênés; il était rouge, et ne pouvait supporter la lumière: les paupières ne pouvaient le recouvrir; il y avait un larmoiment constant, et la vision était perdue. En palpant les parties, on découvrit une tumeur qui avait détruit

(1) Medico-chirurgical Transactions, vol. VI, p. 111. London, 1815.

l'arcade sourcilière dans une étendue de près de trois quarts de pouce. Dans l'espace de quelques mois, la tumeur s'accrut rapidement, et, faisant saillie à travers l'échancrure qu'elle s'était formée, elle monta sur l'os frontal, vers la protubérance frontale. Le diagnostic devint alors plus complet. Les pulsations de la tumeur, isochrones à celles du cœur, le mouvement d'expansion dont elle était le siége, et le susurrus semblable à celui qu'on entend dans l'anévrysme variqueux, démontraient évidemment qu'elle était de nature anévrysmale. Aucune amélioration n'étant survenue à la suite des réfrigérants et des astringents, l'acupuncture n'ayant fait qu'accroître le volume de la tumeur, qui avait maintenant la dimension d'un petit œuf de poule, et la violence de l'inflammation ainsi que la sensibilité des paupières étant telles qu'on ne pouvait les mouvoir sans une douleur insupportable, M. Jobert se décida à lier la carotide primitive. Avant d'en arriver là, voulant s'assurer positivement de la nature de la tumeur, il y avait plongé un très petit trocart. Un jet continu de sang artériel était sorti par la canule. Dès que l'artère fut liée, les pulsations et la douleur affreuse cessèrent. Trois jours après, l'œil pouvait être porté sans gêne dans toutes les directions. Petit à petit il rentra dans l'orbite, et il ne resta plus d'autre trace de la tumeur que la perte de substance que ses pulsations avaient déterminée aux os. Lorsque le malade toussait, on voyait la peau qui recouvrait l'os manquant se soulever et retomber immédiatement. Il semble que dans le cours de la maladie il s'était établi une communication avec le sinus frontal. Les artères du côté droit de la face n'offraient plus la moindre pulsation; mais à gauche ces mêmes artères avaient acquis un développement évidemment anormal. L'œil gauche était aussi plus vif qu'à l'ordinaire (1).

Obs. 303. — Un homme, âgé de 30 ans, ayant reçu, en janvier 1839, un coup de planche sur la région cervicale, fut pris, quelques semaines après, de douleur dans le côté droit de la tête, avec pulsations dans l'orbite droit. L'œil de ce côté parut augmenter progressivement de volume, et la vision y devint confuse. Lorsque le malade entra en juillet à la *Charité*, il existait un exophthalmos évident; la cornée et les humeurs de l'œil étaient transparentes, mais la vue était fort affaiblie. On distinguait à travers la peau de la paupière, au-dessous de l'arcade sourcilière, des bosselures d'une teinte un peu livide et qui étaient le siége de pulsations que l'on pouvait voir et sentir: l'auscultation y faisait entendre un *bruit de forge* très distinct; elles s'affaissaient sous la pression. L'orbite gauche présentait de semblables bosses avec pulsations, mais point d'exophthalmos ni d'affaiblissement de la vision. L'artère carotide primitive droite fut liée, et les symptômes des tumeurs érectiles disparurent immédiatement presque tout à fait; mais au bout de six semaines le bruit de souffle commença à s'entendre de nouveau dans l'orbite droit, et au bout de trois mois il y avait récidive complète. Une circonstance très remarquable de ce cas, c'est qu'en tout temps, la compression de la carotide droite faisait complétement cesser le *bruit* et les pulsations de l'orbite gauche, tandis que celle de la carotide gauche arrêtait complétement le mouvement de la tumeur dans l'orbite droit, quoique la compression de la carotide droite n'y fît cesser qu'incomplétement les pulsations. M. Velpeau, aux soins de qui ce malade était confié, paraît n'avoir pu s'expliquer comment la compression de la carotide droite pouvait agir sur les deux tumeurs en même temps, et sur la gauche beaucoup plus que sur la droite (2).

Obs. 304. — On apporta à M. Walton, en 1851, au *Central London Ophthalmic Hospital*, une petite fille de deux mois, remarquablement belle; elle avait une légère proéminence de l'œil droit, dont on s'était aperçu un mois après sa naissance. Rien n'indiquait une maladie spéciale, et après quelques visites on ne ramena plus l'enfant que lorsqu'elle eut atteint l'âge de quatre mois. A cette époque, l'œil était proéminent, les paupières gonflées, la joue bouffie et la conjonctive parcourue de gros vaisseaux d'un rouge vif. La compression exercée sur l'œil diminuait pour quelques secondes sa proéminence; l'action de pleurer, au contraire, le rendait plus vasculaire, et momentanément beaucoup plus saillant. En quinze jours, tous les symptômes s'accrurent beaucoup. Bien que

(1) Mémoires de l'Académie royale de médecine, tome IX, p. 57. Paris, 1841.

(2) Traduction de cet ouvrage en français, p. XX. Paris, 1844. [Répertoire des sciences médicales, article *orbite* (maladies de l').]

M. Walton ne pût pas reconnaître d'une manière convaincante l'existence de pulsations, plusieurs autres chirurgiens déclarèrent qu'ils en sentaient, et le stéthoscope, appliqué sur l'œil, faisait entendre un souffle artériel qui n'existait pas de l'autre côté. Tout le monde s'accorda à reconnaître l'existence d'un anévrysme par anastomose. Depuis trois semaines on faisait, sans résultat, des applications froides: on ne jugea point prudent d'essayer la compression, à raison de la douleur qu'elle paraissait exciter. Lorsque l'enfant eut atteint quatre mois et trois semaines, M. Walton lia la carotide primitive. Le docteur Snow avait chloroformisé la petite malade. On fit sur le trajet de l'artère une incision d'un pouce trois quarts de longueur; l'état peu avancé de développement des muscles du cou et l'adhésion de leurs surfaces, particulière à l'enfance, rendirent l'usage du bistouri nécessaire pour leur séparation. La ligature fut passée sous l'artère, mais on ne la serra point avant que l'effet du chloroforme ne fût dissipé. C'était là une simple mesure de précaution, car l'arrêt de la circulation dans l'artère ne produisit aucun effet apparent sur le cerveau. A partir du quatrième jour après l'opération, on pratiqua la compression à l'aide de coussins maintenus par un bandage élastique placé autour de la tête. La saillie de l'œil diminua graduellement, et le cinquième jour, l'enfant fermait facilement les paupières lorsqu'elle était endormie, chose qu'elle ne pouvait pas faire avant l'opération. Un an après, tout avait presque repris sa position normale; il ne restait qu'une très légère proéminence, et les mouvements étaient parfaits. La santé de la petite malade était excellente. Aucun résultat fâcheux n'avait suivi l'opération (1).

[L'observation qu'on va lire démontre que l'on peut obtenir la guérison de ces sortes de tumeurs par d'autres moyens que par la ligature de la carotide, et que celle-ci est même parfois insuffisante :

Obs. 305. — *Tumeur érectile de l'orbite guérie à l'aide d'injections avec la solution de lactate de fer et de ponctions avec des aiguilles rougies au feu, la ligature de la carotide ayant échoué.* — William W..., fermier, âgé de 34 ans, d'une bonne constitution, vint me consulter le 1er août 1851 pour une tumeur de l'orbite gauche. L'œil était proéminent, mais pouvait se fermer; il éprouvait un soulèvement correspondant aux pulsations des artères, et le toucher y faisait percevoir une vibration. Lorsqu'on plaçait l'oreille sur la tumeur, on y entendait un bruit de souffle très prononcé, qui se percevait également, quoiqu'à un degré moins distinct, sur toute l'étendue de la tête. Celle-ci était chaude, les veines de la face étaient saillantes, et les pulsations des artères du cou et de la tête plus prononcées que de coutume. Il ressentait fréquemment dans la tête une douleur intense qui s'accompagnait de nausées et de vomissements; la compression de la carotide gauche arrêtait immédiatement les pulsations et le bruit. — *Commémoratif*. Le 14 juillet 1851, ce malade avait reçu un fort coup de pied de cheval sur le côté gauche de la mâchoire inférieure, d'où étaient résultées une fracture du côté droit et d'autres lésions graves. Dès qu'il fut remis du choc que cet accident lui avait occasionné, il s'aperçut tout d'abord d'un bruit qui se passait dans la tête. Cette circonstance était de nature à induire le chirurgien en erreur et à lui faire croire à un anévrysme traumatique; mais un examen attentif me fit reconnaître que l'œil gauche différait depuis longtemps de l'autre, en ce sens surtout qu'il était atteint de myopie. La compression ne pouvant être supportée à cause de la douleur qu'elle occasionnait, je proposai la ligature de l'artère carotide primitive gauche; mais le malade s'y étant refusé, je lui conseillai un régime sévère, le repos et l'application de la glace. Au lieu de cela, il écouta toutes sortes d'avis. — Le 1er novembre, il revint me trouver. La maladie s'est beaucoup aggravée. L'œil est refoulé en avant; les paupières ne peuvent se fermer; la conjonctive est ulcérée, et le bruissement s'entend dans toute la tête. La santé générale a beaucoup souffert; il a eu plusieurs attaques qu'il appelle bilieuses et pour lesquelles on l'a purgé et tenu plusieurs jours à la diète. Les vomissements ont amené l'augmentation du volume de la tumeur; il éprouve une violente céphalalgie qui ne se calme que par de fortes doses de morphine. En même temps, une vive chaleur dans la tête l'im-

(1) Walton's Operative Ophthalmic Surgery, p. 258. London, 1853. — [V. une observation de tumeur érectile de l'orbite gauche traitée par la ligature de la carotide primitive gauche et suivie de guérison, par Triquet. Gazette des Hôpitaux, 1852, no 138.]

portune au point qu'il ne peut dormir qu'en y maintenant à demeure des compresses trempées dans l'eau froide. Il désire maintenant vivement l'opération ; j'y procède le 17 novembre, et je lie l'artère suivant le procédé ordinaire, à un pouce environ au-dessous de sa division. — Il ne survint aucun symptôme extraordinaire. Immédiatement après l'opération, les pulsations et le bruit cessèrent dans la tumeur. Le lendemain 12, il accusa un peu de douleur dans le côté droit de la tête, et les capillaires de ce côté s'injectèrent fortement par suite du rétablissement de la circulation par voie collatérale. Une saignée de 8 onces amena un grand soulagement. La ligature tomba le quatorzième jour. Immédiatement après l'opération, on essaya la compression sur la tumeur; mais la sensibilité était si vive que le malade ne pouvait supporter que le poids d'une simple compresse. On appliqua sur les parties environnantes des sachets contenant de la glace pilée avec du sel commun, et sur la tumeur des lotions évaporantes. Sous l'influence de ce traitement et d'une diète sévère, le volume de la tumeur diminua; néanmoins, le troisième jour après la ligature, on percevait une légère pulsation et un faible bruit. Ces deux symptômes persistèrent, bien que la tumeur continuât de diminuer. Le malade me quitta le 10 décembre. Sa santé resta chancelante, et pendant plusieurs mois il ne put se livrer à ses occupations. Il entendit de nouveau le bruit de temps en temps, puis graduellement celui-ci devint plus fort et plus constant. Il était souvent pris de ce qu'il appelait des attaques bilieuses, accident qui durait 36 heures, et s'accompagnait de nausées et de vomissements violents; à cette époque, il survenait un accroissement marqué dans la douleur et l'augmentation de la tumeur, accroissement qui devint ensuite permanent. En octobre 1852, la conjonctive formait une saillie fongueuse, et il était survenu plusieurs hémorrhagies, par suite probablement de la rupture des vaisseaux superficiels. Il revint me voir le 11 novembre 1853, juste un an après l'opération. A cette époque, tout l'orbite était rempli; la paupière inférieure était cachée par la saillie fongueuse, et l'œil refoulé en dehors et en bas. Vers la racine du nez, ainsi qu'à la partie interne de l'arcade sourcilière, il existait une tumeur élastique qui avait déterminé l'absorption de l'os. C'est vers ce point que les pulsations étaient les plus fortes et le bruit de rape le plus marqué. Sa santé était fort affaiblie et il n'avait pu venir qu'avec peine à la ville par le chemin de fer.—La question de savoir quel traitement employer contre une tumeur érectile de l'orbite, alors que la ligature de la carotide du côté correspondant a échoué, n'est pas facile à trancher. On songe naturellement à la ligature de l'artère du côté opposé; mais, dans le cas présent, quand bien même on eût été sûr du succès au point de vue de la tumeur, il y avait trop de risque à courir, car il suffisait de comprimer ce vaisseau pendant quelques secondes pour que le malade tombât dans une insensibilité absolue. On n'a jamais employé contre des tumeurs profondément situées, comme celles qui siégent dans l'orbite, aucun des moyens propres à amener l'oblitération des tissus érectiles. En les passant tous en revue, je me décidai à essayer des ponctions avec des aiguilles chauffées au feu. C'est ce que je fis le 13 novembre 1852: l'aiguille dont je me servis était une aiguille à tricoter de dimension ordinaire, montée sur un manche en os, et offrant une pointe triangulaire. Après l'avoir chauffée à la flamme d'une lampe à alcool, je la plongeai dans la tumeur à un pouce environ de la racine du nez, sur le trajet de l'arcade sourcilière, et l'enfonçai en bas et en arrière jusqu'à la profondeur de trois pouces. Lorsque je la retirai, il survint un écoulement de sang que l'on arrêta facilement par une légère compression. Pendant deux jours, il n'y eut que peu de douleur et de gonflement; mais, le troisième, l'inflammation devint aiguë; le gonflement s'étendit à la face et prit l'aspect érysipélateux. Le cinquième, l'inflammation diminua, et à la fin de la semaine elle avait presque disparu. Pendant qu'elle était dans toute sa force, la tumeur était devenue dure et le battement moins distinct; mais lorsqu'elle diminua, l'élasticité et les pulsations reparurent promptement. — 25 novembre. Je renouvelle l'opération, en faisant la ponction un demi-pouce plus près du nez et en n'enfonçant l'aiguille qu'à la profondeur d'un pouce. Le résultat fut le même que la première fois, mais les phénomènes présentèrent moins d'intensité. Le troisième jour, le bruit était diminué dans la tumeur, dont la dureté avait sensiblement augmenté. Le tissu morbide s'étendait au-dessus de la racine du nez, jusqu'à l'angle interne de l'œil droit, où l'on percevait distinctement une vibration. — 2 décembre. Je pratiquai une ponction sur le côté gauche de la racine du nez, en dirigeant l'aiguille obliquement en haut et à gauche. L'inflammation qu'elle provoqua fut intense, et il survint un peu de suppuration superficielle à l'entour. La vibration du côté droit du nez disparut complétement. Le résultat de ces trois ponctions fut de limiter l'extension du tissu érectile du côté du front et du nez; mais, bien que l'inflammation fût vive et étendue, elle n'était cependant que superficielle, et le centre de la masse morbide n'en était point modifié. Il était évident que l'aiguille se refroidissait en traversant les tissus et qu'elle ne cautérisait pas beaucoup au delà de la surface. Je me déterminai donc à changer de traitement et à injecter au centre de la tumeur un liquide capable d'amener l'oblitération des vaisseaux. Je choisis à cette fin une solution filtrée de 8 grains de lactate de fer par drachme d'eau distillée. Nous indiquerons ci-après les motifs qui nous portaient à croire à l'efficacité de ce remède et à son innocuité. — 14. Je ponctionnai la tumeur dans la partie la plus proéminente avec la canule à injection, et j'enfonçai l'instrument jusqu'à un pouce de profondeur environ; en retirant le stylet, il s'échappa du sang artériel. J'injectai immédiatement avec la seringue spéciale un gros du liquide dont j'ai parlé ci-dessus, et je retirai la canule. Les effets immédiats furent une violente douleur dans la région temporale gauche et l'injection de la face, qui ne dura que quelques secondes. Puis il survint un frisson accompagné de vomissements. La réaction survint au bout d'une heure; mais les vomissements continuèrent, et pendant 24 heures toutes les boissons furent rejetées. Pouls à 63. — 15. Les vomissements continuent; la douleur est moindre; la paupière supérieure fortement tuméfiée. Pouls à 65. — 16. Les vomissements ont diminué; plus de douleur; nuit bonne; pouls à 60: la tumeur a augmenté, et elle est si sensible qu'on ne peut la toucher. — 23. Pendant les six derniers jours, les vomissements ont graduellement diminué; la tumeur est dure, moins sensible, et l'on n'y perçoit de pulsation que vers l'angle externe; de fréquentes douleurs lancinantes se font sentir dans l'orbite. Pendant toute la durée de ce traitement par les ponctions et l'injection, la tête a été maintenue entourée de vessies contenant un mélange réfrigérant de glace pilée et de sel commun. Ces applications plaisaient beaucoup au malade; mais il se plaignit bientôt du froid qu'elles lui occasionnaient. La chaleur de la tête est revenue à son état naturel, et depuis le moment de l'injection on n'y perçoit plus ni pulsation ni bruit. Le volume des veines de la face a diminué, et les battements des artères sont redevenus normaux. On sent encore vers l'angle externe de l'œil une légère pulsation; on pratique dans ce point une ponction avec une aiguille chauffée le 4 janvier 1853. — 10 janvier. Depuis la dernière ponction, il n'existe plus de pulsation; le gonflement est en voie de diminution. A cette époque, on découvre une perforation sur la surface antérieure de l'œil qui fait encore saillie entre les paupières; il en résulte une vive inflammation du globe de l'œil, qui dure plusieurs jours. Les humeurs de l'œil s'échappent d'abord par l'ouverture, puis du pus, mais point de sang. — 5 février. Le gonflement disparaît graduellement; la tumeur dure, sans pulsations, est à peine douloureuse. Le malade, pour la première fois depuis un an, a pu dormir sans qu'une personne à demeure lui maintînt des compresses mouillées sur l'œil; il s'est habillé lui-même, et s'est promené dans la maison. Santé bonne. — 5 mars. Le gonflement a complétement disparu; le globe de l'œil est parfaitement affaissé; les paupières sont fermées. — 6 juin. Le malade a repris depuis trois mois ses occupations ordinaires; sa santé paraît parfaitement rétablie. L'orbite gauche est complétement débarrassé de toute apparence de maladie. — Il fut présenté à cette époque à la réunion annuelle de la Société médicale de l'État d'Illinois, et examiné par un grand nombre de médecins qui s'accordèrent à trouver la guérison parfaite (1).

Le docteur Brainard fait suivre cette intéressante observation de remarques dont le résumé est que le lactate de fer, introduit dans les veines, coagule le sang et épaissit les parois de ces vaisseaux sans y provoquer de suppuration, ainsi qu'il s'en est assuré d'abord dans des expériences sur les animaux, puis sur l'homme, dans le traitement des varices. Il a constaté, en injectant la même substance dans la carotide d'un chien, qu'entraînée dans la circulation elle ne produit aucun effet toxique. C'est ce qui l'a enhardi à l'injecter, comme on vient de le

(1) The Lancet, August 20, 1853. London. Obs. de BRAINARD.

voir dans une tumeur érectile évidemment artérielle. Le résultat démontre qu'on en peut espérer de bons effets (1). T. W.]

CHAPITRE XI.

MALADIES DES MUSCLES DE L'ŒIL.

SECTION Ire.

ABNORMITÉS CONGÉNITALES DES MUSCLES DE L'OEIL.

L'histoire du strabisme de naissance ne saurait être séparée de celle du strabisme acquis, dans l'état actuel de la science.

Le nystagme congénital est incurable, sauf les cas où il est dû à une insertion anormale des muscles, dont une opération peut faire raison.

Quand la nictitation date de la naissance, elle est aussi incurable. On a, au reste, noté l'absence des muscles oblique supérieur, oblique inférieur, droit externe, droit interne et droit supérieur, la duplicité du grand oblique, du droit externe et de l'interne; une insertion anormale du droit externe et de l'interne; un état aponévrotique des droits externe et interne, une longueur exagérée du droit externe alors que le droit interne était plus court et plus mince qu'à l'état normal. On a vu l'oblique supérieur soudé à sa poulie, ou adhérent au droit interne, l'oblique inférieur au droit externe et le droit supérieur à l'élévateur de la paupière. Le muscle sourcilier présente assez souvent un faisceau séparé du reste du muscle, qui naît auprès de la poulie du grand oblique; de son bord supérieur se détache un faisceau assez distinct dans certains cas. Quelquefois un des faisceaux musculaires du muscle pathétique est très mince et ne pénètre pas dans la poulie, mais se perd dans l'enveloppe tendineuse de la portion réfléchie antérieure de son tendon : c'était là le *musculus gracilissimus* d'Albinus. Molinetti a aussi décrit un *musculus rectus quintus*, et Caldani un muscle détracteur de la paupière inférieure.

Un fait intéressant, c'est la possibilité de la présence du globe de

[(1) Voir une observation d'anévrysme par anastomose de l'orbite ayant déterminé la mort par suite d'hémorrhagies répétées, par George FREER. Observations on Aneurysm and some Diseases of the Arterial System, p. 52. Birmingham, 1807, citées par MIDDLEMORE. Op. cit., t. II, p. 618-19.]

l'œil avec manque de tous ses muscles ; mais il est bien plus remarquable encore que le cas inverse ait été observé. — Il va d'ailleurs sans dire que dans l'énumération ci-dessus j'ai complétement laissé de côté les abnormités observées aux muscles moteurs de l'œil dans les cas de microphthalmes, cyclopes, microcéphales, etc.

SECTION II.

LÉSIONS TRAUMATIQUES DES MUSCLES DE L'OEIL.

Les lésions traumatiques des muscles de l'œil sont extrêmement rares. Dans beaucoup de cas de plaies qui pénètrent dans l'orbite, la laxité du tissu cellulaire de cette région est une cause de salut pour l'œil et pour ses muscles. Les muscles droits sont, de plus, protégés par leur situation derrière le globe de l'œil, tandis que les branches de la troisième et de la sixième paires, qui les animent, entrent dans leur substance au niveau de leur partie moyenne, de façon à se trouver aussi éloignées que possible des agents vulnérants. Il doit cependant arriver (comme, par exemple, dans les plaies qui ont été décrites dans la troisième section du chapitre Ier) que les muscles éprouvent une lésion plus ou moins étendue : il en résulte alors un certain empêchement dans les mouvements du globe de l'œil.

Le gonflement et l'inflammation qui éclatent presque immédiatement après les plaies pénétrantes de l'orbite, et la profondeur à laquelle se trouvent les parties lésées, ne permettent pas, en général, de déterminer l'étendue ou même l'existence de la lésion éprouvée par les muscles. Au reste, cela n'a pas grande importance, au point de vue pratique, car le traitement doit consister, dans tous les cas, dans le repos de la partie, des applications émollientes et l'emploi des antiphlogistiques.

Beer (1) rapporte le cas d'un étudiant en médecine chez qui l'abducteur de l'œil (droit externe) paraît avoir été lacéré par l'introduction violente d'un tuyau de pipe dans l'orbite.

Obs. 306. — J'ai vu, au *Glasgow Eye Infirmary*, un homme qui, en tombant sur le bord d'un poêlon en fer, s'était divisé la paupière supérieure et le muscle droit interne. Le globe de l'œil était proéminent et dirigé en haut, de sorte que la pupille se trouvait derrière le bord de la paupière supérieure. Il ne pouvait pas diriger la pupille vers le nez. Il existait entre le globe de l'œil et la paupière supérieure un symblépharon partiel que je divisai ; après quoi les mouvements de l'organe s'améliorèrent graduellement.

(1) Lehre von den Augenkrankheiten, vol. I, p. 146. Wien 1813.

SECTION III.

DÉFAUT DE CORRESPONDANCE DANS L'ACTION DES MUSCLES DES YEUX.

§ I. — **Diplopie.**

De διπλόος, *double*, et ὄψις, *vision.*

Dans le strabisme, bien qu'il n'y ait pas de paralysie, il existe un défaut évident de correspondance dans l'action des muscles des yeux, et au début de l'affection, la vision est double ; mais la diplopie peut aussi résulter d'un degré de distorsion des yeux et d'une gène de leurs mouvements, si légères qu'on peut à peine les reconnaître. La vision double dont je parle ici est binoculaire et doit son origine, au moins dans quelques cas, à un excès d'exercice des yeux, ou de l'un d'eux à l'exclusion de l'autre. Il est bon d'être prévenu de l'existence de cas de cette espèce, soit qu'on les attribue à la perte de l'excitabilité, au spasme, ou à toute autre condition morbide des fibres musculaires produite par la fatigue, car il ne faut pas les confondre avec les cas dans lesquels le défaut de correspondance dans l'action des muscles et la vision double qui en est la conséquence, sont dus à la paralysie.

Sir Everard Home qui, le premier, a fait ressortir l'importance pratique de cette distinction, a publié deux cas propres à faire connaître les symptômes et le traitement de la diplopie dont nous parlons. Ces faits sont intéressants sous plus d'un rapport, bien qu'ils ne fournissent pas la preuve évidente que les symptômes dépendent simplement d'une affection des muscles, et non de l'état de l'encéphale.

Obs. 307. — Un lieutenant-colonel du génie, qui jouissait d'une santé parfaite, chassant au marais, fut très surpris, dans la soirée d'un jour où cet exercice l'avait beaucoup fatigué, d'apercevoir tous les objets doubles; son fusil, son cheval, la route, tout lui paraissait double. Ce phénomène le troubla excessivement, au point de lui faire craindre de ne pouvoir trouver la route pour retourner chez lui; ce à quoi il réussit néanmoins, en lâchant la bride à son cheval. Après le repos de la nuit, la diplopie était moins prononcée, et deux ou trois jours après, il retourna chasser au marais; mais son affection reparut avec plus de violence encore. Il alla à Édimbourg pour consulter un médecin. On considéra la maladie comme siégeant dans l'œil lui-même, et on la traita, en conséquence, par des applications de vésicatoires et des sangsues sur la tête préalablement rasée, par un traitement mercuriel complet et une diète sévère. Ce traitement ayant aggravé les symptômes, le malade retourna chez lui désespéré et se claquemura dans sa maison. Il renonça petit à petit à tout traitement et reprit son genre de vie ordinaire. Sa vue pendant tout ce temps était parfaitement nette, et les objets rapprochés lui paraissaient simples ; mais, à la distance de trois *yards*, ils devenaient doubles, et plus la distance augmentait, plus les deux images paraissaient éloignées l'une de l'autre. Lorsqu'il regardait fixement un objet, il était facile de reconnaître que ses deux yeux n'étaient pas également dirigés vers lui. Cet état était plus prononcé le matin et s'améliorait après le dîner lorsqu'il avait pris quelques verres de vin. Il persista pendant près d'une année, puis disparut graduellement.

Obs. 308. — Un peintre en bâtiments, qui avait beaucoup manié la céruse, entra à *St-Georges Hospital* pour une fièvre accompagnée d'un violent mal de tête. Lorsqu'il fut rétabli de sa fièvre, il fut fort affligé de voir tous les objets doubles. Comme sa fièvre était entièrement guérie, on l'envoya dans le service de Sir Everard pour son affection oculaire. En l'interrogeant sur ce qu'il éprouvait, Sir Everard trouva que les symptômes étaient exactement ceux du premier cas, et les traita comme dépendants d'une affection des muscles. Il lui banda un œil et laissa l'autre libre. Le malade voyait alors les objets simples, mais il en ressentait bientôt de la céphalalgie ; ce qui fit voir à Sir Everard qu'il avait bandé l'œil sain : il changea le bandage de côté et le malade put alors regarder les objets sans douleur ni malaise. On lui maintint ainsi un œil couvert pendant une semaine, au bout de laquelle on supprima le bandage. La maladie avait alors complétement disparu ; elle ne reparut plus. Le repos avait suffi pour rendre aux muscles leur énergie et amener la guérison.

Sir Everard termine en faisant observer que, lorsque les muscles sont affaiblis par un excès de fatigue, le premier soin à prendre est de les mettre dans une position où ils soient à l'aise et de les laisser au repos. Cette pratique est aussi bien applicable aux muscles de l'œil qu'à ceux de tout autre partie du corps (1). Le docteur Young (2) fait remarquer, à propos de ce précepte, que lorsqu'un œil est malade, il ne faut pas se borner à le couvrir seul pour mettre ses muscles au repos, attendu que ceux-ci se contractent inévitablement pour suivre les mouvements de l'œil sain.

§ II. — **Monoblepsie.**

De μόνος, un seul, et βλέψις, vue.

Obs. 309. — J'ai été consulté il y a quelque temps par un gentleman qui, après avoir passé tout une nuit à écrire, avait éprouvé les symptômes suivants : il voyait parfaitement bien avec chaque œil employé isolément, mais il ne pouvait se servir des deux yeux à la fois sans que la vision devînt double ; symptôme auquel on a donné le nom de *monoblepsie*. Lorsqu'il regardait en bas avec les deux yeux, il ne voyait plus les objets qui se trouvaient devant lui, quoiqu'il vît assez bien lorsqu'il regardait en haut. Il accusait des vertiges, mais point de céphalalgie. Ces symptômes se dissipèrent lentement après le repos des yeux et l'usage de la saignée, des vésicatoires, des purgatifs et du mercure. Ils ne reparurent point, bien que, quelque temps après, ce malade fût pris de symptômes graves annonçant une affection du cerveau.

Le cas suivant paraît être de la même nature que celui que nous venons de rapporter.

Obs. 310. — John Frost, voiturier, âgé de 18 ans, d'une constitution robuste et d'un tempérament assez pléthorique, fut pris, à son retour du marché d'Exeter, d'un tel trouble de la vue qu'il cessa de pouvoir distinguer les objets à la distance de quelques *yards*, et qu'il ne pût se maintenir sur la route sans se tenir à l'extrémité de son chariot, bien qu'il ne fût que trois heures de l'après-midi et que le jour fût parfaitement clair et beau. Il reconnut toutefois, avant d'être arrivé chez lui, qu'en couvrant l'un ou l'autre de ses yeux, il y voyait suffisamment bien. M. Reed fut appelé le lendemain matin. Il constata que le malade pouvait à peine distinguer les lignes d'un livre quand il se servait de ses deux

(1) Philosophical Transactions for 1797, part. I, p. 7.
(2) Introduction to Medical Litterature, p. 99. London, 1823.

yeux en même temps, tandis qu'en fermant l'un ou l'autre d'entre eux, il pouvait lire distinctement chaque mot. Ces symptômes étaient accompagnés d'une céphalalgie frontale considérable et d'un pouls plein, vite et assez dur. M. Reed pratiqua une saignée du bras, purgea le malade avec des pilules de calomel et de coloquinte, et lui appliqua un vésicatoire à la nuque; le tout sans que l'état de la vision changeât. La céphalalgie avait disparu, mais il était encore dans l'obligation de se bander l'œil, sans quoi il ne pouvait voir même pour marcher. L'application d'errhins ou celle d'un peu d'éther sulfurique sur les yeux lui procurait toujours un soulagement momentané. Il n'y avait pas la moindre altération dans la forme ou la mobilité de la pupille; les humeurs étaient parfaitement transparentes, et l'on n'apercevait aucune trace d'inflammation (1).

[*Obs.* 311. — J'ai observé sur un médecin de mes amis le cas intéressant qui va suivre de vision double. Je ne pus découvrir la moindre altération dans le parallélisme de ses yeux; et, chose singulière, lorsqu'il regardait une ligne horizontale, un bâton, par exemple, les deux lignes ne lui paraissaient point parallèles, mais plus éloignées à l'une de leurs extrémités qu'à l'autre. Lorsque le malade tenait la tête droite et fixe, à une certaine élévation, il voyait le bâton simple; mais lorsqu'on l'élevait ou qu'on l'abaissait au delà de ce point, le bâton paraissait double, et les deux images semblaient d'autant plus éloignées que le bâton était tenu plus haut ou plus bas que le point où la vision était simple. Un point très curieux de cette observation, c'est qu'en inclinant la tête à gauche, la divergence entre les deux images diminuait, quelquefois au point qu'elle finissait par coïncider et que la vision double cessait (2). Nous laissons parler le malade lui-même :

« Pendant les mois de juin et de juillet 1845, je me trouvai fort épuisé par les chaleurs excessives; ce qui, joint à des occupations continuelles et fatiguantes, me fit perdre entièrement l'appétit, et m'occasionna une grande agitation nerveuse accompagnée parfois de céphalalgie. J'avais de la constipation dont je ne triomphais qu'à l'aide de lavements ou de laxatifs; mon urine était trouble, fortement colorée, et contenait une grande quantité de mucus. Vers le milieu du mois de juillet, je me rendis à *Schooley's Mountain*, où je fis beaucoup d'exercice à pied et à cheval; mais cette course ne fit qu'accroître ma prostration et mon insomnie. — Le 29 août, après mon dîner, je m'aperçus pour la première fois, en essayant de lire, que ma vue était affectée; les lettres me paraissaient confuses et doubles au point que je fus obligé d'abandonner mon livre. Mes deux pupilles étaient cependant dans l'état normal et je n'apercevais aucune trace de strabisme. Quand je regardais dans la campagne, tous les objets me paraissaient doubles; la terre sur laquelle je marchais semblait atteinte d'une ondulation qui gênait beaucoup ma marche et me donnait le vertige. Je m'assurai cependant bientôt qu'en fermant un œil je voyais parfaitement de l'autre; ce qui m'engagea à porter un écran vert alternativement sur chaque œil. A l'aide de ce moyen, je pus facilement voir et marcher. Ce qui me parut le plus singulier, c'est que les objets placés directement devant moi ou à ma droite, ou au niveau de l'axe de la vision, me paraissaient simples; tandis que lorsque je regardais à gauche, en bas ou en haut tout me semblait double. Ainsi, en regardant le ciel, j'apercevais deux lunes, et en regardant ma montre tenue en position ordinaire, je voyais deux mains et deux montres. De nombreuses expériences me démontrèrent que je voyais mieux en inclinant un peu la tête vers l'épaule gauche, et tel était le soulagement que cette position me faisait éprouver, que je contractai enfin l'habitude de tenir toujours ma tête de cette façon. La lumière intense m'était quelquefois douloureuse, et m'obligeait à contracter le sourcil; il en était de même de l'action de lire ou d'examiner de petits objets. Au début de mon mal, j'étais disposé à l'attribuer à une forte infusion de houblon que j'avais prise et à ses propriétés toniques et sédatives. Je fus cependant bientôt convaincu qu'il était purement sympathique d'un trouble du système nerveux en rapport avec des symptômes dyspeptiques dont je souffrais. Mon pouls, lorsque j'étais couché, tombait à 50, et au moindre exercice s'élevait à 85 ou 90. J'éprouvais aussi de l'engourdissement dans les bras et les jambes, des contractions involontaires des sourcils et des paupières, et des bourdonnements d'oreilles; ma langue restait chargée, et ma constipation persistait; mon urine restait tou-

(1) Lancet for 1831-32, vol. I, p. 167.

[(2) On peut inférer de là qu'il devait y avoir quelque altération de l'un des muscles obliques de l'œil gauche. T. W.]

jours trouble et fortement colorée. Mais les résultats du traitement que j'entrepris me convainquirent encore bien plus qu'une prostration nerveuse était la cause de l'affection spéciale de ma vue. Je pris d'abord un purgatif, dans la pensée qu'il pouvait y avoir quelque congestion à la base du cerveau; je m'abstins aussi de nourriture, et je me fis soustraire quelques onces de sang à l'aide de ventouses scarifiées appliquées à la nuque. Mais ce traitement augmenta tous les accidents. Lorsque je revins de ma petite excursion d'été (quarante-huit heures après le début de l'attaque), je me trouvai extrêmement épuisé par le voyage; *les vertiges* et le trouble de la vision avaient considérablement augmenté, de sorte que je me trouvai amené à prendre environ une once d'eau-de-vie dans de l'eau. Je m'aperçus aussitôt, avec autant d'étonnement que de satisfaction, que tous les symptômes désagréables avaient disparu et que ma vue était momentanément redevenue bonne. Dès ce moment je restai convaincu que le régime sévère que j'avais suivi et l'exercice auquel je m'étais livré pendant l'été, n'avaient fait qu'accroître et confirmer mon indisposition. Les symptômes persistèrent sans grand changement jusqu'au commencement de novembre. Je dois cependant mentionner que, quoique je n'éprouvasse aucune douleur locale soit dans la tête, soit dans le ventre (excepté parfois une sensation de plénitude et de malaise au niveau de la valvule iléo-cœcale), j'étais sans cesse en proie à des sensations de malaise inexprimable. Mon appétit et ma force s'étaient décidément améliorés, bien que la vision eût éprouvé peu de changement. Le traitement auquel je me soumis consista surtout en petites doses de *blue pill* suivies de six grains de poudre de rhubarbe et de gingembre, ou de la même dose de rhubarbe combinée avec quelques grains d'extrait de gentiane. J'essayai aussi les diverses préparations de fer, mais elles produisirent de l'irritation gastrique; et je dus les discontinuer. Je retirai quelque avantage de petites doses de quinine avec la teinture de gentiane composée, 3 grains de l'un et 1 gros de l'autre, trois fois par jour. Je me fis fréquemment appliquer des ventouses sèches le long de l'épine du dos, et j'entretins d'une façon plus ou moins permanente une révulsion à la nuque. Je fis usage chaque soir d'un pédiluve synapisé chaud, et je pris de temps en temps, en me couchant, 5 grains d'extrait de jusquiame pour amener le sommeil. Mon régime consista à faire trois repas légers à la viande par jour; je fis quelques exercices passifs modérés, et j'évitai soigneusement la fatigue. Vers le 1er mars, je me trouvai en état de reprendre l'exercice de ma profession, mais je souffrais encore de constipation, d'insomnies accidentelles, et de quelque trouble de la vision, surtout quand j'étais fatigué. Je fis alors usage du bain de pluie, que je faisais suivre de frictions avec la brosse; moyen que je continuai jusqu'aujourd'hui, 6 juillet 1846. Ma santé s'est notablement améliorée, et ma vue est parfaitement rétablie depuis deux mois. Je puis maintenant prendre toute espèce de nourriture. »

Nous ajouterons seulement à ces lignes de notre ami que jusqu'aujourd'hui, novembre 1853, il est resté débarrassé de cette désagréable affection (1). T. W.]

Si la diplopie ou la monoblepsie ne cédaient pas sous l'influence du repos et des autres remèdes, on pourrait recourir, comme moyen palliatif, à l'usage des lentilles prismatiques, telles qu'on les a, dans ces derniers temps, recommandées contre le strabisme. En changeant sur l'une des rétines ou sur toutes deux la place où se produit l'image, on peut arriver à faire voir les objets simples.

[M. A. Guépin, de Nantes, nous fait parvenir les observations suivantes, intéressantes comme faits, et que nous insérons ici sous toutes réserves.

En même temps qu'un mal de tête, qui varie depuis la migraine la plus légère, quoique persistante, jusqu'à la congestion cérébrale la plus voisine de l'apoplexie, on voit souvent se produire dans les mouvements de l'œil un état de désordre qui présente des caractères

[(1) Hays. Édition américaine de LAWRENCE. Diseases of the Eye, p. 806-808. Philadelphie, 1854.]

variables en apparence, mais, en réalité, assez constants dans leurs formes, que l'on peut ainsi dépeindre :

A. Douleurs de tête, ou souvenir de douleurs passées. L'un des yeux a de la peine à se porter en dehors, les mouvements externes en sont difficiles ou impossibles; il y a diplopie sans que le malade puisse toujours se rendre compte de la position nette de la fausse image. L'œil, gêné dans ses mouvements, est généralement un peu plus myope qu'autrefois, il voit moins bien aussi que par le passé; peu à peu cet état ou se guérit de lui-même, ou augmente : alors il y a trouble, vertige, quand le malade regarde avec les deux yeux; mais, le mauvais œil couvert, le malade voit très bien. Plus tard, le mauvais œil sera amaurotique et pourra même devenir insensible à la lumière du soleil. — Cet état, dont les variétés sont nombreuses et se présentent souvent à l'observation, guérit presque immédiatement, dix-neuf fois sur vingt, quand on coupe le droit interne, c'est-à-dire le muscle qui fait opposition aux mouvements. Mais après cette opération, pour que la cure soit complète, il faut mettre un bandeau sur l'œil non opéré, exercer l'autre à regarder en dehors et, au besoin, appliquer quelques ventouses sèches ou scarifiées sur le cou, et avoir soin de tenir le ventre libre.

B. L'état complétement inverse est à peu près huit fois moins fréquent, et guérit de la même manière; mais alors, au lieu de couper le droit interne, c'est le droit externe qu'il faut détacher du globe oculaire. — Dans cette seconde forme de la diplopie, l'œil malade a plus ou moins de peine à se porter en dedans. Cet œil est généralement presbyte et non plus myope. Il est, du reste, moins voyant que l'autre, et cet état peut varier depuis la faiblesse la plus légère jusqu'à l'amaurose complète. — L'usage des deux yeux entraîne souvent des maux de tête et surtout des étourdissements, des vertiges; la fausse image est généralement en arrière et en dehors, mais cela varie et les malades ne s'en rendent compte qu'assez mal.

C. Maux de tête ou congestion cérébrale, antérieure ou concomitante, chute de la paupière supérieure, strabisme plus ou moins prononcé en dedans, pupille peu ou pas mobile. La paupière soulevée, l'œil malade voit peu ou pas; si les deux yeux fonctionnent en même temps, il y a diplopie et vertiges. L'œil malade paraît plutôt myope que presbyte, mais il est difficile de s'en assurer. Si le malade a subi des émissions sanguines, la section du droit interne suffit à la guérison; dans le cas contraire, après l'opération, ayez recours à une ventouse scarifiée sur le cou, et n'oubliez pas de soumettre l'œil opéré à l'exercice qui lui est nécessaire. C'est d'ailleurs le moyen d'avoir une cicatrice convenable.

D. L'état inverse se présente aussi. On rencontre la chute de la paupière supérieure avec le strabisme en dehors, l'immobilité de l'œil, peu ou pas de vision, de la diplopie et des vertiges, quand les deux yeux fonctionnent en même temps. Le traitement est le même ; seulement, c'est le droit externe qu'il faut couper.

E. Strabisme en dedans et en haut, diplopie très étendue, faiblesse visuelle de l'œil qui louche ; il peut même être amaurotique. Grande gêne quand les deux yeux fonctionnent ensemble. — La section du droit interne et les moyens anti-congestifs suffisent, au moins je le pense. J'ai vu, du reste, tout strabisme et toute diplopie céder à la section du droit interne et du grand oblique.

F. Le même état peut concomiter avec un strabisme convergent de l'autre œil. Généralement, alors, le malade est un peu myope de l'œil sain et très myope de l'autre.

Passons aux faits :

Obs. 313. — Voici un meunier qui, d'un œil, voit très peu. L'un de mes anciens élèves, M. Colombe, croyant à une amaurose congestive, le saigne et me l'adresse. La saignée n'a pas produit d'amélioration sensible ; je le trouve dans l'état suivant : l'œil malade ouvert, il ne voit pas à se conduire, il voit double, éprouve des vertiges, et ne peut se rendre compte de la fausse image. Cet œil fermé, il voit bien de l'autre. Il a eu des douleurs de tête que la saignée a guéries. Mais l'œil malade éprouve de la difficulté à se porter en dehors. — Je coupe le droit interne, et aussitôt la guérison est complète.

Obs. 314. — Voici deux autres malades, meuniers comme le premier ; comme lui, ils ont été saignés inutilement par les médecins du pays ; comme lui ils sont meuniers de moulins à vent, me fait observer dans sa lettre d'envoi le confrère et ami qui me les adresse. Je coupe le droit interne : la vision s'améliore immédiatement, la diplopie diminue, mais la guérison n'a été *absolue* qu'au bout de quinze jours. Ils avaient été saignés, puis purgés ; l'un d'eux avait un vésicatoire au cou. Je me suis borné chez tous deux à mettre un bandeau sur l'œil non opéré, et je les ai renvoyés après l'opération.

Obs. 315. — Un quatrième meunier de moulin à vent, que j'avais opéré pour un cas pareil, est pris de l'autre œil quelques années plus tard et vient se faire traiter à Nantes. Les purgatifs, les mercuriaux, les révulsifs les plus violents n'ayant pas réussi, il revient me trouver et me confesse qu'il a horriblement peur d'une seconde opération ; il me supplie d'essayer d'abord d'autres moyens. Quinze jours de traitement par les ventouses scarifiées et non scarifiées sur le cou, par des vésications ammoniacales sur le cuir chevelu, ont amélioré son état. Il m'est revenu de temps à autre, et cependant, au bout de six mois la guérison n'était pas absolue, comme elle l'avait été pour l'autre œil au bout de quelques jours.

Obs. 316. — Mademoiselle Plouzin de Varades m'est amenée un jour avec sa mère par feu M. Robineau de Bougon, alors député d'Angers. Elle a subi inutilement divers traitements ; deux hommes très-habiles, MM. Mirault, d'Angers, et Bretonneau, de Tours, ont été consultés sans résultat. — Voici sa situation : l'œil droit est sain ; l'œil gauche, quoique sa pupille soit sensible à la lumière, ne distingue ni l'ombre d'une main, ni celle d'un chapeau. Couvrez l'œil droit, sa pupille se dilate et n'est plus mobile. Cet œil éprouve quelque difficulté à se porter en dehors. En regardant à gauche, mademoiselle Plouzin louche un peu. C'était le premier cas de ce genre que j'observais ; j'hésitai beaucoup. Recommencer la série des traitements inutilement employés par les médecins de Varades, par M. Mirault et par M. Bretonneau ? mais ce n'était pas rationnel. Je proposai la section du droit interne. La mère hésita beaucoup. M. Robineau de Bougon la décida, et je pratiquai cette opération. Elle ne donna *aucun résultat immédiat ;* mais le surlendemain, mademoiselle Plouzin voyait passer l'ombre d'une main. L'œil cependant n'avait rien gagné dans ses mouvements. Au bout de trois semaines, le succès était complet ; il s'est parfaitement maintenu.

Voilà l'état extrême. Quelquefois, au contraire, il n'y a entre la faculté visuelle des deux yeux qu'une très légère différence; elle ne devient sensible que par l'examen le plus sévère. On reconnaît alors, en faisant lire de très petits caractères, que l'un des yeux voit moins bien, et généralement de plus près que l'autre, et que cela correspond à un léger trouble du mouvement externe ; mais il y a diplopie aussitôt que le malade regarde avec les deux yeux.—Pour lire, pour travailler, il faut fermer un œil, sans cela il y a des vertiges. La section du droit interne, précédée ou suivie de la saignée ou d'une ventouse scarifiée, amène la guérison. Cet état me paraît se confondre avec le *monoblepsis*. Nous le retrouverons ailleurs sous une forme différente.

Nous voici aux diplopies.

Obs. 317.—Mademoiselle N., religieuse, occupée d'enseignement à Challans (Vendée), présente l'état suivant qu'elle attribue à des fatigues oculaires : — Elle n'a pas de maux de tête sensibles; son œil gauche est dévié en dehors ; la faculté visuelle de cet œil a diminué; il est devenu *presbyte* (la déviation en dedans produit généralement un peu ou beaucoup de myopie). La malade a peine à regarder en dedans et il y a alors diplopie, mais elle peut mettre la main sur son bon œil et lire avec le mauvais; son état, inverse des précédents, se confond passablement avec le *monoblepsis*. Je coupe le droit externe, je mets un bandeau sur l'œil non opéré, je soumets l'œil opéré à une gymnastique régulière. Il y avait eu une petite hémorrhagie qui m'a fait retarder l'application d'une ventouse scarifiée; au bout de 8 jours, la guérison était complète sans que j'y eusse eu recours.

Obs. 318. — Étant à Paris en février 1856, je reçois la visite de M. Degros, menuisier à Joinville-le-Port, chez M. Laudun, entrepreneur. M. Degros a eu des maux de tête qui ont cédé. L'un de ses yeux est dévié en dehors, mais exécute librement tous ses mouvements. Le bon œil fermé, je constate que l'autre voit moins, qu'il y a amblyopie et presbytie très prononcées; les deux yeux ouverts, tout travail d'application est accompagné de vertiges. Il ne peut plus travailler de son état, il est désespéré. Je lui propose la section du droit externe et il l'accepte. Aidé de mes anciens élèves, MM. Cossé et Durant, je la pratique. Aussitôt après l'opération, je constate l'état suivant: la presbytie a complétement disparu; la vision est très améliorée, l'espace angulaire dans lequel a lieu la diplopie a diminué de moitié; les deux yeux peuvent regarder fixement un objet sans que les vertiges soient les mêmes, mais il n'y a que peu d'amélioration dans les mouvements de l'œil.—Je conseille comme traitement complémentaire le repos, la gymnastique oculaire, quelques autres moyens de peu de valeur, et surtout des ventouses sur le cou. A la seconde ventouse, la guérison a été à peu près complète, et M. Degros a repris son travail habituel. Cependant il a encore eu besoin de deux autres ventouses.

Obs. 319.—M. Templier, négociant à Machecou, près Nantes, est atteint d'une très forte congestion cérébrale; son médecin le saigne, le purge, mais l'œil droit est en mauvais état, et il m'adresse son malade. Je constate l'impossibilité des mouvements en dehors, en haut et en bas, la chute de la paupière, l'immobilité ou le très peu de mobilité de la pupille, la réduction visuelle de l'œil malade, son amblyopie et une diplopie avec vertiges chaque fois que, la paupière soulevée, le malade regarde un objet avec les deux yeux.—Je propose la section du droit interne. L'un de mes confrères, présent à l'opération, me prend à part et me fait de graves objections. J'y réponds par ces mots : *je crois à l'observation et à l'expérience avant tout.* Je coupe le droit interne; la guérison est immédiate et complète, excepté pour la paupière supérieure. M. Templier, enchanté, repart le jour même. Plusieurs années s'écoulent; même accident préalable, même état à l'autre œil, même opération, même succès immédiat, excepté pour la paupière supérieure dont les mouvements ne sont revenus qu'en quelques mois à l'état normal.

Voici maintenant l'inverse :

Obs. 320. — Mademoiselle Julienne de Nort, près Nantes, a été atteinte de conjonctivite, puis de maux de tête. Tout à coup son œil droit a présenté l'état suivant pour lequel elle m'a été adressée après l'insuccès d'un traitement énergique : impossibilité de relever la paupière supérieure; l'œil ne peut se mouvoir ni en haut, ni en bas, ni en dedans; la pupille est immobile ou très peu mobile; la vision de l'œil malade est très réduite. La paupière soulevée, la diplopie existe pour toute objet vu avec les deux yeux ; il y a même des vertiges. Je coupe le droit externe. Aussitôt la paupière supérieure acquiert un peu de mouvement; l'œil opéré voit plus net, des mouvements ont lieu en haut, en bas, et en dedans; ils sont encore limités, mais notables. La diplopie est très réduite au-dessous du plan des axes horizontaux des yeux, elle l'est moins dans ce plan, elle l'est moins encore au-dessus de ce plan; plus de vertiges. Quelques ventouses ont achevé la cure. Un mois plus tard, mademoiselle Julienne me remerciait vivement et se trouvait parfaitement guérie; mais j'ai constaté un très léger reste de diplopie quand elle regardait au plafond. Depuis, je ne l'ai plus revue.

Les états *E* et *F* nous restent encore à examiner. Ils sont assez variables. J'ai vu plusieurs exemples de l'état *F* qui n'étaient pas guéris, et pour lesquels j'ai proposé la section du muscle opposant, qui a été refusée. Ils avaient résisté à tout traitement. L'un d'eux était un *monoblepsis* véritable. Voici deux observations de l'état *E* : dans l'une, j'ai coupé le grand oblique et le droit interne; dans l'autre, le droit interne seulement.

Obs. 321. — M. Garineau, enseigne auxiliaire, était louche de l'œil droit, mais légèrement (strabisme convergent); de l'œil gauche, il louchait en dedans et en haut. Cet œil voyait très mal et de plus il était très myope. Il existait en outre une diplopie avec fatigue et vertiges pour tout l'espace angulaire dans lequel la vision était possible avec les deux yeux. Ce malade avait subi, chez l'un de nos plus célèbres oculistes, un traitement qui n'avait eu, au dire du malade, aucun résultat utile. — J'ai coupé le droit interne; j'eusse coupé peut-être le grand oblique si la première opération n'avait fait évanouir le malade. Il revient à lui, et aussitôt l'œil opéré voit mieux; la myopie a complétement disparu. La diplopie a cessé entièrement pour les objets placés au-dessus de l'axe horizontal des yeux; elle a diminué pour ceux qui sont placés dans le plan des axes horizontaux, et se trouve très réduite même pour les choses situées au-dessous de ce plan. Au moment de mettre à la voile, il se plaisait à montrer, à Lorient, à l'un de ses amis qu'il avait chargé de me le redire, qu'il voyait et lisait avec l'œil opéré toutes les enseignes qu'il n'avait pas lues depuis un an. On était alors au dixième jour après l'opération.

Obs. 322. — Chez Jean de Bordeaux, cultivateur à Maisdon, près Nantes, j'ai constaté l'état suivant qui existait depuis 21 ans : l'œil droit est presque amaurotique. Cet œil louche fortement en dedans et en haut; il existe une diplopie qui gêne beaucoup. — J'ai coupé le droit interne et l'oblique supérieur, en ménageant le plus possible les enveloppes de l'œil; le strabisme et la diplopie ont cédé immédiatement. J'ai fait subir depuis lors au malade un traitement approprié pour son amblyopie, mais je n'ai obtenu — et je l'ai revu depuis peu — qu'une légère amélioration sous ce rapport. J'ai obtenu le même résultat immédiat dans un cas tout pareil, et de plus la guérison de l'amblyopie chez une jeune personne de Beaupréau, dont le droit interne présentait une terminaison bifide, l'une de ses terminaisons se rendant au grand oblique.

Les six ordres de diplopies que nous venons de passer en revue présentent donc six caractères communs assez constants : 1° la diplopie; 2° l'affaiblissement visuel d'un œil ; 3° de la gêne allant jusqu'au vertige, quand le malade regarde avec les deux yeux ; 4° des difficultés dans l'action musculaire d'un ou de plusieurs muscles de l'œil ; 5° des douleurs de tête actuelles ou antérieures ; 6° la possibilité de la guérison par la section du muscle opposant, aidée d'émissions sanguines ou de moyens destinés à combattre l'état de congestion du cerveau.

Quarante-trois opérations, dont quarante et une suivies de succès, affirment ce qui précède. Nous aurions au besoin, pour l'appuyer, la longueur des autres traitements et leur inefficacité dans un grand nombre de circonstances. On nous permettra donc d'ajouter, par analogie, aux six classes que nous venons d'étudier, les deux suivantes, pour lesquelles il ne nous a jamais été possible de recourir aux sections musculaires :

G. L'un des yeux a son axe plus élevé que l'autre, il est louche en haut ; il y a diplopie et amblyopie de cet œil.

H. Il n'y a point de strabisme apparent, mais il existe une grande fatigue oculaire ; l'un des yeux est plus fatigué que l'autre. — Il y a diplopie dans un petit espace angulaire, mais seulement pour les objets placés au-dessus des axes horizontaux.

Nous pourrions encore former une neuvième classe des individus, en général très jeunes, chez lesquels on remarque une presbytie sans diplopie, avec léger strabisme en haut. L'un des yeux est bon, l'autre ne voit à lire qu'avec les n° 8 ou 10 bi-convexes. Cette presbytie avec strabisme pourrait cependant être congénitale. Aucune opération n'a été ni tentée, ni même proposée pour la guérir. Mais il convient de la signaler ici au point de vue de la science pure.

Quels que soient notre amour de l'anatomie et notre désir de rattacher *les vices de fonction* que nous venons de signaler à des états *organiques* connus, nous n'y parvenons pas. Nous ne dirons pas que les diplopies sont des altérations de fonction *sui generis*, ce serait ridicule, et rien de plus. Nous ne dirons pas qu'elles sont produites par des paralysies ; où en serait la preuve en présence des faits que nous venons de décrire ? Des phénomènes curieux dont nous avons été témoins nous mettront peut-être sur la voie d'une bonne hypothèse. Un jour que nous étions chez madame la baronne de V., sa fille, madame la comtesse de N., femme des plus distinguées sous tous les rapports, nous quitta pour aller se faire pratiquer, disait-elle, une petite opération dans une oreille. La corde du tympan ayant été malheureusement atteinte par la pierre infernale, soit directement, soit indirectement, par suite d'une forte cautérisation, madame N. présenta bientôt une double série de symptômes, les uns linguaux, les autres cérébraux. Ceux-ci altérèrent la faculté de parler d'une manière assez analogue à ce qui a lieu dans certaines amauroses pour la faculté de voir. Madame N se rappelait le commencement ou la fin d'un mot ; sa parole était devenue lente et difficile, moins par vice lingual, car bientôt la langue se trouva guérie, que par vice cérébral. Ainsi, me disait-elle, je lis parfaitement une lettre; mais comment y répondre, lorsque je sais que j'écrirai *Jean* pour *Pierre*, transportant à Jean les idées qui se rattachent à Pierre, ou encore que j'écrirai *son* pour *Malmaison*, ou *Malmai*, croyant avoir écrit le mot entier? Et puis cela me fatigue; j'ai eu des douleurs de tête, et elles se reproduisent en écrivant.

Une affection d'un filet nerveux peut donc produire des symptômes de deux ordres : les uns dans les muscles auxquels il transporte l'action cérébrale, les autres dans une partie du cerveau qui semble restreinte et localisée.

Remarquons maintenant que, dans beaucoup de diplopies, il faut, pour guérir rapidement, couper le muscle qui fait opposition, et avant ou après cette section, traiter l'état cérébral qui s'y rattache. D'où cette induction : la diplopie serait généralement une affection nerveuse exprimée par un état pathologique sensible d'un ou de plusieurs muscles de l'œil, et par un état cérébral plutôt congestif que réellement inflammatoire dans la plupart des cas. Mais l'état pathologique des muscles n'est point nécessairement une paralysie. — Singulière paralysie, par exemple, que celle de M. Templier (Obs. 519), chez qui les droits supérieur externe et inférieur sont guéris immédiatement par la section du droit interne ! ! !

Et si maintenant nous nous reportons aux paralysies de la face dans lesquelles il y a altération des fonctions des muscles desservis par des systèmes nerveux différents, nous arrivons à comprendre que le même fait pourrait avoir lieu pour l'œil, et à rapporter la paralysie, si elle doit être admise, et dans les cas où elle est probable, non plus à un tronc nerveux spécial, mais à des filets nerveux spéciaux pouvant appartenir à des troncs différents.

Nous n'irons pas plus loin dans cette voie, ce serait dépasser la logique des faits : toutefois, c'est quelque chose, encore qu'on ne connaisse pas le siége anatomique d'une maladie, que de pouvoir y remédier.

Il est bon de remarquer que si, en général, la section du muscle opposant ramène promptement l'œil affecté à une bonne vision, guérit le plus souvent d'une manière instantanée l'amblyopie, ainsi que la myopie ou la presbytie qui la compliquent, les mouvements des muscles ont besoin d'un traitement général, d'émissions sanguines surtout, pour revenir à l'état normal. Habituellement, si les émissions sanguines ont précédé la section des muscles, et si elles ont été faites en temps opportun, cette section suffit à la guérison. T. W.]

SECTION IV.

PARALYSIE DES MUSCLES DE L'OEIL.

Syn. — Ophthalmoplegie.

J'ai déjà eu l'occasion de parler (page 262) de la fréquence des affections paralytiques des muscles auxquels se distribue le nerf de la troisième paire, ou moteur oculaire commun. On rencontre fréquemment la paralysie des muscles droits supérieur, inférieur et interne, accompagnée d'un état semblable de l'élévateur de la paupière supérieure, tandis que le droit externe reste intact et entraîne l'œil vers la tempe. Si l'on soulève, en pareil cas, la paupière avec le doigt et que l'on prescrive au malade de regarder en bas, on voit qu'il essaie de le faire, mais qu'il ne peut y réussir. Si on lui dit de regarder en haut, ou en dedans, il n'y parvient pas, et lors même qu'il s'efforce de regarder droit devant lui, il peut à peine changer la direction de son œil qui est tourné du côté de la tempe. On donne à cet état de distorsion fixe le nom de *luscitas*. On remarque aussi que la pupille est dilatée et qu'elle ne se contracte pas lorsqu'on l'expose à une lumière vive; car l'iris, qui puise son principe moteur dans le nerf de la troisième paire, est compris dans l'affection paralytique.

Quelquefois, lorsque les muscles animés par la troisième paire sont restés longtemps paralysés, il peut arriver que la même affection envahisse aussi l'abducteur; alors l'œil n'est plus dirigé vers la tempe, mais directement en avant, et quelque effort que fasse le malade, il ne peut être porté dans aucun autre sens. On peut alors conclure que la cause morbide qui comprimait la troisième paire seulement, a étendu son action jusqu'au nerf de la sixième paire.

Lorsque l'œil a perdu l'exercice de ses mouvements par suite de la paralysie des muscles droits, il est exposé à faire saillie hors de l'orbite, état qui, ainsi que je l'ai déjà dit, s'appelle *ophthalmoptosis*. Sir Charles Bell en a publié un exemple (1), compliqué de l'anesthésie des parties auxquelles se distribue la cinquième paire.

On rencontre quelquefois la paralysie isolée du muscle abducteur; l'œil est alors tourné en dedans et ne peut être porté vers la tempe. Dans un cas de cette espèce, que j'ai vu au *Glasgow Eye Infirmary*, et qui paraissait de nature apoplectique, le malade était affecté de douleur circum-orbitaire, de vertige et de diplopie. Le docteur Yelloly (2) a publié un cas de paralysie de l'abducteur du côté gauche; elle était due à la compression exercée par une tumeur sur le pont de Varole

(1) Nervous System of the Human Body, Appendix, p. CV. London, 1809

(2) Medico-Chirurgical Transactions, vol. I, p. 181. London, 1809.

et le corps pyramidal gauche. L'affection oculaire s'accompagnait de paralysie de la moitié droite du corps. La pupille conservait sa sensibilité à la lumière. On a aussi vu une tumeur située dans le quatrième ventricule déterminer une paralysie de l'abducteur (1).

Lorsque les mouvements produits par l'élévateur de la paupière et les droits interne, supérieur et inférieur de l'œil sont empêchés en partie ou en totalité, le mouvement, par suite duquel le globe de l'œil se trouve dirigé en dedans et en haut, et qui se produit lorsque l'on cligne l'œil, ou lorsque l'on ferme les yeux pendant le sommeil, et que l'on peut attribuer à l'action de l'oblique inférieur (petit oblique), s'accomplit évidemment avec difficulté, ou est complétement perdu.

Dans la plupart des cas de paralysie des muscles de l'œil, on trouve que le nerf de la cinquième paire et la portion dure de la septième continuent d'exercer leur action. La rétine conserve aussi, en général, sa sensibilité spéciale; néanmoins, quand la troisième paire est affectée, la vision est un peu confuse, ce qui est dû à la dilatation et à l'immobilité de la pupille. Quelquefois il y a amaurose complète avec céphalalgie intense.

Les attaques de paralysie des muscles de l'œil s'accompagnent généralement de céphalalgie, de vertige et de diplopie. Les fonctions de l'estomac et des intestins sont aussi souvent dérangées.

La diplopie est souvent le principal et quelquefois le seul symptôme dont se plaigne le malade. En faisant passer un objet devant lui, d'un côté à l'autre, puis de haut en bas, et en le priant de le suivre des yeux sans bouger la tête, on reconnaît quel est celui des deux yeux et quels sont les muscles affectés, même quand la paralysie est très peu prononcée. C'est en général l'adducteur ou l'abducteur de l'un ou de l'autre œil qui est en défaut, de sorte que cet organe ne peut être complétement tourné en dedans ou en dehors. La diplopie se manifeste le plus souvent lorsque le malade essaie de regarder droit devant lui toujours lorsqu'il tente de regarder dans une direction opposée à la déviation de l'œil malade. Si c'est l'élévateur de l'œil, par exemple, qui se trouve paralysé, la diplopie survient chaque fois que le malade essaie de regarder en haut; si on l'invite à regarder fixement un objet placé directement devant lui, on voit le bord inférieur de la cornée de l'œil malade s'enfoncer derrière la paupière inférieure.

Dans les cas de paralysie du nerf de la quatrième paire, ou dans celle de la branche de la troisième qui se rend à l'oblique inférieur, les mouvements de rotation de l'œil sont troublés, ainsi qu'on pourrait

(1) Ibid., p. 216. [Voir sur la paralysie du nerf oculo-moteur externe : Recherches de physiologie ou de pathologie sur quelques paralysies de l'œil et de ses annexes, par PÉTREQUIN. Annales d'Oculistique, t. I, p. 4, 25. — Paralysie du nerf moteur oculaire externe, par BADIN D'HURTEBISE. Ibid, t. XXII, p. 5, 49. — Paralysie des 3e et 6e paires par DEVAL. Ibid., t. XXIII, p. 147. Paralysie du nerf oculo-moteur externe, par RODRIGUES. Ibid., t. XXV. p. 84.]

peut-être le découvrir en saisissant la tête du malade et en la portant d'une épaule à l'autre.

[Elle accompagne le plus souvent la paralysie des muscles animés par la troisième et la sixième paires. On la reconnaît, quand elle est isolée, aux signes suivants : le malade voit double, bien que les yeux soient sains en apparence et n'offrent dans leurs mouvements, ni dans ceux de la pupille, ni dans l'état de leurs milieux, aucune altération qui puisse rendre compte de ce phénomène. Quand le malade regarde attentivement un point fixe placé devant lui, on reconnaît plus ou moins aisément que l'une des cornées est située plus bas que l'autre. Si cette différence n'est point immédiatement manifeste, elle ne tarde pas à le devenir, si le patient maintient les yeux fixes assez longtemps; on voit alors la cornée de l'œil malade s'abaisser insensiblement et se cacher en partie sous la paupière inférieure. M. Desmarres fait observer que, dans quelques cas de paralysie incomplète, ce symptôme est assez difficile à saisir. Il conseille alors le moyen suivant : on fait fermer les yeux au malade; puis on lui ordonne de les ouvrir tous deux en même temps et de les fixer immédiatement sur un objet placé à quatre ou cinq pieds devant lui, tandis qu'un corps opaque est maintenu devant l'un d'eux. Quand l'attention du malade est bien arrêtée sur l'objet qu'il regarde, on découvre vivement l'œil que l'on avait couvert, et si son muscle grand oblique est paralysé, on reconnaît que la cornée est manifestement abaissée, mais que, après quelques oscillations, elle reprend sa position.

La diplopie présente ici cette particularité, que les deux images sont placées l'une au-dessus de l'autre et qu'elles persistent, quel que soit le point vers lequel les yeux soient tournés. Cependant, on fait disparaître la double image en inclinant la tête à gauche, si c'est le grand oblique droit qui est paralysé, à droite, si c'est l'oblique gauche.

Obs. 323. — Un tailleur, âgé de 49 ans, avait eu, il y a longtemps, un chancre qui guérit rapidement et sans laisser de traces. A 36 ans, il en avait eu un autre qui avait duré longtemps et qui avait été suivi d'un exanthème rebelle. Le malade avait ressenti, il y a quatre ans, pour la première fois, un engourdissement dans l'épaule droite, des douleurs et un affaiblissement notable du bras du même côté. L'affection oculaire pour laquelle il s'adressait à moi avait débuté, il y a trois ans, par des éblouissements, de la lassitude dans les yeux quand il se livrait à un travail un peu prolongé, mais il n'avait remarqué de la diplopie que depuis cinq mois. Le bras droit était un peu plus faible que le gauche, mais la paralysie était très marquée dans les muscles oculaires, surtout dans l'abducteur gauche. L'œil de ce côté ne pouvait être dirigé que sous un angle de dix degrés au delà de la ligne médiane, et encore n'y arrivait-il que par secousses, comme dans les cas où les muscles obliques suppléent aux droits. La diplopie était en rapport avec ces symptômes; les deux images étaient d'autant plus éloignées l'une de l'autre que les yeux étaient plus dirigés à gauche, mais elles étaient à égale hauteur et dans la même direction verticale. Quand l'objet à examiner était placé plus bas, il se manifestait des symptômes qui ne pouvaient dépendre de la paralysie de l'abducteur : l'image de gauche paraissait sensiblement plus haute que celle de droite, et la diplopie persistait aussi longtemps que les yeux étaient dirigés en bas, même quand ils étaient en même temps dirigés à droite. Quand je plaçais l'objet en bas et en dedans de façon que l'œil gauche pût se fixer dans cette direction, il me semblait voir l'œil droit se diriger un peu en dedans et en haut de l'objet; et en effet quand l'œil gauche était fermé, la cornée droite se dirigeait en dehors et en bas. Quand les deux yeux regardaient en haut et à droite, les deux axes visuels avaient une position normale et la vision était simple. S'agissait-il ici d'une paralysie incomplète du muscle droit inférieur ou du muscle trochléateur? La convergence pathologique quand le malade regardait en bas, parlait en faveur de cette dernière. De plus, le malade accusait une obliquité sensible de l'image de droite, dont le sommet était penché à gauche, comme cela a lieu dans la paralysie du grand oblique. De plus, quand l'objet était placé dans la partie inférieure du champ visuel, et qu'on le promenait de droite à gauche, l'obliquité diminuait pendant la première moitié de la distance parcourue par l'objet, tandis qu'elle restait la même ou qu'elle augmentait même par places pendant la seconde, dans laquelle cette appréciation était difficile à cause de l'éloignement des deux images. Quand on promenait l'objet de droite à gauche, la différence de hauteur augmentait. — La vue était d'égale force aux deux yeux. — La maladie, étant sous la dépendance de la dyscrasie syphilitique, guérit par l'action de l'iodure de potassium dont le malade prit environ deux onces en huit semaines.

Obs. 324. — Un architecte, âgé de 26 ans, vint me consulter en novembre 1854 pour une affection de la vue qui datait du 1er octobre. Ce jour-là, il avait remarqué que les personnes et les maisons lui paraissaient confuses, et quand il fut rentré chez lui, il ne put lire quelque temps de suite sans fermer un œil. Plus tard il s'aperçut que cette confusion n'était que de la diplopie. En effet, quand il se baissait pour ramasser un objet, il en voyait un autre moins distinct un peu à gauche et beaucoup plus près de lui; quand il lisait, il voyait bientôt les lignes sauter à gauche et en bas, à droite et en haut. Si, de la rue, il regardait une fenêtre, il en voyait une seconde, image oblique dont la partie supérieure était dirigée à droite. Ces phénomènes cessaient dès qu'un œil était fermé. L'état général était satisfaisant, sauf des céphalalgies violentes accompagnées de bruissements d'oreilles qui survenaient par accès pour cesser au bout de quelques heures et qui avaient marqué le début de l'affection. Elles s'accompagnaient de vertiges et paraissaient redoubler sous l'influence de la diplopie. — Il avait eu un chancre six mois auparavant, qui avait guéri sans induration et sans phénomènes secondaires. — Il y avait évidemment une paralysie du trochléateur gauche. La diplopie ne se montrait que dans la moitié inférieure du champ visuel et avait pour limite supérieure le plan de la vision horizontale. Si l'on mettait l'objet plus bas, la distance latérale et perpendiculaire des deux images augmentait, et celle de gauche devenait plus oblique. L'axe visuel gauche prenait en même temps une direction convergente et passait au-dessus de l'objet. Si on le faisait mouvoir à droite dans la partie inférieure du champ visuel, l'obliquité diminuait, tandis que la différence de hauteur augmentait de plus en plus, au point que les images finissaient par être situées l'une au-dessus de l'autre et en arrière. L'examen objectif montrait alors une différence considérable de hauteur entre les deux cornées, dont la gauche devait descendre sensiblement pour arriver à regarder l'objet, quand on avait préalablement fermé l'œil droit. Si l'objet était ensuite dirigé de droite à gauche, on remarquait la progression inverse des phénomènes, et la différence de hauteur des deux cornées ne pouvait s'observer lorsque l'objet avait atteint les dernières limites à gauche, moment où l'obliquité avait atteint son maximum et était de 15° à 18°. — L'image gauche était beaucoup plus rapprochée que la droite qu'elle recouvrait dans certaines positions. — Ce malade fut traité par les sangsues artificielles de Heurteloup, des dérivatifs sur le tube digestif, des sudorifiques; je lui fis porter des lunettes à verres bleus plans, recouverts du côté malade de taffetas d'Angleterre. La diplopie disparut peu à peu et au bout de trois mois la guérison était presque complète (1). T. W.]

Causes. — Ainsi que nous l'avons déjà mentionné (page 262), la paralysie des muscles de l'œil est quelquefois occasionnée par l'exposition au froid, tandis que d'autres fois elle est produite par une con-

[(1) GRAEFE. Archiv für Ophthalmologie, t. I, 2, p. 313-326. — Voir sur la paralysie du muscle grand oblique: Des nerfs de l'orbite, par JOHN STRUTHERS. Annales d'Oculistique, t. XXIX, p. 16.]

gestion vasculaire, un épanchement brusque, des productions morbides, ou quelque désorganisation lente siégeant à l'intérieur du crâne. Ces dernières causes sont quelquefois la conséquence de coups ou de chutes sur la tête. La paralysie des muscles de l'œil est assez souvent syphilitique. Elle est alors ordinairement accompagnée de névralgie de la cinquième paire et de symptômes syphilitiques secondaires. Dans ces sortes de cas, j'ai remarqué la combinaison si remarquable d'une anesthésie avec une névralgie.

Dans certains cas cérébraux, les symptômes surviennent lentement et d'une façon insidieuse ; dans d'autres, ils se montrent brusquement et à un degré prononcé. Au début, ainsi que cela s'observe dans d'autres paralysies, les symptômes se montrent quelquefois et disparaissent alternativement.

Outre des tumeurs comprimant la troisième et la sixième paires, on a quelquefois trouvé à la dissection des épanchements de lymphe coagulée environnant le nerf affecté (1).

Obs. 325. — Un ecclésiastique, officiant à un mariage, fut retenu pendant plusieurs heures dans une chambre fortement chauffée, et assis entre une porte et une fenêtre ouvertes, le côté gauche tourné du côté de la porte. Le lendemain matin en s'éveillant, il fut fort surpris de ne plus pouvoir ouvrir l'œil gauche ; celui-ci était tourné en dehors et ne pouvait être porté ni en dedans, ni en haut, ni en bas. La pupille était largement dilatée et immobile. La vision de l'œil droit, lorsqu'il l'employait seul, était bonne ; mais lorsque les deux yeux restaient ouverts, il survenait immédiatement de la diplopie et des vertiges.

Obs. 326. — J'ai vu, conjointement avec le docteur King, un gentleman chez qui les deux yeux étaient dirigés en dedans par suite de la paralysie des abducteurs. Ce symptôme avait été précédé six ans auparavant par de la faiblesse des extrémités et une douleur dans le vertex. Il y avait des raisons de penser que sa maladie était la conséquence d'une chute qu'il avait faite en bas d'un chariot, sur le derrière de la tête, quand il était encore enfant. — A la dissection, on trouve la dure-mère du voisinage du sinus longitudinal fort épaissie et offrant des fibres prononcées, et des aiguilles osseuses sur l'une et l'autre de ses faces. Entre sa face interne et l'arachnoïde qui recouvre le cerveau, l'on rencontre beaucoup de matière de Pacchioni. La dure-mère, dans la fosse basilaire, offre sur l'une et l'autre de ses faces une production athéromateuse qui ajoute beaucoup à son épaisseur. Cette dégénérescence s'étend jusqu'au ligament dentelé. La glande pituitaire et les sinus caverneux sont à l'état normal. Les parties centrales du cerveau sont ramollies, surtout le septum lucidum et la surface des corps striés et des couches optiques.

[*Obs.* 327. — Un barbier d'un faubourg de Constantinople, âgé de 37 ans, d'une constitution délicate et détériorée, menant une vie déréglée, avait eu, quatre ans auparavant, des chancres sur le gland et sur le frein de la verge. Après avoir suivi les conseils de divers empiriques, il avait eu recours à un médecin. Sa santé paraissait rétablie lorsque deux ans après, sans contagion nouvelle, survinrent des syphilides et plus tard la chute des cheveux et des poils. Il entra à l'hôpital de Yédi-Koulé où un traitement régulier fut institué ; mais rebuté de sa longueur, il en sortit avant sa guérison complète. De nouveaux accidents ne tardèrent pas à apparaître, et un an et demi après, le 5 février 1852,

(1) Bell. Op. cit., pp. xxxii, liii. Voyez le cas d'Agnès Robertson, chez qui la paralysie des deux nerfs de la troisième paire était due à une tumeur fongueuse de la dure-mère, Medical Gazette, vol. XXII, p. 781. London, 1838. Voyez un cas par Struthers, de paralysie de la troisième paire. On trouva, à la dissection, le nerf petit et d'une couleur jaune brune. Monthly Journal of Medical Science, July 1853, p. 1.

il rentra dans le même hôpital où il fut confié aux soins de M. Beyran. Il portait alors des périostoses douloureuses sur le tibia droit et sur la clavicule gauche, et la voix était altérée. Mais un phénomène fixa particulièrement l'attention : le globe oculaire droit était fortement porté en dedans, de manière que la cornée se trouvait presque entièrement cachée derrière le grand angle de l'œil : cet organe, dont les mouvements étaient très bornés, conservait la même position lorsque l'on couvrait l'œil sain. La pupille, restée contractile, paraissait un peu moins dilatée que celle du côté opposé. Il y avait diplopie et confusion des images, les deux yeux étant libres ou l'œil sain étant fermé. Ce phénomène disparaissait lorsque l'on recouvrait l'œil affecté. L'arcade sourcilière était le siége de douleurs gravatives qui augmentaient après le coucher du soleil. Il n'existait aucun signe d'affection cérébrale. M. Beyran institua aussitôt un traitement par le proto-iodure de mercure en pilules, associé aux extraits de cigüe, d'opium et de belladone. Il prescrivit des vésicatoires saupoudrés de camphre sur les périostoses, dont il fit ensuite recouvrir les plaies de cataplasmes laudanisés, et un petit vésicatoire fut appliqué sur l'arcade sourcilière, à panser avec le cérat belladoné. Le troisième jour, les douleurs des périostoses étaient considérablement diminuées et celles du sourcil avaient disparu. Vers le vingtième jour, l'adduction de l'œil était moins prononcée et il n'existait plus de douleur nulle part. L'iodure de potassium fut alors ajouté. L'amélioration dans l'état de l'œil, des périostoses et de la santé générale fit désormais des progrès constants, et au bout de trois mois de traitement la guérison était complète. D'après l'auteur, cette paralysie survenue pendant les accidents tertiaires et trois ans et demi après le début de l'infection par des chancres, le porte à admettre que, par suite de la lésion spécifique des parties osseuses avec lesquelles la sixième paire se trouve en rapport, il a pu et il peut toujours résulter, dans des circonstances analogues, une compression qui doit occasionner la paralysie de ce nerf (1). T. W.]

Traitement. — J'ai peu de choses à ajouter à ce que j'ai dit sur ce sujet page 263. Les causes de la maladie, étant les mêmes, doivent être combattues par les mêmes remèdes. Dans les cas qui dépendent du rhumatisme, ou dans les cas cérébraux brusques, on réussit souvent au moyen des déplétions sanguines (2), des révulsifs et des moyens résorbants. Les cas syphilitiques cèdent à l'usage persévérant du mercure et de l'iodure de potassium. Dans les cas cérébraux qui marchent lentement, nous assistons le plus souvent en spectateurs impuissants à la perte successive de toutes les fonctions, jusqu'à ce que la mort vienne clore la scène. La névralgie qui accompagne souvent la paralysie des muscles de l'œil, est fréquemment soulagée par l'administration à l'intérieur de petites doses de teinture d'aconit.

L'électricité et le galvanisme rendent de grands services. Dans un cas où la cause était une chute de cheval, et qu'a rapporté le docteur E. Graefe (3), l'électro-puncture a paru utile. Magendie signale dans ses leçons (4) un cas dans lequel une seule application de l'électro-puncture a amené la guérison.

[(1) Bulletin de l'Académie royale de médecine de Belgique, t. XIII, p. 478.]

(2) Voyez une observation de paralysie de la troisième paire, précédée de céphalalgie intense, et traitée sans succès par les remèdes dits anti-nerveux, mais guérie par la saignée. BILLING's First Principles of Medicine, p. 219. London, 1838.

(3) GRAEFE und WALTHER's Journal der Chirurgie und Augenheilkunde, vol. XII, p. 336. Berlin, 1828.

(4) Lancette française, 6 fév. 1836.

SECTION V.

STRABISME, OU DÉVIATION MOBILE DU GLOBE DE L'OEIL.

De στρέφω, *je tourne.* — Syn. *Strabismus activus.*

Fig. Dieffenbach, tab. I. Boyer, pl. 1 et 2.

I. *Symptômes.* — Le strabisme est une maladie dans laquelle, bien que le malade ait la volonté de regarder un objet avec les deux yeux, l'un d'eux se détourne involontairement de la direction qu'il devrait prendre, et indépendamment des mouvements de l'autre. Quand l'œil sain, le meilleur, est fermé, celui qui était dévié reprend ordinairement une direction normale, et tant qu'il est employé seul, il peut à volonté être dirigé dans tous les sens. Mais dès l'instant que l'œil sain s'ouvre de nouveau, l'autre se tourne en dedans ou en dehors et reprend son immobilité; ses mouvements ne s'harmonisent plus avec ceux de son congénère, ou, s'ils s'exécutent en même temps, les axes des deux yeux ne sont jamais dirigés vers le même objet. Aussi le malade voit-il double, surtout au début de la maladie; mais au bout d'un certain temps, la diplopie disparaît, parce que le sujet ne tient plus compte de l'impression produite sur l'œil qui louche.

L'œil est beaucoup plus fréquemment dévié en dedans qu'en dehors, l'adducteur paraissant doué d'une puissance plus énergique que l'abducteur. Quand il est tourné en dedans, la maladie s'appelle *strabisme convergent*, et *strabisme divergent* lorsqu'il est tourné en dehors. On rencontre aussi quelquefois le strabisme en haut ou en bas, ou dans toute autre direction intermédiaire. Chez quelques sujets, les yeux louchent alternativement, ou tous les deux à la fois. Je n'ai vu qu'une seule fois le strabisme en haut. La maladie était congéniale, et, bien que l'œil semblât normal lorsqu'on l'examinait isolément, il paraissait bien moins développé lorsqu'on le comparait à l'autre, et sa faculté sensitive était beaucoup affaiblie. Chez une personne convalescente d'amaurose de l'œil droit, l'œil gauche fut pris de strabisme en haut et en dehors, sans diplopie ni trouble de la vision.

[On a encore décrit le *faux trait* ou *strabisme parallèle*, dans lequel les axes visuels restent dans un parallélisme constant, de manière qu'il existe un défaut dans la position relative des yeux, défaut qui devient d'autant plus marqué que le regard se fixe sur un objet plus rapproché. Enfin, dans le *strabisme terrible*, un œil est dirigé en haut et l'autre en bas, et dans le *strabisme double alternatif*, le strabisme passe d'un œil à l'autre; il est le plus souvent convergent et la vision s'effectue également bien avec l'un et l'autre œil. T. W.]

La vision d'un œil qui louche est presque toujours imparfaite ; aussi ceux qui louchent des deux yeux ne voient-ils que confusément et indistinctement. Ceux qui louchent en dedans, des deux yeux, sont très myopes et à peu près amaurotiques (1).

II. *Cause prochaine.* — C'est une opinion très répandue, que la cause la plus fréquente du strabisme consiste dans la faiblesse de la vue, l'imperfection de la vision par suite de myopie, ou dans quelque vice congénial de la rétine. L'œil dévié est dans presque tous les cas très inférieur à l'autre en faculté sensitive. Je me sers des mots *très inférieur,* parce que l'on rencontre beaucoup de sujets qui ont les deux yeux légèrement inégaux en faculté visuelle et qui cependant ne louchent pas. Il en est de même pour d'autres qui, depuis l'enfance, ont un œil affecté d'amaurose complète ou presque complète. Buffon pensait que l'inégalité de puissance visuelle produite par le strabisme était des trois huitièmes. L'impression déterminée sur les yeux étant beaucoup moins parfaite sur l'un que sur l'autre est bientôt complétement négligée par le plus défectueux, et au lieu de fixer celui-ci sur l'objet à regarder, la personne affectée le laisse errer loin de l'axe réel de la vision. Quelquefois, le sujet essaie instinctivement de dévier encore davantage l'œil faible et de le diriger en dedans sous la paupière supérieure, afin de le soustraire à toute impression et de laisser l'œil sain seul instrument de la sensation.

Il n'existe, en général, dans le strabisme convergent, ou dans le divergent, aucun changement de structure dans les muscles adducteur ou abducteur. Cela est parfaitement démontré par les mouvements que l'œil strabique exécute conjointement avec son congénère, et encore mieux lorsqu'on laisse l'œil strabique ouvert et que l'on ferme l'autre. On voit alors, en effet, l'œil strabique reprendre une position normale et se mouvoir très librement d'un côté à l'autre, et souvent d'une façon très naturelle. Cette expérience démontre de plus que, dans le strabisme, il n'existe point d'état paralytique du muscle qui siége du côté opposé à la déviation ; elle fait tomber aussi, au moins pour la plupart des cas, cette hypothèse que, dans un œil strabique, la partie la plus sensible de la rétine ne serait pas le *sommet* (2), comme dans un œil sain, mais quelque autre partie ; d'où la nécessité de dévier l'œil afin que l'image des objets puisse venir tomber sur ce point. On sait, en effet, que, le plus souvent, dès que l'œil sain est fermé, l'œil strabique, par l'action de ses muscles adducteur et abducteur, dirige la pupille et par conséquent le sommet de la rétine vers l'objet qu'il veut regarder. Il y

[(1) Il faut établir une distinction très importante entre la puissance visuelle *manifestée* et la puissance visuelle *manifestable.* L'œil dévié par un strabisme est presque toujours très inférieur à l'autre, parce qu'il est dévié ; mais il possède souvent une puissance visuelle égale, quoique latente, puissance qui se manifeste peu après l'opération. T. W.]

[(2) *Vertex, sommet,* dans la supposition que la rétine représente un cône dont l'extrémité de l'axe optique serait le sommet. T. W.]

a exception à cette règle quand une tache de la cornée recouvre partiellement la pupille. S'il n'en existe point et que, en fermant l'œil sain, celui qui louche ne se dirige point directement vers les objets, mais reste dévié, alors, mais alors seulement, on a quelque sujet de croire que le sommet de la rétine est moins sensible que quelqu'une de ses portions latérales. La cause du strabisme ordinaire doit donc être cherchée ailleurs que dans les muscles de l'œil, ailleurs même que dans la rétine, c'est-à-dire dans le cerveau et les nerfs, organes qui président à l'association des actes des muscles des deux yeux. Il ne faut donc pas s'étonner que, lorsqu'il vint pour la première fois à la pensée de quelques médecins (1) que la division du muscle adducteur pourrait se montrer utile dans le strabisme convergent, cette idée de remédier à l'exercice désordonné d'une fonction nerveuse par la section de l'un des muscles dont les actes étaient troublés par suite de ce désordre nerveux, ait été accueillie avec défiance, puis abandonnée.

III. *Anatomie pathologique.* — Les dissections n'ont jeté que peu de lumière sur la cause du strabisme. Lorsqu'on dissèque les muscles d'un œil qui a été louche, on n'observe en général rien d'anormal ni dans sa texture ni dans ses points d'insertion (2).

Un jeune homme que M. Guersant traitait, et qui avait une tache sur la cornée de l'œil dévié, fut atteint d'une fièvre typhoïde dont il mourut. Le docteur Cavarra (3) disséqua avec soin les muscles, les vaisseaux et les nerfs de cet œil, mais il n'y trouva pas la moindre altération. Le cerveau paraissait sain, si ce n'est que la partie latérale externe du pédoncule cérébral correspondant au côté affecté de strabisme, présentait, dans l'étendue de quelques lignes, une perte de substance qui laissait à nu la substance médullaire (4).

Dans un cas de strabisme convergent disséqué par M. Partridge, le droit externe était allongé et fort aminci ; le droit interne était court, volumineux, et avait un tendon fort épaissi. Excepté dans l'élévateur de la paupière, les fibres musculaires se montraient, au microscope, composées de matière granuleuse pure, renfermée dans les gaînes

(1) HEUERMANN, dans son « Abhandlung der neuesten chirurgische Operationen, » publié à Copenhague et Leipsick en 1756, dit que le chevalier Taylor prétendait guérir le strabisme par la section du tendon du muscle oblique supérieur (grand oblique).

En 1827-28, M. Anthony White, chirurgien au *Westminster Hospital*, a souvent recommandé, dans ses observations cliniques, la section du muscle adducteur comme une opération qu'on devrait pratiquer, et il s'était mis à rechercher des animaux strabiques, afin d'essayer sur eux cette section avant de l'appliquer à l'espèce humaine.

(2) CAVARRA. Journal hebdomadaire des progrès des sciences médicales, tome I, p. 309. Paris, 1836.

(3) Op. cit., pp. 310, 311.

(4) Le docteur Cavarra dit que si l'on divise le pédoncule sur un animal vivant, celui-ci louche immédiatement. La section de la substance médullaire du cervelet, du pont de Varole, ou de la partie latérale de la moëlle allongée, produit le même effet. Si au lieu de diviser, sur un animal vivant, le pédoncule cérébral, on se borne à le comprimer, le strabisme survient, dit-il ; et si l'on cesse cette compression, l'œil reprend la faculté de se mouvoir régulièrement. Ce que l'on produit dans ces expériences n'est pas tant le strabisme que la luscitas par suite de paralysie.

que forme le sarcolemme : on remarquait çà et là quelques fibres striées; mais on en trouvait à peine dans le droit externe. Le nerf de la sixième paire, immédiatement après son entrée dans l'orbite, paraissait légèrement grisâtre et semi-transparent ; son tronc renfermait une petite tumeur ovalaire, du volume d'une tête d'épingle environ, et dure au toucher (1).

[Certaines difformités de l'orbite ont été signalées comme pouvant donner lieu au strabisme. A l'autopsie de plusieurs cadavres d'individus qui avaient été louches, on a remarqué que la cavité orbitaire, qui, dans l'état normal, doit former une pyramide droite, était plus ou moins oblique. Le sommet de cette pyramide, chez les individus qui avaient été affectés de strabisme congénial, s'inclinait en dedans ou en dehors, en haut ou en bas. T. W.]

IV. *Variétés de strabisme.* — Lorsque les muscles et les nerfs moteurs de l'œil sont parfaitement sains, quand le regard se porte directement vers quelque objet éloigné, la pupille de chacun des yeux se trouve située presque au centre de l'espace qui sépare le côté nasal du côté temporal de l'orbite, et l'on considère les axes des yeux comme étant parallèles, bien qu'ils ne le soient pas, dans la stricte acception du mot. Si l'on mesure la distance qui existe entre les pupilles, ou entre les bords internes des cornées, et que le regard se tourne de côté ou d'autre, et vers des objets situés à la même distance que celui précédemment choisi, l'un des yeux se trouve dirigé en dehors par l'action de son abducteur et l'autre en dedans par celle de l'adducteur ; mais les pupilles restent à la même distance l'une de l'autre et les axes des yeux continuent à être parallèles.

Le parallélisme mutuel est donc la condition normale des yeux, lorsqu'on les dirige sur des objets éloignés ; et comme cette condition persiste, même lorsque l'un d'eux a cessé de voir, elle doit être indépendante de la vision et tenir à quelque disposition des nerfs moteurs.

Quand une personne affectée de strabisme examine avec les deux yeux quelque objet éloigné placé droit devant elle, l'une de ses pupilles est située normalement, mais l'autre est tournée vers le nez ou vers la tempe. Lorsque l'une ou l'autre des pupilles se trouve ainsi déviée, les axes des yeux ne sont plus parallèles, et s'ils étaient prolongés, ils se rencontreraient et se couperaient *au-devant* des yeux dans le strabisme convergent, derrière eux dans le divergent. Ceci se produit, soit que la personne regarde en avant ou de côté, car si l'on mesure la distance qui sépare les bords internes des cornées pendant que le malade regarde un objet éloigné placé droit devant lui, on trouve cette distance moindre qu'elle ne devrait être, dans le strabisme convergent, et plus considérable, au contraire, dans le divergent. Que l'on tourne les yeux dans

(1) London medical Gazette, vol. XLV, p. 954.

tous les sens, cette distance diffère toujours au même degré, et par conséquent l'aberration de parallélisme continue aussi à être la même.

Il existe donc dans le strabisme une association nouvelle et anormale des yeux, une convergence mutuelle dans l'une des variétés, et une divergence mutuelle dans l'autre. Comme pour le parallélisme, chacun des yeux prend part à cette association nouvelle qui subsiste aussi, quel que soit l'état de la vision, et qui persiste également dans quelque direction que soit placé l'objet regardé. L'un des yeux peut être droit ou placé au centre de l'orbite, comme lorsque le sujet regarde un objet placé directement devant lui, tandis que l'autre œil est tourné en dedans ou en dehors. L'un d'eux peut être tourné en dehors et l'autre en dedans, comme lorsque l'on regarde de côté. En faisant mouvoir l'objet vers le côté temporal de l'œil dévié dans le strabisme convergent, ou vers le côté nasal dans le divergent, les deux yeux se trouvent, dans le premier cas, également dirigés en dedans, ou également dirigés en dehors dans le second. Néanmoins, la distance qui sépare les pupilles restera toujours vicieuse, et par conséquent le parallélisme manquera, et la convergence ou la divergence mutuelle, suivant les cas, n'éprouvera pas de changement.

En traitant du strabisme, nous devons distinguer la rotation en dedans (*inversion*) et la rotation en dehors (*éversion*) de la *convergence mutuelle* ou de la *divergence mutuelle*. Dans beaucoup de cas de strabisme convergent ou divergent, on remarque que, lorsque le malade regarde complétement de côté, l'un des yeux est tourné en dedans et l'autre en dehors. C'est donc le manque de parallélisme entre les axes des yeux, et non simplement la rotation en dedans ou en dehors, qui est la caractéristique essentielle du strabisme (1); et l'objet essentiel du traitement n'est pas de faire disparaître la déviation en dedans ou en dehors, encore moins de détruire la faculté qu'a l'œil de se tourner

(1) Comme exemple de la distinction qui existe entre la rotation en dedans ou la rotation en dehors, et la convergence ou la divergence mutuelle, je puis citer le cas d'un malade auquel je donne des soins, et qui est presque aveugle de l'œil droit par suite de la projection d'une pomme de terre qu'on lui a lancée, il y a quelques mois, sur cet œil. Son œil gauche est incomplétement amaurotique de sorte qu'il ne peut en lire. Le côté gauche de la face est le siége d'une paralysie légère. Lorsqu'il regarde un objet placé droit devant lui, il tient ses yeux dirigés à droite; de sorte que l'œil droit est tourné en dehors, et l'œil gauche en dedans; mais il peut les tourner vers la gauche, et dans ce mouvement les pupilles restent à la même distance l'une de l'autre, de sorte que leurs axes sont parallèles. Lorsqu'il a les yeux fermés et qu'il ouvre brusquement le droit, celui-ci est toujours en dehors; lorsqu'il ouvre brusquement le gauche, on le trouve invariablement tourné en dedans. Lorsqu'il ferme l'œil gauche, le droit se place dans une direction centrale; lorsqu'il ferme le droit, le gauche reste dirigé en dedans, mais lorsqu'on porte vers la gauche l'objet qu'il regarde, l'œil se place au centre de l'orbite, ce qui démontre que le centre de la rétine est relativement insensible. L'œil gauche regarde donc les objets de côté; l'œil droit ne les regarde point; mais obéit à l'association des mouvements. Lorsque l'œil gauche est fermé, le droit occupe sa position normale et fait usage du peu de faculté visuelle qu'il possède: mais il ne le fait que lorsque l'œil gauche est fermé. Comme, dans ce cas, les yeux sont parallèles, il n'y a point strabisme. Si, en recouvrant l'œil gauche et en exerçant le droit, on pouvait le rendre meilleur que le gauche, le malade regarderait d'une manière normale.

dans ces directions, mais bien de rétablir le parallélisme de ces deux organes dans tous leurs mouvements.

Lorsque le parallélisme n'existe plus, on remarque toujours, ainsi que M. Elliot, de Carlisle (1) l'a signalé, que lorsque l'on engage le malade à regarder droit devant lui, un de ses yeux est naturellement dirigé droit vers l'objet, tandis que l'autre est tourné en dedans ou en dehors, suivant l'espèce de strabisme. La position de l'un des yeux est déterminée par celle de l'objet qu'il regarde et est subordonnée à l'exercice de la vision; la position de l'autre est déterminée par l'association de mouvement qui existe entre les yeux, et n'a aucun rapport avec l'exercice de la vision, pas plus que n'en a la position d'un œil privé de lumière chez une personne qui a les yeux parallèles. Dans tout cas de strabisme, quand les yeux sont inégaux en force, le malade se sert toujours, de préférence, de l'œil le plus clairvoyant, quand tous deux sont ouverts. L'œil le moins bon est dévié, parce que si le malade en faisait usage, il supplanterait le meilleur. Il n'est pas au pouvoir du malade, lorsqu'il a les deux yeux ouverts, et qu'aucun d'eux n'est couvert, de substituer la vision de l'œil le plus faible à celle de l'œil le plus fort; aussi, en pareil cas, est-il toujours dévié. Si les yeux sont égaux en faculté visuelle, ils sont déviés alternativement, bien que leur convergence ou leur divergence mutuelle, ou, en d'autres termes, la distance défectueuse qui existe entre les cornées reste toujours la même. Dans le strabisme par convergence mutuelle, lorsque le malade regarde en avant, l'un des yeux est dirigé en dedans; dans le strabisme par divergence mutuelle, l'un des yeux est dirigé en dehors, car les deux yeux ne peuvent point être portés directement sur un objet sans que leurs axes soient parallèles. C'est la puissance visuelle relative entre les deux organes qui fait que l'un est employé plutôt que l'autre; le second doit obéir à l'association mutuelle anormale de mouvement.

Les auteurs parlent de strabisme *simple* et de strabisme *double*. Pour que le strabisme soit *simple*, la déviation, qu'elle soit convergente ou divergente, doit toujours se montrer dans le même œil et ne jamais affecter l'œil bon, même lorsqu'on l'abrite avec la main, tandis que l'œil strabique est dirigé sur les objets. Les cas de cette nature ne se rencontrent presque jamais, si ce n'est après l'opération.

On admet généralement qu'il existe un strabisme *double convergent*, dans lequel les deux yeux sont dirigés en dedans au même moment, et un strabisme *double divergent*, dans lequel ils sont simultanément déviés en dehors. Un malade qui songe, examine négligemment les objets, ou change rapidement la direction de ses regards, peut paraître loucher des deux yeux; mais dès l'instant où son attention est dirigée vers un objet déterminé, situé à une grande distance, l'un des yeux se

(1) Lancet. September 19, 1840, p. 928. Ib. October 31, 1840, p. 192. Ib. December 5, 1840, p. 386. Edinburgh Medical and Surgical Journal, vol. LV, p. 570. Edinburgh, 1841.

redresse et l'autre reste dévié. Dans le strabisme convergent, ce n'est que lorsque le regard se porte vers des objets très rapprochés que les deux yeux sont dirigés en dedans. Les deux yeux pourraient aussi être déviés en dedans, si le sommet des deux rétines était insensible, ou s'il y avait convergence mutuelle avec insensibilité du sommet de la rétine du meilleur œil.

On rencontre assez souvent des cas dans lesquels, lorsque les deux yeux sont à découvert, la déviation s'empare tantôt de l'un, tantôt de l'autre, le malade ne se servant que d'un œil à la fois. On désigne ces cas sous le nom de strabisme *alternatif* ou *alternant*. Le malade a la faculté de diriger alternativement chacun de ses yeux vers les objets qu'il veut regarder, alors que ses deux yeux sont ouverts et qu'aucun d'eux n'est masqué. Le parallélisme manque ici comme dans les autres cas de strabisme; les yeux sont encore mutuellement convergents ou divergents, suivant le sens de la déviation.

Le strabisme, quand les deux yeux sont ouverts, est ordinairement *non alternant*, bien que l'on puisse le rendre alternant en voilant l'œil le plus clairvoyant et en appelant l'autre à agir. Que la déviation soit convergente ou divergente, lorsque les deux yeux sont ouverts, c'est toujours le même œil qui sert à la vision, et la déviation se montre toujours dans l'autre; de sorte que, bien que les deux yeux soient affectés, il n'y en a qu'un seul qui paraisse malade. Lorsque les deux yeux sont ouverts et qu'aucun d'eux n'est masqué, le malade ne peut diriger qu'un seul œil vers les objets, et c'est constamment le même.

On découvre facilement le strabisme non alternant, aussi bien que l'alternant, en priant le malade de regarder fixement, avec l'un ou l'autre de ses yeux, quelque objet placé devant lui, tandis qu'avec la main on dérobe à l'autre la vue de cet objet, en tenant la main suffisamment relevée vers la tempe pour pouvoir surveiller les mouvements de l'œil ainsi abrité. Que le strabisme soit alternant ou non, l'œil abrité se dévie (1). Si l'on fait alors fermer les deux yeux, puis qu'on soulève la paupière supérieure de l'un ou de l'autre œil, tandis que l'autre est tenu fermé, on voit que l'œil ouvert est dévié. Si l'on ouvre brusquement les deux yeux, on voit que la pupille de l'œil le plus faible est plus déviée que celle du bon œil (2).

Si, en pratiquant ces expériences, on reconnaît que ni l'œil abrité, ni l'autre, ouvert brusquement, ne présente de déviation, on peut assurer au malade que son œil est bon et que la déviation de son congénère peut être guérie sans opération, en exerçant simplement l'œil louche pendant que l'autre reste ouvert.

Si, lorsqu'un écran est placé successivement devant chaque œil, son

(1) Lucas's Practical Treatise on the Cure of Strabismus, p. 48. London, 1840.

(2) Duffin's Practical Remarks on the New Operation for the Cure of Strabismus, p. 62. London, 1840.

congénère se redresse, tandis que l'œil abrité se dévie; c'est que les deux yeux sont évidemment affectés. Lorsqu'on laisse les deux yeux libres, la déviation se montre de nouveau dans l'œil dont la vision est la plus défectueuse, et c'est sur celui-là que l'on doit pratiquer la section de l'adducteur ou de l'abducteur, suivant l'espèce du strabisme. Sur cent cas de strabisme, cinq à peu près sont divergents ; tous les autres sont convergents. La déviation directement en haut ou en bas est très rare. Assez souvent, dans le strabisme convergent, l'œil est dirigé en haut et en dedans, ou en bas et en dedans ; ce qui pourrait conduire à supposer qu'outre l'adducteur, il faudrait diviser les fibres internes de l'élévateur ou de l'abaisseur. L'expérience démontre néanmoins que la division de l'adducteur suffit ordinairement.

[Le docteur Macdonald indique (1) une expérience d'optique à l'aide de laquelle on peut, suivant lui, constater la puissance relative des yeux et reconnaître immédiatement celui qui est le siége du strabisme : lorsqu'on se place devant un miroir recouvert d'une légère couche de poussière, si l'on éclaire l'un de ses yeux à l'aide d'une bougie, on voit se produire dans la glace une image radiée dont les rayons semblent tous partir de la pupille de l'œil non éclairé, tel que l'observateur le voit dans le miroir. Ainsi, si l'on place la bougie devant l'œil droit de façon à ce que le gauche reste dans l'ombre, on voit dans la glace l'image radiée dont les rayons partent de la pupille de l'œil gauche. Si l'on change les conditions de l'expérience, et que l'on place la bougie à gauche, l'image radiée semble partir de la pupille de l'œil droit. Si enfin on éclaire également les deux yeux et qu'ils soient d'égale force, on voit se produire deux images radiées semblables et partant de la pupille de chaque œil. La manière d'utiliser ce fait expérimental est des plus simples, puisqu'il suffit de placer le malade devant une glace préparée comme ci-dessus et d'éclairer également ses deux yeux. S'ils sont égaux en force, il percevra deux images rayonnées égales en intensité ; s'il y a une grande inégalité, il n'apercevra qu'une seule image, celle partant de l'œil le plus fort ; si l'inégalité est moindre, il peut se former deux images, mais celle de l'œil le plus faible sera toujours moins brillante et en partie obscurcie par les rayons qui partent de l'œil sain. On découvre, suivant l'auteur, à l'aide de ce moyen la moindre inégalité de puissance des yeux, inappréciable à tout autre moyen d'exploration, et la moindre tendance à loucher, l'œil strabique donnant toujours l'image moindre. T. W.]

V. *Degrés de la déviation et empêchement des mouvements de l'œil.*— Il y a des cas où la déviation est légère ; d'autres dans lesquels, bien que plus prononcée, elle est encore modérée, aucune portion de la

[(1) Remarks on an Optical Experiment, etc., Medical Times. September 1, 1849, p. 176. — Hays. Édition américaine de Lawrence, p. 870. ADDINEL HEWSON. Édition américaine de Mackenzie, p. 369.]

cornée n'étant couverte; dans une troisième série enfin, la cornée se trouve presque complétement cachée, de sorte que la déviation est extrême. On observe des gradations semblables dans la mobilité de l'œil dévié, quand l'autre est couvert. Dans quelques cas, la faculté de mouvoir l'œil est parfaite; dans d'autres, l'œil peut être ramené au centre de l'orbite, mais pas plus loin; dans une troisième série enfin, l'œil ne peut atteindre cette position centrale et n'a qu'à un degré très limité la faculté de se mouvoir.

C'est le degré de la mobilité, bien plus que celui de la déviation, qui influe sur le pronostic. On peut souvent, lorsque la mobilité est conservée, corriger une déviation très prononcée, par une opération simple et facile; tandis que, lorsque la mobilité est gênée, quelque légère que soit la déviation, il est ordinairement plus difficile de la corriger, et il y a moins de chances d'obtenir une guérison parfaite. Lorsque, dans le strabisme convergent, l'œil peut être porté dans l'abduction, cela indique que la déviation en dedans est surtout due à l'adducteur et que l'action de l'élévateur ou de l'abaisseur n'y est que pour peu de chose.

Les observations de M. Elliot démontrent que, lorsque la déviation est légère, que le strabisme soit alternant ou non, il suffit ordinairement d'opérer un seul œil pour rétablir le parallélisme; mais il faut souvent opérer les deux yeux, quand cette déviation est considérable.

Dans les cas de strabisme alternant, si la déviation est modérée, si chaque œil, lorsqu'on le fait agir isolément, a conservé la faculté de se tourner en dedans ou en dehors, il suffit en général de diviser l'adducteur ou l'abducteur de l'un d'eux, selon l'espèce de strabisme. Si la déviation est extrême et les mouvements incomplets, il faut opérer les deux yeux.

Quant au pronostic des cas où il n'y a pas d'alternance, mais dans lesquels c'est toujours le même œil qui louche, tandis que l'autre reste toujours droit, lorsque le malade regarde directement devant lui avec les deux yeux ouverts, les données suivantes sont bien établies :

Si le mauvais œil n'est que légèrement dévié, et qu'il se meuve librement lorsque le bon est fermé, on obtient en divisant l'adducteur ou l'abducteur du mauvais œil, suivant les cas, une guérison si voisine de la perfection, qu'il n'est pas nécessaire de toucher à l'autre œil. Mais lorsque la déviation est plus prononcée et la faculté motrice moindre, alors le mauvais œil ne reprend pas sa situation naturelle après l'opération, ou bien la déviation passe au bon œil par suite de l'association anormale des nerfs des deux côtés. On rompt cette association et on rétablit le parallélisme en opérant sur les deux yeux.

Après que le premier œil a été opéré, M. Elliot reconnaît, à l'aide de la simple règle que voici, si l'on doit ou non opérer le second : si, immédiatement après l'opération, il existe encore quelque déviation dans l'un ou l'autre des yeux, alors que le malade regarde directement devant lui, il faut opérer le second œil (1).

On doit bien prendre garde de confondre la luscitas avec le strabisme, afin de ne pas commettre la faute de diviser l'adducteur ou l'abducteur pour une déviation occasionnée par une *paralysie* du muscle antagoniste.

VI. *Causes éloignées et excitantes.* — Le strabisme se rattache à de nombreuses causes éloignées ou excitantes.

1. Bien que rarement congénial, le strabisme peut être héréditaire; on voit assez souvent, dans une famille, trois ou quatre enfants le tenir du père ou de la mère. Le docteur Parry (2) dit que si dans une famille le père ou la mère louche, la majorité des enfants sera atteinte de la même affection. Il ne pense cependant pas que cela soit dû à une cause héréditaire, mais à l'imitation; car lorsque ces enfants sont éloignés de leurs parents dans un âge tendre, ils ne contractent pas l'affection. On peut assurément douter de l'exactitude de cette opinion. Je crois plutôt que, en pareil cas, si l'un des yeux n'est pas doué d'une faculté perceptive moindre, ou l'un des muscles droits d'une moindre puissance, dès le moment de la naissance, il existe au moins, dans l'organisation de quelque point de l'appareil optique, une prédisposition à la maladie. Il est d'observation familière que les enfants ne commencent à montrer des dispositions à loucher qu'à peu près à la même époque où leurs parents ou bien leurs proches l'ont manifestée, et ordinairement plusieurs années après la naissance. Ceci arrive, ainsi que le fait observer le docteur John Clarke (3), sans qu'il soit survenu aucun symptôme de compression cérébrale.

2. On suppose que le strabisme doit souvent son origine, chez les jeunes enfants, à une mauvaise éducation des yeux. On doit les habituer à n'exécuter que des mouvements réguliers et harmonieux, en les exposant également tous les deux à la lumière, et en ne leur présentant que des objets propres à fixer leur attention, et que l'on ne placera ni trop près ni trop loin d'eux, et encore moins dans quelque direction vicieuse. La mauvaise habitude qui consiste à placer un enfant dans son berceau de façon qu'il n'aperçoive la lumière, ou quelque objet éclatant, que d'un seul œil constamment le même, peut provoquer l'action constante de certains muscles et l'inaction correspondante de leurs antagonistes. On peut faire loucher un enfant en tenant son hochet tout contre ses yeux, ou en lui présentant brusquement et de tout près quelque jouet favori pour l'amuser. On attribue le strabisme divergent

(1) Cette règle est trop absolue. La tunique de Bonet établit entre les muscles de l'œil une grande solidarité; aussi l'opération la mieux faite ne donne-t-elle souvent un résultat complet qu'au bout de quelques jours consacrés à une indispensable gymnastique de l'œil opéré. T. W.]

(2) Collections from the unpublished Medical Writings of C. H. PARRY, M. D., p. 571. London, 1825.

(3) Commentaries on some of the Diseases of Children. Part I, p. 127. London, 1815.

à l'habitude d'exciter un enfant à regarder à la fois deux objets qui lui plaisent et qui sont distants l'un de l'autre.

3. Les enfants deviennent quelquefois louches pour s'être amusés à regarder le bout de leur nez, ou bien, lorsqu'il existe quelque tache ou quelque verrue sur ce point, pour avoir contracté l'habitude de le regarder trop souvent. Ils contractent ainsi l'habitude de dévier leurs yeux à leur insu.

4. L'imitation a été accusée de produire le strabisme (1). On a pensé que l'enfant empruntait cette affection à sa nourrice.

5. Le strabisme succède souvent à des lésions traumatiques, à l'inflammation, et à d'autres affections qui rendent les mouvements de l'œil douloureux. On a vu l'ophthalmie tarsienne, ou même un orgeolet, déterminer le strabisme de cette façon. L'ulcère de la cornée, auquel succède une taie, en est une cause fréquente. On a l'habitude d'attribuer le strabisme à la taie; mais je crois que c'est l'ulcère qui en est la vraie cause. Un enfant trouve que, par un effort particulier de ses muscles, il peut tourner son œil de façon à éviter la douleur occasionnée par le frottement qui survient dans les mouvements naturels de l'organe. Cet effort le fait loucher, et s'il le soutient ou le répète fréquemment, il s'établit un strabisme habituel, qu'on ne découvre souvent que lorsque l'ulcère est guéri.

6. Il n'est cependant nullement invraisemblable qu'une taie sur la cornée puisse amener le strabisme. En tournant son œil hors de l'axe naturel de la vision, le malade voit mieux en dehors du champ de la taie. Il se trouve donc disposé à diriger son œil de cette façon, s'il arrive que la taie se trouve située sur le meilleur de ses deux yeux. C'est de cette façon que le strabisme succède assez souvent à l'ophthalmie scrofuleuse.

7. Darwin croyait que la cause la plus générale du strabisme chez les enfants dépendait de ce que, lorsqu'un de leurs yeux devient malade, on a la coutume de le couvrir seul, alors que l'habitude de regarder les objets avec les deux yeux n'est pas encore bien établie. Dans tous les cas d'ophthalmie, on ne doit jamais laisser un seul œil découvert, il faut les couvrir tous les deux.

8. On a attribué quelquefois le strabisme à une affection spasmodique de l'un des muscles droits, qui dépendrait elle-même de causes variées, comme la frayeur occasionnée par une ponction de l'œil, etc. J'ai été consulté par les amis d'un petit garçon qui fut pris de strabisme immédiatement après s'être exprimé dans l'œil l'huile essentielle d'un morceau de pelure d'orange. L'introduction de ce liquide avait provoqué une douleur très vive.

9. Les chagrins amènent quelquefois le strabisme. Les accès de

(1) PARRY. Op. cit., p. 572.

colère font souvent loucher les enfants. Ils agissent probablement en déterminant un certain degré d'apoplexie. Les deux yeux sont souvent affectés, mais l'un plus que l'autre. On a vu un enfant loucher pendant plusieurs mois à la suite d'un violent accès de pleurs. Un petit garçon se trouva, en s'éveillant au milieu de la nuit, à bord d'un bateau à vapeur ; il fut fort effrayé, et bientôt après on le vit loucher. Chez un autre enfant, l'affection se déclara après qu'on l'eut obligé à se baigner de force dans la mer ; ce à quoi on s'obstina à le contraindre pendant un certain temps, malgré des cris violents et d'autres manifestations de terreur.

10. Le strabisme peut être produit par diverses maladies du cerveau, telles que l'irritation produite par la constipation, les vers, la dentition et autres causes semblables, l'inflammation, le ramollissement, l'apoplexie, l'épilepsie, l'hydrocéphale, les tubercules scrofuleux, etc.

Le strabisme est quelquefois le premier symptôme de l'hydrocéphale ; en pareil cas, il est promptement suivi de convulsions.

Les tubercules scrofuleux du cerveau commencent souvent à manifester leur présence en provoquant le strabisme. Un examen attentif fait alors découvrir d'autres signes d'affection cérébrale, tels que la chute d'une ou des deux paupières supérieures, de la pesanteur de tête, le renversement de la tête en arrière ou vers l'une ou l'autre épaule ; la paralysie partielle du mouvement dans les membres, la dysphagie, la difficulté de l'expulsion des fèces ou de l'urine, qui sont quelquefois retenues pendant des jours entiers, et d'autres symptômes. De temps en temps, le malade peut se trouver dans l'impossibilité de fermer l'un ou l'autre des yeux; une des joues est plus rouge que l'autre; on observe un état de raideur particulier dans les membres qui étaient auparavant dans un état voisin de la paralysie ; la respiration s'embarrasse, et il survient des convulsions bientôt suivies de coma qui se termine par la mort. On trouve, à la dissection, dans le cervelet ou le voisinage du pont de Varole des tubercules qui ont comprimé les nerfs ou déterminé une accumulation de sérosité dans les ventricules.

Dans un travail intéressant où le docteur Radcliffe Hall (1) analyse deux cents cas de strabisme, il indique les causes suivantes données par les malades eux-mêmes ou par leurs parents, sans se porter garant de leur exactitude, si ce n'est lorsqu'il existait encore des conditions physiques à l'appui des causes indiquées :

1. Convulsions pendant l'enfance, 9 cas ; chutes sur la tête, 7 cas ; commotion intense du cerveau, 1 cas ; dentition difficile, 5 cas ; coqueluche, 2 cas ; vers intestinaux, 5 cas ; épilepsie, 2 cas ; coups reçus, 1 cas ; frayeur extrême, 1 cas.

(1) London Medical Gazette, vol. XXVII, p. 642.

2. Ophthalmie n'ayant laissé aucune opacité, 14 ; avec opacité de la cornée, 5 ; opacité existant antérieurement à l'ophthalmie, 1 ; blessure de la cornée avec une aiguille, 2 ; id. avec une fourchette, 1 ; id. avec une épine, 2 ; coup sur l'œil, 5 ; brûlure de l'œil par l'introduction d'un éclat de métal, 1 ; habitude de regarder le soleil, 2 ; roue de voiture ayant passé sur l'orbite, 2 ; amaurose, 2 ; cataracte incomplète, 3 ; exposition pendant l'enfance à la lumière et à la chaleur d'un feu ardent, 3.

3. Imitation d'une personne qui louchait, 39 ; surveillance des mouvements d'une navette, 1 ; tentative de loucher volontaire, 1 ; habitude de regarder une cicatrice du sourcil, 1 ; id. une cicatrice sur le nez, 2 ; id. une cicatrice de la joue, 2 ; id. une petite tumeur enkystée située à l'angle interne de l'œil, 1 ; id. un petit nævus occupant la même région, 1 ; id. une tache sur le nez, 1 ; habitude de se sucer le pouce en le regardant fixement, 1 ; id. de se tenir la tête de côté en tricotant, 3.

4. Rougeole, 4 ; variole, 6.

5. Brûlures graves du ventre, 2.

Dans quatre cas, on affirma au docteur Hall que le strabisme était congénital. Dans les 59 autres cas, aucune cause ne fut indiquée.

Il est probable que dans la première et la cinquième classes, la déviation est due à ce que, par suite d'une affection du cerveau ou de ses vaisseaux, les muscles de l'œil sont inégalement influencés par la force nerveuse. Dans la seconde et la quatrième classes, la déviation doit probablement son origine à un effort fait pour débarrasser l'œil de la douleur, ou bien à l'usage d'un bandeau placé sur un seul œil, ce qui déshabitue l'œil malade de se livrer à ses mouvements naturels. Dans la troisième classe, le strabisme est produit par l'habitude.

Il doit exister de la diplopie au début de tout strabisme. Il est même probable que la déviation est augmentée par les efforts que fait le malade, pour échapper au trouble de la vision occasionné par la diplopie. Lorsque la maladie est confirmée, le sommet de la rétine n'étant plus dirigé vers les objets, et ne recevant plus qu'obliquement la lumière qui lui arrive, perd une grande partie de sa sensibilité par le simple manque d'exercice.

Dans chacune de ces cinq classes, une fois que le strabisme est devenu habituel, au point que l'un des muscles de l'œil est presque toujours dans un état de contraction active, tandis que son antagoniste reste toujours relâché, le premier acquiert non-seulement un excès de force contractile sur le second, mais il y a de plus lieu de penser qu'il survient des changements interstitiels en vertu desquels le muscle le plus actif s'hypertrophie tandis que l'autre s'atrophie. Le travail en vertu duquel ce changement survient doit être très lent, et il faut, pour qu'il s'accomplisse, que le strabisme ait persisté pendant des années avec peu ou pas d'intermission. Si l'on pouvait reconnaître à l'avance un pareil état des muscles, on devrait en tirer un pronostic défavorable quant au résultat de l'opération.

VII. *Traitement sans opération chirurgicale.* — 1. Comme le strabisme survient souvent, chez les enfants, à la suite d'une irritation abdominale qui se communique, probablement par le grand sympathique, aux nerfs de l'orbite, on doit, dans les cas récents, essayer l'effet que produiront un ou deux purgatifs actifs, les faire suivre d'apéritifs doux et prescrire un régime soigneusement réglé. Les enfants qui louchent sont ordinairement faibles et le plus souvent scrofuleux, de sorte que l'usage des toniques leur est souvent utile.

2. On voit fréquemment les enfants loucher lorsqu'ils se servent négligemment de leurs yeux; il suffit de rappeler leur attention pour que la déviation disparaisse. En pareil cas, le conseil suivant de Buffon peut être utile : « placez souvent l'enfant devant un miroir, afin qu'il s'y regarde; il s'apercevra qu'il louche et corrigera sa déviation. » C'est un moyen utile de guérison, quand la volonté suffit pour empêcher de loucher, ainsi que cela se rencontre quelquefois. D'autres fois, l'enfant ne louche que lorsqu'il est de mauvaise humeur. Il faut tâcher de lui épargner les occasions de se mettre dans cet état.

3. Lorsqu'il n'y a qu'un seul œil qui louche, et quand l'affaiblissement de la vue de cet œil n'est pas trop considérable, on peut, en renforçant les muscles de l'organe, faire beaucoup pour la guérison du strabisme. Le renforcement des muscles s'effectue surtout en empêchant la lumière d'arriver à l'œil sain, ce qui oblige le malade à exercer l'œil qui louche. Le meilleur moyen d'empêcher l'arrivée de la lumière consiste dans l'emploi d'un petit écran concave, recouvert de soie noire, s'adaptant exactement au contour de l'orbite, permettant librement les mouvements de l'œil et des paupières, et fixé par un ruban qu'on attache autour de la tête. Chaque fois que l'œil sain est couvert, l'œil faible reprend sa position normale dans l'orbite et exécute ses mouvements naturels. Le malade s'aperçoit que la vision s'améliore par l'usage; et, bien que le strabisme revienne dès que l'œil sain reste découvert surtout après le sommeil, alors que les muscles ont été inactifs, il le fait cependant à un degré moindre, et la déviation diminue de jour en jour si l'on continue le traitement.

Le malade n'est pas obligé de se couvrir l'œil sain pendant toute la journée. Il peut ne porter l'écran que l'espace d'une demi-heure ou d'une heure de suite, puis durant un temps plus long. Pendant que l'œil sain est couvert, on doit exercer l'œil faible sur des objets éloignés et sur des objets rapprochés, sur les premiers surtout. S'il s'agit d'un enfant, on l'encourage à exercer l'œil faible en le faisant jouer à la balle, ou au volant, en le menant contempler des vues étendues dans la campagne, en lui faisant lire de grands caractères, examiner des gravures, etc. On pourrait citer beaucoup d'autorités à l'appui de l'efficacité de ce mode de traitement. Le professeur Roux s'est ainsi guéri lui-même d'un strabisme qu'il avait depuis 35 ans (1). Beer (2) dit qu'en faisant recouvrir l'œil sain d'un bandage pendant deux heures seulement, il a réussi dans la plupart des cas.

Il est bon cependant de faire remarquer que ce traitement est parfois suivi d'une diminution dans la faculté motrice et le pouvoir visuel de l'œil sain, et que l'on a vu celui-ci se dévier à son tour après qu'on avait, à force de persévérance, obtenu le redressement de l'autre. Si, dès le principe, les deux yeux louchent, on doit les couvrir alternativement d'un bandeau chaque fois pendant plusieurs jours.

On facilite l'exercice de l'œil qui louche, à l'aide de lunettes de diverses espèces. Les meilleures que j'aie vues m'ont été obligeamment adressées par M. Bullmore de Truro. Elles sont composés de deux tubes ovales, courts, cousus sur un morceau de cuir, qu'on attache autour de la tête. La partie antérieure du tube, que l'on place au-devant du bon œil, est garnie d'une ouverture centrale d'une ligne de diamètre environ. Sur le devant du tube, appliqué en face de l'œil qui louche, se trouve insérée une pièce mobile qui se meut de telle sorte que l'ouverture qui s'y trouve pratiquée puisse être progressivement amenée vers une position centrale, à mesure que la direction de cet œil s'améliore. La pièce mobile peut être mue en sens inverse, afin que les mêmes lunettes puissent servir dans le strabisme convergent comme dans le divergent (3).

Jurin a recommandé une autre méthode d'exercer l'œil faible (4). Après vous être placé devant le malade, vous lui prescrivez de fermer le bon œil et de vous regarder de celui qui louche. Lorsque l'axe de cet œil se trouve tourné directement vers vous, vous l'y faites maintenir en même temps que vous faites ouvrir le bon œil. L'œil strabique fuit aussitôt du côté du nez, tandis que l'œil sain se tourne vers vous. Avec de la patience et des tentatives réitérées, le malade parvient par degrés à maintenir, au moins pendant quelque temps, l'œil strabique régulièrement dirigé vers vous, pendant que l'œil sain reste ouvert. Une fois que le malade est parvenu à diriger les axes de ses deux yeux vers la personne qui se trouve placée devant lui, celle-ci doit changer de position, se placer d'abord d'un côté, puis de l'autre, et recommencer fréquemment le même exercice. Lorsque, dans toutes ces positions, le malade peut diriger promptement et facilement les axes de ses deux yeux vers vous, la cure est terminée. Un adulte peut faire ces exercices seul, devant un miroir, bien que cela ne soit pas aussi facile qu'avec quelqu'un pour le diriger.

(1) Boyer. Traité des maladies chirurgicales, t. V, p. 607. Paris, 1816.
(2) Pflege gesunder und geschwächter Augen, p. 41. Frankfurt, 1802.
(3) On peut se procurer ces lunettes chez M. Alexander, opticien à Exeter.
(4) Smith's Complete System of Opticks; Remarks, p. 31. Cambridge, 1738.

4. Comme, dans le strabisme, la puissance visuelle n'est pas la même dans les deux yeux, on a pensé qu'il suffisait de l'égaliser pour corriger la déviation. Buffon recommandait, en conséquence, de faire porter au malade des lunettes munies d'un verre plan pour l'œil malade et d'un verre convexe pour le bon œil. Celui-ci, se trouvant ainsi empêché dans son exercice, peut difficilement se passer du concours de l'autre (1). Comme l'œil faible est souvent myope, on obtient le même avantage en plaçant un verre plan au-devant du bon œil et un verre concave devant l'œil dévié.

5. Le docteur Kurke a récemment conseillé de placer devant l'œil dévié une lentille prismatique dont la base, c'est-à-dire le bord le plus épais est placé du côté vers lequel l'œil doit se diriger. Au moyen de cette lentille prismatique, l'image qui se produit sur la rétine de l'œil qui louche est dirigée de façon à produire la diplopie. Pour éviter cet inconvénient, le malade est obligé de mettre en action le muscle relâché, et, en persévérant ainsi à faire des efforts pour éviter de voir les objets doubles, il arrive, dans les cas légers, à se guérir de la difformité (2).

Le docteur Cavarra recommande l'électricité. Il pratique l'électro-puncture sur les nerfs sus et sous-orbitaires. Il enfonce des aiguilles de platine dans ces deux branches nerveuses au moment où elles arrivent dans la face, et met, pour quelques instants, l'extrémité de ces aiguilles en rapport avec les pôles d'une pile galvanique. Après avoir répété cette manœuvre cinq ou six fois, il retire les aiguilles. Il renouvelle l'opération deux ou trois fois par semaine. Elle réussit très bien chez les enfants, et le docteur Cavarra affirme qu'elle n'est ni douloureuse ni dangereuse (3).

7. Le traitement du strabisme doit naturellement varier suivant que la cause de la maladie réside ou non dans l'état des muscles de l'œil. On triomphera probablement d'une simple habitude vicieuse en exerçant l'œil le plus faible suivant l'une des méthodes que nous venons d'indiquer, et qui ont pour résultat de renforcer l'action de la volition sur les mouvements de l'œil. Lorsqu'il s'agit de taches sur la cornée, de myopie, d'amaurose partielle, d'une affection située à l'intérieur du crâne, d'une irritation nerveuse provenant d'un organe éloigné, on adopte des moyens en rapport avec ces diverses causes. Quelquefois, lorsqu'une méthode a procuré un commencement de succès, on doit la faire suivre d'une autre toute différente. Ainsi Pellier (4) rapporte le cas d'une jeune fille qui louchait par suite d'une taie de la cornée produite par la petite vérole. A l'aide d'instillations stimulantes, il parvint à faire disparaître la taie, mais le strabisme persista. Il commença

(1) Dissertation sur la cause du strabisme. Mémoires de l'Académie royale des sciences pour 1743, p. 338, 12mo. Amsterdam, 1748.
(2) Medical Times and Gazette, August 27, 1853, p. 216.
(3) Op. cit., p. 312.
(4) Recueil de mémoires et d'observations, p. 410. Montpellier, 1783.

alors à faire couvrir l'œil sain, et exerça soigneusement l'œil faible; par ce moyen, il obtint une guérison complète.

8. Lorsque les deux yeux sont affectés de strabisme convergent, on a conseillé de faire porter au malade, au moins pendant une partie du jour, un appareil saillant de chaque côté des tempes, ayant pour but d'attirer le regard en dehors. Lorsqu'on ôte cet appareil, on le remplace par une grande visière verte. Dans la plupart des cas de strabisme, une visière ou l'usage de verres d'une teinte neutre assez foncée est utile pour les deux yeux.

Darwin (1) employa, avec beaucoup de succès, une méthode toute différente dans le cas suivant, qui paraît avoir été de la même nature que ceux dont nous venons de parler :

Obs. 328. — Le malade était un enfant de cinq ans, extrêmement docile et doué d'une vive sensibilité. Il ne regardait les objets qu'on lui présentait qu'avec un seul œil à la fois. Si on lui présentait un objet à droite, il le regardait avec l'œil gauche, *et vice-versa.* Il dirigeait la pupille de l'œil du côté où on lui présentait l'objet de façon que l'image de celui-ci vînt tomber au fond de l'œil sur le point d'émergence du nerf optique. Lorsqu'on plaçait un objet directement devant lui, il tournait la tête un peu de côté et ne le regardait qu'avec l'œil le plus éloigné, déviant l'autre de la façon que nous venons de dire. Lorsqu'il était fatigué de le regarder de cet œil, il tournait la tête du côté opposé et le regardait de l'autre avec la même facilité; mais il ne dirigeait jamais en même temps vers lui les axes de ses deux yeux. Il distinguait et nommait également bien, et à la même distance, les lettres de l'alphabet, en se servant de l'un comme de l'autre de ses yeux. Il n'existait aucune différence appréciable entre le diamètre de ses iris, qui se contractaient également bien lorsqu'on les soumettait à l'action de la lumière. Ces particularités établissaient tout d'abord qu'aucun des yeux n'était affaibli (2) et que la maladie ne consistait que dans une habitude vicieuse des mouvements des yeux, occasionnée probablement par quelque chapeau ou quelque coiffure faisant trop de saillie sur les parties latérales de la face, comme les œillères que l'on emploie chez les chevaux de carrosse. Il en était résulté que, dans la première enfance, il voyait mieux les objets placés obliquement en les regardant de l'œil qui en était le plus éloigné. L'habitude avait rendu les adducteurs plus forts et plus disposés à se contracter que leurs antagonistes. Darwin fit fabriquer une sorte de cloison en papier, qui fut fixée au bonnet et placée au-dessus du nez de l'enfant, de façon à former une saillie d'un pouce entre les yeux. Une fois muni de cette façon de nez artificiel, l'enfant, au lieu de tourner la tête pour regarder obliquement les objets, commença immédiatement à les regarder avec l'œil qui s'en trouvait le plus rapproché. On ne persista point dans ce mode de traitement; ce qui fit que six ans après, lorsque Darwin revit cet enfant, il constata les mêmes particularités dans la manière dont il se servait de ses yeux; seulement, l'habitude en paraissait plus invétérée, et il lui était devenu impossible de diriger en même temps l'axe des deux yeux vers un objet, même pour un très court instant. Sur le conseil de Darwin, on fit construire une mince cloison en cuivre qui se plaçait sur le nez, où elle était maintenue à l'aide d'un demi-cercle du même métal qui entourait les tempes. Le tout était recouvert de soie noire, et au moyen d'une boucle qui s'attachait derrière la tête et d'une pièce transversale qui s'appliquait sur le vertex, cet appareil pouvait se porter sans gêne; il faisait sur le nez une saillie de deux pouces et demi environ. Au moyen de cet appareil, l'enfant trouva bientôt qu'il lui était plus facile d'examiner les objets placés obliquement avec l'œil le plus rapproché d'eux qu'avec celui du côté opposé. Après une semaine de son usage, on lui fit faire l'exercice suivant : deux morceaux de bois de la dimension d'une plume d'oie, noircis dans toute leur

(1) Philosophical Transactions for 1778, vol. LXVII. Part. I. p. 86.

(2) A la suite d'une série d'expériences qu'il fit ensuite, il en arriva à conclure que l'aire de la portion insensible du fond de l'œil de cet enfant avait quatre fois l'étendue qu'elle offre dans les yeux normaux.

étendue, sauf dans une longueur d'un quart de pouce à leur sommet, étaient maintenus l'un d'un côté de l'appareil, l'autre de l'autre, et on lui recommandait de les regarder fixement. Alors on les portait graduellement en avant au delà la cloison, puis l'on cachait l'un de ces morceaux de bois derrière l'autre. A l'aide de cet exercice, au bout de la seconde semaine, il pouvait tenir les deux yeux fixés à la fois sur un même objet pendant une demi-minute. En se livrant à cette manœuvre devant une glace presque tout le jour, il put, au bout d'une nouvelle semaine, lire pendant une minute avec les deux yeux dirigés vers le même objet. En persévérant dans l'usage de ce nez artificiel, il acquit de plus en plus la faculté de diriger à volonté ses deux yeux vers le même objet, surtout quand ceux-ci n'étaient pas à plus de quatre ou cinq pieds de lui. Darwin espérait une guérison complète.

9. Dans le strabisme divergent, comme dans le convergent, on retire de bons résultats de l'occlusion alternative de chacun des deux yeux. On a aussi conseillé, dans cette variété, d'appliquer une mouche de taffetas noir sur la partie la plus saillante du nez, afin d'appeler le regard sur elle. Weller (1) recommande une espèce d'entonnoir en carton, à base ovale, destiné à renfermer les deux yeux, et ayant à son sommet, reposant sur la pointe du nez, une ouverture d'un pouce de diamètre environ. Le malade doit regarder et lire de temps en temps à travers cet instrument fixé parfaitement droit et solidement. Avec cet appareil, chaque fois qu'il veut voir quelque chose, ou lire, il est forcé de diriger ses yeux en dedans et en bas.

Un exercice qui serait vraisemblablement très utile dans le strabisme divergent, consisterait à regarder fréquemment dans le stéréoscope et à essayer d'amener les deux images à se confondre, de façon à n'en plus apercevoir qu'une se présentant en relief.

VIII. *Excision d'un pli de la conjonctive.* — Dans les cas de strabisme léger où la section du muscle dépasserait le but et donnerait peut-être lieu à une déviation en sens opposé, Dieffenbach a conseillé l'excision d'un pli vertical assez large de la conjonctive, au côté temporal dans le strabisme convergent, au côté nasal dans le strabisme divergent. La rétraction de la cicatrice des bords de la plaie et la condensation du tissu cellulaire ont pour effet de ramener l'œil dans sa position naturelle (2).

IX. *Guérison du strabisme par la myotomie.* — 1. *Histoire et origine de l'opération.* — On sait que le strabisme ne dépend pas d'un changement organique survenu dans le muscle du côté duquel l'œil est entraîné. C'est pour cela sans doute que l'on n'a pas plus tôt recouru à la division du muscle pour en obtenir la guérison. En effet, cette opération n'a été tentée qu'en 1838, sur le conseil de Stromeyer (3). Ce chirurgien avait été conduit à conseiller la section du muscle adducteur, dans le strabisme convergent, par les expériences qu'il avait faites, dans le traitement des difformités, au moyen de la

(1) Krankheiten des menschlichen Auges, p. 234. Berlin, 1819.
(2) DIEFFENBACH's operative Chirurgie, vol. II, p. 166. Leipzig, 1848.
(3) Beiträge zur operativen Orthopädik, p. 22. Hanover, 1833.

section en travers des muscles rétractés ou de leurs tendons. Il faut dire cependant que l'analogie n'est pas rigoureuse; car la division d'un muscle pratiquée dans le but de mettre en liberté une partie retenue dans une position anormale, comme la tête dans le torticolis, diffère en principe de la division du muscle adducteur dans le strabisme convergent. Cette dernière opération ne se pratique point sur un muscle rétracté et induré; elle ne délivre pas l'œil d'une position anormale où il serait maintenu, elle ne fait que diminuer l'activité exagérée d'une force, afin de permettre à une autre force d'agir à son tour.

Stromeyer n'essaya l'opération que sur le cadavre. Pauli (1), le premier, l'essaya sur le vivant; mais l'œil sur lequel il fit sa tentative étant très mobile, il ne put couper le muscle après avoir incisé la conjonctive. Il était réservé à Dieffenbach de démontrer les avantages de la myotomie ou de la ténotomie, comme on l'a appelée, pour la guérison du strabisme : c'est ce qu'il fit vers la fin de 1839, en produisant de nombreuses observations (2).

2. *État des tissus de l'œil.* — On doit tenir compte de l'état sain ou morbide des tissus de l'œil, et surtout de l'état de la conjonctive et de la cornée. L'opération est plus difficile à exécuter lorsque le globe de l'œil est petit et enfoncé dans l'orbite, que lorsqu'il est gros et proéminent. S'il est volumineux, les fibres internes de l'élévateur et de l'abaisseur agissent moins sur lui, à moins que leurs tendons ne soient larges à proportion, ce qui ne paraît pas exister en pareil cas. On a donc, dans ces circonstances, beaucoup de chance de rétablir le parallélisme des yeux par la seule section de l'adducteur. Si l'œil a beaucoup souffert par suite d'inflammation, ce que l'on reconnaît quelquefois à l'existence de taches sur la cornée, ou à l'état de la conjonctive qui se montre plus foncée, plus sèche, plus épaisse et moins mobile qu'à l'ordinaire, il est probable que la conjonctive et les tissus entre elle et la sclérotique sont réunis par des adhérences anormales qui peuvent rendre l'opération plus difficile et le succès moins certain. Lorsqu'un enfant qui est louche est pris d'ophthalmie scrofuleuse, son œil reste ordinairement fixé dans l'angle interne par l'adhésion des tissus sous-conjonctivaux, jusqu'à ce que, l'inflammation venant à céder et l'œil commençant à pouvoir servir, ses adhérences anormales s'allongent graduellement en bandes celluleuses par l'action de l'abducteur (3).

Une tache sur la cornée de l'œil qui louche n'est pas un obstacle

(1) Ammon's Monatsschrift für Medicin, Augenheilkunde und Chirurgie, vol. III, p. 321. Leipzig, 1840.

[(2) Il n'est pas acquis à l'histoire de la strabotomie que Dieffenbach ait fait le premier cette opération sur le vivant. La première application en est due à F. Cunier qui la pratiqua le 29 octobre 1839, tandis que Dieffenbach ne commença à opérer le strabisme qu'au mois de décembre de la même année. (V. Annales d'Oculistique, t. III, p. 96, 187.) T. W.]

(3) Duffin. Op. cit., p. 78.

à l'opération, pourvu que l'autre œil soit le meilleur des deux ; mais si l'œil louche est celui dont le malade voit le mieux, la déviation peut n'être qu'une prévision instinctive, à l'aide de laquelle la vision s'exerce mieux qu'elle ne pourrait le faire sans elle. L'opération pourrait, en pareil cas, diminuer le champ de la vision. Il faut donc s'en abstenir.

Quand les deux cornées sont partiellement opaques, le strabisme alternant peut être un moyen que la nature emploie pour permettre aux rayons lumineux de rencontrer les portions transparentes des cornées et d'arriver ainsi à la rétine. Si l'on guérissait, en pareil cas, le strabisme par l'opération, on serait peut-être forcé de pratiquer une pupille artificielle à chaque œil pour rendre la vision aussi parfaite qu'auparavant.

3. *Étendue et netteté de la vision.* — Avant de procéder à l'opération, il faut examiner soigneusement l'étendue et la netteté de la vision de chaque œil en particulier, et des deux yeux réunis, afin de pouvoir juger plus tard des effets qu'elle aura produits.

La vue d'un œil strabique est ordinairement défectueuse au point de ne pas permettre la lecture des caractères ordinaires, ou même des grands caractères, ni de distinguer une personne d'avec une autre. Il y a quelque raison de croire, lorsqu'un œil est ainsi beaucoup plus faible que l'autre, que c'est pour avoir être tenu couvert d'un bandeau. L'affaiblissement de la vision arrive à peu près en même temps que la convergence mutuelle, mais ce n'est pas lui qui l'amène. « L'irritation reflexe ou sympathique des nerfs de la troisième paire, dit M. Elliot dans une lettre qu'il m'écrit, en déterminant un accroissement d'action des muscles auxquels elle se distribue, donne lieu à la convergence mutuelle, ou nouvelle association des mouvements ; et comme la convergence mutuelle empêche de diriger les deux yeux ensemble sur un même objet, l'œil clairvoyant obéit à la volonté du malade, tandis que l'autre obéit à la connexion moto-nerveuse des deux organes. »

Dans les cas de strabisme non alternant, il est ordinairement possible de faire passer la déviation du meilleur œil au moins bon : il suffit pour cela de recouvrir le premier d'un bandage et d'améliorer ainsi par l'exercice la vision de l'autre.

Dans quelques cas rares, il existe sur les parties latérales du sommet de la rétine un point plus sensible que le sommet de la rétine lui-même. Quand il en est ainsi, l'œil dévié conserve sa position vicieuse, même lorsque l'autre œil est fermé et que le malade regarde un objet placé directement devant lui. Quand on fait mouvoir l'objet de côté, l'œil se redresse.

Parfois l'œil dévié est complétement amaurotique ; l'opération ne peut être regardée, en pareil cas, que comme un moyen d'améliorer l'aspect du malade (1).

(1) M. Guépin prétend que cette assertion n'est pas toujours exacte ; l'amaurose, sans que le malade sache en rendre compte, a été quelquefois précédée de phénomènes de la diplopie ; d'au-

Dans le strabisme alternant, la vision est à peu près égale dans les deux yeux. Dans le strabisme non alternant, la différence de puissance des deux yeux est, en général, proportionnée au degré de la déviation. C'est toujours sur l'œil dont la vision est la moins parfaite que l'on doit faire porter l'opération.

Quand la vision est bonne des deux côtés et la convergence très prononcée, il faut opérer les deux yeux. Si la convergence est légère, quoique la vision du plus mauvais œil soit très imparfaite, une seule opération suffit. Le peu d'étendue du mouvement d'abduction et la petitesse des yeux influent beaucoup plus sur la nécessité d'opérer des deux côtés, que l'état de la vision.

4. *Date et permanence du strabisme.* — Il y a des enfants et même des adultes qui louchent parfois, mais qui peuvent s'en empêcher lorsqu'ils sont sur leurs gardes. L'usage excessif des yeux, une vive agitation mentale, une irritation transmise des viscères abdominaux au cerveau, déterminent assez souvent un strabisme passager. Le traitement, en pareil cas, doit consister dans le repos, les purgatifs, les toniques et un exercice convenable des yeux. Ce n'est que lorsque le strabisme a duré longtemps, pendant des années, qu'enfin il est confirmé, que l'on peut songer à y remédier par une opération.

5. *Instruments nécessaires pour l'opération.* — On peut couper, à l'aide de divers procédés, le tendon de tous les muscles droits.

On peut, par exemple, soulever avec des pinces à disséquer un pli de la conjonctive en face du tendon de l'adducteur, diviser ce pli d'un seul coup au moyen d'un petit scalpel, et couper en travers le tendon ainsi mis à nu, à l'aide d'un ou de deux autres coups du même instrument (1).

Après avoir pratiqué avec des ciseaux une petite incision à la conjonctive, en face du bord inférieur de l'adducteur, on glisse une des lames des ciseaux derrière le tendon, on ferme l'instrument, et l'on divise d'un seul coup le tendon et la conjonctive (2).

M. Guérin appelle son opération sous-conjonctivale (3). Il pousse un couteau étroit à travers la conjonctive, entre le tendon et la sclérotique; puis, tournant le tranchant de l'instrument vers le tendon, il le divise, en laissant intacte la conjonctive qui le recouvre.

Il est évident que ces divers procédés opératoires exposent à léser la sclérotique, surtout lorsqu'ils sont pratiqués par une main inexpérimentée; on doit donc donner la préférence à une méthode un peu plus compliquée, mais plus sûre.

tres fois, sans être absolue et complète, elle existe à un degré très-avancé, mais elle est guérissable, et l'opération est le plus sûr moyen d'arriver à la guérison, pourvu que les sujets ne soient pas trop âgés. T. W.]

(1) Clay. Lancet, January 2, 1841, p. 496.

(2) Hall. London Medical Gazette, vol. XXVII, p. 284.

(3) London Medical Gazette, vol. XXVIII, p. 37.

Les instruments les plus indispensables pour l'opération sont :

1° Une petite pince à disséquer, ou pince à dents, telle que celle représentée fig. 42, p. 305.

2° Une paire de petits ciseaux droits à pointes mousses, et coupant parfaitement.

3° Un crochet mousse, d'un quarantième de pouce d'épaisseur, et dont la partie recourbée a neuf vingtièmes de pouce.

4. Un petit crochet aigu, tel que celui qui est ordinairement contenu dans les boîtes d'instruments pour les yeux.

On se sert quelquefois de spéculums en laiton, tels que celui représenté fig. 71, pour rétracter et maintenir les paupières; mais les doigts d'un aide ne gênent pas autant le malade et sont plus commodes pour l'opérateur.

Il doit avoir sous la main de l'eau fraîche et une petite éponge.

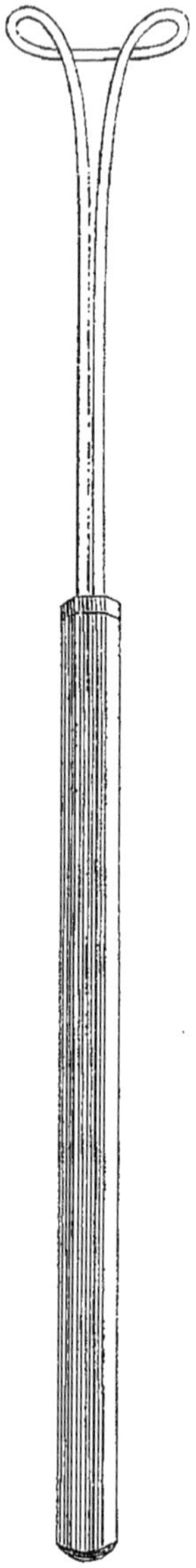

6. *Position du malade.*—Si l'on ne fait point usage du chloroforme, et que le malade soit un adulte, on le fait asseoir sur un siége sans dossier, la tête appuyée contre la poitrine d'un aide placé derrière lui. S'il peut mouvoir à volonté l'œil louche quand l'autre est fermé, de façon à pouvoir l'éloigner fortement dans le sens opposé à la déviation et l'y maintenir, un seul aide peut suffire; dans le cas contraire un second aide est nécessaire. S'il s'agit d'un enfant, et qu'on ne le chloroforme pas, on peut avoir besoin de plus de deux aides. Après l'avoir enveloppé dans un drap de lit, afin de lui maintenir les bras et les jambes, on le couche sur une table, la tête posée sur un oreiller. Il est toutefois très avantageux de chloroformer les enfants ; il est inutile alors de les envelopper dans un drap. Si l'on administre le chloroforme à un adulte, il faut aussi le maintenir dans une position horizontale.

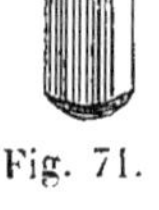

Fig. 71.

7. *Opération.* — L'œil sain étant recouvert d'une compresse, un aide soulève, au moyen de l'indicateur d'une main, la paupière supérieure de l'œil à opérer ; avec l'indicateur de l'autre main, il abaisse la paupière inférieure.

L'opérateur invite alors le malade à tourner, autant qu'il le peut, son œil dans une direction qui tende le plus possible le muscle qui doit être divisé. S'il s'agit d'un strabisme convergent, il le fait regarder en dehors vers la tempe; si c'est un strabisme divergent, il le fait regarder en dedans vers son nez.

Supposons un cas de strabisme convergent : il sera facile au lecteur de comprendre que la plupart des observations que nous ferons s'appliquent également au strabisme divergent, et qu'il suffit de substituer le mot *abducteur* à celui *d'adducteur*.

Voici quels sont les temps de l'opération :

1. L'opérateur saisit la conjonctive transversalement, avec la pince, à la partie moyenne de la distance qui sépare le bord de la cornée de la caroncule lacrymale, et en soulève un pli horizontal.

2. Il coupe ce pli verticalement avec des ciseaux, incisant la conjonctive et le tissu cellulaire sous-jacent ; puis il agrandit en haut et en bas l'incision ainsi commencée, jusque dans l'étendue d'un demi-pouce. Il est bon alors de soulever avec la pince le fascia sous-conjonctival et de le diviser, soit dans toute l'étendue de la plaie, soit, tout au moins dans le point qui se trouve en regard des bords supérieur et inférieur du tendon du muscle, ce qui facilite beaucoup le troisième temps de l'opération.

L'incision doit être faite au milieu de l'espace qui se trouve entre le bord interne de la cornée et la caroncule lacrymale. Pratiquée plus près de la cornée, elle pourrait exposer l'opérateur à ne pouvoir faire passer le crochet mousse au-dessous du tendon, à cause de l'union intime de ce dernier avec la sclérotique ; plus loin de la cornée, elle l'obligerait à pénétrer trop profondément le long du globe de l'œil pour atteindre le muscle.

La conjonctive n'a besoin d'être fendue que dans l'étendue que nous avons indiquée ; on ne doit ni la séparer du fascia sous-conjonctival, ni en retrancher aucune portion. De cette façon, la plaie se guérit plus promptement et l'œil est moins exposé à faire saillie en avant après l'opération.

L'incision de la conjonctive se fait généralement dans le sens vertical. Il paraît que lorsqu'il opère un strabisme divergent, M. Elliot incise cette membrane horizontalement. Peut-être l'incision faite dans ce dernier sens s'élargit-elle moins que celle pratiquée dans le sens vertical ; mais on est obligé de séparer plus largement la conjonctive du fascia sous-jacent pour amener le tendon en vue. Il peut aussi se former une bride entre la cicatrice de la conjonctive et le canthus externe.

3. Le malade continuant de porter, autant qu'il le peut, son œil en dehors, et le sang ayant été épongé, l'opérateur insinue au-dessous du bord inférieur du tendon de l'adducteur l'extrémité mousse du crochet, et le fait glisser en haut entre le tendon et la sclérotique jusqu'à ce qu'il se montre au-dessus du bord supérieur du tendon, ainsi que cela est représenté fig. 72. Si l'opérateur éprouve quelque difficulté à faire saillir la pointe du crochet au-dessus du bord supérieur du tendon, parce qu'il refoule au-devant de lui le fascia, il incise ce dernier d'un coup de ciseaux, afin de mettre en liberté l'extrémité de l'instrument.

Pendant ce temps de l'opération, il est rare que l'on aperçoive bien nettement les fibres du tendon, à moins que l'opérateur n'ait fait son incision trop près de la cornée, ou qu'il n'ait enlevé quelque portion du fascia. Elles sont cachées par cette dernière membrane qui est alors ordinairement infiltrée de sang. L'opérateur introduit donc son crochet là où il croit que doit être le bord inférieur du tendon ; puis, poussant le long de la surface de la sclérotique, il soulève sur le crochet tout ce qui est situé entre elle et la surface mise à nu par l'incision de la conjonctive. Le crochet entrant dans la capsule oculaire, là où l'union cellulaire du tendon à la sclérotique est naturellement lâche, passe facilement au-dessous de lui. Cette partie de l'opération est donc peu douloureuse, à moins que le crochet ne soit pas suffisamment recourbé, ou que la portion courbe, se trouvant trop longue, il ne faille, pour l'amener au dehors, la faire passer sur la paupière, ce qui oblige à allonger le muscle fortement et à tirailler beaucoup l'œil.

Il est rare que le malade ne puisse pas porter suffisamment l'œil en dehors sans autre secours, pour permettre d'exécuter les deux premiers temps de l'opération ; mais quelquefois il ne peut le maintenir suffisamment dans la rotation en dehors pour l'exécution du troisième temps. Quand il en est ainsi, l'opérateur saisit avec le crochet aigu la *tunica tendinea*, ou, en d'autres termes, la portion du tendon qui a été mise à nu par la section de la conjonctive, et sans enfoncer l'instrument plus profondément que la surface de la sclérotique, il porte l'œil en dehors. Ceci s'effectue au moyen d'une traction très peu prononcée. Il confie alors le crochet aigu, ainsi fixé, à un aide, et procède à l'introduction du crochet mousse.

Si, dès le début de l'opération, ce qui se présente souvent chez les enfants, l'opérateur est obligé d'effectuer artificiellement la rotation en dehors, il enfonce le crochet aigu à travers la conjonctive dans la *tunica tendinea*, à un cinquième de pouce environ du bord interne de la cornée, et après avoir amené l'œil dans la position requise, il confie le crochet aigu à un aide, jusqu'à ce qu'il ait exécuté le premier, le second, et le troisième temps de l'opération. Dès que le crochet mousse est passé sous le tendon, on peut retirer le crochet aigu.

A quelque temps de l'opération que l'on fasse usage du crochet aigu, on doit le fixer dans la *tunica tendinea*. Il serait inutile de le fixer dans la conjonctive, car lorsque l'on tirerait sur cette membrane pour faire mouvoir l'œil, elle céderait et glisserait sur les tissus sous-jacents. Il n'est pas nécessaire, toutefois, de faire pénétrer le crochet aigu dans la sclérotique.

4. L'opérateur saisit le crochet mousse de la main gauche, et en portant le manche vers la tempe, il divise immédiatement, avec des ciseaux, et, dans les cas ordinaires, de bas en haut, le tendon du muscle, et plus près de la caroncule que le point où passe le crochet, ainsi que cela est représenté fig. 72.

En opérant de cette façon, le muscle est le plus fréquemment divisé juste au point où sa portion tendineuse rencontre les fibres charnues.

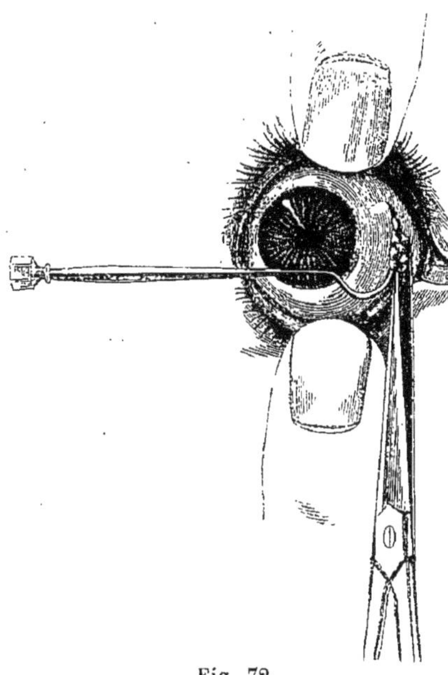

Fig. 72.

Si la déviation est légère, on peut porter le manche du crochet au-dessus du nez, et diviser le tendon plus près de la cornée que là où il est soulevé par le crochet, et tout contre son insertion.

Si la déviation est considérable, l'opérateur, avant de se servir des ciseaux, doit séparer le muscle de la sclérotique dans une étendue considérable. Le docteur Von Ammon (1) arrive à ce résultat en pressant, à plusieurs reprises, avec le crochet mousse du côté de la cornée, puis en arrière vers la caroncule. M. Elliot (2) introduit, dans le même but, un second crochet, et fixe l'œil à l'aide de celui qui était déjà sous le tendon. Celui-ci étant alors visible, on en pratique la section. S'il est hypertrophié, on doit en retrancher une portion : la meilleure manière de le faire, consiste à passer au-dessous de lui, à l'aide d'une aiguille mousse, un fil qu'on lie, puis à diviser le muscle plus près de la caroncule que le point où a été serrée la ligature, enfin à couper la ligature avec la portion du muscle qu'elle embrasse.

Si, dans le troisième temps de l'opération, on croit n'avoir appréhendé le tendon avec le crochet mousse que dans une partie de sa largeur, on ne doit le couper qu'après avoir saisi avec un crochet mousse plus petit les fibres qui auraient échappé et les avoir préalablement divisées. Il faut remarquer que lorsque le tendon est soulevé et attiré en avant dans la concavité du crochet, il paraît généralement rond et rétréci.

Si l'opérateur n'est pas certain d'avoir divisé le muscle dans sa totalité, il ne doit pas chercher à reconnaître si l'œil a repris sa position, et encore moins annoncer au malade que l'opération est terminée avant d'avoir recherché avec le crochet mousse et divisé en travers avec les ciseaux toutes les portions qui auraient pu échapper. La touffe que forment les petites fibres tendineuses, à leur point d'insertion sur la sclérotique, indiquera nettement que le muscle a été divisé (3).

(1) Die Behandlung des Schielens durch den Muskelschnitt, p. 6. Leipzig, 1840.
(2) Edinburgh Medical and Surgical Journal, vol. LV, p. 376.
(3) Lucas. Op. cit., p. 73.

Telle est donc l'opération que l'on pratique pour le strabisme convergent. Celle que l'on exécute pour le divergent est généralement considérée comme un peu plus difficile ; ce qui est dû à ce que la fente palpébrale est plus étroite en ce point et à ce que l'insertion de l'abducteur se fait plus loin de la cornée que celle de l'adducteur. A cet égard, la dimension et la proéminence du globe influent beaucoup.

Dans les cas de déviation en haut ou en bas, on divisera de la même façon l'élévateur ou l'abaisseur.

J'ai décrit l'opération exécutée à l'aide du crochet mousse comme étant la méthode la plus sûre à suivre pour ceux qui n'ont pas opéré fréquemment. Lorsqu'il s'est familiarisé avec l'opération, le chirurgien peut passer de suite la lame des ciseaux au-dessous du tendon après qu'il a été mis à nu par l'incision de la conjonctive, et ne pas se servir du tout du crochet.

[Nous n'avons pas l'intention de nous étendre longuement sur l'histoire de la strabotomie et sur les nombreux procédés qui se sont successivement produits pour la pratique de cette opération. Les procédés de Stromeyer, Dieffenbach et Cunier, ceux de MM. Velpeau, Baudens, Amussat, etc., ne diffèrent entre eux que par certains détails dans le manuel opératoire. Le lecteur en trouvera d'ailleurs la description complète dans les *Annales d'Oculistique* (1). Nous dirons néanmoins quelques mots de certains procédés qui nous paraissent ne pas manquer d'importance.

1° *Procédé de Cunier.* — Ce chirurgien, ayant remarqué combien il est fréquent de voir, après l'opération du strabisme, le globe de l'œil faire une saillie en avant, difformité aussi choquante que le strabisme lui-même, et attribuant cette saillie à la chute de la caroncule lacrymale dans la profondeur de l'angle interne, après la section de l'adducteur, a pratiqué la suture de la plaie conjonctivale pour remédier à ce grave inconvénient. Voici comment il décrit cette petite opération, ou plutôt ce dernier temps de l'opération du strabisme interne (2), pratiquée suivant le procédé de Dieffenbach, qui a servi de base à tous les autres :

« La section du muscle droit ayant eu lieu, et le débridement de la membrane fibreuse ayant été opéré, je saisis de la main droite l'érigne interne, confiée à l'aide, et je la porte entre l'indicateur et le pouce de la main gauche qui tiennent l'érigne externe. Les deux instruments se trouvent ainsi tenus parallèlement entre eux et perpendiculairement à l'axe du corps ; les bords des deux lambeaux de conjonctive, distants de 1 à 2 lignes au plus, sont maintenus à 2 ou 3 lignes de la sclé-

(1) V. Table générale des XXX premiers volumes des Annales d'Oculistique, p. 106. Bruxelles, 1854.]

(2) Bulletin de l'Académie royale de médecine de Belgique, 1842-43, t. II, p. 158. — Annales d'Oculistique, t. IX, p. 30, et t. III supplémentaire, pl. 1, fig. 5.]

rotique mise à nu. Prenant alors de la main droite une aiguille courbe très fine, armée d'un morceau de fil gris, dit de *Lille*, je traverse le lambeau externe de dehors en dedans, à une demi-ligne, sous l'implantation du crochet externe; j'engage la pointe dans la face interne du lambeau interne, à la même distance, sous l'implantation du crochet interne. Dès que l'aiguille a pénétré de 2 à 3 lignes au delà de la face externe du lambeau interne, je dégage les deux érignes; j'en remets une à l'aide, je place le crochet de l'autre sous l'aiguille, de manière à faciliter le passage de cette dernière, qui est poussée en avant, jusqu'à ce que sa partie moyenne soit engagée; la saisissant alors vers la pointe avec l'indicateur et le pouce de la main droite, je la tire dans la direction de l'angle externe de l'autre œil jusqu'à ce que la pointe ait dépassé d'un pouce environ cette partie. M'étant débarrassé de l'érigne dont le crochet appliqué sur la face externe de la conjonctive a formé obstacle et a empêché la déchirure, ou tout au moins le tiraillement de cette membrane, je vais prendre de la main gauche l'extrémité libre du fil, et je forme avec l'autre extrémité, fixée à l'aiguille et tenue de la main droite, un nœud double que je serre modérément. Les deux extrémités du fil sont coupés à ras du nœud que je laisse se détacher spontanément, ce qui arrive du quatrième au septième jour. »

La suture conjonctivale, que nous avons vu pratiquer un grand nombre de fois par l'habile ophthalmologiste de Bruxelles, est une modification heureuse dont nous avons pu apprécier les bons résultats.

2° *Procédé de J. Guérin.* — Le sujet est couché horizontalement et a la tête fixée. Les paupières étant maintenues écartées et le globe oculaire attiré en avant et un peu sur le côté au moyen d'une érigne, le chirurgien fait une ponction à la conjonctive; puis il conduit un ténotome spécial, dont la lame est recourbée en Z, sous la conjonctive, le long de la sclérotique, entre celle-ci et le muscle. Présentant alors le tranchant convexe de l'instrument à la face interne du muscle, il divise celui-ci de dedans en dehors, c'est-à-dire du globe oculaire à la paroi de l'orbite. Le globe oculaire étant attiré en avant et un peu sur le côté, c'est-à-dire dans la direction même du muscle à diviser, produit la tension de ce dernier et facilite l'action de l'instrument tranchant. La section s'annonce par un bruit de craquement, le sentiment d'une résistance vaincue et par un petit mouvement du globe de l'œil, qui cède dans le sens de la traction. L'instrument est retiré par la petite ouverture d'entrée, et il n'y a aucune autre apparence de plaie extérieure.

Cette opération a donné de beaux résultats à l'inventeur; mais elle est d'une très grande difficulté, et M. J. Guérin a conservé le monopole de son application. M. G. Critchett l'a modifiée d'une façon heureuse, comme on le verra ci-après :

3° *Procédé de Critchett.* — Après avoir chloroformé le malade, s'il est très jeune, nerveux ou agité, on maintient les paupières écartées à l'aide d'un spéculum à ressort; un aide tire l'œil en dehors au moyen d'une pince avec laquelle il saisit la conjonctive près du bord externe de la cornée; l'opérateur, pinçant alors la conjonctive en un point correspondant au bord inférieur du muscle droit interne, y pratique une petite incision parallèle à ce bord avec des ciseaux *mousses* assez forts; il saisit ensuite le fascia sous-conjonctival et le divise dans la même étendue que la conjonctive, afin de bien mettre à nu une petite portion de la surface de la sclérotique; puis, faisant cheminer le crochet mousse ordinaire à strabisme, *courbé à angle droit*, le long du globe de l'œil, il l'introduit sous le muscle. Cette manœuvre exige un peu d'habitude; on reconnaît, à une résistance élastique particulière, qu'elle a réussi. Enfin, on introduit à travers l'ouverture que l'on a pratiquée, les lames des ciseaux, de façon que l'une d'elles, glissée le long de la branche perpendiculaire du crochet, se trouve insinuée sous le muscle, tandis que l'autre est immédiatement sous la conjonctive, et, à l'aide d'une série de petits coups, on divise le tendon entre le crochet et la sclérotique et tout contre cette dernière.

On sent et l'on entend distinctement le craquement produit par la section du tendon par les ciseaux. Lorsque l'insertion du tendon est large, on peut éprouver quelque difficulté à atteindre son bord supérieur. Dans ce cas, l'on pratique à la conjonctive une petite ouverture le long du bord supérieur du muscle; on introduit les ciseaux de haut en bas, et après avoir fait passer une de leurs lames au-dessous du reste du tendon, on l'incise dans la même direction. Cette contre-ouverture a l'avantage de faciliter la sortie du sang infiltré sous la conjonctive, et ne neutralise point le but de l'opération, qui est de laisser intacte entre la caroncule et le bord de la cornée une large bande de conjonctive. Les avantages que cette méthode a sur l'ancienne me paraissent très grands. Elle possède d'abord ceux de la méthode sous-cutanée, c'est-à-dire l'absence d'inflammation et de suppuration, et la guérison rapide et certaine; il ne se forme jamais de granulations; la caroncule conserve sa position normale, au lieu de disparaître et d'être remplacée par un creux, comme cela arrive constamment par les autres procédés; et si j'en juge d'après ce que j'ai vu, la *proptosis* ou augmentation de la proéminence de l'œil est plus rare, le déplacement en dehors n'a jamais lieu, et les mouvements naturels de l'œil sont plus complets. J'attribue ce fait à ce que l'on ne touche que peu au fascia oculaire, et à ce que le muscle divisé s'unit convenablement et solidement au globe de l'œil (1). T. W.]

8. *Effets immédiats de l'opération sur la position relative et les*

[(1) Practical Remarks on Strabismus, with some Novel Suggestions respecting the Operation. by G. Critchett. London, 1855.]

mouvements des yeux. — Lorsque l'on a divisé l'adducteur ou l'abducteur, des changements dans la mobilité de l'œil que l'on a opéré et dans la position relative des deux yeux, surviennent immédiatement.

1. Lorsqu'on a enlevé la compresse qui recouvrait l'autre œil, le malade trouve qu'il peut aisément tourner celui qui a été opéré vers la tempe ou vers le nez, suivant que c'est l'adducteur ou l'abducteur qui a été coupé. Ce mouvement, impossible auparavant, prouve que le tendon a été bien tranché. Si la rotation de l'œil n'est point libre, il y a des raisons de croire que le tendon n'a pas été complétement divisé, ou qu'il n'a pas été suffisamment détaché de la sclérotique.

2. Lorsque le malade regarde droit devant lui, et que l'opération a été complète et heureuse, la déviation n'existe plus et les axes optiques sont parallèles : dans quelques cas, ce parallélisme persiste lorsqu'il tourne les yeux à droite, si c'est l'adducteur droit ou l'abducteur gauche qui a été divisé, ou lorsqu'il les tourne à gauche, si la section a porté sur l'adducteur gauche et l'abducteur droit. Lorsque l'on voile les yeux, et qu'ensuite on soulève brusquement la paupière supérieure de l'un d'eux d'abord, de l'autre ensuite, on ne les trouve déviés ni l'un, ni l'autre. L'opération pratiquée sur un seul œil a détruit la convergence mutuelle et rétabli le parallélisme.

Après la section d'un adducteur, on peut voir parfois l'œil tourné en dedans. Si, en fermant l'œil sain, l'œil dévié se redresse, et qu'en soulevant la paupière de l'œil fermé, tous deux restent droits, la convergence mutuelle n'existe évidemment plus, et il suffit d'exercer l'œil opéré, en recouvrant l'autre d'un bandeau, pour que la cure se complète sans nouvelle opération.

3. On croit généralement que, lorsque l'opération a été bien exécutée, l'œil opéré a perdu le pouvoir de se tourner dans l'angle interne quand c'est l'adducteur qui a été divisé, ou dans l'angle externe, quand c'est l'abducteur. On a dit aussi, et avec encore moins de raison, que si, après la section de l'adducteur, le malade conserve la faculté de diriger son œil vers le nez plus loin que le centre de l'orbite (1), suivant une ligne horizontale ou oblique, c'est que l'opération n'a point été complète et qu'elle n'offre pas la chance d'un succès immédiat. On trouve, dans la grande majorité des cas, que l'œil peut être porté en dedans beaucoup au delà du centre de l'orbite, mais pas au point de pouvoir cacher le bord interne de la cornée. On attribue communément ce reste de faculté de rotation en dedans à l'action des fibres internes de l'élévateur et de l'abaisseur ; mais M. Bonnet croit que ce mouvement est dû à l'union qui subsiste encore entre le muscle divisé

(1) On sait que lorsque l'on regarde un objet placé directement devant soi, la pupille n'occupe pas le centre de l'ouverture palpébrale, et encore moins celui de la cavité orbitaire. C'est pour abréger que l'on emploie la phrase *centre de l'orbite*, bien qu'elle ne soit pas rigoureusement exacte.

et la capsule oculaire, le muscle continuant d'agir sur la capsule, et son action s'exerçant ainsi médiatement sur le globe de l'œil. M. Elliot me mande que chaque fois qu'il a divisé les deux abducteurs, il a toujours trouvé, immédiatement après l'opération, que chacun des yeux avait conservé la faculté de se diriger en dehors.

Lorsque l'on a divisé l'adducteur, si le malade a conservé la faculté de diriger l'œil en dedans au point de cacher tout le blanc de l'œil qui est en dedans de la cornée, l'opérateur, replaçant la compresse et la bande sur l'œil opposé, doit rechercher immédiatement avec le crochet mousse si quelque portion du tendon n'a pas échappé à la section, comme cela arrive très souvent vers ses bords supérieur et inférieur, ou si la face interne du muscle est encore adhérente à la sclérotique, ou s'il n'est pas retenu par quelque adhérence accidentelle. On doit attirer avec le crochet toute portion non divisée du tendon ou toute bande d'attache anormale, et les couper avec les ciseaux. Si cela ne suffit pas encore, on examine de la même manière la surface externe du tendon; on rompt ses attaches celluleuses au fascia, afin que le tendon reste libre, jusqu'à l'ouverture par laquelle il traverse la capsule, et qui est située à un demi-pouce environ en arrière.

4. Il arrive assez souvent que, malgré la division complète du tendon et le soin avec lequel on l'a séparé de ses attaches celluleuses, la déviation continue sans amélioration ou avec une légère diminution.

A une certaine époque, l'opinion générale des opérateurs, relativement à ces cas, paraît avoir été que la maladie était bornée au mauvais œil, le meilleur étant si peu affecté qu'il passait pour sain, et que l'on devait remédier à cette insuffisance de la section de l'adducteur en coupant l'élévateur ou l'abaisseur (1), ou l'un ou l'autre des obliques (2). L'expérience, toutefois, est venue démontrer depuis, qu'il était inutile de toucher à ces muscles, si l'on explorait soigneusement l'adducteur pour le débarrasser de toutes les adhérences accidentelles qui peuvent l'unir aux parties voisines.

Une autre opinion, pendant un certain temps assez générale, c'est que, bien que la déviation ne disparût pas immédiatement après la section de l'adducteur, l'opération ne devait pas être considérée comme manquée. On faisait valoir, surtout lorsque le malade, avant l'opération, ne pouvait amener la pupille dans une position centrale, que l'abducteur avait besoin d'un certain temps pour recouvrer sa puissance contractile; de sorte qu'il pouvait s'écouler quelques heures ou quelques jours avant que l'œil se plaçât au centre de l'orbite, bien que la guérison dût finir par être parfaite.

Il ne faut pas compter sur cette amélioration graduelle. Au contraire, un œil qui ne se place pas au centre de l'orbite après l'opéra-

(1) Summary of seventy-six Operations by Mr. Liston. Lancet, July 18. 1840, p. 610.
(2) Franz. London Medical Gazette, vol. XXVI, p. 690.

tion, ne prend que rarement cette position, si même elle la reprend jamais; le plus souvent son état empire (1). Ce n'est pas, toutefois, en disséquant complétement le côté nasal de la sclérotique, ni en divisant d'autres muscles que l'adducteur, que l'on réalisera la condition *de laisser toujours l'œil redressé.*

M. Wilde, afin d'amener l'œil dans une position centrale, recourbe une aiguille à coudre ordinaire et l'arme d'une fine ligature; puis, saisissant le muscle divisé dans sa portion qui s'attache à la sclérotique, il traverse deux fois cette portion avec le fil qu'il serre au second tour : il possède ainsi le moyen d'entraîner l'œil de côté. Il fixe sa ligature, à l'aide d'un emplâtre agglutinatif, à la joue si c'est l'adducteur qui a été divisé, au nez s'il s'agit de l'abducteur. On ne doit point enlever ce fil tant qu'il reste tendu, ou, en d'autres termes, tant que l'œil ne s'est pas complétement redressé lui-même. En fixant la ligature sur la joue ou le nez, il faut prendre garde qu'elle ne porte pas transversalement sur la cornée (2).

M. Elliot, après un examen attentif des cas dans lesquels la section du muscle adducteur n'a pas suffi pour faire disparaître la déviation, en a conclu que la maladie n'était pas bornée à un seul œil, puisque, quand le meilleur œil était fermé, le plus mauvais se redressait après comme avant l'opération; tandis que lorsqu'on l'ouvrait, on le trouvait dévié, bien que la position des yeux se changeât immédiatement lorsqu'ils étaient ouverts tous deux. L'expérience si simple, qui consiste à fermer le meilleur œil après l'opération, ce qui suffit pour redresser le mauvais, démontre que la déviation de cet œil, qui persiste lorsque les deux yeux sont ouverts, ne dépend pas de quelque raccourcissement des fibres de l'élévateur, de l'abaisseur, ou des obliques, dont il serait nécessaire de faire la section, ni de quelque état semi-paralytique de l'abducteur, susceptible de guérison, mais bien de la cause première de la maladie, d'une action morbide des nerfs moteurs.

Dans ces cas de convergence mutuelle, au lieu de faire la section de l'élévateur ou de l'abaisseur, section qui, si elle peut ramener le parallélisme, offre le grave inconvénient de laisser l'œil proéminent et très borné dans ses mouvements, ou bien, au lieu de compter sur les résultats de l'exercice, efficace dans quelques cas, après des semaines ou des mois de constance, mais impuissant dans ceux où, par suite de diverses causes, telles qu'une tache sur la cornée, une cataracte partielle, ou l'insensibilité de la rétine, l'œil est dans l'impossibilité de s'améliorer beaucoup par l'exercice, M. Elliot a immédiatement recours, et avec un remarquable succès, à la section du même muscle sur l'autre œil. Le lecteur, pour apprécier à sa valeur le mérite de ce

(1) Lietch. Edinburgh Monthly Journal of Medical Science, vol. I, p. 171. Edinburgh, 1841.

(2) Dublin Journal of Medical Science, Nov. 1845, p. 210.

perfectionnement qui égale presque l'invention de l'opération elle-même, ne saurait mieux faire que d'étudier soigneusement les observations détaillées que M. Elliot a insérées dans le mémoire que nous avons déjà cité et qui a paru dans le *Edinburgh Medical and Surgical Journal*.

5. Il arrive quelquefois que la déviation du mauvais œil disparaisse complétement à l'instant même où l'on divise l'adducteur, pour se montrer à l'autre œil quoique à un degré moindre; d'autres fois, quand il s'agit d'un strabisme divergent, l'œil opéré se redresse, et l'autre se tourne en dehors. M. Elliot a parfaitement établi que le meilleur moyen de rétablir le parallélisme est la division immédiate du même muscle sur l'œil qui vient de se dévier. Le parallélisme ne peut, en pareil cas, se rétablir à l'aide d'aucun autre moyen. En attendant, avant d'opérer le second œil, et en exerçant celui qui a été opéré, on peut bien faire disparaître la déviation, mais ce sera au détriment de l'autre qui se déviera à son tour. Il vaut donc mieux opérer les deux yeux, car cette méthode, convenablement employée, est toujours celle qui procure la guérison la plus complète.

Lorsque l'on opère le second œil, il suffit en général de couper le tendon tout près de son insertion, sans toucher en rien à ses attaches celluleuses. Cette précaution est nécessaire, car en séparant les surfaces du tendon de la capsule et de la sclérotique, on s'exposerait à voir l'un ou l'autre des yeux se dévier en dehors. Lorsque la déviation est mutuelle, ceci ne peut arriver que lorsque la rotation en dedans du premier œil a été corrigée. Si la simple division du tendon ne suffit pas pour faire disparaître la convergence, on doit réintroduire le crochet mousse et séparer le muscle du globe de l'œil dans l'étendue nécessaire. Le plus souvent néanmoins, le parallélisme se rétablit dès que le second adducteur a été divisé (1).

Si un grand nombre des personnes qui ont été opérées du strabisme ont continué à loucher, c'est que l'on a vraisemblablement méconnu l'affection mutuelle des yeux et que l'on n'a opéré que l'œil le plus mauvais. Le docteur Lietch (2), après une série d'expériences portant sur 264 cas, dit que l'opération donne souvent des résultats très satisfaisants.

Ce que M. Duffin dit des effets de l'opération dans le strabisme divergent est encore moins encourageant. Il prétend que l'œil ne retourne pas brusquement à sa place aussitôt que l'on a divisé l'abducteur, mais qu'il se passe quelquefois plusieurs jours avant qu'il se redresse, et que, bien que l'amélioration soit considérable, la guérison est très

[(1) Si le globe de l'œil est volumineux et que ses mouvements soient libres, la section du droit interne est susceptible de produire l'éversion. Dans ces cas particulièrement, il faut observer le résultat de la section de ce muscle à l'un des yeux avant de la pratiquer à l'autre. — Edinburgh Medical Journal. Août 1855. (*Note de M. Mackenzie.*)].

(2) Lietch. Op. cit., p. 178.

rarement parfaite. « La faculté de diriger l'œil vers l'angle nasal sous l'influence de la volonté, reste ce qu'elle était. Rien n'a été obtenu sous ce rapport; le malade n'a point gagné la faculté de diriger simultanément ses deux yeux en dedans. Le seul avantage apparent qu'il ait obtenu, c'est que, lorsqu'il est au repos, les pupilles des deux yeux sont situées dans l'axe visuel de leurs orbites respectifs, tandis qu'auparavant l'un d'eux seulement s'y trouvait, et que l'autre était dirigé en dehors (1). »

Sans aucun doute, les choses se passeront le plus souvent ainsi lorsque l'on n'aura opéré qu'un seul œil, dans un cas de divergence mutuelle. M. Elliot, en divisant les abducteurs des deux yeux, a obtenu des guérisons parfaites dans les cas de strabisme divergent. J'ai eu la satisfaction d'examiner un de ses malades qui avait été affecté pendant 30 ans de strabisme divergent, et chez qui la guérison est complète. Tous les mouvements des yeux sont normaux, même leur convergence dans la vision des objets rapprochés.

6. Quelquefois, immédiatement après que l'on a divisé l'adducteur, l'abducteur agit trop puissamment et attire l'œil vers la tempe; mais généralement, l'œil reprend sa position normale au bout de deux à trois jours. M. Bonnet attribue la rotation en dehors qui survient en pareil cas, à ce que l'on a trop largement disséqué la conjonctive; mais il est probable que cela tient le plus souvent à ce que, dans les cas légers, on a trop séparé le tendon d'avec la sclérotique.

7. Dans un cas rapporté par M. Duffin, et dans lequel la déviation avait lieu en dedans et en haut après la division de l'adducteur, l'œil fut attiré en haut, ce qui nécessita la section de l'élévateur.

8. *Plaie.* — 1. Il ne s'écoule en général que quelques gouttes de sang pendant l'opération. Si la section porte sur un point de la conjonctive plus rapproché de la caroncule que celui que nous avons indiqué; si la conjonctive est largement détachée de ses connexions, ou si l'on divise la partie charnue du muscle, l'hémorrhagie peut être plus considérable; mais il est rare qu'elle puisse gêner l'opération (2).

2. La douleur qui suit la division de l'un des muscles droits est généralement peu considérable. Il est rare que l'œil devienne intolérant pour la lumière, ou qu'il y survienne une chaleur brûlante ou des battements inflammatoires.

3. Les lèvres de la plaie de la conjonctive restent souvent fort écartées, surtout quand l'abducteur a été coupé; mais elles se rappro-

(1) Op. cit., pp. 100, 104.

(2) Sur un jeune garçon affecté de diathèse hémorrhagique, dont la vie avait été mise plusieurs fois en danger par des hémorrhagies survenues à la suite de lésions traumatiques légères, et qui fut opéré par M. Lane, l'écoulement du sang persista avec quelques intermissions pendant six jours et cinq nuits, en dépit de tous les remèdes tant généraux que locaux. L'affaiblissement fut tel que l'on eut recours à la transfusion qui réussit. Lancet, October 31, 1840, p. 185.

chent d'elles-mêmes pendant les mouvements de l'œil, et l'épanchement séreux ou sanguin qui se fait au-dessous de la conjonctive est ordinairement léger. Quelques opérateurs rapprochent les bords de la plaie à l'aide d'une fine suture; ils pensent que ce moyen peut s'opposer efficacement à la saillie exagérée de l'œil. (*V.* pag. 547.)

La plaie, abandonnée à elle-même, ne se guérit jamais par première intention, mais elle suppure rarement. Il s'épanche de la lymphe plastique entre ses bords, et elle se ferme habituellement en quinze jours à trois semaines. Quelquefois cependant, les lèvres de la conjonctive divisée se gonflent, rougissent, et s'élèvent; il faut que cet état disparaisse avant que la guérison de la plaie s'effectue. Quelquefois il se forme sur la sclérotique, tout près de la caroncule, une fongosité qui se porte au dehors où elle pend par un pédicule, et qui peut acquérir le volume d'un pois. L'application du caustique sur cette fongosité ne donne que peu de résultat; il vaut mieux la saisir avec des pinces et la retrancher d'un coup de ciseaux, manœuvre qu'on renouvelle si l'accident se reproduit. Lorsque la plaie est ainsi devenue fongueuse, elle met plusieurs mois à se guérir.

4. Je n'ai vu qu'une seule fois, à la suite de l'opération du strabisme, une inflammation désorganisatrice attaquer le globe de l'œil. Appelé en consultation dans ce cas, j'appris que l'adducteur avait été coupé sans la moindre difficulté douze jours auparavant, mais que le malade s'était conduit imprudemment et avait pris froid. Je trouvai l'œil dirigé vers la tempe et beaucoup de gonflement et d'inflammation à son angle interne. La sclérotique s'était déjà gangrenée dans une étendue d'un tiers de pouce, de sorte que la choroïde, recouverte de lymphe plastique, faisait saillie au dehors. L'ulcération s'étendait jusqu'au bord nasal de la cornée; la pupille était claire et petite. Au bout de quelques jours, la choroïde se perça d'une petite ouverture par laquelle l'humeur vitrée s'écoula. A ma troisième visite, l'œil était à l'état d'exophthalmie complète; il était tendu, très proéminent, et la cornée était désorganisée. Finalement, l'œil s'atrophia. Au début des symptômes inflammatoires, on avait saigné le malade, on lui avait appliqué des sangsues et administré le mercure. Plus tard, on avait employé les cataplasmes et les opiacés.

9. *Traitement consécutif.* — 1. Par crainte de la réaction inflammatoire, l'on est tenté de confiner le malade au lit, en lui prescrivant d'y rester les yeux fermés et celui qui a été opéré couvert de compresses mouillées. La tendance à la réaction est cependant si peu prononcée, qu'il n'est pas rare de voir les ouvriers se couvrir d'un mouchoir l'œil opéré, et reprendre leur travail, en s'aidant de l'autre, dès le lendemain de l'opération. Il paraît même y avoir quelque danger à maintenir les deux yeux constamment fermés, après une opération faite pour un strabisme convergent, car, dans cet état, ils sont dirigés

en haut et en dedans. Celui qui a été opéré se trouve ainsi reporté dans une position voisine de celle qu'il occupait auparavant, et il peut en résulter que le muscle contracte des adhérences avec une portion trop antérieure de la sclérotique et reproduise, jusqu'à un certain point, la déviation, une fois la cicatrisation terminée. Ce danger est moins à craindre lorsque le malade fait usage même de l'œil opéré seul, et à plus forte raison lorsqu'il se sert des deux, s'il reste chez lui, et s'il prend la précaution de les couvrir d'un bandeau. Un voile vert convient très bien ; il entretient une chaleur convenable, empêche l'excès de lumière, et permet de se servir librement des yeux.

On conseille généralement au malade de couvrir l'œil opposé et de se servir de celui qui a été opéré, en ayant soin de le tourner fréquemment dans une direction opposée à celle qu'occupait la déviation, à droite si c'est l'adducteur droit qui a été coupé, et *vice versâ*. Mais cette exclusion de l'autre œil, si l'on ne l'a pas aussi opéré, ne fait que favoriser la tendance qu'il a à loucher, et l'action de porter l'œil à droite lorsque l'adducteur droit a été coupé, favorise la persistance de la convergence mutuelle. Il faudrait donner aux yeux une direction tout opposée, afin de faire diverger leurs axes, au lieu de les faire converger. Lorsque c'est l'abducteur qui a été divisé, le malade ne doit regarder ni à droite ni à gauche, mais droit devant lui, ou même vers de petits objets placés à quelques pouces devant son nez, de façon à faire converger les deux yeux.

2. On fomentera l'œil deux ou trois fois par jour avec de l'eau chaude ou une décoction de têtes de pavots.

3. Le malade doit s'abstenir de viande, et de toute boisson alcoolique.

4. Il ne doit point sortir sans avoir les yeux protégés, ni s'échauffer, ou s'exposer au froid, ou regarder trop longtemps de petits objets, comme on le fait en lisant ou en écrivant.

5. S'il survient une inflammation puro-muqueuse de la conjonctive, on doit la traiter à l'aide des moyens employés d'ordinaire contre l'ophthalmie catarrhale.

10. *Pathologie du strabisme, telle que la démontre l'opération.* — Quelle lumière l'opération a-t-elle jetée sur la pathologie du strabisme?

1. On a trouvé assez souvent que la conjonctive et les tissus sous-jacents, surtout vers le canthus interne, avaient contracté des adhérences contre nature (1) ; ils étaient quelquefois épaissis, rétractés et infiltrés à un degré tel, qu'ils offraient la consistance du cartilage lorsqu'on les coupait avec des ciseaux (2).

2. Le muscle que l'on met à nu et que l'on coupe ne présente en

(1) LUCAS. London Medical Gazette, vol. XXVII, p. 73.
(2) DUFFIN. Op. cit., p. 43.

général rien que de naturel sous le rapport de sa couleur, de sa consistance et de son insertion (1).

3. Dans quelques cas, le muscle a paru arrondi, plus épais qu'à l'ordinaire; il a été plus difficile à couper, sa section a fait couler plus de sang que de coutume, et son tendon était plus développé; en un mot, il était hypertrophié (2).

4. On l'a trouvé atrophié dans un petit nombre de cas (3).

5. On a vu la portion charnue de l'adducteur présenter deux ventres (4).

6. Le droit interne était, dans un cas, déplacé en haut et déterminait une déviation en haut et en dedans (5).

7. On a trouvé à ce muscle des attaches irrégulières : tantôt il était fixé plus en arrière que de coutume; des faisceaux de fibres s'inséraient en arrière du tendon commun (6).

11. *Que devient le muscle coupé?* — Que ce soit le tendon ou la portion charnue de l'un des muscles droits qui ait été divisé, le muscle perd beaucoup de sa largeur et se retire en arrière dans la capsule. La portion charnue située derrière la capsule subit elle-même un certain degré de rétraction. Au bout de quelque temps, le muscle se réunit de nouveau à la sclérotique par des attaches celluleuses.

Le docteur Von Ammon dit que, quand on sépare le tendon de la sclérotique et qu'on le coupe, la rétraction est moindre que lorsque la section porte sur la partie charnue du muscle. Si l'on divise la portion charnue, ou si l'on en retranche une partie, le muscle se contracte au point de devenir rond et étroit. L'espace qui reste entre les deux surfaces de l'incision se remplit de sang; ce liquide baigne aussi les deux extrémités divisées. Peu à peu il s'épanche de la lymphe coagulable. Quelquefois la plaie se guérit promptement; les extrémités du muscle se réunissent; une masse solide et foncée, ronde et petite en comparaison du tissu primitif, occupe l'espace qui existe entre les bouts divisés.

Suivant le docteur Von Ammon, le muscle en cet état semble avoir été serré pendant quelque temps par une ligature. D'autres fois les bouts ne se réunissent pas, mais restent fermement adhérents l'un à la sclérotique, l'autre à la capsule.

Le degré de rétraction qu'éprouve le muscle coupé varie suivant les cas; il en est de même par conséquent du point où il adhère à la sclérotique. Bernouilli (7) calculait que la rétraction subie par les muscles

(1) Von Ammon. Op. cit., p. 16.
(2) Lucas. Op. cit., p. 58. Dieffenbach. Ueber das Schielen, p. 107. Berlin, 1842.
(3) Franz. London Medical Gazette, vol. XXVII, p. 41.
(4) Dieffenbach. Op. cit., p. 98.
(5) Ibid., p. 101.
(6) Ibid., p. 98. Von Ammon. Op. cit., p. 15.
(7) Commentarii Academiæ Petropolitanæ, t. I, p. 304. Petropoli, 1728.

droits, dans les mouvements naturels de l'œil, égalait, à très peu de chose près, le cinquième de leur longueur. S'il survient un pareil degré de rétraction après la section de ces muscles, les bouts doivent être écartés l'un de l'autre de plus d'un quart de pouce, et alors le point de réunion à la sclérotique est situé en arrière du diamètre transverse du globe de l'œil. Quand la conjonctive et les tissus sous-jacents sont à l'état naturel, et les mouvements de l'œil libres, le muscle se rétracte au moins du cinquième de sa longueur; mais lorsque l'inflammation a soudé les parties entre elles, la rétraction est beaucoup moindre. Dans un cas de récidive opéré pour la seconde fois par M. Lucas (1), la nouvelle insertion du muscle ne s'était effectuée qu'à une ligne et demie en arrière de son attache primitive. Sur un œil disséqué par M. Hewett (2), un mois après la division de l'adducteur, le malade ayant succombé à la phthysie pulmonaire, le muscle s'était rétracté jusqu'à trois quarts de pouce de son attache naturelle; néanmoins, il restait encore uni au globe de l'œil par une forte bande de tissu cellulaire. Cette bande avait trois lignes de large, environ six lignes de long, et était fixée à l'œil à deux lignes en arrière de son insertion primitive. La rétraction, dans ce cas, doit avoir dépassé de beaucoup le cinquième de la longueur.

12. *Effets défavorables de l'opération.*—Quelques-uns des résultats défavorables de l'opération sont peu graves; mais il en est d'autres qui ont de l'importance.

1. La cicatrice blanche de la conjonctive, qui persiste dans le lieu occupé par la plaie, est un inconvénient léger.

2. Il existe un plus grand vide qu'à l'ordinaire entre la cornée et la caroncule lacrymale sur l'œil auquel on a pratiqué la section de l'adducteur; les paupières sont plus écartées; la caroncule est plus enfoncée, et l'œil plus proéminent et plus convexe à son côté nasal. C'est surtout quand on a divisé l'élévateur et l'abaisseur, que l'œil est disposé à faire saillie en avant.

Si l'on a opéré les deux yeux, ils sont tous deux plus proéminents qu'à l'ordinaire, ce qui fait que leur saillie ne se remarque pas. Lorsque celle-ci n'existe que d'un seul côté et qu'elle est considérable, la physionomie s'en trouve très désagréablement altérée. C'est une raison pour opérer le second œil, s'il offre le moindre degré de strabisme. Lorsque l'on se décide à opérer sur un œil droit ou qui n'est que légèrement dévié, afin de rendre la saillie des deux yeux égale, on doit diviser le tendon tout contre son insertion et le séparer aussi peu que possible de ses adhérences celluleuses, dans la crainte de voir l'œil se tourner en dehors.

3. La diplopie survient assez souvent, que l'on ait opéré sur un œil

(1) Op. cit.; p. 83.
(2) London Medical Gazette, vol. XXVII, p. 654.

ou sur les deux yeux. Dans ce cas, c'est que le parallélisme des yeux n'est point parfaitement rétabli. Si l'on a divisé l'adducteur sur un œil, et que celui-ci se soit un tant soit peu tourné en dehors, la diplopie survient chaque fois que le malade regarde droit devant lui ou du côté opposé à l'œil opéré. Cet effet disparaît en général graduellement à mesure que l'œil récupère la faculté de se porter en dedans par l'action combinée des fibres internes de l'élévateur et de l'abaisseur et par l'union nouvelle que le muscle divisé a contractée avec la sclérotique. On doit prescrire au malade de ne regarder que les objets placés devant lui, d'éviter de regarder de côté, et surtout du côté qui augmente la diplopie en déterminant la divergence des axes optiques; il ne doit pas regarder à gauche, par exemple, si c'est l'adducteur droit qui a été divisé. Fermer l'un des deux yeux ne ferait que prolonger la durée de cet accident, excepté dans les cas où tous deux restent droits lorsque l'un d'eux est masqué.

4. Une des conséquences les plus désagréables de l'opération, c'est la déviation exagérée en dehors de l'œil sur lequel on a coupé l'adducteur. Elle résulte de ce que le muscle a été disséqué dans une trop grande étendue et sectionné trop loin de la cornée. Cet accident est surtout à craindre chez les sujets qui n'avaient qu'une déviation légère et la liberté des mouvements de l'œil, ou chez ceux dont on a opéré les deux yeux. La déviation en dehors peut encore survenir lorsque, immédiatement après l'opération, le malade regarde trop dans cette direction. Elle se produit souvent chez les enfants, à moins que l'incision faite à la conjonctive ne soit petite et le muscle simplement divisé sans avoir été beaucoup séparé de la sclérotique. Une jeune dame de l'est de l'Écosse étant venue me consulter pour un léger strabisme convergent, je la dissuadai de l'opération. Elle alla à Edimbourg, où on l'amena à se laisser opérer à l'insu de ses amis. L'opération était si simple, lui disait-on, et elle devait s'en retourner au bout de deux ou trois jours avec les yeux droits. Il survint une inflammation intense avec un gonflement considérable de l'œil; on dut lui appliquer des sangsues et lui faire garder le lit pendant six semaines. L'œil, à sa grande confusion, était tiré vers la tempe quand elle retourna chez elle.

L'extrême déviation en dehors s'accompagne d'une expression désagréable de la physionomie, de vertiges et d'une diplopie telle, que le malade ne peut se livrer à aucune occupation, ni même sortir sans avoir l'un des yeux couvert.

Dès l'instant que le chirurgien remarque une tendance à la déviation en dehors, il doit défendre soigneusement au malade de tourner les yeux de côté, et surtout de celui qui produit la divergence des axes optiques; il lui recommandera de ne regarder que directement devant lui et d'exercer fréquemment sa vue sur des objets petits et rapprochés. Si l'œil non opéré ne se dévie pas lorsqu'il est couvert, on doit le maintenir ainsi pendant quatre à cinq semaines. Si la déviation en dehors existe encore au bout de ce temps, il faut couper l'abducteur. Si l'œil est dévié en dedans, à la suite d'une opération pour le strabisme divergent, on peut être obligé de couper l'adducteur, si l'on ne réussit pas à corriger la déviation par un exercice approprié, comme celui de regarder devant soi des objets éloignés. Dans l'un et l'autre cas, la section du muscle antagoniste permet à l'œil de reprendre sa position au centre de l'orbite, et aux mouvements de latéralité de s'exécuter en partie, grâce aux nouvelles adhérences que les muscles coupés ont contractées avec la sclérotique et à l'action combinée de l'élévateur et de l'abaisseur.

On peut corriger la divergence mutuelle qui existe généralement dans les cas de déviation en dehors survenue à la suite de la section de l'adducteur, en coupant l'*un ou l'autre des abducteurs*. Sur un malade opéré par M. Charles W. G. Guthrie (1), lorsque l'adducteur de l'œil dévié eut été coupé, cet organe commença à se porter graduellement en dehors. La convergence s'était changée en divergence mutuelle. Au bout de quelques semaines, on pratiqua la division de l'abducteur du meilleur œil, et la déviation en dehors de l'autre œil se trouva guérie sans que l'on eût touché à son abducteur. L'explication ou plutôt la théorie de M. Guthrie n'est point satisfaisante. Il dit que c'est le raisonnement qui l'a conduit à opérer sur le meilleur œil et que c'était la seule opération qui pût remédier à la déviation en dehors. Cela n'est pas exact. La section de l'abducteur de l'autre œil aurait tout aussi certainement guéri la divergence mutuelle; seulement, il y aurait eu à craindre la proéminence de l'organe occasionnée par la section de deux des muscles droits du même œil.

[Trop souvent, à la suite des opérations de strabisme dont le résultat paraissait d'abord devoir être complet, le muscle opposé à celui qui a été coupé prend sur ce dernier une prédominance fâcheuse et entraîne le globe de l'œil dans la direction de ses contractions, soit immédiatement après l'opération, soit plus ou moins longtemps après. On a vu plus haut comment l'on doit s'efforcer de remédier à cet inconvénient capital quand il se manifeste de suite après la section. Nous devons dire quelques mots des moyens préconisés pour corriger la déviation opposée, quand l'opération, pratiquée depuis longtemps, a laissé définitivement après elle cette nouvelle difformité. On sait combien, malheureusement, les cas de cette nature ont été fréquents à la suite de la section du droit interne surtout, et combien il importe d'y remédier. C'est à quoi tendent les divers procédés décrits ci-après :

1° *Procédé de Dieffenbach.* — Dieffenbach coupait le muscle droit

(1) Report on the Result of the Operations for the Cure of Squinting. performed at the Royal Westminster Ophthalmic Hospital, between 18th April and 30th October, 1840, p. 11. London, 1840.

externe, et quand, par ce moyen, il n'obtenait pas de résultat, il fixait en dedans, au moyen d'un fil, le globe oculaire, ce fil ayant été attaché au moignon antérieur du muscle, puis fixé au nez par le moyen d'un emplâtre agglutinatif.

2° *Procédés de J. Guérin et de Graefe.* — M. Jules Guérin est le premier qui ait tenté de rendre au muscle droit interne rétracté, après sa section, dans sa moitié postérieure, une insertion plus rapprochée de la cornée, dans le but de lui rendre toute la puissance nécessaire aux mouvements qu'il est appelé à exécuter. L'opération se compose de trois temps (1) : dans le premier, on fait passer une anse de fil à travers la portion externe de la sclérotique, de manière à pouvoir produire mécaniquement, en tirant sur le fil, la rotation complète de l'œil en dedans et le maintenir au besoin dans cette position. Dans le deuxième temps, l'opérateur découvre, à l'aide d'une dissection du fascia et de la muqueuse oculaire, le siége de l'opération pratiquée pour remédier au strabisme primitif, va à la recherche des débris du muscle droit interne et détruit les adhérences vicieuses qui existent entre ce dernier, les membranes qui l'enveloppent et le muscle oculaire. Dans un troisième temps, il tourne l'œil en dedans et applique le muscle et les membranes sur les points du globe oculaire où il a envie de les faire se greffer. L'opération terminée, il fixe le fil, tenant l'œil dans une adduction convenable et bien mesurée, sur l'extrémité du nez, à l'aide de bandelettes de diachylum gommé.

Obs. 329. — *Double strabisme divergent consécutif, suite d'opérations de strabisme convergent des deux yeux. — Abolition complète du mouvement d'adduction des deux côtés. — Agrandissement de l'ouverture des paupières. — Exophthalmos marqué, plus considérable à droite.—Destruction partielle des caroncules.—État variqueux de la conjonctive.—Photophobie prononcée.—Diplopie constante.—Troubles extrêmes de la vision. — Opération des deux yeux à huit jours d'intervalle. — Plus tard, section du droit externe à l'œil gauche. — Point d'accidents inflammatoires.—Redressement complet des deux yeux.—Rétablissement du mouvement.—Rétrécissement de l'ouverture palpébrale. — Rétablissement de la forme et de l'expression des yeux. — Exercice normal de la vision.* — Une dame, âgée de 44 ans, est présentée à la Commission le 5 mai 1844, pour un double strabisme consécutif en dehors suite de strabisme convergent des deux côtés. Ces deux premières opérations ont été pratiquées par un chirurgien des hôpitaux de Paris, la première en avril 1841, sur l'œil gauche, qui était le plus dévié; la seconde, six mois plus tard, sur l'œil droit. Les deux yeux restèrent portés en dehors, rouges, douloureux, sensibles à la lumière. Au dire de la malade, une augmentation très rapide de la divergence de l'œil droit a suivi l'opération du gauche.

État actuel. — Strabisme divergent double, plus considérable à gauche qu'à droite. Dans la vue distraite, la divergence de l'œil gauche est telle, que le bord externe de la cornée n'est pas éloigné de plus de 1 millimètre de l'angle palpébral correspondant. Il est, en outre, très légèrement abaissé, et l'on peut facilement s'assurer que la pupille de ce côté est située un peu plus bas que celle du côté opposé. A droite, la divergence est directe et peut être évaluée à 3 millimètres. Dans le regard attentif, la position des yeux

[(1) Rapports sur les résultats obtenus par M. le docteur Guérin dans l'opération du strabisme, par une commission composée de MM. Blandin, P. Dubois, Jobert, Louis, Rayer, Serres et Orfila. — Annales d'Oculistique, t. XXI, p. 145.]

varie peu; cependant l'œil droit se redresse d'une petite quantité (un à deux millimètres). Le mouvement d'adduction est complétement aboli des deux côtés; dans les plus grands efforts, le centre de la cornée à gauche reste en dehors de 3 millimètres environ, du milieu de l'orbite, et de un à deux à droite; c'est-à-dire que de ce dernier côté, l'œil conserve la même position que dans le regard actif. En outre, les deux yeux, aux dernières limites du mouvement d'adduction possible, se portent un peu plus bas. Le mouvement d'adduction est complet des deux côtés; il en est de même du mouvement d'abaissement; mais celui d'élévation n'a qu'une étendue bornée. Dans ce dernier mouvement, l'œil droit reste toujours un peu plus bas que le gauche. La malade et la personne qui l'accompagne (sa sœur) font remarquer que les paupières sont plus ouvertes et les yeux plus saillants qu'avant l'opération. Cet agrandissement des ouvertures palpébrales et cet exophthalmos sont les mêmes des deux côtés (peut-être un peu plus prononcés à droite). Lacis vasculaire très développé, surtout à gauche, sur la portion interne de la sclérotique. Dépression profonde et déformation de la caroncule droite. La gauche a conservé à peu près sa position et sa forme normales. La vision offre des particularités curieuses. La vue de l'œil gauche est beaucoup plus obscure que celle du droit; mais elle est beaucoup plus nette qu'avant l'opération, puisque cet œil qui, auparavant, suivant l'expression du sujet, *ne pouvait distinguer un homme d'une femme*, reconnaît des caractères d'impression assez petits, tels que des capitales de petit romain. Du côté droit, la vue est excellente, et n'a été en aucune manière modifiée par l'opération. — Diplopie constante et remarquable par la distance des deux images. Dans le regard en face, une image très nette est perçue à la place réelle de l'objet, et une autre image est vue confusément à *droite* et un peu au bas de la première, et à une distance considérable; de telle sorte que l'objet étant présenté à un mètre et demi, la même distance à peu près sépare les deux images. Ces rapports entre les deux images ne varient pas dans les différentes directions du regard en haut, en bas ou de côté. Elles se déplacent, s'élèvent, s'abaissent, mais sans quitter leur position respective. Si alors on place un écran au-devant de l'œil gauche, la fausse image disparaît et la vraie reste : c'est le contraire si l'on ferme l'œil droit. En outre et indépendamment de la diplopie dont il vient d'être question, les objets situés à la gauche de la malade viennent involontairement se placer dans le champ de la vision, entre les deux images de l'objet regardé, plus près de la fausse que de la vraie. Ainsi, lui présente-t-on un crayon, une plume, au moment où les deux images lui apparaissent, elle voit venir de gauche à droite, et se placer confusément entre elles, une table, un rideau ou le bras de l'expérimentateur. Ces objets lui paraissent également situés plus bas qu'ils ne le sont réellement et que ne l'est l'image vraie de l'objet distinctement regardé. Elle raconte même que dans les premiers temps du strabisme consécutif, elle voyait involontairement dans le regard en face des objets situés positivement derrière son épaule gauche; que plus tard elle n'a plus vu que l'épaule même, et qu'elle ne voit plus aujourd'hui que les objets situés latéralement. A cette époque encore, les objets lui paraissaient venir d'en haut, en sorte qu'elle se figurait voir les maisons lui tomber sur la tête. Cette anomalie visuelle n'existe plus. Enfin, les objets qui arrivent ainsi dans le champ de la vision n'ont pas la même direction dans toutes les positions du regard. Dans le regard en face ou de côté, une porte voisine est vue parfaitement droite; mais le regard a-t-il lieu en bas, le pied de la porte s'incline du côté du sujet : c'est le contraire, c'est-à-dire que c'est le haut de la porte qui se rapproche du sujet dans le regard en haut. Endolorissement des paupières du côté gauche; photophobie prononcée, larmoiement.

Opération de l'oeil gauche séance tenante. — Le fil passé dans la partie externe de la sclérotique, on détache le fascia sous-conjonctival dans une étendue verticale de 12 à 15 millimètres et à partir de son insertion la plus antérieure jusqu'à une profondeur de 2 centimètres environ; le bout postérieur du droit interne est greffé en arrière du globe oculaire et y adhère dans sa partie antérieure. La moitié antérieure du même muscle est confondue avec le tissu cellulaire environnant et adhère complétement à l'œil. Après avoir disséqué et détaché ces deux tronçons musculaires des parties au milieu desquelles ils étaient perdus, l'œil est ramené fortement en dedans par l'anse de fil, en même temps que le bout postérieur du droit interne est attiré et maintenu en avant à l'aide d'une pince. Le lambeau de fascia est réappliqué sur le globe oculaire; il touche le bord de la cornée transparente. On fixe le fil, noué plusieurs fois dans sa longueur, sur le nez, à l'aide de plusieurs morceaux de diachylon appliqués les uns sur les autres. L'opérée est restée calme et impassible pendant toute la durée de l'opération. — Compresses d'eau salée; un bandeau sur l'œil pendant trois jours. Point de fièvre ni de symptômes d'ophthalmie. Exsudation séro-muqueuse qui baigne complétement l'œil et empêche l'air d'y pénétrer. Eau de Sedlitz répétée deux fois pendant les six premiers jours. Le fil n'est enlevé que le septième jour; il était resté en place et ne s'était relâché que de quelques millimètres. Rougeur générale de la conjonctive sans tuméfaction ni photophobie. Encore un peu de suintement séro-muqueux des paupières. L'œil gauche (opéré) reste un peu convergent; le droit est sensiblement plus divergent qu'avant l'opération du gauche. Mouvement d'adduction de celui-ci à peu près complet. La cornée arrive au contact du canthus interne. Intégrité du mouvement d'abduction. Plus d'exophthalmos ni d'agrandissement de l'ouverture des paupières. Celle-ci est même sensiblement plus étroite qu'à l'état normal et que l'ouverture palpébrale du côté opposé.

Le 15 mai, dixième jour après l'opération, la Commission constate ce qui suit : redressement complet de l'œil gauche, mouvement d'adduction en grande partie rétabli, aucun accident local ni général qui aurait pu compromettre l'organe. — Le 19 mai, opération de l'œil droit. Le fil ayant été passé dans la sclérotique, on dissèque le fascia, en commençant le plus près possible de la cornée. Dans l'étendue de quatre à cinq millimètres, on ne peut soulever qu'une lamelle très-mince adhérant fortement à la sclérotique. Plus profondément, et à quatre à cinq millimètres seulement du point d'insertion normale du droit interne, on découvre l'extrémité antérieure du tronçon postérieur de ce muscle, laquelle adhère intimement d'une part à la face postérieure du fascia et au globe oculaire, dans l'étendue de plusieurs millimètres. On soulève le tronçon musculaire à l'aide d'un crochet mousse passé entre lui et le globe oculaire; on l'isole dans toute son étendue des parties environnantes, et on détache son extrémité antérieure à l'aide d'un coup de ciseaux. Celle-ci ayant été saisie avec une érigne, on la dégage, à l'aide de petits coups de ciseaux, de ses adhérences avec les membranes. Alors le muscle peut être attiré en avant au moyen d'une pince; et après s'être assuré, à l'aide du crochet mousse promené de haut en bas et d'arrière en avant, qu'il n'existe plus d'adhérences vicieuses entre le fascia et le globe oculaire, on termine l'opération comme à l'œil gauche. Pansement et soins comme précédemment. Aucun accident local ni général. Sécrétion séro-muqueuse pendant tout le temps que le fil reste appliqué. Celui-ci est enlevé le cinquième jour. L'œil se trouve convergent à un degré assez prononcé. Rougeur modérée de la conjonctive. Mouvement d'adduction rétabli dans presque toute son étendue. L'ouverture des paupières est très-petite. Plus d'exophthalmos. Diplopie croisée, mais disparition des autres aberrations de la vision. Les jours suivants, amélioration croissante : les yeux, protégés par des conserves, commencent à fonctionner avec régularité.

Le 9 juin, c'est-à-dire vingt jours après l'opération de l'œil droit, la Commission constate l'état suivant : les deux yeux sont complétement redressés et en harmonie de direction, de forme et d'expression; le mouvement d'adduction est rétabli des deux côtés. Ces résultats ont été obtenus sans réaction fébrile, sans accidents morbides qui aient pu compromettre un instant la vie de la malade ou même ses yeux. Du 15 au 30 juin, amélioration constante et progressive, les yeux se nettoient de toute trace d'opération. L'état du sujet serait complétement satisfaisant, n'était la diplopie qui persiste dans toutes les directions du regard, le regard en face excepté. On constate que l'œil gauche ne suit pas complétement les mouvements de l'œil droit. (On bouche le verre droit des lunettes; ouverture du verre gauche dans la moitié interne seulement.) Ce moyen est continué pendant une semaine. On constate que l'œil gauche est toujours sensiblement plus bridé que le droit. Le mouvement d'adduction y est plus lent, plus gêné et moins étendu. La malade dit éprouver quelque chose qui lui tire l'œil en dehors. On s'assure en effet que, pendant le regard attentif, il y a de petits mouvement spasmodiques intermittents dans le sens de l'adduction. Cet état persiste pendant plus d'un mois sans amélioration notable.

Le 15 août, section sous-conjonctivale du droit externe à l'œil gauche. Légère convergence. Diplopie croisée. Après deux jours de repos, l'opérée reprend l'usage de ses yeux, munis de conserves. A mesure que le mouvement d'adduction de l'œil gauche se rétablit, la diplopie croisée se dissipe. A la fin d'août, redressement complet des deux yeux ; plus d'apparence de strabisme ni des opérations pratiquées. Les caroncules sont complétement reformées; les ouvertures palpébrales régulières et égales; le mouvement d'adduction à peu près complet de chaque côté. L'exercice de la vision laisse seul encore quelque chose à désirer. Toujours de la diplopie dans le regard de côté, en dedans et en dehors, et aussi en face, à certains points en deça et au delà du point de la vue distincte. C'est dans cet état que cette dame a quitté Paris pour retourner dans son pays. Elle a plusieurs fois donné de ses nouvelles : les améliorations constatées avant son départ ont persisté.

M. Graefe a pratiqué plusieurs fois cette opération d'après le procédé de J. Guérin, avec cette différence, toutefois, que la traction au moyen du fil ne s'opérait pas sur la sclérotique, mais sur le tendon du droit externe préalablement divisé à une ligne derrière son insertion. « Le seul inconvénient qui puisse résulter de la section simultanée du muscle externe, dit-il (1), est la perte partielle du mouvement en dehors, qui a lieu lorsque, par suite de la rotation trop prononcée de l'œil en dedans, le haut du muscle abducteur est trop fortement rétracté. Dans trois cas que j'ai opérés de cette manière, j'ai obtenu la conservation du mouvement en dehors, à tel point que le bord externe de la cornée pouvait être ramené à la distance d'une ligne et même d'une ligne et demie de l'angle externe de l'œil. Aussi ne doit-on pas considérer comme un inconvénient cette légère perte du mouvement externe, car, dans aucun mouvement naturel, il n'est nécessaire de porter l'œil plus en dehors. Il pense, en outre, que la section de l'abducteur diminue considérablement l'obstacle qui existe pour faire porter artificiellement l'œil en dedans, et que, par conséquent, on doit employer moins de force pour lui faire opérer ce mouvement. Je crois néanmoins que la manière de fixer le fil, comme je le propose, en l'attachant au tendon et non à la sclérotique comme le fait J. Guérin, est bien préférable, quoique l'auteur français prétende n'avoir jamais observé d'accident par son procédé. »

Le procédé de M. Graefe peut donc se résumer comme suit : — 1er *temps*. Section du droit externe ; — 2e *temps*. Fixation du fil au moignon antérieur de ce muscle divisé ; — 3e *temps*. Recherche des débris du droit interne, dissection des adhérences vicieuses et coaptation des lambeaux du muscle et des membranes avec les points du globe où ils doivent être greffés ; — 4e *temps*. Fixation du fil. Le fil doit rester ordinairement deux ou trois fois vingt-quatre heures. S'il est placé de manière que les paupières puissent se fermer et qu'il ne touche la cornée dans aucun point, il n'en résulte pas d'inconvénients. Il est cependant nécessaire, aussi longtemps que le fil reste attaché, de faire garder le repos et la position sur le dos en restant au lit. Quand, au bout de trois jours, le fil n'est pas détaché par la suppuration, on peut l'enlever sans attendre plus longtemps, car alors le but de l'opération a été atteint. On trouve que l'œil est à cette époque dans une position immobile dans l'angle interne, et ce n'est que peu à peu qu'il reprend sa mobilité les jours suivants.

[(1) Séance de la Société des sciences médicales de Berlin du 27 juin 1853. — Deutsche Klinik, n° 35, août 1853. — Annales d'Oculistique, t. XXXI, p. 242.]

3º *Procédé de M. G. Critchett* (1). — Le chirurgien écarte les paupières au moyen d'un blépharostat à ressort; puis il soulève, au moyen d'une pince, un pli de la conjonctive, qu'il divise de façon à pratiquer une incision, distante de deux lignes environ du bord interne de la cornée et s'étendant en haut et en bas jusqu'au niveau des bords supérieur et inférieur de cette membrane. Cette incision donne lieu à une plaie à lèvres rétractées. L'opérateur dissèque ensuite avec des ciseaux la lèvre interne de la conjonctive et la partie rétractée du muscle droit interne jusqu'au repli semi-lunaire et à la caroncule. La lèvre externe, également disséquée, constitue un autre lambeau conjonctival adhérent au bord interne de la cornée; la dissection de ce lambeau est assez difficile, à cause de son peu d'épaisseur et de ses adhérences intimes avec la sclérotique. Cela fait, le muscle droit externe est divisé; (on a remis cette division au second temps de l'opération, parce que l'action de ce muscle a servi à maintenir une éversion qui a facilité l'accomplissement du premier.) Les choses étant ainsi disposées, on passe à la suture de la plaie conjonctivale, qui est le temps le plus difficile et le plus important de l'opération. M. Critchett saisit le bord du grand lambeau conjonctival interne avec les pinces, l'attire en dehors, l'éloigne de l'angle interne de l'œil pour lui donner une tension convenable; puis, avec une petite aiguille courbe armée de soie très fine, il en traverse ce lambeau à une assez grande distance de son bord libre et laisse l'anse de fil à sa place : il en passe ainsi trois à égale distance l'un de l'autre : il en fait autant au lambeau externe ou cornéen; mais en cet endroit la conjonctive est si mince, que les fils, placés à la façon ordinaire, la déchireraient infailliblement. Pour obvier à cet inconvénient, M. Critchett passe l'aiguille à deux reprises à travers la muqueuse, afin de comprendre une plus grande surface de la membrane, et il rassemble, au moyen d'un nœud, les deux fils de chaque anse séparément avant de rattacher le fil unique qui en résulte à celui qui part du lambeau interne. La plaie conjonctivale se trouve ainsi réunie par trois points de suture, et on obtient par ce rapprochement un bord saillant et inégal formé par les lèvres des lambeaux devenues un épais bourrelet dont on fait la section. Quand l'opération a été bien faite, il y a inversion du globe de l'œil aussitôt que les nœuds sont serrés. On peut laisser les fils en place jusqu'à leur élimination par ulcération. L'œil sur lequel on a ainsi opéré conserve très peu de puissance pour les mouvements latéraux; mais la difformité est de peu d'importance quand la cornée conserve ses rapports normaux avec l'axe de l'œil. M. Critchett a fait cinq fois cette opération avec succès. T. W.]

A la suite de l'opération pour le strabisme convergent, on voit quel-

[(1) Lancet, vol. I, 1855, p. 509.]

quefois se manifester, quand le malade regarde de côté, un strabisme divergent alternant. Ainsi, par exemple, après la section de l'adducteur d'un œil, le malade, en regardant les objets placés devant lui, dirige correctement les axes de ses deux yeux; il n'y a plus la moindre obliquité et la vision est simple. Si toutefois, sans tourner la tête, il regarde les objets placés un peu de côté, l'œil du côté où il regarde se trouve immédiatement fortement dévié en dehors.

Dans un cas de cette nature, dans lequel l'adducteur gauche avait été divisé par M. Duffin (1), quand le malade regardait un objet placé à gauche, l'œil était tellement tourné en dehors, que les deux tiers de la cornée étaient cachés dans l'angle externe de l'orbite, tandis que la pupille de l'autre œil occupait sa position normale. Quand on plaçait l'objet à droite, l'œil droit se portait en dehors de la même façon, et l'œil gauche restait droit.

Dans un autre cas rapporté également par M. Duffin, on vit survenir le même strabisme divergent alternant, à la suite de la section des deux adducteurs. La malade dirigeait ses deux pupilles avec la plus extrême précision quand l'objet était placé immédiatement devant elle; mais lorsque l'on portait celui-ci de côté, ne fût-ce que de quelques pouces, et qu'elle continuait de regarder sans tourner la tête, l'abducteur de l'œil du côté duquel on avait porté l'objet prenait aussitôt une nouvelle vigueur et attirait tellement la pupille vers l'angle externe de l'œil, que la vision devenait double. La déviation primitive se trouvait ainsi remplacée par une difformité qui ne valait pas mieux.

Lorsque, par malheur, le strabisme divergent alternant arrive, on doit exercer les yeux de la façon que nous avons déjà recommandée. Le malade doit éviter autant que possible les mouvements de latéralité des yeux, et regarder souvent de petits objets placés près de lui. Dans les deux cas de M. Duffin, les muscles des deux yeux reprirent graduellement la faculté de diriger régulièrement ces organes, de sorte que toute opération sur les abducteurs devint inutile.

13. *Récidive*. — Dans les cas de récidive, on doit se laisser guider par les mêmes principes généraux que ceux que l'on observe pour décider si l'on doit opérer ou non le second œil immédiatement après l'opération, ou essayer ce que peut l'exercice.

1. Il arrive quelquefois que, bien que l'œil opéré reprenne immédiatement sa position normale, il se dévie néanmoins en dedans une semaine ou deux après. Si la déviation disparaît lorsque l'on ferme l'autre œil, et si, lorsqu'on soulève brusquement la paupière supérieure de celui-ci, on ne le trouve pas dévié en dedans, on doit recouvrir le meilleur œil d'un bandage, et exercer l'autre régulièrement jusqu'à ce

(1) Op. cit., p. 25.

que la guérison soit complète et permanente. On suivra la même conduite si la déviation a lieu en dehors et que l'autre œil n'y participe en rien.

2. Lorsque l'on opère sur le plus mauvais œil seulement, on remédie quelquefois parfaitement à la déviation pour quelques jours; mais le strabisme reparaît bientôt, à un moindre degré, car le malade ne peut plus cacher aucune portion de la cornée derrière le canthus interne, une fois que l'adducteur a été coupé. Dans d'autres cas, la déviation se montre à l'autre œil. Le même résultat se produit souvent dans les cas alternants, si l'on n'opère que sur un œil. On doit, en pareil cas, adopter comme le moyen le plus sûr de faire disparaître la convergence mutuelle, la méthode de M. Elliot, qui consiste à couper sur le second œil le même muscle que l'on a coupé sur le premier.

Si le malade s'y refuse, il faut essayer de l'exercice des yeux, ce qu'un critique français a désigné sous le nom de méthode *orthophthalmique* (1). Il ne faut pas, en pareil cas, se borner à couvrir l'un des yeux; cela n'aurait d'autre résultat que de produire la déviation d'un œil au lieu de celle de l'autre et d'aggraver la déviation de l'œil que l'on couvrirait. Un exercice ayant pour résultat de faire tourner l'œil en dehors, après l'opération pour le strabisme convergent, semble indiqué, et c'est celui qu'on met généralement en usage; mais un peu de réflexion fait bientôt comprendre qu'il est le moyen le plus propre à maintenir la convergence mutuelle. M. Elliot recommande donc d'enseigner au malade à regarder du côté qui fait diverger légèrement les deux yeux l'un par rapport à l'autre : à gauche, si c'est l'adducteur droit qui a été divisé, et *vice versâ*. Lorsque c'est l'adducteur droit qui a été coupé, par exemple, le peu de puissance qui reste pour tourner l'œil en dedans fait qu'il s'établit une légère divergence entre les deux yeux lorsque le malade regarde en plein à gauche avec l'œil gauche. M. Elliot appelle cette manière de faire la *méthode latérale* (*side practice*), et il reconnait qu'elle devrait avoir pour résultat d'accroître la maladie primitive, si celle-ci, comme on le suppose trop généralement, était bornée à l'œil dévié; mais il fait valoir que le succès qu'il en a obtenu est la meilleure preuve à l'appui des idées qu'il s'est formées sur l'affection mutuelle des yeux dans le strabisme.

Quelques chirurgiens ont attribué la récidive à ce que le muscle coupé contracte trop rapidement des adhérences avec le point de son attache primitive. Pour prévenir ce résultat, on a quelquefois attiré de force l'œil en dehors un jour ou deux après l'opération, alors que les adhérences pouvaient encore être déchirées : c'est une pratique grossière et que l'on ne peut recommander. On a quelquefois recommencé l'opération, sous prétexte qu'il est nécessaire de fournir de nou-

(1) De ὀρθὸς, droit, et ὀφθαλμος, œil.

veau l'occasion de se contracter à l'abducteur, dont les efforts ont été paralysés par la réunion de l'adducteur à la sclérotique. Un fait qui démontre cependant que la déviation continue de l'œil en dedans après une première opération, ne dépend pas d'un affaiblissement de la puissance contractile de l'abducteur, c'est que non-seulement le malade peut l'amener au centre de l'orbite avant l'opération, mais qu'il peut même le tourner plus ou moins en dehors en fermant l'œil opposé. Si l'abducteur peut accomplir ce mouvement avant l'opération, il pourra, à plus forte raison, le faire après. La cause de la récidive ne dépend donc point d'un état particulier de l'abducteur, mais de ce que l'on n'a ni combattu, ni probablement compris l'affection réciproque des deux yeux.

Lorsque l'on veut recommencer l'opération, il est indispensable d'être pourvu de ciseaux bien tranchants. L'incision de la conjonctive doit être étendue, afin que l'on puisse traverser la couche de lymphe épanchée derrière laquelle se trouve le muscle que l'on doit mettre à nu. L'introduction du crochet mousse est plus difficile que lors de la première opération; l'écoulement de sang est plus considérable, mais la réaction n'est pas plus grande.

Si l'opération a été exécutée, dès le principe, d'après les règles que nous avons indiquées, c'est-à-dire sur les deux yeux, il est probable que l'on ne sera jamais forcé de la recommencer.

La seule raison qui doive déterminer à recommencer l'opération, c'est la pensée que le tendon n'a pas été complétement coupé, car elle peut avoir complétement échoué si la plus légère bride tendineuse a échappé à la section. Lorsque le chirurgien est sûr d'avoir tout coupé, il ne doit pas recommencer sur le même œil, mais opérer sur le second, ce qui aura pour résultat de faire disparaître le strabisme et de rendre les deux yeux également proéminents.

3. Lorsque l'on a coupé les deux adducteurs, la récidive a rarement lieu; si elle survient, M. Elliot dit qu'on en triomphe facilement par l'exercice. Si la récidive a lieu d'un côté et que la déviation disparaisse lorsque l'on couvre l'autre œil, sans que celui-ci se dévie à son tour, on doit le maintenir couvert d'un bandage jusqu'à ce que la vision de l'œil sur lequel l'affection a récidivé, soit devenue bonne et que le parallélisme soit rétabli. Si l'œil que l'on ferme se dévie, il est inutile de le couvrir; on doit alors prescrire au malade de s'exercer à regarder de l'un ou de l'autre côté, jusqu'à ce que les yeux se soient habitués à leur nouvelle association. Dans un cas rapporté par M. Elliot et dans lequel il avait coupé les deux adducteurs, l'œil droit qui était le moins bon demeura droit pendant trois jours. Au bout de ce temps, il commença à se porter de nouveau graduellement en dedans, de sorte que tout le blanc de l'œil situé en dedans de la cornée se trouvait caché quand le malade regardait droit devant lui avec le gauche. On

obtint un résultat très avantageux en prescrivant au malade de regarder à droite aussi souvent qu'il le pouvait. Si le sommet de la rétine de l'œil dévié était insensible, on ferait pis que mieux en couvrant l'autre œil. On doit alors essayer la méthode latérale.

4. Dans les cas de strabisme divergent pour lesquels on a pratiqué la section des deux abducteurs, il survient parfois, quelques jours après l'opération, une légère déviation en dehors de l'un des yeux, du plus mauvais généralement. On doit faire regarder le malade devant lui et lui exercer la vue sur des objets petits et rapprochés.

15. *Méthode orthophthalmique.* — Le succès dans la cure du strabisme dépend beaucoup de la persévérance du malade à exécuter des exercices bien calculés.

Nous avons indiqué ci-dessus trois méthodes pour exercer les yeux : la *parallèle*, la *divergente*, et la *convergente*.

1. Toutes les fois qu'on obtient le parallélisme en couvrant le meilleur œil, on doit le maintenir ainsi et exercer l'autre. Si, en persévérant dans cet exercice *parallèle*, la vue du plus mauvais œil devient égale à celle du meilleur, on obtient une guérison permanente sans opération.

Lorsque, à la suite d'une opération de strabisme, la déviation reparaît, qu'elle est bornée à l'œil que l'on a opéré, et qu'on ne peut l'attribuer qu'à un simple effort de l'élévateur et de l'abaisseur, la méthode parallèle convient.

D'un autre côté, lorsque la déviation comprend les deux yeux, le seul résultat que l'on puisse obtenir en couvrant l'un d'eux d'un bandage, soit avant, soit après l'opération, c'est de faire passer la déviation d'un œil à l'autre en déterminant un changement dans leur faculté visuelle respective.

2. Si, après la section de l'un des adducteurs, il survient une récidive, si la convergence mutuelle reparaît, ce que démontre la rotation en dedans du plus mauvais œil, le malade doit essayer la *méthode latérale* de M. Elliot, ou *méthode divergente*. Si l'œil gauche, par exemple, est le plus mauvais et que, son adducteur coupé, il y ait récidive, il faudra que le malade regarde à droite. La faculté qu'a l'œil de se porter en dedans sera augmentée, mais la convergence mutuelle sera diminuée, et la récidive pourra disparaître. Si, dans un cas où l'œil gauche est le plus mauvais, il survient une récidive à la suite de la section des deux adducteurs, le malade devra regarder à gauche. On obtiendra ainsi la divergence, en même temps que l'œil le plus malade se trouvera porté en dehors.

3. S'il s'agit, au contraire, d'un cas de strabisme avec divergence mutuelle, dans lequel on aura coupé un ou les deux abducteurs, le malade doit éviter la méthode latérale, et s'exercer à regarder des objets petits et rapprochés, placés droit devant lui. C'est là la méthode

convergente qui convient également lorsqu'il survient de la diplopie et du renversement en dehors à la suite de la section de l'un ou des deux adducteurs. Le meilleur mode d'appliquer cette méthode consiste à regarder fréquemment deux images réfléchies placées au point de rencontre vrai des axes optiques, comme dans le stéréoscope.

16. *Bons effets définitifs de l'opération.* — Ils se rapportent à la mobilité de l'œil et à l'état de la vision.

1. Dans les cas heureux, la déviation disparaît d'une façon permanente, l'œil reprend dans l'orbite sa position normale, les axes des deux yeux sont parallèles lorsque le malade regarde des objets éloignés, et convergent également, et au degré convenable, lorsque l'objet est rapproché. Les mouvements de l'œil sont libres et étendus. S'il s'agissait d'un cas de strabisme convergent, l'œil ne reste pas seulement porté au centre de l'orbite, comme c'était peut-être le cas immédiatement après l'opération, mais il a la faculté de se porter vers le nez. Ce mouvement d'adduction est parfois tout à fait complet. Il s'exécute au moyen de la réunion du muscle coupé, ou tout au moins de l'adhérence nouvelle qu'il a contractée avec la sclérotique, et par l'action combinée des fibres internes de l'élévateur et de l'abaisseur.

2. Dans les premiers temps qui suivent l'opération, le malade ne peut se servir librement de son œil, et il peut confondre cet état avec un degré d'affaiblissement de la vue. A mesure que la sensibilité de la plaie diminue, le malade dirige plus facilement vers les objets le sommet de la rétine, qui est la partie la plus sensible de cette membrane, et l'étendue de la vision se trouve augmentée. Un œil strabique gêne souvent la vision de l'œil resté droit, soit à cause de la confusion produite par la diplopie, soit à cause de la lutte qui s'établit entre les deux yeux lorsqu'il s'agit de diriger l'un ou l'autre vers les objets ; de sorte que la personne affectée voit mieux lorsque son œil strabique est fermé. Lorsque l'opération a réussi à rétablir les mouvements normaux des yeux, la vue est meilleure quand les deux yeux sont ouverts, qu'elle ne l'était auparavant lorsque l'œil strabique était tenu fermé.

L'amélioration qui survient est telle que le malade la confond souvent avec une augmentation dans l'étendue de sa vue. En réalité, il ne survient jamais de changement immédiat dans le pouvoir visuel de l'œil opéré, ainsi qu'on peut le constater en lisant le même caractère dans le livre avec lequel on avait essayé l'étendue de la vue avant l'opération. La sensibilité de la rétine ne diminue jamais après l'opération, si ce n'est dans les cas rares où il survient une inflammation désorganisatrice : dans quelques cas, au contraire, l'amélioration de la vision est considérable. Cette amélioration survient surtout dans les yeux strabiques dont la sensibilité de la rétine était émoussée faute d'exercice. Un examen attentif démontre, néanmoins, que cet accroissement de puissance sensoriale est rarement considérable et qu'il est souvent plus imaginaire que réel (1); il y aurait, en général, erreur à attribuer cette amélioration à autre chose qu'au retour de la faculté de faire mouvoir les yeux librement et de les diriger simultanément sur les mêmes objets. Cette espèce d'amélioration, qui équivaut au rétablissement de la faculté si importante de voir les objets simples avec les deux yeux, est souvent très frappante, surtout quand le malade a été opéré avec succès dans la variété de strabisme alternant.

Les malades affectés de strabisme convergent sont souvent myopes. Mais plus souvent ils croient l'être, simplement parce qu'ils sont obligés d'approcher beaucoup les objets de leur visage afin de pouvoir les voir avec les deux yeux à la fois. Tout dépend de ce qu'ils n'ont pas la faculté de diminuer la convergence des axes optiques. Lorsque l'opération a rétabli le parallélisme de leurs yeux, ces malades s'aperçoivent qu'ils ne sont pas myopes et qu'ils voient à la distance ordinaire.

Le strabisme convergent peut être porté au point que les malades sont presque privés de la vue, avant que l'opération la leur ait rendue; mais il ne faut pas confondre ces cas avec l'amaurose. Dans un cas opéré par M. Duffin (2), le malade ne pouvait diriger les pupilles assez vers le centre de l'orbite pour laisser apercevoir la totalité de la cornée. Les deux yeux furent mis en liberté par une opération pratiquée immédiatement sur tous deux; mais il s'écoula un temps considérable avant que les deux pupilles pussent prendre leur situation normale, ce qu'elles firent cependant avant que la malade quittât la salle d'opération. M. Duffin dit « qu'elle était presque complétement amaurotique avant l'opération, et qu'une heure après elle avait récupéré la vision au point de distinguer de petits objets; » mais, suivant toute probabilité, il n'y avait rien d'amaurotique dans un cas où la guérison a été si rapide.

SECTION VI.

LUSCITAS, OU DÉVIATION NON MOBILE DU GLOBE DE L'OEIL.

De *Luscus*, borgne. *Syn.* — Strabismus passivus.

Le mot *luscitas* a été employé avec des significations diverses par les auteurs qui ont écrit sur les maladies des yeux. Plenck (3) l'emploie comme synonyme de *vision oblique*, état particulier des yeux dans lequel le malade ne voit que peu ou pas du tout les objets placés directement devant lui, tandis qu'il aperçoit les objets placés de côté, sans que l'œil ait éprouvé de déviation. Beer (4) entend par *luscitas* une

(1) Sir CHARLES BELL's Practical Essays, pp. 77, 78, 82. Edinburgh, 1841.
(2) Op. cit., p. 46.
(3) Doctrina de morbis oculorum, p. 214. Viennæ, 1777.
(4) Lehre von den Augenkrankheiten, vol, II, p. 667. Wien, 1817.

déviation de l'un des yeux dans un sens ou dans l'autre, telle que le malade ne peut plus le faire mouvoir. La *luscitas* comprise de cette façon est souvent confondue avec le strabisme; mais, dans cette dernière affection, le malade peut faire mouvoir l'œil dévié, et même, en fermant le bon œil, il peut à volonté diriger l'autre sur tous les objets; tandis que, dans la luscitas, l'œil étant immobile, le malade ne peut le diriger vers un objet qu'en tournant la tête.

Causes. — La cause la plus fréquente de cette affection est la paralysie du droit interne, qui s'accompagne généralement de celle du droit supérieur, du droit inférieur et de l'élévateur de la paupière supérieure. Le droit externe, ayant conservé sa puissance d'action, entraîne l'œil en dehors. La paralysie de l'abducteur détermine la luscitas avec fixation de l'œil du côté du nez. Les lésions traumatiques de la tête, et les affections cérébrales, peuvent amener la luscitas en déterminant la paralysie de l'un ou de l'autre des muscles droits. Ainsi, dans un cas d'hydrocéphale chronique, j'ai vu les deux yeux tournés à droite, le malade ayant complétement perdu la faculté de les diriger à gauche. J'ai été consulté pour un cas de luscitas de l'œil droit, le gauche étant amaurotique. La luscitas avait été précédée d'exophthalmos et de paralysie du côté droit de la face; mais ces symptômes avaient disparu. L'œil droit était complétement tourné dans l'angle interne, et aucun effort volontaire du malade, aucune pression exercée avec le doigt ne parvenait à le faire bouger. Le malade voyait assez pour exercer le métier de tisserand. Les lésions traumatiques des muscles de l'œil ou de leurs nerfs, les adhérences celluleuses consécutives à une inflammation peuvent produire la luscitas; il en est de même de la compression exercée par des tumeurs de l'intérieur de l'orbite, ou de l'absence congéniale de l'un des muscles droits (1).

Pronostic. — La luscitas est souvent incurable. La déviation de l'œil en dedans ou en dehors peut cesser, et l'œil être de nouveau dirigé en avant, simplement par suite de l'extension de la paralysie au droit externe ou au droit interne. Si la paralysie cède, non-seulement la luscitas disparaît, mais, de plus, les mouvements normaux de l'œil reviennent.

Traitement. — A l'exception des cas de lésions traumatiques des muscles ou des nerfs, le traitement général de la luscitas est celui que nous avons déjà recommandé pour la paralysie des muscles de l'œil. Dieffenbach (2) recommande la cautérisation avec le nitrate d'argent au niveau du muscle paralysé, l'excision d'un pli de la conjonctive dans le même lieu, et la section du muscle antagoniste. La cautérisation excite le muscle affaibli et produit une rétraction de la conjonc-

(1) Voyez SCHÖN's Handbuch der Pathologischen Anatomie der menschlichen Auges, p. 64. Hamburg, 1828.
(2) Die operative Chirurgie, vol. II, p. 166. Leipzig, 1848.

tive. L'excision, par la cicatrice qui y succède, attire l'œil dans la direction normale. La section du muscle antagoniste permet à l'œil de se rapprocher de la position centrale.

SECTION VII.

TETANUS OCULI.

On donne le nom de *tetanus oculi* à un état de fixité de l'œil produit par le spasme tonique de tous les muscles droits ou de plusieurs d'entre eux.

L'état des yeux et des paupières dans le trismus et le tétanos mérite une plus grande attention que celle qu'on lui a jusqu'à présent accordée. Dans un cas de trismus rapporté par M. Harkness (1), le malade, après avoir éprouvé pour premier symptôme de la raideur dans la mâchoire, avait ressenti également dans les paupières une raideur et une pesanteur qui l'empêchaient de les ouvrir facilement. Il avait aussi un léger degré d'obscurcissement de la vision, et était privé de la faculté de mouvoir l'œil, qui, suivant lui, restait fixé dans sa tête et était légèrement attiré en dedans. Les paupières furent très enflées pendant trois ou quatre jours.

[D'après M. Guépin, l'absence des mouvements des yeux est rare : elle peut être congéniale ou accidentelle. « Je n'ai jamais vu, dit-il, l'absence congéniale des mouvements ; mais en 1832 je recevais de mon ami M. Rate, chirurgien à Plieuc, près Moncontour (Côtes-du-Nord), une lettre dans laquelle il me disait : « Que penser d'un enfant qui est « né privé du mouvement des yeux et qui est obligé de lever, de « baisser ou de tourner la tête pour regarder les objets? »

« Je ne sais à quoi attribuer l'absence non congéniale des mouvements des yeux. — Je ne l'ai jamais vue attaquer un œil seulement, mais bien les deux yeux à la fois. Toujours alors, elle est accompagnée d'une assez grande sensibilité à la lumière et d'un peu de pesanteur de tête.

« *Obs.* 330. — En 1855, M. Lepontois, 34, rue de la Fontaine, à Lorient (Morbihan), m'amena son fils qu'il destinait à la marine. Ce jeune homme était d'une magnifique constitution, robuste ; mais depuis assez longtemps il tournait la tête au lieu de remuer les yeux, et depuis quelque temps les yeux étaient complétement sans mouvement. Il a guéri rapidement sous l'influence de ventouses sur le cou, ventouses qui ont été cruellement appliquées, et d'une pommade contenant un quart de chloroforme, avec laquelle, trois fois par jour, je lui faisais frotter le front, les tempes et même la paupière supérieure. A peine les yeux ont-ils eu un mouvement sensible, que j'ai prescrit une gymnastique oculaire très réglée. Au bout de quinze jours, il me quitta en assez bon état pour aller voir son oncle, l'amiral préfet maritime de Brest. Son père m'a depuis écrit plusieurs fois, et la guérison

(1) Medico-Chirurgical Transactions, vol. II, p. 286. London, 1813.

se soutient. Lui-même m'a écrit le 5 mars 1856 qu'il travaillait sans gêne cinq heures tous les soirs à la lumière.

« Je n'ai vu qu'une autre fois par moi-même l'absence complète de mouvement des yeux. La guérison eut lieu; mais elle exigea au moins un mois de traitement : elle était accompagnée de maux de tête. Je n'ai pu savoir, ce qui était intéressant à noter, si ces maux de tête avaient précédé ou suivi l'absence de mouvements. Le traitement fut à peu près le même ; mais, au lieu de chloroforme, j'avais employé une pommade mercurielle jusquiamée et opiacée. » T. W.]

SECTION VIII.

OSCILLATION DU GLOBE DE L'OEIL.

Syn. — *Resolutio oculorum*, Celsus.

Symptômes. — Dans l'oscillation, le globe de l'œil est affecté d'un mouvement presque perpétuel : quelquefois c'est un mouvement de rotation, comme si l'œil pivotait sur l'axe antéro-postérieur; d'autres fois c'est un mouvement de circumduction. Ce dernier mouvement est produit par la contraction successive des muscles droits; l'autre par les contractions alternatives des obliques. La faculté qu'ont les muscles de se faire équilibre et de contre-balancer leur action réciproque, semble affaiblie; de sorte que l'œil est affecté d'une sorte de *paralysis agitans*. Le malade n'éprouve en général dans les yeux aucune sensation particulière qui l'avertisse de ces mouvements anormaux, et il ne peut les arrêter. Ils s'exécutent même quand les paupières sont fermées, mais ils cessent pendant le sommeil. Le mouvement de rotation varie en étendue, depuis un degré à peine perceptible, jusqu'à près d'un quart de cercle. Dans quelques cas, le mouvement semble plutôt se faire d'un côté à l'autre; mais il est si peu prononcé et si rapide, qu'il est difficile de dire quelle est sa direction exacte.

Certains malades affectés d'amaurose partielle se plaignent souvent d'apercevoir tous les objets dans un état d'agitation. On s'attend tout naturellement à trouver alors les yeux oscillants, mais très souvent on ne peut découvrir aucune oscillation ; de sorte que ce tremblement doit être attribué à quelque état morbide spécial de la rétine ou de l'appareil optique interne. D'un autre côté, ceux qui sont affectés d'oscillation voient souvent, mais pas toujours, les objets mobiles et agités de tremblement. J'ai connu un malade, atteint de cette affection, qui se plaignait d'éprouver un grand affaiblissement de la vue par suite d'un mouvement d'agitation de haut en bas que tous les objets lui paraissaient avoir. Dans un autre cas, le mouvement oscillatoire était très prononcé tant que les yeux étaient dirigés vers quelque objet; mais lorsqu'on soulevait la paupière supérieure de l'un des yeux, et que le malade fermait l'autre, l'oscillation cessait immédiatement et complétement, et la pupille se cachait sous la paupière. Tous les objets paraissaient agités à cause de cet état des yeux, qui s'accompagnait aussi d'un degré d'amaurose peu marqué. Les pupilles étaient dilatées et l'humeur aqueuse en excès. On avait jugé que ce malade n'était atteint que de myopie simple. Chez une autre malade, j'ai vu l'oscillation cesser quand elle regardait en bas; mais elle reparaissait à un haut degré aussitôt qu'elle regardait en haut. La convergence des yeux, comme celle qu'on produit en lisant, paraissait dans ce cas suspendre l'oscillation. Lorsque les deux yeux étaient ouverts, l'oscillation était très apparente; mais lorsque l'un d'eux était fermé, l'autre devenait tout à fait immobile. Il y avait, sous ce rapport, quelque analogie avec ce qui se passe dans le strabisme.

L'oscillation s'accompagne souvent de myopie, le plus souvent d'asthénopie et d'une sensation de fatigue des yeux, quelquefois de tremblement de l'iris, et de douleur profonde dans les orbites et dans la tête. Elle accompagne quelquefois le strabisme.

Dans certains cas, l'oscillation trouble remarquablement peu la vision. Ainsi, une jeune fille de 17 ans, dont l'histoire est rapportée par Sir Charles Bell (1), lisait parfaitement bien, quoique ses yeux fussent sans cesse en mouvement. Elle enfilait son aiguille sans la moindre difficulté et cousait avec la même habileté que quiconque. Cette malade voyait tous les objets tels qu'ils étaient dans leur état naturel de repos ou de mouvement. Quand elle se regardait dans une glace, elle voyait son œil se mouvoir rapidement (2).

Causes. — L'absence congéniale du pigment noir, comme chez les albinos, s'accompagne généralement d'oscillation. Ce symptôme existe le plus souvent dans la cataracte congéniale, et devient plus marqué à mesure que le malade avance en âge : c'est une raison qui doit engager à opérer de bonne heure en pareil cas. Il se rencontre souvent aussi avec l'amaurose congéniale, complète ou incomplète, et la perte de la vue occasionnée par l'inflammation scrofuleuse profonde du globe de l'œil. J'ai vu l'oscillation succéder, conjointement avec le strabisme convergent alternant, à l'ophthalmie des nouveau-nés. Les occupations qui fatiguent les yeux augmentent toujours leur état d'agitation, tandis que le repos le diminue le plus souvent. J'ai observé une fois l'oscilla-

(1) Nervous System of the Human Body, Appendix, p. XLII. London, 1830.

(2) Cet état accompagne souvent les mauvaises vues, mais par lui-même il n'influe en rien sur la vision. Bien plus, par un hasard assez singulier, les vues les plus étendues que je connaisse appartiennent à des personnes atteintes de l'oscillation des yeux. L'une d'elles peut lire le texte du premier article des Annales d'Oculistique à un décimètre des yeux et à un mètre. A deux ou trois mètres, elle déchiffre encore quelques mots. Un jour que le soleil éclairait une lettre dans un omnibus, je l'ai vue faire un véritable tour de force et lire d'un bout à l'autre quelques lignes de cette lettre. (*Note de M. Guépin.*)

tion des deux yeux dans un cas d'apoplexie avec paralysie du côté gauche du corps, affaiblissement de l'abducteur de l'œil droit, et un certain degré d'amaurose. Le docteur Wallace (1) rapporte un cas dans lequel les yeux étaient agités de mouvements continuels, semblables à ceux d'un enfant affecté de cataracte congéniale. Cet état avait été amené par l'usage de l'hydriodate de potasse à trop haute dose.

Traitement. — Dans les cas même les plus favorables de cataracte congéniale qui s'accompagnent d'oscillation, ce symptôme ne disparaît que lentement, après que la destruction du cristallin opaque a éclairci la pupille. Si la cataracte est compliquée d'amaurose incomplète, l'oscillation persiste sans changement. Dans les cas d'oscillation avec amaurose incomplète et douleur profonde derrière les yeux, l'application de sangsues aux tempes soulage la douleur et diminue l'oscillation. J'ai vu survenir, lorsque l'affection était congéniale, une amélioration graduelle dépassant toute prévision. Le repos de l'organe et l'usage des toniques sont indiqués dans la plupart des autres cas ; mais nous devons avouer qu'ils procurent rarement une guérison complète et permanente.

Dieffenbach (2) et quelques autres ont divisé tantôt le droit interne, tantôt l'externe, et quelquefois les obliques, dans le dessein de guérir l'oscillation, mais en résumé, les résultats obtenus n'ont pas été encourageants.

SECTION IX.

NYSTAGMUS.

De νευσταζω, *je m'incline.*

Ce mot s'emploie pour désigner un mouvement involontaire du globe de l'œil d'un côté à l'autre. C'est une convulsion clonique des muscles droits, symptomatique de diverses affections nerveuses, telles que l'hystérie, l'épilepsie, la chorée, etc. Dans un cas de compression du cerveau par un épanchement de sang, à la suite d'une fracture du crâne, j'ai vu cette sorte de mouvement de pendule des yeux se manifester pendant quelques heures avant la mort. Il persistait sans interruption, même quand les paupières étaient fermées. Le docteur Bright (3) décrit le nystagmus comme produit par la compression cérébrale, dans un cas d'asphyxie par le charbon.

(1) Lancet, 26 March, 1836, p. 9.

(2) DIEFFENBACH. Ueber das Schielen, p. 199. Berlin, 1842 : Chelius, Handbuch der Augenheilkunde ; vol. I, p. 394 ; Stuttgart, 1843.

(3) Reports of Medical Cases, vol. II, p. 226. London, 1831.

CHAPITRE XII.

LÉSIONS TRAUMATIQUES DU GLOBE DE L'OEIL.

Dans les sections Ire et IIe du chapitre IV, nous avons traité des lésions traumatiques de la membrane muco-cutanée qui recouvre la face antérieure du globe de l'œil; nous avons maintenant à examiner celles qui atteignent les tissus propres de l'organe. Avant d'entrer dans l'énumération de ces diverses lésions, je saisis l'occasion qui se présente ici de recommander aux praticiens de ne point négliger les déplétifs, surtout la saignée générale, dans les cas de lésion traumatique de l'œil. Le peu d'étendue et la légèreté apparentes de ces lésions font que l'on n'y accorde pas toujours une attention suffisante; la perte totale de la vision peut être la conséquence de cette indifférence. Sans doute on peut avoir besoin de recourir à d'autres moyens tant locaux que généraux, tels que le mercure, lorsqu'il y a menace d'inflammation interne; mais on oublie moins souvent ce moyen, ainsi que les applications locales, que la saignée. J'ai rencontré beaucoup de cas, dans ma pratique, où la vision, perdue depuis des semaines, a été rapidement restituée par la saignée du bras.

SECTION Ire.

LÉSIONS TRAUMATIQUES DE LA CORNÉE.

§ I. — Contusion de la cornée.

Des corps étrangers d'un petit volume, lancés avec violence contre la cornée, dont ils s'écartent ensuite immédiatement, y déterminent quelquefois une inflammation très intense qui se termine par une ulcération de la partie frappée, un épanchement entre ses lamelles et d'autres effets fâcheux. La cornée est quelquefois déformée d'une façon permanente à la suite d'un coup. Je n'ai pourtant jamais vu survenir cette déformation, si ce n'est dans les cas où il y avait eu en même temps déplacement du cristallin.

§ II. — Corps étrangers logés dans la cornée.

On voit fréquemment de petites particules dures, anguleuses, et quelquefois en ignition, projetées avec tant de force contre la cornée, qu'elles pénètrent non-seulement l'épithélium, mais la lame élastique antérieure et le tissu propre de la cornée : tels sont, par exemple, un copeau d'acier, une étincelle échappée de l'enclume, un petit fragment de pierre, un éclat de bois, une parcelle de verre. Lorsqu'un petit corps étranger de la nature de ceux que nous venons d'énumérer, est enfoui dans la cornée, il ne détermine pas un flot de larmes aussi constant, un spasme aussi intense de l'orbiculaire des paupières, ou une inflammation aussi prompte des tuniques externes de l'œil, que lorsqu'il est fixé sur la surface externe de la cornée.

Ordinairement, peu d'heures après que le corps étranger s'est enfoncé dans la cornée, la portion de cette membrane qui l'entoure devient trouble et opaque, en proportion de la violence des symptômes inflammatoires qui surviennent. La conjonctive et la sclérotique rougissent ; la douleur varie de nature et d'intensité, suivant que l'inflammation occupe spécialement l'une ou l'autre de ces tuniques. Si c'est la conjonctive qui est surtout enflammée, le malade éprouve la sensation de grains de sable dans les yeux ; si c'est la sclérotique, il se développe une douleur pulsative circum-orbitaire. On peut même voir survenir une iritis avec effusion de lymphe dans la pupille, surtout s'il existait déjà une tendance à l'iritis, ou une disposition phlogistique constitutionnelle. En même temps, la partie qui recouvre le corps étranger, ou qui se trouve en contact avec lui, privée de vie probablement par la violence du choc qui l'a frappée, ou cautérisée par l'état d'ignition du corps qui l'a atteinte, se transforme graduellement en une eschare qui, se détachant par suite du travail d'ulcération et de suppuration, finit par tomber avec le corps étranger. Il reste alors un ulcère de la cornée, plus ou moins profond, et qui guérit en général promptement, en laissant toutefois après lui un leucome ou cicatrice opaque. S'il s'agit d'une particule de fer qui n'était pas en ignition, et qu'on a abandonnée jusqu'à son oxydation, elle laisse après elle une tache brune résultant de la rétention de l'oxyde dans la substance de la cornée. (Voyez p. 542.)

L'inflammation de la cornée est quelquefois très intense et donne naissance à un épanchement inter-lamellaire. Lorsque le corps étranger a été extrait et l'inflammation abattue par les antiphlogistiques, la matière épanchée se résorbe ordinairement ; mais si l'on n'a pas pris ces soins, l'épanchement purulent peut s'accroître, l'hypopion venir s'ajouter à l'onyx qui existait déjà, et l'œil se détruire. Ce résultat arrive surtout fréquemment lorsque des tentatives grossières ont été faites par des ouvriers pour enlever des particules de pierre ou de fer enfoncées dans la cornée. Je pourrais extraire du journal du *Glasgow Eye Infirmary* plusieurs cas regrettables où des ouvriers trop présomptueux, ayant essayé d'enlever avec un canif ordinaire des corps étrangers enfouis dans la cornée, y ont provoqué une violente inflammation qui s'est terminée par une ulcération étendue, l'onyx, l'hypopion, le staphylôme et la perte de la vision.

Quelquefois, lorsqu'un corps étranger est demeuré un certain temps enfoui dans la cornée, il se dépose au-dessus de lui une couche de substance nouvelle qui fait cesser l'irritation d'abord produite par sa présence et lui permet d'y séjourner pendant toute la vie sans donner lieu à aucune irritation ultérieure. C'est ce que j'ai souvent vu arriver pour des grains de poudre ou des particules de charbon lancées par des explosions.

Dans d'autres circonstances, la forme du corps étranger, ou la façon dont il est fixé dans la cornée, s'oppose à ce qu'il soit entraîné, ou recouvert de la façon que nous venons d'indiquer; il continue alors à produire de l'irritation et de l'inflammation, d'où peut résulter la perte de la vision. J'aurai occasion, dans le paragraphe intitulé : *Plaies pénétrantes de la cornée,* p. 586, de citer un cas emprunté à la pratique de M. Wardrop, qui mettra bien ce point en lumière (1).

On conseille généralement, lorsque l'on veut extraire un corps étranger enfoui dans la cornée, de couvrir l'autre œil d'un bandage, ou du moins de le fermer avec les doigts; mais il est souvent plus avantageux, afin d'immobiliser l'œil sur lequel on opère, d'engager le malade à regarder fixement de l'autre, quelque objet placé devant lui. On fait asseoir le malade à un jour convenable; un aide se place derrière lui, soutient la tête, soulève la paupière supérieure, et empêche l'œil de se diriger en haut. Si l'on n'a pas d'aide sous la main, on peut appuyer la tête du malade contre la muraille, ou le coucher sur une table, et écarter les paupières avec les doigts de la main qui ne tient pas l'instrument avec lequel le corps étranger doit être enlevé. Le spéculum d'Adams peut être utilement employé à relever la paupière supérieure et à fixer le globe de l'œil. Si celui-ci est agité de mouvements involontaires, un aide le fixera en saisissant la conjonctive avec des pinces. Quand cette manœuvre est faite adroitement, l'œil reste parfaitement tranquille; si le malade est trop agité, l'on peut recourir au chloroforme.

Lorsque les particules étrangères ne sont fixées que dans la lame

[(1) Il faut enlever *immédiatement* les corps étrangers logés dans la cornée ou dans la chambre antérieure. Une petite particule de fer peut quelquefois produire, dans l'espace de vingt-quatre heures, beaucoup de rougeur de la conjonctive, du trouble de la cornée et même un onyx. Si on l'enlève le deuxième jour, qu'on applique des sangsues et de la belladone, et qu'on administre le calomel avec de l'opium, la cornée peut s'éclaircir très-vite. Mais il vaut toujours mieux faire l'extraction le plus tôt possible après l'accident. (*Note de M. Mackenzie.*)]

élastique antérieure, et non au-dessous d'elle, on réussit quelquefois à les enlever avec le bord de la petite spatule en argent. (V. fig. 47, p. 327.) Si elles sont enfoncées plus profondément, on les déloge avec la pointe d'un instrument acéré, comme une aiguille ou un couteau à cataracte. On n'y réussit, dans la plupart des cas, qu'en enfonçant complétement la pointe de l'instrument au-dessous de la particule de fer ou de pierre, de façon à la soulever; parfois même le corps étranger est si solidement fixé, que ce moyen ne réussit pas, à moins qu'avant d'y recourir on n'ait commencé par inciser largement la portion de la substance de la cornée qui se trouve au-devant du corps étranger (1).

Le docteur Jeanneret propose, pour faire disparaître les particules de fer, de baigner l'œil tenu ouvert dans un verre à vin plein d'eau et tenant en dissolution de 1 à 3 grains de sulfate de cuivre par once d'eau (2).

[On a recommandé l'iode dans le but de transformer le fer en iodure soluble dans les cas d'extraction difficile ou impossible; la solution à employer est celle-ci : iode, 5 centigrammes; iodure de potassium, 30 centigrammes; eau de roses, 100 grammes. Dans un cas, dès la première application du collyre, la paillette d'acier s'oxyda et son brillant disparut. Bientôt les symptômes de l'ophthalmie traumatique s'amendèrent et le malade recouvra parfaitement la vue. Dix minutes suffirent pour dissoudre une battiture volumineuse. On lave ensuite l'œil avec du lait, puis on le couvre de compresses d'eau froide, pour prévenir la conjonctivite. T. W.]

Le docteur Jacob dit que, dans le cas où une particule de fer a séjourné assez longtemps dans la cornée pour y avoir produit un ulcère avec tache, il faut, après avoir enlevé le corps étranger, gratter avec l'aiguille la surface de l'ulcère, afin d'empêcher que la tache ne devienne indélébile (3). Autenrieth propose de dissoudre avec de l'acide muriatique dilué la portion de rouille qui resterait après l'ablation de la particule de fer (4). Von Ammon enlève, en pareil cas, avec le couteau à cataracte, le corps étranger avec une portion de la cornée (5). Ces trois méthodes prêtent toutes à de graves objections. Quand le malade ne se présente que quelques jours après l'accident, le chirurgien doit examiner soigneusement la partie, en concentrant la lumière sur elle au moyen d'une lentille, ou en l'examinant à travers le microscope ophthalmique, pour s'assurer que le corps étranger est encore présent, et ne pas s'en laisser imposer par

[(1) Voir, pour l'extraction des corps étrangers de la cornée, DESMARRES, 2e édition tome II, p. 311, 314, trois excellentes figures (21, 22, 23) représentant diverses manœuvres ingénieuses pour la pratique de cette opération.]

(2) Medical Times and Gazette, April 24, 1852, p. 428.

(3) Dublin Hospital Reports, vol. V, p. 372. Dublin, 1830.

(4) Zeitschrift für die Ophthalmologie, vol. II, p. 332. Dresden, 1832.

(5) Ibid, p. 331.

l'oxyde brun qu'il laisse souvent après lui et qui constitue une tache brune qui disparaît en général d'elle-même au bout de huit à dix jours. Quand le corps étranger a été enlevé par le chirurgien, il reste dans la cornée une dépression qui se remplit en général promptement, et une auréole opaque qui disparaît peu à peu. En enlevant les particules étrangères fixées dans la cornée, on emporte souvent une portion considérable de son épithélium; mais celui-ci se reproduit avec toute sa transparence, à moins que, comme on ne le fait que trop souvent, on ne baigne l'œil, après l'opération, dans une solution d'acétate de plomb qui rend la cicatrice opaque.

On fomente les yeux deux ou trois fois par jour avec de l'eau chaude, et l'on peint les paupières avec de l'extrait de belladone. Ce moyen modère considérablement la photophobie qui accompagne les abrasions et les ulcérations de la cornée. La saignée, soit locale avec les sangsues, soit générale, est très utile, et quand il y a beaucoup d'irritation, il ne faut la négliger sous aucun prétexte. On purgera le malade et on lui fera garder le repos, sans lui permettre d'essayer de se servir de son œil avant que toute menace d'inflammation ait disparu. Quand, à la suite des lésions dons nous venons de parler, il s'établit un ulcère profond de la cornée, l'évacuation de l'humeur aqueuse est un des moyens les plus efficaces pour conjurer les accidents.

§ III. — Plaies par piqûre de la cornée.

Les plaies par piqûre de la cornée, même lorsqu'elles ne sont pas pénétrantes, doivent être surveillées avec le plus grand soin, car l'inflammation qui leur succède est quelquefois promptement désorganisatrice. J'ai vu une simple piqûre d'aiguille produire, pendant l'espace de quelques jours qu'on la négligea, une inflammation telle, qu'elle se termina par un dépôt abondant de lymphe et de pus entre les lamelles de la cornée et dans la chambre antérieure. La saignée du bras, d'abondantes applications de sangsues, les purgatifs, le repos, un régime antiphlogistique rigoureux, sont nécessaires. On doit employer contre l'inflammation de l'iris, qui est sujette à se présenter et à se terminer, lorsqu'on la néglige, par l'occlusion de la pupille, le calomel avec l'opium à l'intérieur, et la belladone à l'extérieur.

Obs. 331. — Le docteur Kreig, de Merseburg, rapporte le cas curieux d'une blessure de la cornée par une piqûre d'abeille. Le blessé était un homme de 60 ans; l'abeille l'avait piqué au centre de la cornée, ce qui avait donné naissance à une inflammation extrêmement douloureuse. Le médecin qui le vit le premier affirma qu'il avait extrait le dard, mais il n'employa aucun remède pour faire cesser l'irritation de l'organe. Lorsque le docteur Kreig vit le malade, cinq semaines après l'accident, la conjonctive était fortement hypertrophiée et la cornée recouverte d'une membrane opaque épaisse. Il y avait tout lieu de croire que les parties internes de l'œil étaient également malades. En examinant soigneusement l'œil avec une loupe, on découvrit au centre de la cornée un point noir et légèrement proéminent, autour duquel existait une forte injection. Le docteur Kreig enleva de ce point un long corps filiforme, constitué par le reste du dard de l'abeille. L'inflammation commença bientôt à diminuer, et au bout d'un mois la cornée avait en partie recouvré sa transparence, mais il resta des traces permanentes et remarquables des effets produits par la blessure. Ainsi, la teinte de l'iris passa du gris bleuâtre au bleu parfait, la pupille resta dilatée et insensible à l'action de la lumière, et le malade qui, avant cet accident, se servait de verres convexes, dut faire changer l'un d'eux contre un verre concave, l'œil gauche étant devenu myope (1). T. W.]

[*Obs.* 332. — J'ai extrait, six à huit semaines après l'accident, un grand nombre des épines de l'enveloppe d'une châtaigne qui s'étaient enfoncées dans la cornée. Le malade était un garçon de douze ans, admis le 10 novembre 1838 au *Wills hospital.* Il raconta que six semaines avant son entrée, pendant qu'il était occupé avec un de ses camarades à abattre des châtaignes, et pendant qu'il regardait en l'air, un de ces fruits, encore garni de son enveloppe épineuse, se détacha de l'arbre et vint le frapper sur l'œil. L'inflammation qui survint n'ayant point cédé aux remèdes domestiques et la vue restant affaiblie, sa mère l'avait amené à l'hôpital. On apercevait dans la cornée quatorze ou quinze épines de châtaigne, dont plusieurs avaient complétement traversé cette membrane. La conjonctive était un peu injectée mais beaucoup moins qu'on n'aurait dû le supposer. Trois de ces épines furent extraites avec la pointe d'une aiguille à cataracte; mais l'œil devint alors si sensible, s'injectant et sécrétant une si grande quantité de larmes, que je crus devoir m'abstenir de tenter pour le moment de nouveaux efforts. On prescrivit une once de sel d'Epsom à prendre moitié de suite, l'autre moitié le lendemain matin. Deux jours après, j'enlevai deux nouvelles épines. L'irritation de l'œil m'engagea encore à m'arrêter, et je prescrivis le sel purgatif comme la première fois. En suivant cette méthode, je parvins à enlever toutes les épines. L'une d'elles qui avait perforé la cornée et semblait avoir pénétré dans l'iris, ne fut extraite qu'avec difficulté, et je ne réussis à l'enlever qu'après plusieurs tentatives. Lorsqu'elle vint, elle fut suivie d'une portion de l'humeur aqueuse. La plaie qu'elle laissa se guérit aussi facilement que celle des autres, et, finalement, il était difficile de découvrir où les épines avaient pénétré (2). T. W.]

§ IV. — Plaies par incision de la cornée.

Il y a des plaies par incision qui ne dépassent guère la lame élastique antérieure de la cornée; elles déterminent pendant un certain temps la diplopie pour l'œil blessé. Les lèvres de ces plaies se gonflent et restent écartées. On peut quelquefois craindre de voir la plaie s'ulcérer et déterminer une perforation de la cornée; mais, le plus souvent, elle se contracte graduellement et se guérit en laissant une cicatrice linéaire. J'ai vu une plaie de cette nature, faite avec la pointe de ciseaux, amener l'asthénopie.

§ V. — Plaies pénétrantes de la cornée. — Perte de l'humeur aqueuse. — Prolapsus de l'iris. — Fistule de la cornée. — Ophthalmitis et autres effets des plaies de la cornée.

Les plaies qui pénètrent à travers la cornée dans la chambre antérieure sont tantôt nettement incisées, tantôt déchirées; elles ne constituent parfois qu'une simple piqûre; d'autres fois, elles s'étendent à toute la largeur de la cornée; enfin, elles peuvent en occuper le bord ou le centre : il en résulte des effets différents, suivant les cas. On rencontre des plaies pénétrantes de la cornée, si petites et si obli-

[(1) Gazette des Hôpitaux 1845, juin 27, extrait de CASPER's Wöchenschrift.]
[(2) HAYS. Édition américaine de LAWRENCE, p. 189. Philadelphie, 1854.]

ques, qu'elles ne donnent lieu à aucun écoulement d'humeur aqueuse, et qu'elles guérissent par première intention, laissant à peine une cicatrice visible; d'autres fois, la plaie laisse suinter pendant des semaines l'humeur aqueuse, mais à la fin elle se réunit, souvent sans que l'œil ait éprouvé de dommage sérieux et permanent. Dans une troisième série de cas, la plaie s'enflamme, suppure et laisse après elle une cicatrice opaque qui gêne plus ou moins la vision, selon sa situation et son étendue. L'irrégularité de la cornée dans la partie blessée, indépendamment de l'opacité, entrave beaucoup la vision et occasionne quelquefois la diplopie, quand le malade ne regarde les objets qu'avec l'œil blessé. Tandis que les plaies occasionnées par des instruments bien affilés sont moins dangereuses, celles qui sont produites par des corps épais et irréguliers, comme un clou, une aiguille d'emballeur ou la dent d'une fourchette, peuvent, en moins de vingt-quatre heures, occasionner une opacité considérable, avec gonflement et suppuration de la cornée. Ces sortes d'accidents se terminent souvent par l'atrophie de l'œil, après une inflammation longue et violente.

Neuf fois sur dix, les plaies pénétrantes de la cornée sont suivies de la perte soudaine d'une quantité considérable d'humeur aqueuse et de la hernie de l'iris. Celle-ci survient surtout lorsque l'ouverture de la cornée est située près de sa circonférence. Le prolapsus est dû, en partie à ce que l'iris perd le point d'appui que lui fournissait l'humeur aqueuse qui s'est échappée, en partie à la pression exercée par le reste de ce fluide qui cherche aussi à s'écouler par la plaie. La pupille est attirée vers la portion d'iris herniée, et comme il n'arrive que trop souvent que le prolapsus n'est pas réduit, l'iris s'unit aux lèvres de la plaie, et la difformité persiste à jamais. Le cristallin étant blessé dans beaucoup de cas, donne lieu à une cataracte que l'on reconnaît dès que l'état de la cornée permet d'examiner l'intérieur de l'œil. C'est ce qui arrive souvent lorsque des enfants se blessent avec des objets tels qu'un canif, une fourchette, des ciseaux, un morceau de verre.

La perte de l'humeur aqueuse, que les anciens considéraient comme équivalant à la perte de la vision, est promptement réparée par une nouvelle sécrétion de ce fluide. La réduction de l'iris hernié est beaucoup plus difficile et est souvent impossible. M. Lawrence dit qu'il ne l'a jamais vue s'accomplir (1). On peut cependant quelquefois réussir par les moyens suivants, si on les emploie une heure ou deux après l'accident, et *surtout si c'est la portion pupillaire de l'iris qui est herniée*.

La première chose à faire, c'est de provoquer, au moyen de la belladone, la plus forte contraction possible des fibres radiées de l'iris. La meilleure manière d'obtenir ce résultat, c'est de faire tomber dans

(1) Leçons dans the Lancet, vol. X, p. 482. London, 1826.

chaque œil quelques gouttes d'une solution de 3 à 4 grains d'atropine dans une once d'eau. La pupille saine, en se dilatant, aide par sympathie à la dilatation de celle de l'œil blessé. Si l'on n'a pas d'atropine sous la main, on fait usage d'extrait de belladone dissous dans l'eau, qu'on emploie de la même façon, et dont on enduit aussi les paupières.

Il faut ensuite placer le malade sous l'influence du chloroforme. Ce moyen non-seulement favorise la dilatation de la pupille, mais empêche de plus toute résistance et toute agitation de la part du malade, pendant les efforts que l'on fait pour faire rentrer l'iris hernié. L'œil, au moment où nous le voyons, est ordinairement déjà enflammé, intolérant pour la lumière, et le siége d'une douleur aiguë. La cornée est, en général, plus ou moins flasque, et en essayant de fixer l'organe, on fait écouler assez souvent une nouvelle quantité d'humeur aqueuse. Ces symptômes sont modérés par l'influence du chloroforme.

Le malade étant dans la position horizontale, on exerce sur l'œil, à travers la paupière supérieure, des frictions que l'on continue pendant quelques minutes, puis on expose brusquement l'œil à une vive lumière. C'est un moyen auquel il ne faut pas renoncer trop tôt ; il faut l'essayer à plusieurs reprises, patiemment, et en y consacrant chaque fois plusieurs minutes. Le but de cette manœuvre est de refouler en arrière l'iris hernié à travers la plaie de la cornée, en faisant mouvoir circulairement la paupière sur la surface du globe de l'œil. Si cela ne réussit pas, on comprime avec la curette ou une petite sonde mousse la portion d'iris déplacée, afin que le reste d'humeur aqueuse, logée derrière elle, puisse s'écouler. Lorsque l'on y réussit, on peut avoir la satisfaction de voir l'iris glisser en arrière et reprendre sa place.

Dans l'espace de quinze à trente minutes, l'atropine ou la belladone auront probablement agi sur la portion non déplacée de l'iris de façon à dilater la portion de pupille encore libre et à attirer en place la portion déplacée. Si le déplacement persiste, il faut renouveler les frictions et les tentatives avec la curette ou la sonde. Si l'on réussit, on recommande de toucher la plaie avec un crayon de nitrate d'argent taillé en pointe, pour empêcher tout nouvel écoulement d'humeur aqueuse (1).

Si le prolapsus de l'iris résiste à l'action de la belladone et aux efforts tentés par le chirurgien pour le replacer avec la curette ou la sonde, il faut le ponctionner ou l'inciser avec l'extrémité de petits ciseaux. Cela permet à l'humeur aqueuse, située derrière la portion herniée, de s'échapper, et favorise la rentrée de l'iris dans sa position normale, rentrée qu'il faut s'efforcer de favoriser à l'aide des moyens que nous venons d'indiquer (2).

(1) Voyez un cas de prolapsus de l'iris traité avec succès par le docteur Macfarlane. Glasgow Medical Journal, vol. 1, p. 104. Glasgow, 1828.

(2) Gibson's Practical Observations on the Formation of an Artificial Pupil, p. 42. London. 1811.

Lorsque toutes les tentatives pour réduire la portion d'iris herniée ont échoué, on peut la retrancher d'un coup de ciseaux, ou la laisser se rétracter lentement et disparaître. Le premier de ces deux moyens est certainement celui que l'on doit préférer, car la portion herniée abandonnée à elle-même est pendant longtemps une cause d'irritation. Son volume, au lieu de diminuer, va pendant un certain temps en s'accroissant; la pupille se trouve plus tiraillée de ce côté, et la cicatrice est plus étendue qu'après l'excision. Si le malade se refuse à cette petite opération, on touche, tous les deux jours, la portion herniée avec le nitrate d'argent. Sous l'influence de ce traitement, l'iris contracte des adhérences avec la cornée, s'affaisse graduellement, se recouvre de lymphe plastique, et finit par disparaître, laissant la pupille déformée d'une manière permanente et la vision plus ou moins altérée, suivant la dimension et la situation de la cicatrice.

[*Si c'est la portion d'iris voisine de ses attaches ciliaires qui fait hernie*, la dilatation de la pupille au moyen de la belladone n'est indiquée que dans le cas où la solution de continuité de la cornée est très large et où l'on a à redouter la procidence de toute la marge iridienne. Mais dans tous ceux où cette plaie de la cornée est limitée à un millimètre environ du bord correspondant de la pupille et ne menace que la partie sous-jacente de l'iris, il faut se garder de faire usage des mydriatiques. Dans le premier cas, si l'on parvient à dilater la pupille, il est évident qu'on sauvera toute la portion de cette ouverture située dans l'extrémité opposée à l'ulcération; tandis que, au contraire, dans le second, la portion herniée même de l'iris servira à oblitérer l'ouverture sans risque aucun pour la vision (1).

Lorsque la série des moyens qui viennent d'être exposés a été vainement appliquée, M. Desmarres pratique sur la conjonctive scléroticale, dans la partie qui se trouve en regard de la hernie de l'iris, en ayant bien soin de ne pas toucher à celle-ci, une ou plusieurs cautérisations énergiques au moyen du crayon de nitrate d'argent. Tantôt il cautérise seulement trois ou quatre points; d'autres fois il fait une traînée de caustique sur le pourtour de la cornée, dans le voisinage de la hernie. Si une première cautérisation n'a pas suffi, il en pratique, à deux ou trois jours d'intervalle, une deuxième, une troisième, une quatrième, sur la cornée même, mais en ayant grand soin que le caustique ne s'étende pas sur l'iris, car autrement la hernie pourrait devenir plus volumineuse à l'instant même. On se borne ensuite à des applications d'eau froide. M. Desmarres affirme avoir réussi à réduire par ce moyen, dont il explique fort ingénieusement le mode d'action (2), des hernies de l'iris anciennes, et où des adhérences s'étaient déjà établies entre cette membrane et la cornée. T. W.]

[(1) Desmarres, loc. cit., t. II, p. 289.]
[(2) Id., t. II, p. 482.]

Les plaies très étendues de la cornée exposent moins au prolapsus de l'iris que les plaies plus petites. Ainsi, la section de la cornée, dans l'extraction de la cataracte, est rarement suivie d'un prolapsus immédiat, tandis que l'ouverture pratiquée pour l'opération de la pupille artificielle par excision, et qui ne s'étend qu'au quart de la circonférence de la cornée, donne presque toujours lieu à une hernie de l'iris. Le même résultat s'observe lorsqu'il s'agit de plaies accidentelles. On a vu la cornée divisée complétement en travers, par un instrument bien tranchant, guérir avec une légère cicatrice linéaire et sans qu'il survînt de prolapsus de l'iris (1). Toutefois, dans les cas où la cornée a été complétement divisée suivant l'un de ses diamètres par un canif, un morceau de verre, etc., l'iris, bien qu'il n'ait pas fait hernie, se réunit souvent à la cornée, et le cristallin, ayant été touché, devient opaque (2).

Les plaies pénétrantes de la cornée dont nous venons de parler, sont faites par des corps étrangers qui ont été retirés immédiatement, tels que la pointe d'un canif, une fourchette, une paire de ciseaux, des morceaux tranchants de laiton ou de bois, des éclats de métal ou de pierre projetés contre l'œil, etc. Il arrive néanmoins parfois que le corps vulnérant reste fixé dans la cornée.

Obs. 333.—Le 29 juin 1846, on me fit lever à deux heures du matin pour extraire de la cornée d'un homme un hameçon qui y était fixé depuis la veille à huit heures du soir. La pointe de l'hameçon avait pénétré dans la chambre antérieure, et sa dentelure était cachée dans la substance de la cornée. En le saisissant solidement avec des pinces, et en tirant fortement, je parvins à le faire sortir par le chemin qu'il avait suivi, résultat que je n'espérais pas pouvoir obtenir sans agrandir la plaie. Le lendemain, l'œil paraissait bien; mais l'iris, par suite de la perte de l'humeur aqueuse, se trouvait en contact avec la cornée. Je dilatai la pupille avec la belladone, et en deux jours l'œil se trouva parfaitement bien.

J'ai fait allusion, page 579, à l'observation suivante :

Obs. 334.—Un malade se présente à l'hôpital de M. Wardrop, l'œil gauche très rouge et atteint d'une photophobie intense. On apercevait au côté temporal de la cornée un point opaque, auquel la pupille, irrégulière, adhérait. Quatorze semaines auparavant, pendant qu'il était à tordre un morceau de fil d'or, celui-ci se cassa et un petit fragment vint frapper l'œil. Trois jours après, il survint une inflammation intense, avec forte douleur, qui persista pendant cinq semaines malgré des déplétions actives. A partir de cette époque, la douleur devint moins aiguë. Quelques jours après son arrivée à l'hôpital, on aperçut un morceau de fil d'or dont une portion faisait saillie à la surface de la cornée, et dont une autre, plus considérable, paraissait emprisonnée dans le point opaque. On le dégagea facilement au moyen d'une pince; mais son extraction fut suivie de l'écoulement de l'humeur aqueuse. La portion de fil métallique avait trois lignes de long, et l'une de ses extrémités avait pénétré dans la chambre antérieure. Le malade éprouva un grand soulagement de l'extraction de ce corps étranger, et l'inflammation et l'opacité disparurent promptement (3).

(1) Rognetta. Cours public d'ophthalmologie. Lancette française, 7 janvier 1837.
(2) Demours. Traité des maladies des yeux, p. 55. Paris, 1818.
(3) Lancet, vol. X, p. 475. London, 1826.

Il arrive quelquefois qu'une plaie pénétrante de la cornée, située à sa circonférence, contre la sclérotique, et arrivant jusque dans la chambre antérieure, se trouve fermée par la cicatrisation de la conjonctive qui la recouvre, bien que le tissu propre de la cornée ne se soit pas réuni; de sorte que l'humeur aqueuse s'écoule par l'ouverture de la cornée et vient soulever la conjonctive sous la forme d'une vésicule. Si l'on retranche d'un coup de ciseaux la petite tumeur qui en résulte, il s'échappe une quantité considérable d'un fluide ténu, et au fond de la cavité que l'on a ainsi ouverte, on aperçoit un orifice qui conduit dans la chambre antérieure. Si l'on ne fait rien de plus, la conjonctive guérit; mais la *fistule de la cornée,* comme on l'appelle, persiste, et la vésicule se reproduit. Pour fermer l'ouverture fistuleuse, il faut, après avoir retranché la conjonctive avec les ciseaux, toucher l'ouverture de la cornée avec un crayon de nitrate d'argent taillé en pointe (1).

Les plaies de la cornée, produites par des éclats de fer ou de pierre, lancés avec force contre l'œil, et pouvant intéresser l'iris et le cristallin, peuvent être suivies d'ophthalmitis phlegmoneuse. Si la cornée et la sclérotique ont été blessées à leur point de jonction, l'iris y fait hernie; la pupille est attirée vers la plaie, et, après que celle-ci est cicatrisée, on voit fréquemment survenir une inflammation sympathique de l'autre œil. Dans une plaie de l'œil dans laquelle la cornée seule a été divisée, les effets de la lésion peuvent s'étendre à l'intérieur de l'organe, comme dans le cas suivant :

Obs. 335. — Une plaie de la cornée produite par un éclat de fer détermina une inflammation considérable de la conjonctive et de la sclérotique, un grand trouble dans la chambre antérieure qui se remplit de lymphe, et une coloration vert doré de l'iris. A mesure que la chambre antérieure s'éclaircit, on aperçut de la lymphe plastique déposée sur la capsule du cristallin. Cette lymphe s'absorba graduellement, et l'on vit que le cristallin était transparent; mais l'on aperçut derrière lui une opacité d'apparence concave, d'une couleur gris-verdâtre, et qui était probablement de la lymphe épanchée sur la surface de la rétine. L'œil ne conserva que la faculté de distinguer la lumière de l'obscurité.

Dans un cas rapporté par M. Pollock, l'inflammation violente qui succéda à la section transversale de la cornée par un coup de fouet, fut suivie d'un tétanos mortel (2).

SECTION II.

CORPS ÉTRANGERS DANS LES CHAMBRES DE L'HUMEUR AQUEUSE.

Dans beaucoup de cas de plaies pénétrantes de la cornée, le corps étranger qui les produit s'introduit complétement dans la chambre

(1) Medical Gazette, vol V, p. 224. London, 1829.
(2) Medical Gazette, vol. XXXIX, p. 1006. London, 1847.

antérieure. On le trouve parfois adhérent à la face interne de la cornée; d'autres fois il est tombé au fond de la chambre antérieure; plus fréquemment, il s'est fixé dans l'iris ou dans la capsule du cristallin; mais il arrive rarement qu'il ait passé derrière l'iris et qu'il se soit établi dans la chambre postérieure. Il faut dans tous ces cas procéder immédiatement à son extraction, à moins qu'il ne soit d'une très petite dimension. On peut, par exemple, laisser un grain de poudre à canon, qui, ayant traversé la cornée, est allé se fixer sur la face antérieure de l'iris, ou une parcelle métallique de la même dimension. Il est arrivé nombre de fois que la pointe d'un couteau ou d'une aiguille à cataracte s'est rompue dans la chambre antérieure, et qu'y ayant été abandonnée, elle s'y soit oxydée et dissoute (1). On ne doit pas compter que des fragments métalliques plus volumineux et plus grossiers disparaissent de cette façon. S'ils sont fixés dans l'iris, ou engagés entre la cornée et l'iris, quand même ils n'auraient pas déchiré celui-ci, ils amènent presque inévitablement une iritis; et lorsqu'ils se trouvent simplement en contact avec la capsule cristalline, une cataracte survient nécessairement. Qu'on enlève le fragment métallique de ces diverses situations, et l'iritis et la cataracte pourront être prévenues. Pour en arriver là, cependant, on court le risque de blesser l'iris, de le détacher de la choroïde, et de produire en même temps un épanchement de sang; d'ouvrir la capsule, ce qui, en permettant le contact de l'humeur aqueuse avec la lentille, détermine une cataracte; de voir l'iris faire hernie au dehors après l'ablation du corps étranger, et de voir survenir, par suite de l'opération, une inflammation désorganisatrice qui se termine par l'atrophie de l'œil.

La difficulté que l'on éprouve pour extraire un corps étranger, varie suivant qu'il est libre dans l'humeur aqueuse, enchevêtré entre la cornée et l'iris ou le cristallin, ou fixé par ses angles ou ses extrémités dans la substance de l'un ou l'autre de ces tissus.

Il est très avantageux, lorsque l'on veut procéder à l'extraction de ces corps, de placer le malade dans une position horizontale, et de le plonger dans une insensibilité complète à l'aide du chloroforme. Lorsque l'on n'a point recours à ce moyen, et que le malade est assis, il doit appuyer la tête contre la poitrine d'un aide placé derrière lui; si l'œil ne peut rester en repos, on saisit la conjonctive avec des pinces près du canthus interne.

On peut se servir, pour exécuter l'extraction d'un corps étranger de la chambre antérieure, d'un crochet ou d'une petite pince (plus petite que celle représentée fig. 42, page 305), introduite à travers la plaie qui existe déjà à la cornée, ou par la même ouverture que l'on a préalablement agrandie avec le couteau à cataracte. Toutefois, dans cer-

(1) LAWRENCE. Leçons dans the Lancet, vol. IX, p. 531. London, 1826.

tains cas cette manœuvre ne peut s'exécuter, ou il ne convient pas de l'essayer; on doit alors pratiquer avec le couteau à cataracte, à un dixième de pouce de la sclérotique, une nouvelle ouverture d'une étendue suffisante. Si l'on pratique l'ouverture de la sclérotique dans un point plus rapproché, il y a beaucoup à craindre de voir survenir un prolapsus de l'iris (1). J'ai vu l'application de la belladone, dans un cas où un fragment anguleux d'acier était logé entre l'iris et la cornée, dilater la pupille et entraîner le corps étranger avec l'iris jusqu'à la circonférence de la cornée; mais je ne crois pas que l'on doive recourir généralement à l'emploi de cet agent avant de procéder à l'extraction des corps étrangers par une incision à la cornée, car je pense qu'elle favorise le prolapsus de l'iris. Il arrive assez souvent que, dès que l'incision de la cornée est faite, le corps étranger s'échappe au dehors avec l'humeur aqueuse, de sorte que l'on n'a pas la peine de l'extraire avec les instruments. Pour agir avec une pince ordinaire, il faut que l'incision de la cornée soit assez grande; une plus petite suffit lorsqu'on se sert du crochet mousse, de celui de Schlagintweit, ou de la pince à canule.

Obs. 336. — Pendant qu'un ouvrier tournait du cuivre, un fragment aigu de ce métal, d'environ 1 1/2 ligne, fut projeté dans l'un de ses yeux. Douze jours après l'accident, il vint me consulter, et je vis le morceau de cuivre adhérent à la face interne de la cornée. Il n'existait ni plaie, ni cicatrice apparente, mais il y avait une iritis bien développée. Je pratiquai une saignée du bras, j'administrai le calomel et l'opium, et je dilatai la pupille avec de la belladone. Je diminuai à l'aide de ces moyens l'inflammation oculaire, puis je procédai à l'extraction du corps étranger. J'ouvris la cornée dans l'étendue de deux lignes, à un dixième de pouce de la sclérotique, en ayant soin de maintenir le couteau dans la plaie jusqu'à ce qu'il se fût écoulé un peu d'humeur aqueuse, afin d'éviter le prolapsus de l'iris qui est si sujet à se manifester lorsque ce liquide s'échappe brusquement. J'introduisis alors un petit crochet, et j'attirai le morceau de cuivre le long de la surface de la cornée, jusqu'à ce qu'il fût arrivé au niveau de l'incision, à travers laquelle il sortit aisément. En quelques jours l'œil fut parfaitement bien remis.

Obs. 337. — Un homme vint me trouver, ayant dans l'œil une épine dont la pointe était fixée dans l'iris et l'extrémité la plus épaisse dans la cornée. L'accident était survenu trois semaines auparavant, et la plaie de la cornée, qui avait livré passage à l'épine, s'était fermée par-dessus elle. La présence de ce corps étranger n'avait, pendant ces trois semaines, déterminé aucune inflammation. J'ouvris la cornée à son bord temporal, l'épine se trouvant près de son bord nasal. Il me fut impossible de la détacher de la cornée avec le crochet de Schlagintweit; pendant que je tirais dessus avec le crochet, l'iris se déchira, et l'œil se remplit de sang.

[(1) Notre auteur se trouve ici en complète opposition avec M. Desmarres qui dit (t. II, p. 514) : « Avant tout, on devra se rappeler la disposition anatomique des parties et ne pas oublier que la cornée est enchâssée sur la sclérotique en avant de l'iris, et qu'il y a entre ces membranes un espace libre, un sillon, dans lequel le corps étranger ira souvent se loger. Si l'on omettait cette circonstance, il arriverait que la ponction faite à la circonférence de la cornée passerait toujours au-dessus du corps étranger et que l'extraction en deviendrait ou excessivement laborieuse, ou même impossible. Pour éviter un aussi fâcheux résultat, il faut ponctionner en biseau la sclérotique dans l'étendue d'environ un centimètre, et de manière à faire passer l'instrument immédiatement en avant de l'iris. Le corps étranger, libre dès lors, s'échappe souvent seul, ou est facilement entraîné avec une curette. » M. Desmarres fait, comme on le voit, bon marché de l'imminence du prolapsus irien. T. W.]

C'est une chose remarquable que le peu d'irritation que détermine quelquefois le séjour prolongé d'un corps étranger dans la chambre antérieure (1). Rognetta (2) a vu un morceau de faïence du volume d'un pois séjourner huit jours derrière la cornée sans déterminer d'accident grave; la plaie extérieure s'était cicatrisée. Laissé au delà d'un certain temps, ce corps étranger aurait entraîné la destruction de l'œil. Un fait intéressant, néanmoins, dont Von Ammon (3), Solomon (4), et Grüllich (5), ont rapporté des exemples, et dont j'ai vu moi-même un cas, c'est qu'un corps étranger logé dans la chambre antérieure détermine quelquefois autour de lui une exsudation de lymphe plastique qui, venant à s'organiser, forme une sorte de capsule qui entoure de toutes parts le corps étranger, ce qui met fin à l'irritation occasionnée par sa présence. Cette éventualité ne doit cependant pas servir de prétexte pour négliger d'enlever sur-le-champ les corps étrangers qui ont pénétré dans les chambres de l'humeur aqueuse.

[L'observation suivante de M. James Dixon ne fait que confirmer cette allégation; elle prouve que l'enveloppe fibrineuse qui se forme autour de fragments métalliques, dans cette partie de l'œil, ne garantit pas toujours le malade contre des attaques d'inflammation ultérieures, et démontre qu'il est important de faire l'extraction immédiate de ces corps étrangers, quand l'opération n'entraîne pas de danger pour l'organe intéressé (6).

Obs. 338.—G. âgé de 35 ans, cordonnier, grêle, pâle, d'un aspect maladif, entre à l'hôpital le 10 janvier 1848. Il accuse à l'œil droit de la photophobie et de la douleur; la vision de ce côté est imparfaite. La cornée est transparente; la sclérotique présente de la vascularisation en forme de zone; l'iris se contracte lentement à la lumière, et la pupille est déjetée en dedans et en bas. On voit, à la partie inférieure et interne de l'iris, une petite masse arrondie de la grosseur d'un grain de moutarde, située à distance égale entre l'adhérence du cercle ciliaire et le bord pupillaire. Ce corps étranger semble composé de fibrine, et présente un point noir vers son centre. Trois jours avant son entrée à l'hôpital, le malade lisait facilement le petit caractère avec l'œil affecté; mais à présent, il ne distingue plus que les grosses lettres. Il dit qu'il y a huit ans que cet œil fut frappé d'un plomb de chasse; il croit à la probabilité de cette circonstance, en ce qu'il se trouvait, au moment de l'accident, à quelques pas d'un individu qui tirait des moineaux. Il se produisit de la douleur et de la rougeur à l'œil; le malade consulta un médecin qui diagnostiqua une iritis et lui fit faire un traitement mercuriel.

Il n'y eut à cette époque aucun trouble de la vision, et celle-ci n'éprouva aucune atteinte pendant les trois années qui suivirent l'accident, le malade voyant aussi bien de l'œil droit que de l'œil gauche. A l'expiration de ces trois années, il survint une nouvelle inflammation, pour laquelle un médecin fut appelé. Tout alla bien jusqu'au commencement de l'année 1848, époque où le malade vint réclamer les soins de M. Dixon, qui prescrivit des

[(1) Voir une observation d'un morceau de verre volumineux extrait de l'œil après y avoir séjourné cinq ans. C. Jaeger dans Ammon's Zeitschrift, vol. III, p. 105.]

(2) Cours public d'ophthalmologie: Lancette française, 10 janvier 1837.

(3) Graefe und Walther. Journal der Chirurgie und Augenheilkunde, vol. XIII, p. 418. Berlin, 1829.

(4) Ibid., vol. XIV, p. 457. Berlin, 1830.

(5) Ammon's Zeitschrift für die Ophthalmologie, vol. I, p. 536. Dresden, 1831.

[(6) Annales d'Oculistique, t. XXII, p. 17.—The Dublin Quarterly Journal of Medical Science, vol. VI. New series, 1848, p. 210.]

sangsues à la tempe et des prises de calomel et d'opium matin et soir. Trois jours après, le petit noyau fibrineux, logé sur l'iris, avait perdu de son volume, et le corps noirâtre, fixé vers son centre, se vit plus distinctement. L'enveloppe fibrineuse n'était cependant pas assez atténuée pour qu'on pût songer à une opération exploratrice avec quelque chance de succès; car on risquait de léser le cristallin qui paraissait parfaitement sain. Il ne fallut que trois jours de plus pour exciter un nouveau dépôt fibrineux autour du corps étranger, qui se trouva de rechef caché à la vue; et la masse avait tellement augmenté de volume vers le milieu du mois de mars, qu'elle se trouvait en contact avec la face postérieure de la cornée et couvrait la moitié inférieure de l'ouverture pupillaire. Le 10 avril, une petite proéminence blanchâtre, présentant un point noir vers le centre, fit saillie à la face antérieure de la cornée; celle-ci semblait se ramollir et sur le point de céder à la pression. Trois jours suffirent pour donner au petit globule noirâtre l'aspect d'un corps étranger, qui ressemblait à l'extrémité d'une soie de porc, noire et fort déliée. M. Dixon saisit ce corps étranger avec une pince et le retira: celui-ci avait environ 1 1/2 ligne de long et fut reconnu, par les réactions chimiques, pour un fragment de cuivre. Il ne s'écoula point d'humeur aqueuse, parce que l'enveloppe fibrineuse, dont était entouré le corps étranger, formait, en arrière, une cloison, tandis qu'en avant il y avait eu ramollissement et ulcération de la cornée. — 5 juin. Une forte opacité de la cornée cache la moitié interne de la pupille; cette altération pathologique et une légère synéchie de l'iris sont les seules traces de la lésion qu'a éprouvée l'œil droit. Les contractions de l'iris sont énergiques, le cristallin est d'une transparence parfaite, et la vision est excellente T. W.] (1).

SECTION III.

LÉSIONS TRAUMATIQUES DE L'IRIS.

Fig. Wardrop, pl. X, fig. 2 et 3.

Outre le prolapsus, dont nous avons déjà parlé, les lésions les plus fréquentes de l'iris sont : les piqûres et les déchirures effectuées à travers la cornée ; le déplacement ; la séparation du bord ciliaire de l'iris d'avec la choroïde.

J'ai vu, dans un cas, l'iris revêtir une couleur verdâtre, après que l'œil avait été exposé à un courant de vapeur d'eau. Les coups sur l'œil déterminent aussi cette coloration verdâtre de l'iris, due probablement au sang qui s'épanche dans sa substance.

L'iris reçoit en abondance du sang rouge. De là vient qu'il saigne ordinairement beaucoup lorsqu'il est blessé, et quelquefois assez abondamment pour remplir les chambres de l'humeur aqueuse. Il est aussi très sujet à l'inflammation adhésive, à cause de la fibrine qu'il laisse échapper de ses vaisseaux lésés, et qui donne lieu aux adhérences morbides qu'il contracte avec les tissus qui l'avoisinent.

1. Les piqûres et les déchirures de l'iris sont fréquemment suivies de la dilatation de la solution de continuité, qui constitue alors une

[(1) Voir diverses observations intéressantes de corps étrangers dans la chambre antérieure : Annales d'Oculistique, t. I, p. 435, 439, 440, 445, 446 ; t. V, p. 157 ; t. Ier supplémentaire, p. 245 ; t. VIII, p. 279 ; t. XIII, p. 195, t. XVII, p. 14 ; t. XVIII, p. 250, 272 ; t. XXII, p. 224 ; t. XXIII, p. 7 ; t. XXVI, p. 209, 116 ; t. XXXI, p. 295.]

pupille accidentelle permanente. On doit, dans ces sortes de cas, se tenir en garde contre l'inflammation, et la combattre par le traitement qui convient à l'iritis, c'est-à-dire, par la saignée, le mercure et la belladone.

Obs. 339. — Un individu se perfora la cornée gauche, près de son bord supérieur, avec la pointe d'une des branches d'un compas. Il se fit à l'iris une plaie apparente, qui s'étendait de sa grande circonférence presque jusqu'au bord pupillaire. L'humeur aqueuse suinta pendant quatorze jours par la plaie extérieure. L'iris se rapprocha graduellement de la cornée, et après que la plaie de cette dernière partie se fut cicatrisée, la chambre antérieure parut presque complétement effacée. La plaie de l'iris resta longtemps béante, et cette membrane paraissait évidemment amincie autour de la blessure. La pupille était à peine mobile, et la vision était obscure, probablement parce que l'aberration de sphéricité n'était pas suffisamment corrigée. Peu à peu, l'iris reprit sa place naturelle; il ne survint aucune cataracte, et la vision redevint parfaite. Un an ou deux après, il se forma sur le point de l'iris qui avait été blessé, une tumeur vésiculeuse résultant du dépôt d'un fluide entre la substance propre de l'iris et l'uvée.

Les corps étrangers, comme les petits éclats de métal ou de pierre, qu'on laisse en contact avec l'iris, s'entourent d'une petite capsule, ainsi que nous l'avons déjà dit.

Les plaies pénétrantes de la cornée sont quelquefois compliquées tout à la fois de déchirure et de prolapsus de l'iris. La portion déchirée qui fait hernie se montre sous l'aspect d'une membrane grisâtre et flasque, qu'il faut retrancher d'un coup de ciseaux.

Chez les enfants scrofuleux, les plaies par piqûre de la cornée et de l'iris se terminent souvent par l'atrésie de la pupille et la destruction de l'œil. Une excroissance fongueuse rougeâtre prend quelquefois naissance sur l'iris blessé et vient faire saillie au dehors à travers la plaie de la cornée.

2. Les coups sur l'œil (comme les coups de poing, par exemple) occasionnent assez fréquemment le déplacement d'une portion considérable de l'iris. La pupille est fortement agrandie ; une moitié peut-être de l'iris se dérobe à la vue, de sorte que d'un côté la pupille s'étend jusqu'à la circonférence même de la cornée. Cet accident s'accompagne le plus souvent d'un épanchement de sang dans l'intérieur de l'œil et d'amaurose consécutive.

3. L'iris est, chez l'homme, moins solidement attaché à la choroïde que chez les quadrupèdes; il en résulte que les coups brusques sur l'œil amènent fréquemment la séparation de ces deux membranes l'une de l'autre, ce qui détermine une pseudo-pupille. (Fig. 75.) Un coup de fouet, de queue de cheval, ou d'un rameau d'arbre, produit souvent cet accident. Nous ne possédons, en pareil cas, aucun moyen de ramener l'iris à sa situation primitive. La bella-

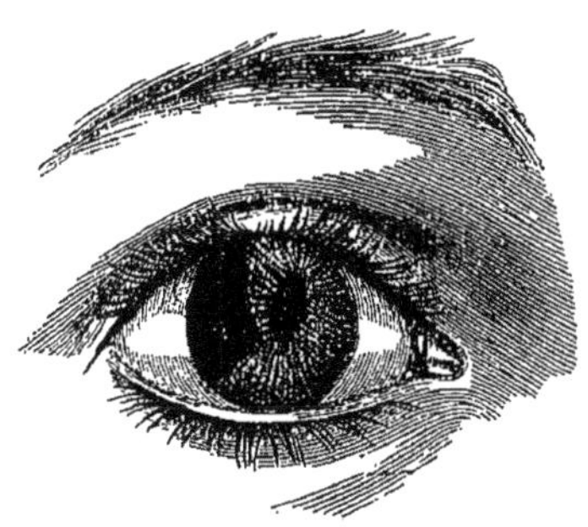

Fig. 75.

donc dilate la fausse pupille, aussi bien que la pupille naturelle, et diminue la largeur de la portion d'iris qui les sépare. La vision est ordinairement beaucoup affaiblie dans l'œil qui a subi cet accident.

Chez un jeune homme à qui j'ai donné des soins, l'iris avait été en partie détaché par le choc d'une fusée ; la pupille naturelle était en même temps fort dilatée, et la vision obscurcie. Après une saignée du bras, et l'usage du calomel avec l'opium, la fausse pupille commença à diminuer d'étendue ; la pupille naturelle se contracta aussi. La vision redevint presque parfaite; mais la fausse pupille ne se ferma point. Je n'ai jamais vu, en pareil cas, le bord de l'iris reprendre sa position normale.

Une dame, en secouant un morceau de drap, fut frappée à l'œil droit par un bouton qui y était attaché. Il en résulta un décollement de l'iris en deux points distincts, et une cataracte.

Lorsque l'iris est malade, comme il l'est souvent dans les cas où l'on cherche à le détacher dans l'opération de la pupille artificielle, il retourne se remettre en contact avec la choroïde. Il n'en n'est pas ainsi dans les cas de séparation accidentelle dont nous nous occupons, dans lesquels l'iris est parfaitement sain, et où ses fibres radiées ont conservé complétement la faculté de se contracter.

Quelquefois la plus grande partie de l'iris est détachée ; il se contracte alors et se trouve réduit à un cercle très étroit. (Fig. 74.) Dans un cas que j'ai vu, l'iris était réduit à un mince lambeau flottant ; le cristallin opaque était profondément enfoncé dans l'humeur vitrée ; néanmoins, le malade, avec l'œil dans cet état, distinguait encore les doigts. Bien que l'œil, en pareil cas, soit le plus souvent amaurotique, il est cependant très intolérant pour la lumière, et demande à être recouvert d'un bandeau.

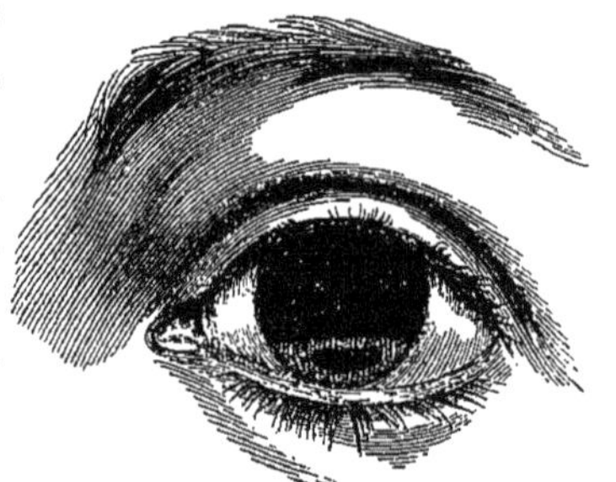

Fig. 74.

Un coup sur l'œil peut aussi déchirer l'iris, de son bord ciliaire à son bord pupillaire, et entraîner une portion de la choroïde. La fig. 75 représente un accident de cette espèce observé chez un malade du *Glasgow Eye Infirmary*. Ces cas s'accompagnent toujours d'un épanchement de sang dans l'intérieur de l'œil ; de sorte que, tant que ce liquide n'est pas absorbé, on ne peut reconnaître l'état de l'iris ; après, on trouve généralement le cristallin luxé, l'humeur vitrée dissoute, l'iris tremblotant, et la rétine insensible.

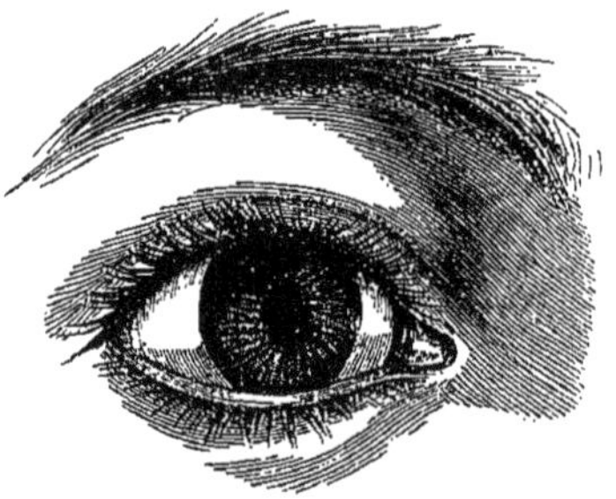

Fig. 75.

Lorsqu'une plaie pénétrante de la cornée est compliquée de décollement de l'iris, on voit souvent le cristallin et sa capsule devenir opaques, l'humeur vitrée se dissoudre, et, comme dans le cas représenté fig. 76, l'œil augmenter de volume, et la choroïde transparaître à travers la sclérotique amincie. Le cas représenté (fig. 76) est celui d'une plaie pénétrante produite par une fourchette; le staphylôme de la choroïde acquit un volume si considérable, qu'après avoir vainement évacué à plusieurs reprises, l'humeur vitrée dissoute qui le distendait, je fus obligé d'enlever avec des ciseaux une portion de la choroïde et de la sclérotique; après quoi, l'œil s'affaissa et put être facilement recouvert par les paupières.

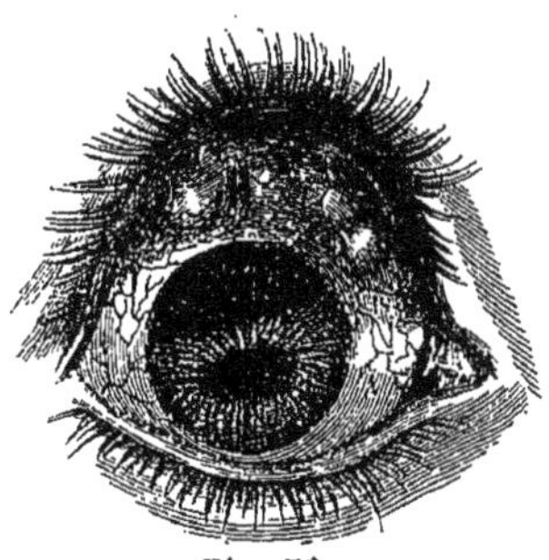
Fig. 76.

[Une autre variété de déchirure de l'iris dont les auteurs parlent à peine, la déchirure de son cercle interne ou bord pupillaire, a été récemment signalée par M. White Cooper (1). Cet accident entraîne la dilatation considérable et permanente de la pupille et des troubles sérieux dans la vision; cette dilatation est aussi prononcée que celle qui est déterminée par une forte solution de sulfate d'atropine. Si les fibres qui font contracter l'iris sont complétement déchirées, la pupille sera largement dilatée et immobile; si la déchirure n'est que partielle, il pourra encore se faire quelque contraction. Il faut, dans ces cas, être très réservé sur le pronostic, car, bien qu'avec le temps l'œil s'accoutume à l'excès de lumière qui lui arrive, la vue, dans les cas les plus favorables, n'en reste pas moins sérieusement troublée. Le temps amène quelque amélioration; mais quand la déchirure est considérable, il est douteux que l'œil puisse être amené à être encore de quelque utilité. Les bords de la déchirure sont fortement écartés et ne peuvent être rapprochés par aucun moyen connu.

Pour remédier à cette mydriase permanente, M. Cooper conseille l'usage d'un appareil qui consiste dans un encadrement de lunettes auquel on fixe, du côté correspondant à l'œil malade, une plaque opaque, d'acier mince, de corne ou d'écaille de tortue noircie, et ayant à son centre, au point qui correspond à la pupille, une ouverture circulaire, ou une petite fente transversale. La forme et les dimensions à donner à cette ouverture doivent être indiquées par l'expérience.

Les trois observations qui suivent sont dues à M. White Cooper :

Obs. 340. — En octobre 1854, un homme entre à *Saint Mary's hospital*, pour un coup violent qu'il a reçu sur l'œil droit; la chambre antérieure est remplie de sang, et l'on ne peut distinguer aucune trace de l'iris. On le met au lit, et on prescrit des applications

[(1) Annales d'Oculistique, t. XXXIV, p. 246.]

froides à demeure sur l'œil, un purgatif actif et la diète. Je ne le vis que le lendemain; l'absorption avait marché si rapidement que je pus reconnaître l'état de l'iris. Je vis que le sang s'était échappé de deux fissures du cercle interne de l'iris, qui donnaient à cette membrane l'aspect dentelé. La pupille était largement dilatée, complétement immobile, et la vue si affaiblie que le malade ne distinguait que les gros objets. L'œil était cependant exempt d'inflammation et le malade n'accusait aucune douleur, ce qui fit que, comme on avait un pressant besoin de lits, on le laissa sortir, en lui faisant promettre de se présenter à la consultation externe. Il ne jugea point à propos de tenir sa promesse, et ce n'est qu'au hasard que j'ai dû de pouvoir plus tard examiner son œil. Voici dans quel état il se trouvait deux mois après l'accident : la pupille est toujours largement dilatée, et l'irrégularité du cercle interne de l'iris est encore très distincte. On ne peut exciter dans l'iris ni contraction ni dilatation; il reste immobile, quelle que soit l'intensité de la lumière. L'œil s'était promptement rétabli de l'accident, à l'exception de la vue qui est restée fort obscure. Tous les objets lui paraissent sombres et confus; il voit mieux lorsqu'on le fait regarder à travers une carte percée par une épingle. Comme il n'existait aucun symptôme inflammatoire, on se borna à lui conseiller de se procurer un diaphragme percé de façon à limiter la quantité de lumière arrivant à l'œil, et à éviter tout ce qui pouvait surexciter cet organe.

Obs. 341. — Un officier de dragons, en garnison à Dublin, reçut, au commencement d'octobre 1854, en jouant à la paume, un violent coup de balle sur l'œil gauche. Il fut étourdi sur le moment, mais en reprenant ses sens, il s'aperçut qu'il ne voyait plus de l'œil blessé. Il s'adressa à un médecin habile; M. Wilde fut aussi consulté, de sorte qu'il fut traité dès le début avec tous les soins désirables. Je vis ce monsieur le 10 novembre, environ six semaines après l'accident; son œil était dans l'état suivant : — la pupille est énormément dilatée, l'iris est réduit à une bande étroite, et complétement immobile sous l'action de la lumière la plus intense. Sa portion inférieure présente deux fissures, dont les bords écartés donnent à cette partie l'apparence d'une scie. La vue est très imparfaite, il n'aperçoit que les gros objets; l'emploi d'un diaphragme percé ne l'améliore pas. On essaie des embrocations stimulantes et l'instillation des teintures d'aconit et d'opium, mais sans le moindre avantage. Je revis ce gentleman de temps à autre, et six semaines après sa première visite, la vue s'était notablement améliorée : en regardant à travers un trou d'épingle, il voyait nettement des objets qu'il distinguait à peine auparavant. Au bout de quatre mois, l'iris parut reprendre un peu de sa puissance contractile, car la dilatation de la pupille avait subi une diminution notable, et la largeur de l'iris s'était accrue. Néanmoins, exposé alternativement à la lumière et à l'obscurité, il n'exécutait aucun mouvement. Quand je vis le malade pour la dernière fois en juillet, une nouvelle amélioration était survenue, car il s'opérait de légers mouvements de dilatation et de contraction. La vision s'était améliorée, car non-seulement il apercevait à l'aide du diaphragme percé les objets éloignés, mais il pouvait de plus lire et écrire avec assez de facilité. Il y avait cependant un revers à la médaille : comme la puissance visuelle des deux yeux n'était pas égale, et qu'il ne pouvait constamment porter son diaphragme, le malade avait pris, sans le savoir, l'habitude de fermer l'œil malade chaque fois qu'il regardait quelque chose.

Obs. 342. — Le 14 juin 1855, je fus consulté pour un jeune homme de 17 ans, qui, onze semaines auparavant, avait reçu une pierre volumineuse et vigoureusement lancée sur l'œil droit. Il tomba sous la violence du coup, et l'œil atteint perdit sur-le-champ la faculté de voir. Il fut traité activement par un médecin, mais la vision ne revint qu'imparfaitement; c'est pourquoi on l'avait amené à Londres. Il n'y avait pas à se tromper sur la nature du cas. La pupille présentait cette large dilatation caractéristique que nous avons déjà décrite et son bord inférieur était dentelé comme une scie. Il y avait ici trois fissures, de sorte que les irrégularités étaient encore plus marquées. La coloration de l'iris n'était point altérée, et l'œil n'offrait pas la moindre trace d'inflammation. En lui faisant fermer l'œil sain, on s'assura qu'il ne distinguait que les objets volumineux, et encore confusément. En le faisant regarder par un trou d'épingle, il reconnaissait les traits du visage, et lisait assez bien les grands caractères. Comme la lésion était très étendue, mon pronostic fut défavorable, et je conseillai de le faire renoncer à la profession d'imprimeur, à laquelle on le destinait, pour prendre celle d'agriculteur, ou toute autre qui n'exigeât pas trop de travail des yeux, plus l'usage d'un diaphragme percé. T. W.]

SECTION IV.

LÉSIONS TRAUMATIQUES DU CRISTALLIN ET DE SA CAPSULE.

§ I. — Cataracte traumatique.

Fig. Wardrop. pl. IX, fig. 1.

1. Un cas très rare, mais dont j'ai observé un exemple, c'est qu'un corps aigu, poussé à travers la cornée, ne fasse qu'égratigner la capsule cristalline sans la perforer. La conséquence de cet accident est une marque blanche permanente.

2. Les plaies pénétrantes de la capsule cristalline, faites à travers la cornée ou la sclérotique par des instruments piquants ou tranchants, sont promptement suivies de l'opacité de la lentille. Ce résultat, qu'on attribue généralement à l'introduction de l'humeur aqueuse dans la capsule, paraît inévitable, quelque petite que soit la piqûre. Une femme qui, en secouant vivement un morceau d'étoffe, s'était fait sauter une épingle dans l'œil droit, vint me consulter. L'épingle avait pénétré vers le milieu de la cornée et piqué la capsule immédiatement derrière le bord de la pupille. Il en résulta une cataracte lenticulaire complète et une opacité partielle de la capsule. Lorsque la plaie est plus étendue, on voit souvent une portion du cristallin sortir de la capsule et présenter une teinte blanc-bleuâtre, qui le fait ressembler à un épanchement de lymphe plastique. Les bords de la piqûre ou de la plaie de la capsule sont sujets à s'enflammer et à devenir d'une couleur blanc de craie. Si la réunion a lieu, de façon que l'humeur aqueuse ne vienne plus se mettre en contact avec le cristallin, la marche de la cataracte s'arrête. Si la plaie capsulaire est considérable et ne se ferme pas, la totalité du cristallin devient promptement opaque, et, chez les jeunes gens ou les personnes d'un âge moyen, il s'absorbe graduellement, de sorte que la pupille redevient claire et que la vision reparaît souvent à un certain degré.

La lésion qui a produit la cataracte traumatique est souvent suivie d'iritis et d'adhérences qui s'établissent entre l'iris et la capsule. On doit donc dilater fortement la pupille aussi promptement que possible au moyen de la belladone ou du sulfate d'atropine, et la maintenir dans cet état jusqu'à ce que tout danger d'inflammation soit passé, ou même jusqu'à ce que le cristallin ait disparu. On appliquera à demeure sur l'œil blessé, des compresses froides, et l'on combattra l'iritis par les déplétifs et le mercure.

On peut voir survenir des accidents encore plus graves à la suite des plaies pénétrantes de la cornée et du cristallin, tels que la rétinite et la choroïdite. Celles-ci surviennent avec ou sans lésion de l'iris. Chez les enfants scrofuleux, un pareil accident détermine assez souvent l'amaurose et l'atrophie de l'œil. Le tremblotement de l'iris, l'absorption de l'humeur vitrée, accompagnés de la coarctation de la rétine et de l'ossification de la capsule, et quelquefois du cristallin, sont au nombre des conséquences possibles des blessures dont nous nous occupons actuellement. Lorsqu'un œil a été détruit par une pareille cause, et que le cristallin ou la capsule est devenu le siége d'un dépôt calcaire, celui-ci peut déterminer une irritation si grande qu'on soit forcé de l'enlever. Quelquefois, après l'absorption du cristallin, on aperçoit derrière l'endroit où il était situé une membrane opaque infundibuliforme. C'est la rétine, à qui la pression exercée par un épanchement qui s'est effectué entre elle et la choroïde, a communiqué une forme conique, en même temps que l'humeur vitrée a été résorbée. Un œil dans cet état est mou, et lorsqu'on le presse avec le doigt, on soulève la rétine de façon à la mettre plus en vue. Lorsque la choroïde s'enflamme, après les plaies du cristallin, la sclérotique s'amincit, et le globe de l'œil revêt une forme allongée et conique.

M. Barton, de Manchester, s'appuyant sur ce fait que les plaies par piqûre de la capsule sont souvent suivies d'opacité et d'épaississement de cette membrane, et de son adhérence avec la pupille rétrécie, propose de traiter tous ces cas en faisant dès le début l'extraction du cristallin. Il introduit le couteau de Beer à travers la cornée jusqu'au centre de la pupille; il en élève alors le manche afin d'en abaisser la pointe, et maintient l'instrument dans cette position pendant quelques instants, afin de s'assurer s'il suffira d'exercer une légère pression avec l'instrument ainsi placé, pour que le cristallin s'échappe. C'est ce qui arrive souvent; mais s'il le trouve trop dur pour sortir de cette façon, il agrandit l'incision, et termine l'opération avec la curette (1). Si l'on juge que le cas réclame ce mode de traitement, on doit y recourir de suite, car l'inflammation chronique qui survient souvent entraîne l'atrophie de l'œil et l'insensibilité de la rétine. Par l'extraction, on prévient ces résultats fâcheux.

Quand le cristallin blessé est brisé en morceaux, il se ramollit et se désorganise promptement. Il se gonfle alors beaucoup, et comprime douloureusement l'uvée. M. Walker, de Manchester, employait pour l'extraction, dans ces sortes de cas, un couteau à deux tranchants pourvu d'un sillon; il l'introduisait et le poussait par la cornée, à travers le centre du cristallin et de la capsule postérieure : la substance cristalline ramollie s'échappait le long du sillon.

3. Les coups sur l'œil sont souvent suivis, après des mois ou même des années, de la formation d'une cataracte lenticulaire ou capsulo-

(1) London Medical Gazette, vol. V, p. 784. London, 1830.

lenticulaire. Le moins compliqué de ces cas n'est point favorable pour l'opération, car la rétine reste rarement saine, ou même jamais.

[Nous empruntons à M. Haynes Walton (1) l'intéressante observation qui suit, due à M. Browne, de Belfast.

Obs. 343.—Un jeune garçon, employé dans l'atelier d'un mécanicien, regardant un ouvrier qui coupait du cuivre avec un ciseau et un marteau pesant, reçut dans l'œil un morceau de ce métal, du poids de sept grains. Il faisait nuit lorsqu'on me l'amena, et la douleur était tellement vive que je pus à peine examiner l'organe; je remarquai toutefois que la cornée présentait à sa partie externe et inférieure, une plaie déchirée d'un quart de pouce d'étendue, et j'aperçus derrière la pupille le morceau de métal brillant fixé dans le cristallin. La douleur et l'irritation étaient si considérables que je dus me borner à prescrire des applications adoucissantes et un opiat à l'intérieur. Le lendemain, la douleur avait considérablement diminué, de sorte que je pus examiner plus complétement la lésion. Le bord externe de la pupille était déchiré, et le cristallin entamé à sa partie externe et antérieure, tandis que le morceau de métal paraissait profondément enfoncé dans sa substance. L'humeur aqueuse s'étant complétement écoulée, l'iris se trouvait presque en contact avec la face postérieure de la cornée, effaçant ainsi la chambre antérieure. Je fus de suite convaincu qu'il fallait essayer d'enlever le corps étranger; je me déterminai à extraire en même temps le cristallin blessé. Je ne me dissimulai pas, cependant, la difficulté qu'il y aurait à agrandir suffisamment l'ouverture de la cornée sans couper une portion de l'iris. Un aide ayant soigneusement fixé l'œil, je fis pénétrer une sonde par la plaie située à son côté externe, et je lui fis traverser la chambre antérieure, jusqu'à ce que sa pointe fût parvenue au côté interne entre l'iris et la cornée. Ayant alors attiré en avant la cornée, j'introduisis par la plaie un couteau à extraction étroit, et je complétai la section de près de la moitié de la circonférence de la cornée, sans avoir aucunement lésé l'iris: il suffit alors d'une manœuvre facile pour extraire le cristallin et avec lui le corps étranger. Je rapprochai les paupières comme après une extraction ordinaire, et la plaie se guérit sans plus d'inflammation que de coutume. Toutefois, le bord déchiré de la pupille contracta des adhérences avec la plaie de la cornée, ce qui détermina l'oblitération de la pupille et l'opacité de la portion externe de la cornée dans le point où elle avait été déchirée. Comme le centre de la cornée était clair, et qu'il n'y avait pas de contre indication, quelques mois plus tard je pratiquai une pupille artificielle, qui est très belle et permet encore une vision moyenne. T. W.]

[*Obs.* 344. — Un homme reçut un coup sur l'œil pendant qu'il était occupé à tourner du métal; il vint me voir quelques jours après cet accident. Il avait une iritis intense, avec un léger hypopion, et au centre de la cornée une marque indiquant le point frappé par le métal. Une petite portion de celui-ci se voyait au fond de la chambre antérieure en contact avec l'iris. La saignée et le mercure triomphèrent des accidents immédiats produits par la blessure, et, au bout de quelques semaines, le corps étranger se trouva recouvert d'une matière demi-transparente, qui resta suffisamment claire pour que l'on pût continuer d'apercevoir nettement, au travers, la particule métallique. Deux ans après, ce même homme vint me revoir, en me disant qu'il avait reçu un nouveau coup sur l'œil qui avait déjà été blessé. Je pus m'assurer, en effet, que le kyste qui contenait le corps étranger avait été déchiré, et que la particule métallique flottait de nouveau librement dans la chambre antérieure. Je fus obligé d'ouvrir la cornée et d'extraire le corps étranger car il déterminait une inflammation grave qui menaçait l'œil de fonte purulente, et il ne se manifestait aucune tendance à la formation d'un nouveau kyste (2). T. W.]

[(1) Operative Ophthalmic Surgery, p. 110-11.]
[(2) MIDDLEMORE. Treatise on the Diseases of the Eye, t. I, p. 604. London, 1835.]

§ II. — Luxation du cristallin.

Fig. Sichel, Pl. XIX, fig. 1, 3 et 4.

On peut admettre les variétés suivantes dans cette lésion :

1. Quelques jours, quelques semaines, ou quelques mois après un léger coup sur l'œil, le cristallin, détaché de ses connexions naturelles, devient tremblotant, flotte dans l'humeur vitrée, ou tombe à travers la pupille dans la chambre antérieure. Une femme, qui vint me consulter, avait la vue trouble à la suite d'un coup qu'elle avait reçu sur l'œil droit; elle ne pouvait lire un gros caractère qu'en tenant le livre très près de l'œil. La pupille était à l'état naturel; le cristallin transparent, mais tremblotant. Il arrive parfois que le malade ne se rappelle pas avoir reçu de coup sur l'œil, de sorte que ces faits ont été regardés comme des cas de luxation spontanée du cristallin (1). Il y a quelque raison de croire qu'il en est quelquefois ainsi, et qu'à la suite d'une maladie de l'humeur vitrée, le ligament suspenseur du cristallin se sépare en partie de la choroïde, de sorte que l'on peut voir pendant un certain temps la lentille se balancer dans l'œil d'avant en arrière; puis, la séparation devenant totale, le cristallin finit par s'enfoncer dans l'humeur vitrée, ou par passer à travers la pupille. Le cristallin ainsi luxé peut être opaque ou transparent. En général, il est renfermé dans sa capsule; quand il en est ainsi, et qu'il est en même temps transparent, sa circonférence réfléchit la lumière, de façon qu'on le dirait entouré par un étroit cercle d'or. Le plus souvent il n'existe dans l'œil, ni douleur, ni inflammation, mais la pupille est dilatée et la rétine n'est point parfaitement sensible. Il arrive cependant quelquefois que ces déplacements s'accompagnent d'une douleur intense, surtout si le cristallin détaché est venu se fixer dans l'ouverture pupillaire, ou s'enclaver entre l'iris et la cornée (2). J'ai vu un staphylôme choroïdien de la moitié inférieure de l'œil succéder au séjour longtemps prolongé dans ce point d'un cristallin luxé.

Obs. 345. — Le docteur James Brown m'amena en consultation un jeune garçon de 17 ans, potier de son état, et que je trouvai dans les conditions suivantes : son œil droit avait été détruit dans son enfance; il avait éprouvé pendant longtemps dans le gauche la sensation de mouches volantes. — Le 1er septembre 1831, il reçut sur l'œil un coup très léger d'un morceau d'argile à potier, qu'un de ses camarades d'atelier lui avait jeté en jouant. Le matin du 4, en sortant du lit, il s'aperçut qu'il ne voyait qu'indistinctement,

(1) Losardi, Sur la cataracte congéniale, p. 29. Paris, 1827. Ammon's Zeitschrift für die Ophthalmologie, vol. I, p. 260. Dresden, 1831. Dans le cinquième volume de Ammon's Zeitschrift, le docteur Lorch rapporte un cas dans lequel la luxation du cristallin s'effectua dans les deux yeux, à la suite d'une chute sur le derrière de la tête.

(2) Voyez des observations de luxation spontanée du cristallin, par Neumann, Edinburgh Medical and Surgical Journal, vol. LXXV, p. 120. Edinburgh, 1851. Bowman. Lectures on the Parts concerned in the Operations on the Eye, pp. 132, 133, 135. London, 1849. Balfour. Medical Times, March 15, 1851, p. 291. Dixon. Lancet, February 14, 1852, p. 171.

il sortit pour se laver l'œil à un puits, supposant que l'obscurcissement de la vision était dû à quelque matière étrangère attachée aux paupières. Ce moyen n'amena aucun changement dans la vision. Sur ces entrefaites, un de ses voisins lui regarda l'œil, et lui dit qu'il apercevait quelque chose qui ballottait à l'intérieur de cet organe. Il alla immédiatement trouver le docteur Brown qui découvrit le cristallin situé au fond de la chambre antérieure. Il était complétement transparent, même le 5 quand je le vis, et son volume était si diminué qu'il bougeait facilement à chaque inclinaison de la tête. Son bord inférieur qui reposait sur le plancher de la chambre antérieure, était un peu carré, comme si l'absorption avait marché là plus rapidement qu'ailleurs. Le cristallin ne recouvrait point le bord supérieur de la pupille, de sorte que le malade voyait par-dessus lui. On appliqua de la belladone dans l'après-midi du 5; la pupille se dilata, et, dans la soirée, le cristallin retomba à travers la pupille dans la chambre postérieure. Le lendemain, le malade n'éprouvait pas de douleurs et voyait bien, mais l'iris était évidemment tremblotant.

Je ne doutai point que, dans ce cas, le cristallin ne dût se dissoudre complétement; mais, malheureusement, le reste de l'œil ne paraissait pas sain, et il y avait de grandes probabilités pour qu'il devînt amaurotique.

2. La capsule est rompue par une plaie pénétrante ou à la suite d'un coup, et le cristallin se met en contact avec l'uvée. Cette espèce de luxation s'accompagne généralement d'inflammation et de douleurs considérables, quelquefois de la formation de pus à l'intérieur de l'œil; elle est souvent suivie d'amaurose. Si le cristallin est mou, il peut se dissoudre, surtout chez les jeunes gens, et la pupille s'éclaircir. S'il est dur, son volume diminue simplement un peu, et il est sujet à passer de temps en temps dans la chambre antérieure, puis à glisser de nouveau en arrière à travers la pupille.

Obs. 346. — Un campagnard robuste, travaillant dans une carrière, avait reçu, quatre semaines avant que je le visse, un coup de pierre sur l'œil droit. Il se confia aux soins d'une personne étrangère à l'art, qui le laissa sans rien faire pour le soulager des douleurs aiguës qu'il ressentait dans l'œil et dans la tête. La sclérotique était fortement enflammée, la cornée plus saillante qu'à l'état normal et un peu trouble, l'iris en contact avec la cornée; le cristallin, brisé en morceaux et paraissant gonflé, était en contact avec l'iris et la cornée. La sclérotique présentait une dépression concave, immédiatement au-dessous de la cornée, là où elle avait été frappée. Il était évident que la capsule s'était rompue et que le cristallin, poussé en avant, avait oblitéré les chambres de l'humeur aqueuse, accident qui détermine toujours de vives douleurs. Je pratiquai immédiatement une petite section au bord supérieur de la cornée, et le cristallin mou et désorganisé s'échappa aussitôt. Je fis prendre au malade, au moment de se mettre au lit, quatre grains de calomel et deux grains d'opium. La douleur cessa entièrement dans le courant de l'après-midi et ne revint plus. Le septième jour après l'extraction, il quitta Glascow pour retourner à la campagne. Il existait encore une rougeur zonulaire marquée; des lambeaux de capsule opaque occupaient la pupille dilatée; la partie inférieure de la sclérotique, au lieu de sa convexité normale, présentait encore une concavité. Il y avait lieu de craindre que la violence de la lésion et le long temps pendant lequel on avait négligé les moyens propres à soulager le malade, n'eussent déterminé la perte de la vision; néanmoins, elle semblait revenir à un léger degré, le malade distinguant la lumière d'avec l'obscurité quand il regardait à sa droite.

Une circonstance remarquable du cas que nous venons de rapporter, c'est l'affaissement permanent de la sclérotique. Il n'y a rien d'étonnant à ce que la courbure naturelle de l'œil disparaisse pour un moment ; mais il n'est pas facile d'expliquer comment cet effet peut persister. Nous le voyons cependant se produire assez fréquemment à l'œil ; dans le cas suivant, la cornée offrit cette déformation :

Obs. 347. — Un fragment anguleux de fer, d'un demi-pouce de long environ, détaché par un ciseau, vint traverser, à une ligne de son bord supérieur, la cornée droite de Samuel Lamont. Bien qu'il eût été enlevé immédiatement, il produisit l'opacité et le déplacement du cristallin comme dans le cas ci-dessus, avec une violente inflammation, qui malgré la saignée, les sangsues et les vésicatoires, persista sans amendement pendant les cinq semaines qui précédèrent l'entrée du malade au *Glasgow Eye Infirmary*. Le cristallin fut extrait par le docteur Rainy, avec le soulagement si remarquable qui suit en pareil cas l'extraction. La cornée, lors de l'entrée du malade, était plus convexe dans le sens horizontal que dans le sens vertical, comme si elle avait été comprimée latéralement. Cette forme, qu'elle conserva d'une manière permanente, contribuait à diminuer la vue du malade. La rétine paraissait saine, et il distinguait beaucoup plus nettement les objets quand il les examinait à travers un verre convexe de quatre pouces de foyer.

3. La capsule se rompt à la suite d'un coup, et le cristallin, traversant la pupille, vient se loger entre l'iris et la cornée. Le cristallin peut rester longtemps transparent après être passé dans la chambre antérieure. S'il est dur, il peut rester là pendant des années. J'ai vu la capsule rompue accompagner le cristallin dans la chambre antérieure ; en pareil cas, ils deviennent quelquefois le siége de dépôts calcaires.

Obs. 348. — James Lang, âgé de 66 ans, se présenta au *Glasgow Eye Infirmary* le 22 août 1831. Il avait reçu, neuf semaines auparavant, un coup d'une pièce de bois sur l'œil droit. Le coup avait déchiré la capsule et le cristallin était passé au-devant de l'iris. La pupille était fortement dilatée. Depuis l'accident, il avait été fortement tourmenté pendant la nuit par une douleur péri-orbitaire, de sorte qu'il n'avait que peu dormi. L'œil n'était pas très rouge. Pouls à 84. L'œil gauche était glaucomateux ; il croyait que la vision de cet œil avait disparu depuis l'accident qui était arrivé au droit. Le bord supérieur de la cornée ayant été incisé comme pour l'extraction, le cristallin, suivi d'un peu d'humeur vitrée dissoute, s'échappa immédiatement. On rapprocha les paupières des deux yeux avec des bandelettes de taffetas gommé, et on prescrivit au malade de rester tranquille comme s'il était endormi. Le lendemain matin, il nous dit qu'il avait plus dormi la nuit précédente que durant les neuf semaines qui s'étaient écoulées depuis son accident. Il n'éprouvait presque plus de douleur. L'œil avait été le siége d'un écoulement aqueux abondant. La pupille restait largement dilatée. On ne pouvait constater s'il distinguait la lumière de l'obscurité. Le 24, les bords de l'incision sont bien affrontés, la pupille est encore dilatée, et la rétine paraît insensible à la lumière. Le 9 septembre, il quitte l'infirmerie tout à fait exempt de douleur, mais sans que la vision fût revenue.

C'était donc là un cas de rupture de la capsule par suite d'un coup sur l'œil ; le cristallin, volumineux et dur, avait traversé la pupille et était venu se mettre en contact pendant neuf semaines avec la cornée, sans devenir opaque et sans éprouver aucun changement manifeste dans son volume ; il avait déterminé une gêne constante et, pendant toutes les nuits, une douleur circum-orbitaire intense. On procéda simplement à l'extraction du cristallin qui, en pareil cas, doit être considéré tout à fait comme un corps étranger. Le malade n'eut pas besoin du plus petit opiat, et dès que le cristallin fut extrait, il lui resta à peine la moindre sensation douloureuse.

4. Un coup détache complétement de toutes ses attaches la capsule renfermant le cristallin; celui-ci, se désorganisant, se liquéfie; la capsule s'épaissit et devient opaque, et cette *cataracta cystica* nage derrière la pupille dans un excès d'humeur aqueuse.

[*Obs.* 349. — M. Addinell Hewson (1) a vu un cas dans lequel la pression du cristallin déplacé avait déterminé la mortification de la cornée. Il s'agit d'une Irlandaise, âgée de 35 ans, qui se présenta à moitié ivre à l'hôpital de Will. Elle avait reçu, deux semaines auparavant, probablement dans quelque lutte d'ivrogne, car on ne put tirer d'elle aucun renseignement bien exact sur la manière dont les choses étaient arrivées, un coup de poing sur l'œil. Depuis lors elle avait ressenti une douleur intense circum-orbitaire avec sensation de graviers dans l'œil et avait été privée de la vue de ce côté. Au moment où elle se présenta, l'œil était extrêmement douloureux, et il fallut employer beaucoup d'insistance pour la décider à le laisser examiner La sclérotique et la conjonctive étaient toutes deux fortement injectées, et la cornée, poussée par un cristallin opaque et gonflé qui se trouvait dans la chambre antérieure, faisait une saillie considérable en avant; ce même cristallin comprimant l'iris en arrière, y avait déjà provoqué de l'inflammation. Le tiers externe de la cornée était parfaitement transparent, ce qui permit de reconnaître cet état de l'iris; mais le reste de cette membrane, comprimé par le cristallin luxé, était complétement opaque. Cette opacité était séparée de la portion transparente par un cercle blanc bien limité, indiquant le début de la formation d'une eschare qui comprenait les deux tiers de la cornée. T. W.]

5. Parfois on voit le cristallin, sorti de sa capsule, flotter profondément dans l'humeur vitrée diffluente. Cette variété de luxation du cristallin doit ordinairement son origine à un coup sur l'œil, à la suite duquel les chambres de l'humeur aqueuse se sont remplies de sang. Le sang se résorbe lentement, et on aperçoit alors le cristallin profondément situé derrière la pupille. Si l'on ponctionne la cornée, l'humeur aqueuse s'échappe, et le cristallin vient flotter en avant vers l'iris ou la cornée.

Obs. 350. — L'œil droit de Marie Mains, âgée de 50 ans, et admise au *Glasgow Eye Infirmary* le 7 septembre 1831, offre un exemple de cette variété de luxation du cristallin. Un mois avant son entrée, elle avait reçu un coup de poing sur la région orbitaire droite. La peau avait été divisée au-dessus du sourcil, mais la plaie, à son arrivée, était parfaitement cicatrisée, quoique la cicatrice fût encore douloureuse lorsqu'on la touchait. La pupille droite était dilatée, l'iris tremblotant, les humeurs glaucomateuses, la sclérotique et la conjonctive légèrement injectées de sang, et elle ressentait une violente hémicrânie. Elle distinguait encore de l'œil malade les doigts et les autres objets volumineux. Pouls à 78; soif intense; constipation. Lors de l'entrée de la malade, il n'y avait donc rien qui indiquât une luxation du cristallin. Il y avait un état amaurotique, et le tremblotement de l'iris portait fortement à soupçonner un état de liquéfaction de l'humeur vitrée. Je saisis cette occasion de faire remarquer aux élèves que ce cas était un de ceux qu'on pouvait prendre pour un cas d'amaurose sympathique, consécutive à une lésion de quelqu'une des branches de la cinquième paire. La malade avait reçu une plaie au-dessus du sourcil, et, si elle ne s'était point aperçue que son œil avait été frappé en même temps que le sourcil, nous aurions pu être conduits à supposer que la plaie du sourcil était la cause

[(1) Edition américaine de MACKENZIE, p. 405. Philadelphia, 1854.]

de l'affaiblissement de la vision. On pratiqua à cette malade une saignée du bras de 25 onces; on lui donna 6 grains de calomel et 2 grains d'opium au moment de se coucher, et, le lendemain matin, une dose de sulfate de magnésie. — Le 9, l'hémicrânie était fortement diminuée. On prescrivit pour chaque soir une pilule de deux grains de calomel et d'un grain d'opium. — Le 10, la douleur qui avait reparu dans l'après-midi du 9, continuait à être intense. La conjonctive et la sclérotique étaient plus enflammées. On applique des ventouses à la tempe droite et l'on ordonne deux pilules à prendre en se couchant. Les ventouses ont modéré la douleur. — Le 12, on administre de nouveau le sulfate de magnésie. — Le 13, la douleur persiste, quoique mitigée, et la rougeur est moindre.— Le 14, elle nous dit que la douleur a reparu dans l'après-midi du 13, et qu'elle a continué avec intensité jusque vers huit heures du soir, qu'alors elle a disparu, et que la vision est devenue beaucoup meilleure qu'elle ne l'était la veille. A la visite, nous trouvons l'œil exempt de douleur; la malade voit beaucoup mieux, elle distingue un individu d'un autre. Le tremblotement de l'iris n'est plus aussi distinct, mais la pupille est plus dilatée. Le cristallin est devenu mobile depuis la veille, et on le voit d'un aspect glaucomateux, flottant çà et là à chaque mouvement de la tête, et à une distance beaucoup plus profonde que la portion postérieure de la pupille. La partie supérieure de la pupille dilatée est beaucoup plus claire que le reste, le cristallin étant en partie enfoncé dans l'humeur vitrée.

On peut appeler *secondaires* les luxations qui surviennent dans ces sortes de cas. Elle n'a pas été ici le résultat immédiat de la lésion traumatique, mais elle a été produite par le ramollissement du corps vitré qui existait au moment de l'entrée de la malade, un mois après l'accident.

6. La choroïde, la sclérotique et la capsule se trouvant déchirées par un coup, le cristallin s'échappe hors de l'œil et vient se loger sous la conjonctive.

[*Obs.* 351. — *Cristallin luxé et passé sous la conjonctive.* — La nommée Gilbon, âgée de 34 ans, du village de Trembleur, occupée à soigner des bestiaux, fut frappée à l'œil gauche par un coup de corne de vache. L'œil avait été atteint par la partie convexe et non par la pointe de la corne, ce qui explique comment il n'a pas été vidé d'emblée. Cette femme, bien que ressentant des douleurs dans l'œil, n'y fit pas grande attention; mais quand les accidents inflammatoires furent calmés, elle s'aperçut que la vision de cet œil n'était plus nette et que les mouvements en étaient gênés. C'est alors qu'elle s'avisa de recourir aux conseils du médecin de sa localité. Ce praticien fit disparaître ce qui restait encore d'inflammation dans l'œil et la malade ne fit plus rien. Au mois de juillet 1852, cette femme se présenta à ma visite cantonale à Herve, et je reconnus les altérations suivantes: la pupille était déformée; toute la portion supérieure et interne de l'iris avait disparu; à la partie supérieure et interne du globe de l'œil, au-dessous de son diamètre transversal, se trouvait une bosselure demi-sphérique, d'une teinte opaline, que la malade avait remarquée seulement quelque temps après l'accident. Cette tumeur était dure, indolente, et offrait tous les caractères d'un cristallin passé sous la conjonctive, par suite d'une violence extérieure. Au bout d'un certain temps, cette tumeur ayant pris de l'accroissement, se rompait spontanément pour laisser échapper un peu de liquide, puis s'affaissait légèrement sans jamais disparaître entièrement. L'aspect extérieur de l'œil malade et l'accident qui avait provoqué ses altérations faisaient supposer que la tumeur développée à la surface de

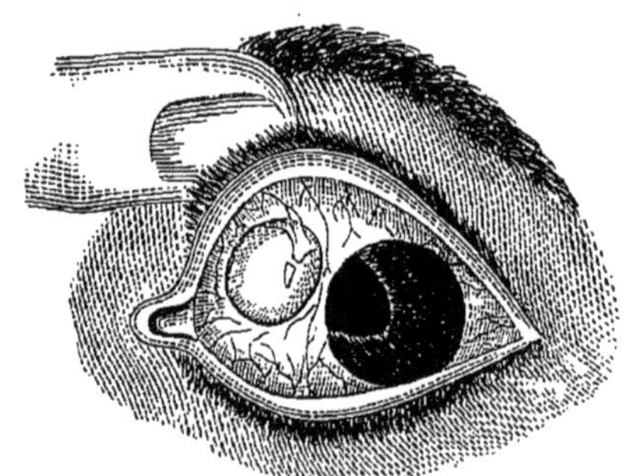

[Fig. 77.]

l'œil pouvait bien être le cristallin luxé et passé sous la conjonctive, à travers une déchirure des tissus de la coque oculaire. Le tremblement de l'iris et la faculté de rectifier la vision au moyen d'un verre lenticulaire, comme cela se fait chez les sujets opérés de la cataracte, dissipèrent tous les doutes et démontrèrent positivement que cette présomption était fondée. Il restait une chose importante à connaître : l'ouverture qui avait livré passage au cristallin était-elle oblitérée? La date de l'accident (un an) autorisait à croire qu'il en était ainsi. Mais, d'autre part, le liquide qui se reproduisait de temps en temps, au point de faire rompre la tumeur, pouvait faire naître des doutes et donner à penser que la communication entre l'œil et la tumeur n'était pas interrompue. L'opération fut décidée pour le 17 novembre 1852, et il y fut procédé de la manière suivante : la patiente s'assit en face du jour, et les paupières furent écartées par le dilatateur de Kelley. Je fixai l'œil avec une érigne qui fut ensuite confiée à un aide. La conjonctive fut saisie à la partie supérieure par une pince à crochets et incisée avec des ciseaux courbes, puis l'espèce de kyste qui s'y était formé, disséqué avec le plus grand soin. Toute la partie antérieure de la conjonctive fut abaissée et conservée, et la lentille encore munie de sa capsule fut ainsi mise à découvert. Il fut facile de l'enlever avec une curette, car elle n'avait pas contracté d'adhérences. La sclérotique était saine; seulement, l'espace circulaire que la lentille en recouvrait, vers la partie interne, auprès du bord de la cornée, présentait une saillie un peu noirâtre et fort dure au toucher, comme cartilagineuse. Cette élevure constituait la cicatrice de la solution de continuité qui avait livré passage au cristallin et qui était entièrement fermée. Cet état des parties rendit les suites de l'opération très heureuses, car, au bout de quinze jours, Marie Gilbon quitta le dispensaire pour reprendre ses occupations habituelles. L'observation microscopique de l'appareil réfracteur a été faite par M. Schwann, professeur d'anatomie à notre université. Le cristallin qui avait gardé une partie de sa transparence, avait conservé sa structure normale; seulement, il était ramolli, principalement dans ses couches corticales. La capsule n'était pas complétement opaque; elle conservait une demi-transparence; sur une place de la cristalloïde existait un dépôt blanc pulvérulent, se dissolvant dans l'acide acétique, avec dégagement de gaz. C'était probablement du carbonate de chaux (1). T. W.]

Obs. 352. — La figure 78 représente les résultats de deux accidents différents, qui, dans l'espace de quelques années, arrivèrent à l'œil d'un vieillard, le premier malade sur lequel j'observai la luxation sous-conjonctivale du cristallin. En m'informant de son histoire, j'appris que le décollement de l'iris, représenté dans la figure, avait été le résultat de son premier accident, mais que la tumeur que j'apercevais à la partie supérieure de son œil était la conséquence d'une chute récente qu'il avait faite sur l'angle d'une chaise. La tumeur avait exactement la forme du cristallin, et la pupille était attirée de ce côté. En fendant la conjonctive, il fut facile d'extraire la lentille. L'ouverture de la choroïde et de la sclérotique, par laquelle il s'était échappé, paraissait déjà parfaitement réunie. La rétine n'était point affaiblie, malgré les lésions graves produites par les deux accidents sur les autres tissus de l'œil, et avec un verre à cataracte le malade pouvait lire les caractères ordinaires.

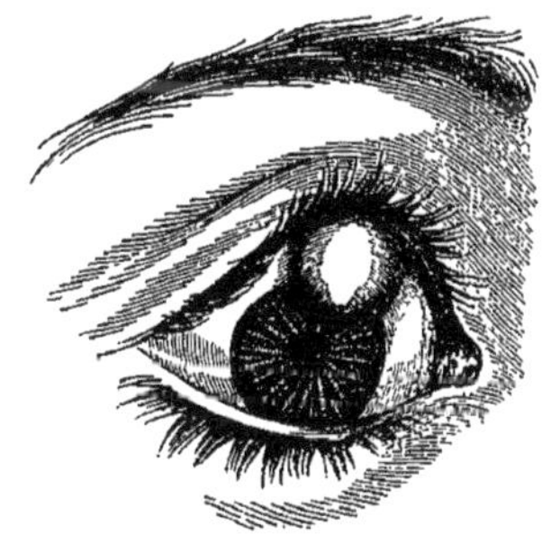
Fig. 78.

M. Dixon rapporte un cas dans lequel le cristallin et l'iris avaient tous deux disparu à la suite d'un coup.

[L'observation nous a paru assez curieuse pour mériter d'être reproduite en entier (2) :

[(1) Jules Ansiaux. Annales d'Oculistique, t. XXXII, p, 92.]

[(2) A Guide to the Practical Study of Diseases of the Eye, with an outline of their Medical and Operative Treatment, by James Dixon, p. 374. J. Churchill. London, 1855.]

Obs. 353. — Maria M. F., âgée de 49 ans, reçut un coup de poing sur l'œil gauche. Les paupières se gonflèrent considérablement, et elle souffrit beaucoup pendant plusieurs semaines; néanmoins, lorsqu'elle vint me consulter huit mois après l'accident, elle n'avait encore pris l'avis d'aucun médecin. A cette époque, la cornée était brillante et transparente; mais derrière elle tout était noir, et l'on n'apercevait aucune portion de l'iris. En soulevant la paupière supérieure, j'aperçus, juste au-dessus du bord supérieur de la cornée, une très légère marque bleuâtre longue de trois lignes environ. On aurait dit que la sclérotique avait été divisée en ce point et que la réparation s'était effectuée à l'aide d'une substance un peu moins opaque que le tissu primitif. On apercevait près de cette marque de la sclérotique, et au-dessous de la conjonctive, trois ou quatre petites taches semblables à des particules de pigment noir. (Voir figure 79.) La malade tenait sa main sur l'œil blessé, parce qu'autrement la lumière l'éblouissait, ce qui l'empêchait de faire convenablement usage de son œil sain. Je concentrai la lumière sur l'œil malade à l'aide d'une lentille convexe, afin de découvrir ce qu'était devenu l'iris. Je pus alors explorer la chambre de l'humeur vitrée et apercevoir distinctement la surface de la rétine; mais je ne pus retrouver aucun vestige de l'iris. Je plaçai une chandelle allumée devant l'œil pour m'assurer de l'état du cristallin. La production d'une seule image droite réfléchie par la cornée, me démontra que la lentille manquait également. La vision était limitée à la perception des grands objets; elle apercevait la forme d'une feuille de papier, mais elle ne distinguait point les caractères qui y étaient imprimés. Je la fis regarder à travers un verre grossissant, et, à sa grande surprise, elle put alors reconnaître quelques-unes des lettres capitales. J'ajoutai au verre grossissant une carte percée d'un petit trou; elle vit alors tous les objets distinctement et put lire le petit texte. A l'aide de ces deux expédients, j'avais pu suppléer temporairement aux parties que l'organe avait perdues; le verre convexe agissait comme un cristallin, et la carte perforée garantissait la rétine contre l'excès de lumière, à la façon de l'iris. Il est donc très probable que dans ce cas le coup avait déterminé la rupture de la coque de l'œil, peut-être aussi de la conjonctive, en même temps qu'il avait complétement arraché l'iris de ses attaches ciliaires; puis que le cristallin et l'iris s'étaient échappés à travers la plaie, et que la déchirure de la sclérotique s'était ensuite guérie. Ce qu'il y a de plus intéressant dans ce cas, c'est que la rétine ait conservé ses fonctions après une pareille lésion de l'œil, et que l'humeur vitrée ait été si bien maintenue, que la forme de l'organe et son volume ont été à peine altérés T. W.] (1).

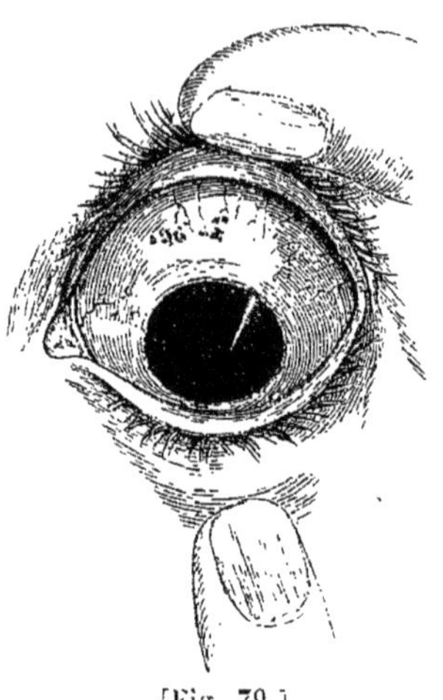

[Fig. 79.]

7. La cornée est quelquefois accidentellement entamée par un instrument tranchant, et la capsule se trouvant ouverte en même temps, le cristallin s'échappe de l'œil.

Obs. 354. — Cet accident arriva à un petit garçon qui coupait un bâton avec un canif. Il courut immédiatement vers le jardinier de son père, qui vit s'échapper de la plaie une

[(1) Pour différents cas de luxation sous-conjonctivale du cristallin, voyez : EDMONSTON. Treatise of the Varieties and Consequences of Ophthalmia, 8°. Edinburgh, 1806, p. 195. HUNT. Medical Gazette, vol. IX, p. 31. MIDDLEMORE. Treatise on the Diseases of the Eye, etc., 1835, v. II, p. 44. VAN ONSENOORT. Annales d'Oculistique, 1839, vol. II, p. 138. FRANCKE. Schmidt's Jahrbücher, 1842, vol. XXXIII, p. 97. WALKER. Oculist's vade mecum, 1843, p. 392. DESMARRES. Traité théorique et pratique des maladies des yeux, 1re édition, 1847, p. 492. RIVAUD-LANDRAU. Ann. d'Ocul., 1849, vol. XXI, p. 194. BARRIER. Ibid., 1850, vol. XXIV, p. 83. POPE. St-Louis Med. and Surg. Journal, 1850, vol. VII, p. 289. FRANCE. Guy's Hospital Reports, Second Series, 1851, vol. VII, p. 246. CHADWICK. The Lancet, 1852, p. 354. HOWARD. Canada Med. Journal, 1852. FOLLIN. Archives générales de médecine, 1853, t. I, p. 210. VON GRAEFE. Archiv für ophthalmologie, 1854, t. I, 1, p. 336; t. I, 2, p. 208. ED. JAEGER. Ueber Staar und Staaroperationen, 1854. SICHEL. Iconographie ophthalmologique, pl. XIX, fig. 3, 4. T. W.]

substance transparente. Lorsque l'on eut arrêté les symptômes inflammatoires et que la plaie se fut guérie, on constata que la vision était très imparfaite. On me consulta pour savoir s'il y avait quelque chance qu'elle revînt à son état normal. En passant une chandelle allumée devant l'œil, on n'apercevait aucune image renversée. J'en conclus que le cristallin manquait. En essayant de faire regarder cet enfant avec un fort verre convexe, je constatai qu'il n'y voyait pas mieux; ce qui prouve que l'œil était en partie amaurotique.

Dans les circonstances mentionnées dans l'observation 345, il est évident qu'il n'y a aucune opération à tenter. On laisse le cristallin, dont le volume est déjà diminué, se dissoudre. Mais quand il est renfermé dans sa capsule, le cristallin ne se dissout pas, et il faut l'extraire.

Lorsqu'on exécute l'extraction dans des cas de cette nature, il est bon d'introduire une aiguille courbe à travers la sclérotique et de la fixer dans le cristallin, puis d'ouvrir la cornée de la manière accoutumée et de pousser le cristallin hors de l'œil avec l'aiguille. Si l'on ne prend pas cette précaution, on est exposé, lorsqu'on pratique la section de la cornée, à voir le cristallin tomber immédiatement en arrière, derrière la pupille, et s'enfoncer profondément dans l'humeur vitrée, où il sera difficile d'aller le retrouver pour l'extraire avec le crochet.

Dans la deuxième variété, où le cristallin luxé vient comprimer l'uvée, si la douleur et l'inflammation ne cèdent pas de suite à la saignée, à la belladone, au calomel avec l'opium, l'extraction est le moyen le plus efficace de soulager le malade, et, si la rétine est saine, de conserver à l'œil blessé une certaine vision. Si le cristallin est mou, il suffit pour l'extraire de pratiquer une petite incision à la cornée.

Dans la troisième variété, dans laquelle le cristallin est situé au-devant de l'iris, il y a encore moins à hésiter sur la convenance de l'extraction. Lorsqu'un cristallin dur et volumineux est en contact avec la cornée, il faut immédiatement ouvrir cette membrane, comme pour la kératotomie, en prenant soin toutefois de faire passer le couteau derrière le cristallin déplacé, afin d'empêcher, si c'est possible, qu'il ne glisse en arrière à travers la pupille et ne s'enfonce dans l'humeur vitrée, qui, dans ces cas, est presque toujours à l'état liquide. Pour se mettre à l'abri de cet accident, on peut commencer par introduire l'aiguille comme nous l'avons indiqué ci-dessus.

Dans les quatrième et cinquième variétés, le cristallin luxé, ou *cataracta cystica*, peut rester pendant des années flottant çà et là dans la chambre postérieure à chaque mouvement de l'œil et de la tête; traversant quelquefois la pupille, et retournant ensuite dans la chambre postérieure, jusqu'à ce que, dans quelque circonstance particulière, sa présence dans la chambre antérieure détermine une irritation extraordinaire et provoque une iritis accompagnée d'une douleur intense dans l'œil et dans la tête, la contraction de la pupille, et l'impossibilité, pour le corps déplacé, de se retirer dans la chambre postérieure, comme il avait pu le faire jusqu'alors. Bien que les circonstances soient en pareil cas très défavorables, on pratique néanmoins l'extraction, pour débarrasser le malade de la douleur intense occasionnée par l'iritis et pour délivrer l'œil sain du danger de l'inflammation sympathique. Il aurait mieux valu qu'on eût fait l'opération au moment de l'accident.

J'ai recommandé l'extraction comme l'opération la plus convenable dans la plupart des cas de luxation du cristallin. Des circonstances particulières peuvent, cependant, amener le chirurgien à se borner à enlever le cristallin de la chambre antérieure avec l'aiguille et à l'abandonner dans la position où on le place dans l'opération de l'abaissement ou de la réclinaison. La meilleure manière d'exécuter cette opération consiste à introduire une aiguille courbe à travers la sclérotique et à en enfoncer la pointe dans la partie postérieure du cristallin. Chez les jeunes sujets, chez lesquels le cristallin est mou, on peut en pratiquer la division à travers la cornée ou à travers la sclérotique; et comme il est difficile, en pareil cas, de déchirer la capsule ou de broyer le cristallin, on peut aussi fixer le corps déplacé à l'aide d'une aiguille introduite par la sclérotique, d'un côté de l'œil, tandis qu'une autre aiguille, introduite par le côté opposé de l'organe, sert à effectuer la division (1).

Un malade dans l'œil duquel un cristallin flottant traverse quelquefois la pupille, ayant vu la douleur disparaître quand la lentille glissait de nouveau en arrière dans l'humeur vitrée, peut se refuser à toute opération. Toutefois, lorsqu'il survient de l'irritation après que le cristallin est tombé dans la chambre antérieure, la pupille est sujette à se contracter, et alors la méthode qui consiste à se coucher sur le dos pour que la pesanteur oblige ce corps à repasser en arrière à travers la pupille, peut ne plus réussir. La dilatation de la pupille par la belladone pendant que le malade reste couché sur le dos, permet quelquefois d'atteindre le but qu'on se propose.

J'ai vu plusieurs autres cas de luxation du cristallin sous la conjonctive, outre celui que j'ai relaté et représenté. Chez l'un d'eux, l'accident avait été produit par un coup de corne de vache, et dans ce cas l'œil était en partie amaurotique. Dans un autre, l'amaurose était complète. Cette variété de luxation, de même que la septième, ne demande pas de nouveaux détails.

(1) Dixon. Lancet, October 1, 1853. p. 313.

SECTION V.

PLAIES DE LA SCLÉROTIQUE ET DE LA CHOROÏDE.

Lorsque la sclérotique est perforée par une épine, si celle-ci est entière, on doit l'extraire avec le plus grand soin. Si elle s'est rompue, il est beaucoup plus difficile de l'enlever. M. White Cooper, dans un cas semblable, a suivi avec succès le procédé suivant : il fit de chaque côté de l'épine, avec une aiguille à cataracte bien tranchante, une incision superficielle ; puis, saisissant le corps étranger avec de petites pinces, il lui imprima vivement un mouvement de torsion (1). On peut avoir recours au même moyen, quand une épine a perforé la cornée et s'est rompue au niveau de sa surface.

La rétine se trouvant le plus souvent comprise dans les plaies de la sclérotique et de la choroïde, celles-ci sont plus dangereuses pour la vision que les plaies de la cornée. La rupture ou la déchirure de la sclérotique entraîne presque toujours la perte de la vision.

Les plaies par incision de la conjonctive et de la sclérotique sont immédiatement suivies de la hernie de la choroïde. Il n'y a pas d'autre moyen de s'opposer à cet accident que de prescrire au malade de maintenir ses paupières aussi rapprochées que possible, de façon à fournir un point d'appui au globe de l'œil. La hernie de la choroïde s'affaissera graduellement ; il ne faut ni la ponctionner, ni l'emporter d'un coup de ciseaux. La plaie ne se guérit qu'en laissant une cicatrice considérable ; l'espace compris entre ses lèvres est comblé par un épanchement de lymphe qui s'organise peu à peu sous forme de membrane. Dans les cas de cette espèce, la plaie de la conjonctive se ferme quelquefois, tandis que celle de la sclérotique reste béante, livrant passage à la choroïde.

J'ai vu une petite piqûre de la sclérotique et de la choroïde, près de la circonférence de la cornée, donner naissance à un tremblotement de l'iris avec amaurose incomplète, suivie au bout de quelques années de l'opacité et de l'ossification du cristallin. D'autres fois j'ai vu se faire un prolapsus de l'iris à travers une plaie par piqûre occupant la même situation. Quand la cornée et la sclérotique sont toutes deux divisées près de leur union, que le muscle choroïdien ou *annulus albidus* est lésé, et l'iris attiré vers un seul côté, non-seulement l'œil blessé est perdu, mais il y a, de plus, beaucoup de chances de voir survenir une ophthalmitis sympathique à l'autre œil.

Les blessures de l'œil occasionnées par les flèches que les enfants lancent dans leurs jeux, ou produites par l'extrémité pointue des

(1) London Journal of Medicine; vol. III, p. 975. London, 1851.

navettes qui s'échappent des métiers à tisser à la vapeur, constituent une classe d'accidents très dangereux. La cornée, quelquefois, et d'autres fois la sclérotique et la choroïde sont ouvertes; les cavités se remplissent de sang; la rétine est frappée d'insensibilité, et l'œil reste en définitive déformé et atrophié.

Lorsque la sclérotique et la choroïde sont toutes deux divisées dans une étendue considérable, l'humeur vitrée s'échappe immédiatement par la plaie, qui saigne abondamment. Les cellules du corps vitré se remplissent de sang, et forment hors de la plaie une saillie semblable à un fongus, qu'il convient de retrancher d'un coup de ciseaux. Cet accident, sous tous les autres rapports, doit être traité comme nous l'avons déjà dit. Outre l'emploi des antiphlogistiques, on doit avoir recours à l'occlusion de l'œil. Le plus souvent, la vision est complétement détruite par la perte de l'humeur vitrée, la lésion faite à la rétine et la violente inflammation de l'œil qui est la conséquence de l'accident. Toutefois, l'inflammation n'est pas aussi violente lorsqu'une quantité considérable de l'humeur vitrée s'est échappée, que lorsqu'il n'en est sorti qu'une petite partie. L'œil ne perd pas non plus toujours sa forme, bien qu'il se soit vidé d'une grande partie de son contenu; un fluide aqueux vient remplir la cavité de l'œil. Si la presque totalité de l'humeur vitrée s'est échappée, les membranes se ratatinent, et l'œil est réduit à un petit moignon : il conserve sa mobilité et l'on peut le recouvrir d'un œil d'émail.

[Les blessures de la sclérotique, même celles qui sont accompagnées de l'issue d'une partie plus ou moins considérable de l'humeur vitrée, n'amènent pas toujours fatalement la perte de la vue (1).

Obs. 355. — L'œil d'un enfant avait été blessé au moyen de deux fragments de verre, dont l'un avait pénétré, à travers la sclérotique et les autres membranes, dans le fond de l'œil. Une grande quantité d'humeur vitrée s'était écoulée et la chambre antérieure était à moitié remplie de sang. Les deux fragments de verre ayant été extraits, les paupières furent rapprochées et de la glace appliquée en fomentations. Un traitement antiphlogistique et la position du malade sur le dos favorisèrent la guérison rapide de cette lésion, qui s'opéra sans laisser à sa suite aucune altération de la vue.

Obs. 356. — Chez un étudiant où le bord de la paupière supérieure avait été divisé, il existait dans le segment supérieur de l'œil une plaie qui avait donné issue à une certaine quantité d'humeur vitrée; l'iris était venu se présenter dans l'ouverture de la sclérotique. Il n'y avait qu'un peu de sang dans la chambre antérieure, et la vision cependant était presque complétement abolie, ce qui fit supposer qu'il existait un épanchement intra-oculaire, ou que les membranes internes avaient été atteintes. Après un traitement antiphlogistique, secondé par l'occlusion des paupières et la position convenable du malade, aucune réaction inflammatoire n'ayant eu lieu, le patient commença à pouvoir distinguer quelques objets volumineux, et le globe oculaire reprit une partie de sa consistance et de son volume ordinaires, qu'il avait d'abord perdus. L'examen ophthalmoscopique fit voir que le cristallin et le corps vitré étaient restés transparents; la rétine dans sa moitié inférieure était détachée jusqu'au point de l'insertion du nerf optique, sous la forme d'un sac

(1) Guérisons à la suite de blessures importantes de l'œil. Cinq observations par GRAEFE. Archiv für Ophthalmologie, t. I, p. 405. — Annales d'Oculistique, t. XXXIII, p. 179.]

avec fluctuation, et l'on observait en outre une rupture des membranes internes, qui prenait son origine à l'endroit de la première perforation, mais qui s'élevait encore beaucoup plus haut que celle-ci. Malgré la résorption qui se fit ultérieurement, du liquide contenu dans le sac, et le rétablissement du rapport normal, ou du moins, d'un certain *rapprochement* de la rétine et de la choroïde, la première resta complétement insensible à l'action de la lumière, de sorte que le patient fut privé de la vue, dans toute la moitié supérieure du champ visuel. Ce fait a été aussi intéressant sous le double rapport du retour tardif de la faculté visuelle (la 4me semaine), que sous celui du volume du corps vitré, qui s'est rétabli dans un œil ayant déjà subi un commencement d'atrophie. T. W.].

Si le cristallin est resté dans l'œil, il devient opaque; mais le plus souvent il s'échappe à travers la plaie, en même temps que l'humeur vitrée. Les plaies pénétrantes de la sclérotique et de la choroïde sont assez souvent suivies du dépôt d'une matière opaque au fond de l'œil, ainsi que j'aurai occasion de l'établir plus amplement dans un prochain chapitre intitulé : *Tumeurs non malignes du globe de l'œil.*

[Nous voyons dans les trois observations suivantes de M. White Cooper (1) la rupture de la sclérotique être accompagnée de la perte du cristallin :

Obs. 357. — Lewis Lewis, âgé de 55 ans, cordonnier, entre à *St Mary's hospital* le 16 novembre 1852. Il y a huit ans, il a reçu sur l'œil gauche un coup de poing qui l'a privé immédiatement de la vision de ce côté. Pendant 15 jours, cet œil resta privé de la vue; mais, au bout de ce temps, la perception de la lumière revint, puis un peu la vision, car il parvint à distinguer confusément les gros objets, mais jamais plus. Trois mois avant son entrée, pendant qu'il s'efforçait de séparer deux hommes qui se battaient, il eut le malheur de recevoir un coup sur l'œil droit; cet accident le rendit complétement aveugle. Le cas parut sans ressource à ceux auxquels il s'adressa, mais le malade se rendit à Londres avec le faible espoir que peut-être on pourrait faire quelque chose pour lui. Les fig. 80 et 81 représentent l'état de ses yeux. Sur l'œil droit, il ne reste de l'iris qu'un

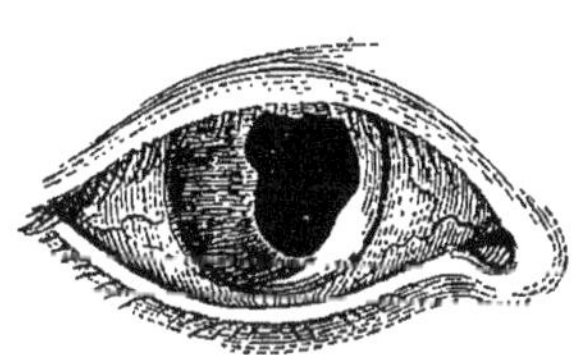

[Fig. 80.]

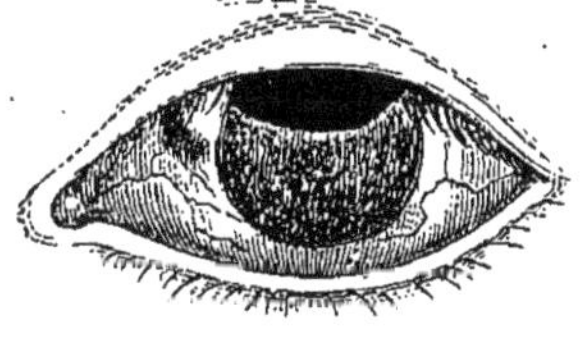

[Fig. 81.]

petit lambeau demi-circulaire, et une large ouverture occupe la place habituelle de cet organe. On aperçoit sur la sclérotique, à sa jonction avec la partie supérieure de la cornée, la cicatrice d'une déchirure considérable. A gauche, l'iris a été détaché en haut où il laisse une ouverture; l'ouverture pupillaire est presque complétement oblitérée; ici aussi il existe une cicatrice démontrant qu'il y a eu rupture de la cornée. L'examen catoptrique, aussi bien que l'emploi des verres à cataracte, démontre que les cristallins manquent. Ils se sont probablement échappés à travers les déchirures de la sclérotique, à l'époque des accidents. A l'aide de verres à cataractes du n° 2 3/4, garnis d'un diaphragme muni d'un trou correspondant à l'ouverture de l'iris, cet homme fut mis en état de lire avec facilité.

[(1) Annales d'Oculistique, t. XXXII, p. 167.]

Obs. 358. — James Packer, âgé de 27 ans, reçut en mars 1853, dans un combat à coups de poing, un coup sur l'œil gauche; celui-ci perdit à l'instant la faculté de voir : le blessé sentit son œil éclater; il y eut un écoulement de sang abondant, et le cristallin tomba sur sa joue. D'après ce qu'il dit, le traitement consista dans des applications de compresses trempées dans l'eau froide, la diète, des purgatifs et le repos; la blessure guérit sans qu'il survînt beaucoup d'inflammation. Je le vis au mois d'avril 1854, et voici quel était l'état de son œil : l'iris a été détaché du cercle ciliaire dans les deux tiers de son étendue; la partie qui reste encore adhérente a la forme d'un croissant (voyez fig. 82). Il existe une large ouverture à travers laquelle les objets sont vus confusément. Une cicatrice de la sclérotique, voisine du bord supérieure de la cornée, indique le lieu de la rupture. La vue fut beaucoup améliorée par l'emploi d'un verre de cinq pouces de foyer, garni d'un diaphragme offrant un trou correspondant à l'ouverture laissée par l'iris détaché.

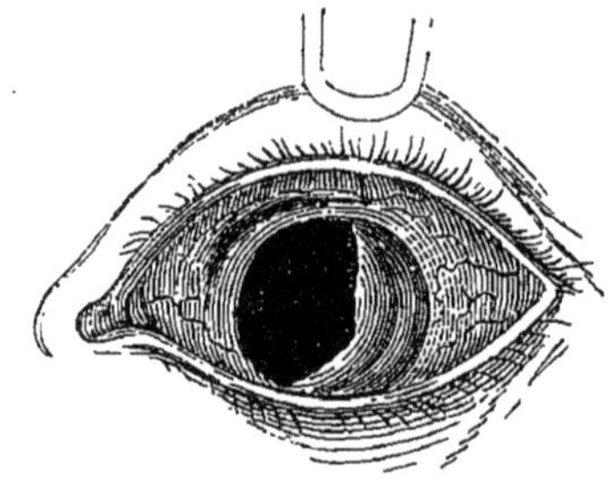

[Fig. 82.]

Obs. 359. — W. Stockes, âgé de 46 ans, entre le 2 septembre 1854 à l'hôpital Ste-Marie. Il raconte qu'étant, le 21 juillet précédent, assis sur un banc dans une auberge, un homme lui avait porté sur l'œil droit un coup de poing directement dirigé devant lui. Il sentit son œil éclater, et immédiatement après il en ramassa le cristallin qui était tombé sur la manche de son habit. L'œil blessé saigna beaucoup, et la vision y fut complétement abolie, au point qu'il ne distinguait plus la lumière. Une demi-heure après l'accident, on lui appliqua six sangsues et des fomentations froides. Il entra à l'hôpital pendant que j'étais absent de Londres; on lui mit des sangsues le 2, le 7, le 11 et le 14 septembre, et cette dernière fois, pendant que le sang coulait, il récupéra soudainement la faculté de voir, de sorte qu'il aperçut la flamme d'une chandelle et le feu de la salle. — Le 19, on appliqua de nouveau des sangsues avec avantage; néanmoins il s'aperçut que l'œil gauche s'affaiblissait et qu'il devenait douloureux. Je le vis le 25, et voici quel était l'état de ses yeux : l'iris de l'œil droit a été largement détaché du cercle ciliaire; il existe deux larges ouvertures séparées par un lambeau de la membrane qui traverse le centre de l'œil en se portant obliquement de haut en bas et de dehors en dedans; il s'élargit vers ce dernier point. (V. fig. 83.) Ce lambeau est gris clair dans sa portion supérieure, de couleur olive dans sa partie inférieure; toute structure fibreuse a disparu. Une cicatrice d'un brun foncé et saillante, de près d'un demi-pouce de longueur, qu'on aperçoit sur la sclérotique, indique le lieu où s'est faite la déchirure qui a livré passage au cristallin. Les vaisseaux de la conjonctive, principalement ceux qui entourent la cicatrice, sont encore injectés. Il peut distinguer les gros objets à l'aide de cet œil; une carte percée d'un trou d'épingle facilite un peu la vision. L'œil gauche ne peut supporter la lumière et est douloureux au toucher. Des sangsues ont été appliquées à la tempe gauche, et un léger traitement mercuriel a amendé mais n'a point fait disparaître les symptômes.

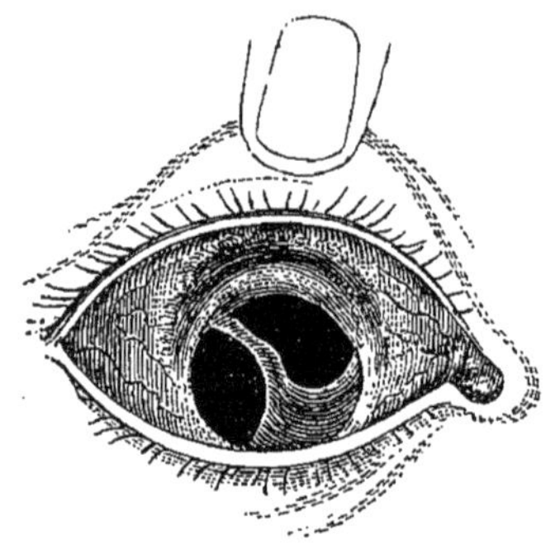

[Fig. 83.]

Remarques. — Quand la sclérotique se rompt à la suite d'un coup, la déchirure a presque toujours lieu à sa partie supérieure ou à sa partie supérieure et interne. Dans tous les cas que j'ai observés, la déchirure s'est toujours produite au-dessus d'une ligne qui passerait au niveau du bord inférieur de l'ouverture pupillaire. Cela est dû probablement à la présence du bord supérieur de l'orbite, qui protége l'œil de telle façon qu'il arrête l'action des coups portés de haut en bas, tandis que les coups portés directement en avant par un homme dont l'épaule est munie de muscles puissants, peuvent venir écraser l'œil contre la partie supérieure et postérieure de l'orbite. La sclérotique cède alors dans celle de ses parties qui se trouve la plus faible au-dessus du point où elle a reçu le choc. Dans les cas où le cristallin a été perdu et l'iris détaché dans une grande étendue, on ne peut tirer de secours que des verres convexes, qui seuls sont encore peu utiles; mais si l'on considère l'affection comme un cas de mydriase et qu'on adapte un diaphragme propre à empêcher l'arrivée d'un excès de lumière à travers la déchirure de l'iris, comme l'a fait M. Dixon (V. obs. 555, p. 605) on obtient alors des verres convexes le moyen d'aider efficacement la vision. T. W.]

SECTION VI.

CORPS ÉTRANGERS DANS L'HUMEUR VITRÉE.

Des corps étrangers, tels que des fragments de verre, de bois, de fer, ou de pierre, peuvent être poussés dans l'humeur vitrée, soit à travers la cornée et la pupille, blessant et déplaçant le cristallin sur leur passage; soit à travers la cornée et l'iris, déchirant celui-ci, et blessant le plus souvent le cristallin; soit à travers la sclérotique et la choroïde, et atteignant la rétine. Ils sont souvent lancés dans l'œil avec une telle violence qu'ils s'y enfoncent et s'y dérobent entièrement à la vue. Le malade ignore qu'un corps étranger s'est logé dans son œil; il suppose qu'il ne s'agit que d'une plaie ou d'une lésion externe, et si le chirurgien ne se livre qu'à un examen précipité ou superficiel, il peut ne pas reconnaître toute l'étendue du mal qui s'est produit. Le sang qui s'épanche en pareil cas dans l'œil, s'absorbe graduellement; l'inflammation est combattue par les remèdes ordinaires; la plaie se rapproche et se cicatrise, peut-être avec tiraillement ou atrésie de la pupille, opacité du cristallin et insensibilité de la rétine. L'œil continue néanmoins à rester douloureux; l'iris prend une teinte verdâtre ou rougeâtre; la sclérotique s'amincit, et l'organe se ramollit et s'atrophie. De temps en temps, l'œil devient le siége d'une douleur très aiguë, qui peut disparaître pour quelques semaines ou quelques mois, pour revenir alors avec une intensité marquée. Finalement, la plaie qui s'était cicatrisée se rouvre et permet au corps étranger de faire saillie au dehors. On en pratique l'extraction, et on le trouve souvent d'une dimension si considérable, que l'on s'étonne qu'il ait pu rester si longtemps caché dans l'œil, ou même qu'il ait pu s'y loger (1). L'inflammation sympathique peut, en pareil cas, s'emparer de l'œil sain, sous l'influence de l'irritation déterminée par la présence du corps étranger dans l'œil blessé, irritation qui persiste même parfois après que ce corps a été extrait.

Dans toutes les plaies graves de l'œil, où l'on a lieu de soupçonner qu'un corps étranger s'est introduit dans l'intérieur de l'organe, on doit se livrer à un examen attentif de l'œil blessé, après avoir chloroformé le malade. L'extraction immédiate du corps étranger n'aura pas seulement pour résultat d'épargner de grandes souffrances immédiates à l'organe blessé, mais elle pourra de plus préserver la vue de l'œil sain en le mettant à l'abri de toute inflammation sympathique ultérieure.

SECTION VII.

PRESSIONS ET COUPS SUR L'OEIL.

§ I. — Amaurose par pression.

Beer rapporte l'exemple suivant des mauvais effets d'une pression exercée sur le globe de l'œil :

Obs. 360. — Un homme, qui jusqu'alors avait joui d'une vue excellente, se trouvait dans une société d'amis, lorsque tout à coup quelqu'un vint derrière lui et lui appliqua les mains sur les yeux, en lui demandant de deviner qui il était. Ne pouvant ou ne voulant pas répondre à cette question, il s'efforça d'écarter les mains de cette personne qui continua à les maintenir fortement sur les yeux. Quand le malheureux fut dégagé, il s'aperçut qu'il ne distinguait plus rien ; il resta toujours aveugle depuis, sans que ses yeux offrissent la moindre lésion apparente (2).

§ II. — Amaurose suite de coups.

Les coups sur l'œil déterminent assez souvent une amaurose temporaire ou permanente, sans amener de changement appréciable dans l'organe ; d'où l'on peut conclure que le coup agit sur la rétine en y déterminant une commotion, une congestion, une extravasation, ou une déchirure. Il est très malheureux que ces cas d'amaurose traumatique soient souvent négligés jusqu'à ce que la cécité soit confirmée, car, lorsqu'on les traite à temps, l'art peut beaucoup pour leur guérison.

(1) Voir une observation d'O'Beirne, dans laquelle un clou long de trois quarts de pouce séjourna dans l'œil pendant trois semaines. Dublin Medical Press, July 7, 1841, p. 11 ; une autre de De Castelman où il s'agit d'un fragment d'acier d'un demi pouce de long, qui resta dans l'œil pendant trois ans et demi. Archives générales de médecine, octobre, 1842, p. 210 ; [une observation de J. Ansiaux, qui fit l'extraction d'une lamelle de fer de huit millimètres de longueur et d'une largeur de deux millimètres, Annales d'Oculistique, t. XXXI, p. 295 ; une de Critchet, ibid., t. XXXII. p. 97.]

(2) Pflege gesunder une geschwächter Augen, p. 10. Frankfurt, 1802.

L'observation suivante fait bien voir tout le danger qu'entraîne la négligence, en même temps qu'elle démontre les bons effets d'un traitement convenable :

Obs. 361. — M. N. me consulta, le 18 janvier 1829, sur les suites d'un coup qu'il avait reçu huit jours auparavant, au moyen d'un morceau de métal assez lourd qui était venu le frapper sur le côté temporal de l'œil gauche. C'était un homme d'environ 40 ans, d'une constitution saine, et dont les yeux avaient été bons jusqu'à l'époque de cet accident. Toute l'inflammation ou l'irritation produite par le coup avait déjà disparu, bien que le traitement eût été presque nul. La vision de l'œil blessé était perdue, excepté lorsque le malade se tournait fortement à gauche, au point de regarder presque derrière lui. Il pouvait alors distinguer confusément les objets placés à sa gauche. En regardant en avant ou à droite, il ne voyait pas; tous les objets lui paraissaient obscurcis par une gaze épaisse ou un brouillard. Une lumière brillante comme une flamme de gaz était le seul objet qui produisît une sensation sur l'œil, lorsqu'il était dirigé en avant. L'amaurose était si prononcée, et avait été négligée pendant tant de jours, que je portai un pronostic très douteux, tout en insistant fortement pour l'adoption de moyens actifs. Le 18, on pratiqua, dans la soirée, une saignée du bras de 30 onces. On administra deux pilules contenant chacune trois grains de la masse pilulaire de *blue pills* et deux grains d'aloës; la même dose devait être renouvelée trois fois par jour.—Le 19, le malade crut remarquer qu'il apercevait les objets plus distinctement, mais seulement lorsqu'il regardait fort à gauche. En regardant devant lui, il voyait comme des fils de gaze en mouvement; la flamme de la lampe lui paraissait de plusieurs couleurs. On applique vingt-quatre sangsues autour de l'œil.—Le 20, la vision est tellement améliorée qu'il peut distinguer les gros caractères du titre d'un in-quarto, en regardant de côté. Il reconnaît les objets ordinaires, tels qu'une tasse à thé, lorsqu'on les lui présente du côté gauche ; mais il cesse complétement de les voir lorsqu'on les porte devant lui. On lui applique un vésicatoire à la tempe gauche, et un autre derrière l'oreille du même côté. — Le 22, la vision est fort améliorée. Il distingue l'heure à une montre, même en regardant droit devant lui; il compare les obstacles que sa vision éprouve maintenant, à des branches d'arbre, tandis qu'auparavant c'était un brouillard uniforme. La bouche se trouvant très malade, on cesse les pilules. On applique un nouveau vésicatoire. Le 24, le vésicatoire donne bien, la bouche est très attaquée, la vision fort améliorée. Le malade peut lire un journal de l'œil gauche ; il dit que les branches d'arbre qu'il voyait lui paraissent maintenant brisées, et ressemblant plutôt à des grains de sable séparés les uns des autres.—Le 26, il dit qu'il constate chaque jour une nouvelle amélioration de la vision. La bouche est encore très malade. On répète le vésicatoire. A partir de ce moment, la vue continue d'aller en s'améliorant, et vers le milieu de février elle est redevenue parfaite.

Obs. 362. — John Robertson, âgé de 17 ans, fut admis le 13 juin 1831 au *Glasgow Eye Infirmary;* il avait reçu, six semaines auparavant, un coup de bâton sur l'œil gauche. Les paupières s'étaient beaucoup gonflées au moment de l'accident, de sorte que, pendant plusieurs jours, il n'avait pu les écarter. Quand il put le faire, il reconnut qu'il avait complétement perdu la vue; tout ce qu'il pouvait faire était de distinguer la lumière de l'obscurité. La pupille exécutait des mouvements sympathiques quand les deux yeux étaient ouverts; mais lorsqu'on examinait l'œil malade isolément, elle ne se contractait que faiblement, même sous l'action d'une vive lumière. Pouls à 78, langue sale. On le saigna du bras, on lui prescrivit deux pilules de mercure et d'aloès trois fois par jour. Le lendemain, il pouvait distinguer les objets. Les pilules ne l'ayant point purgé, on lui fit prendre une dose de calomel et de jalap. En quelques jours, l'œil se trouva parfaitement bien.

Je pourrais citer, si cela était nécessaire, plusieurs cas semblables démontrant les bons effets de la saignée, des révulsifs et du mercure, dans les amauroses succédant à des coups sur l'œil; ceux-ci déterminent probablement une congestion de la choroïde et de la rétine, sans autre lésion grave de ces tissus si importants.

§ III. — Épanchement de sang dans l'œil à la suite de coups.

Les tissus internes de l'œil se rompent souvent sous l'action d'un coup; les vaisseaux de la choroïde ou de l'iris se déchirent et versent dans les cavités de l'œil une quantité plus ou moins considérable de sang. Parfois l'épanchement en paraît borné au fond de la chambre antérieure; mais si l'on dilate l'œil avec la belladone et que l'on recoure à l'examen catoptrique, on trouve ordinairement que l'image droite profonde ainsi que l'image renversée ne sont plus visibles, ce qui démontre que la surface du cristallin est recouverte de sang. La vision est trouble en pareil cas. Quelquefois la coloration de l'humeur aqueuse est complétement changée par la présence du sang qui remplit aussi les cellules de l'humeur vitrée. La cornée offre, en pareil cas, une teinte uniforme, chocolat foncé, à travers laquelle on ne distingue ni l'iris, ni la pupille. Le corps vitré est le plus souvent alors désorganisé, et la rétine frappée d'insensibilité; dans quelques cas rares, la vision se rétablit à mesure que le sang épanché se résorbe. Si l'on ponctionne la cornée, il s'échappe ordinairement une grande quantité d'un liquide aqueux sanguinolent. Si la ponction est petite, elle se guérit en vingt-quatre heures, et on peut la répéter de temps en temps sans qu'elle détermine d'accidents. L'humeur vitrée peut aussi être évacuée à travers une ponction de la sclérotique.

On doit mettre en usage le même traitement que dans l'amaurose suite de coups.

§ IV. — Ruptures de l'œil à la suite d'un coup.

A la suite de coups sur l'œil, avec le poing, des bâtons, des pierres et autres projectiles, ou par suite de chutes sur l'œil, on rencontre fréquemment la déchirure de la sclérotique et de la choroïde, avec ou sans lésion de la conjonctive. On remarque aussi, quoique moins souvent, la déchirure de la cornée qui est encore plus résistante que la sclérotique. Le point où l'œil se rompt le plus facilement à la suite d'un coup, est celui qui est situé immédiatement au-devant de l'insertion des muscles droits. La conjonctive échappe quelquefois à cause de sa laxité, tandis que, par suite de la tension produite par les parties qu'elle contient, la sclérotique est incapable de résister aux effets du coup; c'est pourquoi elle se rompt. J'ai vu un coup de poing déchirer la sclérotique et la conjonctive en arrière de la cornée, les humeurs être évacuées, l'œil aplati, et la cornée enfoncée en arrière dans la concavité de la coque oculaire. Le lendemain, l'œil était arrondi, la cornée avait un aspect assez naturel, les cavités étaient remplies de sang, et la rétine avait perdu sa sensibilité. Ainsi que je l'ai déjà dit, j'ai vu plusieurs fois la sclérotique et la choroïde rompues, le cristallin chassé à travers l'ouverture et logé immédiatement sous la conjonctive restée entière.

Obs. 363. — Un gentleman se frappa accidentellement l'œil droit avec le pouce, et se rompit la cornée au niveau de son bord supérieur, ce qui donna lieu à un prolapsus volumineux de l'iris. En examinant son œil gauche, je remarquai qu'il offrait un arc sénile très marqué, un peu en dedans de la circonférence de la cornée, tandis qu'entre cet arc et la sclérotique, la cornée paraissait mince et transparente. Cet espace transparent était le siége de la rupture, parce que sans doute la cornée affaiblie en ce point n'avait pu résister au choc imprimé brusquement à l'œil. La plaie se rétrécit lentement et guérit avec la pupille attirée en haut. La capsule du cristallin devint opaque peu de temps après.

Dans les cas où l'œil se rompt à la suite d'un coup, que la déchirure occupe la cornée ou la sclérotique, il survient habituellement une hémorrhagie considérable, surtout quand la choroïde s'est aussi déchirée. Les humeurs s'évacuent aussi souvent, soit en partie, soit en totalité, de sorte qu'il ne reste, après la guérison, qu'un œil déformé et atrophié. Si le cristallin ou des lambeaux de l'iris font saillie à travers la plaie, il faut les enlever, car ils s'opposeraient à la cicatrisation.

SECTION VIII.

PLAIES DE L'OEIL PAR ARMES A FEU.

1. J'indiquerai dans ce chapitre quelques-uns des effets que produit la poudre quand elle fait explosion dans les yeux. C'est ordinairement la portion inférieure de la cornée qui souffre le plus de cet accident; mais dans un cas que j'ai observé, la personne étant penchée vers la terre au moment où la poudre fit explosion, la moitié supérieure seulement de chaque cornée fut atteinte et resta opaque. J'ai vu plusieurs fois des grains de poudre traverser la cornée et arriver au cristallin, de façon à y développer une cataracte. Dans un cas, un grain de poudre lancé à travers la cornée traversa aussi la partie inférieure de l'iris, où il produisit une ouverture considérable, en venant frapper le cristallin, et en détermina l'opacité. La portion opaque s'éclaircit graduellement au niveau de la fausse pupille et la vision se rétablit. La cataracte persista plus longtemps à l'endroit de la pupille naturelle, mais enfin elle y disparut aussi. Le malade voyait bien avec un verre à cataracte.

2. Les plaies de l'œil produites par des grains de plomb sont assez fréquentes.

M. Lawrence (1) rapporte qu'il a vu la perte complète de la vision occasionnée par un seul grain de plomb qui frappa simplement la sclérotique obliquement sans la traverser. Un plomb arrivé à la fin de sa course peut contusionner l'œil sans y pénétrer et occasionner une ecchymose et une commotion de la rétine capables de produire la cécité. Il peut aussi se loger au-dessous de la conjonctive.

Un grain de plomb venant frapper l'œil obliquement, peut glisser, en laissant une sorte de sillon sur la conjonctive. Lorsque la cornée est ainsi lésée, elle paraît perdre sa vitalité, devient opaque et s'ulcère. Si le grain de plomb frappe l'œil en plein et traverse la sclérotique, il cause presque toujours la perte de la vision ; il en est de même lorsque le projectile traverse la cornée et pénètre profondément dans l'œil. Mais s'il ne dépasse point la chambre antérieure, et qu'il reste dans l'humeur aqueuse, la rétine peut conserver sa sensibilité. On doit, en pareil cas, faire une incision avec le couteau à cataracte, et enlever le grain de plomb. Si on ne l'enlève pas, il peut s'entourer d'une capsule. Si le grain de plomb traverse la sclérotique très obliquement, il peut blesser le cristallin et rester dans le voisinage de l'iris. La rétine conserve en pareil cas sa sensibilité pendant un certain temps, puis l'œil s'atrophie progressivement.

Assez souvent des grains de plomb traversent l'une ou l'autre paupière et pénètrent dans le globe de l'œil, ou bien viennent se loger dans la membrane cellulaire de l'orbite. Il n'est pas rare alors de voir survenir des symptômes d'inflammation à l'intérieur du crâne, et des douleurs névralgiques intenses.

On reconnaît qu'un grain de plomb a pénétré dans l'œil à l'existence du trou produit par le projectile à travers la cornée ou la sclérotique. Il se produit ordinairement dans ces cas, à travers l'ouverture d'entrée, une petite hernie de l'iris ou de la choroïde.

Dans un cas observé par moi, un grain de plomb avait traversé la sclérotique tout contre la cornée. La vision fut instantanément détruite. Il survint une inflammation grave ; l'iris prit une teinte vert foncé ; la pupille se déforma, l'iris étant devenu plus large en regard de la blessure que partout ailleurs, et l'œil se ramollit. Une autre fois, un grain de plomb traversa la paupière inférieure et pénétra dans l'œil. La plaie de la sclérotique offrait l'aspect d'une fente à travers laquelle suintait l'humeur vitrée. La pupille était un peu contractée et obscurcie par de la lymphe épanchée. La vue de l'œil blessé était obscurcie et néanmoins lui permettait encore d'apercevoir les objets. La conjonctive devint le siége d'un chémosis. La pupille s'éclaircit graduellement, mais le cristallin s'opacifia. L'intérieur de l'œil suppura, et le pus s'échappa par la plaie de la sclérotique. Demours (2) a représenté un cas dans

(1) Leçons dans the Lancet, vol. IX, p. 531. London, 1826.
(2) Traité des maladies des yeux, pl. 52, fig. 1, Paris, 1818.

lequel un grain de petit plomb traversa la cornée, détacha l'iris de la choroïde et produisit l'opacité du cristallin. Il rapporte un autre cas dans lequel un grain double traversa la sclérotique, contre la circonférence de la cornée, et y demeura fixé, un des grains se trouvant au dehors, et l'autre au dedans de l'œil, jusqu'à ce qu'il les eût extraits. La vue de l'œil fut conservée (1).

Toute tentative pour extraire de l'œil un grain de plomb enfoncé dans l'humeur vitrée, qu'il ait traversé la cornée ou la sclérotique, serait probablement inutile et provoquerait une irritation propre à amener l'inflammation. Le grain de plomb laissé dans l'humeur vitrée doit finir par s'y enfoncer et par se mettre en contact avec la rétine. J'ai toujours vu la vision détruite par un pareil accident, et je n'ai jamais vu le corps étranger se porter vers l'extérieur de façon à pouvoir être enlevé. Stoeber rapporte cependant un cas où cela est arrivé et où la vision s'est rétablie (2). Je n'ai jamais vu l'ophthalmie sympathique provoquée par la présence d'un plomb dans l'œil. Si un pareil résultat se manifestait, il faudrait recourir à la méthode recommandée par M. Barton, pour les cas où des fragments de capsule à percussion sont logés dans l'œil. Les blessures dont nous nous occupons déterminent des névralgies intenses. Un monsieur, par qui j'ai été consulté, se soumit à l'extirpation de l'œil, à cause des souffrances continuelles qu'il endurait. L'opération fut faite à Edimbourg par un chirurgien éminent. L'œil, examiné immédiatement après, ne contenait pas de plomb. Néanmoins, la névralgie disparut.

Obs. 364. — Un jeune homme regardait au haut d'un arbre, sur lequel se trouvait perchée une bécasse que son maître allait tirer; sur le signal du jeune homme, le chasseur fit feu, et plusieurs grains de petit plomb rebondissant contre les branches, vinrent frapper ce jeune garçon, traversant les paupières et la peau du front. L'un d'eux pénétra dans l'œil gauche, immédiatement au-dessus du bord supérieur de la cornée. Le chirurgien essaya de suivre avec la sonde le trajet que les plombs avaient parcouru pour entrer dans le tissu cellulaire de l'orbite, mais il n'en put toucher aucun. Le blessé fut saigné et purgé.

Je le vis neuf jours après l'accident, époque à laquelle l'œil offrait l'aspect représenté dans la figure ci-jointe. Il existait, dans le point où le grain de plomb avait pénétré dans l'œil, une sorte de vésicule rougeâtre produite par une hernie de la choroïde; autour d'elle la sclérotique était fortement déprimée. L'iris manquait à sa partie supérieure où il avait été détruit par le projectile. On apercevait derrière la pupille un nuage rougeâtre, reste du sang qui s'était épanché dans l'humeur vitrée. Le malade distinguait encore faiblement de cet œil la lumière d'avec l'obscurité. La pupille droite était dilatée et paresseuse. Le malade avec cet œil pouvait lire les grands caractères du titre d'une page. Il paraît que quelques grains de plomb s'étaient logés dans la membrane celluleuse de l'orbite droit. Dans l'espace de quelques mois, la vision de l'œil droit s'améliora, tandis que l'œil gauche s'atro-

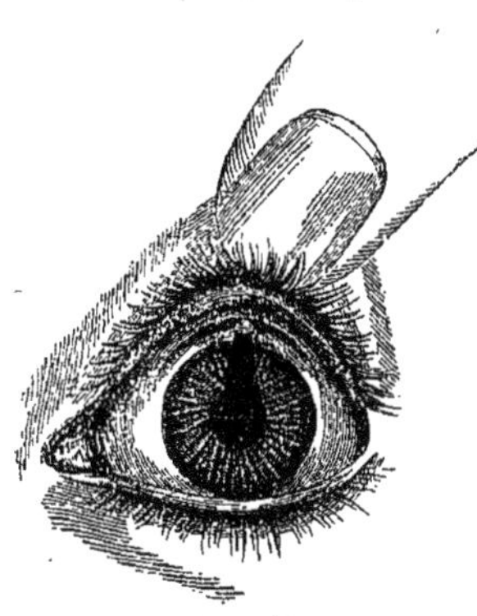
Fig. 84.

(1) Ibid., t. II, p. 505.
(2) Annales d'Oculistique, t. III, p. 75. Bruxelles, 1840.

phia de plus en plus; la partie inférieure de la cornée prit une forme concave en avant, et les humeurs devinrent d'une couleur jaune verdâtre.

Obs. 365. — M. H., âgé de 50 ans, de Camborne en Cornouailles, vint consulter le docteur Butter, à Plymouth, en septembre 1830, pour une perte complète de la vision de l'œil gauche, où il ressentait parfois une grande douleur. L'œil droit présentait aussi un certain degré d'amaurose, avec photopsie. Voici ce qui lui était arrivé : le 19 février 1827, pendant qu'il chassait, une personne tira une bécasse; un plomb vint se loger dans l'œil gauche de M. H. et la vue y fut instantanément abolie. Pendant les quinze premiers jours, il ne souffrit pas beaucoup; mais pendant les quatre ans et demi qui s'écoulèrent avant qu'il vint consulter le docteur Butter, il se développa, à certains intervalles et soudainement, une douleur très intense dans l'œil gauche et la tête; cette douleur entravait si sérieusement les fonctions de l'œil droit, que, quelles que fussent ses occupations, il était obligé de les interrompre et d'avoir recours aux sangsues et à l'emploi d'autres remèdes. La crainte de perdre l'œil sain, par sympathie, et la douleur qu'il ressentait dans l'œil gauche, l'engagèrent à réclamer l'extraction du plomb, qu'il supposait bien, aux vives souffrances qu'il ressentait, devoir être logé dans quelque partie très sensible de l'œil gauche. Cet œil était un peu plus petit que l'autre. Il était complétement dépourvu d'inflammation. On apercevait à son côté nasal, un peu en arrière de la circonférence de la cornée, une ouverture fistuleuse. On pouvait, à travers cette ouverture, faire pénétrer une mince sonde en or presque jusque dans la chambre postérieure. C'était évidemment l'ouverture d'entrée du projectile. L'iris n'avait subi aucune altération matérielle. On apercevait distinctement derrière lui une cataracte. Le docteur Butter et M. Luscombe, avec qui il eut une consultation, furent d'accord pour dissuader M. H. de se soumettre à une opération, ou à une tentative pour rechercher un plomb dont la situation était très incertaine; mais le malade voulut absolument qu'une tentative fût faite. Le 9 septembre 1831, le docteur Butter pratiqua l'extraction de la cataracte, qui consistait en une matière calcaire mélangée d'aiguilles osseuses. Il fit ensuite sortir, à l'aide d'injections, une matière semblable à du gravier. On espéra que l'extraction de ce cristallin osseux amènerait du soulagement, il n'en fut rien. Le 23 février 1833, M. H. revint à Plymouth, et pria le docteur Butter de faire une nouvelle tentative pour enlever le plomb, qu'il croyait toujours dans son œil. Il indiqua une partie bleuâtre et saillante du globe de l'œil sous laquelle il supposait le plomb logé. Le docteur Butter saisit avec un crochet la portion saillante de la sclérotique, et la retrancha d'un coup de ciseaux, faisant ainsi une ouverture qui laissa échapper l'humeur vitrée et lui permit d'explorer avec la sonde toute la cavité de l'œil. Malgré cela, le plomb ne sortit pas. M. H. résolut de se faire extirper l'œil complétement une autre fois, si les douleurs reparaissaient. Le 23 septembre, le docteur Butter enleva l'œil gauche et la glande lacrymale; il eut soin de couper le nerf optique tout contre le trou optique, dans la crainte de manquer ce qu'il cherchait. En disséquant les parties extirpées, il eut la satisfaction de trouver un plomb à canard si solidement fixé dans le nerf optique au point où il vient se joindre à la rétine, qu'il fallut un effort considérable pour le détacher de la cavité où il était resté fixé pendant six ans et demi. Au bout de quinze jours le malade était presque guéri, mais il resta encore pendant trois semaines en traitement à cause d'adhérences qui s'établissaient entre les paupières et les parties sous-jacentes, et que le docteur Butter divisa à plusieurs reprises. Il se manifesta, dans la branche ophthalmique de la cinquième paire et dans les ramifications du maxillaire supérieur, quelques sensations morbides pour lesquelles le docteur Butter prescrivit le carbonate de fer. M. H. retourna chez lui quarante-sept jours après l'opération, la force de son œil droit s'accroissant tous les jours et les douleurs névralgiques ayant diminué (1).

M. Watson (2) rapporte deux cas dans lesquels de petits fragments de capsules à percussion étant venues frapper le globe de l'œil, il s'ensuivit immédiatement une cécité complète, bien que l'œil eût conservé son aspect naturel et ne parût avoir essuyé aucune blessure.

(1) Medical Gazette, vol. XIII, p. 888. London, 1834.
(2) Edinburgh Medical and Surgical Journal, vol. XLIV, p. 106. Edinburgh, 1835.

J'ai vu plusieurs exemples d'introduction dans l'œil de fragments de capsules à percussion. Cet accident arrive, soit en chassant avec des fusils à percussion, soit en faisant partir les capsules en frappant sur elles avec un marteau, comme les enfants le font quelquefois pour s'amuser. L'œil est souvent perdu en pareil cas, et, de plus, l'autre organe est compromis par l'inflammation sympathique, surtout si l'on n'a pas enlevé le corps étranger.

Un fragment de capsule se fixe quelquefois dans la cornée, mais on ne le voit point, parce qu'il est immédiatement caché dans la substance blanchâtre en laquelle se transforme cette membrane en se mortifiant. Au bout de quelques jours, on aperçoit un point noir faisant saillie à la surface de l'eschare : c'est le morceau de capsule ; si on l'extrait alors, on le trouve rugueux et anguleux.

Le fragment peut traverser la cornée et se loger dans la chambre antérieure, ou se fixer dans l'iris ou le cristallin ; mais plus fréquemment il passe dans la chambre postérieure (1). La plaie que le corps étranger produit en entrant se guérit en général sans difficulté ; de sorte qu'il n'est quelquefois pas facile de la découvrir, surtout si la plaie a son siége sur la sclérotique. Les changements qui surviennent immédiatement après l'accident ressemblent tellement à ceux qu'on observe à la suite des plaies pénétrantes de l'œil, non compliquées de la présence d'un corps étranger, qu'il est impossible de reconnaître, au premier abord, si la capsule est restée dans l'œil ou non. La vision est immédiatement plus ou moins altérée, suivant que le cristallin, la rétine ou d'autres parties de l'œil ont été atteints.

Quelquefois une inflammation considérable se développe de suite ; l'iris revêt une teinte verdâtre, le cristallin devient opaque, et une douleur intense se manifeste. Si l'on ouvre alors la cornée dans le but d'extraire le corps étranger, du pus s'échappe de l'intérieur de l'œil. Assez souvent cependant l'œil paraît se rétablir, pendant un temps dont la durée varie de quelques jours à un mois ; mais au bout de ce temps, il y survient tout à coup une douleur des plus intenses avec chémosis et parfois trouble de la cornée. La douleur peut diminuer au bout d'un jour ou deux, ou même disparaître complétement pendant un certain temps ; mais cette trêve n'est que temporaire. La douleur revient et s'apaise à des intervalles irréguliers, jusqu'à ce que la vue de l'œil blessé soit complétement abolie. L'organe reste dans un état d'inflammation chronique, et la santé du malade est fort affectée par la longue irritation occasionnée par la blessure, par le traitement déplétif et affaiblissant mis en usage, et par l'inquiétude dans laquelle il est plongé. En effet, à cette époque, la vue de l'autre œil commence à

(1) Voyez une observation par LAURENT et CUNIER, dans laquelle la totalité d'une capsule, qui y avait été lancée par explosion, fut extraite de la chambre antérieure. Annales d'Oculistique et de Gynécologie, t. I, p. 433. Charleroi, 1839.

s'affecter par suite de l'inflammation sympathique qui s'étend à cet organe.

M. Barton, de Manchester, pense que cette inflammation sympathique est due à la présence d'un fragment de capsule dans l'œil blessé, et que le seul moyen de la prévenir, ou de l'arrêter quand elle s'est développée, consiste dans l'extraction du corps étranger. Il a traité beaucoup de cas d'après ce principe qui me paraît très juste.

Après avoir placé le malade dans une position convenable, et l'avoir rendu insensible par l'inhalation du chloroforme, l'opérateur, au moyen du couteau de Beer, forme un large lambeau de la cornée. Il enfonce alors le couteau à travers la pupille dans le cristallin, pour faciliter la sortie de ce corps, qui s'échappe avec une portion de l'humeur vitrée, entraînant parfois le fragment de capsule. Si l'on n'aperçoit point celui-ci dans les humeurs évacuées, on saisit avec une pince le lambeau de la cornée et on le retranche avec des ciseaux courbes. On administre alors une dose de laudanum, et l'on applique sur les paupières un cataplasme de farine de graine de lin. Comme l'opération est très douloureuse, il faut l'exécuter aussi promptement que possible, si l'on n'emploie point le chloroforme. L'œil est si sensible, que le malade ne peut supporter aucune tentative de recherche du fragment. Dans tous les cas de M. Barton, la capsule fut trouvée un ou plusieurs jours après l'opération, dans le cataplasme, ou dans le caillot qui vient boucher l'œil.

Les fragments de capsule, extraits de l'œil après un séjour de plusieurs mois, n'étaient que ternis : ils n'offraient aucun de ces changements qui surviennent sur les morceaux d'acier qui ont séjourné dans les humeurs de l'œil ; leur volume était toujours considérable, et leurs angles tranchants (1).

Cette pratique est applicable aux autres corps étrangers logés dans l'œil.

4. Le globe de l'œil se crève dans la plus grande partie des cas où il est atteint par une balle de fusil ; mais il échappe quelquefois sans paraître avoir beaucoup souffert, la balle ayant pénétré entre lui et l'orbite. L'*exophthalmie,* ou désorganisation inflammatoire de l'œil avec saillie hors de l'orbite, survient très fréquemment dans l'un ou l'autre de ces cas. Quand ce symptôme se montre, il faut inciser profondément et largement l'œil pour que ses humeurs s'évacuent et qu'il puisse s'affaisser et cesser d'être douloureux ; s'il est devenu dur par l'épaississement de ses membranes, il faut l'extirper. Si l'on n'a pas recours à ces moyens, le malade est en général voué à des souffrances

(1) Sur les lésions de l'œil produites par des capsules à percussion, voyez CROMPTON, Medical Gazette, vol. XXI, p. 175. London, 1837 ; un cas où le fragment s'était fixé dans le cristallin, par STIÉVENART, Annales d'Oculistique, tome I, p. 459, Charleroi, 1839 ; un autre fixé dans l'iris et extrait par CUNIER, ibid., p. 440 ; extrait du corps vitré, suivant la méthode de Barton, WALKER's Oculist's Vade-mecum, p. 325, London, 1843.

intenses et prolongées ; l'œil, augmenté de volume, peut même provoquer l'absorption de la voûte de l'orbite et une inflammation mortelle de la dure-mère et du cerveau.

On a vu l'amaurose déterminée par ce qu'on appelle le *vent d'une balle*.

SECTION IX.

LUXATIONS DU GLOBE DE L'OEIL.

J'ai déjà eu occasion (page 22) de citer un cas de luxation de l'œil, produite par un corps étranger enfoncé entre cet organe et l'orbite, et j'ai expliqué que l'on doit entendre qu'un œil est luxé quand il s'est déplacé au delà de la couche fibreuse des paupières. Le nerf optique se trouve allongé tant que l'œil est dans cet état; les paupières ne peuvent plus se toucher, et la vision est en général abolie tant que la réduction n'est pas opérée. Cet accident arrive surtout à ceux qui ont les yeux volumineux et les orbites peu profonds; chez ces personnes, en effet, en soulevant la paupière supérieure et en abaissant l'inférieure, on aperçoit non-seulement la moitié antérieure de l'œil, mais même une partie de sa moitié postérieure.

Si le corps étranger qui a produit la luxation se trouve encore dans l'orbite, il faut naturellement l'enlever avant de tenter la réduction; après quoi, l'on repousse l'œil fortement en arrière. Si l'on continue à le comprimer pendant quelque temps, il rentre ordinairement brusquement dans l'orbite, et la vision se rétablit sur-le-champ.

En raison de l'obliquité que présente la base de l'orbite, l'œil est manifestement en dehors de cette cavité du côté de la tempe; c'est pour cela qu'un coup fortement appliqué sur l'œil, avec une balle, par exemple au jeu de paume, peut en produire la luxation. Covillard, dans ses *Observations Iatro-Chirurgiques*, rapporte un cas de cette espèce. Il dit que la luxation était si complète, que lorsqu'il arriva, immédiatement après l'accident, il trouva un des amis du malade ayant à la main des ciseaux avec lesquels il allait retrancher l'œil. Covillard réduisit cet organe, et le malade conserva la vue (1).

Obs. 366. — Peter Nowlan, âgé de trente ans, portefaix d'une force remarquable, est admis le 3 novembre à minuit et demi à l'hôpital Mercer. Sa femme me raconte qu'il est rentré chez lui à dix heures du soir dans un état d'ivresse complète, et que, pendant qu'il marchait en chancelant dans sa chambre, il avait heurté son œil droit contre un petit crochet de fer ou un clou. Cet instrument avait pénétré au côté externe de la paupière supérieure. En accourant au secours de son mari, elle s'aperçut que l'œil de celui-ci était sorti de l'orbite. Elle s'efforça de le faire venir de suite à l'hôpital, mais elle ne put y réussir qu'à minuit et demi; je le vis quelques minutes après son arrivée. Il était furieux

(1) Louis. Sur plusieurs maladies du globe de l'œil, Mémoires de l'Académie royale de Chirurgie, t. XIII, p. 266, 12mo. Paris, 1774.

et ingouvernable; un large tablier couvrait son œil, qu'il ne faisait que comprimer et frotter. Le bandeau enlevé, l'aspect de la physionomie était tout particulier et je puis dire effrayant. L'œil droit était sorti de l'orbite, fixe, immobile, élastique au toucher et complétement privé de la faculté de voir. La cornée était sèche, nuageuse et un peu opaque, la pupille modérément contractée et insensible à la lumière d'une chandelle. Il n'y avait aucune extravasation sanguine, ni aucune injection de la conjonctive, bien que le repli de cette membrane qui se porte de la paupière supérieure sur le globe de l'œil fût partiellement déchiré d'outre en outre. On ne pouvait apercevoir le bord inférieur de la paupière supérieure, qui, spasmodiquement contractée, se trouvait en partie cachée par le globe de l'œil. Comme c'était un homme très fort, ce ne fut qu'avec difficulté que je pus le faire maintenir, et, y étant parvenu, je relevai la paupière supérieure à l'aide de deux doigts de la main gauche, tandis qu'avec le pouce et l'index de la droite je comprimai le globe oculaire. Aussitôt celui-ci fut attiré en arrière avec un bruit distinct, et les paupières se refermèrent au-devant de lui. J'aperçus alors pour la première fois la petite blessure de l'angle externe de la paupière supérieure, mais je ne pus m'assurer de l'étendue du désordre produit. Je fis coucher le malade et j'ordonnai l'application du froid pour tout le reste de la nuit sur la partie. — Le 4 novembre. Le matin à la visite je le trouvai de sang-froid, mais se souvenant fort peu de ce qui lui était arrivé. Les paupières étaient gonflées, la conjonctive légèrement injectée, la cornée transparente, brillante et humide; des larmes s'échappaient le long de la joue: il distinguait la lumière, se plaignait de céphalalgie et d'une douleur intense dans le globe de l'œil; pouls plein. Saignée du bras de seize onces, laxatif, continuation des applications froides. — Le 5. Paupières moins gonflées; la douleur oculaire et l'injection de la conjonctive ont presque disparu; sensation de gravier entre les paupières; vision améliorée, cependant les objets ne sont vus qu'imparfaitement et comme à travers un brouillard épais. Tartrate antimonié, diète, continuation du froid. — Le 6. Toute douleur a disparu, ainsi que la sensation de gravier; diminution de l'injection de la conjonctive, vision presque entièrement rétablie; tous les mouvements volontaires de l'œil sont conservés. Même traitement. — Le 7. Convalescent; ni injection, ni douleur. Vision complète. — Le 9. Sort guéri. (1).

Weld rapporte (2) qu'à Richmond en Virginie, rien n'était plus commun que de rencontrer des personnes privées d'un ou des deux yeux, par suite de l'horrible habitude du *gouging*, qui consiste à enrouler les index dans une mèche des cheveux de son adversaire, et à appliquer les pouces dans l'orbite, de façon à en faire sortir l'œil.

SECTION X.

AVULSION DU GLOBE DE L'OEIL.

L'œil est souvent arraché de l'orbite par des balles de fusil; mais les cas où cet arrachement est produit par d'autres causes sont très rares. Un exemple remarquable de cette sorte d'accident est relaté dans le premier volume du journal de Graefe et Walther. Une roue de chariot, en passant sur la tête d'un homme, arracha le globe de l'œil avec une portion du nerf optique, longue de 7 lignes ; les muscles res-

(1) W. Jameson. Dublin Medical Press, Jan. 5, 1853, p. 1. et Annales d'Oculistique, LXXIX, p. 45, 1853.
(2) Travels through the States of North America, by Isaac Weld, jun, vol. I, p. 192. London, 1800.

tèrent dans l'orbite qui ne fut pas endommagé. Le blessé, qui était âgé de 75 ans, se rétablit sans symptômes fâcheux.

Obs. 367. — Un pêcheur d'Ostende, nommé Degruyter (Jacques), âgé de 49 ans, constitution forte, adonné à la boisson, rentra chez lui, profondément ivre, dans la nuit du 25 au 26 juin 1851. Pendant qu'il était en train de se déshabiller, il trébucha et alla tomber de tout le poids de son corps contre la porte d'entrée de la chambre. Dans cette chute, la région orbitaire du côté droit rencontra l'anneau de la clef qui se trouvait fixée dans la serrure de la porte, et comme cet anneau était très aminci par un long usage, il entama la paupière supérieure, qu'il divisa verticalement de part en part jusqu'à son bord libre, entra dans l'orbite, et, agissant comme une espèce de levier ou plutôt de curette, extirpa l'œil, en coupant complétement toutes ses adhérences avec l'orbite. L'organe visuel, ainsi isolé avec une force dont on se fera facilement une idée, fut chassé de l'orbite et alla rouler par terre. Degruyter, dont l'ivresse était si profonde qu'elle ne lui permettait pas de juger de la gravité de la blessure qu'il venait de se faire, continua à se déshabiller et se mit au lit, où il ne tarda pas à s'endormir. Sa femme, en se levant le matin, fut fort étonnée de voir la quantité de sang que son mari avait perdue par une blessure de la paupière en apparence si légère; mais son étonnement se changea bientôt en frayeur, lorsqu'elle trouva, sur le plancher de sa chambre, l'œil de son mari qui y gisait depuis la veille au soir. Appelé à l'instant, je vis cet homme couché dans son lit, les vêtements trempés de sang, dont j'estimai la quantité à une livre environ. La paupière supérieure était fendue verticalement dans l'étendue de six lignes; l'orbite droit était veuf de son contenu et rempli de sang coagulé; des lambeaux de quelques-uns des muscles oculaires pendaient entre les paupières. L'hémorrhagie avait cessé tout à fait. L'œil était entier; ses muscles avaient été déchirés à des distances variables de leur insertion à la sclérotique; le grand oblique et le droit supérieur l'étaient à trois quarts de pouce. Le nerf optique, lui aussi, était coupé à un pouce environ de son insertion à la sclérotique. Ayant recueilli les détails rapportés plus haut sur la manière dont cet accident avait eu lieu, je me fis représenter la clef qui venait d'opérer cette mutilation et la trouvai courbée à angle obtus par l'effort de la chute d'un corps si lourd; son anneau, très petit, était très mince, circonstance qui explique parfaitement comment cet instrument avait pu agir à l'instar d'une curette et enlever l'œil après avoir fendu la paupière. Le blessé fut conduit à l'hôpital, où il fut vu par mes confrères attachés comme moi à cet établissement. Après avoir repoussé les lambeaux des muscles oculaires dans l'orbite, je réunis la plaie de la paupière au moyen d'un point de suture et recouvris la région blessée de compresses trempées dans l'eau froide, qu'on eut soin de tenir constamment mouillées. Le blessé fut mis à une diète sévère et prit une bouteille d'eau de Sedlitz. La guérison a été rapide. (1).

[*Obs.* 368. — Le docteur Bodkin, dans une lettre adressée au *Dublin Medical Press.* (1854) rapporte qu'une femme, âgée de 60 ans, grande et robuste, menant une vie régulière, se rendant un soir, dans l'obscurité, de sa chambre à coucher dans une autre pièce, heurta du pied le seuil élevé de la porte de l'appartement et tomba de sa hauteur et de tout le poids de son corps sur l'anneau de la clef qui se trouvait sur la serrure. M. Bodkin vit la malade environ six heures après l'accident. Le globe de l'œil, froid et privé de vie, pendait sur la joue; il avait entraîné après lui environ cinq lignes du nerf optique et n'était plus attaché à la face interne de la paupière supérieure que par quelques légers filaments qui furent divisés d'un coup de ciseaux. La malade n'a pas ressenti de grande douleur au moment de l'accident ni après, et l'on n'a eu recours qu'au repos, à la diète, accompagnés de l'usage du pansement à l'eau et d'un simple purgatif (2). T. W.]

(1) VERHAEGHE. Annales d'Oculistique, t. XXVI, p. 99. Bruxelles, 1851.
[(2) Annales d'Oculistique, t. XXXII, p. 94.]

CHAPITRE XIII.

OPHTHALMIES, OU MALADIES INFLAMMATOIRES DU GLOBE DE L'ŒIL ET DE LA CONJONCTIVE.

—

SECTION Ire.

OPHTHALMIES EN GÉNÉRAL.

Par le mot *inflammation*, on doit entendre, avant tout, un état des parties caractérisé par l'*augmentation de la rougeur* et *de la chaleur*, et par *du gonflement* et *de la douleur*. On s'accorde généralement à regarder un pareil état comme constituant l'inflammation, ces quatre symptômes étant les premiers phénomènes qui en dénotent l'existence. Les autres changements morbides que je vais énumérer ne sont considérés que comme des phénomènes secondaires, qui peuvent succéder à cet état qui constitue le premier degré de toute affection inflammatoire, mais qui ne lui succèdent pas nécessairement. Tant que la partie affectée ne montre qu'une augmentation de rougeur et de chaleur, du gonflement et de la douleur, et aussi longtemps que ces symptômes vont en augmentant, la maladie ne fait que se développer. Une inflammation, même parvenue au plus haut degré d'intensité dont cette première période soit susceptible, peut, sans qu'il se manifeste aucun nouveau symptôme local, disparaître graduellement sous l'influence des moyens employés pour l'arrêter, ou par *résolution spontanée* de la maladie.

D'un autre côté, la maladie peut marcher, et l'on voit alors survenir un ou plusieurs des sept phénomènes suivants, qui constituent les actes secondaires de l'inflammation, savoir : l'*épanchement* ou *exsudation*, l'*adhésion*, la *suppuration*, l'*ulcération*, la *mortification*, la *granulation*, et la *cicatrisation*. La matière de l'épanchement ou de l'exsudation peut être du sérum, de la *liquor sanguinis*, contenant de la lymphe coagulable ou fibrine, ou enfin du sang rouge. La suppuration peut se former sur une surface sécrétante, ou constituer un abcès dans le tissu de la partie enflammée. Celle-ci peut passer successivement par ces divers états, dont plusieurs peuvent même exister ensemble.

Certains phénomènes inflammatoires tertiaires sont la conséquence des phénomènes secondaires ; ce sont : *l'opacité*, *l'insensibilité*, la *déformation*, *l'hypertrophie*, *l'induration*, le *ramollissement*, etc. (1).

Dans quelque partie du corps que survienne l'inflammation, et dans

(1) Les pathologistes ont, dans ces derniers temps, dirigé leur attention sur la nature du processus en vertu duquel se développent les phénomènes que nous venons d'énumérer, ou, en d'autres termes, sur la théorie de l'inflammation.

Les observations miscroscopiques font voir que la rougeur est due à l'accumulation et à la stagnation des corpuscules rouges du sang dans les artères terminales, les capillaires et les radicules des veines de la partie affectée. Ces corpuscules rouges stagnant dans les petits vaisseaux, paraissent confondus dans une masse uniforme.

On a supposé que la cause immédiate de l'accumulation et de la stagnation des corpuscules rouges du sang, était le ralentissement du cours de ce liquide, dû à la dilatation des petites artères ; mais les observations de M. Paget et celles de M. Wharton Jones établissent que, bien loin de déterminer le ralentissement du cours du sang, la dilatation des petites artères s'accompagne toujours d'une accélération de sa marche. M. Wharton Jones a démontré par ses observations sur la chauve-souris et la grenouille, que le point de départ de l'accumulation des corpuscules rouges dans les capillaires est la constriction éprouvée par les petites artères qui se rendent à la partie, ce qui fait que les corpuscules y sont soustraits à l'action du *vis à tergo*. Les corpuscules ainsi accumulés s'agrégent entre eux en vertu de leur attraction réciproque et deviennent adhérents aux parois des vaisseaux.

La constriction des petites artères est due à l'irritation que la cause excitante exerce sur les nerfs des petites artères. Mais plus tard, par suite de la suspension de l'influence nerveuse, on peut voir survenir le relâchement des parois des artères et leur dilatation. Le rétablissement de la circulation et la résolution de l'inflammation peuvent être la conséquence de l'effet obtenu. Toutefois, si la stagnation est déjà étendue, la résolution ne peut pas survenir aussi facilement ; l'inflammation peut même s'aggraver. L'augmentation des pulsations qui survient à cette période est due à la diminution de la faculté contractile des artères, dont les parois cèdent alors aisément à l'impulsion du cœur.

L'exsudation ou l'épanchement succède à la stagnation ; la matière épanchée est d'abord séreuse, elle consiste ensuite dans la *liquor sanguinis*, et est par conséquent lymphatique ou fibrineuse. Quand il survient quelque extravasation des globules rouges, cela est dû à la rupture des parois de quelques-uns des vaisseaux.

Pour peu qu'il existe quelque part une inflammation intense, toute la masse du sang présente une augmentation dans la quantité de la fibrine et une diminution des corpuscules rouges ; c'est ce qui donne lieu à cet aspect du caillot des saignées auquel on a donné le nom de couenne inflammatoire (*buffy coat*).

Lorsque la résolution survient, les petites artères se dilatent, les corpuscules agglomérés rompent leurs adhérences et deviennent libres, ils peuvent par conséquent céder de nouveau au *vis à tergo*, et ils sont entraînés dans le torrent de la circulation. Peu à peu les vaisseaux reprennent leur calibre normal, et l'influence nerveuse se rétablit.

L'adhésion est due à un changement survenu dans la lymphe épanchée qui se coagule, tandis que se forment en elle, comme dans un blastème, les éléments du tissu aréolaire et des vaisseaux sanguins.

S'il se forme au milieu de la matière épanchée un autre élément organique, c'est-à-dire le globule de pus, qui n'est susceptible d'aucun développement ultérieur, on a la *suppuration*.

Les globules de pus, suspendus dans un liquide que l'on appelle *liquor puris*, peuvent être repris par l'absorption ; mais le plus souvent ils sont expulsés par les surfaces muqueuses du corps, ou bien, se rassemblant de manière à constituer un abcès, ils s'échappent par une perforation des téguments.

La *mortification* consiste dans la mort de la partie enflammée, due au sang qui y est stagnant et à la matière qui y est épanchée.

L'ulcération est une variété de la mortification, dans laquelle les tissus morts sont expulsés en petites parcelles moléculaires, au lieu d'être éliminés sous la forme d'une eschare volumineuse.

On donne le nom de *granulation* à la réparation des parties qui ont été atteintes de mortification et d'ulcération ; elle s'accomplit par le développement de tissu cellulaire et de vaisseaux au milieu de la fibrine épanchée dont les parties sont revêtues, et qui est plus ou moins couverte de pus. Lorsque l'on examine au microscope les corps arrondis de la surface d'une plaie en voie de cicatrisation, on les trouve composés de cellules de formes variées, et qui sont les traces du développement des tissus ci-dessus nommés.

Le travail de la guérison est complété par la cicatrisation, ou le revêtement de la partie par un nouvel épiderme ou épithélium, quelque partie de l'œil, par conséquent, qu'elle prenne naissance, elle peut se terminer par l'un des processus que nous venons d'énumérer. Les parties mêmes qui, à l'état normal, sont dépourvues de vaisseaux, telles que la cornée, le cristallin, ou le corps vitré, peuvent souffrir de l'inflammation et devenir le siége de changements semblables à ceux que l'on observe dans les tissus pourvus de vaisseaux sanguins.

Les phénomènes secondaires et tertiaires de l'inflammation sont modifiés par la structure de la partie affectée. Chaque tissu de l'œil, possédant des propriétés physiques et vitales spéciales, souffre différemment des divers processus de l'inflammation. C'est surtout dans cet organe que ces différences de manifestation sont tranchées ; dans quelques cas, néanmoins, on ne peut juger de la modification produite que par ses conséquences et par l'observation minutieuse de la perturbation qui persiste dans l'organisation ou dans la fonction de la partie qui a été affectée ; d'autres fois, enfin, elle peut passer inaperçue à cause de la texture délicate de la partie, ou de sa situation cachée dans l'œil.

La conjonctive, la sclérotique, la cornée, l'iris et la rétine présentent une série de modifications de l'inflammation, dont je viens de parler, suffisamment distinctes pour convaincre les plus sceptiques de la vérité de ce que je viens d'avancer, et assez remarquables pour exciter le plus inattentif à une étude approfondie. La conjonctive, membrane muco-cutanée sécrétant à flots la matière purulente, comme dans les ophthalmies contagieuses ; — la sclérotique, fibreuse qui reste pendant des mois frappée d'inflammation rhumatismale;—la cornée, perdant entièrement sa transparence, s'infiltrant de pus, ou détruite couche par couche par un ulcère pénétrant ; — l'iris, versant de la lymphe coagulable, et cette lymphe servant à former des adhérences morbides, de sorte que la pupille perd la faculté de se dilater et de se contracter ; — la rétine, perdant en quelques heures, sans aucune manifestation douloureuse, toute sensibilité pour son stimulus naturel, — voilà des faits dans lesquels se déploient d'une façon plus distincte et plus frappante que dans aucune autre partie du corps, quelques-unes des manifestations de l'action inflammatoire.

Chaque organe du corps présente, lorsqu'il s'enflamme, quelques symptômes qui lui sont propres, en sus d'un nombre plus ou moins grand des signes généraux de l'inflammation. Ainsi, l'intolérance pour la lumière, ou photophobie, et le larmoiement sont des symptômes spéciaux fournis par l'œil ; ils ont le même rapport avec les fonctions de cet organe que la dyspnée avec celles du poumon, ou le délire avec celles du cerveau. Ces symptômes spéciaux éprouvent eux-mêmes des différences, suivant le siége que l'inflammation occupe dans les divers tissus de l'œil.

D'autres circonstances que la différence de tissu modifient les affections inflammatoires de l'œil; elles ouvrent un vaste champ à la discussion et donnent parfois lieu à de grandes difficultés pour le traitement. Dépendant des idiosyncrasies ou d'affections constitutionnelles, elles sont sujettes à varier à l'infini sous l'action des sympathies. La scrofule, la syphilis et la goutte peuvent toutes trois provoquer l'inflammation des différentes parties de l'œil, ou communiquer à une inflammation excitée par d'autres causes, des différences de caractère telles, qu'il devient souvent difficile de reconnaître une maladie qui, sous sa forme simple ou idiopathique, nous est parfaitement familière.

Cette règle générale, établie par l'observation des affections de toutes les parties du corps, que l'inflammation tend, dans une forte mesure, à se limiter non-seulement à un seul organe, mais même à un seul tissu, est aussi applicable à l'œil. De même que la bronchite, la pneumonie et la pleurésie désignent l'inflammation des divers tissus du poumon; de même que l'on observe isolément l'inflammation du péritoine, de la substance propre des intestins et de leur membrane muqueuse, de même aussi l'on trouve les divers tissus de l'œil affectés séparément; ce qui oblige à considérer la conjonctivite, la sclérotite, l'iritis, etc., comme autant d'individualités morbides.

La sympathie locale, toutefois, fait qu'aucun des tissus de l'œil ne s'enflamme jamais sans que les tissus avec lesquels il se trouve en contact ne participent plus ou moins à sa souffrance. C'est par la même influence qu'une inflammation qui prend naissance dans l'un d'eux, se communique à plusieurs autres, la maladie des tuniques superficielles s'étendant aux tuniques profondément situées, ou, au contraire, celle des tuniques profondes se communiquant à celles de l'extérieur. Il en résulte que, bien que chaque tissu obéisse aux lois pathologiques qui lui sont propres, la totalité de l'organe peut se trouver envahie par un mal qui au début paraissait très limité et peut-être même sans gravité.

Quand nous parlons de conjonctivite, de sclérotite, de cornéite, d'iritis, de rétinite, etc., il faut bien entendre que, dans aucune de ces affections, l'inflammation n'est exclusivement bornée au tissu que son nom indique. La maladie débute et a son siége principal dans le tissu dénommé; mais elle s'étend toujours plus ou moins aux parties voisines. Ainsi, dans l'iritis, la membrane de l'humeur aqueuse, la capsule cristalline, la sclérotique, la conjonctive, la choroïde, et même la rétine, sont affectées; de sorte que le mot *iritis* n'est qu'une manière abrégée de désigner une inflammation qui comprend en général presque tous les tissus de l'œil. L'iris, néanmoins, est le foyer de l'action morbide, la partie qui, à raison de sa situation, de ses fonctions et des changements morbides qu'elle subit, présente les signes les plus frappants de maladie, les indications principales pour le traitement, et sur laquelle s'observent les effets les plus remarquables du traitement employé.

Il ne faut pas croire que, même dans les ophthalmies dont le foyer est dans l'un des tissus externes de l'œil, et que l'on désigne conséquemment sous les noms de conjonctivite, de cornéite, ou de sclérotite, les tissus internes ne souffrent point. Le docteur Rognetta (1) rapporte qu'un vieillard qui ne paraissait atteint que depuis peu de temps d'une conjonctivite légère d'un œil, avec photophobie, étant venu à mourir dans l'un des hôpitaux de Paris, d'une fluxion de poitrine, il disséqua l'œil et trouva, à son grand étonnement, tous les tissus internes enflammés, la membrane hyaloïde et la rétine elles-mêmes injectées de rouge. Le même auteur a remarqué (2) que beaucoup de cas d'ophthalmies chroniques, peu graves en apparence, mais qui résistent aux moyens ordinaires de traitement, dépendent d'un état habituel de congestion de tout l'arbre vasculaire de l'orbite. La conjonctivite elle-même est loin d'être une simple affection tégumentaire ou externe.

Quand donc on réfléchit aux innombrables combinaisons qui peuvent survenir dans les affections inflammatoires de l'œil et aux causes si nombreuses qui peuvent les modifier, on reste convaincu que, de tous les sujets qui exigent la description et l'explication d'actions et de changements morbides, il y en a peu de plus difficiles que celui de ces maladies que l'on a rassemblées avec si peu de discernement sous le nom d'*ophthalmies*. On pourrait croire que la difficulté diminue lorsque l'on considère chacune de ces actions, chacun de ces changements individuellement, et dans un seul tissu de l'œil à la fois; lorsque, par exemple, à propos de l'inflammation de la cornée, on traite, dans un ordre régulier, de l'épanchement du sérum, de l'épanchement de la lymphe coagulable, de la sécrétion du pus, de la formation des abcès, de l'ulcération, de la mortification, et de la cicatrisation, suivant que chacun de ces processus se manifeste dans la cornée. Mais en agir ainsi, c'est décrire et considérer isolément des choses qui ne s'observent jamais séparément dans la nature. Si ceux qui commenceront l'étude des affections inflammatoires de l'œil n'ont pas ces faits bien présents à l'esprit, ils seront sans cesse troublés par la diversité et la complication des phénomènes morbides qui s'offriront à eux à chaque pas.

La connaissance des affections inflammatoires des yeux a été fort retardée par l'habitude qui a longtemps régné de les confondre toutes sous la dénomination d'*ophthalmie*, sans avoir aucun égard ni au siége de la maladie, ni à la nature spéciale de l'inflammation. Le résultat de cette façon d'envisager ces maladies en bloc, a été une méthode de traitement également peu rationnelle. De fait, ceux qui n'ont point eu l'occasion d'étudier convenablement les maladies de l'œil, emploient routinièrement la même série de remèdes chaque fois que cet organe

(1) Cours public d'ophthalmologie, Lancette française, 9 février 1837.
(2) Annales d'Oculistique, vol. I suppl. p. 47. Bruxelles, 1842.

leur paraît enflammé ; et assez souvent ce n'est que lorsqu'ils ont épuisé toutes les ressources de la routine, et que quelque partie essentielle de l'œil commence à se désorganiser, qu'ils se mettent à soupçonner qu'il pourrait bien y avoir quelque chose de particulier ou de spécifique dans le cas qu'ils ont à traiter. Il est cependant évident, même d'après le simple coup d'œil que nous venons de jeter sur ce sujet, qu'il est tout à fait impossible de traiter indistinctement avec succès, par les mêmes moyens, les affections inflammatoires de parties qui diffèrent autant que celles renfermées dans l'œil, sous le rapport de la structure et des fonctions qui leur sont dévolues. Ainsi, par exemple, l'observation démontre que les remèdes qui suffisent pour faire disparaître en quelques jours une inflammation de la conjonctive, ne font qu'aggraver l'inflammation de la sclérotique ou de l'iris ; tandis que le traitement qui guérit promptement la sclérotite et l'iritis, employé dans la conjonctivite, exposerait l'œil à une destruction presque certaine. Il y a donc de grands avantages à retirer de l'adoption d'une classification précise des ophthalmies, celui entre autres, et il n'est pas d'une minime importance, de pouvoir diriger notre examen des affections inflammatoires de l'œil, avec beaucoup plus de soin que nous ne pourrions le faire en suivant la nomenclature vague habituellement en usage. La connaissance exacte de la maladie à laquelle nous avons affaire nous procurera d'abord la satisfaction de pouvoir bien apprécier les effets des remèdes que nous employons, et nous mettra à même de communiquer aux autres les résultats de notre expérience, ce qui est de toute impossibilité sans le secours d'une classification claire et exacte.

Dans le tableau qui va suivre, je n'ai admis que les noms des maladies dont l'existence distincte et séparée m'a été démontrée par mes propres observations, ou par le témoignage d'autorités recommandables. Je ne la donne point comme une classification complète, ni même comme une classification strictement scientifique des inflammations de l'œil, mais comme une simple énumération basée surtout sur des vues pratiques. Il m'aurait été très facile d'allonger le catalogue des ophthalmies, et surtout les sous-espèces et les variétés. J'engage le lecteur, curieux de savoir jusqu'où l'on peut porter la chose, à lire un mémoire sur la cornéite par le docteur Schindler, inséré dans le troisième volume de *Ammon's Monatschrift*. Je pourrais ainsi, à propos de chaque tissu de l'œil, faire une liste sans fin de distinctions nosologiques ; mais ce serait m'éloigner tout à fait du plan de cet ouvrage dont l'objet est surtout de décrire l'aggrégation des phénomènes que l'on rencontre le plus souvent dans la pratique.

I. CONJONCTIVITE.

I. CONJONCTIVITE SIMPLE.

II. CONJONCTIVITE PURO-MUQUEUSE.

1. Conjonctivite catarrhale.

A. *Sporadique.* — B. *Épidémique.* — C. *Miasmatique.*

2. Conjonctivite purulente *ou* contagieuse. (Ophthalmie Égyptienne.)

3. Conjonctivite purulente des nouveau-nés.

A. *Catarrhale.* — B. *Leucorrhéale.* — C. *Gonorrhéale.* — D. *Traumatique.*

4. Conjonctivite purulente gonorrhoïque.

[5. Conjonctivite diphthéritique.]

III. CONJONCTIVITE ÉRUPTIVE.

1. Conjonctivite aphtheuse *ou* pustuleuse.
2. Conjonctivite phlycténulaire. (Ophthalmie scrofuleuse.)
3. Conjonctivite érysipélateuse.
4. Conjonctivite morbilleuse.
5. Conjonctivite scarlatineuse.

La conjonctive souffre encore dans diverses autres affections de la peau, telles que la lèpre syphilitique, le purpura, le pompholyx, la variole, l'herpès, l'éléphantiasis, etc.

II. SCLÉROTITE.

I. SCLÉROTITE IDIOPATHIQUE. (Ophthalmie rhumatismale.)

II. SCLÉROTITE SCROFULEUSE.

III. CORNÉITE ou KÉRATITE.

1. Cornéite idiopathique.
2. Cornéite scrofuleuse.
3. Cornéite post-varioleuse. (Ophthalmie varioleuse.)
4. Cornéite arthritique.

IV. IRITIS.

1. Iritis idiopathique *ou* rhumatismale.
2. Iritis syphilitique. (Ophthalmie syphilitique.)
3. Iritis syphiloïde.
4. Iritis gonorrhéique.
5. Iritis scrofuleuse.
6. Iritis arthritique. (Ophthalmie arthritique.)

V. AQUO-CAPSULITE.

VI. CHOROÏDITE.

VII. RÉTINITE.

1. Rétinite idiopathique.
2. Rétinitis lactantium. (Rétinite des nourrices.)

VIII. CRISTALLINO-CAPSULITE ET CRISTALLINITE.

IX. HYALOÏDITE.

X. OPHTHALMITIS.

1. Ophthalmitis idiopathique. (Phlegmon oculaire.)
2. Ophthalmitis phlébitique.
3. Ophthalmitis post-febrilis.
4. Ophthalmitis réflexe ou sympathique.

APPENDICE.

1. Ophthalmies composées, comme la scrofulo-catarrhale, la catarrho-rhumatismale, etc.

2. Ophthalmies traumatiques.

On pourrait énumérer ici la conjonctivite, la cornéite, l'iritis traumatiques, et ainsi de suite.

3. Ophthalmies artificielles.

4. Ophthalmies intermittentes.

SECTION II.

REMÈDES CONTRE LES OPHTHALMIES.

Avant de procéder à la description des diverses maladies de l'œil et d'expliquer le traitement spécial que chacune d'elles réclame, il ne sera pas inutile d'exposer un petit nombre de règles applicables à tous les cas et de présenter quelques remarques générales sur les différentes classes des remèdes les plus usités.

Règles générales. — 1. Un précepte qui est d'une grande importance dans le traitement de toute ophthalmie, c'est de chercher à découvrir la cause qui y a donné naissance, afin de l'écarter lorsqu'on le peut et que son action se fait encore sentir. Cette cause peut être locale ou bien constitutionnelle ; mais, dans tous les cas, il est évident que, si l'on ne la fait pas disparaître, tous les remèdes ne seront que d'un effet faible ou nul.

2. Lorsque l'on traite les diverses formes, variétés et degrés d'ophthalmie, il est essentiel de bien connaître la constitution du malade. Tant qu'elle n'est point ramenée à son état normal, on échoue souvent dans le traitement de l'affection locale. Il faut aussi s'enquérir des affections antérieures que le malade peut avoir essuyées.

3. On doit écarter de l'œil et du corps entier toute cause nouvelle d'irritation. La maladie peut persister, bien que l'on ait éloigné sa cause originelle ; elle est alors entretenue par des causes qui diffèrent beaucoup de celle qui lui a donné naissance, mais qui ne sont pas moins nuisibles. La cause primitive est fréquemment locale, tandis que les causes secondaires sont le plus souvent constitutionnelles. Lorsque la première a été écartée, on est trop porté à ne pas s'occuper des autres.

4. Comme l'exercice des fonctions de l'œil est pour lui une source incessante d'excitation lorsqu'il est enflammé, il faut, en général, prescrire le repos de l'organe. Il est même le plus souvent nécessaire d'empêcher, en les couvrant, que la lumière arrive aux yeux. Quelquefois, au contraire, il faut encourager les malades à s'exposer à la lumière et

même à exercer leur vue. Le repos du corps peut être indispensable, surtout à la période aiguë des ophthalmies intenses.

5. Il est d'une haute importance d'examiner de temps en temps, complétement et soigneusement, l'organe malade, quelquefois tous les jours, ou même plus souvent. Beaucoup d'enfants perdent la vue dans l'ophthalmie puro-muqueuse, parce que l'on n'examine pas leurs yeux. Le praticien ne doit jamais se laisser détourner de cet examen par aucune difficulté réelle ou imaginaire, s'il ne veut s'exposer à trouver les cornées détruites au moment où il se décidera enfin à les découvrir.

Remèdes. — Les remèdes que l'on peut avoir occasion de mettre en usage pour la guérison des ophthalmies sont très nombreux ; ceux qu'on emploie le plus fréquemment, et en général avec un succès constant, sont simples et peu nombreux. Ils ne sont cependant pas tous de la même nature, ils peuvent même différer beaucoup. Dans les ophthalmies de même espèce, divers remèdes dont les effets sont diamétralement contraires, peuvent être utiles, comme nous le verrons tout à l'heure. Le sens commun indique qu'il ne faut pas employer en même temps des remèdes opposés ; il ne faut même peut-être pas les employer les uns après les autres dans l'ordre exact de leur énumération. Leur choix est souvent indiqué par quelques particularités inhérentes aux différents cas.

1. *Émissions sanguines.* — L'ouverture d'une veine du bras, l'application de sangsues autour de l'œil, les scarifications de la conjonctive enflammée, sont les trois modes d'évacuations sanguines auxquels on a ordinairement recours. Il est rarement nécessaire d'ouvrir l'artère temporale, la veine jugulaire externe, ou la veine nasale, ou d'appliquer des ventouses à la tempe. Les trois premiers modes ne peuvent pas être indifféremment substitués l'un à l'autre ; on courrait risque de perdre l'œil qu'on traiterait par des émissions sanguines locales, alors que la saignée générale déterminerait une prompte guérison, et *vice versâ*. Ainsi, par exemple, la saignée du bras, en déprimant trop les forces du malade, aggrave plutôt qu'elle n'améliore les ophthalmies scrofuleuses, tandis qu'une application de sangsues, en faisant disparaître la turgescence locale, détermine un grand amendement. La saignée générale arrête promptement la plupart des ophthalmies internes, tandis que dans ces cas les saignées locales ne produisent relativement que peu d'effet. Dans la conjonctivite chronique puro-muqueuse, les scarifications à la face interne des paupières produisent une amélioration beaucoup plus marquée que ne pourraient le faire les sangsues ou la phlébotomie. L'ordre dans lequel on emploie ces trois modes d'évacuations sanguines n'est pas non plus indifférent. Les sangsues, par exemple, lorsqu'il existe une fièvre synoque considérable, produisent beaucoup plus d'effet si l'on en a fait précéder l'application de la saignée générale, surtout si on les applique quelques

heures après que l'on a, par ce moyen, modéré la force de la circulation.

Aucune maladie inflammatoire de l'œil ne cède à la saignée seule. Je considère comme folles les tentatives faites pour guérir l'ophthalmie contagieuse ou égyptienne par la soustraction d'une grande quantité de sang d'une artère ou d'une veine, jusqu'à ce que la membrane enflammée ait pâli par suite de la déplétion : d'abord, parce que, lors même que l'on obtient cette pâleur, l'inflammation n'en est pas pour cela enrayée ; ensuite, parce que la saignée, portée au point d'obtenir cet effet ou même seulement quelque chose qui en approche, laisse le malade dans un grand état de débilité produite sans nécessité ; et enfin, parce que cette maladie peut être guérie à l'aide d'un traitement plus doux. Toutes les ophthalmies exigent d'autres remèdes que les émissions sanguines ; c'est pourquoi, tout en accordant à ce moyen l'importance qu'il mérite, il ne faut dans aucun cas s'en rapporter à lui seul. Lorsque les praticiens n'avaient confiance qu'en la saignée dans les ophthalmies purulentes, ils arrivaient à des résultats véritablement désastreux (1).

Lorsque l'on saigne au bras dans les affections inflammatoires de l'œil, il faut pratiquer une grande ouverture, pour être sûr de produire, autant que faire se peut, une action marquée sur la force de la circulation. La quantité de sang à extraire varie de 10 à 20 ou à 30 onces, suivant la constitution du sujet et l'intensité de la maladie.

Les sangsues doivent être appliquées, en général, sur le trajet de la veine nasale, sur la tempe, le front, ou derrière les oreilles plutôt que sur la peau lâche des paupières. Leur nombre varie de une à vingt ou plus. Un verre à sangsue m'aide à les placer sur le point indiqué. Chez les enfants, on obtient souvent de bons effets de l'application d'une sangsue sur la partie moyenne de la paupière supérieure ; et dans quelques cas d'inflammation chronique avec épaississement de la conjonctive, on retire de bons effets de l'application d'un ou deux de ces annélides sur la face interne des paupières. L'application de sangsues sur la muqueuse de l'une ou de l'autre narine débarrasse les vaisseaux de l'œil du côté correspondant, ceux de la conjonctive surtout. On a proposé, dans l'ophthalmie varioleuse et dans quelques autres, d'établir pendant plusieurs heures un écoulement de sang continu à l'aide de sangsues posées derrière les oreilles, en remplaçant celles qui tombent par de nouvelles. C'est ce que les Français appellent appliquer des sangsues *en permanence*.

Je ne nie en aucune façon l'efficacité de l'ouverture de l'artère tem-

(1) « J'ai vu des cas d'ophthalmie dans lesquels on me disait avoir soustrait 160 et 170 onces de sang en trois jours, et cela sans succès ; quelques praticiens m'ont dit qu'ils avaient l'habitude d'enlever de 70 à 80 onces de sang en une seule fois. » CALVERT's Reflections on Fever, p. 5. London, 1815.

porale, ou de l'emploi des ventouses scarifiées sur la tempe; mais ces moyens sont d'une exécution plus difficile et s'accompagnent de plus d'irritation et de douleur que la saignée du bras et l'application des sangsues. Ils excluent aussi dans beaucoup de cas le recours à d'autres moyens qui ont chance d'être utiles, tels que les vésicatoires à la tempe et derrière l'oreille. Le bandage serré, indispensable après l'artériotomie, présente aussi des inconvénients dans le cas d'ophthalmie; la pression douloureuse et l'augmentation de chaleur qu'il détermine, peuvent augmenter le malaise de l'œil et de la tête. Quand c'est la saignée générale qui est nécessaire, comme dans l'iritis, il ne faut pas compter sur les ventouses scarifiées. Elles ne produisent pas sur la circulation le même effet que la phlébotomie. J'ai vu beaucoup de malades qui n'étaient redevables, sinon de la perte de la vision, au moins de son altération irréparable, qu'à ce que l'on s'était borné à leur appliquer des ventouses scarifiées pour une iritis, tandis que l'on aurait dû leur faire une saignée générale. Douze à quinze onces de sang que l'on tire par une assez large ouverture, du pli du bras, ont plus d'efficacité pour arrêter n'importe quelle ophthalmie interne qu'une quantité double enlevée au moyen des ventouses. Le sang est toujours couenneux dans l'iritis, dans l'iritis syphilitique surtout, et il faut souvent ouvrir trois ou quatre fois la veine du bras avant que la maladie s'arrête. Ayez recours, en pareils cas, aux ventouses scarifiées, et vous laisserez probablement la pupille fermée, la sensibilité de la rétine affaiblie, et le globe de l'œil ramolli par suite d'atrophie commençante.

La scarification de la conjonctive palpébrale, et même quelquefois de la conjonctive oculaire, est, dans certains cas, un moyen avantageux, de l'emploi duquel nous ne devons pas nous laisser détourner par cette idée théorique, qu'il ne saurait y avoir avantage à déterminer une lésion mécanique sur une partie qui est déjà le siége d'une inflammation active. Je me suis assuré par de nombreuses expériences que les scarifications de la conjonctive sont utiles, non-seulement lorsque l'inflammation est sur son déclin, mais même alors qu'elle est encore à l'état aigu, surtout s'il existe un chémosis considérable. Si l'on pratique avec une lancette dont la pointe a été arrondie, une ou deux incisions occupant toute la longueur de la surface interne de l'une ou de l'autre paupière, il surviendra un écoulement de sang très considérable, et si l'on dispose les paupières convenablement, cet écoulement persistera longtemps. Pour obtenir ce résultat, il ne faut ni tenir toujours la paupière renversée en dehors jusqu'à ce que le sang ait cessé de couler, ni la laisser constamment en contact avec le globe de l'œil; par l'une ou l'autre de ces positions, on n'obtiendrait que peu de sang. Il faut tantôt renverser la paupière en dehors, tantôt lui permettre de reprendre sa position normale, ce qui laisse aux vaisseaux divisés la facilité de se remplir et de fournir un écoulement de sang prolongé.

Un morceau d'éponge trempé dans l'eau chaude, puis exprimé, reçoit le sang; mais il ne doit pas toucher l'incision, si ce n'est quand le liquide paraît sur le point de s'arrêter. On enlève alors le caillot pour que la plaie puisse recommencer à saigner.

Les scarifications de la conjonctive oculaire se faisaient généralement dans une direction concentrique à la cornée ; mais M. Tyrrell(1) avança qu'il était préférable de pratiquer ces incisions en rayonnant à partir de la cornée comme centre, et de les faire correspondre aux intervalles qui séparent les insertions des muscles droits. Il recommanda cette méthode dans l'ophthalmie purulente aiguë, maladie dans laquelle la conjonctive est d'habitude fortement gonflée. Il croyait que, dans la méthode employée d'ordinaire pour scarifier la surface muqueuse du globe de l'œil, on divisait en grande partie, sinon en totalité, les vaisseaux qui se rendent à la portion cornéenne de la conjonctive; ce qui augmentait la tendance de la cornée à se détruire, tandis que sa méthode de scarification laissait intacts les principaux vaisseaux de la conjonctive bulbaire, tout en permettant au trop plein de la membrane de s'évacuer. Malheureusement, dans les cas graves dans lesquels il y a un chémosis prononcé, les paupières sont ordinairement si gonflées qu'il est impossible de faire les incisions rayonnantes qu'il a décrites.

On peut classer à côté des scarifications, la section transversale et individuelle des vaisseaux dilatés qui parcourent la surface du globe de l'œil, opération qui est quelquefois utile, mais que l'on pratique souvent sans nécessité aucune. La meilleure manière de l'exécuter consiste à soulever avec des pinces un petit pli de la conjonctive et à le couper en travers avec des ciseaux. Ce pli renferme rarement le vaisseau dilaté qu'on se propose de couper; mais celui-ci se trouve mis à nu, et il est alors facile de le soulever avec un petit crochet qui l'écarte de la surface de la sclérotique, ce qui permet de le diviser.

[M. Desmarres emploie le procédé suivant : il écarte avec l'indicateur la paupière supérieure en la relevant, abaisse l'inférieure avec le pouce, et, par une pression convenable sur l'œil, maintient cet organe dans une immobilité convenable. Alors, armé d'un petit instrument représenté fig. 86, il fait ou des scarifications, ou une saignée, selon les cas, en suivant les vaisseaux en travers. Pour les scarifications, le procédé consiste à promener l'instrument tranchant parallèlement à la cornée sur les vaisseaux péri-kératiques, les

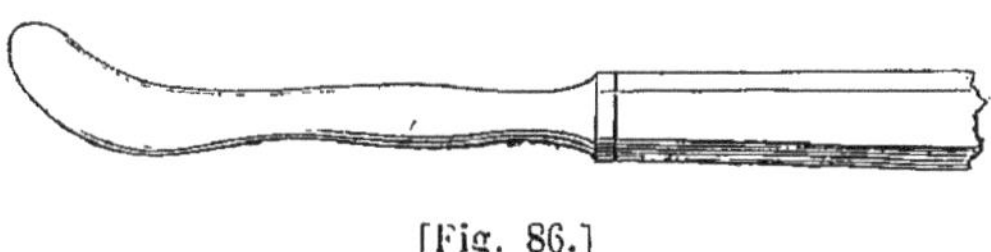

[Fig. 86.]

(1) Medico-Chirurgical Transactions, vol. XXI, p. 414. London, 1838. London Medical Gazette, vol. XXIII, pp. 571, 702, 815.

[(1) Loc. cit., t, II, p. 18.]

vaisseaux d'anastomose, les vaisseaux frontières pour ainsi dire, entre la vascularisation interne et la vascularisation externe. On évite de presser trop fortement sur l'œil. De temps en temps, et pour un instant très-court, on abandonne les paupières, on enlève quelques caillots qui se forment, et l'on obtient ainsi un dégagement instantané et extrêmement rapide. Quand, au contraire, on veut pratiquer la saignée de l'œil, il faut agir à peu près comme sur les vaisseaux du bras : on divise la muqueuse en travers en même temps que le vaisseau sous-jacent, et dans une étendue d'à-peu-près un centimètre. M. Desmarres recommande d'ouvrir de préférence un des gros vaisseaux parallèles au muscle droit supérieur, parce que, le malade regardant naturellement en bas, la plaie reste béante, et l'on peut obtenir ainsi une saignée quelquefois très abondante. T. W.]

La pratique qui consistait à retrancher avec des ciseaux une portion circulaire de la conjonctive autour de la cornée, comme le conseillait Scarpa (1) pour les nébulosités, paraît avoir été renouvelée par Sanson comme moyen de traitement contre l'ophthalmie gonorrhoïque. Il excisait à l'aide d'une pince et des ciseaux la conjonctive oculaire, et immédiatement après il cautérisait la conjonctive palpébrale avec le nitrate d'argent solide (2). Je pense que cette excision est inutile ; de plus, elle est presque impraticable dans les cas aigus, à cause du gonflement des paupières et de l'état de tension et de tuméfaction considérables dans lequel se trouve la conjonctive. Quand le gonflement diminue au point de rendre l'opération praticable, la guérison peut être obtenue sans cela. Lorsqu'on l'a pratiquée, on doit craindre le symblépharon.

2. *Paracentèse.* — A. *Paracentèse de la cornée,* ou *évacuation de l'humeur aqueuse.* — Elle a été fortement préconisée par M. Wardrop (3) comme moyen de déplétion dans certaines espèces d'ophthalmie. Bien que ce remède soit dans certains cas extrêmement avantageux, il constitue une opération trop délicate pour que son emploi soit devenu général.

L'ouverture de la cornée qui doit livrer passage à l'humeur aqueuse peut se faire à l'aide d'un des couteaux employés d'ordinaire pour l'extraction de la cataracte, ou d'un large couteau à iris. Il suffit que la pointe de l'instrument parvienne dans la chambre antérieure. La ponction doit se faire à un dixième de pouce de la sclérotique sur un point quelconque de la circonférence de la cornée. Lorsque le couteau a pénétré dans la chambre antérieure, on le retire un peu, et on imprime à la lame un léger mouvement de rotation sur son axe : l'hu-

(1) Trattato delle principali Malattie degli Occhi, vol. I, p. 246. Pavia, 1816.
(2) JULLIARD. De l'emploi de l'excision et de la cautérisation dans l'ophthalmie blennorrhagique, p. 73. Paris, 1853.
(3) Medico-Chirurgical Transactions, vol. IV, p. 153. London, 1815.

meur aqueuse s'échappe alors promptement. Il vaut mieux ne pas enlever complétement l'instrument avant que tout le liquide se soit échappé; car si l'incision n'est pas suffisamment étendue, et que l'on retire le couteau avant la sortie de l'humeur aqueuse, l'élasticité de la cornée détermine l'occlusion de la plaie et empêche la soudaineté de l'évacuation qui est ainsi rendue moins efficace, ou qui même ne s'effectue pas du tout. L'opération nécessaire pour évacuer l'humeur aqueuse consiste simplement dans le premier temps de la section de la cornée pour l'opération de la cataracte par extraction, celui qu'on appelle *la ponction*.

La principale difficulté de l'opération est due à la douleur qu'occasionne sur un œil enflammé la pression nécessaire pour maintenir les paupières écartées; mais tant que l'on n'a pas bien en vue une portion suffisante de la cornée, et que l'œil n'est pas complétement à la discrétion de l'opérateur, il ne doit point tenter l'introduction du couteau. Un aide soulève la paupière supérieure avec les doigts, ou à l'aide du rétracteur représenté fig. 71, p. 543; l'opérateur, avec l'index et le doigt médius de la main qui ne tient pas le couteau, abaisse la paupière inférieure, de telle façon que les doigts puissent toucher le globe de l'œil et exercer sur lui la pression nécessaire. Avant que l'aide soulève la paupière supérieure, on recommande au malade de regarder en bas: l'aide emploie alors une pression suffisante pour maintenir l'œil dans cette situation.

Comme le malade fait souvent un mouvement brusque lorsque la pointe de l'instrument vient en contact avec son œil, il est utile de toucher plusieurs fois la cornée avec le dos de l'instrument, jusqu'à ce que l'on se soit assuré que le malade ne bougera pas. Dès que l'extrémité de l'instrument se trouve placée en regard du point où l'on veut pratiquer la ponction, on presse sur la pointe qui pénètre facilement dans la chambre antérieure.

[M. Desmarres pratique cette opération au moyen d'une aiguille représentée fig. 86. La lame en est pleine, exactement conique, pour empêcher l'écoulement trop rapide de l'humeur aqueuse. A 2 millimètres de la pointe, il y a deux arêtes qui empêchent la lame de pénétrer plus loin. Le malade étant appuyé contre un mur (on peut se passer d'aide), l'opérateur écarte les paupières avec l'index et le pouce de la main gauche, et par une pression convenable fixe le globe entre ces doigts. Il ponctionne ensuite la cornée avec l'aiguille en l'enfonçant jusqu'aux arêtes. Cela fait, il retire lentement de la plaie la lame de l'instrument pour que l'humeur aqueuse s'écoule peu à peu et sans secousse. A mesure que la chambre antérieure se vide, l'iris se bombe en avant et finit par s'appliquer contre la cornée. L'opération est dès

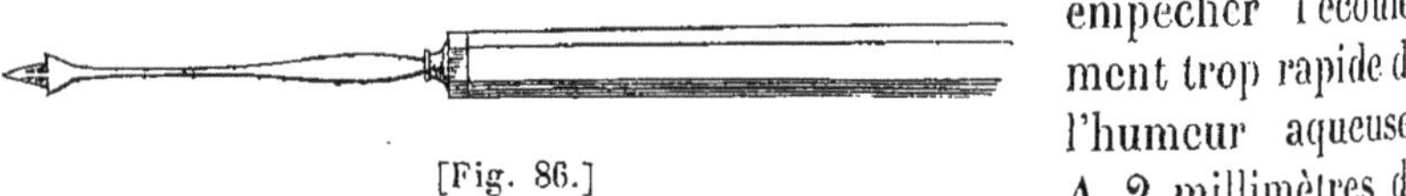

[Fig. 86.]

lors achevée. Mais si l'inflammation est considérable et que l'on juge convenable de vider une seconde ou une troisième fois la chambre antérieure, on attend une ou deux minutes au plus ; puis on introduit un petit stylet d'argent au moyen duquel on écarte les lèvres de la plaie pour donner de nouveau issue à l'humeur aqueuse.

B. *Paracentèse de la sclérotique.* — Comme il faut que la ponction soit ici d'une certaine largeur, la lancette ou le couteau lancéolaire doit remplacer l'aiguille à cataracte ou celle à paracentèse cornéenne, dont la piqûre serait trop étroite. M. Desmarres préfère l'aiguille à paracentèse scléroticale représentée dans la figure 87, parce qu'elle atteint mieux le but et ne peut pénétrer qu'à la profondeur voulue. C'est en grand, à part la gouttière, le même instrument que celui qui sert pour la cornée. On peut pratiquer la paracentèse scléroticale dans plusieurs endroits de l'œil. Si, après une opération de cataracte à l'aiguille, on veut obtenir la disparition du gonflement inflammatoire des membranes internes et arrêter le phlegmon, on plonge l'instrument dans la fibreuse, à 3 ou 4 millimètres de la cornée, dans l'espace triangulaire compris entre le muscle droit externe et l'inférieur, et l'on donne issue à une partie de l'humeur vitrée en rompant l'hyaloïde avec un stylet ordinaire ou avec une curette que l'on introduit dans l'œil. Si, au contraire, l'opération a pour but de débarrasser l'œil d'une collection liquide, comme cela se voit dans l'hydropisie sous-rétinienne, on fera pénétrer l'aiguille beaucoup plus en arrière par rapport à la cornée (pour éviter l'appareil cristallinien) et on la dirigera tantôt entre le muscle droit externe et l'inférieur, tantôt entre ce dernier et l'interne. M. Desmarres mentionne plusieurs cas où la paracentèse de l'œil par la sclérotique a réussi entre ses mains dans les cas les plus graves (1). T. W.]

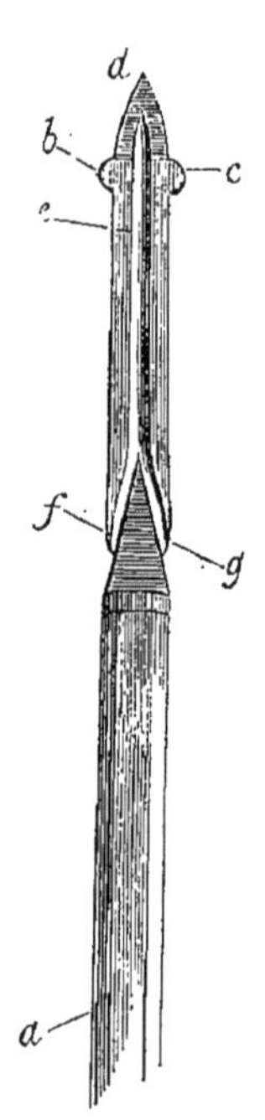

[Fig. 87.]

3. *Anesthésiques.* — On peut signaler, parmi les moyens avantageux de diminuer l'inflammation des différents tissus de l'œil ainsi que la douleur et la photophobie qui accompagnent certaines ophthalmies, l'inhalation des vapeurs d'éther sulfurique ou du chloroforme. Il suffit de plonger pendant quelques minutes le malade dans un état d'insensibilité à l'aide de l'un de ces agents, pour obtenir un soulagement marqué et souvent durable, dans la conjonctivite scrofuleuse, la cornéite et l'ophthalmitis sympathique. L'inhalation doit être pratiquée pendant que le malade est couché sur le dos et renouvelée tous les jours ou tous les deux jours (2).

[(1) Loc. cit., t. II, p. 31.]
(2) Medical Gazette, vol. XXXIX, p. 1077. London, 1847.

4. *Purgatifs.* — Ces médicaments agissent de deux façons dans le traitement des affections inflammatoires de l'œil : comme déplétifs, et comme moyens sympathiques. Ils diminuent la quantité du fluide circulant, en même temps qu'ils expulsent le contenu des intestins ; et, à cause de la continuité qui existe entre la muqueuse qui recouvre l'œil et celle qui tapisse la surface du canal alimentaire, ils se montrent très efficaces dans la plupart des ophthalmies. Une dose active de calomel et de jalap suffit souvent à elle seule pour arrêter une attaque, lorsqu'on l'emploie de bonne heure. Il est toujours nécessaire, dans le cours du traitement de ces affections, d'administrer de temps en temps des laxatifs ; souvent même, surtout chez les enfants, il n'y a que l'usage persistant des purgatifs qui puisse amener la guérison.

5. *Les émétiques et les nauséeux* rendent des services essentiels dans le traitement des diverses inflammations de l'œil, non-seulement en agissant sur le tube digestif, lorsqu'il y a lieu de soupçonner qu'un état de surcharge des organes digestifs est la cause qui entretient l'irritation, mais encore en ralentissant la circulation et en relâchant la peau (1). Dans les affections chroniques, l'action absorbante de cette classe de remèdes est aussi très utile pour provoquer l'absorption des dépôts morbides et aider à ramener la transparence dans les parties antérieures de l'œil.

6. *Les diaphorétiques* diminuent le travail inflammatoire qui siége dans l'œil, surtout lorsque, comme cela arrive souvent, la suppression de la transpiration a été la cause excitante de l'ophthalmie. L'œil, qui est recouvert d'un prolongement des téguments, participe aux bons effets produits par la réapparition de la sécrétion de la peau. Une ophthalmie se traite rarement par les diaphorétiques seuls ; mais après la déplétion, ce sont des adjuvants très utiles. Les pédiluves chauds, pris au moment de se coucher, et les bains tièdes ou chauds, appartiennent à cette classe de remèdes.

7. *Médication résorbante.*—L'efficacité du mercure dans les inflammations de l'œil est établie depuis longtemps (2). Sans ce médicament,

(1) DOBSON. Medical and Philosophical Commentaries, vol. III, p. 411. Edinburgh, 1784.

(2) RIVERIUS. (Opera, p. 263. Francofurti, 1674) cite, en l'approuvant, la pratique de Zacutus Lusitanus, qui guérit en sept jours, à l'aide de frictions mercurielles, une ophthalmie qui avait résisté pendant un an à l'action des autres remèdes. CHEYNE. (Natural Method of curing the Diseases of the Body, p. 125, London 1742) établit que l'œthiops minéral est un remède efficace contre les inflammations des yeux. WARNER (Description of the Human Eye, etc., p. 59, London, 1773) recommande les mercuriaux unis à l'opium, dans l'inflammation de la conjonctive. PLENCK (De morbis oculorum, p. 80, Vienna, 1777) conseille l'usage interne du mercure dans les ophthalmies gonorrhoïque et vénérienne. Le docteur ROBERT HAMILTON a publié (dans Duncan's Medical Commentaries, vol. IX, p. 191, London, 1785) une notice sur les bons effets produits par le calomel et l'opium dans les affections inflammatoires. Il parle de l'efficacité du mercure dans l'ophthalmie comme d'un fait depuis longtemps établi. WARE (Remarks on the Ophthalmy, etc., pp. 96, 101, 3rd Edition, London. 1793) prescrivait avec succès le sublimé corrosif dans un grand nombre de cas. En consultant BEER (Bibliotheca Ophthalmologica, vol. I, p. 55, et vol. II, p. 85. Vindobonæ, 1799), le lecteur se convaincra qu'à l'époque de cette publication, l'auteur connaissait et les effets de l'iritis, et l'efficacité du mercure pour prévenir l'épan-

les ophthalmies internes et surtout l'iritis sont presque incurables. C'est principalement comme absorbant que le mercure se montre si utile dans les ophthalmies internes; il provoque très énergiquement la disparition de la lymphe coagulable épanchée, en augmentant l'action des absorbants. On ne saurait dire s'il exerce cette action directement, ou s'il ne fait que favoriser l'action des absorbants, en diminuant par un mode d'action inconnu l'inflammation qui donne lieu à l'épanchement; mais ce que l'on ne saurait révoquer en doute, ce sont les tristes résultats des ophthalmies internes lorsqu'on néglige l'emploi de ce moyen, et les admirables effets que l'on en retire pour conserver la pupille ouverte et transparente.

Dans les cas auxquels je viens de faire allusion, on emploie le mercure de façon à affecter la constitution et à agir ainsi sur l'œil ; mais on s'en sert, dans d'autres cas, à plus petites doses, afin d'obtenir l'action avantageuse qu'il exerce sur les organes sécréteurs de la digestion.

L'iodure de potassium s'emploie souvent avec avantage dans des cas où le mercure ne convient pas, ou lorsque l'on a été dans l'obligation de suspendre l'usage de ce dernier médicament à cause de son action sur la bouche.

8. *Toniques.* — Cette classe de médicaments, parmi lesquels le quinquina est de beaucoup le plus puissant, est utile dans les ophthalmies scrofuleuses, et dans presque toutes les autres, quand elles sont à l'état chronique. Le traitement des ophthalmies scrofuleuses par le sulfate de quinine est pour la médecine ophthalmique un progrès presque aussi important que l'a été le traitement de l'iritis par le mercure. La première de ces affections, en effet, est beaucoup plus fréquente que la seconde, et son action désastreuse sur les parties transparentes de l'œil n'est guère moins prononcée (1).

chement de lymphe plastique dans la pupille. Il dit qu'après la saignée, il n'y a pas de meilleur moyen que le mercure pour arrêter les ophthalmies violentes et prévenir la suppuration et l'épanchement de lymphe plastique. MUIR (Edinburgh Medical and Surgical Journal, vol. VII, p. 244, 1811) recommandait la salivation dans l'ophthalmie. BEER (Lehre von den Augenkrankheiten, vol. I, pp. 450, 565, Wien, 1813) conseillait le calomel avec l'opium dans l'iritis idiopathique, et dans l'iritis syphilitique le calomel avec l'opium, ou le sublimé corrosif. Le docteur FARRE (Préface au traité de SAUNDERS, 2e édit. on some Practical Points relating to the Diseases of the Eye, p. 38, London, 1816) met en avant l'opinion que l'action mercurielle seule peut arrêter l'iritis dans sa période aiguë, doctrine grosse de dangers.

(1) Dans le premier volume des Medical Observations and Inquiries, publié en 1763, les docteurs FOTHERGILL et FORDYCE recommandent la décoction de quinquina en poudre comme un remède contre la conjonctivite scrofuleuse. Il n'est pas douteux que les praticiens qui leur ont succédé n'aient retiré des avantages du quinquina employé en décoction ou sous toute autre forme. A la même époque, quelques auteurs ont parlé défavorablement de ce remède à l'occasion de l'ophthalmie même, pour laquelle Fothergill et Fordyce l'avaient vanté. « Le quinquina et les autres toniques, dit M. Lloyd dans son Traité sur la scrofule, p. 314, ont été surtout recommandés dans cette espèce d'ophthalmie ; mais bien que je les aie vu employer dans beaucoup de cas, jamais je n'ai remarqué qu'ils eussent produit la moindre action sur cette affection en particulier. » M. Saunders en 1811, et M. Ryall en 1828, conseillaient, dans l'ophthalmie des nouveau-nés, le premier le quinquina, et le second le sulfate de quinine.

En 1828, M. Wallace publiait dans le quatorzième volume des Medico-Chirurgical Transactions, une opinion favorable aux effets du quinquina dans l'iritis après fièvre.

Les acides minéraux et les ferrugineux sont aussi des remèdes toniques très recommandables dans diverses espèces d'ophthalmie et à une certaine période de leur existence.

L'arsenic est un tonique, et comme les autres remèdes de cette classe, il agit en communiquant aux capillaires une énergie salutaire. Il rend des services dans certaines ophthalmies chroniques qui s'accompagnent d'hémicrânie. Je l'ai trouvé surtout utile dans la sclérotite scrofuleuse (1).

Le bain de poussière aqueuse, froide ou chaude, et en général tous les bains froids, sont des remèdes toniques très efficaces.

9. *Anodins.* — On est naturellement conduit à employer les anodins par l'espoir de soulager la douleur qui accompagne beaucoup d'ophthalmies ; mais ce n'est peut-être pas là leur action la plus importante. Deux des ophthalmies les plus douloureuses sont la rhumatismale et la catarrho-rhumatismale. Des applications de laudanum sur les tempes et sur le front, ou l'administration de l'opium à l'intérieur calment beaucoup la douleur ; mais on retire des effets bien plus avantageux de ce médicament quand on l'emploie associé au calomel. Le calomel avec l'opium peut presque être considéré comme un spécifique dans l'ophthalmie rhumatismale ou catarrho-rhumatismale. Chacun de ces remèdes, employé isolément, est beaucoup moins efficace. L'opium n'agit pas seulement comme anodin, mais il agit en quelque sorte comme régulateur ; il empêche le calomel d'être expulsé par les selles et rend son absorption certaine.

On applique directement sur l'œil l'opium en vapeur ou en fomentations, dans certains états inflammatoires.

Des frictions autour de l'orbite avec la teinture de tabac diminuent la douleur qui accompagne certaines ophthalmies (2).

10. *Mydriatiques.* — *Dilatateurs de la pupille.* — La belladone, la jusquiame et le stramonium constituent une classe de narcotiques qui ont la faculté de dilater la pupille, et sont d'une valeur inestimable

« Je suis parfaitement convaincu, dit le docteur Jacob, de l'efficacité du sulfate de quinine, employé dans la plupart des formes d'ophthalmie, qui surviennent chez des sujets débilités ou scrofuleux, chez ceux qui sont restés renfermés pendant longtemps dans une chambre malsaine, ou qui ont eu à supporter un traitement mercuriel peu judicieux, et je ne connais aucun médicament qui mérite plus de fixer l'attention des chirurgiens oculistes. » (Transactions of King's and Queen's College of Physicians, vol. V, p. 477. Dublin, 1828.)

En 1828, on amenait régulièrement chez moi, d'une distance de sept milles, un enfant atteint d'une conjonctivite phlycténulaire opiniâtre pour laquelle j'avais essayé sans succès un grand nombre de remèdes. Un jour, au moment où l'on m'amena l'enfant, du sulfate de quinine se trouvait sur ma table ; il me vint à l'esprit qu'il serait bon de l'essayer contre une affection aussi rebelle. Il guérit l'enfant en quelques jours. D'autres cas de la même nature cédèrent aussi facilement. J'introduisis l'usage de ce remède au *Glasgow Eye Infirmary*, et j'en étendis l'usage à la cornéite scrofuleuse et à l'ophthalmie tarsienne. En novembre 1828, je publiai un travail sur l'efficacité de ce remède dans ces affections ; il parut dans le Glasgow Medical Journal.

(1) Medical Gazette, vol. XII, p. 18. London, 1833.

(2) NOBLE's Treatise on Ophthalmy, p. 209. Birmingham, 1801. VETCH. Dans Medico-Chirurgical Transactions, vol. XVI. p. 357. London, 1830.

pour la médecine ophthalmique (1). On les emploie sous beaucoup de formes, mais surtout sous celle d'extrait mou dont on enduit le sourcil et les paupières. Comme il y a dans toutes les ophthalmies internes une tendance à l'occlusion de la pupille, on applique l'un de ces narcotiques une ou plusieurs fois dans les 24 heures. Ils ne produisent que peu d'effet si l'iris est déjà le siége d'une inflammation intense; mais si l'affection est à son début, ou si elle est déjà en voie de céder à l'action de la saignée ou du mercure, la pupille se dilate promptement.

La belladone et la jusquiame employées en fomentations, en vapeurs, ou en frictions, ou bien administrées à l'intérieur, diminuent beaucoup la photophobie et le larmoiement qui accompagnent la conjonctivite et la cornéite scrofuleuses (2). Elles agissent aussi puissamment pour calmer l'irritation, et provoquer la cicatrisation dans les ulcérations de la cornée. Il existe peu d'ophthalmies dans lesquelles l'action calmante de ces médicaments ne rende pas de services, indépendamment de leur propriété de dilater la pupille.

Une manière élégante et facile d'obtenir les effets spécifiques de la belladone, consiste dans l'application sur la conjonctive d'une solution d'un sel d'atropine. Une solution d'un demi-grain d'atropine dans une pinte d'eau, employée en lotion sur l'œil, détermine cet effet; mais on emploie ordinairement une solution d'un à deux grains par once d'eau.

II. *Acide hydrocyanique*. — Si l'on met un peu d'acide hydrocyanique dans un tube de verre ouvert à ses deux extrémités, et que l'on place à chacune de celles-ci un doigt de façon qu'il se trouve en contact avec l'acide, ou même seulement avec les vapeurs qui s'en élèvent, on ressent au bout de quelques minutes une sensation particulière d'engourdissement qui dure un certain temps. On suppose que la vapeur qui s'élève de cet acide, lorsqu'il est chauffé légèrement, produit la même action sédative sur les nerfs de l'œil, et par leur intermédiaire sur les vaisseaux sanguins. On se sert de cet agent à l'aide d'une fiole

(1) Bien que les anciens paraissent avoir eu connaissance de la propriété qu'ont certains végétaux de dilater la pupille, et même, ainsi que Pline nous l'apprend dans le chapitre 13 du livre XXV de son *Histoire naturelle*, de l'avantage que l'on peut en retirer dans certaines opérations qui se pratiquent sur les yeux, ce n'est que dans les temps modernes que l'on a eu l'idée de les employer pour combattre la rétraction de la pupille dans l'iritis. Je ne crois même pas que quelqu'un ait dit avant Darwin, (Zoonomia, vol. III, p. 132 London, 1801) que la propriété qu'a la belladone de dilater la pupille pouvait être utilisée avec avantage dans certaines ophthalmies.

Voyez, pour l'histoire de la belladone et des autres dilatateurs de la pupille, PULTENEY. Philosophical Transactions, vol. I, part. I, p. 62. London, 1758. HIMLY. Krankheiten und Misbildungen des menschlichen Auges, vol. I, p. 18. Berlin, 1843.

Il serait important de connaître toutes les plantes qui ont la propriété de dilater la pupille. On prétend qu'Anisodus Luridus, natif du Népaul, est dans ce cas.

BARATTA. (Osservazioni Pratiche sulle Malattie degli Occhi, t. I, p. 159, Milano, 1818) a essayé le conium *maculatum*, *l'aconitum neomontanum*, le *digitalis purpurea*, le *rhus radicans*, le *crocus sativus*, *l'arnica montana*, et le *papaver somniferum*, mais aucune de ces plantes ne dilate la pupille.

(2) BARATTA. Loc. cit. Ammon's Zeitschrift für die Ophthalmologie, vol. I, p. 417. Dresden, 1831. DUPUYTREN. Leçons orales de clinique chirurgicale, t. IV, p. 129. Paris, 1834.

dont l'embouchure a la forme d'un bain d'œil ; on met au fond de la fiole quelques gouttes d'acide concentré, on ouvre l'œil, et on y applique pendant quelques minutes l'embouchure du flacon.

C'est surtout dans la période chronique de la cornéite, et dans les opacités de la cornée, que l'on a obtenu des avantages de l'application de la vapeur d'acide hydrocyanique. Il paraît nuisible lorsqu'il y a ulcération, ou que, par suite d'une lésion traumatique, l'œil est menacé de désorganisation.

12. *Réfrigérants.—Émollients.*—La sensation de chaleur exagérée qui accompagne la plupart des ophthalmies, porte d'instinct les malades à employer l'eau froide comme remède. Ce moyen soulage incontestablement pour un temps ; néanmoins, il est positivement nuisible dans les ophthalmies internes, et dans la plupart des cas il est suivi d'une réaction fâcheuse. L'inflammation commençante de la tunique externe de l'œil peut quelquefois être arrêtée par des lotions froides; mais dans ces cas on retire ordinairement le même avantage des lotions tièdes, qui ne font pas courir le danger de la réaction, de même que dans les fièvres on rafraîchit la peau avec moins de risque par les affusions tièdes que par les affusions froides. Une lotion tiède adoucit et relâche les membranes de l'œil enflammé ; et comme elle s'évapore aux dépens du calorique surabondant de la partie, elle agit en réalité, comme réfrigérant aussi bien que comme émollient. La décoction de têtes de pavots convient très bien dans ce but.

Les cataplasmes appliqués sur les yeux sont quelquefois utiles, mais ils ont souvent le tort de conduire à l'omission des remèdes convenables. Plus d'un œil se crève sous un cataplasme, surtout dans l'ophthalmie des nouveau-nés et dans l'ophthalmie scrofuleuse. Lors donc qu'on prescrit des cataplasmes, il faut avoir soin d'examiner tous les jours l'œil sur lequel on les fait appliquer. Lorsqu'on les continue trop longtemps, ils provoquent une violente éruption pustuleuse sur les paupières.

13. *Détersifs. — Astringents. — Stimulants. — Escharotiques.*— Nous comprenons sous ces dénominations les innombrables substances qu'on applique sur la surface de l'œil, dans le but, non-seulement de le débarrasser de la matière qui s'y forme, ou de déterminer l'astriction des tissus avec lesquels on les met en contact, mais encore dans celui de réagir sur les fonctions vitales. La même substance peut agir, suivant son degré de concentration, comme détersif, comme astringent, comme stimulant, ou comme escharotique.

Dans les ophthalmies internes, surtout à leur période aiguë, l'application des stimulants est inutile ou dangereuse, tandis qu'ils constituent les remèdes les plus puissants contre les inflammations de la conjonctive. Les astringents tels que l'alun, le muriate d'ammoniaque, le sulfate de zinc et le sulfate de cuivre, ont été en grande partie éclipsés par le nitrate d'argent et le deuto-chlorure de mercure. L'acétate de plomb doit être complétement banni de la médecine oculaire, à cause du précipité opaque, et le plus souvent indélébile, auquel sa solution donne naissance, lorsqu'elle se trouve en contact avec quelque point dénudé ou ulcéré de la conjonctive ou de la cornée (1). Quand il existe un ulcère sur la cornée, on doit s'abstenir de toute solution saline, à moins qu'elle ne soit indispensable pour empêcher la partie de se désorganiser, car toutes donnent lieu à un précipité qui adhère à l'ulcère et expose à des cicatrices opaques.

On n'emploie guère le deuto-chlorure de mercure qu'en solution très affaiblie. Sous cette forme, il constitue un collyre astringent. On augmente ordinairement sa solubilité par l'addition d'hydrochlorate d'ammoniaque, et le collyre dont il est l'un des ingrédients contient souvent quelque autre substance, telle que l'opium et la belladone.

Le nitrate d'argent s'emploie en solution, en pommade, et à l'état solide. La dose ordinaire est de 4 grains par once d'eau distillée; mais dans le traitement de l'ophthalmie purulente elle peut être portée à 10 grains et au delà. Pour l'appliquer, on en fait tomber une douzaine de gouttes dans un verre à vin vide, et on y trempe un pinceau en poils de chameau, avec lequel on touche la conjonctive enflammée. Il faut étendre la solution dans le sinus supérieur et ne pas se borner à toucher l'inférieur. On doit renouveler l'application toutes les huit heures environ. Dans les cas aigus, une fois par jour ne suffit pas. La solution est immédiatement décomposée par le muriate de soude qui existe dans les larmes et le mucus conjonctival, et s'échappe d'entre les paupières sous un aspect laiteux, dû à la présence de l'argent natif. Cette solution, lorsqu'on en continue longtemps l'usage, communique à la conjonctive une teinte vert olive indélébile; son application sur un ulcère de la cornée noircit quelquefois la cicatrice d'une manière permanente. (*Voyez* p. 343.)

La pommade au nitrate d'argent paraît avoir été proposée d'abord par le docteur Ryan (2) pour les taches et ensuite par docteur le Cleoburey (3) pour les ulcères de la cornée. Le docteur Ryan employait un gros de nitrate d'argent pour une once d'axonge; M. Cleoburey 5 grains seulement. M. Guthrie (4) a introduit dans la pratique cette pommade dont il varie la composition, jusqu'à y faire entrer 80 grains par once d'axonge, pour le traitement non-seulement des ulcères et des taches, mais aussi de différentes ophthalmies, même à leur période

(1) Nous ne partageons pas l'opinion de M. Mackenzie sur le danger de l'emploi de l'acétate de plomb; nous avons déjà exprimé notre sentiment à cet égard (V. note p. 343); nous y reviendrons à l'occasion du traitement des granulations palpébrales. T. W.]

(2) Transactions of the Associations of Fellows and Licentiates of the King and Queen's College of Physicians in Ireland, vol. IV, p. 257. Dublin, 1824.

(3) Review of the different Operations performed on the Eyes, p. 60. London, 1826.

(4) London Medical and Surgical Journal, for September 1828.

d'acuité. Quelle que soit la force qu'on lui donne, il faut supprimer l'opium que M. Cleoburey introduisait dans sa pommade, et la liqueur d'acétate de plomb neutre que M. Guthrie ajoute à la sienne. Le nitrate d'argent doit être soigneusement broyé dans un mortier, et la matière grasse avec laquelle on doit le mélanger lavée dans de l'eau distillée bouillante, afin de la débarrasser de toute substance étrangère, et notamment du sel commun ; ce qui est indispensable pour retarder autant que possible la décomposition du nitrate d'argent dans la pommade (1).

La pommade de la force de 10 grains et plus par once s'applique sur la conjonctive, en vertu de ce principe que deux maladies ne peuvent exister en même temps dans le même lieu. On suppose que la pommade, qui est un stimulant puissant, excite une inflammation plus intense, mais de meilleure nature et d'une durée moindre que celle qui existe déjà. C'est surtout à la période granuleuse ou sarcomateuse de l'ophthalmie puro-muqueuse que cette pommade est utile. Lorsqu'on l'emploie, il ne faut pas la mettre en une seule masse sur la face interne de la paupière, car de cette façon elle n'agit que sur la portion de conjonctive qu'elle touche, et peut même y produire une eschare. Il faut en charger un pinceau en poils de chameau, renverser en dehors et essuyer la paupière, puis étaler la pommade sur la conjonctive palpébrale. Il se produit une action chimique immédiate sur la surface de la membrane; le nitrate d'argent est en partie décomposé par le mucus de la conjonctive et réduit à l'état de chlorure. Quelques malades se plaignent peu de ses effets, et peuvent au bout d'une demi-heure à une heure, et même moins, ouvrir les yeux et se promener dans la rue; d'autres souffrent fortement pendant trois ou quatre heures.

Le nitrate d'argent solide s'applique quelquefois sur la conjonctive enflammée (2) des paupières, et il est peut-être plus facile à manier que la pommade forte. L'une et l'autre de ces applications exigent beaucoup de soin, car, manié sans précaution, cet agent peut détruire la transparence de la cornée comme le fait la chaux vive, déterminer la mortification de la conjonctive ou de la cornée, et amener le symblépharon.

Le précipité rouge et le sous-nitrate de mercure ne s'emploient que sous forme de pommade, dont on fait varier la force.

La potasse en solution, à cause de la propriété qu'elle a de dissoudre le mucus et le pus, constitue un des meilleurs collyres détersifs. On le compose de 2 à 6 gouttes de solution de potasse caustique par once d'eau. Si l'on croit utile de colorer ce collyre, on peut y ajouter quelques gouttes de teinture de cachou.

Le tannin en solution a été employé comme astringent dans les ma-

(1) London Medical and Surgical Journal, for October 1831, p. 325.
(2) WALKER. Lancet de 1830-31, vol. II, p. 619. JULLIARD. Op. cit., p. 75.

ladies de l'œil, à la dose de 10 à 20 grains par once d'eau et quelquefois beaucoup plus (1).

On emploie le vin d'opium pur ou dilué : ce médicament est très utile dans la plupart des inflammations chroniques (2). Il contribue à prévenir les rechutes. Les Allemands emploient le laudanum de Sydenham qui contient deux fois autant d'opium que notre vin d'opium. Quelques praticiens emploient une solution vineuse d'opium sans mélange d'aromates.

14. Les *révulsifs*, qui comprennent les liniments rubéfiants, les vésicatoires et les fonticules, rendent de grands services dans le traitement des ophthalmies, surtout dans leur période de chronicité.

Par leur moyen on excite les vaisseaux d'une partie voisine, du cou par exemple ; ceux des yeux s'en trouvent soulagés d'autant, ce qui favorise l'action des absorbants. Après l'emplâtre cantharidé, l'emplâtre émétisé est celui qui est le plus utile. Ces remèdes agissent d'autant mieux qu'il n'existe ni fièvre, ni irritation générale. Les révulsifs qui troublent la santé générale aggravent la maladie locale.

[15. *L'occlusion palpébrale* rencontre ses applications dans un grand nombre de cas qu'il importe de bien distinguer. Elle s'applique de différentes façons : M. Furnari, à qui revient le mérite d'avoir introduit en France cette pratique empruntée aux Arabes, a adopté le moyen suivant, après avoir successivement essayé le coton cardé et trempé dans une solution de gomme, les bandelettes agglutinatives, le collodion, le taffetas d'Angleterre, etc. : les paupières étant closes, on étale sur elles une légère couche de solution de colle de poisson, de blanc d'œuf, de gomme arabique ; immédiatement après, on applique horizontalement une ou deux bandelettes superposées de tulle, de la forme d'un ovale allongé ayant de 4 à 5 centimètres de long, c'est-à-dire dans le sens horizontal, et 2 centimètres de haut. Ces petites bandes s'adaptent parfaitement, sans exercer aucune pression, à la forme et au bombement des paupières, et constituent une adhérence multiple et filiforme tellement forte, que quelquefois, après deux ou trois jours d'occlusion, il est nécessaire, pour les détacher, de faire usage d'eau tiède (3). — M. Hairion emploie le collodion : avec le pouce de la main gauche, il abaisse la paupière supérieure, de manière à ce que les cils recouvrent la surface cutanée de la paupière inférieure, à laquelle il les fixe par leurs extrémités, au moyen d'une ou de plusieurs couches de collodion. Ce procédé est applicable à tous les cas, et permet d'exercer sur l'œil une pression plus ou moins forte et uniforme (4). — L'occlusion n'empêche pas d'employer concurrem-

(1) Annales d'Oculistique, t. XXIV, p. 118. Bruxelles, 1850. London Journal of Medicine, vol. VI, p. 268.

(2) WARE. Remarks on the Ophthalmy, etc., p. 46. London, 1795.

[(3) Annales d'Oculistique, t. XXXI, p. 125.]

[(4) Ibid., t. XXXI, p. 134.]

ment avec elle les divers modificateurs que l'on peut introduire dans l'œil immédiatement avant de la pratiquer, sous forme de collyres, pommades, etc. T. W.]

Après avoir passé en revue les différentes classes de remèdes employés dans les ophthalmies, j'ajouterai que les prescriptions diététiques peuvent aussi beaucoup pour la guérison de ces maladies : je prends le mot *diététiques* dans son sens primitif et le plus étendu, c'est-à dire qu'il comprend toute *la manière de vivre* du malade. Ainsi, la propreté, le soin d'enlever soigneusement les écoulements morbides qui s'échappent de l'œil, un air pur, l'habitude de se coucher de bonne heure, un sommeil tranquille, le repos de l'esprit, une nourriture bien réglée, un exercice convenable, etc., voilà des prescriptions dont l'observance favorise beaucoup la guérison, tandis que l'oubli de ces règles amène souvent des attaques intenses et prolongées d'inflammation dans les différents tissus de l'œil.

L'alcool sous toutes ses formes doit être proscrit dans presque tous les cas, car il augmente l'action du cœur, ce qu'il faut éviter. Il faut dans beaucoup d'ophthalmies améliorer l'état des capillaires par l'usage de toniques appropriés, mais les liqueurs fermentées remplissent rarement cette indication (1).

SECTION III.

SYMPTOMES OBJECTIFS ET SUBJECTIFS DES OPHTHALMIES.

On peut, en général, se former une assez bonne idée de l'espèce d'ophthalmie à laquelle on a affaire, soit en regardant l'œil enflammé et en portant surtout son attention sur la disposition des vaisseaux dilatés, sans prendre garde aux détails que donne le malade des sensations qu'il éprouve, soit en se faisant dire par le malade, sans regarder son œil, quel genre de douleur il éprouve. Il va sans dire qu'avant d'entreprendre aucun traitement, il faut s'appuyer sur les symptômes anatomiques comme sur les symptômes physiologiques, et ne négliger ni ceux qui ont été constatés par l'examen direct, ni ceux qui sont fournis par les rapports des malades.

§ I. — Disposition des vaisseaux sanguins.

La disposition des vaisseaux sanguins externes se présente sous quatre formes bien déterminées dans les ophthalmies, savoir : la *réticulée*, la *zonulaire*, la *fasciculaire*, et la *variqueuse*.

[(1) Voir, pour plus de détails, le formulaire qui se trouve à la fin du 2e volume.]

1. Le réseau que l'on observe dans la première de ces dispositions (fig. 88), est situé dans la conjonctive; les vaisseaux qui le constituen

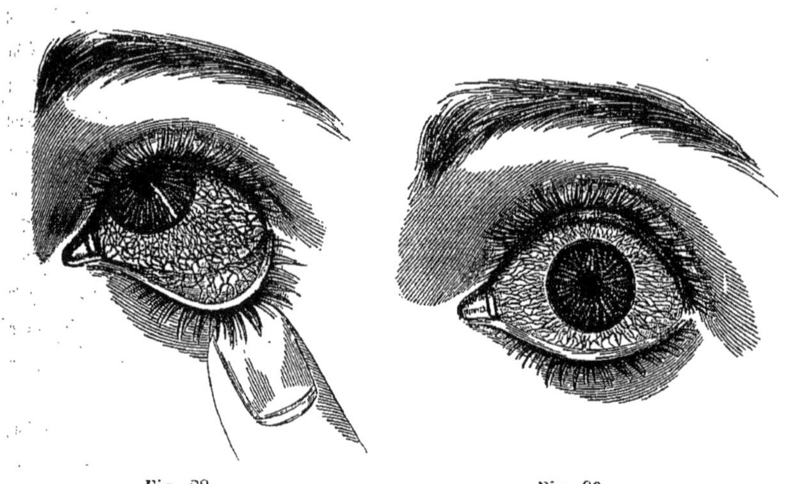

Fig. 88. Fig. 89.

sont comparativement volumineux et tortueux; ils s'anastomosent largement entre eux, et on peut les faire mouvoir en comprimant les paupières avec le doigt ou en les tiraillant. Ces vaisseaux siégent dans le réseau conjonctival superficiel qui provient des artères lacrymale et palpébrale, branches de l'artère ophthalmique; leur disposition caractérise la conjonctivite puro-muqueuse.

2. Dans l'inflammation *zonulaire* (fig. 89), les vaisseaux sont petits et minces comme des cheveux; ils ne sont jamais très tortueux, mais se portent en rayonnant vers la cornée; ils ne forment point un réseau, mais une sorte de halo par-dessus lequel on peut faire glisser facilement la conjonctive. Cette disposition siége dans les couches profondes de la conjonctive ou dans le réseau vasculaire de la sclérotique, formé par les artères musculaires de l'œil et les ciliaires antérieures, branches de l'artère ophthalmique; elle indique la sclérotite et l'iritis.

3. Dans ces deux premiers arrangements, les vaisseaux dilatés sont assez également répandus sur le globe de l'œil; mais dans la disposition *fasciculaire*, la rougeur n'occupe ordinairement qu'un seul côté de l'œil (fig. 90), et ne consiste souvent que dans quelques vaisseaux qui se portent vers la cornée, et viennent se terminer à une phlycténule ou à une aphte. Cette disposition appartient aux diverses variétés de la conjonctivite éruptive.

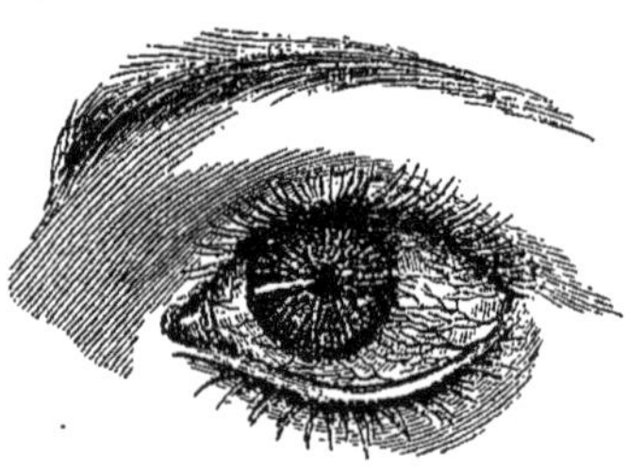

Fig. 90.

La forme variqueuse est constituée par de gros vaisseaux tortueux qui proviennent de ceux qui se distribuent aux muscles droits (fig. 91); on la rencontre surtout dans la forme chronique de l'ophthalmie arthritique et de quelques autres ophthalmies internes. Les vaisseaux dont nous parlons sont des branches de l'un des sept troncs vasculaires que l'on voit, dans tous les yeux, s'avancer vers la cornée : l'un d'eux provient du droit externe; deux autres émanent de chacun des autres muscles droits.

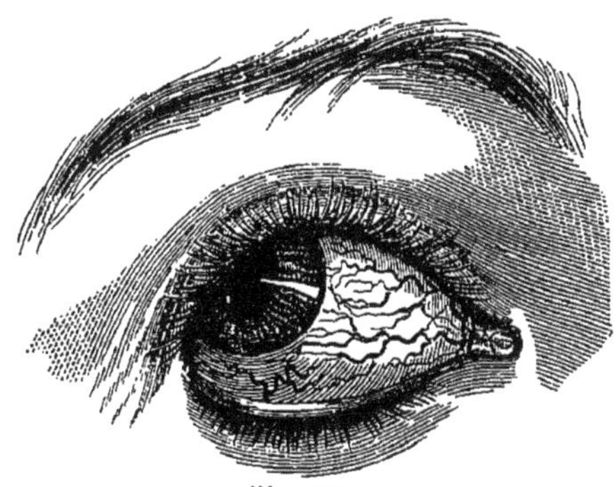

Fig. 91.

[La figure 92 représente l'injection caractéristique de ces quatre formes d'ophthalmies.

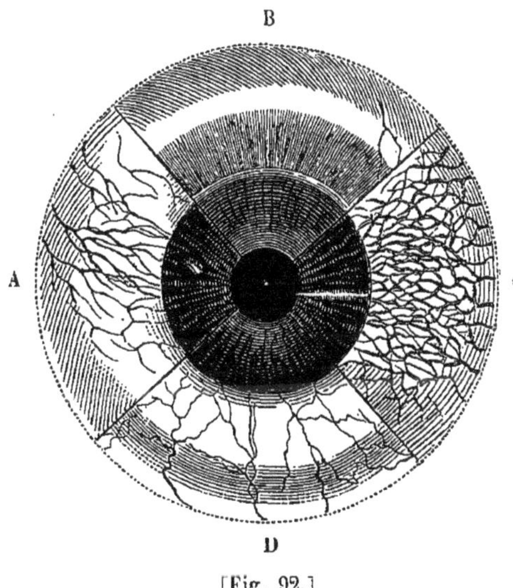

[Fig. 92.]

Ces quatre formes d'arrangement des vaisseaux sont, en général, parfaitement distinctes; mais dans quelques cas elles sont combinées. Elles peuvent être rendues confuses par ce que l'on appelle le *chémosis*, qui n'est qu'un œdème inflammatoire du tissu cellulaire sous-conjonctival, qui soulève la conjonctive de dessus la sclérotique, et la gonfle au point qu'elle empiète quelquefois sur la circonférence de la cornée, ou vient même faire saillie entre les paupières. Lorsqu'il y a chémosis, on ne peut plus distinguer aucun arrangement particulier des vaisseaux. Dans les ophthalmies composées, comme dans la catarrho-rhumatismale, etc., on trouve deux ou plusieurs formes combinées.

Dans la période aiguë des ophthalmies, ce sont surtout les artères qui sont gorgées de sang; c'est pourquoi les vaisseaux se montrent d'un rouge vif. A la période de chronicité, les veines se dilatent à leur tour, et la teinte devient livide.

§ II. — Caractères de la douleur.

Les ophthalmies s'accompagnent de deux espèces de douleur : l'une qui caractérise les inflammations de la conjonctive, l'autre celles de la sclérotique et de l'iris. La première est comparée par tous les malades à la sensation qu'occasionnerait la présence de sable dans les yeux; elle se fait sentir principalement pendant le jour et surtout lorsque le malade essaie de s'en servir. La seconde est pulsative : elle occupe la région péri-orbitaire tout aussi bien que l'œil. Elle se fait surtout sentir la nuit, ce qui est très caractéristique; elle commence après le coucher du soleil, s'accroît jusqu'après minuit, diminue avec le lever du soleil, se fait à peine sentir pendant le jour, mais recommence à se montrer le soir vers la même heure. La douleur externe et diurne, la sensation de graviers est due à la compression des nerfs de la conjonctive et des paupières; la douleur interne, pulsative, nocturne, dépend de la compression des nerfs ciliaires; le malade ne la rapporte pas tant à l'œil qu'aux branches de la cinquième paire qui s'irradient hors de l'orbite, surtout à la branche sus-orbitaire. Les ophthalmies qui ne s'accompagnent que de la douleur conjonctivale, de la sensation de graviers, sont généralement curables par les applications externes seules; celles qui donnent lieu à la douleur péri-orbitaire et pulsative réclament toujours la saignée. La rétinite exempte de complications est toujours indolore, ce qui en fait une maladie très insidieuse.

SECTION IV.

CONJONCTIVITE SIMPLE OU PHLEGMONEUSE.

Syn. — Taraxis. Ophthalmia angularis. Conjonctivite franche. *Rognetta.*

Fig. Dalrymple, pl. XIII, fig. 1.

On doit surtout comprendre sous la dénomination de conjonctivite phlegmoneuse, une inflammation *idiopathique* de la conjonctive, dans laquelle ne se montre aucun écoulement puro-muqueux, ni aucune apparence d'éruption cutanée. Les descriptions de Slade (1), Rognetta (2) et Desmarres (3) porteraient à supposer que c'est là une affection commune et assez grave, tandis qu'elle n'est ni l'un ni l'autre.

(1) Ophthalmia, p. 23. London, 1838.
(2) Traité philosophique et clinique d'ophthalmologie, p. 275. Paris, 1844.
(3) Traité théorique et pratique des maladies des yeux, p. 167. Paris, 1847.

On voit quelquefois une portion de la conjonctive oculaire devenir le siége d'une rougeur et d'un léger gonflement qui n'occupent guère que le côté nasal ou le côté temporal du globe de l'œil. La portion de membrane enflammée a généralement une forme triangulaire, mais on la distingue facilement du ptérygion. J'ai l'habitude de désigner ces cas sous le nom de *taraxis,* ancienne appellation dont on se servait pour désigner le degré le plus léger de l'ophthalmie. Cette affection se montre quelquefois sous la forme d'un faisceau rouge au côté correspondant de chaque œil.

Un purgatif et une lotion légèrement astringente suffisent ordinairement pour dissiper cette affection. Il est rare qu'il faille appliquer quelques sangsues sur la veine nasale.

L'inflammation *symptomatique* de la conjonctive peut être simple ou phlegmoneuse : telle est celle qui accompagne le phlegmon sous-conjonctival, et que nous avons déjà décrite (*V.* p. 345), et celle qui survient en même temps que l'inflammation des autres tissus de l'œil, comme dans la sclérotite et la cornéite.

SECTION V.

CONJONCTIVITE PURO-MUQUEUSE EN GÉNÉRAL.

Syn. — Lippitudo, Celsus. Ophthalmia blennorrhæa.

La membrane muco-cutanée qui double les paupières et revêt la surface antérieure du globe de l'œil, peut être le siége d'inflammations semblables à celles qui attaquent ordinairement les autres parties du système muqueux, c'est-à-dire, d'inflammations puro-muqueuse, blennorhagique ou catarrhale, en même temps qu'elle peut être attaquée de maladies qui tiennent évidemment de la nature des éruptions cutanées. La conjonctive ressemble sous ce rapport à la membrane qui tapisse le gosier, laquelle est atteinte tantôt d'inflammation catarrhale, tantôt d'inflammation aphtheuse, ou au prolongement de la membrane de l'urèthre qui vient revêtir le gland, et sur laquelle se développent tantôt une espèce de gonorrhée, tantôt des éruptions pustuleuses ou herpétiques.

Symptômes. — Le genre *conjonctivite puro-muqueuse* est caractérisé par certains symptômes invariables, soit que la maladie ait été causée par l'action du froid ou par la contagion, ou que la matière par laquelle celle-ci s'effectue provienne de l'œil d'une autre personne, ou qu'elle ait été sécrétée par la muqueuse enflammée d'un autre organe, comme celle de l'urèthre ou du vagin.

Toutes ces causes peuvent produire une conjonctivite puro-muqueuse, les causes contagieuses déterminant toujours une plus grande intensité de la maladie que l'influence du froid seul. Les symptômes de la conjonctivite puro-muqueuse sont tout à fait analogues à ceux qui accompagnent les inflammations blennorrhagique et purulente des autres membranes muqueuses, comme celle de la membrane de Schneider dans le catarrhe, ou celle de l'urèthre dans la gonorrhée. Le caractère le plus remarquable de ce genre est, sans contredit, l'écoulement puriforme. Il est à peine nécessaire de dire que le pus est sécrété par la conjonctive, et qu'il est le résultat d'un accroissement, d'une altération morbide de la sécrétion du mucus, et non l'effet d'une ulcération.

L'ophthalmie puro-muqueuse, quelle que soit la cause qui lui donne naissance, débute par la conjonctive et reste d'abord bornée à cette membrane ; mais, dans les cas graves, les autres tissus et surtout la cornée sont sujets à se prendre, de sorte que l'œil peut être détruit.

Périodes. — La conjonctivite puro-muqueuse présente quatre périodes. La *première,* qui est généralement si courte qu'elle passe inaperçue, est la période d'inflammation pure. La *seconde* est caractérisée par un écoulement plus ou moins puriforme et s'accompagne souvent de chémosis et de gonflement des paupières. Dans la *troisième,* la cornée s'affecte, devient opaque, s'infiltre d'abord de sérum, puis de pus, se ramollit, et s'ulcère plus ou moins profondément, de sorte que la partie antérieure de l'œil est exposée à se perforer et à livrer passage à l'iris, et que la maladie se termine par la formation d'un staphylôme. La *quatrième* période est surtout caractérisée par l'état d'hypertrophie de la couche papillaire de la conjonctive palpébrale, qui présente un aspect granuleux ou sarcomateux, tandis que les paupières, dans cet état, frottant contre la cornée, la rendent vasculaire et nébuleuse.

La conjonctive est souvent énormément dilatée pendant le cours de l'inflammation puro-muqueuse ; tous ses plis augmentent de volume, de sorte qu'au lieu de rester cachés entre les paupières et le globe de l'œil, ils viennent faire saillie à l'extérieur. Sa surface sécrétante est aussi grandement changée par suite d'une nutrition anormale ; ses papilles qui, à l'état normal, sont petites et sessiles, deviennent parfaitement visibles à l'œil nu et font saillie comme autant de granulations à la face interne des paupières. Il n'y a guère alors de production nouvelle, mais surtout un développement inflammatoire d'un tissu normal.

La destruction de la cornée dans les ophthalmies puro-muqueuses ne doit pas être attribuée seulement à une action vitale, mais en partie aussi à une cause mécanique ; elle est due non-seulement à l'excès du travail inflammatoire qui siége dans la cornée, mais de plus à la compression exercée par l'énorme distension que subit la conjonctive palpébrale et oculaire. Il y a évidemment aussi, dans ces ophthalmies, d'autres causes qui concourent à déterminer des opacités de la cornée, la séparation de son épithélium, et son ulcération ; c'est par exemple, sa macération dans un flot de liquide purulent, lorsque l'on n'a pas le soin d'enlever celui-ci à mesure de sa sécrétion, par des lotions et des injections. Toutefois, la destruction de la cornée par infiltration de sérum et de pus, par ramollissement et ulcération, peut être en grande partie attribuée à la compression exercée par la conjonctive atteinte d'un chémosis dont l'action mécanique forme obstacle à l'abord d'une quantité suffisante de matériaux nutritifs vers la cornée. On voit assez souvent à la circonférence de cette membrane, dans le point recouvert par la conjonctive à l'état de chémosis, un sillon circulaire ulcéré dont on peut attribuer la formation à l'accroissement excessif de l'absorption déterminée directement par la pression, bien que ces ulcères en gouttière, comme on les a appelés, s'observent aussi dans les cas où il n'y a pas de chémosis. La destruction de la cornée se voit plus fréquemment chez les sujets dont les paupières sont naturellement appliquées fortement sur les yeux, les sinus de la conjonctive étant peu profonds et la fente palpébrale plus étroite que chez ceux qui se trouvent dans des conditions opposées. C'est spécialement chez les enfants que j'ai fait cette remarque.

Quant à l'écoulement fourni par la conjonctive dans les ophthalmies puro-muqueuses, il est bon de se rappeler que « le mucus, en tant que sécrétion fluide abondante, n'existe pas à l'état sain. La seule sécrétion normale d'une membrane muqueuse est son épithélium, qui ne se forme jamais en quantité suffisante pour donner lieu à une évacuation apparente. Si la sécrétion s'effectue avec rapidité, elle revêt immédiatement les formes et les caractères physiques du pus (1). » La sécrétion du fluide puriforme fourni par la conjonctive se forme sans que la surface de celle-ci soit entamée, et la matière de l'écoulement n'est ni âcre ni corrosive. Cependant, quand elle est épanchée entre les paupières et le globe de l'œil, elle irrite fortement l'organe enflammé, et sa présence prolongée ajoute considérablement aux chances de désorganisation de la cornée. Cette matière irrite mécaniquement; elle produit dans l'œil la sensation d'un corps étranger, sensation qui disparaît lorsqu'on en a nettoyé l'organe. L'irritation mécanique ainsi produite augmente l'inflammation; mais, de plus, lorsque l'écoulement est de nature spécifique, comme celui de la gonorrhée, sa présence inocule la maladie sur toutes les portions de la conjonctive, l'une après l'autre.

La période granuleuse des ophthalmies puro-muqueuses est d'une durée indéfinie. Usé par la longue continuité des souffrances, le malade peut être pris de la fièvre hectique, et quand cela arrive, les yeux deviennent incurables.

Anatomie pathologique. — La description suivante de l'ophthalmie des nouveau-nés, au point de vue anatomo-pathologique, par M. De-

(1) General Pathology, by JOHN SIMON, p. 112. London, 1850.

quevauvillier, peut être considérée comme applicable aux inflammations puro-muqueuses de la conjonctive en général :

1. Les traces de l'inflammation se dissipent après la mort; la coloration rouge de la conjonctive a fait place à une teinte livide; la turgescence s'est affaissée, et la membrane est lâche et ridée.

2. L'état nébuleux de la cornée a disparu.

3. Les lamelles de la cornée sont séparées les unes des autres par un liquide ténu; leur adhérence est moindre qu'à l'état normal.

4. A l'état de ramollissement, les lamelles se réduisent par le plus léger grattage à un fluide épais, blanc jaunâtre, semblable à celui qu'on obtient lorsqu'on promène le scalpel le long d'une membrane fibreuse ramollie.

5. Lorsque la cornée a été profondément ulcérée, la surface de l'ulcération vue à la loupe paraît unie; mais après deux ou trois heures de macération dans l'eau ou l'alcool, on peut enlever une mince pellicule de la surface de l'ulcère. Il est alors facile de séparer les lamelles avec la pointe du scalpel et d'apercevoir sur chacune d'elles une ouverture qu'on dirait faite par un emporte-pièce, et dont le diamètre est d'autant plus considérable que la lamelle perforée est plus superficielle. La lamelle qui forme le fond de l'ulcère est légèrement opaque, mais celles qui sont au-dessous peuvent être transparentes.

6. Lorsqu'il y a procidence de l'iris, c'est le bord libre de cette membrane qui s'est engagé dans l'ulcère. Plus l'ouverture est étendue, plus la portion d'iris déplacée est considérable. Lorsque la partie en état de prolapsus est peu étendue, la pupille prend la forme d'une ellipse irrégulière dont une des extrémités correspond à l'ouverture de la cornée. Si cette portion est grande, la pupille disparaît complétement. Quelquefois, en pareil cas, le bord ciliaire qui est en face est détaché et attiré vers l'ulcère. Quelle que soit la couleur de l'iris, la hernie présente toujours une teinte noire uniforme. Il existe ordinairement des adhérences entre l'iris et la membrane qui recouvre le fond de l'ulcère.

7. Si la cornée est détruite dans une grande étendue, on ne retrouve ni le cristallin, ni la plus grande partie du corps vitré. Si le cas est récent, l'iris est accolé aux débris de la cornée et la pupille largement ouverte. S'il est ancien, l'œil est affaissé au fond de l'orbite, dur, et ses différents éléments sont à peine reconnaissables (1).

Traitement. — Un traitement, en partie antiphlogistique et adoucissant, en partie stimulant et irritant est ce qui réussit le mieux contre les ophthalmies puro-muqueuses.

SECTION VI.

OPHTHALMIE CATARRHALE.

Syn. — Catarrhus oculi, *Langenbeck*. Ophthalmia purulenta mitior. Conjunctivitis puro-mucosa catarrhalis.

Fig. Wardrop, pl. I, fig. 1. Dalrymple, pl. I, fig. 1, pl. VII, fig. 6. Sichel, pl. II, fig. 1 et 2.

Il y a trois espèces d'ophthalmie qui sont souvent provoquées, surtout chez l'adulte, par des influences atmosphériques; ce sont : l'ophthalmie *catarrhale*, l'ophthalmie *rhumatismale* et l'ophthalmie *catarrho-rhumatismale*. La première des trois consiste dans une inflammation puro-muqueuse ou blennorrhagique de la conjonctive; la seconde est une affection de la sclérotique; la troisième, une maladie de la conjonc-

(1) Archives générales de médecine, 4e série, Tome II, p, 9. Paris, 1843.

tive et de la sclérotique, dans laquelle les symptômes de l'ophthalmie catarrhale sont réunis à ceux de l'ophthalmie rhumatismale.

Symptômes. — Dans l'ophthalmie catarrhale, qui est de beaucoup l'affection oculaire la plus commune chez les adultes, l'inflammation est presque entièrement bornée à la conjonctive et aux follicules de Meïbomius. Les symptômes consistent dans la rougeur et le gonflement de la surface interne des paupières, la rougeur réticulée de la conjonctive scléroticale, la sensation de graviers et l'adhésion des paupières le matin.

1. La sécrétion de la conjonctive augmente en quantité : parfois elle devient opaque, épaisse et puriforme ; mais souvent elle reste transparente, sa plus grande abondance faisant paraître l'œil plus humide qu'à l'ordinaire et donnant au malade une sensation de viscosité. D'un autre côté, la sécrétion meïbomienne, dont la maladie a aussi accru la quantité et changé la nature, se concrète sur le bord des paupières et au milieu des cils qu'elle colle ensemble pendant la nuit.

2. Dans les cas légers, la rougeur occupe principalement la conjonctive qui double les paupières. Sur le blanc de l'œil, les vaisseaux sont disposés en un réseau (fig. 88, p. 649) qu'on peut faire mouvoir dans toutes les directions en poussant la paupière contre le globe de l'œil à l'aide du doigt, ce qui démontre qu'ils siégent dans la conjonctive. On observe assez fréquemment des taches de sang extravasé sous la conjonctive, ou même une ecchymose généralement répandue, mais légère. Dans les cas intenses, il survient un chémosis qui peut même être fort étendu. Ce symptôme est beaucoup plus prononcé si l'on n'a recours qu'au traitement général, comme la saignée et les purgatifs, et qu'on néglige les moyens locaux ; la cornée peut même alors devenir trouble par suite d'une infiltration séreuse, s'ulcérer à sa circonférence, devenir le siége d'abcès, se rompre et se désorganiser dans une étendue plus ou moins considérable.

3. Tous les malades atteints d'ophthalmie catarrhale se plaignent d'éprouver dans l'œil des picotements et une sensation comme si un corps rude, du sable, des cendres chaudes, du verre cassé, se trouvaient logés sous la paupière supérieure ; sensation qui n'accompagne jamais l'ophthalmie rhumatismale pure, et à laquelle on peut par conséquent attribuer une valeur diagnostique très notable. La sensation de sable ou de corps étranger dans l'œil est si prononcée au début d'une attaque d'ophthalmie catarrhale, que j'ai souvent été appelé auprès de malades qui s'imaginaient qu'une particule de poussière venait de se loger sous leur paupière ; dans une circonstance même, je fus appelé la nuit par un médecin qui, d'après ce qu'il éprouvait, était tellement convaincu de l'existence d'un corps étranger dans son œil, qu'il avait déjà fait de nombreuses tentatives avec une sonde à pansement pour se débarrasser de ce corps imaginaire. Cette sensation de graviers est

surtout due au frottement des paupières, dont la sensibilité est très développée, sur les vaisseaux turgescents de la conjonctive scléroticale. La présence de grumeaux de mucus puriforme détermine aussi cette même sensation.

Dans l'ophthalmie catarrhale, c'est le soir que survient l'exacerbation : elle s'accompagne de démangeaison des yeux et de photophobie; mais le malade éprouve du soulagement en se couchant, et dort en général sans interruption pendant toute la nuit. La douleur revient le matin, lorsque le malade essaie de se servir de ses yeux, ce qui est dû au frottement des surfaces enflammées l'une sur l'autre. Le plus souvent le malade n'éprouve point de céphalalgie, tandis que l'un des symptômes les plus remarquables de l'ophthalmie rhumatismale consiste dans une douleur sus-orbitaire ou circum-orbitaire qui s'aggrave considérablement pendant la nuit, de six heures du soir à six heures du matin. Lorsque de la céphalalgie survient dans l'ophthalmie catarrhale, la douleur occupe le front transversalement, comme si elle siégeait dans les sinus frontaux et elle se fait sentir surtout le matin.

4. L'ophthalmie catarrhale s'accompagne souvent de symptômes d'inflammation de la muqueuse qui tapisse les narines, l'arrière gorge et la trachée. D'autres fois, l'affection est entièrement bornée à l'œil : c'est une conjonctivite muqueuse exempte de toute complication. Chez les petites filles de deux à trois ans, l'ophthalmie catarrhale se complique assez souvent d'un écoulement puro-muqueux par le vagin. La maladie est alors quelquefois légère, mais souvent elle est assez grave, et l'écoulement est devenu manifestement purulent.

Causes. — Les vicissitudes atmosphériques, et surtout l'exposition au froid et à l'humidité, sont les principales causes de l'ophthalmie catarrhale. Les veilles, l'exposition à l'air de la nuit, lorsqu'on est fort échauffé ou en état d'ivresse, occasionnent souvent cette maladie. Les matelots, les soldats et autres passagers à bord des vaisseaux en sont fréquemment atteints, surtout ceux qui dorment près de quelque sabord ou de quelque écoutille ouverte : il en est de même des soldats qui dans les hôpitaux couchent près d'une porte, d'une fenêtre ou de quelque autre ouverture qui donne lieu à un courant d'air. Les vidangeurs de Paris, qui travaillent la nuit, sont sujets à cette affection qu'ils appellent *la mitte* (1). L'humidité des pieds est une cause accusée par quelques malades. Une femme délicate eut les deux yeux fortement atteints pour avoir fait la route d'Edimbourg à Glascow sur un des siéges extérieurs d'une diligence. Une autre dame contracta pour la première fois cette affection en se baignant dans la mer, et pendant plusieurs mois elle fut sujette à des rechutes chaque fois qu'elle s'exposait à l'air ou qu'elle exerçait trop sa vue. L'action de lire ou d'écrire

(1) Velpeau. Manuel pratique des maladies des yeux, p. 180. Paris, 1840.

trop avant dans la nuit amène quelquefois l'ophthalmie catarrhale, ou ce que l'on devrait plutôt appeler une conjonctivite muqueuse simple, car l'écoulement est à peine puriforme. Cette affection est aussi sujette à se montrer chez les personnes devenues myopes par les progrès de l'âge, et qui lisent ou écrivent sans lunettes. L'allaitement trop prolongé peut amener à sa suite une ophthalmie puro-muqueuse qui s'accompagne d'un état d'irritation oculaire plus développée que de coutume. L'affection que l'on désigne sous le nom de *hay-fever* (fièvre de foin) se complique souvent d'une inflammation de la conjonctive de nature catarrhale. Ceux qui ont été une fois atteints de l'ophthalmie catarrhale sont très sujets à la contracter de nouveau ; un de mes malades en eut trois attaques depuis le mois de mai jusqu'à celui de janvier.

Epidémies. — On a souvent vu l'ophthalmie catarrhale attaquer brusquement et dans le même temps un grand nombre de personnes qui s'étaient trouvées exposées aux mêmes causes excitantes générales. Assalini, par exemple, rapporte qu'en mai 1792, quelques bataillons des troupes du duc de Modène se rendirent à Reggio pour y faire cesser des troubles. Ces troupes passèrent la première nuit de leur arrivée sous les spacieux portiques d'un couvent situé au nord, dans la partie la plus basse de la ville, et près des fossés de la citadelle. Un grand nombre de soldats contractèrent une violente ophthalmie catarrhale, dont on attribua la cause à la poussière de la paille sur laquelle ils avaient couché, sans faire entrer en ligne de compte l'air froid et humide de l'endroit, qui sans aucun doute avait été la véritable cause du mal, cause qui devait être d'autant plus délétère, que ces hommes étaient habitués à occuper des quartiers clos et comfortables (1).

L'ophthalmie catarrhale s'est quelquefois développée sur une échelle encore plus vaste. On l'a vue attaquer un grand nombre d'habitants d'une ville, d'un canton, sous une forme épidémique. En 1778, elle attaqua tout le voisinage de Newbury, dans le Berkshire; elle régna pendant la même année dans plusieurs des camps anglais, où on la désignait sous le nom de *ocular disease* (maladie oculaire). Pendant l'hiver de 1803, une ophthalmie catarrhale régna dans Paris; le peuple l'appelait *la cocotte* (2). La même affection reparut en 1806, et s'accompagna, dans beaucoup de cas, d'une affection des voies aériennes, complication que j'ai souvent observée dans les cas sporadiques de ce pays. Elle régna en 1808 à Vicence en Italie. Quelques auteurs disent que la maladie est plus fréquente en été qu'en automne. A Glascow et dans son voisinage elle est commune dans toutes les saisons, mais elle s'observe surtout pendant les temps froids et humides ou quand les vents d'est et de nord-est sont prédominants.

Sur toute la route d'Orihuela à Alicante, en Espagne, M. Inglis

(1) Manuale di Chirurgia, parte II, p. 117. Milano, 1812.

(2) Réveillé-Parise. Hygiène oculaire, p. 19. Paris, 1823.

remarqua que presque tous les enfants et beaucoup d'adultes étaient affectés de maux d'yeux. Les gens du pays ne savaient à quelle cause l'attribuer, mais il apprit à Alicante que c'étaient les irrigations qui y donnaient lieu (1).

En Égypte, beaucoup de circonstances favorisent le développement de cette affection et contribuent à l'entretenir; telles sont les plaines basses, les déserts sablonneux, les lacs, comme dans le voisinage d'Alexandrie, et la lueur éblouissante réfléchie par tous les objets qui ont une couleur blanche uniforme. L'élévation de la température, les rosées abondantes des nuits doivent avoir agi de la manière la plus défavorable sur les armées européennes qui ont occupé ce pays; il en est de même des particules de sable chaud qui flottent dans l'air et que la moindre brise soulève. Quoique endémique ou épidémique, déterminée d'abord par des causes atmosphériques ou autres exerçant une action générale, elle paraît pouvoir devenir ensuite contagieuse et, prenant alors une forme plus grave, constituer l'ophthalmie égyptienne ou contagieuse.

Pronostic. — Si l'ophthalmie catarrhale est négligée ou traitée seulement à l'aide de remèdes généraux ou de remèdes locaux mal choisis, elle peut se prolonger pendant des semaines et devenir la cause d'une fièvre et d'un dérangement constitutionnel marqués, et de désordres locaux douloureux. Parmi les conséquences fâcheuses que peut entraîner cette affection négligée, on remarque l'état sarcomateux et inégal de la conjonctive, état qui se développe surtout sur la portion de cette membrane qui tapisse les paupières, et d'où résulte un frottement sur la cornée qu'il rend vasculaire et nébuleuse, ou même fortement opaque, surtout dans sa moitié supérieure. L'écoulement fourni par la conjonctive, lorsque l'affection est négligée ou mal traitée, peut s'épaissir, devenir opaque et acquérir des propriétés contagieuses.

Contagion. — Je ne crois pas que l'on puisse encore douter que la matière de l'écoulement fourni par l'ophthalmie catarrhale, transportée des yeux du malade sur ceux d'une autre personne, soit avec les doigts, soit par le moyen d'essuie-mains ayant servi à une personne contaminée, ou à la faveur d'autres circonstances analogues, ne soit susceptible de provoquer une conjonctivite plus intense, plus évidemment purulente, et plus dangereuse dans ses effets sur la cornée que ne l'était l'affection primitive. Telle est la conclusion à laquelle je suis arrivé par l'observation de beaucoup de cas dans lesquels, autant que l'examen des faits a pu avoir lieu, cette maladie s'étant développée sur un des membres d'une famille par suite de l'exposition au froid, plusieurs autres membres de la même famille ont contracté une affection semblable sans avoir été soumis à la même cause; et tandis que la maladie,

(1) Spain; by H. D. INGLIS, vol. II, p. 225. London, 1837.

chez le premier malade, était comparativement légère et à peine puriforme, les symptômes chez les autres se montraient plus violents, l'écoulement plus épais, abondant et opaque.

Je crois que l'ophthalmie qui attaqua en Égypte les armées de la France et de l'Angleterre n'était d'abord qu'une conjonctivite puro-muqueuse excitée par des causes atmosphériques, mais qui dégénéra ensuite en une maladie contagieuse ou peut être infectieuse; c'est-à-dire qu'elle se propagea par le contact direct du liquide de l'écoulement, et peut-être par des miasmes qui des yeux se répandaient dans l'air. Cette opinion n'a rien qui contrarie les idées que l'on se forme d'habitude sur les maladies contagieuses et infectieuses. Dès que l'on admet la contagion ou l'infection comme une chose réelle, il faut admettre aussi que des maladies qui se développent à leur début par des influences externes, se propagent ensuite par leur propriété contagieuse ou infectieuse.

Je ne connais aucun fait dans lequel l'écoulement provenant d'un œil affecté d'ophthalmie catarrhale simple, ou de conjonctivite puro-muqueuse due aux influences atmosphériques, ait été appliqué par voie d'expérimentation à un œil sain. Les expériences du docteur Guillié peuvent cependant en tenir lieu. Il prit à l'hôpital des Enfants-Malades, à Paris, du mucus puriforme provenant des yeux de quatre enfants affectés de conjonctivite puro-muqueuse, et l'introduisit entre les paupières de quatre autres enfants appartenant à l'Institut des Aveugles. Ces enfants étaient amaurotiques, mais la surface externe de leurs yeux était saine et intacte. Il se produisit chez tous quatre une conjonctivite puro-muqueuse qui suivit la marche ordinaire (1). M. Mackesy (2) rapporte quelques expériences dans lesquelles il appliqua sur ses propres yeux, sans y déterminer d'inflammation, l'écoulement provenant des yeux de quatre soldats. Les hommes qui avaient fourni la matière paraissent bien avoir été atteints d'ophthalmie catarrhale; mais le contact avec la conjonctive s'est probablement effectué d'une manière insuffisante, M. Mackesy s'étant surtout contenté de maintenir appliquée sur ses paupières une compresse imbibée du mucus puriforme.

J'aurai occasion, dans la section suivante, de rapporter quelques exemples remarquables d'ophthalmies catarrhales qui ont paru se propager par voie de contagion ou d'infection.

Traitement. — L'ophthalmie catarrhale cède promptement à un traitement très simple, qui consiste surtout dans des applications locales stimulantes. J'ai tout d'abord été frappé de la vérité de ce fait en voyant à Vienne, en 1817, les succès obtenus par le professeur Beer dans le traitement de cette affection, et ma conviction a été com-

(1) Bibliothèque ophthalmologique, t. I, p. 81. Paris, 1820.
(2) Edinburgh Medical and Surgical Journal, vol. XII, p. 411. Edinburgh, 1816.

plétement fixée par une étude attentive des observations détaillées que contient un excellent rapport du docteur Melin, qui a été publié dans le *London Medical and Physical Journal, September* 1824. Les résultats de ma pratique tant en ville qu'au *Glasgow Eye Infirmary*, résultats que j'ai mis sous les yeux de mes confrères en 1826 (1), m'ont parfaitement démontré que, dans cette affection, les remèdes généraux doivent céder le pas aux moyens locaux ; que, de plus, les remèdes généraux violents sont plus nuisibles qu'utiles, et enfin que l'on peut compter en général sur l'emploi des remèdes locaux stimulants.

1. L'usage d'une solution de nitrate d'argent atténue constamment la sensation de graviers dans l'œil et diminue l'inflammation ; c'est un remède d'une utilité souveraine dans les inflammations puro-muqueuses de la conjonctive, et sans lequel ces maladies entraîneraient souvent la perte de la vision. La solution dont je fais ordinairement usage contient quatre grains de nitrate d'argent par once d'eau distillée. On en applique, à l'aide d'un pinceau en poils de chameau, une grosse goutte dans l'œil, une, deux, ou trois fois par jour, suivant les circonstances. Pendant une minute ou deux après cette application, le malade ne sent rien de particulier. Mais, ce temps écoulé, il commence à ressentir un picotement qui, lorsque l'inflammation est aiguë, se transforme en une douleur assez vive qui dure pendant environ dix minutes, puis disparaît ; après quoi l'œil est beaucoup moins douloureux qu'avant l'introduction de la goutte. La sensation de sable dans l'œil et le larmoiement, en particulier, sont notablement diminués. Ce soulagement persiste pendant cinq à six heures, puis les symptômes reparaissent ; il faut les arrêter immédiatement par une nouvelle application. A mesure que la maladie cède, le remède occasionne de moins en moins de douleur, jusqu'à ce qu'enfin il soit à peine senti. J'ai quelquefois effrayé certains confrères en leur proposant d'appliquer cette solution de caustique lunaire sur la surface d'un œil fortement vascularisé, qui faisait ressentir au malade la sensation de morceaux de verre cassé roulant sous ses paupières, et qui sécrétait évidemment de la matière puriforme ; mais leur surprise, lorsqu'ils trouvaient le lendemain tous les symptômes amendés sous l'influence de ce moyen, me charmait et m'amusait beaucoup. Si la constitution du malade est torpide, et l'écoulement fourni par la conjonctive copieux, on peut se servir d'une solution de dix grains par once. On peut quelquefois employer avec avantage des solutions plus fortes que celle-ci, et même des solutions saturées.

2. Les fomentations faites sur les yeux avec de l'eau chaude ou une décoction de têtes de pavots, soulagent beaucoup le malade. J'ai l'habitude d'employer pour les fomentations et comme collyre une

(1) Medical and Physical Journal, vol. LVI, p. 327. London, 1826.

solution d'un grain de sublimé corrosif et de six grains d'hydrochlorate d'ammoniaque dans six onces d'eau ; lorsqu'on veut l'employer en fomentations, on en prend une cuillerée à soupe, à laquelle on ajoute une égale quantité d'eau bouillante. On se sert de cette solution ainsi diluée pour fomenter les paupières trois fois par jour, à l'aide d'une compresse ou d'un morceau d'éponge douce. Dans les cas légers, on en laisse couler quelques gouttes dans l'œil, mais dans les cas graves, lorsque l'écoulement est abondant et puriforme, le collyre doit être injecté à l'aide d'une petite seringue sur toute la surface de la conjonctive, et principalement dans son repli supérieur, afin que la sécrétion morbide soit complétement enlevée et la membrane touchée immédiatement par la solution. Dans toutes les ophthalmies puro-muqueuses, on procure un grand soulagement en enlevant la matière de l'écoulement, la sensation de graviers dans l'œil étant en grande partie occasionnée par sa présence.

3. Au moment du coucher, on étend le long du bord libre des paupières, gros comme un grain d'orge de pommade au précipité rouge qu'on a fait fondre sur le bout du doigt. Cette pommade doit se préparer de la façon indiquée à la page 199, et contenir 20 grains de précipité par once d'axonge.

4. J'ai rarement reconnu la nécessité de tirer du sang dans l'ophthalmie catarrhale, soit par la saignée, soit par les sangsues. Quand l'irritation constitutionnelle est plus prononcée qu'a l'ordinaire, on se trouve bien sans doute d'une saignée du bras de 12 à 20 onces; mais il est rarement nécessaire de recourir à ce moyen, si l'affection n'a pas été négligée depuis plusieurs jours, ou mal traitée. Si les symptômes locaux ne cèdent point promptement aux moyens que nous avons indiqués, on peut appliquer de 6 à 12 sangsues : on en place deux ou trois sur le trajet de la veine nasale, et le reste à la tempe ou sur les paupières.

5. Les scarifications de la conjonctive des paupières ne sont nécessaires que lorsqu'il existe un certain degré de chémosis et un écoulement évidemment puriforme. Ce moyen est en pareil cas très utile, si on l'emploie de la façon indiquée page 635 et en suivant les règles qui y sont prescrites.

6. On peut faire prendre au début une dose de calomel et de jalap qui agisse vivement, et quelques doses de sels neutres pendant le cours de la maladie.

7. Il est utile de révulser à la peau. On remplit cette indication à l'aide de pédiluves chauds pris le soir en se couchant, de petites doses d'esprit de Mindererus, ou de quelque autre diaphorétique léger, combiné avec des boissons délayantes, et le repos au lit.

8. Dans les cas graves, un vésicatoire à la nuque ou derrière les oreilles, et qu'on fait suppurer, peut être utile.

9. Lorsque la maladie a été longtemps négligée et a passé à l'état chronique, on doit d'abord essayer les remèdes déjà indiqués. S'ils ne réussissent pas, on ajoute avec avantage deux drachmes de vin d'opium à 6 onces du collyre précité. On peut aussi recourir à l'emploi d'une pommade au nitrate d'argent contenant de 10 à 20 grains de ce sel par once d'axonge, ou à une pommade au précipité en rouge contenant de 30 à 60 grains par once. Pour se servir de ces pommades, on commence par nettoyer et dessécher la conjonctive des deux paupières; puis on prend sur le bout du doigt gros comme la moitié d'un pois de pommade que l'on fait fondre, et que l'on étend sur la surface malade. La pommade remplace la solution de nitrate d'argent; on doit l'appliquer une fois par jour.

10. Il ne faut pas croire que la maladie soit terminée dès que la conjonctive scléroticale est exempte de rougeur. La conjonctive palpébrale peut alors être encore vascularisée. Il faut donc examiner tous les jours la face interne des paupières et surtout celle de la supérieure. S'il existe quelque tendance à un état inégal ou sarcomateux de la conjonctive, il faut alternativement la scarifier et la toucher avec le sulfate de cuivre ou le nitrate d'argent solide, ainsi que je l'expliquerai plus au long à la section intitulée *Conjonctive granuleuse* (*granular conjunctiva*).

Régime. — Le malade doit prendre une nourriture douce, se priver de toute liqueur fermentée, éviter de lire ou d'écrire, abriter ses yeux contre la lumière trop vive, et se coucher de bonne heure.

J'ai traité plusieurs centaines de cas d'ophthalmie catarrhale suivant la méthode que je viens d'exposer, et le plus souvent avec les trois applications dont je viens de parler, employées seules, savoir; la solution de nitrate d'argent, le collyre au deuto-chlorure de mercure et la pommade au précipité rouge. Dans presque aucun de ces cas (je pourrais même dire dans aucun de ceux où la scrofule n'influait pas sur les symptômes), il n'est survenu d'ulcération ni d'opacité de la cornée quand ces accidents n'existaient pas déjà avant l'emploi des remèdes; dans tous, la maladie s'est promptement améliorée. D'un autre côté, j'ai eu fréquemment occasion de voir des cas dans lesquels cette affection s'est beaucoup aggravée lorsqu'on ne la combattait que par des moyens généraux, et surtout par la saignée, ou lorsqu'on n'employait comme moyens locaux que l'acétate de plomb ou le sulfate de zinc.

Modifications amenées par la scrofule. — Lorsque l'ophthalmie catarrhale se déclare chez des sujets disposés à la scrofule, surtout chez les enfants, elle est très disposée à dégénérer en ophthalmie phlycténulaire, que nous décrirons ci-après. L'ophthalmie scrofulo-catarrhale est une des ophthalmies composées les plus propres à embarrasser le praticien inexpérimenté. Le traitement doit, en pareil cas, consister dans l'emploi des remèdes que nous venons d'indiquer, et dans l'usage de ceux que nous indiquerons plus loin contre l'ophthalmie scrofuleuse.

SECTION VII.

OPHTHALMIE CONTAGIEUSE.

Syn. — Conjunctivitis puro-mucosa contagiosa. Ophthalmie épidémique. Ophthalmia purulenta gravior. Ophthalmia bellica. Ophthalmie égyptienne. Ophthalmie purulente. Conjonctivite granuleuse. Ophthalmie militaire (1).

Fig. Graefe, tab. I-IV. Müller, taf. I, II. Eble, taf. III. Dalrymple, pl. IX, fig. 3 ; pl. X et XI. [Ruete, tab. XII, fig. 4, 5, 6, 7, 8 et 9.]

La maladie dont nous allons nous occuper est essentiellement la même que celle que nous venons de décrire ; elle a seulement un beaucoup plus haut degré d'intensité, et, bien qu'au début elle reconnaisse les mêmes causes (2), c'est-à-dire les vicissitudes atmosphériques, elle se propage ensuite par le contact, et peut-être par une matière subtile qui prend naissance dans les yeux malades et vient flotter dans l'air. C'est une affection très commune et très désastreuse dans les climats chauds, comme l'Égypte, la Perse et l'Inde. Comme elle est venue dans notre pays à la suite des troupes anglaises qui en 1800, 1801 et 1802, revinrent d'Egypte, où elle est endémique depuis des siècles, elle est généralement connue sous le nom d'*ophthalmie égyptienne*. On l'observe rarement dans la vie privée; elle se voit surtout dans les armées, à bord des vaisseaux, dans les maisons des pauvres, ou dans les grandes écoles publiques. Elle peut se développer sous tous les climats et dans toutes les régions du globe, et n'est point le résultat d'un principe spécifique ou d'un virus importé d'Égypte (2).

Symptômes. — Ils se succèdent avec des degrés divers de rapidité, et offrent une intensité qui varie beaucoup chez les différents individus qui sont atteints en même temps, dans le même lieu, et par suite de la même infection. Ces différences dépendent de la constitution des malades, de l'état de leur santé au moment où leurs yeux sont

[(1) Il y a peu de maladies oculaires sur lesquelles, dans ces derniers temps, on ait plus écrit que sur celle-ci. Parfaitement d'accord sur la symptomatologie, les médecins furent tout d'abord divisés sur la question de son origine, de sa nature et de sa thérapeutique. Les écrits sur ces divers points, émanés des hommes les mieux placés pour les éclairer, se multiplièrent. La Belgique y fournit un ample et précieux contingent : et si tous les problèmes soulevés à leur sujet n'y ont pas été résolus complétement et de manière à rallier toutes les opinions, ils furent au moins tous franchement abordés, résolûment approfondis et examinés avec conscience et connaissance de cause. On a de la peine à s'expliquer, d'après cela, le silence de l'auteur à l'endroit de ses travaux.

Nos opinions, relativement à différents points très importants de l'ophthalmie militaire, diffèrent jusqu'à un certain point de celles de M. Mackenzie. Pour ne pas entraver désagréablement la lecture du texte par l'intercalation de notes nombreuses et parfois assez étendues, nous avons résumé nos idées dans une *note additionnelle* que le lecteur trouvera à la suite de la section VIII. T. W.]

[(2) On verra plus loin, (*note additionnelle*) que nous ne partageons pas cette opinion. T. W.]

affectés, et d'autres circonstances accidentelles et peu marquées. L'affection est, dit-on par exemple, moins intense chez les femmes que chez les hommes. On a aussi remarqué que les effets de la maladie sont d'autant plus funestes que les sujets sont plus voisins de la puberté. Chez les personnes scrofuleuses, elle est toujours longue et entraîne souvent la destruction de la cornée.

La maladie est aussi beaucoup plus grave dans certaines de ses apparitions que dans d'autres. En 1806, sa marche fut plus rapide et son intensité plus grande dans le 54e que dans le 52e régiment. Elle ne fut jamais aussi grave au *Military Asylum* de Chelsea que dans ce dernier régiment. Elle se montra beaucoup plus grave au *Military Asylum* en 1809 qu'en 1804. Ces différences paraissent dues au climat et au lieu dans lequel la maladie éclate, à la température, à la saison de l'année et à d'autres causes générales (1).

La période purement inflammatoire de cette maladie paraît ne jamais dépasser trente heures; la durée en est même souvent moindre. Au bout de ce temps, toujours quelque portion de la conjonctive fournit de la matière purulente. Dans la plupart des cas, la période inflammatoire est si légère et si rapide qu'elle échappe à l'observation du chirurgien. La formation du pus est si prompte que lors même que l'inflammation ne s'étend pas plus loin que la conjonctive palpébrale, on voit du pus en renversant les paupières, bien que la quantité de cette matière ne soit pas suffisante pour qu'on puisse l'apercevoir sans avoir recours à ce mode d'examen.

La maladie paraît débuter peu après l'application de l'agent contagieux ou infectieux à la conjonctive; mais souvent il se sécrète déjà du pus avant que le malade sache qu'il est atteint. Il arrive fréquemment qu'il ne se plaint que lorsque son attention est éveillée par l'état de ses paupières qui sont collées le matin, ou quand la sensation de la présence d'un corps étranger dans l'œil est devenue gênante. Quelquefois la première chose qui attire son attention est l'apparition soudaine d'une vive douleur qui traverse le globe de l'œil et le front; d'autres fois, au contraire, l'affection marche sans douleur jusqu'au moment où la vascularisation de la conjonctive est visible pour tout le monde. La maladie dans tous ces cas remonte évidemment déjà à quelques jours; mais elle a échappé au malade lui-même, ou s'il l'a reconnue, il l'a dissimulée. Quand elle éclate dans une famille ou dans une nombreuse agglomération d'individus, les premiers malades, soit qu'ils ignorent l'existence antérieure de cette affection chez d'autres qui ont pu la leur

[(1) On a imaginé un grand nombre d'hypothèses à ce sujet, dont aucune ne peut se soutenir en présence d'une observation rigoureuse. En effet, parmi tous ces agents de nature différente auxquels les auteurs attribuent le pouvoir de déterminer *l'ophthalmie* dite des *armées*, l'état de l'atmosphère, les saisons de l'année, le froid, la chaleur, l'humidité, la sécheresse, l'état électrique de l'air, etc., il n'en est aucun qui l'ait produite avec quelque constance et de manière à permettre d'établir rationnellement entre les deux faits des rapports de filiation. T. W.]

communiquer, soit qu'ils ne la reconnaissent pas au premier moment, ne viennent guère demander avis que lorsqu'ils y sont forcés par la violence des symptômes. Lorsque, comme on doit toujours le faire en pareil cas, on aura adopté pour règle de visiter chaque jour tous les individus *sains* d'une réunion d'hommes menacés de l'invasion de cette maladie, le chirurgien ne devra s'en prendre qu'à lui s'il rencontre des cas dans lesquels l'affection offrira, au moment où il la découvrira, d'autres symptômes que l'injection de la conjonctive palpébrale.

L'œil droit est plus souvent atteint que le gauche (1). L'affection y est aussi ordinairement plus grave, et c'est celui dont la vue est le plus fréquemment détruite. Il n'y a quelquefois qu'un seul œil de pris, mais le plus souvent tous deux sont affectés, quoiqu'il s'écoule ordinairement un intervalle de plusieurs jours avant que le second s'enflamme comme le premier.

Lorsque les symptômes se succèdent avec une moyenne rapidité, voici dans quel ordre ils se produisent :

Il survient d'abord le soir dans l'œil une forte démangeaison, ou il s'y déclare brusquement une sensation de grains de poussière entre l'œil et les paupières. Puis les paupières se collent ensemble, symptôme que les malades accusent surtout le matin en s'éveillant ; elles paraissent extérieurement gonflées, leur surface interne est le siége d'une inflammation caractérisée par du gonflement et une forte injection ; la caroncule lacrymale et la membrane semi-lunaire sont augmentées de volume et beaucoup plus rouges qu'à l'ordinaire. Ces parties sont molles, un peu élastiques, lisses et saignent facilement.

Ce sont là les symptômes de la période purement inflammatoire, et même ceux de la période de suppuration à son début. La démangeaison qui se fait sentir tout d'abord indique la suppression de la sécrétion normale de la conjonctive palpébrale et de celle des follicules de Méïbomius. Cette suppression est un des symptômes qui caractérisent dans toutes les parties du corps l'inflammation des muqueuses et celle de tous les organes sécréteurs. Après quelques heures, la conjonctive sécrète une matière âcre et ténue qui rend glissante la surface interne des paupières ; la sécrétion du liquide de Méïbomius, devenant plus abondante que de coutume, se concrète le long des cils et colle les paupières pendant le sommeil. La sensation de graviers dans l'œil est principalement due à l'état de dilatation des vaisseaux de la conjonctive.

Vingt-quatre heures après l'apparition de ces symptômes, la quantité de mucus fournie par la face interne de chaque paupière est

[(1) Cette observation s'applique plus particulièrement à l'ophthalmie gonorrhoïque qui est en général déterminée par le transport direct du pus sur les conjonctives, au moyen des doigts. La main droite étant plus fréquemment en rapport avec les organes génitaux, est plus exposée que la gauche à se charger de la matière inoculable et à la transporter à l'œil du côté correspondant. T. W.]

notablement augmentée. Il est encore ténu, mais un peu visqueux; il commence à devenir opaque et se rassemble dans l'angle interne de l'œil. En renversant les paupières en dehors, on aperçoit leur surface interne injectée et tuméfiée. Le malade est affecté d'épiphora, surtout lorsqu'il expose ses yeux à un courant d'air; il lui semble avoir les yeux remplis de sable; mais la lumière le gêne peu, si ce n'est quand il est scrofuleux, auquel cas la photophobie est très marquée. Assez souvent un écoulement de sang considérable se produisant à la surface de la conjonctive diminue pour un temps la tuméfaction de la membrane. Cet écoulement se renouvelle souvent plus d'une fois avant l'apparition de la sécrétion puriforme abondante. Il paraît tenir, non pas à une rupture de vaisseaux, mais à une simple transsudation de la matière colorante du sang, qui vient teindre le produit de la sécrétion morbide de la conjonctive.

L'inflammation s'étend bientôt à toute la surface interne des paupières. La sécrétion de la conjonctive palpébrale, dont la quantité est beaucoup augmentée, devient plus ou moins distinctement purulente; elle est jaune, épaisse, et souvent si abondante qu'elle coule le long de la joue dès que le malade ouvre les yeux. Elle irrite la peau et peut même y provoquer des excoriations. Le gonflement de la conjonctive des paupières, celui de la supérieure surtout, augmente en même temps que l'écoulement. Cette augmentation est due en partie à un épanchement de sérosité au-dessous de la membrane, en partie au développement inflammatoire de sa couche papillaire, qui donne l'aspect sarcomateux à la surface interne des paupières.

La maladie peut ne pas s'étendre plus avant sur la conjonctive, et persister dans l'état que nous venons de décrire pendant des semaines ou des mois, et, quelque grave que l'affection paraisse aux autres, le malade n'en ressentir que peu de malaise. La réaction purulente peut alors diminuer graduellement, et la guérison s'effectuer.

D'autres fois, l'inflammation s'étend rapidement à la conjonctive oculaire. Les vaisseaux, distendus par un sang rouge, forment sur la sclérotique un réseau épais, parsemé dans quelques cas de petites taches dues à l'extravasation. La membrane s'épaissit elle-même promptement; son repli semi-lunaire acquiert un développement énorme; il survient dans le tissu aréolaire qui unit la conjonctive à la sclérotique un épanchement séreux sous la première de ces membranes qui, soulevée, vient former une tumeur molle d'un rouge pâle que l'on appelle *chémosis*. Cet œdème inflammatoire, qui parfois n'existe que par places, s'étend ordinairement graduellement des paupières à la surface de l'œil vers la cornée; le bord qui s'avance ainsi est nettement marqué et laisse pendant un certain temps autour de la cornée un espace circulaire où le gonflement n'existe pas. Celui-ci empiète progressivement sur la cornée, jusqu'à ce qu'il l'entoure de toutes parts et finisse par la recouvrir et l'enfouir en quelque sorte, à tel point qu'on n'en aperçoive plus que le centre. Le chémosis est parfois tellement considérable que la conjonctive oculaire forme saillie entre les paupières.

Le chémosis s'accompagne d'une rougeur livide de la peau des paupières et d'un gonflement qui s'étend quelquefois à une distance considérable de l'œil et qui, pour la couleur et l'aspect général de la rougeur et du gonflement, ressemble beaucoup à l'état des parties qui entourent une pustule vaccinale le neuvième ou le douzième jour après l'inoculation. Ce gonflement des paupières survient parfois aussi rapidement que s'il était dû à une piqûre d'insecte ou à quelque cause irritante immédiate. On le voit quelquefois s'avancer par degrés presque insensibles et atteindre en quelques heures son plus haut développement; il s'accroît d'autres fois pendant plusieurs jours. Il occupe principalement la paupière supérieure qui acquiert parfois un très grand volume et pend au-devant de l'inférieure de façon à rendre très difficile l'examen de l'œil.

Cette tuméfaction soudaine des paupières les rend presque immobiles. Elle détermine aussi au début un certain degré de renversement en dedans des cartilages, qui n'est pas facile à réduire; mais au bout d'un certain temps les paupières sont sujettes à se renverser en dehors, ainsi que nous l'avons expliqué p. 269. Ceci survient surtout à la paupière inférieure, mais quelquefois aussi à la supérieure. Cette augmentation de volume des parties externes de l'œil n'occasionne au malade aucune douleur bien intense; il n'y éprouve guère qu'une sensation de raideur et de pesanteur, accompagnée d'un malaise dû à l'accumulation du produit de la sécrétion de la conjonctive, qui, lorsque l'on soulève les paupières, s'écoule abondamment sur la joue. La sensation de graviers dans l'œil est alors moins prononcée. Si l'on intercepte la lumière et que les yeux restent en repos, le malade n'accuse pas beaucoup de souffrance.

Dès que la conjonctive bulbaire est envahie, la sécrétion puriforme augmente beaucoup; elle varie cependant de temps en temps, sous le rapport de la quantité, de la couleur et de la consistance, comme le fait l'écoulement dans la gonorrhée. Le docteur Vetch estime que sa quantité dépasse plusieurs onces par jour. Une partie s'échappe d'entre les paupières, l'autre se loge dans les replis de la conjonctive ou dans le creux que cette membrane chémosiée forme au-devant de la cornée. On la laisse quelquefois par négligence séjourner si longtemps dans ce dernier point, qu'elle y prend l'aspect d'une membrane épaisse qui, s'échappant d'entre les paupières, peut donner le change à des observateurs inexpérimentés, et leur faire croire que l'organe est détruit et que c'est la cornée qui s'est ainsi détachée sous forme d'eschare.

La sécrétion puriforme peut continuer sans éprouver grand changement pendant 12 à 14 jours, ou même plus longtemps. A la fin, le chémosis, qui pendant un certain temps remplissait complétement l'espace qui existe à l'état sain entre le globe de l'œil et les paupières, commence à s'affaisser; la sécrétion diminue de quantité et perd graduellement l'aspect du pus pour devenir ténue et sanieuse. La surface interne des paupières, la membrane semi-lunaire et la caroncule, qui ont été les premières atteintes, sont aussi les parties que la maladie abandonne les dernières. La surface interne des paupières reste habituellement sarcomateuse, par suite de l'état morbide dans lequel se trouve la couche papillaire de la conjonctive. Les papilles, au lieu de s'affaisser et de reprendre leur volume normal, s'indurent et constituent une surface granuleuse, rugueuse et muriforme; celle-ci, en frottant constamment contre la cornée, entretient une inflammation chronique dans le feuillet conjonctival qui la recouvre, et y détermine l'apparition d'un grand nombre de vaisseaux rouges et la perte plus ou moins complète de sa transparence.

Les cas que nous venons de décrire peuvent être considérés comme favorables; on doit s'attendre à en rencontrer qui entraînent à leur suite des effets plus destructeurs. Il arrive souvent que la tuméfaction de la conjonctive et celle de toute l'épaisseur de la paupière sont telles, qu'on ne peut s'assurer des changements morbides qui surviennent dans l'œil. Lorsque le gonflement diminue et permet de découvrir le globe de l'œil, on le trouve quelquefois désorganisé. La cornée se présente dans divers états : elle peut être trouble par exemple, mais entière, recouverte d'excroissances fongueuses qui lui donnent l'apparence charnue, perforée par plusieurs ulcérations à travers lesquelles l'iris fait hernie, ou presque complétement détruite par la suppuration.

Il y a lieu de croire que, dans quelques cas, l'inflammation primitive s'étend à la cornée. Le feuillet conjonctival qui la recouvre s'épaissit et devient plus ou moins opaque. Assez souvent, la moitié inférieure de la cornée est trouble ou nébuleuse, et sa moitié supérieure transparente : il existe entre les deux une ligne de démarcation bien indiquée. Ces divers changements affectent beaucoup la vue du malade; très fréquemment l'opacité et l'affaiblissement de la vision, qui en est la conséquence, persistent après que tous les symptômes aigus de la maladie ont disparu. La cornée est quelquefois le siége d'un ulcère superficiel transparent, absolument comme si un lambeau de cette membrane avait été enlevé par un instrument tranchant; elle peut alors rester partiellement aplatie, ou offrir une surface irrégulière qui rende pour toujours l'œil impropre à une vision parfaite. D'autres fois les ulcères, bien que superficiels, offrent une surface floconneuse et blanchâtre, et se terminent fréquemment par la formation de cicatrices opaques d'une étendue variable. Lors même que l'ulcération n'a point perforé la cornée, l'iris s'avance parfois vers celle-ci et vient adhérer à sa face interne, en regard de la partie ulcérée.

Le processus inflammatoire est souvent encore plus intense; il attaque la totalité de la substance de la cornée et s'étend même aux tissus internes de l'œil. Le malade éprouve alors profondément dans l'orbite des douleurs aiguës qui s'exaspèrent pendant la nuit et se calment le matin. Il survient aussi quelquefois dans l'œil une douleur pulsative qui se montre par accès, ou dure parfois presque sans rémission jusqu'à ce que la cornée se rompe. Les différences qui se manifestent dans la douleur sont très remarquables : elles dépendent beaucoup de la part que les divers tissus de l'œil prennent à la maladie, et le plus souvent les attaques en sont soudaines; quelquefois néanmoins elles sont précédées de frissons, de légères nausées et d'une sensation particulière vers la tête. Souvent la douleur, qui s'accompagne d'une augmentation de chaleur rémarquable, se développe autour de l'orbite avec autant de violence que dans l'œil lui-même. Elle occupe fréquemment l'espace situé au-dessus des sinus frontaux, les tempes et la face, ou, pour parler plus exactement, elle affecte les branches de la cinquième paire qui se distribuent à ces diverses parties. Elle se fait parfois sentir immédiatement au-dessus de l'œil en commençant vers le trou sus-orbitaire. Cette douleur sus-orbitaire ou circum-orbitaire indique que l'inflammation s'étend à la sclérotique, à la cornée, à la choroïde et à l'iris, tissus dont l'inflammation provoque toujours une douleur sympathique dans le nerf de la cinquième paire. La douleur du pourtour de l'œil augmente par la pression, et parfois un gonflément circonscrit se manifeste soudainement au-dessus de la partie malade. Lorsque cette tuméfaction se développe à la face, elle participe de la nature de l'œdème et, bien qu'il apparaisse aussi brusquement, il ne se dissipe cependant pas aussi promptement pendant l'intermission que les tumeurs qui surviennent dans les mêmes circonstances sur le front et la tempe. En tout temps, c'est l'œil qui est le siége le plus fréquent de la douleur, qu'on décrit généralement comme lancinante. Les malades la comparent quelquefois à ce que l'on éprouverait si l'on enfonçait dans l'œil une multitude d'aiguilles : elle est toujours extrêmement vive; ordinairement elle est bornée à un seul œil à la fois, bien qu'elle passe souvent de l'un à l'autre.

Le peu de gêne que la lumière paraît occasionner, au moment du paroxysme, est probablement dû à ce que l'attention du malade est absorbée par la violence de la douleur. La durée et le retour des paroxysmes n'ont rien de bien régulier. La durée la plus commune paraît être de trois à quatre heures; elle n'est parfois que de deux heures, mais elle peut aller jusqu'à six. L'époque la plus fréquente de leur apparition est de dix heures du soir à minuit. La sécrétion des larmes augmente beaucoup pendant l'existence de la douleur, tandis que l'écoulement de la matière purulente diminue alors presque toujours.

Ce type intermittent de la douleur est une circonstance remarquable et qui pourrait paraître inexplicable, si nous ne savions pas qu'une douleur dans l'œil et autour de lui, s'aggravant à certaines heures de la nuit, accompagne constamment la sclérotite. Nous avons déjà dit qu'il n'y a parfois aucune intermission complète et que la violence de la douleur éprouve à peine une légère rémission. Le docteur Vetch (dont l'excellente description m'a fourni plusieurs des faits que je rapporte ici) dit que chez les malades dont le tempérament était robuste, qui avaient été exposés à des causes excitantes intenses, ou qui étaient d'une conformation propre à favoriser les congestions vers la tête, l'intermission n'était jamais complète, et qu'il survenait à peine quelque rémission dans la violence de la douleur (1).

Ce n'est que dans la forme la plus violente de la maladie que surviennent les fréquents paroxysmes de douleur que nous venons de décrire, et en pareil cas la cornée se rompt souvent, circonstance qui est presque toujours suivie de la formation d'un staphylôme et de la perte de la vision. L'époque à laquelle cet accident survient varie beaucoup chez les différents malades. C'est souvent le huitième jour que la cornée se rompt; mais cela peut arriver plus tôt, le troisième ou le quatrième jour, par exemple. Dans quelques cas, les paroxysmes de douleur ont reparu chaque jour pendant plusieurs semaines, avant que la rupture de la cornée soit survenue. Dans d'autres, elle a eu lieu à la seconde ou à la troisième attaque, et a amené un soulagement temporaire. Je dis *temporaire*, car la rupture même de la cornée n'amène pas toujours la terminaison de la maladie, elle en arrête même souvent à peine les progrès. La douleur interne occupe rarement les deux yeux en même temps, et, bien que parfois elle passe alternativement d'un œil à l'autre, ordinairement l'un d'eux s'est déjà rompu quand elle passe au second. Dans quelques cas où les deux yeux se détruisent par la rupture de la cornée, le malade est quitte de la douleur pendant un certain temps après la rupture du premier œil; d'autres fois, au contraire, la douleur passe presque instantanément d'un œil à l'autre. On a vu des cas dans lesquels, au moment où le second œil subissait la rupture de la cornée, le premier, qui s'était déjà cicatrisé, était repris de la même douleur, et cette seconde rupture de la cornée était alors précédée d'autant de souffrance que la première.

La rupture de la cornée survient ordinairement lorsque la maladie est à son plus haut degré et alors que le gonflement des parties externes est tel qu'il est impossible de se livrer à l'examen du siége du mal. La sensation uniforme que tous les malades éprouvent en pareil cas, et

(1) Account of the Ophthalmia which has appeared in England since the Return of the British Army from Egypt, p. 117. London, 1807.

l'écoulement abondant d'un liquide chaud, laissent rarement le chirurgien dans l'ignorance de ce qui est arrivé. D'autres fois, le gonflement de la conjonctive et des paupières n'est pas assez considérable pour s'opposer à l'examen de l'œil à l'époque où survient l'accident. On peut alors observer les progrès de la désorganisation. La cornée revêt d'abord une teinte sombre et se trouble ; puis elle devient blanchâtre, et enfin jaunâtre par suite d'une infiltration plus ou moins étendue de pus, qui s'opère dans sa substance. Ses lamelles sont ramollies par la maladie, et cette infiltration les détache les unes des autres. La cornée se gonfle et se porte graduellement hors du creux dans lequel elle se trouvait, par suite du gonflement de la conjonctive qui l'entoure. Sa surface s'ulcère sur un ou plusieurs points : ces ulcérations gagnent rapidement en étendue et en profondeur, et finalement la cornée cède. On peut quelquefois apercevoir à travers l'ouverture, ou les ouvertures ainsi formées, le cristallin, dans sa capsule, parfaitement transparent. Il est rare que dans cette maladie il s'épanche dans les chambres de l'œil du pus ou de la lymphe coagulable ; c'est pourquoi, lorsque la cornée est détruite, les parties internes de l'œil se montrent à l'état naturel. Après que la cornée a cédé, et alors même qu'elle a été presque complétement détruite par l'ulcération, le malade peut quelquefois distinguer assez nettement les objets ; ce qui le porte à croire que la guérison est prochaine, ou que son œil tout au moins est hors de danger. L'iris est poussé dans l'ouverture ou les ouvertures de la cornée ; il revêt l'aspect d'une fongosité rougeâtre, se gonfle et fait saillie en avant ; il finit par contracter des adhérences avec ce qui reste de la cornée; de la lymphe plastique se dépose au-devant de l'œil; une cicatrice dense se forme au-dessus de la saillie de l'iris, et il en résulte un staphylôme partiel ou total. Dans quelques cas, l'iris reste proéminent en plusieurs points, à peine recouvert d'une cicatrice offrant un grand nombre de saillies noirâtres, semblables aux grains du fruit de la ronce, état auquel on a donné le nom de *staphyloma racemosum*.

La cornée peut se rompre sans avoir éprouvé une profonde désorganisation, lors d'un des violents paroxysmes de douleur dont nous avons déjà parlé. Le docteur Vetch a décrit soigneusement un cas dans lequel il examina l'œil immédiatement après que le malade eut éprouvé la sensation particulière qui annonce la rupture de la cornée, et l'écoulement de liquide brûlant dont cet accident est suivi ; il n'aperçut qu'une très petite ligne qui s'étendait en travers du segment inférieur de la cornée, et qui ne changea point d'aspect lorsque l'on eut lavé l'œil avec de l'eau tiède. Comme les tentatives faites pour s'assurer de la nature de cette ligne déterminaient du malaise, on renvoya l'examen au lendemain. La vue du malade était meilleure qu'avant la rupture. Le lendemain, la ligne était plus visible dans toute son étendue à cause d'une légère opacité qui l'accompagnait, et qui s'accrut tous les jours, jusqu'à ce que la plus grande partie de la cornée non-seulement devint opaque, mais se projeta en avant sous la forme d'une saillie conique irrégulière. A mesure que cette altération fit des progrès, la vision, qui pendant un certain temps avait été meilleure qu'avant la rupture, s'obscurcit complétement.

Il paraît donc que, dans certains cas, l'humeur aqueuse s'échappe par une division de la cornée faite presque aussi nettement qu'avec un instrument tranchant. Si la maladie venait à s'arrêter immédiatement après une pareille rupture de la cornée, cet accident, suivant toute apparence, ne déterminerait que peu d'altération permanente dans la vision. Mais, outre les obstacles que la maladie oppose à la réparation de la cornée, les mêmes causes qui ont produit la première rupture continuent d'agir de façon à en produire une seconde ou une troisième; la désorganisation et la difformité s'accroissent, et le résultat définitif, eu égard à la vision, est d'autant plus défavorable.

Comme le docteur Vetch rapporte minutieusement une observation de cette espèce de rupture de la cornée, et qu'il affirme en avoir vu plusieurs cas semblables, je ne crois pas qu'il ait pu se tromper sur le fait. Néanmoins, je suis convaincu que, bien loin que la cornée se rompe souvent de cette façon, ce mode de rupture est au contraire très rare. La cornée se détruit aussi par une ulcération qui commence à sa surface et pénètre graduellement l'épaisseur de cette membrane. On aperçoit un sillon ulcéré sur quelques points de la circonférence de la cornée, au-dessus duquel empiète le chémosis formé par la conjonctive. Ce sillon s'accroît graduellement de façon à embrasser le quart ou le tiers de la circonférence de la cornée, il devient de plus en plus profond et finit par s'ouvrir dans la chambre antérieure. Dans un autre mode de destruction, la substance de la cornée s'infiltre de pus et présente d'abord l'aspect nommé *onyx*, puis il s'y forme un abcès complet qui se rompt et auquel succède une ulcération. Dans quelques cas rares, les lamelles externes se mortifient et se détachent sous la forme d'écailles semblables à du cuir. Il est très rare que toute l'épaisseur de la cornée se sépare de cette façon, si même cela arrive jamais.

Cette maladie est très insidieuse. La cornée peut sembler assez transparente, plus transparente même qu'elle ne l'était quelques jours auparavant, bien que sa circonférence, au bord inférieur surtout, recouverte par le chémosis, soit en voie de s'ulcérer sans qu'on s'en aperçoive. Le lendemain matin, au lieu de l'amélioration à laquelle on s'attend, on trouve la cornée rompue et l'iris faisant saillie au dehors. Vingt-quatre heures après, la saillie de l'iris et la cornée sont toutes deux affaissées. La douleur dans l'œil et la tête est beaucoup moindre par suite de la diminution de la tension. Pendant quelques jours les symptômes peuvent aller en s'amendant; puis une autre ulcération vient s'ouvrir au centre de la cornée ou vers son bord supérieur, de sorte qu'il survient deux prolapsus de l'iris et que la maladie se termine par la formation d'un staphylôme.

Souvent la rupture de la cornée n'arrête pas les progrès de la maladie. Au bout de quelques heures la capsule se déchire et livre passage au cristallin qui s'échappe par la brèche de la cornée; une plus ou moins grande quantité d'humeur vitrée le suit, et tout le contenu de l'œil s'évacue quelquefois ainsi. Il ne survient pas de staphylôme en pareil cas; mais il ne reste qu'un œil déformé et petit, profondément enfoncé dans l'orbite: les paupières qui le recouvrent s'affaissent en dedans, offrant une concavité à leur face externe, et restent fermées pour toujours.

Bien que cette ophthalmie se montre plus contagieuse pendant les temps chauds, ses symptômes ne s'en aggravent pas moins quand le malade s'expose au froid et à l'humidité. Les symptômes se montrent aussi plus graves chez les femmes quelques jours avant la menstruation, et s'amendent constamment après cette évacuation.

Lorsque l'ophthalmie contagieuse sévit au milieu d'une agglomération nombreuse d'individus, comme dans un régiment ou dans une école, on observe beaucoup de rechutes qui, non-seulement retardent la guérison, mais entraînent souvent le développement de symptômes plus graves et plus difficiles à arrêter que ceux de la première attaque. L'exposition imprudente au froid, une erreur de régime, font souvent perdre plus de terrain en quelques heures, qu'on n'en avait gagné pendant plusieurs semaines par les soins les plus assidus et le traitement le mieux dirigé (1).

Les symptômes externes de l'affection et la douleur cessent à des périodes qui n'ont rien de fixe. Après la cessation de la douleur intense, l'injection et la tuméfaction sarcomateuse de la conjonctive restent ordinairement stationnaires pendant un temps considérable, puis diminuent rapidement. D'autres fois, la disparition s'effectue lentement et graduellement. C'est le gonflement extérieur de la paupière qui disparaît d'ordinaire le premier, puis le chémosis se résorbe peu à peu. La portion de la conjonctive qui avoisine la circonférence de la cornée est la première à reprendre son aspect naturel; elle présente un cercle blanc semblable à celui qui existe à la période d'augment de l'affection. Cet espace blanchâtre s'élargit insensiblement, jusqu'à ce que l'injection et le gonflement ne s'observent plus que sur la membrane semi-lunaire et son voisinage, et au fond des plis qui séparent les paupières du globe de l'œil. Les paupières, par suite de la disparition de la tuméfaction, paraissent relâchées et béantes; il se forme encore un peu de pus à leur surface interne. Tant que le malade reste dans cet état qui peut se prolonger pendant des mois, toute cause d'irritation pour l'œil

(1) Voyez Sketch of the Medical History of the 47th Regiment, by SAUNDERS. Medical Times, August 30, 1851, p. 227.

où l'économie peut amener une violente rechute, et les personnes qui se trouvent en rapport avec lui peuvent se trouver infectées.

La rapidité avec laquelle disparaissent souvent les opacités de la cornée occasionnées par cette maladie, une fois que leur résorption a commencé, est une circonstance vraiment remarquable (1). Dans beaucoup de cas d'opacités de la cornée qui paraissaient ne laisser aucun espoir, les malades ont promptement récupéré un degré de vision qui leur a été très utile. Le docteur Vetch rapporte, à l'appui de ce fait, l'exemple suivant qui est très remarquable :

Obs. 369. — Pendant la convalescence d'un homme atteint de cette maladie, quelques symptômes d'une affection de poitrine à laquelle il était depuis longtemps en proie, revêtirent l'apparence d'une consomption pulmonaire qui marcha rapidement vers sa dernière période. Cinq jours avant sa mort, le malade fut pris d'une aggravation intense de la fièvre hectique et de tous les autres symptômes, de sorte qu'on s'attendait à le voir expirer à chaque instant. A ce moment, à la grande surprise de ceux qui le soignaient, les opacités de ses cornées, qui depuis longtemps avaient aboli la vision des deux côtés, disparurent avec une rapidité si surprenante que, quelques instants avant sa mort, la vue lui était revenue presque aussi bonne qu'elle eût jamais été. En examinant ses yeux après sa mort, on trouva que les restes de l'opacité s'étendaient jusqu'à la face interne de la cornée, qui était légèrement ridée dans le point opaque. Il existait aussi dans les deux yeux une adhérence très limitée de l'iris à la cornée, ce dont on ne s'était point aperçu pendant la vie.

Les symptômes qui sont les derniers à disparaître, surtout après de nombreuses rechutes, sont l'induration et l'hypertrophie de la couche papillaire de la conjonctive, ainsi que la vascularisation et l'opacité de la cornée, qui dépendent de l'irritation occasionnée par le frottement des paupières malades. L'état de la conjonctive dont je parle a reçu le nom de *granular conjunctiva*, conjonctive granuleuse. Si, par granuleuse, ceux qui ont fait usage de ce terme l'ont employé pour indiquer que la surface de la conjonctive est très irrégulière, le mot est assez expressif et assez convenable. Mais on en a évidemment fait usage pour désigner l'existence de granulations. Nous avons même entendu parler de l'ablation des *granulations* de la conjonctive. La nature de cette membrane et l'histoire du symptôme démontrent également que les petites proéminences dont nous nous occupons ne sont point des granulations. Il n'existe aucune membrane muqueuse qui puisse donner naissance à des granulations sans que la surface en ait été au préalable ulcérée. Mais ici aucune des parties de la conjonctive qui présente cet aspect granuleux, ne l'a été. Si ces petites éminences étaient réellement des granulations, l'adhérence des paupières au globe de l'œil serait un phénomène très fréquent, tandis qu'il s'observe au contraire très rarement. Ces proéminences granuleuses ne sont rien autre chose que les

(1) Cette remarque est très fondée ; elle est importante au point de vue du pronostic. Aussi longtemps que la cornée n'est pas crevée et que la surface n'en est pas profondément ulcérée, il ne faut pas désespérer du retour de sa transparence, quelque opacité qu'elle présente. T. W.]

papilles de la conjonctive palpébrale hypertrophiées par l'inflammation (1).

Une des principales différences qui existent entre l'ophthalmie catarrhale et l'ophthalmie contagieuse, c'est que cette dernière attaque avec plus de rapidité et d'intensité la couche papillaire de la conjonctive et que pour cette raison elle s'invétère plus facilement (2). Un malade peut rester plusieurs mois avec des granulations sur la conjonctive palpébrale, la cornée probablement vasculaire ou nébuleuse, mais sans aucun écoulement puriforme; tout à coup, après quelque excès de boisson, ou quelque irrégularité de régime, l'inflammation reparait sous sa forme primitive et avec les mêmes propriétés contagieuses. Il en résulte qu'un soldat congédié dans cet état, et retournant chez lui, peut y être frappé d'une nouvelle attaque d'ophthalmie qui s'étendra souvent à plusieurs familles, offrant tous les symptômes et toute la gravité de la maladie primitive.

Symptômes généraux. — Il ne paraît pas qu'au début la constitution soit le moins du monde atteinte. La première période est entièrement locale: le pouls reste ordinairement mou, la peau est rarement chaude, la soif n'est point marquée, l'appétit est plutôt augmenté que diminué, le sang des saignées n'est point ordinairement couenneux. Toutes ces circonstances démontrent combien peu la constitution est affectée au début de cette maladie. Il existe sans aucun doute des différences sous ce rapport. A en juger par ce qu'en disent le docteur Vetch et Sir Patrick Mac Gregor, on doit admettre que les enfants atteints de cette affection sont sujets à une irritation constitutionnelle plus intense que les adultes. A mesure que les symptômes locaux augmentent, la constitution commence à s'affecter. Le pouls devient fréquent et dur; à la fin, il existe toujours beaucoup de malaise, et le sommeil est empêché par les paroxysmes de douleur nocturne; le sang qu'on tire alors de la veine est fortement enflammé. Il se déclare une grande faiblesse, surtout lorsque le malade a éprouvé de fréquentes rechutes. Sir James Mac Gregor dit qu'en Egypte la maladie se prolongeait souvent pendant

[(1) Le point le plus important de l'histoire des granulations, puisqu'il en domine en quelque sorte la thérapeutique, sur lequel s'accordent tous les médecins qui l'ont étudiée avec soin, et que notre auteur admet implicitement, c'est que leur présence sur les conjonctives palpébrales, cause ou effet de l'ophthalmie militaire, en devient une source répétée, et que le seul moyen sûr de se mettre à l'abri de son retour, c'est l'élimination par absorption ou destruction de cette production pathologique. Un autre point essentiel, sur lequel les recherches d'anatomie pathologique, combinées avec l'observation clinique, ne peuvent pas laisser de doute, c'est que les granulations, tout en étant communes à l'ophthalmie purulente des nouveau-nés et à l'ophthalmie blennorrhagique, sont cependant le produit d'un agent spécial, inconnu dans sa nature, comme le sont tous les facteurs morbigènes spécifiques, suivant dans ses évolutions et sa transmission, des lois qui sont désormais connues, et cèdent à des agents curatifs sur lesquels on tend chaque jour à se mettre plus d'accord. (Voir la *Note additionnelle* des traducteurs à la suite de la section VIII. T. W.]

[(2) Nous ne pouvons souscrire à cette assertion. Au point de vue *phénoménal*, il n'y a pour nous aucune différence entre les ophthalmies dites catarrhales et l'ophthalmie des armées. (Voir FALLOT. Nouvelles recherches pathologiques et statistiques sur l'ophthalmie qui règne dans l'armée belge. Bruxelles, 1838, Hauman. T. W.]

deux ou trois mois, qu'elle altérait beaucoup la santé générale, se terminait par la diarrhée ou la dyssenterie, et que parfois le malade tombait dans l'éthysie (1).

Les malades d'une constitution scrofuleuse sont plus sujets que les autres à la désorganisation de la cornée pendant le cours de l'ophthalmie contagieuse.

Causes prédisposantes. — L'état militaire paraît être une des causes prédisposantes les plus prononcées (2). Nous entendons par là les fatigues qu'ont à endurer les soldats, le froid auquel ils sont exposés pendant leurs gardes de nuit, les variations de température qu'ils subissent, leur séjour dans des baraques sales, froides et encombrées, le mauvais régime, l'abus des boissons alcooliques, les vêtements mal appropriés, et diverses autres influences nuisibles (3). Le docteur Vleminckx pense qu'une des principales causes prédisposantes consiste dans les vêtements gênants du soldat, et surtout dans les cols serrés et les lourdes coiffures. Depuis que l'on a introduit des changements à cet égard dans l'armée belge, la maladie y est devenue de plus en plus rare (4).

Propagation de la maladie. — Contagion. — Infection. — Caractère épidémique. — J'ai déjà fait connaître mes idées relativement à la faculté de se propager que la conjonctivite catarrhale ordinaire de notre pays

(1) Medical Sketches of the Expedition to Egypt from India, p. 151. London, 1804.

[(2) Cette observation, que les auteurs acceptent avec trop de confiance, a beaucoup perdu de sa valeur depuis qu'on a vu la maladie se répandre dans les populations, éclater et se perpétuer en quelque sorte dans des établissements exempts de toutes les conditions qu'on accuse dans la vie militaire d'en être les causes, dans les séminaires, les pensionnats, etc. (Voyez GOUZÉE. De l'ophthalmie qui règne dans l'armée belge. Bruxelles, 1842. FALLOT. Nouvelles recherches, etc. Bruxelles, 1858.) T. W.]

(3) « Athlone est connu comme une localité où l'ophthalmie sévit constamment. Presque tous les régiments qui y ont établi leurs quartiers depuis plusieurs années y ont été atteints de cette maladie. Je crois que la cause principale de son développement, dans ce lieu, est le froid auquel sont exposés les soldats en montant la garde pendant la nuit, dans les portions froides et nues où sont situées les batteries et les lignes près des bords de la rivière Shannon. L'atmosphère est la plus humide que j'aie jamais observée, excepté peut-être celle de l'Inde pendant la saison des pluies. Le vent froid et humide qui vient la nuit du lac et des marais donne l'ophthalmie aux hommes, comme s'il la leur soufflait dans les yeux. J'ai quelquefois vu quatre ou six hommes, parfaitement sains en montant leur garde, entrer à l'hôpital en la descendant, avec des conjonctivites intenses. Je ne sais si vous savez que les corps de garde des soldats sont aussi petits que faire se peut, et que lorsqu'une sentinelle est relevée, elle y rentre et va se coucher à côté de ses camarades qui, enveloppés de leurs manteaux, sont étendus pêle-mêle aussi près que possible les uns des autres Ils ferment les portes et les fenêtres et allument un grand feu de sorte qu'ils sont presque comme dans une étuve. Puis, lorsque leur tour revient, ils sortent brusquement de ce lieu si chaud pour aller faire faction pendant deux heures sur les remparts, exposés au vent froid que je viens de décrire. J'ai la conviction que ce sont cette influence atmosphérique et cette brusque transition qui produisent l'ophthalmie à Athlone. » (Lettre du docteur Massey du 32e régiment, dans l'excellent rapport que M. Wilde a fait sur l'ophthalmie épidémique des *Workhouses* et des écoles de *Tipperary and Athlone Union;* London Journal of Medicine de janvier 1851, p. 17.)

[(4) Cette opinion appartient désormais à l'histoire. Les auteurs qui l'ont défendue avec chaleur et avec talent l'ont depuis longtemps abandonnée. Ceux qui connaissent l'histoire de l'ophthalmie contagieuse en Belgique savent que si, entre le relâchement du col de l'habit et la diminution de la maladie, il y a eu des rapports, c'en sont de simple coïncidence et nullement de filiation. Nous ne voudrions pas exclure d'une manière absolue la compression du cou du nombre des causes prédisposantes, mais l'influence n'en va pas plus loin. T. W.]

acquiert quelquefois, et j'ai donné à entendre que l'ophthalmie qui s'était développée en Égypte sur les armées anglaise et française, et qu'elles avaient rapportée en Europe, avait une origine semblable. Assalini attribue l'affection qui s'est développée dans l'armée française à l'intensité de la lumière et de la chaleur comme causes prédisposantes, et à la suppression de la transpiration comme cause occasionnelle; en d'autres termes, il la considère comme une ophthalmie catarrhale. L'inflammation catarrhale de la conjonctive, dans quelque lieu et à la suite de quelque cause qu'elle se développe, paraît acquérir promptement, si toutefois elle ne la possède pas dès le début, la faculté de produire par contagion une maladie semblable à elle-même, mais d'une bien plus haute gravité (1).

On sait, à n'en pas douter, qu'à la suite du retour de l'expédition d'Égypte, il s'est déclaré dans notre pays une ophthalmie contagieuse grave qui a ensuite sévi largement dans des régiments qui n'avaient point pris part à l'expédition d'Égypte, et qui a suivi les troupes britanniques dans toutes les stations étrangères où on les a envoyées. Cette ophthalmie règne en Égypte depuis des siècles. Elle est plus commune parmi les natifs que parmi les étrangers, ce qui est dû au commerce plus libre des premiers entre eux; elle l'est aussi, pour la même raison, plus parmi les basses classes que dans les classes élevées de la société, et dans les villes qu'à la campagne (2). Mais cette affection peut se développer ailleurs qu'en Égypte, et elle n'est point exclusive aux pays chauds. On l'a vue éclater en pleine mer au milieu de l'équipage d'un vaisseau. Il est probable que c'est en grande partie à la température froide de notre pays et à nos habitudes de propreté que nous devons de ne pas voir l'ophthalmie catarrhale commune, que nous rencontrons tous les jours, revêtir les caractères de l'ophthalmie contagieuse.

La question de savoir si cette maladie est susceptible de se propager par infection, c'est-à-dire si les miasmes qui s'échappent des yeux de ceux qui en sont affectés peuvent, en se répandant dans l'atmosphère, provoquer le développement de la même affection dans d'autres yeux, attend encore sa solution. Dans tous les cas où cette ophthalmie s'est prolongée dans un régiment, une école ou une famille, on a pu soupçonner qu'il y avait eu contact immédiat, soit à l'aide des doigts de la

[(1) Voir F. Cunier. Recherches statistiques sur les maladies oculaires que l'on observe le plus communément dans la province du Brabant. Annales d'Oculistique, t. XVII, pp. 244 à 261; Fallot. Nouvelles recherches statistiques, etc., chap. III.]

(2) Plusieurs causes en Égypte concourent à la production de l'ophthalmie, ce sont les exhalaisons du sol après que le Nil s'est retiré, l'habitude de dormir sur les terrasses des maisons ou dans un appartement non recouvert, la poussière soulevée par le sirocco ou vent chaud du désert, les mouches qu'on laisse tranquillement s'attacher aux yeux des enfants et en sucer les sécrétions morbides, la malpropreté et le préjugé qui porte à croire qu'on s'expose à perdre la vue en lavant les yeux lorsqu'ils sont enflammés, etc. Voyez Lane's Modern Egyptians, et autres ouvrages sur l'Égypte.

personne atteinte, soit par l'usage en commun des essuie-mains ou d'autres objets. Le docteur Vetch dit en parlant des soldats : « Chaque compagnie a une chambre spéciale dans laquelle les hommes ont naturellement entre eux une foule de rapports. Beaucoup de choses sont d'un usage commun ; bien des soldats n'éprouvent pas grande répugnance à se laver la face dans la même eau que leurs camarades ; et quand même ils éviteraient soigneusement de le faire, tous n'en sont pas moins dans la nécessité de se servir du même essuie-main. » Le même auteur fait observer « que tous ceux qui ont donné des soins aux malades, en ayant la précaution d'éviter tout rapport de nature à communiquer localement la maladie, y ont échappé sans aucune exception. »

Les expériences de Guillié, que j'ai rapportées page 660, démontrent parfaitement que la conjonctivite puro-muqueuse est contagieuse, dans toute l'étendue du mot ; en d'autres termes, que le pus pris sur un œil affecté de cette ophthalmie, et appliqué sur la conjonctive saine d'un autre œil, produit la même maladie.

Sir Patrick Mac Gregor relaté plusieurs observations d'inoculation accidentelle par le pus provenant de la conjonctive atteinte de cette affection.

Obs. 370. — Une infirmière du *Military Asylum*, injectant à 9 heures du matin les yeux d'un malade qui avait un gonflement considérable des paupières et un écoulement purulent abondant, s'aperçut qu'un peu de pus mélangé avec le liquide de l'injection avait jailli jusque dans son œil gauche. On lui fit immédiatement baigner l'œil dans de l'eau chaude. Malgré cette précaution, elle commença vers sept heures du soir à ressentir une telle démangeaison dans cet œil, qu'elle ne put s'empêcher de le frotter constamment. Lorsqu'elle s'éveilla le lendemain matin, l'œil était considérablement enflammé; les paupières étaient gonflées, et lorsqu'elle faisait mouvoir l'œil, il lui semblait que du sable était logé entre cet organe et les paupières. Dans le courant de la journée, de la matière purulente s'échappa de l'œil, et elle éprouva d'autres symptômes semblables à ceux qu'éprouvaient les enfants qu'elle soignait. On triompha néanmoins du mal au bout de quatorze jours de l'emploi du traitement ordinaire. L'œil droit se conserva sain pendant la durée de la maladie de l'œil gauche.

Obs. 371. — Une autre infirmière lavant vers 8 heures du matin, avec de l'eau chaude, les yeux d'un jeune garçon atteint d'une ophthalmie purulente intense, appliqua, par inadvertance, sur son œil droit l'éponge dont elle se servait. Elle fit part sur-le-champ de cette circonstance aux autres infirmières, mais ne prit aucune précaution contre l'infection. Le même jour, entre 3 et 4 heures du soir, il survint une grande démangeaison dans son œil droit qui était déjà fort enflammé avant qu'elle allât se coucher. Le lendemain matin, les paupières étaient fort gonflées et douloureuses lorsqu'elle les faisait mouvoir; toute la surface antérieure de l'œil était fort enflammée. Un liquide purulent commençait aussi à s'échapper du canthus interne et à couler le long de la joue. L'intensité des symptômes s'accrut, et, malgré les moyens employés, l'œil creva au-devant de la pupille le quatrième jour après l'application de la matière purulente. La vue de l'œil droit fut complétement perdue et l'inflammation y persista pendant plus de trois mois, mais l'œil gauche ne s'affecta pas (1).

(1) Transactions of a Society for the Improvement of Medical and Chirurgical Knowledge, vol. III, p. 32. London, 1812. Des cas semblables ont été rapportés par M. Decondé, Bulletin médical belge, avril 1837, p. 34. [Voir *Note additionnelle* des traducteurs.]

La relation suivante est un exemple formidable de conjonctivite puro-muqueuse développée par suite d'influences atmosphériques et se répandant par contagion ou par infection.

Obs. 372. Le vaisseau négrier français, *le Rôdeur*, capitaine B., du port de 200 tonneaux, partit du Hâvre le 24 janvier 1819 pour la côte d'Afrique; il atteignit sa destination le 14 mars et jeta l'ancre à Bonny. L'équipage, composé de vingt-deux hommes, jouit d'une bonne santé pendant tout le voyage et pendant son séjour à Bonny qui se prolongea jusqu'au 6 avril. On n'avait observé aucune trace d'ophthalmie parmi les habitants de la côte, et ce ne fut que quinze jours après que *le Rôdeur* eût repris la mer, et alors qu'il était presque sous l'équateur, que l'on aperçut les premiers symptômes de la maladie. On remarqua que les nègres, entassés au nombre de 160 à fond de câle et dans l'entre-pont, avaient contracté une rougeur considérable des yeux, qui se propageait avec rapidité d'un individu à l'autre. L'équipage ne fit pas toutefois grande attention, au début, à ce phénomène, pensant qu'il était dû au manque d'air frais dans la câle et à la rareté de l'eau. On avait déjà été obligé, en effet, de limiter la ration d'eau à huit onces, et peu après on dut la réduire à un demi-verre par jour. On pensa qu'il suffirait de laver les yeux avec une infusion de fleurs de sureau, et d'après l'avis de la personne qui remplissait à bord les fonction de chirurgien, d'amener les nègres chacun à son tour sur le pont. On fut obligé de renoncer à cette mesure salutaire, car les malheureux Africains, arrachés à leur pays natal et désespérés par l'horreur de leur situation, s'embrassaient et se jetaient ensemble à la mer. La maladie, qui s'était répandue parmi les nègres avec une rapidité effrayante, commença à menacer l'équipage. Le premier homme qui en fut atteint, fut un matelot qui couchait sous le pont, près de la cloison à treillis qui communiquait avec la cale. Le lendemain, un mousse fut attaqué de l'ophthalmie, et dans l'espace de trois autres jours, le capitaine et presque tout l'équipage furent également atteints. Le matin, en s'éveillant, les malades éprouvaient un léger picotement avec démangeaison au bord libre des paupières, qui devenaient rouges et gonflées. Le lendemain, le gonflement des paupières s'accroissait et s'accompagnait d'une vive douleur; pour la soulager, les matelots s'appliquaient sur les yeux des cataplasmes de riz aussi chauds qu'ils pouvaient les supporter. Le troisième jour de la maladie, il survenait un écoulement de matière jaunâtre, assez clair d'abord, mais qui devenait ensuite visqueux et verdâtre, et dont l'abondance était telle que les malades n'avaient qu'à ouvrir les yeux de quart d'heure en quart d'heure pour que la matière s'en échappât à flots. Dès le début de la maladie, il y avait une photophobie intense et du larmoiement. Lorsque l'on n'eut plus de riz, on fit les cataplasmes avec du vermicelle bouilli. Le cinquième jour, on appliqua à quelques malades des vésicatoires à la nuque; mais les cantharides ayant été promptement épuisées, on s'efforça d'y suppléer par l'usage des pédiluves sinapisés, et en exposant les paupières gonflées à l'action de la vapeur d'eau chaude. Loin de diminuer sous l'influence de ce traitement, la douleur s'accroissait de jour en jour, aussi bien que le nombre de ceux qui perdaient la vue, de sorte que, outre la crainte de voir les nègres se révolter, l'équipage était frappé de terreur à la pensée de ne plus pouvoir diriger le vaisseau jusqu'aux Indes orientales. Un seul matelot avait échappé à la contagion, et c'est sur lui que reposait l'espoir de tous. *Le Rôdeur* avait déjà rencontré un vaisseau espagnol, *le Léon*, dont tout l'équipage souffrait tellement de la même ophthalmie, qu'il était dans l'impossibilité de diriger le vaisseau, et qu'il venait implorer l'assistance du *Rôdeur* dont l'état était presque aussi désespéré que le sien. Les matelots du *Rôdeur* ne pouvaient abandonner leur navire à cause des nègres, et ils n'avaient point de place pour l'équipage du *Léon*. La difficulté de soigner tant de malades dans un espace aussi restreint, le manque de provisions fraîches et de médicaments, faisaient envier par les survivants le sort de ceux qui mouraient, destin qui semblait s'approcher pour tout le monde et qui causait une émotion générale. Quelques matelots firent usage d'eau-de-vie, qu'ils faisaient couler entre leurs paupières, et dont ils retirèrent quelque soulagement; ce qui aurait pu suggérer au chirurgien l'idée de recourir à un traitement local stimulant. Le douzième jour, ceux des matelots qui avaient éprouvé un peu d'amélioration montèrent sur le pont pour soulager les autres. Quelques-uns eurent jusqu'à trois attaques de la maladie. Le gonflement des paupières s'étant dissipé, on observa quelques phlycténules sur la conjonctive oculaire. Le chirurgien eut l'imprudence de les ouvrir, et cette manœuvre lui fut fatale, car, l'ayant employée sur lui-même, il demeura aveugle sans espoir de recouvrer la vue. Lorsqu'on atteignit la Guadeloupe, le 21 juin, l'équipage était dans un état déplorable; mais bientôt, sous l'influence de l'usage de provisions fraîches et de simples lotions avec de l'eau de source et du jus de citron, recommandées par une négresse, leur état s'améliora beaucoup. Trois jours après leur arrivée à terre, le seul homme qui eût échappé à la contagion pendant tout le voyage, fut à son tour atteint des mêmes symptômes; l'ophthalmie parcourut les mêmes phases qu'elle avait suivies sur les autres malades à bord. Parmi les nègres, trente-neuf restèrent complétement aveugles, douze perdirent chacun un œil, et quatorze eurent des taches plus ou moins considérables sur la cornée. Quant à l'équipage, douze hommes restèrent complétement aveugles, et entre autres le chirurgien; cinq, parmi lesquels le capitaine, perdirent chacun un œil. Quatre eurent des taies considérables de la cornée avec synéchie antérieure (1).

Le récit donné par Sir Patrick Mac Gregor de la propagation, en 1804, de l'ophthalmie puro-muqueuse au *Military Asylum* de Chelsea, vaste institution pour l'éducation des enfants des soldats, démontre suffisamment que le mal s'est propagé d'un individu à un autre.

Obs. 373. — Au commencement du mois d'avril 1804, dit-il, on amena à l'infirmerie deux garçons, deux frères, atteints d'une inflammation des yeux que l'on ne jugea point assez sérieuse pour ordonner leur admission. On les traita à la consultation externe, et au bout de huit à dix jours de l'emploi des moyens ordinaires, ils étaient guéris. Vers la fin du mois, on m'amena six enfants atteints d'ophthalmie; trois l'avaient à un degré violent et furent admis à l'infirmerie; on prescrivit de ramener tous les jours les trois autres à la consultation. Pendant le courant du mois de mai, on ne m'amena à l'infirmerie pas moins de quarante-quatre garçons et de cinq filles affectés d'ophthalmie. On admit les cas les plus graves; mais il n'y avait pas de place pour tous, et encore quelques-uns de ceux qui furent admis durent-ils forcément être placés au milieu d'autres malades. Pendant la matinée du quatrième jour qui suivit leur admission, deux garçons qui étaient dans la même salle pour d'autres affections, furent pris d'inflammation des yeux, et dans le courant de la semaine, l'infirmière en fut elle-même attaquée. Elle l'eut à un degré si violent, qu'elle demeura privée de la vue pendant plusieurs jours et qu'elle fut plus de trois semaines sans pouvoir faire son service. Vers la même époque, son fils âgé de douze ans qui avait soigné les malades, et quelques jours après, ses deux plus jeunes enfants, furent aussi atteints ainsi que plusieurs malades de la même salle. En juin, cinquante-huit garçons et trente-deux filles furent frappés. On remarqua que la maladie fut en général plus grave chez eux qu'elle ne l'avait été chez les malades du mois de mai. Pendant ce mois, l'infirmière de l'hôpital des filles fut atteinte, ainsi que son mari, pensionnaire de l'hôpital de Chelsea, qui venait la voir tous les jours, et deux infirmières employées accidentellement. Des renseignements que je pris, il résulta qu'à part le pensionnaire dont je viens de parler, personne à cette époque n'avait l'ophthalmie à l'hôpital de Chelsea. La femme d'un officier d'état-major vint à cette époque visiter le *Military Asylum;* elle était accompagnée de son fils âgé de cinq à six ans et qui avait l'habitude de jouer avec les autres enfants. Il contracta l'ophthalmie, et, quatre à cinq jours après, elle se déclara également sur sa sœur âgée de deux ans, et enfin sur la dame elle-même. Ces circonstances donnèrent l'alarme; on sépara immédiatement des autres malades tous les enfants qui offraient déjà des symptômes de l'ophthalmie, et l'on prit toutes les mesures employées d'habitude pour arrêter les maladies contagieuses. Pendant le mois de juillet, l'ophthalmie continua de s'étendre, et plusieurs des enfants déjà guéris d'une première attaque la contractèrent de nouveau. Soixante-cinq garçons et trente filles furent atteints pendant ce mois, et l'affection parut chez eux plus grave et moins facile à guérir, quoique l'on fît usage du même traitement que précédemment. Le temps était beaucoup plus chaud que le mois précédent. En août, soixante-neuf garçons et vingt et une filles contractèrent la maladie; un garçon et une fille amenés d'Écosse par leur mère, arrivèrent le soir d'un des derniers jours du mois

(1) Bibliothèque ophthalmologique, par M. GUILLIÉ, t. I, p. 74. Paris, 1820.

à *l'Asyle*, où on les reçut immédiatement. Ils furent, à mon insu, placés par l'infirmière dans une salle où se trouvaient des malades atteints d'ophthalmie. Le lendemain, en visitant l'infirmerie, je prescrivis de placer immédiatement les enfants dans une autre salle, ce qui fut fait. Néanmoins, dans la matinée du troisième jour qui suivit leur arrivée, ces deux enfants furent pris des symptômes d'une ophthalmie semblable en tout à celle des autres. Tous les enfants de cinq à six ans et demi sont formés en une seule compagnie. On remarqua que pendant le courant de ce mois et de celui qui le précéda, la presque totalité de la compagnie fut atteinte d'ophthalmie. La marche envahissante pouvait se suivre dans les dortoirs de lit en lit, suivant l'ordre dans lequel ils étaient placés, et cela jusqu'à ce que presque tous eussent été pris. Les deux infirmières attachées à cette compagnie couchèrent toujours dans leurs salles, et ce furent les seules de celles appartenant à l'institution (à part les infirmières attachées à l'infirmerie) qui furent atteintes de la maladie. Vers le milieu du mois, je la contractai moi-même, et bien que les symptômes inflammatoires fussent arrêtés au bout d'une dizaine de jours, il me fallut plus de six semaines pour me remettre des suites de l'affection. En septembre, seize garçons et quatre filles contractèrent la maladie; en octobre, seize garçons et sept filles; en novembre, neuf garçons et six filles. A partir du 22 de ce mois jusqu'à la fin de décembre, il n'y en eut plus que deux cas, tous deux sur des garçons : c'étaient deux frères qui couchaient ensemble, et qui tous deux, pendant le mois d'août, avaient eu la maladie à un haut degré de violence. La description que nous venons de donner de la marche envahissante de cette affection tend fortement à faire supposer qu'elle était contagieuse. Si, en effet, la maladie eût été engendrée, puis ensuite entretenue par quelque cause générale (comme un état particulier de l'atmosphère), les filles y auraient été dès l'abord aussi sujettes que les garçons, et les officiers, les sergents et les infirmières du reste de l'institution auraient contracté l'affection tout aussi bien que les personnes occupant les mêmes fonctions auprès des malades. Mais c'est ce qui n'arriva point. Il y avait un mois que le mal régnait parmi les garçons lorsqu'il attaqua les filles, et, ainsi qu'il résulte des détails donnés ci-dessus, les adultes qui n'approchèrent point des malades échappèrent tous au mal, tandis que parmi ceux qui les soignèrent, tous, excepté le chirurgien assistant, en furent atteints. La maladie se déclara quelquefois le troisième jour après l'exposition à l'infection; c'est ce que démontre parfaitement le cas des deux enfants arrivés d'Écosse. Il semblerait aussi qu'un rapport plus intime avec la personne affectée que celui qui propage les autres maladies contagieuses, était nécessaire pour que le mal se produisît. C'est du moins ce que l'on peut inférer de ce fait, que les servantes de l'infirmerie et les deux infirmières qui soignèrent les petits garçons, la contractèrent si facilement, tandis que les autres employés de l'établissement y échappèrent. Elle fut fortement influencée par l'état de l'atmosphère. Ainsi, ses attaques furent beaucoup plus graves et d'une plus longue durée pendant les grandes chaleurs que lorsque le temps était froid ou la température modérée. C'est ce que démontrent clairement les cas plus nombreux et de plus longue durée en juillet, août et septembre, que dans les mois qui précédèrent ou qui suivirent. Il y a lieu de croire que le mal était plus contagieux dans sa première période, alors que l'inflammation était vive et l'écoulement purulent considérable (1).

Tandis que l'opinion la plus générale, celle suivant laquelle il est le plus prudent d'agir, est que cette ophthalmie est contagieuse, quelques médecins professent une opinion toute différente. M. Lawrence (2), par exemple, met en doute la question de savoir si la propagation de cette affection, parmi les soldats surtout, est due à l'application d'une matière contagieuse ou à l'action des causes, si défavorables à la santé, qui se développent lorsque beaucoup d'hommes sont entassés ensemble. M. le docteur Eble (3), tout en reconnaissant la possibilité de la

(1) Op. cit., p. 31.

(2) Lectures on Surgery. London Medical Gazette, vol. VI, p. 745. London, 1830.

(3) Eble. Ueber die in der Belgischen Armee herrschende Augenkrankheiten, pag. 10. Wien, 1836.

transmission *per contactum*, croit que la maladie se propage le plus souvent par infection *in distans*. M. Roberts, après une enquête soigneusement faite sur la manière dont la maladie s'est développée à Malte, se range à l'opinion qu'elle est propagée par contagion. Il rapporte (1) que dans le 59e régiment auquel il était attaché, elle débuta chez les enfants, s'étendit aux femmes, puis aux hommes mariés, et en dernier lieu aux célibataires du régiment (2).

L'ophthalmie contagieuse ressemble aux autres maladies contagieuses épidémiques. La constitution épidémique, comme on l'appelle, agit pour la produire et en modifie les phénomènes comme elle le fait dans l'influenza, le typhus, la peste, la dyssenterie, le choléra, etc., qui tous paraissent susceptibles de devenir contagieux. Ainsi que ces maladies, l'ophthalmie suit souvent une marche irrégulière et inexplicable, attaquant une localité et épargnant celles qui l'avoisinent, s'accompagnant de rémissions qu'on ne peut expliquer et d'exacerbations dont il est tout aussi difficile de se rendre compte. A une certaine époque, l'inflammation est si grave que tous les moyens employés pour l'arrêter échouent; à une autre, la maladie manifeste une tendance générale à céder, et tous les moyens mis en usage en hâtent la résolution. Il est probable que ce n'est point une cause unique, mais tout une série de causes qui font développer cette affection, comme elle s'est autrefois produite dans l'armée anglaise, ou avec la violence destructive qu'elle a montrée récemment dans l'armée belge et dans d'autres armées du continent. Une altération de l'atmosphère produit d'abord une ophthalmie catarrhale épidémique qui se propage ensuite d'individu à individu, en vertu d'un principe morbifique qui se répand dans l'air, tandis que parfois la maladie se propage aussi par l'application immédiate de l'écoulement purulent de la conjonctive (3).

Traitement. — Le meilleur traitement à employer contre l'ophthalmie contagieuse consiste dans l'emploi des antiphlogistiques, d'une part, de l'autre dans celui des astringents. Le chirurgien qui s'intéresse à la guérison de son malade ne négligera aucun de ces moyens; il devra au contraire y recourir avec le plus grand soin.

Traitement général. — 1. *Saignée générale.* — Lorsque les malades sont au début de leur affection et que les symptômes sont de moyenne intensité, le traitement que nous avons déjà recommandé contre l'ophthalmie catarrhale réussit le plus souvent. Si l'on est appelé à une période plus avancée et qu'il existe déjà un chémosis, il faut recourir à la saignée du bras ou de l'artère temporale. On tirera de 10 à 20 ou 30 onces de sang, suivant l'âge et la constitution du malade, et l'on fera suivre la saignée de l'application de sangsues autour de l'œil;

(1) Medical Gazette, vol. XXVI, p. 23. London, 1840.
(2) Voir *Note additionnelle* des traducteurs.]
(3) Ibid.]

moyens que l'on pourra renouveler, suivant les circonstances. Le sang doit être tiré du bras par une large ouverture. Les sangsues, au nombre de 6 à 20, doivent être appliquées deux heures après la saignée. Placées *en permanence* derrière les oreilles, elles seraient vraisemblablement très efficaces.

Il ne faut pas retarder l'emploi de la saignée si les symptômes sont aigus et si la maladie date déjà de quelques jours; mais d'un autre côté il faut bien se garder de négliger l'emploi immédiat des applications locales, dans la confiance que les émissions sanguines abondantes arrêteront la maladie. Je considère une semblable opinion, qui a été celle de quelques médecins, comme aussi erronée qu'irrationnelle, et la pratique qui en découle comme la plus dangereuse à suivre. Les saignées trop abondantes affaiblissent trop le malade et rendent l'œil plus susceptible de se désorganiser. Il ne faut pas s'imaginer un seul instant qu'on doive laisser couler le sang jusqu'à ce que la rougeur des yeux pâlisse, ni même jusqu'à ce que la douleur cesse. On n'obtiendrait pas le plus souvent ces effets, même en soustrayant de 50 à 60 onces de sang, tandis qu'en attendant une heure ou deux, on obtiendra tous ces avantages qui sont réels en n'en enlevant que 20 à 30 onces. Le malade sera ainsi moins affaibli et la durée de son affection beaucoup plus sûrement abrégée.

On peut très convenablement renouveler la saignée, ou appliquer des ventouses scarifiées à la tempe, si les symptômes n'ont pas diminué dans les vingt-quatre heures, ou s'ils se sont aggravés. On peut aussi revenir plus tard aux émissions sanguines, s'il survient quelques signes qui annoncent que le travail inflammatoire a repris une nouvelle intensité. C'est principalement dans les cas où il existe une douleur pulsative dans l'œil, et une douleur circum-orbitaire revenant par paroxysmes nocturnes, qu'il est nécessaire de renouveler la saignée générale.

[Voici les conclusions auxquelles M. Gouzée a été amené par une longue série d'expériences, quant à l'utilité des évacuations sanguines dans l'ophthalmie contagieuse, conclusions auxquelles nous nous rallions pleinement (1) :

1°) La maladie prise au début, la cautérisation suffit pour la faire avorter, ou pour l'empêcher de faire des progrès; les saignées sont alors complétement inutiles.

2°) Elles sont encore inutiles quand l'ophthalmie, parvenue à un degré plus avancé, est restée limitée à la muqueuse. On reconnaît cet état à la sécrétion d'un mucus épais plus ou moins abondant, et particulièrement à l'absence de toute douleur un peu vive et persistante.

3°) Il n'en est pas de même des cas où, à un écoulement abondant, plutôt séreux que puriforme, à un gonflement, à une tension considérables des parties, se joignent des douleurs, des souffrances vives et

[(1) Annales d'Oculistique, t. XXX, p. 207.]

continues dans la profondeur de l'œil, à la tête, au front, à la paupière supérieure. Les émissions sanguines copieuses ou incessamment répétées ont pu quelquefois concourir, dans cette circonstance, avec la cautérisation et d'autres moyens d'une puissante énergie, à arrêter et à vaincre des accidents formidables. T. W.]

Outre la saignée du bras, les ventouses et les sangsues, on doit encore employer les scarifications de la conjonctive palpébrale, et même celles de la conjonctive oculaire. On peut recourir à ce moyen tous les deux ou trois jours, ou même tous les jours. On pratique d'abord une incision le long de la face interne de la paupière inférieure, puis sur celle de la supérieure; dans l'état de gonflement charnu que la maladie donne à cette membrane, elle saigne très abondamment, ce qui allége beaucoup les symptômes. Si l'état des paupières permet de découvrir suffisamment la conjonctive, il faut y pratiquer plusieurs incisions rayonnantes partant de la circonférence de la cornée comme centre, et se portant vers la périphérie de l'œil. L'emploi d'un petit couteau falciforme, tel que le recommande M. Haynes Walton (1), facilite l'exécution de cette petite opération. C'est aussi une bonne pratique que de retrancher avec les ciseaux un ou deux des plis de la conjonctive gonflée, qui font saillie entre les paupières. Cela détermine un écoulement de sang abondant. Je suis disposé à ranger les scarifications de la conjonctive et cette ablation d'un ou deux de ses plis parmi les moyens les plus efficaces de combattre la maladie.

2. *Régime.* — Le malade doit garder le repos dans un appartement bien ventilé, protéger ses yeux contre la lumière et suivre strictement le régime antiphlogistique.

3. *Purgatifs.* — Dans les cas légers, les émissions sanguines, au moins les émissions sanguines générales, ne sont pas nécessaires; mais on doit recourir, dans tous les cas, aux purgatifs. On prescrit au début une dose de calomel et de jalap, qu'on peut répéter de temps en temps ou remplacer par les sels neutres Les purgatifs n'agissent pas seulement comme déplétifs; ils exercent de plus une action sympathique très prononcée sur la conjonctive. Les éméto-cathartiques, tels que le tartre émétique avec le sulfate de magnésie, seront très utiles.

4. *Diaphorétiques.* — Dès que l'on aura abattu les symptômes inflammatoires, on se trouvera très bien de provoquer l'action de la peau. Dans ce but, on fera prendre au malade, au moment de son coucher, un pédiluve chaud et 10 à 20 grains de poudre de Dower. On favorisera pendant la journée l'action de ces remèdes par l'usage de boissons délayantes chaudes et par de petites doses d'antimoine ou d'acétate d'ammoniaque (2).

(1) Operative Ophthalmic Surgery, fig. 80. p. 266. London, 1853.

(2) Nous ignorons si c'est sous la dictée de sa propre expérience ou sous la préoccupation de la nature catarrhale de la maladie, que notre auteur a recommandé les diaphorétiques. Il résul-

5. *Altérants.* — Après la saignée, dans les cas graves qui s'accompagnent de douleurs circum-orbitaires nocturnes, aucun remède ne rendra plus de service que le calomel avec l'opium. On administrera deux grains de calomel avec un quart de grain ou un grain d'opium en pilules toutes les deux heures, ou trois fois par jour, ou seulement au moment du coucher, suivant les circonstances, jusqu'à ce que la bouche s'entreprenne. On peut avoir recours à ce moyen avec avantage, dès le début, même lorsqu'il n'existe pas de douleur nocturne. S'il y a quelque raison de s'abstenir du mercure, on lui substituera l'iodure de potassium.

6. Le *quinquina* et les autres *toniques* ne doivent s'administrer que dans la période de chronicité; ils sont alors très utiles.

Traitement local. — Malgré le traitement général le mieux entendu, si l'on n'a point recours aux remèdes locaux, ou si l'on n'en emploie que d'insuffisants, les yeux peuvent se détruire. Dans cette maladie, les applications doivent être alternativement adoucissantes et stimulantes, prescription qui pourra paraître paradoxale à quelques esprits. Cependant, il y aurait danger pour les yeux à n'employer exclusivement que les unes ou les autres. Baigner constamment les yeux dans l'eau chaude, ou les laisser constamment recouverts de cataplasmes émollients, c'est les vouer à une destruction presque certaine; d'un autre côté, l'emploi continuel de solutions et de pommades stimulantes ne serait pas moins dangereux. Les mauvais effets de l'emploi continuel des émollients ressort bien nettement de l'histoire du vaisseau négrier français, que nous avons rapportée (obs. 372, p. 680); tandis que l'amélioration rapide qui suivit l'emploi du jus de citron, que prescrivit une négresse lorsque l'équipage fut débarqué à la Guadeloupe, démontre parfaitement l'utilité des stimulants. Les Africains font aussi usage, dans leur pays natal, d'applications stimulantes sur l'œil pour guérir cette ophthalmie (1). Les Indiens Arrowawk, dans l'Amérique du Sud, emploient avec beaucoup de succès le jus exprimé de la racine du *bignonia ophthalmica* (2). On s'est bien trouvé d'employer, pour le même usage, l'urine, l'eau de mer, une solution de sel commun, d'alun, ou de plusieurs autres substances analogues.

1. *Lotions.* — Le premier point dans le traitement, c'est d'enlever complétement et fréquemment, jour et nuit, le pus qui se forme incessamment. Ce nettoyage s'exécute à l'aide d'une petite éponge douce et bien propre, pendant que le malade est couché sur le dos. Le liquide à employer est une solution d'un grain de sublimé corrosif et de six grains d'hydrochlorate d'ammoniaque dans huit onces d'eau, à laquelle

terait de notre pratique que le régime tempérant et rafraîchissant y est de tout point préférable à toute espèce de médication échauffante. T. W.]

(1) WINTERBOTTOM's Account of the Native Africans in the Neighbourhood of Sierra Leone, vol. II, p. 129. London, 1808.

(2) DUNCAN's Medical Commentaries, vol. XIX, p. 368. Edinburgh, 1795.

on ajoute parfois deux drachmes de vin d'opium. Cette solution, tout en nettoyant les yeux, agit de plus comme un léger astringent. Une pratique encore plus efficace consiste à injecter ce collyre avec une petite seringue dans les replis de la conjonctive ; le liquide doit être poussé avec force sur toute la surface de l'œil, et surtout entre lui et la paupière supérieure. L'emploi de la seringue toutefois compromet beaucoup les yeux de celui qui la manie, ainsi que le démontre l'observation 370, p. 679.

2. *Astringents.* — *Escharotiques.* — Quant aux autres astringents, mon expérience personnelle m'a conduit à condamner formellement l'usage de l'acétate de plomb, sous quelque forme qu'on l'emploie (1). Je ne saurais non plus parler favorablement du sulfate ou de l'acétate de zinc. Quelques auteurs recommandent fortement la solution d'alun, tandis que d'autres préfèrent frotter la surface interne des paupières avec le sulfate de cuivre à l'état solide (2). Je considère la solution de nitrate d'argent comme le meilleur moyen d'exercer une constriction sur les vaisseaux enflammés, de soulager la sensation douloureuse de graviers dans les yeux et de diminuer l'écoulement. J'ai essayé cette solution à divers degrés de concentration, et je pense que 10 grains par once d'eau distillée, ainsi que le recommande le docteur Ridgway (3), est la dose qui convient en général le mieux.

La solution s'applique toutes les cinq ou six heures, ou chaque fois que la douleur vive reparaît dans l'œil. On se sert, pour l'introduire, d'un gros pinceau en poils de chameau à l'aide duquel on nettoie la face interne de la paupière supérieure d'abord, puis celle de l'inférieure, en ayant soin d'en faire autant pour les replis formés par la conjonctive chémosiée. Il survient ordinairement un amendement très marqué au bout de 24 heures de l'emploi de ce remède. Certaines circonstances peuvent conduire le praticien à faire varier la dose de 2 à 10 grains. Il vaut mieux commencer par des doses faibles, afin de voir comment le topique est supporté et afin de pouvoir l'employer plus souvent. Si l'écoulement purulent ne diminue point, on peut recourir à une pommade contenant de 10 à 20 grains de nitrate d'argent par once d'axonge, ou toucher rapidement la face interne des paupières avec le crayon de nitrate d'argent. Quelques praticiens n'emploient que ce topique, à l'exclusion même de tout moyen déplétif (4). Ils ont recours à cette application une ou deux fois par jour, et la font principalement ou exclusi-

[(1) Les préparations de plomb ont toujours joui d'une grande faveur dans le traitement des ophthalmies ; mais il faut venir jusque dans les tout derniers temps pour voir l'acétate de plomb neutre sec recommandé comme un moyen abortif sûr de notre ophthalmie. Depuis que cette médication a été proposée en Belgique par M. le docteur Buys, elle s'y est répandue de plus en plus, et les préparations de plomb paraissent ainsi relevées de la proscription dont les frappe notre illustre auteur. (Voir *Note additionnelle* des traducteurs.) T. W.]

(2) O'HALLORAN's Practical Remarks, p. 12. London, 1824.

(3) London Medical and Physical Journal, vol. LIII, p. 122. London, 1825.

(4) WALKER's Oculist's Vade-mecum, p. 40. London, 1843.

vement sur la face interne de la paupière inférieure. Je pense qu'en employant le caustique seul, il y a beaucoup de chances de perdre l'œil. La déplétion permet d'employer les astringents et les escharotiques avec plus de chances de succès et moins de danger (1). La pommade au précipité rouge, composée de 30 grains de précipité par once d'axonge, appliquée sur la conjonctive, a été trouvée utile; on peut la substituer aux préparations de caustique lunaire.

[Une pommade dont nous nous sommes souvent mieux trouvés que de celle faite avec le précipité, c'est la pommade dite de Guthrie, composée de nitrate d'argent et d'acétate de plomb. Pour qu'elle ait toute son efficacité, elle doit être vieille, c'est-à-dire préparée depuis longtemps. T. W.]

La solution de nitrate d'argent et la lotion au sublimé corrosif ne peuvent être employées par le malade lui-même; on ne peut que rarement en confier l'application à l'infirmier : le praticien doit les appliquer lui-même toutes les fois qu'il le peut.

3. *Pour empêcher les paupières de s'agglutiner*, on fera fondre sur le bout du doigt un peu de pommade au précipité rouge ou d'onguent citrin, et on l'étendra, au moment du coucher, sur le bord libre des paupières. J'ai l'habitude de faire cette embrocation chaque fois que j'applique la solution de nitrate d'argent. Ces pommades ne se bornent pas à empêcher l'adhésion des paupières, elles agissent encore en détruisant l'inflammation. Sir Patrick Macgregor dit (2), dans son premier mémoire, que de tous les remèdes qui ont été employés au *Military Asylum*, c'est l'onguent citrin qui a réussi le plus fréquemment.

4. *Les révulsifs* sont très utiles dans cette affection, et l'on doit toujours les employer. Il survient presque constamment un changement marqué dans la quantité et l'aspect du liquide fourni par l'œil aussitôt que commencent à couler les vésicatoires appliqués aux tempes, à la nuque, ou derrière les oreilles (3).

5. *Fomentations et frictions opiacées.* — On obtient quelquefois un soulagement marqué de la douleur de l'œil, en faisant pénétrer dans cet organe la vapeur d'eau chaude contenant du laudanum, ou en fomentant les yeux avec une décoction chaude de têtes de pavots. On obtient aussi de très bons résultats de frictions faites sur le front avec du laudanum chaud, chaque fois que la douleur circum-orbitaire menace de recommencer.

6. *Dilatation de la pupille.* — Bien que, dans aucune des formes de l'ophthalmie puro-muqueuse, les adhérences de l'iris ne soient

[(1) Nous nous sommes exprimés à cet égard p. 684. T. W.]

(2) Op. cit., p. 42.

[(3) Tant que la maladie est à l'état aigu, les exutoires ne nous ont jamais paru offrir le moindre avantage; à l'état chronique, il serait imprudent de compter sur eux seuls. Nous ne les employons pour ainsi dire jamais dans l'ophthalmie militaire. T. W.]

communes, si ce n'est à la suite d'ulcères perforants de la cornée, il est cependant bon de les prévenir en peignant le sourcil et les paupières avec de l'extrait de belladone, de façon à dilater la pupille. C'est une précaution qu'il ne faut jamais négliger chaque fois qu'il existe un ulcère de la cornée.

7. *L'évacuation de l'humeur aqueuse* a été pratiquée pour faire cesser la violente douleur qui existe dans l'œil et la tète, et pour prévenir la rupture de la cornée. Je ne puis rien dire, d'après mon expérience personnelle, de l'utilité de ce moyen dans l'ophthalmie contagieuse; je crois que l'on ne sera pas souvent obligé d'y recourir lorsque l'on aura mis en usage les remèdes que nous avons recommandés. Sir Patrick Mac Gregor pense que l'on aurait pu sauver la vue à beaucoup de malades qui l'ont perdue par suite de rupture de la cornée, si l'on avait eu recours à cette opération en temps opportun et dans les cas convenables. Pendant l'espace de deux ans, il l'a pratiquée vingt-cinq fois avec un succès qui le porte à la recommander fortement.

8. *Caustique solide appliqué aux ulcères de la cornée.* — Dans les ulcères de la cornée, on retire beaucoup d'avantages de l'application, sur le point malade, du crayon de nitrate d'argent taillé en pointe. Les bons effets de cette application sont souvent extrêmement frappants, lorsqu'une petite portion de l'iris fait saillie à travers l'ulcère. C'est cependant une pratique qui n'est point absolument exempte de danger; car si l'on touche un myocéphalon avec le caustique lunaire, l'humeur aqueuse peut s'échapper : il en résulte l'aplatissement de la cornée qui peut ne plus reprendre sa voûssure, et par suite l'imperfection permanente de la vision.

9. *Vin d'opium.* — Lorsque l'écoulement purulent a disparu, ou qu'il est sur le point de s'arrêter, le vin d'opium, pur ou dilué, constitue un excellent moyen contre le relâchement de la conjonctive. On le combine souvent avantageusement, à cette période du mal, avec une solution de pierre divine.

J'examinerai dans une section spéciale les granulations de la conjonctive et la nébulosité de la cornée, deux des conséquences graves de l'ophthalmie contagieuse. J'ai déjà parlé, à la page 271, du renversement en dehors des paupières, qui devient quelquefois fort embarrassant.

Moyens préventifs. — C'est surtout aux chirurgiens militaires qu'il importe de connaître les moyens propres à prévenir cette maladie destructive. Il leur sera loisible de se conformer en tout temps à quelques-unes des règles dont nous allons indiquer l'exécution; les autres incombent à l'autorité militaire supérieure.

1. Lorsque des troupes sont envoyées dans quelqu'une des contrées où cette affection règne, il faut autant que possible les garantir contre les causes qui peuvent exciter l'ophthalmie catarrhale (voir la note 3 de la page 677), qui paraît être l'origine de l'ophthalmie conta-

gieuse. En Égypte, l'exposition au froid de la nuit amène l'ophthalmie du pays. Les soldats qui sont de garde ou au bivouac doivent se couvrir soigneusement la tête, et éviter autant que possible les courants d'air, tant qu'ils séjournent dans des localités humides et froides. Le docteur Vetch rapporte que sur quatre officiers qui couchaient dans la même tente, en Égypte, deux prenaient la précaution de se bander les yeux tous les soirs en se couchant, ce que ne faisaient pas les deux autres. Ces deux derniers furent promptement attaqués par l'ophthalmie, tandis que les deux autres y échappèrent.

2. On doit réformer les coiffures lourdes et les cols raides et serrés.

3. Dès que les premières apparences d'ophthalmie puro-muqueuse se montrent dans un régiment, c'est un devoir pour les chirurgiens d'examiner soigneusement chaque jour les yeux de tout le monde, tant dans l'intérêt des malades que dans celui de leurs camarades.

4. Ceux chez qui l'on découvre la maladie doivent être immédiatement séparés des autres, et ne rejoindre leurs compagnies que lorsqu'ils sont parfaitement guéris, et après avoir séjourné pendant quelques semaines dans un établissement éloigné de plusieurs milles du lieu où ils ont contracté la maladie.

5. Les malades sujets à de fréquentes rechutes ou affectés de granulations opiniâtres de la conjonctive doivent être réformés ou maintenus à l'écart.

6. On doit éviter l'entassement des hommes, surtout dans les dortoirs, car cette circonstance à elle seule paraît de nature à développer le principe contagieux, à favoriser l'extension du mal et à empêcher sa guérison. Il faut choisir un hôpital bien aéré, situé dans une localité saine, écarter les lits les uns des autres et employer les moyens convenables pour désinfecter l'air, les habits, les ustensiles divers, etc.

7. Les personnes exposées à contracter le mal doivent être prévenues de sa nature contagieuse, et mises en garde contre les divers modes à l'aide desquels il se propage le plus ordinairement; elles éviteront de toucher l'œil d'une personne malade et de porter ensuite les doigts à leurs yeux, de se servir du même essuie-main qu'un malade, et autres choses semblables. Les essuie-mains communs à toute une chambrée sont un moyen constant de transmission du mal; chaque homme doit avoir le sien propre.

8. C'est une coutume salutaire que d'inspecter fréquemment les hommes, rassemblés dans leurs compagnies respectives, et de les faire se laver soigneusement la face et les yeux chacun dans un vase séparé, et en présence d'un officier.

9. Un régiment attaqué par l'ophthalmie doit abandonner le lieu où la maladie paraît être épidémique.

10. Si le nombre de ceux qui ont été atteints de l'ophthalmie est considérable, on doit en former un bataillon, dans lequel on n'admettra

aucune recrue, que l'on enverra dans une localité salubre, et qu'on ne laissera rentrer au service qu'après plusieurs mois d'isolement.

SECTION VIII.

GRANULATIONS DE LA CONJONCTIVE (1).

(*Granular conjunctiva.*)

Syn. — Trachoma, pladarotes, aspritudo, *Celsus*. Scabrities oculorum, *Pline*. Palpebrarum aspritudo, *Marcellus*. Hypertrophie des villosités de la conjonctive.

Fig. Müller, taf. I, II. Eble, taf. III. Dalrymple, pl. XI, fig. 5 et 6. Sichel, pl. II, fig. 3 et 4, pl. III, fig. 1 et 3.

En traitant des ophthalmies puro-muqueuses, j'ai eu plusieurs fois occasion de parler d'un état d'épaississement de la muqueuse qui double les paupières et surtout la supérieure, état dans lequel cette membrane devient charnue, rugueuse, que l'on connaît sous le nom de *granulations de la conjonctive* (*granular conjunctiva*) (2), et qui constitue une suite si fréquente et si embarrassante de ces ophthalmies. J'ai fait, à la page 675, quelques remarques sur le sens que l'on doit attacher à l'expression de *granulations*, et sur l'impropriété qu'il y a de s'en servir pour désigner les petites proéminences qui, dans cette maladie, existent sur la conjonctive. Ces proéminences sont sans aucun doute les villosités ou les papilles de la conjonctive palpébrale, ainsi que ses éléments glandulaires hypertrophiés et altérés par l'inflammation chronique. A l'état normal, les villosités de la conjonctive se voient au microscope, bien que la conjonctive ne soit pas injectée ; sur une préparation bien faite, on les aperçoit à l'œil nu. Elles existent surtout sur la portion de membrane qui tapisse le cartilage tarse (3), tandis que les glandes mucipares sont surtout abondantes dans le lieu où la conjonctive est sur le point de se réfléchir des paupières sur le globe de l'œil. Les proéminences qui constituent la maladie qui nous occupe ne paraissent donc être, en général, que des parties qui existent normalement dans la membrane muco-cutanée, et qui se trouvent augmentées de volume par l'inflammation.

Symptômes. — Les proéminences granuleuses varient suivant les différents cas. Dans quelques-uns, elles sont excessivement nombreuses,

[(1) L'auteur a compris les granulations au nombre des *suites* de l'ophthalmie contagieuse. Nous avons trouvé préférable d'en tracer l'histoire immédiatement à la suite de celle de cette dernière affection, dont elle est aussi souvent la cause ou le symptôme que la conséquence. Cette considération nous justifiera d'avoir interverti l'ordre de matières adopté par M. Mackenzie. (Voir plus loin *Note additionnelle* des trad.) T. W.]

(2) « Hic affectus etiam *sycosis* seu *palpebrarum ficosa* dicitur, quia interna palpebræ superficies fieus discissi ad instar granulosa evadit. » Plenck, de morbis oculorum, p. 50. Viennæ, 1777.

(3) Soemmerring's Abbildungen des menschlichen Auges, tab. II, fig. 14. Frankfurt am Main, 1801.

légèrement saillantes au-dessus du niveau de la conjonctive, à laquelle elles donnent l'aspect d'un morceau de peau de chagrin (fig. 93) ; dans d'autres, elles sont relativement peu nombreuses, mais saillantes, très vasculaires, molles, sujettes à saigner, et souvent aussi volumineuses que des grains de chenevis. Le siége de la dégénérescence granuleuse est la surface interne des cartilages tarses, surtout à la paupière supérieure. Le reste de la conjonctive peut être rouge et gonflé, mais il n'est point réellement granuleux. Très souvent il existe, au niveau ou au delà du bord postérieur du tarse supérieur, une rangée de granules isolés, pâles et durs.

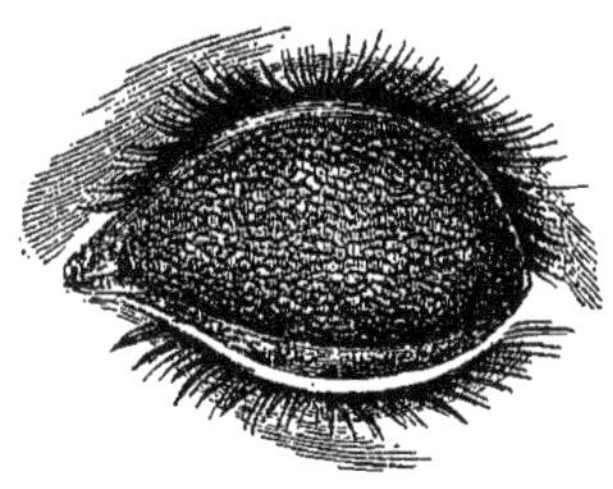

Fig. 93.

On aperçoit assez souvent dans l'angle de réflexion de la paupière inférieure, sur le globe de l'œil, une rangée de corps arrondis et d'apparence un peu vésiculeuse, différant des papilles hypertrophiées et constitués, je crois, par les glandes mucipares décrites par Krause (1), et augmentées de volume par suite d'inflammation chronique (2).

J'ai déjà parlé (p. 357) des verrues de la conjonctive, qui paraissent devoir leur naissance à une irritation produite par une sécrétion morbide, et ressemblant sous ce rapport aux verrues qui se développent à l'intérieur du prépuce. Elles diffèrent des granulations de la conjonctive, bien qu'en examinant ces dernières au microscope, j'aie souvent découvert des végétations fongiformes partant de leur sommet et les faisant ressembler aux excroissances verruqueuses. Les verrues ordinaires de la conjonctive sont très-différentes; la saillie qu'elles forment et leur disposition discrète les font facilement distinguer des granulations de la conjonctive. De plus, elles naissent plus souvent de la conjonctive bulbaire, de la membrane semi-lunaire et de la caroncule lacrymale, que de la face interne des paupières (3).

Lorsque les granulations de la conjonctive ont été traitées, la surface interne de la paupière présente souvent des sillons irréguliers, durs et des dépressions ressemblant un peu à des cicatrices. On attribue quelquefois cet aspect à l'action des remèdes employés pour la guérison des granulations, mais il paraît dépendre d'une atrophie du corps papillaire (4).

(1) Encyclopédie anatomique, t. V, p. 383. Paris, 1843.

(2) Voyez Eble, über den Bau und die Krankheiten des Bindehaut des Auges, taf. 3, fig. 13. Wien, 1828.

(3) Consultez sur l'anatomie pathologique des granulations de la conjonctive : Thiry, Annales d'Oculistique, t. XXI, p. 108. Bruxelles, 1849 ; Hairion. Ib., t. XXIII, p. 109 ; Arlt, Ib., t. XXIV. p. 231. Bruxelles, 1850 ; [Decondé, Annales d'oculistique, t. XXI, p. 9.]

[(4) Nous ne saurions nous rallier à cette opinion. Toutes les fois que nous avons trouvé cet état des conjonctives, nous avons pu constater que leur surface avait été plus ou moins cautérisée par la pierre infernale, et cet état était en rapport avec le nombre et la profondeur de ces cautérisations. Quand les granulations se sont résorbées sous l'influence d'agents moins violents, on ne remarque point ces sillons blancs, irréguliers et plus ou moins profonds, qui sont pour nous-

La conjonctive qui est le siége de granulations sécrète un excès de mucus qui, à chaque irritation générale, telle que l'usage des liqueurs spiritueuses, ou par suite de quelque irritation locale, comme l'action du froid sur les yeux, est sujet à redevenir puriforme. Lorsqu'il en est ainsi, l'ophthalmie redevient aussi contagieuse qu'au début.

Les paupières granuleuses, en frottant contre la cornée, maintiennent cette partie dans un état constant d'irritation, de sorte qu'elle devient vasculaire et nébuleuse, surtout dans sa moitié supérieure. Si le mal est négligé, il survient un épaississement considérable de l'épithélium de la cornée, qui devient rude et opaque dans toute son étendue. La cornée revêt une teinte légèrement verdâtre; examinée à la loupe, on la voit tachetée par de petites dépressions et recouverte de prolongements vasculaires provenant des vaisseaux des muscles droits. Bien que l'état nébuleux et vasculaire de la cornée soit dû en grande partie aux granulations des paupières, on se tromperait en le rapportant complétement à cette cause. Il est, au moins en partie, le résultat immédiat de la même inflammation qui s'est terminée par l'hypertrophie des papilles de la conjonctive palpébrale. De temps en temps de petites phlycténules se développent sur la moitié supérieure de la cornée, se rompent et forment de petits creux ou ulcères; ceux-ci ajoutent encore à l'irritation qui accompagne la maladie et déterminent l'opacité de la cornée.

En même temps que la conjonctive reste granuleuse, la constitution s'affecte presque toujours; le malade souffre de la fièvre hectique, pâlit, s'émacie, et tombe presque dans un état scorbutique général. Les fréquentes attaques fébriles sont presque toujours suivies d'un accroissement de la rougeur, du gonflement et des inégalités de la conjonctive. Il est inutile, en pareil cas, d'essayer la guérison de l'affection locale tant que l'on n'a point écarté la maladie générale. Lorsque l'on ne peut y réussir, la phthysie pulmonaire peut survenir (1).

Causes.—La conjonctive peut devenir granuleuse à la suite de toutes les ophthalmies puro-muqueuses. Cet état n'est nullement spécial aux inflammations contagieuses de la conjonctive; il est souvent produit par l'ophthalmie catarrhale pure et simple. Il importerait de savoir si ces granulations sont la conséquence des inflammations puro-muqueuses de la conjonctive, ou si elles dépendent de ce que ces affections ont été

le résultat d'un traitement mal dirigé, et non celui de la maladie. Si le fond de ces sillons n'est pas du tissu inodulaire, c'est celui de la conjonctive dépouillée de son corps papillaire par la cautérisation. T W.]

[(1) Cette terminaison nous paraît peu admissible; pour notre part, nous n'avons jamais eu l'occasion de la remarquer. Que, dans le grand nombre d'individus atteints dans le cours d'une épidémie, quelques-uns soient pris des symptômes de la tuberculisation, cela ne nous étonnera point, parce que, de l'aveu de notre auteur, les individus scrofuleux sont plus que les autres disposés à l'ophthalmie granulaire, et que chez eux la maladie est en général plus longue et plus grave. Nous ne pensons pas qu'il faille, dans l'état actuel de la science, prévoir semblable terminaison; les moyens efficaces dont nous disposons aujourd'hui, suffiront toujours à la prévenir. T. W.]

négligées ou traitées par des topiques mal dirigés. M. Lawrence penche beaucoup pour cette dernière opinion. Il décrit les granulations de la conjonctive comme étant « la conséquence de fortes applications de nitrate d'argent, soit en pommade, soit en solution, et dit que, à raison de la cause productrice, on devrait les appeler ophthalmies lunaires (1). » Sans doute, ces sortes d'applications peuvent provoquer une ophthalmie qui se terminera par l'état granuleux de la conjonctive; mais je pense que l'absence de tout traitement convenable, et surtout de la saignée générale et locale, au début des ophthalmies puro-muqueuses, est la cause la plus fréquente de cette affection. Nous la voyons succéder à des ophthalmies catarrhales dans lesquelles aucune sorte d'application n'a été faite sur la conjonctive (2).

Pronostic. — On peut, en général, à l'aide de bons habillements, d'une nourriture convenable sans intempérance, de la respiration d'un air pur, et d'un traitement médical judicieux, diminuer ou faire disparaître l'état sarcomateux des paupières et l'opacité de la cornée, et rétablir la vision ; mais si le malade a des habitudes d'intempérance, s'il est mal nourri et incomplétement protégé contre les vents froids ou les temps humides, on verra presque inévitablement survenir des rechutes qui s'accompagneront du renouvellement de l'inflammation de la conjonctive et de l'écoulement puriforme ; de sorte que, en fin de compte, surtout chez les sujets scrofuleux, la maladie peut devenir incurable. Les tentatives faites pour hâter la cure à l'aide de topiques trop fréquemment employés retardent souvent la terminaison de la maladie et provoquent des phlycténules sur la cornée.

Traitement. — 1. *Saignées locales.* — Si la conjonctive est très vasculaire et très sarcomateuse, on doit appliquer de temps en temps quelques sangsues sur la face externe des paupières ou sur la veine nasale. On se trouve bien aussi de retourner d'abord la paupière inférieure, puis la supérieure, et de scarifier la conjonctive comme nous l'avons indiqué p. 636. Si la membrane, dans toute son étendue, n'est pas trop épaissie, on doit inciser crucialement chaque granulation ou pratiquer légèrement avec la lancette des scarifications qui se croisent.

2. *Astringents.* — Beaucoup de substances appartenant à cette classe de médicaments, dont l'action locale sur les tissus animaux dépend de leur affinité pour l'albumine et la fibrine, ont été employés dans le traitement de la conjonctivite granuleuse; les principaux sont le tannin, le borax, l'alun, le sulfate de zinc et l'acétate de plomb.

M. Lawrence (3) recommande la liqueur d'alun composée, qu'on

(1) London Medical Gazette. July 11, 1845, p. 444.

[(2) L'opinion de M. Lawrence n'est pas soutenable en présence de ce fait, que les granulations sont souvent primitives, c'est-à-dire qu'elles se découvrent fréquemment sur des conjonctives qui n'ont jamais été soumises à aucun attouchement, ni le siége d'aucune inflammation sensible. T. W.]

(3) Ib., p. 446

emploie d'abord étendue. Chaque once de cette préparation contient environ huit grains d'alun et autant de sulfate de zinc. Cet astringent, ainsi que les autres médicaments semblables que l'on emploie sous forme liquide, doit s'appliquer sur la membrane malade à l'aide d'un pinceau en poils de chameau.

M. Chassaignac se sert d'un crayon de borax ou de sulfate de zinc. Il emploie le borax à l'état natif, en se bornant à le tailler en forme de cylindre. Comme il est peu soluble, il le laisse pendant quelques instants en contact avec la conjonctive, dont il blanchit légèrement la surface sans produire de cicatrice. Il se sert aussi de sulfate de zinc en crayon, mélangé avec une certaine quantité de gomme arabique en poudre. Après avoir fait une pâte des deux substances, il la roule en forme de crayon, qu'il applique de la même façon que le borax (1).

M. Tyrrell et d'autres se sont surtout servis de la liqueur non diluée du bi-acétate de plomb; liqueur formée d'une partie d'eau et de 1.5 du sel cristallisé (2).

M. Buys a introduit dans la pratique l'acétate neutre, ou sucre de plomb, réduit en poudre impalpable, et qu'il applique à l'aide d'un pinceau à miniature sur la surface malade, où il le laisse se dissoudre dans les larmes. L'effet immédiat est de provoquer une forte contraction du tissu malade ; les granulations s'affaissent, et la membrane paraît lisse et uniforme. Lorsque l'on a replacé la paupière, le sel revêt une apparence blanchâtre, et il s'écoule parfois un temps très long avant qu'il se détache. On doit le réappliquer tous les cinq ou six jours, jusqu'à l'accomplissement de la guérison. On prétend qu'en traitant ainsi la conjonctive granuleuse, il ne se forme aucun précipité insoluble, même lorsqu'il existe un ulcère sur la cornée (3), ce qui est à peine croyable.

3. *Escharotiques.* — Ceux dont on s'est servi le plus souvent sont le nitrate d'argent et le sulfate de cuivre. Un jour ou deux après que l'on a appliqué des sangsues ou pratiqué des scarifications, on retourne les paupières, on les débarrasse du mucus qui peut y adhérer, et l'on passe une seule fois et rapidement le crayon de nitrate d'argent sur les granulations. On fait couler de l'eau chaude sur la paupière qui a été ainsi touchée, avant de lui laisser reprendre sa place. Il y a avantage à remplacer, au bout d'un certain temps, le caustique lunaire par le sulfate de cuivre, dont on peut user plus largement, et qui peut être de temps en temps poussé, derrière le cartilage tarse renversé, dans le sinus supérieur de la conjonctive. On emploiera alternativement, tous les deux ou trois jours, la déplétion locale ou l'un des escharotiques dont nous venons de parler, en même temps que l'on fera usage trois fois par jour du collyre au deuto-chlorure de mercure en fomentations

(1) Lancet, June 7, 1845, p. 654.
(2) Practical Work on the Diseases of the Eye, vol. I, p. 134. London, 1840.
(3) Annales d'Oculistique, t. XXI, p. 293. (Voir *Note additionnelle* des trad.)

chaudes, et que l'on appliquera, en se couchant, sur le bord libre des paupières de la pommade au précipité rouge ou de l'onguent citrin étendu.

Outre l'emploi du caustique lunaire et du sulfate de cuivre à l'état solide, on se trouve bien d'appliquer, en solution et en pommade sur la surface malade, ces mêmes escharotiques ou d'autres stimulants, surtout la pommade au précipité rouge et le vin d'opium. Ils aident à rétablir la transparence de la cornée, aussi bien qu'à réprimer l'état sarcomateux de la conjonctive. Un remède populaire, que j'ai vu être utile, est le suc exprimé de l'*holcus avenaceus*.

4. *Révulsifs*. — Il y a avantage, pendant l'emploi des autres moyens de traitement, à entretenir des vésicatoires derrière l'oreille et à la nuque. On peut ranger ici l'application, tous les quatre ou cinq jours, du crayon de nitrate d'argent sur la surface externe des paupières.

5. *Absorbants*. — On se trouve fort bien, dans beaucoup de cas, de mettre le malade à l'usage interne de l'iodure de potassium. Il peut être utile, pour faire diminuer l'état d'hypertrophie du tissu malade, de frictionner soir et matin, pendant quelques minutes, la surface externe des paupières avec de l'onguent mercuriel ou de la pommade au précipité rouge.

6. *Toniques*. — La guérison est grandement favorisée par l'observation exacte des précautions hygiéniques dont nous avons parlé à l'article *pronostic*, et par l'administration des toniques, surtout des ferrugineux et du sulfate de quinine. Les soldats congédiés de l'armée se débarrassent souvent de l'ophthalmie granuleuse, parce qu'ils vont habiter la campagne où ils continuent le même traitement qui avait échoué pendant qu'ils étaient à l'hôpital militaire.

7. *Excision*. — Lorsque les granulations de la conjonctive sont devenues très exubérantes, et ont persisté pendant plusieurs mois malgré l'essai régulier de plusieurs traitements, on peut avoir recours à une méthode plus expéditive : nous voulons parler de l'ablation avec le bistouri (1). On renverse aussi complétement que possible en dehors la paupière que l'on veut opérer, et l'on rase avec un petit bistouri très tranchant en forme de lancette, ou l'on coupe avec des ciseaux les papilles hypertrophiées ou du moins les plus saillantes.

Il faut prendre garde, en pratiquant cette opération, d'enlever plus que la couche granuleuse. Sans cela, il pourrait se former sur la surface interne des paupières des cicatrices dures et irrégulières dont l'action sur la cornée ne serait pas moins nuisible que celle du tissu que l'on aurait enlevé (2).

(1) Sir WILLIAM READ's Short but Exact Account of all the Diseases incident to the Eyes, p. 96. London, 1706.

[(2) Nous considérons l'excision des granulations comme un mauvais procédé qui dépasse le but ou ne l'atteint pas. Elle détermine la formation de brides, et rarement enlève tout ce qu'on veut faire disparaître. Tout au plus, pourrait-on y recourir pour supprimer la partie la plus

8. *Inoculation.* — L'idée de guérir les granulations de la conjonctive en provoquant sur la membrane malade l'action inflammatoire d'une attaque d'ophthalmie purulente aiguë, qu'on traite ensuite par la saignée et les autres remèdes, a été mise en avant pour la première fois par mon ami feu le docteur Henry Walker (1).

Le moyen adopté par le professeur Jaeger et le docteur Piringer pour provoquer cette inflammation, est d'inoculer la conjonctive avec de la matière provenant de l'œil d'un enfant atteint d'une des formes bénignes de l'ophthalmie des nouveau-nés. Cette matière s'applique à la surface interne des paupières à l'aide d'un pinceau à miniature, et au bout de quelques heures, son effet se produit. L'inflammation qui survient ainsi doit se traiter comme une attaque ordinaire de conjonctivite purulente. Bien que cette pratique ne paraisse point très sûre, on ne saurait nier que l'on a guéri de cette façon l'état d'hypertrophie de la conjonctive et l'état vasculaire et nébuleux de la cornée qui en est la conséquence. Pour les détails complets de cette méthode, je renvoie le lecteur à un mémoire du docteur Hamilton, inséré dans le *London and Edinburgh Monthly Journal of Medical Science de juillet* 1845. J'ajouterai seulement qu'il existe des contre-indications importantes, parmi lesquelles figure l'existence de la scrofule, du rhumatisme, ou de toute autre dyscrasie (2).

NOTE ADDITIONNELLE AU CHAPITRE PRÉCÉDENT,

Par les traducteurs.

DE L'OPHTHALMIE MILITAIRE EN BELGIQUE.

Comme nous l'avons dit dans nos annotations au chapitre que l'on vient de lire, nous sommes loin de partager toutes les vues de M. Mackenzie sur différentes questions relatives à l'ophthalmie des armées. Cette dissidence nous a déterminés à y faire un chapitre additionnel, dans le but d'étudier cette affection au point de vue essentiellement

saillante de granulations fongueuses très-élevées ; après quoi, l'on agirait sur le restant par les agents absorbants dont nous avons parlé plus haut. T. W.]

(1) Edinburgh Medical and Surgical Journal, January 1811, p. 1.

[(2) Nous sommes grands partisans de l'inoculation blennorrhagique dans le traitement du pannus ; mais nous n'oserions y recourir ni le conseiller dans celui des granulations palpébrales, quand la cornée est saine. Si cette dernière n'est point atteinte dans l'ophthalmie purulente que l'on a provoquée pour faire disparaître les opacités vasculaires et exsudatives de cette membrane, c'est qu'elle est préservée par le revêtement pathologique qui la recouvre. Dans tout autre condition, l'inoculation exposerait la cornée à des ulcérations, à des perforations, etc., et il serait au moins téméraire de la tenter. T. W.]

militaire. On sait que la Belgique, par un fâcheux privilége, a été longtemps en proie à ce fléau, que nous avons pu observer pendant une longue suite d'années et que nous observons encore chaque jour. Notre intention n'est pas de refaire l'exposé de l'ophthalmie purulente si magistralement traitée par notre auteur, mais de passer en revue quelques points de doctrine incomplétement établis par lui, et dont l'étude complétera l'histoire d'une des affections les plus fâcheuses et les plus intéressantes à la fois qu'il nous ait été donné d'observer. Ce chapitre est donc simplement le complément de celui que l'on vient de lire.

Si nous ne nous adressions qu'aux médecins belges, si ces notes ne devaient pas franchir les étroites limites du pays où elles ont été écrites, nous nous serions dispensés de les introduire dans ce livre. En effet, il n'est pas en Belgique de médecin un peu instruit qui ne sache tout ce que nous dirons de l'ophthalmie qui a frappé notre armée, de sa génésie, de son mode de propagation, de sa prophylaxie, de son traitement. Ce n'est donc pas à eux que ce travail s'adresse.

Mais nous ne croyons pas trop nous flatter en espérant que notre ouvrage frappera l'attention des médecins des autres pays. Or, c'est pour le médecin étranger que nous avons jugé utile de nous étendre avec quelque détail sur les principaux points qui se rapportent à l'histoire de l'ophthalmie belge. La gravité avec laquelle elle a sévi dans les rangs de l'armée, la controverse qui s'est établie relativement à son mode de propagation, et jusqu'aux conséquences fâcheuses des mesures prises dans le but d'en arrêter l'élan, tout est susceptible de salutaire enseignement à ceux des pays de l'Europe que le mal pourrait encore atteindre désormais. Il y a peu d'années, quand l'ophthalmie militaire atteignit les armées du Danemark, n'y avons-nous pas vu se renouveler ces mêmes luttes dont la Belgique avait été le théâtre? Soit qu'ils ignorassent la succession des faits qui s'y étaient produits; soit que, défiants des relations que la presse leur en avait transmises, ils ne voulussent s'en rapporter qu'à leur expérience propre, les médecins danois se divisèrent tout d'abord en deux camps, les *contagionistes* et les *non contagionistes*. L'expérience, si chèrement acquise par nous, ne leur avait donc nullement profité, et il n'a pas fallu moins que les convictions profondes et l'énergique opiniâtreté de quelques praticiens dévoués, parmi lesquels nous citerons MM. Bendz (1) et Melchior, pour faire triompher la vérité.

En réunissant dans un ouvrage didactique les éléments, épars jusqu'ici, qui se rapportent à cette importante question; en y présentant les considérations les plus rationnelles qui se sont produites sur la nature de la maladie, sur ses causes, etc., et les faits qui en démontrent

(1) Bendz. Quelques considérations sur la nature de l'ophthalmie dite militaire, par rapport à son apparition dans l'armée danoise depuis 1851. Annales d'Oculistique, t. XXXIII, p. 164.

la contagiosité de la manière la plus irréfragable ; en en indiquant le traitement prophylactique et curatif, en signalant enfin la série des mesures adoptées après divers tâtonnements, et dont l'application rigoureuse a amené la disparition presque complète de l'ophthalmie dans l'armée belge, nous sommes convaincus d'avoir fait chose utile. Les documents sur lesquels nous nous sommes appuyés appartiennent à l'histoire ; réunis ici en quelques pages, ils pourront être utilement consultés par tous ceux qui, jaloux de tirer parti de l'expérience des autres, voudront éviter les écueils et les écoles qui ne nous ont point été épargnés.

§ I. — Historique.

Pendant les trois premières années qui suivirent la séparation de la Belgique et de la Hollande, on s'occupa peu de l'ophthalmie de l'armée, et ce n'est guère qu'en 1835 que le gouvernement s'en émut. A cette époque, les médecins belges étaient divisés en *compressionistes* et *contagionistes*. M. Vleminckx, Inspecteur général du service de santé de l'armée, était l'un des plus ardents parmi les premiers ; MM. Fallot et Varlez, depuis la publication de leurs *Recherches sur les causes de l'ophthalmie qui règne dans quelques garnisons de l'armée des Pays-Bas*, s'étaient d'emblée posés comme les chefs du parti contagioniste, auquel ils avaient rallié bon nombre de dissidents. D'après les premiers, la maladie était le résultat de la compression exercée sur le front et sur le cou par le shako et le col, et de la congestion des conjonctives qui en était la conséquence. Pour les seconds, elle était simplement contagieuse.

C'est dans ces circonstances que le Ministre directeur de la Guerre institua une commission chargée de rechercher les causes de l'ophthalmie et les moyens de l'éteindre. Cette commission devait être composée de médecins n'ayant jamais émis d'avis sur la question qui allait leur être soumise, et n'étant point par conséquent sous l'influence d'une opinion préconçue.

« On trouvera sans doute étrange, dit M. Fallot (1), que pour condition d'admission parmi ces experts, l'administration ait stipulé de *ne jamais avoir rien publié* sur la matière. N'était-ce pas déroger tout d'abord à une règle que traçait le bon sens et dont l'expérience avait démontré l'utilité, savoir, de choisir de préférence, dans des commissions d'enquête, ceux qui se sont particulièrement occupés de la matière à examiner et en ont fait, par cela même, une étude spéciale. En agir ainsi, n'était-ce pas faire croire au vœu, sinon à l'intention, de faire triompher un système préféré, de peser les opinions dans une balance n'ayant qu'un seul bassin? Y avait-il un seul motif plausible pour ne pas mettre directement aux prises les divers partis représentés par leurs organes, pour ainsi dire, officiels? En était-ce un que la crainte de voir dégénérer en querelle la discussion qui devait s'engager? Mais quand cela aurait eu lieu, quand la collision aurait été dure, violente, impétueuse, n'est-ce pas du choc des idées que jaillit la lumière? »

(1) FALLOT. De la simulation et de la dissimulation des maladies, etc., p. 47. Bruxelles. Tircher, 1836.

Quoi qu'il en soit, sollicité par la représentation nationale et par les avis presque quotidiens de la presse, le Ministre de la Guerre, sans s'arrêter aux considérations exprimées plus haut, institua la *Commission* dite *des recherches sur l'ophthalmie de l'armée* et la composa de :

MM. Van Cutsem, président; Baud, Ansiaux, Sommé, médecins civils, et Colson, Lepage, Gouzée, Tallois, secrétaire, médecins principaux de l'armée.

Cette commission, composée d'ailleurs des hommes les plus instruits et les plus recommandables, mais qui, conformément au vœu du gouvernement, n'avaient jamais écrit sur la matière dont l'examen leur était confié, eut à répondre à une série de questions qui lui furent proposées.

M. Vleminckx, dans une note portant la date du 31 mars 1834, a donné quelques extraits des séances de la Commission, tenues le 20 décembre 1833 et le 28 et le 29 mars 1834. Le procès-verbal de la séance du 20 décembre 1833 fut transmis au ministre de la guerre le 8 mars suivant.

Le ministre était informé que la commission, « sans être d'un avis unanime sur les agents producteurs de l'ophthalmie, avait néanmoins reconnu que la compression du cou, occasionnée par une coupe vicieuse de nos uniformes, devait contribuer puissamment à faire naître cette affection. »

« Jusqu'alors, on le voit, dit M. Vleminckx, la commission n'était point d'un avis unanime sur les agents producteurs de l'ophthalmie; il en était parmi ses membres qui croyaient toujours pouvoir en attribuer la source à un virus délétère exotique, bien que cette opinion eût déjà été combattue par les médecins militaires, membres de la commission, avec une rare puissance de logique, et spécialement par l'énumération d'un grand nombre de faits dont la véracité n'avait pu être mise une seule fois en doute. »

Pendant que la Commission se livrait à ses travaux, le gouvernement, voyant la divergence d'opinion qui divisait ses membres, invita M. le professeur Jüngken, de Berlin, à se rendre en Belgique, afin de l'aider dans ses recherches. Ce praticien, indépendamment des écrits par lesquels il s'était fait connaître, se recommandait par la part qu'il avait prise à l'extirpation de l'ophthalmie dans l'armée prussienne. Le procès-verbal de la séance du 28 mars 1834 nous apprend que M. Jüngken a été présenté à la Commission par M. Vleminckx, et que, conformément à ce qui avait été décidé dans la séance du 6 mars, ces deux médecins ont été admis à prendre part aux délibérations qui sont résumées ainsi qu'il suit (1) :

« Sur la demande que lui en fait M. *Sommé*, M. le professeur Jüngken passe en revue les divers moyens qui paraissent devoir être employés pour extirper l'ophthalmie. La tenue vicieuse de nos soldats, l'état du casernement, les ordres à donner pour le renvoi dans leurs foyers des hommes portant des granulations (dont la recherche devrait être faite par les officiers de santé qui examineraient attentivement la conjonctive palpébrale jusqu'à l'endroit où cette membrane se replie sur le globe de l'œil, en renversant entièrement la paupière inférieure), enfin les dispositions à prendre pour que les divers degrés

(1) F. Cunier. Recherches statistiques, etc. Annales d'Oculistique, t. XVII, p. 147 et suiv.

d'ophthalmie ne soient plus confondus dans les salles, fixent tour à tour l'attention de M. le professeur.

« M. *Lepage* fait observer qu'il a consigné dans son mémoire les remarques sur les granulations, et qu'il y a examiné les diverses questions traitées par M. le professeur de Berlin.

« M. *Vleminckx* ayant ensuite agité la question de savoir si, dans l'opinion de *M. Jüngken*, le contact des armées françaises et prussiennes, etc., a donné lieu à la propagation de la maladie, M. le professeur répond que c'est un point qu'il ne faut pas toucher, si l'on veut parvenir au but qu'on se propose. Il dit cependant qu'il pense que l'idée de la propagation de la maladie par contact est une erreur. Toutefois, d'après ce professeur, ce n'est pas à une seule cause, mais à la réunion de plusieurs causes qu'il faut attribuer l'ophthalmie. Selon lui, elle est contagieuse à certains degrés par contact, et il a la conviction qu'elle peut devenir miasmatique dans certaines circonstances et sous l'influence de certaines conditions, et se propager de cette manière parmi les hommes prédisposés. MM. *Vleminckx, Lepage* et *Colson*, sans vouloir combattre cette opinion, persistent à soutenir qu'il n'existe aucun fait positif qui prouve ce dernier mode de propagation, tandis que les faits négatifs sont nombreux.

« Passant aux moyens à employer pour extirper la maladie, la commission décide que le premier de tous doit être le changement de l'uniforme de toute l'armée, qui devra être modifié, quant aux parties qui recouvrent le cou, d'après la coupe française. L'appréciation de la cessation de la compression du cou et de la tête devra être en tout temps abandonnée aux officiers du service de santé, et les mesures à prendre pour faire cesser cette compression là où elle existe, exécutées aussitôt que réclamées. »

Suit l'énumération des modifications à introduire dans la tenue, des dispositions à prendre pour éviter l'encombrement, etc., etc. Puis le procès-verbal continue ainsi :

« Les granulations étant une cause de récidives de l'ophthalmie, et les hommes qui en sont porteurs étant inutiles aux régiments, en ce qu'ils embarrassent le service par la nécessité où l'on se trouve de les envoyer souvent aux hôpitaux qu'ils encombrent inutilement, et où, après une ou deux récidives, ils sont exposés à perdre la vue, la commission estime qu'il convient de les renvoyer sans solde dans leurs foyers. Ces militaires devraient être obligés de se présenter tous les trois mois à l'hôpital le plus voisin. Des instructions devraient être données sur ce point par le chef du service de santé, et l'appréciation des granulations, et en général de l'état des conjonctives palpébrales qui pourrait nécessiter des congés de convalescence, abandonnée aux officiers de santé seulement, et spécialement à ceux que l'inspecteur général désignerait à cet effet.

« Si, dans un régiment, l'ophthalmie prenait une marche épidémique, et que malgré les précautions ordinaires (suppression des exercices et manœuvres, diminution des fatigues et dans le nombre des gardes, etc., etc.), on ne pût arrêter cette marche, il conviendrait de cantonner le régiment, pour mieux rapprocher le soldat de la vie casanière et le soustraire ainsi aux causes prédisposantes et efficientes de la maladie... »

Dans sa dernière séance (le 29 mars), la Commission s'occupa de l'état des corps de garde, de quelques précautions à prendre quand la troupe est en marche ; enfin, elle émit le vœu qu'on adoptât pour nos soldats le col du 2e régiment de chasseurs d'Afrique, dont M. Vleminckx avait déjà demandé à M. le Ministre directeur de la Guerre l'introduction dans l'armée.

Le 20 avril, 25 jours après cette séance, M. Vleminckx réclamait instamment de M. le Ministre de la Guerre le renvoi des granulés. Je le laisserai parler :

« Au nombre des mesures recommandées, il en est une d'une telle importance que, si elle n'est pas immédiatement exécutée, nous aurons le malheur de voir encore plusieurs de nos soldats affectés de cécité complète ou incomplète avant la fin de la saison actuelle :

je veux parler du renvoi dans leurs foyers de ceux d'entre eux qui, ayant été atteints d'ophthalmie, conservent les conjonctives palpébrales engorgées, injectées, granulées. Il est à votre connaissance que depuis longtemps j'ai prescrit aux médecins en chef des hôpitaux de demander pour ces soldats des congés de convalescence d'une plus ou moins longue durée. Mais, soit insouciance ou défaut de conviction de la part de quelques-uns d'entre eux, soit la crainte de déplaire aux chefs militaires qui se récrient constamment contre les demandes de congés de cette nature, cette mesure n'a été qu'imparfaitement exécutée.

« Toutefois, autant il convient aujourd'hui de la rendre générale et de détruire avec énergie les obstacles qu'elle pourrait rencontrer, autant il importe de ne pas permettre qu'il en soit fait un coupable abus. »

Par une circulaire en date du 11 mai 1834, le Ministre de la Guerre donna sa sanction aux mesures arrêtées par la Commission (1).

Les officiers de santé nommés pour la recherche des hommes à envoyer en permission, reçurent pour instructions « de désigner ceux dont les conjonctives palpébrales étaient engorgées, tuméfiées, granulées (2). » Il leur était enjoint de faire cette visite avec la plus vigilante attention, et en se conformant au mode d'investigation prescrit dans le § G des *Instructions pour les officiers de santé*. Ce paragraphe est ainsi conçu :

« Il a paru nécessaire de décrire ici succinctement sous quel aspect se présentent ordinairement les conjonctives des militaires dont il est question :

« Lorsque la paupière inférieure est fortement abaissée, de manière à découvrir sa face postérieure, et qu'on fait en même temps porter les yeux en haut, la conjonctive est mise à nu jusque dans ses replis, et l'on y remarque, à l'endroit où cette membrane passe de la paupière sur le globe de l'œil, des granulations plus ou moins nombreuses, plus ou moins développées. On sait que, dans l'état normal, la conjonctive palpébrale est au contraire blanche et fine, et qu'elle présente dans toute son étendue un aspect poli, lisse, luisant.

« TOUS LES HOMMES PORTEURS DE CES GRANULATIONS DOIVENT ÊTRE CONSIDÉRÉS COMME ÉTANT ACTUELLEMENT IMPROPRES AU SERVICE, les récidives de la maladie, qu'ils contractent sous l'influence de la moindre cause occasionnelle, pouvant les priver d'ailleurs complétement ou incomplétement de la vue. »

« Tous les hommes dont les conjonctives présenteront des traces de maladie, disait le Ministre aux officiers de santé chargés de la visite, seront renvoyés en permission, dont la durée sera basée sur l'état anormal de celles-ci (les conjonctives). » Il ajoutait :

« Les permissions ne pourront toutefois dépasser six mois. Chaque permissionnaire sera tenu de se présenter au moins une fois tous les mois (3) à l'hôpital qui lui sera désigné.

« Si au nombre des hommes visités il s'en trouvait qui n'offrissent aucun espoir de guérison radicale, ceux-ci seraient envoyés à leur dépôt, avec indication de cette circonstance, pour qu'ils puissent être proposés pour la réforme définitive. »

Dans les instructions pour les commandants militaires des provinces, les commandants de place et les chefs de corps (4), il était

(1) Voir Recueil administratif de l'armée, par P.J. BEMELMANS, 1834, n° 845, p. 85.

(2) Recueil administratif, loc. cit.

(3) La Commission (voir p. 701) avait pensé qu'il suffisait que cette visite eût lieu tous les trois mois.

(4) Recueil administratif, vol. VII, pp. 87 et 96.

prescrit de faire imprimer, au dos des congés délivrés, l'instruction suivante (en flamand et en français) :

Instruction pour le permissionnaire renvoyé dans ses foyers pour cause d'ophthalmie.

« 1° Le permissionnaire se présentera le de chaque mois à l'hôpital de , jusqu'à l'expiration de sa permission ; il serait poursuivi comme déserteur s'il manquait deux fois de suite à la visite.

« 2° Afin qu'il ne puisse communiquer l'ophthalmie à d'autres individus, il veillera à ce que personne ne se serve des objets de propreté dont il fait usage, tels qu'essuie-mains, éponges, mouchoirs, etc. ; à ce qu'aucune parcelle de l'humeur qui pourrait découler de ses yeux ne se mette en contact avec les yeux des personnes saines. Il couchera seul.

« 3° Il entretiendra la propreté de ses yeux en les lavant de temps en temps avec de l'eau tiède, en ayant soin de ne pas les laisser humides ; la tête ne pourra jamais être mouillée.

« 4° Il évitera les excès de tout genre et s'abstiendra spécialement de l'usage des boissons spiritueuses.

« 5° Il aura soin de ne jamais s'exposer à des courants d'air, à des refroidissements ; il veillera surtout à ce que ses pieds ne soient jamais humides et froids.

« 6° Si l'état des yeux s'aggravait, le permissionnaire s'adresserait sans délai à une personne de l'art, et de préférence, si la chose était possible, aux médecins militaires de l'hôpital le plus voisin de son domicile. »

Instruction pour les officiers de santé.

Elles rappelaient : A. Les mesures prescrites pour parer à la compression du cou ;

B. Celles prescrites pour prévenir les infractions aux lois de l'hygiène et aux règlements, en ce qui concerne l'espacement des lits, l'entretien de la propreté, etc., dans les casernes.

C. Elles ordonnaient l'inspection journalière et très attentive des yeux des soldats, afin d'envoyer aux hôpitaux ou infirmeries ceux qui seraient atteints d'ophthalmie.

D. Si des hommes sortant des hôpitaux étaient envoyés au corps, ayant les conjonctives palpébrales engorgées, non-seulement les officiers de santé auraient à les exempter de tout service, mais à demander, sans délai, pour ces derniers, une permission dont la durée serait calculée sur l'état maladif desdites conjonctives.

E. Il est prescrit de visiter les hommes à leur rentrée au corps, qu'ils viennent du dépôt ou de congé, et de renvoyer de nouveau au dépôt ou en permission ceux dont les conjonctives ne sont pas saines.

F.....

G. Ce paragraphe a été reproduit ci-dessus p. 702.

H. Dans ce paragraphe, il est recommandé de ne pas permettre l'encombrement des salles d'ophthalmiques dans les hôpitaux, de les espacer largement au contraire, etc.

I. Les officiers de santé en chef des hôpitaux étaient invités à ne pas renvoyer à leurs corps des hommes chez lesquels l'ophthalmie avait laissé soit des granulations, soit de l'engorgement conjonctival ; des congés devaient être sollicités dans ce cas, en réglant leur durée d'après l'état morbide des conjonctives. — « Ils ne perdront pas de vue que l'ophthalmie ne pourra être considérée comme complétement extirpée que lorsque toutes les végétations sur les conjonctives auront disparu et que ces membranes auront recouvré leur aspect pâle et luisant. »

K.....

L. Des récompenses seront accordées à ceux d'entre ces derniers (les officiers de santé) qui auront été signalés au département de la guerre pour le zèle qu'ils auront apporté à la stricte exécution des moyens ordonnés, et spécialement de ceux qui sont plus exclusivement de leur ressort.

M. Enfin, les officiers de santé chargés de la visite des hommes destinés à entrer au service militaire refuseront d'admettre les hommes d'une constitution lymphatique ou scrofuleuse, et ceux qui présenteront les moindres signes d'affections oculaires. »

Telles furent les mesures prescrites en 1834, sur la recommandation de la Commission des recherches.

Le Ministre de la Guerre, dans sa circulaire du 5 mai, faisait connaître aux généraux, aux chefs de corps et aux médecins en chef des divisions et des hôpitaux militaires, « qu'il recevrait avec gratitude les observations que leur expérience les mettrait à même de présenter sur les mesures prescrites et sur celles qu'ils croiraient utile d'y ajouter. »

Cet appel fut entendu.

Plusieurs généraux et médecins de l'armée s'accordèrent pour signaler les inconvénients du renvoi des granulés, et surtout les résultats désastreux qu'il entraînerait immanquablement ; néanmoins, cette mesure fut mise à exécution. Fort de l'avis d'une commission composée d'hommes qui jouissent chez nous d'une haute réputation de science, fort de l'opinion d'un ophthalmologue recommandable par les plus importants travaux et occupant une chaire d'ophthalmologie à l'université de Berlin, M. le Ministre directeur de la Guerre crut pouvoir faire passer outre. 2,097 granulés, sur 5,444 qui avaient été désignés, quittèrent leurs corps pour se rendre en permission.

M. Fallot, le seul dont l'appréciation ait été livrée à la publicité, avait sagement prévu tout ce qui allait arriver. Nous ne pouvons nous dispenser de reproduire ici la prédiction formulée par l'estimable médecin principal de la garnison de Namur (1) :

« Il est inutile de dire que je souscris complétement au renvoi des ophthalmiques de leurs corps respectifs et que je considère leur éloignement comme la condition *sine quâ non* de l'extirpation du fléau : je m'en suis suffisamment expliqué et hautement en plus d'une circonstance. C'est là le moyen capital, dont tous ceux qu'on propose d'ailleurs ne sont que secondaires, au point que si on le combinait avec un changement dans la tenue des troupes, il faudrait un peu plus que de la bonhomie pour mettre sur le compte du dernier les prompts et heureux effets qu'on obtiendra infailliblement.

« Mais pour admettre la nécessité de la séquestration des ophthalmiques, *je suis loin d'approuver leur renvoi dans leurs foyers, à cause des abus que j'en crois inséparables*. Examinons cette question :

« 1° Pour celui qui connaît la grande pénurie des ressources à la portée des indigents dans les communes rurales de nos provinces, il sera démontré que ceux des soldats appartenant à cette classe (et le nombre en est grand), chez lesquels la maladie s'aggravera dans leurs foyers, demeurant, sans secours rationnels, livrés à l'impéritie et à la cupidité des médicastres et des charlatans qui infestent les campagnes, perdront la vue et tomberont à la charge du trésor ou d'autres caisses publiques.

2° Le principe de la transmissibilité par contact immédiat paraît désormais incontesté. Pense-t-on que les instructions dont on se propose de munir le permissionnaire puissent jamais empêcher les communications les plus assidues et les plus intimes entre lui et ses commensaux? Qui ne voit d'ici l'étroite cabane où toute la famille est entassée, le grabat où ses habitants se blottissent en commun, les haillons dont ils se couvrent alternativement et qui constituent toute leur garde-robe, la sébile qui leur sert tantôt de soupière, tantôt de broc, tantôt d'écuelle? A quoi serviront des instructions inexécutables? Autant leur recommander les eaux de Bagnères ou les bains aux Néothermes à Paris!

« Voilà les principaux inconvénients qui d'abord, à la lecture des pièces transmises, m'ont frappé, et que je m'empresse de signaler à votre sollicitude, en ajoutant qu'ils au-

(1) De la simulation, etc., p. 123. — Extrait d'une lettre à M. Vleminckx, datée du 19 mai 1834, n° 1170.

raient été évités, si, au lieu de leurs foyers, on eût indiqué des hôpitaux pour recevoir ceux des ophthalmiques que les médecins auraient jugés devoir être éloignés de leurs corps. M'objectera-t-on l'impossibilité d'y réunir tous ceux qui seraient dans ce cas? Je réponds que si les hôpitaux actuellement existants ne suffisaient pas, il fallait en établir de temporaires, destinés exclusivement à cet usage, bâtir au besoin, dans les endroits les plus convenables, de vastes loges en planches dont on aurait multiplié le nombre en raison des besoins.

« Dira-t-on que de semblables constructions auraient forcé à d'énormes dépenses? Cette évaluation n'est pas de mon ressort : quand il s'agit du bien-être du soldat, le médecin militaire ne calcule pas. Mais pense-t-on que le renvoi des ophthalmiques dans leurs foyers puisse se faire sans frais? Le gouvernement accueillera-t-il la proposition un peu irréfléchie, à mon sens, de la Commission, d'un renvoi sans solde? Comment veut-on que se nourrissent et s'entretiennent chez eux ces soldats dont l'immense majorité appartient à la classe indigente? — Ils travailleront. La réponse est facile; mais leur maladie leur permettra-t-elle de se livrer aux travaux des champs sans danger de rechute? Et si elle a lieu et qu'il leur faille chômer, qui leur donnera du pain? Pense-t-on qu'à la campagne on trouve à s'employer du jour au lendemain, et qu'on y donnera la préférence, comme ouvriers, à des hommes qui, d'un instant à l'autre, peuvent être rappelés au service? En vérité, il faut avoir peu réfléchi, ou ne pas avoir vécu parmi les soldats, pour proposer une semblable mesure généralement et sans exception. Ne rencontrons-nous pas tous les jours dans nos salles des hommes qui refusent, à la suite d'autres maladies, des congés de convalescence, à défaut de moyens de pouvoir vivre chez eux?

« Et quelle que fût, au demeurant, la dépense à supporter par l'État, n'en serait-il pas amplement dédommagé en obtenant la séparation si nécessaire des malades affectés ou suspects, sans présenter aux soldats un appât pour la fraude et semer parmi eux des germes de démoralisation; en entretenant chez eux l'habitude de la discipline et l'esprit militaire, tout en les exemptant du service; en les assujétissant à tous les soins de propreté et à l'observation des autres règles de l'hygiène, sans l'intervention desquels la guérison des ophthalmies anciennes ne peut jamais s'obtenir, et en mettant à leur portée des secours prompts et suffisants dans les cas où des rechutes les leur rendraient nécessaires : tous avantages dont le plus grand nombre d'eux se trouvent dénués dans leurs foyers. »

Deux mois après qu'une partie des granulés avaient été renvoyés en permission dans leurs familles, on lisait dans un journal :

« La mesure prise de renvoyer dans leurs foyers les hommes atteints d'affections oculaires porte ses fruits.

« On nous annonce qu'à Neerissem, village près de Louvain, deux militaires envoyés en permission chez eux ont transmis l'ophthalmie à leurs familles. Les pères, mères, frères et sœurs ont payé le tribut, et dans chacune d'elles le père et la sœur sont aveugles.

« Avant cette nouvelle mesure, cette affreuse maladie était inconnue dans nos campagnes; aujourd'hui la contagion se propage et menace nos campagnards, d'autant plus à plaindre qu'ils ignorent la gravité de cette affection et que les médecins consultés sont moins familiarisés avec le traitement à employer pour combattre les accidents. »

Burkard Eble, médecin de régiment autrichien et bibliothécaire de l'Académie Joséphine de Vienne, dont le nom se trouve, comme celui de notre compatriote M. Fallot, étroitement lié à l'histoire des progrès de l'étude de l'ophthalmie des armées, fit parvenir au roi, vers la fin de 1834, un mémoire dans lequel il combattait énergiquement le renvoi dans les foyers, décrété par la circulaire du 1er mai de la même année. Ce mémoire, écrit en langue allemande, fut traduit en français par MM. Von Kriss et Cunier (1).

(1) Considérations sur la blépharophthalmie catarrhale des armées qui règne parmi les troupes belges. Louvain, 1836, in-8°.

Eble parlait ainsi :

« Le docteur Jüngken dit que les hommes malades ou suspects doivent êtres renvoyés dans leurs foyers. Il est vrai que lorsqu'on envoie ces hommes dans des hôpitaux où se trouvent des individus affectés d'autres ophthalmies, leur maladie s'aggrave très souvent, que la guérison en est ordinairement très lente, et qu'il arrive même qu'elle persiste pendant des années entières ; mais il paraît tout à fait irrationnel de prétendre qu'en admettant un de ces malades dans un bon hôpital et en l'y soumettant à un traitement approprié, on ne parvienne pas à le guérir en beaucoup moins de temps qu'en le renvoyant dans ses foyers, où il est abandonné à, lui-même. Que l'on se demande donc si dans un hôpital convenablement disposé, on ne pourrait pas, pour obtenir leur guérison, procurer à ces malades tout ce qui lui fait attacher tant de prix à leur renvoi chez eux? Pour mon compte, je dirai que dans ces établissements ils peuvent non-seulement endosser des vêtements commodes, s'occuper de travaux appropriés à leurs goûts, se soustraire aux vicissitudes de la saison, et jouir du bon et grand air, mais qu'ils trouvent encore des secours dont ils sont privés chez eux. En Autriche, les malades affectés d'ophthalmies légères sont séparés de ceux plus fortement atteints, et envoyés dans des hôpitaux, casernes ou forteresses à ce destinés ou établis pour cet usage; ils y sont spacieusement logés et y prennent le vêtement d'hôpital qui est commode. Lorsque le temps est bon, ils se promènent deux fois par jour et des heures entières, sous la surveillance d'un médecin, dans des prairies et des bois ombragés; ils se livrent, dans l'établissement même, à des ouvrages faciles et agréables. De cette façon, on parvient à les guérir très promptement. Est-ce que la même chose ne serait point exécutable en Belgique?

« D'un autre côté, le professeur Jüngken avoue qu'il arrive fréquemment que cette maladie passe instantanément d'un degré bénin au plus haut degré d'acuité, et cela sous l'action de la moindre cause, et surtout sous des influences atmosphériques, et qu'ainsi ces hommes peuvent perdre la vue. Cela arrivera-t-il plus facilement dans un hôpital que dans les foyers du soldat renvoyé ?

« Enfin, M. Jüngken admet sans restriction la contagion *per contactum* et sous des rapports spéciaux, celle *in distans*. Comment, après avoir reconnu la nature contagieuse de cette affection, peut-on justifier le renvoi de ces malades dans leurs foyers, où ils sont abandonnés à eux-mêmes? Les autorités civiles ne peuvent-elles pas réclamer avec toute justice que leurs administrés restent à l'abri de cette contagion? Et qui croira que les trois instructions (1) que l'on propose de leur faire délivrer, atteindront le but auquel elles tendent? Ce ne sera certainement pas un praticien expérimenté.

« Il me semble donc que le gouvernement autrichien a agi beaucoup plus sagement lors de l'épidémie de Klagenfürth, en 1822 et 1823. Après avoir soumis préalablement cette question importante à l'examen d'une commission de médecins civils et militaires, il prit les dispositions suivantes :

1° Séparer tous les malades, et même les suspects, d'avec les individus reconnus sains; opérer une séparation complète entre les suspects et ceux effectivement malades, et les envoyer dans des établissements distincts;

2° Cantonner par compagnies, et dans des lieux éloignés les uns des autres, les hommes reconnus sains; les visiter d'abord; nettoyer et désinfecter leurs effets et vêtements ;

3° Pour la sécurité des habitants de la campagne, dans le cas où l'on enverrait en cantonnement chez eux des individus affectés et que l'on aurait cru sains, les faire visiter, avant l'arrivée de la troupe, par des médecins civils expérimentés ; renouveler cette visite deux fois par semaine dans le civil, et tous les deux jours pour les soldats; après le départ de ceux-ci, continuer à visiter pendant quelque temps encore les habitants de la campagne et séquestrer immédiatement les ophthalmiques;

4° Après leur avoir donné du nouveau linge et désinfecté leurs autres effets, envoyer les soldats guéris dans des établissements particuliers, distants de plusieurs milles de l'endroit où a régné l'ophthalmie; les y tenir en observation pendant trois à quatre semaines, selon que la maladie a été plus ou moins grave;

(1) Voir ci-dessus p. 703. — La première de ces instructions a seule été mise en usage.

5° Former avec les hommes qui ont été en proie à l'ophthalmie épidémique un corps à part, fort d'un ou deux bataillons; n'y admettre aucun autre homme; séparer entièrement ce corps de tous les autres, et l'envoyer avec des médecins militaires et civils dans des contrées bien salubres et éloignées du lieu où règne l'épidémie; les y éparpiller, et attendre quelque temps avant de leur faire reprendre leur service. »

Il est très-remarquable que MM. Fallot et Eble exprimaient absolument la même opinion, manifestaient les mêmes craintes, et il est assez difficile de comprendre comment le Ministre de la Guerre, s'il a réellement eu connaissance des deux documents que nous avons cités, n'a pas écouté ces deux hommes si compétents, n'a pas cru devoir adopter la conduite qui avait pour elle l'expérience tentée en Autriche.

Le renvoi des granulés dans leurs foyers avait été prescrit malgré l'avis du médecin principal de Namur; cette partie des instructions du 1er mai resta en vigueur malgré les observations de l'ophthalmologue autrichien.

En suite de ces instructions, 4,494 granulés ou convalescents furent renvoyés dans leurs foyers pendant les trois derniers trimestres de 1834.

Le 17 août, le Ministre adressait aux commandants de province, une circulaire (1) par laquelle il leur faisait connaître que, d'après les rapports qui lui avaient été adressés mensuellement sur l'ophthalmie, depuis la mise à exécution des mesures du 1er mai 1834, il avait vu avec la plus vive satisfaction que cette affreuse maladie présentait une décroissance qui permettait d'en espérer la disparition complète.

Mais en même temps que la maladie tendait à disparaître de l'armée, elle gagnait dans les campagnes, où les permissionnaires l'avaient importée, comme on le verra ci-après :

Dans le courant de 1836 et dans les premiers mois de 1837, les événements semblèrent s'accumuler pour faire comprendre qu'il était devenu indispensable de sortir de la voie que l'on suivait, si l'on voulait épargner au pays une grande calamité

La presse politique avait périodiquement protesté contre les instructions qui enjoignaient de délivrer des permissions aux granulés et en général aux convalescents d'ophthalmie. Des faits de transmission du mal avaient été signalés à diverses reprises; mais, ou ces narrations étaient accompagnées de commentaires qui devaient faire croire que la passion en exagérait la portée, ou elles étaient produites timidement et sans aucun caractère d'authenticité.

Bientôt cependant des communications absolument scientifiques, émanant de médecins honorablement connus, firent changer la face de la question. A la fin de 1836, M. le docteur Decondé, alors médecin

(1) Journal militaire officiel, t. 1, p. 301.

du bataillon de l'Escaut, adressa à la Société de médecine d'Anvers (1) un mémoire portant pour titre : *L'ophthalmie de l'armée est-elle contagieuse? comment l'est-elle?* Cette question y était résolue dans le sens affirmatif avec des preuves irrécusables à l'appui.

Quelques semaines plus tard, M. Hippolyte Kluyskens, fils de l'auteur de la *Dissertation sur l'ophthalmie contagieuse qui règne dans quelques bataillons de l'armée des Pays-Bas*, faisait entendre les paroles suivantes dans une discussion soulevée au sein de la Société de médecine de Gand (2) :

«Trop de faits prouvent la contagion de cette maladie pour qu'il soit permis d'en douter encore. Aujourd'hui, je traite un infirmier de l'hôpital militaire atteint de ce cruel fléau, qu'il a contracté en soignant dans cet établissement des soldats atteints du même mal. Nos confrères des campagnes peuvent attester combien de fois des ophthalmistes renvoyés dans leurs foyers ont communiqué leur maladie à des familles entières chez lesquelles on ne pouvait pas invoquer les causes qu'on prétend déterminer l'ophthalmie chez le soldat. »

C'est alors que M. Groenendaels publia un mémoire intitulé : *Examen du Rapport de* M. Vleminckx, *Inspecteur général du service de santé de l'armée, à M. le baron* Evain, *sur l'ophthalmie de l'armée* (3). Il écrivait, p. 19 :

« Pour satisfaire, en quelque sorte, à la demande de M. Vleminckx, nous croyons pouvoir lui citer quelques faits assez significatifs :

« Dans la commune de Konings-Houyck, canton de Duffel, deux soldats belges sont renvoyés de l'armée pour cause d'ophthalmie: rentrés chez leurs parents, ils y portent aussitôt le germe de la contagion; en sorte que dans l'une de ces deux familles, composée de sept individus, personne ne lui échappe, tandis que dans l'autre six individus sont atteints et que deux autres restent intacts.

« A Wavre-Notre-Dame, arrondissement de Malines, un ancien domestique, revenant de l'armée, retourne chez son maître dont le ménage compte neuf personnes. Sept y partagent bientôt les maux d'yeux, tandis que les deux autres ne s'en ressentent aucunement. Je soigne encore en ce moment le chef de cette malheureuse famille.

« Dans un autre ménage de cette dernière commune, huit personnes ont été successivement atteintes ; deux seulement sont demeurées intactes.

« Dans la commune de Lent, arrondissement d'Anvers, un soldat ophthalmique est logé chez un cultivateur qui seul est attaqué peu de temps après et perd un œil, pendant que sa femme, quatre enfants et tous les domestiques restent sains et saufs.

« Ces faits me paraissent suffire pour prouver la transmissibilité ophthalmique, ainsi que le génie électif de la maladie. S'il était possible d'en convaincre l'auteur du rapport à M. le Ministre de la Guerre, qui dit qu'une réunion d'un grand nombre de faits négatifs est de nature à faire cesser tout doute sur la contagion ophthalmique, etc.»

M. Groenendaels faisait, p. 23, les remarques suivantes :

« Il est constant que nulle personne civile, nulle famille n'a été attaquée du fléau sans avoir eu préalablement quelque communication avec l'un ou l'autre ophthalmique, ou sans avoir été exposée au contact, soit médiat, soit immédiat, du virus ophthalmique; d'où il résulte que sans la présence de son germe, la maladie ne doit se propager nulle part. Et comme ce qui est vrai pour le monde civil l'est également pour le monde militaire, il en découle que la permanence de la maladie dans l'armée dépend entièrement de

(1) Voir Bulletin médical belge, 1837, p. 54.
(2) Bulletin de la Société de médecine de Gand, 1837, p. 20.
(3) Louvain, 1837, in-8°, p. 46.

ce qu'elle continue de porter dans son sein le redoutable foyer de son fléau, dont ensuite la transmissibilité est favorisée par le casernement ou la réunion des soldats. Cela me semble d'autant plus vrai, que je ne doute nullement que, si les personnes non-militaires étaient logées comme le sont nos troupes, l'ophthalmie ne les affectât avec une égale fureur, dès que quelques-unes en seraient atteintes. Mais le logement de chaque famille bourgeoise formant, pour ainsi dire, un lieu séquestré, il s'ensuit que les émanations miasmatiques ne doivent pas y étendre leur influence au delà du cercle de chaque foyer particulier; ce qu'en effet l'observation nous apprend tous les jours.

« L'opinion que je viens d'émettre me semble d'autant plus importante, qu'elle renferme et décide toute la question.

« Mais qu'on y prenne garde, et qu'on sache bien que l'isolement ne consiste pas à renvoyer les ophthalmiques chez leurs parents, ni à les éparpiller dans des cantonnements. D'abord, il serait par trop cruel d'infecter autant de familles qu'il y aurait d'ophthalmiques renvoyés ou logés dans des maisons particulières.

« L'humanité ne peut ni conseiller ni permettre de tels moyens. Elle ne peut admettre qu'un isolement tout militaire, c'est-à-dire dans les hôpitaux exclusivement destinés aux ophthalmiques, situés dans des endroits sains, isolés, exposés au grand air, renfermant autant de cellules ou chambres particulières que possible, où chaque homme serait couché, traité et nourri séparément, d'après l'état de sa maladie et les mesures usitées contre les affections transmissibles. Je sais que ce n'est pas ici le lieu de traiter des moyens anti-ophthalmiques; mais on me permettra cette anticipation, quand on réfléchira qu'on ne saurait trop répéter combien il est inhumain de renvoyer chez eux des hommes à moitié guéris et porteurs de granulations virulentes.

« Si la Commission des recherches sur l'ophthalmie l'a ainsi estimé, c'est que cette Commission semble avoir oublié combien il est cruel d'obliger les parents à recevoir, par la présence même des objets de leurs soins et de leur tendresse, le germe du terrible fléau! Et comment encore qualifier le renvoi de soldats pauvres et souffrants, sans solde, et aux dépens de ceux qu'on force par parenté, ou même au nom de l'hospitalité, de loger et de nourrir la redoutable ophthalmie? »

Les faits de transmission de l'ophthalmie du milicien aux membres de sa famille devinrent bientôt tellement nombreux, les clameurs qu'ils éveillèrent tellement vives, que M. l'Inspecteur général, pour répondre aux justes réclamations élevées au nom des familles, fit décréter la mesure indiquée dès l'abord par M. Fallot (*V.* p. 704). Le 29 avril 1837, parut la disposition suivante (1) :

« Le paragraphe concernant l'envoi en permission des hommes atteints d'engorgement aux conjonctives palpébrales, de granulations, etc., est modifié en ce sens qu'au lieu d'être envoyés en permission, ces hommes doivent être dirigés sur les hôpitaux, pour y être traités et guéris. Les convalescents seront ensuite ou renvoyés à leurs corps en cas de guérison totale, ou transférés à des dépôts spéciaux qui seront établis (ils y seront tenus pendant quelque temps en observation, si on le juge prudent, ou rentreront aux dépôts de leurs corps, si, par suite de lésions que la maladie aurait produites, ils se trouvaient dans le cas de devoir être proposés pour la réforme ou la pension), ou enfin envoyés en permission, si on le trouve convenable. Ceux qui seront envoyés dans leurs foyers ne seront tenus de se faire visiter qu'à l'expiration de leur congé de convalescence, s'ils ne se croient pas encore en état de reprendre leur service sans danger de récidive de la maladie: cette visite devra être passée par l'officier de santé le plus élevé en grade de la garnison la plus voisine.

« Les troupes continueront à être inspectées une fois par mois, conformément à ce qui a été prescrit par les circulaires du 17 août 1835, cabinet, L. H, n° 1570, et du 15 mai 1836, 2e don, n° 4740, insérées au *Journal militaire officiel*, tome I, p. 301, et tome II, p. 241 (2). »

(1) Journal militaire officiel, t. III, p. 90.
(2) Ibid., n° 108, c.

Les instructions ci-après (1), prescrivant la création d'un dépôt provisoire pour les convalescents d'ophthalmie, forment le complément de la mesure décrétée par la circulaire que nous venons de transcrire; elles portent la date du 13 juillet 1837 :

Art. Ier. — Il sera formé un dépôt provisoire de convalescents d'ophthalmie, sur lequel seront dirigés tous les hommes, sortant des hôpitaux, que les médecins déclareront convalescents d'ophthalmie et hors d'état de rejoindre leurs corps pour reprendre leur service.

Art. 6. — Les médecins chargés de la direction des hôpitaux remettront, les 1er et 15 de chaque mois, aux commandants des places, un état nominatif des convalescents d'ophthalmie qui se trouvent dans le cas de devoir quitter leur établissement.

Art. 7. — Les 1er et 15 de chaque mois, le commandant de la province de Namur fera parvenir au département de la guerre un état nominatif des hommes de ce dépôt, que le médecin principal aura trouvés rétablis et en état de rejoindre leurs corps respectifs.

L'autorisation pour ce renvoi sera donnée par le département de la guerre.

Art. 8. — Un officier de santé sera chargé, sous la surveillance du médecin principal de l'hôpital militaire de Namur, du service sanitaire de ce dépôt.

Art. 9. — Les hommes de ce dépôt seront assujétis au service intérieur et à tous les appels prescrits par les règlements.

Art. 10. — Ils exerceront deux fois par jour, pendant deux heures chaque fois.

Art. 11. — Ils participeront au service de la citadelle, mais pendant le jour seulement, et leurs factions ne pourront être que d'une heure de durée; ils devront avoir en outre au moins cinq jours de repos de ce service.

Art. 12. — Pour le service indiqué dans les deux articles précédents, le major chargé de la direction du dépôt devra se concerter avec le médecin principal de l'hôpital de Namur; il pourra le modifier si l'état sanitaire des hommes l'exige.

Art. 13. — Les permissionnaires envoyés dans leurs foyers pour affections ophthalmiques, et qui se présenteront chez les commandants de province ou de place pour obtenir une prolongation de congé, devront subir une visite médicale.

Ceux reconnus propres à reprendre leur service seront dirigés sur leurs compagnies respectives.

Ceux atteints de simples granulations seront envoyés au dépôt des ophthalmistes à Namur.

Et ceux atteints d'ophthalmie chronique devront entrer à l'hôpital militaire du lieu où ils se présenteront.

Art. 14. — Les commandants de la province devront transmettre au département de la guerre, sous la date des 1er et 15 de chaque mois, un état nominatif des permissionnaires qui se seront présentés pour obtenir des prolongations de congé, avec indication de celle des trois catégories indiquées à l'article précédent, dans laquelle les hommes auront été trouvés lors de la visite médicale.

Art. 43. — Le service sanitaire se fera au dépôt des convalescents d'ophthalmie comme dans les autres corps de l'armée, conformément aux règlements existants, sauf les exceptions déterminées par les articles suivants.

Art. 44. — Le médecin chargé du service de ce dépôt visitera tous les jours les hommes qui en font partie, et adressera un rapport d'inspection, tant au médecin principal de Namur qu'au major chargé de la direction du dépôt.

Art. 45. — Les 1er et 15 de chaque mois, le médecin principal fera une visite générale de ce dépôt, pour pouvoir satisfaire aux dispositions de l'art. 7 de la présente instruction.

Le service sanitaire de ce dépôt fut confié à M. le docteur Loiseau, médecin de bataillon, sous la surveillance de M. le médecin principal Fallot.

Après trois mois, M. le Ministre décréta (2) qu'un second dépôt,

(1) Ibid., t. III, p. 144. — Nous n'avons transcrit que celles de ces instructions qui peuvent intéresser au point de vue de l'histoire de notre ophthalmie.

(2) Décision du 9 octobre 1837. — Voir Journal militaire officiel, t. III, p. 280.

à l'instar de celui de la citadelle de Namur, serait établi dans les bâtiments servant d'hôpital au camp de Beverloo.

Bientôt il en fut créé un troisième à Ypres.

Par suite de l'application rigoureuse de cette mesure et du traitement appliqué dans les dépôts ophthalmiques aux granulés qui y furent envoyés de tous les corps de l'armée, le nombre de ces malades diminua graduellement, et en mars 1840 il était tellement réduit, que le département de la guerre décida que les dépôts de Namur et d'Ypres seraient fermés. Les hommes qui en faisaient partie furent renvoyés à leurs corps ou admis dans les hôpitaux de ces deux villes (1). Ces dépôts ayant été supprimés, les malades qui se trouvaient naguère dans le cas de devoir y être envoyés, reçurent désormais, à leur sortie des établissements sanitaires, une autre destination. Des salles, exclusivement réservées au logement et au traitement des granulés, furent disposées dans chaque caserne; les ophthalmiques atteints de l'état aigu n'y étaient point admis, mais envoyés directement à l'hôpital, dès que cet état se manifestait. Le médecin de régiment était chargé de la direction des salles de granulés et du traitement des malades qui y étaient admis. Ces salles existent encore aujourd'hui, bien que le nombre de leurs commensaux se restreigne chaque jour.

Le 3 décembre 1844, le Ministre de la Guerre décida qu'aucune permission ne serait délivrée, qu'aucun militaire ne pourrait quitter son corps pour se rendre en congé illimité, que pour autant que le médecin aurait constaté qu'il ne portait aucune trace d'ophthalmie ou de granulations récentes. Le 4 août 1847, décision analogue fut prise pour les hommes sortant des hôpitaux.

Telle est, en résumé, la série des mesures qui ont été successivement appliquées dans le but d'amener l'extinction de l'ophthalmie dans l'armée belge. Au nombre de ces mesures, il en est une qui, tout en contribuant à débarrasser l'armée, a amené un mal plus grand, s'il est possible, que celui qu'elle devait combattre : nous voulons parler du renvoi des ophthalmiques dans leurs foyers. Les résultats de ce renvoi ont été de propager dans les populations la maladie naguère renfermée dans les rangs de l'armée et d'y causer d'incalculables ravages. Nous renvoyons pour les détails sur cette calamité aux *Recherches historiques*, etc., de F. Cunier (2), auxquelles nous avons emprunté la plupart des détails que l'on vient de lire.

A la suite de ces diverses épreuves, dont il n'était plus permis de méconnaître la valeur, des mesures définitives furent adoptées et sont

(1) Circulaire du 23 mars 1840. Journal militaire officiel, t. VI, p. 82. Le dépôt du camp de Beverloo avait été supprimé dès le printemps de 1838.

(2) Cunier. Ophthalmie *dite* militaire ou contagieuse dans les populations. Annales d'Oculistique, t. XVII, p. 263.

encore actuellement en vigueur. Nous les résumons dans les dispositions suivantes :

I. A l'arrivée des recrues au dépôt de leur corps, les hommes sont visités avec soin par le médecin dirigeant le service du régiment, et ceux qui sont porteurs de granulations à tous les degrés sont pris en traitement et dirigés immédiatement sur la salle des granulés, d'où ils ne sortent qu'après guérison complète.

II. Dans les régiments, une visite sanitaire générale est faite, tous les samedis, par le médecin de service, en présence des officiers de semaine, et les hommes momentanément empêchés de subir cette visite sont vus le lendemain, de façon à ce qu'aucun n'y échappe. Tous ceux qui sont reconnus atteints de granulations sont immédiatement dirigés sur la salle des granulés.

III. Chaque corps ou fragment de corps détaché dispose d'une salle exclusivement réservée au logement des granulés, et le médecin dirigeant le service a cette salle sous sa surveillance ; il applique aux granulés les remèdes qu'il juge appropriés et tient des notes exactes des malades entrants et sortants et du traitement qui a été appliqué à chacun d'eux.

IV. Ces salles sont aussi éloignées que possible de celles occupées par les hommes bien portants, de façon à ce que les granulés n'aient avec ces derniers aucune espèce de contact. Lorsque les locaux le permettent, il est toujours infiniment préférable que les salles de granulés soient complétement en dehors de la caserne.

V. Les médecins chargés du traitement de ces malades désignent, pour participer au service ordinaire, ceux d'entre eux qui se trouvent dans des conditions favorables pour ne rien laisser craindre, soit comme transmission de leur mal à d'autres, soit comme aggravation de leur état (1).

VI. La surveillance disciplinaire des granulés est confiée à un sous-officier ou à un caporal qui est chargé de la police. Il accompagne ceux qui sont exemptés de tout service aux promenades et aux sorties qui sont jugées nécessaires, et veille à ce qu'ils n'aient aucun contact avec les hommes bien portants.

VII. Chaque homme, qu'il appartienne ou non à la salle de granulés, a, pour se laver, un bassin en fer-blanc et des essuie-mains qui lui sont propres.

VIII. Les salles de granulés des corps ne peuvent recevoir ou conserver que les granulés proprement dits. Du moment que leur affection vient à passer à l'état aigu ou sub-aigu, ces malades sont envoyés à l'hôpital de la garnison.

(1) Lorsque les conjonctives granuleuses sont complétement revêtues d'une couche d'acétate de plomb et qu'il n'y apparaît plus aucune sécrétion anormale, bien que l'on ne puisse point en induire que la guérison soit complète, on peut cependant, jusqu'à un certain point, considérer ceux qui sont dans ces conditions comme peu susceptibles de propager la maladie.

IX. Tout homme, au moment de quitter le corps, soit pour aller en permission, soit pour retourner définitivement dans ses foyers, doit être scrupuleusement visité par le médecin de service. Son départ ne peut être autorisé que pour autant qu'il aura été reconnu *qu'il ne porte aucun germe apparent d'une affection ophthalmique* (1).

A leur retour au corps d'une absence quelconque, les hommes sont également visités par le médecin de service.

Il nous reste à aborder quelques questions, pour l'étude desquelles M. Henrotay, médecin de régiment aux grenadiers, a bien voulu nous prêter le concours de son érudition et de son expérience.

§ II. — Étiologie.

M. Mackenzie, ainsi que beaucoup d'autres auteurs, consacre des chapitres séparés à l'ophthalmie purulente contagieuse des armées et aux granulations palpébrales. Ce sont là, en apparence du moins, deux états très différents ; mais cette manière d'envisager la question ne fait pas assez ressortir ce fait, que les granulations et l'ophthalmie purulente ne sont que des degrés ou des états différents d'un même mal. Les granulations palpébrales, nous l'avons déjà dit, peuvent être primitives ou être la suite de l'ophthalmie purulente. Lorsque les conjonctives sont recouvertes de granulations, on doit les considérer comme n'attendant que l'action d'une cause occasionnelle pour devenir le siége de l'ophthalmie proprement dite.

L'état de *chronicité*, d'*indolence*, est constitué par les *granulations*; celui d'*acuité*, par l'*ophthalmie purulente*. Entre ces deux phases de la même maladie, il y a un état intermédiaire, en quelque sorte mixte, dit de *sous-acuité* ou *sub-aigu*.

Ainsi que l'exprime si bien M. Fallot (2), l'exagération du premier degré (granulations indolentes) constitue le second; celle du second (état sub-aigu) constitue le troisième (état aigu). Par contre, le troisième peut rétrocéder au second, et le second au premier, sans que la maladie change de nature; mais rien de plus irrégulier que sa marche, de plus inconstant que sa durée, de plus capricieux que ses alternatives d'exacerbation et d'amendement.

Nous ne pouvons admettre, avec M. Mackenzie, que l'ophthalmie granuleuse des armées soit essentiellement la même que l'ophthalmie catarrhale dont elle ne différerait que par son intensité. « Les carac-

(1) On ne saurait assez se mettre en garde contre les supercheries que suggère au milicien le désir de regagner ses foyers. Il n'est pas sans exemple qu'un granulé ait fait visiter, à sa place, un homme bien portant, muni de ses papiers, et ait surpris ainsi la religion du médecin-visiteur. L'identité du soldat doit être rigoureusement établie, soit par son signalement, soit par l'attestation d'un sous-officier, dont il devra être accompagné.

(2) Nouvelles recherches pathologiques et statistiques sur l'ophthalmie qui règne dans l'armée belge, p. 11. Bruxelles, 1838.

tères principaux de l'ophthalmie granuleuse, dirons-nous avec M. Binard, en font pour nous une maladie toute spéciale, naissant sous l'influence d'un principe spécifique qui donne lieu (sur le tissu muqueux où il accomplit sa germination et fait apparaître la granulation primitive, vésiculeuse) à un produit de sécrétion, véritable *contagium*, susceptible de reproduire, dans des conditions favorables, une maladie tout à fait identique. Ce caractère seul fait, pour nous, de l'ophthalmie granuleuse une affection toute particulière, et qui n'a avec les autres affections catarrhales ou les blennorrhées que des rapports symptomatiques indispensables, comme ceux qu'on observe ailleurs sur toutes les muqueuses, dans différentes affections dont elles peuvent être le siége (1). »

Laissons M. Fallot exprimer ses idées à ce sujet (2) :

« § 1. On est assez généralement d'accord aujourd'hui que l'ophthalmie, dite de l'armée, est une ophthalmie purulente, une blennorrhée de l'œil, ou blépharo-ophthalmo-blennorrhée, dont l'apparition dans l'armée remonte à vingt-trois ans environ ; qui, pendant cette longue durée, a eu ses phases d'amendement et de récrudescence, peut se transmettre par contact immédiat et médiat, s'est jouée des divers moyens hygiéniques employés pour l'éteindre, a affecté une funeste préférence pour quelques garnisons et quelques corps de l'armée, a fait souvent, dans ceux où elle régnait, de nombreuses victimes parmi les arrivés de la veille, qui n'avaient encore été soumis à aucune des exigences de l'état militaire, mais qui depuis deux ans environ a perdu beaucoup de son acuité.

« Cette opinion est l'expression fidèle des faits, elle les résume et les représente réduits à leur plus concise expression ; aussi, sous le point de vue historique, ne laisse-t-elle rien à désirer.

« Mais, sous le rapport physiologique, elle donne ouverture à une nouvelle source de recherches. Cette blennorrhée ou blépharophthalmie n'est-elle que le *summum* d'une simple inflammation catarrhale, dépendante des mêmes causes qui président aux affections du même genre qu'on voit exister tantôt sporadiquement, tantôt sous forme épidémique ; ou reconnaît-elle une cause spéciale, autre que celle qu'on voit journellement enfanter les catarrhes ?

« § 2. Pour ceux qui prennent le mot catarrhe comme synonyme de phlegmasie muqueuse, il ne peut y avoir de doute sur la propriété d'appeler inflammation catarrhale la maladie qui fait le sujet de nos observations. En effet, le point de l'œil où la congestion s'aperçoit d'abord, la tuméfaction et la douleur qui l'accompagnent, la direction, la forme, la couleur des vaisseaux congestés, la nature de la sécrétion dont elle est suivie, tout atteste qu'elle est de sa nature inflammatoire et qu'elle a son siége primitif dans la conjonctive palpébrale, que personne ne disconvient devoir être classée au nombre des membranes muqueuses.

« § 3. Si de la plus parfaite conformité de symptômes il était permis de conclure à une identité de nature dans les maladies, l'ophthalmie de l'armée serait la même que la catarrhale. Examinez ceux sous lesquels cette dernière se présente et a été décrite par tous les ophthalmologistes ; suivez ses progrès depuis sa forme la plus bénigne jusqu'à son état le plus violent, vous croirez voir se dérouler sous vos yeux le tableau de l'ophthalmie militaire, depuis la simple injection capilliforme des paupières, le picotement des yeux et la sursécrétion des larmes, jusqu'au chémosis le plus décidé, la suppuration la plus abondante, la fonte et la destruction incoërcible de la cornée transparente.

« C'est séduit par cette frappante analogie, que j'ai professé jusqu'à présent qu'elle est

(1) Binard. Lettre à M. Decondé au sujet de l'ouvrage du docteur Rigler : K. K. Ober-Feldarzt Dr Rigler, Ueber die Egyptische Augen-Entzündung. Alleg. Zeitung für Militaire Aerzte. No 17. Braunschweig, 14 april 1844.

(2) Nouvelles recherches, etc., p. 28.

de nature catarrhale, qu'elle n'est qu'une simple exagération de l'ophthalmie de ce nom, et que l'épithète de militaire par laquelle on l'a désignée ne change rien à son essence et ne sert qu'à indiquer qu'elle sévit parmi les gens de guerre...

« § 4. Cependant je commence à croire que je me suis trompé, et il ne me faut pas un médiocre courage pour faire cet aveu, au milieu de l'assentiment que donnent à l'opinion que j'abandonne des médecins oculistes du plus haut mérite, pour le talent desquels je professe la plus profonde estime et au suffrage desquels j'aspire.

« § 5. Et voici mes raisons : La spécificité d'une maladie me semble être déterminée tout particulièrement, sinon exclusivement, par la spécificité des causes qui la font naître. Des inductions tirées des symptômes ou du traitement n'ont qu'une faible valeur, puisque, d'après des circonstances individuelles, les phénomènes pathologiques et les indications thérapeutiques peuvent varier considérablement dans des maladies de même nature; et, par contre, les mêmes symptômes appartenir à des maladies différentes, et le même médicament être à sa place dans plusieurs.

« § 6. Or, voici ce que nous avons remarqué : Les causes les plus connues et les plus généralement avouées des affections catarrhales sont les changements soudains dans les propriétés physiques de l'air, et surtout l'abaissement brusque de la température. Or, de pareilles transitions se sont opérées souvent sans que l'état des yeux des ophthalmiques en ait été en aucune manière affecté. Tandis que les inflammations catarrhales, les coryzas, les angines, les bronchites abondaient dans la garnison, les ophthalmies diminuaient considérablement de fréquence, et un grand nombre d'ophthalmiques contractaient les premières sans que les yeux s'en ressentissent.

« Les saisons les plus favorables au développement des inflammations catarrhales sont l'hiver et le printemps, et il est d'expérience que c'est alors justement que notre ophthalmie est la plus rare et la plus bénigne, tandis qu'elle sévit pendant l'été et que sa recrudescence coïncide, observation qui s'est rigoureusement répétée depuis son apparition dans l'armée, avec l'arrivée des chaleurs.

« § 7. Il est sans exemple, dans les fastes de l'art, je pense, qu'une épidémie catarrhale ait régné sans interruption et dans le même endroit pendant une longue suite d'années ; celles de grippe ou d'influenza, qu'on peut prendre pour types de phlegmasies de cette nature, s'étendent avec rapidité sur un grand espace de terrain, mais ne font qu'y passer. Notre maladie se maintient sans intermittence dans l'armée depuis vingt-trois ans au moins.

« § 8. Les épidémies catarrhales n'épargnent presque personne, et quoique plus hostiles à ces classes d'habitants qui peuvent le moins se soustraire aux influences qui les font naître, elles étendent leurs effets sur tous et modifient même dans leur sens les maladies intercurrentes qui surviennent pendant leur durée. Ici la maladie se renferme chez nous dans l'état militaire et se circonscrit encore plus spécialement dans quelques armes, et si on l'a vue franchir ces limites et s'installer dans le civil, c'est après des rapports suivis et multipliés entre des soldats affectés et les bourgeois.

« § 9. Dans les affections catarrhales, le malade est toujours plus attaqué le soir que le matin : dans l'angine, la déglutition est alors plus difficile; dans le coryza, l'enchifrènement plus marqué; dans la bronchite, la toux plus fatigante. Eh bien ! dans notre ophthalmie, le malade est toujours mieux le soir que le matin, les yeux sont moins rouges, moins sensibles, le picotement moins incommode ; faits que dans ma clinique j'expliquais depuis longtemps par l'hypothèse que durant la nuit la matière de la sécrétion s'est accumulée et a irrité par son contact les membranes enflammées, tandis que pendant le jour elle a été évacuée au fur et à mesure de sa production.

« § 10. Enfin, dans les affections catarrhales, le froid est nuisible, et ce que nous recommandons le plus dans son traitement, c'est d'en éviter l'influence. Il n'y a pas d'exception à cette règle. Or, dans le traitement de notre ophthalmie, je me trouve parfaitement bien de l'application du froid; des inflammations graves perdent de leur intensité par son intervention ; et ce que j'ai souvent remarqué, d'autres médecins, spécialement adonnés au traitement des ophthalmies, l'ont observé de même. Voyez pour ses bons effets ce qu'en dit le docteur Eble, dans son *Traité de la structure des maladies de la conjonctive* p. 165 de la traduction française et remarquez bien que la partie thérapeutique de l'ouvrage de ce praticien distingué a été écrite sous la dictée de l'expérience.

« § 11. Ce sont ces raisons qui me portent à présumer qu'entre les ophthalmies catarrhales et la blennopthalmie militaire, il y a autre chose que la différence du degré et que ce n'est pas à tort qu'on en a fait une espèce particulière.

« Si l'on me pressait à préciser davantage l'idée que je me forme de la nature de notre ophthalmie, je dirais qu'elle est spéciale, se rapprochant de la catarrhale par la communauté des symptômes, mais ne pouvant être confondue avec elle à cause de plusieurs différences essentielles.

« § 12. Si l'on me demandait comment je conçois sa continuité dans quelques corps et garnisons de l'armée, je dirais que c'est son existence même qui m'explique sa perpétuité; que dès son origine elle y a semé des germes qui la reproduisent et qu'il faudrait avoir détruits complétement avant de pouvoir espérer de la voir disparaître. Voilà, à mon avis, la véritable raison pour laquelle elle apparaît sans cesse dans les mêmes corps et les mêmes garnisons. »

Nous ne chercherons pas à accumuler ici les preuves de l'origine égyptienne de la maladie. Le lecteur, curieux de ces détails historiques, les trouvera dans une série de mémoires que M. Decondé a publiés dans les *Annales d'Oculistique* (1). Les Recherches statistiques sur la nature et les causes des maladies oculaires observées en Belgique, et en particulier dans la province de Brabant, par Florent Cunier (Bruxelles, 1847), contiennent aussi (pages 116 et suivantes) un long exposé de la question, des faits intéressants et des preuves irrécusables de l'importation égyptienne de l'ophthalmie militaire.

I. Contagion. — La contagiosité de l'ophthalmie granuleuse domine toute l'histoire de cette affection. C'est ce qui nous engage à entrer dans quelques détails à ce sujet en nous appuyant surtout sur les recherches de M. Decondé, dont le résultat est consigné dans plusieurs mémoires publiés dans les *Annales d'Oculistique* (2) et dans les *Annales de la Société de médecine d'Anvers* (3).

M. Decondé et beaucoup d'autres ophthalmologues admettent la contagion *immédiate* et la contagion *médiate*. Le recel des agents de la contagion, soit dans les vêtements ou les effets de couchage, soit dans tout autre objet, peut également, d'après eux, donner lieu à ces deux modes de propagation.

1. La contagion *immédiate*, ou par l'application directe sur un autre œil, du pus provenant d'une ophthalmie ganuleuse, ne peut être mise en doute. Elle se prouve :

1° Par des faits survenus accidentellement chez des infirmiers qui, en soignant des malades atteints d'ophthalmie granuleuse, ont contracté la même maladie par l'introduction d'une certaine quantité de matière puro-muqueuse ayant jailli dans leurs yeux pendant qu'ils pratiquaient des injections entre les paupières de malades confiés à leurs soins;

2° Par les expériences directes sur les animaux, que l'on trouvera

(1) Annales d'Oculistique, t. IV, p. 185, 279; t. V, p. 141; t. VIII, p. 61, 255; t. IX, p. 54; t. X, p. 49, 115; t. XIII, p. 90.

(2) Annales d'Oculistique et de Gynécologie, 1838-1839. vol. I, p. 395 et suiv.

(3) Annales de la Société de médecine d'Anvers, années 1837-1838, p. 17, année 1840, p. 314, année 1841, p. 254.

relatées dans les mémoires de M. Decondé que nous venons de citer;

3° Par les inoculations pratiquées sur l'homme dans le but de guérir le pannus (1).

M. Carron du Villards parle aussi de semblables expériences faites par lui sur des chiens, et il indique que MM. Chassaignac et Michel Boutolle ont observé des résultats analogues (2). « Pour mon compte, ajoute-t-il, je connais cinq ou six chirurgiens qui ont été victimes de leurs expériences, sans compter M. Ducourteney, qui a laissé aussi un œil sur ce champ de bataille scientifique tout aussi honorable qu'un autre. »

Nous pourrions énumérer un grand nombre de faits de cette espèce; nous nous bornerons à signaler l'ophthalmie granuleuse dont fut atteint Fl. Cunier en 1849. Pendant qu'il examinait un œil atteint d'ophthalmie contagieuse à l'état sub-aigu, une goutte de muco-pus en avait jailli et s'était introduit entre ses paupières, Une violente ophthalmie n'avait pas tardé à s'y développer (3).

Le muco-pus de l'ophthalmie qui imprègne les linges dont les malades se servent pour s'essuyer les yeux, conserve la propriété contagieuse, qui se développe lorsqu'ils sont légèrement humectés d'eau.

« Du mucus ophthalmique desséché sur un morceau de drap et recueilli le 1er juillet 1838, dans un cas d'ophthalmie purulente, chez l'ophthalmique Lettens, de l'hôpital du camp de Beverloo, est délayé dans un peu d'eau, le 7 octobre 1839, et déposé au moyen de la lancette sur la seconde paupière d'un jeune chien de six semaines, de race anglaise et bien portant. — Le 10 octobre, on remarque une plaque rugueuse à la face interne de la seconde paupière; on réitère l'inoculation faite avec la même matière. — Le 15 octobre, les conjonctives palpébrales sont examinées avec attention, et l'on découvre une plaque de granulations miliaires aux deux paupières; un très fort vaisseau s'y porte et s'y ramifie (4). »

Dans les mémoires cités de M. Decondé et dans un autre ayant pour titre : *Mémoire sur différentes questions qui se rattachent à l'ophthalmie* (5), on peut lire le récit d'autres inoculations semblables dont les résultats ont toujours été aussi positifs.

On aurait pu croire que l'ophthalmie n'était contagieuse que dans sa période d'acuité. M. Decondé a répété ses expériences avec de la matière purulente provenant d'une ophthalmie passée à l'état chronique, et des granulations se sont également produites.

2. La contagion *médiate* est plus difficile à démontrer. Si les faits de propagation de la maladie d'un individu à un ou à plusieurs autres, et souvent à toute une famille, ne sont pas rares, il devient difficile, dans

(1) Du pannus et de son traitement, avec 30 observations de la cure radicale de cette affection par l'inoculation blennorrhagique, par Warlomont. Bruxelles, 1854. — Annales d'Oculistique, t. XXXII, p. 53-101-149; t. XXXIII, p. 7.

(2) Guide pratique pour l'étude des maladies des yeux, t. II. Art. Ophthalmie égyptienne.

(3) Bulletin de l'Académie royale de médecine de Belgique, année 1849 (de l'emploi de l'acétate de plomb neutre selon la méthode de M. Buys), et Annales d'Oculistique, 1849, t. XXI, p. 255.

(4) Annales de la Société de médecine d'Anvers, 1840, p. 320.

(5) Annales de la Société de médecine de Gand, 1840, t. II, p. 122 et suiv.

d'autres cas de transmission, de prouver qu'il n'y a pas eu de contact direct ou un autre mode de transport, comme les mains, les linges, l'eau avec laquelle plusieurs personnes se sont lavées, etc. C'est encore aux recherches de M. Decondé que nous aurons recours pour éclairer cette question. Le fait suivant, publié par lui (1), nous paraît devoir être ici rapporté :

« Le nommé Opdenkamp, soldat du 5e régiment de ligne, fut renvoyé en 1833 chez ses parents à *Stein* (Limbourg) en congé illimité sans solde, pour perte de l'œil gauche et ophthalmie de l'œil droit. Sa famille, qui jusque-là n'avait jamais connu l'ophthalmie et qui était composée de six ou sept membres, contracta sans exception et successivement ce fléau de notre armée; plusieurs d'entre eux conservèrent longtemps des altérations graves aux yeux, et j'ai vu moi-même le père porteur de granulations en tout semblables à celles de nos militaires. Tout cependant dans cette famille avait été employé pour empêcher le contact d'un individu affecté avec un autre qui ne l'était pas : ainsi il ne se lavait pas dans la même eau, il avait essuie-main, etc., en particulier, mais ce qu'il y a de plus remarquable dans l'histoire de cette famille, c'est que pendant que l'ophthalmie sévissait sur ses différents membres, le chat de la maison la contracta et perdit l'œil droit. »

Voici deux faits que M. Decondé considère comme très concluants en faveur de la contagion par voie atmosphérique :

Si l'on prend un chien dont les conjonctives palpébrales sont saines, et qu'on le place dans la même niche qu'un autre chien atteint d'ophthalmie granuleuse assez bien dessinée, on remarque, au bout de quelques jours, que la communication de la maladie a presque toujours eu lieu.

Un linge imprégné de matière purulente ophthalmique depuis quatorze mois, et attaché à un morceau de cuir fixé par ses bords sur l'œil d'un chien au moyen de poix navale, de manière que la pièce imprégnée ne pût toucher ni le globe de l'œil, ni les paupières, a donné naissance à des granulations.

« Nous concevons sans peine, dit M. Decondé (2), que des émanations vaporeuses d'yeux malades, se dégagent dans l'atmosphère d'une chambre, après en avoir saturé l'espace, se condensent avec l'humidité qui les tient en suspension et retombent sur le sol ou sur les parois de cet appartement. Mais avant que la condensation s'en opère, cette vapeur se soutient au moyen de la chaleur native dont elle est pénétrée et flotte ainsi dans l'appartement où elle peut se fixer à tous les corps hygrométriques avec lesquels elle se trouve en contact. Toutes les substances végétales ou animales, dont on fait des tissus pour nos vêtements, meubles et hardes, sont, en un mot, tous hygrométriques, et le sont d'autant plus, qu'ils contiennent plus de poils, de duvet, qu'ils sont plus légers, plus poreux; il s'ensuit que les miasmes, une fois condensés sur ces corps, peuvent y être conservés pendant longtemps sans perdre de leur propriété vénéneuse.

« On voit déjà combien nos soldats, parmi lesquels se trouvent beaucoup d'individus dont les paupières sont malades, et qui séjournent dans le même milieu où sont tous leurs effets, leurs nombreux vêtements de drap, le schako ou le colback, leurs couvertures de laine; on voit, dis-je, combien ils l'emportent sur toute autre accumulation d'hommes pour que la pénétration de ces objets par l'émanation ait lieu. Si ces hommes occupent des locaux naturellement froids et humides, des casernes voûtées, par exemple, cette pénétration sera plus facile et plus profonde; aussi est-il à remarquer que c'est surtout dans ces derniers locaux que le recel *a été soupçonné.*

(1) Annales de la Société de médecine d'Anvers, 1837-1838, p. 17, et Bulletin médical belge, 1837, p. 54.

(2) Loc. cit., 1840, p. 328 et suiv.

« Si l'humidité a facilité par sa condensation le dépôt du principe contagieux sur ces objets, la chaleur et la sécheresse en favoriseront le dégagement; il en sera de même de la ventilation, du battage des couvertures et matelas, et du vêtement de drap. Dans le premier cas, l'humidité du corps hygrométrique a disparu; dans le second, les molécules aériennes, humides et imprégnées, logées dans les vacuoles des tissus ou ayant pénétré ceux-ci, sont remplacées par des molécules aériennes nouvelles. Dans l'un et l'autre cas, l'acte de la contagion peut s'opérer lorsqu'on s'expose dans le milieu contaminé, *et avoir lieu de cette manière en l'absence d'individus déjà malades.*

« Le recel du principe contagieux s'opère encore d'une autre manière que ci-dessus. Si le premier mode est susceptible de quelque contestation, celui qui suit ne peut l'être nullement. Que plusieurs individus soient atteints d'écoulements virulents de l'œil, la matière qui est d'une abondance ordinairement extrême imprégnera leurs objets de couchage et leurs vêtements. Cette matière s'y desséchera bientôt; mais, vu leur nature hygrométrique, ces objets se pénétreront plus ou moins fréquemment d'humidité atmosphérique; à cette imprégnation, l'humidité pourra enlever quelques éléments ou délayer quelques particules de la matière, *et les atomes en se vaporisant pourront encore reproduire le mal en l'absence d'individus déjà malades.*

« La contagion étant reconnue et certaines propriétés du virus ophthalmique ne pouvant être contestées, il y aurait peu de logique à ne pas en admettre les conséquences, c'est-à-dire la possibilité du recel. Les faits viennent du reste corroborer la prévision de la théorie. »

M. Decondé rapporte ensuite quelques faits puisés pour la plupart dans l'ouvrage de MM. Fallot et Varlez (1).

Tous les médecins ne sont pas d'accord sur la transmissibilité de l'ophthalmie granuleuse par voie atmosphérique, soit par l'habitation en commun avec des ophthalmiques, soit par le séjour dans des lieux contenant des objets contaminés. Il faut bien reconnaître que, malgré le grand nombre de faits qui en ont été publiés, malgré l'autorité des plus grands noms et celle des médecins qui ont été appelés à suivre cette maladie dans toutes ses phases, il manque encore aujourd'hui une preuve absolue, incontestable de ce mode de transmission. Il nous semble que les expériences suivantes, si elles réussissaient, lèveraient tous les doutes et que le médecin qui les aurait faites aurait rendu un service signalé à la science.

1° Que l'on prenne plusieurs chiens, les uns atteints d'ophthalmie granuleuse, les autres sains; qu'on les enferme dans une pièce, attachés à la muraille et isolés les uns des autres, de manière à ce qu'ils ne puissent s'approcher; que, dans les visites qui leur seront faites, on évite de toucher à la fois les yeux des chiens malades et ceux des autres, pour ne pas courir le risque de transporter avec les doigts l'affection des uns aux autres. Si, après un temps indéterminé, un ou plusieurs mois si l'on veut, la maladie s'est transmise, on devra reconnaître que la transmission à distance est possible.

2° Que l'on place un ou plusieurs chiens dans une pièce contenant une grande quantité de linges imprégnés de matière ophthalmique, et que ces chiens soient dans l'impossibilité d'y atteindre; que ces linges, que l'on aura humectés, soient placés de telle façon que la matière qui

(1) Recherches sur les causes de l'ophthalmie, etc. Bruxelles, 1829.

en découle ne puisse être à portée des chiens. Si, dans ces conditions, ces animaux contractent l'ophthalmie granuleuse, on devra bien reconnaître que la contagion s'est faite par voie atmosphérique.

Quoi qu'il en soit, nous sommes tout disposés à adopter les opinions de M. Decondé, qui sont celles d'un grand nombre de praticiens très éclairés de notre pays : 1° parce que les faits qui les appuient sont tellement nombreux et précis, qu'ils ont entraîné la conviction de la plupart des ophthalmologistes ; 2° parce que, quelque soin que l'on mette à signaler le danger d'user des objets ayant appartenu à des individus atteints d'ophthalmie granuleuse, lorsque cette affection vient à atteindre un membre de la famille, elle épargne rarement les autres; 3° parce que, en admettant ce mode de transmission de la maladie, on est nécessairement conduit à multiplier des précautions qui, si elles ne sont pas indispensables, au point de vue de la contagiosité par l'air, ont au moins pour résultat de diminuer les chances de communication immédiate de la maladie.

La contagion admise, et, dans l'état actuel de nos connaissances, il n'est plus possible de la contester, quel est, dans le liquide fourni par la muqueuse oculaire spécifiquement enflammée, l'agent qui recèle le principe contagieux? Est-ce le mucus, le liquide dans lequel il est étendu, le globule de pus, etc.? De la solution de cette question, si elle pouvait être décidée, résulterait la possibilité de résoudre ce point de diagnostic essentiellement pratique : telle sécrétion conjonctivale morbide étant donnée, possède-t-elle ou non la propriété contagieuse? La réponse reposerait sur le fait qu'elle renferme ou ne renferme pas l'agent reconnu comme le facteur de la contagion.

Jusqu'ici les auteurs se sont peu occupés de ce point intéressant de la pathogénie des granulations. Cependant, dans ces derniers temps, M. Van Roosbroeck a institué des expériences dans ce but et il en a rapporté le résultat (1). Les nombreuses inoculations qu'il a pratiquées dans le traitement du pannus, lui ont permis de pousser ces recherches beaucoup plus loin qu'on ne l'avait fait avant lui, et elles l'ont amené à conclure que c'est le globule de pus qui est le véritable véhicule du principe contagieux.

« Voulant, dit-il, nous en assurer par l'expérience, nous avons engagé des individus atteints d'ophthalmie purulente très-aiguë à se laver pendant tout un jour les yeux dans une médiocre quantité d'eau qui, après quelques heures de lotions, est devenue blanchâtre et très trouble. Cette eau, renfermant une quantité notable de pus dissous, fut partagée en trois parties dont l'une fut soumise à l'action de la chaleur jusqu'à ce que toute la matière fibro-albumineuse coagulée vînt surnager à la surface du liquide, qui restait toujours un peu trouble, mais beaucoup moins qu'avant d'avoir été exposée à l'action de la chaleur. Nous avons, pendant plusieurs jours consécutifs et à plusieurs reprises dans la journée, versé ce liquide dans des yeux atteints de pannus, sans être jamais parvenu à

(1) J. Van Roosbroeck. Cours d'ophthalmologie, enseigné à l'Université de Gand, ou Traité théorique et pratique des maladies des yeux, t. II, p. 294. Gand, 1853.

provoquer la moindre irritation dans la conjonctive, et encore moins une ophthalmie purulente. Nous en avons pris ensuite une seconde partie dont nous avons fait coaguler la fibrine au moyen du chlorure de chaux ; après cette coagulation, le liquide fut trouvé aussi inoffensif que celui qui avait été soumis à l'action de la chaleur. Prenant enfin la troisième partie du liquide, c'est-à-dire celle qui n'avait pas été soumise à l'action de la chaleur ni à celle du chlorure de chaux, et qui avait été soigneusement mise de côté dans une bouteille hermétiquement fermée, nous l'avons versée dans des yeux atteints de pannus ; il a suffi chaque fois d'une seule inoculation pour qu'il se produisît déjà dès le lendemain une ophthalmie purulente des mieux caractérisées. Ce même liquide perdait la propriété contagieuse dès que par l'odeur on s'apercevait que la putréfaction s'en était emparée. Ces expériences démontrent, nous semble-t-il, à la dernière évidence, que c'est bien le globule de pus qui est le véritable véhicule du principe contagieux. »

Ces conclusions sont-elles rigoureusement fondées ? Nous ne le croyons pas. Les procédés employés par l'auteur pour séparer le globule de pus peuvent avoir altéré profondément la constitution du liquide sur lequel il a opéré et en avoir neutralisé toutes les propriétés, la chaleur en en faisant dégager divers principes vaporisables, le chlorure de chaux en vertu de son action chimique. Pour arriver à des conclusions plus péremptoires, il faudrait, nous semble-t-il, recourir à d'autres essais. Le liquide recueilli comme l'a fait M. Van Roosbroeck, pourrait être passé à travers un filtre ; les globules de pus, qui ne le traversent pas, seraient recueillis et transportés sur les conjonctives à inoculer ; le liquide filtré, également appliqué à d'autres. Les résultats de ces deux tentatives d'inoculation auraient une signification sérieuse.

Un autre moyen d'arriver à la constatation de ce même fait par voie expérimentale, soit chez les chiens, soit chez les individus atteints de pannus, consisterait à analyser au microscope la matière fournie par les conjonctives affectées à divers degrés de l'ophthalmie ; à inoculer, d'une part, la sécrétion dans laquelle on aurait constaté la présence du globule de pus ; de l'autre, celle où ce principe n'aurait point été découvert. Appliquée à un nombre plus ou moins considérable d'individus, cette épreuve pourrait donner des résultats concluants.

M. Van Roosbroeck, convaincu que le liquide échappé d'un œil enflammé ne possède aucune propriété contagieuse, aussi longtemps qu'il ne renferme pas de globules de pus, et qu'il jouit de cette propriété avec d'autant plus d'énergie que le nombre des globules y est plus considérable, a voulu s'assurer si le pus *contagieux* des blennorrhées oculaires présente quelques caractères particuliers auxquels pourrait être rapportée cette propriété.

« Mais, dit-il, nous n'avons pas obtenu des résultats plus satisfaisants que ceux qui ont fait les mêmes recherches sur le pus du chancre syphilitique ou du bouton variolique. Ce pus ne se différencie par aucun caractère appréciable de celui qu'on recueille dans toute autre partie du corps. Placé sous le microscope, il est impossible de distinguer s'il provient d'une conjonctive, d'un abcès ou de la surface d'un ulcère. Il présente sa forme globulaire caractéristique qui le distingue de tout autre produit de l'économie, mais rien de plus. Il était intéressant aussi de s'assurer si c'est la forme globulaire du pus qui rend le liquide des blennorrhées oculaires contagieux, ou si c'est le pus produit à la surface de la conjonctive palpébrale seul, qui jouit de la propriété contagieuse. A cette fin, ayant recueilli du pus de bonne nature d'un abcès à la cuisse, nous l'avons inoculé dans un œil atteint de pannus, où il n'a pas produit la moindre irritation dans la conjonctive. La même expérience répétée avec du pus provenant d'un abcès de la glande mammaire et avec celui recueilli à la surface d'un ulcère à la jambe, a donné toujours le même résultat négatif. Alors, pour nous rapprocher davantage de la conjonctive palpébrale, nous avons recueilli le pus d'un abcès qui s'était ouvert dans la conjonctive scléroticale, dans un cas de chémosis fibrineux à la suite d'ophthalmitis, et après l'avoir inoculé, nous avons pu nous assurer encore que ce dernier pus n'était pas plus contagieux que ceux avec lesquels nous avions fait nos premières expériences. Nous pensons donc pouvoir conclure de tous ces faits que ce n'est pas à sa forme globulaire particulière et caractéristique que le pus sécrété pendant une ophthalmie purulente doit sa propriété contagieuse.

« Nous avons ensuite tenté des expériences dans une autre direction, et nous avons vu que chaque fois qu'il se forme du pus dans du plasma exsudé et amassé à la surface de la conjonctive rétro-tarsienne, que ce soit à la suite d'une ophthalmie blennorrhagique produite par inoculation, d'une ophthalmie militaire aiguë ou chronique, ou d'une ophthalmie purulente spontanée, c'est-à-dire survenue sans que le malade ait été manifestement en contact avec un individu atteint de la même maladie, ce pus est contagieux, c'est-à-dire qu'il jouit de la propriété de provoquer toujours une maladie identique à celle dont il est le produit, quoique à des degrés différents.

« Nous croyons qu'on peut conclure de toutes ces expériences que la différence qu'on observe dans la propriété contagieuse du pus recueilli dans des tissus variés (différence qui est telle, que l'un est toujours contagieux et que l'autre ne l'est pas du tout, ou ne le devient que lorsqu'il est le produit d'une cause spécifique), doit être recherchée dans la nature même des éléments anatomiques qui ont servi de support à la production du pus; que celui-ci ne devient réellement contagieux que lorsqu'il s'est formé dans des tissus pourvus de cryptes muqueux, et enfin que, dans ces conditions, il est toujours contagieux à un degré plus ou moins marqué, d'après les caractères vitaux variables, qu'il ne nous est pas encore donné de reconnaître par l'inspection matérielle du liquide. »

Si les résultats signalés par l'auteur que nous venons de citer se confirmaient par ceux des expériences que nous avons conseillées et que nous nous proposons d'instituer, il deviendrait facile, à la seule inspection microscopique, de constater si telle ophthalmie donnée est susceptible ou non de se propager par contact, et, s'il y a lieu par conséquent d'adopter les mesures propres à se préserver de la contagion, ou de s'en dispenser, résultat pratique qui ne serait pas sans importance.

Nous avons admis la contagion comme cause essentielle du développement de l'ophthalmie granuleuse; il est une série d'autres causes qui viennent la seconder et en étendre l'action. Nous les passerons en revue, en faisant de nombreux emprunts aux travaux de MM. Gouzée (1) et Decondé (2).

II. Conditions atmosphériques. — Presque tous les médecins qui se sont sérieusement occupés de l'ophthalmie des armées, ont pu reconnaître que certaines influences, certaines conditions climatériques, modifient considérablement la marche de cette maladie. M. Decondé a cherché à démontrer que l'humidité et la chaleur sont deux condi-

(1) H.-P. Gouzée. De l'ophthalmie qui règne dans l'armée belge et des moyens d'arrêter la propagation de cette maladie dans toute agglomération d'individus, in-8°. Bruxelles, 1842.

(2) Decondé. De l'influence des conditions physiques de l'atmosphère sur l'ophthalmie de notre armée. Annales de la Société de médecine d'Anvers. 1845, p. 150.

tions qui favorisent son développement, tandis que le froid et la sécheresse tendent plutôt à l'éloigner.

On a attaché, dit-il, beaucoup d'importance aux causes catarrhales dans l'étiologie de notre ophthalmie; mais M. Fallot qui d'abord avait cru à cette influence, a démontré depuis, comme nous l'avons vu plus haut, page 715, que loin d'augmenter en hiver, époque des affections catarrhales, l'ophthalmie diminue au contraire pendant cette saison.

Les proportions relatives d'oxygène et d'azote dans l'atmosphère ne paraissent pas avoir d'influence bien appréciable.

Si les temps orageux ont quelque action sur le développement de notre ophthalmie, ce n'est que dans des cas spéciaux, exceptionnels, qu'il ne nous a pas encore été donné d'apprécier. Dans les expériences tentées par M. Decondé, le galvanisme et la machine électrique sont restés sans action sur le mucus ophthalmique déposé sur les conjonctives des chiens.

Cependant, l'on a vu des temps orageux exercer une action évidente sur nos ophthalmiques; voici ce qu'en dit M. Gouzée :

« Nous avons souvent remarqué que les temps orageux, et notamment les grands vents d'automne froids, humides et par conséquent non chargés de poussière, nous amenaient beaucoup d'ophthalmiques, et que ceux mêmes qui se trouvaient dans les hôpitaux éprouvaient en même temps, sous l'influence de ces conditions atmosphériques, ou un accroissement de symptômes de leur maladie, ou des rechutes. Nous avons eu de fréquentes occasions de répéter cette observation, en 1829, à Flessingue, où les vents d'ouest, qui soufflent de l'Océan, acquièrent très souvent une grande violence. Il n'est pas rare alors que la maladie prenne la nuance rhumatique, etc. » (1).

« Nous concluons aujourd'hui, dit M. Decondé que l'exacerbation qui se manifeste quelquefois dans l'ophthalmie à l'occasion des temps orageux ne tient pas à l'électricité même, mais à des conditions qui peuvent compliquer l'électricité de l'atmosphère. »

Nous dirons avec M. Fallot :

« Nous n'avons pas l'intention de nier qu'à la suite de fortes perturbations atmosphériques, de violents orages, on a remarqué des récrudescences évidentes de notre ophthalmie; mais nous ne saurions admettre qu'il existe entre ces deux faits des rapports nécessaires de filiation, parce qu'en cent autres circonstances de semblables mouvements météorologiques ont eu lieu sans que la maladie en ait été autrement affectée. (2). »

Quant à l'influence des saisons, M. Decondé s'en exprime ainsi :

« Si nous n'avons égard qu'au mouvement numérique normal des granulés et des ophthalmiques, et si nous faisons abstraction de certaines circonstances qui viennent anormalement en changer le chiffre, telles que l'arrivée des recrues, une agglomération momentanée, etc., nous trouvons que c'est en hiver qu'il y a le moins d'ophthalmiques et de granulés; et c'est en été que les cas sont les plus nombreux et les plus graves. En hiver, c'est pendant les mois de janvier et de février qu'il s'en présente le moins, et c'est à cette époque que les granulés marchent le plus rapidement vers la guérison; le printemps est beaucoup plus favorable à la marche heureuse de cette maladie que l'automne, ce qui tient encore à ce que les vents tièdes et humides de l'ouest règnent plus en automne qu'au printemps. On observe en effet que, dans l'arrière-saison, non-seulement les granulés ne tendent pas à guérir, mais qu'ils ont même une tendance à empirer, et qu'une

(1) H.-P. Gouzée. De l'ophthalmie qui règne dans l'armée belge, etc. Bruxelles, 1842.

(2) Analyse du mémoire de M. Piringer, intitulé : *Die blennorrhœa am menschen auge*. Annales d'Oculistique, t. V, p. 79.

foule de nouveaux cas se manifestent alors. Au printemps, les vents d'ouest sont moins fréquents qu'en automne, et les vents du nord et de l'est, ayant déraciné en quelque sorte le mal chez la généralité des sujets qui en souffrent, l'action du vent d'ouest vient s'éteindre sur le peu de sujets qui par exception sont restés atteints d'ophthalmie (1). »

« Les vents n'agissent sur nos ophthalmiques et sur nos granulés que par l'humidité et la chaleur qu'ils amènent ou qui les accompagnent, et par la vélocité qui leur donne une propriété plus ou moins dispersive. Plus le vent est sec et froid, plus il améliore l'état de nos granulés; plus il est chaud et humide, plus son action est défavorable; le vent chaud et sec est moins pernicieux que le vent froid et humide. L'absence de tout vent laisse s'accumuler le miasme ophthalmique qui agit alors avec une grande intensité (2). »

III. Influence des garnisons. — 1. Dans une même garnison, les régiments continueront, toutes circonstances égales d'ailleurs, à fournir d'autant plus d'ophthalmiques et de granulés nouveaux, qu'il y aura toujours eu plus de malades de ces deux catégories dans ces régiments. L'affection tend sans cesse à s'y généraliser, en raison de l'extension plus grande qu'elle y a déjà prise.

2. Les régiments fourniront d'autant plus d'ophthalmiques, que l'encombrement dans les casernes occupées par eux sera plus grand, qu'un plus grand nombre d'hommes coucheront dans une même chambre, que la ventilation y sera moins bien établie.

3. Il y aura d'autant plus d'ophthalmiques dans les corps, que le séjour des hommes dans les chambrées sera plus prolongé et qu'ils seront moins occupés au dehors.

4. Les régiments fourniront d'autant plus d'ophthalmiques, que les gardes y seront plus fréquentes et que les corps de garde offriront moins de conditions hygiéniques favorables. M. Decondé a remarqué que les corps de garde les plus sains sont ceux où une foule d'ouvertures donnent passage à tous les vents (3).

Une fois que la contagion s'est montrée dans une garnison, elle continue à y exercer son action : d'abord par les rapports entre elles des diverses troupes d'une garnison; ensuite par leurs relations avec les prostituées qui contractent la maladie et contribuent à la répandre.

IV. Acclimatement. M. Decondé explique par l'acclimatement l'espèce d'immunité dont jouissent quelques personnes habituées à se trouver en rapport avec des ophthalmiques sans en contracter la maladie. Cependant, cette immunité a ses limites et cesse lorsque le miasme ophthalmique se trouve très-concentré dans les chambres où l'on séjourne. Elle se perd si l'on cesse pendant un certain temps de se trouver dans la sphère d'action du miasme ophthalmique. C'est par l'acclimatement que l'on explique l'espèce de préservation dont jouissent les médecins militaires et les anciens soldats; préservation qui compte néanmoins de nombreuses exceptions, car bien des médecins

(1) Decondé, Mémoire cité, p. 144.

(2) Ibidem, p. 148.

(3) Decondé. Mémoire sur quelques questions qui se rattachent à l'ophthalmie des armées. Annales de la Société de médecine d'Anvers, année 1842, p. 317 et suiv.

ont contracté l'ophthalmie en donnant des soins aux malades atteints de cette affection, tandis que d'autres en ont peut-être pris le germe qui pourrait bien éclore un jour. Si, chez les soldats, dès que le mal a été contracté, il a une tendance à s'accroître, c'est qu'ils restent sous l'influence qui la leur a donnée; chez les individus qui se soustraient à cette influence dès que la maladie se développe, elle peut se borner à quelques granulations du repli de la conjonctive et rester très longtemps stationnaire.

« L'acclimatement à l'ophthalmie sera d'autant plus facile que le foyer du mal sera moins étendu et que le séjour y sera de moins de durée. Si on le prolonge, on ne le fera impunément que pour autant que ce soit insensiblement ou par gradation. Plus le séjour, au contraire, sera long, plus le foyer du mal sera étendu, concentré ou actif, moins il y aura de chances d'y échapper. Plus on sera espacé, éparpillé, mais surtout plus on sera dans un air constamment renouvelé, ou entièrement libre, moins on aura à subir les conséquences du mal (1). »

V. M. Decondé dit ne pas connaître de conditions de la vie militaire qui favorisent davantage le développement et la propagation de l'ophthalmie, que celles des camps, et tout spécialement celles du camp de Beverloo. C'est que là, plus que partout ailleurs, il y a des circonstances qui viennent la favoriser. L'agglomération des hommes y est plus grande que dans les plus mauvaises garnisons, et les locaux n'y sont point disposés conformément aux règles d'une bonne hygiène. M. Decondé aurait pu ajouter que les périodes de campement ont lieu d'ordinaire en été et que c'est dans cette saison de l'année que l'ophthalmie granuleuse sévit le plus habituellement.

N'omettons pas, en parlant du camp de Beverloo, de faire remarquer que le sol consiste en un sable fin, tourmenté sans cesse par les vents, se logeant entre les paupières et le globe de l'œil, et irritant les conjonctives par sa présence.

VI. L'influence des cantonnements est heureuse au point de vue de la diminution du nombre des granulés et des ophthalmiques, si les hommes sont en petit nombre dans chaque maison et s'ils sont assez occupés au dehors pour ne séjourner que peu de temps dans les habitations. Si, au contraire, il y a encombrement dans les logements et les corps de garde, et si ceux-ci reçoivent des hommes de tous les régiments, on aura alors tous les inconvénients des garnisons et le chiffre élevé des ophthalmiques qu'on est dans l'habitude d'y remarquer.

VII. Pendant les marches d'été, les soldats sont soumis à la gêne et à la fatigue occasionnées par les vêtements et les objets d'équipement; à l'influence des corpuscules étrangers qui voltigent dans l'atmosphère et qui pénètrent entre les paupières et viennent frapper l'œil; au rayonnement de la chaleur et de la lumière, et à l'abus des alcooliques.

(1) Decondé. Mémoire cité, p. 156.

Ces diverses causes, agissant isolément ou réunies, ne sont pas susceptibles de déterminer une ophthalmie analogue à notre affection spécifique, mais elles sont capables de congestionner l'œil ou d'irriter mécaniquement les paupières et la conjonctive. Si ces résultats ont eu lieu en l'absence de l'encombrement, lorsque les hommes, par exemple, sont éparpillés dans les cantonnements, cet état d'irritation de l'œil et de ses parties ambiantes, qui facilite la germination de notre ophthalmie spécifique, se dissipe avec la cessation des causes qui l'ont produite. Mais il n'en est plus de même lorsque, après une marche, les troupes doivent subir un entassement plus ou moins grand ; on observe alors des ophthalmiques plus ou moins nombreux, parce que l'ophthalmie s'est entée, a germé avec facilité sur des conjonctives déjà congestionnées et par là disposées à contracter le mal (1).

Les voyages des troupes par chemin de fer exposent aussi à l'introduction de poussière, de corps étrangers entre les paupières, où ils peuvent agir comme agents congestifs et disposer les sujets à l'action des miasmes ophthalmiques.

VIII. Il résulte des recherches auxquelles s'est livré M. Decondé, que les exercices ont plutôt une influence favorable que défavorable, au point de vue de la décroissance du nombre des granulés et des ophthalmiques (2).

IX. Il nous a toujours été impossible de reconnaître les conditions qui permettent à tel individu plutôt qu'à tel autre de contracter cette maladie. Nous pouvons affirmer que les deux sexes, à tous les âges et dans les diverses conditions, la prennent avec la même facilité. Nous avancerons encore que les constitutions n'y sont pour rien ; seulement, les constitutions sanguines laissent le mal à l'état franchement inflammatoire, tandis que chez les lymphatiques, les scrofuleux, l'ophthalmie offre quelques caractères spéciaux, un degré de chronicité et d'opiniâtreté tel, qu'elle guérit difficilement, laisse des traces de son existence, et tient ceux qui en sont porteurs sous le coup de nouvelles atteintes, à l'avénement de la moindre cause (3).

X. Nous avons examiné, dit M. Fallot (4), la couleur des yeux chez les différents ophthalmiques, et nous avons reconnu que cette affection est incomparablement plus fréquente chez les individus qui ont des yeux bleus que chez ceux qui les ont d'une autre couleur ; mais il ne faut pas perdre de vue que les premiers sont infiniment plus nombreux en Belgique que les autres.

XI. Lorsque la maladie n'affecte qu'un seul œil, ce qui n'a guère lieu

(1) Decondé, loco citato, p. 349 et suiv.

(2) Annales d'Oculistique, 1840-1841, t. IV, p. 279 et suiv.

(3) Decondé. Annales de la Société de médecine d'Anvers, année 1842, p. 143.

(4) Fallot. Nouvelles recherches, etc. p. 19. Bruxelles, 1838.

qu'au début, les observations établissent un rapport a peu près égal entre le droit et le gauche.

XII. Les états congestifs de l'œil et des portions ambiantes facilitent l'action du miasme ophthalmique. M. Decondé cite le cas d'un furoncle du sourcil gauche, un autre d'un coup de poing sur l'œil gauche, un troisième d'une mouche qui avait pénétré entre les paupières et le globe de l'œil droit, et dont quelques particules y avaient séjourné pendant quelque temps, qui furent suivis de l'apparition de granulations.

XIII. Mac Grégor admet que des mouches peuvent être les agents intermédiaires de la contagion ophthalmique en transportant la matière d'un œil malade à un œil sain.

M. Decondé considère ce fait comme analogue à ceux qu'il signale; il croit que la congestion oculaire, l'irritation éphémère, produites par le corps étranger, ont facilité l'action des émanations ophthalmiques.

XIV. C'est, ajoute-t-il, à titre seulement de congestif des organes oculaires, qu'un col trop serré, ou la pression trop forte d'un schako peut devenir cause prédisposante de l'ophthalmie. Mais, hâtons-nous de le dire, la pression du col et celle du schako ne peuvent que très-rarement congestionner l'œil, car des essais de quasi-strangulation, faits par nous, n'ont jamais pu faire rougir la muqueuse des paupières ou la faire pénétrer d'assez de sang noir pour que la différence de l'état physiologique à l'état pathologique pût être saisie. Nous admettons néanmoins que la gène apportée par le schako peut congestionner l'œil, car nous avons connu des soldats et des officiers qui ne pouvaient faire usage du schako sans éprouver des picotements et de la rougeur aux paupières; circonstances qui ont dû être favorables à la germination de l'ophthalmie (1).

Ne soyons pourtant pas trop exclusifs, et après avoir reconnu que la compression par le schako et le col ne joue pas dans la production de l'ophthalmie granuleuse le rôle important que quelques médecins avaient cru devoir lui attribuer, tenons compte de la congestion vers les organes oculaires, que ces deux pièces de l'habillement du soldat peuvent apporter lorsqu'elles ne sont pas bien adaptées au sujet, et n'oublions pas surtout ce qu'elles étaient autrefois, avant d'avoir subi les différentes modifications qui y ont été successivement introduites, depuis notre séparation d'avec la Hollande.

XV. Il a été reconnu par les ophthalmologues les plus distingués que les sujets atteints d'ophthalmie catarrhale simple contractent très facilement l'ophthalmie granuleuse lorsqu'ils sont en rapport avec des malades atteints de cette dernière affection. L'ophthalmie militaire germe alors, comme le dit Canstatt, sur le sol d'une autre ophthal-

(1) Decondé. Mémoire sur quelques points propres à éclairer l'étude de l'ophthalmie des armées. Annales de la Société de médecine d'Anvers, 1842, p. 152.

mie (1). Les affections scrofuleuses de l'œil facilitent encore cette germination ; ce qui dépend sans doute de ce que ces affections étant d'une nature plus lente, l'appel sanguin y est plus continu et souvent d'une durée extrêmement longue.

Si les autres espèces d'ophthalmie peuvent être considérées, au milieu de la vie militaire, comme prédisposant à l'ophthalmie granuleuse, on comprend que les causes catarrhales, les brusques refroidissements soient susceptibles d'amener d'une manière secondaire l'ophthalmie des armées.

XVI. Nous ne discuterons pas la valeur de quelques autres raisons qui ont été mises en avant pour expliquer la persistance de l'ophthalmie dans l'armée ; ainsi le blanc de craie des buffleteries, le vert de gris des cuivres, les pommes de terre, le pain de munition, la qualité de certaines eaux, et bien d'autres causes, en ont été tour à tour accusés. Ces causes sont aujourd'hui reléguées dans un juste oubli.

XVII. S'il est des circonstances qui concourent à aggraver l'ophthalmie granuleuse, il en est d'autres qui en améliorent l'état ou s'opposent même à sa manifestation. Le typhus, la dyssenterie, le choléra, les fièvres intermittentes, sont au nombre des dernières (2); la rougeole et la grippe semblent propres à favoriser le développement de la maladie.

§ III. — Symptomatologie.

La description que M. Mackenzie a donnée de l'ophthalmie contagieuse est faite de main de maître. Nous n'avons guère trouvé à y ajouter que quelques développements relatifs aux granulations.

Bien que nous cherchions autant que possible à ne nous attacher qu'aux points pratiques de la question de l'ophthalmie granuleuse, nous bornant, lorsque nous le pouvons, à indiquer les sources où l'on pourra recourir pour les développements théoriques, nous sommes cependant obligés d'examiner ce point de doctrine : les granulations sont-elles un produit de nouvelle formation ou le développement morbide d'un élément normal des conjonctives ? La solution de cette question est en effet très importante au point de vue de la thérapeutique ; elle conduit, dans un cas à détruire les granulations, dans l'autre à ramener à l'état physiologique des organes morbidement développés.

Malgré son importance, cette question attend encore sa solution ; mais comme nous n'avons en vue que de faire connaître l'état de la

(1) Mémoire et observations sur la cause qui entretient l'ophthalmie militaire dans l'armée, par le docteur Canstatt. Bulletin médical belge, septembre 1854.

(2) Vleminckx et Van Mons. Essai sur l'ophthalmie. Bruxelles, 1824. — Vleminckx. Rapport à M. le Ministre directeur de la Guerre sur l'ophthalmie de l'armée. Bruxelles, 1834. — Fallot et Varlez. Recherches sur l'ophthalmie de l'armée. Bruxelles, 1829. — Decondé. Mémoire sur quelques points propres à éclairer l'histoire de l'ophthalmie des armées ; Annales d'Oculistique. 1840-1841, t. IV, p. 185.

science, nous nous bornerons à emprunter à M. Hairion l'exposé des diverses opinions qui se sont produites à ce sujet et qu'il a ainsi résumées (1) :

« Pour les uns, les granulations sont des produits morbides de formation nouvelle, de véritables bourgeons charnus (Lawrence); pour d'autres, elles consistent dans l'hypertrophie du corps papillaire (Mackenzie, Tavignot, Borlé, etc.), des glandules mucipares (docteur Müller de Bensberg), des papilles et des follicules muqueux (Sichel, Stoeber, Laugier, Fallot, etc.), des villosités, etc.

« M. Sotteau ne voit dans la granulation vésiculeuse qu'une phlyctène et M. Carron du Villards, qu'une vésicule semblable à celle de la gale, et, comme celle-ci, ayant son sarcopte (2). Pour Loiseau, les granulations, le velouté, le relâchement de la conjonctive ne sont que des hypertrophies du corps papillaire, des villosités et du tissu cellulaire sous-jacent (3). Pour Eble, la granulation spéciale à l'ophthalmie contagieuse est constituée par le corps papillaire altéré dans sa vitalité d'une manière *qualitative* et *quantitative*, et pour M. Thiry, par des productions spéciales, hétéromorphes, analogues à celles qu'on observe au col utérin et dans l'urèthre, qu'il rattache à un principe commun, le virus blennorrhagique. Même confusion pour ce qui a rapport à la portion de la conjonctive qu'on assigne pour siége aux granulations : la plupart des médecins les placent dans toute l'étendue de la conjonctive palpébrale; d'autres plus particulièrement et même exclusivement dans le repli rétro-tarsien. M. Decondé, qui admet deux espèces de granulations, les unes charnues, les autres vésiculeuses, donne pour siége exclusif aux premières la conjonctive du tarse, et aux secondes sa portion rétro-tarsienne. Dautre part, plusieurs médecins ont observé des granulations sur la conjonctive du bulbe, et Tyrrell en a vu jusque sur la cornée. »

D'après M. Van Roosbroeck, les granulations palpébrales ne sont pas une altération, une hypertrophie de l'un ou l'autre élément anatomique de la conjonctive; c'est un produit de nouvelle formation, mais consistant simplement dans une exsudation du plasma ou de la matière fibrineuse du sang. Cette exsudation résiderait non pas dans le tissu de la conjonctive, mais à sa surface externe, c'est-à-dire entre la conjonctive et son épithélium (4).

Ce qui précède suffit pour établir que sous le nom de granulations palpébrales, on a décrit les altérations les plus diverses quant à leur nature, à leur cause, à leur siége dans tel ou tel élément constitutif, ou dans telle ou telle portion de la conjonctive. (5).

Tous les auteurs sont d'accord sur ce point que les granulations ne sont point l'apanage exclusif de l'ophthalmie des armées, mais qu'on les rencontre parfois aussi à la suite d'autres ophthalmies. M. Canstatt a cherché à différencier les granulations reconnaissant ces diverses origines. Voici ce qu'il écrit à ce sujet (6) :

« La métamorphose de la conjonctive, que nous avons nommée granulation, n'appartient pas exclusivement à l'ophthalmie militaire. On la rencontre aussi après des conjonctivites d'autre genre, surtout catarrhales et érysipélateuses, de longue durée, ou qui ont subi de fréquentes récidives. Mais la différence est que, dans ces dernières maladies, la granulation est une *récidive*, un phénomène secondaire, tandis que dans l'ophthalmie militaire elle est un des *principaux symptômes du début*, un symptôme *primitif*. Dans les

(1) Bulletin de l'Académie royale de médecine de Belgique, 1850-1851, t. IX, p. 162, et Annales d'Oculistique, t. XXIII, p. 109.

(2) Decondé. Mémoires sur différentes questions qui se rattachent à l'ophthalmie de l'armée. Annales de la Société de médecine de Gand, année 1840, t. II, p. 122.

(3) Mémoire sur l'efficacité de la cautérisation des granulations palpébrales par le nitrate d'argent. Annales de la Société de médecine de Gand, 1838.

(4) Archives belges de médecine militaire, 1853, t. XI, p. 170. — Cours d'ophthalmologie professé à l'Université de Gand, etc., t. II, p. 283. Annales d'Oculistique, t. XXX, p. 44, 171.

(5) Archives belges de médecine militaire, 1850, t. V, p. 175 et suiv.

(6) Mémoire et observations sur la cause qui entretient l'ophthalmie de l'armée belge, extrait du Bulletin médical belge, nº de septembre 1834, p. 6 et 7.

conjonctivites chroniques ordinaires, la granulation est un symptôme *consécutif* et *accidentel;* dans l'ophthalmie militaire, au contraire, elle est un symptôme *essentiel, qui ne manque jamais de l'accompagner*. La granulation est le symptôme le plus constant de l'ophthalmie militaire, sans lequel elle n'existe jamais, excepté dans le plus haut degré de sa forme aiguë, où toute la conjonctive palpébrale et oculaire présente un bourrelet lisse et rouge. Mais aussi, dans ce cas, la granulation apparaît aussitôt que le gonflement de l'épithélium qui couvre le corps papillaire de la conjonctive vient à cesser. L'existence seule de la granulation ne suffit donc pas à caractériser l'ophthalmie militaire (granulaire), mais aussi *la période de la maladie* dans laquelle elle se rencontre; son *étendue* et sa *durée* doivent en même temps être prises en considération pour porter un diagnostic sûr. »

M. Decondé, sans cependant trancher la question d'une manière absolue, considère la granulation vésiculeuse comme caractéristique de l'ophthalmie militaire, et la granulation charnue comme n'étant point liée nécessairement à cette ophthalmie dont elle ne serait qu'un phénomène pathologique secondaire (1).

Dans un travail antérieur, le même auteur avait élevé des doutes sur l'existence des granulations dans d'autres ophthalmies que celle des armées. Dans un pays tel que le nôtre, où le germe de la maladie est si répandu, ne peut-on pas supposer en effet que les cas où, par exception, des granulations ont apparu à la suite d'ophthalmies catarrhales par exemple, le germe granuleux préexistait et s'est développé sous l'influence de l'affection catarrhale, ou bien encore que la contagion granuleuse est venue s'enter sur le fond d'une ophthalmie catarrhale? C'est là une question à étudier, et si elle venait à être résolue dans ce sens que la granulation appartînt en propre à l'ophthalmie des armées, un jour tout nouveau serait jeté sur ce point encore obscur de leur histoire.

Voici ce que dit à ce sujet M. Decondé (2) :

«...... S'ensuit-il que toute granulation (vésiculeuse) offrant ces caractères dépende de notre ophthalmie? Nous n'hésitons pas à dire que oui, en ce sens que la granulation est constamment le résultat, ou bien dénote l'existence d'une ophthalmie spécifique contagieuse pouvant passer à l'état de blennorrhée. S'il y a eu ou s'il y a encore dissentiment à cet égard, cela provient de ce qu'on ne peut s'entendre sur les définitions plus que subtiles d'ophthalmie catarrhale et d'ophthalmie contagieuse. Rappelons ici que la plupart des ophthalmies dites catarrhales observées depuis 25 ans chez nos bourgeois, n'étaient autres que notre ophthalmie granuleuse. Il en est de même des ophthalmies dites catarrhales chez nos soldats, qui quatre-vingt-dix-huit fois sur cent étaient la contagieuse (la granuleuse) se compliquant d'une injection dite catarrhale sur le globe de l'œil.

« Tout doute sur la nature essentielle de la granulation ne peut être éclairci que d'une manière. C'est dans une contrée où notre ophthalmie ne sévit pas et n'a jamais sévi, qu'il faudrait faire des recherches, et si la granulation s'y montre spontanément, nul doute alors que ce caractère n'appartienne plus uniquement à notre mal. Dans notre pays, semblables recherches ne pourraient offrir toutes les garanties nécessaires. Ne serait-ce pas ici le lieu d'observer que les auteurs, à quelque pays qu'ils appartinssent, n'observèrent jamais, ou ne décrivirent pas l'état granuleux, alors que ne sévissait pas une ophthalmie épidémique ou contagieuse?... »

Des diverses espèces de granulations. — Nous avons déjà vu que les

(1) Mémoire sur l'anatomie de la conjonctive, au point de vue de ses altérations pathologiques et de leur traitement. Archives belges de médecine militaire, t. III, p. 143, 1849.

(2) Annales de la Société de médecine d'Anvers, année 1840, p. 540.

granulations sont quelquefois *primitives*, c'est-à-dire qu'elles préexistent à toute inflammation oculaire, et que, dans d'autres circonstances, elles sont *consécutives* à la conjonctivite palpébrale. Nous avons à faire connaître la symptomatologie des granulations, que nous diviserons, avec M. Decondé, en vésiculeuses et en charnues.

Granulations vésiculeuses. — « Si l'on assiste, dit M. Decondé (1), au début des granulations vésiculeuses, on remarque que, précisément à l'endroit où se trouve normalement le faisceau vasculaire que nous avons signalé dans la subdivision rétro-tarsienne de la conjonctive palpébrale, il se développe une foule de petits points saillants, faisant un léger relief conique ou orbiculaire à la surface de la conjonctive. C'est toujours dans le voisinage des ramuscules vasculaires et surtout vers l'origine du vaisseau principal, c'est-à-dire vers le canthus externe, qu'elles se montrent d'abord et qu'elles deviennent et restent pendant longtemps le plus confluentes.

« La marche de cette granulation est presque toujours ascendante chez nos militaires : les petites pointes en relief se montrent bientôt sous l'apparence de petites perles hyalines; en même temps le vaisseau qui les alimente grossit, s'enrichit de ramuscules nouveaux; la muqueuse acquiert un aspect enflammé; enfin, le développement des granulations ne tarde pas à devenir complet : le processus inflammatoire de la conjonctive qui les environne et les recouvre devient en même temps de plus en plus évident et profond.

« Arrivées au summum de leur développement, elles présentent les caractères suivants, reconnaissables à l'œil nu, mais pouvant être mieux reconnus au moyen d'une forte loupe : Sur cette partie de la conjonctive qui abandonne le bord postérieur des tarses pour se porter au globe de l'œil, on remarque une quantité plus ou moins grande de saillies de grandeurs diverses, souvent comme des grains de millet; ces petits corps sont des vésicules à parois minces, offrant un aspect semi-transparent : ouvertes et soumises à une légère pression, ces vésicules se vident et s'affaissent. Cet affaissement peut encore s'obtenir par la pression seule; on voit alors le fluide sourdre, suinter à travers une foule de petits points, des parois de la vésicule, et entourer celle-ci comme un petit nuage. Si on enlève le fluide écoulé et qu'on répète cette petite opération, la vésicule s'affaisse complétement, et si on l'incise, on trouve sa paroi interne très lisse et très vasculaire.

« Ces granulations, quant à leur nombre et à leur disposition, offrent autant de variétés qu'il y a d'individus; cependant, elles ont généralement la disposition suivante :

« Les granulations plus ou moins rapprochées sont disposées en une ou plusieurs rangées ou séries linéaires, ordinairement deux, et se trouvent ici en rapport avec le nombre des plissures de la portion (*rétro-tarsienne*) de la conjonctive dont nous parlons (2). Ces granulations sont séparées les unes des autres par des sillons occupés par des vaisseaux qui se sont développés au-delà de leur état normal, et qui y fournissent, à chaque granulation correspondante, une foule de ramifications plus fines qui se distribuent en réseau dans les parois des vésicules.

« Lorsqu'on excise une portion de la conjonctive du repli, dans les cas de granulations anciennes, et qu'on lave le lambeau, les granulations vésiculeuses apparaissent encore avec tous ces caractères, et jamais on n'y trouve la matière fluide concrétée ou épaissie. »

Granulations charnues. — « Ces granulations sont composées de toutes petites saillies adossées les unes aux autres, dures, et, lorsqu'elles sont anciennes, saignant facilement à l'attouchement. *A la paupière supérieure*, c'est à une ligne environ en deçà du bord adhérent du tarse qu'on les rencontre le plus confluentes et qu'elles prennent leur plus grand développement ; elles diminuent en confluence et en volume en approchant du bord libre; à près d'une ligne en arrière du bord adhérent du tarse, elles disparaissent brusquement. A la paupière inférieure, c'est non loin du bord libre qu'elles sont le plus développées; c'est aussi là qu'elles sont le plus confluentes. *En dedans des deux paupières*, on les voit s'étendre, mais avec un développement infiniment moindre, vers la

(1) Mémoire sur l'anatomie de la conjonctive, au point de vue de ses altérations pathologiques et de leur traitement. Archives belges de médecine militaire, année 1849, t. III, p. 145.

(2) D'après M. Decondé, la portion rétro-tarsienne est seule susceptible de se couvrir de granulations vésiculeuses qui caractériseraient l'ophthalmie des armées, et qui ne s'étendraient jamais au delà. Archives belges de médecine militaire, 1849, t. III, p. 157.

commissure interne jusqu'en dedans des points lacrymaux qu'elles entourent, et jusque sur la face antérieure du repli semi-lunaire. *Vers l'angle externe*, elles sont généralement plus développées et occupent une surface plus grande qu'en dedans. C'est surtout à la paupière supérieure que cela se remarque. On ne trouve jamais les granulations charnues entremêlées avec les vésiculeuses que sur la membrane clignotante.

« Vues à l'œil nu et au commencement de leur évolution, la conjonctive qui les supporte présente assez bien l'apparence de l'écorce rugueuse de certains citrons. A un développement plus grand, elles ont été parfaitement dépeintes par Eble, dans les figures XIV, XVI et XVII, jointes à son livre (1). Il est toutefois à remarquer qu'Eble considère, à tort selon nous, cet aspect granuleux comme un état physiologique et normal.

« Les granulations charnues ont été décrites par Müller, sous le nom de glandules muqueuses.

« Vues au moyen d'une bonne loupe montée, ces granulations apparaissent comme autant de verrues très mamelonnées, avec des saillies, des arêtes vives. On remarque que leurs diverses parties, ainsi que cela se voit ordinairement dans les verrues et dans les papilles de la langue, sont divisées jusqu'à la base par des tranches brusques et nettes. Leur surface libre est hérissée de rugosités. Les granulations sont séparées les unes des autres par des sillons très profonds, lesquels sont occupés par les principales branches vasculaires qui de là paraissent envoyer un lacis très fin aux saillies verruqueuses qu'elles séparent.

« Les granulations charnues, assez molles au début de leur évolution, deviennent plus tard dures et présentent à l'instrument tranchant la même résistance que le tissu fibreux. Nous ne leur avons jamais trouvé de cavité, et nous ne les avons jamais vues abreuvées d'un liquide quelconque. On peut les conserver dans l'alcool; nous en possédons qui, depuis huit ans, sont immergées dans ce liquide, et qui conservent encore tous les caractères qui leur sont propres.

« La granulation charnue n'est point nécessairement liée à notre ophthalmie; elle n'en est qu'un phénomène pathologique secondaire. Lorsque la granulation vésiculeuse parcourt un développement régulier, la face interne du tarse conserve longtemps et peut conserver toujours sa netteté et son poli physiologique. »

La division des granulations en vésiculeuses et charnues n'est pas la seule qui ait été proposée. On les a encore divisées en *sécrétantes* et *non sécrétantes*. Nous savons que le liquide contenu dans les vésicules n'est pas le même que celui qui résulte des granulations charnues ; mais ce liquide existe et s'échappe des vésicules lorsqu'elles viennent à s'ouvrir. Quant aux granulations charnues, elles sont toujours accompagnées d'une sécrétion muco-purulente qui varie en qualité et en quantité; elle peut être très petite et à peine appréciable, ou excessivement abondante, comme dans l'ophthalmie granuleuse sur-aiguë, où des flots de pus s'échappent des paupières dès qu'on les entr'ouvre.

Si nous admettons que les granulations charnues ne sont jamais sèches, nous devons dire cependant que lorsqu'elles sont parfaitement recouvertes d'acétate de plomb, l'on n'y voit plus aucune espèce de sécrétion; mais si la couche plombique vient à se détacher, la sécrétion muco-purulente reparaît. On voit même assez souvent la sécrétion se formant au-dessous de la couche plombique soulever cette dernière et la détacher en certains points.

Lorsque la sécrétion est peu abondante, elle apparaît aux angles

(1) De la structure et des maladies de la conjonctive, etc., par Burkard Eble, traduit de l'allemand par Ed. de Losen de Seltenhoff. Bruxelles, 1836.

palpébraux, et surtout à l'interne, sous la forme d'une matière blanchâtre, et c'est principalement le matin qu'on la découvre, avant que le malade se soit lavé.

On a encore décrit des granulations *miliaires*, *papillaires*, *sablées*, *veloutées*, *fongueuses*, *sarcomateuses*, *végétantes*, *molles*, *dures*, *calleuses*, *pédiculées*, *sessiles*, etc.; mais nous croyons que toutes ces divisions sont superflues. En effet, ou bien ces divers états résultent de modifications survenues par suite du traitement qui a été mis en usage, ou bien ils sont étrangers à l'ophthalmie des armées et dépendent d'autres altérations des paupières, que nous n'avons point à décrire.

Au commencement de ce travail, nous avons divisé la maladie qui nous occupe en trois états que nous allons examiner :

1° État de chronicité ou d'indolence constitué par les granulations vésiculeuses et charnues ;

2° État d'ophthalmie sub-aiguë ;

3° État d'ophthalmie sur-aiguë.

1° *État chronique.* — Il est constitué par les granulations. Nous avons décrit les granulations vésiculeuses et charnues : il nous resterait à indiquer la transformation que subissent les granulations vésiculeuses pour passer à l'état de granulations charnues ; mais ce sujet réclame de nouvelles recherches. Cette transformation ayant souvent lieu rapidement et n'étant reconnaissable que lorsque déjà elle est effectuée, le moment de la transition a jusqu'ici échappé aux investigations. Les granulations existent souvent sans que le sujet qui en est atteint en ait la conscience; il n'en ressent aucune incommodité, n'éprouve aucune gêne dans les mouvements des paupières et des yeux, ni aucun trouble dans la fonction visuelle. Mais lorsque les granulations ont pris beaucoup de développement, les paupières inférieures sont gonflées et font une saillie appréciable au dehors ; l'éclat de l'œil peut être notablement diminué ; la conjonctive du globe présente de la rougeur. A cet état, le malade accuse à peine une douleur passagère, se manifestant surtout dans les mouvements du globe de l'œil ; la sensation de petits corps étrangers, de grains de sable, qui le porte à se frotter les yeux ; un léger sentiment de cuisson entre les paupières, ne survenant que le matin, ou lorsque le sujet est exposé à une température élevée, à une fumée épaisse, à une lumière trop vive, ou à l'action d'un vent violent. Dans ces circonstances, la vision est momentanément entravée ; les yeux deviennent humides ; la sécrétion muqueuse augmente, se rassemble à l'angle palpébral interne et s'y coagule durant la nuit. Au réveil, les paupières et les cils sont collés, agglutinés.

2° *État sub-aigu.* — *La présence d'une sécrétion mucoso-purulente, fournie par les granulations se réunissant dans la rainure oculo-palpébrale inférieure, et qu'on fait paraître ou augmenter à volonté en pressant sur la surface granulée* (1), signale l'apparition du second degré, ou *ophthalmie granuleuse sub-aiguë*, principalement lorsque les symptômes suivants viennent s'y joindre : trouble prononcé dans la vision, surtout le matin, par suite de la rétention au-devant de la cornée de filaments de la matière sécrétée, et que le malade est fréquemment obligé d'enlever à l'aide d'un mouchoir ou d'un morceau de linge; l'accroissement de volume des granulations augmente la saillie des paupières; la conjonctive du globe de l'œil est rouge, tuméfiée; la sensation de grains de sable entre les paupières est à peu près permanente ; il y a douleur, photophobie. La douleur n'a pas toujours le même caractère : pongitive chez les uns, elle est gravative chez les autres ; elle se borne tantôt aux yeux, tantôt s'étend au front ou dans le crâne ; quelquefois elle est continue, d'autres fois intermittente, et, dans ce cas, presque toujours nocturne (2).

3° *État sur-aigu.* — Lorsque l'affection vient encore à s'aggraver sous l'influence de causes puissantes dont il a été question dans un chapitre précédent, elle apparaît à son plus haut degré d'intensité, et constitue alors l'*ophthalmie purulente aiguë*, aussi appelée par quelques auteurs *blépharo-ophthalmo-blennorrhée*. Son principal caractère réside dans la tumeur rouge ou bleuâtre que forment les paupières, énormément gonflées, sur lesquelles se dessinent fréquemment les vaisseaux cutanés pleins de sang et comme variqueux, et *les torrents de pus, qui s'écoulent par la fente palpébrale dès qu'on écarte les paupières, inondent, irritent et excorient la peau de la joue correspondante* (3).

Il existe partout, dit M. Gouzée (4), et principalement dans l'infanterie belge, des hommes qui offrent le développement morbide, primitif ou consécutif, des saillies villeuses ou papillaires des conjonctives palpébrales. Or, des hommes nouveaux, vierges de toute affection oculaire, viennent-ils se mêler en foule à ces soldats qui forment le noyau d'un régiment, *plus ce germe est commun, répandu parmi ces derniers, et l'agglomération forte, plus et plus tôt on le voit naître, se développer, s'accroître chez les nouveaux venus*. C'est là un fait constant, facile à vérifier, et d'une extrême importance, sur lequel nous ne pouvons trop insister. »

Dans toute agglomération d'individus trop grande pour la capacité des locaux, si quelques-uns sont affectés de granulations et qu'un traitement convenable ne soit pas institué, on voit au bout de quelques semaines, chez les premiers malades, l'affection augmenter de gravité. De vésiculeuses, les granulations deviennent charnues; puis l'ophthalmie sub-aigüe se déclare, et enfin l'ophthalmie purulente, ou la maladie à son plus haut degré. Chez les sujets d'abord sains, on voit apparaître

(1) Fallot. Nouvelles recherches pathologiques et statistiques sur l'ophthalmie qui règne dans l'armée belge, 1838, p. 10.
(2) Fallot, ouvrage cité, p. 9.
(3) Ibidem, p. 11.
(4) Gouzée. De l'ophthalmie qui règne dans l'armée belge. Bruxelles, 1842, p. 82.

des granulations qui suivent aussi une marche ascendante si on ne les arrête dans leur développement, et chez quelques-uns, l'ophthalmie purulente aiguë apparaît si promptement, que l'on peut croire qu'elle n'a pas été précédée de granulations. Cela s'observe dans les circonstances où le virus ophthalmique est très concentré, lorsqu'il jouit d'une grande activité en raison de l'acuité de l'affection dont il provient et de certaines causes adjuvantes que nous avons examinées ailleurs. Nous croyons cependant que fort souvent, dans ces cas, la maladie a débuté par la granulation; son évolution rapide n'aura pas permis de la faire reconnaître dès le principe, et lorsque l'affection sera arrivée à son apogée, l'exploration nécessaire à la constatation de la granulation ne sera plus possible.

Nous appelons toute l'attention du praticien sur les quelques lignes qui précèdent; nous ne croyons pas devoir nous arrêter à ce fait, aujourd'hui incontesté, de l'influence réciproque qu'exercent l'une sur l'autre la granulation et l'ophthalmie militaire, tour à tour cause ou effet l'une de l'autre. Au point de vue pratique, rien n'est plus important que ce fait sur lequel on ne saurait trop insister : que *tout individu atteint de granulations, à tous les degrés, porte le germe de l'ophthalmie purulente qui, sans cesse, menace de l'attaquer*. De là ce précepte dont on ne saurait s'écarter sans danger, de chercher à faire disparaître sans retard les granulations conjonctivales dès qu'on s'est aperçu de leur présence, si l'on ne veut s'exposer à toutes les conséquences d'une affection dont la gravité ne demande pas à être démontrée.

§ IV. — Marche, durée, terminaison. — Complications et accidents consécutifs. — Pronostic.

Marche. — Les granulations vésiculeuses peuvent rester très longtemps et même toujours à l'état d'indolence ou de chronicité. Ce fait s'observe surtout chez les sujets qui vivent isolément; mais s'ils se trouvent dans des conditions d'encombrement, réunis à d'autres hommes atteints de la même maladie à un plus haut degré ; si quelque autre affection oculaire vient à éclater chez eux, leurs granulations deviennent charnues; l'ophthalmie granuleuse sub-aiguë se développe, et même l'ophthalmie purulente sur-aiguë.

Il n'est pas rare non plus de voir survenir l'ophthalmie sub-aiguë et même l'ophthalmie purulente à son plus haut degré chez des sujets sur qui l'on n'avait pas constaté antérieurement l'existence de granulations. Il en est surtout ainsi lorsque des causes puissantes viennent à agir, lorsqu'il existe de grands foyers de contagion, ou lorsque la maladie règne à l'état épidémique. Dans ces circonstances, dès que l'ophthalmie a cédé, on trouve les conjonctives recouvertes de granulations que l'on désigne sous le nom de *granulations secondaires*.

Nous avons à nous expliquer à l'égard de ces dernières, admises par tous les auteurs, et à l'égard desquelles nous différons d'opinion avec la plupart d'entre eux.

Que l'ophthalmie sub-aiguë et même sur-aiguë puisse naître chez des sujets sur lesquels l'existence des granulations n'avait pas été constatée antérieurement, c'est ce que nous ne voulons pas nier; mais nous savons que dans certaines conditions les granulations peuvent naître et se développer d'une manière extrêmement rapide, et de ce que leur présence, préalable à l'ophthalmie, n'a pas été constatée, il ne s'ensuit pas qu'elles n'y aient point préexisté. Nous concevons encore que, sous l'action de causes puissantes, granulations et ophthalmie se développent avec une telle rapidité qu'elles se confondent pour ainsi dire dans une commune évolution. Ce seraient donc tout au plus des granulations *concomittantes*. Mais admettre des granulations *consécutives* à l'ophthalmie granuleuse, n'est-ce pas prétendre que cette dernière affection peut exister en l'absence de l'altération pathologique qui est la condition expresse de son existence? La sécrétion *spécifique* de l'ophthalmie granuleuse, étant un produit des granulations, ne peut exister en l'absence de ces dernières.

Voici, nous semble-t-il, comment les choses doivent souvent se passer et ce qui peut induire en erreur : Nous avons déjà dit, et Canstatt en avait fait la remarque, reproduite depuis par plusieurs auteurs, que les granulations viennent souvent s'implanter sur le fond d'une ophthalmie de nature catarrhale ou autre et que ces dernières affections constituent une des prédispositions à l'ophthalmie granuleuse. Or, ce fait doit se produire assez souvent lorsque les ophthalmies granuleuses sont traitées dans les mêmes salles que les autres affections oculaires. La granulation vient s'implanter sur le fond d'une autre affection; mais l'ophthalmie n'est devenue granuleuse que lorsque l'élément granuleux s'est ajouté à la lésion première.

Dans une note publié en 1855 par M. Henrotay (1), nous lisons le passage suivant :

« J'ai dit que la marche de l'ophthalmie de l'armée est *essentiellement* chronique, et je crois pouvoir persister dans cette opinion. C'est qu'en effet la blépharite granuleuse simple est la forme la plus commune, le type en quelque sorte de l'ophthalmie de l'armée. Il suffit, pour s'en convaincre, de comparer le chiffre des granulés traités dans les casernes à celui des conjonctivites granuleuses envoyées aux hôpitaux. Est-ce à dire pour cela que l'affection ne puisse, dans certaines circonstances, revêtir rapidement la forme aiguë ou sur-aiguë? Ce serait aller à l'encontre des faits.

« Voici comment je crois pouvoir concilier ceux-ci avec l'opinion que j'ai émise : à une certaine période de leur évolution, qui se fait longtemps attendre si aucune cause étrangère ne vient hâter leur développement, les granulations agissent comme corps étrangers, sécrètent un muco-pus irritant, et c'est alors seulement que l'on trouve dans l'affection elle-même la source de ces violentes inflammations qui envahissent le globe oculaire. Le plus souvent ces mouvements fluxionnaires rapides sont déterminés par les causes qui

(1) Archives belges de Médecine militaire, 1850, t. VI, p. 419, et Annales d'Oculistique, 1850, t. XXIV, p. 255.

donnent lieu aux diverses ophthalmies; la présence des granulations, torpides jusque-là, rend ces causes plus actives et constitue une fâcheuse prédisposition aux inflammations des différents tissus de l'œil. Celles-ci, une fois développées, réagissent à leur tour sur l'élément morbide spécial dont les paupières sont le siége et lui impriment cet éréthisme inflammatoire qui, selon moi, n'en constitue point l'essence. On comprend dès lors comment les deux affections, se fouettant pour ainsi dire l'une l'autre, confondent synergiquement leurs puissances désorganisatrices.

« .... Je concède volontiers que la marche et le développement de l'ophthalmie épidémique soient beaucoup plus rapides; elle ne suit en cela que les errements des autres maladies qui, en temps d'épidémie, subissent, surtout dans leur marche, d'importantes modifications. Cependant, je ne puis comprendre que la purulence s'établisse alors instantanément dans des lieux jusque-là parfaitement sains; quelque prompte, quelque soudaine qu'en soit l'apparition, celle-ci doit toujours, me paraît-il, avoir été précédée des granulations palpébrales.

« Chacun sait que les yeux *en apparence* les plus sains peuvent présenter des granulations palpébrales qui souvent même échappent à un examen superficiel ; il est en outre reconnu que les granulations naissent et se développent parfois en quelques jours, dans l'intervalle de deux visites hebdomadaires, par exemple. Il sera donc impossible, dans la plupart des cas, de pouvoir affirmer qu'un homme, subitement atteint d'ophthalmie purulente, n'était pas porteur de granulations, à moins cependant d'en constater l'absence au moment même. Or, cette preuve négative ne semble guère plus facile à fournir, si l'on considère l'extrême difficulté de renverser alors les paupières, la turgescence inflammatoire de la muqueuse et les flots de pus qui la baignent. Que serait-ce donc que cette ophthalmie purulente sur-aigüe se développant sous l'influence d'une cause catarrhale, en l'absence de l'altération pathologique qui forme le caractère distinctif de l'ophthalmie de l'armée? Et puis, n'est-il pas avéré que cette blennophthalmie qui détruit un œil en quelques heures, ne s'observe que dans les lieux où l'affection granuleuse a pris domicile? Que si l'observation ne conduisait pas à la démonstration de ma proposition, on y serait amené par le raisonnement le plus simple. J'ai dit plus haut que l'ophthalmie purulente était le résultat de la réaction de deux éléments, l'un spécifique, l'autre inflammatoire ; c'est le premier qui en constitue le danger, c'est à lui qu'est due la propriété désorganisatrice de la matière purulente, et non au muco-pus provenant de la conjonctivite. Quel est donc cet élément spécifique? C'est le pus sécrété par les granulations synergiquement enflammées. Or, la génération de ce pus entraîne nécessairement la condition d'existence de l'altération pathologique qui lui donne naissance. Il en résulte que, quoique plus prompte et dans son développement et dans sa marche, l'ophthalmie purulente suraigüe des armées, sous forme épidémique, n'en est pas moins précédée de granulations. »

Épidémies. — La maladie règne constamment à l'état sporadique, n'attaquant d'ordinaire qu'un certain nombre d'hommes. Nous ne voyons guère l'affection quitter entièrement un régiment : il y en a constamment quelques cas dans nos salles de granulés, ce qui doit tenir à la longueur du traitement et aux sources nombreuses auxquelles le mal va se recruter, et que nous avons indiquées ailleurs. De loin en loin, mais aujourd'hui beaucoup plus rarement qu'autrefois, la maladie apparait dans certains corps sous forme épidémique. Cela s'observe surtout dans les circonstances favorables au développement de l'ophthalmie granuleuse, lorsque plusieurs d'entre elles viennent accidentellement à se trouver réunies. Nous nous sommes assez longuement étendus à leur sujet, en traitant des causes de la maladie, pour qu'il ne soit pas nécessaire d'y revenir ici.

Ces épidémies se perpétuent souvent dans les lieux où les conditions hygiéniques font défaut. Nous n'en citerons pour exemple que le relevé ci-après du nombre des malades observés dans les maisons de travail de l'Irlande, de 1849 à 1854 (1).

Dans l'espace de cinq années, de janvier 1849 à décembre 1853, il y a eu dans les *workhouses* d'Irlande 134,838 cas d'ophthalmie épidémique. Sur ce nombre :

120,418	étaient guéris au 1er janvier 1854.
2,327	avaient la vue légèrement endommagée.
1,363	avaient perdu un œil.
578	avaient perdu les deux yeux.
4	étaient morts des effets de la maladie.
457	avaient succombé à d'autres causes pendant qu'ils étaient en proie à l'ophthalmie.
1,086	étaient sortis des *workhousses* ayant encore l'ophthalmie.
4,356	étaient encore en traitement.
4,249	terminaisons inconnues.
134,838	

L'auteur de ce relevé attribue surtout une pareille calamité à l'entassement des habitants des *workhouses*. Il cite de ces établissements où chaque individu n'a que 87 pieds cubes anglais d'air respirable.

Durée. — La durée de la maladie est extrêmement variable ; elle peut n'être que de quelques jours pour les granulations vésiculeuses convenablement traitées, ou durer plusieurs années si on ne lui oppose aucun traitement, ou si aucune circonstance fâcheuse n'en vient modifier la nature.

Les granulations charnues peuvent aussi exister à l'état de chronicité pendant très longtemps, rester stationnaires ou s'accroître graduellement, en raison des conditions dans lesquelles se trouvent les sujets qui en sont porteurs et que l'on doit considérer comme étant sous l'imminence de l'ophthalmie contagieuse. Nous avons peu suivi la marche des granulations charnues abandonnées à elles-mêmes, par la raison que dès que leur existence est constatée, l'on s'empresse de chercher à les guérir.

Les granulations charnues, même convenablement traitées, exigent toujours, pour guérir, un temps très long : des semaines, des mois, voire même quelquefois des années. La durée du traitement dépend d'une foule de circonstances : ainsi, le traitement lui-même qui peut être plus ou moins bien dirigé ; les conditions plus ou moins favorables dans lesquelles le malade se trouve placé, et que nous avons longuement énumérées en parlant des causes ; l'ancienneté des granulations toujours plus difficiles à déraciner lorsqu'elles existent depuis plus longtemps, qu'elles ont été plus ou moins tourmentées par des agents mal administrés, ou qu'elles ont subi une plus profonde dégénérescence ; les complications qui peuvent survenir et qui obligent à interrompre le traitement. Lorsque les granulations siégent en même temps

(1) Kirkpatrick. Dublin Quarterly Journal of Medical Science, May 1856, p. 335.

aux paupières supérieures et aux inférieures, la guérison en est plus difficile que lorsqu'elles n'existent qu'à ces dernières.

TERMINAISON. — En 1849, le traitement de M. Buys, par l'acétate neutre de plomb, commença à être connu et à se répandre dans la pratique; mais, jusque-là, on employait généralement le nitrate d'argent pour combattre les granulations. Voyons ce que devenaient les conjonctives après l'emploi de ce dernier moyen : lorsque l'on avait eu à traiter des granulations vésiculeuses pour lesquelles un très petit nombre de cautérisations avaient été pratiquées, les conjonctives n'avaient, pour ainsi dire, pas été entamées, surtout si les cautérisations avaient été faites par une main exercée, et elles reprenaient, après la guérison, leur aspect physiologique. Mais si les granulations étaient charnues, anciennes, et si de nombreuses et fortes cautérisations avaient été appliquées, les conjonctives étaient remplacées par un tissu de nouvelle formation, plus dense, plus compacte, moins extensible et moins vasculaire que la conjonctive. Souvent blanc, nacré, lisse, lorsque les cautérisations avaient produit les effets que plusieurs médecins recherchaient, ce tissu plaçait désormais les paupières, au moins dans les parties où il existait, à l'abri de nouvelles granulations. D'autres fois, il existait un tissu gaufré, rugueux, parfois des brides, et ces états consécutifs, causes de nouvelles irritations oculaires, étaient rapportés avec raison aux cautérisations mal faites ou trop nombreuses (1).

Depuis que le traitement de M. Buys a été popularisé dans notre pays, il s'est formé un revirement complet dans la thérapeutique des granulations. Quelques médecins ont presque abandonné l'usage du nitrate d'argent; d'autres en ont fait un emploi moins exclusif. L'acétate de plomb, s'il n'est pas employé à toutes les périodes de la maladie, finit presque toujours par être mis en usage, après quelques cautérisations qui ne sont plus poussées aussi loin qu'elles l'étaient à l'époque où elles constituaient l'agent unique du traitement. Il en résulte que les conjonctives palpébrales ne sont plus aujourd'hui aussi profondément entamées par les moyens curatifs. Lorsque les granulations sont recouvertes d'une couche plombique bien lisse, très unie, bien adhérente, elles peuvent rester à cet état pendant très longtemps. Si la couche plombique se détache partiellement et si des granulations apparaissent encore par-ci par-là, on a de nouveau recours au sel de plomb, jusqu'à ce que toute trace de granulation ait disparu, qu'il n'existe plus aucune sécrétion. On considère alors les malades comme guéris, et fort souvent on les perd de vue. Il arrive qu'on doive les reprendre plus tard en traitement; mais nous avons vu plusieurs sujets, après deux ou trois années, ne plus présenter de traces du traitement

(1) GOUZÉE. Recherches sur l'état des conjonctives palpébrales après la guérison de leurs granulations à l'aide du nitrate d'argent, et remarques incidentes sur le traitement de l'ophthalmie gonorrhoïque. (Annales de la Société de médecine de Gand, année 1840, t. II, p. 160.)

par l'acétate de plomb et offrir des conjonctives à l'état physiologique. C'est, du reste, un point qui réclame encore de nouvelles recherches.

Complications et accidents consécutifs. — L'inflammation, dans l'ophthalmie de l'armée, soit par sa longue durée, soit à cause de son intensité, peut se propager aux autres membranes de l'œil. D'autres fois, cette extension de la maladie naît sous l'influence d'un état diathésique du sujet.

L'inflammation de la sclérotique, de l'iris, et surtout de la cornée, se montre assez fréquemment dans le cours de certaines ophthalmies granuleuses. Les kératites vasculaires laissent souvent à leur suite des pannus, surtout au segment supérieur des cornées, dans les granulations des paupières supérieures. On observe encore d'autres variétés de kératites. C'est ainsi que les cornées présentent tantôt un aspect terne, d'autres fois l'aspect de verre dépoli, parfois un aspect sablé, ou bien encore une opacité partielle ou générale. On peut voir aussi apparaître des ulcères sur les cornées. A la suite de ces lésions, on voit parfois survenir les nuages, les albugo, les leucomas sur les cornées, et, lorsque l'inflammation s'est étendue aux membranes profondes, les différentes espèces de staphylôme.

Pronostic. — Le pronostic est d'autant plus favorable que la maladie se rapproche plus du début, que la marche en est moins rapide, que les sujets peuvent être plus largement espacés. Dans les granulations vésiculeuses convenablement traitées, et alors qu'il n'existe pas un encombrement excessif, que la maladie ne règne pas épidémiquement, le pronostic est extrêmement favorable. Dans des conditions convenables, les granulations charnues ne présentent pas, généralement du moins, beaucoup de gravité ; cependant le traitement en est toujours beaucoup plus long. L'ophthalmie granuleuse sub-aiguë, lorsqu'elle n'est pas accompagnée d'une lésion des cornées, qu'elle ne date pas de trop loin, se termine généralement d'une manière heureuse. Mais l'ophthalmie purulente sur-aiguë, si elle n'est bien traitée dès le début, laisse presque toujours à sa suite des altérations cornéales indélébiles, dont l'existence entraîne la perte partielle ou totale de la vision. Quelques heures peuvent suffire au développement de ces fâcheuses altérations, que l'on prévient le plus souvent lorsque, dès le principe, un traitement bien dirigé est mis en usage.

Enfin, le pronostic se déduit principalement des complications qui en font tout le danger.

Traitement. — 1. *Traitement prophylactique.* — Il a été précédemment question des mesures qui sont observées dans l'armée belge pour s'opposer à la propagation de l'ophthalmie granuleuse. Les mesures prophylactiques se déduisent aussi naturellement de l'examen des causes auquel nous nous sommes livrés. Cependant, le sujet est d'une telle importance, que nous croyons devoir y revenir, renvoyant, pour des détails dans lesquels les bornes de ce travail ne nous permettent pas d'entrer, à deux travaux importants publiés sur ce sujet, l'un par M. Decondé (1), l'autre par M. Hairion (2).

C'est surtout au point de vue des armées, que les conseils prophylactiques relatifs à la maladie qui fait le sujet de ce travail ont été donnés. Il sera facile d'en faire l'application à toute agglomération d'individus parmi lesquels quelques-uns seraient atteints d'ophthalmie granuleuse, les pensionnats, séminaires, ateliers, écoles, etc.

1. Avant tout, le point important consiste à séparer les sujets malades des sujets sains ; mais, pour être efficace, cet isolement doit être complet et tel qu'il ne puisse exister aucunes relations entre les uns et les autres. Les salles de granulés situées dans les casernes exigent une extrême surveillance et encore ne parvient-on pas toujours à empêcher les hommes d'aller parfois dans leur compagnie sous toute espèce de prétextes. Aussi les salles de granulés placées en dehors des casernes auront-elles sur celles qui existent actuellement dans la plupart de nos garnisons, de précieux avantages.

2. Dans les hôpitaux, les salles d'ophthalmiques devront être entièrement isolées des autres salles de malades. Elles ne recevront point ensemble toutes les catégories d'affections oculaires, celles qui sont contagieuses et celles qui ne le sont pas. Il convient même de séparer les malades atteints d'ophthalmie purulente aiguë de ceux qui ne sont affectés que de l'état sub-aigu.

3. Ce n'est pas uniquement à la caserne que les soldats sont exposés à contracter l'ophthalmie granuleuse ; ils peuvent encore en prendre le germe dans leurs relations extérieures avec des personnes étrangères à l'armée. C'est souvent dans des maisons de tolérance que le mal est ainsi contracté ; aussi, la recherche des granulations et leur traitement devront-ils s'étendre aux maisons de débauche fréquentées par les soldats.

4. Les literies ayant servi à des corps ou portions de corps infectés de granulations ne seront jamais livrées à l'usage d'autres corps qu'après avoir été préalablement désinfectées.

5. On devra veiller à ce que tous les hommes d'un régiment aient chacun leur essuie-mains et leur bassin pour se laver (3) ; que jamais

(1) DECONDÉ. Hygiène de l'ophthalmie dite des armées. Liége, 1844.

(2) F. HAIRION. Nouvelles considérations pratiques sur l'ophthalmie de l'armée. (Archives belges de médecine militaire, 1848, t. II, pp. 5, 73 et 141.)

(3) M. Decondé avait émis cette proposition dans une conférence scientifique tenue au camp de Beverloo. Voici ce qu'il dit à ce sujet (Archives belges de médecine militaire, 1852, t. X, p. 471) :

« Notre collègue, M. Henrotay, m'a parlé d'une mesure que j'approuve beaucoup, et que je voudrais voir généraliser dans l'infanterie. Vous savez tous les inconvénients du lavage en commun, au point de vue de la propreté et de la transmission possible des maladies contagieuses, et, en particulier, de l'ophthalmie granuleuse. Notre confrère a fait adopter au régiment de carabiniers un bassin en fer-blanc qui emboîte la petite marmite et se place très-facilement sur le sac. Le soldat emporte toujours avec lui ce bassin qui lui permet, en toute occasion, de se laver isolément. »

ils ne se servent de l'eau qui a servi à un autre homme; que le linge avec lequel le malade s'essuie les yeux ne passe jamais en d'autres mains.

6. Les médecins, soit lorsqu'ils explorent des yeux malades pour y appliquer les topiques nécessaires, soit lorsqu'ils font les visites générales dans les corps, feront bien, pour se préserver eux-mêmes et pour éviter de transporter la matière sécrétée d'un œil malade dans des yeux sains, de se laver fréquemment les mains dans de l'eau chlorurée, qui a pour effet de détruire la contagiosité du virus granuleux (1).

7. Les hommes doivent coucher seuls. Les petites chambres sont préférables aux grandes. Il ne doit jamais y avoir d'encombrement dans les casernes, surtout en été, et des moyens efficaces de ventilation devront y exister en tout temps.

8. La situation topographique des casernes n'est pas non plus indifférente ; on devra préférer, lorsque ce sera possible, les terrains secs, élevés et bien aérés. Les fenêtres devront être opposées directement pour faciliter le renouvellement de l'air ; la façade offrant le plus de croisées devra être exposée à l'est ou au nord, parce que les vents qui viennent de ces directions sont les plus favorables à la marche heureuse de la maladie.

9. Les exercices au dehors sont beaucoup plus utiles que nuisibles, si l'on a soin, toutefois, d'éviter, en temps d'épidémie ophthalmique, de manœuvrer dans des plaines sablonneuses.

10. Les corps de garde seront convenablement ventilés, et il y aura avantage à ne pas y réunir des hommes appartenant à des corps différents.

11. Il faut autant que possible éviter les mutations dans les chambrées et les déplacements. Il serait à désirer que les recrues ne fussent pas mêlées aux anciens soldats, mais qu'on en formât de nouvelles compagnies, ou même de nouveaux bataillons, les uns restant alors complétement éloignés des autres.

12. On aura soin que les vêtements ne compriment pas le cou, comme cela arrive lorsqu'ils sont faits d'après une coupe défectueuse ; on veillera également à ce que le schako ne soit pas trop lourd et qu'il ne pèse pas trop sur le front ou les tempes.

Nous renvoyons, pour plus de détails sur ce sujet, aux travaux que nous avons cités plus haut.

2. *Traitement curatif.* — Le traitement des granulations palpébrales

Cette mesure a été généralisée dans l'armée belge en 1834. Elle avait été admise au régiment de carabiniers en 1848.

(1) M. Decondé a prouvé par des expériences :

1° Que le chlorure de chaux liquide, par son mélange avec le mucus ophthalmique, a la propriété d'en neutraliser la virulence.

2° Que cette action est persistante, et qu'après le dégagement du chlorure, la matière ne devient pas de nouveau virulente.

3° Que le mucus ophthalmique peut impunément être déposé entre les paupières, pourvu que cette opération ait été précédée ou suivie immédiatement de l'instillation du chlorure de chaux liquide. (Annales de la Société de médecine d'Anvers, année 1841, p. 234.)

a été le sujet de longues discussions et de vifs débats, et l'on comprend qu'il devait en être ainsi. La question de savoir si les granulations sont un produit de nouvelle formation qu'il faut détruire, ou bien un élément hypertrophié des conjonctives qu'il faut ramener à des conditions normales, n'étant pas résolue, devait donner lieu à des hésitations et faire naître des vues thérapeutiques fort différentes. Cependant, l'observation attentive des faits et les accidents causés par des médications intempestives ont fini par amener le plus grand nombre des médecins chargés de traiter les granulés, à une thérapeutique à peu près uniforme.

Nous passerons successivement en revue les médications dont une expérience soutenue a démontré l'efficacité dans les diverses formes de l'ophthalmie militaire ; nous poserons les règles générales de leur emploi, et nous préciserons autant qu'il nous sera possible les indications spéciales de chacune d'elles.

I. Lorsque les paupières supérieures sont granuleuses en même temps que les inférieures, M. Decondé préfère commencer le traitement par les premières. Voici comment il s'exprime à ce sujet (1) :

« Nous avons remarqué qu'il y a avantage à commencer le traitement ectrotique des granulations par la cautérisation des paupières supérieures, la granulation aux paupières inférieures ayant une grande tendance à pulluler, lorsqu'on agit autrement. En voici, croyons-nous, les motifs : dans les cas anciens, les conjonctives étant plus étendues dans les premières, le mal y est aussi plus étendu et plus réfractaire ; la matière virulente qui y est sécrétée après avoir séjourné dans ses replis, glisse au-devant de l'œil et vient s'accumuler dans les replis de la paupière inférieure dont elle suscite incessamment le travail granuleux. Ceci est tellement vrai, qu'il est excessivement rare, même lorsque l'élément granuleux a été détruit aux paupières inférieures, de rencontrer celles-ci entièrement saines, s'il subsiste des granulations inflammatoires aux paupières supérieures ; tandis qu'il est assez commun de trouver des paupières supérieures saines, quoique des granulations existent encore aux paupières inférieures. On sait, du reste, que souvent, au début de la maladie, les granulations sont déjà bien visibles aux paupières inférieures, quand les paupières supérieures sont encore épargnées par le mal. »

Nous devons dire, cependant, que cette règle n'est pas suivie par tous les praticiens ; néanmoins, ceux qui s'en écartent n'attendent pas la disparition des granulations aux paupières inférieures pour commencer le traitement aux supérieures, ils attaquent alternativement les granulations aux quatre paupières.

On s'est demandé si l'on ne devait toucher le même jour qu'une seule paupière, ou s'il valait mieux attaquer à la fois les deux paupières inférieures, et, à quelques jours d'intervalle, les deux supérieures. En parlant de la cautérisation par le nitrate d'argent, quelques praticiens ont recommandé de ne toucher qu'une seule paupière à la fois. M. Gouzée, à l'opinion de qui nous nous rallions, conseille de cautériser deux paupières le même jour.

« Il faut toujours cautériser à la fois les deux paupières inférieures, et lorsque les

(1) Annales d'Oculistique, t. XXI, p. 17, et Archives belges de médecine militaire, 1849, t. III, p. 165.

paupières supérieures sont envahies, les cautériser également dans une autre séance, toutes les deux en même temps, si la tolérance des organes le permet. On a assez généralement l'habitude de ne cautériser qu'une seule paupière et de ne porter le caustique sur la paupière correspondante du côté opposé que quelques jours après. Cette méthode a plus d'un inconvénient ; il y a longtemps que je l'ai abandonnée. En ne cautérisant qu'une seule paupière, on se met dans la nécessité de répéter plus souvent l'opération, et c'est chaque fois une irritation, une congestion nouvelle que l'on appelle directement sur l'œil touché, et indirectement sur son congénère qui est lié avec lui par la plus étroite sympathie. Ces stimulations souvent reproduites entretiennent les engorgements au lieu de les dissiper. Au reste, c'est un mal, à mon avis, de fixer trop souvent l'attention du soldat sur ses yeux. Une fois la double cautérisation faite, on le laisse libre pendant longtemps et on l'observe sans avoir l'air de s'occuper beaucoup de lui.

« Il n'y a absolument aucun inconvénient, ni aucune difficulté à cautériser en même temps les deux paupières inférieures. Je le fais toujours ainsi et j'ai trouvé que c'est la chose la plus innocente et la plus simple. Quant aux paupières supérieures, on peut assez souvent aussi procéder de la même manière à leur cautérisation. Cependant, lorsque l'application du caustique sur l'une des paupières supérieures a éveillé une vive sensibilité, une forte douleur, un larmoiement abondant, il convient de ne toucher l'autre que quand tout phénomène d'irritation a complétement disparu (1). »

M. Decondé partage aussi l'opinion qu'il y a avantage à cautériser les paupières inférieures ou les supérieures à la fois (2).

II. M. Van Lil a, le premier, attiré particulièrement l'attention sur les granulations du repli oculo-palpébral supérieur, qui échappaient souvent aux investigations, et qui étaient ainsi la source de nombreuses récidives.

Ce praticien croit que si les guérisons ne sont pas toujours aussi promptes, aussi sûres, ni aussi à l'abri des accidents consécutifs que l'on serait en droit de l'espérer, cela tient surtout à ce que, dans le renversement de la paupière supérieure, tel qu'il était pratiqué avant lui, on ne mettait pas à découvert toute l'étendue de la surface granuleuse, et qu'ainsi la portion tarsienne seule était atteinte par les agents thérapeutiques, la portion rétro-tarsienne y échappant complétement Il a imaginé, pour retourner la paupière supérieure, un instrument qui a beaucoup de rapport avec l'élévateur de Pellier et les relève-paupières de Compérat et de Gellies (3).

Voici comment on procède à l'application de cet instrument : la paupière supérieure étant retournée au moyen des doigts, comme dans le procédé ordinaire, l'anneau aplati du retourne-paupières est introduit entre le globe oculaire et la paupière maintenue renversée. Par un léger mouvement de bascule imprimé à l'extrémité libre, laquelle est ainsi dirigée vers l'arcade sourcilière, on opère un double renversement de la paupière, que l'on découvre ainsi jusqu'au repli oculo-palpébral. Alors apparaissent sur la portion rétro-tarsienne des granulations qui jusque-là avaient échappé à la vue et à l'action des divers topiques employés, et que désormais il devient facile d'atteindre.

(1) Archives belges de médecine militaire, 1848, t. II, p. 251.
(2) Ibid., 1849, t. III, p 165.
(3) M. Buys a aussi fait confectionner un instrument dans le même but, qui se trouve figuré dans les Archives belges de médecine militaire, 1849, t. IV, p. 275, dans une note de la rédaction faisant suite au travail de M. Van Lil.

Ajoutons que, lorsqu'on en a l'habitude, le double renversement de la paupière supérieure s'effectue facilement sans l'aide d'autre instrument spécial qu'un stylet appliqué horizontalement sur la face externe de la paupière supérieure.

III. *Du nitrate d'argent.* — Le nitrate d'argent, surtout à l'état solide, a été pendant longtemps le seul topique actif employé dans le traitement des granulations et de l'ophthalmie granuleuse à tous les degrés. Les paupières préalablement renversées, le crayon de nitrate d'argent était promené sur toute la surface granuleuse, qu'on lavait ensuite avec de l'huile d'olives ou d'amandes douces, afin d'enlever toute la portion excédante du sel d'argent.

L'emploi du nitrate en solution a été surtout recommandé par M. Hairion. Voici ce qu'il dit à ce sujet (1) :

« Je donne la préférence à la solution concentrée dans tous les degrés de développement et d'intensité de la maladie. Depuis sept ans bientôt, j'ai complétement abandonné le crayon. Voici du reste les motifs qui m'ont guidé dans ce choix : j'emploie le nitrate d'argent comme agent modificateur et non comme agent destructeur, c'est-à-dire que mes efforts tendent à borner son action à ses effets dynamiques et à éviter autant que possible ses effets caustiques. Envisagé de cette manière, le sel lunaire, en solution concentrée, a sur le crayon des avantages incontestables, tant dans la forme chronique de l'ophthalmie que dans la forme aiguë. Ainsi, elle mérite la préférence dans les granulations récentes, parce que, moyennant certaines précautions que j'indiquerai plus loin, on peut toujours prévenir la destruction de la muqueuse, qui est inévitable lorsque l'on a eu recours au caustique solide. Je la préfère encore dans les granulations anciennes, parce que, pénétrant les tissus sans les détruire, elle va porter profondément son action modificatrice; tandis que les effets de la pierrre infernale ne s'étendent guère au delà de l'eschare qu'elle produit. Dans l'un et l'autre cas, l'usage de la solution donne lieu à une réaction beaucoup moins vive. Dans la forme aiguë, les avantages du soluté sont plus marqués encore, son application est plus facile, elle peut se faire sur une plus grande étendue des surfaces malades, sans que l'on ait à craindre aucun danger pour la cornée; d'ailleurs, comme la réaction qui s'ensuit est peu vive et que l'eschare n'est que très superficielle, il en résulte qu'on peut en renouveler les applications à de plus courts intervalles et mieux suivre les progrès de la maladie. »

La solution concentrée à laquelle on a recours, est composée de parties égales de nitrate d'argent fondu et d'eau distillée, ou bien d'une partie de nitrate sur deux ou trois parties d'eau, d'après le degré d'activité que l'on veut donner à la solution. Un pinceau de poils de martre fin et bien effilé, trempé dans ce liquide, est promené sur la surface granuleuse, sur laquelle on passe ensuite un autre pinceau imprégné d'huile d'amandes douces.

Assez généralement aujourd'hui, les praticiens de notre pays ont renoncé à l'usage de l'huile après les cautérisations. Voici, à ce sujet, l'opinion d'un médecin trèscompétent, M. le médecin principal Gouzée, d'Anvers (2) :

« Ne pourrait-on pas s'abstenir d'absterger les muqueuses cautérisées avec le pinceau

(1) Nouvelles considérations pratiques sur l'ophthalmie de l'armée. Archives belges de médecine militaire, année 1848, t. II, p. 141.

(2) Archives belges de médecine militaire, 1848, t. II, p. 251.

imbibé d'huile ? — Si ces abstersions sont faites dans le but que le caustique non dissous n'attaque la cornée, je les trouve entièrement inutiles. Elles sont évidemment inutiles aux paupières inférieures, car on peut relever celles-ci aussitôt après la cautérisation faite, et la disposition anatomique est telle que jamais la cornée ne peut en être lésée. Elles sont tout aussi inutiles aux paupières supérieures, si, comme j'ai coutume de le faire, on a soin, en abaissant la paupière, de l'attirer fortement en bas en la tenant par ses cils, de manière à la placer au-devant de la paupière inférieure et de l'y maintenir immobile pendant quelques instants.

« Il reste à se demander si les abstersions huileuses sont utiles. J'avoue que c'est encore pour moi un problème assez intéressant à examiner ; il faudrait pour le résoudre des essais comparatifs, et ces essais sont toujours difficiles à faire, car les malades et les états morbides ne se ressemblent pas. Depuis quelques années, je n'ai plus jamais recours au pinceau imbibé d'huile après l'application du caustique et je n'ai pas encore pu résoudre cette question. »

Quoi qu'il en soit, et de quelque façon qu'il soit appliqué, nous n'hésitons pas à déclarer que le nitrate d'argent est préférable à tous les autres topiques et que, lorsque ce sel est conduit par des mains habiles et expérimentées, il n'est aucun moyen abortif de l'ophthalmie militaire sur lequel il ne l'emporte en vertu. L'action en est aussi prompte que sûre, nous allions dire infaillible, quand il est employé à temps et avec hardiesse. La manière de l'appliquer est aussi facile que simple : une baguette en bois de 15 centimètres de longueur, portant à un de ses bouts un morceau de sel lunaire bien affermi, à l'autre un pinceau en blaireau, constitue tout l'appareil. Avant de procéder, on trempe le pinceau dans de l'eau salée. Quand la suppuration est abondante, on absterge l'œil avant d'opérer. Les paupières étant préalablement renversées, on promène le crayon sur toute leur étendue, et, aussitôt l'attouchement fait avec le sel, on retourne vivement la baguette et l'on passe plusieurs fois le pinceau imbibé d'eau salée sur les parties cautérisées. On répète l'opération une ou plusieurs fois par jour, suivant l'occurrence, laquelle est réglée par le plus ou moins de suppuration. Quand la médication est opposée aux granulations non suppurantes, on peut mettre un espace de quelques jours. M. Fallot accorde la préférence à l'azotate solide sur toutes les solutions, non-seulement parce qu'on peut infiniment mieux en diriger, ainsi qu'en régler et borner l'action, mais encore parce qu'il est prouvé par l'expérience que la cautérisation des intervalles existants entre les granulations n'en hâte pas le moins du monde la guérison. Ce n'est pas à la base qu'il faut les attaquer pour en obtenir la disparition, mais à leur partie la plus saillante.

Le docteur A. Graefe, de Berlin, est grand partisan de la cautérisation par la pierre infernale ; il la croit non-seulement indispensable, d'une manière générale, mais indiquée *dans tous les cas et dès le principe*. On peut résumer dans les propositions suivantes les vues de cet habile praticien touchant ce point important de la pathologie oculaire (1) :

1° La force de la cautérisation doit être proportionnée au degré

(1) Archiv für Ophthalmologie, t. I, p. 199. Berlin, 1854.

de l'infection et de la tuméfaction; c'est pourquoi, dans tous les cas de blennorrhée avec gonflement et bien caractérisés, il faut recourir au nitrate d'argent en crayon, formé d'une partie de nitrate d'argent sur une ou deux parties de nitrate de potasse. Cette application directe est préférable à l'instillation d'une solution, même très concentrée, parce que, à cause de la facilité qu'elle a de s'étendre sur toutes les parties, il est toujours difficile d'éviter que la solution n'aille agir sur la conjonctive oculaire et même sur la cornée, ce qui détermine les plus vives douleurs et donne une longue durée aux effets consécutifs de la cautérisation. L'énergie de celle-ci ne dépend pas seulement de l'espèce du caustique, mais aussi de la manière dont on en fait usage. En agissant plus ou moins fort, on peut produire un degré quelconque de cautérisation ; il est superflu, par conséquent, d'avoir des caustiques de différentes espèces et de diverses forces. On obtient l'effet désiré, soit en touchant une ou plusieurs fois toute la surface de la conjonctive, soit en attendant plus ou moins longtemps avant de neutraliser le caustique (ce qui se fait au moyen de l'eau pour la solution, et de l'eau salée pour le caustique en crayon). Il ne faut enlever par les ablutions la solution de nitrate d'argent que lorsque la conjonctive oculaire n'est pas affectée. Si la conjonctive est recouverte d'une couche épaisse de mucosités, celle-ci doit être enlevée avec soin avant l'instillation de la solution. Après la cautérisation avec le crayon, il faut toujours avoir recours à l'eau salée pour neutraliser l'effet du caustique, et le chlorure d'argent qui s'est formé et qui se présente sous forme de petits flocons blanchâtres, doit être enlevé avec soin par des lavages répétés à l'eau froide, avant de laisser la paupière reprendre sa position normale.

2° Il faut toucher avec le caustique toutes *les parties affectées de la conjonctive*. En général, cependant, il ne faut pas l'appliquer directement sur la conjonctive oculaire. *L'action caustique doit être répartie d'une manière proportionnelle sur les différentes parties, selon le degré dont elles sont affectées*. La surface du crayon doit être dépourvue d'aspérités; sans quoi la cautérisation est inégale.

3° Si la tuméfaction de la conjonctive est considérable, de telle sorte qu'il paraisse important d'en amener la diminution aussi promptement que possible, on y fait des *scarifications très superficielles* après avoir neutralisé complétement l'action du caustique et avant de replacer la paupière à sa position normale. On favorise l'écoulement du sang en faisant des lotions d'eau tiède. Ces scarifications, immédiatement *après l'application du caustique*, constituent un moyen très efficace.

4° Après chaque cautérisation, il faut employer les *fomentations froides* jusqu'à la chute de l'eschare.

5° On ne doit jamais *renouveler l'application du caustique* avant la chute de l'eschare, si ce n'est sur les parties de la conjonctive qui n'ont été touchées qu'imparfaitement. Quelquefois on doit renouveler la cautérisation deux fois par jour; dans d'autres cas, on fait mieux de n'en pratiquer qu'une seule dans la même journée. Voici, à cet égard, quelques indications générales : — Quand la réaction qui suit la cautérisation (augmentation de chaleur, tuméfaction) est tombée, on doit renouveler l'application du caustique, si l'examen de la conjonctive fait constater que l'eschare est totalement détachée et que l'exsudat particulier qui l'accompagne a également disparu; si, en outre, le sécrétum blanchâtre qui se montre après la cautérisation est diminué autant que possible, et si la conjonctive est complétement dégagée; si, enfin, on ne constate aucun symptôme précurseur de la recrudescence du processus blennorrhoïdal (un sécrétum ténu, une nouvelle difficulté d'ouvrir les paupières, l'augmentation de la tuméfaction et de la chaleur).

6° L'affection consécutive de la cornée, quelle qu'en soit la forme, qu'il y ait perforation ou non, n'est jamais une cause suffisante pour s'opposer à l'emploi du caustique appliqué d'après les règles indiquées plus haut; c'est, au contraire, *lorsque le caustique a été convenablement neutralisé,* un moyen puissant d'en assurer la conservation.

IV. *De l'acétate de plomb.* — Nous ne pouvons nous expliquer la répugnance de notre auteur à notre endroit des préparations de plomb, et la défiance qu'il en témoigne, en présence des résultats constants et incontestables que les médecins belges ont retirés de son emploi, que par la conviction où nous nous trouvons que M. Mackenzie, dans les applications qu'il en a faites, n'a pas suivi les principes prescrits par M. Buys, l'inventeur du procédé. L'excellence de ce moyen de traitement, que nous ne saurions trop recommander, nous fait un devoir de tracer ci-après les règles à suivre dans son emploi, telles qu'elles ont été posées par M. Buys :

« De l'acétate de plomb neutre, bien pur et parfaitement porphyrisé, un pinceau de poils de blaireau, et un vase contenant de l'eau claire, composent tout l'appareil. Le malade est assis devant une fenêtre, la tête appuyée contre la poitrine d'un aide, pour éviter tout mouvement qui gêne toujours les manœuvres de l'opérateur. La paupière inférieure est abaissée à l'aide du pouce de la main gauche, de manière à faire saillir le bord interne du cartilage tarse et à former ainsi avec la conjonctive un bourrelet saillant. Ce résultat s'obtient facilement en engageant le malade à tourner les yeux vers le haut.

« Le pinceau est trempé dans l'eau, mais pour l'humecter seulement, et de telle manière que la poudre d'acétate, dans laquelle on le plonge, y reste adhérente en quantité suffisante.

« Il est alors appliqué à l'angle externe de l'œil, et maintenu en place pendant quelques secondes. Le contact de la poudre qui ne tarde pas à atteindre les orifices excréteurs de la glande lacrymale détermine un afflux de larmes qui imbibent le sel et le transforment en une espèce de boue.

« Le pinceau est ensuite recouvert d'une nouvelle quantité de poudre que l'on porte à l'angle interne, sans craindre de toucher les points lacrymaux. Les larmes affluent encore pour imbiber la poudre et lui faire acquérir une consistance butyreuse.

« C'est alors seulement que le pinceau est porté en dehors, pour aller à la rencontre du dépôt que l'on a placé à l'angle externe de l'œil, tout en étendant avec lenteur le médicament sur toute l'étendue de la conjonctive, et de manière qu'elle pénètre entre les anfractuosités que laissent les granulations entre elles.

« Si la quantité de poudre que l'on a déposée aux deux angles de la paupière n'est pas suffisante pour en recouvrir la muqueuse dans toute son étendue, depuis le sillon oculo-palpébral jusqu'au bord ciliaire, en comblant les anfractuosités pour égaliser la surface, le pinceau est reporté une troisième fois dans l'acétate de plomb, et la même manœuvre est renouvelée pour le centre que pour les angles de la membrane.

« Lorsque la paupière inférieure est parfaitement recouverte de la couche médicamenteuse, on saisit, tout en maintenant le pouce gauche dans la même position, le bord ciliaire de la paupière supérieure entre l'indicateur et le médius que l'on porte en avant, et par une légère pression exercée à l'aide du petit doigt sur le cartilage, on le fait basculer pour retourner la paupière supérieure.

« Le muscle orbiculaire, agissant alors sur les paupières renversées, pousse vers le haut le cartilage tarse inférieur, qui glisse au-devant de la cornée. Le bord interne vient se placer dans la gouttière oculo-palpébrale, derrière le bord saillant de la paupière supérieure. Le contact de la muqueuse qui recouvre le bord interne du cartilage de la paupière recouverte de plomb, avec la muqueuse du sillon, suffit pour l'imbiber ; il ne reste plus alors qu'à compléter l'application comme pour la paupière inférieure : il est seulement indifférent de commencer par l'angle interne ou par l'angle externe, car les raisons qui font agir avec ordre en bas, n'existent pas à la paupière supérieure, où les larmes ne gênent plus par leur présence la marche de l'opération.

« Il est seulement indispensable de commencer par la paupière inférieure : si l'on commence par la supérieure, il est d'abord très difficile d'atteindre le bord oculo-palpébral ; et puis, l'irritation que produit le contact du médicament provoque une sécrétion trop abondante de larmes qui baignent la conjonctive inférieure rougie et tuméfiée, et qui enlèvent la couche métallique avant qu'elle ait produit son effet.

« Pendant l'application, la conjonctive bulbaire s'injecte ; la douleur, quelquefois nulle, presque toujours peu intense, est pourtant quelquefois assez marquée chez certains sujets : c'est une sensibilité relative qu'il n'est jamais possible de prévoir, mais qui ne peut jamais être comparée à celle qui est déterminée par les caustiques.

« Lorsqu'on abandonne ensuite les paupières à elles-mêmes, l'œil se ferme, les larmes se sécrètent et entraînent l'excès d'acétate de plomb.

« La durée de la contraction spasmodique de l'orbiculaire des paupières est en raison du degré de sensibilité de l'individu. J'ai vu des soldats ouvrir largement les yeux avant de se lever du siége où ils étaient assis; chez d'autres, le spasme dure quelques minutes, rarement un demi-quart d'heure.

« Si l'on ouvre l'œil touché, on voit les granulations affaissées : la conjonctive bulbaire est plus ou moins injectée; les larmes coulent en abondance; la conjonctive palpébrale est recouverte d'une couche grisâtre, lisse, parfaitement polie, qui emboîte les granulations en les circonscrivant par un dépôt plus volumineux de sel plombique dans les sillons qu'elles laissent entre elles. Si l'application a été bien faite, l'aspect de la conjonctive est uniforme.

« L'effet le plus immédiat est de faire disparaître la sensation de corps étranger qu'éprouvait le malade, de diminuer aussitôt la photophobie quand elle existe, pour la faire disparaître entièrement dans un espace de temps souvent bien court, et enfin de tarir la sécrétion mucoso-purulente.

« Quant au gonflement œdémateux des paupières, il arrive rarement, quand l'acétate de plomb est appliqué comme je viens de le dire, et ne constitue dans tous les cas qu'un épiphénomène d'une importance toute secondaire.

« Lorsque l'application a été ainsi pratiquée, que les granulations, pâles, affaissées, sont recouvertes d'une couche uniforme, suffisamment épaisse, que la sensation de corps étranger est dissipée, que la turgescence a cessé, il ne faut plus y toucher ; sinon, on détermine une nouvelle irritation qui peut rappeler les accidents disparus ou en faire surgir de nouveaux.

« Un point très important du traitement de M. Buys repose sur la rareté des applications : ce n'est pas au chirurgien de déterminer l'opportunité d'une nouvelle action ; c'est le malade lui-même qui en reconnaît le besoin, par le retour de la sensation incommode qu'il éprouvait.

« Les malades que j'ai vu traiter à l'hôpital de Bruges sont si bien convaincus que l'application de la poudre leur a enlevé la douleur, qu'ils viennent spontanément réclamer une nouvelle dose du remède quand ils perçoivent encore la sensation de grains de sable sous la paupière.

« Lorsque l'application a été insuffisante, ou que, trop superficielle, la couche a été enlevée, les granulations que celle-ci recouvrait n'étant plus soumises à l'action styptique du médicament, s'engorgent de nouveau, deviennent rouges, exubérantes, et rendent la conjonctive inégale, raboteuse. En glissant sur le globe, elles l'irritent, et le malade sent parfaitement l'endroit qui a échappé au traitement : il vous l'indique toujours avec une précision étonnante, et c'est alors seulement qu'il faut recourir à une nouvelle dose d'acétate de plomb.

« Mais n'allez pas croire que ces applications nouvelles soient générales : ce n'est seulement que dans les endroits qui ont échappé qu'il faut porter de nouveau la poudre. A quoi servirait, du reste, une nouvelle application là où les granulations sont déjà recouvertes, sinon à contribuer à produire les phénomènes d'irritation qu'on reproche à la méthode ?

« Si les bords ciliaires restent rouges, engorgés, si les glandes de Meïbomius continuent à sécréter ce liquide pathologique qui, joint au muco-pus, réunit les cils en pinceaux et agglutine les paupières au lever du malade, on se contente de frictionner la peau des paupières avec un corps gras, l'axonge par exemple, qui joint à une grande simplicité l'avantage de ne pas nuire, comme le font certaines pommades.

« M. Buys ne s'arrête pas au traitement des granulations simples par ce moyen : contrairement à ceux qui craignent le contact du sel avec la cornée, il applique hardiment le pinceau imbibé de poudre plombique sur les ulcères de cette membrane. L'ulcère se dessine, blanchit, s'incruste, comme on dit, d'une couche insoluble; aussitôt la photophobie cesse, l'ulcère se rétrécit, l'incrustation diminue insensiblement et est remplacée par une cicatrice inodulaire.

« Des staphylômes coniques ont été réduits par le même moyen. Il s'en trouve encore actuellement un à l'hôpital, dont la guérison a été obtenue en un mois.

« Les pannus vasculaires cèdent aussi avec facilité à cet agent thérapeutique, et lorsqu'on est parvenu à recouvrir le lacis vasculaire d'une couche complète de sel métallique, la guérison en est, la plupart du temps, assurée : il est rare qu'on doive y retoucher.

« On peut, en un mot, avancer avec raison que toutes les lésions oculaires qui reconnaissent pour cause une congestion des vaisseaux, une turgescence, quelquefois une hypertrophie des tissus, cèderont à l'emploi du même traitement (1). »

M. Gouzée a apporté à ce procédé la modification suivante : Après avoir déposé en tas, sur un morceau de papier blanc, quelques grains d'acétate de plomb neutre bien pulvérisé, ce médecin prend un pinceau légèrement mouillé, et dissout le sel de manière à en faire une pâte épaisse, qu'il étend sur la muqueuse granuleuse et qu'il fait pénétrer dans ses interstices en y passant et repassant le pinceau à plusieurs

(1) Quinard. Archives belges de médecine militaire, t. XII, pp. 378 à 392. Bruxelles, 1853. Annales d'Oculistique, t. XXXII, p. 245.

reprises. Cette modification a pour but d'empêcher le séjour dans les paupières, de grains d'acétate non dissous, qui, par leur présence, pourraient agir comme corps étrangers et devenir la source d'accidents (1). On peut, au lieu de papier, se servir d'un petit godet pour former la pâte, à la façon de M. Gouzée. Cunier se servait d'un pinceau plat, monté sur un manche en bois, dont les peintres en appartements font usage pour tracer les lignes. L'acétate s'applique beaucoup mieux au moyen de ce pinceau qu'avec les pinceaux ordinaires dont les enfants se servent pour colorier les images, et qui, cependant, sont généralement employés.

M. Decondé a donné le conseil de ne faire pulvériser qu'une petite quantité d'acétate de plomb à la fois, parce que, à la longue, les grains se rassemblent et la poudre devient grumeleuse. Nous nous servons d'un petit mortier en porcelaine, et nous pulvérisons l'acétate chaque fois que nous voulons nous en servir.

Disons pour terminer que, si nous nous en rapportons à notre expérience propre, l'application de l'acétate de plomb neutre en poudre réussit surtout dans les granulations non sécrétantes, dans les granulations chroniques qui ne sont accompagnées ni de photophobie, ni de larmoiement. Dans les autres cas, le sel plombique est entraîné promptement par les larmes ou le produit de la sécrétion, et, partant, ses effets sont moins durables. On ne saurait trop se louer de ce mode de traitement appliqué au soldat. Les granulés, que l'on est obligé, pendant toute la durée des autres traitements, de tenir séquestrés et éloignés de tout service, peuvent rentrer dans la vie commune du moment où leurs conjonctives ont été bien recouvertes d'acétate de plomb. Toute sécrétion est devenue impossible, partant toute contagion, et il ne reste plus qu'à surveiller les malades et à recouvrir les parties de la muqueuse qui peuvent s'être dégarnies. On conviendra qu'un tel résultat est digne de fixer l'attention (2).

V. *Du tannin.* – Jusqu'en 1851, le tannin avait été peu employé en ophthalmologie, et seulement à titre d'astringent doux et léger; depuis cette époque, il est devenu d'un usage presque général. C'est à M. Hairion que revient l'honneur d'avoir posé les bases d'une médication qui d'emblée s'est mise au rang des agents topiques les plus efficaces dans les affections oculaires (3).

Il résulte des expériences auxquelles ce praticien distingué s'est livré sur les animaux, que le tannin, en solution concentrée, appliqué sur les tissus vivants sains, y exerce une action hyposthénisante qui

(1) Archives belges de médecine militaire, 1851, t. VII, p. 227.

(2) Voyez Annales d'Oculistique, t. II, pp. 222, 266; t. XXI, p. 229; t. XXII, pp. 44, 96, 167, 213, 217, 220, 222; t. XXIII, pp. 171, 180, 189; t. XXIV, pp. 114, 216, 217; t. XXV, pp. 89, 191.

(3) HAIRION. Mémoire sur les effets physiologiques et thérapeutiques du tannin, envisagé surtout au point de vue de ses applications en ophthalmologie. Louvain, 1851.

se manifeste par la décoloration et par la diminution de sensibilité et de rénitence de ces tissus; que son action mécanique est presque nulle, et que ses effets chimiques ne s'exercent que sur les produits de sécrétion libres, et peut-être aussi sur les couches les plus superficielles, et partant les moins vivantes, de l'épithélium, mais qu'ils sont nuls sur les tissus doués de vie.

Appliquant ces données à la thérapeutique, l'auteur du mémoire en a fait les plus heureuses applications dans les ophthalmies catarrhales aiguës et chroniques, l'ophthalmie photophobique, les granulations palpébrales, soit comme agent principal dans les granulations transparentes, c'est-à-dire dans leur premier degré de développement, soit comme moyen adjuvant dans les granulations vascularisées; mais c'est surtout dans les blennorrhées anciennes, dans les kératites vasculaires et ulcéreuses, le pannus, etc., que l'efficacité de ce remède est remarquable.

M. Hairion emploie le tannin sous deux formes: en solution au trentième dans l'eau distillée, contre les ophthalmies catarrhales; en solution concentrée dans un mucilage, contre les blennorrhées chroniques, les granulations palpébrales, les kératites ulcéreuses et vasculaires, les pannus, etc. En voici la formule :

R. : eau distillée 20 grammes.
tannin pur 5 grammes.
Faites dissoudre et passez à travers un linge fin; ajoutez :
gomme arabique 10 grammes.
M. exact.

Ainsi préparé, le mucilage tannique est d'un aspect grisâtre, homogène, onctueux, et de consistance syrupeuse. Pour en faire l'application, on abaisse la paupière inférieure et on en touche la face interne avec un pinceau mou trempé dans le topique; le malade tient un instant les paupières rapprochées et pratique quelques frictions avec le doigt sur la paupière supérieure, de manière à étendre uniformément le mucilage sur toute la surface de la muqueuse oculo-palpébrale.

VI. *De la teinture d'iode et de quelques autres agents.* — M. Fromont dit s'être bien trouvé de la teinture d'iode appliquée sur la conjonctive granulée dans les cas suivants : 1° dans les granulations vésiculeuses primitives, lorsqu'il y a peu ou point de sécrétion. 2° Chez les individus d'un tempérament lymphatique et qui souffrent vivement et longtemps de la cautérisation au moyen de la pierre infernale. 3° Lorsque, après plusieurs cautérisations, l'affection granuleuse augmente, se développe, et que l'irritation qui résulte du caustique persiste pendant plusieurs jours. 4° Chez les hommes qui, après avoir été cautérisés un grand nombre de fois, conservent une vive irritabilité, ou dont la boursouflure palpébrale démontre clairement que le caustique lunaire ne produit pas son effet habituel. 5° Elle réussit parfaitement à faire disparaître le dépôt blanchâtre que laisse après elle l'application de l'acétate de plomb en poudre. 6° Dans les cas où, après des cautérisations successives, les granulations sont dures, dégénérées de leur état primitif et font craindre qu'elles ne donnent naissance à des pannus ou à d'autres complications. 7° Dans l'état velouté des conjonctives palpébrales chez les individus atteints de blépharite chronique (1).

Nous citerons pour mémoire le chlorure de zinc recommandé par M. Hays (2); le chlorure d'or, par M. Clay Wallace (3); l'acide phosphorique, par Cunier (4); l'huile caustique, par M. Robert (5), tous moyens généralement abandonnés.

L'emploi des escharotiques dans le traitement des granulations a fait ses preuves; le nitrate d'argent, parmi tous, a rendu et rend encore chaque jour des services qu'il n'est pas possible de méconnaître. Malheureusement, l'application du caustique a ses dangers; c'est une arme à deux tranchants dont le maniement demande des précautions, de la prudence et une certaine habileté. Faite par des mains inexpérimentées, elle expose à dépasser le but après l'avoir atteint, et à laisser après elle des cicatrices, des brides et même le symblépharon, accidents contre lesquels il importe d'être prémuni.

Les granulations palbébrales, pour être éliminées, ne doivent pas, à notre sens, être détruites ; ce n'est point en les transformant en eschares qu'on les fait disparaître, mais bien en en favorisant la résorption. Or, les agents irritants en général, et le nitrate d'argent en particulier, éveillent en elles une puissance dynamique sous l'influence de laquelle elles s'effacent plus ou moins promptement. Si l'action des caustiques est trop loin poussée, elle dépasse les bases de la granulation, atteint le tissu conjonctival, et le convertit en une eschare plus ou moins profonde qui laisse, à sa chute, une surface bourgeonnante qui finit par se convertir en tissu inodulaire. Il en résulte des surfaces rugueuses qui irritent par leur frottement le globe de l'œil, des brides qui unissent celui-ci aux paupières, quelquefois jusqu'à déterminer des symblépharons incurables. Nous avons vu de ces résultats survenus à la suite de la cautérisation par des acides concentrés, l'acide chlorhydrique par exemple, pratiquée dans le but de *détruire* les granulations que l'on supposait ne pas pouvoir effacer autrement. Dans l'immense majorité des cas, les granulations disparaissent par absorption sous l'action de moyens plus doux, tels que le tannin, l'acétate de plomb, les solutions de nitrate d'argent, la teinture d'iode, etc. Il ne faudra donc recourir

(1) Archives belges de médecine militaire, 1848, t. I, p. 441. Annales d'Oculistique, t. XIX, pag. 251.

(2) The Southern Journal of Medicine, 1849.

(3) Boston Medical and Surgical Journal, 1849.

(4) Annales d'Oculistique, t. I, p. 204.

(5) Ibid., t. XIX, p. 252.

aux caustiques que dans des circonstances exceptionnelles, et, quand on s'y sera décidé, donner la préférence au sel lunaire, en apportant à son application une excessive réserve, moyennant laquelle on évitera presque sûrement les conséquences fâcheuses que nous venons de signaler.

VII. Nous résumerons en quelques mots les indications particulières de ces différentes médications dans les divers degrés de l'ophthalmie militaire.

1. *Granulations vésiculeuses.*—Dans le traitement des granulations vésiculeuses, le nitrate d'argent à l'état solide ou liquide, et la poudre d'acétate de plomb réussissent également bien, et il est assez difficile de dire auquel de ces deux agents il faut donner la préférence. Une ou deux cautérisations avec le sel d'argent suffisent ordinairement, de même qu'une ou quelquefois deux applications d'acétate de plomb terminent le traitement. Si nous avions une préférence à accorder, ce serait en faveur de l'acétate de plomb; mais la question ne nous paraît pas avoir grande importance.

2. *Granulations charnues.* — Lorsqu'elles sont récentes et qu'elles ne donnent lieu qu'à une sécrétion insignifiante, nous recourons de prime abord au sel de plomb; mais pour peu que les granulations charnues soient anciennes, volumineuses, qu'elles donnent lieu à une sécrétion muco-purulente, nous commençons le traitement par la cautérisation avec le nitrate d'argent liquide. La sécrétion ne tarde pas à diminuer sensiblement, et alors nous employons le sel de plomb pour terminer le traitement. On a beaucoup critiqué, et avec raison, les cautérisations trop nombreuses : il est des malades qui ont subi autrefois cette opération plus de cent fois. Il n'est pas étonnant, dès lors, que l'on ait parfois détruit toute l'épaisseur de la muqueuse palpébrale pour la remplacer par un tissu de nouvelle formation ; mais l'abus ne doit pas faire proscrire l'usage, et des cautérisations légères, au nombre de cinq ou six, à chaque paupière, préparent admirablement celles-ci à recevoir l'action du sel de plomb. Les granulations anciennes, dures, diminuent bien de volume sous l'influence de ce dernier agent; mais cette action est excessivement lente, si l'on n'en a fait précéder l'application de quelques cautérisations.

A quelle époque doit-on répéter les cautérisations dans le traitement des granulations? Dans une discussion au sujet des granulations (1), M. Gouzée a donné le conseil de ne répéter les cautérisations qu'à de longs intervalles. D'après ce médecin, en y revenant tous les huit ou quinze jours, et même, dans quelques circonstances, toutes les trois semaines ou tous les mois, l'engorgement substitutif produit par le caustique a le temps de se dissiper jusqu'à ses dernières traces. On

(1) Archives belges de médecine militaire, 1848, t. II, p. 249.

juge mieux des progrès décroissants de l'engorgement morbide et l'on conçoit mieux comment il faut s'y prendre pour achever le traitement. Dans l'intervalle, le soldat fait son service ; il est nécessaire, seulement, de le voir de temps en temps, afin de s'assurer qu'il ne survient aucun accident qui exige d'autres soins.

Lorsque les granulations anciennes ont été longtemps tourmentées par l'usage de différents collyres, par des caustiques, etc., l'acétate de plomb produit les meilleurs résultats, et il offre surtout alors ce précieux avantage qu'il exerce une action soutenue et qu'on n'est obligé d'y revenir qu'à de longs intervalles.

Dans les circonstances que nous venons de mentionner en dernier lieu, nous avons eu autrefois recours avac avantage à la teinture d'iode recommandée par M. Fromont (voir p. 753); mais alors l'acétate de plomb n'était pas encore introduit dans la thérapeutique des granulations, et, depuis l'emploi généralisé de ce dernier moyen, la teinture d'iode a été généralement abandonnée.

C'est surtout lorsque les granulations anciennes s'accompagnent d'un certain degré de vascularisation des conjonctives du globe, dans les cas de pannus vasculaire du segment supérieur de la cornée, que l'acétate de plomb produit d'heureux résultats.

Nous croyons que le tannin peut être utile dans le traitement des granulations anciennes ; mais nous avons trop peu d'expérience de l'emploi de ce moyen pour oser nous prononcer à ce sujet.

Le sulfate de cuivre en crayon peut être utile dans les granulations anciennes lorsqu'il existe une grande irritabilité oculaire ou une lésion des cornées qui contre-indique l'emploi d'autres agents. On peut encore y recourir avec avantage lorsqu'il n'existe plus que des points granuleux isolés, les autres ayant été détruits par le caustique lunaire. Les attouchements avec le sulfate de cuivre donnant lieu à peu de réaction, on peut y revenir à de courts intervalles, tous les deux ou trois jours par exemple, et même quelquefois tous les jours.

Les pommades au précipité rouge ou au précipité blanc de mercure conviennent dans les cas de complication de blépharite ciliaire.

L'excision des bourrelets granuleux, vantée il y a quelques années, surtout par le docteur Lutens jeune, est aujourd'hui complétement abandonnée. Il peut cependant être utile parfois dans certaines granulations très dures, d'en entamer légèrement le sommet avec de petits ciseaux courbes, ou bien d'y faire des scarifications pour les préparer à l'action du sel d'argent ou du sel de plomb.

3. *Ophthalmie granuleuse sub-aiguë.* — C'est encore le nitrate d'argent en crayon ou en solution concentrée qui doit faire presque tous les frais du traitement. Promené sur toute la surface des conjonctives palpébrales, il constitue le moyen le plus certain d'arrêter la purulence qui commence à s'établir. Mais le praticien doit en user avec

beaucoup de patience, et ne pas y revenir trop tôt, attendre la chute de l'eschare qu'on vient de produire et laisser se dissiper la réaction que l'on a déterminée. (*V.* p. 747) On peut recourir en même temps aux collyres résolutifs, aux applications de sangsues, aux révulsifs, aux purgatifs suivant les cas. Le retour de la purulence au bout de quelques jours indique la nécessité de revenir aux cautérisations ; mais il faut se garder d'en pratiquer un trop grand nombre et savoir souvent rester inactif. Lorsque toute trace d'acuité a disparu, on peut recourir au traitement ordinaire des granulations indolentes.

4. *Ophthalmie granuleuse sur-aiguë.*— C'est ici surtout que le nitrate d'argent jouit de toute sa puissance. Employé dès le début, il arrête presque constamment les progrès de cette affection promptement désorganisatrice et prévient les altérations des cornées, que quelques heures souvent suffisent à produire. Le sel lunaire en crayon ou le pinceau imbibé du soluté à parties égales est promené sur toute la surface des conjonctives palpébrales. Indépendamment de cette cautérisation, nous prescrivons une solution de nitrate d'argent dans de l'eau distillée, dans les proportions de cinq grains par once. Ce liquide sert à faire des instillations, au nombre de trois ou quatre par jour, et même plus, entre les paupières. Nous croyons cette pratique utile pour faire coaguler le muco-pus à mesure qu'il se forme et le rendre ainsi inoffensif pour les cornées, pour soutenir l'action de la cautérisation pratiquée et pour atteindre les portions malades de la conjonctive qui auraient pu y échapper.

Des compresses d'eau froide souvent renouvelées sont appliquées sur les paupières. Nous faisons injecter fréquemment entre elles de l'eau tiède, dans le but d'empêcher le produit de la sécrétion d'y séjourner.

Nous faisons dans les premiers jours une ou deux saignées générales et des applications de sangsues aux apophyses mastoïdes, lorsque, à un écoulement abondant, plutôt séreux que puriforme, à un gonflement, à une tension considérable des parties, se joignent des douleurs vives et continues dans la profondeur de l'œil, à la tête, au front, à la paupière supérieure. (*V.* p. 684.)

Le malade garde le lit et est mis à un régime léger, composé d'un peu de bouillon et de pain ; les jours suivants, ce régime est graduellement renforcé.

FIN DE LA NOTE ADDITIONNELLE DES TRADUCTEURS.

SECTION IX.

OPHTHALMIE DES NOUVEAU-NÉS.

Syn. — Blepharitis puriformis neonatorum. Lippitudo neonatorum.

Fig. Von Ammon, thl. 1, tab. I, fig. 1-6. Dalrymple, pl. IX, fig. 1, 2.

Les enfants sont sujets à une inflammation puro-muqueuse de la conjonctive qu'on désigne communément sous le nom d'*ophthalmia neonatorum* ou d'*ophthalmie purulente des enfants*. Cette affection éclate généralement dans le cours de la première semaine qui suit la naissance; quelquefois seulement dans la troisième ou la quatrième.

Causes. — Les causes n'en sont pas toujours les mêmes.

1. Il y a lieu de croire que la maladie est assez souvent due au contact de la matière d'une leucorrhée avec la conjonctive pendant le travail de l'accouchement, et que, par conséquent, on pourrait souvent la prévenir en faisant dans le vagin, pendant les deux premières périodes du travail, de fréquentes injections avec de l'eau tiède, ou une faible solution alcaline, et en lavant soigneusement les yeux de l'enfant aussitôt après qu'il a été séparé de sa mère. On n'emploie presque jamais le premier de ces moyens, et l'on néglige trop souvent l'autre. Les praticiens devraient s'enquérir à l'avance si la mère est ou non atteinte d'écoulement vaginal, et agir en conséquence pour écarter le danger qui en résulte pour l'enfant. Si l'on n'entraîne pas la matière de l'écoulement, ou si l'enfant, une fois né, reste une demi-heure, une heure ou plus, sans que ses yeux aient été scrupuleusement nettoyés, il y a toute chance que ceux-ci seront atteints. Cette ophthalmie, comme toutes les maladies qui se développent à la suite de la contagion, éclate brusquement, et elle est beaucoup plus intense que l'ophthalmie catarrhale; de sorte que, sous ce rapport, elle ressemble à l'ophthalmie égyptienne ou à l'inflammation gonorrhoïque de la conjonctive (1).

(1) Afin de constater jusqu'à quel point l'ophthalmie purulente des nouveau-nés pouvait être occasionnée par un écoulement provenant des organes génitaux de la mère, le docteur Cederschold fit interroger, pendant le courant de l'année 1832, toutes les femmes qui se présentèrent pour accoucher à la Maternité de Stockholm, sur le point de savoir si elles étaient ou non atteintes d'écoulement. Trois cent soixante femmes furent accouchées; après avoir déduit les enfants morts-nés, ou ceux qui moururent quelques jours après la naissance, il resta 328 femmes dont les enfants purent être observés. Sur ces 328 femmes, 137 étaient affectées d'un écoulement des parties génitales, et 181 en étaient exemptes. 30 enfants furent atteints d'ophthalmie purulente: 20 provenaient de mères ayant des écoulements, et 10 de mères qui n'en avaient pas. Il résulte de là que les écoulements des parties génitales sont très-communs chez les femmes enceintes, que toutes celles qui en sont atteintes ne communiquent pas nécessairement l'ophthalmie à leurs enfants, et qu'enfin l'ophthalmie peut survenir chez des enfants dont les mères n'avaient pas d'écoulement; preuve que la maladie peut reconnaître d'autres causes. Mais si l'on considère que 20 enfants sur 137, provenant de mères ayant des écoulements, ou environ 1 sur 7, ont eu l'ophthalmie, tandis que 10 seulement sur 181, ou 1 environ sur 18, provenant de mères sans écoulement, ont eu la même affection, et que la proportion des premiers est par conséquent près de trois fois aussi considérable que celle des seconds, on peut affirmer que le fait d'un écoule-

2. On admet généralement que la forme la plus grave de l'ophthalmie purulente des nouveau-nés est celle qui résulte de l'application sur la conjonctive de la matière de la gonorrhée pendant le passage de la tête à travers le vagin. Lors donc que l'on sait la mère atteinte de gonorrhée, il faut recourir aux mêmes précautions que lorsqu'elle est affectée de leucorrhée (1).

3. L'exposition des yeux à la lumière, à la chaleur du feu, au courant d'air froid provenant d'une porte mal jointe, sont autant de causes qui peuvent agir d'une façon nuisible sur les yeux de l'enfant nouveau-né, et ont amené quelques auteurs à leur attribuer l'ophthalmie purulente qui se montre si souvent après la naissance. Il n'est nullement invraisemblable que quelques-uns des cas les plus légers ne soient des ophthalmies catarrhales.

4. Je ne doute guère que cette ophthalmie ne soit souvent traumatique; elle est due alors à l'introduction dans les yeux du savon avec lequel on lave l'enfant, ou du *whisky* ou du *gin* avec lesquels on a l'absurdité de lui frotter la tête. Cette introduction peut avoir lieu immédiatement après la naissance, ou dans le cours des deux ou trois premières semaines qui lui succèdent. Même lorsque les liquides spiritueux ne touchent pas les yeux, et alors qu'on se borne à en frictionner la tête, ils peuvent déterminer l'inflammation de la conjonctive; ce qui ne peut guère manquer quand ils sont mis en contact avec elle.

Symptômes. — Le plus souvent le troisième jour après la naissance (2), on remarque que la paupière supérieure est un peu gonflée, que son bord libre est rouge, et que les cils sont agglutinés par de la

ment génital chez la mère est une cause très-fréquente de cette maladie, bien qu'elle n'en soit pas la cause unique. (Medical Gazette, vol. XXVII, p. 382. London, 1840.)

Le docteur Tyler Smith pense que c'est la sécrétion acide ou épithéliale du vagin, et non la matière purulente qui, dans la leucorrhée, est la cause de l'ophthalmie des nouveau-nés. (Lancet, August 20, 1853, p. 158.)

(1) Je crois qu'il y a des raisons de penser que la gonorrhée, existant chez l'un ou l'autre des parents ou chez tous deux à la fois, peut affecter le produit de la conception de diverses façons, être cause, par exemple, de vices de conformation, tels que le coloboma des paupières, la microphthalmie, etc. J'ai souvent été frappé de l'idée que l'existence de cette affection pouvait agir sur l'enfant encore renfermé dans l'utérus, en lui donnant une prédisposition au développement de cette ophthalmie. J'ai rencontré une fois la microphthalmie conjointement avec l'ophthalmie gonorrhoïque des nouveau-nés. Je fus d'abord fort embarrassé, parce que le gonflement des replis de la conjonctive m'empêchait de m'assurer de l'état des parties; j'apercevais seulement une surface assez transparente que je crus reconnaître pour une portion de la cornée, et ce n'est qu'après que le gonflement eut disparu, que je pus découvrir la vérité. Le père et la mère avaient eu la gonorrhée (1).

[(2) M. Middlemore dit que ce terme de trois jours est le résultat de recherches faites sur trois cents cas environ, pour établir à quelle date, après la naissance, la maladie éclate. Dans quelques-uns de ces cas, la maladie s'est montrée quelques heures après la naissance; dans d'autres (bien qu'ils fussent évidemment le résultat d'un *contagium* appliqué pendant l'accouchement), il y a tout lieu de croire qu'elle ne s'est montrée qu'une semaine ou même neuf jours après la naissance (2). T. W.]

[(1) Nous ne pouvons nous dispenser de faire observer que l'opinion qu'exprime ici M. Mackenzie relativement à l'influence que pourrait exercer l'existence de la gonorrhée des parents sur l'enfant enfermé dans l'utérus, demanderait à être appuyée sur des observations plus nombreuses et plus concluantes T. W.]

(2) Op. cit., tome I, p. 149.

matière purulente concrète. Lorsqu'on écarte les paupières, il s'en échappe une goutte d'un fluide épais, blanchâtre; et si l'on examine la face interne des paupières, on la trouve très-injectée et tuméfiée. Je me suis assuré que dès le troisième jour après la naissance, et dans la matinée même du jour où l'on reconnaît la maladie, l'écoulement offre déjà un aspect puriforme. Quelquefois cependant, il peut rester ténu et presque transparent pendant quelques jours, comme du mucus ou du sérum. Plus tard, il offre diverses colorations: il est blanc jaunâtre, verdâtre ou jaune, et quelquefois mélangé de sang. Cette matière reste souvent comme coagulée dans les replis de la conjonctive, à moins qu'on ne l'enlève soigneusement.

Un seul œil est d'abord atteint, puis, quelques jours après, le second. Si, comme cela n'arrive que trop souvent, on néglige la maladie, ou si l'on ne la traite qu'avec des topiques impuissants, comme quelques gouttes du lait de la mère, les paupières se gonflent extérieurement et prennent une couleur rouge sombre; l'inflammation de la conjonctive palpébrale s'accroît rapidement, et l'écoulement purulent devient très abondant. L'enfant tient les yeux constamment fermés. C'est la conjonctive palpébrale et le repli qu'elle forme en se réfléchissant sur le globe de l'œil qui sont le siége principal de l'inflammation. La conjonctive oculaire est beaucoup moins affectée; c'est pourquoi, dans l'ophthalmie des nouveau-nés, il se forme rarement un chémosis empiétant sur la cornée.

Les yeux peuvent rester dans cet état pendant huit jours et plus, sans qu'il survienne rien dans les parties transparentes, si ce n'est un peu de trouble de la cornée et une légère rougeur à sa circonférence; mais vers le douzième jour, la cornée revêt souvent une teinte opaline annonçant que la période de ramollissement approche et que du pus s'y est infiltré. Cette infiltration s'étend, détruisant rapidement le tissu de la cornée, qui s'ouvre d'abord à l'extérieur par ulcération, et livre passage au pus épanché entre ses lamelles; plus tard, elle est atteinte dans toute son épaisseur sur un seul point, ou dans presque toute son étendue: on trouve alors, soit un petit ulcère pénétrant, que l'iris pousse en avant pour le traverser, soit une destruction complète de la cornée, l'iris à nu, et les humeurs de l'œil saillantes à travers la pupille.

Le cristallin s'échappe souvent. Une pauvre femme de Paisley, qui s'était fiée à ce que lui avait dit la sage-femme, que la maladie était commune et peu dangereuse, m'amena sa petite fille, âgée de cinq semaines. Elle m'apportait, enveloppé dans un chiffon, le cristallin desséché et ridé, qui s'était échappé, le matin même, de l'œil gauche de l'enfant à travers une ulcération de la cornée. Placé dans l'eau, il reprit au bout de quelques heures sa forme et sa transparence. Il était renfermé dans sa capsule. En en examinant quelques parcelles au microscope, on en apercevait distinctement les fibres. La cornée droite était opaque et en partie ulcérée.

Il est triste de songer combien de fois la vision est détruite par cette affection, surtout lorsque l'on sait que, prise à temps et convenablement traitée, on peut le plus souvent l'arrêter complétement dans sa marche. Ceux qui soignent les enfants ne prennent point assez vite l'alarme, quand il ne s'échappe qu'un peu de pus de l'œil; et trop souvent des médecins eux-mêmes, se méprenant sur la gravité de l'affection, ne sont désabusés que lorsque les cornées éclatent et que les yeux sont détruits. Beaucoup d'enfants m'ont été apportés dans cet état; mais l'exemple le plus déplorable de cette affection que j'aie vu, est celui de deux jumeaux du Perthshire pour lesquels j'ai été consulté il y a quelque temps. L'un d'eux avait complétement perdu la vue des deux côtés, tandis que l'autre n'avait conservé que d'un seul côté une vue très imparfaite.

Les enfants atteints de cette ophthalmie sont en proie à l'agitation et au malaise; ils dorment mal la nuit. La langue est blanche, les intestins dérangés. Si le mal est négligé, il survient de l'amaigrissement et une détérioration profonde de la constitution.

Épidémies. — J'ai souvent remarqué que l'ophthalmie des nouveau-nés est beaucoup plus fréquente dans certaines saisons que dans d'autres. M. Dequevauviller a aussi constaté ce caractère épidémique à l'hospice des Enfants-Trouvés à Paris. Une des épidémies qui régnèrent dans cette institution s'accompagna d'une éruption squameuse des paupières et du front; une autre fut caractérisée par la marche rapide des symptômes de l'ophthalmie (1). M. Trousseau prétend que, lorsque les maladies puerpérales règnent dans les hôpitaux, comme la péritonite, la fièvre suppurative, la gangrène de la vulve, etc., les enfants nouveau-nés deviennent sujets à une ophthalmie qui au début paraît simplement catarrhale, mais qui se termine en trois ou quatre jours par la perforation de la cornée (2).

Pronostic. — Si la maladie est récente, quelque violente que soit l'inflammation et quelle que soit l'abondance de l'écoulement, tant que les cornées ne sont ni ulcérées ni infiltrées de pus, le pronostic est favorable, et la vue peut en général être conservée. Si l'on a laissé la maladie s'établir librement, et marcher pendant une semaine ou plus, elle se montre souvent longue; il peut s'écouler six, huit ou dix semaines avant qu'elle soit parfaitement guérie. Elle est toujours plus difficile à arrêter lorsque l'enfant est exposé à un air froid et humide, que sa nourriture est insuffisante ou mal choisie, que la nourrice boit des spiritueux et du porter. S'il existe une ulcération superficielle, sans onyx, il restera probablement une petite tache. Si

(1) Archives générales de médecine, 4e série, t. I, p. 397 ; t. II, p. 9. Paris, 1843.
(2) Gazette médicale de Paris, janvier 24, 1852, p. 52.

l'ulcération est profonde, une opacité indélébile peut en être la conséquence.

[Ajoutons que quelquefois, à la suite de l'inflammation purulente de la conjonctive chez les nouveau-nés, il s'effectue dans la cornée et sans ulcération préalable, des dépôts opaques qui peuvent pendant longtemps empêcher la vision, mais qui finissent le plus souvent par disparaître. Ce fait, ainsi que le rappelle M. Lawrence (1) a d'abord été signalé par Billard (2) : « L'opacité très étendue de la cornée, dit-il, n'est pas toujours une cause de cécité permanente. J'ai vu à l'hospice des Enfants-Trouvés de Paris un enfant complétement aveugle après une ophthalmie purulente; la cornée était entièrement opaque aux deux yeux. L'enfant resta un an à l'infirmerie, sans que l'on s'occupât de lui. Cependant, l'opacité s'effaça peu à peu; les taches diminuèrent d'étendue au point de permettre aux rayons lumineux d'arriver à la pupille. Cet enfant fut environ un an aveugle. » M. Hays dit avoir vu plusieurs cas semblables. Il cite entre autres celui d'un enfant qu'il vit en janvier 1842 et dont les deux cornées étaient opaques dans la plus grande partie de leur étendue. Cinq mois après, l'opacité avait tellement diminué, que la cornée d'un des yeux était transparente dans les trois quarts de la portion qui correspond à la pupille, et que, sur l'autre œil, un tiers de cette même portion était redevenu transparent. On avait employé, dès que l'inflammation avait été abattue, un collyre composé de deux grains de sulfate de cadmium sur une once d'eau, et, en fin de compte, les cornées avaient repris presque entièrement leur transparence (3). T. W.]

Si l'iris a fait hernie à travers un petit ulcère perforant, la pupille restera déformée d'une manière permanente, et la vision sera plus ou moins gênée. Si l'ulcère est situé en regard de la pupille, sa circonférence viendra probablement contracter des adhérences avec la cicatrice, et la vision restera perdue jusqu'à l'établissement d'une pupille artificielle. S'il existe un onyx étendu, on ne peut rien promettre, car, bien que le pus puisse s'absorber sous l'influence d'un traitement convenable, on ne peut compter sur un semblable résultat; le plus souvent les lamelles externes qui recouvrent l'onyx s'ulcèrent, et l'épanchement purulent peut même s'accroître au point de déchirer la cornée, qui devient ensuite en partie ou en totalité staphylomateuse. Toutes les fois que la personne qui m'apporte un enfant me dit que la maladie a marché pendant deux ou trois semaines et plus, sans qu'on ait rien fait, je n'ouvre jamais les paupières de l'enfant sans le triste pressentiment que la cornée est perdue, et il n'arrive que trop souvent que je

[(1) Lawrence. Édition américaine de son Traité des maladies des yeux, p. 254. Philadelphie, 1854.]

[(2) Billard. Traduction française de la 1re édition du Traité des maladies des yeux de Lawrence. p. 170. Paris, 1830.]

[(3) Hays. Edit. amér. de Lawrence, p. 254.]

trouve l'une ou les deux cornées absentes, et l'iris et les humeurs de l'œil faisant saillie en avant. Nous avons alors un triste devoir à remplir : celui de déclarer que la vue est perdue sans retour.

La variété la plus dangereuse de l'ophthalmie des nouveau-nés est celle qui succède à l'inoculation d'une gonorrhée. En pareil cas, à moins que la maladie ne soit traitée de bonne heure et énergiquement, un œil ou tous les deux seront très probablement perdus. Dans ces cas gonorrhoïques, la conjonctive et les paupières sont fort gonflées, la douleur est intense, et l'écoulement jaunâtre ou verdâtre très abondant.

L'ophthalmie des nouveau-nés, comme toutes les autres inflammations graves puro-muqueuses de la conjonctive, est beaucoup plus destructive lorsque les paupières, étroites, compriment les yeux plus qu'à l'ordinaire, que lorsque leur fente est large et que leurs tissus sont développés.

La cataracte centrale ou capsulo-lenticulaire est une suite assez fréquente de l'ophthalmie des nouveau-nés. On la rencontre dans les cas où il n'y a point eu d'ulcère pénétrant de la cornée. La capsule paraît avoir été aussi enflammée et être devenue en partie albugineuse. Dans certains cas, l'existence d'une petite opacité centrale de la cornée porte à soupçonner qu'il a existé en ce point un ulcère perforant qui a permis à la capsule de venir se mettre en contact avec le point ulcéré ; après quoi, l'ulcère s'étant guéri, les chambres de l'humeur aqueuse ont pu se reformer. L'opacité de la cornée, lorsqu'elle existe, ne correspond pas toujours exactement à celle du cristallin. Elle n'est pas souvent plus étendue que la pointe d'une épingle; d'autres fois elle est plus considérable, mais n'envahit que très rarement ou même jamais tout le champ de la pupille. Qu'elle occupe l'hémisphère antérieur de la capsule ou le cristallin lui-même, elle n'en est pas moins exactement circonscrite; l'opacité qui occupe la capsule est plus dense que celle qui siége dans la lentille, et toute la portion environnante du cristallin reste parfaitement transparente. Je n'ai jamais vu cette opacité disparaître complétement, je ne l'ai même guère vu diminuer à un degré quelconque. A mesure que l'enfant grandit, la vision s'améliore, parce que la pupille s'élargit, tandis que la cataracte conserve toujours le même volume. La myopie est une des conséquences de la cataracte centrale.

L'oscillation des yeux, le strabisme, l'asthénopie, l'amaurose incomplète, sont des accidents qui se voient à la suite de l'ophthalmie des nouveau-nés.

L'écoulement purulent fourni par cette ophthalmie est contagieux au plus haut degré ; j'en ai vu au *Glasgow Eye Infirmary* le triste exemple, sur un grand-père infecté par son petit-fils. Tous deux furent si gravement affectés, que chez l'enfant l'un des yeux fut atteint d'un staphylôme complet et l'autre d'un staphylôme partiel, tandis que chez le vieillard, la plus grande partie des cornées resta opaque et contracta des adhérences avec l'iris (1).

Traitement. — 1. Comme il est de la plus haute importance d'enlever la matière purulente de temps en temps dans la journée, il ne sera pas hors de propos d'expliquer minutieusement comment les yeux doivent être nettoyés. Si l'on n'enlève pas soigneusement et régulièrement la matière de l'écoulement, tous les autres moyens échouent. Le chirurgien place sur ses genoux un essuie-main pour y recevoir la tête de l'enfant, que la nourrice, assise devant lui, tient en travers sur ses genoux. Toute personne qui amène à la consultation un enfant atteint d'ophthalmie des nouveau-nés, doit être pourvue d'un morceau d'éponge qui lui reste en propre pour nettoyer les yeux, car si l'on se sert de la même éponge pour tous les enfants, on est certain d'infecter de nouveau ceux qui commencent à se guérir. Le liquide que j'emploie d'ordinaire pour laver les yeux, est une solution d'un grain de sublimé corrosif et de six grains de chlorhydrate d'ammoniaque dans huit à douze onces d'eau. On ouvre doucement les paupières, et l'on enlève avec l'éponge la matière puriforme qui s'en échappe. On renverse alors en dehors la paupière inférieure d'abord, puis la supérieure, et on les nettoie avec l'éponge. La paupière supérieure a une grande tendance à rester renversée en dehors, surtout lorsque l'enfant crie. On la réduit en repoussant en place la conjonctive tuméfiée et en abaissant le bord libre de la paupière. Le nettoyage doit être répété trois ou quatre fois par jour, et même plus, par l'infirmière ou par le chirurgien. On réussit encore mieux lorsqu'on emploie une seringue pour laver et entraîner la matière; mais il n'y a que le chirurgien qui puisse exécuter cette manœuvre, et encore doit-il bien se tenir en garde contre le danger de faire jaillir dans ses yeux la matière de l'injection mélangée avec celle de l'écoulement. Toutefois, le choc du liquide lancé par la seringue contre la cornée n'est point exempt de péril; il peut provoquer l'ulcération ou l'accroître si elle existe. L'usage de l'éponge suffit et n'expose à aucun danger (2).

2. Le collyre au sublimé, dont on se sert pour nettoyer les yeux, tend un peu à diminuer l'écoulement; mais il ne suffirait pas pour le tarir: on est donc obligé d'avoir recours à des applications astringentes plus puissantes. La solution de nitrate d'argent est celle qui m'a paru

(1) M. Jungken rapporte un cas semblable dans son ouvrage intitulé : Ueber die Augenkrankheit welche in der belgischen Armee herrscht, p 8. Berlin, 1834.

(2) M. Chassaignac a annoncé, il y a quelques années, que dans l'ophthalmie des nouveau-nés la conjonctive était recouverte d'une fausse membrane, et qu'une amélioration considérable à apporter dans le traitement consistait dans l'emploi de douches d'eau froide dirigées sur les yeux. Il y a quelque raison de croire que ce qu'il a pris pour une fausse membrane n'est que l'épithélium, que l'action de la douche a tellement épaissi et transformé qu'on peut l'enlever avec des pinces. Voyez Annales d'Oculistique, t, XVIII, pp. 138, 140, 273, 279. Bruxelles, 1847 [Ibid., t. XXXIV, p. 39 ; t. XXXV, p. 34.]

le plus efficace. La force de la solution doit varier suivant l'état de la conjonctive et la durée de la maladie, de 2 à 10 grains par once d'eau. Dans les cas récents, dans lesquels la conjonctive est peu épaissie, on se sert d'une faible solution ; on a recours à la plus forte lorsque la maladie date d'une semaine ou plus et que la conjonctive est déjà hypertrophiée. On applique la solution avec un pinceau sur toute la surface de la conjonctive enflammée, après l'avoir nettoyée de la façon que nous avons indiquée. Cette application doit être répétée toutes les six ou huit heures (1). La diminution de l'écoulement purulent produit des effets généraux et locaux aussi heureux que remarquables. Dès la première nuit de l'usage du collyre, on s'aperçoit que l'enfant dort mieux ; au bout de deux ou trois jours, les yeux commencent à s'ouvrir, et en dix ou douze jours on triomphe des symptômes aigus.

3. Pour empêcher les paupières de s'agglutiner, on applique avec le bout du doigt un peu de pommade au précipité rouge, le long de leur bord libre, chaque fois que l'enfant va s'endormir.

4. Les remèdes que nous venons d'indiquer suffisent parfaitement pour faire disparaître la maladie, si l'on y a recours dans les deux ou trois premiers jours qui en suivent l'invasion. J'ai vu deux applications de la solution de nitrate d'argent, l'une faite le troisième jour et l'autre le quatrième après la naissance, autrement le premier et le second jour après l'apparition de la maladie, l'arrêter complétement, bien qu'une matière blanche épaisse s'écoulât de la surface de la conjonctive. Dans des cas où l'écoulement était moins évidemment puriforme, l'usage d'une pommade au précipité rouge, employée au moment du coucher, a quelquefois suffi. D'un autre côté, dans les cas qui ont été négligés pendant huit à dix jours, il est nécessaire d'extraire du sang en appliquant une sangsue sur la surface externe de la paupière, ou en scarifiant la conjonctive enflammée. On peut débuter par le premier de ces moyens ; et s'il n'est pas suivi d'une diminution sensible de la rougeur et du gonflement de la face interne de la paupière, on doit scarifier le lendemain la conjonctive avec la lancette. Ces deux moyens de soustraire du sang sont très utiles, et l'on ne doit jamais les négliger chaque fois que les paupières sont fort gonflées et qu'il existe quelque tendance au chémosis ou à l'obscurcissement de la cornée. Je ne pense pas que des émissions sanguines plus abondantes qu'on ne peut les obtenir par ces moyens, puissent être nécessaires. On peut cependant être obligé de répéter l'application de sangsues et les scarifications.

5. Si la conjonctive menace de passer à l'état sarcomateux ou granuleux, on doit scarifier ; puis, s'il n'existe pas d'ulcération de la

[(1) Nous pensons qu'il vaut mieux renouveler ces instillations beaucoup plus fréquemment, les faire, par exemple, toutes les deux heures, ou même toutes les heures. Là est la véritable clef des succès les plus constants. T. W.]

cornée, frotter la face interne des paupières avec un morceau bien uni de sulfate de cuivre. On peut aussi faire usage d'une pommade contenant dix grains de nitrate d'argent par once d'axonge, qu'on étend sur la conjonctive palpébrale, ou bien, après avoir nettoyé la membrane à l'aide d'un pinceau, on peut y passer rapidement le crayon de nitrate d'argent. Cette dernière application détermine ordinairement une douleur très vive avec gonflement des paupières, que l'on fait disparaître par des applications de compresses trempées dans l'eau froide. Une forte pommade au précipité rouge est aussi un très bon moyen contre les granulations de la conjonctive.

6. Lorsque la cornée est ulcérée, on doit s'abstenir de toutes ces applications énergiques. On renoncera en pareil cas à la solution de nitrate d'argent, et l'on peindra les paupières avec de l'extrait de belladone étendu d'eau, pour placer l'œil sous l'influence de ce mydriatique. On atteint le même but avec une infusion d'un drachme d'extrait de belladone, ou une solution de deux grains de sulfate d'atropine dans huit onces du collyre au sublimé. Ce n'est pas seulement pour dilater la pupille qu'on a recours à ce moyen, mais aussi pour que son action calmante s'exerce sur la cornée. Beaucoup d'yeux qui, par l'étendue et la profondeur de l'ulcération, paraissaient marcher à une destruction certaine, ont, suivant toute apparence, été conservés par l'usage de ce moyen. Dans les cas même de perforation de la cornée, j'ai vu l'ulcère se remplir, et finir par se guérir, sans adhérence de l'iris, par l'action de la belladone.

[M. Von Ammon recommande le collyre suivant : extrait de belladone 6 grains, eau chlorurée 12 gouttes, eau distillée une once. On le fait tiédir, et tous les quarts d'heure ou de 30 en 30 minutes, on en introduit entre les paupières, et, entretemps, on en imbibe deux compresses que l'on maintient sur les parties. Dès que la sécrétion a cessé, il a recours, dans le but d'augmenter le ton des membranes oculaires et de prévenir l'état chronique, à des instillations avec une solution de sulfate de zinc (un grain) dans un gros ou trente gouttes de teinture d'opium (1).

Le traitement généralement employé à *Moorfiels* consiste en des injections alumineuses (4 grains par once) répétées plusieurs fois dans la journée, et en des onctions d'axonge sur le bord des paupières, afin d'en prévenir l'agglutination. Si l'inflammation est aiguë et récente, on débute par une injection avec une solution de nitrate d'argent (4 grains par once); on emploie immédiatement les injections alumineuses, qui sont pratiquées de 30 en 30minutes, ou toutes les deux heures, suivant l'intensité du mal et la rapidité avec laquelle se renouvelle la sécrétion purulente (2). T. W.]

[(1) Annales d'Oculistique, t. VIII, p. 52, t. XIX, p. 30.]
[(2) Ibid, t. XXVIII, p, 226.]

7. Les vésicatoires derrière l'oreille et à la nuque constituent un remède très utile dans cette affection. Un morceau de mèche de chandelle, recouvert d'emplâtre cantharidé, et placé dans le sillon qui existe entre la tête et l'oreille externe, est un bon moyen de produire la vésication; et en persistant d'une manière constante dans cette application, ou en la maintenant plusieurs heures par jour, on obtiendra un écoulement continu. Dès que la surface où siége le vésicatoire commence à donner, on aperçoit une amélioration dans l'état des yeux. Si on laisse les oreilles se guérir, on voit souvent l'inflammation se renouveler et l'écoulement de pus redevenir plus abondant; mais les symptômes s'amendent de nouveau dès qu'on renouvelle les vésicatoires.

8. Une dose d'huile de ricin est quelquefois utile.

9. De petites doses de calomel sont extrêmement avantageuses. Un demi-grain à un grain par jour suffit. Outre l'action favorable qu'il exerce sur l'état de la conjonctive, ce remède agit encore en combattant la tendance à la formation d'une cataracte capsulaire.

10. M. Saunders recommande fortement le quinquina dans les cas où la cornée menace de se rompre. Le sulfate de quinine convient mieux et s'administre plus facilement. On peut en donner un demi-grain à un grain trois fois par jour.

11. On touchera avec avantage, une fois par jour, avec le vin d'opium, après la disparition de l'écoulement, la conjonctive relâchée.

J'ai quelquefois traité certains cas, à toutes les périodes, par le vin d'opium; mais je pense que ce remède convient mieux pendant la période de chronicité que pendant celle d'acuité. Il fait disparaître les opacités de la cornée, qui se produisent si facilement dans cette maladie.

12. L'enfant ne doit prendre d'autre nourriture que le sein. L'ingestion d'autres aliments prolonge évidemment le mal. On doit régler soigneusement le genre de vie de la nourrice. Pendant la période aiguë de l'affection, elle ne doit prendre que peu ou pas de nourriture animale, et doit s'abstenir complétement de vin, de spiritueux, et d'ale. Après la terminaison de l'état aigu, si la conjonctive reste relâchée, on administrera, avec avantage pour le nourrisson, de la teinture de fer à la nourrice.

J'ai quelquefois vu l'ophthalmie des nouveau-nés attaquer successivement tous les enfants d'une même mère. Je pense que le plus souvent cela tient à ce que celle-ci est atteinte de leucorrhée.

SECTION X

OPHTHALMIE GONORRHOÏQUE.

Syn. — Conjunctivitis puro-mucosa gonorrhoïca. Gonorrhœa oculi. Der Augentripper. *All.*

Fig. Dalrymple, pl. X, fig. 5-6.

Différentes opinions ont régné à l'égard de l'inflammation purulente de l'œil, qui accompagne souvent la gonorrhée ou qui y succède. On a attribué cette ophthalmie : 1° à une inoculation directe de la matière provenant de l'urèthre ; 2° à la métastase ; 3° enfin à l'irritation seule, sans inoculation ni métastase. Il est possible que ces trois modes de développement soient réels ; mais si je considère le premier comme hors de toute contestation, le second et le troisième me semblent au moins problématiques.

Quelques médecins, tout en admettant que les faits démontrent l'origine de l'ophthalmie gonorrhoïque par l'inoculation, se sont étonnés qu'elle ne se produisît pas plus souvent de cette façon, quand ils considèrent la fréquence de la gonorrhée et la négligence de tout soin de propreté qu'affectent les individus des classes inférieures. On devrait s'attendre, disent-ils, à voir plus souvent les doigts transporter la matière de la gonorrhée sur la conjonctive. Mais si l'on tient compte de l'instinct qui nous fait fermer l'œil à l'approche du doigt et ne nous permet guère de toucher la conjonctive qu'après avoir abaissé la paupière inférieure de l'autre main, l'on comprend assez bien la rareté relative de cette espèce de contamination.

Les femmes sont beaucoup moins sujettes que les hommes à l'ophthalmie gonorrhoïque, et le plus souvent un seul œil en est attaqué. Toutes les fois que l'on trouve un seul œil atteint d'une inflammation puro-muqueuse intense, les paupières fortement gonflées et de couleur livide, et l'écoulement très abondant, l'autre œil restant intact, on doit soupçonner qu'il s'agit d'une ophthalmie gonorrhoïque. Le docteur Vetch, en parlant de l'ophthalmie égyptienne, dit : « Il n'arrive pas une fois sur mille qu'il n'y ait qu'un seul œil affecté (1). »

§ I. — Ophthalmie gonorrhoïque par inoculation.

Obs. 374. — Un médecin qui avait été mon élève m'amena un de ses malades de la campagne. L'œil gauche de cet homme était violemment enflammé et le siége d'un chémosis volumineux, mais d'un rouge pâle ; la conjonctive sécrétait en abondance un liquide purulent ; la paupière inférieure était fortement renversée en dehors, et la cornée complétement opaque, par suite, probablement, d'un épanchement de lymphe et de pus entre les lamelles. Le malade était affecté de gonorrhée, et treize jours avant qu'il ne vînt

(1) Practical Treatise on the Diseases of the Eye, p. 195. London. 1820.

me trouver; il avait eu le malheur, en nettoyant le liquide qui s'écoulait de l'urèthre, d'en faire jaillir une goutte dans son œil gauche, ce qui avait produit une violente ophthalmie puro-muqueuse. La gonorrhée persistait lorsque je le vis. L'inflammation de l'œil céda à un traitement approprié, la cornée s'éclaircit beaucoup mieux que je ne l'espérais, et la vue fut en très grande partie conservée. L'œil droit ne fut point attaqué.

Obs. 375. — Chez un malade qui vint se confier à mes soins le 25 avril 1851, une seule goutte d'urine avait jailli dans l'œil droit. Il avait eu une gonorrhée, mais qui paraissait arrêtée quand l'accident arriva; quatre ou cinq jours après, il ressentit dans l'œil une sensation semblable à celle qu'y aurait déterminée un corps étranger. Il s'ensuivit une violente ophthalmie purulente. L'œil fut cependant sauvé.

Obs. 376. — M. Allan rapporte l'observation intéressante qui va suivre, d'ophthalmie gonorrhoïque contagieuse : — « Je fus consulté, dit-il, par un jeune gentleman de 17 ans pour une gonorrhée qu'il avait récemment contractée, mais qui n'était pas intense. Quelques jours après qu'il se fut adressé à moi, ses yeux s'enflammèrent brusquement et violemment; les paupières se tuméfièrent beaucoup, et il survint un écoulement très abondant, semblable à celui de la gonorrhée, qui excoria les joues, et s'accompagna de douleurs vives, d'une fièvre considérable et d'agitation générale. Malgré la violence de l'ophthalmie, l'écoulement de l'urèthre ne disparut point tout à coup. Au bout de quelques jours, son plus jeune frère, âgé de 14 ans, et qui ne s'était jamais exposé à contracter aucune affection vénérienne dans des relations sexuelles, mais qui couchait dans la même chambre que lui, fut affecté de la même façon. La maladie fut sur ses deux yeux aussi grave que chez son frère aîné. J'appelai en consultation le docteur Monro et M. J. Bell; mais en dépit de ce que nous fîmes, le plus âgé perdit les deux yeux, et le plus jeune en perdit un. Si l'on peut dire, ajoute M. Allan, que chez le frère aîné l'ophthalmie a été due à la sympathie qui existerait entre l'urèthre et la conjonctive, et non à l'application directe du virus, cette explication ne saurait s'appliquer au plus jeune frère qui n'avait pas de gonorrhée, et qui doit avoir contracté la maladie par contact direct, soit en se servant du même essuie-mains ou du même bassin que son frère, soit en s'essuyant la face avec le même mouchoir, ou de quelque autre manière moins évidente, et chez qui cependant la maladie fut tout aussi grave (1).

Obs. 377. — Astruc rapporte qu'un jeune homme avait l'habitude de se baigner les yeux tous les matins dans son urine encore chaude, dans le but de se fortifier la vue. Bien qu'il eût contracté une gonorrhée, il continua à suivre cette pratique, ne croyant pas avoir quoi que ce fût à redouter; mais l'urine partageant les propriétés contagieuses de la matière de l'écoulement, communiqua promptement la maladie à la conjonctive de l'œil et des paupières. Il en résulta une ophthalmie grave qui s'accompagna d'un écoulement abondant et involontaire de larmes âcres et de matière purulente, et qui céda néanmoins aux mêmes remèdes que ceux qui guérirent la gonorrhée (2).

Obs. 378. — Une jeune femme bien portante se lava par hasard les yeux avec une solution d'acétate de plomb et une éponge dont s'était servi auparavant un jeune homme atteint de gonorrhée; elle contracta immédiatement une ophthalmie grave qui détruisit rapidement l'un des yeux et détermina le gonflement des ganglions lymphatiques du cou, et pour laquelle on lui fit subir un traitement mercuriel (3).

Obs. 379. — J'ai vu une mère atteinte d'une ophthalmie gonorrhoïque de l'œil droit, qu'elle avait contractée de son fils affecté de la même maladie à l'œil gauche. Ce jeune homme avait une gonorrhée du prépuce, dont il ignorait l'origine. Ces deux yeux furent détruits.

L'écoulement de l'œil, dans l'ophthalmie gonorrhoïque et dans

(1) System of Pathological and Operative Surgery, vol. I, p. 155. Edinburgh, 1819.
(2) De morbis venereis, p. 192. Lutetiæ Parisiorum, 1736.
(3) Chirurgie clinique de Montpellier, par le professeur Delpech, t. I, p. 318. Montpellier, 1823.

l'ophthalmie égyptienne, ressemble tellement à celui qui s'effectue par l'urèthre dans la gonorrhée, que quelques auteurs se sont crus en droit d'en induire que la gonorrhée avait dû primitivement son origine à l'inoculation dans l'urèthre de la matière provenant d'un œil affecté d'ophthalmie égyptienne; tandis que d'autres prétendaient que cette dernière maladie n'était que le résultat de l'inoculation, sur la conjonctive, de la matière provenant de l'urèthre atteint de gonorrhée. Les deux parties ont fait appel à l'expérimentation en faveur de leur opinion. On ne peut presque rien conclure des expériences négatives qui ont été faites à ce sujet. Il est démontré, sans aucune espèce de doute possible, que de la matière provenant d'une gonorrhée de l'urèthre, appliquée sur la conjonctive, y détermine une inflammation puro-muqueuse grave, et il n'y a pas à douter non plus que l'on ait provoqué une semblable inflammation dans l'urèthre en y introduisant du pus provenant d'une ophthalmie égyptienne; mais ces expériences ont quelquefois échoué, et on a voulu tirer de ces résultats négatifs des conclusions qui ne sont pas soutenables. Le docteur Vetch, par exemple, dit que chez un soldat qui était à une période très avancée de l'ophthalmie égyptienne, il a essayé de transporter la maladie des yeux à l'urèthre, en introduisant à l'orifice de ce canal du pus provenant des yeux, et que cette tentative n'avait produit aucun effet. L'expérience fut renouvelée sur quelques autres malades tous atteints de l'ophthalmie à sa période la plus virulente, et chez aucun l'application de la matière dans l'urèthre n'amena de résultat. Mais dans une autre expérience où le pus fut pris sur un homme affecté d'ophthalmie purulente, et introduit dans l'urèthre d'un autre, l'inflammation purulente débuta au bout de 36 heures et détermina une gonorrhée intense. Par suite de ces expériences, le docteur Vetch, tout en admettant que la matière de la gonorrhée, prise sur une personne et appliquée sur la conjonctive d'une autre, peut déterminer une ophthalmie purulente au plus haut degré, a cru pouvoir nier qu'un malade atteint de gonorrhée fût susceptible de se donner l'ophthalmie au moyen de l'inoculation du pus sécrété par son propre urèthre. Il ajoute qu'il a trouvé la confirmation de cette manière de voir dans l'exemple d'un aide-chirurgien qui, avec plus de foi que de prudence, n'avait point hésité à s'introduire dans les yeux de la matière d'une gonorrhée dont il était atteint, et chez qui cependant la conjonctive ne souffrit point (1). Une chose très remarquable, c'est que le docteur Guillié est tombé dans la même erreur de raisonnement que le docteur Vetch ; seulement, ses expériences ayant été négatives, sa conclusion est tout à fait inverse. Il appliqua la matière provenant de la conjonctive d'un malade sur l'urèthre d'un autre, et n'y détermina aucun effet ; d'où il conclut que

(1) Op. cit , p. 242.

l'opinion de ceux qui croient que les inflammations puro-muqueuses peuvent se transporter d'une membrane à une autre chez des individus différents, n'est pas fondée (1).

L'observation 374 aurait suffi pour me convaincre de la possibilité de la transmission de l'ophthalmie gonorrhéique par inoculation, si j'avais eu quelque doute à cet égard. Le malade contracta une gonorrhée abondante ; mais ses yeux restèrent d'abord parfaitement sains. Pendant que, la tête baissée, il secouait le pénis pour le débarrasser de la matière de l'écoulement, une goutte lui jaillit en plein dans l'œil gauche ; une violente inflammation s'y déclara sur-le-champ, et parcourut toutes ses périodes, restant bornée à l'œil inoculé et y produisant les résultats que nous avons indiqués, tandis que, de son côté, la gonorrhée continuait de parcourir ses périodes (2).

Diagnostic. — Il n'existe aucun symptôme positif à l'aide duquel on puisse distinguer à coup sûr une ophthalmie gonorrhéïque produite par inoculation, de l'ophthalmie égyptienne ou contagieuse. La rapidité de la marche et l'intensité des symptômes sont les mêmes dans les deux cas, et le danger de perdre l'œil par destruction de la cornée, plus pressant peut-être que dans aucune autre ophthalmie. Le chémosis existe à un haut degré, et il y a un écoulement abondant de matière, dont la coloration varie de même que dans la gonorrhée. La surface externe des paupières n'est peut-être pas aussi tuméfiée ni d'un rouge aussi sombre que dans l'ophthalmie égyptienne. Dans la première période, on remarque, dans cette dernière, que l'inflammation débute par la face interne des paupières, tandis que dans l'ophthalmie gonorrhéïque, elle attaque la conjonctive dans toute son étendue. Le meilleur moyen de diagnostic réside dans le commémoratif (3).

Pronostic. — En quarante-huit heures, la maladie peut avoir fait de tels progrès, que la vue est irremédiablement perdue. Sur 14 cas rapportés par M. Lawrence (4), 9 ne portaient que sur un seul œil,

(1) Bibliothèque ophthalmologique, t. I, p. 83. Paris, 1820.

[(2) On aurait tort de vouloir tirer des inductions trop absolues des résultats de quelques expériences isolées. Tel individu est réfractaire à toute espèce d'inoculation, tandis que tel autre se trouve impressionné au contact de la matière des écoulements en apparence les plus inoffensifs, sans que rien, dans l'aspect de la muqueuse oculaire, indique parfois la cause de ces différences. Dans les inoculations pratiquées par nous dans le but de guérir le pannus par la production de l'ophthalmie purulente, nous sommes chaque jour témoins de ces étranges caprices. Mais un fait domine toujours : c'est que, chez la plupart des malades dont les conjonctives palpébrales ne sont pas le siége d'une désorganisation profonde, surtout de celle qui est caractérisée par le xérosis, les cicatrices de leur tissu, etc., l'application d'une goutte de la matière provenant soit de l'urèthre, soit de l'œil d'un individu atteint de blennorrhée, est suivie, à un intervalle qui varie de un à huit jours, et dans la grande majorité des cas, du développement de tous les signes caractéristiques de l'ophthalmie blennorrhagique. Des faits isolés d'immunité ne sauraient ébranler cette loi générale dont ils ne seraient que les exceptions. T. W.]

(3) Le docteur Hairion insiste sur l'existence d'un bubon pré-auriculaire comme moyen de diagnostic de l'ophthalmie gonorrhéïque; mais ce symptôme se montre quelquefois dans d'autres ophthalmies et n'est point constant dans celle qui nous occupe. (Annales d'Oculistique, t. XV, p. 159. Bruxelles, 1846. Consultez sur le diagnostic des ophthalmies égyptienne et gonorrhéïque, HENROTAY. Annales d'Oculistique, t. XXIV, pp. 179, 229, 254. Bruxelles, 1850.

(4) Treatise on the Venereal Diseases of the Eye, p. 25. London, 1830.

et 3 sur les deux ; dans 6 des premiers, la vision a été complétement perdue du côté affecté, et 3 ont conservé une vue parfaite, bien que l'un eût déjà une synéchie antérieure, et l'autre un leucome. Des 3 qui avaient les deux yeux pris, 4 perdirent chacun un œil ; le cinquième les perdit tous deux.

L'intensité de cette ophthalmie est variable, ainsi que celle de la gonorrhée, et ses résultats bien différents chez les divers individus, par suite de différences dans la constitution ou par d'autres causes. Certains yeux résistent à la désorganisation et guérissent, tandis que d'autres sont rapidement détruits. Les habitudes antérieures du malade influent beaucoup sur le résultat ; l'usage habituel des spiritueux diminue beaucoup les chances favorables.

Symptômes. — Les symptômes de l'ophthalmie gonorrhéïque par inoculation ressemblent tellement à ceux de l'ophthalmie égyptienne, qu'il est inutile de les exposer en détail. Le chémosis et le gonflement des paupières sont souvent un peu pâles. L'écoulement est ordinairement abondant et purulent. La cornée est souvent détruite par un sillon ulcéreux qui se forme à sa circonférence, dans le point où elle est recouverte et comprimée par le chémosis. Ce sillon s'étend à une portion considérable de la circonférence de la cornée, et est sujet à se perforer vers le douzième ou le quatorzième jour de la maladie, permettant alors à l'iris de venir faire saillie dans un ou plusieurs points. L'œil peut se trouver parfaitement intact et transparent le jour où on l'examine, et la cornée être rompue le lendemain matin, le plus souvent près de sa circonférence. Cet accident arrive fréquemment vers minuit et s'accompagne d'une sensation de déchirure dans l'œil. Je l'ai vu se produire pendant que le malade faisait des efforts pour aller à la selle. Lorsque cela arrive, la cornée paraît petite et aplatie ; son centre reste assez transparent pendant un certain temps, mais la vision est perdue. J'ai vu, d'autres fois, l'ulcération s'étendre sur une grande partie de la surface de la cornée sans entamer toute son épaisseur, au moins pendant un certain temps. La cornée semble alors se fondre ; elle s'amincit tellement qu'elle se laisse pousser en avant, et que, par suite de l'amincissement, quelqu'une de ses portions peut sembler transparente. Elle cède au bout d'un jour ou deux, et un staphylôme succède ordinairement à cet état. Tout cela peut survenir sans que le chémosis soit considérable, ni la cornée fortement recouverte par le gonflement de la conjonctive.

Traitement. — Il doit être exactement le même que celui de l'ophthalmie égyptienne. Le repos est d'une haute importance. Le malade doit être admis immédiatement à l'hôpital, et non traité à la consultation. L'abstinence des stimulants doit être absolue. On doit immédiatement recourir à la saignée générale et locale, par les ventouses, les sangsues et les scarifications de la conjonctive, car un retard d'un jour, d'une heure, peut devenir fatal (1). On emploiera de bonne heure les purgatifs, les éméto-cathartiques et les diaphorétiques. On enlevera fréquemment et soigneusement la matière de l'écoulement avec le collyre au deuto-chlorure de mercure; on peindra plusieurs fois par jour la conjonctive avec la solution de nitrate d'argent, et l'on empêchera, au moyen de la pommade au précipité rouge, les paupières de s'agglutiner. On fera usage de la belladone avant l'apparition même de toute ulcération. Il faut, dès le début, établir une révulsion au moyen de sinapismes ou de vésicatoires placés à la nuque, entre les épaules, ou derrière les oreilles. Si la douleur de l'œil est pulsative, ou si la région circum-orbitaire est le siége de paroxysmes, de douleurs nocturnes, on donnera le calomel avec l'opium jusqu'à ce que la bouche s'entreprenne. La combinaison de l'aloès avec les *blue pills* m'a paru utile. On doit agir sur le système général à l'aide d'une préparation mercurielle, et provoquer en même temps l'action des intestins. Des fomentations chaudes, la vapeur de laudanum, des frictions opiacées sur la tête, serviront à modérer la douleur; mais on doit surtout placer sa confiance dans les déplétifs, les révulsifs, les scarifications et les applications stimulantes sur la conjonctive. Il est aussi extrêmement utile de retrancher d'un coup de ciseaux une portion de la membrame qui forme le chémosis, afin de déterminer un écoulement de sang abondant.

Il ne faut pas se borner à la saignée seule. « L'inflammation qui est survenue, dit M. Bacot, dans le petit nombre des cas que j'ai observés, est de la nature la plus violente et la plus opiniâtre; elle a déterminé la destruction complète de l'organe de la vision dans l'espace de deux ou trois jours, malgré l'emploi le plus vigoureux des saignées générales et locales et des autres moyens antiphlogistiques (2). » On ne doit point non plus s'en tenir aux stimulants locaux seuls, mais employer conjointement les antiphlogistiques et les astringents (3).

L'acétate de plomb et les sulfates de zinc et de cuivre, au moins au début, aggravent les symptômes. Ce sont les remèdes locaux recommandés par M. Allan; mais l'observation publiée par lui, que nous avons déjà citée, et qui fait le plus grand honneur à sa bonne foi, démontre combien ces applications conviennent peu dans cette affection.

[Dans les blennorrhées oculaires, surtout dans l'ophthalmie gonorrhéique, quand un seul œil est atteint, et pour la dernière au moins, c'est le cas le plus ordinaire, le meilleur moyen de préserver l'œil sain

[(1) Voir GOUZÉE. Du degré d'utilité des évacuations sanguines dans l'ophthalmie blennorrhagique. Annales d'Oculistique, t. XXX, p. 207, et p. 684 de cet ouvrage. T. W.]

(2) Observations on Syphilis, p. 46. London, 1821.

[(3) Dans cette variété, comme dans l'ophthalmie militaire, le nitrate d'argent est toujours le premier, le meilleur et le plus sûr des agents à employer. (Voir, pour les règles de son application, *Note additionnelle* des traducteurs, p. 755.) T. W.]

est de le garantir de la matière qui s'écoule du premier, au moyen de l'occlusion palpébrale, pratiquée le plus promptement et le plus complétement possible (1). T. W.]

§ II. — Ophthalmie gonorrhéïque par métastase.

Saint-Yves paraît être le premier qui ait parlé de l'ophthalmie gonorrhéïque développée par métastase. Ce qu'il en dit est très court. Il décrit la conjonctive comme devenant dure et charnue, la maladie ayant commencé par un écoulement de matière blanche ou jaunâtre. Il avance que, dans la plupart des cas, l'ophthalmie débute deux jours après l'apparition de la gonorrhée, l'écoulement fourni par celle-ci ayant brusquement cessé à cette époque; d'où résulte une métastase sur l'œil. Il recommande la saignée dès le début, le mercure, les purgatifs, et les bains chauds; et comme applications locales, l'eau-de-vie étendue d'eau, une décoction de romarin, de sauge, d'hyssope, et de roses dans du vin rouge (2).

Les écrivains qui ont succédé à Saint-Yves ont accepté ses vues avec trop de confiance, et ne paraissent point s'être suffisamment préoccupés de rechercher si l'ophthalmie devait sa naissance à l'inoculation ou à la métastase. L'observation suivante peut servir d'exemple de ce que l'on entend par l'ophthalmie gonorrhéïque métastatique :

Obs. 380. — Un capitaine de l'armée, âgé de 29 ans, reçut l'ordre de monter la garde à la cour, au mois de janvier, alors qu'il était atteint d'une violente gonorrhée. La journée fut extrêmement froide, et il fut obligé, par les exigences de son service, de se tenir longtemps exposé à l'air le jour et la nuit. Vers minuit, il ressentit dans les deux yeux à la fois une violente douleur qui s'accrut bientôt au point qu'il lui devint impossible de supporter aucune espèce de lumière. Le lendemain, ces symptômes s'accompagnèrent d'un écoulement abondant de matière puriforme des deux yeux, avec gonflement et inflammation de la tunique albuginée. On envoya chercher un médecin qui, malheureusement très ignorant, se borna à prescrire des remèdes généraux, tels que la saignée, les purgatifs, etc., et des fomentations avec la décoction de ciguë. Le troisième jour, en examinant les choses de plus près, on trouva la cornée complétement opaque, avec un hypopion déjà formé; mais on ne vit point d'ulcération. On continua sans résultat l'usage de la ciguë. Dix à douze jours après, l'inflammation commença à diminuer, et l'écoulement des yeux s'arrêta; mais la cornée ne récupéra point sa transparence; elle resta au contraire extrêmement épaissie, et le malade resta aveugle toute sa vie (3).

Traitement. — Le seul point en quoi le traitement de l'ophthalmie gonorrhéïque par métastase diffère de celui de la même affection contractée par inoculation, consiste dans la tentative, tant recommandée par les auteurs, de rappeler l'écoulement supprimé de l'urèthre. Pour cela, on introduit dans ce canal une bougie recouverte du liquide

[(1) WARLOMONT. De l'occlusion palpébrale, dans le but de préserver l'œil resté sain, au début de l'ophthalmie gonorrhéïque. Annales d'Oculistique, t. XXXII, p. 127.]

(2) Nouveau traité des maladies des yeux, pp. 187, 209. Paris, 1722.

(3) SWEDIAUR. Traité sur les symptômes, les conséquences, la nature et le traitement des maladies vénériennes ou syphilitiques, traduit du français, vol. I, p. 245. Londres, 1819.

purulent qui s'échappe de l'œil, ou de la matière provenant d'une gonorrhée d'un autre sujet. Il est probable que la simple introduction d'une bougie produirait le résultat que l'on désire ; car tout stimulus appliqué sur la muqueuse de l'urèthre, et suffisamment actif pour déterminer une sécrétion abondante de mucus, donne lieu à un écoulement semblable à la gonorrhée. Si l'on a recours à ce moyen, il faut maintenir la bougie plusieurs heures de suite dans le canal, jusqu'à ce que l'on ait obtenu l'effet désiré.

[Quelque confiance que l'on ait en ce procédé, confiance que nous sommes loin de partager, l'on aura soin d'employer en même temps la série des remèdes actifs dont l'expérience a démontré l'efficacité, et parmi lesquels le nitrate d'argent occupera toujours le premier rang. T. W.]

§ III. — Ophthalmie gonorrhéique sans inoculation ni métastase.

Divers auteurs ont rapporté des cas d'ophthalmie puro-muqueuse survenus chez des individus qui étaient affectés de gonorrhée au moment de l'apparition de leur ophthalmie ou peu de temps auparavant. Ces auteurs ont aussi observé une sorte d'alternation entre ces deux maladies ; c'est-à-dire que lorsque la gonorrhée reparaissait, l'ophthalmie se dissipait, et *vice versâ*. La conclusion que l'on a tirée de ces cas, c'est que ces deux maladies peuvent se transformer l'une dans l'autre sans qu'il y ait métastase. Aucun des auteurs qui ont rapporté les cas dont nous venons de parler, n'a attribué l'ophthalmie à une influence sympathique nerveuse ; et cependant, si l'on écarte l'inoculation et la métastase, il n'y a absolument que les communications nerveuses qui puissent servir de lien entre des maladies occupant des organes distants les uns des autres.

Les faits qu'on a rapportés ont leur valeur, quelque idée que l'on ait des raisonnements de ceux qui les ont recueillis.

Obs. 381.—Swediaur rapporte qu'un jeune homme vint à Londres le consulter pour une ophthalmie. Après qu'il eut essayé sans succès tous les remèdes, tant internes qu'externes, qu'il connaissait comme les plus efficaces contre l'ophthalmie, son malade le quitta. Il n'entendit plus parler de lui pendant deux mois; puis il le vit revenir avec une gonorrhée. Il avait pendant ce temps consulté pour son ophthalmie plusieurs praticiens, sans aucun résultat avantageux ; mais ayant contracté une gonorrhée huit jours avant de revenir chez Swediaur, il avait commencé à s'apercevoir que ses yeux s'amélioraient dès le troisième jour de l'écoulement uréthral. L'ophthalmie continua à diminuer de jour en jour, et il en fut complétement quitte. Swediaur lui demanda s'il n'avait jamais eu de gonorrhée avant son attaque d'ophthalmie. Il lui dit qu'il en avait eu une quelque temps avant de venir le consulter pour ses yeux ; qu'il en avait souffert beaucoup et longtemps, mais qu'à la fin l'écoulement avait disparu, et que s'il n'en avait point parlé, c'est qu'il ne supposait pas qu'il pût y avoir quelque rapport entre la gonorrhée et son mal d'yeux, qui n'était survenu que plusieurs semaines après la disparition de la première.

Swediaur ajoute que ce fait fut pour lui une leçon trop frappante pour qu'il pût jamais l'oublier, et qu'il eut toujours soin par la suite, dans les cas d'ophthalmie semblables à celui-là, de demander au malade s'il n'avait point eu, auparavant, de gonorrhée et si cette maladie avait été convenablement traitée et guérie. Il décrit cette ophthalmie comme consistant en une inflammation chronique des yeux, et surtout des paupières, s'accompagnant très souvent de petits ulcères occupant les glandes sébacées et du suintement d'une matière jaunâtre épaisse. Dans tous les cas de cette espèce, surtout quand les malades lui disaient avoir essayé beaucoup de remèdes internes et externes contre l'ophthalmie, il n'hésitait pas à conseiller comme le moyen le plus sûr et le plus prompt de faire disparaître cette affection, l'usage d'une bougie portée pendant une couple d'heures chaque jour dans le canal de l'urèthre, et il termine en disant qu'il a eu la satisfaction de voir la plupart de ces cas guérir, même sans aucune autre application externe (1).

Obs. 382. — Un marin usait de toute son influence pour obtenir le commandement d'une frégate. Il se présenta souvent à l'Amirauté, et obtint la promesse d'un vaisseau; vers la même époque il se rendit en Écosse pour y chasser le coq de bruyère. Pendant qu'il était dans ce pays, il reçut des instructions de l'Amirauté, par lesquelles il lui était enjoint d'aller prendre le commandement d'une frégate qui était mouillée à Falmouth; il dut se mettre en route sur-le-champ et prit place dans la malle-poste de Londres. Au moment même où il quittait Édimbourg, il contracta une gonorrhée. Pendant le voyage, ses yeux s'enflammèrent, et lorsqu'il arriva à Londres, il avait une ophthalmie violente avec écoulement purulent. Il était dans un état déplorable de corps et d'esprit, ne pouvait supporter la lumière, et éprouvait de vives douleurs dans les yeux.

M. Abernethy qu'il consulta, lui demanda s'il n'avait pas déjà été atteint de gonorrhée et d'inflammation des yeux. Il répondit qu'il avait déjà eu l'une et l'autre, et que quand l'écoulement de l'urèthre s'arrêtait, les yeux devenaient malades, pour se guérir lorsque la gonorrhée reparaissait.

M. A. lui prescrivit de garder le repos dans une chambre obscure, de se laver fréquemment les yeux pendant la journée, avec une décoction de têtes de pavots, de prendre cinq grains de *blue-pills* tous les soirs, avec un peu d'huile de ricin pour relâcher les intestins, et d'observer un régime très sévère. Pendant les six premiers jours l'amélioration fut lente et peu marquée. Mais le septième jour, M. A. trouva, à sa visite, le malade assis dans sa chambre, la fenêtre ouverte, et les yeux presque complétement rétablis. M. A. en exprima son étonnement, et s'informa comment un changement aussi soudain avait pu survenir; à quoi le malade lui répondit qu'il avait eu la nuit un grand nombre de garderobes très fétides, puisque son mal l'avait abandonné. Il semble qu'il y ait eu ici une sorte de sécrétion critique du foie et de tout le canal intestinal, suivie de la disparition presque immédiate de l'inflammation irritative des yeux.

M. Abernethy, dans ses *Leçons de chirurgie*, parle de cas semblables à celui-ci et les donne comme des exemples d'*ophthalmie irritable* (*irritable ophthalmia*) accompagnant la gonorrhée : il la considère comme bien différente de l'ophthalmie purulente déterminée par le contact sur la conjonctive de la matière provenant de l'urèthre; c'est pour lui une affection constitutionnelle. Il dit qu'il a rencontré très

(1) Swediaur. Traité sur les symptômes, les conséquences, la nature et le traitement des maladies vénériennes ou syphilitiques, traduit du françois, vol. I, p. 247. Londres, 1819.

souvent les deux maladies, et qu'il a connu beaucoup de personnes sujettes au rhumatisme articulaire, aux écoulements de l'urèthre, et à cette ophthalmie irritable, et que ces diverses affections se montraient à tour de rôle. Lorsque le rhumatisme cessait, l'écoulement uréthral apparaissait; lorsque celui-ci cessait à son tour, l'affection oculaire se montrait : ces maladies se succédaient ainsi sans interruption. Il dit que si le chirurgien se laisse effrayer par cette ophthalmie irritable, et que, la prenant pour un de ces cas formidables dans lesquels l'œil est atteint de gonorrhée, il saigne et purge fortement le malade, le mal ne fait que s'aggraver. Des émissions sanguines modérées peuvent être utiles, dit-il; mais le principal objet que l'on doive avoir en vue, c'est le soin de l'état général. Rien ne convient mieux que de rétablir les organes digestifs du malade et de l'envoyer à la campagne (1).

Les deux observations que nous venons de citer, ainsi que les remarques dont elles sont accompagnées, montrent quelle diversité existe dans les idées que l'on s'est faites concernant l'ophthalmie qui, chez certains individus, accompagne la gonorrhée, ou alterne avec elle. Il est de toute évidence que les ophthalmies que l'on a observées en pareil cas sont loin d'être toujours de la même espèce. Celle décrite par Swediaur ne paraît avoir été qu'une ophthalmie tarsienne; celle rencontrée par M. Abernethy ressemble beaucoup à l'ophthalmie catarrhale, et il est probable qu'il ne s'agissait que d'un cas de cette nature. Comme on reconnaît que dans ces cas il n'y avait eu ni inoculation, ni métastase, on peut parfaitement douter qu'il y ait eu entre la maladie de l'urèthre et celle de l'œil d'autre rapport que leur existence simultanée chez le même individu, avec cette circonstance, que leur origine peut être attribuée à une susceptibilité morbide spéciale par suite d'idiosyncrasie ou d'affaiblissement de la constitution.

Le conseil que donne Swediaur d'employer la bougie, dans les cas où l'ophthalmie alterne avec la gonorrhée, sera probablement utilement écouté. Il est évident néanmoins, que l'on ne peut se fier à ce moyen seul et que l'ophthalmie doit être traitée suivant les symptômes particuliers qu'elle présente, et non d'après des idées conjecturales sur la cause qui l'a produite.

Dans une prochaine section, je parlerai d'une ophthalmie des membranes internes de l'œil, qui est la conséquence de la gonorrhée, et que j'appellerai *iritis gonorrhéïque*.

(1) Leçons dans the Lancet, vol. VII, p. 5. London, 1825.

SECTION XI.

[OPHTHALMIE DIPHTHÉRITIQUE.

L'existence, dans certaines variétés de la conjonctivite oculaire ou palpébrale, d'une fausse membrane qui se développe sur cette muqueuse, est un fait désormais acquis à la science. Quelles sont les formes d'ophthalmies dans lesquelles ce produit se manifeste? Quelles sont les indications à en tirer pour le pronostic et le traitement? Ce sont là des questions qui méritent de fixer un instant notre attention.

En 1847 déjà, M. le docteur Bouisson, de Montpellier, signalait (1), sous le nom de *pseudo-membraneuse*, une forme non encore décrite d'ophthalmie; « affection très grave, disait-il, et que la perte de la vue suit irrévocablement. » Plus tard, M. Chassaignac, ayant remarqué chez les nouveau-nés affectés d'ophthalmie purulente et traités par les douches oculaires, la présence d'une fausse membrane sur la conjonctive palpébrale, poursuivit ses recherches sur cet objet et en donna, dans divers recueils, les résultats, qui furent réunis et publiés dans les *Annales d'Oculistique* (nº de janvier 1856). D'autre part, le docteur Graefe, de Berlin, a appelé maintes fois l'attention sur une affection grave de l'œil, dont la présence d'une fausse membrane est le caractère anatomique principal (2).

Les descriptions fournies par ces auteurs, et du produit pathologique, et des symptômes de cette intéressante affection, diffèrent essentiellement. L'ophthalmie pseudo- membraneuse des nouveau-nés, décrite par M. Chassaignac n'offre, pour ainsi dire, aucun rapport avec l'ophthalmie diphthéritique dont M. Graefe a tracé l'histoire. C'est à cette dernière que nous nous arrêterons surtout : la promptitude de la marche, la gravité des symptômes, les particularités du traitement, justifient l'attention particulière que nous y apporterons. Nous avons dit un mot de la fausse membrane qui se remarque dans l'ophthalmie des nouveau-nés, à la section qui traite spécialement de cette variété de la conjonctivite purulente (p. 764, *note*.)

Symptômes de l'ophthalmie diphthéritique (3). — Dans un œil à l'état normal, ou, plus fréquemment encore, dans un œil déjà atteint d'un processus inflammatoire d'une autre nature, il se développe tout-à-coup, avec la sensation de l'augmentation de la chaleur, une douleur piquante, accompagnée d'une sécrétion plus abondante de larmes, avec tuméfaction de la paupière supérieure. Cette tuméfaction est bornée au tissu conjonctival et ne s'étend guère aux paupières qui sont, en

[(1) Annales d'Oculistique, t. XVII, pp. 46, 100.]

[(2) Deutsche Klinik, 1853, nº 35. — Annales d'Oculistique, t. XXXI, p. 237. — Archiv für Ophthalmologie, Band. 1, Abt. 1, p. 168. Berlin, 1854.]

[(3) Archives belges de médecine militaire, t. XVII, p. 32. De la conjonctivite diphthéritique, par Graefe, trad. par Binard.]

général, peu gonflées; la conjonctive, au contraire, a considérablement augmenté d'épaisseur. Un chémosis peu prononcé se manifeste bientôt. La conjonctive n'est pas, dans ce cas, fortement injectée; on n'y observe qu'un réseau à larges mailles, formé des vaisseaux les plus volumineux, et qui, dans le principe, se terminent près du bord de la cornée, que parfois ils dépassent plus tard. La muqueuse, dans l'intervalle de ces vaisseaux, a un aspect jaunâtre avec une teinte d'un rouge faible, qui ne paraît pas formée par des vaisseaux déliés, mais par l'exsudation de la matière colorante du sang. Déjà, dans le principe, on voit se former de petits points rougeâtres en très grand nombre; ce qui fait paraître le chémosis comme marbré ou finement tacheté. Ces petits points n'augmentent pas de volume, ils sont également répartis sur le tissu de la conjonctive; mais ils sont plus sensibles sur la conjonctive oculaire, sans doute parce que ce feuillet conjonctival étant plus mince, les épanchements s'y font en plus grand nombre, ou parce que la présence de la sclérotique, qui tranche par sa coloration blanchâtre, fait mieux ressortir le contraste qui existe entre ces petits points rougeâtres et les parties intermédiaires. Le chémosis n'est pas entièrement fluctuant, et même, dans le principe de la maladie, il n'a pas une dureté très grande. Si l'on fait une incision dans le tissu de la conjonctive, il ne s'en écoule aucun liquide, car le tissu cellulaire sous-muqueux est, comme cette membrane, infiltré de fibrine coagulée à l'état gélatineux.

Quand on renverse la paupière supérieure, on la trouve d'une *raideur* remarquable, et ce n'est qu'avec grand'peine et en causant beaucoup de douleur au malade, qu'on parvient à la retourner. C'est au point que M. Graefe a dû administrer le chloroforme à ses malades, toutes les fois qu'il devait examiner leurs paupières, tant étaient violentes leurs souffrances et vives leurs appréhensions. En voyant la surface de la conjonctive, on pourrait croire qu'elle n'offre pas un état morbide bien grave, puisqu'elle est polie et ne présente que peu de rougeur. Toutefois, cette surface, *d'une coloration jaunâtre polie*, n'est pas le tissu propre de la conjonctive, mais un exsudat fibrineux qui pénètre dans son épaisseur et qui, en y abolissant presque complètement la circulation, en amène la destruction et par suite celle de l'œil. Cet exsudat jaunâtre ne se laisse pas facilement détacher de la surface de la muqueuse. En l'examinant avec attention, un phénomène frappe d'abord : c'est l'*absence de vaisseaux apparents*, ou bien l'état spécial qu'y présentent les canaux vasculaires encore visibles. On aperçoit bien cet exsudat en faisant regarder le malade en bas et en renversant la paupière supérieure jusqu'au point d'apercevoir le repli oculo-palpébral : la membrane offre toujours alors un aspect spécial lardacé. Chez les enfants, la portion de peau qui existe entre les deux bords palpébraux est aussi très caractéristique, car on y trouve quelques plaques d'exsudation qui tranchent, par leur forme bien définie et leur coloration blanchâtre, sur les parties voisines. La paupière inférieure est elle-même raide, peu mobile et présente toujours une forte teinte rougeâtre.

A ces phénomènes viennent s'en joindre deux autres : l'augmentation de la chaleur et l'écoulement d'un liquide. La chaleur s'élève quelquefois à un très haut degré dans l'ophthalmie diphthéritique; elle est appréciable par le toucher et encore par la promptitude avec laquelle s'échauffent les compresses qu'on y applique. Les malades doivent renouveler leurs compresses d'eau glacée toutes les 25 à 30 secondes; ils éprouvent une chaleur insupportable qui s'élève quelquefois jusqu'au *calor mordax*. — Le liquide qui s'écoule est d'un gris sâle; il augmente rapidement dans le principe, et bientôt après contient de nombreux flocons jaunâtres. Il est composé principalement de larmes, dont la sécrétion est considérablement augmentée, et sa coloration grisâtre dépend en partie de nombreux fragments d'épithélium, de détritus granuleux, et en partie de la matière colorante du sang, décomposée et dissoute, qui a été absorbée par la muqueuse ecchymosée ; enfin, les taches jaunâtres dépendent des coagulum fibrineux, auxquels adhèrent de nombreux globules purulents et qui sont fréquemment unis aux parties plus solides du tissu mortifié.

Cet état dure plus ou moins longtemps. La tuméfaction des paupières a ordinairement acquis, dès le principe, son plus haut degré ; toutefois, sa diminution ne dépend pas nécessairement de celle du processus diphthéritique, car souvent ce dernier prend un accroissement de mauvais augure quand la tuméfaction de la paupière diminue. Les ecchymoses disparaissent peu à peu, et la coloration devient toujours d'un rouge jaunâtre ou d'un jaune pâle quand la coagulation augmente.

Après un certain temps de ces symptômes qui constituent le *premier stade*, la raideur des paupières disparaît, la surface de la conjonctive commence à se tuméfier et à prendre un aspect spongieux, les masses fibrineuses se détachent en quantité de cette surface, ce qui donne un aspect particulier à la muqueuse quand cela se fait régulièrement. En effet, quelques *plaques blanchâtres* sont comme isolées au milieu de la conjonctive qui a sa vascularisation habituelle dans les autres points, si ce n'est toutefois qu'elle est privée de son épithélium ; les rameaux vasculaires sont à nu, et il n'est pas rare de voir dans cette période survenir des hémorrhagies spontanées assez abondantes. Les portions de la muqueuse dépouillées d'épithélium se tuméfient alors de plus en plus, et, par suite d'un afflux de sang plus considérable, revêtent un aspect assez analogue à celui d'une blennorrhée chronique, avec cette différence, cependant, que l'infiltration profonde de la muqueuse, qui a une marche rétrograde, insensible, donne toujours la sensation d'une certaine résistance des diverses parties de la muqueuse. C'est dans cette phase de l'affection que se forment des *nodosités* constituées par de petites élevures réunies en masses plus ou moins volumineuses et formées de certaines portions de la muqueuse plus ou moins saillantes. Ces nodosités ont un fond commun, résistant dans son tissu, bien que sa surface soit déjà recouverte de papilles vasculaires. Plus l'affection est ancienne, plus ces nodosités se ramollissent et plus tôt, par conséquent, la muqueuse revêt la même forme que dans la blennorrhée chronique.

De semblables changements ont lieu sur la conjonctive oculaire, où le chémosis perd sa coloration jaunâtre et sa dureté : un réseau vasculaire dense se développe de plus en plus; une tumeur peu consistante entoure la cornée, et, à cette époque, il ne serait plus possible de bien établir le diagnostic de la diphthérite. C'est le *second stade* de la maladie.

Le *troisième stade* est caractérisé par un certain degré de rétraction de la paupière et la formation d'un tissu de cicatrice. La rétraction est en raison directe de la quantité et de la profondeur de l'infiltration fibrineuse primitive. Dans les cas où celle-ci a été faible, il n'en résulte qu'une rétraction peu importante, qui a la forme d'un léger voile cicatriciel; dans ceux où elle a été abondante, il survient souvent une rétraction générale avec incurvation de la conjonctive. Chez certains malades, on peut, tous les jours, enlever plusieurs fois de la conjonctive de fausses membranes de trois quarts de ligne d'épaisseur, qui représentent la forme de cette membrane, avec un trou au centre, correspondant à la circonférence de la cornée.

Tels sont les symptômes pathognomoniques de la conjonctivite diphthéritique; d'autres, siégeant *dans la cornée*, viennent fréquemment s'y joindre et donner à la maladie son principal caractère d'excessive gravité. La cornée, dont la transparence s'était conservée, ou avait même pris un plus vif éclat, se trouble; une légère opacité exsudative s'y manifeste, à travers laquelle l'iris n'apparaît plus que comme à travers un voile. Ordinairement, 12 à 24 heures après, le point opacifié, qui s'est agrandi, *est dépouillé de son épithélium;* l'opacité qui, dans le principe, était d'un bleu grisâtre, prend alors une teinte plus foncée, d'un jaune sale, quand la perte de substance est bien réelle. Cette perte de substance, commencée par l'érosion de l'épithélium, qui n'est autre chose qu'une ulcération, peut néanmoins se présenter sans que la cornée ait rien perdu de sa transparence. L'ulcère ainsi formé s'étend en surface et en profondeur, si l'exsudation diphthéritique persiste. Examiné à la loupe, on trouve qu'il est couvert d'une foule de petits points jaunes qui, à cause de leur ténuité, ne peuvent être reconnus à l'œil nu, mais qui, par leur ensemble, constituent une certaine masse d'un aspect chagriné. Dans certains cas, particulièrement chez les enfants, l'aspect de l'ulcère est tout autre : son fond s'élève jusqu'au niveau de la partie voisine ; il est blanchâtre et comme formé de feuillets superposés du centre à la circonférence, de façon qu'une coupe oblique y ferait reconnaître différentes couches. Dans ces cas, l'ulcère est privé de toute transparence, et il ne semble en récupérer que quand il est sur le point de se perforer, et qu'il n'a plus à percer que la lamelle la plus profonde de la cornée (lame élastique postérieure). Les malades croient, à ce moment, pouvoir se réjouir parce que la vue leur est rendue; mais la perforation ne tarde pas à les désillusionner.

Causes et nature de la maladie. — La nature de l'ophthalmie diphthéritique réside dans une disposition *inhérente à la muqueuse elle-même,* et c'est ce qui détermine la marche de la maladie, en fait le danger, et sert à indiquer le meilleur traitement à lui opposer.

Les causes en sont obscures; aussi doit-on se borner à mettre en lumière quelques faits qui sont de nature à conduire à leur connaissance.

1° La diphthérite est une maladie générale. Elle se montre plus fréquemment chez les individus malades que chez les individus sains; certaines affections des organes internes surviennent fréquemment pendant sa marche. Ainsi, M. Graefe a vu, sur 40 enfants atteints de diphthérite, trois fois la mort survenir à la suite de croup, quelquefois à la suite de pneumonie ou d'hydrocéphale ; très souvent aussi elle coïncide avec des inflammations de la peau, de nature diphthéritique, aux ouvertures du nez, aux angles de la bouche, ou sur des points où avaient été antérieurement appliqués des vésicatoires.

Le développement de la diphthérite dans l'œil seul est aussi l'indice non contestable d'une affection générale. En effet, elle s'accompagne d'une fièvre vive avec forte chaleur de la tête et présentant des exacerbations périodiques, une perte complète de l'appétit et un état d'affaissement considérable; symptômes qu'on rencontre surtout chez les enfants. — On l'a vue fréquemment liée à l'éruption dentaire. — La syphilis congénitale a peut-être un rapport plus direct avec la diphthérite : sur 40 enfants atteints de cette dernière affection, 8 avaient des signes incontestables de syphilis. — Quand un œil est atteint, la maladie se déclare assez souvent à l'œil resté sain, alors même qu'il a été couvert d'un bandage et que le malade a été l'objet d'une surveillance attentive à empêcher l'inoculation. Le traitement général diététique et altérant est d'une efficacité réelle.

2° La cause principale de la diphthérite réside dans l'influence épidémique. Tandis que plusieurs mois se passent souvent sans qu'il s'en rencontre un cas, on voit souvent s'en manifester un grand nombre à la fois. Les épidémies paraissent se montrer de préférence au printemps et en automne : M. Graefe en a observé une dans l'automne de 1852. Comme dans toutes les autres épidémies, c'est dans les premiers temps que la maladie est le plus grave; aussi, au début, on voit souvent l'affection de la cornée se manifester au bout de quelques heures, tandis que, plus tard, elle n'apparaît que dans le stade blennorrhoïdal.

3° Les nouveau-nés n'ont aucune disposition particulière pour la diphthérite. On ne rencontre chez eux que cette forme dans laquelle, avec l'exsudation assez abondante et fibrineuse de la surface de la muqueuse, se voit aussi un exsudat fibrineux qui en recouvre la couche la plus extérieure et qui donne une certaine raideur à la paupière quand on veut la retourner.

4° La diphthérite conjonctivale est positivement *contagieuse* depuis l'instant de son apparition jusqu'à la disparition de tout produit de sécrétion morbide. L'inoculation et les observations prouvent que le sécrétum est principalement contagieux à l'époque où, sous forme d'un liquide d'un gris jaunâtre, se fait la sécrétion diphthéritique et virulente. Le transport du sécrétum sur un œil donne lieu le plus souvent à l'inoculation de la maladie; mais quelquefois elle n'agit que comme un irritant local et se borne à y provoquer une simple inflammation blennorrhoïdale, comme, par contre, le pus de simples blennorrhées peut donner lieu au développement de l'affection diphthéritique. Ces résultats différents dépendent vraisemblablement des conditions locales et constitutionnelles inhérentes à chaque individu. Les premières douleurs et le gonflement morbide se déclarent ordinairement 8 à 12 heures après l'inoculation ; mais la maladie n'a guère son ensemble caractéristique qu'au bout de deux à trois jours.

5° Les causes locales qui sont spécialement prédisposantes sont les inflammations déjà existantes et certaines influences traumatiques de date récente. C'est pourquoi il faut, autant que possible, s'abstenir de pratiquer des opérations sur les yeux pendant les épidémies de diphthérite.

6° Si l'on s'en rapporte à l'absence de toute description de cette maladie, si bien caractérisée, de la part des auteurs de tous les autres pays, ce n'est guère qu'en Allemagne que l'ophthalmie diphthéritique se présenterait. Elle règne assez fréquemment à Berlin, où, en dehors des épidémies, il s'en rencontre presque constamment des cas isolés. En Belgique, nous n'en avons jamais observé un seul cas, et il n'est pas à notre connaissance que d'autres médecins aient été plus heureux. Nous ne pouvons donc mieux faire que d'emprunter à M. Graefe, qui a eu de nombreuses occasions de la traiter, la relation détaillée de cette grave affection.

Diagnostic. — La diphthérite ne peut guère être confondue qu'avec l'ophthalmie gonorrhéïque; et, comme le traitement de ces deux affections diffère essentiellement, il importe d'en tracer d'une manière précise le diagnostic différentiel.

TABLEAU SYNOPTIQUE DU DIAGNOSTIC DE L'OPHTHALMIE DIPHTHÉRITIQUE ET DE L'OPHTHALMIE GONORRHÉIQUE.

OPHTHALMIE DIPHTHÉRITIQUE.	OPHTHALMIE GONORRHÉIQUE.
1) Existence d'une fausse membrane épaisse, ayant une grande tendance à s'enrouler, et unie si intimement à la surface de la conjonctive, qu'il est difficile de l'en détacher.	Quelquefois des pseudo-membranes qui paraissent n'être que du mucus coagulé, plus molles, n'ayant ni élasticité, ni friabilité, et donnant à la conjonctive, à laquelle elles n'adhèrent que faiblement, un aspect entièrement lisse.

2) Au microscope, elle présente une masse amorphe, plus ou moins granulée et offrant çà et là des stries irrégulières ; à la surface et aux bords, elle offre des cellules en quantité de plus en plus grande.	Membranes fibreuses et muco-pus sous toutes les formes.
3) Tissu de la muqueuse dur, résistant, pénétré par un exsudat solide.	Muqueuse molle, vasculaire, infiltrée d'un exsudat liquide.
4) Paupière tendue, ne pouvant plus se mouvoir ; douleur excessive du malade quand on la retourne.	Paupière molle, tuméfiée et pouvant être facilement retournée.
5) Surface de la muqueuse offrant l'aspect d'une membrane *unie* où la circulation est interrompue.	Réseau vasculaire superficiel développé au point de donner lieu à une multitude de petites granulations rouges, ou à de petites excroissances, de forme variable, proéminentes ou papillaires, qui donnent à la muqueuse l'aspect *chagriné*.
6) Au commencement de l'affection, quelques gros vaisseaux dilatés, et autour d'eux de petits épanchements sanguins en nombre considérable. Ils ne deviennent jamais étendus et ne se réunissent pas, comme on le voit d'ordinaire dans les ecchymoses de la conjonctive. Ils donnent à la muqueuse un aspect tacheté.	Vaisseaux dilatés allongés et donnant facilement lieu à un écoulement de sang abondant, suivi de l'affaissement de la muqueuse, à la moindre érosion.
7) Muqueuse peu vasculaire, renfermant peu de sang pouvant servir à la circulation.	Muqueuse extraordinairement vasculaire; la circulation s'y fait librement.
8) Produit de sécrétion consistant en un liquide ténu, d'un gris sale, semi-transparent, et dans lequel surnagent des flocons jaunâtres. Putréfaction assez rapide.	Pus assez homogène, d'un jaune pur, ne se putréfiant pas rapidement.
9) Augmentation de chaleur très prononcée.	Augmentation de chaleur peu prononcée.
10) Douleur toujours très vive. Muqueuse très sensible au moindre attouchement.	Douleur très supportable, quelquefois nulle, disparaissant dès que la suppuration a fait des progrès.
11) Tuméfaction du *tissu conjonctival* considérable, facile à constater par une incision de ce tissu.	Pas de tuméfaction du tissu de la conjonctive, qui n'est que soulevé par un exsudat liquide placé sous l'épithélium.
12) Tuméfaction dure et rigidité de la paupière supérieure, se développant rapidement et s'annonçant par la disparition de ses plis. Teinte légèrement rougeâtre de la peau, ayant son point de départ au bord palpébral.	Tuméfaction moins dure, moins rigide, quoique très-considérable.

Traitement (1). — 1. *Évacuations sanguines*. — Elles sont tout à fait indispensables ; toutefois, dans le haut degré de l'exsudation diphthéritique, il ne faut pas tirer du sang de la conjonctive par les incisions ou les scarifications de cette membrane. En effet, les scarifications ne produisent aucun écoulement sanguin, et les incisions plus profondes donnent à peine un peu de sang. Il faut donner la préférence aux sangsues

(1) GRAEFE, loc. cit.

appliquées au nombre de dix à douze à la racine du nez, vers l'angle interne de l'œil, et dont on entretient l'écoulement aussi longtemps qu'on a à redouter l'infiltration diphthéritique et que les forces des malades peuvent le permettre. Si l'on s'aperçoit que l'écoulement diminue, on fait appliquer de nouvelles sangsues, au nombre de six à huit, jusqu'à ce qu'on ait obtenu le résultat désiré ; et dans les cas urgents, au fur et à mesure qu'une sangsue tombe, on la fait aussitôt remplacer, de manière à produire non-seulement un écoulement de sang, mais même à obtenir une plus forte déplétion. L'application des sangsues à la racine du nez offre l'avantage, d'après M. Graefe : 1° de fournir l'écoulement de sang le plus abondant ; 2° de permettre le placement d'un grand nombre de sangsues dans un court espace de temps. Chez certains malades, M. Graefe a fait appliquer dans cette région jusqu'à 160 sangsues en sept jours. On doit avoir recours aux émissions sanguines pendant toute la durée du premier stade et aussi longtemps qu'il existe quelque danger.

2. *Fomentations glacées.*— Elles constituent un des moyens les plus importants. Elles permettent de nettoyer et de désinfecter les parties affectées, empêchent les stases de s'établir, en enlevant l'excès de calorique et en favorisant la contraction des vaisseaux des parties voisines, dans lesquelles la circulation n'est pas encore entravée. Les affusions doivent être renouvelées très fréquemment ; elles sont, avec les émissions sanguines, le meilleur moyen de calmer les douleurs ; il faut les continuer pendant toute la durée du premier stade, et les suspendre dès que la période d'engorgement commence à se manifester ; sans quoi, elles retardent le passage de la maladie au deuxième stade. On doit veiller à la propreté de l'œil avec plus de soin que dans la blennorrhée, parce que le sécrétum a des propriétés corrosives. Le lait est un excellent moyen de nettoyer les yeux.

3. *Cautérisation.*—Dans l'*exsudation diphthéritique pure*, M. Graefe croit qu'il faut *proscrire entièrement le caustique,* parce que la congestion qu'il détermine contribue à augmenter l'état de stase auquel la muqueuse est si disposée, au lieu d'y amener la contraction et le dégorgement des vaisseaux. Mais il peut avoir une large part dans le traitement de la diphthérite, dans les circonstances et avec les modifications suivantes :

1° Dans le deuxième stade, s'il existe une grande tendance à l'état blennorrhoïdal et que la marche de l'affection ne puisse être abandonnée à elle-même. Il doit donc être employé dans toutes les formes qui se rattachent à la blennorrhée, car l'état de la muqueuse y est à peu près le même que dans cette affection ; toutefois, l'eschare se détache alors beaucoup plus lentement à cause de la stase de la circulation qui existe encore çà et là, et aussi à cause de l'oblitération vasculaire qu'a produite la rétraction cicatricielle du tissu de la conjonctive. On conçoit qu'alors on ne devra renouveler la cautérisation qu'avec la plus grande circonspection.

2° Lors de la transformation du premier stade dans le deuxième, lorsque cette transformation traîne en longueur. Ainsi, il y a assez souvent des cas dans lesquels le tissu conjonctival est déjà infiltré de liquide, qui cependant ne suffit pas pour détacher les exsudats solides. La conjonctive, ainsi pénétrée d'exsudations fibrineuses, a bien encore un aspect jaunâtre, sans réseau vasculaire ; mais elle est déjà ramollie et comme boursouflée. La première application du caustique doit être légère, comme explorative, ne s'étendre que sur quelques parties de la conjonctive, celles où l'infiltration blennorrhoïdale semble le plus évidente. M. Graefe cautérise d'abord à la paupière inférieure plutôt qu'à la supérieure, car il y a moins de danger pour la première que pour la seconde, dans la durée un peu longue que met l'eschare à se détacher. Si celle-ci se sépare assez rapidement et que la muqueuse paraisse, à la suite de cette cautérisation, d'une teinte plus rouge, plus disposée à saigner et assez nette, il cautérise plus hardiment la fois suivante. Mais si l'eschare met beaucoup de temps à se détacher, et si la production de l'eschare donne lieu, outre l'exsudation d'un liquide ténu, à une nouvelle infiltration fibrineuse, il retarde, dans ce cas, le plus possible la cautérisation, et la recommence avec les mêmes précautions. Pendant cette période de transition, les fortes scarifications sont très utiles.

3° Dans certaines formes complexes, le caustique peut être employé dès le principe. Ce sont celles dans lesquelles, avec les exsudations fibrineuses, il n'y a qu'une légère infiltration dans l'épaisseur du tissu, la circulation dans les couches profondes restant libre et pouvant ainsi, lors d'une congestion artificiellement produite, s'opposer à ce que la stase prenne trop d'extension. C'est à cette catégorie qu'appartiennent surtout certains cas d'ophthalmie des nouveau-nés, qui n'excluent pas l'emploi du caustique, malgré l'apparence diphthéritique que présente la surface de la conjonctive. Mais il faut aussi, dans les cas de cette espèce, employer après chaque cautérisation les fomentations d'eau glacée, continuées avec persistance, et faire de fortes scarifications dont on doit, autant que possible, favoriser l'action déplétive.

La meilleure indication pratique qu'on puisse fournir en toute circonstance pour l'emploi du caustique, c'est de bien apprécier le caractère de la muqueuse, sans s'inquiéter du nom de la maladie. Dans l'état franchement blennorrhoïdal, l'application hardie du caustique est indiquée, et c'est le moyen le plus sûr et le plus efficace. Mais si la conjonctive est atteinte de diphthérite légitime, le caustique est franchement contre-indiqué, même dans les cas où l'œil a déjà perdu toute faculté visuelle, car alors la cautérisation ne peut que donner lieu à l'ophthalmitis. Si, au contraire, l'exsudation est en voie de ramollissement, et si les deux espèces d'exsudat existent en même temps dans différentes parties ou couches de la conjonctive, alors, et selon les circonstances, il faudra, ou retarder autant que possible l'application du caustique, ou faire une cautérisation exploratrice.

4. *Moyens internes.* — M. Graefe a employé beaucoup de moyens internes et n'en a trouvé parmi eux qu'un seul qui eût une efficacité incontestable : le *mercure administré énergiquement.* Il fait prendre aux adultes, toutes les deux heures, jour et nuit, un grain de calomel, et, dans le même espace de temps, aux enfants, 1/8, 1/4 ou 1/3 de grain. Chez les adultes, il fait frictionner, trois fois par jour, avec 1 ou 2 gros d'onguent mercuriel gris, les bras, les cuisses et le tronc; chez les enfants, les frictions sont pratiquées sur le front, trois fois par jour, avec un demi à un scrupule d'onguent gris. Il a obtenu de ce mode d'administration du mercure, des résultats plus satisfaisants qu'en prescrivant le calomel à haute dose. L'action du mercure est manifeste lorsque les exsudats commencent à se ramollir et que les symptômes qui annoncent le stade blennorrhoïdal ont une marche plus rapide. Chez l'adulte, cette action est liée ordinairement à la salivation, ou tout au moins à quelques-uns de ses prodromes. Chez l'enfant, où la salivation ne se montre que difficilement, l'action du mercure, qui semble en être indépendante, n'en exerce pas moins une influence salutaire sur le processus diphthéritique.

5. *Régime.* — Il doit être en général sévère et ne se composer que d'un peu de nourriture liquide. A la suite d'écarts de régime, on voit souvent l'exsudation fibrineuse se montrer de nouveau, d'une manière si prompte, qu'il est impossible de méconnaître la cause de la recrudescence.

6. *Occlusion de l'œil resté sain.* — Quand un seul œil est atteint, ce moyen, employé dans un grand nombre de cas, a suffi parfois à préserver l'œil ainsi caché. Il faut, toutefois, lever deux fois par jour l'appareil de protection, et le supprimer tout à fait si l'on y observe la moindre tuméfaction de la conjonctive oculaire avec une sécrétion plus ou moins abondante. T.W.]

SECTION XII.

OPHTHALMIE APHTHEUSE.

Syn. — Conjunctivitis aphthosa. Ophthalmie pustuleuse.

Fig. Dalrymple, pl. XIII, fig. 4, 5 et 6. Sichel, pl. V, fig. 2.

Après avoir traité des affections blennorrhagiques de la conjonctive, nous porterons notre attention sur quelques-unes de ses maladies cutanées ou éruptives. Les principales d'entre elles sont les ophthalmies aphtheuse, phlycténulaire, et l'inflammation de la conjonctive qui survient dans la rougeole, la scarlatine, l'érysipèle et la variole. Je l'ai vue très évidemment affectée dans l'herpès, la lèpre, et l'éléphantiasis. J'ai été appelé en consultation avec le docteur Lawrie pour un enfant chez lequel un pompholyx avait débuté par l'une des paupières, quatre jours après la naissance; la maladie se répandit sur presque toute la surface du corps, et se termina par l'inflammation de la conjonctive et l'ulcération de la cornée du côté qui avait été le premier affecté. Un malade atteint d'affection tuberculeuse syphilitique de la face et du corps vint me consulter : un de ces tubercules occupait la conjonctive scléroticale. Il disparut, ainsi que les autres tubercules, sous l'influence des mercuriaux (1).

La variété aphtheuse de la conjonctivite se distingue de la phlycténulaire par les particularités suivantes :

1. Au lieu de petites élevures situées sur la cornée ou contre sa circonférence, on aperçoit une ou plusieurs aphthes assez étendues qui, en se rompant, forment de larges ulcères élevés, situés en général à une demi-ligne ou à une ligne de la circonférence de la cornée. Bien que l'on donne souvent à cette maladie le nom d'ophthalmie pustuleuse, l'éruption qui se forme sur la conjonctive ne participe point de la nature des pustules proprement dites. Il ne s'en échappe point de pus lorsqu'elles se rompent, mais seulement un peu de fluide aqueux; de sorte que ce sont plutôt des aphthes que des pustules.

2. L'injection, au lieu d'être fasciculaire, est plutôt réticulaire. Elle part en rayonnant du pourtour des aphthes, mais s'étend le plus souvent sur une étendue assez considérable de la conjonctive, et s'accompagne quelquefois de petites ecchymoses situées sous cette membrane.

3. L'ophthalmie aphtheuse est souvent combinée avec la conjonctivite catarrhale.

4. La photophobie est beaucoup moindre dans l'ophthalmie aphtheuse que dans la phlycténulaire; souvent elle est nulle, et le blépharospasme continu, si caractéristique de la seconde de ces affections, n'existe point dans la première.

5. L'ophthalmie aphtheuse ne se rencontre jamais chez les enfants qui font leurs dents. On l'observe surtout chez des enfants de 10 à 12 ans, et assez souvent chez de jeunes adultes.

6. Elle est beaucoup moins dangereuse et plus maniable que la phlycténulaire, en laquelle elle a quelque tendance à se transformer, ainsi qu'en la forme scrofulo-catarrhale.

Traitement. — Cette affection cède généralement à quelques remèdes simples.

1. On touche l'œil une fois par jour avec une solution de 4 à 10 grains

(1) Voyez une observation de Smee, Medical Gazette, vol. XXXV, p. 347. London, 1844.

de nitrate d'argent dans une once d'eau distillée, et on le baigne trois fois par jour avec une solution d'un grain de deuto-chlorure de mercure et de 6 grains d'hydrochlorate d'ammoniaque dans 8 onces d'eau.

2. On administre une dose active de calomel et de jalap; puis le malade prend trois fois par jour de 10 à 20 grains de carbonate de fer obtenu par précipitation.

SECTION XIII.

OPHTHALMIE PHLYCTÉNULAIRE.

Syn. — Conjunctivitis phlyctenulosa. Ophthalmie scrofuleuse. Ophthalmie strumeuse. Photophobia infantum scrofulosa. Ophthalmie exanthémateuse; *Wardrop*. Ophthalmie rémittente; *Hancock*.

Fig. Wardrop, pl. I, fig. 2 et 3; pl. II, fig. 1 et 2; pl. V, fig. 1; pl. VII, fig. 3; pl. X, fig. 1. Von Ammon, thl. I, tab. IV, fig. 2. Dalrymple, pl. VIII; pl. XIII, fig. 2 et 3; pl. XIV, fig. 1, 2 et 3. Sichel, pl. V, fig. 1; pl. IX, fig. 3, 5 et 6.

L'ophthalmie phlycténulaire est la maladie connue communément sous le nom d'*ophthalmie scrofuleuse*. Elle se distingue de toutes les autres inflammations de l'œil par des symptômes si frappants, qu'il suffit de l'avoir observée un petit nombre de fois pour ne plus la confondre avec aucune autre.

Injection peu marquée, photophobie intense, phlycténules à la circonférence ou sur la surface de la cornée, ulcères et taches qui leur succèdent, tels sont les symptômes qui caractérisent cette ophthalmie. Les enfants y sont si sujets, que sur 100 cas d'inflammation qui se présentent chez eux, 90 sont de cette nature. Cette ophthalmie est très souvent la première manifestation de la constitution scrofuleuse; et, lorsqu'on la néglige ou qu'on la traite mal, elle devient fréquemment la cause d'un affaiblissement permanent de la vision, ou même de la perte totale de la vue. Elle attaque rarement les enfants à la mamelle; le temps qui s'écoule depuis le sevrage jusque vers l'âge de huit ans est la période de la vie où elle se montre le plus fréquemment. Il est rare que les adultes en souffrent, à moins qu'ils ne l'aient déjà eue dans leur enfance. Quelquefois un seul œil est entrepris, d'autres fois tous deux le sont dès le début. Assez souvent la maladie passe d'un œil à l'autre. Lorsque tous deux sont enflammés en même temps, l'un d'eux l'est en général plus que l'autre.

Symptômes. — 1. *Rougeur.* — Au début de la maladie, la rougeur de la conjonctive est généralement très légère. Elle n'existe souvent qu'à la surface interne des paupières. On aperçoit quelques rares vaisseaux éparpillés sur la conjonctive et se portant vers la cornée : d'autres fois, on n'aperçoit point de vaisseaux dilatés; de sorte qu'au début cette maladie se reconnaît plutôt par la photophobie que par aucun signe direct d'inflammation. On découvre parfois trois ou quatre vaisseaux dilatés se portant de l'un ou l'autre des angles de l'œil vers la cornée ou sur sa circonférence ; ils sont évidemment superficiels, ou s'élèvent même au-dessus du niveau de la conjonctive. Assez souvent ils sont réunis en un seul faisceau considérable (fig. 90, p. 649). Dans le plus grand nombre des cas, la rougeur est éparpillée. Il arrive même parfois qu'elle est assez généralement étendue sur toute la surface de la conjonctive, même dès le début. A mesure que la maladie marche, la rougeur s'accroît, et la sclérotique paraît aussi un peu injectée.

2. *Phlycténules. — Ulcères. — Hernies de l'iris. — Taches.* — Cette ophthalmie, ainsi que celle dont nous avons traité dans la section précédente, est une maladie éruptive. Elle attaque la conjonctive, non comme muqueuse, mais comme continuation de la peau sur l'œil. Un de ses symptômes les plus remarquables consiste dans l'existence d'une ou plusieurs phlycténules ou petits boutons sur la surface du globe de l'œil. Souvent une petite élevure, de couleur opaque et blanchâtre, située près du centre de la cornée, est le seul symptôme apercevable ; d'autres fois les phlycténules sont très nombreuses : quelques unes occupent la cornée ; d'autres sont situées juste au niveau de sa circonférence : c'est là une situation qu'elles occupent très fréquemment. Leur volume est variable suivant le lieu qu'elles occupent ; celles qui se trouvent sur la cornée sont les plus petites.

Ces phlycténules peuvent être résorbées, et alors, si elles étaient situées sur la cornée, elles laissent généralement après elles un *albugo*, produit par le petit épanchement de lymphe coagulable qui environne tout abcès circonscrit, mais qui en général, avec le temps, s'efface complétement. Il arrive quelquefois qu'un *albugo*, repris par l'absorption, laisse à sa place dans la cornée un creux transparent qui est longtemps à se remplir. Dans certains cas, au lieu de disparaître, l'albugo s'accroît, s'élève au-dessus du niveau de la cornée, et s'étend irrégulièrement sur sa surface. On aperçoit des vaisseaux rouges d'une dimension considérable qui s'y rendent. De la lymphe vient s'y ajouter, et il se forme ce que j'appelle une *tache vasculaire*. Ce symptôme est très tenace et très gênant.

Le plus souvent, les phlycténules suppurent, se rompent, et se transforment en ulcères, quelquefois superficiels et d'une étendue considérable, souvent profonds et infundibuliformes. Ce symptôme, qui est précédé de l'apparition de nouveaux vaisseaux rouges qui se portent vers la phlycténule, est l'un des plus dangereux de la maladie. Les ulcères qui se forment au-devant de la sclérotique par suite de la rupture d'une phlycténule ont moins d'importance ; mais sur la cornée, qui ne permet l'entrée de la lumière qu'à la condition d'une parfaite transparence, les ulcères, de quelque espèce qu'ils soient, sont toujours fort à redouter. Ils entraînent souvent une difformité de l'œil, et la cicatrice opaque qu'ils laissent après eux constitue un obstacle permanent à la vision.

La formation d'un ulcère, surtout sur la cornée, détermine toujours un accroissement de la douleur, qui s'aggrave beaucoup chaque fois que l'on essaie de mouvoir l'œil.

Il n'arrive que trop souvent qu'un ulcère s'étende à toute l'épaisseur de la cornée et pénètre dans la chambre antérieure. Fréquemment ce grave accident ne peut être attribué qu'à la négligence ou à un traitement mal dirigé. L'humeur aqueuse s'échappe brusquement par la petite ouverture fistuleuse formée par la perforation de l'ulcère, et une petite portion de l'iris vient faire saillie au dehors, assez semblable à la tête d'une mouche, d'où le nom de *myocéphalon* donné à ce symptôme. Si l'action de la belladone ne parvient pas à faire rentrer cette portion d'iris, une inflammation adhésive la fixe au pourtour de l'ouverture qui lui a livré passage (synéchie antérieure); l'ulcère diminue graduellement d'étendue et blanchit à sa circonférence, la portion saillante de l'iris disparaît, la pupille est attirée de côté, et une cicatrice blanche et indélébile se forme sur la cornée, empêchant partiellement ou totalement l'exercice de la vision (*V*. fig. 94). On donne aux cicatrices de la cornée le nom de *leucoma*, par opposition à celui d'*albugo*, qui sert à désigner une opacité qui est la conséquence d'une exsudation, et non celle d'une ulcération. Si l'ulcère a pénétré profondément dans la substance de la cornée, et, à plus forte raison, s'il l'a complétement traversée, le leucôme qui survient, étant le résultat de la formation d'une substance fibreuse qui ne ressemble point au tissu normal, persiste toute la vie, bien que, par suite des progrès de l'âge et avec le temps, il puisse considérablement se rétrécir. La cicatrice qui succède à un ulcère superficiel peut disparaître complétement. Elle est parfois transparente dès le début, et constitue une variété de *fossette* qui diffère de celle que nous avons déjà mentionnée.

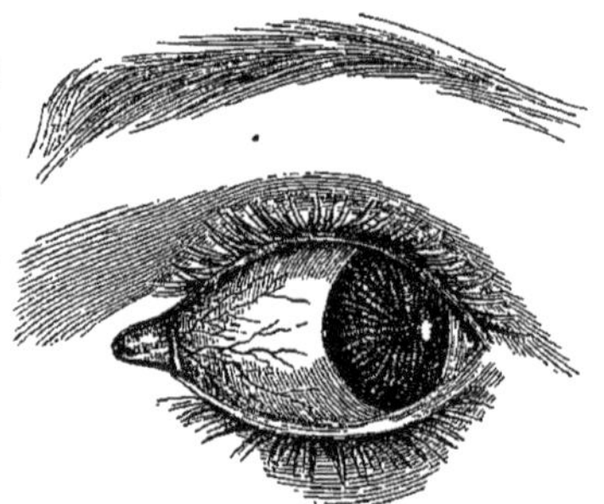

Fig. 94.

Si plusieurs phlycténules se développent en même temps sur la cornée, elles peuvent s'unir avant de se rompre; de sorte que la matière purulente qu'elles contiennent se trouve infiltrée entre les lamelles et qu'il se forme ainsi une sorte d'onyx. D'autres fois, un onyx apparaît au bord inférieur de la cornée, indépendamment de l'existence des phlycténules.

Quelquefois l'ulcère de la cornée marche à travers toute l'épaisseur de cette membrane qu'il perfore, à l'exception de la lame élastique postérieure qui la tapisse en arrière, et qui s'oppose, pour un temps, aux progrès de l'ulcération ; mais, incapable de résister à la pression de l'humeur aqueuse, elle fait saillie à travers l'ulcère sous la forme d'une petite vésicule. C'est ce que l'on a appelé *hernie de la cornée.* A la fin, la saillie formée par cette membrane se déchire, l'humeur aqueuse s'échappe, et il survient une hernie de l'iris, d'où résulte une cicatrice dense opaque.

Lorsqu'il y a eu à travers un ulcère de la cornée un prolapsus étendu de l'iris, la cicatrice ou l'espèce de pseudo-cornée qui se forme au-devant de la portion d'iris déplacée, est quelquefois incapable de soutenir la pression de l'humeur aqueuse ; elle est alors refoulée en avant et forme un *staphylôme* partiel.

3. *Douleur. — Photophobie. — Blépharospasme. — Épiphora.* — La photophobie excessive qui accompagne en général l'ophthalmie phlycténulaire, est un de ses symptômes les plus caractéristiques et les plus douloureux. L'enfant (car ce sont le plus souvent des enfants qui sont atteints de cette maladie) est ordinairement tout à fait incapable de supporter la lumière du jour et, quelque effort de volonté qu'il fasse, d'ouvrir assez les yeux pour permettre de s'assurer de leur état : tous les efforts qu'il fait pour regarder sont à l'instant même annihilés par la contraction spasmodique des paupières. Un enfant atteint de cette maladie restera des jours, des semaines, des mois, couché la face sur son lit ; ou, si on l'oblige à se lever, il se tiendra les yeux appliqués sur le bras, et aucun effort de persuasion ne pourra le déterminer à lever la tête et à regarder la lumière. La photophobie est toujours beaucoup plus marquée pendant le jour. Elle s'apaise souvent le soir de façon à permettre au malade d'ouvrir les yeux et de jouir pendant quelques heures d'un degré de vision très remarquable.

On pourrait peut-être supposer que cette photophobie excessive et cette contraction spasmodique de l'orbiculaire des paupières ne se rencontrent que dans les cas les plus graves, dans ceux où il existe un haut degré d'inflammation. Mais il n'en n'est pas ainsi. On prescrit à la mère ou à la nourrice de tenir l'enfant en travers sur ses genoux, tandis que le chirurgien, saisissant fortement la tête entre les siens, écarte les paupières, sans permettre à la conjonctive de faire hernie ou de se renverser en dehors, et soulève la paupière supérieure de façon à découvrir la sclérotique. La cornée est dirigée en haut hors de l'accès de la vue, et il faut quelquefois manœuvrer longtemps avant de pouvoir soulever la paupière supérieure et abaisser suffisamment le globe de l'œil pour parvenir à examiner complétement la cornée. Il est néanmoins possible d'y arriver, ce qui est indispensable pour pouvoir établir le pronostic. On est souvent étonné, lorsque l'on a réussi à examiner l'œil, de n'y trouver qu'une rougeur très insignifiante, à peine plus prononcée que celle qu'on trouverait sur un œil sain examiné de cette façon, et la cornée souvent parfaitement transparente et sans lésions, ou offrant à peine un simple point opaque, avec quelques vaisseaux rouges peu nombreux parcourant la sclérotique. La photophobie excessive constitue, dans beaucoup de cas, le seul symptôme, et c'est ce qui a conduit Benedict (1) à en traiter comme d'une affection distincte sous le nom de *photophobia infantum scrofulosa*.

Ce symptôme s'accompagne d'épiphora et souvent de violents accès d'éternuements. Chaque fois que le malade essaie volontairement d'ouvrir l'œil, ou qu'on le lui ouvre de force, il s'en échappe un flot de larmes qui font rougir l'œil, tuméfient les paupières et excorient la joue. L'irritation produite par les larmes détermine sur la face une éruption pustuleuse, et, par suite de la même cause, la joue devient quelquefois excessivement gonflée, rouge et douloureuse. Ce symptôme est souvent aggravé par l'usage intempestif des cataplasmes.

Lorsque le malade n'essaie pas d'ouvrir les yeux, il ne paraît pas ressentir une douleur bien vive. Si on le laisse tranquille, il reste couché toute la journée, dans quelque coin obscur de l'appartement, sans se plaindre. Mais l'accès du moindre rayon de lumière lui est tellement pénible, qu'il renonce plutôt à tout espèce d'amusement que de se décider à écarter les paupières. L'action de mouvoir les yeux pour regarder la lumière ou tout autre objet, cause la même impression que s'ils étaient remplis de sable, et parfois une sensation intolérable de flamme étincelante. Il n'est cependant pas rare que la douleur se fasse sentir la nuit. Elle paraît même se produire pendant le sommeil, car l'enfant s'éveille quelquefois en poussant des cris que lui arrache la douleur. Les yeux sont ordinairement en proie à une démangeaison très intense qui pousse les malades à se les frotter souvent.

Une particularité anatomique, que j'ai déjà eu occasion de signaler (p. 111), peut servir à expliquer la photophobie extrême, la contraction spasmodique des paupières et l'épiphora qui accompagnent l'ophthalmie scrofuleuse, même dans les cas où il existe à peine de la rougeur. Le nerf lacrymal, après avoir fourni à la glande lacrymale, se rend à la conjonctive et à l'orbiculaire des paupières, et peut servir à établir des liens étroits de sympathie nerveuse entre ces diverses parties. La même action réflexe se manifeste chaque fois qu'une particule de poussière vient se fixer sur la face interne de la paupière supérieure. On voit alors survenir la même photophobie, avec spasme de l'orbiculaire des paupières et écoulement abondant de larmes, que dans l'ophthalmie phlycténulaire; de sorte qu'il paraîtrait que, même à son début, cette maladie détermine la même série d'effets que l'irritation produite par la présence d'une particule de poussière à la face interne de la paupière supérieure. Elle irrite le nerf sensitif de l'œil ou nerf de la cin-

(1) Beiträge für practische Medizin und Ophthalmiatrik, vol. I, p. 3. Leipzig, 1812.

quième paire, ce qui provoque l'action réflexe du nerf moteur ou portion dure de la septième paire.

La photophobie qui existe dans cette maladie a été considérée par un auteur (1) comme dépendant d'une affection de la rétine, d'une action réflexe de l'orbiculaire des paupières, provoquée par l'arrivée de la lumière sur la rétine irritée. Cette opinion semble en partie confirmée par ce fait, que, dans l'obscurité, le malade peut ouvrir les yeux. Or, si ce symptôme dépendait de l'état de la conjonctive, il devrait être aussi marqué dans l'ombre qu'à la lumière; il devrait même être plus prononcé dans l'ophthalmie catarrhale que dans la phlycténulaire. La rémission qui survient le soir est une particularité qu'on ne peut expliquer complétement.

4. *Ophthalmie tarsienne. — Iritis. — Asthénopie. — Amaurose. — Atrophie du globe oculaire.*—Outre les symptômes que nous avons déjà énumérés, on en observe souvent d'autres. Ainsi, cette maladie est fréquemment combinée avec l'ophthalmie tarsienne. On rencontre assez souvent aussi l'inflammation zonulaire de la sclérotique; et, bien que l'iritis accompagne plus fréquemment la cornéite que l'ophthalmie phlycténulaire, on trouve cependant quelquefois la pupille petite, avec perte de son éclat et léger changement de la coloration de l'iris, quoique généralement il n'y ait ni épanchement ni adhérence. La choroïdite est encore plus rarement associée à cette maladie. Toutefois, lorsqu'on la néglige ou qu'on la traite mal, elle peut quelquefois dégénérer en ophthalmie scrofuleuse interne, caractérisée par des nébulosités de la capsule, une pupille contractée et irrégulière, une dureté contre nature du globe de l'œil et un affaiblissement plus ou moins marqué de la sensibilité de la rétine.

Dans un cas que j'ai vu, la photophobie et le blépharospasme avaient duré plus d'un an, lorsque, à la fin, ils disparurent d'eux-mêmes sans l'emploi d'aucun remède (la mère ayant négligé de venir à l'infirmerie). L'enfant se servait de ses mains comme s'il eût été aveugle, bien qu'il vît parfaitement, tellement l'habitude de remplacer par le toucher le sens de la vue était chez lui fortement enracinée.

Dans un autre cas, lorsque la photophobie disparut, je m'aperçus que l'enfant était amaurotique, bien qu'il eût joui d'une vue parfaite jusqu'à l'invasion de l'ophthalmie. L'asthénopie et l'amaurose incomplète sont des suites fréquentes de l'ophthalmie scrofuleuse; on peut les attribuer à des entraves apportées à la nutrition, ou à des changements de texture survenus dans les tissus internes de l'œil, et dus en partie à une action inflammatoire, en partie à la pression externe exercée sur les yeux par le malade dans les cas négligés.

Dans des cas qui ne sont pas rares, l'interruption de la nutrition est

(1) Mirault. Archives générales de médecine, t. XX, p. 477. Paris, 1829.

telle, lorsque l'ophthalmie phlycténulaire a duré longtemps, que l'œil reste pour toute la vie petit et atrophié.

5. *D'autres symptômes scrofuleux* se montrent dans presque tous les cas, tels que des éruptions à la tête, des maux d'oreilles, le gonflement de la lèvre supérieure, un écoulement par le nez, des excoriations des narines, l'engorgement des glandes lymphatiques situées sous la mâchoire inférieure, l'hyperostose des doigts, le gonflement des articulations, le carreau (*tabes mesenterica*), etc. On voit souvent l'ophthalmie alterner avec l'un ou l'autre de ces symptômes, s'aggraver, par exemple, quand l'écoulement d'oreilles cesse, et s'amender lorsque celui-ci reparaît. J'ai vu fréquemment cette ophthalmie alterner avec le gonflement scrofuleux du genou. L'éruption du cuir chevelu, qui accompagne généralement cette affection, est de nature porrigineuse. Il existe assez souvent sur le corps une éruption impétigineuse, surtout chez les enfants qui consomment beaucoup de lait.

6. *Dyspepsie, dérangement des intestins, ventre gros et dur.* — Ces accidents accompagnent d'ordinaire l'ophthalmie scrofuleuse. L'appétit est variable ; généralement il fait défaut; quelquefois il est insatiable. L'estomac et les intestins paraissent surchargés de sécrétions morbides. Les évacuations sont quelquefois foncées, le plus souvent pâles, de couleur grisâtre, et semblables à de l'argile humide. L'haleine est fétide; les dents se gâtent par suite des acidités de l'estomac. La tuméfaction du ventre paraît due en partie à la faiblesse et au relâchement des muscles.

7. Bien que, en général, les malades aient le corps volumineux, lorsque la maladie se prolonge, ils n'en sont pas moins souvent pris d'une *débilité générale* considérable. La peau devient lâche et flasque, et l'émaciation est parfois très prononcée. Cet état du corps précède quelquefois l'ophthalmie, et s'aggrave toujours lorsque les yeux deviennent malades. Le sujet est brûlant et agité pendant la première partie de la nuit, et sue abondamment vers le matin. Cette maladie rend les enfants très chagrins, ce qui contribue à en prolonger la durée.

Causes éloignées ou prédisposantes. — 1. *L'état scrofuleux de la constitution* peut être considéré comme la principale cause prédisposante ou éloignée de cette ophthalmie.

2. *Nourriture. — Air. — Exercice. — Habillement.* — Bien que nous considérions la constitution scrofuleuse comme la principale cause prédisposante de cette ophthalmie, il ne faut point négliger de mentionner les autres causes éloignées qui contribuent puissamment à la faire naître : ce sont une nourriture mal appropriée, le manque d'air et d'exercice, et des habillements qui ne préservent point suffisamment du froid. C'est par suite de l'action de ces causes que l'ophthalmie et les autres affections scrofuleuses sont si communes dans les grandes villes où la population est condensée, et sévissent si fréquemment sur

les enfants des pauvres qui habitent les rues étroites et les allées, respirant un air impur, réduits à des aliments peu abondants et peu nutritifs, chez qui les soins de propreté sont négligés, et que leurs vêtements protégent mal contre les variations atmosphériques. Cette ophthalmie peut être, en grande partie, considérée comme une affection secondaire, qui doit son origine à un état général particulier de la constitution, engendré par un affaiblissement de la nutrition. La lactation insuffisante pendant la première enfance, suivie, après le sevrage, d'un régime irrégulier ou impropre, donne naissance à un état d'appauvrissement du sang qui, aidé par les causes nuisibles dont nous avons fait l'énumération, manifeste ses effets par la production de diverses maladies locales, dont une des plus fréquentes est l'ophthalmie qui nous occupe. Une des causes les plus actives de cette affection est l'entassement des enfants dans des écoles sales, petites et malsaines.

3. *Climat.* — Notre climat variable favorise d'une manière puissante le développement de cette maladie, rare dans le midi de l'Europe, au milieu des terres, comme en Italie, même dans les classes plus pauvres, dont les aliments sont cependant aussi indigestes et aussi peu nourrissants que possible (1). Nous pouvons constater les effets du climat par les changements rapides qui surviennent dans l'état des malades, suivant que le temps devient tout à coup froid et humide, ou sec et chaud. Dans le premiers cas, tous les symptômes s'aggravent; ils s'améliorent, au contraire, d'une façon remarquable dans le second. C'est surtout lorsque le vent souffle du nord-est, que les attaques de cette affection sont communes, tant chez ceux qui l'ont déjà eue, que chez ceux qui n'en ont point encore été atteints.

Causes excitantes. — 1. Une des causes excitantes les plus fréquentes est l'*exposition au froid*, surtout lorsque le temps est à la fois froid et humide. Il suffit souvent qu'un malade convalescent reste exposé à un courant d'air jusqu'à être pris d'un frisson, pour que la maladie reparaisse.

2. *La rougeole, la fièvre scarlatine et la petite vérole* éveillent la diathèse scrofuleuse. Ces maladies elles-mêmes agissent sur les yeux et les laissent sensibles et très disposés à contracter cette ophthalmie.

3. *L'ophthalmie catarrhale,* amenée par ses causes ordinaires, a beaucoup de tendance à dégénérer, chez les enfants scrofuleux, en ophthalmie phlycténulaire.

4. *L'exercice excessif des yeux* sur de petits objets, surtout à la lumière d'une bougie, provoque souvent l'ophthalmie scrofuleuse.

5. *La dentition* est une cause excitante fort commune. Il paraîtrait que, par suite des rapports qui existent entre la seconde et la troisième branche du nerf de la cinquième paire et le nerf lacrymal, la denti-

(1) Weller. Krankheiten des menschlichen Auges, p. 469. Wien, 1851.

tion provoquerait le larmoiement, le blépharospasme, et finalement l'ophthalmie phlycténulaire.

6. *Les lésions traumatiques*, telles que celles produites par des particules de poussière qui viennent se loger dans les replis de la conjonctive, les égratignures de l'œil, les coups légers et autres, déterminent fréquemment l'ophthalmie phlycténulaire.

Pronostic. — Il faut être très réservé dans le pronostic que l'on porte sur cette affection. Le succès dépend beaucoup des soins méthodiques qui pourront être donnés au malade, non-seulement jusqu'à la guérison complète, mais encore longtemps après, jusqu'à ce que l'état constitutionnel se soit amélioré. Aucune maladie n'est plus sujette à récidiver; les parents doivent en être prévenus, et l'on doit leur recommander de consulter chaque fois qu'ils observent quelque retour des symptômes.

Lorsqu'il y a des ulcères sur la cornée, il en résulte nécessairement des opacités. Celles-ci seront plus ou moins opiniâtres, suivant la profondeur de l'ulcération qui les a précédées, et gêneront la vision en raison de ce qu'elles s'étendront plus ou moins dans le champ de la pupille. L'ulcère perforant, qui s'accompagne de hernie de l'iris, laisse presque toujours un leucome épais et une déformation de la pupille.

J'ai déjà signalé le danger qu'il y a de voir l'iritis, la rétinite, etc., s'ajouter à l'ophthalmie phlycténulaire. Je puis ajouter que, plus tard, beaucoup de ceux qui deviennent amaurotiques, avec l'œil dur et glaucomateux, avaient dans leur jeunesse beaucoup souffert de la maladie dont nous parlons. Les yeux qui ont été atteints fortement et pendant longtemps d'ophthalmie scrofuleuse, ne redeviennent jamais aussi bons qu'auparavant, et sont plus disposés que d'autres à devenir amaurotiques, si on les fatigue beaucoup, ou s'ils sont soumis à des causes nuisibles, telles que l'usage du tabac, des liqueurs alcooliques, etc.

Traitement. — Nous sommes obligés de parler du traitement de l'ophthalmie phlycténulaire en d'autres termes que ceux que nous avons employés pour presque toutes les inflammations de l'œil. Dans les autres ophthalmies, nous disons : suivez le traitement que nous indiquons, et vous vous rendrez promptement maître de l'inflammation. C'est ce que nous avons dit à propos de l'ophthalmie catarrhale et de plusieurs autres; mais nous ne pouvons dire la même chose à propos de l'ophthalmie phlycténulaire. Nous sommes forcés d'avouer que, dans beaucoup de cas, cette ophthalmie se montre rebelle. Si l'on nous demande comment il se fait qu'elle ne cède pas, même au traitement le mieux dirigé, nous répondrons en demandant à notre tour pourquoi, chez un sujet scrofuleux, l'inflammation d'une glande du cou se montre si opiniâtre, suppurant en dépit de tous les moyens mis en usage pour en obtenir la résolution, puis, après que le pus s'est évacué au dehors, continuant pendant des années à fournir de la suppuration. C'est la *constitution scrofuleuse* qui est la cause de l'extrême durée de cette ophthalmie, de même qu'elle est aussi la cause de la nature si fréquemment rebelle des autres affections scrofuleuses; et tant que l'on n'aura pas trouvé de remède efficace contre la scrofule, cette ophthalmie continuera de se jouer, par son opiniâtreté, des traitements les mieux combinés et les plus exactement appliqués.

Est-elle donc incurable? N'y a-t-il donc qu'à secouer la tête et à laisser les yeux se détruire? Nullement. L'art peut beaucoup pour le soulagement de cette affection. Bien qu'il soit difficile de la guérir radicalement, surtout lorsque le malade reste exposé aux causes qui l'ont amenée, il est cependant rare que le traitement médical ne parvienne pas à modérer beaucoup les symptômes et à prévenir les altérations de la portion transparente de la face antérieure de l'œil, qui, dans les cas négligés, entraînent la perte de la vision. Mais lorsque le praticien rencontre des cas—et il en rencontrera—qui, au bout de semaines ou de mois entiers de traitement, ne font qu'aller en s'aggravant, loin de s'améliorer, malgré tout ce qu'il a pu faire, il ne doit pas s'accuser, mais bien plutôt songer contre quelle diathèse opiniâtre il a en pareil cas à lutter. Il ne peut la changer, et souvent même il ne peut parvenir à y apporter la plus légère amélioration.

Dans le traitement de cette affection, il ne faut pas perdre de vue qu'elle est sous la dépendance d'une cause constitutionnelle. Il ne suffira donc pas d'essayer de guérir l'affection locale, il faudra, de plus, tenter d'améliorer la santé générale.

Moyens généraux. — 1. *Saignée.* La saignée générale est rarement requise; elle n'est guère nécessaire que chez les adultes ou les adolescents affectés de douleur sus-orbitaire. On ne doit non plus recourir à la saignée locale qu'en présence d'une excitation fébrile considérable, ou d'une irritation locale vive. Lorsque l'action inflammatoire est plus marquée que de coutume, ou lorsqu'elle est soudainement ou violemment augmentée par la formation d'ulcères sur la cornée, il est bon de modérer l'afflux du sang par l'application de quelques sangsues au voisinage de l'œil, sur la veine nasale, à la tempe ou derrière l'oreille. Si la constitution n'est pas encore affaiblie par la longue durée de la maladie et l'emploi de nombreux remèdes débilitants, on doit recourir plusieurs fois à l'usage des sangsues, tant que la rougeur de la conjonctive est considérable et la photophobie prononcée. Il ne faut cependant pas perdre de vue que l'on peut assez souvent se dispenser complétement de tirer du sang, soit en émétisant le malade, soit en lui administrant le sulfate de quinine, ou à l'aide d'autres moyens généraux et locaux, et que les déplétions sanguines seules ne suffisent jamais pour amener la guérison. Les saignées trop répétées, employées seules, diminuent trop les forces et rendent l'œil plus susceptible de subir des altérations destructives.

2 *Émétiques et nauséeux.* — Une des méthodes les plus puissantes

et les plus efficaces de traitement de l'ophthalmie phlycténulaire consiste dans l'administration du tartre émétique, soit à dose suffisante pour produire les vomissements, soit à plus petites doses fréquemment répétées, de façon à exciter des nausées, ou bien enfin combiné avec un purgatif. Il n'existe peut être pas dans toute la matière médicale un autre agent qui, dans cette affection, possède une pareille vertu sédative. Il réduit de beaucoup les indications des saignées générales ou locales.

Je commence ordinairement le traitement par l'administration d'un émétique, l'ipécacuanha ou le tartre stibié, et je m'en trouve toujours bien. On fait dissoudre 4 grains de cette dernière substance dans 6 onces d'eau, et l'on administre une cuillerée à bouche de cette préparation, jusqu'à ce qu'elle amène des vomissements abondants.

Dans les cas où il existe une grande accélération du pouls et de la chaleur à la peau, je prescris fréquemment pendant un certain temps les nauséeux ou les éméto-cathartiques. On peut prescrire, par exemple, pour un adulte, une mixture composée de 1 à 4 grains de tartre émétique et de 1 à 2 onces de sulfate de magnésie dissous dans une livre d'eau. On prendra de 2 à 3 cuillerées à bouche de cette solution toutes les demi-heures jusqu'à production de vomissements; puis on répètera la même dose toutes les trois, quatre ou six heures, suivant les circonstances. Cette méthode est celle qui convient dans les cas aigus. On peut éloigner les doses dans les cas chroniques. On peut aussi les administrer en pilules, chaque pilule contenant un quart, un demi-grain ou plus de tartre émétique.

Cette même solution peut s'administrer aux enfants, ou bien une solution de tartre émétique seul, ou cette même substance en poudre et mélangée avec du sucre en poudre. On en fait prendre un douzième à un sixième de grain, suivant l'âge de l'enfant, trois fois par jour. Lorsqu'il existe beaucoup d'irritation fébrile, cette méthode réussit souvent, tandis que les purgatifs et les toniques ne produiraient que peu ou pas d'amélioration.

3. *Purgatifs.* — Chez les enfants atteints d'ophthalmie phlycténulaire, l'abdomen est habituellement plein et dur, et il existe un état de surcharge de l'estomac et des intestins. On constatera que, même chez les enfants faibles et émaciés, les purgatifs provoqueront l'expulsion d'une grande quantité de matière morbide féculente. Ces agents déterminent, en pareil cas, une amélioration marquée, et sans eux les autres remèdes ne produisent presque aucun effet. Dans les cas récents, un purgatif composé de calomel associé au jalap, à la rhubarbe ou à la scammonée, suffira souvent pour faire disparaître d'un seul coup l'attaque d'ophthalmie. Ce moyen n'a pas seulement pour effet de désemplir les intestins, mais il modère considérablement l'abord du sang dans les parties affectées, accroît l'action des absorbants, et

ramène à l'état normal les sécrétions des organes digestifs. Il agit, en un mot, comme altérant et comme déplétif, et l'on peut en continuer l'usage, dans beaucoup de cas, pendant un temps assez long, avec beaucoup d'avantage. Je me suis fort bien trouvé d'administrer chaque soir une poudre composée d'un sixième à un tiers de grain de tartre émétique et de 5 à 10 grains de rhubarbe. Le traitement purgatif est l'un des plus utiles auxquels on puisse avoir recours dans les cas où quelque éruption impétigineuse accompagne l'affection oculaire. Il faut cependant prendre garde que son action débilitante soit poussée trop loin.

4. *Sulfate de quinine et autres toniques.* — Il est extrêmement important, dans l'ophthalmie scrofuleuse, de faire cesser l'état de débilité dans lequel se trouve le malade, car sans cela l'œil ne se rétablira pas. Le principal moyen d'atteindre ce but consiste à améliorer les facultés digestives. Ce résultat s'obtient quelquefois à l'aide des moyens indiqués ci-dessus, et surtout à l'aide de la rhubarbe qui maintient la liberté du ventre et améliore les fonctions de l'estomac. Il existe plusieurs autres remèdes, appartenant plus directement à la classe des toniques, qui produisent dans ces affections des effets remarquablement heureux.

L'essai que j'ai fait de plusieurs remèdes internes m'a démontré qu'aucun n'était aussi utile que le sulfate de quinine. Il exerce une action remarquable sur l'affection constitutionnelle qui accompagne l'ophthalmie, et par conséquent sur l'affection locale elle-même. Je l'emploie d'habitude à la dose d'un grain trois fois par jour, d'un demi-grain chez les très jeunes enfants, et de deux grains chez les adultes et les adolescents. On peut l'administrer mélangé avec du sucre en poudre; mais il paraît agir mieux en solution. Je le mélange donc avec l'acide sulfurique aromatisé (*acidum sulfuricum aromaticum*) auquel j'ajoute suffisante quantité d'eau et de sirop. Dans la plupart des cas, ses effets sont très remarquables. Bien que j'aie rencontré un petit nombre de cas qui ont paru résister à son action, il n'en a pas moins agi d'une façon extraordinaire sur la plupart des petits malades à qui je l'ai prescrit, diminuant ordinairement au bout de quelques jours la photophobie excessive et l'épiphora, provoquant l'absorption des phlycténules et hâtant la cicatrisation des ulcères de la cornée. Dès que l'estomac a été nettoyé par un émétique et que les fonctions intestinales ont été bien rétablies à l'aide de quelques doses de calomel avec la rhubarbe, ou de quelque autre purgatif semblable, on peut commencer l'usage de ce médicament, à moins que le pouls ne soit fréquent et la peau chaude. Dans ces cas, on devra lui préférer de petites doses de tartre émétique, de même que dans ceux où il existe quelque éruption impétigineuse sur la surface du corps, qui réclame l'usage d'une série de purgatifs.

Je ne puis m'empêcher d'extraire des cahiers du *Glasgow Eye Infirmary* les deux observations suivantes qui démontrent les effets avantageux du sulfate de quinine.

Obs. 383. — Jane Thomson, âgée de 9 ans, est admise le 23 juillet 1828; elle est atteinte à l'œil droit d'une ophthalmie phlycténulaire qui dure depuis quatorze jours. Il existe près du centre de la cornée un ulcère profond, entouré d'une exsudation étendue de lymphe, et un onyx au bord inférieur de cette membrane. L'enfant est tourmentée par des sueurs nocturnes, et sa santé générale a été fort affaiblie par la saignée, les purgatifs et les vésicatoires. On prescrit trois grains de sulfate de quinine à prendre dans la journée, l'application à l'œil d'une goutte de la solution de nitrate d'argent, et le collyre au deuto-chlorure de mercure. Le 24, l'onyx a presque disparu. Le 27, l'étendue de l'ulcère a diminué. Le 29, à raison de quelque désordre intestinal on lui prescrit deux grains de calomel et un quart de grain d'opium le soir en se couchant. Après cela, la maladie continua d'aller rapidement en s'améliorant, l'ulcère se cicatrisa, l'œil reprit de la force, et le leucome s'amincit. Suivant toute probabilité, l'ulcère aurait promptement perforé la cornée, si l'on avait continué le traitement déplétif, que la malade avait déjà commencé à suivre avant son entrée au *Eye Infirmary*. En vingt-quatre heures le sulfate de quinine a évidemment arrêté les progrès de la maladie.

Obs. 384. — James Tassie, âgé de huit ans, est admis le 15 août 1828, pour une ophthalmie phlycténulaire de l'œil droit. L'affection durait avec un degré d'intensité plus ou moins marqué, depuis sept ans. Il existait antérieurement un albugo considérable sur la cornée droite; mais il avait beaucoup diminué jusque quinze jours environ avant son admission, époque à laquelle il était survenu une rechute. La cornée paraissait inégale et nébuleuse, mais la photophobie était si grande que ce n'est qu'avec une excessive difficulté qu'on pouvait découvrir une partie de cette membrane. On applique la solution de nitrate d'argent, et l'on administre, par doses divisées, la solution de tartre émétique jusqu'à vomissements. Le lendemain le petit malade ouvre l'œil plus facilement, et l'on aperçoit au bord inférieur de la cornée un onyx que l'on n'avait pu reconnaître la veille. On prescrit un grain de sulfate de quinine trois fois par jour, et l'usage du collyre au deuto-chlorure de mercure. Le 18, l'onyx a disparu. On applique la belladone sur le sourcil et sur le front à cause de quelques craintes que l'on a sur l'état de l'iris. — Le 20, la photophobie ayant beaucoup diminué, on peut voir la cornée plus complétement. On constate que le centre en est perforé par un ulcère, et que la pupille est contractée. — Le 22 l'œil continue à s'améliorer, mais on remarque que l'iris est partout en contact avec la cornée. On continue le sulfate de quinine, la belladone, et le collyre. — Le 27, l'iris semble reprendre un peu sa position normale, la pupille est en partie visible, et le malade voit un peu de cet œil. — Le 28, la pupille s'agrandit évidemment et la cornée s'éclaircit. — Le 1er septembre, l'iris n'est plus en contact avec la cornée, si ce n'est vers son bord interne où il adhère encore en un seul point. — Le 16, l'iris est complétement libre. Peu après l'ulcère de la cornée se cicatrisa, la tache s'éclaircit graduellement, et l'œil conserva en très grande partie la faculté de voir.

Cette dernière observation est l'un des cas les plus remarquables et les plus satisfaisants de guérison d'un ulcère perforant de la cornée avec l'iris compris dans la maladie, que j'aie jamais rencontrés. Ce résultat doit être attribué principalement à l'action salutaire du sulfate de quinine sur l'affection inflammatoire et à celle de la belladone sur l'iris. On peut employer le sulfate de *bebcérine* comme succédané du sulfate de quinine; les doses doivent alors être doublées.

Les ferrugineux sont, après le sulfate de quinine et de bebeérine, les toniques sur lesquels on peut le plus compter dans le traitement de l'ophthalmie scrofuleuse. Le carbonate de fer obtenu par précipitation et le tartrate de potasse et de fer, sont les préparations qui se sont montrées les plus utiles. Toutefois, elles réussissent mieux dans l'ophthalmie aphtheuse, que dans la phlycténulaire. Dans l'une et l'autre de ces affections on pourra prescrire avec avantage, dans un sirop, des composés tels que le citrate de fer et de quinine, l'iodure de fer et de quinine.

Les acides minéraux, l'acide sulfurique surtout, agissent comme toniques.

Nous pouvons indiquer comme toniques efficaces le bain d'eau froide, ou le bain de poussière; mais on ne doit y avoir recours que lorsque les symptômes aigus sont calmés. Ils constituent alors l'un des meilleurs moyens de prévenir les récidives.

L'usage des toniques, tant de ceux qui font partie des agents médicinaux que de ceux qui dépendent du régime diététique doit être continué longtemps après que les symptômes d'inflammation ont disparu, afin d'imprimer, s'il est possible, à la constitution le degré de vigueur nécessaire pour résister à la tendance à la récidive, qui persiste dans l'œil, et qui, si l'on n'avait recours à cette précaution, amènerait une rechute grave, sous l'influence de la cause excitante la plus legère.

On peut ranger le changement d'air parmi les toniques utiles contre cette affection, il est surtout propre à prévenir la récidive chez les sujets qui ont déjà souffert d'une première attaque. Une contrée sèche, chaude, et située au milieu des terres est préférable à celles qui bordent la mer. Le scintillement de la mer est très propre à aggraver les cas légers et à provoquer des récidives.

5. *Anti-acides* — Il y a lieu de croire que l'ophthalmie phlycténulaire dépend fréquemment de la production d'acidités dans l'estomac, se portant de là dans les intestins où elles se mélangent avec la bile, et provoquant des selles vertes et une irritation générale. Les dents sont, en pareil cas, sujettes à se carier. Les anti-acides sont alors utiles, on peut administrer de petites doses fréquemment répétées de magnésie, ou de carbonate de magnésie, d'une mixture de rhubarbe et de bicarbonate de soude. On peut aussi employer avec avantage le carbonate d'ammoniaque avec la teinture de gentiane, recommandé dans les cas ordinaires de scrofules par le docteur Charles Armstrong (1).

6. *Mercure*. — On administre fréquemment le calomel dans l'ophthalmie phlycténulaire; on l'emploie il est vrai plus fréquemment comme purgatif que comme altérant, mais on ne saurait mettre en doute que ce médicament est souvent nuisible aux enfants. Une vérité que l'on perd trop de vue c'est que leur constitution délabrée par

(1) Essay on Scrofula; in which an account of the Effect of the Carbonas Ammoniæ, as a Remedy in that Disease, is submitted to the Medical Profession. London, 1812.

l'usage inintelligent du calomel, les rend plus accessibles à l'action des causes excitantes de la scrofule.

J'ai souvent vu le mercure, administré dans l'ophthalmie phlycténulaire, se montrer nuisible, parce qu'on ne l'employait pas au moment convenable, c'est-à-dire avant d'avoir, par les déplétifs, modéré l'irritation qui accompagne la période aiguë de la maladie. Après la saignée locale et l'usage des évacuants, nous avons quelquefois retiré un avantage marqué des *blue pills*, ou même du calomel avec l'opium. On peut pousser, dans certains cas, l'emploi de cet agent jusqu'à ce que la bouche soit affectée. C'est ce que l'on a fait dans le cas suivant :

Obs. 385. — Isabella Fitzsimmons, âgée de 9 ans, entre le 3 août 1831 au *Glasgow Eye Infirmary* avec les symptômes suivants : phlycténules nombreuses autour du bord supérieur de la cornée droite ; inflammation réticulaire considérable de la conjonctive; langue blanche, fièvre et agitation nocturne. On prescrit comme vomitif le tartre émétique à doses fractionnées; on applique une solution de nitrate d'argent à la dose de quatre grains par once d'eau distillée. —Le 5, la dimension des phlycténules a diminué, la rougeur est moindre. — Le 9, les symptômes sont encore diminués. —Le 12, les phlycténules ont presque disparu. — Le 17, une nouvelle phlycténule se voit au bord inférieur de la cornée. On prescrit une once de sulfate de magnésie. — Le 19, toute la conjonctive est vascularisée. — Le 21, il y a un petit ulcère au centre de la cornée. On prescrit douze grains de sulfate de quinine dans un véhicule de douze onces, à prendre une cuillerée à bouche trois fois par jour. — Le 2 septembre, l'inflammation s'est accrue; il existe un onyx au bord inférieur de la cornée. On applique six sangsues aux paupières droites; on prescrit une dose de calomel et de jalap, et l'on porte la dose du sulfate de quinine à un scrupule pour douze onces de véhicule. Le lendemain, on applique un vésicatoire derrière l'oreille. — Le 8, l'onyx est moins étendu. — Le 9, on porte la dose du sulfate de quinine à un gros. — Le 13, on remarque un épanchement considérable de lymphe plastique à la face interne de la cornée, au-dessous du niveau de l'ulcère. L'œil est évidemment dans un danger imminent. On enduit le sourcil et la paupière supérieure d'extrait de belladone. On continue la quinine; mais comme ce remède n'a que peu ou pas d'action sur l'inflammation adhésive, on prescrit deux grains de calomel, et un tiers de grain d'opium à prendre au moment du coucher. — Le 15, la pupille est un peu dilatée, et l'épanchement de lymphe de la surface interne de la cornée a diminué. — Le 18, tout a presque disparu. L'ulcère est encore profond, mais sa surface est unie. On aperçoit de nombreux vaisseaux rouges qui rampent sur le bord inférieur de la cornée. On maintient encore la pupille dilatée. On continue la prescription du 13. — Le 22, la pupille est largement dilatée, la lymphe a complétement disparu, l'ulcère s'est rétréci, et la cornée n'offre plus de vaisseaux rouges. On supprime la belladone. — Le 27, on supprime également le calomel et l'opium. — Le 1er novembre, le seul symptôme restant est un très petit leucome.

[Les bains de sublimé, recommandés par M. Serre d'Uzès (1), jouissent d'une efficacité que nous avons chaque jour l'occasion de constater. Ils sont préparés pour les adultes avec quatre grammes, et pour les enfants, avec deux grammes de deuto-chlorure hydrargyrique qui sont jetés dans l'eau nécessaire à un bain. Les malades y séjournent deux à trois heures, pendant lesquelles ils se lavent presque constamment la figure avec l'eau du bain. Ce bain peut être renouvelé tous les deux ou trois jours. Il est rare qu'après le premier il n'y ait pas

[(1) Annales d'Oculistique, t. XV, p. 179.]

déjà une diminution marquée de la photophobie. Ce moyen est surtout héroïque dans les cas d'ophthalmie scrofuleuse compliquée d'affections psoriques. T. W.]

7. *Iode*. — Je n'ai point suffisamment expérimenté l'iode et ses préparations dans l'ophthalmie phlycténulaire pour pouvoir les recommander (1).

[8. *Ethiops minéral, poudres de Plummer, arsenic*. — L'éthiops minéral (sulfure noir d'antimoine et de mercure) rend de grands services dans les ophthalmies scrofuleuses compliquées d'affections chroniques de la peau. On l'administre, avec égale quantité de magnésie, deux fois par jour, à la dose de 5 à 10 centigrammes pour les individus forts et âgés de sept ans ou au-dessus, à la dose de 2 à 5 centigrammes pour ceux moins âgés et d'une constitution plus faible.

M. le docteur Roser (2) prescrit contre cette affection, pour un enfant d'un à trois ans, 3 doses de calomel et soufre doré d'antimoine, de chacun 2 grains, c'est-à-dire journellement 12 grains de poudre de Plummer, dose qu'il augmente dans certains cas jusqu'à celle de 72 grains par jour. Dans les cas rebelles, le docteur Roser prescrit la liqueur arsenicale de Fowler, à la dose de 3 gouttes, trois fois par jour, qu'il a portée progressivement, dans un cas, à celle de 40 gouttes, soit plus d'un grain d'arsenic par jour, sans inconvénients. T. W.]

[9. *Muriate de baryte*. — Le moyen qui trouve le plus ordinairement son emploi, immédiatement après le calomel, les pilules bleues ou l'éthiops minéral, est le chlorure de baryum, anti-scrofuleux très efficace, agissant exclusivement sur le système lymphatique sans exciter le système vasculaire sanguin, et possédant la plupart des qualités avantageuses de l'iode sans en avoir les inconvénients; circonstance qui le rend éminemment propre à combattre les ophthalmies et les autres affections de caractère lymphatique dans la période aiguë où l'iode est nuisible. M. Sichel l'administre sous la forme suivante : Eau distillée, 15 grammes; chlorure de baryum, 2 gram. : dissolvez. En prendre 3 à 8 gouttes, trois fois par jour, dans 2 à 3 cuillerées d'eau gommée et sucrée. (3) T. W.]

10. *Diaphorétiques*. — Il importe beaucoup d'entretenir les fonctions cutanées. On remplit cette indication en faisant porter de la flanelle sur la peau et par l'administration d'un bain chaud tous les soirs, ou de deux jours l'un. Le bain chaud diminue souvent beaucoup la photophobie; il calme et rafraîchit : on doit y recourir souvent. Les bains chauds et salés sont très utiles. Un pédiluve chaud pris le soir pendant des semaines et des mois peut rendre de grands services; il

[(1) Voyez SICHEL. Remarques sur l'emploi des préparations iodurées dans les ophthalmies et sur les médicaments qui peuvent leur être substitués. Journal des connaissances médicales pratiques, 1846-1847, t. XIV, p. 86.]

[(2) Rheinische Monatschrift für praktische Aerzte, Mai 1851.]

[(3) SICHEL. Iconographie ophthalmologique, p. 89]

en est de même des fomentations chaudes sur le ventre, telles qu'on les applique dans la fièvre rémittente des enfants. La poudre de Dower, prise en se couchant, est avantageuse ; elle provoque l'action régulière de la peau, calme l'irritation et procure le sommeil. Ce médicament n'agit pas moins favorablement lorsque la transpiration est excessive, que lorsque la surface du corps est sèche et écailleuse. Le tartre émétique agit aussi favorablement sur la peau, et sympathiquement sur la conjonctive.

11. *Narcotiques.*— Outre l'opium sous différentes formes, que l'on se trouve bien de prescrire parfois dans l'ophthalmie phlycténulaire, la belladone à l'intérieur calme d'une façon remarquable la douleur et la photophobie qui accompagnent cette affection. La préparation employée est la poudre de feuilles sèches, dont on administre de un à deux grains trois fois par jour. Si l'on préfère la teinture vineuse, on en fait prendre à l'enfant de trois à dix gouttes également trois fois par jour.

12. *Inhalation des anesthésiques.* — J'ai commencé en mars 1847 à employer l'inhalation d'éther sulfurique dans plusieurs cas d'ophthalmie scrofuleuse accompagnés d'une photophobie excessive. Je l'administre jusqu'à produire une légère insensibilité pendant quelques minutes. Dans un cas, dès la première administration, il fit disparaître une photophobie datant de trois mois, et tellement vive que la malade, jeune fille de seize ans, avait toujours été amenée à l'infirmerie les yeux spasmodiquement fermés. Dès ce jour même, elle put ouvrir librement les yeux, et cette amélioration persista. Le même moyen employé tous les jours, ou tous les deux jours, produisit sur d'autres malades les mêmes effets. J'ai obtenu les mêmes avantages de l'emploi du chloroforme.

L'inhalation des anesthésiques nous permet non-seulement d'examiner tout à notre aise les yeux du malade, et d'y faire toutes les applications que nous jugeons nécessaires, mais elle constitue, de plus, un moyen précieux de triompher d'une manière permanente de la grande irritabilité qui accompagne si fréquemment la maladie.

13. *Régime alimentaire.* — Tant que l'inflammation est aiguë, il faut interdire strictement toute nourriture animale et toute espèce de boissons fermentées ou échauffantes ; mais lorsque les symptômes aigus sont tombés et que la maladie a revêtu un caractère chronique, on doit plutôt prescrire au malade un régime généreux. On ne saurait douter qu'une nourriture malsaine ne soit une des principales causes de l'ophthalmie parmi les pauvres ; il est donc très-important de procurer à ces malades une nourriture plus fortifiante. Il faut défendre sévèrement l'usage des substances capables de déranger l'estomac, telles que les pâtisseries de toute sorte, les confitures, les gelées végétales, et les conserves, et de toutes les substances indigestes, comme les fruits non mûrs, les noix, les raisins et autres semblables.

[« Il importe au plus haut degré de régler convenablement le régime des malades, tant sous le rapport de la quantité et de la qualité de la nourriture, que sous celui du nombre des repas. De fréquentes erreurs sont souvent commises à cet égard, non-seulement par les malades, mais même par les médecins qui leur donnent des soins. On a émis l'idée que la scrofule consiste dans un état de débilité, et l'on en a tiré la conséquence qu'il faut y remédier par l'usage libéral d'une nourriture animale, de liqueurs fermentées, et de médicaments toniques et stimulants. Ces vues nous paraissent complétement erronées, et la pratique qu'on en a déduite pernicieuse pour les malades. Les sujets scrofuleux sont faibles en un sens; leur organisation est imparfaite, et ils ne sont pas capables de supporter ce que supporteraient des sujets sains. Les agents extérieurs agissent sur eux d'une manière puissante; leurs organes sont plus facilement excités, et tout particulièrement le canal alimentaire. Peut-on donc s'attendre à ce qu'il supporte bien une quantité de viandes, de liqueurs stimulantes et de toniques, qui troublerait certainement les fonctions de l'estomac d'un individu sain et vigoureux? La nourriture des scrofuleux, comme en général celle des personnes jeunes, doit être nourrissante, mais non stimulante. On ne réussira jamais à les fortifier à l'aide d'une alimentation exclusivement animale. L'expérience de tous les siècles et de tous les pays démontre que le mélange de la nourriture animale avec les aliments végétaux est ce qui convient le mieux à l'organisation de l'homme. Nous n'apercevons aucune raison qui puisse, chez les scrofuleux, contre-indiquer l'usage des végétaux. On peut leur permettre un repas modéré à la viande par jour; le reste de l'alimentation consistera en légumes bien apprêtés, en lait, en pain et autres farineux, ou en fruits bien mûrs. Quelques scrofuleux des plus excitables ne peuvent supporter la viande tous les jours; on ne leur en donnera que tous les deux jours. Les boissons fermentées, telles que le vin ou la bière, peuvent quelquefois être accordées aux enfants en petite quantité, pour un court espace de temps; mais elles ne conviennent pas toujours, même chez les scrofuleux les plus faibles, attendu qu'elles excitent facilement la circulation. La boisson la plus convenable pour les enfants en général est l'eau pure. Beaucoup de scrofuleux ne peuvent supporter ni la nourriture ni la médication excitantes; les toniques sous toutes les formes leur sont nuisibles. Il faut veiller attentivement à la quantité de nourriture qu'on leur donne, surtout lorsque, conjointement avec un dérangement de l'estomac et des intestins, il existe un appétit extraordinaire. On peut laisser faire aux enfants trois ou quatre repas par jour; mais il ne faut rien leur accorder dans l'intervalle: il faut surtout les garantir de toutes ces friandises malsaines qu'une amitié inintelligente leur prodigue si souvent » (1). T. W.]

[(1) LAWRENCE. Édition américaine, p. 521.]

14. *Caractère.* — Cette maladie rend les enfants extrêmement chagrins, et devient, si l'on n'y prend garde, la cause première d'un mauvais caractère, qui tend à son tour à aggraver et à prolonger les symptômes. Chez les enfants d'un bon naturel, et chez ceux qui sont bien dirigés, la maladie disparaît beaucoup plus aisément; tandis que chez les enfants gâtés, qui crient pendant des heures après qu'on a examiné leurs yeux ou après l'application des remèdes, elle acquiert une déplorable ténacité. Il importe beaucoup d'inspirer bon espoir au malade.

15. *Exercice.* — *Sommeil.* — Les enfants atteints de cette maladie voudraient rester au lit pendant toute la journée; on ne doit pas les laisser faire. Il faut les laver et les habiller de bonne heure, et lorsque le temps le permet, les faire sortir, quelque intense que soit la photophobie. D'un autre côté, il ne faut pas les laisser se lever tard, ni se fatiguer les yeux à lire, dessiner, coudre, etc., à la lumière artificielle. Il faut les faire coucher de bonne heure. « Si enim quid est juvans oculos, est somnus ipse (1). »

16. *Position dans le lit.* — La tête doit être maintenue aussi élevée que possible pendant la nuit, et il ne faut, sous aucun prétexte, permettre à l'enfant de s'ensevelir la face dans l'oreiller.

Moyens locaux. — 1. *Garantir les yeux.* — On diminuera l'irritabilité morbide, qui se montre d'une manière si frappante à toutes les périodes de cette affection, en faisant porter au malade un chapeau ou un bonnet à larges bords, ou en lui plaçant devant les deux yeux un écran vert ou noir. On éloignera de lui toute occasion d'exercer ses yeux sur de petits objets, surtout à une lumière intense. Il n'est point nécessaire de confiner le malade dans une chambre obscure, ni de l'empêcher de sortir quand il fait beau temps. *On doit, au contraire, l'engager à ouvrir les yeux, à les exercer avec modération sur de gros objets, et à prendre de l'exercice hors de chez lui.* Nous voyons souvent des enfants atteints de cette ophthalmie, dont on recouvre l'un des yeux ou les deux avec un mouchoir, surtout lorsqu'on les fait sortir. *Cette habitude est tout à fait nuisible;* elle échauffe trop les yeux, augmente la photophobie, et si l'un des yeux est seul tenu couvert, elle peut faire survenir le strabisme.

2. *Évaporants.* — Dans les cas récents et légers, on peut modérer l'inflammation, la douleur et l'irritation, par l'usage de lotions évaporantes ou légèrement astringentes, appliquées chaudes ou froides, suivant le désir du malade. Le plus souvent il les préfère chaudes. La décoction de têtes de pavots aiguisée avec un peu d'alcool, l'eau acidulée avec un peu de vinaigre, ou à laquelle on ajoute un peu d'esprit doux de nitre (éther nitrique), de l'eau de roses, ou une faible solution d'acétate d'ammoniaque, rempliront bien l'indication. L'application

(1) Fallopius.

d'eau froide sur les paupières, la face et la tête procure ordinairement du soulagement; mais souvent la réaction qui succède est nuisible. On peut en dire autant des cataplasmes au vinaigre et du mélange d'alun et de lait caillé introduit dans un petit sac et placé sur les paupières au moment du coucher.

3. *Fomentations.* — Pour peu que les symptômes offrent un certain degré d'intensité ou d'opiniâtreté, on se trouve mieux des applications adoucissantes chaudes que des froides. On peut fomenter les yeux plusieurs fois par jour avec un morceau d'éponge ou de flanelle, et une décoction de fleurs de camomille, de têtes de pavots, de feuilles de digitale, ou une infusion aqueuse d'opium chauffée à 100 degrés Fahr. L'exposition des yeux à la vapeur de l'eau chaude, à celle du laudanum ou du camphre, qu'on obtient en les plaçant dans une tasse contenant de l'eau bouillante, procure un soulagement notable. La belladone et la jusquiame en vapeur ou en fomentation agissent favorablement contre la photophobie. Le collyre qui m'a paru le plus utile est une solution d'un grain de sublimé corrosif et six grains de sel ammoniaque dans six onces d'eau; on y ajoute deux drachmes de vin d'opium, ou un à deux grains de sulfate d'atropine; on en mélange une cuillerée à soupe avec égale quantité d'eau chaude. On s'en sert trois fois par jour: on en baigne soigneusement les paupières à l'extérieur pendant cinq minutes, puis on en laisse pénétrer une petite quantité dans l'œil.

[M. Fronmüller a employé la conéine avec succès dans la forme éréthistique de l'ophthalmie scrofuleuse, lorsqu'il existait un blépharospasme et une photophobie considérables. Il fait préparer une solution de quatre gouttes de conéine dans cinq gros d'eau, avec un scrupule d'esprit-de-vin. Cette solution sert à pratiquer des frictions plusieurs fois par jour autour de l'œil; elles amènent parfois des résultats surprenants (1).

L'huile de cade, qui s'obtient par la distillation des troncs, des grosses branches et des racines de genévrier, est vantée par M. Serre, d'Uzès. Chez les enfants, il n'est pas nécessaire de porter le remède sur l'œil ou les paupières pour guérir les ophthalmies scrofuleuses les plus opiniâtres; de simples onctions sur le front, les tempes, les pommettes, et extérieurement sur les paupières, agissent le plus souvent sur l'œil d'une manière assez remarquable pour amener la guérison. Dans quelques cas, l'introduction d'une goutte d'huile de cade entre les paupières en active les effets (2). T. W.]

4. *Scarifications.* — Dans les cas chroniques, lorsque la conjonctive palpébrale est parcourue de vaisseaux rouges, les scarifications pratiquées sur la face interne des paupières constituent un moyen des plus précieux. Lorsqu'il existe une *tache vasculaire* on ne peut guère

[(1) Fronmuller. Beobachtungen aus dem Gebiete der Augenheilkunde, Fürth, 1850.]
[(2) Annales d'Oculistique, t. XV, p. 177.]

se dispenser de diviser le paquet de vaisseaux qui rampe sur la sclérotique et se porte à cet albugo. Il n'existe aucun autre remède qui possède la même efficacité pour enrayer ce symptôme embarrassant et dangereux.

5. *Révulsifs.* — On remarque fréquemment, chez les sujets scrofuleux, que lorsqu'une nouvelle affection éclate sur un point du corps, l'affection qui existait déjà s'améliore. Imitant cette opération de la nature, lorsque tous les autres moyens ont échoué, nous recourons avec succès aux vésicatoires, dans l'ophthalmie scrofuleuse. Ce remède enlève quelquefois rapidement la photophobie. Quelques heures après l'application d'un vésicatoire, on voit des enfants qui n'avaient pu ouvrir les yeux depuis trois mois, écarter les paupières avec facilité. Les tempes, les apophyses mastoïdes, le sommet et le derrière de la tête, la nuque, sont les points où l'on applique habituellement ces exutoires. Les révulsifs appliqués à la nuque sont les plus douloureux, mais en même temps les plus efficaces. On doit ordinairement les entretenir à l'aide de quelque pommade excitante, ou, si l'on ne le fait pas, appliquer successivement plusieurs vésicatoires.

On provoque quelquefois une éruption de pustules à la nuque à l'aide de frictions avec la pommade stibiée. Ce moyen est beaucoup plus douloureux que le vésicatoire. L'éruption pustuleuse s'étend quelquefois à d'autres parties du corps et occasionne un dérangement général considérable; les pustules, lorsque leur volume est considérable, laissent des marques ineffaçables, et lorsque l'on se sert de ce remède sans précautions, on voit quelquefois des portions de peau étendues frappées de gangrène. Le docteur Salomon considère l'éruption produite par la pommade émétisée comme le seul remède efficace contre la photophobie (1).

[Le badigeonnage des paupières et des sourcils au moyen de la teinture d'iode étendue avec un pinceau, est un excellent moyen de calmer la photophobie dans les ophthalmies scrofuleuses. Cette application est renouvelée une ou deux fois par jour, selon la sensibilité des malades et l'action produite. Il est rare qu'après deux ou trois jours, la photophobie n'ait pas entièrement disparu. Déjà recommandé par Furnival (2), ce moyen est aujourd'hui très répandu et son efficacité reconnue.

M. Hays (3) recommande dans le même but l'application du crayon de nitrate d'argent sur les paupières préalablement mouillées. T. W.]

On employait autrefois beaucoup les cautères à la nuque et au bras : ces exutoires avaient pour effet de réduire les symptômes de l'ophthalmie phlycténulaire et de prévenir les récidives ; mais, sous d'autres

(1) AMMON's Zeitschrift für die Ophthalmologie, vol. II, p. 329. Dresden, 1832.
[(2) The Lancet, 10 decembre 1842.]
[(3) Édition américaine de LAWRENCE, p. 324]

rapports, ils présentaient des inconvénients. J'ai vu un cautère au bras déterminer une atrophie du membre, qui persista toute la vie. Les perfectionnements introduits pendant ces dernières années dans la médecine ophthalmique ont rendu ces moyens moins nécessaires.

6. *Stimulants.* — Les stimulants appliqués sur l'œil rendent dans cette affection des services incontestables. Il est même presque impossible d'obtenir sans eux la guérison. L'état impétigineux de la conjonctive, ou plutôt celui de la peau qui recouvre l'œil, lui permet non-seulement de supporter l'usage des stimulants, mais, comme la plupart des autres affections cutanées chroniques, en est favorablement influencé, pourvu que ces agents soient bien choisis, employés avec précaution et en temps opportun. Ils constituent quelquefois les meilleurs sédatifs locaux, lorsqu'on les met en usage après que l'on a fait tomber, au moyen des remèdes généraux que nous avons déjà énumérés, l'excitation inflammatoire. Si l'on y a recours plus tôt, ils sont le plus souvent nuisibles. Sous ce rapport, le traitement de l'ophthalmie phlycténulaire diffère complétement de celui des inflammations puro-muqueuses de la conjonctive; car dans celles-ci nous employons les stimulants dès le début, et dans la phlycténulaire il faut attendre que les symptômes d'irritation aient été un peu apaisés.

Divers stimulants ont été employés contre cette affection; mais les deux agents qui méritent le plus de confiance sont la solution de nitrate d'argent et la pommade au précipité rouge. Je place après eux le vin d'opium. Quel que soit celui dont on ait fait choix, il faut l'appliquer régulièrement une fois par jour, ou une fois tous les deux jours, en plaçant l'enfant dans la position horizontale, la tête fixée entre les genoux, et les paupières écartées, afin de mettre bien à découvert la membrane malade.

Le stimulant que j'emploie d'ordinaire est la solution de quatre grains de nitrate d'argent par once d'eau distillée. Elle possède évidemment à un haut degré la faculté de diminuer l'injection de la conjonctive, de hâter l'absorption des phlycténules, de provoquer la cicatrisation des ulcères et d'éclaircir les taches de la cornée. La diminution de la photophobie qu'elle amène, n'est pas un de ses moindres avantages. On remarque assez souvent qu'après une seule application, le soulagement est si prompt, que, dès le lendemain, un malade qui ne pouvait supporter la moindre quantité de lumière, tient les yeux ouverts, sans en être incommodé, à une lumière modérée. Il agit probablement en favorisant la guérison de très petites ulcérations et la contraction des vaisseaux dilatés, états qui tous deux donnent naissance à la sensation de graviers dans l'œil, au spasme des paupières et à l'épiphora. Toutes les fois qu'il y a des ulcérations sur la cornée, il faut recourir à la solution de nitrate d'argent. On peut alors employer une solution plus concentrée que celle de quatre grains par once; on en imbibe un pinceau en poil de chameau, et on en touche directement la surface de l'ulcère sans permettre à la solution de se répandre sur le reste de l'œil.

La coloration olive indélébile de la conjonctive et la cicatrice noire de la cornée, qu'on observe quelquefois à la suite de l'emploi du nitrate d'argent, sont des objections sérieuses contre l'usage de ce remède. Quant au dernier de ces effets, je ne puis dire qu'une chose : c'est que je suis convaincu qu'il se produit quelquefois. Mais, quant au premier, il ne survient jamais qu'après une application journalière et longtemps continuée : on peut donc toujours l'éviter.

[M. Beauclair vante beaucoup l'emploi des fumigations d'iode. Il soumet à une faible chaleur la lame d'un couteau, sur laquelle il dépose un petit cristal de cette substance, de la grosseur d'une lentille. Elle doit alors se consumer lentement : au même moment, on approche l'œil du patient de la vapeur qui se produit, en ayant soin de le tenir ouvert (1). On peut faire mieux : on prend une capsule en métal chauffée au degré voulu, on y projette l'iode en poudre ou en fragments, et on applique dans son intérieur un tube de verre terminé d'un côté par un orifice évasé et de l'autre par une gondole ou œillère. T. W.]

7. *Caustique solide.* — Lorsqu'un ulcère menace de pénétrer profondément dans la substance de la cornée, ou lorsqu'il a déjà perforé la chambre antérieure, il faut toucher l'ulcère, ou, s'il existe déjà un prolapsus de l'iris, le myocéphalon, tous les deux ou trois jours, avec un crayon de nitrate d'argent taillé en pointe fine. C'est Scarpa (2) qui a le mieux indiqué les effets de ce remède, dont j'aurai encore occasion de parler à propos des *ulcères de la cornée.*

[Quant aux phlycténules, autrefois on était dans l'habitude de les toucher soit avec un crayon de nitrate d'argent taillé en pointe fine, soit à l'aide d'un pinceau humecté que l'on passait plusieurs fois sur le crayon pour bien le charger de sel caustique. M. Middlemore (3) blâme cette manière de faire, qui, suivant lui, est toujours douloureuse, jamais nécessaire, et souvent nuisible. Il préfère, lorsque la phlycténule est située sur la cornée, à l'imitation de ce que conseille Sauvages (4), ouvrir la phlycténule si ses parois sont trop longtemps à céder et si son contenu va en s'accroissant. Nous avons beaucoup vu employer et souvent employé nous-mêmes la cautérisation des phlycténules, et le plus souvent avec avantage. Ce moyen, que M. Mackenzie conseille pour arrêter la marche des ulcères déjà formés, nous a souvent paru en prévenir le développement. Les applications d'une poudre fine, composée à parties égales de calomel à la vapeur et de sucre candi, sont également très utiles. T. W.]

[(1) Gazette médicale de Lyon, 1855, n° 7.]
(2) Trattato delle principali malattie degli occhi, vol. I, p. 280. Pavia, 1816.
[(3) Op. cit., t. I, p. 252, 5 B.]
[(4) « Si pustula remaneat, ea acu argenteâ pertundatur. » SAUVAGES. Nosologia methodica, t. II, p. 70.]

8. *Mydriatiques.*—L'observation de James Tassie, que nous avons déjà rapportée en détail, p. 801, fait voir d'une manière remarquable toute l'utilité que l'on peut retirer de l'extrait de belladone dans le cas d'ulcère central de la cornée. Lors même qu'une portion de l'iris est déjà engagée dans un semblable ulcère, la dilatation que la belladone a la faculté de produire, peut suffire pour la dégager et conserver intacte la forme de la pupille. Lorsque l'ulcère siége près de la circonférence de la cornée, on ne peut plus avoir la même confiance dans la belladone, parce que, d'une part, on ne peut pousser la dilatation assez loin pour écarter l'iris du voisinage de l'ulcération, et parce que, d'un autre côté, il n'est pas certain que l'effet produit sur l'iris ne favorise pas alors, plutôt qu'il ne prévient le prolapsus.

La belladone est très utile contre la photophobie ; on peut réellement la considérer comme le spécifique de ce symptôme désolant. Une bonne manière de l'employer consiste à verser une cuillerée à café de teinture vineuse dans une tasse à thé remplie d'eau bouillante, et à diriger sur les yeux la vapeur qui s'en élève. On se trouve bien aussi de frictionner le pourtour de l'œil avec un onguent contenant l'extrait de cette substance, ou de faire usage du collyre au deuto-chlorure de mercure additionné de vin de belladone, dont nous avons déjà parlé. On obtiendra les mêmes avantages des sels d'atropine et des autres mydriatiques, tels que la jusquiame et le stramonium.

9. *Applications sur la membrane de Schneider.* — M. Morand a émis l'opinion que l'ophthalmie scrofuleuse est produite et entretenue par un état maladif de la membrane muqueuse des narines. Il guérit l'affection de cette membrane en y appliquant une solution d'un scrupule de nitrate d'argent par once d'eau, et à l'aide de ce moyen il fait, dit-il, disparaître l'ophthalmie (1). Il ne peut certainement y avoir que de l'avantage à guérir toutes les complications qui accompagnent cette maladie; néanmoins, l'irritation entretenue par le passage des larmes est probablement la cause de l'inflammation des narines, au lieu d'en être la conséquence.

Récidives. — Aucune maladie n'est aussi sujette à récidiver que l'ophthalmie phlycténulaire. Il importe donc beaucoup que les enfants qui ont déjà souffert de cette affection, soient soumis de temps en temps à l'inspection de leur médecin, afin qu'il puisse combattre immédiatement tous les symptômes de réapparition et faire traverser en sûreté à ses malades la période de la vie pendant laquelle ils sont le plus exposés à en subir les atteintes. On préviendra de cette façon beaucoup d'accidents qui, si on les néglige, exigeront par la suite plusieurs années d'un traitement souvent inefficace.

(1) British and Foreign Medical Review for April 1847, p. 575. EDWARDS, Lancet, April 8, 1848, p. 389.

SECTION XIV.

OPHTHALMIES MORBILLEUSE ET SCARLATINEUSE

Fig. Beer, Band I; taf. II, fig. 3.

Un certain degré de conjonctivite accompagne toujours la rougeole et la fièvre scarlatine; mais cette affection est, en général, moins grave que l'inflammation varioleuse de l'œil. Dans la rougeole et la scarlatine, le changement subi par la peau ne consiste guère que dans une congestion vasculaire; la conjonctive, qui n'est qu'un prolongement de la peau, n'offre donc, pendant le cours de ces affections, qu'un certain degré d'injection, avec photophobie et douleurs légères, et de l'épiphora. Parfois, cependant, on rencontre des phlycténules, l'onyx, des ulcères de la cornée, produits par l'ophthalmie morbilleuse, surtout quand le sujet est scrofuleux. Il est réellement difficile, tant que l'éruption ne s'est pas montrée à la peau, de distinguer ces ophthalmies de la scrofuleuse. D'un autre côté, nous entendons souvent parler d'affections des yeux et des paupières, amenées par les restes de la rougeole ou de la scarlatine. On entend ordinairement par là que ces affections morbides ont mis en jeu la diathèse scrofuleuse et que l'ophthalmie tarsienne, ou la conjonctivite phlycténulaire en ont été le résultat.

Dans la rougeole, il existe ordinairement une affection catarrhale de la membrane de Schneider, qui s'accompagne d'éternuements et de toux, et parfois la conjonctivite est alors plutôt blennorrhagique qu'éruptive. J'ai vu des cas dans lesquels l'œil a été détruit par une ophthalmie puro-muqueuse grave, provoquée par la rougeole. Chez les sujets scrofuleux qui ont eu à souffrir du froid à la suite de la rougeole, on voit souvent survenir une inflammation puro-muqueuse de la conjonctive, ou ophthalmie scrofulo-catarrhale. Chez les enfants faibles et mal nourris, on observe fréquemment, comme suite de la rougeole, de la toux, un grand amaigrissement et une ulcération de la cornée qui se termine par la formation d'un staphylôme. J'ai vu aussi deux yeux complétement atrophiés à la suite de la scarlatine. Ils avaient éclaté, à ce que j'ai pu comprendre, pendant une attaque d'ophthalmie puro-muqueuse. Cet enfant fut en même temps complétement privé de l'ouïe par la suppuration des oreilles. M. Bowman rapporte l'exemple de cinq garçons de la même famille, qui furent atteints de la scarlatine, et dont deux perdirent la vue par mortification de la cornée, pendant la semaine qui suivit l'invasion du mal. L'un des deux mourut; l'autre fut apporté à M. B. avec les yeux affaissés. Il n'existait chez ces enfants aucune cause de débilité apparente qui pût expliquer cette destruction peu commune de la cornée (1).

Dans quelque cas rares d'ophthalmie scarlatineuse, l'iris et la capsule du cristallin s'affectent. J'ai opéré, il y a peu de temps, un garçon de 8 ans, chez qui des taches s'étaient formées de cette façon sur l'hémisphère antérieure de la capsule.

Traitement. — L'affection oculaire qui accompagne la rougeole et la scarlatine n'exige point en général de traitement actif. Il suffit de baigner de temps en temps les yeux avec de l'eau chaude et de maintenir le ventre libre. Si les symptômes présentent une intensité exceptionnelle, on peut appliquer des sangsues aux tempes et des vésicatoires derrière l'oreille et à la nuque. La solution de nitrate d'argent sera très utile, que l'ophthalmie soit éruptive ou puro-muqueuse. On peut prescrire avec avantage à l'intérieur le sulfate de quinine.

SECTION XV.

OPHTHALMIE VARIOLEUSE.

Fig. Beer, Band 1; taf. 11, fig. 2.

Autrefois, la variole n'occasionnait que trop souvent des désordres dans les yeux, et même la perte totale de la vision. C'était de beaucoup la cause la plus fréquente du staphylôme partiel et total. Mais depuis l'introduction de l'inoculation, et surtout de la vaccine, les accidents produits par la variole sont devenus comparativement rares (2).

(1) Bowman. Lectures on the Parts concerned in the Operations on the Eye, p. 110. London 1849. [Et Annales d'Oculistique, t. XXX, p. 13. Bruxelles, 1853.]

[(2) Nous empruntons à un travail très-intéressant que vient de publier M. Dumont (1), les particularités suivantes sur les ravages amenés par les ophthalmies varioliques :

Série A. 229 aveugles :	154 hommes,	cécité amenée par la variole,		21	28 ou 12,2 p. c.
	75 femmes,	id.	id.	7	
Série B. 939 aveugles :	628 hommes,	id.	id.	49	75 ou 8 p. c.
	311 femmes,	id.	id.	26	
Série C. 888 aveugles :	580 hommes,	id.	id.	103	159 ou 17,9 p. c.
	508 femmes,	id.	id.	56	

La cécité variolique se rencontre donc 28 fois sur 229 aveugles de l'hospice, formant la série A ; 21 fois sur des hommes et 7 fois sur des femmes. Les aveugles formant cette série A sont généralement des vieillards ; il n'en est que 4 ou 5 seulement qui aient moins de 50 ans, et beaucoup ont dépassé 65 ans.

La deuxième série B présente une différence sensible avec la première. Les aveugles qui y figurent sont pris à des âges divers ; cependant il en est peu qui n'aient dépassé 25 ou 30 ans.

Quant à la troisième série C, portant sur les anciens pensionnaires de l'hospice, décédés dans ces trente dernières années, elle a donné, ainsi qu'on pouvait s'y attendre, une proportion beaucoup plus forte (18 p. c.) en faveur de la variole.

Il s'agit maintenant de comparer ces résultats à ce qui se passait jadis et d'en tirer les conséquences qui en découlent naturellement.

En compulsant les statistiques faites dans les divers États de l'Europe sur les aveugles, M. Carron du Villards (2) a trouvé qu'avant la découverte de Jenner, sur 100 cas de cécité, 35 recon-

(1) G. Dumont, médecin des Quinze-Vingts, etc. Recherches statistiques sur les causes et les effets de la cécité, pp. 41-48 ; Paris, 1856.

(2) Carron du Villards, Guide pratique pour l'étude et le traitement des maladies des yeux, t. II, 1838.

Symptômes. — Dans la plupart des cas de variole, il se forme des pustules sur la surface externe et sur le bord libre des paupières. Lorsqu'elles sont nombreuses, comme dans la variole confluente, elles

naissaient pour cause la variole et ses conséquences. Ce résultat est celui auquel on est arrivé en d'autres pays : il ne peut faire l'objet d'un doute, et en 1810, alors que l'Institut des Jeunes Aveugles était réuni aux Quinze-Vingts et que déjà la vaccine commençait à faire sentir son influence à Paris, tout au moins sur l'enfance, Bélivier, chirurgien de l'hospice des Quinze-Vingts, trouva que la cécité variolique s'élevait encore à plus de 26 p. c.

Aujourd'hui, le nombre des individus devenus aveugles par la variole ou ses suites est, dans l'hospice, de 12 p. c. au plus; mais il est important de rappeler que ce sont, pour la plupart, des vieillards nés, à de très-rares exceptions près, avant que la vaccine ne fût usitée. Il est ainsi permis d'affirmer que cette proportionnalité est beaucoup trop élevée et tient à des conditions particulières. Et la preuve, c'est que, dans la deuxième série, formée d'individus pris aux divers âges de la vie, mais généralement après 25 ans, la proportion n'est plus que de 8 p. c. Mais il y a plus : ce chiffre est encore probablement exagéré, car sur les 150 élèves de l'institut, il y en aurait seulement 5 ou 6, d'après ce que nous a dit M. le docteur Alibert, médecin de cette institution ; et parmi les nombreux aveugles qui se présentent journellement aux Quinze-Vingts, il est extrêmement rare d'en rencontrer, chez les enfants, qui doivent leur infirmité à cette cause ; à ce point que sur 33 enfants aveugles au-dessous de 10 ans (observés, il est vrai, à Paris), je n'en ai pas rencontré un seul cas.

Il est d'ailleurs très-important de tenir compte de l'âge auquel survient généralement cette cécité. Ainsi, sur 122 aveugles devant leur infirmité à la variole, pris au hasard, mais chez lesquels j'ai connu l'âge exact auquel était survenue la cécité, on en trouve 86 qui ont eu cette éruption avant l'âge de 5 ans ; 25 autres avant l'âge de 10 ans, et 7 autres avant l'âge de 15 ans. 4 seulement sur 122 ont été atteints après 15 ans J'ai obtenu avec les autres aveugles par variole un résultat analogue, mais je n'ai pu le faire figurer ici, parce que l'âge auquel avait eu lieu l'exanthème n'était connu qu'à quelques années près.

C'est donc dans les premières années de la vie que la cécité est le plus souvent la conséquence de la petite vérole. On voit, d'autre part, que, passé 15 ans, la privation de la vue est très-rarement la conséquence de l'éruption variolique.

Sur *tous* les aveugles devant leur infirmité à la petite vérole que nous avons observés, *aucun n'avait été vacciné* d'une manière efficace. On conçoit toute l'importance de ce fait.

Il résulte de ce qui précède que la cause de la cécité qui était la plus fréquente au commencement de ce siècle, a suivi, depuis la découverte de Jenner, une progression rapidement décroissante, que cette variété ne se rencontre plus en France chez les jeunes aveugles qu'en très-petit nombre, et on est autorisé à croire qu'à la fin de ce siècle elle aura, pour ainsi dire, disparu de France et ne se produira plus que comme une exception capable d'attirer la curiosité des médecins qui nous suivront.

En établissant une moyenne rationnelle, on est autorisé à croire qu'à l'époque actuelle, sur 100 aveugles de tout âge, il ne s'en trouve qu'environ 7 p. c. qui doivent leur infirmité à la variole. Or, comme d'après des statistiques certaines il y en avait 35 sur 100 au commencement du siècle, la diminution aurait été d'environ 28 p. c, ou plus du quart. Rien ne donnant à penser que les autres causes de cécité aient augmenté de fréquence d'une manière sensible, il en résulte que finalement le nombre total des aveugles doit avoir diminué en France, sous la seule influence de la vaccine, d'environ 28 p. c. Je livre ces considérations aux détracteurs de la vaccine : celle-ci n'eût-elle eu que ce résultat, qu'à lui seul il suffirait pour immortaliser le nom de Jenner.

La cécité variolique est une des variétés les plus affreuses, car elle est presque toujours accompagnée d'une hideuse destruction de l'organe et de la figure humaine.

Dans certains cas, les paupières plus ou moins dépourvues de cils sont rouges, éraillées, et ont contracté vers les angles quelques adhérences partielles, soit entre elles, soit avec le globe oculaire. La cornée est plus ou moins opaque, plus rarement staphylomateuse ; mais le plus souvent les yeux se sont vidés dans l'enfance. Il est rare que cet accident ne se soit pas produit sur les deux yeux, ou au moins sur un œil. L'atrophie qui en a été la suite est portée à ses dernières limites, et le moignon réduit à de si petites proportions, qu'on serait tenté de croire que l'œil a été extrait. Il en résulte une excavation considérable au-dessous des bases orbitaires, le contact immédiat des bords palpébraux et l'entropion de la paupière supérieure, que nous avons signalé comme une complication ordinaire de la fonte de l'œil survenue dans l'enfance. L'atrophie complète de l'œil est tellement fréquente dans cette variété, que sur 48 yeux, nous l'avons notée 34 fois, 8 fois l'opacité et 6 fois seulement le staphylôme ; mais cette dernière lésion avait existé dans bien d'autres cas et disparu par diverses causes.

Si l'œil n'est pas atrophié à la suite de l'éruption, il peut être pendant de longues années encore l'occasion d'inflammations, de véritables abcès, plus fréquents dans cette variété que dans toute autre, se reproduisant de loin en loin et finissant par entraîner la fonte purulente. T. W.]

déterminent un tel gonflement des paupières, que les yeux en sont complétement fermés. A mesure que la maladie marche, il s'échappe du pus qui provient en partie des follicules de Méïbomius, en partie des pustules varioliques; les paupières sont agglutinées de telle façon que, pendant plusieurs jours, il est impossible de les ouvrir. Cette circonstance seule, sans qu'il existe de pustules sur la conjonctive, suffit pour irriter les yeux et les rendre douloureux. Plus tard, lorsque la maladie s'apaise, le gonflement des paupières tombe; le malade peut les écarter, et l'on trouve alors quelquefois les yeux intacts. C'est ce qui fait dire au vulgaire que des malades qui ont été aveugles pendant tant de jours, dans la variole, ont ensuite récupéré la vue. Mais, bien que la cornée n'ait pas souffert dans ces cas, les paupières et l'appareil lacrymal restent souvent fort endommagés; et assez souvent la variole est la cause qui donne naissance à des affections scrofuleuses de l'œil et des paupières, qui affligent le malade pendant de longues années. Les pustules varioliques qui siégent sur les paupières sont sujettes à détruire les cils, à laisser des marques rouges et des cicatrices, à rendre les bords de ces organes irréguliers et susceptibles de s'enflammer à la moindre cause d'irritation, à produire l'ophthalmie tarsienne, le trichiasis et le distichiasis. La blennorrhée chronique du sac lacrymal et la conjonctivite phlycténulaire sont des suites fréquentes de la variole.

On a proposé des moyens pour empêcher les pustules varioliques de s'étendre à la face, ou tout au moins pour en modérer les effets. La maladie attaque surtout avec violence les parties du corps qui, au moment de son invasion, sont le siége de quelque irritation accidentelle; on en a inféré que des applications adoucissantes pourraient modérer les effets de l'éruption. Dans ce but, on a recouvert la face d'un linge enduit de cérat, et on l'a fomentée de temps en temps avec une décoction de camomille. Ce moyen n'offre pas d'inconvénients. Lorsque les pustules qui siégent sur les paupières sont arrivées à leur maturité, on procure au malade un soulagement marqué en les ouvrant une à une, en en évacuant le contenu, et en ayant soin de ramollir et de faire tomber, à l'aide de quelque pommade adoucissante, les croûtes qui se forment après l'ouverture des pustules. On doit baigner fréquemment les paupières avec du lait et de l'eau chaude, et les maintenir recouvertes de compresses humectées avec le même liquide.

§ I. — Conjonctivite varioleuse.

Dans tout cas de variole, il existe un certain degré de rougeur de la conjonctive, qui constitue l'ophthalmie varioleuse primaire (*conjunctivitis variolosa*). Mais le danger que l'on redoute le plus est celui qui résulte de l'évolution d'une ou de plusieurs pustules varioliques sur la cornée. Ces pustules survenant au moment de l'éruption générale exposent l'œil à de graves dangers. Si elles viennent à se rompre, il en résulte un ulcère qui gagnera probablement en étendue et en profondeur. S'il y a perforation, l'iris se porte en avant, vient adhérer à la cornée et la pupille se trouve ainsi oblitérée. Si une portion considérable de la cornée se trouve détruite par l'ulcération, il peut en résulter un staphylôme partiel. Dans les cas graves, la presque totalité de la cornée peut être détruite par infiltration de pus et ulcération, et il en résulte un staphylôme total.

Pendant la période de suppuration de la variole, il est difficile de dire quels désordres l'œil a subis sous ses paupières closes et tuméfiées. Si le malade ressent dans le globe de l'œil même une douleur qui s'accompagne de sécheresse, de raideur et de la sensation de graviers dans l'œil; si les souffrances augmentent lorsqu'il essaie de mouvoir l'œil, ou lorsque la lumière vient tomber sur ses paupières gonflées, et si, outre le pus qui s'échappe des pustules du bord libre des paupières et des follicules de Méïbomius, il y a un écoulement abondant de larmes brûlantes, il est probable qu'il existe une conjonctivite varioleuse aiguë. Si l'œil est exempt de douleur et ne reste fermé qu'à cause de l'état des paupières, il ne court vraisemblablement aucun danger.

Lorsque les yeux viennent à s'ouvrir, on ne trouve que rarement, ou même jamais, la cornée complétement désorganisée; mais elle peut être rendue complétement opaque par un dépôt interstitiel qui ne permet plus d'apercevoir la pupille ni l'iris.

§ II. — Cornéite post-varioleuse.

Syn. — Das Nachpoecken, *Beer*.

Les yeux ne sont pas encore sauvés, même à l'époque où les croûtes qui ont succédé aux pustules de la petite vérole sont déjà tombées; c'est alors, au contraire, qu'ils courent le plus de danger. J'ai souvent vu un abcès central de la cornée et un onyx de son bord inférieur survenir après la disparition de l'éruption générale. On a donné avec assez de justesse à cet état le nom d'*ophthalmie varioleuse secondaire* (*corneitis post-variolosa*). Il survient généralement vers le douzième jour de l'éruption, alors que les pustules disparaissent sur le reste du corps, mais quelquefois cinq ou six semaines après que le malade est rétabli de son affection primitive. Chez les enfants, et surtout chez ceux qui sont scrofuleux, la maladie est une vraie cornéite; chez les adultes, il y a fréquemment concomitance de l'iritis avec la cornéite.

On remarque, un peu au-dessous du centre de la cornée, un point terne, blanchâtre, entouré d'un léger trouble; ce point blanc s'élève légèrement et atteint quelquefois jusqu'à un douzième de pouce d'étendue;

il devient ensuite jaune, et alors il est presque certain qu'il donnera naissance à une ulcération. S'il se forme deux ou plusieurs points semblables, toute la cornée peut devenir nébuleuse : cet effet peut être produit par un seul abcès central étendu. Parfois on voit apparaître en même temps un onyx au bord inférieur de la cornée. La sclérotique rougit. L'accès de la lumière provoque de la douleur et de l'épiphora. Chez les adultes, l'iris change de couleur; la pupille se contracte, devient irrégulière, et se remplit plus ou moins de lymphe plastique.

Cette ophthalmie varioleuse secondaire ne détermine que rarement la destruction de la cornée, à moins qu'on ne la néglige. Un traitement convenable amène promptement la résorption du pus de l'abcès ou de l'onyx. D'autres fois, l'ulcération s'établit, laissant après sa cicatrisation un leucome qui persiste le plus souvent. Le trouble avoisinant de la cornée se dissipe graduellement, et la vision est plus ou moins gênée, suivant la situation occupée par le leucome et sa dimension. On peut dans quelques cas de cette nature rétablir la vision au moyen d'une pupille artificielle qui peut encore se pratiquer dans certains cas où il existe un staphylôme partiel. Si toute la cornée a été détruite par la suppuration et l'ulcération, il se forme un staphylôme total. Cela n'arrive que rarement, et alors que la fièvre secondaire est très prononcée et s'accompagne d'une faiblesse et d'une émaciation considérables. A la vérité, il est rare d'observer l'ophthalmie post-varioleuse sans que la peau soit chaude et sèche, le pouls accéléré, et sans les symptômes de la fièvre synoque. Lorsque les symptômes généraux sont intenses et qu'il survient une ophthalmitis phlegmoneuse, ou état de suppuration complète, la mort peut en être la conséquence. La ponction de l'œil, recommandée en pareil cas par Louis (1), peut être un moyen de conserver la vie du malade.

Le docteur George Gregory a combattu l'opinion généralement admise qu'il peut se développer des pustules sur la conjonctive et la cornée à l'époque de l'éruption générale. Dans un compte rendu (2) de ses observations, présenté à la *Société Médicale de Westminster,* on lui fait dire, qu'à part celle qui tapisse le pharynx, le larynx et la trachée, aucune membrane muqueuse n'est susceptible de contracter l'éruption variolique. Le docteur Gregory affirme que l'œil même, qui est si souvent affecté dans la variole, n'est atteint que d'inflammation ordinaire, la pustule qui survient sur la cornée ne se montrant qu'alors que l'éruption générale est déjà sur son déclin, et ne constituant par conséquent pas un caractère primaire et essentiel de la maladie. Je n'ai jamais observé de pustule variolique primaire sur la cornée ni sur aucun point de la conjonctive. Le docteur Brown me dit

(1) Voyez l'observation de deux sœurs. Mémoires de l'Académie royale de chirurgie, t. XIII, p. 281. 12° Paris, 1774.
(2) Medical Gazette, vol. V, p. 222. London, 1830.

avoir rencontré une fois une pustule qui s'est développée sur la face interne de la paupière à l'époque de l'éruption générale. L'opinion du docteur Gregory a été appuyée par M. Marson (1), dont la position de chirurgien à l'hôpital des varioleux de Londres, fait un juge compétent. M. Marson n'a jamais vu une pustule variolique sur l'œil. Cet organe lui paraît être tout à fait à l'abri de l'éruption primitive. Il considère l'inflammation destructive de l'œil, qui survient fréquemment après la variole, comme une affection tout à fait secondaire et analogue à la gangrène du tissu cellulaire de toutes les parties du corps, qui est une suite si commune de cette maladie. Autant que j'en puis juger, la destruction de l'œil, dans l'ophthalmie varioleuse secondaire, a lieu, non par le développement d'une pustule, mais par la formation d'un abcès dans la substance de la cornée.

Traitement. — 1. On doit d'abord avoir recours au traitement général de la variole reconnu comme le meilleur, c'est-à-dire maintenir le malade dans une température modérée et à un régime rafraîchissant, et lui pratiquer des ablutions tièdes. Les émétiques sont quelquefois utiles; il en est de même de la saignée employée avec précaution: les laxatifs doivent toujours être prescrits. Si les yeux sont plus particulièrement affectés, on les baigne fréquemment avec de l'eau tiède ou une décoction de têtes de pavots, et on enduit le bord libre des paupières avec un peu de *cold-cream*. Dans beaucoup de cas, les paupières sont tellement gonflées et si complétement fermées, que l'on tenterait en vain de faire quelque application sur la conjonctive avant que l'éruption ait commencé à décroître et le gonflement à tomber. On peut appliquer non-seulement sans inconvénient, mais encore avec un avantage marqué, des sangsues derrière les oreilles et aux tempes, suivies, si on le croit nécessaire, de vésicatoires. Peut-être empêcherait-on les yeux de devenir trop malades en appliquant des sangsues derrière les oreilles. On pose d'abord deux ou trois de ces annélides qu'on laisse en place jusqu'à ce qu'ils tombent, puis on en applique deux ou trois autres, et ainsi de suite, tant que l'on a soustrait une quantité de sang considérable. Cette manière d'agir doit faire tomber l'irritation de la face et contribuer à la conservation des yeux. Vers le huitième ou le neuvième jour de l'éruption, il est utile de purger abondamment le malade, non-seulement pour diminuer la fièvre suppurative, mais encore pour abattre l'état inflammatoire des yeux. On commence à écarter légèrement les paupières, de manière à pouvoir injecter un peu de liquide entre elles et le globe de l'œil. On se sert pour cela d'une solution faible de nitrate d'argent, ou de vin d'opium dilué. Ces applications, ainsi que l'usage interne des toniques et des altérants, provoquent l'absorption des dépôts opaques de la cornée.

(1) Ibid., vol. XXIV, p. 204. London, 1839.

2. Quant au traitement de l'ophthalmie varioleuse secondaire, j'ai trouvé que le tartre émétique, administré de façon à donner lieu à des vomissements et à des selles abondantes, produisait les résultats les plus favorables en diminuant l'inflammation et en favorisant l'absorption des abcès qui auraient pu se former dans la cornée. Les sangsues ainsi que les vésicatoires sont utiles. Lorsqu'à l'aide de ces moyens on a un peu réduit l'inflammation, on se trouve bien de mettre le malade à l'usage du sulfate de quinine. Le mercure agit très avantageusement dans les cas d'ulcères chroniques : on peut employer une mixture de mercure avec le sulfate de quinine, un grain de ce sel, par exemple, et un grain et demi *d'hydrargyrum cum cretâ*, trois fois par jour. Comme application locale, c'est le vin d'opium pur qui convient le mieux; on en applique sur l'œil une fois par jour. On maintient la pupille dilatée à l'aide de la belladone étendue sur les paupières et le sourcil. S'il existe une iritis, on doit saigner le malade et lui administrer le mercure.

SECTION XVI.

OPHTHALMIE ÉRYSIPÉLATEUSE.

Fig. Beer, band I; taf. I, fig. 3.

La conjonctivite érysipélateuse idiopathique est une maladie rare. On la distingue facilement de toutes les autres formes d'inflammation de la conjonctive.

Symptômes. — Elle débute par une légère sensation de tension de l'œil et des parties qui l'avoisinent le plus immédiatement. La conjonctive devient d'une couleur rouge pâle, et se soulève autour de la cornée sous forme de petites vésicules molles d'un rouge jaunâtre. Celles-ci changent d'aspect à chaque mouvement des paupières, et prennent quelquefois assez de développement pour faire saillie au delà du bord libre de ces organes. Dans les mouvements exagérés ou rapides du globe de l'œil ou des paupières, le malade ressent des picotements. Lorsque les paupières sont un peu écartées, les plis formés par la conjonctive tuméfiée donnent au malade un aspect particulier : il semble sans cesse près de pleurer; mais un examen plus attentif et une pression exercée sur la paupière inférieure font découvrir la méprise, d'autant plus facile que dans cette inflammation il s'échappe fréquemment des larmes de l'œil, surtout lors des changements brusques de température. Il existe un peu de photophobie. Il n'y a pas d'autre apparence morbide dans l'œil, et les paupières peuvent même être complétement exemptes de rougeur et de gonflement. A la fin de la période d'acuité, la douleur qui existe dans la totalité de l'œil s'accroît;

le malade est encore porté à comparer ce qu'il éprouve à une pression ou à un tiraillement, surtout lorsqu'il fait mouvoir l'œil ou les paupières. La maladie continue à marcher, la rougeur de la conjonctive augmente; l'injection devient telle qu'on ne découvre plus seulement un réseau vasculaire, mais une rougeur générale, quoique pâle ou quelquefois livide. Cette coloration rouge pâle n'est cependant point uniforme. Elle forme contraste avec des taches de dimensions différentes, d'une couleur rouge vif, qui sont dues à des extravasations de sang dans le tissu cellulaire qui unit la conjonctive à la sclérotique. Le volume des vésicules s'accroît, et leur saillie entre les paupières à demi-ouvertes est encore plus prononcée. Les espaces qui séparent les vésicules sont recouverts d'un mucus ténu, blanchâtre, qui est sécrété en quantité anormale par la conjonctive et les glandes de Méïbomius. L'écoulement des larmes s'est aussi accru. Pendant la nuit, les paupières sont légèrement collées : lorsqu'on les ouvre, la cornée paraît un peu trouble; mais en nettoyant convenablement l'œil, on reconnaît que ce trouble apparent n'est dû qu'à une collection de mucus à sa surface.

Lorsque la maladie diminue, la quantité de mucus redevient normale, la rougeur de la conjonctive disparaît, et les portions de cette membrane qui s'étaient soulevées, sous forme de plis ou de vésicules, s'affaissent et se réappliquent sur la tunique albuginée et la sclérotique. L'écoulement des larmes devient moins fréquent et moins abondant. Les taches de sang extravasé sont les derniers symptômes qui disparaissent. Le manque d'union entre la conjonctive et la sclérotique à ces places persiste pendant longtemps, au point que la conjonctive y forme des rides à chaque mouvement de l'œil. Elle est longtemps à récupérer son élasticité naturelle.

Causes. — Cette maladie reconnaît pour causes les changements brusques de température, les coups légers, les piqûres d'insectes, etc. J'ai vu plus d'une fois l'ophthalmie érysipélateuse produite par l'action du chlore gazeux.

Traitement. — Il n'est pas nécessaire de recourir à une déplétion considérable. Un purgatif et l'usage de quelques diaphorétiques légers constituent ordinairement tout le traitement général. Il est quelquefois bon d'ouvrir les vésicules avec la pointe d'une lancette. Quant au traitement local, on le trouvera indiqué dans l'observation suivante :

Obs. 386. — Mary Macdonald, âgée de 20 ans, entre au *Glasgow Eye Infirmary* le 1er mars 1832. Huit jours auparavant, elle a été prise de frissons suivis de céphalalgie et d'une inflammation érysipélateuse de la conjonctive, sans aucune affection de la peau. Les conjonctives sont d'un rouge pâle, et cette membrane, d'un côté, pend entre les paupières sous forme de petites masses molles. La langue est blanche et la malade est altérée. Elle s'était appliqué des sangsues aux tempes et avait pris une dose de sulfate de magnésie. Elle croyait pouvoir attribuer son affection à ce que ses yeux avaient été exposés à l'action d'émanations provenant d'une solution de chlorure de chaux. On lui prescrit comme collyre un grain de deuto-chlorure de mercure dans huit onces d'eau. — Le 2, le gonflement des conjonctives a diminué et les yeux sont moins gênés. On applique sur la surface enflammée la solution de nitrate d'argent à quatre grains. — Le 6, le gonflement a disparu et la rougeur est beaucoup moindre. On continue la solution et le collyre. — Le 10, on lui prescrit un scrupule de carbonate de fer trois fois par jour. Le 18, elle sort guérie.

SECTION XVII.

OPHTHALMIE RHUMATISMALE.

Syn. — Sclerotitis. Sclerotitis idiopathica.

Fig. Wardrop, Medico-Chirurgical Transactions, vol. X, pl. I.

Nous avons déjà dit plusieurs fois que les influences atmosphériques déterminent fréquemment chez l'adulte trois ophthalmies ; la catarrhale, la rhumatismale, et la catarrho-rhumatismale.

Diagnostic. — Les particularités suivantes feront facilement distinguer l'ophthalmie rhumatismale de la catarrhale :

1. *Siége de la maladie.* — L'ophthalmie catarrhale est une affection de la conjonctive ; la rhumatismale siége dans la tunique albuginée et la sclérotique, et s'étend souvent, jusqu'à un certain point, à l'iris et même à la rétine.

2. *Rougeur.* — La rougeur, dans l'ophthalmie catarrhale, est réticulaire, et les vaisseaux injectés appartiennent évidemment à la conjonctive ; dans l'ophthalmie rhumatismale, la rougeur est surtout rayonnante ou zonulaire (fig. 89, p. 649, et 92 B., p. 650), et située sous la conjonctive, dans le réseau sous-conjonctival profond et sclérotidien. On n'observe jamais de taches de sang extravasé sous la conjonctive dans cette dernière affection, tandis que cela se rencontre fréquemment dans la première.

3. *Nature de l'inflammation.* — L'ophthalmie catarrhale est l'inflammation d'une membrane muqueuse : elle appartient à la classe des flux blennorrhagiques ; il y a augmentation et altération morbides du mucus sécrété. L'ophthalmie rhumatismale attaque les tuniques fibreuses de l'œil et ne s'accompagne d'aucune sécrétion morbide de la surface de cet organe.

4. *Douleur.* — La douleur, dans l'ophthalmie catarrhale, naît à la surface de la conjonctive : le malade la compare à la sensation que produirait une surface inégale, ou la présence de gravier ou de morceaux de verre sous les paupières ; elle ne s'étend point à la tête, et se fait surtout sentir le matin, ou lorsqu'on fait mouvoir les yeux. Dans l'ophthalmie rhumatismale, la douleur est profondément située ; elle ne siége même pas tant dans l'œil qu'autour de l'orbite, sous le sourcil,

à la tempe, à la joue, sur le côté du nez, et enfin elle s'aggrave considérablement depuis le coucher du soleil jusqu'à son lever.

Si l'on me demande : qu'entend-on par ophthalmie *rhumatismale*? je répondrai :

1. Je désigne simplement par cette dénomination l'inflammation de la membrane fibreuse de l'œil (la sclérotique) et des parties voisines de structure analogue, inflammation provoquée par l'action du froid.

2. Je ne considère pas cette ophthalmie comme une inflammation différente *en nature* de l'inflammation ordinaire, par suite de l'existence de ce que l'on a appelé la constitution ou la diathèse rhumatismale. La série de symptômes qu'on observe paraît dépendre, non de la constitution du sujet, mais de la structure et des fonctions de la partie affectée.

3. Les sujets rhumatisants ne sont nullement exempts de cette ophthalmie; mais elle se rencontre fréquemment aussi chez ceux qui n'ont jamais souffert du rhumatisme dans aucune autre partie du corps.

4. Lorsque le rhumatisme abandonne une articulation et attaque le cœur, on dit qu'il y a eu *métastase;* pour moi, je n'ai jamais vu semblable transport de l'inflammation rhumatismale à l'œil. Tous les cas de sclérotite rhumatismale que j'ai observés, tant sur des sujets rhumatisants que sur d'autres, étaient primitifs, jamais métastatiques.

5. J'ai adopté l'expression d'*ophthalmie rhumatismale;* mais celle de *sclérotite idiopathique* serait peut-être plus convenable. Il faut néanmoins reconnaître que cette inflammation de l'œil ressemble au rhumatisme par les causes qui la produisent, la douleur avec exacerbation qui l'accompagne, et le traitement qui lui convient. Si on ne l'a pas généralement reconnue comme rhumatismale, c'est probablement parce qu'elle attaque des tissus qui ne sont recouverts que par une membrane mince et demi-transparente; tandis que les autres siéges du rhumatisme, dérobés aux regards par toute l'épaisseur des téguments, ne prêtent guère qu'à des conjectures et non à une véritable observation.

Degré de fréquence. — L'ophthalmie rhumatismale pure est comparativement rare. Pour un cas de cette espèce, on en rencontre peut-être dix d'ophthalmie catarrhale, et six de l'espèce mixte, appelée catarrho-rhumatismale, dans laquelle la conjonctive et la sclérotique sont toutes deux affectées, et qui offre, par conséquent, combinés, les symptômes des deux ophthalmies. Il est rare que les deux yeux soient pris en même temps d'ophthalmie rhumatismale : lorsqu'il en est ainsi, l'un d'eux est toujours plus fortement atteint que l'autre.

Symptômes locaux. — Les faisceaux vasculaires s'avancent sous forme de rayons vers la cornée, et empiètent même quelquefois un peu sur sa circonférence. Ils sont d'un rouge vif, et entourent assez également la cornée de toutes parts. Bien que ce soient probablement les mêmes vaisseaux rayonnants que ceux que l'on aperçoit dans l'iritis, ils paraissent cependant plus volumineux et plus turgescents, et semblent naître plus évidemment de la surface de la sclérotique. Dans l'iritis, ces vaisseaux ne se remplissent que sympathiquement; ici ils sont affectés idiopathiquement. La conjonctivite qui accompagne cette ophthalmie est légère, et jamais assez prononcée pour masquer l'inflammation radiée de la sclérotique.

2. Il n'y a, en général, aucune tendance au chémosis dans l'ophthalmie rhumatismale pure, et les paupières ne participent point à la maladie et ne sont pas agglutinées au réveil.

3. Cette ophthalmie s'accompagne toujours d'un obscurcissement de la vue, dépendant d'un trouble de la cornée et de la pupille, accompagné d'une légère contraction de cette dernière et de paresse dans les mouvements de l'iris. S'il n'y a qu'un œil atteint, et c'est ce qui a lieu le plus souvent, au moins pendant un certain temps, on s'aperçoit de suite que la pupille de ce côté est plus petite que celle de l'œil sain. La coloration de l'iris change légèrement : il devient verdâtre, par exemple, s'il est naturellement bleu; l'iritis concomitante peut aller jusqu'à déterminer l'épanchement de lymphe plastique dans la pupille. Il est bien entendu, cependant, qu'une iritis intense accompagne rarement l'ophthalmie rhumatismale proprement dite.

4. A part le trouble de la cornée et de la pupille, que l'on peut attribuer à un léger épanchement, je n'ai jamais observé aucun des autres phénomènes de l'inflammation dans la sclérotite idiopathique. Je n'ai jamais vu la maladie se terminer par une des formes de la suppuration ou de l'ulcération, ce qui s'observe très fréquemment dans l'ophthalmie catarrho-rhumatismale.

5. L'accès de la lumière ne paraît pas, en général, faire beaucoup souffrir le malade. Les yeux sont secs et chauds au début; mais au bout d'un certain temps, surtout après que la saignée a un peu apaisé les premiers symptômes, il survient un épiphora considérable.

6. La douleur qui se fait sentir au début est pongitive; elle s'étend du globe de l'œil à l'orbite et aux parties voisines de la tête. Le malade éprouve dans ces parties une sensation de chaleur qu'on peut même percevoir à la main. La chaleur augmente les douleurs d'une façon remarquable, mais la sueur les soulage. Elles occupent souvent le front, la joue et les dents, et s'étendent même parfois jusqu'à la mâchoire inférieure. Elles restent quelquefois exactement bornées à une moitié de la tête. Dans quelques cas, elles sont très intenses sur le côté du nez, à l'intérieur des narines, ou dans l'oreille, mais leur siége principal est le sourcil, puis la tempe et la joue. Assez souvent la douleur est aiguë et pulsative comme dans le phlegmon, surtout lorsqu'elle occupe le globe de l'œil; d'autres fois, particulièrement lorsqu'elle se fait sentir

autour de l'orbite, elle consiste en une sensation de malaise extrême, qui tourmente et fatigue la patience du malade. Elle ne disparaît jamais complétement tant que dure la maladie; mais son intensité varie beaucoup : elle devient forte vers quatre, six ou huit heures du soir, continue pendant la nuit, et acquiert vers minuit son plus haut degré d'intensité; puis elle diminue vers cinq ou six heures du matin. Jusqu'à ce moment, elle empêche complétement le sommeil et occasionne un malaise extrême. Le malade ne manque jamais, en faisant l'histoire de son mal, de parler de la douleur nocturne, et d'indiquer avec le doigt le siége qu'elle occupe au-dessus de l'œil ou au pourtour de l'orbite. Elle occupe plutôt le front, la tempe, la joue, et le côté du nez, que le globe de l'œil. On peut en conclure avec raison que, dans cette maladie, le périoste de l'intérieur et des alentours de l'orbite, et le fascia du muscle temporal, tissus de nature identique à celui de la sclérotique, sont aussi affectés de rhumatisme. Le siége principal de la douleur, toutefois, paraît être une ou plusieurs des six branches du nerf de la cinquième paire, qui, partant de l'orbite, se distribuent à la face. On peut supposer aussi qu'elle est due en grande partie aux sympathies qui existent entre ces nerfs et ceux qui se distribuent à l'intérieur de l'œil, où ils sont couchés le long de la face interne de la sclérotique.

Symptômes généraux. — Cette maladie est accompagnée d'une fièvre symptomatique intense qui s'accroît avec les paroxysmes de douleur nocturne. Le pouls est fréquent et parfois fort, plein et dur; la peau chaude et sèche. Les organes digestifs souffrent, l'appétit est diminué, la langue blanche et chargée, la bouche mauvaise; il survient des nausées : le ventre est généralement resserré, et les excrétions alvines sont morbides.

La marche et l'intensité du mal varient beaucoup suivant les cas. Quelquefois l'attaque est légère et disparaît rapidement, sans laisser dans l'organe de lésion permanente. D'autres fois, au contraire, elle est très sérieuse, et si l'on n'en reconnaît pas la nature, elle détruit promptement la vision. Assez souvent, sans avoir été très grave, l'affection passe à l'état chronique.

Causes excitantes. — Le plus souvent, on reconnaît que l'ophthalmie rhumatismale doit son origine à l'action d'un courant d'air froid sur la tête et la face en état de transpiration. Le malade rapporte presque toujours qu'il a été exposé à quelque influence de cette nature, et que c'est peu de temps après que la douleur et la rougeur se sont montrées. Ainsi, par exemple, il raconte qu'il a dormi la tête exposée à l'air qui pénétrait par la fente d'une muraille, ou par un carreau cassé; qu'il a voyagé la nuit dans une voiture, avec un côté de la tête près d'une vitre brisée; qu'il est sorti brusquement d'un appartement rempli de monde pour aller respirer l'air froid du dehors; qu'il a été exposé au courant d'air qui, dans un théâtre, a lieu de la scène vers la salle; qu'il a conservé sur la tête, pendant qu'il était échauffé, des coiffures mouillées, etc.

Je n'ai point remarqué que cette maladie fût plus commune dans une saison que dans une autre. Elle est cependant plus fréquente lorsque le vent est froid et souffle du nord-est. Elle attaque plutôt les individus d'un âge moyen que les personnes jeunes ou que celles qui sont avancées en âge. Il est probable que les causes qui produisent l'ophthalmie rhumatismale chez les personnes robustes et d'un âge moyen, détermineraient chez un enfant une ophthalmie catarrhale ou scrofuleuse, et chez un vieillard l'ophthalmie catarrho-rhumatismale ou l'ophthalmie arthritique. L'ophthalmie rhumatismale est très sujette à récidiver chez les personnes qui en ont déjà été atteintes.

Pronostic. — Lorsque la maladie est prise à temps, le pronostic est favorable. Si on la laisse marcher, au contraire, la pupille peut s'obturer, et la capsule cristalline antérieure devenir opaque.

Traitement. — *Saignées.* 1. Dans tous les cas d'ophthalmie rhumatismale, il est indispensable de recourir à la saignée du bras, qu'on doit faire suivre le plus souvent d'une application de sangsues au front et à la tempe. Je suis d'un avis opposé à celui de M. Wardrop, qui croit que les malades affectés d'ophthalmie rhumatismale ne supportent pas bien la saignée et n'en éprouvent point de soulagement. Il a même donné comme un des signes diagnostiques de cette affection, le peu d'amélioration que produit la saignée (1). Cela s'écarte complétement de ce que j'ai remarqué et de ce que l'on observe dans les autres affections rhumatismales. Je me suis toujours bien trouvé des saignées générales et locales dans l'ophthalmie rhumatismale, et je suis d'avis qu'il ne faut que très rarement ou même jamais se dispenser d'y avoir recours. Le sang que l'on tire est habituellement très couenneux : la couenne n'est pas d'un jaune foncé comme dans l'hépatite et la syphilis, mais blanchâtre comme dans la pleurésie. La première nuit qui succède à une saignée de quinze à vingt onces, le malade est souvent tellement soulagé, qu'il dort sans l'aide d'aucun autre moyen. J'ai l'habitude d'appliquer, le lendemain de la saignée, une douzaine de sangsues autour de l'œil; mais si le pouls est encore fort et plein, et que la douleur circum-orbitaire n'ait pas diminué, je commence par renouveler la saignée. J'ai quelquefois dû en faire pratiquer cinq ou six avant de voir diminuer notablement la douleur circum-orbitaire, et les autres symptômes aigus.

2. *Calomel et opium.* — J'ai toujours trouvé ce mélange très utile pour enlever la douleur circum-orbitaire et faire disparaître les autres symptômes. On administrera tous les soirs une pilule contenant quatre grains de calomel et un grain d'opium, jusqu'à ce que les gen-

(1) Medico-Chirurgical Transactions, vol. X, p. 13. London, 1815.

cives se prennent; on supprimera alors le calomel et on remplacera l'opium par dix grains de poudre de Dower. Quelquefois on administrera des doses moindres de calomel et d'opium; mais on les répétera plus souvent: ainsi on fera prendre deux grains de calomel et un demi-grain d'opium trois fois par jour. M. Wardrop dit que le mercure administré jusqu'à produire le ptyalisme aggrave les symptômes plutôt qu'il ne les améliore. Ceci ne s'accorde point avec ce que j'ai observé. A la vérité, je ne pousse point le mercure jusqu'à affecter la bouche; mais, quand cela arrive, je n'ai jamais remarqué qu'il en résultât d'inconvénient pour l'état des yeux.

3. *Frictions opiacées.* — Des frictions soigneusement pratiquées sur le front et la tempe avec du laudanum chaud ou de l'extrait de belladone infusé dans du laudanum soulagent beaucoup le malade. On doit les pratiquer une heure environ avant l'arrivée du paroxysme nocturne : il en sera fortement adouci, et même parfois complétement prévenu. Dans les cas chroniques, un mélange à parties égales de teinture de cantharides et de laudanum constitue un liniment utile.

4. *Les vésicatoires* derrière l'oreille et à la tempe, mais, par dessus tout, un large vésicatoire à la nuque seront avantageux.

5. *Belladone.* — Pendant toute la durée de l'ophthalmie rhumatismale, la pupille de l'œil affecté doit être maintenue sous l'influence de la belladone par le moyen de frictions pratiquées matin et soir, mais surtout, au moment du coucher, sur le sourcil et les paupières, avec de l'extrait ramolli, ou du laudanum dans lequel on en a fait dissoudre un gros par once de teinture.

6. *Purgatifs.* — On doit administrer dès le début du traitement un laxatif actif, puis ensuite tous les matins, pour obvier à la constipation occasionnée par l'opium, un lavement laxatif ou une petite dose de sel d'Epsom. Les purgatifs plus actifs ne conviendraient pas alors, car ils provoqueraient l'expulsion du calomel et de l'opium, et les empêcheraient d'exercer leur action favorable.

7. *Sudorifiques.*—Des pédiluves chauds au moment du coucher, des boissons délayantes chaudes prises le soir, jointes aux effets de l'opium, détermineront le plus souvent une diaphorèse suffisante. M. Wardrop recommande la poudre antimoniale, et Beer employait le gaïac, pour exciter la peau dans cette maladie.

8. *Toniques.*—Dans les cas chroniques, et pendant la convalescence, on se trouvera bien de prescrire de petites doses de sulfate de quinine, ou les acides minéraux. Dans les cas anciens qui ont été mal traités, la solution de Fowler, à la dose de huit à douze gouttes trois fois par jour, amène parfois une grande amélioration.

9. *Vin d'opium.* — Les applications faites directement sur l'œil réussissent peu dans cette maladie. Celles qui conviennent le mieux dans les autres ophthalmies sont souvent nuisibles dans celle-ci. La

solution de nitrate d'argent, par exemple, qu'on peut regarder comme spécifique dans l'ophthalmie catarrhale, est positivement nuisible dans la rhumatismale. Cependant, quand la fièvre et tous les autres symptômes douloureux ont disparu, et qu'il ne reste plus guère qu'une rougeur passive, avec faiblesse de l'œil, on se trouve bien de faire tomber dans l'œil, deux ou trois fois par jour, quelques gouttes de vin d'opium dilué, ou de vin d'opium pur, une fois par jour seulement.

Le premier, le second, le troisième et le cinquième de ces remèdes doivent être employés dès le début. Je ne les ai jamais vu échouer dans un cas aigu, quelque grave qu'il fût. Jamais non plus je n'ai observé de lésions permanentes lorsque le traitement que nous venons d'exposer a été mis en usage avec la vigueur nécessaire.

[10. *Acide benzoïque.* — M. White Cooper dit l'avoir employé avec succès, sur le conseil de M. Ure, en poudre, à la dose d'un demi-gramme, trois fois par jour (1). T. W.]

SECTION XVIII.

OPHTHALMIE CATARRHO-RHUMATISMALE.

Syn. — Conjunctivo-sclerotitis.

Fig. London Medical and Physical Journal, April, 1827.

Cette ophthalmie composée est l'une des plus communes ; elle est aussi une des plus douloureuses et des plus dangereuses des maladies oculaires. Chez les personnes âgées principalement, elle entraine fréquemment la diminution de la vision ou même sa destruction complète.

Symptômes. — 1. Comme la conjonctive et la sclérotique sont toutes deux affectées, les symptômes sont plus compliqués et plus variés que ceux de la conjonctivite ou de la sclérotite isolées.

2. La sensation d'inégalités ou de graviers entre les paupières et le globe de l'œil, et la sécrétion d'un mucus puriforme, indiquent suffisamment la part que la conjonctive a dans cette maladie. Celle qu'y prend la sclérotite est indiquée par les accès de douleur nocturne circum-orbitaire.

3. Dans certains cas de cette affection, la conjonctivite est intense et la sclérotite légère ; mais le plus fréquemment c'est l'inverse qu'on observe.

4. Dans cette ophthalmie, la conjonctive et la sclérotique sont attaquées simultanément. Quelquefois il arrive que pendant le cours d'une ophthalmie rhumatismale pure, le malade s'étant de nouveau exposé

[(1) White Cooper. De l'inflammation de la sclérotique. Annales d'Oculistique, t. XXIX, p. 105, 1853.]

au froid, est aussi atteint de conjonctivite catarrhale. Plus rarement on voit l'ophthalmie rhumatismale venir s'ajouter à la catarrhale ; mais dans l'ophthalmie catarrho-rhumatismale, les deux membranes paraissent se prendre à la fois, sous l'influence d'une seule et même cause.

5. La rougeur est évidemment tout à la fois conjonctivale et scléroticale. On aperçoit sous le réseau vasculaire mobile de la conjonctive la zone inflammatoire immobile de la sclérotique. Dans l'ophthalmie catarrhale pure, la sclérotique participe évidemment à l'inflammation, mais il n'existe point de paroxysmes de douleur rhumatismale; la sclérotique est affectée sympathiquement, mais non primitivement. Dans l'ophthalmie rhumatismale pure, la conjonctive rougit aussi, mais en vertu d'une simple sympathie par contiguité avec le tissu qu'elle recouvre, exactement comme la peau rougit au-dessus d'une articulation atteinte de rhumatisme aigu ; mais ni la conjonctive dans l'un de ces cas, ni la peau dans l'autre, ne sont le siége de la maladie primitive. En outre, dans l'ophthalmie rhumatismale pure, la conjonctive n'est le siége d'aucun flux morbide.

6. Le chémosis, ou œdème inflammatoire du tissu cellulaire sous-conjonctival, est un symptôme assez fréquent dans l'ophthalmie catarrho-rhumatismale; lorsqu'il existe, il masque la rougeur de la sclérotique.

7. L'écoulement fourni par la conjonctive dans cette maladie n'est jamais abondant, et il est rarement opaque. Il consiste le plus souvent plutôt dans une augmentation du mucus qui rend les paupières plus humides et plus glissantes que dans un écoulement de pus.

8. Les paupières sont collées le matin par du mucus épaissi et par le produit de la sécrétion méïbomienne. Assez souvent elles sont aussi rouges et gonflées à l'extérieur.

9. Il existe à toutes les périodes de cette ophthalmie une photophobie et un épiphora considérables, surtout dans les cas où le tissu de la cornée est affecté.

10. La douleur conjonctivale, que l'on a comparée à la sensation produite par la présence de graviers entre les paupières et le globe de l'œil, se fait surtout sentir le matin, ou dans les mouvements des paupières. La douleur scléroticale est nocturne, et offre les mêmes périodes de réapparition, d'exacerbation et de rémission que dans l'ophthalmie rhumatismale. Le malade rapporte la douleur conjonctivale à la surface de l'œil, et quelquefois au front, la douleur scléroticale immédiatement au-dessous du sourcil, ou au pourtour de l'orbite.

11. Il se développe fréquemment une ulcération sur la cornée ou un épanchement de pus entre ses lamelles. De toutes les ophthalmies qui surviennent chez l'adulte, il n'y en a point dans laquelle l'ulcération de la cornée ou l'onyx survienne plus fréquemment que dans celle-ci. Si

elle est négligée pendant huit à dix jours, et si surtout le malade est âgé, on rencontre presque toujours l'un ou l'autre de ces symptômes, et assez souvent tous les deux.

12. L'ulcère affecte une disposition particulière, en ce sens qu'il s'étend beaucoup en surface et pénètre rarement profondément dans l'épaisseur de la cornée. Il semble souvent produit par une exfoliation considérable de l'épithélium cornéen. J'en ai vu ainsi une portion détachée et comme soulevée par un liquide. Il est probable que c'est cette disposition que Beer décrit comme une phlycténule ; mais elle est plus étendue et n'est point circulaire et circonscrite comme celle-ci. L'ulcère qui se forme, dans cette ophthalmie, se cicatrise souvent sans laisser d'opacité; la cornée reste seulement inégale, comme si l'on en avait retranché une portion d'un coup de lancette ; les altérations de réfraction qui en résultent rendent naturellement la vision confuse. Si le mal continue à être négligé ou mal traité, l'ulcère cesse d'être superficiel; il creuse plus profondément la substance de la cornée, et se termine au moins par un leucome ; mais la cornée peut aussi céder et permettre à l'humeur aqueuse de s'échapper, ce qui entraîne l'adhérence de l'iris à la cornée.

13. L'onyx ou épanchement de pus entre les lamelles ou dans le tissu cellulaire de la cornée est l'un des symptômes les plus alarmants de cette ophthalmie. Il débute ordinairement par le bord inférieur de la cornée; sa forme est celle de la tache blanche que l'on observe à la racine des ongles, son bord supérieur est convexe. Il s'accroît graduellement, s'élevant, séparant de plus en plus les lamelles entre lesquelles il est épanché, et augmentant beaucoup les souffrances du malade. Il s'élève souvent au point d'envahir plus de la moitié de la cornée. Le pus de l'onyx est très rarement absorbé dans l'ophthalmie catarrho-rhumatismale. La cornée s'ulcère au centre de l'onyx, le pus s'évacue, et trop souvent l'ulcère s'étendant jusqu'à la lame postérieure, l'humeur aqueuse s'échappe ; l'iris se porte en avant et vient se mettre en contact avec la cornée ulcérée. Neuf fois sur dix en pareil cas, il se forme des adhérences, et si la cornée a été détruite dans une grande étendue, il peut en résulter un staphylôme partiel ou total.

14. A mesure que l'onyx marche, la coloration de l'iris s'altère, et il se fait habituellement un épanchement de lymphe plastique dans la pupille, dont les mouvements sont d'abord plus lents; puis elle se trouble, se contracte, et finit parfois par s'oblitérer.

15. L'onyx s'accompagne quelquefois d'un hypopion ou épanchement de pus dans la chambre antérieure, mais l'hypopion peut aussi se rencontrer sans l'onyx. D'autres fois, quoique très rarement, l'onyx s'ouvre dans la chambre antérieure ; il se forme ainsi un faux hypopion, et plus tard la cornée se perfore aussi à l'extérieur.

16. Si la matière de l'onyx s'absorbe heureusement, il reste un

albugo qui persiste pendant un temps considérable, mais qui diminue graduellement et peut finir par disparaître. Si l'onyx donne lieu à la perforation de la cornée, il en résulte un leucome qui ne disparaît jamais complétement. Il ne survient de staphylôme qu'alors que la cornée a été plus ou moins détruite par une ulcération et que l'iris a été compris en partie ou en totalité dans la cicatrice. M. Wardrop a fait remarquer que le staphylôme partiel affecte ordinairement la moitié inférieure de la cornée (1). La raison en est que le staphylôme partiel est habituellement la suite de l'onyx, qui lui même siége, neuf fois sur dix, dans la moitié inférieure de la cornée.

17. Dans l'ophthalmie rhumatismale, le pouls est le plus souvent vif et raide, la langue blanche et la bouche mauvaise. La douleur nocturne prive complétement le malade de sommeil jusqu'au lever du soleil. Il existe quelquefois concurremment une inflammation de la muqueuse des narines et des bronches, qui augmente les symptômes fébriles.

18. Ce sont ordinairement les symptômes rhumatismaux qui cèdent les premiers au traitement; les symptômes catarrhaux persistent quelques jours de plus. J'ai quelquefois observé le contraire, la douleur circum-orbitaire persistant, au moins à un certain degré, après la disparition des symptômes de l'ophthalmie catarrhale.

Causes. — Les causes de l'ophthalmie catarrho-rhumatismale paraissent résider dans les mêmes influences atmosphériques que nous avons indiquées à l'occasion des ophthalmies catarrhales et rhumatismales chez les pauvres. Lorsque l'on remonte à la cause, on trouve le plus souvent que c'est le froid, surtout celui de la nuit, auquel ils ont été exposés par défaut d'habillements ou manque d'abri. Comme toutes les autres affections rhumatismales, elle est plus fréquente par les vents de N.-E.

Beer croyait qu'un courant d'air froid sur l'œil (*eine kalte Zugluft*) produisait l'ophthalmie rhumatismale; et un courant d'air vicié (*ein zersetzer verdorbener Luftkreis*) l'ophthalmie catarrhale. Si cette opinion est exacte, l'ophthalmie catarrho-rhumatismale doit être produite par un courant d'air vicié soufflant avec force sur l'œil, surtout lorsque la tête est couverte de sueur.

Il est extrêmement probable que la matière de l'écoulement qui se produit dans l'ophthalmie catarrho-rhumatismale, appliquée sur la conjonctive d'un œil sain, y déterminera une ophthalmie puro-muqueuse. Il ne saurait y avoir de difficulté à distinguer l'ophthalmie catarrho-rhumatismale de la période de la conjonctivite contagieuse dans laquelle l'inflammation, s'étendant vers les parties profondes de l'œil, provoque sympathiquement la douleur circum-orbitaire.

L'ophthalmie catarrho-rhumatismale s'observe plus fréquemment

(1) Morbid Anatomy of the Eye, vol. I, p. 106. London, 1819.

chez les personnes âgées que chez les jeunes, ou chez celles d'un âge moyen ; je ne l'ai jamais observée chez les enfants.

Traitement. — Le traitement qui convient à cette affection consiste moins dans l'emploi de remèdes nouveaux que dans un usage judicieux des moyens que nous avons déjà mentionnés à l'occasion des ophthalmies catarrhale et rhumatismale.

1. *La saignée générale* paraît aussi indispensable que dans l'ophthalmie rhumatismale simple ; elle amène une diminution tout aussi remarquable des symptômes, de la douleur circum-orbitaire surtout. Suivant la gravité du cas, l'âge et la constitution du malade, on lui tirera du bras de 10 à 30 onces de sang ; on en tirera la même quantité le lendemain, si les symptômes n'ont pas été notablement amendés. Il ne faut pas se laisser détourner de la saignée par l'état d'affaissement et d'abattement dans lequel la douleur, propre à cette affection, plonge les malades. La soustraction du sang, en faisant disparaître la douleur et en permettant le sommeil, rend au malade la force et le courage.

2. *Les sangsues* à la tempe, surtout appliquées immédiatement après la saignée, sont très utiles.

3. Pour peu que le chémosis soit considérable, on doit *scarifier* la conjonctive palpébrale.

4. *Le calomel avec l'opium* produisent ici d'aussi bons effets que dans l'ophthalmie rhumatismale pure.

5. *Des frictions opiacées* doivent être faites sur le front et la tempe une heure environ avant l'accès de douleur circum-orbitaire.

6. *La belladone* servira à maintenir la pupille dilatée.

7. *Des vésicatoires* seront appliqués derrière l'oreille et à la nuque.

8. *Les purgatifs*, tels qu'une dose active de calomel et de jalap, au début, et un doux laxatif le matin, pendant la durée de la maladie, seront avantageux.

9. *Les sudorifiques*, comme l'acétate d'ammoniaque, unis aux boissons délayantes chaudes, les pédiluves chauds, la flanelle sur la peau, sont utiles.

10. *Les toniques*, sulfate de quinine et acides minéraux, seront prescrits au déclin du mal.

11. *Solution de nitrate d'argent.* Dans l'ophthalmie catarrho-rhumatismale, comme dans la catarrhale, la solution de 4 à 10 grains de nitrate d'argent par once d'eau distillée, appliquée une ou deux fois par jour sur la conjonctive, apaise la sensation de graviers et fait disparaître promptement les autres symptômes de la conjonctivite. Toutefois, elle n'exerce aucune action sur la maladie de la sclérotique. Je suis convaincu qu'il serait très dangereux, dans cette ophthalmie, de se fier presque exclusivement à ce seul agent, comme on le fait souvent dans l'ophthalmie catarrhale, et de négliger les moyens de combattre l'inflammation concomitante de la sclérotique.

12. *Vin d'opium.* — Tant que les symptômes catarrhaux de la maladie n'ont pas été enlevés par la solution de nitrate d'argent, le vin d'opium ne fait qu'aggraver le mal. Mais après que les symptômes aigus de la conjonctivite et de la sclérotite ont cédé, il agit aussi favorablement que dans la période chronique de l'ophthalmie rhumatismale.

13. *Le collyre au deuto-chlorure de mercure*, un grain pour huit onces d'eau, servira pour baigner l'œil trois ou quatre fois par jour.

14. On étendra le long du bord libre des paupières, au moment du coucher, un peu *d'onguent au précipité rouge*. Ces deux remèdes sont dirigés contre les symptômes qui existent du côté de la conjonctive.

15. *Paracentèse de la cornée. — Ouverture des abcès de la cornée.* — La ponction de la cornée, près de sa circonférence, dans le but d'évacuer l'humeur aqueuse, est très avantageuse. On peut y recourir lorsqu'il y a ulcère, et même dans le cas d'onyx; mais il faut exécuter cette opération dans un point éloigné de l'ulcère et de l'onyx, sur une partie saine de la cornée.

Quant à ce qui est de l'onyx, mon expérience me porte à recommander de ne point intervenir avec la lancette pour évacuer le pus épanché entre les lamelles de la cornée. Le pus infiltré dans le tissu comme spongieux de cette membrane, ne s'écoule pas, malgré l'incision pratiquée. Dans tous les cas où j'ai eu recours à ce moyen, il en est résulté un staphylôme partiel ou total. Au contraire, lorsque je me suis abstenu de toucher à l'onyx, les choses se sont quelquefois passées beaucoup mieux qu'il n'était permis de s'y attendre. J'attribue cela à la tendance naturelle qu'ont les absorbants à reprendre les dépôts de pus et de lymphe, dès que l'inflammation qui leur a donné naissance a cessé; à la propriété qu'a le calomel de provoquer l'absorption des dépôts lymphatiques de la pupille qui accompagnent presque toujours l'onyx; à l'usage longtemps continué de la belladone, et enfin au travail par lequel la nature prépare graduellement la cornée à laisser échapper le pus et à se cicatriser ensuite, travail que le couteau enfoncé dans l'onyx vient nécessairement entraver. M. Guthrie est d'un autre avis : il conseille d'ouvrir la cornée avec un couteau à cataracte bien affilé, enfoncé au-dessous du bord inférieur de l'abcès interstitiel, et à l'aide duquel on fait une incision verticale qui s'étend à une petite distance au delà de l'abcès. L'ouverture interne faite à la cornée doit être aussi étendue que l'externe, afin que l'humeur aqueuse puisse s'échapper brusquement en même temps que le pus et venir pousser en avant et appliquer l'iris contre l'ouverture. L'opération terminée, on maintient l'œil fermé et bandé, et on le fomente fréquemment avec de l'eau chaude. M. Guthrie affirme qu'au lieu de voir toute la cornée se détruire, on obtient ainsi une cicatrice peu étendue (1).

(1) Medical Times, February 24, 1844, p. 363 ; March 9, 1844, p. 409.

SECTION XIX.

SCLÉROTITE SCROFULEUSE (1).

Syn. — Sclerotico-choroïditis. Sclerotitis attenuans. Cirsophthalmia.

Fig. Beck, taf. VII, fig. 1. Demours, pl. LXIII, fig. 1. Von Ammon, thl. 1, taf. IV, fig. 21. Dalrymple, pl XX. fig. 1, 4 et 6; pl. XXIV.

Si l'on considère la nature grave de la maladie que nous allons décrire, on sera convaincu qu'il est de la plus haute importance de la distinguer de toute autre. Ses symptômes, ainsi que nous allons le voir, sont très différents de ceux des autres ophthalmies; et, bien qu'à la fin la totalité de l'œil soit envahie par une inflammation qui a débuté dans la sclérotique, au début cependant, cette variété de la sclérotite se montre sans aucun signe qui puisse porter à soupçonner qu'elle envahira bientôt la choroïde et l'iris, la cornée et la conjonctive, en un mot tous les tissus de l'œil. Je considère cette variété de la sclérotite comme une maladie primitive et tout à fait distincte. Néanmoins, il ne faut pas perdre de vue qu'elle peut venir s'ajouter aux autres ophthalmies, et tout spécialement à la cornéite et à l'iritis scrofuleuse, et à l'iritis syphilitique et arthritique. Je l'ai quelquefois vue précédée par la conjonctivite aphtheuse.

Elle s'observe le plus fréquemment chez les adultes, et plus souvent chez les femmes que chez les hommes. Si elle ne constitue pas une affection purement scrofuleuse, ceux qui sont d'une constitution scrofuleuse y sont au moins plus disposés que les autres. Je l'ai rarement observée chez les enfants.

Symptômes. — 1. *Rougeur.* — Une ou plusieurs des artères qui se distribuent aux muscles droits paraissent augmentées de volume, et, se portant vers la circonférence de la cornée, se terminent en ce point en donnant naissance à un lacis de petits vaisseaux. Il n'y a presque jamais de rougeur étendue à tout le globe de l'œil, ni beaucoup d'inflammation de la conjonctive. La portion de la sclérotique sous-jacente aux vaisseaux dilatés présente fréquemment une teinte rougeâtre et çà et là un aspect épaissi et charnu. La conjonctive elle-même paraît épaissie. Il est probable que, de ce moment déjà, des adhérences anormales s'établissent entre la sclérotique et la choroïde.

2. *Changement de coloration du blanc de l'œil.* — Si la maladie s'arrête avant qu'il survienne d'autres symptômes que ceux que nous

(1) J'ai donné autrefois à la maladie qui forme le sujet de cette section, le nom de choroïdite. (Glasgow Medical Journal for February 1830, p. 1.) J'ai changé ce nom dans la seconde édition de cet ouvrage, et à cause de la part importante que la sclérotique prend à la maladie, je l'ai appelée sclerotico-choroïdite. Un plus ample examen m'a déterminé à transporter le nom de choroïdite à une autre affection.

venons de mentionner, la portion de sclérotique qui était enflammée conserve souvent son épaississement et prend graduellement une teinte d'un blanc opaque; mais si la maladie continue de marcher, les tuniques externes de l'œil se ramollissent et s'amincissent, de telle sorte que la choroïde laisse voir sa teinte sombre à travers la sclérotique qui, dès lors, paraît bleue ou tirant sur le pourpre. C'est là un des symptômes les plus remarquables, et qui remonte à une période peu avancée de la maladie. On voit confusément la teinte bleue à travers la sclérotique et la conjonctive enflammées; souvent on remarque une portion de la sclérotique épaissie et chargée de vaisseaux dilatés, tandis qu'elle est amincie en d'autres points, de façon à laisser voir la choroïde à travers son tissu. Le changement de coloration diffère beaucoup suivant l'intensité et la durée de l'attaque : au début, on ne le reconnaît qu'en comparant les deux yeux entre eux; quand le mal a duré longtemps, la coloration est d'un bleu foncé. Le siége le plus fréquent de cette coloration anormale est un espace situé à un huitième de pouce de la cornée, n'occupant généralement qu'une portion de la circonférence de l'œil, mais arrivant quelquefois aussi à entourer complétement la cornée. Elle est étroite au début, mais elle s'élargit ensuite, en se portant en avant du côté de la cornée et en s'étendant en arrière sur la sclérotique.

3. *Staphylôme sclérotico-choroïdien.* — La partie qui, pendant un certain temps, n'a offert qu'un changement de coloration, commence à faire saillie. La sclérotique et la choroïde ayant ordinairement contracté une adhérence anormale, ramollies par suite du travail d'inflammation dont elles ont été le siége, perdent leur résistance. Atrophiées et amincies, et ne pouvant plus maintenir les humeurs de l'œil, elles cèdent et font saillie. Comme la rougeur et l'amincissement de la sclérotique, qui en est la conséquence, n'occupent ordinairement qu'un seul côté de l'œil, il en est de même de la saillie dont nous parlons. Cette saillie se montre généralement près de la cornée, comme si le corps ciliaire était le siége de la maladie; elle se voit plus fréquemment en haut et au côté temporal de la cornée qu'en bas ou à son côté nasal. Quelquefois il n'existe qu'une seule tumeur, qui peut acquérir la dimension d'une noisette; d'autres fois on aperçoit autour de la cornée un cercle presque complet (fig. 95), ou de nombreuses tumeurs, de dimensions variables, entourant étroitement la cornée; tandis que, dans une troisième série de cas, la totalité de l'œil est augmentée de volume et la sclérotique amincie dans toute son étendue. On a donné aux tumeurs formées par les saillies de la choroïde les noms

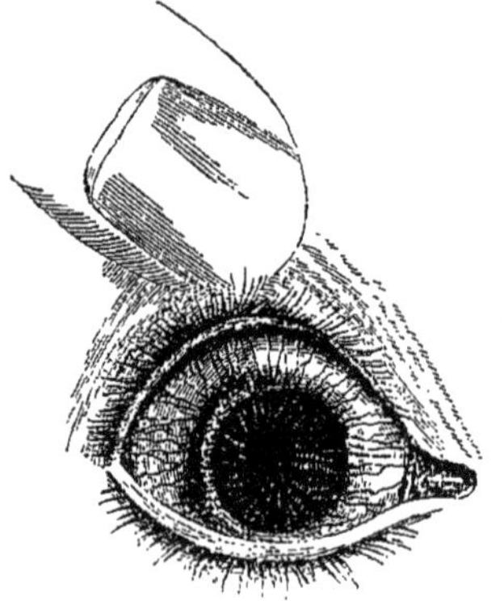

Fig. 95.

de *cirsophthalmia, varicositas oculi, hernia choroïdeæ, staphyloma corporis ciliaris*, et *staphyloma scleroticæ*. On voit généralement de nombreux vaisseaux variqueux se ramifier sur elles.

La partie antérieure de l'œil n'est cependant pas le seul point qu'occupe le staphylôme de la sclérotique et de la choroïde. Scarpa (1) rapporte qu'il n'a jamais observé sur la partie antérieure de la sclérotique aucune tumeur ou élévation qui ressemblât à un staphylôme, mais qu'il a rencontré deux fois sur le cadavre un staphylôme de l'hémisphère postérieure de la sclérotique. La première fois, c'était sur l'œil d'une femme de 40 ans, où cet organe présentait une forme ovale et était plus volumineux que celui du côté opposé, qui était sain. Sur l'hémisphère postérieure de l'œil malade, et au côté externe ou temporal de l'entrée du nerf optique, la sclérotique s'élevait sous la forme d'une tumeur oblongue, semblable à une petite noix. Comme la cornée était saine et pellucide, et que les humeurs avaient conservé leur transparence, on apercevait au fond de l'œil, lorsque l'on regardait par la pupille, un éclat inusité, dû à ce que la lumière traversait la sclérotique mince et transparente dans le lieu occupé par le staphylôme. Lorsque l'on ouvrit l'œil, l'humeur vitrée fut trouvée complétement désorganisée et convertie en un fluide limpide comme de l'eau; le cristallin était un peu jaunâtre, mais pas opaque. Après avoir plongé l'hémisphère postérieure de l'œil dans de l'esprit-de-vin auquel on avait ajouté quelques gouttes d'acide nitrique, afin de donner à la rétine de la consistance et de l'opacité, on reconnut distinctement que la rétine n'envoyait pas d'expansion nerveuse à l'intérieur de la cavité du staphylôme, que la choroïde était très mince sur ce point et dépouillée de sa coloration normale, ainsi que de son réseau vasculaire; et que, surtout au sommet du staphylôme, elle était si amincie qu'elle égalait à peine l'épaisseur d'une feuille de papier à lettre. La femme de qui provenait cet œil avait perdu la faculté de voir de ce côté, quelques années auparavant, pendant le cours d'une ophthalmie opiniâtre qui s'était accompagnée d'une violente céphalalgie.

Scarpa eut l'occasion de renouveler ses observations sur un œil qu'il rencontra par hasard avec Monteggia. Il provenait d'une femme agée de 35 ans, était de forme ovale et plus long d'avant en arrière que son congénère. Le staphylôme occupait exactement la même situation que dans l'autre cas. L'humeur vitrée était diffluente; la capsule du cristallin distendue par un fluide ténu, blanchâtre; le cristallin jaunâtre et un peu diminué de volume; la rétine manquait à l'intérieur du staphylôme; la choroïde et la sclérotique qui constituaient la tumeur étaient si amincies, qu'elles laissaient passer la lumière. On ne put rien apprendre de certain sur l'état de la vision chez cette femme.

(1) Trattato delle principali Malattie degli Occhi, vol. II, p. 146. Pavia, 1816. Consultez sur le staphyloma posticum : Ammon's Zeitschrift für die Ophthalmologie, vol. II, p. 247; Dresden, 1832.

[Nous ajouterons aux observations de Scarpa deux cas de staphylôme postérieur représentés par Von Ammon. L'un, petit et au début, était tapissé par la choroïde et la rétine (pl. 7, fig. 14 et 15); dans l'autre, plus volumineux, la tunique distendue s'était déchirée; la rétine était partiellement affaissée par suite de la présence d'un fluide épanché entre elle et la choroïde, et le cristallin s'était porté en arrière vers le milieu de l'œil. (Tab. 7, fig. 7.) Enfin il nous a été donné d'en disséquer un cas qui nous a été fourni par M. Lanthier, interne au Grand Hospice de Bruxelles :

Obs. 387. — Une femme, âgée de 75 ans, morte le 22 octobre 1855, à la suite d'une attaque d'apoplexie, avait déjà eu auparavant une semblable attaque: elle était depuis longtemps aux Incurables comme aveugle. M. Lanthier ne l'examina que lors de sa dernière attaque qui fut promptement mortelle. A cette époque, les yeux n'étaient nullement saillants; mais il y avait un strabisme convergent que l'on avait considéré comme un symptôme d'apoplexie. L'œil qui nous est apporté a une forme ovalaire, oblongue; son diamètre antéro-postérieur l'emporte de beaucoup sur tous les autres; la cornée, le tiers antérieur de la sclérotique et l'iris sont sains; on aperçoit à travers la pupille le cristallin opaque. Les deux tiers postérieurs de la sclérotique présentent, au contraire, un amincissement considérable, ils offrent une teinte légèrement bleuâtre, et lorsqu'on place l'œil de façon à le faire traverser par la lumière, on constate qu'il a de la transparence comme une hydrocèle, mais d'une façon beaucoup plus marquée. L'organe est mou, et la pression le fait facilement changer de forme: quand il est abandonné à lui-même, on voit un sillon correspondre à l'emplacement de chacun des muscles droits, tandis qu'il existe une saillie dans les points correspondants à leurs intervalles. L'amincissement part en avant du lieu où les tendons s'unissent intimement à la sclérotique, et se porte en arrière jusqu'à l'entrée du nerf optique. Une petite incision est pratiquée avec précaution à la sclérotique pour examiner les parties internes de l'organe; celle-ci ouverte, il s'en échappe une quantité considérable d'un liquide parfaitement incolore et semblable à de l'eau distillée, et l'œil s'affaisse complétement. Il ne reste pas la moindre trace du corps vitré; la partie antérieure de la choroïde, les procès ciliaires et l'iris ont conservé leur apparence normale; le cristallin est complétement opaque, mais sa capsule est transparente. Les deux tiers postérieurs de la choroïde sont si amincis qu'ils ressemblent à une mince toile d'araignée; cette membrane ne doit presque plus contenir de pigment, car elle n'offre qu'une légère coloration d'un brun clair; examinée au microscope, on voit en effet qu'elle est formée par de minces filaments entrecroisés, assez semblables à ceux du tissu cellulaire, si ce n'est qu'ils n'offrent point la même réaction avec l'acide acétique. Il n'y a presque plus de grains de pigment; çà et là quelques cellules épithéliales propres à cette région en contiennent encore un peu. Mais ce qui nous étonne davantage, c'est que cette membrane si éminemment vasculaire présente à peine traces de vaisseaux sanguins; de grands espaces en sont complétement dépourvus. La rétine est moins altérée, elle est reconnaissable partout; nous ne pouvons dire si elle était ou non appliquée sur la choroïde: le liquide s'est écoulé si rapidement et les membranes de l'œil se sont alors affaissées de telle sorte qu'on ne pouvait voir où la collection était logée. La partie postérieure de la rétine paraît, même à l'œil nu, plus mince que l'antérieure; examinée au microscope, on constate que dans la partie antérieure toutes les couches de la rétine sont parfaitement visibles; celle des bâtonnets et des bulbes, contrairement à ce qui arrive lorsque l'examen a lieu aussi longtemps après la mort, est bien distincte; dans la portion amincie on ne voit au microscope que les vaisseaux sanguins qui sont nombreux, les fibres grises, expansion du nerf optique, et la couche granuleuse. Les autres éléments, et notamment les bâtonnets et les bulbes, manquent complétement, ce qui forme contraste avec les préparations provenant de la portion antérieure. Malgré l'amincissement d'une portion de la rétine, la consistance générale de cette membrane n'était point diminuée; elle paraissait au contraire augmentée. Le second œil, examiné par M. Lanthier, offrait la même altération de forme, le même amincissement des deux tiers postérieurs de la sclérotique; seulement, celle-ci avait une teinte bleue foncée et n'était point transparente: incisée avec précaution, on trouve entre elle et la choroïde un dépôt de sang en partie liquide, en partie caillebotté. En continuant la dissection, une petite déchirure se fait à la choroïde, et à l'instant il s'écoule une grande quantité d'un liquide clair comme de l'eau de roche, et les membranes de l'œil s'affaissent de telle sorte qu'on ne saurait indiquer le siége exact de cette collection de fluide. Au reste, la choroïde et la rétine offrent les mêmes altérations que ci-dessus; toute trace de corps vitré manque, et le cristallin est également opaque. Rien, répète M. Lanthier, ne lui avait fait soupçonner pendant la vie cette déformation si marquée de l'œil; ni l'un ni l'autre de ces organes ne présentait d'autre déplacement que le strabisme. T. W.]

4. *Épanchements de fluides aqueux à l'intérieur du globe de l'œil.* — Il n'est pas douteux que les vaisseaux de la choroïde ne soient souvent fortement augmentés de volume dans cette maladie. Toutefois, la distension subie par la choroïde et la sclérotique est rarement due à un épaississement de la première de ces membranes, ou à quelque dilatation variqueuse de ses vaisseaux; mais elle est souvent en rapport avec un épanchement de fluide aqueux à l'intérieur de l'œil. J'ai déjà dit qu'il s'établit vraisemblablement au début de la maladie quelque adhérence contre nature entre la sclérotique et la choroïde. En extirpant des staphylômes de ces tuniques, je les ai trouvées étroitement adhérentes entre elles, et je crois que c'est ce qui arrive le plus généralement. Il a été aussi démontré par la dissection (1) que, dans le staphylôme de la sclérotique, il existe parfois entre celle-ci et la choroïde un fluide aqueux qui refoule la première de ces membranes en dehors et la seconde en dedans. Il y a aussi de bonnes raisons de croire qu'il se forme parfois un semblable épanchement entre la choroïde et la rétine. Si le liquide qui se rassemble en ce lieu n'est pas évacué par la ponction du staphylôme, il peut s'accumuler au point de détruire l'humeur vitrée par l'absorption que détermine la compression continue, et refouler la rétine en la rassemblant sur elle-même, de façon à ce qu'elle constitue une espèce de corde, comme cela se voit parfois dans certains cas d'ophthalmie arthritique ou d'ophthalmie syphilitique mal traités. Un troisième point où peut se faire l'épanchement, c'est entre la rétine et l'hyaloïde. Il se fait peut-être tout aussi souvent dans l'hyaloïde que partout ailleurs; en pareil cas, le corps vitré est dissous et toute trace de sa structure a disparu.

5. *Déplacement de la pupille.* — Bien que, dans cette maladie, l'iris soit rarement affecté d'inflammation, la pupille, dans plusieurs des cas que j'ai observés, avait subi un déplacement remarquable. L'iris est toujours rétréci vers le point de la sclérotique qui est affecté, et quelquefois la pupille s'est tellement éloignée de sa situation normale, qu'elle se trouve presque directement derrière la circonférence de la cornée. C'est en haut, puis en haut et en dehors que la pupille se déplace le plus fréquemment. Elle reste tantôt petite et mobile, d'au-

(1) Von Ammon. Op. cit.; vol. II, p. 252 ; vol. V, p. 364. Heidelberg, 1836.

tres fois, immobile, mais non dilatée ; dans les cas très graves, elle est fortement agrandie, l'iris ayant entièrement disparu vers le point de la circonférence du côté duquel le déplacement de la pupille s'est effectué.

Le déplacement si remarquable de la pupille, qui se voit dans la sclérotite scrofuleuse, est probablement dû à quelque affection des nerfs ciliaires ou iriens, qui, se portant en avant entre la choroïde et la sclérotique, traversent le cercle ou muscle ciliaire et finissent par atteindre l'iris. Beer avait remarqué que le déplacement de la pupille accompagne l'iritis syphilitique. On sait que ce phénomène n'est point spécial à cette affection ; je l'ai observé dans d'autres variétés d'iritis. On ne l'a jamais attribué à une affection de la choroïde, et on n'en a jamais expliqué la cause. La pupille ne reprend point sa place, même lorsque les autres symptômes sont enrayés.

Quelquefois, dans la sclérotite scrofuleuse, on voit l'iris, de couleur ardoisée, faire saillie vers la cornée, tandis que la pupille, plus ou moins remplie de lymphe plastique, adhère par sa circonférence à la capsule du cristallin. Ces changements annoncent l'existence antérieure d'une iritis ; ils se compliquent souvent de cataracte.

6. *L'opacité de la cornée* accompagne souvent, mais pas toujours, la sclérotite scrofuleuse; elle peut survenir au début de la maladie, en même temps que l'épaississement et l'opacité de la sclérotique, mais généralement elle se montre plus tard. C'est le bord de la cornée le plus voisin de la portion de sclérotique malade, qui commence à devenir opaque : cette opacité ressemble à une portion d'arc sénile étendu, ou à un empiétement de la sclérotique sur la cornée, le reste de cette membrane conservant une transparence parfaite. D'autres fois, on aperçoit des taches blanches assez étendues, mais très irrégulières, qui semblent plutôt dues à une interruption de la nutrition qu'à une inflammation. Dans quelques cas, j'ai vu la cornée plus petite que de coutume; mais le plus souvent, à mesure que la maladie marche, elle devient non-seulement presque complètement opaque, mais, partageant la dégénérescence staphylomateuse des tuniques voisines, elle subit un degré de dilatation tel, qu'elle devient considérablement plus large et plus saillante qu'à l'état normal, et qu'on peut à peine la distinguer d'avec la sclérotique amincie. (Fig. 96.) Dans cet état de la cornée, son épithélium est sujet à s'épaissir et à se détacher de la lame élastique antérieure, de façon à occasionner au malade la sensation de la présence d'un corps étranger dans l'œil. Les

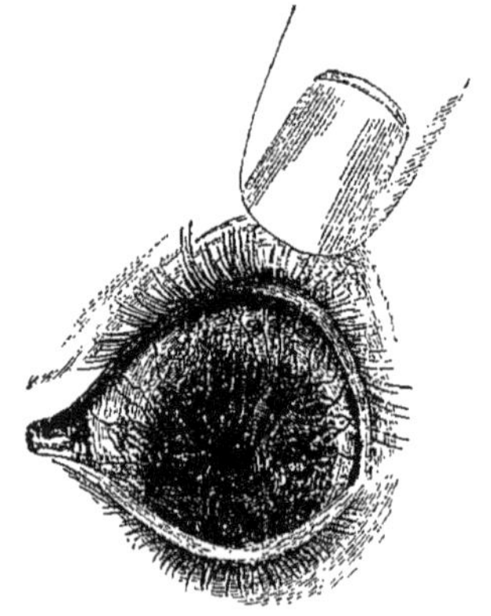
Fig. 96.

changements survenus dans la cornée, indépendamment de ceux de l'intérieur de l'œil, rendent la vision presque nulle ou l'empêchent complétement.

Les figures 95 et 96 représentent les yeux d'une jeune femme, malade du *Glasgow Eye Infirmary*. A droite, il existait un staphylôme de la sclérotique et de la choroïde, correspondant à la moitié temporale de la cornée; à gauche, tout l'œil, y compris la cornée, participait à la dégénérescence staphylomateuse.

7. *Exophthalmos et exophthalmie.* — La sclérotite peut déterminer une telle augmentation du volume de l'œil, que cet organe vienne faire une saillie considérable hors de l'orbite. Au bout d'un certain temps, l'œil, à l'état d'exophthalmos, imparfaitement protégé par les paupières, et continuellement irrité par l'épithélium soulevé de la cornée, par le froid ou quelque lésion mécanique, est sujet à devenir le siége d'une inflammation externe. On calme les accidents au moyen d'une ponction pratiquée à travers la sclérotique ou la cornée; mais si l'on néglige ce moyen, l'inflammation acquiert un haut degré d'intensité, la conjonctive forme un chémosis, du pus se dépose derrière la cornée ou entre ses lamelles; l'œil peut éclater, revêtir l'aspect fongueux, saigner abondamment, occasionner une difformité très considérable et douloureuse, et exiger l'extirpation, bien qu'il ne soit le siége d'aucune dégénérescence maligne.

8. La *photophobie* et *l'épiphora* sont en général très marqués dans cette maladie.

9. *Douleur.* — Ce symptôme est très variable suivant les individus. Lorsqu'il n'existe pas encore de tumeur, la douleur est généralement modérée; mais elle est parfois considérable et sus-orbitaire. Lorsque la sclérotique est fortement distendue, et surtout lorsque cette distension survient brusquement, et s'accompagne d'un accroissement considérable de la rougeur, la douleur de l'œil devient intense, et quelquefois atroce. Il se développe une hémicrânie qui affecte surtout le sommet de la tête et la portion la plus élevée de la tempe et de la joue, ne siége pas régulièrement au pourtour de l'orbite, et n'est point nettement nocturne. Le malade accuse de la stupeur et des vertiges lorsqu'il se baisse ou se tourne brusquement, ou lorsqu'il passe tout à coup de la lumière à l'obscurité, et *vice versâ*.

10. La *vision*, dans la sclérotite scrofuleuse, est affectée de diverses façons. Quelquefois son obscurcissement est le premier symptôme qui se manifeste. Le malade se plaint en général de photophobie, d'éblouissements, et assez souvent de vision irisée. Il a de l'hémiopie; tous les objets situés de l'un ou l'autre côté d'une ligne verticale, ou au-dessus et au-dessous d'une ligne horizontale, apparaissent obscurs; tous les objets sont vus confusément ou paraissent doubles, même vus d'un seul œil. Tous ces symptômes fatiguent assez souvent le malade longtemps avant

que la rougeur de l'œil ou sa teinte bleue n'attire l'attention. Si la maladie marche, on voit quelquefois survenir la cécité complète, même lorsque l'œil ne paraît que partiellement affecté, tandis que d'autres fois l'organe a évidemment augmenté de volume et changé de couleur, quoique la vision soit remarquablement bien conservée.

Périodes de la maladie.—D'après la description que nous venons de donner des symptômes, le lecteur a dû s'apercevoir que cette maladie présente trois périodes. Dans la *première*, la sclérotique est enflammée, épaissie et opaque ; dans la *seconde*, elle est amincie et laisse voir la teinte de la choroïde; dans la *troisième*, ces tuniques font hernie et l'hydrophthalmie se produit.

Symptômes généraux. — 1. La fièvre s'observe à divers degrés dans la sclérotite scrofuleuse. Au début, avant que la distension n'amène la douleur, le pouls n'est point influencé. Lorsque le malade a beaucoup souffert, il tombe assez souvent dans un état cachectique; le pouls devient vif, le teint pâle et maladif ; il y a une grande irritabilité nerveuse et une faiblesse générale prononcée. Le malade répugne aux exercices actifs; il se plaint de froid aux extrémités, et la circulation cutanée s'exerce évidemment chez lui d'une manière insuffisante.

2. Les organes digestifs sont fréquemment fort dérangés, même au début. L'inappétence, des acidités fréquentes de l'estomac, la constipation, des flatulences, la langue chargée, sont des symptômes qui accompagnent souvent cette maladie.

Causes éloignées et causes prochaines. — J'ai été conduit à assigner au début de l'inflammation scrofuleuse de la sclérotique les causes suivantes :

1. Le manque d'exercice ; l'habitude de rester enfermé chez soi.

2. Le dérangement des fonctions de l'estomac et des intestins.

3. L'usage abusif de la vue appliquée à la lecture, aux travaux à l'aiguille, à la peinture en miniature, etc.

4. L'exposition à une chaleur ou à une lumière trop intenses, et surtout à la lueur d'un feu ardent, suivie d'un brusque passage du chaud au froid.

5. Les plaies pénétrantes et les coups sur l'œil, les chutes sur la tête, et d'autres lésions traumatiques.

6. Les affections qui exercent sur l'esprit une action déprimante ; et, chez les femmes, le peu d'abondance et de régularité de la menstruation.

Pronostic. — La guérison est toujours lente. Si la maladie a duré un certain temps, elle ne disparaît presque jamais complétement. Il en reste toujours des traces permanentes, alors même que sa marche a été complétement arrêtée. Dans beaucoup de cas, on doit s'estimer heureux lorsque l'on parvient à enrayer le mal. Il arrive cependant quelquefois que la guérison survienne hors de toute espérance. Je fus appelé à donner des soins à un gentleman qui, plusieurs années auparavant, avait eu l'œil gauche mis hors de service par suite de cette affection dont l'œil droit était actuellement affecté. Les deux pupilles avaient subi un grand déplacement; les artères qu'on voyait sur l'œil droit étaient fort dilatées, et la sclérotique considérablement amincie par places. L'œil gauche était augmenté de volume, d'une teinte bleue assez foncée; une grande partie de la cornée était opaque. La saignée, les révulsifs, et les autres remèdes arrêtèrent la maladie dans l'œil droit, et, contre toute attente, l'œil gauche s'améliora au point que le malade put encore s'en servir pour lire un caractère ordinaire. De nombreuses rechutes finirent par détruire complétement la vue des deux côtés dans un espace de vingt ans.

Traitement. — 1. La *saignée*, dans la première période de la maladie, fait plus de bien que tous les autres remèdes réunis. Néanmoins, on peut ne pas être porté à y recourir alors, parce qu'il n'existe souvent aucun signe extérieur d'inflammation intense et que le malade n'éprouve point de douleur aiguë. C'est pourquoi le praticien qui n'est point au courant de la nature et des symptômes de cette ophthalmie, est disposé à perdre un temps précieux en se bornant à l'application de quelques sangsues, tandis qu'il devrait ouvrir l'artère temporale et tirer une grande quantité de sang. J'ai vu la teinte bleue et la distension manifeste de la sclérotique, qui, malgré les sangsues, avait persisté sans amélioration pendant plusieurs semaines, disparaître brusquement et complétement à la suite d'une évacuation de vingt à trente onces de sang tirées de l'artère temporale. La saignée de la jugulaire et du bras est aussi fort utile. J'ai vu une application de vingt-quatre sangsues et plus, faite tous les deux jours autour de l'œil, produire les meilleurs effets.

Dans les cas chroniques, il ne faut pas négliger l'usage répété d'abondantes applications de sangsues. Dans les attaques fréquentes, et souvent intenses, de douleur, qui surviennent dans l'état chronique, si le pouls n'est pas affecté, le sang tiré du bras n'est point couenneux, et la saignée produit peu de bien.

2. Les *purgatifs* sont indispensables. L'état de dérangement de l'appareil sécréteur de la bile et des autres organes digestifs indique l'emploi du calomel comme cholagogue, suivi de quelques sels neutres avec le séné, ou de tout autre purgatif actif. On réitérera fréquemment l'usage de ces agents pendant le cours du traitement. Dans quelques cas, les emménagogues sont particulièrement indiqués.

3. *Bains de vapeur.* — On doit recourir à tous les moyens propres à régulariser la circulation, se garder du froid aux pieds, et provoquer la perspiration cutanée. Un des remèdes les plus utiles pour obtenir ces résultats est le bain de vapeur pris de jour à autre.

4. *Mercure.* — On est naturellement conduit à proposer le mercure

dans cette maladie, à cause des heureux effets qu'on en obtient dans l'iritis. Dans quelques cas rares, il a produit des avantages réels. La forme sous laquelle il m'a paru le plus utile est la *blue pill* combinée avec l'aloès. Cette combinaison purge d'abord assez vivement, mais bientôt elle attaque les gencives. Après tout, cependant, je dois avouer que j'en ai rarement obtenu des effets bien avantageux, soit en lui faisant affecter la bouche, soit en l'employant à petites doses longtemps continuées. J'ai employé ce médicament en frictions autour de l'orbite, et sous diverses formes à l'intérieur, et, dans la plupart des cas, il ne m'a paru produire aucun effet favorable.

5. L'*iodure de potassium*, qui possède une action marquée sur les affections des membranes fibreuses, doit être utile. Je l'ai vu réussir dans la première et la seconde périodes de la maladie.

6. *Toniques.* — Après un emploi suffisant des déplétifs, j'ai vu retirer des avantages marqués de l'emploi du carbonate de fer et du sulfate de quinine, qu'on peut administrer réunis ou isolés.

7. *Acide arsénieux.* — *Arséniate de potasse.* — Sous l'influence de ces préparations, j'ai eu nombre de fois la satisfaction de voir les vaisseaux variqueux se contracter, l'altération de couleur et la saillie de la sclérotique diminuer, et la vue ainsi que la santé du malade s'améliorer. J'ai ordinairement commencé par un trente-deuxième de grain en pilules, trois fois par jour.

8. Les *révulsifs* sont positivement utiles. Une éruption entre les épaules, provoquée par la pommade émétisée, est peut-être celui qui convient le mieux.

9. La *belladone*, sous forme d'extrait, appliquée sur les paupières comme à l'ordinaire, ou une solution de *sulfate d'atropine* dont on fait tomber quelques gouttes dans l'œil, rendent des services.

10. *Paracentèse de l'œil.* — La ponction de la sclérotique et de la choroïde, dans le but d'évacuer le liquide rassemblé dans l'œil, est un moyen qui a beaucoup d'importance dans le traitement de cette maladie. On ne doit point y avoir recours dans la période d'acuité; du moins, je n'ai osé y recourir que dans les cas chroniques et lorsqu'il y avait un commencement évident de staphylôme de la choroïde. L'opération se pratique avec un couteau à extraction, ou avec une large aiguille à cataracte, qu'on enfonce, non dans la direction du cristallin qu'on s'exposerait à rendre opaque, mais vers le centre de l'humeur vitrée. L'instrument n'a pas besoin de pénétrer à plus d'un huitième de pouce de profondeur. Il s'écoule ordinairement un peu de sang avec le fluide aqueux, d'une consistance légèrement glutineuse, qui s'échappe de l'ouverture. Cette opération, bien qu'elle soit quelquefois suivie d'une douleur très vive et d'un trouble général marqué, diminue ordinairement d'une manière très notable la sensation de compression à l'intérieur de l'œil et la céphalalgie qui l'accompagne.

On peut la répéter tous les huit jours, ou à de plus longs intervalles, suivant l'état de l'œil (1).

Lorsque la cornée est fortement distendue et son épithélium détaché, il faut la ponctionner de temps en temps pour évacuer l'humeur aqueuse.

11. *Stimulants.* — Bien que les applications locales ne soient pas d'une grande valeur dans la sclérotite scrofuleuse, j'ai vu résulter de bons effets de l'emploi, dans sa première période, du collyre au deutochlorure de mercure et de la solution de nitrate d'argent.

12. *Extirpation partielle ou totale de l'œil.* — Le staphylôme de la choroïde, par suite de son volume et de sa saillie, peut nécessiter l'extirpation de la tumeur qui le constitue, avec conservation du reste de l'œil. La couleur noirâtre de l'organe peut donner le change sur la présence de la mélanose ou d'une autre production maligne. S'il s'agit d'un staphylôme de la choroïde, il suffit d'une simple ponction de l'œil pour éclaircir le diagnostic. Dans un cas où la totalité du globe de l'œil avait tellement augmenté de volume, qu'il ne pouvait plus qu'avec difficulté être recouvert par les paupières, je passai une ligature de son côté nasal à son côté temporal. Il s'échappa immédiatement une grande quantité de fluide aqueux; les enveloppes de l'œil devinrent flasques, et je pus aisément retrancher d'un coup de ciseaux la moitié antérieure de l'œil. D'autres fois, j'ai enlevé une portion latérale et jusqu'à la moitié de l'œil dilaté. Quelque général que soit le staphylôme et quelque saillie qu'il forme, il exige rarement l'extirpation totale du globe de l'œil.

SECTION XX.

CORNÉITE.

Syn. — Keratitis.

Bien qu'à l'état de développement complet et de parfaite intégrité, la cornée soit dépourvue de vaisseaux, elle n'en est pas moins susceptible d'inflammations fréquentes et intenses. Sa lame élastique antérieure et son épithélium, son tissu propre ou lamellé, la membrane qui la tapisse en arrière, peuvent toutes éprouver des altérations inflammatoires. Lorsqu'une cause capable d'exciter l'inflammation agit spécialement sur la cornée, elle détermine une congestion dans cette membrane et dans la sclérotique qui l'environne, ainsi que dans le réseau anastomotique qui l'entoure et qui est constitué par les vaisseaux sanguins de ces deux tuniques. En même temps une exsudation

(1) Maitland. Edinburgh Medical and Surgical Journal, vol. XXIII, p. 59. Edinburgh, 1825. Lechla, Ammon's Zeitschrift für die Ophthalmologie, vol. II, p. 336. Dresden, 1832.

occupant le plus souvent les lamelles extérieures, parfois le tissu propre ou la membrane interne de la cornée, vient en troubler la transparence. Plus tard, des vaisseaux sanguins se développent dans la matière exsudée, et la cornée devient rouge. Si la maladie continue, il peut survenir d'autres changements, tels que la suppuration, l'ulcération et même la gangrène (1).

Les blessures, telles que celles dont nous avons déjà parlé (p. 326, 378), sont une cause très fréquente d'inflammation de la cornée, et les plus graves sont souvent suivies de la suppuration et de la désorganisation complète de son tissu. Ce résultat est aussi, malheureusement, une suite trop fréquente de l'incision pratiquée à la cornée dans l'opération de la cataracte par extraction (2).

[(1) M. Broca, agrégé de la Faculté de médecine de Paris, professe une opinion diamétralement opposée. Nous donnons ci-après les conclusions d'un travail présenté par lui, à ce sujet, à la Société Anatomique de Paris (Bulletin, décembre 1855.) :

1° L'inflammation débutant toujours par les vaisseaux capillaires, les tissus sans vaisseaux, tels que la capsule, le cristallin, le corps vitré, la cornée, ne peuvent pas plus s'enflammer que les cartilages, les poils, les dents et les ongles;

2° La cornée ne renferme, à l'état normal, aucune trace de vaisseaux. Les prétendus vaisseaux séreux n'existent pas;

3° La vascularisation accidentelle de la cornée n'est due ni à la dilatation de vaisseaux anciens, jusqu'alors invisibles, ni à la formation de vaisseaux nouveaux. Elle est due simplement à l'extension des vaisseaux environnants;

4° Dans les maladies de la cornée, la vascularisation n'est jamais qu'un phénomène d'importance secondaire; elle est la conséquence et non la cause d'un état morbide qui, dès lors, ne saurait être pris pour une inflammation et traité comme telle;

5° La plupart des maladies de la cornée, même de celles qu'on désigne sous le nom inexact de kératites, parcourent toutes leurs périodes sans que la cornée devienne vasculaire et sans qu'on puisse, par conséquent, les rattacher à l'état inflammatoire;

6° Il est douteux que les collections désignées sous le nom d'abcès de la cornée, renferment du pus véritable. En tous cas, elles ne peuvent être considérées comme étant la conséquence de l'inflammation. Il en est de même des taies et des ulcères de la cornée;

7° La cicatrisation des plaies de la cornée s'effectue sans l'intervention directe des vaisseaux. Ceux-ci, lorsqu'ils se montrent, ce qui est exceptionnel, ne paraissent qu'à une époque où l'adhésion existe déjà entre les lèvres de la plaie;

8° Le mot *kératite* doit être rayé de la science. T. W.]

[(2) M. Bowman expose comme suit les phénomènes qui se passent dans les plaies de la cornée :

« Si nous ponctionnons ou si nous incisons la cornée, le premier effet est un changement produit dans les actes naturels de la nutrition dans la partie blessée ; ce changement n'est qu'une interruption mécanique de ces actes, changement qu'à raison des phénomènes qui s'ensuivent, on a souvent appelé *stimulus*. Bientôt l'on voit survenir une augmentation dans la quantité du sang qui pénètre dans les vaisseaux les plus voisins de la partie blessée, c'est-à-dire dans ceux de la conjonctive et de la sclérotique; de cette façon, les matériaux qui doivent combler la brèche qui a été pratiquée arrivent en plus grande abondance aux parties qui en ont besoin. Il n'est pas douteux que, tandis que ces vaisseaux, comparativement si éloignés de la partie affectée, deviennent le siége d'un mouvement nutritif plus actif, il n'en soit de même du tissu de la cornée qui est le siége de la blessure; le jeu des forces et l'échange des matériaux qui sont les agents de la nutrition, y deviennent donc plus rapides et plus énergiques. Ces phénomènes, quels qu'ils soient, se concentrent surtout aux environs de la blessure, et bientôt, dans l'espace même de quelques heures, ainsi que je m'en suis assuré sur les animaux inférieurs, le voisinage de la partie lésée contient en abondance ces petites particules appelées noyaux, cytoblastes, qui existent naturellement, quoique en petit nombre, dans les lamelles de la cornée, et dont la quantité relative est regardée comme l'indice de l'activité du mouvement nutritif dans la plupart des tissus. On voit bientôt ces particules, hâtivement et imparfaitement formées, obstruer les interstices des tissus qui forment les lèvres de la plaie, la couvrir entièrement, de manière à occuper tout l'espace qui les sépare, et devenir un moyen d'union temporaire. C'est la présence de ces matériaux embryonnaires de tissu de nouvelle formation, qui, par leur mélange avec les éléments de l'ancien

La cornée peut souffrir plus ou moins directement dans la plupart des ophthalmies dont nous avons déjà parlé. Dans la période aiguë des ophthalmies puro-muqueuses, le principal danger vient de ce que la cornée peut participer à l'inflammation, s'infiltrer de pus, ou être détruite par ulcération, tandis que, à la période chronique, l'état granuleux de la conjonctive palpébrale produit un état vasculaire et nébuleux de sa surface. La cornée est le siége fréquent de phlycténules qui surviennent dans la conjonctivite scrofuleuse, et souvent, dans cette maladie, elle est perforée couche par couche par une ulcération. Dans l'ophthalmie post-varioleuse, un des symptômes les plus remarquables consiste dans la formation, dans la cornée, d'un abcès qui entraîne souvent la perte de la vision. Dans l'ophthalmie catarrho-rhumatismale, ainsi que je l'ai exposé section XVIII, la cornée est extrêmement disposée à s'ulcérer à sa surface ou à s'infiltrer de pus. J'ai déjà eu l'occasion de citer fréquemment des exemples d'inflammation adhésive de la membrane qui double la cornée. Nous avons par conséquent déjà eu celle d'observer, dans cette partie de l'œil, des inflammations diverses que nous pourrions ranger sous les dénominations d'*externes, de parenchymateuses*, et *d'internes*, suivant le siége occupé par elles. Mais l'inflammation de la cornée, dont nous allons nous occuper, diffère essentiellement de toute autre ophthalmie. Ce n'est ni une affection puro-muqueuse, ni une affection éruptive. Son développement est lent, ainsi que sa marche; elle peut durer des semaines, des mois, des années. Ce sont surtout les couches superficielles qui paraissent prises dans cette maladie, qui peut cependant s'étendre à tous les autres tissus de la cornée et englober d'autres parties de l'œil, telles que l'iris, la capsule cristalline, la choroïde et même la rétine.

D'après la majorité des auteurs qui ont écrit sur les affections oculaires, la faiblesse de la constitution donne lieu à une prédisposition marquée à l'inflammation de la cornée, qui survient plus fréquemment

tissu, produit cette légère opacité laiteuse qui entoure et indique le siége de la plaie, et qui, si celle-ci est fort étendue, peut envahir une portion considérable de la cornée dans la direction des vaisseaux voisins. Je n'ai point à m'arrêter longuement sur les changements qui suivent. La brèche étant comblée, les nouveaux matériaux se transforment graduellement en produits semblables à ceux au milieu desquels ils ont été versés; les vaisseaux sanguins qui bordent la cornée reprennent leur volume primitif, et à la fin, dans les cas les plus favorables, tout vestige du prodigieux travail qui s'est accompli, disparaît.

« Voilà comme les choses se passent ordinairement quand le chirurgien ponctionne la cornée avec son aiguille dans l'opération de la cataracte; il en est de même, en général, chaque fois qu'il n'y a point de perte de substance, que la blessure n'est point trop étendue et que ses lèvres ont été soigneusement rapprochées. Mais on comprend facilement que lorsque la blessure est très-étendue ou accompagnée d'une perte de substance considérable, un tissu où la nutrition est si faible ne puisse pas fournir les matériaux nécessaires. Souvent alors le processus adhésif ne peut s'établir, et il survient, soit un ulcère temporaire, une ouverture béante, soit la mortification des lèvres de la plaie. L'action réparatrice marche plus lentement et se trouve modifiée; il se forme alors une sorte de granulations fort semblables à celles qui surviennent en pareil cas sur la peau et les membranes muqueuses. » (W. Bowman. Leçons sur les parties intéressées dans les opérations qu'on pratique sur l'œil, etc., traduites par Testelin, p. 41. Bruxelles, 1855, et Annales d'Oculistique, t. XXX, p. 15-16.) T. W.]

chez les sujets scrofuleux que chez les autres. « Elle s'observe surtout dans la jeunesse, dit M. Lawrence (1), et on la voit rarement, passé l'âge moyen de la vie. Elle se rencontre chez les sujets d'une mauvaise constitution, surtout chez les scrofuleux, ou chez ceux dont les forces ont été beaucoup affaiblies. » « Je ne me rappelle pas, dit M. Tyrrell (2), avoir jamais rencontré un cas de cornéite pure chez un sujet doué d'une bonne constitution. » « On doit admettre, dit M. Walker (3), que les sujets scrofuleux sont très souvent attaqués de cette maladie. » C'est pourquoi on l'appelle *cornéite scrofuleuse,* lorsqu'elle survient chez les jeunes sujets. Il serait réellement difficile de décrire une *cornéite idiopathique,* à moins de dire qu'elle s'accompagne d'un peu moins de douleur et de photophobie que la variété scrofuleuse, et que sa marche est un peu plus aiguë. On rencontre aussi chez les vieillards des cas de cornéite dont les symptômes sont assez nettement modifiés par la diathèse goutteuse, ou qui présentent des phénomènes locaux tels, qu'ils justifient l'appellation d'*arthritique* donnée à cette variété de la cornéite.

§ I. — Cornéite scrofuleuse.

Syn. — Keratitis scrofulosa.

Fig. Froriep, de corneitide scrofulosa. Von Ammon, thl. I, taf. III, fig. 1, 2, 3, 18 et 19. Dalrymple, pl. XVI, fig. 1. Sichel, pl. VI, fig. 2; pl. VII, fig. 3.

Symptômes. — 1. La rougeur se montre surtout dans la sclérotique et à la surface de la cornée. Celle de la sclérotique, généralement peu prononcée, a la teinte du rouge-laque; les vaisseaux sont très petits et disposés en rayons autour de la cornée. Assez souvent l'on remarque autour ou sur la circonférence de cette dernière un cercle rouge, rarement complet, souvent de la forme d'un croissant, un peu saillant, tandis que d'autres vaisseaux rouges, plus ou moins nombreux, se prolongent sur sa surface jusqu'au centre. Dans quelques cas, la cornée en est tellement recouverte, qu'elle prend une couleur rouge, et qu'on l'a comparée, lorsqu'elle est dans cet état, à un morceau de drap écarlate; d'où le nom de *pannus* qu'on a donné à ce symptôme. En général, il n'est pas difficile de reconnaître que cet état n'est que le résultat d'un accroissement de vascularité. Quelquefois cependant il ressemble à une ecchymose; mais il suffit alors d'examiner avec un verre grossissant pour voir que la tache rouge est formée par une quantité innombrable de petits vaisseaux. Dans les cas chroniques, les vaisseaux sanguins qui proviennent des muscles droits, et qui sont visibles dans l'état de santé, sont fort dilatés et s'étendent sur la cornée.

(1) Treatise on the Diseases of the Eye, p. 347; London, 1841.
(2) Practical Work on the Diseases of the Eye; vol. I, p. 217. London, 1840.
(3) Oculist's Vade-mecum, p. 112. London, 1843.

2. La cornée est plus ou moins opaque et inégale, son épithélium et sans doute sa lame élastique antérieure étant probablement épaissis et le siége d'altérations de texture. Les inégalités ressemblent fréquemment à celles que l'on produirait en touchant toute la surface de la cornée avec la pointe d'une épingle; quelquefois les dépressions sont plus marquées. Dans tous les cas, la surface de la cornée a perdu son poli naturel, et cette seule circonstance fait que, lors même qu'il n'y a pas grande opacité, l'œil paraît trouble, ressemble à un verre sur lequel on aurait condensé la vapeur de l'haleine, et la vision est confuse. Le trouble de la vision et une légère opacité de la cornée sont les premiers symptômes de la maladie. Ils existent souvent sans aucune injection vasculaire appréciable. Quelquefois l'opacité ne consiste que dans un léger nuage; d'autres fois, elle est constituée par des lignes ou taches blanches, dues à des dépôts de lymphe coagulée, et séparés par des intervalles où la cornée est claire. Assez souvent toute la surface devient presque uniformément blanche, les dépôts opaques se succédant progressivement, ou bien l'opacité s'étendant lentement d'un bord de la cornée à l'autre et envahissant ainsi toute sa surface. Lorsque le mal diminue, la cornée présente souvent une teinte verdâtre. On y remarque parfois çà et là des élevures jaunâtres qui très rarement suppurent ou s'ulcèrent. J'ai quelquefois vu un ulcère profond dans la cornéite, une fois entre autres chez un jeune garçon qui fut violemment atteint de cette affection pendant qu'il était en mer, et chez qui toute la cornée était rouge, de forme conique, et présentant à son centre un ulcère grangréneux blanchâtre.

Bien que ce soient généralement les lames superficielles qui se troublent et deviennent obscures, on voit cependant quelquefois les lames internes opaques tandis que les superficielles restent assez transparentes. Je n'entends point dire par là que la lame élastique interne ou membrane de Descemet soit tachetée de petites opacités comme dans l'aquo-capsulite, mais bien qu'il existe entre cette membrane et la substance propre de la cornée un dépôt opaque irrégulier assez étendu. Cette particularité s'observe quelquefois sur un œil, tandis que l'autre présente surtout une altération des lamelles superficielles. Lors même que la surface externe redevient transparente, les opacités profondément situées ne disparaissent presque jamais.

3. Dans la plupart des cas de cornéite qui ont duré longtemps, on trouve la cornée plus convexe qu'à l'ordinaire et l'humeur aqueuse en excès, ou, en d'autres termes, il y a un certain degré d'*hydrophthalmie*. Quelquefois la cornée devient un peu conique, et l'on voit la totalité du globe de l'œil participer de cette forme qui s'accompagne d'un amincissement de la portion antérieure de la sclérotique, à travers laquelle on voit la choroïde transparaître en bleu, ce qui est un premier degré du staphylôme du corps ciliaire. La cornéite ne produit que rarement,

ou même jamais, le staphylôme ordinaire de la cornée et de l'iris. La cornée, à cause de sa forme conique et de la grande opacité dont elle est le siége, ressemble parfois à un semblable staphylôme; mais dès que les symptômes diminuent, on voit que l'iris n'est point confondu avec la cornée.

Assez souvent, on voit la cornée former un cône à sommet émoussé, présentant un point blanc à son centre, tandis qu'elle est rouge ou à l'état de pannus dans tout le reste de son étendue. A mesure que la maladie marche, le point blanc s'ulcère, et alors le pannus commence à s'éclaircir; l'iris et la pupille deviennent graduellement visibles, et une guérison plus ou moins parfaite s'obtient. Ordinairement, dans les cas de cette espèce, aucune amélioration ne survient avant l'ulcération du point central opaque. La cornée diminue alors beaucoup de dimension, devient, en d'autres termes, le siége d'une atrophie partielle.

La cornée conique, proprement dite, est quelquefois, quoique très rarement, le résultat d'une cornéite, la forme conique survenant au moment où la nébulosité disparaît.

4. La dilatation de la pupille accompagne assez souvent la cornéite, et alors, dans beaucoup de cas, il y a lieu de soupçonner une tendance à l'amaurose. D'autres fois, l'inflammation tend à se porter de la cornée vers l'iris; quand cela arrive, la pupille se rétrécit, et peut même, par suite d'une exsudation plastique, contracter des adhérences avec la capsule du cristallin. Dans beaucoup de cas de cornéite, il est difficile de reconnaître l'état de l'iris et de la pupille à travers la cornée nuageuse et tachetée, si ce n'est en concentrant la lumière sur la surface de la cornée à l'aide d'un verre bi-convexe, ou en dilatant la pupille par le moyen de la belladone.

5. Il n'y a pas, en général, grande photophobie dans cette maladie; la cornéite scrofuleuse forme même, sous ce rapport, un contraste frappant avec la conjonctivite phlycténulaire. Ce symptôme varie néanmoins; dans quelques cas, surtout dans ceux qui s'accompagnent de pannus, le malade ne peut supporter la lumière et est tourmenté d'un abondant épiphora.

6. Ordinairement, il n'y a que peu ou pas de douleur, si ce n'est peut-être au début. Quelquefois néanmoins, le malade éprouve dans l'œil une vive souffrance qui revient par accès, même sans qu'il existe aucune inflammation de l'iris. Au bout d'un certain temps, l'œil passe à l'état d'inflammation chronique indolente, et toute douleur disparaît, surtout lorsque toute la cornée est devenue opaque.

7. Le pouls est accéléré, le malade ne dort point la nuit; la peau est ordinairement rude et sèche, les extrémités habituellement froides.

8. La cornéite survient en général chez des sujets de 8 à 18 ans: chez les femmes, elle se montre fréquemment conjointement avec l'aménorrhée. La peau des sujets des deux sexes qui en sont affectés,

est souvent épaisse et molle, avec les follicules cutanés de la face très développés ; je l'ai vu souvent coïncider avec la surdité parfois complète et une raucité particulière de la voix. Dans l'un de ces cas, la surdité était survenue une semaine ou deux avant la cornéite. Il existe habituellement en même temps d'autres symptômes scrofuleux, l'engorgement des ganglions lymphatiques, sous-maxillaires surtout ; assez souvent des nodus sur les tibias, quelquefois des épanchements dans la bourse située sous le tendon des extenseurs de la jambe.

[M. Sichel a le premier décrit (1) sous les noms de *kératite non vasculaire*, *interstitielle*, *primitive*, *ponctuée*, une variété de cette affection, fort intéressante et fort difficile à reconnaître. Le plus souvent, dit M. Desmarres (2), on la confond avec l'amblyopie congestive commençante, parce qu'elle ne s'accompagne pas de rougeur, et que le caractère principal qui la distingue, les petits points opaques siégeant sur la cornée, ne peuvent être aperçus qu'à l'aide d'une forte loupe. Tout au commencement de la maladie, on voit au centre de la cornée, lorsqu'on l'examine avec beaucoup d'attention, quelques petits points ou quelques petites plaques grisâtres ou bleuâtres, de la grandeur d'une pointe d'aiguille, et qui ne présentent ni saillie ni enfoncement. Ces points ne remontent pas au-dessus de la pupille ; ils descendent, au contraire, vers la circonférence inférieure de la cornée, sous la forme d'un triangle assez régulier. Leur ensemble ressemble assez bien à la peau du visage, après qu'on l'a rasée. La cornée, dans l'endroit où ils se trouvent, semble avoir été piquée ; la transparence de cette membrane est conservée partout, même entre les petits points opaques, dont le siége paraît varier le plus souvent : tantôt on peut croire qu'ils sont placés à la surface externe de la cornée ; tantôt on reconnaît qu'ils le sont beaucoup plus profondément. Ces petits points n'apparaissent jamais qu'à l'une ou à l'autre surface de la cornée, sous les séreuses qui doublent cette membrane. Le plus souvent, c'est sous la membrane de l'humeur aqueuse, et l'on reconnaît aisément, dans ce cas, en regardant la cornée de côté, que les lamelles externes ont conservé leur transparence normale. La maladie commence donc par les séreuses de la cornée, envahissant peu après la tissu propre de cette membrane, et se propageant par la membrane de Descemet aux autres séreuses de l'œil.

Les petits points, peu nombreux, placés au centre de la cornée, augmentent lentement et se rapprochent ainsi les uns des autres, en se colorant d'une teinte grisâtre ou bleuâtre plus foncée, qui pourrait les faire prendre, dans quelques circonstances, pour de petits épanchements de sang. Il est plus facile de reconnaître s'ils sont superficiels

[(1) Sichel. Traité de l'ophthalmie, etc., 1837, p. 61 ; Iconographie Ophthalmologique, p. 11, et planches VI, fig. 12, VII, fig. 6, et XI, fig. 1.]

[(2) Desmarres. Op. cit., t. II, p. 245.]

ou profonds, lorsqu'ils se sont ainsi multipliés; et presque toujours alors, c'est la face concave de la cornée qu'ils occupent. Cette variété de la kératite pourrait donc, d'après ce qui précède, être divisée en superficielle et en profonde. La *kératite pointillée profonde* offre, à part les points, tous les symptômes de l'*aquo-capsulite*. La *superficielle* est toujours moins grave : les points, moins nombreux, moins profonds, et placés sous la conjonctive cornéenne, en face de la pupille, comme dans l'autre cas, demeurent plus de temps en nombre limité; assez souvent ils disparaissent sous l'influence d'un traitement convenable. Abandonnée à elle-même, la maladie fait des progrès : les points deviennent plus larges, plus nombreux, atteignent successivement les lamelles de la cornée, s'étendent vers la circonférence inférieure de cette membrane, et finissent, en se confondant les uns dans les autres, par former de très petits épanchements interstitiels de plus en plus profonds. Dans le principe, ces épanchements n'ont tout au plus que le double du diamètre qu'avaient les points.

Au début, le malade se plaint d'un trouble de la vue qu'il compare à un brouillard transparent; il n'éprouve ni douleur, ni la sensation d'un corps étranger sous les paupières. Quelquefois il accuse des mouches volantes transparentes, et alors l'affection est souvent prise pour une amblyopie sans complication du côté de la cornée: il n'y a, à ce degré, ni photophobie, ni larmoiement. Mais lorsque les petits points opaques se multiplient, le trouble de la vision augmente. Peu à peu le malade devient plus myope, et sa vue s'abaisse quelquefois au point qu'il ne lui est plus possible de se conduire.

Cette maladie marche avec une excessive lenteur : dans la majorité des cas cependant, elle peut disparaître après quelques semaines de durée. Le plus souvent, les points ou plaques, malgré leur petit diamètre, ne s'effacent pas complétement. M. Desmarres parle de malades qui ont la cornée ponctuée depuis dix ans; les petits points ont pris une teinte grise pour la plupart; quelques-uns sont demeurés complétement noirs. T. W.]

Causes. — Les causes occasionnelles de la cornéite scrofuleuse sont souvent obscures. J'ai vu cette maladie frapper certaines personnes pour s'être exposées, pendant la nuit, à la lueur des flambeaux, ou à la suite de l'usage excessif des yeux, ou de la privation du sommeil. De légères lésions, telles que l'introduction d'un cousin dans l'œil, peuvent la produire. On peut assez souvent l'attribuer à l'action du froid et de l'humidité. On sait que la section de la cinquième paire détermine, chez les animaux, l'inflammation, l'opacité et l'ulcération de la cornée; c'est donc une question que de savoir si, dans l'espèce humaine, la cornéite ne peut pas quelquefois dépendre de quelque affection morbide de ce nerf. L'expérimentation fait connaître la façon dont l'inflammation se produit par suite de la suspension de l'influx nerveux dans une partie du corps. Dans un cas que j'ai observé, et où la douleur fut excessive, le malade guérit très bien de sa cornéite, mais mourut peu après d'une affection de la tête. On trouva à la base du cerveau des tubercules scrofuleux qui comprimaient l'un des nerfs optiques.

Pronostic. — La cornéite, même dans sa forme la moins grave, est toujours de longue durée, et ses conséquences sont généralement dangereuses pour la vision. L'amélioration, qui survient cependant quelquefois par suite de l'absorption graduelle des dépôts opaques, est parfois étonnante, même dans les cas où l'on n'espérait rien ou peu de chose. La vision peut quelquefois revenir ainsi parfaitement. D'un autre côté, elle peut rester altérée d'une façon permanente, et la myopie être la conséquence du changement de forme subi par la cornée, limitée par des opacités indélébiles, ou altérée par des changements survenus dans les parties de l'œil plus profondément situées, comme l'iris, la capsule du cristallin ou la rétine. Le pronostic doit toujours dépendre en grande partie de l'espoir plus ou moins fondé que l'on a d'améliorer les forces générales du sujet. Il est bon, dans tous les cas, de ne pas laisser ignorer que l'amélioration sera lente à se produire.

Traitement général. — 1. Les *saignées* ne paraissent que rarement réclamées, au moins par la douleur et les signes d'inflammation active. On retire néanmoins de très grands avantages de l'application de sangsues au voisinage de l'œil, surtout si l'on y a recours au début de la maladie. Lorsque l'inflammation affecte la substance propre de la cornée et non pas ses lamelles superficielles, et que le malade accuse de la douleur et de la tension dans l'œil ou en travers du front, les sangsues sont nécessaires. S'il existe de violents paroxysmes de douleur, il faut recourir à la saignée. Il faut réitérer de temps en temps les saignées locales, mais pas assez souvent pour réduire beaucoup les forces générales.

2. Les *émétiques* et les *purgatifs* sont aussi utiles. On doit les employer de la façon indiquée page 798.

3. Le *tartre émétique*, comme sédatif et altérant, m'a rendu de grands services, mélangé au quinquina ou au sulfate de quinine. Cette combinaison est contraire aux indications de la chimie; néanmoins, administrés ainsi combinés, ces agents m'ont incontestablement mieux réussi qu'administrés isolément.

4. Les *diaphorétiques* sont indiqués par l'état de sécheresse et de rudesse de la peau. Le tartre émétique agira favorablement sur la peau; on en favorisera l'action par des pédiluves chauds et la poudre de Dover, prise au moment du coucher.

5. Le *mercure*, administré jusqu'au point d'agir sur les gencives, rend de grands services dans le traitement de cette maladie. Lorsqu'il existe de forts paroxysmes de douleur, il faut administrer promptement le mercure; autrement la pupille pourrait contracter des adhé-

rences morbides ; mais ordinairement il n'y faut recourir que lorsque les symptômes d'acuité ont été abattus par les déplétifs et par l'emploi du tartre stibié à petites doses. Lorsque le mercure commence à agir sur la constitution, on voit le plus souvent les vaisseaux dilatés de la surface de la cornée se contracter et la substance de nouvelle formation qui s'y est déposée, s'absorber. L'éclaircissement de la cornée débute par sa circonférence, l'amélioration s'avançant lentement vers le centre. Le meilleur mode d'administration du mercure dans cette ophthalmie, ainsi que dans quelques autres, c'est le calomel combiné à l'opium. Le mercure est surtout nécessaire dans les cas qui s'accompagnent d'iritis ; on doit alors l'employer dès le début.

6. Le *sulfate de quinine* exerce sur la cornéite scrofuleuse une influence plus lente à se manifester, mais qui, en définitive, n'est pas moins avantageuse que celle que ce médicament exerce dans l'ophthalmie phlycténulaire. J'ai traité beaucoup de cas avec ce remède seul. Les cas intenses, toutefois, ne lui cèdent pas ; ils exigent la saignée et le mercure. La combinaison du sulfate de quinine avec un purgatif tel que les pilules de coloquinte composées, est souvent très avantageuse. Lorsqu'au moment où l'on est appelé, on trouve le malade fort affaibli, avec la peau flasque, et des sueurs nocturnes, il est bon de le mettre, dès le début, à l'usage du sulfate de quinine. J'ai traité beaucoup de cas avec un mélange de calomel et de sulfate de quinine.

7. La *térébenthine*, à la dose d'un demi-gros à un gros trois fois par jour, a été trouvée utile (1).

8. Les *altérants* et les *toniques* végétaux, tels que le colchique, la salsepareille, l'écorce d'orme et la bebeérine, sont des remèdes utiles dans la cornéite scrofuleuse, mais ils sont inférieurs au quinquina et au sulfate de quinine. J'ai vu obtenir de très bons effets, dans cette maladie, de petites doses fréquemment répétées de columbo, de rhubarbe et de bicarbonate de soude. L'aconit et la belladone à l'intérieur servent surtout à calmer la douleur, la photophobie et l'épiphora.

9. L'*huile de foie de morue* et les autres préparations contenant de l'*iode*, et principalement l'*iodure de potassium*, peuvent être administrés avec avantage quand, par suite de la faiblesse du sujet ou pour d'autres causes, on juge prudent de ne point employer le mercure.

10. Le *muriate de baryte* est fortement recommandé par Von Ammon. On a quelquefois employé l'*arsenic*. Quel que soit le remède qu'on ait choisi, il ne faut pas l'abandonner trop tôt, bien qu'il soit lent à amener des résultats avantageux. Dans beaucoup de cas, le traitement doit être prolongé un an et plus, avant que la guérison soit parfaite.

(1) Obré. Lancet, April 30, 1842, p. 150.

11. La guérison est grandement favorisée par la bonne nourriture, des habillements chauds, un air pur et des exercices réguliers.

Traitement local. — 1. Les *fomentations chaudes* avec une décoction de têtes de pavots, ou avec une infusion chaude de feuilles ou d'extrait de belladone, l'exposition des yeux à la vapeur d'eau chaude contenant du laudanum, soulagent beaucoup dans les cas où l'œil supporte mal la lumière.

2. Les *collyres*, tels que ceux que nous avons déjà recommandés (p. 808) contre l'ophthalmie phlycténulaire, doivent aussi être employés dans la cornéite, surtout le collyre au deuto-chlorure de mercure avec la belladone.

3. Les *vésicatoires* et les *cautères* au cou, derrière l'oreille, et à la tempe, sont utiles et généralement nécessaires. Une éruption produite par le tartre émétique est souvent très avantageuse.

4. L'*acide hydrocyanique*, appliqué sous forme de vapeur, est positivement utile quand la période aiguë est passée; on voit évidemment, sous son influence, la cornée perdre sa rougeur et s'éclaircir.

Immédiatement après que l'œil a été exposé pendant quelques minutes à la vapeur de cet acide, il est avantageux d'instiller dans l'œil quelques gouttes de solution de nitrate d'argent de la force de 4 à 10 grains par once d'eau distillée et d'enduire les paupières avec de l'extrait de belladone. J'ai vu ces trois remèdes, employés concurremment, agir très efficacement.

5. *Stimulants.* — J'ai essayé plusieurs moyens empruntés à cette classe. Ils ne sont applicables que lorsque l'on a triomphé des symptômes d'inflammation aiguë et alors que la maladie est entrée dans sa période indolente. Le plus utile m'a paru être le vin d'opium. Après le vin d'opium je place la pommade forte de précipité rouge. On en introduit journellement, gros comme la moitié d'un pois, entre les paupières et le globe de l'œil, et l'on frotte alors soigneusement la cornée par l'intermédiaire de la paupière supérieure. Un demi-gros à un gros de précipité rouge, trituré en poudre impalpable avec une once de sucre blanc, et dont on souffle une petite quantité dans l'œil à l'aide d'un tuyau de plume, constitue un autre mode d'application de cette substance. La solution du caustique lunaire employée comme à l'ordinaire, une solution de 4 grains de sulfate de zinc dans une once d'eau, instillée dans l'œil, produisent de bons effets. Il est quelquefois très avantageux d'employer dans les 24 heures plusieurs de ces excitants, par exemple le vin d'opium le matin et la pommade au précipité rouge le soir.

6. *L'extrait de belladone* doit être étendu sur les sourcils et les paupières, ou une solution de sulfate d'atropine instillée dans l'œil tous les soirs, chaque fois qu'il existe quelque symptôme d'iritis, ou même seulement lorsque l'on redoute cette inflammation.

7. *L'évacuation de l'humeur aqueuse* paraît indiquée dans les cas où il existe une tendance à l'hydrophthalmie ; M. Jüngken la recommande fortement (1).

§ II. — Cornéite arthritique.

Syn. — Keratitis arthritica.

Chez les personnes âgées, et surtout chez celles qui ont souffert de la goutte, on rencontre parfois la cornéite, caractérisée, outre les inégalités et le trouble de la cornée, par la dilatation variqueuse des vaisseaux sanguins de la surface de l'œil et la présence au pourtour de la circonférence de la cornée, d'un anneau d'un blanc-bleuâtre. On aperçoit dans la cornée des taches opaques plus ou moins étendues : l'iris n'est point affecté, ou il ne l'est que très partiellement ; il peut n'exister qu'un seul point d'adhérence entre la pupille et la capsule du cristallin. Il se forme assez souvent au bord de la cornée un repli de la conjonctive tuméfiée, qui entretient dans l'œil un état d'irritation ; d'autres fois une portion de l'épithélium de la cornée s'épaissit et semble séparée de la lame élastique antérieure par l'épanchement d'un fluide aqueux. Il existe beaucoup de larmoiement et souvent une douleur névralgique autour de l'orbite. La vision est fort affaiblie.

Les causes de cette cornéite sont les mêmes que celles dont nous venons de traiter. J'ai vu une petite égratignure de la cornée la provoquer avec la plus grande intensité chez un sujet goutteux au plus haut degré. Chez une dame que j'avais opérée de la cataracte par extraction avec succès, cette cornéite survint seize ans après l'opération, et s'accompagna de ce soulèvement spécial de la cornée que j'ai mentionné.

Les saignées modérées, les purgatifs, suivis de l'usage du sulfate de quinine, m'ont paru le meilleur traitement général. La belladone à l'intérieur diminue beaucoup le larmoiement. Les fomentations chaudes appliquées sur l'œil, et l'usage externe de la belladone sont indiqués. On doit exciser le repli que la conjonctive épaissie forme au pourtour de la cornée.

(1) Ammon's Zeitschrift für die Ophthalmologie, vol. II, p. 154. Dresden, 1852.

FIN DU PREMIER VOLUME.

TABLE DES MATIÈRES

CONTENUES

DANS LE PREMIER VOLUME.

—

CHAPITRE PREMIER.

MALADIES DE L'ORBITE.

72.

CHAPITRE II.

MALADIES DES ORGANES SÉCRÉTEURS DES LARMES.

CHAPITRE III.

MALADIES DU SOURCIL ET DES PAUPIÈRES.

CHAPITRE IV.

MALADIES DE LA CONJONCTIVE.

CHAPITRE V.

MALADIES DE LA MEMBRANE SEMI-LUNAIRE ET DE LA CARONCULE LACRYMALE.

CHAPITRE VI.

MALADIES DES ORGANES EXCRÉTEURS DES LARMES.

CHAPITRE VII.

MALADIES DE LA CAPSULE DE L'OEIL, DU TISSU CELLULAIRE ET DU TISSU ADIPEUX DE L'ORBITE.

CHAPITRE VIII.

TUMEURS INTRA-ORBITAIRES.

CHAPITRE IX.

AFFECTIONS MALIGNES DES TISSUS CELLULAIRE ET FIBREUX DE L'ORBITE.

CHAPITRE X.

ANÉVRYSMES DE L'INTÉRIEUR DE L'ORBITE.

CHAPITRE XI.

MALADIES DES MUSCLES DE L'OEIL.

CHAPITRE XII.

LÉSIONS TRAUMATIQUES DU GLOBE DE L'OEIL.

CHAPITRE XIII.

OPHTHALMIES, OU MALADIES INFLAMMATOIRES DU GLOBE DE L'OEIL ET DE LA CONJONCTIVE.

FIN DE LA TABLE DES MATIÈRES CONTENUES DANS LE PREMIER VOLUME.

www.ingramcontent.com/pod-product-compliance
Ingram Content Group UK Ltd.
Pitfield, Milton Keynes, MK11 3LW, UK
UKHW022315190726
13856UKWH00001B/14

9 782012 398764